DIE LEBERKRANKHEITEN

ALLGEMEINE UND SPEZIELLE PATHOLOGIE UND THERAPIE DER LEBER

VON

PROF. DR. HANS EPPINGER

VORSTAND DER I. MEDIZINISCHEN UNIVERSITÄTSKLINIK IN WIEN

MIT 111 ZUM TEIL FARBIGEN ABBILDUNGEN

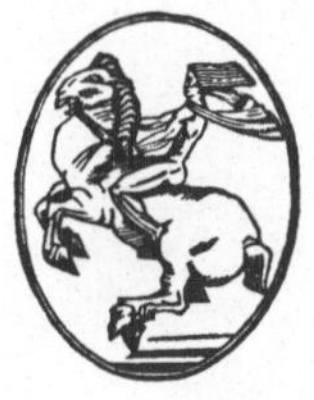

WIEN

VERLAG VON JULIUS SPRINGER

1937

ISBN-13: 978-3-7091-9657-1   e-ISBN-13: 978-3-7091-9904-6
DOI: 10.1007/978-3-7091-9904-6

DER GESELLSCHAFT DER ÄRZTE

IN WIEN

ZU IHRER HUNDERTJAHRFEIER

Vorwort.

In dem vorliegenden Buche „Die Leberkrankheiten" habe ich vor allem meine persönlichen Erfahrungen niedergelegt; nur wer sich ganz in die Leberpathologie vertieft, wird sich auf diesem Gebiete zurechtfinden, von dessen Schwierigkeit das schier unübersehbare Schrifttum Zeugnis legt.

Ganz unvorbereitet bin ich an diese schwierige Aufgabe nicht herangetreten; denn bereits seit über drei Jahrzehnten bringe ich der Leber und den mit ihr in Zusammenhang stehenden Organen besondere Aufmerksamkeit entgegen. Zunächst war es mir möglich, durch die Darstellung der Gallenkapillaren unsere Kenntnisse über den histologischen Aufbau der Leber weitgehend zu fördern; diese Studien fanden ihre Fortsetzung in meinen Arbeiten über die Pathogenese des Ikterus, die sich zuerst auf rein morphologischem Gebiete bewegten. Als ich dann Gelegenheit hatte, meine Erfahrungen auf die Klinik zu übertragen, war ich stets bemüht, immer Hand in Hand mit der pathologischen Anatomie und der physiologischen Chemie zu arbeiten; so entstand eine durchgreifende Klärung des Ikterusproblems, die nunmehr allgemeine Anerkennung gefunden hat.

Im weiteren Verlaufe kam ich immer mehr zu der Überzeugung, daß es sich bei den Leberkrankheiten nur selten um Störungen der Leber allein handelt; einen gewissen Abschluß fanden diese Untersuchungen in dem Buche, die „Hepatolienalen Erkrankungen", in dem ich die Bedeutung des reticuloendothelialen Systems im Rahmen der Leberpathologie aufzuzeigen bestrebt war. Die Bedeutung der Milz für die klinische Betrachtungsweise erfuhr durch die Analyse des Hämoglobinstoffwechsels eine wesentliche Klärung, wodurch auch die Beziehungen des Leber-Milz-Apparates zum Knochenmark und damit viele Erscheinungen im Gefolge gewisser Leberkrankheiten unserem Verständnis nähergerückt wurden.

Etwa um die gleiche Zeit gelang es mir, in das Dunkel des „sogenannten" Icterus catarrhalis hineinzuleuchten; als ich hier von einer milden Form der akuten Leberatrophie sprach, stieß ich zunächst auf Widerstand; heute haben sich mehr oder weniger alle maßgebenden Pathologen meiner Anschauung angeschlossen und reihen den Icterus catarrhalis in das Kapitel der parenchymatösen Hepatitis ein.

Einen wesentlichen Fortschritt auf dem Gesamtgebiet der Leberpathologie brachten meine Studien über die Austauschvorgänge zwischen Blutgefäßen und Gewebe; die normale Kapillare ist für Plasmaeiweiß nicht durchlässig; unter krankhaften Bedingungen kann es aber zu einer „Albuminurie ins Gewebe" kommen; diese zunächst an der Körperperipherie sichergestellte Tatsache ließ sich auch für die inneren Organe, namentlich für die Leber, nachweisen und führte zu klaren Vorstellungen über den Begriff der „serösen Entzündung", die viele bisher in ihrer Pathogenese ungeklärten Leberkrankheiten unserem Verständnis näherrückt.

Wir sind weit entfernt zu glauben, damit das schwierige Leberrätsel endgültig gelöst zu haben; immerhin sehen wir in unserer Betrachtungsweise insofern einen wesentlichen Fortschritt, als sich nunmehr viele Tatsachen besser zu einem einheitlichen Ganzen zusammenfügen lassen.

Wien, im Mai 1937.

H. Eppinger.

Inhaltsverzeichnis.

Allgemeine Pathologie und Therapie.

Spezielle Pathologie und Therapie.

Allgemeine Pathologie und Therapie.

I. Anatomische Einleitung.

Die von der Darmschleimhaut resorbierten Abbauprodukte unserer Nahrung sind für den Organismus vielfach noch nicht verwertbar; sie müssen, ehe sie in zweckdienlicher Weise Verwendung finden, zunächst einer weitgehenden Umwandlung unterworfen werden. Eine nicht minder wichtige Aufgabe unseres Organismus ist die Entgiftung der in den Endabschnitten des Darmes entstandenen toxischen Stoffe; da sie von den Blut- und Lymphkapillaren aufgenommen

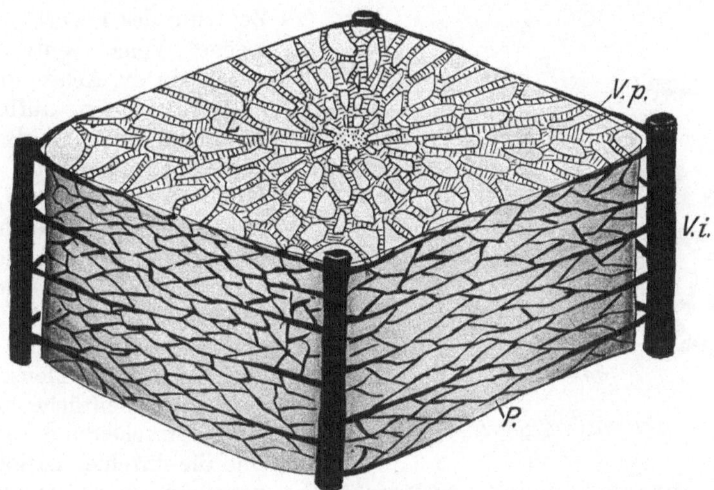

Abb. 1. Schematische Darstellung der Pfortaderverzweigung innerhalb des Acinus. *V. i.* = interlobäre Pfortaderäste; *P.* = Pfortaderkapillaren; *V. p.* = größere Verzweigungen der Pfortaderäste.

werden, bedeuten sie eine ständige Gefahr für den menschlichen Körper. Um somit einerseits die für die Tätigkeit vieler Gewebe notwendigen Stoffe vorzubereiten, anderseits den Organismus vor Schädigung durch aufgenommene Darmgifte zu bewahren, mußte vor der Einmündung des Pfortaderblutes in den großen Kreislauf eine zweckentsprechende Vorrichtung geschaffen werden; das Organ, das diesen beiden lebenswichtigen Aufgaben in vollkommenster Weise nachkommt, ist die Leber.

1. Histologischer Aufbau der Leber.

Die Leber stellt im wesentlichen einen von weitverzweigten Blutsinus durchzogenen Zellhaufen vor, an dem das Pfortaderblut langsam vorbeifließt, damit die im Blute gelösten Nährstoffe und Gifte mit den entsprechenden Zellen in innigste Berührung kommen und so verarbeitet werden.

Die makroskopische Anatomie der Leber dürfen wir als bekannt voraussetzen — sie bedarf kaum einer näheren Besprechung, dagegen erscheint eine eingehende Betrachtung des histologischen Aufbaues der Leber von besonderer Wichtigkeit; seine Kenntnis erleichtert uns das Verständnis physiologischer und pathologischer Fragen. Ähnlich wie die Niere, die aus zahlreichen kleinsten Einheiten — den Nephronen — zusammengesetzt ist, besteht auch die Leber aus einem Gefüge von unzähligen Läppchen — Hepatomen, von denen jedes einzelne im kleinen das darstellt, was die Leber in ihrer Gesamtheit ist.

Besser als durch eine ausführliche Beschreibung erhält man eine klare Vorstellung von dem körperlichen Aufbau eines solchen Leberläppchens, wenn man sich die beigefügte schematische Abbildung vor Augen hält (Abb. 1). Man sieht, wie die Pfortaderzweigchen von außen an das Leberläppchen herantreten, sich daselbst in Kapillaren aufsplittern und wieder zu Lebervenen vereinigen. Die im Zentrum des Leberläppchens gelegene Vena centralis bildet gleichsam die Achse, um die sich das Parenchym aufbaut. Bei manchen Tieren, z. B. beim erwachsenen Schwein, ist die Grenze der einzelnen Läppchen gegenüber der Nachbarschaft deutlich erkennbar, da das Läppchen allseits von einer zarten Bindegewebsschicht — der GLISSONschen Kapsel — umgeben ist. Beim Menschen fehlt eine solche deutliche bindegewebige Umscheidung, gleichwohl sind die einzelnen Läppchen noch voneinander zu trennen, weswegen man auch hier von einer GLISSONschen Kapsel spricht.

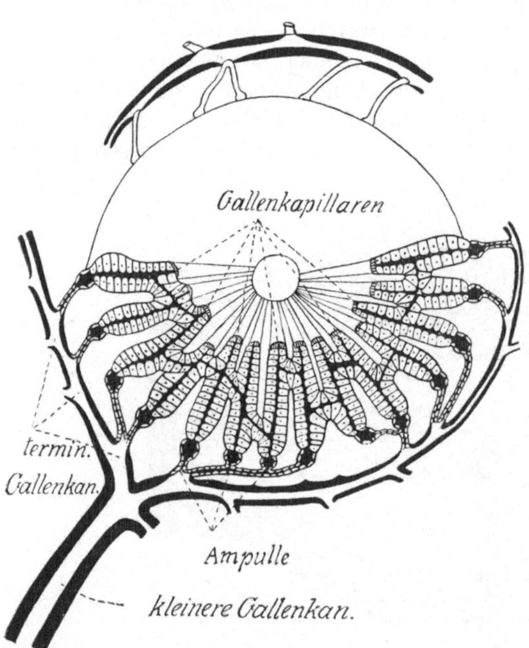

Abb. 2. Schematische Darstellung der Gallenwegsverzweigung innerhalb des Acinus.

In das Raumnetz der Läppchenblutkapillaren ist das aus Balken und Platten bestehende Fachwerk der Leberzellen eingebaut, das vielfach den Charakter einer Drüse zeigt; das Lumen dieser Drüse sind die Gallenkapillaren, die nur lokale Verdichtungen der Leberzellen vorstellen; dort, wo die Gallenkapillaren in der Mitte längerer Trabekel liegen, bilden sich die trabekulären Gallenkapillaren, die im Zentrum des Acinus ebenso dünn erscheinen wie an der Peripherie; ihre Fortsetzungen stellen die präkapillaren Gallengänge vor, die von länglichen Epithelzellen ausgekleidet sind; sie setzen sich in die periazinösen Gallengänge fort, die bereits aus kubischen Epithelzellen bestehen; in dem Maße, als das Lumen der Gallengänge weiter wird, nähert man sich allmählich dem Ductus hepaticus.

Dort, wo die Gallenkapillaren in die Präkapillaren übergehen, befindet sich eine Erweiterung, die ich als Ampulle bezeichnet habe; von einigen japanischen Autoren wird die Ampulle als eine Art Sicherheitsventil gegen Gallenstauung angesehen; bei Erhöhung des Innendruckes im Gallensystem kann die Ampulle einreißen und so die Leberzellen vor einer intraparenchymatösen Gewalteinwirkung schützen. Sabourin[1] nennt die Ampullengegend Nodulus portobiliaris; sie ist reichlich vaskularisiert und wegen der vielfachen Anastomosen besonders regenerationsfähig (Abb. 2). Schon unter physiologischen Bedingungen zeigen sich Schwankungen des Gallenkapillarlumens; Dacholin bedingt eine Erweiterung.

Von den trabekulären Gallenkapillaren zweigen die interzellularen Kapillaren ab, die sich als kurze, blind endigende Seitenzweige zwischen die einzelnen Leberzellen drängen, fast bis an die Blutkapillaren heranreichen, sie aber nicht berühren; durch diese Anlage ist zwischen Gallenkapillare und Blutkapillare eine Leberzelle eingeschaltet; ihre Funktion ist dadurch am besten zum Ausdruck gebracht (Abb. 3).

Von mancher Seite wird auch von intrazellularen Gallenkapillaren gesprochen; dem muß allerdings entgegengehalten werden, wie schwer es gelegentlich zu unterscheiden ist, ob ein Kanälchen intra- oder interzellular liegt; das Gallenkapillarsystem läßt sich in der menschlichen Leber sowohl unter normalen als auch unter pathologischen Bedingungen eindeutig darstellen, wenn man sich meiner Färbemethode bedient.

Parallel mit den Gallengängen und Pfortaderästen dringt auch die Arteria hepatica in die Leber ein; sie versorgt vor allem die Gallengänge und Lebernerven. Ihre Äste bilden untereinander viele Anastomosen; die venösen Endkapillaren der Arteria hepatica sammeln sich zu kleinen Venen, die in die intrahepatischen Zweige der Pfortader münden, so daß auch das durch die Arterie zugeführte Blut schließlich in den kapillaren Sinus der Pfortader endet.

Über den Bau der eigentlichen Blutkapillaren existieren einige Angaben, die allgemeines Interesse erheischen. Bemerkenswert ist vor allem der Unterschied in der Zahl der zu- und abführenden Venen. In jedes Leberläppchen ergießt sich das Blut auf dem Wege von ungefähr fünf Pfortaderverzweigungen, während nur eine Vena centralis aus demselben austritt. Der dadurch bedingte ungünstige Abstrom des Blutes kann schon unter normalen Verhältnissen zu

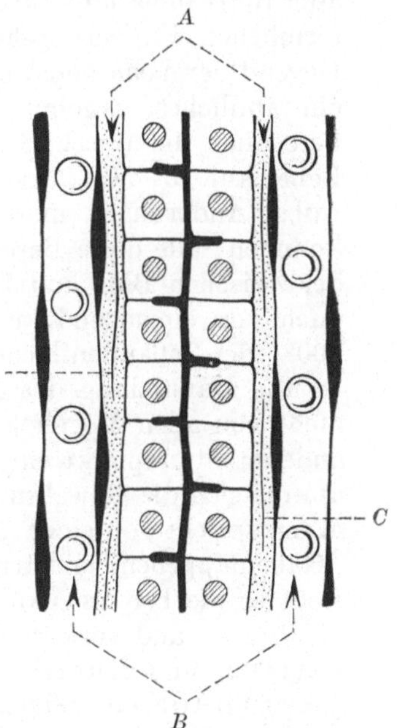

Abb. 3. Schematische Darstellung eines Lebertrabekels. *A* = Dissescher Raum; *B* = Blutkapillare; *C* = Gitterfaser.

einer dauernden Überfüllung der Leber Veranlassung geben; es bilden sich auf diese Weise Blutreserven, die in sinusartigen Einbuchtungen liegen; wenn die Klinik von einem zirkulierenden und einem deponierten Blut spricht, so ergeben sich aus diesen Befunden Hinweise, daß die Leber tatsächlich als ein Organ angesprochen werden kann, aus dem der Organismus Blut schöpft, wenn er plötzlich größere Blutmengen benötigt. Pfuhl[2] hat die Länge der Läppchenkapillaren gemessen und den bemerkenswerten Befund erheben können, daß sie unter normalen Verhältnissen alle gleich lang sind; wären — so sagt Pfuhl — die Kapillaren an einer Stelle kürzer, so müßte das Blut entsprechend dem geringeren Strömungswiderstand die kürzere und dementsprechend bequemere Bahn bevorzugen, was zur Folge hätte, daß die übrigen Läppchenabschnitte veröden; dieses Moment sollte bei der Analyse der ungünstigen Zirkulationsverhältnisse innerhalb der zirrhotischen Leber berücksichtigt werden.

---

[1] Sabourin: Rev. Méd. **1901**, Mai.
[2] Pfuhl: Handbuch der mikroskopischen Anatomie, Bd. V/2, S. 248. 1932.

PFUHL hat auch über das gegenseitige Verhältnis zwischen Zellen und Blutmenge innerhalb der Leber Berechnungen angestellt; das engmaschige Netz der Blutkapillaren macht 50% des ganzen Lebervolumens aus; ähnlich äußert sich GERLACH,[1] der seine Analysen auf Bestimmungen des spezifischen Gewichtes aufbaut; darnach wäre der Blutgehalt etwa 35% des Gesamtgewichtes der Leber und 53% des ausgebluteten Organes; eine normale Leber von ca. 1500 g Gewicht würde bei normalem Kreislauf etwa 525 g Blut enthalten. Der Blutdruck in der Arteria hepatica beträgt 90—100 mm Hg, der in der Pfortader nur 10 mm Hg.

Daß die Pfortader bei normaler Strömung fast ausschließlich das Lebervolumen bestimmt, geht aus Beobachtungen von HENSCHEN[2] hervor; Druck auf die Pfortader führt innerhalb kurzer Zeit zu einer wesentlichen Verkleinerung — zu einem förmlichen Entleerungskollaps — während umgekehrt eine Pression auf die Gegend der Vena hepatica ein mächtiges Anschwellen der Leber nach sich zieht; ein ähnliches Ergebnis zeitigen auch physiologische Versuche: HÜRTHLE[3] berechnet die durch Stauung hervorgerufene eventuelle Größenzunahme der Leber auf 15—50% des Lebergewichtes und mit $^{1}/_{5}$—$^{1}/_{6}$ der Gesamtblutmenge, wobei Änderungen in der Kapazität der arteriellen Leberbahn nicht in Frage kommen; alle diese Berechnungen geben ein Zeugnis von dem innigen Kontakt, der zwischen Blut und Leberzellen besteht; in diesem Sinne spricht PETERSEN[4] auch von einem endokrinen Bau der Leber, bei dem 100% der Gefäßwand an 100% der Zellaußenflächen grenzt.

Die Darstellung des Läppchenbaues, wie wir sie hier gegeben haben, wird nicht von allen Morphologen anerkannt; so nehmen SABOURIN und MALL[5] einen anderen Standpunkt ein. Kritik geübt wird an der Annahme, daß die Achse, um die sich die Gewebsmasse des Leberparenchyms formt, die Vena centralis sei; MALL spricht von einer „portal unit"; an dessen Stelle will nun SABOURIN das „Gallenläppchen" konstruiert wissen (Abb. 2); als Zentrum des Leberzellkomplexes sieht er die bereits erwähnten portobiliären Teilungsstellen an — nodules portobiliaires — und verlegt die Vena centralis an die äußere Grenze dieser Einheit. LÖFFLER[6] und KRETZ[7] waren bestrebt, diesen Standpunkt auf die Pathologie zu übertragen; LÖFFLER spricht sich sehr abfällig aus, indem er den Begriff des Leberläppchens geradezu als eine naturwissenschaftliche Fiktion bezeichnet, die durch gedankliche Konstruktion aus dem Schnittpräparat gewonnen wurde. Wenn ich trotzdem den alten Standpunkt vertreten habe, so teile ich die Ansicht des in dieser Frage besonders erfahrenen PFUHL, der in dem jüngst erschienenen Handbuch der mikroskopischen Anatomie die ursprüngliche Lehre vom Gefäßläppchen vertritt.

Die intrahepatische Zirkulation kann durch Gefäßsphinkteren reguliert werden; das Vorhandensein von Sphinkteren an der Porta hepatis ist histologisch oft sichergestellt worden; ihre funktionelle Bedeutung harrt noch einer völligen Klarstellung; so beobachtete KOEPPE[8] beim Hund an Stamm und Hauptästen der Pfortader an Stelle von Klappen eine mächtige muskuläre Doppelschicht, die vorwiegend beim Neugeborenen zu sehen ist; die alten Anatomen brachten diesen Befunden mehr Aufmerksamkeit entgegen und sprachen von einem „Cor abdominale".

---

[1] GERLACH: Handbuch der pathologischen Anatomie, Bd. V/1, 71. 1930.
[2] HENSCHEN: Arch. f. Chir. **167**, 835 (1931).
[3] HÜRTHLE: Handbuch der Physiologie, Bd. VII/2, S. 1470. 1927.
[4] PETERSEN: Histologie. München. J. F. Bergmann. 1931.
[5] MALL: Amer. J. Anat. **5**, 227 (1926).
[6] LÖFFLER: Z. Anat. **84**, 516 (1927).
[7] KRETZ: Erg. Pathol. 8/2, 497 (1904).
[8] KOEPPE: Arch. f. Anat. u. Physiol. **1890**, Suppl., 168.

Kontraktionsmöglichkeiten im Bereiche der Vena hepatica wurde die längste Zeit keine Aufmerksamkeit geschenkt, wiewohl es bereits den älteren Morphologen bekannt war, daß sich innerhalb der größeren Lebervenen glatte Muskulatur zu förmlichen Sperrvorrichtungen verdichtet; erst die Untersuchungen von PICK und MAUTNER,[1] die zeigen konnten, daß es unter bestimmten Bedingungen sogar zu einem völligen Verschluß des Venenlumens kommt, haben die Aufmerksamkeit auf diese Gebilde gelenkt; der anatomische Beweis der Lebervenensperre wurde hauptsächlich von POPPER[2] erbracht; ELIAS und FELLER[3] haben das Vorkommen solcher Sperrvorrichtungen auch für die menschliche Leber sichergestellt; die beigefügte Abb. 4 zeigt, daß dieser Klappenmechanismus unter geeigneten Bedingungen sogar makroskopisch zu erkennen ist.

Unabhängig von diesen Klappen kann die Lebergröße auch von intrahepatischen Faktoren bestimmt werden; erzeugt man z. B. durch ein vorübergehendes Hindernis eine passive Stauung und beseitigt sie dann wieder, so kehrt rasch die Leber zu ihrer ursprünglichen Größe zurück; da muskuläre Kräfte innerhalb der Leber nicht nachweisbar sind, kann eventuell an die an elastischen Fasern so reiche GLISSONsche Kapsel gedacht werden; HENSCHEN bezeichnet diesen passivelastischen Apparat der GLISSONschen Kapsel als „Leberherz".

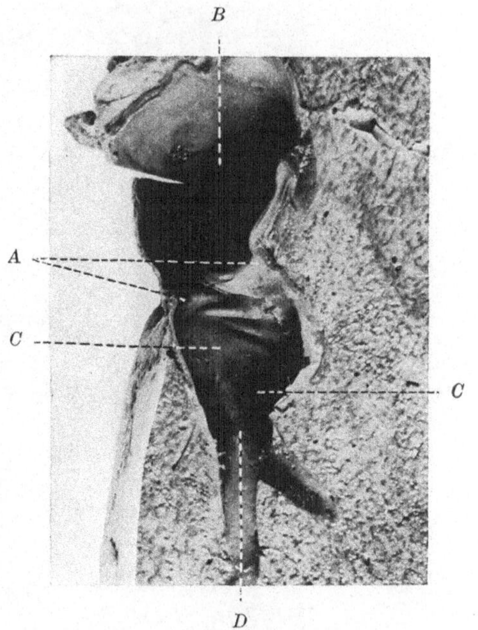

Abb. 4. Sperrvorrichtungen im Bereiche der Vena-hepatica-Mündung. *A* = glatte Muskelwülste; *B* = Mündungsgebiet der Vena hepatica in die Cava inferior; *C* und *D* = Verzweigungen der Vena hepatica.

Die Leber ist nach Ansicht namhafter Autoren frei von Ganglienzellen, doch dringen zahlreiche sympathische Fasern in das Parenchym ein; sie kommen teils vom Grenzstrang, teils vom parasympathischen System; die sympathischen Fasern ziehen über die Nervi splanchnici majores und minores zum Ganglion coeliacum, aus dem sich der Plexus hepaticus entwickelt; die parasympathischen Nervengeflechte leiten sich vom rechten und linken Vagus her; ob es sich hier nur um vasomotorische oder, wie L. R. MÜLLER[4] und Mitarbeiter meinen, auch um sekretorische Nerven handelt, ist bislang nicht sichergestellt. Mikroskopisch lassen sich feine Nervenfasern bis in den Bereich der einzelnen Leberzellen verfolgen (RIEGELE)[5]; auf Grund solcher Bilder denken manche Autoren auch an eine nervöse Beeinflussung der KUPFFERschen Sternzellen.

Einen wichtigen Bestandteil des Leberparenchyms bilden die KUPFFERschen Sternzellen; die Wand, welche die Blutkörperchen von den Leberzellen trennt, wird von einer zarten, dünnen Membran gebildet; an bestimmten Stellen dieses Endothelsyncytiums kommt es zu einer Anhäufung von Protoplasma, in dem

---

[1] PICK u. MAUTNER: Arch. f. exper. Path. **142**, 271 (1929).
[2] POPPER: Klin. Wschr. **1931**, 2129.
[3] ELIAS-FELLER: Z. exper. Med. **77**, 538 (1931).
[4] L. R. MÜLLER: Z. mikrosk. Anat. V/2, 248 (1932).
[5] RIEGELE: Z. mikrosk. Anat. **14**, 73 (1928).

verhältnismäßig große ovale Kerne eingebettet sind; diese Gebilde sind die Sternzellen; ob es neben den KUPFFER-Zellen auch noch echte Kapillarendothelien gibt
oder ob unter bestimmten Bedingungen auch die Kapillarendothelien zu KUPFFER-
Zellen umgewandelt werden können, steht noch zur Diskussion. Die Sternzellen
können ihre Lage und Stellung innerhalb der Kapillaren weitgehend ändern, was
für die Funktion dieser Elemente — ihre phagozytäre Fähigkeit — von aller-
größter Bedeutung ist. Injiziert man einem Tier kolloidale Farbstoffe oder andere
grobdisperse Lösungen, so werden die feinen Partikelchen innerhalb kürzester
Zeit von den KUPFFER-Zellen aufgenommen und für längere Zeit festgehalten.
Auf Grund dieser Beobachtungen wurde der Schluß gezogen, daß die Partikelchen

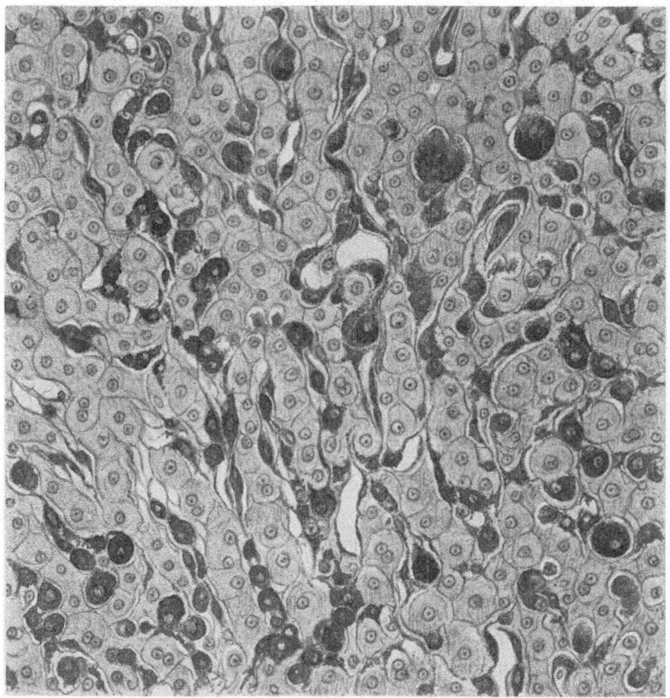

Abb. 5. Darstellung der KUPFFERschen Sternzellen nach Injektion von kolloidalem Eisen. Die Leberzellen
grau, die Sternzellen dunkel gefärbt.

an der Oberfläche der Sternzellen kleben bleiben; eine ektoplasmatische Schicht
dürften die Sternzellen kaum besitzen. Das Plasma ist größtenteils homogen,
weshalb eine bestimmte Struktur in vielen Sternzellen nicht zu erkennen ist.
Sternzellen, die reichlich Stoffe gespeichert haben, lösen sich aus dem Verband
der Endothelmembran und gelangen in die freie Blutbahn; ob dies nur das Schicksal
der sogenannten „beladenen" KUPFFER-Zellen ist, oder ob sich auch Zellen loslösen können, die bei der histologischen Untersuchung keine Speicherung erkennen
lassen, ist vorläufig nicht zu entscheiden; immerhin ist man geneigt, einen Teil der
im Blute zirkulierenden Histiocyten als abgestoßene KUPFFER-Zellen anzusehen.
Die Fähigkeit der KUPFFER-Zellen zu phagozytieren, richtet sich nicht nur gegen
körperfremde, von außen eingedrungene Elemente, sondern auch gegen die eigenen
Blutzellen; auf diese Weise können rote Blutkörperchen von den KUPFFER-Zellen

aufgenommen, in Bruchstücke zerlegt und aufgelöst werden; übrig bleiben nur mehr anorganische Bestandteile, wie z. B. das Hämosiderin. Ähnliches gilt auch von den weißen Blutzellen; sie bleiben an den Sternzellen kleben, langsam sinkt der Leukocyt in das Plasma der Zelle und sobald er völlig aufgenommen wurde, blaßt der Kern ab, die Konturen werden unscharf, und schließlich sieht man als Rest der von den KUPFFER-Zellen aufgenommenen und verdauten weißen Blutzellen nur mehr einige Klümpchen in Form von Vacuolen (Abb. 5).

Auch Fetttröpfchen können eine Beute der KUPFFER-Zellen werden; schließlich können die KUPFFER-Zellen auch kleine Moleküle aus dem vorbeifließenden Blute aufnehmen. RIBBERT[1] konnte z. B. durch Injektion von salpetersaurem Quecksilberoxyd Harnstoff in den Sternzellen nachweisen.

Eine nicht minder große Bedeutung dürfte den KUPFFERschen Sternzellen bei der Beseitigung von im Blute zirkulierenden Bakterien zukommen; injiziert man Bakterien der verschiedensten Art, z. B. Milzbrandbazillen, die wegen ihrer Größe ganz besonders leicht der Beobachtung zugänglich sind, so sieht man meist schon nach kurzer Zeit, wie auch sie eine Beute der KUPFFER-Zellen werden. Nach WERIGO[2] setzt schon $2^{1}/_{2}$ Minuten nach der Injektion die Phagocytose ein, die nach 10 Minuten ihren Höhepunkt erreicht; allmählich werden die phagozytierten Bakterien weniger deutlich sichtbar; mit der Möglichkeit eines dabei einsetzenden Verdauungsprozesses ist daher unbedingt zu rechnen. Auf die außerordentlich kurze Zeit, innerhalb der die Phagocytose durch die KUPFFER-Zellen stattfindet, hat in letzter Zeit DOMAGK[3] neuerdings hingewiesen. Die Sternzellen besitzen auch postmortal noch die Fähigkeit, grobdisperse Moleküle an sich zu reißen.

Anscheinend handelt es sich somit bei den KUPFFERschen Sternzellen nicht um gewöhnliche Wandendothelien, sondern um Elemente, die bei der Funktion der Leber als Stoffwechsel- und Schutzorgane eine entscheidende Rolle spielen; man kann daher mit vollem Rechte der Ansicht sein, daß die Leber ein epitheliales und ein reticuloendotheliales Organ in sich vereinigt. Besteht diese Ansicht zu Recht, dann müssen zwischen epithelialen und reticuloendothelialen Elementen auch funktionelle Beziehungen bestehen, die sich auch auf Grund histologischer Betrachtung erschließen lassen; so besitzen die Sternzellen die Eigenschaft, Pseudopodien auszusenden, die weit in das Lumen der Kapillaren hineinreichen; KUPFFER[4] spricht schon in seiner ersten Mitteilung (1878) von Ausläufern der Sternzellen, die bis an die Gallenkapillaren heranreichen und so mit den Leberzellen Fühlung suchen.

Die KUPFFERschen Sternzellen werden vielfach als ein Teil eines großen Systems betrachtet, welches in seiner Gesamtheit das reticuloendotheliale System bildet; damit wird der Anschauung Raum gegeben, daß analoge Elemente auch in anderen Organen (Milz, Lymphdrüsen, Knochenmark, Nebenniere) vorhanden sind. Gemeinsam ist allen diesen Zellen die Eigenschaft der Phagocytose.

Eine Beschreibung der Histologie des Leberparenchyms wäre unvollständig, würde man nicht die topographische Lage der „Lymphkapillaren" in ihrem Verhältnis zu den Leberzellen und den KUPFFER-Zellen berücksichtigen. Zwischen dem Endothelhäutchen, das die Wand der Blutkapillaren bildet, und den Leberzellen befindet sich eine Gewebslücke, die als DISSEscher Raum angesprochen wird; McGILLAVRY[5] hat zuerst auf diese Räume aufmerksam gemacht; er konnte

---

[1] RIBBERT: Sitzgsber. nied.-rhein. Ges. Bonn **36**, 397 (1879).
[2] WERIGO: Amer. Inst. Pasteur **1894**, 1.
[3] DOMAGK: Klin. Wschr. **1925**, 1011.
[4] KUPFFER: Arch. mikrosk. Anat. **12**, 352 (1878).
[5] McGILLAVRY: Sitzgsber. Akad. Wiss. Wien, Math.-naturwiss. Kl. II **50**, 207 (1864).

durch Farbstoffinjektion rings um die Leberzellen ein Netzwerk zur Darstellung bringen, das er als Lymphkapillarnetz bezeichnete; nachträglich können wir sagen, daß es ihm schon damals gelungen ist, die DISSEschen Räume darzustellen. Die DISSEschen Räume haben mit dem eigentlichen Lymphgefäßsystem nichts zu tun; sie stellen nur Gewebsspalten vor, deren Beziehungen zu den Lymphkapillaren ähnliche sein dürften wie zu den Blutkapillaren; als direkte Ursprungskapillaren des Lymphsystems sind sie nicht anzusprechen. Die größeren Lymphkapillaren reichen nur bis an die Peripherie des Acinus; sie kommen mit den Pfortadergefäßen, machen aber im periazinösen Raum Halt.

Die DISSEschen Räume sind gelegentlich so eng, daß sie histologisch kaum wahrnehmbar sind. Unter pathologischen Bedingungen kann es hier zu einer reichlichen Ansammlung von Flüssigkeit kommen, wodurch sie deutlich sichtbar werden; sind die DISSEschen Räume mit Flüssigkeit erfüllt, so führt dies meist zu einem erhöhten Lymphfluß im Ductus thoracicus; es ist nicht einzusehen, warum diese Räume nicht auch unter physiologischen Bedingungen eine wichtige Rolle spielen sollten.

Die größeren Lymphgefäße, wie sie hauptsächlich in den periportalen Räumen zu finden sind, stehen mit den Lymphbahnen der Gallenblase und des Pankreas in unmittelbarem Kontakt; sie bilden einen lymphatisch verketteten Organverband; schädliche Produkte einer Entzündung, die das eine Organ treffen, können auf dem Wege dieser Lymphbahnen das ganze „Hepatopankreas" in Mitleidenschaft ziehen.

Im Anschluß an die DISSEschen Räume muß noch ein Wort über die Gitterfasern gesagt werden; das Kapillarrohr findet eine wesentliche Stütze in einem System von gitterartig verbundenen feinsten Fasern, die unter Bildung eines Gitterrohres zwischen Endothelsyncytium und Leberzellen liegen; von einem Teil der Autoren, z. B. ZIMMERMANN,[1] wird auch die Existenz von Pericyten vertreten; es soll sich hier um Elemente handeln, die das Lumen einer Kapillare bald erweitern, bald verengern; Pericyten besitzen weit ausgreifende Fortsätze, die das ganze Lumen einer Kapillare umfassen; im Einzelfalle wird es bei der histologischen Betrachtung nicht leicht sein, die Pericyten von den Endothelzellen — den sogenannten ruhenden KUPFFER-Zellen — zu unterscheiden.

Ich habe das gegenseitige Verhältnis zwischen Leberzellen, KUPFFERschen Sternzellen, Blutkapillaren, Gewebsräumen und Gallenwegen in Form eines einfachen Schemas zusammengefaßt (Abb. 3) und in dem neuen Schema auch die Gitterfasern berücksichtigt; die etwas verwickelten Verhältnisse sind so in einfachster Form zur Darstellung gebracht, um darauf aufbauend die Pathologie der Leber zu besprechen. RÖSSLE hat dieses Schema übernommen, nur mit dem Unterschied, daß er auch innige Beziehungen zwischen KUPFFER-Zellen und Gallenkapillaren annimmt; ich habe diese — wie RÖSSLE sagt: tapezierernagelartigen — plasmatischen Fortsätze der KUPFFER-Zellen in mein Schema nicht aufgenommen, weil mir ein räumlicher Zusammenhang zwischen Sternzellen und Gallenkapillaren — wie ihn RÖSSLE annimmt — sehr unwahrscheinlich erscheint; es würde dies auch den Anschauungen von PLENK[2] widersprechen, der in dem Kapillarröhrchen ein geschlossenes dünnhäutiges Gebilde sieht.

Das Problem der Gallenbildung hat durch die Untersuchungen von FORSGREN[3] eine wesentliche Förderung erfahren; seine Theorie stützt sich auf anatomische Beobachtungen, so daß es zweckmäßig erscheint, sie auch hier zu berühren. Mit Hilfe einer neuen histologischen Methode, die im wesentlichen in einer Behandlung

---

[1] ZIMMERMANN: Z. mikrosk. Forsch. 14, 528 (1928).
[2] PLENK: Erg. Anat. 27, 356 (1927).
[3] FORSGREN: Z. Zellforschg 6, 649 (1928).

der Leberstückchen mit Bariumchlorid besteht, gelingt es, innerhalb der Leberzelle die Gallenbildung besser zu verfolgen; er läßt zunächst die Frage offen, ob der Gallenfarbstoff in den Sternzellen oder in den Parenchymzellen entsteht, prüft lediglich die Ansammlung von Sekret in den Leberzellen bzw. in den Gallenkapillaren und findet tageszeitliche „Perioden". Nach einem Minimum in den Morgenstunden, wobei alle Leberzellen äußerst spärlich Gallenbestandteile enthalten, beginnt die Gallenbildung an der Peripherie der Lobuli und setzt sich dann langsam in zentraler Richtung fort, bis im Laufe des Tages ein Maximum erreicht ist; allmählich nimmt dann im Zentrum der Gehalt wieder ab, während die Peripherie noch Gallenbestandteile führt. FORSGREN hat daneben auch den Glykogengehalt mit der BESTschen Methode verfolgt, wobei sich ebenfalls eine Periodizität ergab, aber in entgegengesetztem Sinne: wenn die Glykogenbildung ihr Maximum erreicht hat, zeigte die Gallenbildung ihr Minimum. Nach Verfütterung von eiweißreicher Kost treten in den Leberzellen Klumpen von „deponiertem Eiweiß" auf; sie werden lediglich in den glykogenreichen Gebieten der Lobuli angetroffen, niemals aber in jenen Zellen, in welchen gerade die Gallenbildung im Vordergrund steht. Die Fettablagerung in den Leberzellen wies keine Periodizität auf und zeigte keinen Zusammenhang mit der Gallen- oder Glykogenbildung.

Man muß daher anscheinend mit einem der Hauptsache nach durch die Tageszeit bestimmten Funktionswechsel der Leber rechnen; in der sezernierenden Phase — der Tagesschicht — ist die Leber klein und leicht, in der assimilatorischen — glykogenspeichernden — Nachtschicht groß und schwer. FORSGREN geht noch weiter und glaubt daraus auch gewisse Zusammenhänge zwischen Gallenstoffwechsel und Körpertemperatur, Schlaf- und Wachzustand sowie Rhythmik im Wasserstoffwechsel und Harnabsonderung ableiten zu können.

JORES[1] hat auch beim Menschen diesen Funktionswechsel nachweisen können; Ikterus ist nicht imstande, ihn zu stören; nur Nebennierenexstirpation bringt diesen Zyklus zum Schwinden; schon aus diesem Grunde erscheint es zweckmäßig, das Blutbilirubin immer zu derselben Zeit zu ermitteln.

2. Histologischer Aufbau der Milz.

Bei den verschiedenen Lebererkrankungen spielt bekanntlich auch die *Milz* eine wichtige Rolle. So finden wir fast bei jeder Leberparenchymerkrankung einen Milztumor. Ferner ist die Milz dasjenige Organ, welches neben der Leber am stärksten am reticuloendothelialen System Teil hat, und schließlich sind Leber und Milz die Hauptblutdepots unseres Organismus. Es erscheint daher angezeigt, die Anatomie und Histologie der Milz soweit zu besprechen, als es zum Verständnis der allgemeinen Leberpathologie erforderlich ist.

Die biologische Bedeutung der Milz wird dem Verständnis nähergerückt, wenn man von der Anordnung der Blutgefäße ausgeht (Abb. 6). Die Verästelungen der Milzarterie verlaufen, solange sie das eigentliche Milzparenchym noch nicht erreicht haben, innerhalb der Trabekel gemeinsam mit den Venen, die häufig — um einen Ausdruck von HUECK[2] zu gebrauchen — hohlkehlartig die Arterie umgeben. Sobald die Arterie das Trabekelgewebe verlassen hat, wird sie von einem lymphadenoiden Gewebe umgeben, das stellenweise knötchenförmig anschwillt (Milzfollikel); der Follikel besteht im wesentlichen aus Lymphocyten, die in einem feinen Netzwerk liegen. Dieses faserige Gerüst, dem sich auch vereinzelte elastische Elemente zugesellen, steht mit den Ausläufern des Trabekular-

[1] JORES: Z. klin. Med. **129,** 62 (1935).
[2] HUECK: Verh. dtsch. Ges. inn. Med. **1928,** 474.

gewebes in Beziehung. Solange die Ausläufer der Milzarterie innerhalb des Follikels liegen, sind sie histologisch leicht zu erkennen, erst nach ihrem Übertritt in die rote Pulpa wird ihr Nachweis schwieriger. Schon während ihres Verlaufes durch das lymphadenoide Gewebe gibt die Arteria lienalis — hier Zentralarterie genannt — kapillare Äste (Follikelkapillaren) ab. Mit zunehmender Verengung des Hauptstammes verliert die Zentralarterie die Lymphscheide und tritt in die „rote Pulpa" über, gleichzeitig büßt sie ihre muskuläre Wand ein, sodaß die Aufsplitterungen nur mehr als Endothelröhrchen anzusehen sind. Diese Röhrchen erfahren dann eine neuerliche Verdickung in Form der sogenannten „Hülsen"; die Wand der Hülsen — auch SCHWEIGER-SEIDELsche Scheiden genannt — wird von einem syncytiumartigen Gewebe gebildet; das Endothel besitzt daselbst große vorspringende Kerne, die zuweilen das Lumen verlegen können. Nach diesen Hülsenarterien beginnt der kapillare Teil des Gefäßsystems.

Der größte Teil der roten Pulpa wird von den Milzsinus gebildet, es handelt sich dabei um einen dichten Plexus kapillarer, vielfach zusammenhängender Hohlräume; aus diesen Sinus entwickeln sich Kapillaren, die schließlich ihren Weg wieder zurück zu den Venen finden. Versucht man, diese blutgefüllten Sinus durch irgendein Injektionsverfahren zur Darstellung zu bringen, so gelingt dies nur von den Venen her. Injiziert man dagegen den Farbstoff durch die Arterie, so gelangt keine Injektionsmasse in die Sinus, wohl aber tritt der Farbstoff rings um die Follikel aus.

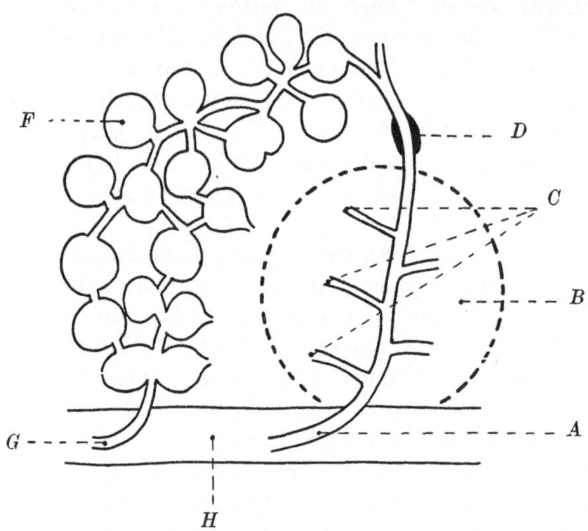

Abb. 6. Schema der Gefäßverteilung in der Milz.
A = Arteria centralis; *B* = Follikel; *C* = Follikelkapillare;
D = SCHWEIGGER-SEIDELsche Kapillare; *F* = Sinus;
G = Vene; *H* = Trabekel

Diese beiden Befunde gaben Anlaß zu großen Meinungsverschiedenheiten über die Art und Weise, wie sich das arterielle Blut durch die Milz seinen Weg bahnt. Nach ursprünglicher Ansicht sollten die Arterien der Milz — im Gegensatz zu jenen anderer Organe —, bevor sie in die Venen einmünden, eine Unterbrechung erfahren. Der Farbstoffaustritt um den Follikel gab den Anstoß zu dieser Vorstellung; immerhin lag es nahe, diese Farbstoffaustritte auch als Kunstprodukte anzusprechen, die vielleicht durch artifiziell gesetzte Lücken entstanden sind; dementsprechend wollten maßgebende Histologen der Milz in bezug auf das Gefäßsystem keine Ausnahmestellung einräumen. Ein anderer Teil der Histologen nimmt einen vermittelnden Standpunkt ein: es soll in der Milz offene und geschlossene Blutbahnen geben.

Einen großen Fortschritt in der Erkenntnis der Blutzirkulation in der Milz bedeuten die Arbeiten von MOLLIER[1] und HUECK.[2] Nach den genannten Autoren muß man sich vor allem von der Vorstellung frei machen, daß die Sinus selbständige Gebilde seien, deren Zirkumferenz dicht geschlossene Endothelzellen — die sogenannten Stabzellen — bilden, und daß rings um diese Sinushohlräume

---

[1] MOLLIER: Arch. mikrosk. Anat. **76**, 608 (1911).
[2] HUECK: Krkh.forschg **3**, 428 (1926).

ein retikuläres Gewebe liege, in deren Maschen rote und weiße Blutkörperchen verstreut sind. MOLLIER und HUECK erblicken in den Sinuswandungen nur einen flächenhaft ausgebreiteten Anteil des gesamten Pulpareticulums. Sieht man zunächst von den örtlichen Beziehungen der Arterien und Lymphfollikel zum Reticulum ab, so erscheinen die zwischen den bindegewebigen Trabekeln liegenden Räume durch ein dichtes Netz kollagener Fasern in weitere kleine Räume zerlegt. Dieses zwischen den Trabekeln ausgebreitete faserige Reticulum stellt aber nicht die einzige Füllmasse der intertrabekulären Räume dar, weil diese Fasern in Wirklichkeit nur Verdichtungen und Versteifungen eines Zellprotoplasmas sind, das Kerne besitzt. Die im mikroskopischen Schnitt sternförmig aussehenden Reticulumzellen sind demgemäß nicht nur flächenhaft ausgebreitete Gebilde, sondern ein Werg von Membranen, die nach den verschiedensten Richtungen des Raumes ausgespannt sind. Die Zellfortsätze können an manchen Stellen fadenförmig dünn werden, um mit benachbarten ähnlichen Zellausläufern zu anastomosieren; es handelt sich somit in der Milz um ein System von ausgedehnten Maschenräumen, die in wechselnder Größe und durch verschieden gestaltete Öffnungen miteinander kommunizieren. Da Zellgrenzen in diesem Gewebe nicht zu erkennen sind, kann das Reticulum in seiner Gesamtheit als ein Syncytium angesprochen werden, bei dem Kerne in den Knotenpunkten der Maschen liegen. Die Sinus selbst stellen — im Schnitt betrachtet — nur große Lücken innerhalb dieses weitverzweigten Syncytiums dar, während man sie sich räumlich als Kanäle vorzustellen hat, als hätte man — um einen Vergleich MOLLIERS zu wählen — gleichsam mit dem Finger innerhalb des Faserwerkes von Bindegewebssträngen Kanäle gebohrt. Die Sinuswände besitzen also keine in sich geschlossene Endothellage; immerhin sind die Milzsinus vielfach durch eine charakteristische Anordnung der Stabzellen gekennzeichnet, die man früher als Endothelzellen angesehen hat; genetisch sind sie jedoch nichts anderes als zur Seite gedrängte Kerne von Reticulumfasern, die durch schmälere Brücken miteinander verbunden sind. Um diese innige Zusammengehörigkeit von Reticulum und Sinus auch nominell zum Ausdruck zu bringen, nennt HUECK diese Räume wegen ihrer Blutdepotfunktion Flutkammern, dagegen die Sinus, die ein plexusartig untereinander anastomosierendes System darstellen und gleichsam die Drainage der Flutkammern besorgen, Flutröhrchen.

Die Untersuchungen von HUECK[1] brachten auch eine weitere Klärung der schon so oft diskutierten Frage, ob die Blutversorgung der Milz durch „offene" oder „geschlossene" Bahnen vor sich gehe. Der Fehler, der immer wieder gemacht wurde, war der, daß man bei der Analyse der Blutzirkulation in der Milz ihren jeweiligen Füllungszustand nicht in Betracht zog. Nach BARCROFT hat die Milz die Eigenschaft, Blut zu deponieren, das sie im Bedarfsfalle sofort wieder abgeben kann. Man muß daher zwischen einer Milz im Zustande der Dehnung und einer Milz im Zustande des Kollapses unterscheiden. Im Zustande der Dehnung sind die Flutkammern durch weite, breite Kommunikationen miteinander verbunden, woraus sich ausgezeichnete Bedingungen für die Verteilung des arteriellen Blutes ergeben; die kontrahierte Milz hingegen gibt dem Blute nur den kürzesten Weg zwischen venösem und arteriellem Schenkel frei. Das Blut nimmt darnach zwar keinen anatomisch „geschlossenen", aber doch einen funktionell „gebahnten" Weg, sodaß HUECK nicht von einem geschlossenen bzw. offenen Blutweg durch die Milz sprechen will, sondern vorschlägt, hier besser die Ausdrücke „gebahnt" und „ungebahnt" zu wählen (Abb. 7 u. 8). Auch die Beschaffenheit der Venensinus wechselt entsprechend dem Dehnungszustand der Milz. Bei Dehnung des

---

[1] HUECK: Verh. dtsch. Ges. inn. Med. **1928**, **472**.

Organs sind alle Sinus entfaltet, beim Kollaps ist ein großer Teil nicht zu sehen
(Abb. 9). Auch HUECK vertritt die Ansicht, daß den SCHWEIGER-SEIDELschen
Hülsen Ventilwirkung zukommt; während man aber früher annahm, daß sie eher
den Zufluß drosseln, also die Flutkammern vor Überfüllung schützen, meint
HUECK, daß sie auch dazu dienen, einen Rückstrom in die Arterien zu ver-
hindern, was gerade bei der Milzkontraktion eine große Rolle spielen könnte. Ver-

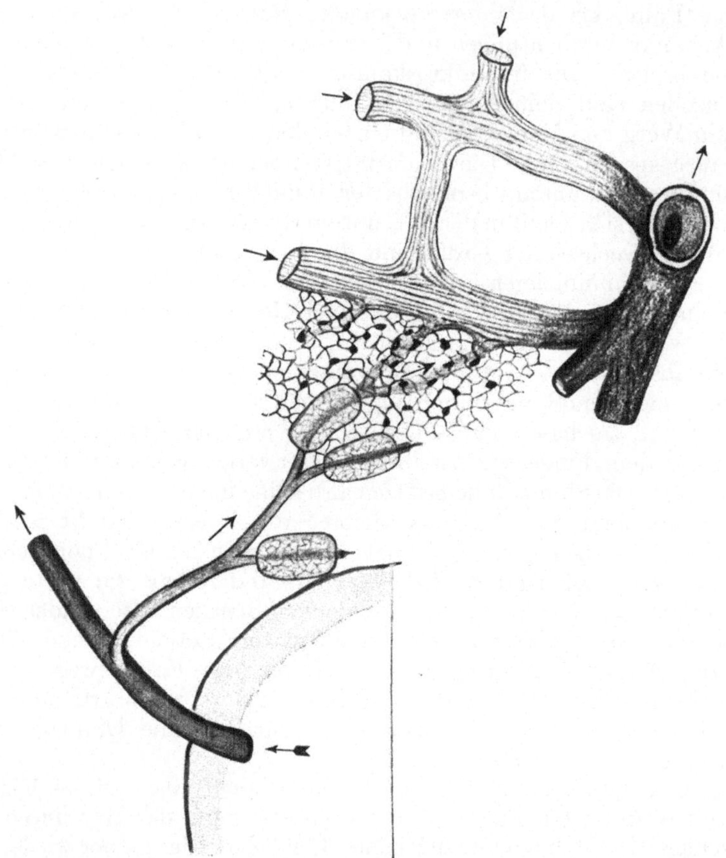

Abb. 7. Schematische Darstellung der Gefäßverteilung in der Milz bei gebahnten Blutwegen.

gleicht man mein Milzschema (1920) und das von HUECK (1928), so ergibt sich
eine weitgehende Übereinstimmung.

Die Verkleinerung der Milz geschieht durch glatte Muskelfasern, die sich in
der Kapsel und in den Trabekeln befinden; die menschliche Milz ist (im Gegensatz zur Hundemilz) mìt glatten Muskelfasern schlecht versorgt, was zum Teil
damit zusammenhängen dürfte, daß die menschliche Milz als Depotorgan kaum
von großer Bedeutung ist. Sicherlich stehen auch die elastischen Fasern, die
sich in reichlicher Menge in der Milz befinden, in Beziehung zu den Vorgängen
bei der Kontraktion. In den Trabekeln und in der Kapsel verlaufen reichlich
Nervenfasern, die teils vom Sympathicus, teils vom Vagus stammen; der Einfluß
dieser Nerven auf die Milzkontraktion wurde durch neuere Untersuchungen von
SKRAMLIK[1] sichergestellt.

[1] SKRAMLIK: Erg. Biol. 2, 505 (1927).

Hueck nimmt auch Stellung zur Frage, ob der Milz eine *hämolytische Funktion* zukommt. Da ich[1] mich als Kliniker für die blutkörperchenzerstörende Funktion der Milz eingesetzt habe, ist es vielleicht interessant zu hören, wie ein Anatom darüber denkt. Hueck schreibt: „Uns will scheinen, daß die Milz wie jedes andere „reticuloendotheliale" Gewebe phagozytische Eigenschaften hat, also auch rote Blutkörperchen phagozytieren und dadurch hämolytisch wirken

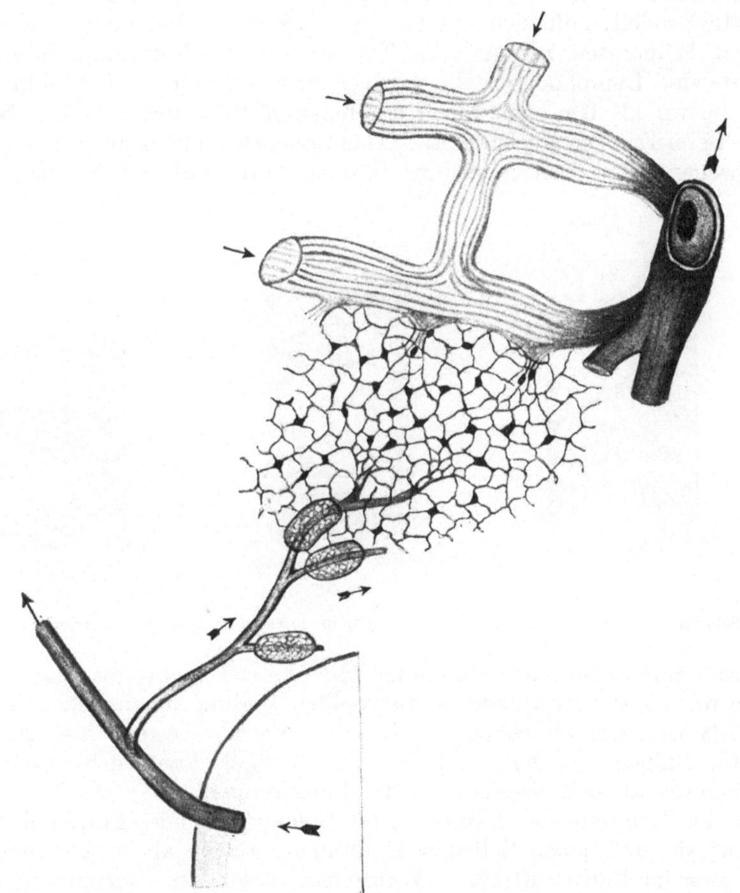

Abb. 8. Schematische Darstellung der Gefäßverteilung in der Milz bei ungebahnten Blutwegen.

kann, daß wir aber für diese Funktion keinerlei geheimnisvolle Kräfte in der Milz anzunehmen brauchen, sondern daß sie dieses tut auf Grund ihres Baues und der Eigenschaften, die sie mit den anderen Teilen des mesenchymalen Gewebes gemeinsam hat. Ist dieser Standpunkt berechtigt, verlegt man also die Möglichkeit der hämolytischen Funktion der Milz im wesentlichen in die Flutkammern, so ist klar, daß die Größe der Hämolyse abhängen wird von dem Zustand dieser Kammern und ihres Inhaltes, vor allem von der Verweildauer der roten Blutkörperchen *in ihnen*. Daß gealterte rote Blutkörperchen in den Kammern leichter phagozytiert werden als junge, ist wahrscheinlich, und ebenso wahrscheinlich ist, daß ein längeres Liegenbleiben der Körperchen oder eine sehr

[1] Eppinger: Hepato-lienale Erkrankungen. Berlin. J. Springer. 1920.

innige Berührung mit den protoplasmatischen Anteilen des Kammer- und Sinusgewebes ihre Vernichtung leichter herbeiführen wird. Dieser Zustand ist in allen Fällen von offener Blutbahn und Ausfüllung der Kammern mit Blut gegeben. Er ist namentlich dann gegeben, wenn entsprechend der Blutfüllung der Kammern der Blutabfluß durch die Sinus nicht entsprechend vermehrt stattfindet."

Im Milzschnitt sind die Trabekel leicht zu erkennen, sonst aber wird das retikuläre Gewebe durch die in die Flutkammern eingelagerten Blutzellen stark verdeckt. Daß es sich bei diesen Zellen tatsächlich vorwiegend um deponierte Elemente handelt, läßt sich am besten an durchspülten oder sogenannten gepinselten Präparaten zeigen. Ein Teil der in die Flutkammern deponierten Elemente sind Lymphocyten, die sich vermutlich von jenen Lymphknötchen ableiten, die wir als Umscheidungen der feinsten Milzarterien bereits beschrieben haben. Beim Embryo spielen diese MALPIGHIschen Follikel eine große Rolle, beim Erwachsenen findet man sie in Form dünner Säume um die Arterien; ihre Zahl

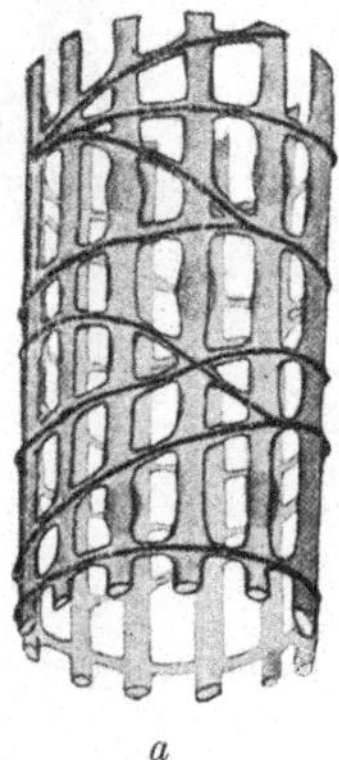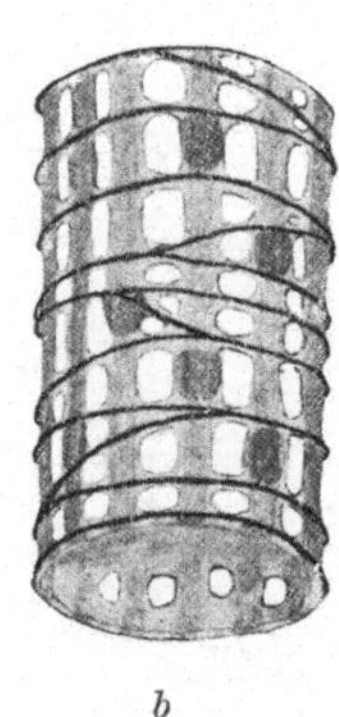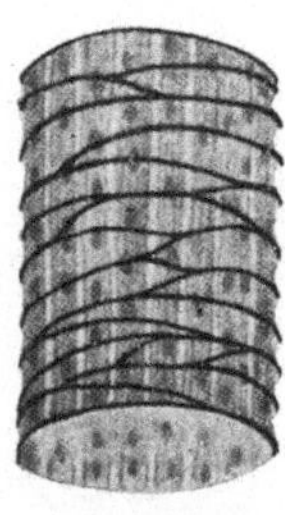

Abb. 9. Schematische Darstellung der Sinuswandungen im erweiterten und kontrahierten Zustande der Milz.

und Größe nimmt im Alter allmählich ab. Das veranlaßte manche Autoren, die Follikel nur als die Reste einer embryonalen Bildung hinzustellen. Die jugendliche Milz ist reich an weißer Pulpa, die alternde besteht fast ausschließlich aus roter Pulpa; von der Peripherie des Follikels lösen sich anscheinend die Lymphocyten ab und wandern in die Flutkammern.

Von den Lymphocyten haben wir die Splenocyten oder Pulpazellen zu unterscheiden; sie sind jenen Zellen sehr ähnlich, welche als große, mononukleäre Leukocyten im Blute auftreten. Wählt man besondere Färbemethoden — spezielle Methoden, die die feinsten Reticulumfasern zur Darstellung bringen — so entpuppen sich viele sogenannte Pulpazellen als Kerne des Milzsyncytiums; vermutlich lösen sich von diesen fixen Elementen Zellen ab, die dann, ähnlich wie die Abkömmlinge der KUPFFERschen Zellen, abwandern. In diesem Sinne kann man einen Teil der sogenannten Splenocyten als auf Wanderung begriffene Milzhistiocyten ansprechen. Wir begegnen hier einer Unterscheidung, die auch DOMINICI[1] getroffen hat, indem er von „éléments mobilisables" und „éléments mobiles" sprach. Die fixen Elemente besitzen die Fähigkeit der Phagocytose; ob es sich bei den mobilen Elementen um Zellen handelt, die ebenfalls Farbstoffe speichern können, oder bereits um Gebilde, die schon beladen sind, ist im einzelnen Falle nicht immer leicht zu entscheiden. Blutkörperchen- und pigmenthaltige Zellen in der Milz werden wohl hauptsächlich nach Extravasaten oder

---

[1] DOMINICI: Arch. méd. expér. et d'Anat. path. **12**, 563 (1900); **13**, 733 (1900); **15**, 1 (1901).

nach Bluttransfusionen gesehen. Auf den Zusammenhang zwischen erhöhtem Blutuntergang und solchen Erythrophagen haben zuerst GABBI[1] und HUNTER[2] hingewiesen. Auch die Herkunft der in der Milz gar nicht so selten zu beobachtenden granulierten Leukocyten wurde seinerzeit diskutiert. Seitdem man weiß, daß die Milz in erster Linie ein Depotorgan vorstellt, bringt man den älteren Theorien wenig Aufmerksamkeit entgegen; ein Großteil dieser Zellen stellt abgelagertes Material vor, dagegen soll die Möglichkeit einer myeloischen Metaplasie unter pathologischen Bedingungen nicht in Abrede gestellt werden.

Die Funktion der Milz als Depotorgan kann durch die Tätigkeit muskulärer Venen- und Arteriensperren im Bereiche der größeren zu- und abführenden Gefäße unterstützt werden. Mit der Existenz solcher Vorrichtungen hat sich besonders HENSCHEN[3] beschäftigt.

Es wäre verständlich, im Rahmen der anatomischen Einleitung auch das *Pankreas* zu besprechen; von einer genaueren Berücksichtigung wollen wir jedoch absehen, obwohl die Bauchspeicheldrüse bei Leberkrankheiten neben der Milz am häufigsten betroffen ist. Vielleicht ist es in diesem Zusammenhange wichtig, darauf hinzuweisen, daß bei niederen Tieren Pankreas und Leber ein einheitliches Organ bilden; daß beide Ausführungsgänge in einer gemeinsamen Papille enden, ist das letzte sichtbare Zeichen der ehemaligen Verbundenheit. Eine gewisse Verwandtschaft findet sich bereits entwicklungsgeschichtlich; vielleicht ist dies auch der Grund, daß manchmal ein krankmachender Reiz beide Organe — Leber *und* Pankreas — trifft und schwer schädigt.

In der anatomischen Einleitung zur Besprechung der hepatolienalen Erkrankungen haben wir auch das Knochenmark erörtert; da die Leberpathologie vielfach auch zu den Bildungsstätten des Blutes in Beziehung steht, so wäre dies auch hier am Platze; die Leber steht aber mit zu vielen Geweben in Fühlung, um sie alle hier berücksichtigen zu können.

3. Der Aufhängemechanismus der Leber.

Im Rahmen der anatomischen Einleitung interessiert uns auch die Aufhängevorrichtung der Leber; die ca. $1^1/_2$ kg schwere Leber wird nicht durch einen Bänderapparat an das Zwerchfell fixiert. Das Ligamentum falciforme, coronarium, triangulare, teres, sind nur eine peritoneale Duplikatur; würde diesen Vorrichtungen die Rolle eines Befestigungsmechanismus zukommen, so müßten sie reichlich kollagenes Bindegewebe enthalten. Man kann somit diesen Ligamenten nur eine unterstützende Funktion zuschreiben, was besonders klar zu erkennen ist, wenn man in die freie Bauchhöhle Luft einströmen läßt; unmittelbar darnach fällt die Leber aus der Zwerchfellkavität heraus, was am besten röntgenologisch an einem breiten Spalt zwischen Zwerchfell und Leberoberfläche zu erkennen ist.

Die Art und Weise, wie die schwere Leber nahezu gewichtlos aufgehängt ist, gehört — um einen Ausdruck von HENSCHEN[4] zu gebrauchen — zu den erstaunlichsten konstruktiv-technischen Wundern der organischen Maschine, die nur eine einzige Zwillingskonstruktion in der Aufhängung des Gehirnes in der Schädelkapsel besitzt.

Die biotechnische Aufhängung der Leber wird durch das Ineinandergreifen verschiedener Mechanismen gesichert. Als wichtigster Faktor kommt der negative

---

[1] GABBI: Zieglers Beitr. **14**, 351 (1893).
[2] HUNTER: Lancet **1892**, 3614.
[3] HENSCHEN: Arch. klin. Chir. **157**, 56 (1928); Z. Chir. **210**, 1 (1928).
[4] HENSCHEN: Arch. klin. Chir. **167**, 825 (1931).

Druck in Betracht, der auf dem Zwerchfell lastet; durch ihn wird der Bauchinhalt in die Hypochondrien hineingezogen, wobei als weiteres unterstützendes Moment die kapillare Adhäsion der Leberoberfläche mit der Zwerchfellkuppel zu berücksichtigen ist — die kapillare Adhäsion schätzt FAURE[1] auf einen Zug von 35 bis 40 kg —; sobald Luft in das Cavum peritonei einströmt, hört die Adhäsionskraft auf und die Leber sinkt aus ihrem Bett heraus.

Unter normalen Verhältnissen tritt dem nach oben wirksamen Saugdruck das Schwereprinzip der Eingeweide entgegen; abgesehen von der Adhäsionskraft unterstützt die gewichtlose Aufhängung noch das retroperitoneale Verankerungsfeld der Leber im Bereiche der Cava inferior; es ist die eigentliche Stelle, um welche alle Bewegungen der Leber erfolgen, denn es ist in die Lebersubstanz förmlich eingegraben und durch die Venenkanäle mit der Gesamtmasse verbunden. Ein wichtiges Moment spielt das Darmkissen, auf welchem die Leber wie auf einem weichen Polster ruht; durch Vermittlung der luft- und wasserkissenartig wirkenden Därme wird bei aufrechter Stellung das Becken zum eigentlichen Träger der Leber. Damit die Leber einem zu großen Druck ausweichen kann, sind die kontraktilen, elastischen und faserigen Elemente, welche die vordere und seitliche Bauchwand bilden, da. Schließlich kommt noch der äußere Luftdruck in Betracht, der für den Zusammenhang der Zwerchfell-Leber-Kapillarität von entscheidender Bedeutung ist.

Diese wundervolle Aufhängesicherung kann somit durch zwei Momente gestört werden: durch Loslösung der Leber vom Zwerchfell (wenn Luft in die Bauchhöhle eintritt) und durch Schwächung der vorderen Bauchdecken bei hochgradiger Ptose, wobei die Bewegungen des Zwerchfelles sich nicht mehr genügend auf die gesenkte und abgeplattete Leber übertragen. Da die Leber einen „Blut-, Gallen- und Lymphschwamm" darstellt, der dauernd durch die Zwerchfellbewegungen zusammengedrückt wird und sich dann wieder ausdehnt, so muß jede Störung der Lebermassage auf die Zirkulationsverhältnisse in diesem Schwammorgan einen ungünstigen Einfluß ausüben.

Die Leberfurchen, die so häufig bei Sektionen gesehen werden, sind die Folgen des innigen Kontaktes des Zwerchfelles mit der Leberoberfläche; dort, wo das Zwerchfell besonders tief steht und fast horizontal ausgebreitet ist — wie z. B. beim Lungenemphysem — kommen diese Furchen am häufigsten vor; klinisch spielen sie keine Rolle.

II. Physiologische Einleitung.

Es ist sicher kein Zufall, daß die Leber, die eine zentrale Stellung im Kohlehydrat-, Fett- und Eiweißstoffwechsel einnimmt und die dauernd Blutkreislauf, Mineral- und Wasserhaushalt kontrolliert, das größte Organ in unserem Organismus ist. Fragen wir uns aber, ob wir Kliniker bei den verschiedenen Leberkrankheiten weitgehende Störungen einer dieser Funktionen sehen, so fällt uns die Beantwortung nicht leicht, denn wirkliche Ausfallserscheinungen sehen wir nur bei den allerschwersten Zuständen, während viele Leberkrankheiten, selbst wenn sie zu anatomisch greifbaren Veränderungen geführt haben, kaum Abweichungen zeigen; offenbar sind unsere Vorstellungen von den „Ausfallserscheinungen", soweit es sich um die Leber handelt, im Verhältnis zu den tatsächlich bestehenden Schäden so unvollkommen, daß sich Feinheiten mit unseren gegenwärtigen Methoden kaum fassen lassen. In dem Sinne bereitet es auch dem Kliniker, der eine Darstellung der Leberpathologie beabsichtigt, Schwierigkeiten,

---

[1] FAURE: Tables Thèses Fac. Méd. Paris. 1892.

eine zweckmäßige Auswahl zu treffen, wieviel er im Rahmen einer physiologischen Einleitung aufnehmen soll; was hat es — könnten viele sagen — für einen Zweck, schwierige Probleme zu diskutieren, die sich in der normalen Leber abspielen, wenn sich daraus für die Klinik nicht die geringsten Konsequenzen ableiten lassen; und doch dürfen wir darauf nicht verzichten, denn aus der Gegenüberstellung von Physiologie und Pathologie ergibt sich erst das wahre Verständnis für viele krankhafte Vorgänge, was uns die Zukunft hoffentlich noch deutlicher beweisen wird.

A. Gallenbereitung.

Als das Hauptkriterium für eine gestörte Nierentätigkeit werden Veränderungen des Harnes angesehen; analog könnte man folgern, daß es für den Arzt von größter diagnostischer Bedeutung wäre, wenn ihm bei der Beurteilung einer Leberkrankheit eine genaue Analyse der Galle zur Verfügung stünde. Leider ergeben sich dabei große Schwierigkeiten; zunächst sind wir von einer genauen chemischen Analyse der Galle noch sehr weit entfernt; eigentlich liegen nur zwei wichtige Befunde vor: bei perniziöser Anämie findet sich in der Galle im Gegensatz zur Norm ausnehmend viel Taurocholsäure und wenig Glykocholsäure (ROSENTHAL[1]) und der Cystinuriker zeigt merkwürdigerweise eine normale Gallensäureausscheidung (EPPINGER[2]), obwohl er anscheinend das Cystin nicht abbauen kann.

Ferner ist die Gewinnung der Galle für den Arzt noch immer recht schwierig; nicht zuletzt sind die sichergestellten Veränderungen der Galle bei schweren Leberkrankheiten so gering und widersprechend, daß uns eine eindeutige Klärung pathologischer Vorgänge in der Leber ausschließlich auf Grund einer Gallendiagnostik noch sehr problematisch erscheint; immerhin soll der Arzt über die Entstehung und Zusammensetzung der normalen Galle orientiert sein.

Obwohl Niere und Leber als Exkretionsorgane gewisse Ähnlichkeiten zeigen, ergibt sich doch schon insofern ein prinzipieller Unterschied, als eine völlige Verhinderung des Gallenabflusses durch viele Monate vom Menschen vertragen wird, während eine totale Harnverhaltung innerhalb weniger Tage zum Tode führt; entweder sind die Ausscheidungsprodukte der Leber nicht sehr toxisch, oder der Leber stehen Möglichkeiten zur Verfügung, sich anderweitig dieser Substanzen zu entledigen; einen guten Überblick über die Stoffwechseltätigkeit der Leber geben vergleichende Untersuchungen an Leber und Niere (BRUGSCH und HORSTERS[3]): mit der Galle werden nach diesen Analysen rund 40% aller festen Stoffe aus dem Körper entfernt. Allerdings wäre zu berücksichtigen, daß ein Teil der mit der Galle zur Ausscheidung gelangenden Stoffe im Darm rückresorbiert wird; dementsprechend kann die Galle nicht mit dem Harn, sondern nur mit dem Glomerulusfiltrat verglichen werden.

Tabelle 1. Ausscheidung von Abfallstoffen durch den Organismus.

	Beim Menschen (70 kg)		Beim Hund (10 kg)	
	Mit dem Harn	Mit der Galle	Mit dem Harn	Mit der Galle
Menge .... ccm	1200—1500	500—1100	300	100
Spezifisches Gewicht	1012—1030	1008—1016	1015—1030	1008—1015
p_H	5,24—5,51	6,52—7,80	6,8—7,4	7,4—8,0
Trockengehalt .... g	55—70	16,3—35,2	10	4

[1] ROSENTHAL: Klin. Wschr. **1923**, 1487.
[2] EPPINGER: Arch. f. exper. Path. **97**, 51 (1917).
[3] BRUGSCH-HORSTERS: Z. exper. Med. **38**, 367 u. **43**, 517 (1924).

Die Bedeutung der Leber für die Ausscheidung alkalischer Valenzen und der Niere für die Elimination von sauren Stoffwechselschlacken geht aus diesen Zahlen eindeutig hervor; die Kationen, die an organische Säuren gekuppelt sind, werden offenbar nach Oxydation in der Leber verfügbar und müssen zwecks Aufrechterhaltung einer konstanten Blut- und Gewebsreaktion aus dem Organismus entfernt werden. Besteht allerdings eine dauernde Gallenfistel, so verliert der Körper große Alkalimengen, was eventuell durch Mobilisation von Knochenkalk wettgemacht werden muß; die gelegentlich zu beobachtende Osteoporose bei Gallenfistelträgern dürfte damit in Zusammenhang stehen.

Man hat sich gelegentlich mit der Frage beschäftigt, ob funktionell zwischen rechtem und linkem Leberlappen ein Unterschied besteht; nach COPHER, GLOVER, DICK und KOECHIG[1] fließt aus dem rechten Lappen die Galle reichlicher, aber nicht so konzentriert, während aus dem linken eine auffallend dunkle Galle kommt.

Da die Leber im Wasserstoffwechsel des Organismus eine große Rolle spielt, so sollte uns die Flüssigkeitsausscheidung durch die Galle interessieren; leider läßt sich diese nur an Gallenfisteltieren und da nur unter gewissen Voraussetzungen beurteilen, jedenfalls wird der überwiegende Teil des durch die Galle abgesonderten Wassers vom Darm wieder resorbiert. Die Untersuchungen von CLAUSEN[2] weisen auf einen innigen Zusammenhang zwischen Leber- und Nierentätigkeit hin; die sonst beim Kaninchen so gut reproduzierbare Salyrgandiurese bleibt aus, wenn die Galle durch eine komplette Choledochusfistel abgeleitet wird; Wiedereinführen der nach Salyrgan gewonnenen Galle bei dem gleichen oder bei anderen Tieren hat eine Diurese zur Folge, die der ursprünglichen Salyrgandiurese gleichkommt; anscheinend löst hier das Salyrgan in der Leber ein diuretisches Agens aus, das auf normalem Wege gegen die Galle zu ausgeschieden und dann vom Darm rückresorbiert wird; vielleicht ist dabei mit der Wirksamkeit der Gallensäuren bzw. der Choleinsäuren zu rechnen; auf jeden Fall erfährt die Gallenabsonderung durch Gallensäuren eine Steigerung. Was der Harnstoff für die Wasserausscheidung durch die Niere bedeutet, sind anscheinend die Gallensäuren für die Leber. Niere und Leber können sich gegenseitig ergänzen; Andeutungen einer solchen vikariierenden Tätigkeit ergeben sich bei der Niereninsuffizienz, wo der Rest-N in der Galle auf 300% des normalen ansteigen kann (wenn man die Uretheren abbindet) (LUCKE)[3]; umgekehrt werden beim mechanischen Ikterus der größte Teil des Gallenfarbstoffes und ebenso die Gallensäuren durch die Niere eliminiert, beim parenchymatösen Ikterus kann eine hinzutretende Nierenschädigung nur zu leicht den Ausbruch einer akuten Leberatrophie befördern. Farbstoffe, die sonst vorwiegend durch die Niere ausgeschieden werden, erscheinen bei Nierenschädigung in der Galle.

Die Gallensekretion hängt von der Blutversorgung der Leber ab; nach Unterbindung der Pfortader hört der Gallenfluß akut auf, ebenso bei akuter Stauung nach Kompression der Venae hepaticae (ROGER)[4]; Erhöhung des Druckes in der Arteria hepatica soll die Gallensekretion steigern, das Umgekehrte gilt von der Unterbindung der Arteria hepatica; wegen der innigen Beziehungen der Leberdurchblutung zur Gallensekretion ist es wichtig zu erfahren, welche Faktoren sonst den Blutkreislauf der Leber beeinflussen; nach SCHWIEGK[5] setzt Hypophysin die Pfortaderdurchblutung stark herab, die Arteria-hepatica-Durchblutung dagegen hinauf.

[1] COPHER, GLOVER, DICK u. KOECHIG: Amer. J. Physiol. 87, 510 (1928).
[2] CLAUSEN: Z. exper. Med. 86, 231 (1932).
[3] LUCKE: Z. exper. Med. 72, 753 u. 79, 234 (1928).
[4] ROGER: Physiol. norm. et pathol. du foie. Paris, 1922.
[5] SCHWIEGK: Arch. f. exper. Path. 168, 693 (1932).

Abkühlung des ganzen Tieres steigert die Durchblutung, Erwärmen setzt sie herab; im künstlichen Fieber nimmt die Durchblutung stark zu, dasselbe gilt von lokaler Wärmeapplikation auf die Lebergegend. Decholin steigert die Durchblutung der Leberarterie, der Höhepunkt der Zunahme liegt vor dem Gipfel der Cholerese. Insulin in großen Dosen vermindert die Leberarteriendurchblutung; Injektion von Natrium lacticum erhöht die Durchblutung der Pfortader und Arteria hepatica, Traubenzucker nur die der Arteria hepatica. ESSEX[1] hat die REINSche Methode auf das herumlaufende Tier übertragen; 0,79 ccm Blut verlassen pro Minute und Gramm das Leberparenchym. Wenn von klinischer Seite bei Leberkrankheiten Diathermie verwendet wird, so ist dies berechtigt, weil auf diese Weise zweifellos eine bessere Durchblutung der Leber erreicht wird; Ähnliches gilt von Moorumschlägen.

Für die Beeinflussung der Gallensekretion durch Pharmaca haben sich japanische Physiologen interessiert: Pilocarpin, Insulin und Cholin erhöhen die Gallenmenge, vermindern aber die einzelnen Bestandteile; Adrenalin und Atropin haben die gegenteilige Wirkung; Dehydrocholsäure steigert die Sekretion; ähnlich wirkt Atophan und Salicylsäure, die Galle wird aber dabei dünnflüssiger; Salyrgan erhöht den Gallenfluß, Novasurol merkwürdigerweise nicht; Histamin steigert die Sekretion, dagegen wird die Galle farbstoffarm, aber reicher an Gallensäuren; Harnstoff und Coffein erhöhen die Gallenmenge; Saft von schwarzem Rettich soll eine spezifische Wirkung auf den Gallenfluß haben.

Die Gallensekretion erfolgt weder beim Menschen noch beim Tier kontinuierlich; zum Teil liegt dies an dem intermittierenden Mechanismus der Gallenwege, speziell des ODDIschen Muskels, allerdings muß auch die von FORSGREN[2] erkannte rhythmische Funktion der Leberzellen berücksichtigt werden. Die Galle, die wir aus der chirurgisch angelegten Fistel gewinnen, stellt ein Sekretgemisch vor; es besteht aus dem Exkret des Leberparenchyms und den Schleimabsonderungen der äußeren Gallenwege. Die intrahepatischen Gallenwege liefern keinen Schleim, derselbe stammt nur aus dem äußeren Ductus hepaticus bzw. choledochus (LÜTTKENS). Die sekretorische Tätigkeit der Schleimdrüsen innerhalb der extrahepatischen Gallenwege ist nicht gering einzuschätzen, wenigstens will LÜTTKENS darauf die Beobachtung zurückführen, daß der intrahepatische Gallendruck bei tiefsitzendem Hindernis höher ist als bei Unterbindung an der Porta hepatis; der so erzeugte Druck innerhalb des Gallensystems soll genügen, um den Sekretionsdruck — den ROGER beim Tier auf ca. 200 mm Wasser schätzt — zu steigern. McMASTER und ELMANN[3] finden im Ductus choledochus nach Abbinden der Gallenblase Druckwerte bis zu 300 mm Wasser; wird dagegen die Gallenblase an das Gallengangsystem angeschlossen, so erreicht der Gesamtdruck höchstens 175 mm. Die Schleimdrüsen der äußeren Gallenwege liefern Mucine und Pseudomucine; sie wirken, ähnlich wie beim Harn, als Schutzkolloide einer an sich übersättigten Lösung; die stündliche Ausscheidung an derartigen Substanzen beträgt nach BRUGSCH und HORSTERS bei einem 10 kg schweren Hund 0,05 bis 0,08 g. Beim Hungertier sinkt nach den Versuchsergebnissen dieser Autoren der Schleimgehalt. Den Einfluß des Fiebers auf die Gallensekretion hat SAKURAL[4] verfolgt; sehr stark hemmt Tetrahydronaphthylamin; gleichzeitig mit der Abnahme der Gallensekretion geht auch der Kochsalzgehalt herunter, während das Bilirubin ansteigt. Der Kochsalzgehalt der menschlichen Galle wird von

---

[1] ESSEX: Amer. J. Physiol. **105**, 31 (1933).
[2] FORSGREN: Skand. Arch. Physiol. (Berl. u. Lpz.) **59**, 217 (1930).
[3] McMASTER u. ELMANN: Z. exper. Med. 44, 173 (1926).
[4] SAKURAL: Jap. J. med. Sci., Trans.. **I**, 147 (1927).

KRÖCK und GUNDERMANN[1] auf 0,5—0,7% geschätzt; Kochsalzzufuhr in der Nahrung ist ohne wesentlichen Einfluß.

Die Galle dient nicht nur zur Absonderung von Abfallstoffen; wäre dies der Fall, dann würde der Ductus choledochus nicht im Duodenum, sondern tiefer münden. Die Leber eliminiert durch die Galle auch Bestandteile, die anscheinend von der Leber gebildet wurden, um im Darm bei der Resorption von Bedeutung zu sein: die Galle ist daher nicht nur Exkret, sondern auch Sekret.

BRUGSCH und HORSTER haben mit modernen Methoden Tier- und Menschengalle analysiert; Tabelle 2 gibt ihre Zahlen wieder.

Tabelle 2.

Mensch	Ausscheidung innerhalb 24 Stunden	
	1. durch die Galle (Lebergalle)	2. durch den Harn
Menge	600—1000 ccm	1200—1500 ccm
Spezifisches Gewicht	1008—1016	1012—1030
Trockengehalt	16,3—35,2 g	55—70 g
pH	6,52—7,89	5,24—55,1
Nucleoalbumin	Spuren	0,8—1,6 g
Mucin + Farbstoff	2,76—9,1 g (1 g Mucin)	etwa 2,0 g
Eiweiß	∅	∅
Gallensaure Alkalien	2,6—18,2 g	1,78—7,6⁰/₀₀
Taurocholat	0,6—3,0 g	(GIORDANO)
Glykocholat	2,04—16,1 g	∅
Cholesterin	0,48—1,6 g	∅
Fette und Lipoide	0,22—0,96 g	∅
Harnstoff		25—35 g
Eisen	0,4 bis 12—115 mg	0,5—11,0 mg
Kalk	80—100 mg	90—180 mg
Lösliche Salze	6,7—8,07 g	etwa 20,0 g
Unlösliche Salze	0,21—0,49 g	etwa 5,0 g

Hund 10 kg	Ausscheidung innerhalb 24 Stunden	
	1. durch die Galle	2. durch den Harn
Menge	100 ccm	300 ccm
Spezifisches Gewicht	1008—1015	1015—1030
Trockengehalt	4,0 g	10,0 g
pH	7,4—8,0	6,5—7,4
Schleimgehalt	1,0 g	Spuren
Eiweiß	1,0 g	∅
Bilirubin	0,02—0,07 g	Spuren (VOIT)
Urobilin	Spur — 0,04—2,1 mg	6,2—32,4 mg
Gallensäuren	2,0 g	∅
Fette und Lipoide	0,1 g	∅
Harnsäure	0,37 mg	61,2 mg
Harnstoff	30 mg	bis 10 g
Allantoin	92,6 mg	235 mg
Eisen	bis 10 mg	1 mg
Kalk	25 mg	60 mg

Vergleicht man diese Zahlen mit älteren Angaben, so ergeben sich keine Überraschungen; dasselbe gilt von den Analysen, die HEINLEIN an autoptisch gewonnenen Blasengallen angestellt hat. Man muß sich vor Augen halten, daß Neues auf diesem Gebiete nur aus der Gegenüberstellung zur Nahrung zu gewärti-

---

[1] KRÖCK u. GUNDERMANN: Bruns' Beitr. 128, 1.

gen ist und daß uns zufällig herausgegriffene Proben, noch dazu an Individuen, die wahrscheinlich eine kranke Leber hatten — denn sonst hätten sie keine Fistel — nicht viel sagen können; außerdem ist unsere derzeitige Methodik zur Analyse der Galle, speziell der Gallensäuren, noch nicht so weit gediehen, daß man daraus einen wesentlichen Nutzen für die Leberpathologie ziehen könnte.

Die wichtigsten der in der Galle enthaltenen Stoffe sind: die Gallenfarbstoffe, die Gallensäuren bzw. ihre Salze, das Cholesterin, die Lipoide und das Eisen.

1. Die Abbauprodukte des Hämins.

In der Leber werden die roten Blutkörperchen zerstört; das Hämoglobin zerfällt in einen Eiweißstoff und in Hämin. Über das weitere Schicksal des Eiweiß ist nichts bekannt; das Hämin wird zerlegt und erscheint schließlich als Gallenfarbstoff in der Galle; es ist möglich, daß Porphyrin intermediär gebildet wird. Um die gegenseitigen Beziehungen zwischen Hämin und Gallenfarbstoff zu ermitteln, hat man sich schon frühzeitig für Abbauprodukte des Blutfarbstoffes interessiert; so kam man auf das Hämatoporphyrin. Betrachtet man die Bruttoformel des Bilirubins — $C_{33}H_{36}O_6N_4$ — und daneben die Formel des Hämatoporphyrins — $C_{34}H_{38}O_6N_4$ — das aus Hämin unter Einwirkung von Bromwasserstoff-Eisessig gewonnen wurde, so ergeben sich anscheinend nahe Beziehungen; nichts liegt daher näher, als im Bilirubin ein Oxydationsprodukt des Blutfarbstoffes zu sehen; man hat oft versucht, die Richtigkeit dieser Vermutung durch das chemische Experiment zu erweisen, doch blieben alle diese Versuche ergebnislos.

Das ganze, so überaus schwierige Problem restlos gelöst zu haben, ist das große Verdienst von HANS FISCHER (eine zusammenfassende Darstellung findet sich: Verh. d. Gesellschaft f. inn. Medizin 1933, S. 1, und Handbuch d. norm. und pathol. Physiol., Bd.VI/1, S. 164, 1928); die Leberpathologie hat durch ihn so viele Anregungen erfahren, daß es notwendig erscheint, hier die wichtigsten Ergebnisse anzuführen: Setzt man dem Blut heißen, mit Kochsalz gesättigten Eisessig zu, so kristallisiert Hämin aus; seine Bruttoformel ist: $C_{34}H_{32}O_4N_4 . Fe . Cl$. Chlor ist im Hämin nicht präformiert, es tritt erst bei der präparativen Hämindarstellung an das Eisen heran. Beim Versuch, das Hämin zu spalten, stößt man auf das Pyrrol; später gelang es, Hämatinsäure und Methyläthylmaleinimid zu isolieren:

CH₃ — CH₂.CH₂.COOH   CH₃ — C₂H₅

NH   O NH O   O NH O

Pyrrol   Hämatinsäure   Methyläthylmaleinimid

Bei vorsichtiger Spaltung des Hämins läßt sich eine ganze Reihe von Pyrrolderivaten sicherstellen; je nachdem man in saurer oder alkalischer Lösung die Hydrolyse vornimmt, gewinnt man bald saure, bald alkalische Körper:

Basisch: CH₃ — C₂H₅   CH₃ — C₂H₅   CH₃ — C₂H₅   CH₃ | C₂H₅

CH₃   H   H   CH₃   CH₃   CH₃   H   H

NH   NH   NH   NH

Hämopyrrol   Kryptopyrrol   Phyllopyrrol   Opsopyrrol

---

[1] HEINLEIN: Krkh.forschg IX, 185 (1931).

Sauer:

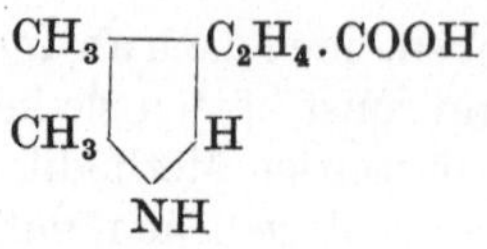

$$CH_3 \quad C_2H_4 . COOH \qquad CH_3 \quad C_2H_4 . COOH \qquad CH_3 \quad C_2H_4 . COOH$$
$$CH_3 \quad H \qquad\qquad H \quad CH_3 \qquad\qquad CH_3 \quad CH_3$$
$$NH \qquad\qquad\qquad NH \qquad\qquad\qquad NH$$

Hämopyrrolkarbonsäure 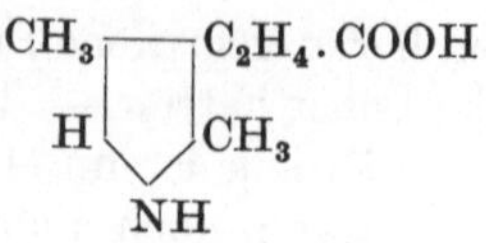   Kryptopyrrolkarbonsäure 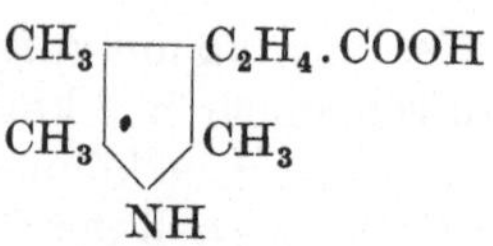   Phyllopyrrolkarbonsäure

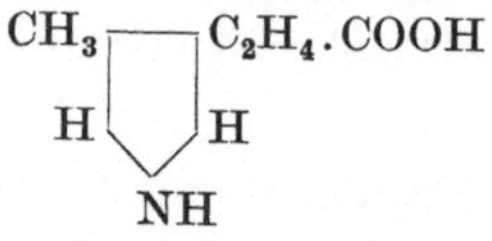

$$CH_3 \quad C_2H_4 . COOH$$
$$H \quad H$$
$$NH$$

Opsopyrrolkarbonsäure

Oxydiert man die sauren Anteile, so erhält man Hämatinsäure, während die basischen Anteile Methyläthylmaleinimid liefern.

Unabhängig von diesen Forschungen hat sich HANS FISCHER mit der Frage der Porphyrine beschäftigt; zuerst stieß man darauf bei der Behandlung des Hämins mit Bromwasserstoff-Eisessig, wobei Eisen abgespalten wird. Zu demselben Körper gelangt man auch bei der analogen Behandlung von Chlorophyll; es ergeben sich daraus innige Beziehungen zwischen Hämin und Chlorophyll. Porphyrine spielen in der menschlichen Pathologie eine große Rolle, doch sind z. B. die bei der Lichtkrankheit durch den Harn ausgeschiedenen Porphyrine nicht identisch mit dem „Hämatoporphyrin", das man aus Hämin erhält. Es gibt noch andere Porphyrine; sie lassen sich aus den verschiedensten Körpern darstellen, z. B. aus gefleckten Eierschalen oder aus Hefe; wir haben somit mit einer Vielheit dieser Körper zu rechnen; allen gemeinsam ist nur ihre Eigenschaft zu sensibilisieren.

Alle Porphyrine enthalten Karbonsäuregruppen; gelingt es, diese Gruppen abzuspalten, so entstehen sehr gut kristallisierende Substanzen — Ätioporphyrine. FISCHER ist es inzwischen gelungen, diese Substanz auch synthetisch darzustellen. In Übereinstimmung mit der Theorie gibt es vier Ätioporphyrine; sie alle sind synthetisch dargestellt worden; im wesentlichen handelt es sich dabei um vier Pyrrolringe, die durch Methingruppen vereinigt sind; der Unterschied ergibt sich aus der Aufeinanderfolge der einzelnen Pyrrolringe:

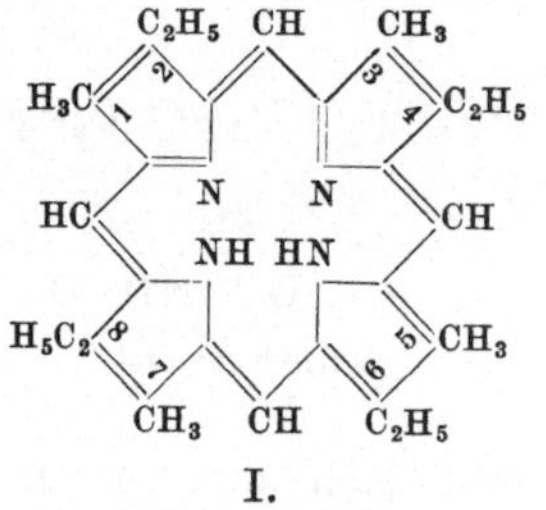

I. 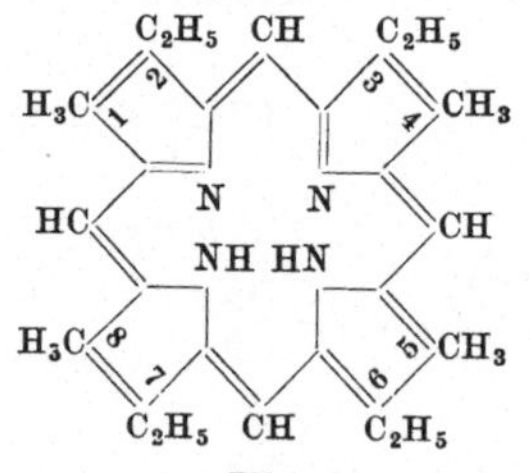   II.

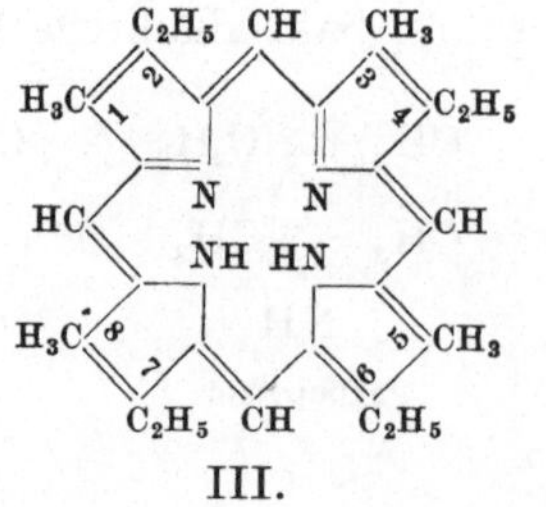

III. 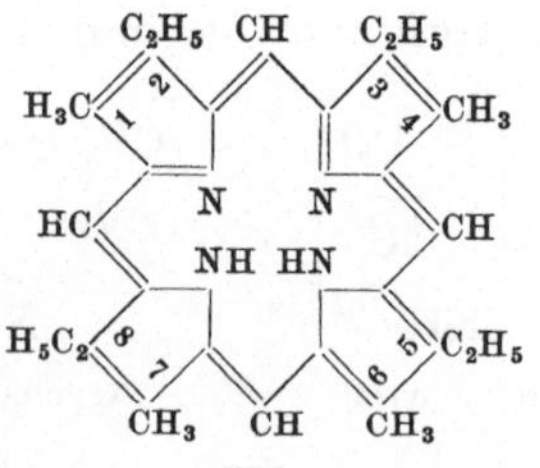   IV.

Wenn das Ätioporphyrin tatsächlich der Grundkörper ist, aus dem sich Hämin aufbaut, dann muß man erwarten, daß es auch vier Arten von Hämin gibt. In jüngster Zeit ist es HANS FISCHER gelungen, auch das Hämin synthetisch darzustellen; das aus dem Hämoglobin gewonnene Hämin entspricht dem Ätioporphyrin III. Daraus ergibt sich die Konstitution des Hämins:

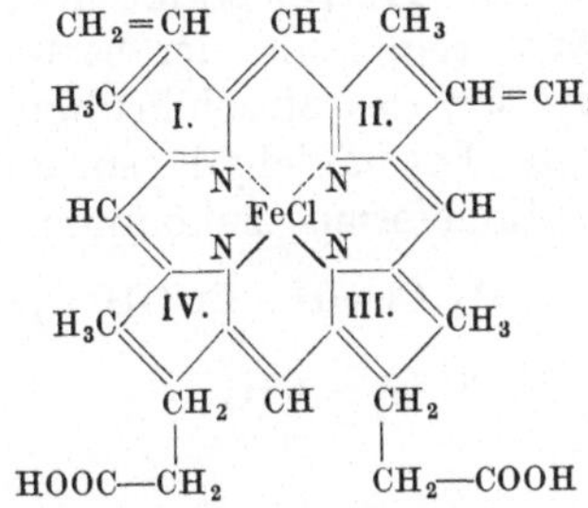

$$CH_2=CH \quad CH \quad CH_3$$

Der Unterschied gegenüber dem Ätioporphyrin besteht, abgesehen von dem Eisengehalt, noch in der Anwesenheit von zwei Carboxyl- und zwei Vinylgruppen. Kennt man den Aufbau des Hämins, dann werden uns auch die — oben angeführten — teils basischen, teils sauren Abbauprodukte des Hämins verständlich.

Bilirubin hat nach den Untersuchungen von HANS FISCHER folgende Zusammensetzung: $C_{33}H_{36}N_4O_6$. Ein Charakteristikum des Bilirubins ist die GMELINsche Probe; im Prinzip ähnlich ist die HAMBURGERsche Probe; man setzt zu dem gallenfarbstoffhaltigen Material Alkohol und eine Mischung von 1 Teil 25%iger Salpetersäure, die salpetrige Säure und 19 Teile 25%ige Salzsäure enthält, worauf Grünfärbung auftritt. Bilirubin kuppelt sich auch mit Diazoverbindungen zu Azofarbstoffen; diese Reaktion wurde von HIJMANS V. D. BERGH zum Nachweis und zur quantitativen Bestimmung des Gallenfarbstoffes im Serum verwendet.

Durch Reduktion des Bilirubins kommt man zu einem wasserstoffreichen Körper, dem Mesobilirubin — $C_{33}H_{40}O_6N_9$; diese Substanz ist in der Farbe und in anderen Eigenschaften dem Bilirubin außerordentlich ähnlich; erfolgt noch eine stärkere Reduktion, so entsteht eine farblose Verbindung, das Mesobilirubinogen; es ist identisch mit dem noch später zu besprechenden Urobilinogen.

Durch Oxydation des Bilirubins und ebenso auch des Mesobilirubins bzw. Mesobilirubinogens kommt man, je nachdem, ob man die Hydrolyse sauer oder alkalisch gestaltet, zu Hämatinsäure oder Methyläthylmaleinimid, also zu denselben Abbauprodukten, die uns von der Oxydation des Hämin schon bekannt sind.

Die reduktive Aufspaltung des Bilirubinmoleküls verläuft aber wesentlich anders als die des Hämins; statt der vier verschiedenen Pyrrolbasen und den entsprechenden Karbonsäuren gelangt man nur zur Kryptopyrrolkarbonsäure und zu den beiden, aus je zwei Pyrrolringen aufgebauten Säuren: Neobilirubinsäure und Neoxanthobilirubinsäure; es handelt sich somit um folgende Substanzen:

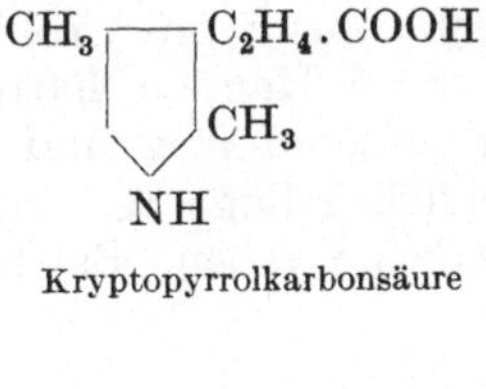

$$CH_3 \quad C_2H_4.COOH$$
$$CH_3$$
$$NH$$

Kryptopyrrolkarbonsäure

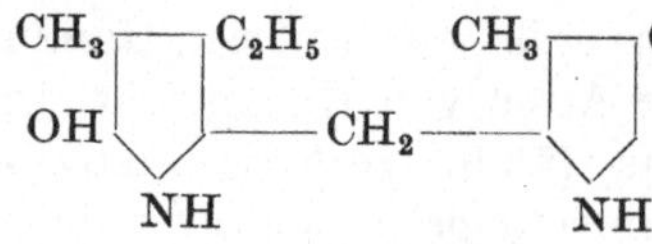

CH$_3$——C$_2$H$_5$　　CH$_3$——C$_2$H$_4$.COOH　　CH$_3$——C$_2$H$_5$　CH$_3$——C$_2$H$_4$.COOH

OH——CH$_2$

NH　　　　　　　NH　　　　　　　NH　　　　　　NH

Neobilirubinsäure 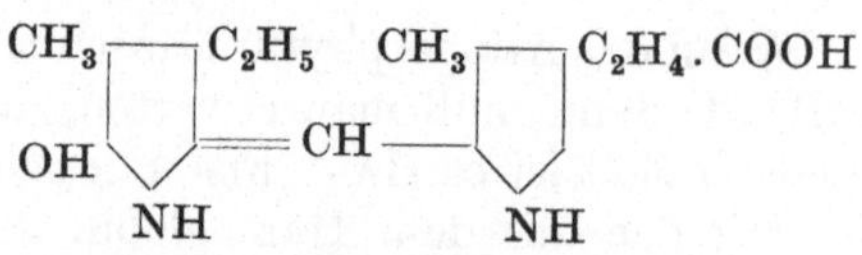　　　　　　　　　　Neoxanthobilirubinsäure

Aus dem Vergleich dieser drei Körper ergibt sich, daß die ursprüngliche Substanz Neoxanthobilirubinsäure sein muß; der beste Beweis für diese Annahme ergibt sich aus der Konstitution des Mesobilirubins; kondensiert man nämlich Neoxanthobilirubinsäure mit Formaldehyd, so entsteht Mesobilirubin, dem nunmehr folgende Konstitutionsformel zukommt:

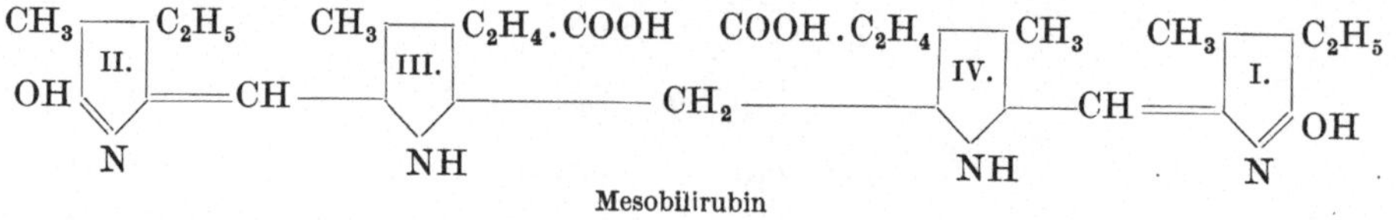

CH$_3$——C$_2$H$_5$　CH$_3$——C$_2$H$_4$.COOH　COOH.C$_2$H$_4$——CH$_3$　CH$_3$——C$_2$H$_5$

OH —II.— =CH —— III. —— CH$_2$ —— IV. —CH = I. OH

N　　　　　　NH　　　　　　　　　NH　　　N

Mesobilirubin

Daraus ergibt sich die Konstitutionsformel des Bilirubins selbst:

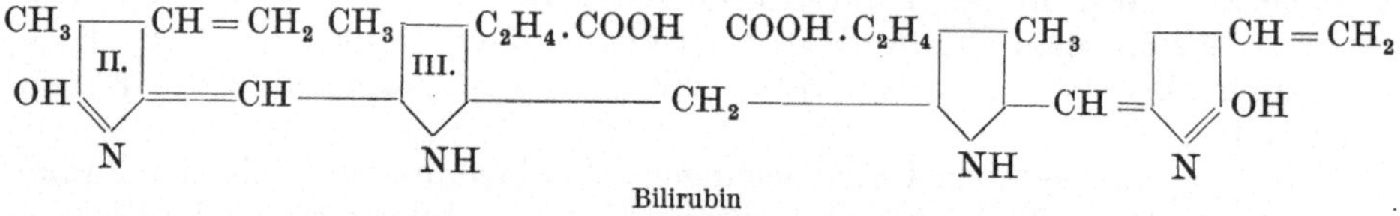

CH$_3$——CH=CH$_2$ CH$_3$——C$_2$H$_4$.COOH　COOH.C$_2$H$_4$——CH$_3$　——CH=CH$_2$

OH —II.— =CH —— III. —— CH$_2$ —————— CH = OH

N　　　　　　NH　　　　　　　　　NH　　　N

Bilirubin

Vergleicht man die beiden Konstitutionsformeln — Hämin und Bilirubin — so ergeben sich manche Unterschiede: die Pyrrole sind im Bilirubin nicht mehr wie im Hämin durch vier Methingruppen ringförmig zusammengeschlossen, sondern im Gallenfarbstoff ist der Ring unter Eisenabspaltung oxydativ gesprengt; man darf daher annehmen, daß das Bilirubin direkt aus dem Hämin entsteht.

Die Morphologen kennen auf Grund ihrer histologischen Untersuchungen zwei Pigmente, die man mit dem Blutfarbstoff in Zusammenhang bringt: das Hämatoidin und das Hämosiderin. Hämatoidinkristalle konnte FISCHER in größeren Mengen aus alten Blutcysten gewinnen. Das, was schon von VIRCHOW angenommen wurde, ist jetzt durch HANS FISCHER sichergestellt: Hämatoidin und Bilirubin sind identische Körper; dieser wichtige Befund bildet einen der Grundpfeiler in der Lehre von der extrahepatischen Gallenfarbstoffbildung.

Das Hämosiderin, wie es vor allem in der Leber mancher Fälle von perniziöser Anämie vorkommt, ist wahrscheinlich Eisenoxydhydrat oder elementares Eisen, das oberflächlich von einer Oxydschicht überzogen ist und so die Farbe eines Pigmentes vortäuscht; jedenfalls scheint das Hämosiderin chemisch kein spezifisches Bindeglied zwischen Hämin und Bilirubin zu sein.

Das bilirubinhaltige Sekret der Leber — die Galle — ergießt sich in den Darm und wird in den untersten Partien desselben eine Beute der verschiedenen Mikroorganismen; das braune Umwandlungsprodukt des Bilirubin, das den Stühlen die bekannte Farbe gibt, bezeichnet man als Stercobilin. JAFFE hat Stercobilin genauer studiert und hielt es mit dem im Harn vorkommenden Urobilin für identisch; es herrschte dann ein langer Streit, ob tatsächlich die Ansicht von JAFFE zu Recht bestehe, bis endlich auch hier HANS FISCHER die Frage löste.

Zunächst war FISCHER bestrebt, aus Stuhl Urobilin darzustellen; dies gelang ihm nur zum Teil; das, was er in Händen hatte, nannte er eine „Pyrrolschmiere“. Er wählte nun einen anderen Weg und suchte an dessen Stelle das Urobilinogen zu fassen; tatsächlich gelingt es, kristallisierende Substanzen zu isolieren, die die Urobilinogenreaktion geben. Bei näherer Untersuchung erwies sich dieser Körper als Mesobilirubinogen, das sich bei der Reduktion wieder in Hämibilirubin zurückverwandeln läßt. Auf Grund dieser Analysen müssen wir somit das Stercobilin einerseits als identisch mit dem Urobilinogen ansehen und anderseits in ihm auch ein Reduktionsprodukt des Bilirubin erkennen; es ist die Leukoverbindung des Mesobilirubin:

$$CH_3-C_2H_5 \quad CH_3-C_2H_4 \cdot COOH \quad COOH \cdot C_2H_4-CH_3 \quad CH_3-C_2H_5$$

Mesobilirubinogen = Urobilinogen

WATSON[1] war bemüht, den Körper Urobilin zu fassen; es ist ihm auch gelungen, kristallinische Produkte zu erhalten; über die Konstitution läßt sich aber noch nichts aussagen. An der Tatsache jedoch, daß Urobilin und Stercobilin identisch sind, kann man festhalten. Mit dieser Erkenntnis ist eine wichtige Frage angeschnitten, nämlich die Frage, was die Ursache der braunen Färbung der Stühle ist; Urobilinogen bzw. Mesobilirubinogen kann es kaum sein, denn hier handelt es sich um eine farblose Substanz; wahrscheinlich handelt es sich um eine Paarung, die dann das Stercobilin bzw. Urobilin bildet. Wenn man daher aus dem Stuhl „quantitativ" Urobilinogen bzw. Mesobilirubinogen ermittelt und dies als einziges Reduktionsprodukt des Bilirubin ansieht, so macht man einen Fehler; dieser Fehler wird um so größer, je länger der Stuhl bei Licht aufbewahrt wird; jedenfalls empfiehlt es sich, Stühle, die man zu verarbeiten wünscht, in einem dunklen Gefäß aufzubewahren.

Bei dieser Gelegenheit soll ausdrücklich betont werden, daß weder die Fluoreszenzprobe mit Zinkacetat, noch die Probe mit dem EHRLICHschen Aldehydreagens für Urobilinogen oder Mesobilirubinogen irgendwie charakteristisch sind; eindeutig ist nur der für die Aldehydreaktion des Urobilinogens charakteristische Streifen bei der Linie D; die EHRLICHsche Aldehydprobe geben fast alle Pyrrolderivate, die mindestens eine freie Methingruppe besitzen.

Die Überführung des Bilirubin in Mesobilirubinogen (bzw. Urobilinogen) kann nach KÄMMERER auch in vitro durch Bakterien durchgeführt werden. Derselbe Vorgang dürfte wohl im Darm stattfinden; er ist anscheinend an die Anwesenheit einer bestimmten Bakterienart gebunden; dasselbe Ergebnis läßt sich erzielen, wenn man statt Bilirubin Mesobilirubin verwendet. Nach HANS FISCHER spricht dies außerordentlich für die Annahme des Mesobilirubin als Zwischenstufe auf dem Weg Bilirubin—Urobilinogen (Mesobilirubinogen).

In der älteren Literatur wird viel über Biliverdin, Bilifuscin, Biliprasin usw. gesprochen; über diese Körper äußert sich FISCHER in folgender Form: „Nach unseren Untersuchungen sind alle diese Substanzen Kunstprodukte, bedingt durch langsame Verarbeitung; in den Gallensteinen der Rinder, die bekanntlich ein beliebtes Ausgangsmaterial für die Bilirubindarstellung sind, treten alle diese Farbstoffe nur in geringer Menge und da erst gegen Ende der Operation auf; in den menschlichen Gallensteinen dagegen scheinen auch andere Farbstoffe vorhanden zu sein, die ihre Entstehung jedenfalls Fäulnisprozessen verdanken; solange diese Farbstoffe nicht in kristallisiertem Zustand gewonnen sind, erübrigt es sich, auf sie näher einzugehen."

In der Leberpathologie hat man sich noch wenig für die Porphyrine interessiert, Schuld daran mag die Schwierigkeit des Nachweises sein; jedenfalls handelt es sich um in der Natur weitverbreitete Substanzen.

---

[1] WATSON: Hoppe-Seylers Z. **221**, 145 (1933).

Das Porphyrin, das sich vom Hämin ableitet, nennt FISCHER Protoporphyrin;
es hat folgende Konstitutionsformel:

$$\text{Protoporphyrin} \qquad\qquad\qquad \text{Porphin}$$

Es ist nicht identisch mit dem durch Bromwasserstoff-Eisessig dargestellten
Hämatoporphyrin, das statt der beiden Vinylgruppen Dioxyäthylgruppen führt.
Der gemeinsame Grundkörper aller Porphyrine ist das Porphin; die Porphyrine
sind substituierte Porphine, in denen die acht freien H-Atome (Nr. 1—8) durch
verschiedene Substituenten besetzt sind. Die Konstitution der wichtigsten
Porphyrine geht aus der folgenden Zusammenstellung hervor:

Protoporphyrin = 1,3,5,8-Tetramethyl-2,4-divinyl-6,7-dipropionsäure-porphin,
Hämatoporphyrin = 1,3,5,8-Tetramethyl-2,4-dioxyäthyl-6,7-dipropionsäure-porphin,
Koproporphyrin = 1,3,5,7-Tetramethyl-2,4,6,8-tetrapropionsäure-porphin,
Uroporphyrin   = 1,3,5,7-Tetramethyl-2,4,6,8-tetrabernsteinsäure-porphin.

Die Zusammenstellung zeigt, daß wir vorläufig mit zwei Gruppen von Porphyrinen zu rechnen haben. Die erste Gruppe enthält die vier Methylgruppen
in den Stellungen 1, 3, 5 und 8; hierher gehören die Porphyrine des Blutfarbstoffes
und des Chlorophylls. Zur zweiten Gruppe, die die Methylgruppen in den Stellungen 1, 3, 5 und 7 trägt, gehören die Harn- und Stuhlfarbstoffe, die bei der
kryptogenetischen Porphyrinurie zur Ausscheidung gelangen.

Freies Protoporphyrin entsteht bei der Fäulnis von Blutfarbstoff; neben ihm
ist noch ein Porphyrin zu finden, dessen Spektralstreifen jenem des Protoporphyrins ähnelt, aber violettwärts verschoben ist; dieses Porphyrin ist von FISCHER
isoliert worden, er nannte es Deuteroporphyrin; es enthält an Stelle der beiden
Vinylgruppen zwei H-Atome. Durch die Fäulniserreger werden also die Vinylgruppen abgesprengt. Nach Einnahme von Blut oder bei okkulten Darmblutungen
findet sich in den Fäzes Deutero- und Protoporphyrin; nach Blutzufuhr erscheint
davon ca. 4% des zugeführten Farbstoffes im Stuhl (HAUROWITZ[1]).

Im normalen Harn finden sich geringe Spuren von solchen Porphyrinen; es
kommt zu einer Erhöhung nach Genuß mancher Schlafmittel, wie Luminal, Sulfonal
u. a. sowie nach Bleivergiftung. Ganz anders liegen die Verhältnisse bei den Porphyrinen, die bei der sogenannten akuten und chronischen Porphyrie im Stuhl und Harn
erscheinen; sie leiten sich nicht von dem Porphyrin her, welches das eisenfreie Grundgerüst des Blutfarbstoffmoleküls darstellt, sondern vielmehr von einer anderen
stereoisomeren Reihe ab; das Blutfarbstoffporphyrin stammt ab vom Ätioporphyrin
III, dagegen die Mehrzahl der pathologischen Harnporphyrine vom Ätioporphyrin I.
Aus diesem Grunde ist es sehr unwahrscheinlich, daß die pathologischen Porphyrinurien die Folge eines abnormen Blutzerfalles sind; nach FISCHER handelt es sich
vielmehr um eine atavistische Fehlleistung im Aufbau des Blutfarbstoffmoleküls.
Klinisch findet diese Annahme von HANS FISCHER insofern eine Stütze, als bei vielen
mit Blutzerfall einhergehenden Krankheiten (hämolytischer Ikterus oder Phenylhydrazinvergiftung) jede Porphyrin-Mehrausscheidung fehlt, während bei Erkrankungen des Knochenmarkes (Perniciosa, Bleianämie) eher etwas festzustellen ist.

---

[1] HAUROWITZ: Arch. Verdgskrkh. **50**, 33 (1931). — KÄMMERER: Arch. klin. Med.
145, 257 (1924).

Würde diese Annahme von FISCHER zu Recht bestehen, so müßten solche Kranke auch ein atypisches Hämin, Bilirubin und Mesobilirubinogen führen; vorläufig ist darüber nichts bekannt.

2. Die Gallensäuren.

Die Gallensäuren sind ein spezifisches Produkt der Leber; sie gelangen, gepaart an Taurin oder Glykokoll, als Natriumsalze zur Ausscheidung. Durch Kochen mit Alkali läßt sich Taurin und Glykokoll abspalten; dasselbe kann auch fermentativ geschehen. Neben den gepaarten Gallensäuren finden sich in der Galle auch nicht gepaarte, also solche, die nur C, H und O enthalten. SCHÖNHEIMER[1] hat das überprüft, aber in einer Fistelgalle keine ungepaarten Gallensäuren gefunden; obwohl man sich schon lange mit der Konstitutionsermittlung der Gallensäuren beschäftigt hatte, ist es erst WIELAND[2] und WINDAUS[3] gelungen, dieses Problem zu klären.

So wie sich vom Purinring die unterschiedlichen Purinderivate ableiten lassen, kann als Stammsäure der verschiedenen Gallensäuren die Cholansäure angesprochen werden; je nachdem, ob man drei oder zwei Hydroxylgruppen anlagert, gelangt man zur Cholsäure oder Desoxycholsäure.

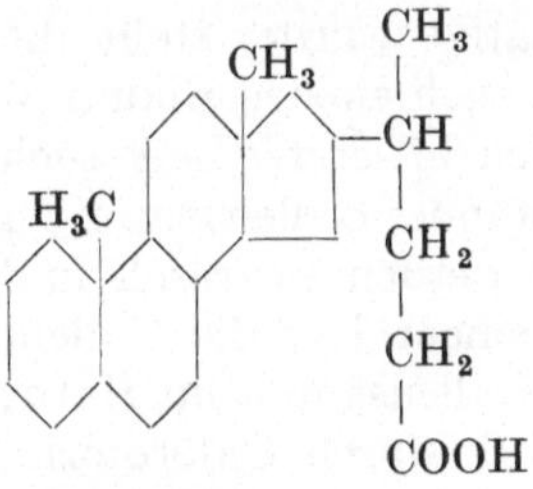

Cholansäure ($C_{24}H_{40}O_2$) 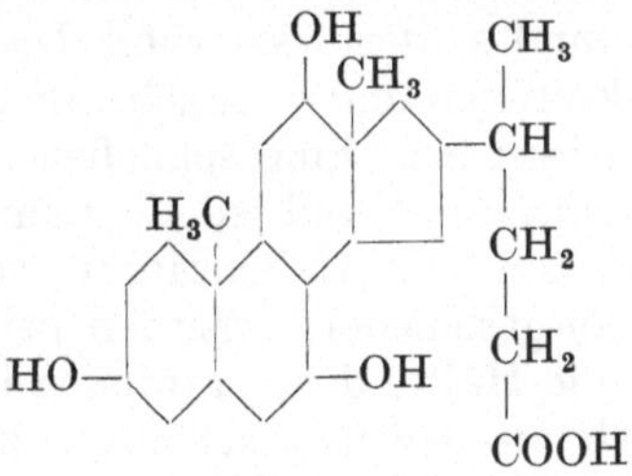   Cholsäure ($C_{24}H_{40}O_5$) 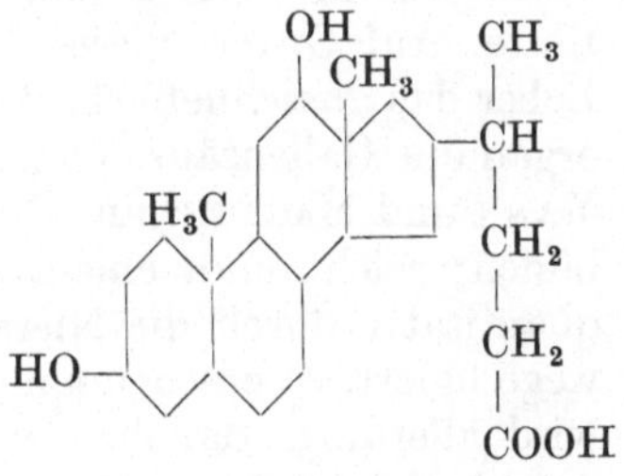   Desoxycholsäure ($C_{24}H_{40}O_4$)

In der Rindergalle findet sich auch eine Monooxycholsäure, es ist das die Lithocholsäure; damit ist aber die Zahl der im Tierreich vorkommenden Gallensäuren noch lange nicht erschöpft; es gibt ihrer sehr viele.

Ein ähnliches Ringsystem liegt auch dem Cholesterin zugrunde; es ist das Cholestan — der Stammkohlenwasserstoff des Cholesterins; davon leiten sich das Cholesterin und das Ergosterin ab. Auch hierzu ist zu bemerken, daß damit die Zahl der im Tierreich und Pflanzenreich vorkommenden „Sterine" nicht erschöpft ist.

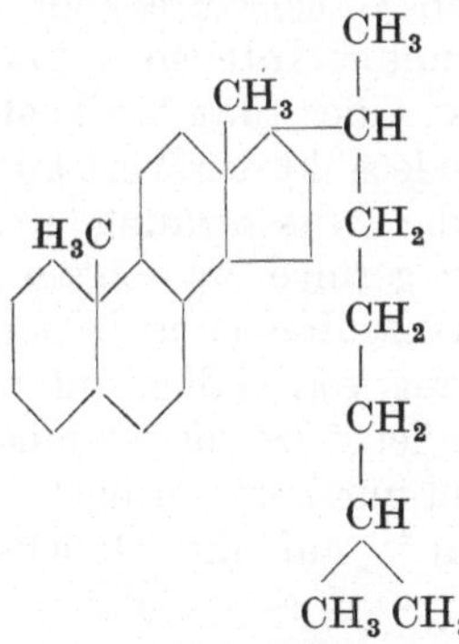

Cholestan ($C_{27}H_{46}$) 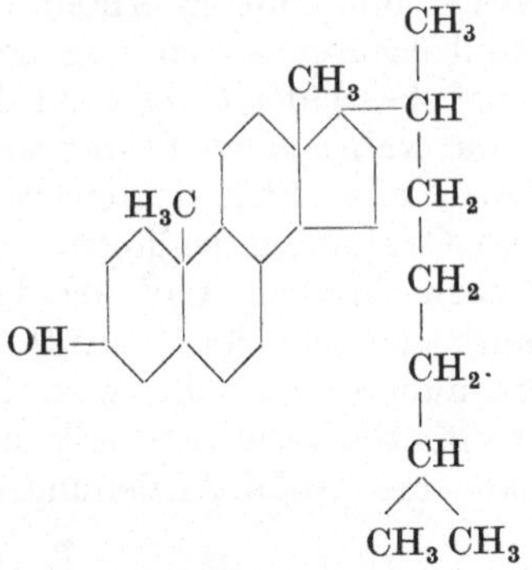   Cholesterin ($C_{27}H_{46}O$) 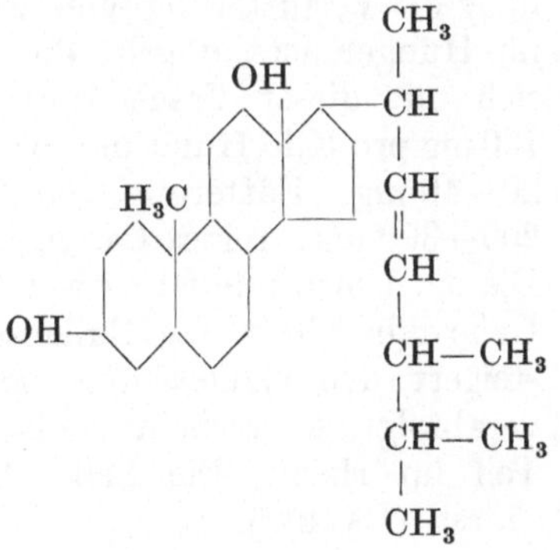   Ergosterin ($C_{27}H_{44}O$)

[1] SCHÖNHEIMER: Hoppe-Seylers Z. **208**, 182 (1932).
[2] WIELAND: Hoppe-Seylers Z. **186**, 229 (1930).
[3] WINDAUS: Ges. d. Wiss. ·Göttingen **159**, 1925.

Aus dieser Gegenüberstellung zeigt sich, daß das Cholesterin sich im Grundgerüst von den Gallensäuren nur durch die Natur der Seitenkette unterscheidet;
der Aufbau der übrigen 19 Kohlenstoffatome ist in beiden Naturstoffen gleich.
In der menschlichen Galle gestaltet sich das Verhältnis der Cholsäure zur
Desoxycholsäure wie 3:1, beim Rind wie 8:1; außerdem überwiegt die
Glykocholsäure, während der Hund wieder mehr Taurocholsäure ausscheidet;
alle Gallensäuren sind optisch aktiv (rechtsdrehend).

Zum qualitativen Nachweis der Gallensäuren eignet sich am besten die
PETTENKOFERsche Probe oder die HAMMARSTENsche Probe, letztere besonders
in der Modifikation von YAMASAKI. Eine quantitative Bestimmung stößt vielfach
auf Schwierigkeiten, weswegen man bestrebt war, durch indirekte Reaktionen
(Polarimetrie oder Oberflächenspannung) etwas über die Gesamtausscheidung
der einzelnen Gallensäuren zu erfahren. Genau ist das Verfahren, das FOSTER
und HOOPER[1] angegeben haben, leider ist es recht umständlich.

Die tägliche Gallensäureausscheidung, wie sie an Gallenfisteln ermittelt
werden kann, schwankt beim Hund zwischen 0,6—1,5 g, beim Menschen um
10 g. Je länger die Fistel besteht, desto geringer ist die Ausscheidung.

Nach Leberexstirpation, die der Frosch längere Zeit überlebt, kommt es, wie
JOHANNES MÜLLER zeigen konnte, zu keiner Anreicherung der Gallensäuren im
Blute. Auf Grund dieses Befundes, der wiederholt bestätigt wurde, stellt die
Leber das ausschließliche Exkretions- und wahrscheinlich auch einzige Bildungs-
organ der Gallensäuren vor. Dieser Annahme schließen sich in letzter Zeit auch
MANN und MAGATH[2] an; der leberlose Hund ist nicht imstande, Gallensäuren zu
bilden; reicht man einem solchen Tier Gallensäuren, so werden sie rasch und
quantitativ durch die Niere ausgeschieden. Werden bei einem Tier die Gallenwege ligiert, so erscheint nur die Hälfte der verabfolgten Gallensäuren im Harn;
wird allerdings daneben noch die Leber geschädigt, z. B. durch Chloroform,
so gelangen größere Mengen in den Harn. Anscheinend verarbeitet die kranke
Leber die verabfolgten Gallensäuren viel schlechter als die gesunde; in dem
Sinne könnte man fast behaupten, daß die Gallensäurequantität in der Galle
ein Kriterium der Lebersuffizienz ist und umgekehrt die Gallensäuremenge im
Harn — soweit nicht ein mechanisches Moment in Frage kommt — als Maß der
Lebertüchtigkeit gelten kann. In dem Sinne messen MANN und BOLLMAN der
Leber eine doppelte Aufgabe zu: die Leber bildet Gallensäuren und kann sie
auch zerstören.

Die tägliche Gallensäureausscheidung ist von der Nahrung weitgehend abhängig; Verfütterung von Fleisch und Butter erhöht den Gallensäureexport,
im Hungerzustand geht die Gallensäureausscheidung herunter. Intensiver hat
sich mit dieser Frage WHIPPLE[3] beschäftigt; er fand bei einer Standardkost
100 mg pro Kilo Hund und pro die; während der Fastenperiode sinkt der Wert auf
20—40 mg. Fütterung von Leber oder Fleisch steigert die Ausscheidung auf
200—300 mg; reines Casein und Ovalbumin bedingen nur geringe Ausschläge.
Diesem Umstande ist es wohl zuzuschreiben, daß der Pflanzenfresser in seiner
Galle nur sehr wenig Gallensäuren ausscheidet. Verfütterung von Gallensäuren
steigert den Gallensäureexport außerordentlich; wird Gallensäure intravenös
verabfolgt, so erscheint sie fast quantitativ in der Galle und nur zum geringsten
Teil im Harn. Die Leber hat eine große Anziehungskraft auf die Gallensäuren (BAYER[4]).

---

[1] FOSTER u. HOOPER: J. of biol. Chem. 38, 354 (1915).
[2] MANN u. MAGATH: Erg. Physiol. 24, 379 (1925); 38, 456 (1936).
[3] WHIPPLE: J. of biol. Chem. 89, 689 (1930).
[4] BAYER: Biochem. Z. 13, 215 (1908).

Die nahen chemischen Beziehungen zwischen Gallensäure und Cholesterin drängten die Frage auf, ob sich durch Verfütterung von Cholesterin der Gallensäuregehalt in der Fistelgalle steigern läßt; gleichgültig, ob man Cholesterin per os oder subkutan gibt, die Gallensäureausscheidung erfährt keine Steigerung; eine Ausnahme bilden bloß das Koprosterin, das Cholestanol und das Ergosterin; Koprosterin und Cholestanol stellen Reduktionsprodukte vor, die im Darmkanal aus Cholsäure entstanden sind, Ergosterin findet sich in zahlreichen Nahrungsprodukten; möglicherweise ist demnach ein Teil der Gallensäuren, die nach Fleischfütterung in vermehrter Menge in der Galle erscheinen, darauf zurückzuführen. PAGE hat nach Verfütterung von bestrahltem Ergosterin (Vigantol) eine Ablagerung desselben in der Leber und der Nebenniere gesehen.

Bestimmt man an einem Gallenfisteltier die täglichen Gallensäureausscheidungen, so findet man eine allmähliche Abnahme; reicht man dann wieder Vitamin A, so gehen die Gallensäuremengen wieder in die Höhe (SHIMIZU);[1] damit steht auch die Beobachtung von MURAKANI[2] in Einklang, der bei Tieren nach vitaminfreier Kost ein Absinken der Gallensäuren sah.

Bringt man die Ergosterinmengen sowie die anderen Sterine, die sich in der Nahrung finden, zur tatsächlich durch die Gallenfistel ausgeschiedenen Gallensäure in Beziehung, so ergibt sich, daß die genossenen Sterine unmöglich die alleinigen Muttersubstanzen der Gallensäuren sein können. Die ausgeschiedene Gallensäuremenge ist viel größer als die überhaupt in der Nahrung vorhandenen Sterine; dementsprechend muß der Organismus Gallensäuren auch synthetisch bilden. JENKE[3] hat Versuche angestellt, die dies eindeutig klarstellen; welcher Bausteine sich dabei der Organismus bedient, ist vorläufig noch nicht zu übersehen.

Seit den Untersuchungen von SCHIFF[4] kennt man den sogenannten enterohepatischen Gallensäurekreislauf: die in den Darm sich ergießenden Gallensäuren werden zum größten Teil unverändert wieder von der Darmschleimhaut aufgenommen, während nur ein kleiner Teil der Gallensäuren den Darm durch die Fäzes verläßt. Anscheinend geht die Leber mit den Gallensäuren sehr sparsam um, denn sonst wäre es kaum zu verstehen, warum so große Mengen zur Rückresorption gelangen, und warum die Gallensäuremenge so rasch abfällt, wenn sie von irgendeinem Schaden betroffen wird. Jedenfalls setzt die Gallensäurebildung die Funktion einer gesunden Leber voraus; ob sie eine Funktion der Leberzelle ist oder der KUPFFER-Zelle, ist vielfach diskutiert worden; YONEMURA[5] hat bei Fisteltieren durch Tusche die reticuloendothelialen Elemente zu blockieren versucht und dabei eine deutliche Abnahme der Gallensäuren feststellen können; handelt es sich dabei tatsächlich um eine wirksame Blockierung, so spielen die KUPFFERschen Sternzellen doch eine wichtige Rolle bei der Gallensäurebildung.

Wenn man die täglichen Mengen an Gallensäuren bestimmen könnte, die durch den Ductus choledochus ins Duodenum gelangen, und gleichzeitig auch die Mengen ermitteln würde, die durch den Stuhl den Körper verlassen, so ließe sich auf diese Weise der enterohepatische Gallensäurekreislauf zahlenmäßig erfassen; sicher wäre das bei der Beurteilung der verschiedenen Leberkrankheiten von größter Bedeutung. JENKE hat solche Versuche beim Hund unternommen; sie er-

---

[1] SHIMIZU: Gallensäuren. Okayama. 1935.
[2] MURAKANI: J. of Biochem. 9, 321 (1928).
[3] JENKE: Arch. f. exper. Path. 163, 175 (1931).
[4] SCHIFF: Pflügers Arch. 3, 594 (1870).
[5] YONEMURA: J. of Biochem. 7, 109 (1927).

gaben, daß die rückresorbierte Gallensäuremenge ungefähr zehnmal größer ist
als die Quantität, die tatsächlich von der Leber pro Tag neu gebildet wird. Jedenfalls fordern solche Beobachtungen dazu auf, allen Untersuchungen an Gallenfisteltieren höchste Kritik entgegenzubringen. Der größte Teil der durch eine
Gallenfistel nach außen beförderten Gallensäuren entspricht der rückresorbierten
Quantität und nur ein kleiner der aktiven Lebertätigkeit; dementsprechend
darf man sich auch nicht wundern, wenn bei Fisteltieren die Gallensäuremenge
von Tag zu Tag kleiner wird. Bei allen solchen Versuchen ist auch darauf
zu achten, daß die Hunde nicht ihre Galle auflecken, denn auf diese Weise
könnten nur zu leicht unbeabsichtigte Steigerungen im Gallensäureexport erzielt
werden. Anderseits ergibt sich daraus die weitere Konsequenz, daß man bei allen
Gallenfistelversuchen sich bemühen muß, die durch die Fistel verlorene Galle
dem Organismus in irgendeiner Form wiederzugeben; dies gilt nicht nur für
den Tierkörper, sondern auch für den menschlichen Fistelträger.

Im normalen Stuhl finden sich beträchtliche Gallensäuremengen; es handelt
sich dabei um jene Mengen, die der Organismus nicht resorbiert; zunächst hat
man gemeint, daß Bakterien nur eine Spaltung in Taurin bzw. Glykokoll und
Cholsäure vornehmen; in letzter Zeit kommen aber Mitteilungen aus Japan
(KAZIRO)[1], die es wahrscheinlich machen, daß nach langer Bebrütung mit frisch
gezüchteten Colibazillen auch eine Zertrümmerung des Cholsäureringes stattfindet. Man hat den Gallensäuren eine antiseptische Wirkung zugeschrieben;
nach den Untersuchungen von MÜNDEL[2] ist dies weitgehend von der Konzentration abhängig; bei 0,2 bis 1,0% Konzentration erfolgt eine geringe Hemmung
des Bacterium Typhi und Paratyphi, dagegen bei 2,5—5,0% Gehalt üppiges
Wachstum. Die bakterizide Wirkung der Gallensäuren im Darm glaubte man
damit beweisen zu können, daß die Darmfäulnis, gemessen an der Ätherschwefelsäureausscheidung durch den Harn, nach Verfütterung von Gallensäuren
gehemmt werden soll.

In Japan beschäftigt man sich in den letzten Jahren intensiv mit der Pharmakologie der Gallensäuren. Die Ergebnisse dieser Studien sind vielfach an für uns
weniger leicht zugänglichen Stellen niedergelegt, weshalb es sehr zu begrüßen ist,
daß SHIMIZU diese Arbeiten in einer Monographie zusammengefaßt hat.
Das Neue ist der Standpunkt, daß die Gallensäuren gleichsam Hormone sind,
die auf die verschiedensten Vorgänge unseres Organismus Einfluß nehmen
können; Gallensäuren sollen nicht nur den Kreislauf kontrollieren, sondern vor
allem auch den Kohlehydrat- und auch den Fettstoffwechsel beeinflussen.
Die Blutzuckersenkung, die beim Kaninchen nach Darreichung von Gallensäure
zu sehen ist, beruht auf erhöhter Glykogenspeicherung in der Leber und in den
Muskeln; auf diese Weise läßt sich die Fetteinlagerung in die Leber vermeiden.
Da es nach Milzexstirpation zu einer erhöhten Gallensäureausscheidung kommt,
nimmt die Milz ebenfalls auf den Kohlehydratstoffwechsel Einfluß. Merkwürdig
sind die Angaben über die Verminderung des Rest-N nach Gallensäurezufuhr und
ebenso nach Milzexstirpation; die Wirkungen sollen vielfach auf dem Wege der
vegetativen Nerven erfolgen, denn Atropinisierung oder Durchschneidung der
Nervi splanchnici kann die Gallensäurewirkung vereiteln. Angeregt durch
diese Beobachtungen, sehen die japanischen Kollegen in den Gallensäuren einen
Antagonisten des Adrenalins. Jedenfalls fordern diese Angaben auf, von diesem
Gesichtspunkte aus so manche klinische Frage zu überprüfen; in diesem Sinne
würde die von vielen Ärzten so bevorzugte Gallensäuretherapie nicht nur die
Gallensekretion, sondern auch das Leberparenchym beeinflussen.

[1] KAZIRO: Z. physik. Chem. **145**, 227 (1925).
[2] MÜNDEL: Dtsch. med. Wschr. **1931**, 1474.

3. Cholesterin.

Cholesterin ist ein konstanter Bestandteil der Galle; nach WACKERS enthält die Galle nur freies Cholesterin und keine Ester. Cholesterin und ebenso seine Ester sind in Wasser nicht löslich, wohl aber in Fetten, Lipoiden und vor allem in Gallensäurelösungen; daraus ergibt sich, daß das Cholesterin in der Galle nur in kolloider Lösung oder als Emulsion vorhanden sein kann; der Gehalt der Fistelgalle schwankt zwischen 0,003—0,097%; die Blasengalle enthält höhere Werte, so kann z. B. die Leichengalle bis 0,15—0,17% Cholesterin führen.

Da die Resorption von Cholesterin und seinen Estern auf keine Schwierigkeit stößt, so war es am naheliegendsten, an einen unmittelbaren Zusammenhang zwischen Cholesterinzufuhr und Cholesteringehalt in der Galle zu denken. WRIGH und WHIPPLE[1] haben den Cholesterinstoffwechsel der Galle verfolgt; es zeigte sich, daß unter normalen und gleichmäßigen diätetischen Bedingungen die täglich ausgeschiedene Menge von Cholesterin ziemlich konstant ist. Nahrungsmittel, die viel Cholesterin enthalten, führen zu einer verhältnismäßig geringen Erhöhung der Gallencholesterinausschüttung. Etwas ausgesprochener ist die Erhöhung bei Zufuhr von Gallensalzen. Bei Darreichung von Gallensalzen mit der Gesamtgalle und cholesterinreichen Nahrungsmitteln kommt es zu maximalen Cholesterinausscheidungen in der Galle. Bei Leberschädigung durch Chloroform wird der Gehalt der Galle an Gallensalzen und an Cholesterin vermindert. Bei Blutschädigung durch Hydrazin wird der Cholesteringehalt nicht beeinflußt; das spricht gegen die Annahme der roten Zellen als Cholesterinquelle. Die Menge der ausgeschiedenen Galle wird durch Cholagoga beeinflußt, während der Cholesteringehalt davon unberührt bleibt. In der Galle ist das Verhältnis von Cholesterin zu den Gallensalzen wie 1:100. Dieses Verhältnis ist im kreisenden Blutplasma gerade umgekehrt, der Cholesteringehalt ist sehr hoch, der Salzgehalt sehr niedrig. Sicherlich bestehen Beziehungen zur Nahrung, aber anscheinend besitzt der Organismus noch andere Quellen, um seinen Cholesterinbedarf zu decken. Genaue Stoffwechseluntersuchungen machen es wahrscheinlich, daß der Organismus ebenso wie Gallensäuren auch Cholesterin synthetisch bildet; so konnte z. B. BEUMER[2] an zwei Hundewürfen, die cholesterinfrei ernährt wurden, zeigen, daß sich innerhalb von vier Wochen 30mal mehr Cholesterin im Körper aufstapelte, als tatsächlich durch die Nahrung zugeführt wurde. Daß an der Cholesterinsynthese nicht nur die Leber beteiligt ist, scheinen Beobachtungen an leberlosen Hunden zu beweisen; THANNHAUSER[3] fand im Blute nach Totalexstirpation der Leber eine Zunahme des Gesamtcholesterins, MANN und BOLLMANN sahen keine Änderung. Demgegenüber stehen die Ergebnisse bei Kranken mit akuter Leberatrophie, bei welchen starkes Absinken des Gesamtcholesterins bis auf kleine Werte und nahezu völliges Verschwinden der Cholesterinester (Estersturz) gefunden wurde. Interessant sind die Befunde von BACMEISTER und HAVERS,[4] die über eine Verminderung der Cholesterinausscheidung in der Galle in den letzten Monaten der Schwangerschaft berichten; nach der Geburt steigt die Ausscheidung wieder stark an. Möglicherweise steht damit die Cholesterinämie der Schwangeren in Zusammenhang. Ähnliches zeigt sich auch nach der Splenektomie; im Hunger nimmt der Cholesteringehalt in der Galle ab. Man gewinnt einen besseren Einblick in den Cholesterinstoffwechsel, der sicher auch von der Leber beeinflußt wird, wenn man neben der Gallenausscheidung auch die Verhältnisse im Blute

---

[1] WRIGH u. WHIPPLE: Z. exper. Med. **59,** 411 (1934).
[2] BEUMER: Z. exper. Med. **37,** 274 (1922).
[3] THANNHAUSER: Arch. f. exper. Path. **120,** 36 (1927).
[4] BACMEISTER u. HAVERS: Dtsch. med. Wschr. **1914,** Nr. 8.

verfolgt. Besonders untersucht wurden die durch Leberschädigung und die durch Gallengangverschluß hervorgerufenen Störungen; zu diesem Zwecke wurden entweder ständig kleine Gaben von Chloroform peroral gegeben oder es wurde eine langdauernde Chloroformnarkose durchgeführt. Die ständige Chloroformdarreichung führt zu einem sehr starken Abfall des Cholesterinestergehaltes und zu einem weniger ausgesprochenen Absinken des Gesamtcholesterins; das bedingt auch eine Erniedrigung des Verhältnisses Cholesterinester zu Gesamtcholesterin. Akute Leberschädigung, z. B. nach Chloroformnarkose, führt nicht zu einer Änderung des Cholesteringehaltes, selbst dann nicht, wenn es zu Ikterus kommt. Nach länger bestehendem Gallengangverschluß kann es zu einer Erhöhung des Blutcholesterins kommen; eine Änderung des Verhältnisses von Cholesterinester zu Gesamtcholesterin erfolgt dabei nicht; kommt es aber zu einer Gallenganginfektion oder wurde außerdem noch Chloroform gegeben, so sinkt der Cholesteringehalt sofort auf unternormale Werte.

Aus allen diesen Beobachtungen gewinnt man den Eindruck, daß das Gallencholesterin ebenso wie die Gallensäuren als Kriterien der Leberzellaktivität anzusehen sind. Eine Galle, die arm an Gallensäuren und Cholesterin ist, weist sicher auf eine Leberparenchymschädigung hin; den höchsten Grad einer solchen Schädigung stellt die Absonderung einer weißen Galle dar, die weder Bilirubin noch Gallensäuren oder Cholesterin führt; diese weiße Galle ist natürlich prinzipiell von jener weißen Galle zu trennen, die man gelegentlich in der abgeschlossenen Gallenblase allein findet.

4. Lipoide.

Neben Cholesterin enthält die Galle noch Lipoide von Phosphatidstruktur; soweit es sich um ausschließliche Gallenbestandteile handelt, sind sie noch wenig studiert, aber vielleicht stehen sie zu den Phosphatiden in Beziehung, die man in der Leber gefunden hat. So haben Schüler von THANNHAUSER (FRÄNKEL und BIELSCHOWSKY[1]) ein Diaminophosphatid dargestellt, das wie andere Phosphatide den Cholinphosphorsäurekomplex und die Base Sphingosin enthält, sich aber hinsichtlich seines Molekulargewichtes und seiner physikalischen Eigenschaften von den Diaminophosphatiden des Gehirns wesentlich unterscheidet; außerdem kommt in der Leber eine Gruppe von Lipoiden vor, die man Ceramine nennt; als Vertreter dieser Substanzen ist das Lignocerylsphingosin isoliert worden. Die Tatsache, daß durch Glykosidbildung mit Galaktose das Lignocerylsphingosin — ein Cerebrosin — und anderseits durch Veresterung mit Cholinphosphorsäure ein Diaminophosphatid entsteht, macht es wahrscheinlich, daß die Leber auch im Auf- und Abbau der Fettsäuren, die sich intermediär mit Phosphorsäure paaren, eine entscheidende Rolle spielt, denn die Leberphosphatide sind anscheinend keine einfachen Speicherstoffe, sondern Zwischenprodukte, denen im Fettstoffwechsel der Leber eine besondere Aufgabe zukommen dürfte. Jedenfalls fordern diese Beobachtungen dazu auf, in der menschlichen Galle unter normalen und pathologischen Bedingungen nach solchen Substanzen oder ihren Abkömmlingen zu suchen.

5. Anorganische Bestandteile.

In der Leber erfolgt die Zerlegung des Häminmoleküls in Bilirubin und Eisen; während der Gallenfarbstoff zum größten Teil als Schlacke nach außen befördert wird, retiniert der Organismus das Eisen. Am besten wird man darüber orientiert, wenn man in der Galle neben Bilirubin auch Eisen bestimmt, wobei sich zeigt,

---

[1] FRÄNKEL u. BIELSCHOWSKY: Klin. Wschr. 1933/I, 49.

daß unter normalen Bedingungen durch die Galle viel mehr Bilirubin zur Ausscheidung gelangt als Eisen. Noch eindeutiger wird dieses Mißverhältnis, wenn man neben dem Bilirubin das gesamte exportierte Eisen — also das Eisen im Stuhl und im Harn — berücksichtigt.

Tabelle 3.

	Menge des Duodenalsaftes	Zeitdauer des Versuches Stunden	Bilirubinmenge mg	Eisenmenge mg	Verhältnis zw. Bilirubin zu Eisen
Normal.........	250—340	4	23—87	2—6	11—15 : 1
Hämolytischer Ikterus........	80—136	·3—4	160—170	2—5	38—73 : 1
Perniciosa	60—150	2	10—50	3—5	10—40 : 1
Aplastische Anämie	150—200	3—4	6—27	3,8—4,8	1,6—6 : 1
Cirrhosen	180—270	3—4	20—100	5—13	3—11 : 1
Icterus catarrhalis	70—340	2—3	10—50	2—5	5—9 : 1
Hämochromatose .	80—130	2—4	70—96	1—2	44—65 : 1
Polycythämie	168—325	2—3	65—71	2,2—2,9	23—31 : 1

Die Relation von Bilirubin zu Eisen haben wir auch im Duodenalsaft verfolgt; in Tabelle 3 bringen wir einige Beispiele. Relativ am wenigsten Eisen verliert der hämolytische Ikterus, während hohe Eisenwerte in der Galle bei Leberkrankheiten zu finden sind. Vielleicht büßt die Leber bei Parenchymschäden die Fähigkeit ein, das Eisen für den Organismus zurückzubehalten; jedenfalls ist die Eisenausscheidung kein Maßstab der Blutmauserung, wie man einmal gemeint hatte. Wenn die Angabe stimmt, daß die Säuglingsgalle ungefähr zehnmal mehr Eisen enthält als die eines Erwachsenen, so könnte man dies auf den hochgradigen Erythrocytenzerfall nach der Geburt beziehen; durch Eisenzufuhr läßt sich der Eisengehalt der Galle nicht erhöhen; reicht man aber Kupfer, so steigt der Kupfergehalt der Galle an.

Die Leber nimmt auf den Mineralstoffwechsel großen Einfluß; bei der engen Beziehung zwischen Mineralhaushalt und dem Säure-Basen-Gleichgewicht des Körpers ist es verständlich, daß auch der Säuren-Basen-Haushalt durch die Leber kontrolliert wird; gelangen zu viel Basen oder Säuren durch die Pfortader in die Leber, so ist es ihre Aufgabe, die Schwankungen, die sich daraus für das Blut ergeben könnten, auszugleichen; dabei kommt der Galle sicher eine große Rolle zu; dementsprechend ist die Ausscheidung an Alkalien durch die Galle zu bewerten. Die Schleusenwirkung der Leber wird durch die intermediäre Tätigkeit des enterohepatischen Kreislaufes unterstützt, der ein weiteres Sicherheitsventil darstellt. Der Gefahr eines dauernden Alkaliverlustes durch die Galle wird dadurch vorgebeugt, daß das in den Darm gelangte Alkali durch Rückresorption dem Organismus wieder zurückgegeben wird. Wenn sich nicht jede Alkalizufuhr auch in einer Änderung der Gallenzusammensetzung bemerkbar macht, so liegt das an der konkurrierenden Tätigkeit der Lymphe. Ähnlich wie ein enterohepatischer Blutkreislauf existiert, gibt es auch einen hepato-lymphatischen Zirkulus; ein Übermaß an Natriumionen wird durch die Galle abgeschieden, während Calcium und Phosphorsäure meist wieder an das Blut zurückgelangen; Kaliumionen werden vom Blut weniger stark an die Galle abgegeben. Bei pathologischen Leberveränderungen dreht sich gelegentlich das Verhältnis um: Natrium wird zurückgehalten, dagegen Kalium ausgeschieden (MINIBECK[1]). Die Fähigkeit der Leber, einen Ausgleich der osmotischen Beziehungen zwischen Blut und

---

[1] MINIBECK: Z. Klin. Med. (im Druck).

Geweben herzustellen, macht sie zu einem Organ, welches das physikalisch-
chemische Gleichgewicht auch im Gesamtorganismus in ähnlicher Weise regelt
wie die Niere; beide bestimmen in enger Zusammenarbeit den Mineralstoffwechsel. In diesem Sinne ist es daher sehr verständlich, daß man Angaben über „Normalwerte" für die anorganischen Bestandteile der Galle
besser vermeidet; daß Mineralanalysen von Leichengallen noch weniger zu sagen
haben, kann wohl angenommen werden.

6. Andere organische Bestandteile.

Von anderen in der Galle vorkommenden organischen Bestandteilen sind zu
nennen: hohe Fettsäuren (Stearin-, Olein-, Myristinsäure); Ätherschwefelsäure;
gepaarte Glykuronsäure, dann Harnstoff, Harnsäure und Allantoin; fällt man
durch Natrium wolframicum die wichtigsten Gallenbestandteile, einschließlich
dem Eiweiß, so bleiben im Filtrat Harnstoff und Harnsäure; diese Substanzen
hat LUCKE[1] unter dem Namen Rest-N der Galle zusammengefaßt. Bei Urämie
finden sich höhere Zahlen, die Werte sind aber im Verhältnis zur tatsächlichen Retention so gering, daß von einer wirksamen vikariierenden Tätigkeit der Leber
bei gestörter Nierenfunktion nicht die Rede sein kann. THANNHAUSER fand in
der Galle ein cholesterinspaltendes Ferment; auch Oxydasen und Katalasen
ließen sich nachweisen; tryptische Fermente fanden sich nur bei der experimentellen Phosphorvergiftung.

7. Mucin und mucinähnliche Substanzen.

Neben dem Mucin sollen in der Galle noch andere mucinartige Substanzen
vorkommen; die echten Mucine sind dadurch charakterisiert, daß ihre natürlichen oder mit einer Spur Alkali versetzten Lösungen schleimig fadenziehend
sind und mit Essigsäure einen im Überschuß der Säuren unlöslichen oder jedenfalls sehr schwer löslichen Niederschlag geben. Die Mucoide besitzen diese
Eigenschaft nicht; ob es gerechtfertigt erscheint, zwischen diesen beiden
Gruppen scharf zu trennen, soll dahingestellt sein. HAMMARSTEN,[2] sicher ein guter
Kenner dieser Frage, äußert sich dazu folgendermaßen: „Ebensowenig läßt sich
gegenwärtig eine scharfe Grenze zwischen eigentlichen Eiweißstoffen und Mucinen
bzw. Pseudomucinen ziehen, seitdem man aus mehreren Eiweißstoffen Kohle-
hydratkomplexe abgespalten hat." Die ursprüngliche Annahme, daß nur die
Mucine einen Kohlehydratkomplex führen, ist jetzt überholt. Über die Bedeutung
der Mucine gehen die Meinungen auseinander; wahrscheinlich stellen sie
Schutzkolloide vor, die die Ausfällung übersättigter Lösungen verhindern.
Die stündliche Ausscheidung an derartigen Substanzen beträgt nach BRUGSCH
und HORSTERS bei einem 10 kg schweren Hund etwa 0,05—0,08 g. Beim Hungertier nimmt der Schleimgehalt ab, beim Menschen soll der Mucingehalt den an
Pseudomucinen weit übertreffen. Selbst in der Hepaticusgalle hat HAMMARSTEN
echtes Mucin nachweisen können, was allerdings im Widerspruch zu LÜTTKENS
steht, der Schleimdrüsen nur in den extrahepatischen Gallengängen fand. Eine
Merkwürdigkeit zeigt sich bei der histologischen Betrachtung der Leber, die vielleicht auf die Anwesenheit von Mucinen in den großen Gallengängen zu beziehen
ist: das Epithel der intrahepatischen Gallengänge bleibt nämlich postmortal
lange Zeit mehr oder weniger unverändert; das gerade Gegenteil gilt von den
Epithelien der extrahepatischen Gallengänge, ganz besonders von der Gallenblase, die schon bald nach dem Tode histologisch nicht mehr nachweisbar sind.

---

[1] LUCKE: Z. exper. Med. **79**, 234 (1931); **86**, 1 (1933).
[2] HAMMARSTEN: Lehrbuch der phys. Chemie, S. 348. 1926.

8. Vitamine.

MACIMURA[1] hat den Vitamingehalt der Galle untersucht; Vitamin A, B und C wurden von ihm in den meisten Gallen gefunden. SEYDERHELM[2] hat sich von der Anwesenheit des Ergosterins überzeugt. SAGANO[3] sah nach Injektion von Vitamin A bei Gallenfisteltieren eine beträchtliche Zunahme der Gallensäuren.

B. Einfluß der Galle auf den Verdauungsakt.

Das Pankreassekret wird in inaktiver Form gegen den Darm abgesondert; wirksam wird es erst durch das Hinzutreten der Galle; dieser aktivierende Einfluß der Galle erstreckt sich ganz besonders auf die Lipase. Das wirksame Prinzip der Galle stellen die Gallensäuren vor; am nachhaltigsten wirkt Desoxycholsäure; die aktivierende und fördernde Wirkung ist vermutlich darauf zurückzuführen, daß die Emulgierung des Fettes bis zu den feinstdispersen Teilchen ermöglicht und dadurch die Angriffsfläche für das Steapsin wesentlich vergrößert wird. Diese kolloiden Fett-Gallensäure-Gemische sollen Ferment und Fett absorbieren, wodurch sich die Bedingungen für die Reaktion zwischen Ferment und Substrat günstiger gestalten (WILLSTÄTTER[4]); außerdem vermag Galle freie Fettsäuren und Seifen in Lösung zu halten. Diese für die Resorption der Fette außerordentlich wichtige Wirkung ist ebenfalls durch die Anwesenheit der Gallensäuren bedingt; möglicherweise sind daran auch die Lecithine und das Cholesterin beteiligt. Fehlt die Galle im Darm, so ist die Resorption der an sich schwer löslichen Fettsäuren außerordentlich beeinträchtigt.

Da die Galle große Quantitäten Alkali enthält, so muß durch ihren Ausfall eine Störung in der Verseifung erfolgen; daß es bei Gallengangverschluß trotzdem zu einer Seifenbildung kommt, beruht wohl auf dem Alkaligehalt des Pankreassaftes und der Darmsekrete. Die Fettresorption geschieht vorwiegend durch die Lymphgefäße des Darmes. Neu ist die Erkenntnis, daß es bei der Resorption auch zu einer Phosphorsäureesterbildung kommt (VERZAR).

Die Eigenschaft der Gallensäuren, speziell der Desoxycholsäure, Fettsäuren in Lösung zu halten, besteht auch für andere wasserschwerlösliche organische Substanzen. Seitdem WIELAND dieses „Choleinsäureprinzip" entdeckte, versteht man, warum selbst Neutralfette, Cholesterin oder Strychnin zu wasserlöslichen Körpern werden können; so läßt sich auch die Resorption von unverseiften Neutralfetten oder anderer Stoffe erklären, die an und für sich wasserunlöslich sind und auch nicht durch die Verdauung in wasserlösliche Verbindungen übergeführt werden können. Wasserlösliche Additionsprodukte der Desoxycholsäure in Form der Choleinsäureverbindung passieren die Darmwand.

Der Einfluß der Gallensäuren auf die eiweißspaltenden Fermente gestaltet sich komplizierter; der Zusatz von Gallensäuren zu Trypsin hemmt dessen Wirkung; dadurch, daß sich aber die Gallensäuren im Darm mit den Fettsäuren paaren, wird ihre hemmende Wirkung auf das Trypsin und anscheinend auch auf das Erepsin behoben; insofern wirken die Gallensäuren doch auf die Eiweißverdauung günstig ein. Klinisch sieht man bei Verschluß der großen Gallenwege kaum Störungen der Eiweißverdauung.

Eine Zeitlang hat man der sogenannten Darmfäulnis bei ikterischen Patienten besondere Aufmerksamkeit zugewendet; man war geneigt, sie auf eine anti-

[1] MACIMURA: Acta medicin. Keijo **12**, 147 (1929).
[2] SEYDERHELM: Dtsch. med. Wschr. **1931**, 305.
[3] SAGANO: Vgl. BRUGSCH, Ergeb. Physiol. **34**, 570 (1932).
[4] WILLSTÄTTER: Hoppe-Seylers Z. **129**, 1 (1923); **133**, 247 (1923).

septische Wirkung der Gallensäuren zu beziehen. Daß die Gallensäuren nur gelegentlich und da nur bei bestimmten Konzentrationen einen hemmenden Einfluß haben, haben wir bereits erwähnt, aber auch ganz unabhängig davon handelt es sich bei den übelriechenden Stühlen der Ikterischen nicht um einen Fäulnisvorgang, sondern um die Anwesenheit von unverdauten Fettsäuren, die allerdings für weitere bakterielle Zersetzungen einen günstigen Boden abgeben; eine besondere Erhöhung des Harnindicans oder der Ätherschwefelsäuren findet sich beim mechanischen Ikterus nicht.

Gallensäurepräparate beeinflussen die Darmperistaltik; die motorische Dünndarmtätigkeit wird durch die Galle gehemmt, die des Dickdarmes aber gesteigert; möglicherweise üben die Gallensäuren auch unter physiologischen Bedingungen einen Einfluß auf die Darmbewegungen aus; SINGER und GLÄSSNER[1] haben von diesem Gesichtspunkte aus Gallensäuren als Abführmittel empfohlen.

C. Einfluß der Leber auf den Kohlehydratstoffwechsel.

Die mit der Nahrung aufgenommenen Polysaccharide werden im Darmkanal gespalten und dann als Monosaccharide resorbiert; zum größten Teil beteiligt sich daran die Pfortader, zum geringeren die Lymphgefäße. Während dieses Vorganges kann sich der Zuckergehalt im Pfortaderblut — der im Hungerzustand ca. 85 mg% beträgt — bis auf 400 mg% erhöhen; die Hauptmenge ist Traubenzucker. Die Leber nimmt den größten Teil der zugeführten Monosaccharide in sich auf, nur ein geringer Teil gelangt in den großen Kreislauf, der dann von den Muskeln und Nieren absorbiert wird. Die Umwandlung des resorbierten Zuckers zu Glykogen erfolgt innerhalb der Leber langsam; so findet man beim Kaninchen, dem intravenös größere Traubenzuckermengen injiziert wurden, den höchsten Glykogengehalt erst nach drei Stunden, der Blutzuckerspiegel ist mittlerweile wieder zur Norm zurückgekehrt.

Die Leber gibt bei Hunger allmählich ihr Glykogen ab, was an der Differenz des Blutzuckergehaltes zwischen Pfortader und Vena hepatica zu erkennen ist; der Blutzuckergehalt in der Vena hepatica ist um 20—30 mg höher; normalerweise wird der von der Leber abgegebene Zucker vom Muskel aufgenommen; wird der Muskel in Tätigkeit gesetzt, so verbrennt er die in ihm aufgestapelten Kohlehydrate rasch, so daß er Gefahr läuft, seines Brennmaterials verlustig zu werden. Daß das nicht geschehe, ist Aufgabe der Leber, die jetzt in beschleunigter Weise Zucker aus ihren Glykogenbeständen abgibt; der Anreiz für die Glykogenabgabe aus der Leber scheint die Zuckerverminderung im zirkulierenden Blute zu sein. Eine Hauptaufgabe der Leber stellt somit die Konstanthaltung des Blutzuckers dar; sie verhindert einerseits die Überflutung des Körpers, indem sie den zuströmenden Zucker in ihre Depots aufnimmt und ihn hier in ihren Zellen als Glykogen ablagert, anderseits sorgt sie durch entsprechenden Glykogenabbau für die Nachlieferung des Zuckers sowohl an das Blut wie auch an die arbeitenden Organe. Der Blutzuckersturz nach vollständiger Ausschaltung der Leber läßt sich mit dieser Annahme völlig in Einklang bringen.

Bei der Kontraktion wird das in den Muskeln aufgestapelte Glykogen aufgebraucht; es entsteht dabei Milchsäure, die zum Teil wieder zu Glykogen synthetisiert, zum Teil aber an das Blut abgegeben wird; die Leber nimmt die im Blute zirkulierende Milchsäure auf und verwandelt sie wieder in Glykogen zurück. Auch wenn man Milchsäure per os oder subkutan reicht, wird sie in Glykogen verwandelt; Milchsäure stellt somit einen echten Glykogenbildner vor. Der Kreis-

---

[1] SINGER u. GLÄSSNER: Arch. Verdgskrkh. **18**, 192 (1912).

lauf der Kohlehydrate im Körper kann daher an Hand folgenden Schemas zur Darstellung gebracht werden:

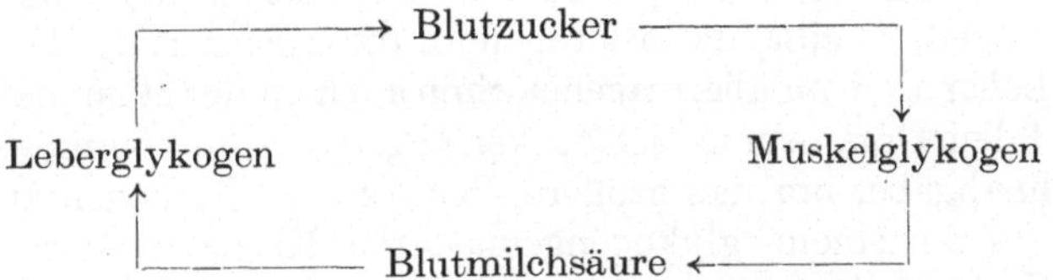

Bei maximaler Arbeit können die Glykogendepots der Leber und auch der Muskeln fast völlig schwinden; fehlen jetzt die natürlichen Kohlehydratquellen, so besitzt die Leber noch immer die Fähigkeit, aus anderem Material (Eiweiß, wahrscheinlich Fett, Glyzerin) Glykogen aufzubauen. Welcher Zwischenstufen sich der Organismus dabei bedient, ist an Hand von Durchströmungsversuchen studiert worden; bevor es zu Glykogen kommt, wird wohl sicher zuerst Traubenzucker gebildet; eine große Rolle dürfte dabei die Milchsäure spielen. Neu ist die Vorstellung, daß es beim Aufbau und wahrscheinlich auch beim Abbau zur vorübergehenden Bildung eines Phosphorsäureesters kommt.

Die Leber spielt im Zuckerhaushalt unseres Organismus eine sehr wichtige Rolle; ihre Tätigkeit wird durch hemmende und fördernde Einflüsse reguliert, die von den verschiedensten Organen ausgehen. Seit CL. BERNARD wissen wir, daß die Verletzung des Bodens der Medulla oblongata (Zuckerstich) Glykosurie zur Folge hat. Da der Zuckerstich nur bei wohlgenährten Tieren gelingt, so dürfte die Ursache der Zuckerausscheidung nicht so sehr in einer Neubildung von Zucker zu suchen sein als vielmehr in einem gesteigerten Glykogenabbau. Diesen Glykogenabbau kontrolliert das sympathische Nervensystem; Durchtrennung der Nervi splanchnici verhindert den Zuckerstich. Solche Beobachtungen waren der Anlaß, das Nervensystem für die Konstanthaltung des Blutzuckers verantwortlich zu machen; die meisten Physiologen lehnen diesen einseitigen Standpunkt ab und sehen im Nervensystem nur einen „nicht obligaten" Bestandteil der Blutzuckerregulation.

Ein weiterer Faktor, der auf den Glykogenbestand der Leber Einfluß nimmt, ist das Adrenalin; nach Adrenalininjektion kommt es zu Hyperglykämie, Glykosurie und unter bestimmten Bedingungen innerhalb der Leber und der Muskulatur auch zu Glykogenschwund. Nach den neueren Untersuchungen scheint dieser Vorgang ein zweiphasischer zu sein, indem Adrenalin im hungernden Organismus auch Leberglykogen bildet; nur bei intaktem Pankreas scheint dieser Vorgang möglich zu sein.

Seitdem man den Einfluß des Adrenalins auf den Kohlehydratstoffwechsel kennt, gibt man der Wirkung des Zuckerstiches eine andere Deutung; unter dem Einfluß der Sympathicusreizung wird die Nebenniere zu gesteigerter Adrenalinabgabe veranlaßt; nur auf diesem Umwege führt der Zuckerstich zu Glykämie und Glykosurie.

Der Antagonist des Adrenalins ist das Hormon der Bauchspeicheldrüse — das Insulin; Adrenalin beschleunigt den Glykogenabbau, Insulin hemmt ihn. Da es nach Insulin zu einer Hypoglykämie kommt, so kann man sich vorstellen, daß es die durch Adrenalin hervorgerufene Hyperglykämie verhindert. Die Vergiftungserscheinungen, die sich nach übermäßiger Insulinzufuhr zeigen, lassen sich durch Traubenzuckerinjektion akut beseitigen; wird das Pankreas, das die Bildungsstätte des Insulins ist, exstirpiert, so bekommt das Adrenalin als Antagonist die Oberhand und bedingt Hyperglykämie, Glykogenschwund und Glykosurie; wahrscheinlich kommt es gleichzeitig damit auch zu einer exzessiven

Zuckerneubildung; ein Teil des bei Diabetes zur Ausscheidung gelangenden Harnzuckers ist auf erhöhte Zuckerbildung zu beziehen.

Stellt man sich auf den Standpunkt, daß es zwischen Pathologie und Physiologie fließende Grenzen gibt, dann kann man die Speicherung des Glykogens in der normalen Leber und im übertragenen Sinn auch in der Muskulatur auf Insulin beziehen. Wird dem Organismus viel Zucker angeboten, so kommt es zu einer vermehrten Insulinabgabe, um das größere Quantum in Glykogen zu verwandeln; jedenfalls ist es in einem glykogengemästeten Körper viel schwerer, durch Insulin eine Hypoglykämie zu erzeugen, als in einem glykogenarmen. Es ist direkt nachgewiesen worden, daß Dextrosegaben die Insulinproduktion anregen (GRAFE und MEYTHALER[1]).

Der Kohlehydratstoffwechsel und somit auch der Glykogenbestand der Leber werden noch von anderen Hormonen beeinflußt; Thyreoideaextrakt, einem Tier wiederholt injiziert, kann den Glykogenbestand der Leber wesentlich herabsetzen; ob der Reiz direkt an den Zellen angreift bzw. via Sympathicus oder Adrenalin wirkt, ist noch nicht völlig klargestellt; sicher ist, daß die Nebennieren nach Schilddrüsenzufuhr eine gesteigerte Tätigkeit entfalten.

Beziehungen zur Hypophyse sind schon länger bekannt; CUSHING[2] fand zunächst bei Hypophysenmangel eine gesteigerte Kohlehydrattoleranz; weiters ist beobachtet worden, daß Tiere nach Entfernung der Hypophyse dem Insulin gegenüber wesentlich empfindlicher sind. HOUSSAY[3] konnte in sehr überzeugender Weise zeigen, daß Tiere ohne Hypophyse nach kompletter Exstirpation des Pankreas einen viel leichteren Diabetes bekommen, der aber schwer wird, wenn man Hypophysenvorderlappen reicht; hypophyseoexstirpierte Hunde bekommen Hypoglykämie, wie dies sonst nur nach langem Fasten zu sehen ist. Nach HOUSSAY wäre somit die Zuckerbildung auch eine Funktion des Hypophysenvorderlappens; jedenfalls scheint die Blutzuckerregulation bei fehlender Hypophyse stark beeinträchtigt zu sein, vielleicht lassen sich die Glykogenreserven nach Entfernung der Hypophyse nicht so leicht mobilisieren. In gleichem Sinn sind Beobachtungen mit Hypophysenvorderlappenextrakten zu werten, durch die sich Hyperglykämie und eine geringgradige Glykosurie erzeugen lassen. Wahrscheinlich geht auch diese Wirkung über die Nebenniere, aber merkwürdigerweise weniger über das Adrenalin als über die Nebennierenrinde; Entfernung der Nebennierenrinde steigert die Empfindlichkeit des Tieres gegenüber Insulin.

Als Kliniker hat man dem „hypophysären Diabetes" um so größeres Interesse entgegenzubringen, als Hypophysenvorderlappenextrakte bei pankreaslosen Hunden die Acetonausscheidung steigern, während Pankreasexstirpation allein trotz schwerster Glykosurie nie zu Acetonurie führt; all dies ist aber vorläufig nur für den Hund sichergestellt.

Aus dem Vorgebrachten ergibt sich die Abhängigkeit des Leberglykogens von den Inkretdrüsen und der Nahrungszufuhr; dementsprechend ist auch der Glykogengehalt der Leber ein außerordentlich schwankender. Immerhin läßt sich durch Mästung der Glykogengehalt bis auf 18% emportreiben, die Durchschnittsmenge an Leberglykogen eines gut genährten Menschen schätzt man auf 400 g. Im Hunger büßt die Leber viel Glykogen ein, doch wäre es falsch zu glauben, daß dabei das Glykogen restlos verschwindet; am meisten verliert die Leber an Glykogen im Hunger, weniger die Muskulatur.

Der Glykogengehalt in der Tierleber zeigt Tagesschwankungen; die Höchst-

<hr>

[1] GRAFE u. MEYTHALER: Arch. f. exper. Path. **135**, 181 (1927).
[2] CUSHING: Amer. J. Physiol. **31**, Proc. XIII (1913).
[3] HOUSSAY: C. r. Soc. Biol. Paris **92**, 822 (1925); **113**, 467 (1933).

werte in der Kaninchenleber zeigen sich um 2 Uhr nachts, während die niedrigsten Werte abends zu finden sind. In der Rattenleber ergeben sich große Unterschiede, z. B. um 2 Uhr und um 14 Uhr 4,6%, um 12 Uhr und um 24 Uhr 0,9% (FORSGREN[1]). Aus gewissen histologischen Unterschieden, auf die wir bereits hingewiesen haben, ergibt sich ein Antagonismus zur Gallenbildung. Der Höchstgehalt an Glykogen ist regelmäßig mit einem Zustand von Schläfrigkeit verbunden, während Tiere zu den Zeiten höchster Gallenbereitung munter und rege sind; dem Glykogenmindestgehalt entspricht die höchste Körpertemperatur und umgekehrt; ein ähnliches Gegenspiel ergibt sich zwischen Glykogen und Fettspeicherung (HOLMQUIST[2]).

Das Glykogen, das sich histologisch in der Leber leicht nachweisen läßt, verteilt sich auf die einzelnen Lappen ganz gleichmäßig; in den einzelnen Läppchen sammelt sich das Glykogen vorwiegend um die Vena centralis; die Kohlehydrate kommen von der Acinusperipherie und werden im Zentrum deponiert. Wenn das Glykogen wieder saccharifiziert, so werden zuerst die zentralen Partien geopfert. Untersucht man nach der BESTschen Methode die Leber eines Tieres, das sich auf der Höhe einer Zuckerstichglykosurie befindet, so findet man keine Scheidung in eine glykogenarme und glykogenreiche Zone, mehr oder weniger sind alle Partien gleichmäßig betroffen; dabei findet sich ein erheblicher Teil des Glykogens nicht mehr in den Zellen, sondern zwischen den Zellen in den erweiterten DISSEschen Räumen und in den mit Blut oft überfüllten venösen Gefäßen und Kapillaren. Dieser Befund ist von HOFMEISTER[3] sichergestellt worden. Anscheinend verläßt das Glykogen als solches die Leberzellen und erst im Blute, wahrscheinlich noch innerhalb der Leber, erfolgt die Spaltung in Dextrose. Die Umwandlung des Glykogens in Traubenzucker geschieht unter dem Einfluß eines Ferments (Amylase), das wahrscheinlich von der Leberzelle gebildet wird; läßt man die Leber eines getöteten Tieres längere Zeit liegen, so schwindet allmählich das Glykogen, während der Zuckergehalt zunimmt. ROGER[4] unterscheidet in der Leber neben dem Glykogen auch einen sucre du foie, der auch in der lebenden Leber vorkommen soll; jedenfalls nimmt der sucre du foie unmittelbar nach der Tötung des Tieres von Minute zu Minute zu.

Die Stellung der Leber zum Zuckerstoffwechsel erfuhr durch die bekannten Versuche von MANN und MAGATH eine wesentliche Klärung. Hunde ohne Leber sind eine Stunde nach vollendeter Operation wieder vollkommen munter; nach zwei Stunden ist das Allgemeinbefinden gestört, es können Krämpfe, Koma und Tod eintreten. In dem Maße, als sich das Befinden verschlimmert, stürzt der Blutzucker tief ab, gibt man Insulin, so fällt der Blutzucker noch rascher; reicht man jetzt Traubenzucker, so bessert sich der Zustand akut, wohl der beste Beweis, daß zur Erhaltung des Lebens die Sicherung eines bestimmten Blutzuckerniveaus notwendig ist. Die Dextrosemenge, die nötig ist, um die Tiere in gutem Zustand zu erhalten, ist wechselnd; man bemißt sie mit ca. 0,25 g pro Kilo Tier und Stunde. Im allgemeinen scheinen leberlose Tiere etwas mehr Zucker zu brauchen als normale; andere Zuckerarten als Dextrose sind wirkungslos. Jedenfalls beweisen diese Versuche, daß eine der wichtigsten Funktionen der Leber die Zuckerbildung ist; bei fehlender Leber gibt es keine andere Möglichkeit, die normale Blutzuckerkonzentration aufrecht zu erhalten, als die künstliche Zuckerzufuhr.

---

[1] FORSGREN: Z. mikrosk.-anat. Forschg **24**, 632 (1931); Acta med. Skand. Stockh. **70**, 139 (1929).
[2] HOLMQUIST: Z. mikrosk. Forschg **25**, 30 (1931).
[3] HOFMEISTER: Nothnagel-Vorlesung I, 1913.
[4] ROGER: Traités de physiol. **III**, 125 (1928).

In dem Maße, als sich nach Leberexstirpation der Blutzucker vermindert, erhöht sich der Milchsäurespiegel im Blute; gibt man Adrenalin, so steigen die Milchsäurewerte noch stärker, denn die bei der Muskeltätigkeit gebildete Milchsäure kann von der Leber nicht zu Glykogen resynthetisiert werden.

Die verminderte Empfänglichkeit leberloser Tiere gegenüber dem Insulin wollte HIMSWORTH[1] auf das Vorhandensein einer Insulinkinase in der Leber beziehen; um der blutzuckersenkenden Wirkung des Insulins entgegenzuwirken, soll die Leber die Fähigkeit besitzen, Insulin fermentativ zu zerstören. Es würden somit zwei Möglichkeiten dem normalen Organismus zur Verfügung stehen, um sich gegen eine Hypoglykämie zu schützen — das Adrenalin und die Insulinkinase.

Zur Beurteilung der Leberfunktion, die in der Pathologie eine so große Rolle spielt, verwendet man die unterschiedlichen Kohlehydrate, z. B. Lävulose oder Galaktose. Fragt man sich, welche Stellung dazu die Physiologie nimmt, so läßt sich darüber folgendes sagen: Im normalen Organismus scheint der Umwandlung der verschiedenen Monosaccharide in Glykogen eine Periode vorauszugehen, in der alles zuerst in Dextrose verwandelt wird; diese Funktion dürfte ebenfalls der Leber obliegen. Wenn wir daher bei Leberkranken eine schlechtere Verwertung von Lävulose und Galaktose finden, so kann dies eventuell auf eine solche geschädigte Funktion bezogen werden.

Die Zunahme der Blutmilchsäure, die man bei manchen Leberkrankheiten beobachten kann, ist verständlich, wenn man die Versuche von MANN und MAGATH kennt, aber man muß sich wundern, daß es bei schweren Leberkrankheiten zu keiner Blutzuckererniedrigung kommt, die doch das Charakteristikum einer schweren Leberinsuffizienz darstellen sollte; selbst auf der Höhe der akuten Leberatrophie kommt es nicht dazu! Diese Erfahrungen leiten dazu über, was man Reservekraft der Leber nennt; unser Organismus arbeitet mit einem Überschuß an Kräften, die ihn in die Lage versetzen, das Höchstmaß an Energie zu leisten; das ergibt sich aus dem anatomischen Aufbau. Die Erfahrungen lehren uns, daß der Organismus mit einer Niere völlig normal leben kann und trotzdem verfügt er über zwei. Gleiches gilt von vielen paarig angelegten Organen, aber auch von der Leber und dem Pankreas. Man kann im Tierexperiment große Anteile der Bauchspeicheldrüse und der Leber entfernen, ohne den Organismus in seiner Gesamtfunktion zu gefährden; allerdings ist es schwer, Tiere mit verkleinerter Leber auf längere Zeit zu beobachten, da das verkleinerte Organ sehr bald wieder nachwächst und innerhalb weniger Wochen wieder sein ursprüngliches Gewicht erreicht. Jedenfalls ist es den amerikanischen Forschern MANN und BOLLMAN gelungen, bei Hunden 80% der Leber zu exstirpieren und die Tiere am Leben zu erhalten. Bei solchen Tieren kommt es zu keinerlei Erscheinungen, die uns sonst bei Leberstörungen am Menschen bekannt sind; es kommt zu keiner Veränderung des Blutzuckers, der Glykogenmobilisation, der Glykose, Lävulose oder Galaktosetoleranz oder des Milchsäurestoffwechsels; dasselbe gilt vom Eiweiß- und Mineralstoffwechsel; die einzige Stoffwechselstörung, die sich erfassen ließ, war eine Erhöhung der Harnsäure. Auch dies kam im allgemeinen nur dann zur Beobachtung, wenn Tiere durch die Leberexstirpation gefährdet waren und bald nach der Operation zugrunde gingen; auch Veränderungen in der Blutzusammensetzung (Fibrinogen, Albumin, Globulin, Gesamteiweiß, Hämoglobin, Bilirubin) waren nicht zu beobachten.

Vergleicht man diese Beobachtungen mit unseren Erfahrungen über Galaktose-

---

[1] HIMSWORTH: Clin. Sci. **2**, 67 (1935).

und Lävulosetoleranz bei Leberkrankheiten, so drängen sich Zweifel auf: wie kommt es, daß ein Fall von Icterus catarrhalis, der nur geringe anatomisch nachweisbare Leberveränderungen zeigt, gelegentlich Galaktose und Lävulose viel schlechter verträgt als ein Tier, dem nur mehr 20% seiner Leber übriggeblieben sind? Anscheinend ist ein Stückchen gesunder Leber doch anders einzuschätzen als die zehnfache Gewebsmenge in einer kranken Leber.

D. Einfluß der Leber auf den Eiweißstoffwechsel.

Die Eiweißstoffe der Nahrung werden im Darmkanal größtenteils bis zu den Aminosäuren gespalten und in dieser Form resorbiert; kleine Anteile gelangen vielleicht auch in Form von Polypeptiden zur Resorption; die Leber verarbeitet die ihr zuströmenden Aminosäuren in verschiedener Form:

1. Wahrscheinlich erfolgt in der Leber eine *Eiweißsynthese*: als Beweise zugunsten einer solchen Annahme können Versuche aus dem LONDONschen Laboratorium herangezogen werden. Ermittelt man den Rest-N-Gehalt des Blutes, das man bei angiostomierten Tieren aus der Vena portae und anderseits aus der Vena hepatica gewinnt, so nimmt der Rest-N im Blute bei Tieren, die vorher Eiweiß als Nahrung erhielten, nach der Leberpassage wesentlich an Polypeptidstickstoff zu, und zwar um 3,6 mg%; daraus wird geschlossen, daß der Leber eine synthetische Funktion zukommt.

Als Produkt einer solchen Eiweißsynthese wird das Fibrinogen aufgefaßt. Den Anlaß, eine solche Lehre zu vertreten, gaben Beobachtungen von NOLF;[1] wenn man entbluteten Fröschen defibriniertes Blut in die Gefäße spritzt, so wird das Blut innerhalb kurzer Zeit wieder fibrinogenhaltig; wird dagegen derselbe Versuch an entleberten Tieren vorgenommen, so bleibt die Fibrinogenbildung aus. Ähnliche Versuche wurden auch an Hunden und Kaninchen mit gleichen Resultaten vorgenommen. MANN und MAGATH äußern sich dazu sehr vorsichtig; sie halten den strikten Beweis einer Fibrinogenbildung innerhalb der Leber noch nicht erbracht; sicherlich ein gewichtiges Urteil, denn es stammt von den besten Experimentatoren.

2. Bereits PFLÜGER sah in der Leber einen *Eiweißspeicher*; Eiweiß soll, ähnlich wie Glykogen, in Depots verstaut werden; chemisch läßt sich dafür schwer ein Beweis erbringen, doch sprechen manche histologische Befunde zugunsten einer solchen Annahme; nach Eiweißmast finden sich in den Leberzellen tropfenartige Gebilde, die sich mit Methylgrün-Pyronin leuchtend rot färben, dabei die Ninhydrin- und MILLONsche Reaktion zeigen und verschwinden, wenn man die aus dem Körper herausgenommene Leber mit Pepsin-Salzsäure behandelt (BERG[2]); im Hunger sind diese Schollen nicht zu sehen. Inwiefern es sich hier um Kunstprodukte handelt oder tatsächlich um Eiweißschollen, ist derzeit noch immer Gegenstand der Diskussion; NOEL[3] hat die Befunde von BERG bestätigt.

3. Die Leber wird seit den bekannten Versuchen von SCHRÖDER mit der *Harnstoffbildung* in Zusammenhang gebracht. Es ist nicht wahrscheinlich, daß sich die Aminosäuren, soweit sie nicht zu Zucker werden, sofort in Harnstoff umwandeln, sie dürften zuerst an die Gewebszellen herantreten und dann als Schlacke abgegeben werden. Jedenfalls muß der Großteil der vom Darm resorbierten Aminosäuren zuerst die Leber passieren, ehe er in die allgemeine Zirkulation gelangt. VAN SLYKE[4] hat intravenös Aminosäuren verabfolgt, worauf

---

[1] NOLF: Arch. internat. Physiol. **3**, 1 (1905).
[2] BERG: Biochem. Z. **61**, 428 (1914).
[3] NOEL: C. r. Soc. Biol. Paris **86**, 120 (1922).
[4] VAN SLYKE: J. of biol. Chem. **16**, 187 (1913).

eine Ablagerung derselben in mehr oder weniger allen Organen nachweisbar ist; so kann sich der Aminosäurestickstoff in der Leber in kurzer Zeit verdoppeln, um erst ganz langsam (ca. zwei Stunden später) wieder zur Norm zurückzukehren. Der Vorgang, der sich dabei abspielt, ist vor allem in der Leber studiert worden; viele deuten das Verschwinden der Aminosäuren als Harnstoffbildung, die ausschließlich von der Leber besorgt wird, FOLIN hingegen sieht in der Leberspeicherung nur einen passageren Vorgang und betrachtet die Harnstoffbildung als eine Funktion aller Gewebe; in dem Sinne käme der Leber nur eine Pufferfunktion zu, die eine Überschwemmung des Körpers mit Aminosäuren verhindert.

Über die Art und Weise, wie z. B. in der Leber Harnstoff gebildet wird, gehen die Anschauungen auseinander; wahrscheinlich kommt es zu einer primären Desamidierung, wobei die abgespalteten Aminogruppen teils direkt, teils nach intermediärer Bildung von Cyansäure oder Carbaminsäure zur Quelle des Harnstoffes werden. Der Nachweis der Desamidierung war schwierig zu erbringen, solange man zu solchen Versuchen aliphatische Aminosäuren verwendete; erst als man statt Glykokoll Phenylaminoessigsäure heranzog, gelang der Nachweis von Phenylessigsäure und der entsprechenden oxydierten Ketosäure; damit war die oxydative Desamidierung der Aminosäuren wirklich sichergestellt. Die THANNHAUSERsche Schule[1] sieht in der Desamidierung und damit auch in der Harnstoffbildung nicht eine Eigenschaft der Leber, sondern mehr oder weniger aller Organe; besonders stark soll die Niere diese Eigenschaft besitzen. Möglicherweise kommt es intermediär zu einer Neutralisation von Säuren, die bei der Eiweißspaltung frei werden. Nach einer anderen Anschauung handelt es sich bei der Harnstoffbildung um eine Entgiftung des Ammoniaks, der in verschiedenen Organen gebildet wird.

Die einzige Aminosäure, aus der Harnstoff direkt gebildet werden kann, ist das Arginin; in der Leber findet sich ein Ferment (Arginase), das Arginin in Ornithin und Harnstoff spaltet. Bei Tieren, die als Endprodukt des Eiweißstoffwechsels nicht Harnstoff, sondern Harnsäure ausscheiden, fehlt die Arginase; aufbauend auf dieser Tatsache, entwickelt KREBS eine neue Theorie über die Harnstoffbildung, wobei er dem Ornithin eine große Rolle als Katalysator zuschreibt.

Zuerst wird 1 Mol. CO_2 und 1 Mol. NH_3 an die Aminogruppe des Ornithin angelagert, wobei Citrulin entsteht; in der 2. Phase wird noch ein Ammoniakmolekül aufgenommen, wobei sich jetzt Arginin bildet; in der 3. Phase wird durch die Arginase Harnstoff abgespalten. LONDON[2] hält diese Form der Harnstoff-

$$\text{I.}\quad
\begin{array}{c}
CH_2NH_2 \\
| \\
CH_2 \\
| \\
CH_2 \\
| \\
CHNH_2 \\
| \\
COOH
\end{array}
\quad + NH_3 + CO_2 =\quad
\begin{array}{c}
O=C\diagup^{NH_2}_{\diagdown} \\
CH_2NH \\
| \\
CH_2 \\
| \\
CH_2 \\
| \\
CHNH_2 \\
| \\
COOH
\end{array}
\quad + H_2O$$

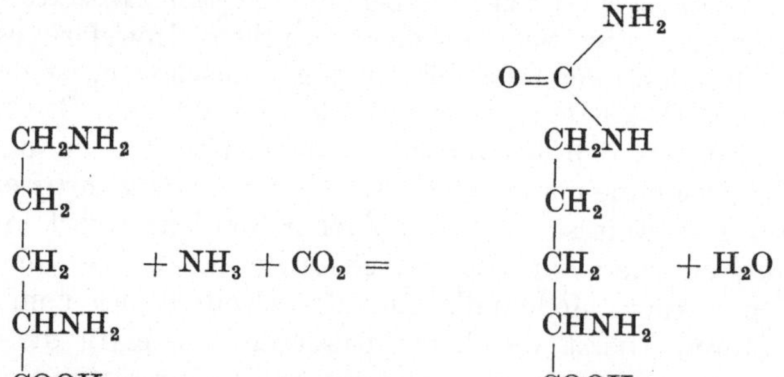

Ornithin + Ammoniak + CO₂   Citrulin

---

[1] THANNHAUSER: Klin. Wschr. **1933**, 49.
[2] LONDON: Z. physik. Chem. **227**, 233 u. **230**, 279 (1934).

$$
\text{II.} \quad
\begin{array}{l}
\text{NH}_2 \\
\text{O=C} \\
\text{CH}_2\text{NH} \\
\text{CH}_2 \\
\text{CH}_2 \quad + \text{NH}_3 = \\
\text{CHNH}_2 \\
\text{COOH}
\end{array}
\qquad
\begin{array}{l}
\text{NH}_2 \\
\text{HN=C} \\
\text{CH}_2\text{NH} \\
\text{CH}_2 \quad + \text{H}_2\text{O} \\
\text{CH}_2 \\
\text{CHNH}_2 \\
\text{COOH}
\end{array}
$$

Citrulin + Ammoniak   Arginin + Wasser

$$
\text{III.} \quad
\begin{array}{l}
\text{NH}_2 \\
\text{HN=C} \\
\text{CH}_2\text{NH} \\
\text{CH}_2 \quad + \text{H}_2\text{O} = \\
\text{CH}_2 \\
\text{CHNH}_2 \\
\text{COOH}
\end{array}
\qquad
\begin{array}{l}
\text{CH}_2\text{NH}_2 \\
\text{CH}_2 \\
\text{CH}_2 \quad + \text{O=C}\overset{\text{NH}_2}{\underset{\text{NH}_2}{}} \\
\text{CHNH}_2 \\
\text{COOH}
\end{array}
$$

Arginin + Wasser   Ornithin + Harnstoff

bildung deshalb für unwahrscheinlich, weil er bei angiostomierten Tieren im Anschluß an Chlorammoniumdarreichung eine viel raschere Harnstoffbildung nachweisen konnte, als wenn er Arginin gab; nach den Vorstellungen der THANNHAUSERschen Schule müßte man das Gegenteil erwarten.

Gegen die Annahme FOLINS, daß sich Harnstoff mehr oder weniger in jedem Organ bilden soll, wenden sich MANN und MAGATH; wird die Leber exstirpiert, so bleibt die Harnstoffbildung aus, selbst wenn man Aminosäuren oder Ammoniumsalze zum Blut hinzufügt; auch im Harn kommt es zu einem völligen Versagen der Harnstoffausscheidung, was doch sicher nicht der Fall wäre, wenn auch andere Organe außer der exstirpierten Leber Harnstoff bilden könnten. Die alte Lehre von dem Monopol der Harnstoffbildung durch die Leber kann noch immer als richtig anerkannt werden.

E. Der Anteil der Leber am Fettstoffwechsel.

Nach der Resorption im Darmkanal gelangt der größte Teil des mit der Nahrung aufgenommenen Fettes in die Lymphbahnen, während nur ein kleiner Teil direkt vom Blut aufgenommen wird und so in die Leber gelangt; da einzelne Lymphbahnen entlang der Pfortader ziehen, muß wohl angenommen werden, daß beträchtliche Fettmengen auch so in die Leber gelangen.

Histologisch ist Fett in der normalen Leber nicht zu finden und doch läßt es sich mit chemischen Methoden bis zur Höhe von 10% der Trockensubstanz nachweisen; da fernter unter pathologischen Bedingungen (Fettmast, Glykogenarmut, Phosphorvergiftung) der Fettgehalt beträchtlich zunimmt, so muß die Leber im Fettstoffwechsel eine Rolle spielen.

Ein beliebtes Mittel, im Tierexperiment eine Fettleber zu erzeugen, ist das Phlorizin; unter Schwund des Glykogens tritt an dessen Stelle Fett; anscheinend handelt es sich um ein Fett, das aus peripherem Depot in die Leber hineingelangt ist. Nicht nur bei der Phlorizinvergiftung, sondern ganz allgemein zeigt sich ein gewisser Antagonismus zwischen Fett und Glykogenbestand. ist; die Leber reich an Fett, so ist sie arm an Glykogen und umgekehrt. Diese gegenseitige Relation kann gestört werden, wenn man das Rückenmark zwischen 1. und 7. Brustwirbel (WERTHEIMER[1]) durchschneidet; eine gewisse nervöse Regulation scheint somit zu bestehen; auch auf inkretorischem Wege kann man den Fettbestand der Leber beeinflussen: Insulin, Adrenalin und Schilddrüsensubstanz bringen das Leberfett rasch zum Schwinden; Pituitrin dürfte die entgegengesetzte Wirkung haben.

Der Fettgehalt der Leber wurde zunächst im Sinne eines Fettdepots aufgefaßt; ebenso wie die Leber die Fähigkeit besitzt, Glykogen und Eiweiß zu stapeln, wurde Ähnliches auch für das Fett angenommen, um bei gesteigerten Ansprüchen Fett leicht abgeben zu können. Unter dem Einfluß von Hunger schwinden diese Fettdepots innerhalb kurzer Zeit.

Zweifellos werden die resorbierten und in der Leber abgelagerten Fettsäuren einem weiteren Abbau unterworfen. Es steht auf Grund der Untersuchungen von KNOOP und EMBDEN fest, daß sie an der β-Stelle oxydiert werden. Die Anhäufung der Intermediärprodukte der 4-Kohlenstoff-Reihe führt zu der für den Diabetes und den Hungerzustand charakteristischen Ketonkörpersteigerung bzw. zur Acetonurie. Im normalen Säugetierorganismus werden lediglich geradzahlige Fettsäuren angegriffen und in β-Stellung oxydiert.

$$CH_3CH_2CH_2\ldots\ldots CH_2CH_2COOH$$
$$\downarrow$$
$$CH_3CH_2CH_2\ldots\ldots COOH$$

Es entsteht aus der Stearinsäure mit 18-C-Atomen Palmitinsäure (16-C-Atome), schließlich Butter- und Essigsäure. Als Zwischenprodukt treten Ketosäuren auf, die im Organismus unter Wasseraufnahme in Essigsäure und eine um zwei Kohlenstoffatome ärmere Fettsäure zerlegt werden.

$$CH_3CH_2CH_2\ldots\ldots CH_2CH_2COOH$$
$$\downarrow$$
$$CH_3CH_2CH_2\ldots\ldots COCH_2COOH$$
$$\downarrow \quad + OH\ H$$
$$CH_3CH_2CH_2\ldots\ldots COOH + CH_3COOH\ \text{usw.}$$

Wird die Acetessigsäure aus irgendwelchen Gründen nicht abgebaut, so zerfällt sie in Aceton und CO_2. Gleichzeitig kann ein Teil der Acetessigsäure hydriert werden und in Oxybuttersäure übergehen.

$$CH_3COCH_2COOH \rightarrow CH_3CHOHCOOH.$$

Wahrscheinlich entstehen die Oxysäuren als Sekundärprodukte unter bestimmten Bedingungen, während die Ketosäuren als obligate Zwischenprodukte des Fettabbaus anzusehen sind.

Neben dieser Art des Abbaus wurde schon im Jahre 1908 eine zweite Art des Abbaus wahrscheinlich gemacht. LEATHES[1] zeigte, daß die gesättigten Fettsäuren in der Leber dehydriert werden, wie sich aus Untersuchungen über die Jodzahl des Leberfettes nach der Verabreichung bestimmter Fette ergibt. Da die Jodzahl des Zellfettes immer höher ist als die des Depotfettes, nimmt LEATHES an, daß die Fette in der Leber für den Verbrauch in den Organen vorbereitet werden.

[1] WERTHEIMER: Pflügers Arch. **213**, 287 (1926).
[2] LEATHES, EMBDEN, KNOOP, s. bei H. JOST im Handbuch der normalen und pathologischen Physiologie, Bd. V. Berlin: Julius Springer. 1928.

Den ungesättigten Fettsäuren kommt eine besondere biologische Aktivität zu. Sie sind wahrscheinlich nicht nur Zwischenstufen im Fettabbau, sondern auch Bindeglieder zwischen Kohlehydrat- und Fettstoffwechsel (JOST,[1] HINSBERG und HOLLAND[2]). Die Umwandlung der gesättigten in ungesättigte Fettsäuren scheint ein physiologischer Vorgang zu sein, der sich vor allem in der Leber abspielt. Beim sogenannten Icterus catarrhalis kommt es zu einer Störung im weiteren Abbau der ungesättigten Fettsäuren und zu ihrer Anhäufung im Blute (WACHSTEIN[3]).

Größte Aufmerksamkeit widmet man jetzt den Leberphosphatiden; unter normalen Bedingungen bestehen 50% des gesamten Fettbestandes aus Phosphatiden; wird aber die Leber geschädigt, so beträgt der Anteil an Phosphatiden nur 30%. Die Phosphatide der normalen Leber enthalten einen Teil der ungesättigten Fettsäuren. Unter Insulin ändert sich die Zusammensetzung des Leberfettes; der Anteil der Phosphatide kann so bis unter 16% fallen, der der Neutralfette auf 84% steigen. Somit erfolgt ein Teil des oxydativen Fettsäureabbaus sicherlich im Molekül des Phosphatidverbandes der Leber (JOANNOVICS und PICK,[4] JOST).

Unter den Phosphatiden verdienen besondere Beachtung: Lecithine, Cephaline und Sphyngomyeline; vermutlich gehen die einzelnen Lipoide durch Austausch ihrer Moleküle ineinander über. Der in der Leber sich abspielende Fettstoffwechsel wird von einer die Neutralfette spaltenden, sehr haltbaren Lipase, offenbar in Gegenwart von Gallensäuren, beeinflußt. Der Übergang von gesättigten in ungesättigte Fettsäuren ist ebenfalls eine Funktion fermentativer Vorgänge. Wahrscheinlich erfolgt in gleicher Weise ein Übergang von Phosphatiden in glykogenfähige Bruchstücke.

Bevor die Fette ihrem endgültigen Abbau unterliegen, müssen sie die Stufe der 4-C-Reihe (also Oxybuttersäure und Acetessigsäure) durchlaufen. Beim Diabetes kommt es zur bekannten Störung im Abbau dieser Körper und infolgedessen zu ihrer Anhäufung. Es war naheliegend, auch bei Lebererkrankungen Störungen dieser Art zu vermuten. Bekanntlich bildet die durchströmte Leber Acetonkörper. Man war lange Zeit der Meinung, daß die Acetonkörper auch in der Leber abgebaut werden. Neue Untersuchungen haben aber gezeigt, daß die gebildeten Acetonkörper nur zum kleineren Teil in der Leber, zum weitaus größten in Muskulatur und Niere abgebaut werden (SNAPPER und GRÜNBAUM[5]). Wenn auch einzelne Autoren[6] bei leichteren Leberschädigungen Steigerung der Acetonkörperbildung nachgewiesen haben, so kann doch die Behauptung aufgestellt werden, daß gerade bei der schweren Leberinsuffizienz Acetonkörper weder im Blut noch im Harn vorkommen. Dies ist auch in der letzten Zeit von einer Reihe von Autoren mittels quantitativer Bestimmungen einwandfrei festgestellt worden.[7] Es stimmt dies auch mit tierexperimentellen Untersuchungen überein. FISCHLER und KOSSOW[8] zeigten, daß der mit Phlorizin vergiftete Hund, dem gleichzeitig eine ECKsche Fistel angelegt worden war, weniger Acetonkörper ausscheidet als ein normales Tier. Wurde aber bei so vergifteten Tieren eine umgekehrte ECKsche Fistel, welche eine bessere Durchblutung der Leber gewähr-

[1] H. JOST: Hoppe-Seylers Z. **197**, 90 (1931).
[2] HOLLAND u. HINSBERG: Z. exper. Med. **94**, 47, 485 (1934).
[3] WACHSTEIN: Z. klin. Med. **1937**.
[4] JOANNOVICS u. PICK: Wien. klin. Wschr. **1910**.
[5] SNAPPER u. GRÜNBAUM: Biochem. Z. **181**, 418 (1927); **201**, 464 (1928).
[6] S. SEELIG: Z. klin. Med. **110**, 176 (1929). — F. STROEBE: Z. klin. Med. **118**, 507 (1931).
[7] CLERC: Z. klin. Med. **118**, 532 (1931). — BRENTANO: Z. klin. Med. **124**, 237 (1933).
[8] FISCHLER u. KOSSOW: Dtsch. Arch. klin. Med. **111**, 479 (1913).

leistet, angelegt, so war die Menge der gebildeten Acetonkörper wesentlich gesteigert. Auch Isaac[1] sah, daß die mit Phosphor vergiftete Leber von Phlorizinhunden im Durchströmungsversuch weniger Acetonkörper liefert als die nicht durch Phosphor geschädigte.

Best[2] faßt die geringen Mengen von Acetonkörpern, die in jedem Serum vorkommen, als normale Zwischenprodukte zerstörter Fettsäuren auf. Wenn man einen pankreaslosen Hund, der eine gesteigerte Ketonkörperbildung aufweist, hepatektomiert, so beginnt die Konzentration dieser Substanzen sofort zu sinken. Best zieht aus diesen Versuchen den Schluß, daß die diabetische Ketose weniger auf verringerter Ausnutzung der Ketonkörper als auf übermäßiger Produktion beruht. Daß diese Überproduktion vielleicht mit der Hypophysentätigkeit in Zusammenhang steht, machen neuere Versuche von Anselmino und Hoffmann[3] wahrscheinlich; injiziert man Ratten den alkalischen Extrakt des Hypophysenvorderlappens, so kommt es zu einer Steigerung der Acetonkörper in Blut und Harn. — Neu sind Beobachtungen von Best,[4] der durch Cholin- oder Lecithinfütterung den Fettbestand der Leber auf ein Minimum reduzieren konnte; dies gilt nicht nur für den physiologischen Fettbestand, sondern auch für den pathologischen. Gibt man Ratten, die mit Phosphor vergiftet wurden, entsprechende Cholindosen, so bleibt die Verfettung aus; der Cholesterinbestand der Leber wird durch Cholin kaum beeinflußt.

Es lassen sich somit zahlreiche Tatsachen anführen, die der Leber eine wichtige Rolle im Rahmen des Fettstoffwechsels einräumen; vorläufig haben sich aber Auswirkungen für die Klinik noch kaum ergeben.

F. Der Anteil der Leber am Wasserstoffwechsel.

In letzter Zeit wurde durch Untersuchungen von Pick und Mautner[5] sowie Lamson[6] die Bedeutung der Leber für den Wasserhaushalt in den Vordergrund gerückt. Das vom Darmkanal resorbierte Wasser gelangt in die Leber und dürfte hier durch besondere Ventilvorrichtungen — Venenmuskeln — aus dem Blute abgepreßt werden, so daß eine Hydrämie verhindert wird. Ein solcher Vorgang wird dadurch wahrscheinlich gemacht, daß Pharmaka, die diesen Klappenmechanismus zur Kontraktion bringen, Eindickung des Blutes bedingen; die abgepreßte Flüssigkeit gelangt in die Lymphräume der Leber und fließt langsam in der Richtung des Ductus thoracicus weiter. Der Mechanismus dieser Sperrvorrichtungen tritt nicht nur unter dem Einfluß von Pharmaka (Histamin, Pepton) und im anaphylaktischen Schock in Tätigkeit, er wird auch vom vegetativen Nervensystem reguliert; der Nervus sympathicus öffnet die Sperre, der Vagus schließt sie. Zum Beweis der Beeinflussung der Diurese durch die Leber läßt sich ein berühmter Versuch von E. P. Pick heranziehen: gibt man einem Blasenfistelhund per os Flüssigkeit, so wird das Wasser langsam ausgeschieden; wird an demselben Tier eine Ecksche Fistel angelegt, so setzt die Diurese in kürzester Zeit unter jähem Anstieg und Absinken ein; noch krasser ist der Unterschied, wenn man Coffein gibt, das bekanntlich beim normalen Hunde nur eine geringe und sehr verspätete Diurese auslöst, dagegen beim Eck-Tier rasch und stark wirkt. (Abb. 10 *a* u. *b*.)

---

[1] Isaac: Z. physiol. Chem. **100**, 1 (1917).
[2] Best: Lancet **1934**, 1155.
[3] Anselmino u. Hoffmann: Klin. Wschr. **1934**, 1052.
[4] Best: J. physic. Chem. **78**, 415 (1933); **79**, 94 (1933).
[5] Pick u. Mautner: Arch. f. exper. Path. **97**, 317 (1923).
[6] Lamson: J. of pharm. a. exper. Med. **16**, 125 (1920).

In diesem Zusammenhang erscheint auch ein anderer Befund in ein neues Licht gerückt: Coffein zeitigt z. B. beim Hunde eine ganz geringe diuretische Wirkung, während das Kaninchen als typisches Versuchsobjekt zur Demonstration einer Coffeindiurese verwendet werden kann. Vielleicht ist die Unwirksamkeit darauf zurückzuführen, daß beim Hund der Venenmechanismus anders gebaut ist, was allerdings nach den neueren histologischen Untersuchungen von STARKE bestritten wird. PICK und MAUTNER[1] greifen bei ihren Untersuchungen auf ältere Beobachtungen am Frosch zurück; exstirpiert man Fröschen die Leber und legt die Tiere ins Wasser, so werden sie ödematös; die auftretende Gewebsquellung kann durch Coffein verhindert werden. Merkwürdigerweise gelingt

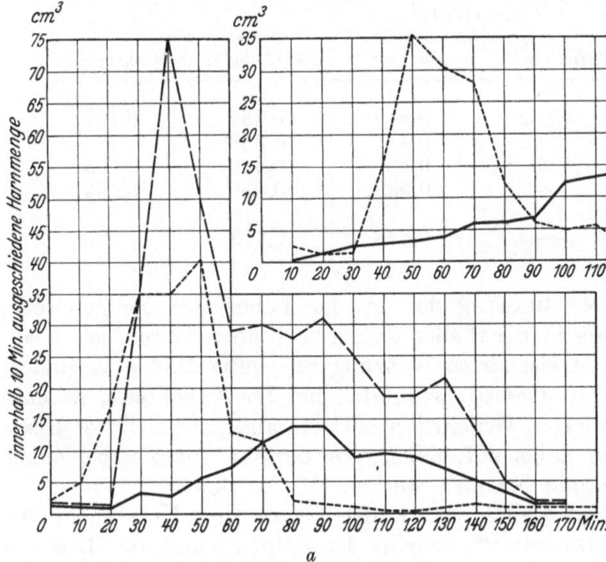

Abb. 10 a und b. Einfluß der ECKschen Fistel auf die Wasserdiurese. —— = normaler Hund, - - - am ECK-Hund nach 200 ccm, — — — am ECK-Hund nach 400 ccm.

dies aber nur bei Warmfröschen, während das Coffein bei Kaltfröschen gerade die gegenteilige Wirkung hervorruft. PICK und MOLITOR denken daher an eine Abhängigkeit der Coffeindiurese von der Leber; da grobe Zirkulationsstörungen kaum in Betracht kommen, so rechnen sie mit der Möglichkeit, daß in der Leber irgendwelche Produkte gebildet werden, die die Diurese beeinflussen; sie sprechen sogar von Gewebshormonen. Die Bedeutung der Leber für den Wasserstoffwechsel wäre somit eine doppelte, einerseits regeln Sperrvorrichtungen in den Lebervenen die Blutkonzentration und damit die Diurese und anderseits werden wahrscheinlich Hormone abgegeben, die den Quellungszustand der Gewebe und damit den Wasserwechsel des Gesamtorganismus beeinflussen (ADLERSBERG[2]).

Die Fernwirkung der Leber auf den Wasserstoffwechsel der Gewebe ist auch von FRÖHLICH und ZAK[3] untersucht worden; nach experimenteller Leberschädigung zeigt sich die Resorptionszeit von Quaddeln, die mit 0,9% Kochsalzlösung gesetzt wurden, gegenüber der Norm wesentlich verschoben; die Quaddeln verschwinden viel rascher, wenn die Leber eine Schädigung erfahren hat. Die Quellung des betroffenen Gewebes ist eine ganz andere, je nachdem, ob die Tätigkeit der Leber normal oder geschädigt ist.

Die praktische Konsequenz, die sich daraus ergibt, ist leicht zu erkennen: Wird nach Zufuhr von Flüssigkeit weniger ausgeschieden, so ist dafür nicht nur die Niere bzw. die Vorniere, sondern auch die Leber verantwortlich zu machen.

[1] PICK u. MAUTNER: Biochem. Z. 127, 72 (1922).
[2] ADLERSBERG: Wien. Arch. inn. Med. 25, 269 (1934).
[3] FRÖHLICH u. ZAK: Arch exper. Path. 104, 105 (1932).

G. Leber und Mineralstoffwechsel.

Neben der Milz spielt die Leber im Eisenstoffwechsel eine überragende Rolle. Unter normalen Umständen ist der Eisengehalt der Leber kleiner als der der Milz, nach Entmilzung steigt der Eisengehalt des Organs beträchtlich an. Dies scheint dafür zu sprechen, daß in diesem Fall die Milzfunktion vikariierend durch die Leber übernommen wird. Untersuchungen, die sich mit dieser Frage nach bestimmten Eingriffen beschäftigten, stammen besonders von TOMINAGA,[1] die beigefügte Tabelle ist seiner Arbeit entnommen, aus ihr ist besonders der große Einfluß der Entmilzung zu ersehen.

Tabelle 4.

	Milz mg Fe	Leber mg Fe	Niere mg Fe	Muskel mg Fe
Normale Ratte	3,152	0,618	0,358	0,131
Ratte ohne Ovar ...	3,205	0,486	0,388	—
Trächtige Ratte.....	3,00	0,38	0,410	0,155
Ratte ohne Milz	—	0,933	0,880	0,093
Ratte ohne Ovar und Milz	—	0,838	0,773	0,099

Auch die alte Angabe v. BUNGES,[2] der in der Leber des Neugeborenen neunmal mehr Eisen fand als in der Leber des erwachsenen Tieres, ist wieder bestätigt worden. Wenn man eisenarme Nahrung an weiße Mäuse verfüttert, so zeigt sich zunächst kein Unterschied, wohl aber bei der Nachkommenschaft; in der zweiten, dritten und vierten Generation tritt ein außerordentlicher Eisenmangel in der Milz und in der Leber auf, gleichzeitig besteht Anämie; bei Zulage von Eisenkost kann die Anämie behoben werden (M. B. SCHMIDT[3]).

Relativ hoch ist der Kupfergehalt der Leber. Nach den Untersuchungen mancher Autoren (z. B. CUNNINGHAM[4]) scheint der Kupfergehalt der Leber in inniger Beziehung zur Blutbildung zu stehen, da man z. B. bei schweren Formen von perniziosaähnlichen experimentellen Anämien den Kupfergehalt des Organs stark absinken sieht, während er bei Besserung des Zustandes wieder ansteigt. Vielleicht steht damit die Beobachtung im Zusammenhang, daß die Leber des Neugeborenen nicht nur, wie oben erwähnt, viel eisenreicher, sondern auch viel kupferreicher ist als die des Erwachsenen (45 mg% gegen 2,5 mg% auf die trockene Leber berechnet).

Was nun die Beziehungen der Leber zur Regulation der übrigen Mineralstoffe, vor allem der Alkalimetalle und des Chlors, betrifft, so liegen die Verhältnisse außerordentlich kompliziert und sind trotz der angewendeten großen Mühe noch keineswegs geklärt. Nach PICKS[5] Meinung hat die Leber durch den Drosselmechanismus ihrer Venen auch einen gewissen Einfluß auf die Abgabe von Salzen aus der Leber in das Blut der Vena hepatica. PICK glaubt annehmen zu können, daß es z. B. nach der Resorption von Salzen durch den Darm zunächst zur Retention dieser in der Leber kommt und daß diese Salze später langsam in den Körper abgegeben werden (vgl. Lebervenensperre S. 154). Neben dieser mechanischen Beeinflussung des Mineralstoffwechsels nimmt PICK auch eine hormonale an, er meint, daß in der Leber Stoffe entstehen, welche imstande

---

[1] TOMINAGA: Biochem. Z. **156**, 418 (1925).
[2] v. BUNGE: Physiologie des Menschen. Leipzig: F. C. W. Vogl. 1905.
[3] M. B. SCHMIDT: Zbl. ges. Gynäk. **87**, 200 (1924).
[4] CUNNINGHAM: Biochem. Z. **25**, 1267 (1931).
[5] PICK: Verh. Ges. Verdgskrkh. **1926**, 125, 171.

sind, auf die Verteilung der Elektrolyte im Körper zu wirken. Diese Ansicht scheint deswegen plausibel, weil die Injektion von Leberextrakten ein Ansteigen des Chlorspiegels im Serum bei sogenannter „hypochlorämischer Urämie" bewirkt (R. Bauer[1]).

Von großer Wichtigkeit für die Verteilung der Mineralstoffe in der Leber und für die Frage nach der Regulation des Mineralstoffwechsels durch das Organ scheinen uns die Untersuchungen R. Kellers[2] über die Bedeutung der elektrostatischen Potentialdifferenzen zwischen Blut und Gewebe zu sein. Diese scheinen nämlich für die Wanderung der Mineralstoffe im Vordergrunde des Interesses zu stehen (s. S. 142). In der Leber ist die Potentialdifferenz zwischen Blut und Leberparenchym einerseits und zwischen Parenchym und Gallenkapillaren anderseits eine sehr hohe, wodurch die Leber, wie Keller sagt, zu einem Speicherort für Mineralstoffe aller Art wird.

Es ist nun von Bedeutung, daß die Potentialdifferenzen weitgehend vom Zustand der Kapillarmembranen abhängen und daß jede Störung der Kapillarfunktion ein Absinken der Potentiale nach sich zieht, was wieder zu Veränderungen des Mineralgehaltes im Organ führen muß. Tatsächlich findet man bei Prozessen, die mit einer Permeabilitätssteigerung der Kapillaren einhergehen, die erwartete Veränderung des Mineralgehaltes des Leberparenchyms (Kaunitz[3]) und im Bilanzversuch beim Menschen charakteristische Veränderungen der Ausscheidung (Siedek und Zuckerkandl[4]).

Auch die bekannten Untersuchungen Beckmanns[5] scheinen die eben ausgeführten Überlegungen zu rechtfertigen. Beckmann fand nämlich, daß der Natriumgehalt des Blutes der Vena hepatica nach Injektion von Natriumsalzen in die Vena portae relativ gering ist, daß also Natrium in die Leber eindringt, während nach Injektion von Kalisalzen in die Vena portae das umgekehrte Verhalten zu beobachten ist. Injizierte er die gleichen Lösungen in die Arteria carotis und untersuchte er das Blut der Vena jugularis, so konnte er keine wesentlichen Veränderungen feststellen. Diese Tatsachen scheinen uns durch die elektrostatische Theorie insofern erklärbar, als nach dieser bei Schädigungen der Leber — und eine solche stellt die Durchströmung des Organs in hohem Maße dar — das Eindringen von Natrium und der Verlust an Kali zu erwarten ist. Der Umstand, daß dies in der Vena jugularis nicht zu beobachten ist, hängt wahrscheinlich damit zusammen, daß die Struktur des Jugularisgebietes in dieser Hinsicht von derjenigen der Leber ganz verschieden ist.

Abgesehen davon, ergibt sich aber aus den Untersuchungen Beckmanns an Tieren mit schwerer experimenteller Leberschädigung (z. B. Phosphorvergiftung), ähnlich wie aus den Untersuchungen Picks, daß der Leber insofern ein regulierender Einfluß auf den Mineralhaushalt des Körpers zukommt, als sie imstande ist, normalerweise das Auftreten von starken Schwankungen des Mineralgehaltes des Blutes und der Gewebe zu dämpfen; diese Fähigkeit geht ihr bei schweren Störungen verloren.

Die größte Schwierigkeit bei Untersuchungen über den Einfluß der Leber auf den Mineralhaushalt ist, wie oben angedeutet, darin zu erblicken, daß auch eine relativ geringe Schädigung des Organs zu Störungen der Kapillarfunktion und damit zu Veränderungen jener physiko-chemischen Kräfte führt, welche den Ablauf des normalen Stoffwechsels garantieren. Immerhin scheint es durch

---

[1] R. Bauer: Med. Klin. **1935 I**, 380.
[2] Keller: Die Elektrizität in der Zelle. 3. Aufl. Ostrau: Kittl. 1933.
[3] Kaunitz: Erg. inn. Med. **51**, 218 (1937).
[4] Siedek u. Zuckerkandl: Klin. Wschr. **1935**, 567.
[5] Beckmann: Z. exper. Med. **59**, 76 (1928); Klin. Wschr. **1930 I**, 49.

die bisherigen Untersuchungen sichergestellt, daß die Leber, wenn auch bei
weitem nicht in gleichem Maße wie z. B. für die Kohlehydrate, so doch in ähnlicher Weise auch einen Stapelplatz und eine Verteilungsstelle für Mineralstoffe
darstellt und daß sie durch die Produktion hormonaler Substanzen die Fähigkeit hat, auch Fernwirkungen auf den Mineralhaushalt des Körpers auszuüben.
Man muß sich aber im klaren sein, daß unsere Kenntnisse über die Stellung
der Leber im Mineralhaushalt noch recht dürftige sind.

H. Verhalten der Leber gegenüber Giften und Arzneistoffen.

Der Leber schreibt man vielfach die Funktion zu, den Organismus vor exogenen, aber auch vor endogenen Giften zu schützen; WILLCOX[1] spricht in neuerer
Zeit von einer „toxiphylaktischen" Eigenschaft. Zur Stützung dieser Ansicht
führt man vielfach die Tatsache an, daß sich exogene Gifte besonders reichlich in
der Leber anhäufen; hier findet der Gerichtsmediziner ganz besonders Arsen,
Quecksilber, Blei, Phosphor, aber auch Salvarsan, Morphin, Alkaloide.

Einige exogene Gifte erfahren bei der Passage durch die Leber eine Änderung,
so daß es den Anschein hat, als würden sie hier entgiftet; so ist bekannt, daß verschiedene Alkohole, Phenole, Menthol, Kampfer und auch einige Alkaloide sich
mit Glykuronsäure — vermutlich Abkömmlinge des Glykogens — paaren; die
gepaarten Glykuronsäuren werden dann durch den Harn zur Ausscheidung gebracht. Ähnlich glaubte man die Paarung der unterschiedlichen körperfremden
Substanzen mit anderen Abbauprodukten des Eiweiß-, Fett- oder Kohlehydratstoffwechsels deuten zu können: Schwefelsäure, Cystein, Glykokoll, Harnstoff,
Essigsäure usw. EMBDEN und GLÄSSNER[2] beobachteten bei ihren Durchblutungs-
versuchen eine Phenolschwefelsäurebildung, wie sie bis dahin nur im intakten
Organismus beobachtet wurde. Nichts lag näher, als diese Paarungen zur Prüfung
der Leberfunktion heranzuziehen, aber leider hat sich herausgestellt, daß die
Schwefelsäurepaarung auch in der Lunge und Niere erfolgt; wenn auch von
anderer Seite, z. B. von PELKAN und WHIPPLE,[3] die Behauptung aufgestellt wird, daß die Phenole nur in der Leber entgiftet werden, so bringt die
Klinik einer solchen Funktionsprüfung die größte Skepsis entgegen, weil selbst
bei schwersten Leberkrankheiten kaum Änderungen gegenüber der Norm gefunden werden. Sicherlich ist die Leber an den wichtigsten Paarungen in besonders
bevorzugter Weise beteiligt, aber andere Organe nehmen an dem Entgiftungs-
prozeß in analoger Weise teil. Ähnlich sprechen sich ROTHBERGER und WINTER-
BERG[4] aus, da Strychnin und Nicotin nicht nur bei der Durchblutung der
Leber, sondern auch anderer Kapillargebiete abgeschwächt werden. Auch über
das Schicksal des Strychnins in der Leber liegen Beobachtungen vor; manche
denken an eine Entgiftung, z. B. durch Oxydation, andere an eine Adsorption.
Wichtige Ergebnisse schienen die Untersuchungen an Hunden mit ECKscher
Fistel zu zeitigen; manche Autoren, vor allem FISCHLER,[5] meinten, bei solchen
Tieren die Erscheinungen einer Fleischintoxikation feststellen zu können;
diese Beobachtungen haben sich allerdings nicht durchwegs bestätigen lassen,
gelegentlich kommt es zu Vergiftungserscheinungen, die aber wahrscheinlich
von anderen Faktoren abhängig sind und nicht allein von der Fleischzufuhr.
Jedenfalls eignen sich Hunde mit ECKscher Fistel nicht zur Prüfung der Frage,

---

[1] WILLCOX: Brit. med. J. 1922/2, 1064.
[2] EMBDEN u. GLÄSSNER: Hofmeisters Beitr. 1, 310 (1902).
[3] PELKAN u. WHIPPLE: J. of biol. Chem. 50, 499 (1922).
[4] ROTHBERGER u. WINTERBERG: Z. exper. Med. I, 312 (1905).
[5] FISCHLER: Physiologie und Pathologie der Leber, 2. Aufl. 1925.

ob die Leber eine entgiftende Funktion besitzt. In ähnlichem Sinne sprechen sich auch MANN und MAGATH aus, die auf Grund ihrer Versuche an total hepatektomierten Hunden in dieser Frage besonders kompetent sind: „Ein anderes ungelöstes Problem, bei dem wir noch auf weitere Ergebnisse hoffen, ist das der entgiftenden Funktion der Leber; die Kliniker schreiben der Leber als eine der wichtigsten Funktionen die eines entgiftenden Agens zu; logischerweise kann man das als eine ihrer möglichen Funktionen betrachten; bis jetzt müssen wir jedoch zugeben, daß wir eine besondere entgiftende Wirkung der Leber noch nicht zeigen können.“

Im Zusammenhang mit der entgiftenden Funktion der Leber gegenüber chemisch faßbaren Toxinen hat man sich mit der Frage beschäftigt, ob die Leber auch gegenüber Bakterien eine Wirksamkeit entfalten kann; angeregt wurde dieses Problem durch die ärztliche Beobachtung. Viele Bakterien, die im Blute zirkulieren, werden von der Leber rasch abfiltriert und durch die Galle ausgeschieden. Seitdem es uns möglich ist, Galle durch die Duodenalsonde zu gewinnen, hat diese Prüfung auch klinische Bedeutung erlangt; in diesem Zusammenhang sei auf eine Beobachtung von ROGER[1] verwiesen, der die 60fache letale Dosis an lebenden Anthraxbazillen in die Pfortader spritzen konnte, ohne dadurch das Leben des Tieres zu gefährden; dem sind allerdings wieder Versuche von BIELING[2] und von HAHN und SKRAMLIK[3] entgegenzustellen, die sich vergeblich bemühten, eine Abschwächung von Tetanus- oder Diphtherietoxin durch Durchströmung einer isolierten Leber nachzuweisen. Man gewinnt somit den Eindruck, daß wahrscheinlich alle Organe bis zu einem gewissen Grade die Eigenschaft besitzen, sich gegen Vergiftungen zu schützen, wobei allerdings die Leber insofern im Vorteil zu sein scheint, als die KUPFFERschen Sternzellen über viel zahlreichere Reaktionsmöglichkeiten verfügen als die Zellen anderer Organe.

J. Die Fermente der Leber und das Phänomen der Autolyse.

Entnimmt man einem eben getöteten Hunde die Leber und konserviert sie unter aseptischen Bedingungen, so erfolgt eine Auflösung des Organes, ganz so, als hätte man einen Gewebsbrei mit einem eiweißspaltenden Ferment (Trypsin) versetzt. Als Spaltungsprodukte finden sich mehr oder weniger alle Aminosäuren, daneben auch die entsprechenden Oxysäuren, eventuell auch Ketosäuren; es kommt somit zu einer hydrolytischen Spaltung und Desamidierung.

M. JACOBY,[4] der zuerst auf diese Erscheinung aufmerksam gemacht hat, bringt die Autolyse mit der akuten Leberatrophie in Zusammenhang, bei der es bekanntlich ebenfalls zu einer raschen Einschmelzung des Organs kommt. Das, was ihn besonders dazu veranlaßte, war das Vorkommen von Tyrosin und Leucin, das bei der Leberatrophie sowohl im Harn als auch in der bei der Sektion gewonnenen Leber zu finden ist; die Leberatrophie ist seiner Ansicht nach eine bereits intra vitam einsetzende Autolyse; dafür schien auch die Tatsache zu sprechen, daß die Autolyse der Leber viel rascher erfolgt, wenn das Tier vorher mit Phosphor vergiftet wurde, also mit jenem Gifte, das so häufig den Ausbruch einer akuten Leberatrophie verursacht. Die chemischen Prozesse in der autolysierenden Leber richten sich nicht nur gegen die Eiweißsubstanzen,

---

[1] ROGER: Traits d. phys. et pathol. **III**, 207 (1928).
[2] BIELING: Z. Hyg. **99**, 142 (1923).
[3] HAHN u. SKRAMLIK: Biochem. Z. **112**, 151 (1920).
[4] M. JACOBY: Hoppe-Seylers Z. **30**, 140 (1900).

sondern auch gegen Fette, Kohlehydrate und Nucleine; daß es sich dabei um Enzymwirkungen handelt, ergibt sich daraus, daß die Spaltungen auch in zellfreien Organextrakten stattfinden und durch Erhitzen verhindert werden können. Schließlich kann man das Ferment isolieren — Katepsin; die Autolyse erfolgt am besten bei mäßig saurer Reaktion, was auch erklärt, warum sie meist erst nach einer gewissen Latenzzeit post mortem in Erscheinung tritt (Milchsäurewirkung?). Ursprünglich hat man das autolytisch eiweißspaltende Enzym als einheitlich aufgefaßt, wahrscheinlich handelt es sich aber um einen komplexen Vorgang — Kettenreaktion. In der ersten Phase dieser Reaktion erfolgt die Umwandlung des Organeiweiß in verdauliches Säureeiweiß, in der zweiten beginnt die eigentliche Autolyse, also Spaltung des Eiweiß in Peptide, in der dritten die Zerlegung in Aminosäuren.

Neben den eiweißspaltenden Enzymen lassen sich aus der Leber auch Fermente isolieren, die sich nur gegen einzelne Eiweißbausteine richten; so kennen wir eine Arginase, Histinase und auch ein harnstoffbildendes Ferment.

Für die Lehre vom Leberstoffwechsel unter normalen und pathologischen Bedingungen erscheint die Frage von größter Bedeutung, ob und in welchem Maße die „autolytischen" Enzyme auch schon im lebenden Organismus eine Rolle spielen oder ob sie nur „Totengräberdienste" zu leisten haben — um ein Wort von HOFMEISTER zu gebrauchen — also erst post mortem in Tätigkeit treten. Manches zur Klärung dieser Frage haben Beobachtungen von PICK und HASHIMOTO[1] beigetragen; ruft man bei Meerschweinchen einen anaphylaktischen Schock hervor, so geht der nicht koagulable Stickstoff der Leber in die Höhe, was vielleicht bereits als Ausdruck einer intravitalen Autolyse aufzufassen ist; wurde das Serum von anaphylaktischen Tieren normalem Leberbrei zugesetzt, so kam es zu einer Steigerung der Autolyse, während der Zusatz von normalem Serum sogar eine hemmende Wirkung entfaltet. Man gewinnt somit den Eindruck, daß sich auch im Leberbrei sensibilisierter Tiere eine Art anaphylaktischer Schock erzeugen läßt. Dieses parallele Verhalten in vivo und in vitro macht Prozesse im lebenden Organismus wahrscheinlich, die zur postmortalen Autolyse in Beziehung stehen; wenn es auch richtig ist, daß die Autolyse nur bei saurer Reaktion stattfindet und sie daher nicht unmittelbar post mortem einsetzt, so kommen ähnliche Vorgänge ganz sicher auch im lebenden Organismus vor. Der Unterschied zwischen der Funktion dieser Enzyme im lebenden und toten Organismus würde nur darin bestehen, daß im Organismus mit intakter Zirkulation der Abtransport der Spaltungsprodukte sich in geregelten Bahnen bewegt, während im toten Körper die regulierenden Mechanismen fehlen. Selbstverständlich können gleiche Vorgänge wie bei der Autolyse stattfinden, wenn es z. B. durch totalen Verschluß eines größeren Gefäßes zu einem lokalen Infarkt (lokaler Tod) kommt. Daß die Autolyse unter pathologischen Verhältnissen eine bedeutende Rolle spielen kann, wird uns noch später zu beschäftigen haben.

K. Regeneration des Lebergewebes.

Man kann große Teile der Leber entfernen, ohne dadurch das Leben des Tieres zu gefährden; die verbleibenden Teile reagieren mit einer ähnlichen Hypertrophie, wie sie nach Entfernung eines paarigen Organes auf der anderen Seite, z. B. bei der Niere, zu sehen ist. Zuerst studierte diesen Vorgang PONFICK[2], der bei Hunden und Kaninchen zwei Drittel der Leber entfernte; auch bei diesem Eingriff können sich die Tiere erholen; unmittelbar nach der Exstirpation kommt

---

[1] PICK u. HASHIMOTO: Arch. f. exper. Path. 75, 89 (1914).
[2] PONFICK: Virchows Arch. 118, 209 u. 138, 81 (1896).

es im restierenden Teil zu einer mächtigen Hyperämie; nach 30 Stunden zeigt sich eine stark ausgebreitete Karyokinese und darauf setzt eine sehr schnelle Regeneration ein. Nach durchschnittlich fünf Tagen ist ein Teil der Leber wieder gebildet, nach Ablauf von sechs Wochen das ursprüngliche Lebergewicht wieder erreicht; bei den meisten Tieren kommt es sogar zu einer Hypertrophie und das Organ erweist sich voluminöser als zuvor. Das histologische Bild im Regenerat unterscheidet sich kaum von dem einer normalen Leber; jedenfalls wohnt der gesunden Leber eine große Regenerationsfähigkeit inne und es gibt kaum ein zweites Organ in unserem Körper, das so rasch Gewebsverluste zu ersetzen vermag; anderseits zeigen alle diese Versuche, daß ein verhältnismäßig sehr geringer Teil von funktionierendem Lebergewebe alle Leistungen ohne akute Bedrohung des Lebens durchführen kann. Auch funktionell kommt dies zum Ausdruck, wenigstens berichtet BEST,[1] daß man einem Hund 80% seines Lebergewichtes entfernen kann, ohne den Nüchternblutzucker zu gefährden.

Im Anschluß an die PONFICKschen Untersuchungen beschäftigten sich MANN und MAGATH mit der Frage der Leberregeneration; drei Maßnahmen sind es, die die Leberregeneration stören können: die ECKsche Fistel, die Unterbindung der Gallengänge und jede vor der Exstirpation erzeugte Leberschädigung. Auch lernten sie zwei Maßnahmen kennen, die die Regeneration fördern: es ist dies die Splenektomie und die Zufuhr von Schilddrüsensubstanz. Diese Beobachtungen stehen in guter Übereinstimmung mit eigenen älteren Untersuchungen, bei denen ich an schilddrüsenlosen Tieren eine sehr schlechte, ja sogar fehlende Regeneration konstatieren konnte; in diesem Zusammenhang habe ich auf die Beschaffenheit der Schilddrüse bei Fällen von menschlicher akuter Leberatrophie geachtet und sie hier mehrmals auffallend klein und verändert gefunden.

L. Wirkungen der totalen Leberexstirpation.

Leberexstirpationen sind zuerst am Frosch durchgeführt worden, der diesen Eingriff 4—6 Tage überlebt. MINKOWSKI wagte dieses Experiment bei der Gans; in genialer Weise ist das Problem der Leberexstirpation beim Hund von MANN und MAGATH[2] gelöst worden; damit begann eigentlich erst die Erforschung der Leberfunktion.

Unmittelbar nach gelungener Operation bietet der Hund wenig Charakteristisches; nach 4—6 Stunden entwickelt sich aber eine hochgradige Muskelschwäche, verbunden mit Krämpfen, wobei gleichzeitig der Blutzucker tief absinkt; auch sonst erinnert der allgemeine Zustand außerordentlich an das hypoglykämische Krankheitsbild der Insulinvergiftung, wo es ebenfalls zu einer Blutzuckersenkung bis auf 0,6—0,4%, Muskelschwäche und Krämpfen kommt. Der Vergleich mit der Insulinvergiftung erscheint um so berechtigter, als sich auch das Vergiftungsbild nach der Leberexstirpation akut beheben läßt, wenn man den Tieren intravenös Traubenzucker verabreicht. Trotz Verabfolgung relativ großer Traubenzuckermengen kommt es beim leberlosen Tier neuerdings zu Hypoglykämie und damit wieder zu dem schweren Zustandsbild der Adynamie. Durch kontinuierliche intravenöse Darreichung von Traubenzucker läßt sich das Leben solcher Tiere bis auf 20 Stunden, eventuell 24 Stunden verlängern, aber schließlich gehen die Tiere trotz hohem Blutzuckergehalt unter allmählichem Erlöschen sämtlicher vitaler Funktionen zugrunde; das Tier verfällt in tiefen Schlaf — Koma — der mit großer Atmung einhergeht und gelegentlich sogar CHEYNE-STOKES-Typus erkennen läßt. Das Symptomenbild der akuten Leberinsuffizienz, wie es auf der

---

[1] BEST: Lancet **1934**, 1155.
[2] MANN u. MAGATH: Amer. J. Physiol. **65**, 403 (1923).

Höhe des Krankheitsbildes der akuten Leberatrophie zu sehen ist, ähnelt außerordentlich dem beschriebenen Bilde des hepatektomierten Hundes.

MANN und MAGATH haben versucht, den Traubenzucker durch andere Kohlehydrate zu ersetzen; nur das Glykogen ist in seiner Wirkung an Schnelligkeit und Sicherheit der Dextrose ebenbürtig, ohne Effekt sind Rohrzucker, Lävulose, Milchzucker, Kochsalz, Milchsäure, Glykokoll, Glyzerin. Die Wirkung der Dextrose ist somit keine osmotische, sondern eine spezifische. Nach Hepatektomie sinkt auch das Muskelglykogen, allerdings nur wenig; der Muskel hält somit das Glykogen zurück und paralysiert daher die Störung im Zuckerstoffwechsel nur in sehr geringem Ausmaße durch Preisgabe seiner Kohlehydratbestände, die er für die eigenen Bedürfnisse reserviert.

Durch die Möglichkeit, leberlose Hunde längere Zeit am Leben zu erhalten, konnte man neuerlich die Frage überprüfen, ob nach Entfernung der Leber der respiratorische Quotient wirklich in die Höhe geht, wie dies schon von BOHR und HENRIQUE[1] behauptet wurde. An der Tatsache, daß nach Leberentfernung zunächst der respiratorische Quotient fast auf 1,0 ansteigt, ist nicht zu zweifeln; verschlimmert sich allerdings der Zustand, so kommt es parallel zum Absinken des Blutzuckers auch zu einem Absinken des respiratorischen Quotienten, der aber sofort wieder in die Höhe geht, wenn man Traubenzucker infundiert. Anscheinend hört mit der Entfernung der Leber die endogene synthetische Zuckerbildung aus sauerstoffärmeren Nichtkohlehydraten auf und vollzieht der leberlose Organismus seine Verbrennungen ausschließlich aus den vorhandenen oder eben erst injizierten Zuckerbeständen.

Da die Leber im Zentrum aller Zuckerregulationen steht, ist es zu verstehen, daß alle Eingriffe, die sonst im normalen Organismus eine Hyperglykämie bedingen, nach Entfernung der Leber wirkungslos bleiben müssen. In diesem Sinne löst weder Adrenalin noch der Zuckerstich, noch die Erstickung im leberlosen Organismus eine Hyperglykämie aus. Diese Ergebnisse leiteten zu der weiteren Frage über, ob im leberlosen Organismus die Pankreasexstirpation wirkungslos bleibt. Auch hier haben die Untersuchungen von MANN und MAGATH zu einem abschließenden Resultat geführt; die Hypoglykämie samt allen ihren Folgeerscheinungen erfährt keine Änderung, wenn das Pankreas bei der Leberexstirpation mit entfernt wird; die Lebensdauer solcher Tiere wird eher verkürzt. War die Pankreasexstirpation schon vorher erfolgt, so führt die Leberexstirpation ebenfalls zu einer ausgeprägten Hypoglykämie; Traubenzuckerinfusionen können das deletäre Krankheitsbild nur für kurze Zeit bessern.

In diesem Zusammenhang hat man auch die Wirkung des Insulins bei leberlosen Tieren studiert; es zeigte sich kein wesentlicher Unterschied vor und nach der Entfernung der Leber. In beiden Fällen stürzt der Blutzucker rasch ab; das Insulin greift nicht in der Leber an, sondern peripher.

In dem schon früher erwähnten Streite, ob der intermediäre Eiweißstoffwechsel ausschließlich unter der Herrschaft der Leber steht oder ob die Leber sich mit anderen Organen in ihren Aufgaben teilt, haben die Beobachtungen am leberlosen Hunde eine wesentliche Klärung gebracht. Unmittelbar nach der Herausnahme der Leber fällt sowohl der Harnstoffgehalt im Blute als auch im Harne ab. Sprechen schon diese Ergebnisse eine eindeutige Sprache, so tritt die Bedeutung der Leber in ein noch klareres Licht, wenn man gleichzeitig mit der Leberexstirpation auch die Nieren entfernt; auch jetzt kommt es zu keiner Zunahme des Rest-N im Blute. Obwohl MANN und MAGATH auf Grund ihrer Resultate eigentlich berechtigt wären, gegen FOLIN Stellung zu nehmen, äußern sie sich nur sehr vorsichtig und sagen, daß mit der Entfernung der Leber

---

[1] BOHR u. HENRIQUE: Arch. de Physiol. **29**, 458 (1897).

die Harnstoffbildung im Säugerorganismus aufhört; ja an einer Stelle betonen sie fast im Sinne von FOLIN,[1] daß nach der Entfernung der Leber die extrahepatischen Gewebe keine beachtenswerten Mengen von Harnstoff dem Blute hinzufügen können.

Studiert man das Verhalten der Harnsäure im leberlosen Organismus, so ergeben sich Unterschiede, je nachdem man die Untersuchungen im Vogel- oder im Hundeorganismus durchführt. Zum Verständnis des sich dabei scheinbar ergebenden Gegensatzes zwischen Vogel und Hund muß vorausgeschickt werden, daß im Säugetierorganismus die Harnsäure nur das Abbauprodukt der Nucleinsäurederivate darstellt, während beim Vogel die Harnsäure auch das Endprodukt des dissimilatorischen Eiweißstoffwechsels ist und sich wahrscheinlich aus einer Synthese von Milchsäure und Ammoniak herleitet. Da die synthetische Bildung eine spezifische Funktion der Leber ist, so darf es nicht wundernehmen, wenn im Vogelorganismus nach Exstirpation der Leber die Harnsäure aus dem Blute verschwindet, während beim Hunde die Harnsäurebildung ungestört extrahepatisch ablaufen kann und daher nach der Leberexstirpation keine prinzipielle Änderung erfährt. Erst der weitere Abbau der Harnsäure zu Allantoin erscheint beim Säugetier spezifisch an die Leber gebunden, weswegen nach der Leberentfernung — bei fehlender Allantoinbildung — der Harnsäurespiegel im Blute hoch bleibt. MANN und MAGATH schließen: das Absinken der Harnsäurebildung beim leberlosen Vogel ist ein Zeichen für die Unterbrechung der letzten Etappe des regressiven Eiweißstoffwechsels, das Ansteigen der Harnsäure beim leberlosen Hunde dagegen ein Zeichen für die Unterbrechung der letzten Etappe des regressiven Purinstoffwechsels. Wenn man in den Aminosäuren die Vorstufen des Harnstoffes erblickt und wenn sich nach ihrer Desamidierung Körper bilden, die sich zu Kohlehydraten umwandeln können, dann muß es nach der Leberexstirpation, die zu Hypoglykämie führt und die Harnstoffbildung unmöglich macht, zu einer Retention der Aminosäuren selbst kommen. Diese Annahme fand eine vollinhaltliche Bestätigung in den Untersuchungen von MANN und MAGATH. Am deutlichsten äußert sich das, wenn man solchen Tieren Aminosäuren, z. B. Glykokoll, intravenös verabfolgt; der Aminosäurespiegel im Blut bleibt hoch, während weder der Harnstoffgehalt noch der Ammoniakwert im Harn in die Höhe gehen. In dem Fehlen der Desamidierung, die anscheinend vorwiegend der Leber unterstellt ist, liegt die große Gefahr, die sich aus der Leberexstirpation für den gesamten Organismus ergibt.

Von anderen Abbauprodukten des Eiweißstoffwechsels wurden nur noch das Kreatinin und das Kreatin untersucht; eine wesentliche Abweichung gegenüber der Norm läßt sich nicht nachweisen.

Über die Möglichkeit einer Thermoregulation der Leber ist schon oft diskutiert worden. Die älteren Beobachtungen stützten sich auf wenig beweisende Versuche; eine wirklich entscheidende Versuchsanordnung wurde von FISCHLER und GRAFE[2] gewählt. Sie unterbanden bei Hunden die Arteria hepatica; es kam dann zu einem völligen Zusammenbruch der chemischen Wärmeregulation. Mit der Analyse der Wärmebildung bei leberlosen Hunden haben sich auch ROSENTHAL, LICHT und MELCHIOR[3] beschäftigt. Unmittelbar nach der Leberexstirpation fällt die Körpertemperatur. Reicht man jetzt Kohlehydrate in Form von intravenösen Traubenzuckerinjektionen, so steigt die Temperatur wieder zur Norm an — bei Zuckerzufuhr ist somit die Leber zur Aufrechterhaltung des Wärmehaushaltes nicht unbedingt notwendig; auch der Befund, daß man beim leberlosen

---

[1] FOLIN: J. of biol. Chem. **60**, 361 (1924).
[2] FISCHLER u. GRAFE: Dtsch. Arch. klin. Med. **108**, 516 (1912).
[3] ROSENTHAL, LICHT u. MELCHIOR: Arch. f. exper. Path. **115**, 153 (1926).

Hunde durch Darreichung von Tetrahydronaphthylamin Fieber erzeugen kann, spricht im gleichen Sinne. Anscheinend stellt die Traubenzuckerzufuhr beim leberlosen Hund in gewissem Sinne eine Substitutionstherapie vor, welche die für den normalen Ablauf der chemischen Wärmeregulation notwendigen zuckerbildenden, zuckerausschüttenden und zuckerregulierenden Leberfunktionen kompensiert. Die Wärmeregulation scheint somit an einen gewissen Schwellenwert der Zuckerkonzentration in den wärmebildenden und wärmeregulierenden Systemen gebunden. Dank ihrer beherrschenden Rolle im Kohlehydratstoffwechsel gehört daher die Leber zu den beherrschenden Organen der chemischen Wärmeregulation. Fehlt die Leber, so fehlt der Nachschub von Zucker, den in ausreichenden Mengen zu bilden den extrahepatischen Geweben versagt ist.

Viele Probleme der Leberpathologie greifen auf die Frage zurück, ob der Gallenfarbstoff nur in der Leber entsteht oder ob es auch eine extrahepatische Bilirubinbildung gibt; von den Untersuchungen am Hunde nach Exstirpation der Leber erwartete man eine klare Beantwortung dieser Frage. Tatsache ist, daß mehrere Stunden nach erfolgter Leberexstirpation sich eine eigentümliche Gelbfärbung im Blute und bei längerer Lebensdauer auch im Urin und Fettgewebe bemerkbar macht; das gelbgefärbte Serum zeigt alle typischen Reaktionen eines indirekten Bilirubins. Diese Zunahme des Pigmentes ist auch zu erkennen, wenn gleichzeitig mit der Leber die übrigen Baucheingeweide operativ entfernt werden. Der im Blute auftretende Farbstoff gibt spektroskopisch die gleichen Absorptionsstreifen wie Bilirubin. Damit schien der Beweis einer extrahepatischen Bilirubinbildung eindeutig erbracht, zumal die Zunahme einer Gelbfärbung im Serum von verschiedenen Beobachtern gesehen wurde.

Gegen die Argumentierung von Mann und Magath wurden von mehreren Seiten Einwände erhoben. McNee[1] glaubt für die Zunahme an Bilirubin die Drosselung im Pfortaderkreislauf verantwortlich machen zu müssen; vielleicht läßt sich selbst bei genauester operativer Entfernung der Leber das Zurückbleiben kleinster Parenchymreste nicht vermeiden; diesem Einwand glaubten Mann und Magath durch gleichzeitige Totalexstirpation sämtlicher Baucheingeweide begegnet zu sein. Viel schwerwiegender sind die Einwände von Thannhauser[2] und Rosenthal.[3] Bestimmt man nämlich den Bilirubingehalt des Serums nach Hijmans v. d. Bergh, so ergibt sich kein Parallelismus; der gelbe Farbstoff im Serum nach Leberexstirpation soll somit nicht ausschließlich Bilirubin sein, sondern offenbar ein Farbstoffgemisch darstellen. Thannhauser hat versucht, die Eigenschaften dieses neuen Farbstoffes zu prüfen; er ist im Gegensatz zu Bilirubin sehr lichtempfindlich, in Chloroform löslich, geht nach Salzsäurezusatz auch in Äther über, kuppelt auch nicht in ätherischer Lösung mit Diazoniumlösung; Thannhauser nennt diesen Farbstoff Xanthorubin; vielleicht handelt es sich um ein zweites Bilirubin. Hans Fischer hat das Vorkommen von viererlei Bilirubin angenommen.

Auch Rosenthal hat sich gegen Mann und Magath ausgesprochen, weil sich im leberlosen Hundeorganismus durch Darreichung zweier Gifte, die beim intakten Tiere einen sogenannten hämolytischen Ikterus hervorrufen, keine Steigerung des Bilirubingehaltes im Blute erzeugen läßt; tatsächlich erzeugt weder Toluylendiamin noch Phenylhydrazin bei leberlosen Tieren auch nur den geringsten Ikterus. Injiziert man aber bei solchen Tieren lackfarbenes Blut, so nimmt der Bilirubingehalt im Blute beträchtlich zu. Rosenthal ist somit geneigt, eine *gewisse* extrahepatische Gallenfarbstoffbildung anzuer-

---

[1] McNee: J. of Path. **27**, 95 (1924).
[2] Thannhauser: Arch. f. exper. Path. **120**, 16 (1927).
[3] Rosenthal: Arch. f. exper. Path. **115**, 138 (1926); Klin. Wschr. **1927**, Nr. 47.

kennen, im übrigen aber doch der Leber das Primat bei der Bilirubinbildung zuzusprechen. ICH persönlich habe gegen manche Bedenken, die ROSENTHAL erhoben, Stellung genommen. Wenn Toluylendiamin im leberlosen Organismus keinen Ikterus bedingt, so beweist dies noch nichts gegen die extrahepatische Gallenfarbstoffbildung, da Toluylendiamin erst *in* der Leber (siehe die Arbeiten von JOANNOVICS und PICK[1]) zu einem Gift umgewandelt wird, das den Ikterus erzeugt. Jedenfalls besteht die Beobachtung von MANN und MAGATH, daß der Gallenfarbstoffgehalt im Serum nach der Leberexstirpation nicht nur nicht absinkt, sondern im Gegenteil sogar ansteigt, unangefochten zu Recht.

Zur Frage, warum die leberlosen Tiere so rasch zugrunde gehen, nehmen MANN und MAGATH nicht in konkreten Versuchen Stellung; sie denken an eine Vergiftung, vielleicht durch Stoffwechselprodukte, betonen aber ausdrücklich, daß z. B. eine Entgiftung des Phenols durch Kuppelung an Schwefelsäure auch im leberlosen Organismus anstandslos vonstatten geht. Die Anurie, die bei manchen leberlosen Tieren zu sehen ist, kann das Ende beschleunigen, einen entscheidenden Einfluß auf die Folgen des Lebermangels dürfte sie aber kaum haben, da sie durchaus nicht bei allen Tieren vorkommt. Wenn man den Harnstoff als das physiologische Diureticum ansieht, dann könnte die fehlende Harnstoffbildung im leberlosen Organismus mit der Anurie in Zusammenhang gebracht werden. MANN und MAGATH glauben daher, daß der Zusammenbruch des Organismus nicht allein auf Grund des Lebermangels erfolgt, sondern daß durch den Leberschaden eine Benachteiligung des übrigen Organismus stattfindet und daß der Exitus der leberlosen Tiere so zu erklären ist.

M. Die Stellung des reticuloendothelialen Systems im Rahmen der Leberphysiologie.

NAUNYN und MINKOWSKI zeigten als Erste, daß es bei leberlosen Gänsen nicht gelingt, durch Arsenwasserstoffvergiftung einen Ikterus zu erzeugen, der sonst bei intakten Tieren innerhalb kürzester Zeit auftritt. Die Leber müsse darnach die Bildungsstätte des Gallenfarbstoffes sein. Sie gingen noch einen Schritt weiter und machten für alle Stoffwechselvorgänge die Parenchymzellen der Leber verantwortlich. Dies ist das Hauptdogma von der hepatozellulären Genese der spezifischen Gallenbestandteile; zumindest galt dies für die Bildung der Gallensäuren und der Gallenfarbstoffe. In Gegensatz dazu befindet sich die französische Schule, an ihrer Spitze WIDAL[2] und CHAUFFARD[3]: nach ihnen werden die Gallenbestandteile in den Geweben gebildet und die Leber spielt nur die Rolle eines Ausscheidungsorganes. ASCHOFF[4] und seine Schule nehmen für den Gallenfarbstoff einen vermittelnden Standpunkt ein und sagen, das Bilirubin wird nicht von den Leberzellen gebildet, sondern von den KUPFFERschen Sternzellen, eventuell auch von anderen Zellen, die dem sogenannten reticuloendothelialen System zugezählt werden. Diese Lehre nimmt ihren Ausgang von Untersuchungen, die McNEE[5] im ASCHOFFschen Laboratorium durchführte. Er sah bei mit Arsenwasserstoff vergifteten, nicht entleberten Gänsen in den KUPFFERschen Sternzellen zahlreiche phagozytierte rote Blutkörperchen, die sich in allen Stadien der Auflösung befanden. MINKOWSKI und NAUNYN hatten diese Bilder auch schon gesehen, aber sie nicht weiter verwertet. McNEE nimmt daher als die Bildungsstätte des Gallenfarbstoffes ausschließlich die KUPFFERschen Stern-

[1] JOANNOVICS u. PICK: Z. exper. Path. u. Ther. **7**, 185 (1909).
[2] WIDAL: Arch. Mal. Coeur **1908**, 193.
[3] CHAUFFARD: Ann. Méd. internat. **3**, 5 (1914).
[4] ASCHOFF: Acta med. scand. (Stockh.) **V**, 338 (1928).
[5] McNEE: Med. Klin. **1913**, 1125.

zellen an und nicht die Leberzellen; der wesentliche Einfluß der Leberexstirpation auf die Gallenfarbstoffbildung beruht darnach nicht auf der Entfernung der Leberzellen, sondern auf jener der Sternzellen.

Wenn daher bei einem Hunde, dem man die Leber entfernt hatte, trotzdem noch Gallenfarbstoff gebildet wird, so kann die Ursache nur in einer Tätigkeit anderer reticuloendothelialen Zellen gesucht werden, wobei McNEE[1] vor allem an die Milz und das Knochenmark denkt; das Vorkommen eines grünen Pigmentes innerhalb mancher Milz- und Knochenmarkzellen ist nicht zu leugnen.

Die KUPFFERschen Sternzellen führen gelegentlich nicht nur Pigment, sondern auch Eisen, hier mußte also die Spaltung des Hämatinmoleküls in Eisen und Pigment erfolgt sein; da diese Eisentropfen vorwiegend in den KUPFFERschen Sternzellen zu sehen sind, nicht aber in den Leberzellen, so galt das als neuer Beweis für einen funktionellen Zusammenhang zwischen Gallenfarbstoffbildung und Tätigkeit der KUPFFERschen Sternzellen. LEPEHNE[2] beschäftigte sich in Fortsetzung der Untersuchungen von McNEE mit der Frage, ob es nicht möglich wäre, durch Belastung der KUPFFERschen Sternzellen, aber auch der übrigen reticuloendothelialen Zellen, ihre hämolytische Funktion zu lähmen. Farbstoffe erwiesen sich für diesen Zweck weniger geeignet, wohl aber Kollargol; die Sternzellen erscheinen innerhalb kürzester Zeit nach der intravenösen Injektion damit erfüllt. Nicht in allen, aber in vielen Versuchen ließ sich zeigen, daß (bei Tauben z. B.) durch Kollargolspeicherung der KUPFFERschen Sternzellen eine funktionelle Ausschaltung — „eine Blockierung" — dieser Elemente möglich ist. Ich[3] habe an Gallenfisteltieren den Einfluß von Kollargol und Ferrum oxydatum saccharatum — das ebenfalls rasch von den KUPFFERschen Sternzellen phagozytiert wird — auf die tägliche Gallenfarbstoffausscheidung geprüft und analog zu den Versuchen von LEPEHNE eine Herabsetzung der täglichen Bilirubinausscheidung gesehen.

Die ASCHOFFsche Lehre, nach der die Bildungsstätte des Bilirubins die KUPFFERschen Sternzellen sind, ist nicht unwidersprochen geblieben; auf die Diskussion dieser Frage soll aber erst später anläßlich der Besprechung der Gelbsucht eingegangen werden.

Manche Anzeichen sprechen dafür, daß das reticuloendotheliale System, vor allem die KUPFFER-Zellen, auch an dem Aufbau des Cholesterins beteiligt ist; selbstverständlich kommen auch andere Organe, wie z. B. die Nebennieren, als Regulierungs- und Speicherungsorgane im Cholesterinstoffwechsel in Frage; hier sei nur an das Absinken des Blutcholesterinspiegels nach Leberexstirpation und die Erhöhung desselben nach Nebennierenexstirpation erinnert.

Man hat sich auch mit der Frage beschäftigt, ob die Gallensäuren ein Produkt der Leberzelltätigkeit sind oder auch von den KUPFFERschen Sternzellen gebildet werden; dies erwägt z. B. ASCHOFF.[4] ASCHOFF sagt u. a.: „Wir tun jedenfalls besser, von der Annahme auszugehen, daß auch die Gallensäuren irgendwo im Organismus gebildet und von den Leberzellen nur ausgeschieden werden; nur dann wird es uns möglich sein, die bemerkenswerte Unabhängigkeit der Ausscheidung von Gallensäuren von der Ausscheidung der übrigen Gallenbestandteile, z. B. des Bilirubins, besser zu verstehen."

Man hat auch den Fettstoffwechsel mit der Tätigkeit der KUPFFERschen Sternzellen in Zusammenhang gebracht und stützt sich dabei vor allem auf die Unter-

---

[1] McNEE: Lancet **1931**, 951.
[2] LEPEHNE: Zieglers Beitr. **64**, 36 (1927).
[3] EPPINGER: Hepato-lienale Erkrankungen. Berlin. 1920.
[4] ASCHOFF: Orvos Kepzos **XX**, 3 (1929).

suchungen von ANITSCHKOW[1]; er konnte zeigen, daß zwischen der Verteilung der vitalen Farbstoffe und kolloidalen Metalle einerseits und der Fette anderseits bei Kaninchen, die mit einem Gemisch von Cholesterin und Neutralfett gefüttert werden, bedeutende Analogien bestehen. Die KUPFFER-Zellen, die Endothel- und Reticulumzellen der Milz, der Lymphdrüsen und des Knochenmarkes beladen sich mit Lipoiden und gehen dabei in schaumige Zellen über; die enorme Auftreibung ist wohl auf Speicherung zu beziehen.

Man hat auch den Eiweißstoffwechsel mit der Funktion des reticuloendothelialen Systems, vor allem mit den KUPFFER-Zellen, in Zusammenhang gebracht, besonders SIGMUND[2] meint, daß in die Blutbahn eingebrachte organische Kolloide (Serum, Milch, Caseosan, Peptone) in ganz ähnlicher Weise wie die Suspensionskolloide eine Beute der KUPFFER-Zellen werden. GAZA geht noch weiter und glaubt, daß diesen Zellen nicht nur die Aufgabe zukommt, Eiweißsubstanzen in sich aufzunehmen, sondern sie auch zu verdauen. Wirklich exakte Beweise liegen aber nicht vor.

Bezüglich des Kohlehydratstoffwechsels ist nichts bekannt, was auf die Tätigkeit der KUPFFER-Zellen Bezug hätte.

SAXL und DONATH[3] haben versucht, den Wasserstoffwechsel mit den KUPFFER-Zellen in Beziehung zu bringen. Als Beweis für ihre Annahme dienen folgende Beobachtungen: Injiziert man Hunden zunächst Kollargol und zehn Minuten später Kochsalz oder einen Farbstoff, so wird die eben injizierte Flüssigkeit viel länger im Blute verweilen als ohne vorhergehende Kollargoldarreichung. Nach ihren Vorstellungen soll das Elektrokollargol in den Reticuloendothelien eine funktionelle Blockade erzeugen und dazu führen, daß eine zweite in die Blutbahn nachgespritzte Substanz von den Zellen, z. B. von den KUPFFER-zellen, nur langsam aufgenommen wird und deswegen länger im Blute verweilt. STANDENATH[4] ist mit einer solchen Erklärung nicht einverstanden und meint, daß die im Blute zirkulierenden Suspensionskolloide an Blutkolloide gebunden und mit diesen zusammen in die Speicherzellen aufgenommen werden. Diese Koppelung der Suspensionskolloide an die hydrophilen Blutkolloide kann eine Änderung in der Abwanderung von Wasser in die Blutbahn herbeiführen.

Werden Bakterien intravenös injiziert, so werden sie außerordentlich rasch eine Beute der unterschiedlichen Gefäßendothelien, vor allem der KUPFFERschen Sternzellen; das gleiche gilt von Protozoen (Tropica-Parasiten oder Leishmania DONOVANI). ASCHOFF hat auf die endotheliale Reaktion beim Fleckfieber hingewiesen, nach KUCZYNSKI[5] wächst und vermehrt sich in solchen Zellen das Virus, allerdings erscheint es ihm kaum zweifelhaft, daß es auch dort zugrunde geht. Die Vorbehandlung der Maus mit Hammelblutkörperchen nach Milzexstirpation und gleichzeitiger Eisen-„Blockade" des zurückbleibenden reticuloendothelialen Systems führt nicht mehr zur Bildung spezifischer Hämolysine oder Hämoglutinine nach Injektion von Typhusbazillen (BIELING und ISAAC[6]). Desgleichen vermißte SIGMUND die Bildung von Immunkörpern bei hochgespeicherten Kaninchen, denen außerdem die Milz entfernt wurde. Das Ausbleiben dieser Antikörperbildung bei „blockiertem" R. E. S. ist ihnen ein Beweis dafür, daß die zur Antikörperbildung führenden biologischen Vorgänge sich zum wesentlichen Teile im Bereiche dieses Systems abspielen. Agglutinine und Hämolysine er-

[1] ANITSCHKOW: Zieglers Beitr. **57**, 201 (1914); **59**, 306 (1924).
[2] SIGMUND: Klin. Wschr. **1922**, 2566; Münch. med. Wschr. **1923**, 5.
[3] SAXL u. DONATH: Wien. klin. Wschr. **1924**, 635.
[4] STANDENATH: Z. Immun.forschg **38**, 19 (1923).
[5] KUCZYNSKI: Klin. Wschr. **1922**, 8; Virchows Arch. **239**, 185 (1922).
[6] BIELING u. ISAAC: Z. exper. Med. **28**, 180 (1922).

scheinen ihnen als Sekretionsprodukte der KUPFFERschen Sternzellen sowie der anderen reticuloendothelialen Gebilde.

Jedenfalls sind die KUPFFERschen Sternzellen an den Funktionen der Leber hervorragend beteiligt; es ist nicht leicht zu entscheiden, ob man ihnen oder den Epithelien den Vorzug geben soll; das innige Ineinandergreifen beider Elemente ist wohl die beste Voraussetzung für die wichtige Stellung der Leber in einem gesunden Organismus.

N. Vitamine und Leber.

1. Vitamin A.

Das Carotin, und zwar in erster Linie das β-Carotin (Kohlenwasserstoff mit 40 C-Atomen), auch Provitamin genannt, wird in der Leber durch ein Ferment (Carotinase) in Vitamin A derart überführt, daß aus einem Carotinmolekül unter Wasseraufnahme zwei Moleküle Vitamin A entstehen; für die Umwandlung des Carotins in Vitamin A ist wahrscheinlich die Gegenwart von Thyroxin notwendig. Carotin α und γ liefern weniger Vitamin A, da sie nur einen hydrierten Ring besitzen; niemals erfolgt die Überführung in Vitamin A zu 100%. Es wird auch Carotin allein gespeichert; der Nachweis von Carotin und Vitamin A erfolgt kolorimetrisch oder auch spektrophotometrisch entsprechend der CARR-PRICschen Reaktion mit Antimontrichlorid. Die Carotine kommen überall im Pflanzenreich vor, nur in den Pilzen lassen sie sich nicht nachweisen.

Vitamin A wird besonders in der Leber gespeichert, und zwar bei Frauen mehr als bei Männern; der menschliche Foetus enthält wenig Vitamin A und auch kein Carotin; bei graviden Frauen findet sich sehr viel Vitamin A in der Leber, da der Bedarf des Foetus gedeckt werden muß; die reichste Quelle für Vitamin A bildet der Lebertran. Die Resorption von Vitamin A bei peroraler Verabreichung erfolgt mit Hilfe von Galle; schon nach 2—3 Stunden findet sich das Vitamin im Ductus thoracicus (STEPP[1]); LASCH konnte nach intravenöser Darreichung von 5 ccm Vogan keinen Übertritt in die Lymphe des Ductus thoracicus feststellen.

Thyroxin ist ein Antagonist von Vitamin A; es verhindert in der Leber die Umwandlung von Carotin in Vitamin A; thyreotropes Hormon bedingt Entleerung der Vitamin-A-Depots in der Leber, stört aber nicht die Haftfähigkeit für parenteral zugeführtes Vitamin A. SCHNEIDER und WIDMANN[2] erzeugten Gleiches durch thyreotropes Hormon; nach LASCH[3] verhindern selbst tödliche Phosphordosen die Vitamin-A-Speicherung nicht; der Vitaminstoffwechsel scheint nach histologischen Untersuchungen (DOMAGK[4] und MOLL[5]) in erster Linie an die Tätigkeit der KUPFFERschen Sternzellen gebunden.

Für einen engeren Zusammenhang des Vitamin-A-Stoffwechsels mit der Leber spricht auch die Beeinflussung des Cholesterinstoffwechsels; LUSSATZ[6] und LASCH[7] sahen bei Tier und Mensch nach Verabreichung von Vitamin A eine starke Vermehrung des Blutcholesterins; daran ist in erster Linie — auch bei Leberkranken — die Esterfraktion des Cholesterins beteiligt. KUSOKA konnte beim Tier nach intravenöser Darreichung von Lebertran oder Biosterin erhöhte Cholesterinexkretion in der Galle und Anstieg im Blute nach-

[1] STEPP: Vitamine und ihre klinische Anwendung, S. 9. Stuttgart, 1936.
[2] SCHNEIDER u. WIDMANN: Klin. Wschr. 1934, 1497.
[3] LASCH: Klin. Wschr. 1935, Nr. 30.
[4] DOMAGK: Virchows Arch. 290, 385 (1933).
[5] MOLL: Klin. Wschr. 1933, 465.
[6] LUSSATZ: Dtsch. med. Wschr. 1934, 573.
[7] LASCH: Klin. Wschr. 1934, 1534.

weisen. Die Speicherungsfähigkeit für Vitamin A hält nach den Untersuchungen von AscHoff[1] bis ins höchste Alter an. Eine Verminderung in der Leichenleber findet sich bei allen Erkrankungen, die mit starker Leberschädigung einhergehen; bei Ikterus mit Gallengangverschluß finden sich schwere Resorptionsstörungen von Vitamin A und Carotin; es ist bis jetzt nicht möglich gewesen, den A-Spiegel im Blut nach peroraler Darreichung zu steigern. Ob das Absinken der Blutwerte von Vitamin A bei Lebererkrankungen nur die Folge einer Resorptionsstörung ist oder ob durch die Lebererkrankung selbst eine verminderte Speicherungsfähigkeit erzeugt wird, ist noch nicht entschieden. Bei manchen Fällen von Lebercirrhose konnte Vitamin A weder im Serum noch in der Leber gefunden werden; auch beim Basedow, der mit Leberschädigung einhergeht, finden sich im Blute niedrige Werte (erhöhter Verbrauch oder Leberschädigung ?).

Durch schwere Störungen des Vitaminstoffwechsels bei chronischen Leberkrankheiten finden auch die bei Leberaffektionen so oft vorkommenden Avitaminosen (Hemeralopie oder Keratomalacie) ihre Erklärung.

Auch für die Bildung von Gallensteinen scheint der Vitamin-A-Stoffwechsel der Leber von Bedeutung zu sein; bei A-freier Kost kann es beim Tier (Literatur bei STEPP, KÜHNAU)[2] zur Bildung von Konkrementen in den Gallenwegen kommen.

Therapeutisch erprobte Präparate sind Vogan (reinstes Vitamin A), Detavit (Vitamin A und D), Degewop (A), Avoleum (Brit. Drug. London).

Bei Leberkrankheiten ist nur die Injektion der Vitamine empfehlenswert.

2. Vitamin B.

a) Vitamin B_1.

(s. g. Betaxin, B^1-Chlorhydrat von Merk und Hoffmann-la Roche).

B_1, das sich reichlich in der frischen Leber findet, äußerst hitzebeständig ist und sich auch gegen Alkali widerstandsfähig zeigt, ist nicht identisch mit dem ebenfalls in der Leber gefundenen thermostabilen Antiperniciosaprinzip; es findet sich auch nicht in den zur Injektion gelangenden Leberextrakten; B_1 wirkt spezifisch bei Beriberi und verschiedenen Rückenmarksaffektionen sowie bei Neuritiden.

b) Vitamin-B_2-Komplex.

1. Wachstumsfaktor (Lactoflavin), ein Baustein des Atmungsfermentes der Zelle, findet sich besonders reichlich in der Leber und wird daselbst auch gespeichert.

2. Pellagraschutzstoff (B_6 . PP-Faktor), noch nicht rein dargestellt, ebenfalls reichlich in der Leber vorhanden, beeinflußt den Schwefelstoffwechsel. Bei experimenteller Rattenpellagra ist z. B. der Glutathiongehalt der Leber stark vermindert.

3. Der Anämiefaktor (Extrinsic-Faktor Castle Vitamin B_2) ist löslich in Wasser, 80% Alkohol, Aceton und findet sich sehr reichlich in der Leber; er ist ebenso wie das Antiperniciosaprinzip (REIMANN-SINGER) hitzebeständig. Der Extrinsic-Faktor wird durch Bindung mit dem Intrinsic-Faktor der Magenschleimhaut zum Antiperniciosaprinzip und als solches in der Leber gestapelt; durch lebereigene Fermente kann es aus den Depots wieder aktiviert werden. Bei Fehlen des Intrinsic-Faktors oder mangelnder Resorption des Antiperniciosaprinzips kommt

---

[1] AscHoff: Klin. Wschr. **1934**, 1003.
[2] STEPP, KÜHNAU: Neue Deutsche Klinik **1933**, Erg.-Bd. 1, S. 43.

es durch den Mangel an Reifungsstoffen des hämatopoetischen Systems zum Rückschlag in die embryonale Blutbildung; gleichzeitig tritt eine Knochenmarkssperre (Zurückhalten der Reticulocyten im Knochenmark) auf. Ob durch den Anämiefaktor der Leber auch die Granulocytopoese beeinflußt wird, ist noch nicht sichergestellt; jedenfalls sind gute Erfolge bei Aleukie oder Agranulocytose mit sehr großen Dosen von Leberextrakten beobachtet worden; es dürfte vielleicht empfehlenswert sein, den Gesamtkomplex von Vitamin B_2 (Lactoflavin und Anämiefaktor) zu verwenden.

c) Vitamin C.

Vitamin C ist in der Leber reichlich nachweisbar; es beschleunigt vielleicht in Form der Ascorbinsäure die Leberwirkung bei perniziöser Anämie (SEYDERHELM, KREITMAYER).

d) Vitamin D.

Es findet sich besonders reichlich in Fischleberölen und soll in der Leber durch eine noch unbekannte Synthese in großen Mengen gebildet werden. Es wird in der Leber gespeichert, bei Gallengangverschluß ist die Resorption gestört. Auf seine Beziehungen zur Leber weist auch die Steigerung des Serumcholesterins bei Tier und Mensch nach großen Dosen hin.

Anwendung (als Vigantol, Radiostol) bei Rachitis und Osteomalacie.

e) Vitamin E.

Ist ein chemisch noch nicht vollständig erforschtes „Antisterilitätsvitamin", das sich in geringer Menge auch in der Leber findet und daselbst wahrscheinlich auch gespeichert wird.

Therapie: Sexualschwäche, habitueller Abortus usw.

f) Vitamin H.
(Hautfaktor nach GYÖRGY.)

Soll für die normale Verwertung von Fetten und gewissen Eiweißkörpern wichtig sein. Die Leber ist sehr reich an diesem Vitamin, außerdem wird es in der Niere gespeichert; es wird erst während der proteolytischen Spaltung wirksam. Seine chemische Zusammensetzung ist noch unbekannt. Es ist noch nicht im Handel. Experimentell lassen sich bei der Ratte Hautentzündungen (die nicht Pellagra sind!) erzeugen. Beim Menschen findet es Verwendung bei seborrhoischem Ekzem, bei der Dermatitis seborrhoica, der Erythrodermia desquamativa Leiner (Erkrankungen, die fast nur bei mit Flaschenmilch genährten Kindern vorkommen). Eiereiweiß und Casein wirken auf den Säugling giftig; daß dies nicht geschehe, dafür sorgt das Vitamin H. GYÖRGY gab mit ausgezeichnetem Erfolg bei Säuglingskrankheiten täglich 25—30 g gekochte Leber als vitamin-H-reiche Nahrung. — Eine weitere H-Avitaminose soll die Psoriasis (BÜRGER) sein, die durch fettarme Ernährung bei gleichzeitiger parenteraler Lebertherapie gebessert werden kann. Inwieweit Vitamin H bei Pellagra und Ekzemen von Nutzen ist, ist derzeit noch unsicher.

Auch über gute Erfolge mit Leberinjektionen bei allergischen Erkrankungen Erwachsener wird berichtet (KÄMMERER, OEHME).

III. Allgemeine Semiotik der Leberkrankheiten.

Die physikalische Untersuchung der Leber, die der funktionellen Prüfung vorauszugehen hat, kann nur dann ihren Zweck voll erreichen, wenn sie im Rahmen einer genauen Untersuchung des gesamten Organismus erfolgt. Von dieser Regel soll man nicht abweichen, selbst wenn die hepatischen Beschwerden noch so sehr im Vordergrunde stehen. Liegen Anhaltspunkte vor, daß es sich um ein Leberleiden handelt, dann soll man sein besonderes Augenmerk auch der *Milz*, der Beschaffenheit des *Knochenmarkes*, dem *Pankreas, Oesophagus, Magen, Darm* und *Cavum peritonei* zuwenden. Die Organe, die unter normalen und pathologischen Bedingungen dauernd mit der Leber in inniger Beziehung stehen, wurden vor vielen Jahren unter dem Kollektivbegriff des *chylopoetischen Systems* zusammengefaßt; es ist schade, daß dieser von BAMBERGER[1] in die Klinik eingeführte Name, der die Zusammengehörigkeit dieser Organe so gut charakterisiert, fast völlig in Vergessenheit geraten ist.

A. Krankheitszeichen im Bereiche der Leber.

Durch die Perkussion bemühen wir uns, über die wahre Größe und Form der Leber Aufschluß zu gewinnen; in Analogie zum Herzen möchte man glauben, daß dies durch die Bestimmung der *relativen Leberdämpfung* unschwer gelingt. Leider ergeben sich hier Schwierigkeiten, denn die Ermittlung der Zwerchfellkuppe, die als Maß für die wirkliche Höhenausdehnung der Leber von Bedeutung wäre, ist perkutorisch kaum möglich; wir müssen uns daher vielfach mit der *absoluten Leberdämpfung* begnügen.

1. Perkussion der Leber.

Eine entsprechende Würdigung der *absoluten Leberdämpfung* setzt die Kenntnis der normalen Verhältnisse voraus. Der vordere Abschnitt wird am besten in Rückenlage perkutiert, die seitlichen Partien entweder in stehender oder in linker Seitenlage, die rückwärtigen Anteile in sitzender oder aufrechter Haltung. Perkutiert man die rechte Thoraxhälfte in liegender Stellung abwärts von der 4. Rippe, so erhält man zunächst normalen Lungenschall; am unteren Rand der 5. Rippe — Mamillarlinie (M. L.) — wird der Schall ziemlich plötzlich weniger hell; es gilt diese Stelle als obere Grenze der relativen Leberdämpfung. Da, wie bereits erwähnt, die wahre Lebergröße sich damit nicht deckt, so erscheint die Bezeichnung — oberer Rand der relativen Leberdämpfung — etwas willkürlich. Bei genügend schwacher Perkussion bleibt hierselbst der Schall noch hell, erst einen Intercostalraum (I. C. R.) tiefer beginnt die absolute Leberdämpfung, die der der Brust- und Bauchwand unmittelbar anliegenden vorderen Fläche der Leber entspricht. Sicherlich stellt die absolute bzw. oberflächliche Leberdämpfung, ähnlich wie dies auch von der relativen Herzdämpfung gilt, nur ein indirektes Maß der wahren Lebergröße dar, aber in den meisten Fällen gewinnt man unter Würdigung der Nachbarschaft einen genügenden Einblick.

Die absolute Leberdämpfung ist beim normalen Menschen meist durch folgende Punkte charakterisiert:

Tabelle 5.

	An der Wirbelsäule	In der Skapularlinie	In der Axillarlinie	In der Mamillarlinie	In der Parasternallinie	In der vorderen Mittellinie
Obere Grenze der Leberdämpfung	11. Rippe	unterer Rand der 9. Rippe	unterer Rand der 7. Rippe	6. Intercostalraum	an der 6. Rippe	—
Untere Grenze der Leberdämpfung	—	an der 11. Rippe	dicht oberhalb des Rippenbogens	Rippenbogen	—	In der Mitte zwischen Processus xiphoideus und Nabel

---

[1] BAMBERGER: Virchows Handbuch der speciellen Pathologie, 6. Bd., 1. Abtlg. 1865.

Diese hier angeführten Grenzen sind veränderlich. Die obigen Angaben verstehen sich bei mittlerer Inspiration; bei tiefer Einatmung rücken beide Dämpfungsgrenzen nach abwärts. Eigentlich sollte man eine Verschmälerung der Dämpfung erwarten; wenn dies in der Regel nicht der Fall ist, so liegt es an dem gleichzeitigen Tiefertreten der ganzen Leber; möglicherweise kommt es dabei auch zu einer Formveränderung der Leber, denn die Abflachung des Zwerchfelles muß sich auch auf die Leberoberfläche übertragen. Die nebenstehende Abbildung (Abb. 11) erklärt die Verhältnisse besser als eine lange Beschreibung. Bei sehr tiefer Inspiration wird die absolute Leberdämpfung kleiner; eine Verschmälerung der absoluten Leberdämpfung erfolgt auch, wenn sich der Patient aus der Rückenlage in die linke Seitenlage begibt. Als Ursache dafür kommt weniger eine passive Mobilität des Lungenrandes — wie dies von GERHARDT[1] angenommen wird — in Frage, als vielmehr das Abdrängen des Lebermassivs vom Brustkorb.

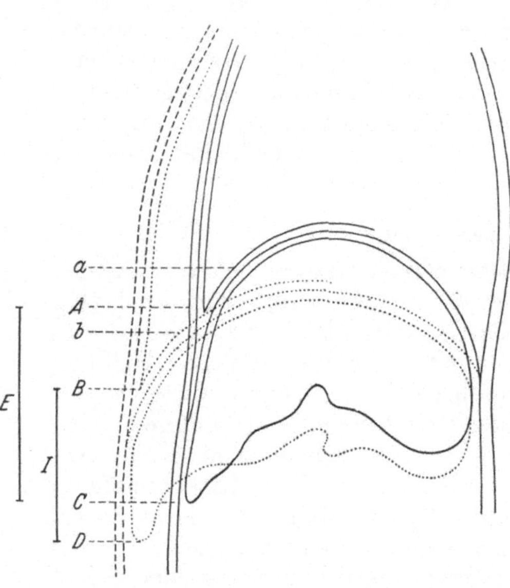

Abb. 11. Einfluß der Zwerchfellatmung auf die Leber, bzw. absolute Leberdämpfung.

In der Praxis berücksichtigt man noch immer zur Größenbestimmung die obere Grenze der relativen Leberdämpfung, obwohl man weiß, daß sie mit der Leberkuppe nicht identisch ist; rechnet man noch ca. 5 cm hinzu, so bekommt man eine ungefähre Vorstellung über den hinteren Scheitelpunkt der Leber bzw. über die Höhe der Zwerchfellwölbung; verläßliche Werte erhalten wir nur durch das Röntgenverfahren. Die untere Grenze der Leberdämpfung findet man am besten, wenn man von unten nach oben perkutiert, d. h. vom hellen Schallgebiet des Darmes sich der Leberdämpfung nähert. Wichtig ist dabei, möglichst leise zu perkutieren, um das Mitschwingen größerer Bauchpartien zu vermeiden.

Dasselbe gilt, wenn man sich über die Größe des linken Leberlappens orientieren will, die man am zweckmäßigsten durch Perkussion des TRAUBEschen Raumes und vom Abdomen her entlang der linken Parasternallinie ermittelt. Der Magen muß dabei leer sein, da ein voller Magen durch Ausfüllung des TRAUBEschen Raumes leicht eine Vergrößerung des linken Leberlappens vortäuschen kann.

Bestimmenden Einfluß auf die Leberdämpfung üben die Form der unteren Thoraxapertur, die Gestaltung des Abdomens, vor allem aber das Verhalten der Lunge. Bei Frauen ist im allgemeinen die Leberdämpfung schmäler, bei älteren Leuten die obere Dämpfungsgrenze etwas herabgedrängt, außerdem wird die Leber im höheren Alter in toto kleiner.

Die perkutorische Ermittlung der Lebergrenzen in der Mittellinie und ebenso links in der Gegend des Herzspitzenstoßes stößt auf Schwierigkeiten; fast alle Untersucher zeichnen die untere Lebergrenze in der Mitte zu hoch; die relativ schmächtige Beschaffenheit des linken Leberlappens, speziell in den Randpartien, ist schwer von dem darunterliegenden Magen abzugrenzen.

---

[1] GERHARDT: Stand des Diaphragmas. Tübingen. 1860.

Die besten Resultate sind zu erzielen, wenn man sich auf die rechte Seite des Kranken stellt, die Finger der linken Hand über die vermutete Gegend der unteren Lebergrenze legt und die Bauchdecken ziemlich tief eindrückt; jetzt perkutiert man leise in der üblichen Art; bei diesem Vorgehen werden die Darmwände so stark gespannt, daß der klanghaltige Schall verschwindet oder zurücktritt und die für die Abgrenzung nötigen diskontinuierlichen Schwingungen entstehen. Von der praktischen Brauchbarkeit der Methode kann man sich leicht in den Fällen überzeugen, in denen der untere Leberrand sicher fühlbar ist; Perkussion und Palpation geben dann übereinstimmende Ergebnisse. Nach oben geht die Leberdämpfung, die dem linken Lappen entspricht, in die Herzdämpfung über, nach links reicht sie bis in die Gegend des Spitzenstoßes. Es ist von der jeweiligen Ausdehnung der Leber bzw. der Herzdämpfung abhängig, ob die Leberdämpfung bald mit dem Herzen, bald mit der Lunge zusammentrifft; die Entfernung der linken Grenze von der Mittellinie beträgt beim Erwachsenen 6—7 cm.

Unter pathologischen Bedingungen kann die Ermittlung der oberen Grenze der absoluten Leberdämpfung unmöglich werden; wir denken vor allem an die rechtsseitige Pleuritis, die exsudative Pericarditis und die Verdichtung des rechten Mittel- bzw. Unterlappens.

Bereitet die Bestimmung der unteren Grenze der Leberdämpfung schon unter physiologischen Bedingungen Schwierigkeiten, so kann dies ganz besonders bei Störungen in der Umgebung der Leber der Fall sein; zunächst haben wir, rechts von der Mittellinie, auf jede stärkere Gasansammlung oder Kotanhäufung im Colon, links auf Füllung und Gasblähung des Magens zu achten. Darauf hat man besonders dann Rücksicht zu nehmen, wenn es zu einer Interpolation des Darmes zwischen Leber und vorderer Bauchwand kommt. Auch bei hochgradigem Ascites kann die Bestimmung der unteren Lebergrenze zur Unmöglichkeit werden; wenn die Flüssigkeitsansammlung im Abdomen nicht allzu große Dimensionen angenommen hat und frei beweglich ist, läßt sich die untere Lebergrenze in linker Seitenlage bestimmen.

Ein vollkommenes Fehlen der absoluten Leberdämpfung sieht man bei Anwesenheit von freiem Gas im Cavum peritonei; früher war dies ausschließlich nach Perforation des Magens oder Darmes zu beobachten; jetzt, wo man Gelegenheit hat, ein artifizielles Pneumoperitoneum zu sehen, läßt sich das Verschwinden der Leberdämpfung durch das Gas öfter demonstrieren. Besteht trotz Pneumoperitoneum die Leberdämpfung weiter, so kann dies zugunsten einer Zuckergußleber oder von Adhäsionen zwischen Leber und vorderer Bauchwand verwertet werden.

Ein Höhertreten der absoluten Leberdämpfung sieht man bei Schrumpfung der rechten Lunge vor allem dann, wenn gleichzeitig eine Drucksteigerung im Abdomen hinzukommt. Sehr häufig sieht man das bei Meteorismus; in solchen Fällen kann ein absolut gedämpfter Schall bis zur Höhe der Brustwarze, also in der Mamillarlinie bis zum oberen Rand der 5. Rippe oder bis zum 4. Intercostalraum hinaufreichen, während die untere Lebergrenze in gleichem oder noch höherem Maße nach oben verschoben erscheint; die Verhältnisse gestalten sich im Liegen ungünstiger als im Stehen.

Die obere Grenze der „Leberdämpfung" muß nicht unbedingt der Leber entsprechen, sondern es kann der eigentlichen Leberdämpfung noch ein gedämpfter Bezirk aufgesetzt sein, welcher dem unteren Saum der durch Kompression vollständig luftleer gewordenen und deshalb selbst einen dumpfen Schall gebenden Lunge entspricht. Auch in solchen Fällen findet man den unteren Leberrand beträchtlich höherstehend; oft steht derselbe so hoch, daß die Leberdämpfung, selbst mit Hinzurechnung des komprimierten Lungenrandes, außerordentlich schmal erscheint, ja manchmal kaum nachweisbar ist; als Ursache hierfür kann die sogenannte Kantenstellung der Leber in Betracht kommen; diese wird, wie aus der Abbildung (Abb. 12) ersichtlich ist, durch die stärkere Wölbung des Abdomens und die gleichzeitig einsetzende Abflachung des Zwerchfelles einerseits und die gegen den unteren Rand der Leber von unten empordrängenden Darmschlingen anderseits bedingt. Die hintere untere Grenze der Leberdämpfung erfährt bei Meteorismus selten eine Änderung, da das eigentliche Massiv der Leber — also die rückwärtigen Anteile — kaum wesentlich emporgedrängt wird.

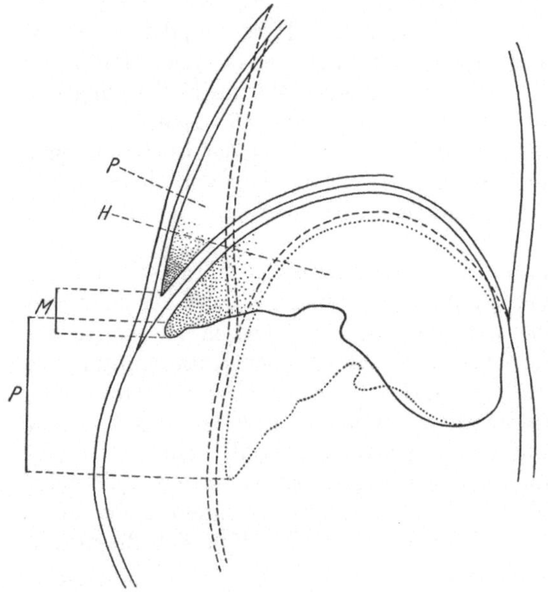

Eine Verkleinerung der Leberdämpfung kann auch einer tatsächlichen Verkleinerung der Leber entsprechen; auf eine wirkliche Verkleinerung darf man nur dann schließen, wenn Ascites fehlt, das Abdomen nicht abnorm ausgedehnt ist und bei normaler oberer Lebergrenze die untere konstant höher als normal gefunden wird. Größenunterschiede, speziell wenn es sich um rasch ablaufende Veränderungen handelt, sind manchmal besser zu beurteilen, wenn man das Massiv der Leber in der linken Seitenlage untersucht. Bei akuter Leberatrophie kann die Leber so klein werden, daß sie die vordere Bauchwand überhaupt nicht erreicht und eine Dämpfung fehlt.

Bei Abflachung des Zwerchfelles, wie sie beim Emphysem und beim Pneumothorax zu sehen ist, steht natürlich der untere Lungenrand tiefer als normal; aber infolge gleichzeitigen Tiefstandes der unteren Lungengrenze erscheint auch die absolute Leberdämpfung nicht oder nur wenig vergrößert. Sieht man daher bei sichergestelltem Emphysem doch eine Vergrößerung der absoluten Leberdämpfung, so bedeutet das fast immer, soweit man andere Möglichkeiten ausschließen kann, Vergrößerung der Leber, meist bedingt durch Stauung.

Abb. 12. Schematische Darstellung des Einflusses von Meteorismus auf die Lage der Leber bezw. die Leberdämpfung. P = absolute Leberdämpfung (normal); M = absolute Leberdämpfung (Meteorismus).

Eine analoge Vergrößerung der Leberdämpfung kommt noch häufiger bei Stauungszuständen vor, die sich zu Klappenfehlern und sonstigen Erkrankungen des Herzens hinzugesellen; wichtig ist in diesen Fällen die besondere Beteiligung des linken Leberlappens; dementsprechend reicht die Leberdämpfung, die dem linken Lappen entspricht, nicht nur beträchtlich nach unten, sondern auch weit nach links über den Spitzenstoß hinaus, wodurch der TRAUBEsche Raum von rechts her eingeengt wird.

Eine Vergrößerung der Leberdämpfung findet sich bei vielen Parenchymerkrankungen der Leber, selbst beim rein mechanischen Stauungsikterus kann die Leber eine gleichmäßige Vergrößerung erfahren; dasselbe gilt von der toxischen Fettleber und der amyloiden Degeneration.

Bei Geschwülsten der Leber müßte man eine unregelmäßige Leberdämpfung voraussetzen; doch selbst ausgedehnte Metastasen sind kaum imstande, solche Unregelmäßigkeiten zu bedingen; auch sie führen nur zu einer allgemeinen Vergrößerung, was die Diagnose oft recht erschwert. Das einzige, was gelegentlich mittels der Perkussion bei Tumoren der Leber zu erfassen ist, sind Unterschiede in der Intensität des Resistenzgefühles. Ähnliches sieht man auch bei entzündlichen Gallenblasentumoren und sonstigen nicht malignen Vergrößerungen; ob z. B. ein größerer Tumor, der in der Nähe der Leber liegt, der Leber selbst angehört oder von einem Nachbarorgan ausgeht, ist manchmal durch die Perkussion leichter zu erkennen als durch die Palpation.

2. Palpation der Leber.

Nach Festlegung der absoluten Leberdämpfung bemüht man sich, die Ergebnisse der Perkussion tunlichst durch die *Palpation* zu überprüfen; man kann so gleichzeitig über Härte, Oberfläche und Empfindlichkeit der Leber Aufschluß gewinnen. Die gesunde Leber ist so weich, daß man sie kaum fühlen kann. Am deutlichsten ist der untere Leberrand der Palpation in oder etwas außerhalb der rechten Mamillarlinie zugänglich; man taste mit größter Zartheit, schleiche sich gleichsam mit der palpierenden Hand an die Leber heran und untersuche während der Inspiration und Exspiration. Geringe Verhärtungen sind nicht immer leicht zu tasten, weil durch die Palpation leicht eine Muskelkontraktion ausgelöst wird; stoßweise Palpation führt gelegentlich noch eher zum Ziele, namentlich dort, wo Ascites oder Meteorismus bestehen; auch kann man die Leber manchmal durch Druck mit der linken Hand vom Rücken her der palpierenden Hand nähern. Fühlt man den Rand, so kann die Feststellung der respiratorischen Beweglichkeit infolge unzweckmäßiger Atmung des Patienten auf Schwierigkeiten stoßen; es ist dies besonders häufig bei Frauen zu beobachten, da sie den thorakalen Atemtypus bevorzugen.

Sehr wichtig ist die Beachtung der Qualität des Leberrandes, ob er scharf, zugeschnitten (Cirrhose) oder stumpf (Stauung, Amyloid), stellenweise unterbrochen oder ganz unregelmäßig ist. Bei erheblichem Tiefstand oder starker Schwellung der Leber kann man häufig den unteren Rand, besonders bei großer Schlaffheit der Bauchdecken, vollständig umgreifen und sich so ganz besonders gut über die Qualität des Leberrandes ein Bild machen. Besonders wichtig ist der Nachweis, ob die Inzisur normal oder stärker ausgeprägt, nach rechts oder links verlagert ist.

Sofern die Leber bei normaler Größe im Epigastrium oder bei Tiefstand oder Schwellung in größerer Ausdehnung der Bauchwand anliegt, sind wir imstande, durch die Palpation uns Aufschluß über die Beschaffenheit ihrer Oberfläche zu verschaffen. Bei venöser Stauung und auch bei mechanischem Ikterus ist sie glatt und eben; bei manchen Formen von Lebercirrhose kann man gelegentlich die kleinhöckerige Beschaffenheit der Leberoberfläche tasten, bei der syphilitischen Leberschrumpfung die rundlichen größeren oder kleineren Wülste und zwischen ihnen die durch breite, abschnürende Bindegewebszüge gebildeten tiefen Furchen; bei Carcinom der Leber kleinere und größere flache, rundliche Erhebungen, manchmal mit dellenartiger Vertiefung im Zentrum, denen auch kleinere und größere Vorwölbungen des Leberrandes entsprechen.

Die Druckempfindlichkeit der Leber läßt auch diagnostische Schlüsse zu; Cirrhosen, maligne Tumoren, Echinokokken sind an und für sich nicht empfindlich; schmerzhaft sind vor allem die entzündlichen Veränderungen und die Stauungsleber; mit dem Grade der Empfindlichkeit nehmen im allgemeinen die Atemexkursionen ab.

Pulsation der Leber, teils sichtbar, teils nur tastbar, findet sich als arterieller Leberpuls bei Aorteninsuffizienz, als venöser, systolischer bei Tricuspidalinsuffizienz. Das Grundleiden gibt wohl die Aufklärung; die Möglichkeit einer von der Aorta oder vom Herzen her mitgeteilten Pulsation ist um so eher gegeben, je näher die palpierte Stelle zur Mittellinie liegt. Um den echten vom mitgeteilten Leberpuls trennen zu können, bemühe man sich festzustellen, ob die Pulsation diffus oder zirkumskript ist, was durch Auflegen beider Hände auf das Lebermassiv in einem gewissen Abstand, womöglich bei angehaltenem Atem, meist unschwer gelingt. Leberpulsationen als Folge eines Aneurysma der Leberarterie gehören zu den großen Seltenheiten; hierbei kann es auch zu auskultatorisch hörbaren Geräuschen kommen. Sonst kommt die Auskultation der Lebergegend nur noch beim perihepatitischen Reiben in Betracht, das sich gelegentlich auch palpatorisch bemerkbar macht.

Wenn sich die Gallenblase durch Retention von Galle oder durch Anwesenheit von Gallensteinen ausdehnt, ist sie oft deutlich unterhalb des unteren Leberrandes tastbar, ja gelegentlich zeichnen sich ihre Konturen bei forcierter Inspiration an der vorderen Bauchdecke ab oder man kann sie palpatorisch genau abgrenzen. Die Steine selbst sind wohl kaum zu tasten; fühlt sich die Gallenblase hart an, so ist dies meist auf eine Infiltration der Gallenblasenwand zu beziehen. Hart und höckerig fühlt sich die Gallenblasenwand auch bei karzinomatöser Entartung an; hier die Differentialdiagnose zwischen Tumor oder entzündlich veränderter Gallenblase zu stellen, ist außerordentlich schwierig und verantwortungsvoll; der Krankheitsverlauf und die allgemeine Symptomatologie sichern uns die Beurteilung.

Bei der gewöhnlichen Form der Schnürleber läßt sich der abgeschnürte Lappen besser durch die Palpation als durch die Perkussion erkennen; bei genügender Schlaffheit der vorderen Bauchdecken läßt er sich gelegentlich auch von unten umgreifen. Die Trennung gegenüber einer Wanderniere oder einem Nierentumor ist nicht immer leicht; für den Schnürlappen spricht die Tatsache, daß sich der fragliche Tumor bei der Einatmung deutlich nach abwärts bewegt und bei der Ausatmung trotz versuchter Fixation wieder hinaufrückt. Bei Tumoren am unteren Leberrand ist es immer erwünscht, Beziehungen zwischen dem Tumor und dem Leberrand festzustellen; wenn der charakteristische Palpationsbefund des Randes fehlt, müssen wir auch mit der Möglichkeit eines extrahepatalen Tumors rechnen.

3. Röntgenuntersuchung der Leber.

Die Röntgenuntersuchung, speziell in ihrer Kombination mit dem Pneumoperitoneum, bedeutet diagnostisch für die Beurteilung unklarer Leberfälle eine wesentliche Ergänzung und Erweiterung. Die gewöhnliche dorsoventrale Betrachtung des stehenden Patienten gibt uns eine klare Vorstellung vom Zwerchfellstand und damit auch vom oberen Leberrand. Durch Schrägstellung des Patienten haben wir es in der Hand, die einzelnen phrenicocostalen Winkel zu betrachten. Die Feststellung geringer Flüssigkeitsansammlung im Sinus phrenico-costalis kann uns in der Beurteilung so manchen Leberfalles wertvolle Dienste leisten. Metastasen, selbst wenn sie groß sind, lassen sich röntgenologisch, wie autoptische Kontrollen lehren, nur außerordentlich selten erkennen. Die untere Lebergrenze ist bei der Röntgenbetrachtung auch auf der Platte kaum festzustellen; feinere Details sind jedenfalls nicht zu unterscheiden, weil sie in der schattengebenden Masse der Bauchhöhle verschwinden; selbst wenn man durch Gasblähung Kontraste erzeugt, werden die Verhältnisse nicht wesentlich klarer. Einen Fortschritt bedeutet die Röntgenuntersuchung der Leber bei gleichzeitigem Pneumoperitoneum; nach Einblasen von Luft oder Kohlensäure in das Cavum peritonei kommt es, speziell bei aufrechter Körperstellung, zu einer Einlagerung von Gas zwischen Leberoberfläche und Zwerchfell. In selten schöner Weise lassen sich so Verbindungen zwischen Leber und Zwerchfell zur Darstellung bringen, unter günstigen Bedingungen gelingt es sogar, die Cava inferior zu sehen. Wir versuchten, die granulierte Leberoberfläche bei Cirrhose so zur Darstellung zu bringen, doch stellt man sich im allgemeinen die Dinge einfacher vor, als sie in Wirklichkeit sind — jedenfalls kommt man auf diesem Wege nur selten zu eindeutigen Resultaten; noch am ehesten gelingt eine Differenzierung der groblappigen Leberlues; meist besteht aber gleichzeitig eine ziemlich starke Verwachsung mit der Umgebung, wodurch eine Beurteilung der Verhältnisse erschwert oder unmöglich gemacht wird. Tumoren an der Unterfläche der Leber, also vor allem Veränderungen der Gallenblase, sind in liegender Stellung bei Betrachtung von der Seite her manchmal zu sehen; störend wirken auch hier Verwachsungen. Wegen der relativ vielen Mißerfolge möchte ich das Pneumoperitoneum zur Klarstellung von Leberveränderungen nur dann heranziehen, wenn sich dieses Verfahren mit einer gleichzeitigen Bauchpunktion vereinen läßt. Um die nachträglichen Beschwerden tunlichst abzukürzen, verwenden wir statt Luft Kohlensäure oder Sauerstoff.

Viel hat man sich von der *Hepato-Lienographie* nach Injektion von Thorotrast versprochen; das Verfahren rührt von RADT[1] und OKA[2] her. Injiziert man kolloidale Thoriumdioxydlösung — von HEYDEN unter dem Titel „Thorotrast" in den Handel gebracht —, so kommt es zu einer Thoriumspeicherung in Leber und Milz; die Speicherung gestaltet sich dabei so intensiv, daß die Röntgendichte von Leber und Milz zunimmt; auf diese Weise gelingt es sowohl beim Tier als auch beim Menschen, Leber und Milz im Röntgenbilde deutlich zur Darstellung zu bringen. Die Speicherung in der Leber erfolgt von den KUPFFER-Zellen. Befinden sich innerhalb der Leber Gebilde, denen die Speicherungsfähigkeit (z. B. Krebsmetastasen) fehlt, so bleiben diese Partien von der Thorotrastimbibition verschont, was gelegentlich auch am Röntgenbilde zu erkennen ist. Ein Nachteil dieses Verfahrens ist die lange Retention des Kontrastmittels; selbst nach Monaten zeigt die Leber und ebenso die Milz noch einen intensiven Röntgenschatten, weil die reticuloendothelialen Elemente noch immer das Thoriumdioxyd festhalten. Dieser Vorgang ist anscheinend für den Organismus nicht ganz gleichgültig, denn an dem Vorkommen gewisser Funktionsstörungen (POPPER, SCHOLL) sowohl im Experiment als auch beim Menschen ist nicht zu zweifeln. Selbst Todesfälle wurden beobachtet. POPPER und SCHOLL[3] haben ein Verfahren ausgearbeitet, das es ermöglicht, die Ausscheidung des Thoriums durch Harn und Kot zu verfolgen; in Versuchen, die über ein Jahr ausgedehnt wurden, zeigte sich während dieser Zeit keine Ausscheidung. Es decken sich diese Befunde mit den röntgenologischen Beobachtungen, die noch lange deutlich feststellbare Mengen von Thorotrast erkennen lassen. Man hat auch die einzelnen Organe auf ihren Thoriumgehalt mit chemischen Methoden geprüft; am meisten speichert die Milz, dann die Leber, das Knochenmark und die Lunge. Interessant ist die Angabe von POPPER und SCHOLL,[4] die im Thoriumgehalt zwischen Lebergewebe und karzinomatösen Metastasen keinen wesentlichen Unterschied fanden. Man hat auch den durch Thorium gespeicherten Organismus immunbiologisch unter-

---

[1] RADT: Med. Klin. **1930**, 88, 1692.
[2] OKA: Fortschr. Röntgenstr. **40**, 497 (1929).
[3] POPPER u. SCHOLL: Wien. klin. Wschr. **1932**, Nr. 12.
[4] POPPER u. SCHOLL: l. c.

sucht und dabei ebenfalls eine Herabsetzung der Widerstandfähigkeit feststellen können. Jedenfalls mahnen gerade diese Beobachtungen zur Vorsicht bei der Anwendung dieses diagnostischen Verfahrens; diesem Umstande ist es wohl zuzuschreiben, daß in letzter Zeit von der Anwendung des Thorotrast Abstand genommen wird.

4. Laparoskopie der Leber.

Der Vollständigkeit halber sei auch die *Laparoskopie* zur Erkennung von Leberkrankheiten erwähnt. Das von JAKOBAEUS[1] konstruierte Instrument, das vielfach einem Cystoskop gleicht, wird nach der Bauchpunktion, die zur Entleerung der Ascitesflüssigkeit durchgeführt wurde, in den Bauch eingeführt und der Leber genähert; meist bekommt man die Unterfläche der Leber, eventuell auch den Leberrand zu Gesicht. Bei einiger Übung bereitet es keine allzu großen Schwierigkeiten, für die Diagnose wichtige Veränderungen zu erkennen; so ist die höckerige Oberfläche bei Lebercirrhose oft sehr schön zu sehen. Was mir hier, ebenso wie bei Probelaparotomien, besonders aufgefallen war, ist die dunkle Farbe der Leberoberfläche bei der Cirrhose; wir kennen die Farbe im allgemeinen nur von der Sektion her, wo das Organ eher blaß erscheint; in vivo dürfte sie ziemlich blutreich und dementsprechend viel dunkler sein.

B. Andere Krankheitszeichen (Milz, Blut, Blutmauserung, Pankreas, Magen, Darm, Kollaterale).

1. Die Milz.

In der Pathogenese der Leberkrankheiten spielt die Milz eine große Rolle; ihre Größe und Beschaffenheit verdient deshalb in der Diagnostik der unterschiedlichen Leberkrankheiten größte Beachtung.

Die Frage, ob die Milz vergrößert ist, kann gelegentlich selbst vom Geübtesten bei einmaliger, selbst genauester Untersuchung nicht sofort in dem einen oder anderen Sinne entschieden werden. Die Diagnostik der großen Milz bereitet nur selten Schwierigkeiten; immerhin sind Irrtümer gar nicht so selten zu beobachten. Wie selbst von maßgebendster Seite auf diesem Gebiete gesündigt werden kann, beweist folgende Beobachtung: Eine bekannte Persönlichkeit konsultiert wegen seines „Milztumors" 13 Ordinarii von Deutschland, Österreich, Ungarn und der Schweiz, außerdem zahlreiche andere Spezialisten; mit einer einzigen Ausnahme sprachen sich alle für Milztumor aus. Der Fall kam schließlich in Wien zur Operation, wobei sich der „Milztumor", der durch fast drei Jahre hindurch seine Größe kaum verändert hatte, als Hypernephrom entpuppte. Der Arzt, der eine mehr oder minder deutliche Resistenz in der Milzgegend ohne weiteres als Milztumor anspricht, anderseits aber bei negativem Palpationsbefund die Milz einfach als „nicht tastbar" bezeichnet, was eigentlich „nicht getastet" heißen sollte, wird mit Fehldiagnosen häufiger rechnen müssen. Es sollte stets streng auseinandergehalten werden, ob man die Milz deutlich getastet hat, ob Perkussion und Palpation bei nachgiebigen Bauchdecken mit Sicherheit das Vorhandensein eines nennenswerten Milztumors ausschließen, und ob bei Unmöglichkeit einer sicheren Entscheidung die Wahrscheinlichkeit für oder gegen die Annahme eines Milztumors spricht.

Die *Perkussion der Milz* erfordert viel Übung; sie ist nicht leicht, in vielen Fällen überhaupt nicht möglich; durch diese Schwierigkeiten veranlaßt, verabsäumen es viele Ärzte, sich überhaupt mit der Milzperkussion zu befassen. Wenn auch

---

[1] JAKOBAEUS: Int. Congress Med., London 1913 (Med. Sect.), S. 565.

die normale Milz sich durch Lageanomalien oder Darmblähung der Perkussion ganz entziehen kann, so wird sich eine Vergrößerung perkutorisch doch immer leicht und deutlich nachweisen lassen. Die Milz liegt zwischen der 9. und 11. Rippe entlang der 10. Rippe ziemlich weit dorsal, so daß ihr oberer Pol nur wenige Zentimeter von der Wirbelsäule entfernt ist; ihr oberes Drittel wird von der Lunge bedeckt und dadurch der Perkussion entzogen. Die Bestimmung einer relativen Milzdämpfung ist unmöglich; für die Perkussion kommt nur die absolute Milzdämpfung in Betracht, die den vorderen unteren zwei Dritteln entspricht, welche in der Regel der Thoraxwand unmittelbar anliegen, aber zeitweilig durch die meteoristische Flexura lienalis abgedrängt werden können.

Zwecks Perkussion der Milz bringt man den Patienten am besten in die rechte Seitenlage, da in dieser Stellung die Magenblase, die auch in dem mit Speise gefüllten Magen fast stets vorhanden ist, so zu liegen kommt, daß die Abgrenzung des unteren Milzpoles leichter möglich wird. Die Milzdämpfung wird dann nach oben vom Lungenschall, nach vorn und unten vom tympanitischen Magen-Darm-Schall, nach hinten vom Darmschall begrenzt; nach rückwärts schließt sich die absolute Dämpfung der Lendenmuskulatur an. Da es sich um eine oberflächliche Verkürzung des Schalles handelt, muß leise perkutiert werden; durch die im allgemeinen übliche viel zu laute Perkussion erklären sich vielfach die Mißerfolge der meisten Untersucher; man perkutiert zwischen hinterer und mittlerer Axillarlinie von oben herunter, bis man in der Regel zwischen der 8. und 9. Rippe auf die Milzdämpfung stößt, die man dann nach vorn und unten abgrenzt. Nach vorn soll die normale Milz die vordere Axillarlinie oder die Costoarticularlinie (Verbindungslinie zwischen Sternoclaviculargelenk und tiefstem Punkt des Rippenbogens) keinesfalls überschreiten, nach unten soll ihr senkrechter Abstand vom Rippenbogen ca. 5 cm betragen. Eine Höhe der Milzdämpfung von mehr als 7 cm, in der Längslinie des Körpers gemessen, möchte ich bei mittelgroßen Erwachsenen schon als pathologisch betrachten.

Für die Palpation der Milz haben sich zwei Methoden eingebürgert: 1. Der Arzt setzt sich an die rechte Seite des am Rücken oder in rechter Seitenlage liegenden Patienten und versucht mit der flach dem Bauch aufliegenden Hand während der Ausatmung unter dem Rippenbogen vorzudringen, um den bei der nächsten Einatmung herabtretenden unteren Milzpol über die Fingerspitzen gleiten zu lassen. 2. Der Arzt steht an der linken Bettseite und sucht, während der Kranke sich in rechter Seitenlage befindet und ihm den Rücken zukehrt, mit den hakenförmig gekrümmten Fingern der linken Hand die unter dem Rippenbogen vortretende Milz zu umgreifen. Die Palpation wird speziell bei größeren Tumoren bimanuell ausgeführt, so daß man mit der freien Hand den rückwärtigen Milzrand von außen und hinten her der palpierenden Hand entgegendrückt. Stößt eine dieser beiden Methoden, z. B. wegen zu starker Spannung der Bauchdecken, auf Schwierigkeiten, so kann man auch den Patienten — der sich in stehender Stellung befindet — vornüberbeugen lassen und nun die Milz von rückwärts palpatorisch zu erreichen versuchen. Bei undeutlichem Tastbefund, ohne sicher fühlbaren Rand, werden häufig „Milztumoren" diagnostiziert, die durch bedeutungslose Resistenzen im linken Hypochondrium (die Kostalzacken des Zwerchfelles, die mit den Zacken des Musculus transversus abdominis interferieren) vorgetäuscht werden; speziell bei großen Pleuraergüssen wird der Wulst des herabgedrückten Zwerchfelles oft für die Milz gehalten, die aber eine Verschiebung nach rückwärts erleidet, wodurch sie sich der Palpation entzieht.

Wenn man einen Tumor unter dem linken Rippenbogen als vergrößerte Milz anspricht, so muß man sich bemühen, alle Kriterien heranzuziehen, die diese

Annahme rechtfertigen; nicht immer ist dies durch die Ermittlung der charakteristischen Form des Randes mit deutlich fühlbaren Einkerbungen (Crenae) oder durch die übrigen Verhältnisse des Krankheitsbildes möglich, zumal eine mittelgroße Milz durch irgendwelche Veränderungen (z. B. Infarkte) an die Hinterwand fixiert sein kann. Eine Milz läßt sich auch durch deutliche Verkleinerung nach subkutaner Injektion von 1 mg Adrenalin identifizieren, doch fehlt dieses Zeichen bei reichlicher Bindegewebswucherung; jedenfalls ist das wichtigste Kriterium eine genaue Perkussion sowie die respiratorische Verschieblichkeit, wobei sich die Milz von hinten nach vorn und innen bewegen soll, während die Niere und der eventuell in Betracht kommende linke Leberlappen gerade nach unten steigen.

Die Möglichkeit einer Verwechslung mit einem Nierentumor ist bei unklaren Fällen immer gegeben; Irrtümer durch atypisch gelagerte und vergrößerte Lymphdrüsen oder kleine Pankreascysten, eventuell Mesenterialcysten kommen seltener in Betracht. Bei unklaren Verhältnissen kann manchmal eine unmittelbar nach energischer Palpation auftretende, später wieder verschwindende Albuminurie als Zeichen einer Nierenbeteiligung gelten. Da sich trotz aller Erfahrung und sorgfältiger Untersuchung Irrtümer nicht immer vermeiden lassen, soll man in zweifelhaften Fällen stets auf die Cystoskopie und die getrennte Untersuchung der Nieren dringen; fehlende Harnausscheidung auf der Seite des Tumors ist nicht so beweisend wie normale Sekretion, denn der Druck des Tumors auf den Ureter kann fehlende Harnsekretion vortäuschen.

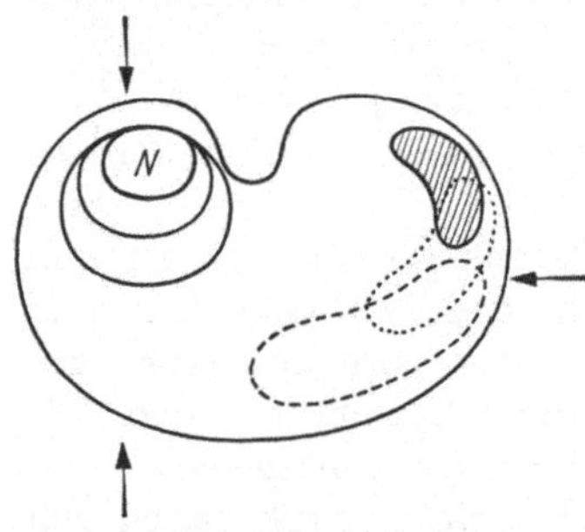

Abb. 13. Lagewechsel der Milz bei Vergrößerung derselben. Gegenüberstellung der Niere bei Vergrößerung.

Klarheit kann mitunter erzielt werden, wenn man sich bei der Palpation des Milztumors an folgende Tatsachen hält: Das Wachstum der Niere ist, wie die nebenstehende Skizze (vgl. Abb. 13) veranschaulicht, dadurch charakterisiert, daß sie sich bei Vergrößerung im Sinne eines Tumors stets schalenmäßig erweitert. Man kann daher bei bimanueller Palpation die Niere auch rückwärts als einen der Hand breit aufsitzenden Tumor gut palpieren, während die vergrößerte Milz stets das Bestreben zeigt, sich von ihrer ursprünglichen Lage heraus zu entfernen und allmählich aus der dorsoventralen Stellung in eine mehr frontale rückt. Dieses Verhalten drückt sich auch palpatorisch aus, indem der rückwärtige Rand der vergrößerten Milz häufig in der hinteren oder mittleren Axillarlinie gleichsam wie der Rand eines mittelgroßen Brotlaibes zu tasten ist. Unter diesen Voraussetzungen glaube ich einen Milztumor am besten palpatorisch erfassen zu können, wenn ich die rechte Hand unter dem linken Rippenbogen entsprechend der hinteren Axillarlinie anlege, mit der linken Hand den medialen Rand der Milz erfasse und so versuche, durch leicht pendelnde Bewegungen die vorwiegend frontale Lage des brotlaibartigen Gebildes festzustellen; jedenfalls hat sich mir dieses „Brotlaibsymptom" bei der Beurteilung der Tumoren in der Milzgegend sehr häufig bewährt.

2. Blutmauserung.

Das *Knochenmark*, das bei vielen Leberkrankheiten in irgendeiner Weise mitbeteiligt sein kann, ist nur funktionell zu erfassen. Als Produktionsstätte der *Erythrocyten*, der *Granulocyten* und der *Blutplättchen* kann es den verschiedensten

Schädigungen ausgesetzt sein, die im Rahmen des ganzen Zustandes berücksichtig twerden müssen. Wenn man bei der Analyse eines fraglichen Krankheitsbildes nur die numerischen Verhältnisse im Kubikmillimeter Blut beachtet, so kann man sich vielfach auf Grund rein empirischer Erfahrung ein Urteil über die Beschaffenheit der Blutbildungsstätten bilden, doch muß man sich stets vor Augen halten, daß die so gewonnene Zahl — das gilt sowohl für die Erythrocyten als auch für die Granulocyten und Blutplättchen — nur eine relative Größe darstellt. So wie jede Zelle in unserem Körper nur eine bestimmte Lebensdauer besitzt, so sind auch die Blutzellen nur als fragile Gebilde anzusehen, die eine Zeitlang ihrer Lebensfunktion nachkommen, um schließlich im Sammeltopf aller katabolischen Vorgänge wieder zu verschwinden. Dieses Kommen und Gehen der Blutelemente, das ich[1] unter dem Begriff der *Blutmauserung* zusammengefaßt habe, muß berücksichtigt werden, wenn man Knochenmarkstätigkeit und Leberfunktion in Wechselbeziehung bringt und dabei vor allem das Schicksal der Erythrocyten verfolgt.

Unser Organismus hat die Tendenz, das Blut in seiner Zusammensetzung stets konstant zu erhalten. Ein sehr fein arbeitender Regulationsmechanismus trägt dafür Sorge, daß dieses Optimum der Konzentration dauernd erhalten bleibe. Da wir wissen, in welch stetem Wechsel sich die Erythrocyten fortwährend befinden, darf man sich vorstellen, daß dieser Regulationsmechanismus — der sicher auch für die Granulocyten und Thrombocyten gilt — stets auf Verbrauch und Bildung der roten Blutzellen eingestellt sein muß. Wird mehr zerstört, so produziert der normale Organismus größere Quantitäten und umgekehrt: wird weniger konsumiert, so kann die Knochenmarkstätigkeit in langsamerem Tempo vor sich gehen. Läuft dieser Mechanismus richtig, so brauchen sich numerische Störungen im Kubikmillimeter des zirkulierenden Blutes nicht bemerkbar zu machen. Unabhängig davon, ob viel oder wenig zerstört wird, bleibt die Zahl 5 Millionen roter Blutzellen im Kubikmillimeter immer gleich; drückt man das z. B. zahlenmäßig aus, so kann man unzählige Gleichungen aufstellen, wobei die Differenz stets dieselbe bleibt, während die einzelnen Nominanten, die gleichsam die gebildeten und zerstörten Erythrocyten versinnbildlichen, die verschiedensten Variationen zeigen können. Aus einer großen Reihe von Möglichkeiten seien folgende drei Beispiele angeführt:

25 Millionen gebildet	15 Millionen gebildet	6 Millionen gebildet
20 ,, zerstört	10 ,, zerstört	1 Million zerstört
5 Millionen	5 Millionen	5 Millionen

Eine Änderung der Erythrocytenzahl im Kubikmillimeter, z. B. eine Abnahme auf 2 Millionen, weist somit nur auf den momentanen Mangel im zirkulierenden Blute hin, sagt uns jedoch nichts darüber aus, ob die Ursache dieser krankhaften Erscheinung in der Produktion oder in der Zerstörung zu suchen ist; dementsprechend kann man sich vorstellen, daß ein sonst schwer anämisierender Prozeß sich eventuell durch eine kompensatorische Tätigkeit im Sinne einer gesteigerten Regeneration im kreisenden Blute numerisch nicht bemerkbar machen muß, denn die Zahl der Erythrocyten ist nur die Resultierende aus zwei unbekannten Größen — nämlich der Bildung und der Zerstörung.

Da es für die Auffassung vieler „Leberkrankheiten" außerordentlich wünschenswert ist, sich darüber Klarheit zu verschaffen, ob der vorliegende Schaden eher in einer Insuffizienz des Knochenmarkes zu suchen oder ob die Schuld

---

[1] EPPINGER: Hepato-lienale Erkrankungen, S. 41. Berlin. 1920.

an dem Gebrechen in einem über das normale Maß hinausgehenden Verbrauche der Blutzellen gelegen ist, war man bestrebt, für die einzelnen Komponenten Maße zu finden, auch wenn sie nicht ganz genau sein sollten.

Der Anatom hat es viel leichter, da er die Bildungsstätten besichtigen kann; er weiß, daß ein rotes Knochenmark zumeist als Ausdruck einer erhöhten Tätigkeit des erythropoetischen Apparates anzusehen ist und umgekehrt, daß das Fettmark bei anämischen Zuständen als der höchste Grad der Knochenmarksinsuffizienz gilt; weiter besitzt er in der in der Leber nachweisbaren Hämosiderose Anhaltspunkte für eine sehr rege Tätigkeit im intermediären Blutzerfall.

Mit viel größeren Schwierigkeiten hat der Kliniker zu rechnen, dem zwei bzw. drei Wege offenstehen, um das eben skizzierte Problem einer Analyse zuzuführen: — es ist dies die morphologische Betrachtung der Blutzellen in der Peripherie, eventuell im Knochenmarkpunktat und die Bewertung gewisser chemischer Vorgänge, die sich aus dem intermediären Blutstoffwechsel ergeben; aus einer kritischen Bewertung aller drei Momente ergibt sich mehr als aus einer zu einseitigen Einschätzung.

Das Hauptbruchstück der zugrundegehenden Erythrocyten ist das Hämin. Im Gegensatz zu anderen Bestandteilen unseres Körpers, die, bevor sie den Organismus verlassen, noch als Brennmaterial Verwendung finden, zerfällt der Blutfarbstoff nur in grobe Bruchstücke; so erfährt das Hämin, nachdem es eisenfrei geworden ist, nur mehr geringe Veränderungen seiner Zusammensetzung und verläßt als relativ großes Molekül den Organismus. An diesen Farbstoffrest — es ist dies das Bilirubin — müssen wir uns halten, wenn wir überhaupt einen Maßstab finden wollen, der uns zahlenmäßig über die Ausdehnung des Blutzerfalles ein Urteil zu bilden gestatten soll.

Versuche, durch Bestimmung des Gallenfarbstoffes in der Galle selbst eine Vorstellung über den Blutumsatz zu gewinnen, sind schon ziemlich alten Datums; das ganze Problem, unter diesen Voraussetzungen den Blutumsatz zu verfolgen, steht und fällt natürlich mit der Richtigkeit der Annahme, daß das Bilirubin nur aus dem Hämin der zerfallenden Erythrocyten entsteht und daß intermediäre Vorgänge, wie z. B. Thesaurierungen, etwa beim Eisenstoffwechsel, nicht in Frage kommen; mit anderen Worten: die Gesamtmenge des eben gebildeten Gallenfarbstoffes muß auch quantitativ wieder zur Ausscheidung gelangen.

Geht man von dieser Voraussetzung aus, dann ist die Blutmauserung am sichersten zu beurteilen, wenn man die tägliche Bilirubinmenge an Trägern einer totalen Gallenfistel bestimmt. Solche Versuche wurden zuerst an Tieren und gelegentlich auch beim Menschen durchgeführt; die Bestimmung des Bilirubins geschah teils kolorimetrisch, teils spektrophotometrisch; die gewonnenen Zahlen zeigen keine gute Übereinstimmung, was zum Teil mit der Methodik der Bilirubinbestimmung zusammenhängt. Die mittleren Tages- und Nachtmengen Bilirubin pro Kilogramm Hundegewicht in 24 Stunden sind:

6—7   mg (STADELMANN[1]),
9   „   (HOOPER und WHIPPLE[2]),
7,5   „   (McMASTER, BROWN, ROUS[3]),
9   „   (EPPINGER[4]) als Maximalwert!

Unverhältnismäßig hohe Werte haben BRUGSCH und RETZLAFF[5] sowie NOËL PATON[6] angegeben, sodaß wir dieselben übergehen können. Wir haben zweimal

<hr>

[1] STADELMANN: Ikterus. Stuttgart. 1891.
[2] HOOPER u. WHIPPLE: Amer. J. Physiol. **40**, 332 (1916).
[3] McMASTER, BROWN, ROUS: J. of exper. Med. **37**, 395 (1923).
[4] EPPINGER: Hepato-lienale Erkrankungen, S. 72. Berlin. 1920.
[5] BRUGSCH u. RETZLAFF: Z. exper. Path. **9**, 508 (1912).
[6] NOËL PATON: J. of Physiol. **25**, 443 (1900).

Gelegenheit gehabt, auch beim Menschen analoge Untersuchungen vorzunehmen und kamen dabei zu ganz ähnlichen Werten, wie wir sie oben für den Hund angegeben haben; als Normalwert pro Kilogramm Mensch und 24 Stunden fand ich 5—6 mg. Wenn man somit unter Zugrundelegung dieses Wertes berechnet, daß ein 70 kg schwerer Mensch ca. 0,5 g Bilirubin pro Tag durch die Galle ausscheidet und daneben berücksichtigt, daß entsprechend einer Blutmenge von ca. 7% seines Körpergewichtes tatsächlich 4,9 l Blut bzw. 686 g Hämoglobin oder 30 g Hämin in seinen Gefäßen zirkulieren, so würden 1,67% der momentan zirkulierenden roten Blutkörperchen pro Tag zugrunde gehen, d. h. der Organismus würde innerhalb von 60 Tagen sein gesamtes Blut gemausert haben. Wenn wir jetzt zu anderen Resultaten gekommen sind als in früheren Mitteilungen, so liegt dies in der neuen Erkenntnis der Blutmenge begründet; damals rechneten wir nur mit einer zirkulierenden Häminmenge von 20 g entsprechend von 3,5 l Blutmenge. Diese ursprünglichen Zahlen hat MORAWITZ[1] in seine Zusammenstellung über die Messung des Blutumsatzes übernommen, so daß auch hier zu niedrige Werte angegeben sind; diese Zahlen gelten natürlich nur unter der Voraussetzung, daß das Hämin quantitativ in Bilirubin übergeht. Da diese Methode nur gelegentlich für die menschliche Pathologie angewendet werden kann und klinisch daher nicht in Betracht kommt, so haben wir auch Gallenfarbstoffbestimmungen im Duodenalsaft durchgeführt, wobei wir uns selbstverständlich der Unvollständigkeit einer solchen Methode völlig bewußt waren. Was man an Hand solcher Analysen erfährt, ist höchstens die Erkenntnis, daß ein dunkler Duodenalsaft eher für einen starken Blutumsatz spricht, während helle, also gallenfarbstoffarme Säfte öfter bei Insuffizienz des Knochenmarkes zu sehen sind. Solche Untersuchungen halten einer Kritik nur dann stand, wenn es möglich wäre, den gesamten Duodenalsaft zu gewinnen; da dies technisch undurchführbar ist, ist der Wert solcher Analysen bis zu einem gewissen Grad relativ.

In Anbetracht der großen Bedeutung der Blutmauserung für die pathogenetische Stellung des Knochenmarkes im Rahmen der Leberkrankheiten, waren wir bestrebt, an Stelle ungenauer Bilirubinbestimmungen die Urobilinmenge im Stuhl als Maßstab der Blutmauserung auszubauen. Über die Beziehungen des Urobilins bzw. des Urobilinogens zum Bilirubin haben wir ausführlich im physiologischen Teil gesprochen; an der Tatsache, daß die Abkömmlinge des Bilirubins, wie sie im Stuhl erscheinen, auch als Maßstab der Blutmauserung verwertet werden können, ist nicht zu zweifeln. Die Schwierigkeit liegt auch hier in der Methodik; außerdem ist zu berücksichtigen, daß man keine Gewähr dafür hat, ob das gesamte Bilirubin in Urobilin umgewandelt, ob nicht ein Teil im Darmkanal wieder resorbiert wird und ob nicht Anteile des Bilirubins auch eine andere Aufspaltung erfahren. Immerhin beanspruchen solche Analysen höchstes Interesse, da sie uns noch den besten Einblick in das wechselseitige Verhältnis zwischen Blutbildung und Blutzerstörung gewähren.

Gegen die Möglichkeit, das Urobilin als Maß der Blutmauserung zu verwerten, sind von WHIPPLE[2] Einwände erhoben worden; nach ihm kommen als Muttersubstanz des Urobilins nicht nur der Gallenfarbstoff, sondern auch Pigmentkomplexe aus Eiweißkörpern der Nahrung in Betracht. Als Hauptstütze seiner Theorie galt ihm der Befund, daß verfütterte Galle keineswegs zu einer Vermehrung von Urobilin im Stuhle führt; diese Versuche sind vielfach überprüft worden, wobei die Mehrzahl der Autoren (z. B. BROWN, McMASTER

---

[1] MORAWITZ: Handbuch der normalen und pathologischen Physiologie, Bd. VI/1, S. 222. 1928.
[2] WHIPPLE: Arch. int. Med. **29**, 711 (1922).

und Rous) zu einem gegenteiligen Ergebnis wie Whipple kamen. Morawitz ließ durch seinen Schüler Kühl[1] den ganzen Fragekomplex überprüfen und kam ebenfalls zu einer Ablehnung der Whippleschen Angaben; jedenfalls schließt er sich meinen Vorstellungen weitgehend an. Die Urobilinbestimmung im Stuhl ist daher unter gewissen Bedingungen ein guter Maßstab des Hämoglobinstoffwechsels und daher auch der Knochenmarksfunktion, wobei man allerdings nicht in den Fehler verfallen darf, die gefundenen Zahlen allzu streng zu bewerten.

Da beim Abbau des Hämins zu Bilirubin Eisen frei wird, so war auch die Möglichkeit in Betracht zu ziehen, ob nicht die Eisenausscheidung als Maß der Blutmauserung verwertet werden könnte; entsprechende Analysen haben aber für eine solche Annahme keine sicheren Anhaltspunkte ergeben. Weder die Eisenausscheidung durch die Galle noch die durch den Harn oder Stuhl kann als Maßstab dafür verwendet werden, ob viele oder wenige Erythrocyten in unserem Körper zugrunde gehen. Auch das in den Zellen histologisch nachweisbare „Hämosiderin" kann kaum als sicheres Kriterium einer Blutmauserung gelten, denn Gallenfarbstoffausscheidung und Hämosiderose gehen durchaus nicht immer parallel. Eine vermehrte Eisenausscheidung durch die Galle und den Harn, ebenso die histologisch nachweisbare Hämosiderose sind nicht allein von einem erhöhten Blutzerfall abhängig, sondern noch von anderen Faktoren.

Die histologische Untersuchung des Blutes gibt uns ebenfalls wertvolle Anhaltspunkte für die Entscheidung, ob eine lebhafte Blutregeneration innerhalb des Knochenmarkes stattfindet.

Das Vorkommen von Normoblasten galt vielfach als Hinweis auf eine Knochenmarksreizung, doch gibt es genügend Anhaltspunkte, die aus dem Auftreten von Normoblasten im zirkulierenden Blut auch auf das gerade Gegenteil schließen lassen. Jedenfalls erfahren wir nichts Quantitatives über die Gesamtleistung des erythropoetischen Apparates. C. und M. Drinker[2] fanden bei Versuchstieren zahlreiche Normoblasten schon nach körperlichen Anstrengungen, weshalb sie an eine verschiedene Verteilung der kernhaltigen Zellen in den einzelnen Gefäßgebieten denken; vielleicht bedingen auch Änderungen in der Durchblutung des Knochenmarkes das Ausschwemmen einer gewissen Zahl von Normoblasten ins Blut.

Mehr Aufmerksamkeit hat man dem Vorkommen von „vitalgranulierten" Erythrocyten, den sogenannten Reticulocyten, geschenkt; sie sind anscheinend junge Zellen, die nahe der Ausreifung stehen. Im Blute des gesunden erwachsenen Menschen finden sich nur vereinzelte Erythrocyten dieser Art; die Zahl schwankt zwischen 0,1—0,2%. Werden an das Knochenmark erhöhte Anforderungen im Sinne einer Mehrproduktion gestellt, so steigt die Zahl der Reticulocyten. Als bestes Kriterium mag die Tatsache angeführt werden, daß jenes Krankheitsbild, das die höchsten Gallenfarbstoffwerte in der Galle zeigt — der hämolytische Ikterus —, die höchsten Zahlen an Reticulocyten aufweist, anderseits mahnen die Verhältnisse bei der Perniciosa, wo ebenfalls eine hochgradige Blutmauserung besteht und die Reticulocyten erst nach Lebertherapie in die Höhe gehen, zu Vorsicht. Absolut bindende Schlüsse sind daher nicht gestattet, immerhin bietet uns die Auszählung der vitalgranulierten Erythrocyten für die Beurteilung der Leistungsfähigkeit des Knochenmarkes — nicht aber für die Höhe der Blutmauserung — einen besseren Anhaltspunkt als der Nachweis der Normoblasten.

Polychromatische Erythrocyten kommen im strömenden Blute ungefähr

---

[1] Kühl: Arch. f. exper. Path. **103**, 247 (1924).
[2] C. u. M. Drinker: J. of exper. Med. **27**, 202 (1918).

unter denselben Bedingungen vor wie vitalgranulierte Elemente; offenbar bestehen zwischen diesen beiden Erscheinungen gewisse Beziehungen. Wohl am weitesten in dieser Richtung geht NAEGELI,[1] wenn er sagt, die Vitalfärbung wäre eben die feinere Methode, die uns auch solche Zellen als jugendliche erkennen läßt, bei denen die GIEMSA-Färbung versagt. Jedenfalls bietet das reichliche Vorkommen solcher Elemente die Gewähr für ein gut funktionierendes Knochenmark.

Als Maßstab der Blutmauserung kann ferner die Resistenz-Prüfung der roten Blutzellen verwendet werden. Unter normalen Bedingungen geben nur die wenigsten roten Blutzellen ihren Farbstoff in einer $0{,}48\%$igen Kochsalzlösung ab; geht man aber mit der Kochsalzkonzentration tiefer hinab, so verlieren allmählich alle roten Blutzellen ihr Hämoglobin, so daß z. B. bei einer $0{,}3$—$0{,}35\%$igen NaCl-Lösung fast vollständige Hämolyse erfolgt. Man kann sich vorstellen, daß die ältesten, reifsten Erythrocyten auch die am wenigsten resistenten sind, während jüngere, gesündere Elemente der Hypotonie einer Kochsalzlösung eher Widerstand leisten. Das dürfte nun tatsächlich der Fall sein, obwohl sich irgendwelche Beweise für die Richtigkeit einer solchen Annahme kaum erbringen lassen; immerhin haben wir in dieser Methode eine Handhabe, um über die Tätigkeit und Produktionstüchtigkeit des Knochenmarkes etwas zu erfahren, selbstverständlich nur ceteris paribus, denn die Widerstandsfähigkeit gegenüber hypotonischen NaCl-Lösungen ist nicht nur von der Qualität der roten Blutzellen allein abhängig, sondern auch vom Serum. Demnach ist es auch zu verstehen, wenn die Resistenz-Prüfung vorwiegend mit „gewaschenen", also vom Serum befreiten Erythrocyten vorgenommen wird. Anscheinend deutet somit eine geringe Resistenzbreite entweder auf kurze Lebensdauer oder auf langsames Altern der Erythrocyten hin; umgekehrt wird man bei einer großen Resistenzbreite vermuten können, daß entweder die Lebensdauer der roten Blutzellen besonders groß ist oder ihre Altersveränderungen sich besonders rasch vollziehen. Eine sehr verläßliche Methodik der Knochenmarksfunktionsprüfung besitzen wir daher in der Resistenzprüfung nicht.

Für die Methode der Sauerstoffzehrung als Maß der Knochenmarksfunktion setzt sich besonders MORAWITZ[2] ein; sie ist auf folgende Beobachtung begründet: Läßt man sauerstoffgesättigtes Blut eines normalen Menschen steril unter Luftabschluß stehen, so ändert sich der Sauerstoffgehalt des Blutes nur sehr wenig; bei fünfstündigem Aufenthalt im Brutschrank beträgt die Sauerstoffzehrung rund 4% des vorhandenen Sauerstoffes. Übt man dieselbe Versuchsanordnung bei Anämien verschiedenster Art, so erweist sich die Sauerstoffzehrung wesentlich gesteigert; das gilt nicht nur für experimentelle Anämien, sondern auch für Erkrankungen des Menschen. MORAWITZ und seine Mitarbeiter haben verschiedene Versuche unternommen, die die Annahme sehr wahrscheinlich machen, daß die Sauerstoffzehrung abhängig ist von der Zahl der jungen, neugebildeten Erythrocyten, denen im Gegensatz zu älteren, ausgereiften, ein meßbarer und nicht ganz unbedeutender respiratorischer Stoffwechsel zukommt. Vielleicht bestehen Beziehungen zwischen Intensität der Zehrung und Polychromasie. Jedenfalls ist dies ein Verfahren zur Beurteilung dessen, ob viele oder wenige junge Erythrocyten in der Blutbahn sind, und auch eine Methode, um sich über die Intensität der Blutmauserung und über die Knochenmarkstätigkeit zu orientieren. Selbstverständlich gestattet diese Methode keinerlei quantitative Schätzung; wenn also der Sauerstoffverbrauch des Blutes z. B. 3—4mal höher ist als unter normalen Bedingungen, so ist es nicht erlaubt, daraus hinsichtlich

---

[1] NAEGELI: Blutkrankheiten, 4. Aufl., S. 114. 1923.
[2] MORAWITZ: Arch. f. exper. Path. **60**, 289 (1909); Dtsch. Arch. f. klin. Med. **100**, 91 (1910).

der Regeneration den Schluß zu ziehen, daß etwa auch die Tätigkeit des Knochenmarkes um ein 3—4faches erhöht wäre. Daß aber ein gewisser Parallelismus zur Blutmauserung besteht, dafür spricht z. B. die Tatsache, daß bei der perniziösen Anämie und beim hämolytischen Ikterus die höchsten Werte gefunden werden; während der Remission und nach Einleitung der Lebertherapie sinkt die Sauerstoffzehrung erheblich, um schließlich zur Norm zurückzukehren — also ganz entsprechend den Urobilinwerten im Stuhl. Bei der aplastischen Anämie fehlt entsprechend der Atrophie des Knochenmarkes jede auf Erythrocyten zu beziehende Sauerstoffzehrung.

Jede der hier angeführten Methoden zur Prüfung der Knochenmarkstätigkeit hat ihre Schwächen; aus der Kombination aller zusammen gewinnt man dennoch einen Einblick, der für die Beurteilung der einzelnen Leber- bzw. hepatolienalen Erkrankungen von Bedeutung ist.

3. Pankreas.

Im Verlaufe der unterschiedlichen Leberparenchymerkrankungen kann es zu Pankreasstörungen kommen. Man muß sich allmählich mit dem Gedanken vertraut machen, daß die sogenannten Leberkrankheiten nicht monoorganopathologische Zustände sind, sondern Systemaffektionen, die die verschiedensten Gewebe im Bereiche des Pfortadergebietes erfassen; speziell die Mitbeteiligung des Pankreas war bestimmend dafür, hier von einer Polyorganopathologie zu sprechen. So gibt es Fälle von ausgesprochener Steatorrhoe, die mit schwerster Abmagerung einhergehen; und doch handelt es sich nicht um eine Pankreaserkrankung allein, sondern die Sektion klärt den Fall als Lebercirrhose auf, der sich eine Pankreascirrhose hinzugesellt hat. Bei manchen „Lebercirrhosen" kann gelegentlich die Pankreasstörung zum führenden Symptom werden, wie es anderseits Cirrhosen gibt, bei denen wieder der Milztumor im Vordergrund steht. Diese Beobachtungen waren für uns der Anlaß, bei allen parenchymatösen Erkrankungen der Leber auf Pankreasstörungen zu achten. Schon beim gewöhnlichen Icterus catarrhalis kann es vorkommen, daß sich im Stuhl Neutralfett findet; selbstverständlich weisen nicht alle Fälle dieser Art diese Erscheinung auf, was uns aber nicht abhalten soll, tunlichst bei allen Leberparenchymerkrankungen auf Pankreasstörungen zu achten. Da das Pankreas eine innere und äußere Funktion besitzt, so hat nach beiderlei Richtungen hin eine Funktionsprüfung zu erfolgen.

Die Beurteilung der *äußeren Pankreasfunktion* geschieht entweder durch Bestimmung der Pankreasfermente oder durch Analyse der Ausfallserscheinungen vor allem im Bereiche der Fettresorption. Die *Pankreasfermente* lassen sich im ausgeheberten Duodenalsaft leicht bestimmen; durch Einspritzen von 2—4 ccm Äther in das Duodenum kann eine spezifische Pankreassekretion angeregt werden. Es kommen aber bei der Bestimmung der einzelnen Fermente so viele Fehlerquellen in Betracht, daß es sich empfiehlt, nur sehr deutliche Unterschiede zu berücksichtigen; praktisch scheint die Bestimmung der Lipase zu genügen, da nur dieses Ferment allein dem Pankreas eigen ist, während kohlehydrate- und eiweißspaltende Fermente sich auch unabhängig von der Pankreastätigkeit im Duodenalsaft finden; man darf nur ganz frischen Duodenalsaft verwenden.

1 ccm Duodenalsaft wird mit 1 ccm Olivenöl in einem ERLENMEYER-Kolben 1 Minute lang geschüttelt und 1 Stunde lang im Thermostaten oder 5 Stunden bei Zimmertemperatur digeriert; man fügt dann 6 ccm Alkohol und 2 Tropfen alkoholische Phenolphthaleinlösung hinzu und titriert mit n/10 Lauge die abgespalteten Fettsäuren; ein eventueller Gehalt des Olivenöls an freien Fettsäuren muß in Rechnung gebracht werden; unter normalen Bedingungen werden 6—9 ccm n/10 Lauge verbraucht. Diagnostisch hat nur fast vollkommenes Fehlen der Lipase Bedeutung; zur Feststellung geringer Funktionsstörungen ist dieses Verfahren weniger geeignet.

Ein wichtiges Kriterium für die Annahme einer Pankreasschädigung sind die makroskopisch wahrnehmbaren Fettstühle oder Fettdiarrhoen; ein Charakteristikum der Steatorrhoe ist auch die große Masse des Stuhles (copiöser Stuhl). Mengen bis zu 500 g sind keine Seltenheit; die Entleerungen erfolgen meist in mehreren Schüben. Beim Erkalten des Stuhles zeigt sich der Fettreichtum dadurch, daß das Fett tropfbarflüssig dem Stuhl aufliegt; bei besonderer Reichhaltigkeit erstarrt es zu Klumpen, in denen die unverdauten Muskelfasern deutlich sichtbar werden. Da freigewählte Kost häufig zu wenig Fett enthält, um einen typischen Butterstuhl zu bedingen, sind Belastungsproben unerläßlich; einem Vorschlage v. NOORDENS[1] folgend, gibt man 150—200 g Butter pro die, am besten als Beimengung zu einer Hafersuppe, wodurch eine relativ schmackhafte Form erreicht wird.

Einer solchen Fettbelastungsprobe soll zunächst eine mikroskopische Prüfung des Stuhles vorausgehen; die reichliche Anwesenheit von Neutralfett und von Muskelfasern ist kaum zu übersehen; will man das Neutralfett besonders deutlich sichtbar machen, so versetzt man das mikroskopische Präparat nach LÖHRISCH[2] mit Nilblausulfatlösung, wobei Neutralfett rot, Fettseifen violett erscheinen.

In exaktester Weise kann man sich über das Ausmaß einer Pankreasstörung orientieren, wenn man Zufuhr und Ausfuhr durch mehrere Tage hindurch quantitativ verfolgt. Bei Pankreasschäden kann der Fettverlust bis 100% und der N-Verlust bis 25% betragen, bei gleichzeitigem Ikterus bis 55%; bei Ikterus allein erreicht der Fettverlust maximal $60—70\%$. Die N-Ausnutzungsstörung kann wegen geringerer Ausschläge gegenüber der Fettausnutzungsstörung diagnostisch weniger bedeutsam sein.

Erst in neuester Zeit achtet man in der Diagnostik der Pankreasschädigungen auf Schmerzäußerungen; KATSCH[3] hat darauf besonderes Gewicht gelegt; nach ihm kommt es zu einer hyperalgetischen Zone entsprechend dem VIII. Dorsalsegment links; von einem Schmerzzentrum im Oberbauch strahlen die Schmerzen nach links entlang dem Rippenbogen in die Milz- und Nierengegend. Die Hyperalgesie wird am besten durch Streichen mit einer Nadel geprüft, sie kann gelegentlich so ausgesprochen sein, daß der Kranke dabei zusammenzuckt. Von mancher Seite wird betont (z. B. von BERGER[4]), daß diese Hyperalgesie zu den ausgeprägtesten und diagnostisch wertvollsten Symptomen einer Pankreaskrankheit gehört; man verweist in diesem Zusammenhang auf die nahen anatomischen Beziehungen zwischen Pankreas und Plexus solaris.

Auf dem Umwege der sogenannten Fermententgleisung hoffte man die Pankreasdiagnostik zu verfeinern; man versteht darunter die Erhöhung des physiologischen Diastasespiegels und das Auftreten von Pankreaslipase in Blut und Harn. So wie Bilirubin bei gewissen Leberkrankheiten ins Blut übertreten kann, gelangt bei Pankreaserkrankungen Pankreassekret — zum mindesten seine Fermente — ins Blut. Der Amylasurie kann unter bestimmten Voraussetzungen in der klinischen Pankreasdiagnostik eine ähnliche wichtige Rolle zukommen wie der Bilirubinurie bei der Beurteilung von Leberaffektionen; auch hier gibt es Schwankungen, weswegen der Amylasewert im Harn fortlaufend studiert werden soll, denn er kann trotz sichergestellter Pankreasschädigung an bestimmten Tagen weniger deutlich ausgeprägt sein; bei Pankreasschmerzen kann die Amylasurie besonders deutlich in Erscheinung treten. Ähnliches gilt von dem Nachweis der Lipase im Blut.

---

[1] v. NOORDEN: Klin. therap. Wschr. **1908**.
[2] LÖHRISCH: Arch. klin. Med. **79**, 382 (1904).
[3] KATSCH: Jkurse ärztl. Fortbildg **1925**, H. 3.
[4] BERGER: Wien. klin. Wschr. **1934**, Nr. 1.

Obwohl Pankreasschäden bei Leberaffektionen hauptsächlich den tubulären Apparat betreffen, kann es gelegentlich auch zu einer Beeinträchtigung der LANGERHANSschen Inseln kommen; dementsprechend ist bei jedem Verdacht auf eine Pankreaserkrankung nach Störungen des Zuckerstoffwechsels zu fahnden und sind Harn und Blut öfter auf Zucker zu prüfen. Auch hier gilt wieder die Mahnung von KATSCH, diese Prüfung besonders nach Pankreasschmerz und an den zwei folgenden Tagen vorzunehmen. Selten wird auch die gegenteilige Erscheinung beobachtet, nämlich ein Reizstadium der Inselfunktion und dadurch bedingte Hypoglykämie.

4. Magendarmkanal.

Auf eine genaue Besprechung der Magen- und Darmstörungen im Rahmen der unterschiedlichen hepatolienalen Affektionen kann hier nicht eingegangen werden; da aber sicher Beziehungen zwischen funktionellen Anomalien des Magendarmkanales und Störungen des Leberparenchyms, in weiterer Folge auch der Milz, des Pankreas und des Knochenmarkes bestehen, so muß eine eingehende Prüfung der Darmtätigkeit unter allen Umständen vorgenommen werden; eine große, in ätiologischer Hinsicht wichtige Rolle spielen diarrhoische Zustände, auf die deshalb schon aus therapeutischen Gründen gebührend Rücksicht genommen werden muß. Ähnliches gilt auch von den verschiedenen Formen von Obstipation; dementsprechend ist die Behandlung der unterschiedlichen Leberaffektionen im wesentlichen eine Therapie des Magendarmkanales.

Ich möchte daher bei allen Leberaffektionen eine genaue klinische und röntgenologische Prüfung des Magens und Duodenums dringendst empfehlen; Achylie und Gastritis sind häufige Begleiterscheinungen; sie müssen erkannt werden.

Bezüglich der Darmtätigkeit sind wir hauptsächlich auf die Beurteilung des Stuhles angewiesen; es wäre wünschenswert, wenn wir uns über die Toxizität des Dünndarm- und Dickdarminhaltes orientieren könnten. Die gewöhnlichen Prüfungen über Alkaleszenz, Schleimgehalt, Bakterienreichtum, Schnelligkeit der Darmpassage usw. sind nur allgemeine Hinweise, die uns vorläufig genügen müssen, ohne aber Anspruch auf eine wirkliche Kenntnis der Geschehnisse im Magendarmkanal erheben zu können.

5. Pfortadergefäße und ihre Kollateralen.

Da bei vielen Leberaffektionen der Druck im Pfortadersystem erhöht ist, so wäre es wünschenswert, über das Ausmaß der portalen Hypertension etwas zu erfahren. Die Drucksteigerung kann sich auf die Kollateralen übertragen, die durch Erweiterung ihrer Bahnen die Drucksteigerung im eigentlichen Pfortadergebiet mildern können. Durch diese Erweiterung kommt es zu einer Ablenkung des Blutstromes, sodaß jetzt das vom Darm kommende Blut, das sonst seinen normalen Weg durch die Leber nimmt, unter Umgehung des Leberparenchyms direkt teils in die obere, teils in die untere Hohlvene fließt. Der Blutstrom durch die Leber kann in vermindertem Ausmaße weiter bestehen bleiben.

Die Kenntnis der durch den Pfortaderdruck erweiterten Kollateralen beansprucht diagnostisches und therapeutisches Interesse; wir begegnen diesen Kollateralen hauptsächlich an folgenden Stellen: im Bereiche der unteren Speiseröhre in Form der *Oesophagusvarizen*; im Bereiche der vorderen und lateralen Bauchwand in Form des sogenannten *Caput Medusae* und schließlich im Bereiche des Plexus haemorrhoidalis als *Hämorrhoiden*; wenig beachtet sind im deutschen Schrifttum die portorenalen Verbindungen. Die Morphologie hat sich für diese Fragen nicht sehr interessiert, sodaß wir namentlich auf ältere Arbeiten, z. B. von VILLARET und BESANÇON,[1] zurückgreifen müssen.

1. Oesophagusvarizen.

Der untere Teil des Oesophagus, an dem vor sich allem die Varizen unangenehm bemerkbar machen können, führt unter normalen Bedingungen sein Blut einerseits in die Vena coronaria ventriculi (*L*) — die an der kleinen Kurvatur des Magens (*K*) liegt — und zum geringeren Teil durch kleine Äste gegen die Milz (*G*); letztere (*F* u. *H*) können teils in den Stamm der Milzvene (*H*) einmünden, teils gehen sie Verbindungen mit dem oberen Milzpol ein. Im unteren Oesophagusabschnitt findet sich auch ein innerer, submukös gelegener Venenplexus (*E*), der mit einem äußeren perioesophagealen Plexus (*J*) durch zahlreiche Anastomosen, die durch die Muskulatur verlaufen, in Verbindung steht. Diese beiden Plexus münden am Orificium cardiacum in ein Venennetz, das mit kleineren Venen des oberen Magenabschnittes und der Milz in Verbindung steht (Abb. 14).

Die Venen des mittleren Teiles (*B* u. *A*) des Oesophagus zeigen zahlreiche Anastomosen mit den Venae pericardiales sowie mit der Vena mediastinalis posterior, der Vena intercostalis und Vena diaphragmatica, die sich sämtlich mit der Vena azygos bzw. hemiazygos (*D*) vereinigen und von dort in den Stamm der Vena cava superior (*C*) münden.

Der obere Teil des Oesophagus, der in der Gegend des Cricoidknorpels mit einem Wundernetz von Venen ausgestattet ist, ergießt sein Blut in die Vena thyreoidea inferior.

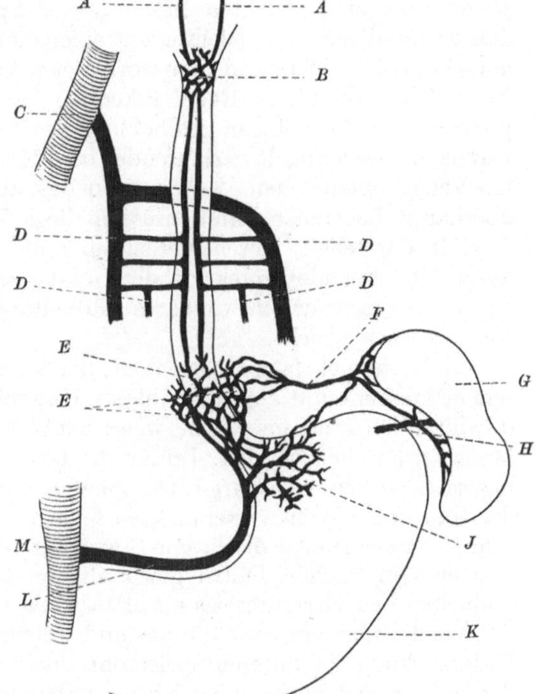

Abb. 14. Schematische Darstellung der Oesophagusvarizen bei gestörtem Pfortaderkreislauf.

Da im unteren Abschnitt des Oesophagus der Verbindungsweg zwischen Pfortader (*M*) und der Vena cava superior am innigsten ist, so erscheint es selbstverständlich, daß bei behindertem Abfluß gerade dieser Venenabschnitt am stärksten beansprucht wird und dementsprechend sich sein Querschnitt bis zur Varixbildung erweitern kann; jedenfalls wissen wir, daß es bei Lebercirrhosen, wo wir mit einer ganz besonderen Drucksteigerung im Pfortadergebiet zu rechnen haben, zu mächtigen Venenerweiterungen am Übergang zwischen Magen und Speiseröhre kommen kann. Post mortem kann man sich nur selten über die Ausdehnung dieser Gebilde eine richtige Vorstellung bilden; gelingt es aber, diese Varizen durch entsprechende Injektionsverfahren wieder anzufüllen, so muß

---

[1] VILLARET u. BESANÇON: Nouveau Traité de Méd. **XVI**, 161 (1928).

man sich eigentlich wundern, daß es hier nicht viel häufiger zu Einrissen kommt, zumal diese ektatischen Venen, die überdies noch eine ganz dünne Wand besitzen, unmittelbar unter der Schleimhaut liegen.

Bezüglich der klinischen Diagnostik der Oesophagusvarizen war man mehr oder minder auf Vermutungen angewiesen; wenn es im Verlaufe einer Lebercirrhose zu einer schweren inneren Blutung kam, so konnte man mit der Möglichkeit einer solchen Varix rechnen; ein exakter Beweis war aber die längste Zeit nicht zu erbringen.

Einen wesentlichen Fortschritt in der Diagnostik dieser Varices verdanken wir neueren Röntgenuntersuchungen; das Verfahren der Schleimhautdiagnostik hat sich auch hier bewährt. Reicht man nur wenig Bariumkontrastmasse, so erzielt man einen leichten Beschlag der Speiseröhrenschleimhaut mit Barium; dies ist im allgemeinen leichter mit einer dicken als mit einer dünneren Kontrastmasse möglich. Während man normalerweise im Oesophagus ein durch mehrere Längsfalten gebildetes Relief erkennen kann, kommt es bei Varizen im Oesophagus zu einer völligen Aufhebung des normalen Reliefbildes; man sieht gewundene, geschlängelt verlaufende, bandförmige Aufhellungen, die den erweiterten Venen entsprechen. Soweit man das auf Grund einer Röntgenbetrachtung überhaupt beurteilen kann, müssen diese Varizen gelegentlich kleinfingerdicke Gebilde darstellen; durch Verästelung der erweiterten Venen, vor allem aber durch Übereinanderprojektion der Gefäße an Vorder- und Hinterwand, entsteht häufig ein schwer entwirrbares Aufhellungsmuster, das dem Schatten eines Flechtwerkes gleicht.

Ich hatte mehrfach Gelegenheit, die Varizen mittels des Oesophagoskopes zu sehen; man erkennt ein dunkelblaues Konvolut von dick angeschwollenen Venen; unwillkürlich fragt man sich, wieso solche Venenerweiterungen keinerlei Schluckbeschwerden hervorrufen. Immerhin beobachtet man in Fällen von röntgenologisch deutlich sichtbaren Oesophagusvarizen eine verlangsamte Entleerung der Hauptmenge des verschluckten Kontrastmittels; die „Säuberung" der Speiseröhre — um einen Ausdruck von SCHATZKI zu wählen — vollzieht sich so langsam, daß man in solchen Fällen gewöhnlich erst einige Minuten nach dem Hinunterschlucken des Bariumbreies ein deutliches Reliefbild erkennen kann.

Wendet man ein ganz dünnes und weiches Oesophagoskop an, so bereitet die Untersuchung der unteren Speiseröhre nicht die geringsten Beschwerden. Wegen der Gefahrlosigkeit dieses Verfahrens haben wir es zur Sicherstellung der Diagnose Lebercirrhose oft herangezogen; diese Methode hat sich uns vielfach bewährt.

Nicht sehr ausgeprägte Varizen können sich der röntgenologischen Darstellung gelegentlich entziehen; jedenfalls müssen die Varizen eine bestimmte Größe erreichen und gegen das Lumen der Speiseröhre vorspringen, sonst lassen sie sich röntgenologisch nicht darstellen. Der Unerfahrene kann sich durch das Bild der Varizen leicht täuschen lassen und eventuell eine maligne Entartung am unteren Speiseröhrenende in Betracht ziehen; die normale Dehnbarkeit des Oesophagus erleichtert die Differentialdiagnose. In nicht wenigen Fällen paart sich der Zustand von Oesophagusvarizen mit varikös erweiterten Gefäßen im oberen Magenabschnitt; wenn man die anatomischen Verhältnisse berücksichtigt (Abb. 14), so darf man sich darüber nicht wundern. Jedenfalls besitzen wir in dem röntgenologischen Nachweis der Varizen im Bereiche der unteren Speiseröhre für die Annahme einer lokalisierten oder generalisierten Drucksteigerung im Pfortadergebiet einen wichtigen Anhaltspunkt; auf diesem Umwege gewinnen wir wieder entscheidenden Aufschluß über die eine oder andere Leberkrankheit. Legt man auf den Nachweis von Oesophagusvarizen diagnostisch ganz besonderen Wert, so soll man selbst vor der Oesophagoskopie nicht zurückschrecken.

2. Die Hämorrhoiden.

Infolge der Drucksteigerung im Pfortadergebiet können auch die Verbindungsäste zwischen unterer Mesenterialvene und den Venen, die ein dichtes Geflecht um das Rektum bilden, eine mächtige Erweiterung erfahren; gleiches gilt von den Kommunikationen zwischen Pfortader und den Venenplexus, die die Geschlechtsorgane und die Harnblase umgeben. Auf diese Weise kann es zu Varizen im Bereiche der Rektalschleimhaut und der Vaginalwand kommen. Theoretisch könnte dadurch der Bildung von Hämorrhoiden Vorschub geleistet werden, aber die Erfahrung spricht sich nicht dafür aus, denn bei der Cirrhose kommen Varizen innerhalb des kleinen Beckens nicht häufiger vor als bei anderen Personen. Wir sehen gelegentlich strotzend mit Blut gefüllte Hämorrhoiden, doch sind die Ursachen dieses Leidens so vielfältige, daß es kaum angeht, das Vorkommen von Hämorrhoiden ausschließlich auf eine Drucksteigerung im Pfortadergebiet zu beziehen. Immerhin verfügen wir über Beobachtungen, die doch an einen gewissen Zusammenhang denken lassen; wenn wir z. B. sehen, daß es im Anschluß an eine Hämorrhoidenoperation, die sich wegen starker Blutungen als unbedingt notwendig erwies, zu einer schweren Oesophagusblutung kommt, so müßte man sich der Meinung jener Ärzte anschließen, die in den Hämorrhoidalblutungen einen heilsamen Faktor zur Entlastung des erhöhten Pfortaderdruckes erblicken. Jedenfalls fühlen sich viele Patienten, speziell kongestionierte Leberkranke, nach einer größeren Hämorrhoidalblutung wesentlich wohler. Kennt man solche Fälle, so wird man es verstehen, wenn erfahrene Chirurgen von einer solchen Operation bei Leberkranken eher abraten; daher stammt vielleicht der Name „goldene Ader".

Jedenfalls ist das Problem der Hypertension portale noch recht ungeklärt, weil uns eine Methode fehlt, zahlenmäßig den Venendruck im Pfortadersystem zu bestimmen. Ebenso wäre es wünschenswert, darüber etwas zu erfahren, ob eine portale Plethora vorliegt; anscheinend gibt es eine portale Hypertension ohne gleichzeitige Cirrhose, was natürlich nicht ausschließt, daß beide Zustände sehr häufig nebeneinander vorkommen.

3. Die Venenerweiterungen im Bereiche der Bauchwand — Caput Medusae.

Die vordere und seitliche Bauchwand besitzt ein dichtes, vielfach miteinander in Verbindung stehendes Venengeflecht, das sein Blut in die verschiedensten Richtungen abgeben kann; die tiefer gelegenen Geflechte stehen in Beziehung zu den Venae intercostales, azygos, costoaxillares, epigastricae und mammariae; die mehr oberflächlich gelegenen Venen — vielfach auch als SAPPEYsche Venen bezeichnet — stehen außerdem noch mit den Venae femorales (saphenae) und thoracicae longitudinales in Kommunikation. Alle diese Venen *können* bei Leberkrankheiten, speziell bei der Lebercirrhose, eine Erweiterung zeigen, doch muß diese Erweiterung nicht an allen Stellen unbedingt nur mit einer Drucksteigerung der Pfortader ursächlich in Zusammenhang stehen.

Mit der Gesamtheit der in der vorderen Bauchwand gelegenen Venengeflechte bleibt das Pfortadersystem auch außerhalb der Foetalperiode noch immer in Kontakt, wenn auch gelegentlich die entsprechenden Kollateralen zu rudimentären Gebilden werden. Wir haben hier die sogenannten paraumbilikalen und die akzessorischen Venen zu unterscheiden; die Kenntnis verdanken wir vielfach SAPPEY,[1] nach dem diese Geflechte auch ihren Namen führen.

Die Gefäße, die im Foetus die Blutversorgung gewährleisten — es sind dies der Ductus venosus Arantii und die Arteria umbilicalis — obliterieren und

---

[1] SAPPEY: J. de l'Anat. 1881.

werden einerseits zum Ligamentum teres, anderseits zum Ligamentum umbilicale
laterale. Im Bereiche des Ligamentum teres bleibt noch eine gefäßliche Verbindung erhalten; es sind dies die sogenannten Paraumbilikalvenen (siehe
auch das Kapitel Ascites); je nachdem, ob diese Venen direkt in den Sinus
portalis einmünden oder zum Restkanal des Ductus Venosus Arantii werden,
spricht man von SAPPEYschen oder BUROWschen Venen. Der Restkanal läßt
sich vom Sinus der Vena portae aus leicht sondieren; er ist oft 5—8 cm lang
(BAUMGARTEN[1]).

Bei den akzessorischen Venen handelt es sich um Geflechte, welche von der
unteren Fläche des Zwerchfelles und der inneren epigastrischen Bauchwand ihren
Ausgang nehmen; sie laufen zwischen den Blättern des Ligamentum falciforme
zur Leber. Ein Teil dieser Venen senkt sich in die konvexe Fläche der Leber und
kommuniziert hier mit den Ästen der Vena portae; die Wurzeln dieser Venen
senden Äste durch die Scheide des Musculus rectus und verbinden sich mit den
oberflächlichen Bauchvenen.

SAPPEY fand diese Geflechte — und zwar sowohl die paraumbilikalen als auch die
akzessorischen Venen — bei Lebercirrhose gelegentlich mächtig erweitert. Bei
exakter Präparation gelingt es meist leicht, sie in ihrem weiteren Verlauf aufwärts
gegen die Vena mammaria und abwärts in der Richtung der Vena epigastricae
zu verfolgen; die Präparation erweist sich noch leichter, wenn sich auch die
unterschiedlichen Bauchhautvenen mächtig erweitert zeigen.

Diese Venenerweiterungen in der Bauchwand lassen sich klinisch leicht erkennen, soweit an diesem Prozesse die oberflächlichen Venen beteiligt sind; die
tiefer liegenden entziehen sich natürlich unserer Beobachtung; sie spielen bei
vielen Leberkrankheiten für die Diagnostik und das Verständnis des ganzen
Krankheitsprozesses eine nicht unwichtige Rolle; sie dürfen mit den über den
ganzen Bauch ausgebreiteten Venenektasien nicht verwechselt werden, welche bei
Kompression der unteren Hohlvene zu sehen sind. Das Verständnis dieser Venenektasien erfährt in diagnostischer Beziehung eine wesentliche Erweiterung, wenn
man die Strömungsrichtung des Blutes innerhalb der Venen berücksichtigt.
Unter gewissen Umständen kann es schwer sein, die verschiedenen Formen von
Venenerweiterung auseinanderzuhalten, da die Bauchwassersucht, die so häufig
Leberkrankheiten begleitet und an sich schon mit Venenektasien sich paart, einen
Druck auf die Cava inferior ausübt und dadurch auf die Zirkulationsverhältnisse
innerhalb der erweiterten Bauchvenen bestimmenden Einfluß nehmen kann.

Bei vielen Fällen von Lebercirrhose kommt es zu einer Kollateralbildung
der Venen an den verschiedensten Stellen (Oesophagus, kleines Becken, vordere
Bauchwand). Gelegentlich kann ein kleiner Anteil des Pfortaderblutes seinen
Weg entlang der Nabelvenen nehmen; so kann es zu *wirklich mächtigen Erweiterungen der in der Nabelgegend* sich entwickelnden großen Venen kommen. Anscheinend ist das hauptsächlich dann zu sehen, wenn sich die Pfortaderstauung schon
im Jugendalter zeigt. In solchen Fällen spricht man von einem typischen Caput
Medusae; das Charakteristische ist die Entwicklung eines mächtigen Venen-
geflechtes im Bereiche des Nabels (Abb. 15 A). Ich schließe mich jenen Autoren
an, die in den typischen Caput Medusae eine seltene Komplikation der
Lebercirrhose sehen. Das Krankheitsbild bietet folgende Erscheinungen: Im
Bereiche der vorderen Bauchwand zeigen sich mächtige Venenerweiterungen; die
Venen sind geschlängelt und ziehen in die verschiedensten Richtungen; das stärkste
Konvolut ist in der Nähe des Nabels zu sehen; hier kann eventuell ein Schwirren
zu fühlen sein; bei der Auskultation dieser Gegend hört man ein kontinuierliches
Rauschen, das synchron der Herztätigkeit an Intensität zunimmt. Drückt man

---

[1] BAUMGARTEN: Tübinger Institut **I,** 1 (1891); **VI,** 93 (1908).

mit dem Finger auf diese Stelle, so gelingt es einerseits, die Venenerweiterungen zum Verschwinden zu bringen, anderseits hört nunmehr auch das Schwirren und das Rauschen auf. Damit ist auch die Richtung der Blutströmung charakterisiert; das Blut hat die Tendenz, von der Nabelgegend teils in die Richtung der

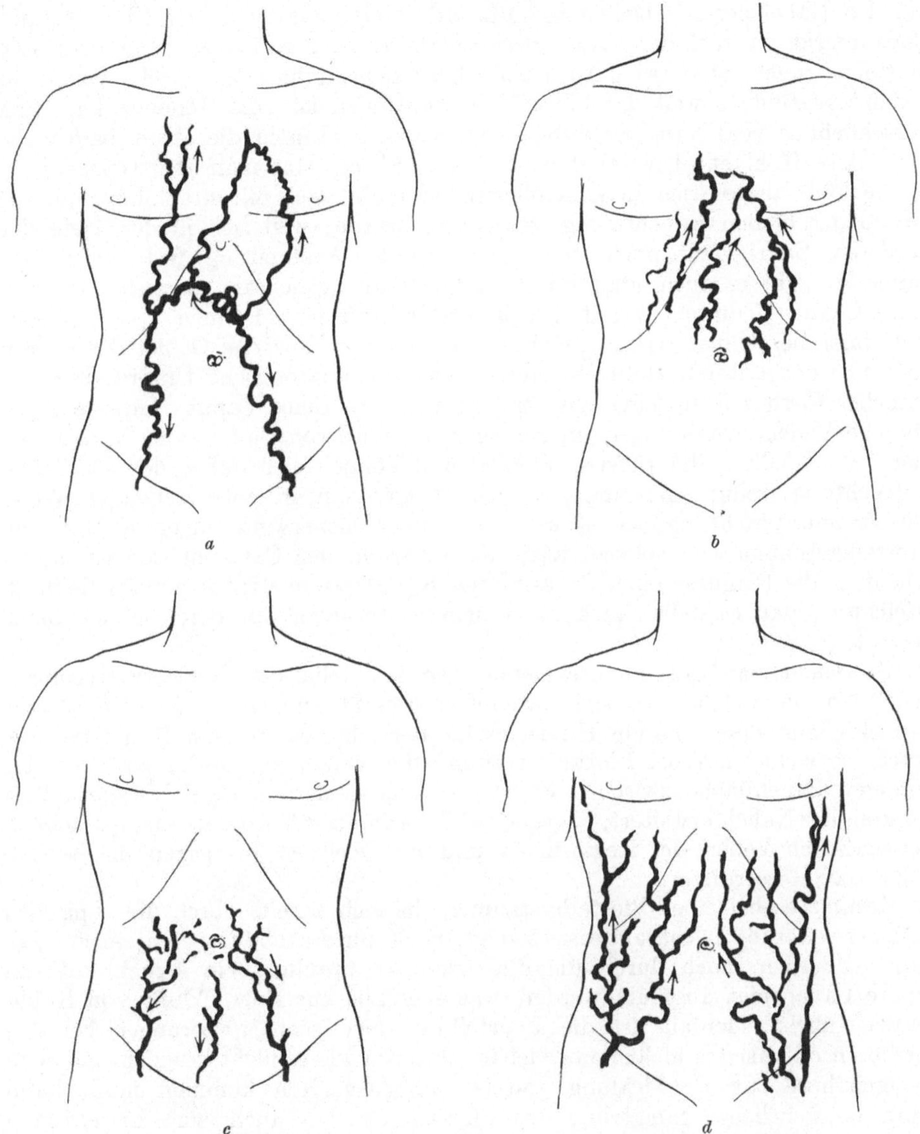

Abb. 15 a—d. Die verschiedenen Formen von Pfortaderstauung. *a* Typisches Caput Medusae (selten); *b* Superiore Form der Pfortaderstauung; *c* Inferiore Form der Pfortaderstauung; *d* Pfortaderstauung mit gleichzeitiger Beteiligung der Cava inferior (infolge Druckes des Ascites).

Vena mammaria, teils gegen die Venae epigastricae zu strömen. Bei der Sektion solcher Fälle findet sich zwischen vorderer Bauchwand und Vena portae eine weite Vene, die sich an Stelle des Ligamentum teres entwickelt hat; die breite Kommunikation zwischen Pfortadergebiet und den Venen der vorderen Bauchwand verläuft in die Richtung des Nabels, um von hier aus sich teils in der peritonealen, teils in der kutanen Wand des Bauches zu verlieren. Abb. 15 *a—d*, die die Verhältnisse teils in vivo, teils post mortem charakterisiert, soll das Gesagte veranschaulichen.

GILBERT und VILLARET[1] haben neben der eben erwähnten Form, die im wesentlichen dadurch charakterisiert erscheint, daß sich der breite Strom des um den Nabel herum abgeleiteten Pfortaderblutes sowohl in der Richtung der Cava inferior als auch der Cava superior verliert, auch von einer mehr *superioren* und einer mehr *inferioren* Form gesprochen; sicher gibt es ektatische Venen, in denen das Blut, soweit das klinisch zu beurteilen ist, die Tendenz hat, sich ausschließlich vom Nabel wegzubewegen, wobei bald mehr die obere, bald mehr die untere Hohlvene bevorzugt wird (Abb. 15 *b*, *c*). Hat man aber Gelegenheit, solche Fälle anatomisch zu kontrollieren, so ergibt sich mitunter, daß man auf Grund der bloßen Besichtigung irregeleitet wurde, weil sich in der Tiefe der vorderen Bauchwand doch eine generalisierte Ausbreitung feststellen ließ. Immerhin gibt es auch anatomisch festgestellte, gleichsam partielle Formen eines Caput Medusae, womit ich in erster Linie jene Formen von Venenerweiterung bezeichnet wissen möchte, die entweder nur das Gebiet der oberen oder nur der unteren Hohlvene aufsuchen. Die anatomische Untersuchung so mancher Cirrhoseform lehrt uns, daß es auch ein tiefes Caput Medusae gibt. Manche Venenerweiterungen im Bereiche der vorderen Bauchwand bevorzugen fast ausschließlich die tieferen Partien und können sich daher der klinischen Betrachtung völlig entziehen. Berücksichtigt man in entsprechender Weise die Strömungsrichtung, so ist es leicht, die Venenerweiterungen infolge von Pfortaderstauung von solchen nach Kompression der Cava inferior zu unterscheiden; die Diagnose einer Cava-inferior-Kompression wird uns meist dadurch erleichtert, daß es dabei auch zu Venenerweiterungen im Bereiche der Beine kommt.

Vergleicht man ganz unvoreingenommen das Relief der Venenerweiterungen in Fällen, in welchen es sich zweifellos um Stauungen im Pfortadergebiet handelte, mit jenen, die ein Hindernis im Bereiche der unteren Hohlvene darboten, so sieht man bei Pfortaderstauung die Venen der medianen Teile der vorderen Bauchfläche zwischen Processus xyphoideus und Os pubis speziell im Umkreis des Nabels erweitert, dagegen bei Cava inferior-Thrombose hauptsächlich die seitlichen Venen der Regio iliaca und der Weichen bis gegen die Achselhöhle davon betroffen.

Kommt es bei einer Pfortaderstauung, die sich bereits durch die typischen Venenerweiterungen charakterisiert zeigt, noch zur Ausbildung eines Ascites, so kann außerdem noch durch die Flüssigkeitsansammlung ein Druck auf das untere Cavagebiet ausgeübt werden, was ebenfalls zur Entwicklung von Kollateralen führt; jedenfalls ist die Beurteilung der Venenerweiterungen bei den Cirrhosen mit Ascites nicht immer leicht. Ebenso wie es nicht in jedem Fall von Lebercirrhose zur Entwicklung von Oesophagusvarizen kommen muß, kann trotz beträchtlicher Steigerung des Pfortaderdruckes auch eine Erweiterung der vorderen Bauchvenen völlig ausbleiben.

Es braucht wohl kaum hervorgehoben zu werden, daß Venenerweiterungen vom Typ der Pfortaderstauung nicht nur bei Cirrhosen, sondern auch bei anderen Leberaffektionen oder bei isolierter Pfortadererkrankung vorkommen können.

Schließlich noch eine therapeutische Bemerkung: Ergibt sich die Notwendigkeit, bei einer hepatolienalen Affektion das Abdomen operativ zu öffnen, so muß den Venenerweiterungen höchste Aufmerksamkeit geschenkt werden, und zwar nicht nur den kutan gelegenen, sondern vor allem den tiefliegenden, die

---

[1] GILBERT u. VILLARET: Arch. Méd. exper. et d'anat. Path. **1909**, 4 juillet.

meist viel größer sind. Bei Eröffnung des Abdomens können die Kollateralen verletzt werden und der Chirurg sieht sich veranlaßt, eine Unterbindung oder Umstechung des betreffenden Gefäßes vorzunehmen. Soweit der Internist auf das Vorgehen des Chirurgen Einfluß nehmen darf, sollte er tunlichst auf die Schonung solcher Kollateralen dringen. Ein operatives Noli me tangere stellt die typische Form des Caput Medusae vor; ich war einmal Zeuge bei einem solchen operativen Eingriff; die breite Verbindung zwischen Porta hepatis und Nabelgegend wurde verletzt; nach Unterbindung dieses stark blutenden Gefäßes kam es innerhalb kürzester Zeit zu einer Infarzierung des ganzen Darmes. Bezüglich der Entstehung eines Caput Medusae gewinnt man den Eindruck, daß sich dieser Zustand ganz allmählich entwickelt. Daß sich aber bei einem akuten Verschluß der Pfortader innerhalb kürzester Zeit ein mächtiges Caput Medusae — allerdings beim Hund — entwickeln kann, das lehren vor allem die Beobachtungen von MANN und MAGATH; schon nach zwei Monaten haben sich bis kleinfingerdicke Kollaterale entwickelt.

4. Die portorenalen Kollateralen.

Bei den Prämammaliern besitzt die Niere ein zweifaches Venensystem — ein venöses und ein portales — das letztere speist das die Tubuli umspinnende Kapillarnetz; bei den Vögeln entsendet die Pfortader in jede Niere eine große Vene; die Säuger, welchen diese portale Vene fehlt, besitzen als Überrest der Nierenpfortaderzweige nur noch das kapsuläre Venenzonengebiet, welches ohne Arterienbegleitung verläuft, sich sternförmig verzweigt, durch Anastomosen mit dem tiefen, abführenden — kavalen — Venensystem verbunden ist und in Form der Stellulae Verheynii eine doppelte Ableitung des Venenblutes ermöglicht. Als Reste einer Nierenpfortader sind Ästchen anzusehen, die aus der Pfortaderzone des Dünn- und Dickdarmes zur rechten Vena renalis ziehen (RETZIUSsche Gefäße). Bereits CL. BERNARD[1] wußte, daß diese Gefäßchen sich nach Zerstörung der Pfortader erweitern können; besonders intensiv hat sich dann dafür VILLARET[2] interessiert. Injiziert man bei Hunden das Pfortadersystem, so dringt der Farbstoff bis in die Nierenrinde vor, läßt aber das Mark vollständig frei; man kommt zu demselben Ergebnis, wenn man die Nierenvene unterbindet; jedenfalls besteht eine nierenwärts gerichtete portorenale Venenstraße, deren Bedeutung unter physiologischen Bedingungen vermutlich sehr gering ist. HENSCHEN[3] hat nun auf eine Reihe von Tatsachen hingewiesen, die dafür zu sprechen scheinen, daß unter pathologischen Bedingungen diese portorenalen Bahnen, speziell bei der Lebercirrhose, wo sie sich zu weiten Gefäßen entwickeln, auf das Geschehen im Organismus Einfluß nehmen könnten. So kennt man z. B. bei manchen Leberleiden eine Hämaturie, die gleichzeitig mit einer auffälligen Kongestion der Nierenrinde einhergeht, dann eine auffällige Fettdegeneration der Nierenrinde bei splenomegalen Cirrhosen, oder kompensatorische Nierenhypertrophie mit starker venöser Hyperämie vorwiegend der Rinde, kombinierte Infektion der Gallen- und Harnwege usw. Was bei diesen portorenalen Nierenstörungen charakteristisch zu sein scheint, ist die Beschränkung der zirkulatorischen Schädigung auf die Rindenzone; nur die Tubuli contorti sind betroffen, während die Glomerulizonen freibleiben. Eine sehr ansehnliche muskuläre Ausrüstung (Reste der Nierenpfortader in der Nierenzone) schafft vielleicht Möglichkeiten einer venomotorischen Drosselung.

---

[1] CL. BERNARD: Leçons sur le diab., S. 327.
[2] VILLARET: Arch. Méd. exper. et d'anat. Path. **1906**. Thèse d. Paris 1906.
[3] HENSCHEN: Arch. klin. Chir. **173**, 602 (1932).

Außer diesen präformierten Notausgängen des Pfortaderblutes sind noch solche erworbener Art durch Verwachsung des Netzes, des Magens, der Leber und der Milz möglich; der Gedanke, dem Pfortaderblut solche Auswege künstlich durch Operation zu schaffen, hat vor allem TALMA[1] zu seiner bekannten Operation — Einnähen des Netzes in die vordere Bauchwand — veranlaßt, um auf diese Weise die Ansammlung von Ascitesflüssigkeit hintanzuhalten. Die vielen negativen Ergebnisse dieses Operationsverfahrens haben uns bewogen, der Pfortaderstauung allein bei der Ascitesbildung nicht jene ursächliche Bedeutung beizumessen, die ihr vielfach zugebilligt wird.

IV. Allgemeine Pathologie des Ikterus.

Wenn die Galle kein Bilirubin enthielte, so würde sich Stauung innerhalb der Leberwege für den Kliniker kaum bemerkbar machen, denn die wichtigste Begleiterscheinung der Gallenstauung ist die Gelbfärbung; nur diesem Symptom verdanken wir unsere Kenntnis über manchen pathologischen Zustand innerhalb der Leber. Wegen der Vieldeutigkeit dieser Erscheinung ist eine genaue pathogenetische Analyse des Ikterus von größter Wichtigkeit; dieselbe wird aber nur gewährleistet, wenn man auch die physiologischen Vorgänge berücksichtigt.

A. Die Bildung des Gallenfarbstoffes.

Es zweifelt heute wohl niemand daran, daß der Gallenfarbstoff vom Hämoglobin abstammt. Obwohl man auf Grund der nahen chemischen Beziehungen zwischen Hämatin und Bilirubin erwarten sollte, daß eine solche Umwandlung in vitro relativ einfach vor sich geht, ist dies im Experiment bisher keinem Chemiker gelungen. Nur in vivo kann dieser Umbau bewerkstelligt werden.

Die ersten greifbaren Hinweise eines Überganges des Blutfarbstoffes in Gallenfarbstoff stammen von VIRCHOW.[2] In alten Blutextravasaten konnte er bräunliche Kristalle nachweisen, die mit der GMELINschen Probe Farbenreaktionen zeigen, die für Bilirubin charakteristisch sind. Da er sonst absolut sichere Beweise für die Identität nicht erbringen konnte, sprach er nur von *Hämatoidin*kristallen. Eine große Zahl von Forschern setzte im Tierexperiment große Hämatome und konnte, ähnlich wie VIRCHOW, auch hier die erwähnten Kristalle finden. In ähnlicher Richtung bewegen sich die Beobachtungen von HIJMANS V. D. BERGH und SNAPPER,[3] die mit ihrer Gallenfarbstoffreaktion große Mengen Bilirubin in alten Hämatomen nachweisen konnten. Nachdem sich RICH und BUMSTEAD[4] neuerdings auf Grund genauer spektrographischer und physikalischer Prüfungen für die Identität des Hämatoidins mit dem Bilirubin ausgesprochen hatten, kam die wichtige Mitteilung von HANS FISCHER,[5] der den sicheren chemischen Nachweis erbringen konnte, daß *das von VIRCHOW aus alten Blutergüssen dargestellte Hämatoidin tatsächlich mit dem Bilirubin identisch ist.*

Auch im Tierversuch ließ sich der Übergang von Hämoglobin in Bilirubin zeigen; gleichgültig, ob man eine intravasale Hämolyse erzeugt oder ob man Hämoglobin injiziert, kommt es beim Gallenfisteltier zu einer Steigerung der

[1] TALMA: Berl. klin. Wschr. 1898, 833.
[2] VIRCHOW: Virchows Arch. I, 379 (1847).
[3] HIJMANS V. D. BERGH u. SNAPPER: Arch. klin. Med. 110, 540 (1913).
[4] RICH u. BUMSTEAD: Bull. Hopkins Hosp. 36, 4 (1925).
[5] FISCHER: Z. physiol. Chem. 127, 317 (1923).

Bilirubinausscheidung. In jüngster Zeit hat DUESBERG[1] ähnliche Beobachtungen auch beim Menschen anstellen können.

Da sich bis jetzt außer dem Hämoglobin keine andere Vorstufe des Bilirubins feststellen ließ, ging man einen Schritt weiter und hat aus der Quantität des durch die Galle entleerten Bilirubins Rückschlüsse auf die Größe des *Hämoglobinabbaus* gezogen. Aus dem Verhältnis zwischen dem im Körper vorhandenen Hämoglobin und dem in der Zeiteinheit zur Ausscheidung gebrachten Bilirubin erfährt man, wie viele rote Blutkörperchen in der gleichen Zeitspanne zugrunde gehen (Blutmauserung). Mit dem Vorkommen anderer Vorstufen des Bilirubins braucht man kaum zu rechnen. Eine andere Frage ist allerdings, ob der gesamte Blutfarbstoff, der sich aus dem Hämoglobinabbau ableitet, tatsächlich zu Bilirubin umgewandelt wird und ob nicht ein Teil davon in farblose Derivate des Hämatins bzw. des Bilirubins übergeht.

Wegen der Ähnlichkeit in der Struktur des Chlorophylls und des Hämatins hat man sich auch für das Problem interessiert, ob der grüne Pflanzenfarbstoff der Nahrung unter Umständen nach der Resorption aus dem Darmkanal zu einer vermehrten Gallenfarbstoffausscheidung führt. Tierversuche sprechen unbedingt gegen eine solche Möglichkeit. Verabreicht man Chlorophyll intravenös, dann erscheint es in der Galle, aber zu einer Steigerung der Bilirubinausscheidung kommt es nicht.

Auch bezüglich des Muskelfarbstoffes als Quelle des Gallenfarbstoffes hat man Untersuchungen angestellt. Vertritt man den Standpunkt, daß im Myohämatin der Farbstoffkern ebenfalls Hämatin ist — eine Ansicht, die von den meisten Physiologen vertreten wird —, dann liegt es nahe, auch diese Substanz als mögliche Vorstufe des Bilirubins anzusehen.

So eindeutig alles dafür zu sprechen scheint, daß die Muttersubstanz des Gallenfarbstoffes das Hämoglobin ist, so schwierig gestaltet sich die Frage, welche Organe bzw. Zellgruppen für die Bilirubinbildung verantwortlich zu machen sind. Da das Bilirubin die Leber mit der Galle verläßt, so war es zunächst naheliegend, die Leberzellen als die Bildungsstätte des Bilirubins verantwortlich zu machen. Bevor man aber zu dieser Frage Stellung nehmen kann, muß man darüber schlüssig werden, ob man die Leber (hinsichtlich des Gallenfarbstoffes) als ein Sekretions- oder Exkretionsorgan betrachten soll; sieht man in der Leber ein Sekretionsorgan, so nimmt man damit an, daß sie die Stoffe, die durch die Galle zur Ausscheidung gelangen, im wesentlichen selbst bereitet. Kommt aber der Leber nur die Rolle eines Exkretionsorgans zu — als Typus eines solchen Exkretionsorgans ist vor allem die Niere anzusehen —, dann müßten die gallenfähigen Substanzen von außen gleichsam fertig angeboten werden, und die Leber hätte bloß die Aufgabe, diese durch die Galle gegen den Darm auszuscheiden.

Zunächst muß daran erinnert werden, daß die Leber insofern eine Sonderstellung einnimmt, als sie in sich zwei Organsysteme vereinigt — die eigentlichen Parenchymzellen und die KUPFFERschen Sternzellen. Die Parenchymzellen stellen ein Gewebe vom Bau eines drüsigen Organs dar, während die KUPFFER-Zellen im Prinzip nur Kapillarendothelien vorstellen, sich aber von den gewöhnlichen Endothelien dadurch unterscheiden, daß sie viel größer sind und die wichtige Eigenschaft besitzen, nicht nur gelöste Substanzen, sondern auch Stoffe korpuskulärer Natur, welche in die Blutbahn gelangt sind, in sich aufzunehmen. Sie werden daher zum Makrophagenapparat gezählt, zu dem auch verschiedene Zellen in der Milz, in den Lymphknoten und im Knochenmark gehören. Alle Stoffe, welche vom Blut aus zu den Leberzellen gelangen wollen, müssen

[1] DUESBERG: Arch. f. exper. Path. **157**, 109 (1930); **174**. 305 (1934).

zuerst eine Barriere passieren, in der die KUPFFER-Zellen eine große Rolle spielen, die man wegen ihrer funktionellen Ähnlichkeit mit den spezifischen Zellen der Milzpulpa auch als „Milzgewebe" der Leber bezeichnet hat. Wenn man also von der Funktion der Leber als Gesamtorgan spricht, so soll man immer tunlichst unterscheiden, ob es sich um eine Funktion der Parenchymzellen oder der KUPFFER-Zellen handelt.

Man sollte glauben, daß sich die Frage, wo das Bilirubin gebildet wird, am leichtesten durch histochemische Methoden entscheiden ließe; leider ist dies nicht möglich, weil der mikroskopische Nachweis des Bilirubins mit Schwierigkeiten verbunden ist.

Ein Argument, das sehr zugunsten der Lehre der Bilirubinbildung durch die Leberzellen zu sprechen scheint, wird von pathologisch-anatomischer Seite oft in den Vordergrund gestellt: Carcinome der Leberzellen können Metastasen setzen, die Galle führen. Ob aber die Metastasen nur aus Leberzellen bestehen, müßte in jedem Fall erst untersucht werden. In der Bewertung dieses Befundes geht z. B. LUBARSCH[1] so weit, daß er sagt: „Dies beweist über allen Zweifel, daß die Leberzellen die eigentlichen Gallenfarbstoffbildner sind". RICH[2] wendet sich gegen die Stichhaltigkeit eines solchen Beweises, zumal ein solcher Befund auch zugunsten einer Lehre verwendet werden könnte, die da sagt, daß die Leberzellen die Fähigkeit besitzen, Gallenfarbstoff, der im Blute kreist, in sich aufzunehmen und ihn dann als Exkret abzugeben.

Mit der Annahme, daß ausschließlich den Leberzellen die Gallenfarbstoffbildung zukommt, ist das Verhalten der Gelbsucht im Verlaufe einer akuten Leberatrophie schwer vereinbar. Es gibt wohl keinen Prozeß, bei dem die Leberzellen im Verlauf einer Erkrankung in solchem Ausmaß geschädigt werden, und dennoch wird der Organismus, trotz dieser schweren Schädigung, mit Bilirubin überschwemmt. Anders liegen die Dinge bei den KUPFFER-Zellen, die sich gerade bei der akuten Leberatrophie — soweit man das histologisch beurteilen kann — kaum geschädigt zeigen. Zugunsten der Lehre, daß die Leber mehr Exkretions- als Sekretionsorgan ist, wird vielfach das Vorkommen einer schon physiologisch vorhandenen Bilirubinämie angeführt. Wäre die Leber das ausschließliche Organ, das Bilirubin bildet, dann dürfte sich im Blut des normalen Organismus kaum Gallenfarbstoff finden. Diese Angabe bedarf allerdings einer gewissen Einschränkung, denn im Hundeblut finden sich kaum Spuren von Gallenfarbstoff. Jedenfalls läßt sich aus dem hier Angeführten nichts ableiten, was sich zugunsten der Theorie verwerten ließe, daß der Gallenfarbstoff lediglich von den Leberzellen gebildet wird. Im Gegenteil, es ergeben sich viele Tatsachen, die für eine extrahepatische Bilirubinbildung sprechen und daher der Leber mehr eine exkretorische Funktion zuweisen; daß Bilirubin in alten Hämatomen, also extrahepatisch, gebildet werden kann, ist bereits erwähnt. Aber diese im kranken Organismus erhobenen Beobachtungen werfen noch kein Licht auf die physiologische Gallenfarbstoffbildung. Um diese Fragen zu lösen, war es notwendig, das Verhalten des Bilirubins im leberlosen Organismus zu studieren. Die ersten Versuche in dieser Richtung wurden von JOHANNES MÜLLER[3] unternommen: Entfernt man bei Fröschen die Leber, so gehen sie nicht sofort zugrunde, sondern können noch bis zu 14 Tagen am Leben bleiben; während dieser Zeit kommt es zu keiner Anhäufung des Bilirubins im Blute. In neuester Zeit hat MAKINO[4] diese Untersuchungen überprüft und auch mit modernen

---

[1] LUBARSCH: Berl. klin. Wschr. 1921, 757.
[2] RICH: Physiologic. Rev. V, 190 (1925).
[3] JOHANNES MÜLLER: Handbuch der Physiologie, 4. Aufl., Bd. I, S. 131. 1844.
[4] MAKINO: Zieglers Beitr. 72, 808 (1924).

Methoden eine Bilirubinretention nicht nachweisen können. Allerdings eignen sich Frösche zu solchen Versuchen sehr wenig, weil sie selbst nach Unterbindung der Gallenwege keine Bilirubinämie bekommen. Da die Klinik Interesse hatte, in dieser Richtung klar zu sehen, so hat die NAUNYNsche Schule die alten MÜLLERschen Versuche auf den Warmblüterorganismus übertragen. Entsprechende Versuche am Hunde schlugen zunächst fehl, weswegen man als Versuchsobjekte die Taube und die Gans wählte; hier ist die Exstirpation der Leber tatsächlich möglich, wenn der Eingriff auch schwer ist und die Tiere höchstens 24 Stunden am Leben bleiben. Das wesentliche Ergebnis dieser Versuche war eine Bestätigung der MÜLLERschen Befunde — es kommt trotz Exstirpation der Leber zu keiner *Bilirubin*-Anhäufung im Blute. JOHANNES MÜLLER hatte also recht, wenn er sagte, daß die Leber kaum als Exkretionsorgan angesehen werden könne; die Leber müsse für die Gallenfarbstoffbildung selbst verantwortlich gemacht werden. Auch wenn man Gifte wählt, die im normalen Organismus rasch zu einer erhöhten Bildung von Gallenfarbstoff führen, können sie im leberlosen Organismus keine Steigerung im Bilirubingehalt des Blutes hervorrufen. Diese ebenfalls vielfach bestätigten Versuche veranlaßten MINKOWSKI[1] zu sagen, daß ohne Leber weder ein Ikterus noch eine normale Gallenfarbstoffbildung möglich sei. Diese Behauptung galt lange Zeit als Axiom, und niemand wagte es, an dieser scheinbar festgefügten Lehre irgendwie zu rütteln. 30 Jahre später wies McNEE,[2] ein Schüler von ASCHOFF, auf eigentümliche Tatsachen hin, die geeignet waren, die Sonderstellung, die bis dahin die Leber in der Gallenfarbstoffbildung einnahm, anders zu beleuchten. Noch mehr geschah dies durch die bekannten Exstirpationsversuche von MANN und MAGATH[3], durch die das ganze Problem nicht nur eine wesentliche Förderung erfuhr, sondern die ganze Lehre der Gallenfarbstoffproduktion fast zu einem gewissen Abschluß kam: Exstirpiert man bei Hunden nach der von diesen beiden Amerikanern angegebenen Methode die Leber, so kommt es im Blute bereits nach kurzer Zeit zu einer Zunahme des Bilirubins. Die Zunahme des Pigmentgehaltes kann noch wesentlich gesteigert werden, wenn man den hepatektomierten Tieren Hämoglobin intravenös injiziert; man muß daher mit einem gallenfarbstoffbildenden Vorgang im Organismus rechnen, der unabhängig von der Lebertätigkeit vor sich geht. Das, was VIRCHOW auf Grund seiner Beobachtungen in alten Hämatomen festgelegt hatte, ließ sich in modifizierter Form auch im ganzen Organismus bestätigen — es gibt eine extrahepatische Gallenfarbstoffbildung. Da an der Richtigkeit der alten Beobachtungen von MINKOWSKI nicht zu zweifeln ist, so ergibt sich hier zwischen MAGATH und MINKOWSKI ein Widerspruch. Wie lassen sich diese Gegensätze überbrücken? Ungefähr zur selben Zeit, als MINKOWSKI seine Versuche an der Gans nach Leberexstirpation anstellte, publizierte LÖWIT[4] interessante histologische Studien über die Bildung des Gallenfarbstoffes. Er untersuchte die Leber von Fröschen, bei denen er durch Injektion von Hämoglobin eine starke Gallenfarbstoffbildung angeregt hatte. Niemals konnte er innerhalb der Leberepithelzellen Veränderungen nachweisen, die für eine erhöhte Gallenfarbstoffbildung sprachen, dagegen sah er in den damals noch weniger beachteten KUPFFER-Zellen Fragmente von Erythrocyten, Gallenfarbstoff und Gebilde, die eine positive Eisenreaktion gaben; ähnliche Zellen sah er auch in der Milz und im Knochenmark. LÖWIT stand daher auf dem Standpunkt, daß die Umwandlung des Hämoglobins zu Gallenfarbstoff nicht in den Leberzellen erfolgt, sondern in den KUPFFERschen Sternzellen.

---

[1] MINKOWSKI: Arch. f. exper. Path. **21**, 1 (1886).
[2] McNEE: Med. Klin. **1913**, 1125.
[3] MANN u. MAGATH: Amer. J. Physiol. **69**, 393 (1924).
[4] LÖWIT: Zieglers Beitr. **IV**, 225 (1889).

Ganz ähnliche, mit Erythrocyten beladene Zellen hat schon MINKOWSKI bei seinen Gänsen, die er mit Arsenwasserstoff vergiftet hatte, gesehen und sogar abgebildet, doch legte er auf diesen Befund keinen besonderen Wert, weil er die doppelte funktionelle Bedeutung der Leber noch nicht kannte.

Obwohl in den Untersuchungen von LÖWIT bereits die ersten Anfänge der Lehre vom reticuloendothelialen System zu erblicken sind, blieb es doch ASCHOFF und seiner Schule vorbehalten, die Wichtigkeit dieser Gebilde für die Gallenfarbstoffbildung zu betonen.

Die Ausbreitung dieses Systems zeigt bei den einzelnen Tierarten große Verschiedenheiten, was die Erklärung dafür sein kann, daß einzelne Versuche beim Hund anders verlaufen als im Vogelorganismus; bei Vögeln findet sich die größere Masse dieses Systems in der Leber, nur wenig in der Milz und im Knochenmark, während bei Säugetieren wieder die Milz im Vordergrund steht. Die Gründe, warum ASCHOFF diese Zellen zusammenfaßte, sind funktioneller Art. Alle diese Zellen haben die Eigenschaft, grobdisperse Substanzen, die im Blute kreisen, an sich zu reißen und in sich aufzunehmen. Ob auch normale rote Blutzellen phagozytiert werden oder bloß geschädigte, ist schwer zu entscheiden; jedenfalls läßt sich unter gewissen Bedingungen innerhalb der verschiedenen reticuloendothelialen Zellen eine beträchtliche Anhäufung von Erythrocyten nachweisen. Die Bilder, die z. B. MCNEE bei seinen Arsenwasserstoffversuchen erhielt, erinnern außerordentlich an jene, die schon LÖWIT beschrieb. Ähnlich wie LÖWIT, stellte sich auch MCNEE und damit die ASCHOFFsche Schule auf den Standpunkt, *daß der Gallenfarbstoff nicht durch die Leberzellen, sondern von den KUPFFERschen Sternzellen gebildet wird* —die Leberzellen sorgen nur für die Ausscheidung. Diese Einstellung der ASCHOFFschen Schule war eine außerordentlich glückliche, denn sie gab uns die Möglichkeit, eine Fülle von Tatsachen, die mit der physiologischen und pathologischen Gallenfarbstoffbildung zusammenhängt, in treffender Weise in Einklang zu bringen.

· Sieht man in den KUPFFER-Zellen und im reticuloendothelialen Apparat ganz allgemein die Gallenfarbstoffbildner, dann läßt sich auch der Widerspruch erklären, warum beim Vogel nach der Leberexstirpation keine Hyperbilirubinämie einsetzt, wohl aber beim Hunde; die reticuloendothelialen Elemente sind, wie oben erwähnt, im Vogelorganismus vorwiegend in der Leber lokalisiert, während die Milz bei der Bilirubinbildung gar keine Rolle spielt. Das gerade Gegenteil zeigt sich beim Hunde (wie überhaupt beim Säugetier), der im Gegensatz zum Vogel eine mächtige Entwicklung des reticuloendothelialen Systems in der Milz und im Knochenmark besitzt. Entfernt man beim Hunde die Leber, so bleiben die Milz und das Knochenmark weiter die Bilirubinbildner, während beim Vogel diese Gebilde wegen ihrer geringen Entwicklung kaum in der Lage sein dürften, größere Gallenfarbstoffmengen an das Blut abzugeben. Im Milzvenenblut des Hundes und auch des Menschen sind höhere Gallenfarbstoffwerte zu finden als im arteriellen Blut; auch das spricht dafür, daß die Milz des Hundes und des Menschen Gallenfarbstoff zu bilden vermag[1, 2].

Dem Pathologen fällt es schwer, die Gallenfarbstoffbildung mit den Leberzellen in Beziehung zu bringen, besonders, wenn man, wie bereits erwähnt, das Krankheitsbild der akuten Leberatrophie berücksichtigt. Sieht man aber die KUPFFER-Zellen, die bekanntlich bei der akuten Leberatrophie nur selten betroffen erscheinen, als die eigentlichen Gallenfarbstoffbildner an, dann bereitet uns die Erklärung des Ikterus kaum Schwierigkeiten.

Wenn man sich somit auf den Standpunkt stellt, daß das reticuloendotheliale System für die Gallenfarbstoffbildung verantwortlich gemacht werden muß, dann

[1] LAUDA: Physiologie und Pathologie der Milz. Wien 1934.
[2] FRENCKEL: Klin. Wschr. **1935.**

kann man auch verstehen, warum es innerhalb der verschiedenen Hämatome zur Bildung von Bilirubinkristallen kommt. Bei der histologischen Untersuchung jedes Blutaustrittes findet man mit Erythrocytentrümmern beladene Zellen, die wegen ihrer Funktion als reticuloendotheliale Elemente angesprochen werden können; da sie in mehr oder weniger allen Geweben vorkommen, darf es uns nicht wundern, daß überall eine Bilirubinbildung statthaben kann.

Wenn die reticuloendothelialen Zellen allein die Bilirubinbildner sind, so sollte es möglich sein, die Bilirubinbildung zu stoppen. Das war der Gedanke, der ASCHOFF geleitet haben mag, als er LEPEHNE[1] veranlaßte, das reticuloendotheliale System mit Kollargol zu blockieren. Es ergaben sich zwar Anhaltspunkte, die zugunsten einer solchen Annahme sprechen, aber als völlig überzeugend können diese Versuche nicht angesprochen werden. Vielleicht ist das reticuloendotheliale System so weit verbreitet, daß es unmöglich ist, den ganzen phagozytären Apparat vollkommen auszuschalten.

Daß das reticuloendotheliale System mit dem Hämoglobinstoffwechsel in Beziehung gebracht werden muß, wird keineswegs bezweifelt, doch gibt es Autoren, die in diesen Zellen nicht die Bilirubinbildner sehen. So betrachten manche die KUPFFER-Zellen vorwiegend als Abfangorgane; das im Blute kreisende Bilirubin wird von den KUPFFER-Zellen absorbiert und an die Leberzellen weitergeleitet; kurz, man hat sich mit der Frage beschäftigt, ob nicht das Bilirubin auch im strömenden Blute entstehen kann. Der erste, der an eine solche Möglichkeit dachte, war v. RECKLINGHAUSEN.[2] Läßt man Froschblut unter aseptischen Bedingungen längere Zeit stehen, so wird das zunächst klare Serum grünlich (Biliverdin?) und innerhalb der Blutflüssigkeit finden sich Hämatoidinkristalle. Diese Versuche sind von verschiedenen Seiten überprüft worden, konnten aber nie bestätigt werden, sodaß man die Möglichkeit einer Bilirubinbildung im Blute nicht weiter in Erwägung gezogen hat. Interessant ist die Angabe von LEUPOLD, der sich doch von einer Bilirubinbildung überzeugen konnte, allerdings nur dann, wenn er dem Blute Gewebszellen beimengte; durch Zusatz von Bakterien gelingt es jedoch nicht, aus Hämoglobin Gallenfarbstoff zu bilden. Eine „humorale" Bilirubinbildung ohne Mitbeteiligung von Zellen ist somit nicht sehr wahrscheinlich, um so mehr muß man den endothelialen Zellen eine wesentliche Bedeutung bei der Bilirubinbildung zuschreiben.

Geht man von der ziemlich sicheren Tatsache einer zellulären Gallenfarbstoffbildung aus und fragt man sich, welche Zellen für die Aufnahme der roten Blutzellen und ihre Umwandlung in Bilirubin und Eisen verantwortlich zu machen sind, so kommen in erster Linie die KUPFFERschen Sternzellen in Betracht. Nebst den KUPFFERschen Zellen sind auch die anderen reticuloendothelialen Zellen an der Bilirubinbildung beteiligt, aber lange nicht im gleichen Maße. Faßt man die Ergebnisse zusammen, soweit es sich um die Frage der physiologischen Gallenfarbstoffbildung handelt, so kann man sagen:

1. Als einzige Quelle des Gallenfarbstoffes kommt nur das Hämoglobin in Betracht. 2. Die Leberzellen haben wahrscheinlich nichts mit der Gallenfarbstoff*bildung* zu tun. 3. Die histologischen Bilder sprechen für die Gallenfarbstoffbildung durch die KUPFFERschen Sternzellen. 4. Gallenfarbstoff kann sicher auch außerhalb der Leber gebildet werden. 5. Die reticuloendothelialen Elemente der verschiedenen Organe und Gewebe sind ebenso wie die KUPFFERschen Sternzellen, die zum reticuloendothelialen System gehören, imstande, Gallenfarbstoff zu bilden. 6. Eine andere als die zelluläre Bildung des Gallenfarbstoffes ist unter normalen Bedingungen unwahrscheinlich.

[1] LEPEHNE: Zieglers Beitr. **64**, 54 (1918).
[2] v. RECKLINGHAUSEN: Handbuch d. allgemeinen Pathologie des Kreislaufs, S. 434. 1883.

B. Der Ikterus.

Von den ältesten Zeiten ärztlicher Überlieferung bis in die Gegenwart zieht sich ein ununterbrochener Faden von Beobachtungen und Deutungen des Ikterus, die, entsprechend dem wechselnden Stande der Ansichten über die Tätigkeit der Leber und den Vorgang der Gallenfarbstoffbereitung, die verschiedensten Wandlungen erfahren haben.

Zunächst hat man die Tatsache erkannt, daß es bei Verlegung der großen Gallengänge zur Gelbsucht kommt. Diese immer wieder sich bestätigende Erfahrung bildet die Grundlage der ganzen Ikteruspathologie; von ihr muß man ausgehen, wenn man die anderen Formen des Ikterus verstehen will. Aus diesem Grunde ist es auch begreiflich, warum viele Pathologen immer wieder auf dieses mechanische Moment zurückkommen und selbst in jenen Fällen an eine Stauung denken, wo sich bei makroskopischer Betrachtung innerhalb der Gallenwege keinerlei Hindernisse zeigen. So mancher Widerspruch, der sich dabei ergab, war der Anlaß, warum sich auch Physiologen für das Ikterusproblem interessierten; kurz, es stand die Frage nach der Entstehung der Gelbsucht bald im Mittelpunkt des gesamten wissenschaftlichen Interesses.

1. Der mechanische Stauungsikterus.

Wenn die Ausführungsgänge der Leber verlegt sind, so kann die Galle nicht in den Darm gelangen; sie muß sich einen neuen Weg suchen, um die Leber und auch den Organismus verlassen zu können. Von mancher Seite wurde angenommen, daß es bei einer Drucksteigerung im Gallensystem sogleich zu einem Versiegen der Lebersekretion kommt. Das scheint wohl kaum der Fall zu sein, denn wie ließen sich sonst die Erweiterungen der Gallengänge erklären? Je länger ein totales Hindernis anhält, desto tiefer bohren sich die ektatischen Gallengänge in das Leberparenchym ein. Auch die Beschaffenheit der in den Gängen sich stauenden Galle spricht gegen eine ungewöhnliche Absonderung der Gallenflüssigkeit. Die Galle ist dunkel und konzentriert. Irgendeine Abweichung in der Zusammensetzung läßt sich in der gestauten Galle nicht nachweisen. Erst wenn die Gelbsucht sehr lange dauert, kann die Galle etwas heller werden; versagt schließlich die Leber völlig, so kommt es zur Abgabe einer „weißen Galle"; das ist aber nur sehr selten der Fall.

Bevor es bei einer mechanischen Verlegung der Gallenwege zu einem sichtbaren Ikterus kommt, muß der Bilirubingehalt im Blute über die Norm steigen. Das Wesentliche und Primäre jeder Gelbsucht ist nicht die Verfärbung der Gewebe, sondern die Vermehrung des Gallenfarbstoffgehaltes im Blute. Man muß auf das Wort Vermehrung Nachdruck legen, weil ein geringer Bilirubingehalt des Blutes sich physiologischerweise findet. Bei der überwiegenden Mehrzahl gesunder Menschen schwankt der Bilirubingehalt im Serum zwischen 1 : 400000 bis 1 : 250000 (HIJMANS V. D. BERGH) bzw. 0,25—0,4 mg%; diese Werte zeigen bei einem gesunden Menschen, auch jahrelang beobachtet, eine auffällige Konstanz; nur im Hunger kann der normale Wert etwas ansteigen; über die Tagesschwankungen haben wir bereits berichtet.

Zur Entstehung der physiologischen Bilirubinämie haben verschiedene Pathologen Stellung genommen: Vielleicht ist sie als Ausdruck der anhepatischen Gallenfarbstoffbildung zu deuten. BAUER und SPIEGEL[1] behaupten, daß das normalerweise im Blute vorhandene Bilirubin wahrscheinlich auf die Weise in die Blutbahn gelangt, daß ein aliquoter, individuell verschiedener Teil des von der Leber produzierten Gallenfarbstoffes nicht in die Gallenwege abgegeben wird,

---

[1] BAUER u. SPIEGEL: Arch. klin Med. **129**, 17 (1919).

sondern in die Gewebsspalten und damit in den Kreislauf gelangt (physiologische Paracholie). Auch die Möglichkeit einer Resorption von Bilirubin aus dem Dünndarm wurde in Erwägung gezogen; an der Tatsache einer Gallenfarbstoffresorption vom Darm aus ist kaum zu zweifeln; aber wie soll man die physiologische Bilirubinämie, die auf ein indirektes Bilirubin zurückzuführen ist, damit in Einklang bringen, da der Gallenfarbstoff, der aus den Gallenwegen in den Darm gelangt, nur die direkte Reaktion zeigt?

Es gibt vollkommen gesunde Menschen, deren Serum eine deutliche Hyperbilirubinämie erkennen läßt; ihr Bilirubingehalt kann bis auf 1 : 80000 bzw. 1,5 mg% ansteigen, ohne daß es überhaupt zu irgendwelchen Störungen kommt. Man spricht in solchen Fällen von einer physiologischen Hyperbilirubinämie. Da solche Bilirubinämien gelegentlich bei mehreren Mitgliedern einer Familie vorkommen, hat GILBERT[1] von einer *„cholaemie simple familiale"* gesprochen. Obwohl es in solchen Fällen nie zu einer Bilirubin*urie* kommt, können manche von diesen Personen eine leichte subikterische Verfärbung der Haut und vor allem der Skleren zeigen.

Das erste Zeichen einer Unwegsamkeit der Gallenwege ist die Erhöhung des Bilirubinspiegels im Blute. Bei einer gewissen Höhe des Gallenfarbstoffgehaltes im Blute wird die Nierenschwelle überschritten, und es kommt zur Bilirubin*urie*. Dieser Schwellenwert dürfte bei einer Konzentration von ca. 1 : 50000 bzw. 2,0 mg% liegen; steigt der Gallenfarbstoffgehalt des Blutes darüber hinaus an, so kommt es zur Bilirubinurie.

Auf dem Wege zwischen Leber und Niere passiert das bilirubinreiche Blut die Gewebe. Ebenso wie die Fähigkeit der Niere, die Bilirubinurie zu verhindern, nur eine begrenzte ist, können auch die Kapillarwandungen den Übertritt von Gallenfarbstoff aus dem Blute gegen die Gewebe einschränken. Erreicht der Bilirubingehalt des Blutes eine Konzentration von 1 : 50000 bzw. 2,0 mg%, so erfolgt der Farbstoffübertritt in die Gewebsflüssigkeit, und damit beginnt die Gelbsucht.

Im Gegensatz zur Niere, bei der die durch Verlegung der Harnwege bedingte Anurie innerhalb weniger Tage zum Tode führt, wird die Unwegsamkeit der Gallenwege durch lange Zeit hindurch relativ gut vertragen. Die Imbibition der Gewebe mit Gallenbestandteilen und vor allem auch der hohe Gallenfarbstoffgehalt im Blute kann monatelang anhalten, ohne daß dadurch das Leben akut gefährdet wird. Man gewinnt den Eindruck, als ob der Organismus imstande wäre, die Leberschlacken auch auf anderem Wege, vor allem auf dem Wege der Niere, nach außen zu befördern. Sonstige Kompensationsvorrichtungen scheinen nicht zu existieren. Eine Einschränkung der Sekretionstätigkeit der Leber kennt man wohl, doch macht sie sich erst bei lange bestehendem Ikterus bemerkbar. Nach mehrmonatigem Bestehen des Verschlusses ist der Harn manchmal farbstoffärmer als in frühen Stadien. Untersuchungen, die zu dieser Frage zahlenmäßig Stellung nehmen, liegen leider noch nicht vor. Trotz dieser nicht wegzuleugnenden Einschränkungen muß an der Tatsache festgehalten werden, daß selbst bei länger bestehendem mechanischen Gallengangverschluß die Leber noch immer bemüht ist, ihr Sekret in normaler Weise weiter abzusondern.

Die Wege, auf denen die Leber die bereits sezernierte Galle in andere Richtung abzulenken vermag, sind entweder die Blutbahn oder die Lymphgefäße. Daß dabei die Lymphe als Abflußweg in Betracht kommt, hat zuerst FLEISCHL[2] gezeigt; bei Unterbindung der Gallenwege erscheinen die Gallensäuren in den Lymphgefäßen früher als in der Blutbahn. Dies war sogar der Grund, an die

---

[1] GILBERT: Presse méd. **1906**, Nr. 27.
[2] FLEISCHL: Arb. a. d. Leipziger phys. Inst. **IX**, 24 (1874).

Möglichkeit zu denken, durch Unterbindung der Lymphgefäße das Auftreten der Gelbsucht zu verhindern. Anfänglich positive Resultate der nach dieser Richtung hin angestellten Untersuchungen hielten jedoch einer späteren Nachprüfung nicht stand; trotz Unterbindung des Ductus thoracicus kommt es nach Verlegung der Gallenwege unter allen Umständen doch zu einem Ikterus. Wenn man die reichlichen Kommunikationen der Lymphgefäße im Bereiche der Leber kennt, so darf dies nicht wundernehmen. In letzter Zeit haben MAYO und GREEN[1] sowie MACHIDA[2] das Verhalten der Lymphe bei Verschluß des Ductus choledochus neuerdings überprüft. Bereits eine Stunde nach Unterbindung des Gallenganges findet sich Bilirubin in der Lymphe des Ductus thoracicus — während eine Vermehrung im Blutserum erst viel später zu beobachten ist; man wird daher wohl mit einiger Sicherheit annehmen können, daß bei einer Verlegung der Gallenwege in erster Linie die Lymphbahnen benutzt werden, um die Gallenbestandteile aus der Leber abzuleiten. Daß die Gallenbestandteile auf dem Wege zur Niere die Blutgefäße benutzt werden, schließt die anfängliche Benutzung des Lymphweges nicht aus.

Aus diesen Darlegungen geht hervor, daß der Gallenfarbstoff, bevor er sich innerhalb der Gewebe als sichtbarer Ikterus bemerkbar macht, zweimal die Bahnen der Lymphe bzw. der Gewebsflüssigkeit passieren muß; einmal beim Übertritt aus dem Gallensystem in die Lymphräume der Leber und das zweite Mal beim Übertritt aus den Blutkapillaren in die Gewebsräume an der Peripherie. Der zweite Vorgang hängt sicher mit einer Diffusion zusammen. Die Diffusion kann gelegentlich verhindert werden. Wir müssen mit dieser Möglichkeit rechnen, weil es sonst schwer fällt, den Zustand des sogenannten latenten Ikterus zu erklären; es gibt nämlich Patienten mit einem relativ hohen Bilirubingehalt im Blute, die aber keine ikterische Beschaffenheit der Haut und der Schleimhäute zeigen; ähnliches gilt von der Niere.

Am deutlichsten ist der Übertritt von Gallenfarbstoff in die Gewebsräume im Bereiche der großen Gewebshöhlen zu verfolgen; natürlicherweise ist dies nur bei Anwesenheit von pathologischer Flüssigkeit zu beobachten. Die Menge des durchtretenden Bilirubins hängt nicht nur von seiner Konzentration im Blute, sondern vor allem von der Porengröße der trennenden Membranen ab; ein gewisses Maß für diese Porengröße läßt sich in indirekter Weise aus der Menge des in den Erguß übergetretenen Eiweißes ableiten. Dementsprechend enthalten die eiweißreicheren Exsudate viel mehr Gallenfarbstoff als die eiweißärmeren Transsudate; damit steht auch die Beschaffenheit der echten Sekrete in Einklang, die, wenn nicht besondere Umstände dazukommen, selbst bei hochgradigster Bilirubinämie niemals Gallenfarbstoff enthalten. Weder der Schweiß noch die Tränenflüssigkeit, der Speichel, der Liquor, der Magensaft oder das Pankreassekret enthalten selbst bei intensivstem Ikterus Gallenfarbstoff. Kommt es aber in den Organen, denen diese Sekrete entstammen, zu einer entzündlichen Veränderung, dann können auch ihre Sekrete reichlich Gallenfarbstoff enthalten. Offenbar muß es auch hier in den trennenden Membranen zuerst zu einer Erweiterung der Porengröße kommen, bevor das relativ große Bilirubinmolekül durchtritt. In diesem Sinne glauben wir die Beobachtungen von KLEIN[3] deuten zu können, der in einer Histaminquaddel leichter und früher den erhöhten Bilirubingehalt des Serums nachweisen konnte, d. i. bevor noch der Ikterus in der Haut sichtbar ist. Das Histamin steigert in der Gewebsflüssigkeit den Eiweißgehalt, was auf Vorgänge ähnlich den echt

[1] MAYO u. GREEN: Amer. J. Physiol. **89**, 280 (1929).
[2] MACHIDA: Zieglers Beitr. **72**, 808 (1924).
[3] KLEIN: Med. Klin. **1931**, Nr. 17.

entzündlichen zurückzuführen ist. ADLERSBERG und PERUTZ[1] konnten bei direkter intrakutaner Injektion von Eiweißlösungen (Aolan, Pepton) ebenfalls frühzeitig eine Bilirubinanreicherung beobachten.

Der mechanische Stauungsikterus zeigt histologisch ein charakteristisches Leberbild. Um das Wesentliche dabei zu erkennen, erscheint es zweckmäßig,

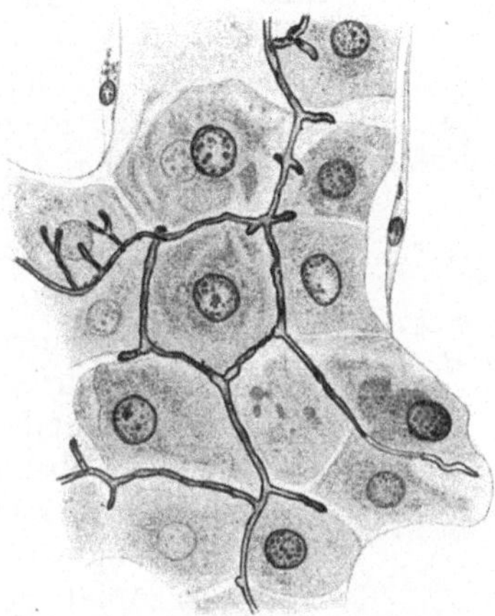

Abb. 16. Darstellung der normalen menschlichen Gallenkapillaren.

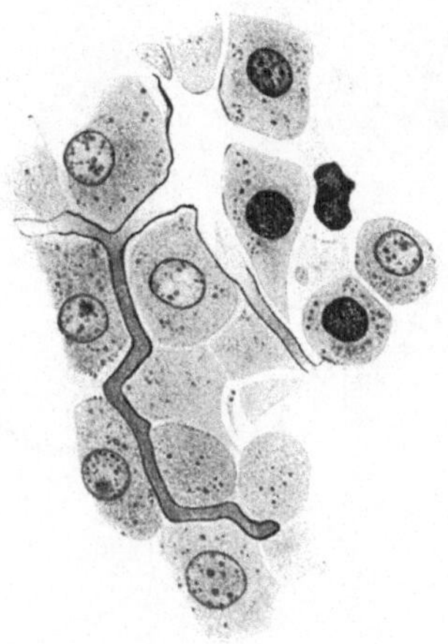

Abb. 17. Erweiterung und Zerreißung der Gallenkapillaren bei mechanischem Stauungsikterus.

die Gallenkapillaren färberisch zur Darstellung zu bringen. Bei jedem länger bestehenden Stauungsikterus zeigen sich die Gallenkapillaren erweitert. An dieser Erweiterung beteiligen sich alle Teile des Gallensystems. Die Schlängelung der feinsten Gallenwege, die an der einen oder anderen Stelle schon unter normalen Bedingungen zu sehen ist (vgl. Abb. 16), tritt viel deutlicher hervor — ja es kann mitunter zu eigentümlichen Varikositäten kommen. Stellen, an denen mehrere trabekuläre Kapillaren zusammenstoßen, können mächtige Ausbuchtungen zeigen. Die so gebildeten ampullären Räume können fast die Größe einer Leberzelle erreichen. Die Erweiterung läßt sich auch an den intrazellularen Kapillaren leicht erkennen. Während dieselben unter normalen Bedingungen immer in einer bestimmten Entfernung von den Blutkapillaren blind enden, strecken sie sich beim mechanischen Stauungsikterus und können vielfach bis an die Lymphräume heranreichen. Meist bereitet es keine Schwierigkeiten, an den Enden der interzellularen Kapillaren Einrisse nachzuweisen, also Kommunikationen zwischen Gallensystem und jenen Räumen, die die Leberzellbalken umgeben (vgl. Abb. 16 und 17). Dieses Moment

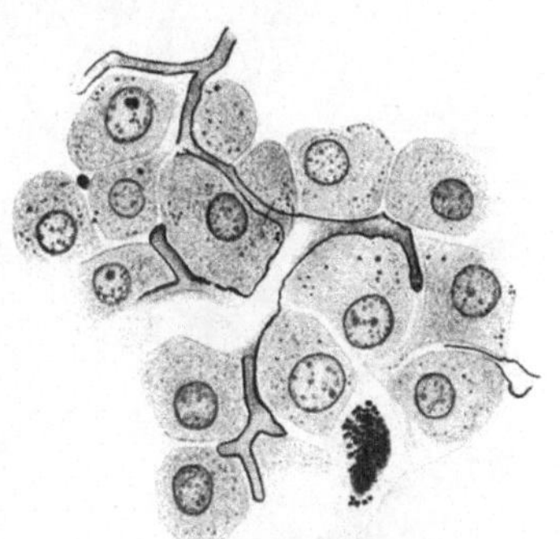

Abb. 18. Erweiterung und Zerreißung der Gallenkapillaren bei mechanischem Stauungsikterus.

sowie die experimentelle Erfahrung, daß Bilirubin nach Unterbindung des Ductus choledochus früher in der Lymphe erscheint als im Blute, war für mich ein wichtiger Anhaltspunkt, in den perivaskulären Räumen die Anfänge des Leberlymphsystems zu sehen.

---

[1] ADLERSBERG u. PERUTZ: Klin. Wschr. **1932**, Nr. 22.

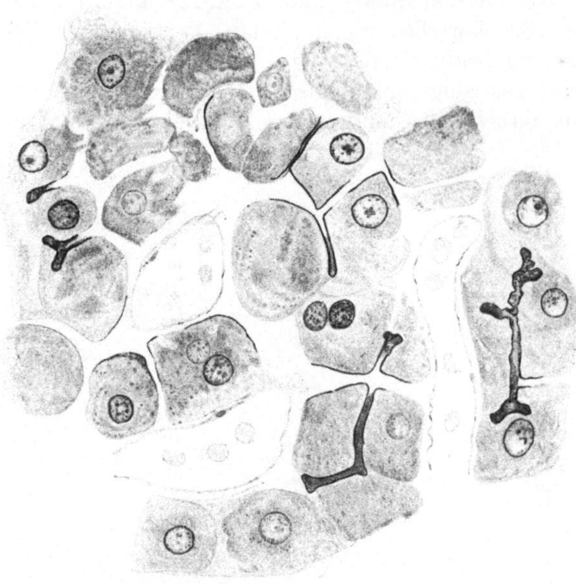

Abb. 19. Ausgedehnterer Leberparenchymzerfall, ausgelöst durch Stauung in den Gallenkapillaren; Gallenkapillartrichter an mehreren Stellen zu sehen.

Wenn die Einrisse der interzellularen Gallenkapillaren — ich[1] habe hier von Gallenkapillartrichtern gesprochen — bis in die trabekulären Gänge reichen, so bedingt dies ein Auseinanderweichen der benachbarten Leberzellen und führt schließlich zu kleinsten Leberzellnekrosen, denn die abgesprengten Leberzellen haben mit ihrer Umgebung jede Fühlung verloren. Die im Gallenkapillarsystem angestaute Galle dringt entlang der Gallenkapillartrichter gegen die Gewebsinterstitien vor und kann so zur Konfluenz ursprünglich kleinster Nekrosen Anlaß geben; zur Bildung größerer Herde von abgestoßenen Leberzellen kommt es aber nur selten.

Die histologischen Bilder beim rein mechanischen Stauungsikterus (Erweiterung und Einrisse der Gallenkapillaren) sind so charakteristisch, daß man aus der Beschaffenheit des histologischen Bildes auf die Entstehung der Gelbsucht weitgehende Rückschlüsse ziehen kann. Sind solche Bilder z. B. in einem Fall von länger bestehendem, schwerem Ikterus, dessen Entstehung unklar ist, nicht vorhanden, so haben wir die Berechtigung, ein mechanisches Moment in Zweifel zu ziehen (vgl. Abb. 19).

Ich habe ausdrücklich betont, daß eingerissene Gallenkapillaren nur bei länger bestehendem Stauungsikterus zu sehen sind. An der Richtigkeit dieser Beobachtung ist nicht zu zweifeln, da sie vielfach bestätigt wurde. Diese Befunde schließen aber nicht aus, daß im Beginne einer Gallenstauung solche mikroskopisch nachweisbare Kommunikationen zwischen Gallensystem und Lymphkapillaren noch nicht zu sehen sind. So hat vor allem OGATA[2] behauptet, daß auch ohne Einrisse der Gallenkapillaren ein Bilirubinübertritt in die Lymphe — vermutlich durch die Drucksteigerung allein — erfolgen kann. Einen eigentümlichen Standpunkt vertritt der Japaner

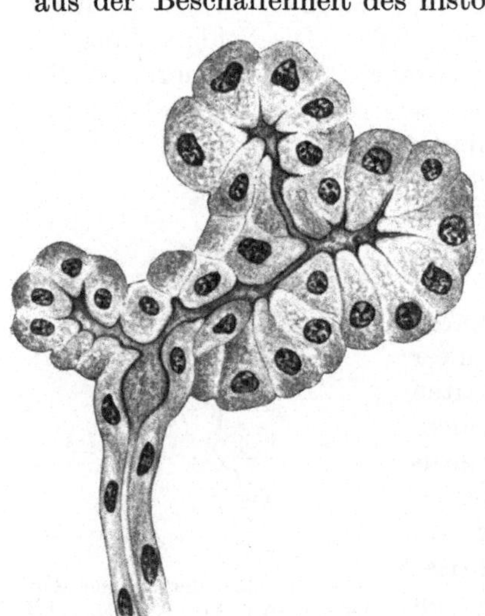

Abb. 20. Ampulle am Übergang der Gallenkapillaren in die Praekapillaren.

OHNO;[3] er hält an der Tatsache der Zerreißung des Gallensystems fest, doch

---

[1] EPPINGER: Zieglers Beitr. **31**, 230 u. **33**, 120 (1903).
[2] OGATA: Zieglers Beitr. **55**, 125 (1913).
[3] OHNO: Med. Klin. **1927**, Nr. 43/44; J. orient. Med. **15**, 138 (1931).

verlegt er den Ort der Läsion und somit des Bilirubinübertrittes nicht in den Kapillarbereich, sondern in die Gegend der Präkapillaren. Dort, wo sich unter normalen Bedingungen die eigentlichen Gallenkapillaren mit den präkapillaren, also von Epithelien bereits besetzten Gallengängen berühren, findet sich eine ampulläre Erweiterung (zuerst von mir beschrieben); an dieser Stelle, die übrigens Aschoff[1] bei einer anderen Gelegenheit als „Achillesferse der Leber" bezeichnete, soll sich die Gallenstauung zuerst bemerkbar machen (vgl. Abb. 20). Zum Teil läßt sich Ohno hier von theoretischen Betrachtungen leiten: Hat man einen Zylinder statt des Gallengangsystems vor sich, welcher gleichkalibrig gestaltet, gleich beschaffen ist und eine gleichmäßig dicke Wand besitzt, so wird bei Drucksteigerung jeder Teil der Wandung gleichmäßig belastet; da aber das Gallensystem eine Kombination von verschieden gebauten Kanälen darstellt, so wird bei Erhöhung des Innendruckes (z. B. bei Stauungsikterus) das System am leichtesten dort einreißen, wo sich die schwächste Stelle befindet, und das ist nach der Ansicht von Ohno die Ampulle. Die Galle, die hier durchbricht, sickert in die Umgebung und kann im eigentlichen Leberparenchym sekundär zu Nekrosen Anlaß geben; die Folgen sind weite Kommunikationen zwischen Gallen- und Lymphsystem; die Einrisse der Gallenkapillaren, die auch er anerkennt, bezeichnet er als sekundäre Produkte. Schon im Anfang des mechanischen Ikterus soll es nach Hiyeda[2] beim Kaninchen zu eigentümlichen Zellveränderungen kommen, die er Netznekrosen nennt; beim Hund sind sie nicht zu beobachten.

Zu einer Zeit, in welcher sich durch die histologische Untersuchung das Geschehen bei rein mechanischer Gallenstauung noch nicht so klar präzisieren ließ, hat Minkowski[3] die Theorie einer Diapedese als Ursache der Gelbsucht aufgestellt. Er verlegt die Bildung des Gallenfarbstoffes in die Leberzelle. Minkowski greift auf die Lehre vom Diabetes zurück und meint, daß es in ähnlicher Weise wie bei der Glykosurie auch beim Ikterus zu einer Insuffizienz der Leberzelle gekommen sei. So wie der Zucker beim Diabetes einen anderen Weg gewählt hat, soll es sich beim Ikterus mit dem Gallenfarbstoff verhalten. In ähnlicher Weise äußert sich Pick,[4] der seine Theorie unter dem Namen der Paracholie zusammenfaßt. Obwohl diese Lehre jeder physiologischen und zellularmorphologischen Unterlage entbehrt, ist sie von Minkowski und seiner Schule bis in die jüngste Zeit verfochten worden. Meines Erachtens scheint es nicht notwendig, bei der Erklärung des rein mechanischen Stauungsikterus auf solche Theorien zurückzugreifen, da das Wesen dieser Ikterusart durch die tatsächlichen Befunde genügend geklärt ist.

Wir glauben somit, das Geschehen beim mechanischen Stauungsikterus in folgender Weise umschreiben zu können: Trotz Stauung in den großen Gallenwegen sezerniert die Leberzelle weiter; das so gebildete Lebersekret muß sich neue Wege suchen und findet sie entlang der Lymph- und Blutbahn. Der Übertritt aus den Gallenwegen gegen die Lymphbahnen erfolgt anfänglich durch Diffusion, im späteren Verlaufe durch Einreißen der trennenden Membranen. Die dadurch entstehende Hyperbilirubinämie führt zunächst zur Tingierung der Gewebe; im weiteren Verlaufe ist der Organismus bestrebt, auf dem Wege der Nierentätigkeit sich der Gallenbestandteile zu entledigen. Bilirubinurie und Gallenfarbstoffabgabe scheinen einander nicht das Gleichgewicht zu halten, sonst könnte es zu keiner Hyperbilirubinämie kommen.

[1] Aschoff: Verh. Kongr. inn. Med. **1930**.
[2] Hiyeda: Zieglers Beitr. **73**, 541 (1925).
[3] Minkowski: Z. klin. Med. **55**, 34 (1904).
[4] Pick: Wien. klin. Wschr. **1894**, Nr. 26.

2. Der nicht grob mechanisch bedingte Ikterus.

Es gibt Leberkrankheiten, bei denen ein intensiver Ikterus besteht, ohne daß in den abführenden Gallenwegen ein makroskopisch faßbares Hindernis nachweisbar ist. Auch bei diesen Formen handelt es sich um eine Anreicherung der Gewebe mit Bilirubin, die ihre letzte Ursache in einer Hyperbilirubinämie findet. Der Farbenton der Haut ist meist ganz derselbe wie beim mechanisch bedingten Ikterus. Anders gestaltet sich dagegen die Gallensekretion. Bei den wenigsten Formen dieser Art besteht eine Acholie; ja es gibt sogar Ikterusformen, bei welchen die Leber gleichsam in paradoxer Weise sogar eine dunklere Galle gegen den Darm zu absondert.

Selbstverständlich hat es nicht an Stimmen gefehlt, die auch für diese Formen mechanische Ursachen verantwortlich machen wollten. So rechnete man z. B. mit eventuellen partiellen Stauungen innerhalb der feinen Gallenwege; vielleicht handelt es sich um eben nur mikroskopisch nachweisbare Hindernisse, und da auch nicht an allen, sondern nur an zirkumskripten Stellen des Parenchyms. Dadurch, daß nur in Teilen der Leber der Gallenfluß gedrosselt ist, während in anderen die Galle ungehindert in der Richtung gegen den Darm abfließen kann, sollte das Paradoxe — Ikterus bei fehlender Acholie — eine plausible Erklärung finden. Für manche Ikterusarten (z. B. Cirrhosen) mag eine solche Erklärung zu Recht bestehen, aber es wäre gefehlt, eine solche Annahme zu generalisieren. Um sich über die anderen Möglichkeiten zu orientieren, die dabei in Frage kommen können, erscheint es am zweckmäßigsten, das Problem historisch zu entwickeln.

a) Historische Entwicklung der Lehre vom nicht mechanisch bedingten Ikterus.

Einen Wendepunkt in der Gallenfarbstofffrage bildet die bereits erwähnte Beobachtung von VIRCHOW, der in alten Blutergüssen Kristalle fand, die er zunächst als *Hämatoidin* ansprach, die aber seiner Ansicht nach nichts anderes als Bilirubin waren. Wie recht er hatte, lehrte die Zukunft; heute können wir mit der feststehenden Tatsache rechnen, daß Hämatoidin und Bilirubin identische Substanzen sind. Auf Grund dieser wichtigen Beobachtung entwickelte VIRCHOW die Lehre vom hämatogenen Ikterus. Er sagte: „Auch größere Mengen von Gallenfarbstoff können sich außerhalb der Leber aus zerfallenden Bluttrümmern bilden; wenn sich dieser Vorgang unter pathologischen Bedingungen steigert, so kann dies auch zur Gelbsucht führen." Er meint somit, daß vielleicht in einem Teil der Fälle von unklarem Ikterus, in welchem sich innerhalb der Gallengänge kein greifbares Hindernis findet, dieser Mechanismus in Frage kommt. Mit dem Vorkommen eines hämatogenen Ikterus wäre seiner Meinung nach hauptsächlich dann zu rechnen, wenn neben dem Ikterus auch sonst noch Zeichen von Blutzerfall, sowie Ekchymosen, Hämaturie oder gar Hämoglobinurie bestehen. Auch die Klinik hat sich für diese Möglichkeit interessiert. LEYDEN[1] zog schon damals den ganz richtigen Schluß, daß im Harn beim Stauungsikterus neben Gallenfarbstoff auch Gallensäuren vorhanden sein müssen, während beim hämatogenen Ikterus nur Bilirubin vorkommen kann. Die Erfahrung gab ihm recht, denn tatsächlich kennt man Ikterusformen, bei denen sich im Harn keine Gallensäuren finden — es sind das die nicht mechanisch bedingten. QUINCKE[1] vertrat einen ähnlichen Standpunkt und bestätigte die Vermutung LEYDENs, doch empfahl er, unter diesen Bedingungen nicht von einem hämatogenen Ikterus zu sprechen, sondern von einem „*anhepatogenen*".

---

[1] LEYDEN: Pathologie des Ikterus. Berlin. 1896.
[2] QUINCKE: Virchows Arch. **95**, 125 (1884).

In eine andere Richtung wurde das ganze Problem gelenkt, als man auf zwei Gifte aufmerksam wurde, die schweren Ikterus auslösen können. Läßt man Tiere entweder Arsenwasserstoff einatmen oder gibt man ihnen subkutan Toluylendiamin, so kommt es innerhalb kurzer Zeit zu einem schweren Ikterus. Speziell nach Arsenwasserstoff stellt sich die Bilirubinämie bereits nach wenigen Stunden ein. Da diese Vergiftungen zugleich mit einer Zerstörung der roten Blutzellen einhergehen, so schien damit ein neuer Beweis für die Existenz eines hämatogenen Ikterus erbracht. Unter dem Eindruck, daß diese Gifte nicht nur Ikterus, sondern gelegentlich auch eine schwere Anämie erzeugen, kam es allmählich auch zu einer Namensänderung; man sprach jetzt nicht mehr von einem *hämatogenen*, sondern von einem „*hämolytischen*" Ikterus, das Schwergewicht legte man auf den Blutzerfall.

Mit dem von der NAUNYNschen Schule[1] entdeckten Arsenwasserstoff-Ikterus wußte man lange Zeit nichts anzufangen, weil NAUNYN und seine Schule auf dem Standpunkt standen, daß die Gallenfarbstoffbildung ausschließlich in der Leber erfolgt; von einem anhepatischen Ikterus wollte man nichts wissen; man stand viel zu sehr unter dem Eindruck der Versuche von JOHANNES MÜLLER, die zu beweisen schienen, daß ohne Leber weder eine Gallenfarbstoffbildung noch die Entstehung eines Ikterus möglich sei.

Die Beweiskraft der MÜLLERschen Versuche schien erschüttert, als LEYDEN zeigen konnte, daß Frösche, an denen MÜLLER ausschließlich arbeitete, überhaupt nicht zu Ikterus neigen; selbst wenn man diesen Tieren den Ductus choledochus unterbindet, kommt es zu keiner Bilirubinämie. Da die Klinik Interesse daran hatte, in dieser Richtung klar zu sehen, sah sich die NAUNYNsche Schule veranlaßt, die alten MÜLLERschen Versuche auf den Warmblüter zu übertragen; daß die Leberexstirpation bei Tauben und Gänsen gelang, ist schon erwähnt worden; doch waren diese Versuche für NAUNYN und seine Schüler nur das Mittel zum Zweck, um sich davon zu überzeugen, ob Arsenwasserstoff oder Toluylendiamin bei leberlosen Tieren wirklich Ikterus hervorrufen könne. Während normale Gänse nach Arsenwasserstoffvergiftung innerhalb weniger Stunden schwer ikterisch werden, bleibt die Gelbsucht nach der Leberexstirpation aus; diese vielfach bestätigten Untersuchungen veranlaßten dann MINKOWSKI,[2] in Bestätigung der alten Lehre von JOHANNES MÜLLER zu sagen: ohne Leber ist weder ein Ikterus noch eine Gallenfarbstoffbildung möglich. Die Schwierigkeit lag darin, zu zeigen, warum Arsenwasserstoff bei leberlosen Gänsen keinen Ikterus erzeugt, zumal es sich doch um echte Blutgifte handelt; eine Klärung brachten Untersuchungen an Gallenfisteltieren; verabfolgt man Hunden AsH_3, so wird die Galle dickflüssig und farbstoffreich. In dem Maße, in dem der Ikterus an Intensität zunimmt, wird die Galle wieder heller und spärlicher; schließlich hört der Gallenfluß auf der Höhe der Gelbsucht ganz auf. Läßt man die Gelbsucht durch Unterbrechung der Giftzufuhr abklingen, so nimmt der Gallenfluß wieder zu, und es kommt zur Ausscheidung großer Bilirubinmengen; gleiches ist nach Toluylendiaminvergiftung zu beobachten. Gleichzeitig mit dem Ikterus entwickelt sich bei beiden Vergiftungen eine schwere Anämie, verbunden mit Hämoglobinämie. Diese Beobachtungen waren für STADELMANN[3] der Anlaß, folgende Vorstellung über die Entstehung von Ikterus nach Arsenwasserstoff- oder Toluylendiaminvergiftung zu entwickeln. Beide Gifte sind in erster Linie Hämolytica; infolge des erhöhten Blutzerfalles wird der Leber mehr Material zur Verarbeitung angeboten. Die Leber ist auch tatsächlich imstande, aus diesem Plus an disponiblem Blutfarbstoff Bilirubin zu bereiten, aber

---

[1] NAUNYN: Arch. f. exper. Path. **21**, 1 (1886).
[2] MINKOWSKI: Arch. f. exper. Path. **21**, 1 (1886).
[3] STADELMANN: Icterus. Berlin. 1891.

die daraus resultierende dickflüssige Galle ist nicht imstande, sich durch die eng-
gebauten Gallenkapillaren durchzuzwängen. Da die Gallenkapillaren nur für eine
Galle von normaler Beschaffenheit gebaut sind, so bereitet sich die Galle durch
die zähe, viskose, farbstoffreiche und wasserarme Zusammensetzung selbst
ein Hindernis, was zu Stauung und Behinderung des Gallenabflusses führen muß;
im wesentlichen müßte es sich nach den Darlegungen von STADELMANN auch hier
nur um einen mechanischen Ikterus handeln.

Die histologische Untersuchung solcher Leberpräparate scheint STADELMANN
recht zu geben; denn auch hier erweisen sich die Gallenkapillaren erweitert und
an vielen Stellen eingerissen. Eine Eigentümlichkeit läßt sich aber an solchen
Schnitten außerdem oft erkennen — das sind eigenartige, klumpige Massen,
die die Gallenkapillaren erfüllen. Diese Gebilde sind schon an gewöhnlichen Häma-
toxylin-Eosin-Schnitten zu er-
kennen, aber viel besser zu beurteilen, wenn man sich meiner Me
thode zur Darstellung von Gallenkapillaren bedient; fast könnte
man meinen, daß diese Gebilde
die mutmaßlichen Hindernisse des
Gallenabflusses sind. Es bedarf
vielleicht gar nicht erst dieser
„Gallenthromben", wie ich diese
Gebilde genannt habe, sondern es
dürfte die zähflüssige, dicke Galle
bereits genügen, um die Erweiterung der Gallenkapillaren herbeizuführen (Abb. 21). In der Annahme, daß es sich bei diesen
„Gallenthromben" um Eiweißgerinnsel handeln könnte, hat
LANG[1] die Galle bei toluylendia-
minvergifteten Tieren auf Eiweiß

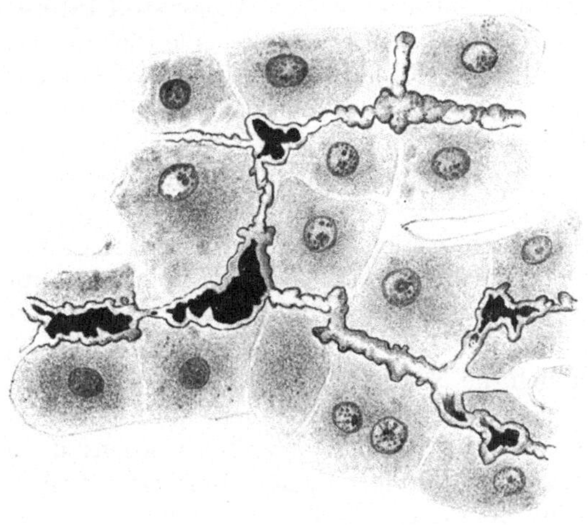

Abb. 21. Ausfüllung der Gallenkapillaren durch Thrombenmassen, die aus Eiweiß und Bilirubin bestehen.

untersucht; tatsächlich gelang es nachzuweisen, weshalb es geboten erscheint,
bei unklaren Ikterusformen auf eine Albuminocholie zu achten.

Ich habe mit meiner Methode zur Gallenkapillarendarstellung eine Reihe von
nicht mechanisch bedingten Ikterusformen untersucht und dabei vor allem auf
die Anwesenheit von Gallenthromben geachtet. Es gibt vereinzelte Fälle, bei
denen man diese als Ursache des Ikterus beschuldigen kann, aber in der
Mehrzahl der Fälle findet man keine „Gallenthromben", so daß man noch andere
Möglichkeiten der Entstehung unklarer Ikterusformen ins Auge fassen muß.

Als man auf Grund der ASCHOFFschen[2] Untersuchungen die Bedeutung der
KUPFFERschen Sternzellen für die Gallenfarbstoffbildung erkannte, war es
naheliegend, diese Gebilde mit der Entstehung mancher Ikterusformen in Zu-
sammenhang zu bringen. In dieser Annahme wird man um so mehr bestärkt, als man
bei Arsenwasserstoff- und ebenso bei der Toluylendiaminvergiftung die KUPFFER-
Zellen von Erythrocytenresten erfüllt sieht, ja unter günstigen Bedingungen
lassen sich in den KUPFFERschen Sternzellen neben der Eisenablagerung auch
Bilirubintropfen nachweisen; man gewinnt fast den Eindruck, als würden diese
Zellen unter dem Einfluß solcher Gifte zu erhöhter Tätigkeit angespornt. Diese
Befunde sind auch für die menschliche Pathologie von Bedeutung, da unter

---

[1] LANG: Z. exper. Path. u. Ther. **3**, 473 (1904).
[2] ASCHOFF: Acta path. scand. (Kobenh.) **V.** 338 (1928).

bestimmten Bedingungen ganz ähnliche Bilder in der Leber mancher ikterischer Patienten zu sehen sind, z. B. beim hämolytischen Ikterus.

Diese Beobachtungen an den Zellen des reticuloendothelialen Systems leiten zu den Untersuchungen über, die von Banti[1] angeregt wurden. Er berichtete zunächst über ein *neues Krankheitsbild*, das *mit Milzvergrößerung, Anämie und Gelbsucht* einhergeht. Im weiteren Verlauf kann es zu Leberverkleinerung kommen, kurz zu einem Zustand führen, der außerordentlich an die Lebercirrhose erinnert. Entfernt man die Milz, so kommt es nicht nur zu einem Stillstand des ganzen Prozesses, sondern auch zu einem Schwinden der Gelbsucht. Durch diese operativen Erfolge angeregt, legte sich Banti die Frage vor, ob nicht die Milz auch bei der Entstehung anderer Ikterusformen von Bedeutung sei. Entsprechende Versuche haben der Vermutung von Banti recht gegeben, denn wenn man einem Hunde, dem man die Milz entfernt hatte, Toluylendiamin injiziert, so kommt es entweder überhaupt nicht zu Ikterus oder erst bei Anwendung viel größerer Dosen. Warum Toluylendiamin im splenektomierten Organismus nicht wirkt, ist vielleicht auf eine Aktivierung des Giftes innerhalb der Milz zurückzuführen (Ohno[2]); tatsächlich übt Toluylendiamin als solches auf die Erythrocyten keine Wirkung aus. Relativ einfach stellt sich auch Hiyeda[3] die ikterogene Wirkung des Toluylendiamins vor; das in der Milz aktivierte Gift bedingt eine Schädigung der Gallenkapillarwand, so daß jetzt Galle ins Blut übertreten kann. Wie sehr die Milz im Verlaufe einer Toluylendiaminvergiftung von Bedeutung sein muß, zeigt schon die einfache Beobachtung: die Milz erscheint wesentlich vergrößert und außerordentlich blutreich. Auch die Pulpazellen der Milz haben eine Änderung erfahren, da sie sich viel weniger gut färben; vor allem aber zeigen sich manche Zellen in ähnlicher Weise wie die Kupffer-Zellen von Erythrocytentrümmern erfüllt. Jedenfalls finden sich bei der Toluylendiaminvergiftung die ersten Veränderungen an den Kupffer-Zellen sowie am reticuloendothelialen System und nicht an den Leberzellen (Kodama[4]); als Beweis dafür, daß die roten Blutzellen innerhalb der Milz eine Veränderung erfahren, können auch Veränderungen in der Resistenz verwertet werden; in der abführenden Milzvene ist die Resistenz geringer als in der Arterie. Wählt man als Prüfstein der einzelnen Gifte nicht die Intensität der Gelbsucht, sondern die Schwere der Anämie, so ergeben sich ähnliche Unterschiede. Die Anämie ist viel geringer, wenn man dem Tier vorher die Milz entfernt hatte; jedenfalls erweist sich die Wirksamkeit der genannten Gifte weitgehend von der Funktion der Milz abhängig.

Seit diesen Untersuchungen bringt man der Milz im Rahmen des Ikterusproblems größere Aufmerksamkeit entgegen. So lernte man allmählich aus der großen Gruppe der Ikterusformen ein Krankheitsbild — den *hämolytischen Ikterus* — herauszuheben; gerade bei dieser Form ist die Bedeutung der Milz in selten klarer Weise zu erkennen. Die Zahl der Beobachtungen, bei denen es in solchen Fällen gelingt, durch die Splenektomie die Krankheit — vor allem den Ikterus — zu heilen, ist bereits so groß, daß man das Schwinden der Gelbsucht in unmittelbarem Anschluß an die Operation fast als ein charakteristisches Symptom dieses Krankheitszustandes ansehen kann.

Die rasche Heilung des hämolytischen Ikterus durch die Splenektomie gab Anlaß, sich für den Blutstoffwechsel[5] vor und nach der Splenektomie zu

---

[1] Banti: Semana méd. **XXXIII**, 313 (1913); Anatomia path. I, S. 460. Milano. 1907.
[2] Ohno: Klin. Wschr. **1929**, 2188.
[3] Hiyeda: Zieglers Beitr. **78**, 389 (1927).
[4] Kodama: Zieglers Beitr. **73**, 187 (1925).
[5] Eppinger: Berl. klin. Wschr. **1913**, Nr. 33 u. 34.

interessieren. Bestimmt man bei solchen Patienten entweder die Urobilinogenmenge im Stuhl oder die Gallenfarbstoffausscheidung, soweit sie sich durch die Analyse des Duodenalsaftes überhaupt abschätzen läßt, so ergeben sich eindeutige Resultate. Vor der Operation ist der Duodenalsaft tiefbraun und ebenso der Stuhl so reich an Urobilinogen wie sonst nie. Exstirpiert man nun die Milz, so kommt es zu einer sehr raschen Bilirubinabnahme im Duodenalsaft und ebenso zu einer Urobilinverminderung in den Fäzes; man muß daher beim hämolytischen Ikterus mit einem vermehrten Blutuntergang rechnen, obwohl quantitative Bestimmungen während einer besonders stark ausgeprägten Gelbsucht kaum wesentliche Steigerungen gegenüber jenen Zeiten erkennen lassen, in welchen der Ikterus gering ist; immerhin muß an der Tatsache festgehalten werden, daß die Splenektomie, die mit einer wesentlichen Verminderung der Gallenfarbstoffausscheidung einhergeht, die Gelbsucht zum Verschwinden bringen kann. Wie sehr die Milz speziell beim hämolytischen Ikterus auf den Blutabbau Einfluß nimmt, zeigt auch das histologische Bild einer solchen Milz. Es gibt wohl kaum einen Krankheitsprozeß, bei dem es zu einem so hochgradigen Blutreichtum innerhalb der Milz kommt wie gerade beim hämolytischen Ikterus; auffallend ist nur ihr geringer Eisengehalt, soweit sich das histologisch beurteilen läßt. Dieser Befund steht in einem gewissen Gegensatz zu Beobachtungen von HIJMANS V. D. BERGH, der im venösen Milzblut, das er bei der Operation gewann, einen höheren Bilirubinwert fand als in der zuführenden Arterie. Da also beim menschlichen hämolytischen Ikterus ähnliche Verhältnisse zu finden sind wie beim Toluylendiaminikterus — Anämie und Steigerung der Gallenfarbstoffausscheidung —, so wird man verstehen, daß man auch hier von einer Polycholie bzw. einer Pleiochromie spricht; darin wird man noch mehr bestärkt, wenn man im Duodenalsaft solcher Patienten intensiv gallig gefärbte Gerinnsel findet, die außerordentlich an die von mir beschriebenen Gallenthromben erinnern.

Einen wesentlichen Fortschritt in der Erkenntnis des Ikterusproblems brachten die Untersuchungen von HIJMANS V. D. BERGH.[1] Gallenfarbstoff gibt mit Sulfanilsäure und Natriumnitrit Violettfärbung. Setzt man dem Serum eines Patienten mit mechanischem Ikterus dieses Reagens zu, so zeigt sich sofort eine Verfärbung, führt man aber dieselbe Reaktion mit dem Serum eines Patienten aus, der an hämolytischem Ikterus leidet, so tritt die Violettfärbung kaum oder sehr verzögert ein, rasch aber nach Zusatz von Alkohol; HIJMANS V. D. BERGH spricht daher von einer direkten und indirekten Probe, je nachdem, ob man die Färbung direkt oder erst indirekt, nach Zusatz von Alkohol, erhält. Ähnliche Unterschiede ergeben sich, wenn man die Probe mit aus alten Blutergüssen dargestellten Hämatoidinkristallen anstellt oder wenn man Galle verwendet, die aus der Gallenblase stammt. Eine sichere Erklärung für diesen Antagonismus besitzen wir nicht, immerhin kann man sich ungefähr folgende Vorstellung bilden; das Bilirubin, das teils extrahepatisch, teils von den KUPFFER-Zellen gebildet wird, zeigt die indirekte Reaktion, sobald aber der Gallenfarbstoff in die Leberzellen eingedrungen ist und gegen die Gallenwege sezerniert wurde, erscheint es in einer anderen Modifikation und gibt die direkte Reaktion.

Diese Möglichkeit wurde von HIJMANS V. D. BERGH zunächst rein hypothetisch in Erwägung gezogen, aber allmählich zeigte sie sich als eine wertvolle Grundlage, um die verschiedenen Bilirubinarten funktionell zu trennen; jedenfalls baut die Klinik auf dieser Reaktion weitgehende Schlüsse auf; praktisch bewährt sich diese Reaktion, und damit scheint der Beweis erbracht, daß HIJMANS V. D. BERGH mit seiner Theorie das Richtige getroffen hat.

---

[1] HIJMANS V. D. BERGH: Gallenfarbstoffe. 1918.

Zunächst hat man mit einer prinzipiellen Differenz im chemischen Aufbau dieser beiden Bilirubinarten gerechnet. Bald hat sich aber die Unrichtigkeit einer solchen Vorstellung ergeben. Der Unterschied bei der Diazoreaktion ist wahrscheinlich nur in der verschiedenen Löslichkeit dieser Bilirubinarten zu suchen; dabei dürften eher physikalische Momente im Spiele sein als chemische Veränderungen. Eine wesentliche Förderung im Verständnis der direkten bzw. indirekten Bilirubinreaktion brachten Untersuchungen von BARRON.[1] Kristallisiertes Bilirubin gibt in wäßriger Lösung bei der Wasserstoffionenkonzentration des Blutes die direkte Reaktion; setzt man aber der Lösung Plasma zu, dann zeigt das Bilirubin die indirekte Reaktion. Möglicherweise handelt es sich um eine Absorption des Bilirubins durch Eiweißkörper des Plasmas. Sind aber zum Plasma Substanzen hinzugefügt, die die Oberflächenspannung herabsetzen, dann gibt das kristallisierte Bilirubin, nicht mehr die indirekte, sondern die direkte Reaktion. Als solche Substanzen kommen nach BARRON hauptsächlich Gallensäuren und eventuell Cholesterin in Frage, also jene Körper, die bei intakter Leberzelltätigkeit neben dem Bilirubin gegen die Gallenwege abgesondert werden.

Schon die klinische Beobachtung hat den verschiedenen Ausfall der Reaktion von HIJMANS V. D. BERGH richtig beurteilt, aber durch die Befunde von BARRON scheint es nunmehr sichergestellt, daß derjenige Gallenfarbstoff, der die direkte Reaktion gibt, bereits von den Leberzellen abgesondert wird, während der die indirekte Probe gebende Farbstoff ohne oberflächenaktive Körper — vor allem ohne Gallensäuren — im Blute bleibt. Soweit es gestattet ist, diese Versuche in vitro auf das Geschehen im lebenden Organismus zu übertragen, bilden diese Beobachtungen immerhin einen gewichtigen Hinweis dafür, daß die Gallensäuren kaum von den KUPFFER-Zellen gebildet, sondern erst im Bereich der epithelialen Leberzellen dem Bilirubin beigemengt werden. Gleichgültig, ob wir dieser kolloidchemischen Theorie, welche die Vorbedingung für das Auftreten der direkten Reaktion von dem Vorhandensein bestimmter Substanzen abhängig macht, folgen oder nicht, steht noch immer die wichtige Frage zur Diskussion, ob der Unterschied zwischen diesen beiden Bilirubinarten — um einen Ausspruch von ASCHOFF zu gebrauchen — bereits vor oder erst nach der Leberzelle entsteht; vorläufig steht nur fest, daß überall dort, wo Bilirubin außerhalb der Leber in natürlichen oder künstlich gesetzten Hämatomen entsteht, sowie in allen Fällen, wo eine übermäßige Anhäufung des Gallenfarbstoffes im Blute bei normalen Leberzellen und offenen Gallenwegen eintritt, das Bilirubin im Blute die indirekte Reaktion zeigt, während in allen Fällen, wo es zu einer offenen Kommunikation zwischen der in den Gallengängen aufgestapelten Galle und den Blutbahnen kommt, das Serum die direkte Probe gibt.

Unter Berücksichtigung dieses Bilirubindualismus sind die Proben von HIJMANS V. D. BERGH bei den verschiedenen Ikterusformen untersucht worden. Nach der Unterbindung des Ductus choledochus kommt es zunächst zu einer Vermehrung des indirekten Bilirubins, nicht etwa des direkten; es kann sich somit im Beginn einer solchen Störung kaum um eine Rückstauung des Bilirubins aus den Gallenwegen handeln; vielmehr müssen wir annehmen, daß das im Blute physiologischerweise gebildete indirekte Bilirubin infolge der Exkretionshemmung nicht bis zu den Leberzellen gelangen kann und seinen Weg zur Niere suchen muß; erst später, wenn der Druck im Gallengangsystem wächst und das bereits in die Leberzelle eingedrungene und in die Gallengänge ausgeschiedene Bilirubin zurückgestaut wird, tritt direktes Bilirubin im Serum auf.

Man hat auch das Verhalten der beiden Bilirubinarten nach Exstirpation

---

[1] BARRON: Medicine **10**, 77 (1931).

der Leber verfolgt; im Blut ist die indirekte Bilirubinreaktion besonders deutlich; jedenfalls bestätigt dieser Befund die Annahme, daß das indirekte Bilirubin nichts mit den Leberzellen zu tun hat.

Von diesem Standpunkt aus ist auch das Geschehen während der Toluylendiaminvergiftung studiert worden; man findet beiderlei Arten von Bilirubin; die Anwesenheit von viel direktem Bilirubin führt OKA[1] auf Zelldissoziation zurück, des indirekten auf eine gesteigerte Hämolyse, die wahrscheinlich mit der erhöhten Tätigkeit der KUPFFER-Zellen zusammenhängt.

Wie kompliziert sich die Ausscheidung der verschiedenen Bilirubinarten gestalten kann, lehren Beobachtungen an der Ductus-thoracicus-Lymphe. Bei mechanischer Gallenstauung zeigt sich zuerst das indirekte und erst später das direkte Bilirubin; die Veränderungen im Blute folgen etwa zwei Stunden später. ASCHOFF nimmt zu diesen Beobachtungen Stellung und gibt folgende Erklärung. Wird durch Unterbindung des Ductus choledochus die Exkretion des Bilirubins durch die Leberzellen gehemmt, so geht dennoch die Ausscheidung des indirekten Bilirubins aus dem Blute in die perikapillaren Lymphräume weiter vor sich, und damit tritt das indirekte Bilirubin auch durch die abfließende Lymphe der Leber in den großen Lymphgang des Brustkorbes über; kann das indirekte Bilirubin nicht schnell genug durch die Leberzellen zu den Gallengängen gelangen, so muß es sich in dem perikapillaren Lymphraum stauen und im Ductus thoracicus erscheinen. Ganz dasselbe, was sich im Blute im Anfang einer mechanischen Gallenstauung abspielt, scheint sich in umgekehrter Reihenfolge beim Abklingen der Gelbsucht zu vollziehen.

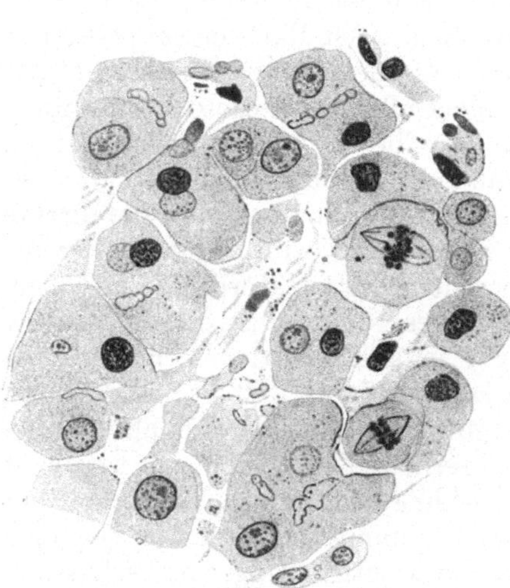

Abb. 22. Typisches Bild bei parenchymatösem Ikterus, bedingt durch Dissoziation der Leberzellen (Icterus catarrhalis).

Ein Krankheitsbild, das der allgemeinen Pathologie und ebenso auch der Klinik selbst heute noch große Schwierigkeiten bereitet, ist der sogenannte *Icterus catarrhalis*. Ein Teil der Kliniker meint, diese Gelbsuchtsform zum mechanischen Stauungsikterus zählen zu müssen. Diese Vorstellung war auch für die Namengebung der Krankheit entscheidend. Schon frühzeitig wurde aber erkannt, daß die Leber bei solchen Krankheiten sich funktionell anders verhält als beim rein mechanischen Stauungsikterus. Während Galaktosurie beim Steinverschluß beinahe nie zu sehen ist, stellt dieses Symptom beim Icterus catarrhalis — wie zuerst R. BAUER[2] betont hatte — fast ein Charakteristikum dar. Ein glücklicher Zufall gab mir[3] die Gelegenheit, die Leber bei solchen Fällen anatomisch untersuchen zu können. Zeichen von grob mechanischer Stauung waren in keinem Fall zu sehen, wohl aber histologisch nachweisbare Parenchymveränderungen, wie sie in viel ausgedehnterem Maße bei der akuten Leberatrophie zu sehen sind. Ich konnte mich ferner an Hand von Duodenalsaftuntersuchungen oft davon überzeugen, daß ein völliges Fehlen von Gallenfarbstoff im Duodenum zu den Seltenheiten gehört. Bezüglich der Pathogenese dieser Ikterusform habe ich als

[1] OKA: Klin. Wschr. **1935**, 861.
[2] R. BAUER: Wien. med. Wschr. **1906**, Nr. 1 u. 52.
[3] EPPINGER: Pathologie und Therapie, KRAUS-BRUGSCH, Bd. VI/2, S. 97. 1918.

erster die Vermutung geäußert, daß Parenchymschädigungen sekundär Einrisse in den Gallenkapillaren bedingen; der Endeffekt ist somit ein ähnlicher wie beim rein mechanischen Stauungsikterus. Bei der mechanischen Stauung wird das Gallensystem durch den Druck von innen aufgerissen, was auch an den erweiterten Gallenkapillaren zu erkennen ist, während hier die kaum erweiterten Gallenkapillaren gleichsam von außen infolge der Parenchymdegeneration geöffnet werden (vgl. Abb. 22). In diesem Sinne habe ich hier von einem *Ikterus durch Destruktion des Leberparenchyms* gesprochen und das Krankheitsbild des Icterus catarrhalis zu einer Art „akuten Leberatrophie in Miniaturform" gestempelt.

Während diese meine Anschauung heute von allen maßgebenden Pathologen geteilt wird, hat sich UMBER[1] veranlaßt gesehen, auf eine alte Anschauung NAUNYNS[2] zurückzugreifen. Er hält an einer mechanischen Entstehung fest und fordert auch für den Icterus catarrhalis — dessen Namen ich nur aus historischen Gründen beibehalte — eine Art Cholangie; er sagt z. B.: „Als cholangitisch bezeichne ich den Ikterus, der auf krankhaften Vorgängen in den Gallenwegen beruht, und diese krankhaften Vorgänge bezeichne ich zusammenfassend als Cholangien. Es handelt sich keineswegs bei jeder Cholangie um einen richtigen entzündlichen Vorgang, und deshalb ist ihre zusammenfassende Bezeichnung als Cholangitis ungeeignet; zur Cholangitis gehören entzündliche Veränderungen (in den Gallengängen und ihrer Umgebung), die bei Cholangien vorhanden sein können, aber nicht vorhanden sein brauchen." Auch eine andere Stelle aus der Zusammenfassung von UMBER erscheint bemerkenswert: „Abwesenheit von Erscheinungen von Cholangitis und ebenso das normale Aussehen der Galle schließt das Bestehen von infektiöser Cholangitis nicht aus." Indem UMBER einen noch übertriebeneren Standpunkt einnimmt als NAUNYN selbst, macht er sich die Erklärung jeder Ikterusform sehr leicht, denn er nimmt Zustände an, die weder anatomisch noch histologisch zu überprüfen sind.

Im Anschluß an diese Mitteilungen von UMBER konnte ich auf Fälle von sogenanntem Icterus catarrhalis verweisen, bei welchen die anatomische Untersuchung tatsächlich Veränderungen erkennen läßt, die an Cholangitis erinnerten; man sieht im Bereiche des periportalen Gewebes zahlreiche lymphoide Elemente (Abb. 23). Vielleicht werden durch Anhäufung der zelligen Elemente die feinen Gallenwege komprimiert. Solche Fälle, die ich auch klinisch in mancher Beziehung von den

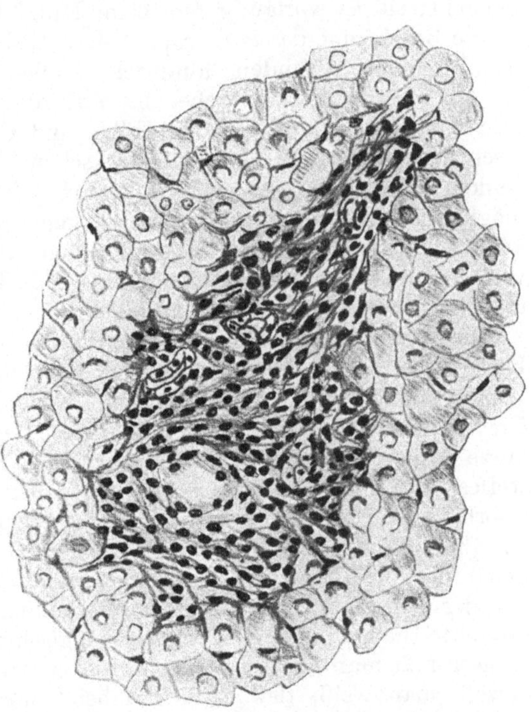

Abb. 23. Einlagerung von lymphoiden Zellen und jungem Bindegewebe in die periportalen Räume (echte Cholangie).

---

[1] UMBER: Handbuch für innere Medizin, Bd. III/2, S. 63. 1926.
[2] NAUNYN: Grenzgebiete **31**, 537 (1919).

gewöhnlichen Formen eines Icterus catarrhalis unterscheiden möchte, sind, soweit ich das auf Grund von gelegentlichen Probeexzisionen beurteilen kann, außerordentlich selten.

Unter dem Eindrucke solcher Beobachtungen sehe ich im Icterus catarrhalis eine parenchymatöse Leberkrankheit; sicher verbergen sich in diesem großen und häufigen Krankheitsbilde verschiedene pathogenetische Zustände. Gemeinsam ist diesen verschiedenen Zuständen eine parenchymatöse Leberschädigung, weswegen bei der Beurteilung jeder fraglichen Ikterusform auf die Funktionsprüfung das größte Gewicht gelegt werden muß.

Auf eine neue Form von Gelbsucht hat in letzter Zeit MANN aufmerksam gemacht; sie ist vorläufig nur beim Hund beobachtet, immerhin erheischt sie unsere Beachtung, da sie therapeutische Ausblicke gestattet: Injiziert man einem Hund mehrere Stunden hindurch größere Dextrosemengen, so erhöht sich der Glykogengehalt der Leber bis auf 20%; gleichzeitig damit geht aber der Bilirubingehalt im Blut in die Höhe, und Gallenfarbstoff kann sogar im Harn erscheinen; im Sinne der FORSGRENschen Untersuchungen könnte man daran denken, daß Glykogen- und Gallenfarbstoffbildung nicht gleichzeitig erfolgen; möglicherweise können auch die glykogengespeicherten Leberzellen einen Druck auf die gallenabführenden Wege ausüben. Jedenfalls wird man sich die Frage vorlegen müssen, ob nicht eine allzu große Dextrosezufuhr bei der Behandlung mancher Ikterusformen eher schadet.

Im Rahmen solcher funktioneller Prüfungen spielt die *Urobilinurie* eine große Rolle; bei manchen Gelbsuchtformen kann diese Erscheinung so sehr im Vordergrunde stehen, daß früher sogar von einem Urobilinikterus gesprochen wurde. Um die mangelhafte Begründung dieses Begriffes zu beweisen, erscheint eine kurze Besprechung des Urobilinstoffwechsels notwendig: Ein Teil des Gallenfarbstoffes, der gegen den Darm zu abgegeben wird, wird im Dünndarm wieder resorbiert, um nach der Leberpassage neuerdings in der Galle zu erscheinen; ein ähnliches Schicksal teilt auch das Urobilinogen. Bekanntlich wird im Darmkanal dort, wo sich bereits Mikroorganismen befinden, der größte Teil des von der Leber abgegebenen Bilirubins reduziert; auf die einzelnen Reduktionsprodukte haben wir in der physiologischen Einleitung bereits hingewiesen; klinisch faßt man alle diese Körper unter dem Namen Urobilinogen zusammen, obwohl man weiß, daß es sich dabei keineswegs um einheitliche Substanzen handelt. Auch das „Urobilinogen" kann durch die Darmschleimhaut wieder resorbiert und neuerdings von der Leber gegen die Gallenwege abgeleitet werden; dieser Vorgang scheint der normalen Leber keine Schwierigkeiten zu bereiten, während die kranke Leber dabei versagt; das Urobilinogen wird nicht zurückgehalten, sondern erscheint im großen Kreislauf und schließlich auch im Harn. Die Urobilinogenurie bzw. Urobilinurie kann somit unter gewissen Voraussetzungen als Kriterium eines Leberparenchymschadens gewertet werden; das hier Gesagte hat aber nur so lange Geltung, als nicht zu große Urobilinmengen im Darmkanal zur Resorption gelangen und die Leber nicht von diesem Farbstoff überschwemmt wird. Da wir bei gewissen Leberkrankheiten mit dieser Möglichkeit zu rechnen haben, bedeutet die Urobilinurie gleichsam eine Gleichung mit mehreren Unbekannten, die nur unter Berücksichtigung anderer Faktoren annähernd gelöst werden kann.

Während in früherer Zeit dem Verhalten der Gallensäuren größere Aufmerksamkeit geschenkt wurde — wir erinnern z. B. an die erwähnten Beobachtungen von LEYDEN —, ist es in den letzten Jahren auf diesem Gebiete relativ still geworden; die Schwierigkeit liegt im Nachweis der Gallensäuren. Die alten kolorimetrischen Bestimmungen mittels der PETTENKOFERschen Probe sind verlassen worden; auch die von HIRSCHFELD und HÄMMERLE[1] angegebene Modifikation zeitigt keine besseren Resultate, wie man zunächst erwartet hatte; jedenfalls gestaltet sich der Nachweis der Gallensäuren im Urin und im Blute schwierig; für die Klinik und Pathologie der Leberkrankheiten wäre es allerdings von größter Wichtigkeit, wenn man verläßliche Methoden hätte. Da durch Gallensäuren die Oberflächenspannung verschiedener Flüssigkeiten wesentlich geändert wird, hat man dieses Prinzip zum Nachweis der Gallensäuren herangezogen; speziell in Frankreich wurden solche Methoden — vor allem die von HAY[2] — empfohlen, während sie im deutschen Sprachgebiet ganz außer Gebrauch gekommen sind. Diesem Umstande ist es auch zuzuschreiben, daß man sich in Frankreich eine Zeitlang sehr für den Begriff des „Ictère dissocié" interessierte (BRULE[3]). Man verstand darunter das isolierte Erscheinen von Gallensäuren oder Gallenfarbstoff im Harn der Ikterischen. An der Tatsache, daß es Ikterusformen gibt, bei denen viel Gallenfarbstoff im Blute und im Harn vorkommt, aber Gallensäuren während der ganzen Dauer der Erkrankung im Harn vermißt werden, ist nicht zu zweifeln; man meinte, es könnte sich um ähnliche Zustände handeln wie bei verschiedenen Nierenkrankheiten, wo man Nephritiden mit dissoziierter Retention kennt. Ebenso — stellte man sich vor — könnten solche Zustände auch bei den Leberkrankheiten in bezug auf Gallensäuren und Farbstoff vorkommen, indem Gallenfarbstoff retiniert wird, die Gallensäuren aber noch ihren normalen Weg durch die abführenden Gallenwege nach dem Darm hin nehmen. BRULÉ[4] hat als erster diese Möglichkeit in Betracht gezogen. Von ihm stammt auch die Bezeichnung Icterus dissociatus. ADLER[5] hat sich der Mühe unterzogen, die verschiedenen Methoden zum Gallensäurenachweis, die sich auf deren oberflächenaktive Eigenschaften stützen, auf ihre Brauchbarkeit zu überprüfen. Er kam dabei zudem recht traurigen Resultate, daß alle diese Methoden mehr oder weniger unbrauchbar sind; bei positivem Ausfall kann man höchstens angeben, daß Cholate (sogenannte freie Gallensäuresalze) vorhanden sind; trotz negativem Ausfall aber können reichliche Mengen Cholate vorhanden sein. Da das Krankheitsbild des dissoziierten Ikterus auf Grund der fehlenden Erniedrigung der Oberflächenspannung im Blute und Harn aufgestellt ist, muß die Existenz des Icterus dissociatus so lange angezweifelt werden, bis dieser Zustand nicht durch exaktere Methoden sichergestellt ist.

Auch aus dem Kreise der französischen Kliniker sind schon Stimmen laut geworden, die die Existenz des dissoziierten Ikterus in Zweifel ziehen. CARNOT[6] und CHABROL[7] hofften an Hand des Duodenalsaftes diese Frage beantworten zu können. Besteht der Begriff des dissoziierten Ikterus zu Recht, dann müßte sich eine Dissoziation in einfachster Weise auch an der Galle nachweisen lassen. Gelegentlich sahen sie sowohl im Duodenalsaft als auch an Patienten mit Gallenfisteln eine solche Diskrepanz, aber leider verwendeten sie zum Nachweis der Gallensäuren wenig verläßliche Methoden, so daß man gegen diese Befunde die bereits erwähnten Einwände erheben kann; jedenfalls wäre die Erforschung des „Ictère dissocié" der Schlüssel zum Verständnis so mancher Ikteruskrankheit.

In letzter Zeit hat sich RICH[8] intensiv mit dem Ikterusproblem beschäftigt. Voraussetzung ist die These, daß das indirekte Bilirubin vom reticuloendo-

---

[1] HIRSCHFELD u. HÄMMERLE: Schweiz. med. Wschr. **1924**.
[2] HAY: Textbook of human physiol., 2. Aufl. Landois u. Stirling. 1886.
[3] BRULÉ: Recherches sur les ictères, III. Aufl., S. 95. 1922.
[4] BRULÉ: Recherches cliniques sur les ictères. Paris. 1922.
[5] ADLER: Z. exper. Med. **46**, 371 (1925).
[6] CARNOT: Thèse de Paris. 1924.
[7] CHABROL: Bull. Soc. méd. Paris, 18 XII. 1922.
[8] RICH: Bull. Hopkins Hosp. **47**, 338 (1930).

thelialen System bereitet wird, während das direkte Bilirubin das Produkt der epithelialen Leberzellen darstellt. Rich überlegt auf Grund dieser Voraussetzungen die theoretischen Möglichkeiten, unter welchen es zu einer Hyperbilirubinämie kommen kann, und glaubt auf drei Ursachen hinweisen zu müssen:

1. Das epitheliale Leberparenchym hat die Fähigkeit verloren, das ihm teils von den Kupffer-Zellen, teils von den übrigen reticuloendothelialen Elementen angebotene Bilirubin in sich aufzunehmen; der Schwellenwert der Leber stellt sich höher ein, so daß der Bilirubingehalt im Blute höher werden muß, bevor es zu einer Ausscheidung durch die Leber kommt.

2. Das Angebot an Bilirubin nimmt solche Dimensionen an, daß die normale Leberzelle nicht mehr imstande ist, die ganze Bilirubinmenge zu verarbeiten.

3. Dem exkretorischen Mechanismus der Leberzellen stellen sich Schwierigkeiten entgegen, so daß die normale Absonderung verhindert wird.

Rechnet man außerdem noch mit irgendwelchen Kombinationen der hier erwähnten Möglichkeiten, so erhöht sich die Zahl der in Betracht kommenden Ursachen einer Hyperbilirubinämie um ein beträchtliches; wahrscheinlich spielen gerade die Kombinationsformen in bezug auf die Häufigkeit der in Betracht kommenden Gelbsuchtarten eine besondere Rolle.

Im Zusammenhang mit diesen zunächst allerdings nur theoretisch postulierten Möglichkeiten macht Rich auf ein Moment aufmerksam, das scheinbar bis jetzt bei der Beurteilung der diversen Ikterusformen viel zu wenig berücksichtigt wurde — das ist die Fähigkeit der gesunden Leber, viel größere Gallenfarbstoffmengen in die Richtung der Gallenwege hin abzusondern, als sie es unter physiologischen Bedingungen tatsächlich tut; vielleicht am klarsten tritt dieses Moment hervor, wenn man Fälle mit Verschluß nur des einen Ductus hepaticus verfolgt. Ist derselbe z. B. durch einen Tumor verschlossen, so muß es noch lange nicht zu einem Ikterus kommen. Vermutlich verursacht die zurückgestaute Galle eine Vermehrung des Gallenfarbstoffes im Blute — die Probe nach Hijmans v. d. Bergh zeigt direktes Bilirubin —, aber die Tätigkeit der restlichen Leber erweist sich so ergiebig, daß eine vorübergehende Gallenfarbstoffvermehrung im Blut leicht korrigiert werden kann; dieser Vorgang läßt sich wohl kaum anders deuten als durch eine vikariierende Tätigkeit des nicht betroffenen Leberabschnittes; unwillkürlich wird man an die Tätigkeit der Niere erinnert, wo bei Verlust der einen Niere die zweite die Tätigkeit der anderen übernimmt, ohne eine funktionelle Schädigung im gesamten Organismus erkennen zu lassen. McMaster und Rous[1] haben entsprechende Tierversuche angestellt und im Prinzip dasselbe gefunden: Jedenfalls bedeutet Verschluß des einen Hepaticus noch keineswegs Ikterus. Ähnliche Verhältnisse dürften auch bei der diffusen Carcinomatose der Leber in Betracht kommen; solange der Hauptstamm des Ductus choledochus noch nicht verlegt ist, braucht sich eine Gelbsucht nicht bemerkbar zu machen. Die Vorstellung, daß die verbleibenden, noch gesunden Leberpartien vikariierend einspringen, ist auch hier die einfachste Erklärung, warum es bei ausgedehnter Carcinomatose der Leber zu keinem Ikterus kommt. Schließlich kann zugunsten einer solchen Vorstellung auch das gelbsuchtfreie Intervall beim Icterus haemolyticus herangezogen werden; wie häufig sieht man eine beträchtliche Vermehrung des Stuhlfarbstoffes, ohne daß ein sichtbarer Ikterus besteht. Kommt es dann im Verlaufe dieser Krankheit zur Gelbsucht, so ist die Gallenfarbstoffausscheidung jetzt kaum höher als vorher; es liegen somit gewichtige Tatsachen vor, die die Annahme von Rich stützen. Die gesunde Leber ist anscheinend

---

[1] McMaster u. Rous: J. of exper. Med. **33**, 731 (1921).

imstande, mehr Gallenfarbstoff in sich aufzunehmen und restlos zu eliminieren, als sie es unter physiologischen Bedingungen tatsächlich tut. Für das gelegentliche Auftreten einer schweren Gelbsucht im Verlaufe eines familiären Ikterus glaubt somit RICH zwei Momente berücksichtigen zu müssen; es ist einerseits das Mehrangebot an Bilirubin, anderseits die Unfähigkeit der Leberzellen, das zur Verfügung gestellte Bilirubin zu verarbeiten. So wie die Leberzelle unter gewissen Bedingungen die Fähigkeit verloren hat, das Bilirubin in sich aufzunehmen, so kann sie auch in ihrer absondernden Tätigkeit behindert sein; als anatomisches Substrat einer solchen funktionellen Leberschädigung erwähnt RICH Degenerationen und Nekrosen im Leberparenchym; je markanter die Zellschäden zu erkennen sind, desto eher kann man sich vorstellen, daß es zu einer Abwegigkeit der Zellfunktion kommt. In dem Sinne ist der hämolytische Ikterus auch nach OHNO,[1] der sich ganz auf den Standpunkt von RICH stellt, kein reiner hämolytischer Ikterus, sondern eine Kombination von hepatozellulärer Noxe plus gesteigerter Hämolyse bzw. überschüssiger Bilirubinbildung. Der schwerste Grad einer solchen Zellschädigung findet sich bei der akuten Leberatrophie; beide Störungen, die Unfähigkeit der Leberzellen, das von den KUPFFER-Zellen gebildete Bilirubin in sich aufzunehmen und anderseits das fertige Bilirubin wieder an die Gallenwege abzugeben, können sich miteinander paaren; ein Maßstab der Unfähigkeit, das von den KUPFFER-Zellen gebildete Bilirubin innerhalb der Leber aufzunehmen, ist die indirekte Bilirubinämie, während bei allen Fällen, in welchen die Leberzellen der geschädigte Teil sind, sich in vermehrter Menge das direkte Bilirubin im Blute findet.

Das Geschehen innerhalb der Leber spiegelt sich auch im Harn; in den Fällen, in welchen das von den KUPFFER-Zellen und den anderen reticuloendothelialen Elementen gebildete Bilirubin nicht zur Gänze von den Leberzellen aufgenommen werden kann, finden sich im Harn weder Bilirubin noch Gallensäuren, wohl aber reichlich Urobilin, während dort, wo die Absonderung der bereits fertigen Galle zu den Gallengängen auf Schwierigkeiten stößt, sich im Harn Gallenfarbstoff und Gallensäuren finden. In den Kombinationsformen tritt im Harn neben Gallensäuren und Bilirubin auch Urobilin auf; merkwürdig ist nur die immer wieder zu beobachtende Tatsache, daß das indirekte Bilirubin, selbst wenn es noch so reichlich im Blute vorhanden ist, niemals im Harn erscheint; vielleicht ist es gerade die Bindung des Bilirubins an die Plasmaeiweißkörper, die diesen Übertritt verhindert; berücksichtigt man die Untersuchungen von BARRON, so könnte man auch das Fehlen von Gallensäuren dafür verantwortlich machen; aber Gallensäurezulagen ändern nichts, selbst wenn man sie intravenös gibt.

Bezüglich der Urobilinurie haben wir uns bereits oben geäußert; es gibt aber noch eine zweite Möglichkeit, durch die es zu einer Urobilinurie kommen kann. So wie die Leber unter bestimmten pathologischen Bedingungen die Fähigkeit verloren haben kann, das Bilirubin innerhalb der Leberepithelien in sich aufzunehmen, so kann unter bestimmten Voraussetzungen auch der epitheliale Anteil die Eigenschaft eingebüßt haben, die physiologischen Urobilinmengen, die im Darm zur Resorption gelangen, in sich aufzunehmen; die kranke Leber wird mit dem relativ geringen Angebot nicht fertig, so daß ein großer Teil des rückresorbierten Urobilins nicht wieder gegen den Darm zu ausgeschieden wird, sondern in den großen Kreislauf gelangt; die Urobilinurie kann somit als Test für zweierlei Störungen gelten: 1. Infolge eines allzu großen Bilirubinangebotes an die Leber gelangt zu viel Bilirubin in den Darm, wo es zu Urobilin umgewandelt wird und zur Resorption gelangt; einer solchen Überlastung ist aber auch die

---

[1] OHNO: Klin. Wschr. 1929, 2188.

gesündeste Leber nicht gewachsen, so daß sich ein Teil der Leber entzieht und Urobilinurie bedingt. 2. Es handelt sich um eine Leberschädigung, bei der die Leber selbst mit der physiologischen Urobilinmenge, die ihr durch die Pfortader angeboten wird, nicht fertig wird; trotz geringem Anbot gelangt doch viel Urobilin in den großen Kreislauf. Beide Arten der Störung führen zu Urobilinurie. Welche von diesen beiden Möglichkeiten im gegebenen Falle überwiegt, läßt sich ohne Bestimmung der Urobilinausscheidung durch den Stuhl nicht immer leicht entscheiden. In diesem Sinne könnte man von einer Urobilinurie durch Überangebot und einer Urobilinurie durch Funktionsschwäche sprechen; wenn sich viel Farbstoff im Stuhl findet, ist vermutlich das Urobilinangebot an die Leber zu reichlich, weswegen hier von einer *relativen* Urobilinurie durch Überangebot gesprochen werden kann, während es sich bei der absoluten Urobilinurie um eine Funktionsschwäche, um die Unfähigkeit einer erkrankten Leber gegenüber einem normalen Angebot handelt.

RICH beschäftigt sich auch mit der Frage, unter welchen Umständen die bis dahin ungeschädigte Leberzelle die Fähigkeit verlieren kann, indirektes Bilirubin aufzunehmen und direktes in der Richtung gegen die Gallenwege wieder abzugeben. Seiner Ansicht nach spielt *Anoxämie* und damit die Unmöglichkeit der Gewebe, sich mit Sauerstoff zu versorgen, die größte Rolle. Da eine schlechte Sauerstoffversorgung der Gewebe sowohl bei Mangel an Hämoglobin als auch bei stark reduziertem Blut zustande kommt, sind diese beiden Faktoren imstande, die feineren Funktionen der Leberzelle zu beeinträchtigen. Zugunsten dieser Annahme führt RICH die Tatsache einer sogar mikroskopisch erkennbaren Leberzellschädigung bei schlechter Sauerstoffversorgung an; dieses Moment will er hauptsächlich beim Herzfehlerikterus und bei der Anaemia perniciosa berücksichtigt wissen; der vermehrte Blutuntergang, wie er in einer Stauungsleber oder in einem großen Lungeninfarkt zu beobachten ist, führt noch zu keiner Hyperbilirubinämie, weil die gesunde Leber auch sehr große Bilirubinmengen in sich aufzunehmen vermag. Wenn aber das arterielle Blut, wie dies bei Herzfehlern gar nicht so selten zu geschehen pflegt, stärker reduziert ist, so kann dies die Ursache einer Leberzellschädigung sein, wodurch die Leber die Fähigkeit verloren hat, das Bilirubin aus dem Blut rasch aufzunehmen und es wieder abzugeben. Auch Anämie dürfte die Eigenschaft der normalen Leberzelle ungünstig beeinflussen, größere Bilirubinmengen zu verarbeiten.

Kennt man den Einfluß der Anoxämie auf die Lebertätigkeit, dann wird man auch verstehen, warum in ähnlicher Weise auch so manche andere allgemeine Schädigung störend auf die Funktion der Leberzellen wirken kann. Warum sollten nicht fieberhafte Zustände oder bestimmte Vergiftungen die Leberzelltätigkeit so beeinflussen, daß im Endeffekt die Sauerstoffversorgung der Leberzelle ebenfalls leidet?

RICH bringt auch zwei neue Begriffe in die Nomenklatur der Ikterusforschung; er spricht von einem *Retentions-* und einem *Regurgitationsikterus*; der *Retentionsikterus* beruht auf einer Überproduktion an Bilirubin durch die KUPFFER-Zellen und durch die anderen reticuloendothelialen Elemente bei unternormaler Leberfunktion; die Leberzelle ist nicht imstande, das ganze ihr zur Verfügung gestellte Bilirubin in sich aufzunehmen; es wird also Bilirubin im Blute retiniert. Beim *Regurgitationsikterus* kommt es dagegen zu einer unter Umständen histologisch erkennbaren Leberzellschädigung, wobei jetzt die Leberzelle das Bilirubin nicht in der Richtung gegen die Gallenwege absondern kann, sondern an die Lymphräume abgeben muß. RICH glaubt, diese beiden Formen auf Grund gewisser Symptome auch klinisch voneinander trennen zu können; die Verhältnisse lassen sich am besten veranschaulichen, wenn wir die tabellarische Zusammenstellung von RICH wiedergeben.

Tabelle 6.

	Blutreaktion nach HIJMANS V. D. BERGH	Urin			Farbstoffgehalt der Fäzes
		Bilirubin	Gallensäuren	Urobilinogen	
Retentionsikterus........	indirekt	0	0	positiv	vermehrt
Regurgitationsikterus	direkt	positiv	positiv	positiv 0	vermindert

Im Rahmen dieser Zweiteilung ist RICH bemüht, alle Ikterusformen zu klassifizieren:

Tabelle 7.

A. Retentionsikterus (Ursache: Überproduktion von Bilirubin bei unternormaler Leberfunktion)	I. Anoxämie	1. Anämie	Perniziöse Anämie / Hämolytischer Ikterus / Malariaanämie / Paroxysmale Hämoglobinurie / Schlecht durchgeführte Transfusion / Phenylhydracinvergiftung
		2. Chronische passive Blutstauung	Kardiale Dekompensation (Lungeninfarkt)
	II. Fieberhafte Krankheiten verbunden mit Anoxämie	1. Anämie	Septikämie mit hämolytischen Mikroorganismen / Malaria / Schwarzwasserfieber
		2. Lungenkongestion	Lobärpneumonie
	III. Unreife Leberzellen		Icterus neonatorum
	IV. Unbekannte Ursachen		HANOTsche Cirrhose

RICH übt selbst an seiner Einteilung Kritik, da ihm als Prüfstein nur die Reaktion von HIJMANS V. D. BERGH dient; unter dem Begriff des „Regurgitationsikterus" faßt er viel zuviel zusammen. Sicherlich ist zwar jeder mechanische Stauungsikterus auch ein Regurgitationsikterus, aber gerade diese Formen lassen sich symptomatologisch wie auch pathologisch-anatomisch so gut von den anderen, scheinbar unklaren Ikterusformen abgrenzen, daß es mir kaum zweckmäßig erscheint, im Rahmen einer mehr oder weniger ungeklärten Einteilung pathogenetisch sichergestellte Krankheitsbilder aufzunehmen.

Gegen die relativ einfache Gegenüberstellung von RICH[1] habe ich noch einen Einwand zu erheben. Das Einteilungsprinzip, wie es RICH gewählt hat, berücksichtigt die „allgemeine Leberfunktion" nicht im mindesten; obzwar es unzweckmäßig wäre, alle Ikterusformen nur nach dem Ausfall irgendeiner allgemeinen Leberfunktionsprüfung zu unterscheiden, möchte ich diese Unterteilungsmöglichkeit nicht ganz vermissen; der rein mechanisch bedingte Stauungs-

---

[1] RICH: Bull. Hopkins Hosp., **XLVII**, 338—377 (1930).

8*

Tabelle 8.

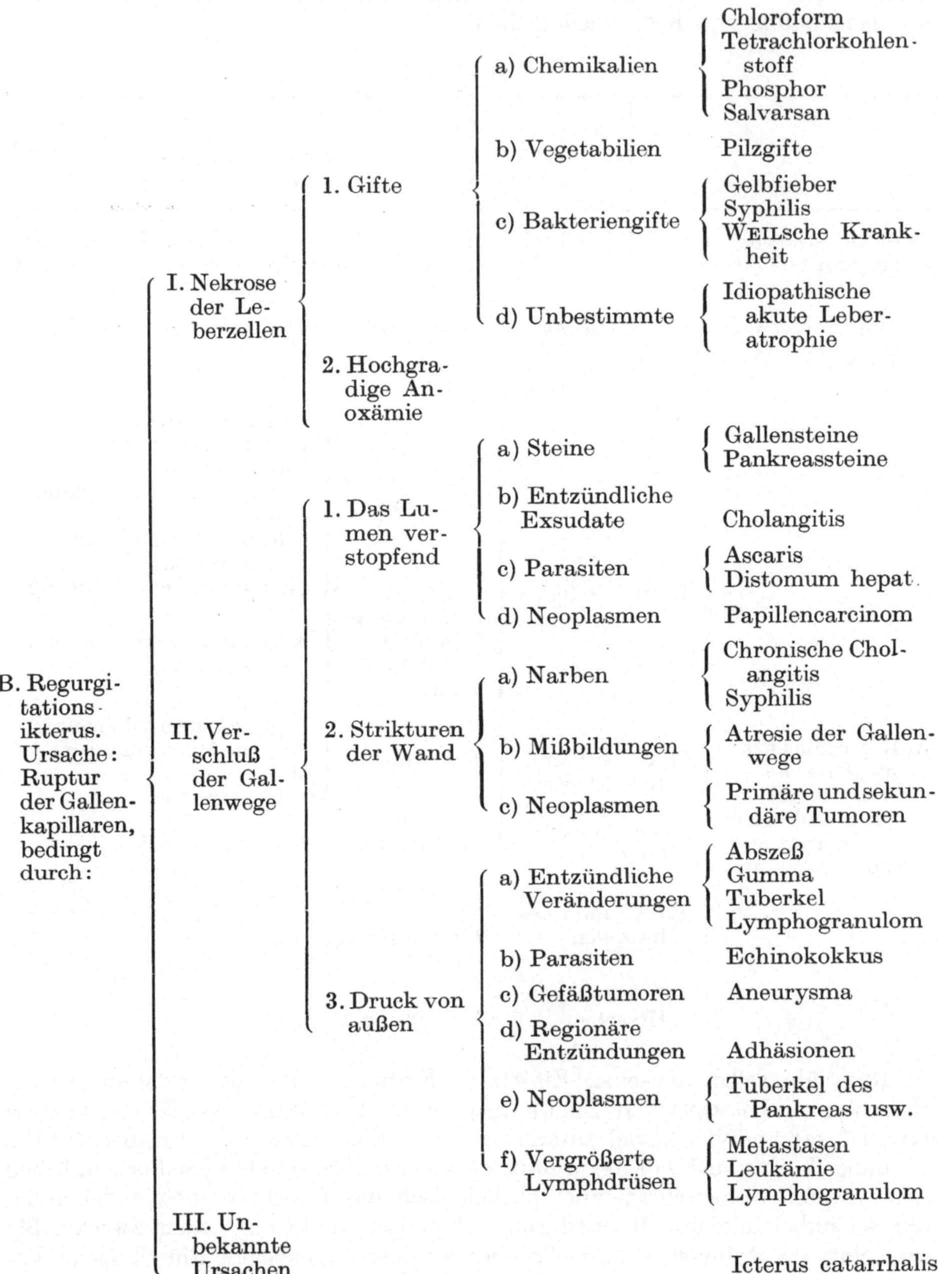

B. Regurgitationsikterus. Ursache: Ruptur der Gallenkapillaren, bedingt durch:	**I. Nekrose der Leberzellen**	1. Gifte	a) Chemikalien — Chloroform, Tetrachlorkohlenstoff, Phosphor, Salvarsan
			b) Vegetabilien — Pilzgifte
			c) Bakteriengifte — Gelbfieber, Syphilis, Weilsche Krankheit
			d) Unbestimmte — Idiopathische akute Leberatrophie
		2. Hochgradige Anoxämie	
	II. Verschluß der Gallenwege	1. Das Lumen verstopfend	a) Steine — Gallensteine, Pankreassteine
			b) Entzündliche Exsudate — Cholangitis
			c) Parasiten — Ascaris, Distomum hepat.
			d) Neoplasmen — Papillencarcinom
		2. Strikturen der Wand	a) Narben — Chronische Cholangitis, Syphilis
			b) Mißbildungen — Atresie der Gallenwege
			c) Neoplasmen — Primäre und sekundäre Tumoren
		3. Druck von außen	a) Entzündliche Veränderungen — Abszeß, Gumma, Tuberkel, Lymphogranulom
			b) Parasiten — Echinokokkus
			c) Gefäßtumoren — Aneurysma
			d) Regionäre Entzündungen — Adhäsionen
			e) Neoplasmen — Tuberkel des Pankreas usw.
			f) Vergrößerte Lymphdrüsen — Metastasen, Leukämie, Lymphogranulom
	III. Unbekannte Ursachen		Icterus catarrhalis

ikterus zeigt z. B. fast nie eine Störung der Galaktosetoleranz, deshalb erleichtert uns gerade diese Probe die differentialdiagnostische Trennung des Icterus catarrhalis vom mechanisch bedingten Stauungsikterus.

In letzter Zeit haben wir uns für die größeren Lymphgefäße der Leber interessiert. Unter dem Einflusse gewisser Gifte, z. B. des Histamins, der Allylverbindungen und des Pyrrols kommt es zu einer serösen Exsudation ins Leberparenchym. Das Plasma des Blutes kann die Gefäße verlassen und den Hohlraum zwischen Leberzellbalken und Kapillaren füllen. Das abgelagerte Plasma wird zum Teil hier abgebaut, zum Teil gegen die größeren Lymphwege abgegeben; jedenfalls zeigen sich bald nach einer solchen Vergiftung die interlobulären Lymphbahnen mächtig erweitert. Während unter normalen Bedingungen im Bereiche der GLISSONschen Kapsel und ebenso entlang der größeren Pfortaderverzweigungen kaum Andeutungen von Lymphgefäßen zu sehen sind, zeigen sie sich jetzt so ausgeprägt, daß an diesen Veränderungen wohl kaum vorübergegangen werden kann. Berücksichtigt man diese mächtigen ektatischen Lymphgefäße in ihren Beziehungen zu den Gallengängen und Pfortaderverzweigungen, so wird man unwillkürlich vor die Frage gestellt, ob es nicht durch diese mächtig erweiterten Lymphgefäße und das gleichzeitig bestehende periportale Ödem sogar zu einer Kompression der Gallengänge und dadurch zu Ikterus kommen kann. Wir werden später noch darlegen, daß dieser Plasmaaustritt auch zu Bindegewebsbildung führen kann, wie dies bei manchen Lebercirrhosen besonders im Bereiche der GLISSONschen Kapsel und in den interlobulären Räumen zu sehen ist. Jedenfalls gibt es unserer Ansicht nach auch einen intrahepatischen mechanischen Ikterus, der einmal nur durch Exsudatansammlung und Erweiterung der Lymphgefäße, ein andermal durch Bindegewebswucherung hervorgerufen werden kann; Ödem, Lymphstauung und Bindegewebswucherung müssen nicht an allen Stellen die gleiche Intensität zeigen; diesem Umstande ist wohl die Merkwürdigkeit zuzuschreiben, daß Gallenfarbstoffausscheidung durch die Gallenwege, Bilirubinurie und Vermehrung des direkten Bilirubins im Blute gleichzeitig auftreten.

b) Der derzeitige Stand der Frage von der Pathogenese des nicht grob mechanisch bedingten Ikterus.

Wir gehen von der Voraussetzung aus, daß die Muttersubstanz des Gallenfarbstoffes das Hämoglobin ist und daß die epithelialen Leberzellen nicht die Gallenfarbstoffbildner sind, sondern nur die Ausscheidung besorgen. Als Gallenfarbstoffbildner kommen in erster Linie die KUPFFER-Zellen in Betracht, daneben die anderen reticuloendothelialen Elemente, wie sie sich in der Milz und im Knochenmark finden. In geringerem Maße besitzen auch andere Gewebe die Eigenschaft, Bilirubin aus Blut zu bilden, denn reticuloendotheliale Zellen finden sich mehr oder weniger überall; eine humorale Gallenfarbstoffbildung dürfte dagegen kaum eine große Rolle spielen. Die Frage, ob bei der intrazellularen Blutkörperchenzerstörung neben dem Bilirubin noch andere, vielleicht auch ungefärbte Abbauprodukte entstehen, ist öfter diskutiert worden, doch hat eine solche Annahme wenig Wahrscheinlichkeit für sich; das Hämosiderin, das sich als Abbauprodukt einer Erythrocytenzerstörung in den verschiedensten Zellen findet, ist wahrscheinlich reines Eisen, vielleicht mit geringen organischen Beimengungen; vermutlich wird das Eisen wiederum dem Knochenmark zur Neubildung von Hämoglobin angeboten. Ob der Eisentransport zum Knochenmark humoral oder zellular (Histiocyten) erfolgt, ist nicht bekannt.

Das Bilirubin wird von den Bildungsstätten an das Blut abgegeben und schließlich eine Beute der Leberzellen. Dort, wo es von den KUPFFERschen Sternzellen gebildet wird, ist der Weg zur Leberzelle sehr kurz; weiter ist die Bahn, wenn die Bildung außerhalb der Leber stattfindet. Das Bilirubin, das von den KUPFFERschen Sternzellen und den anderen Elementen des reticuloendothelialen Systems gebildet wird, gibt die indirekte Gallenfarbstoffreaktion, während das Bilirubin, das die Leberzellen bereits passiert hat, die direkte zeigt. Ein Teil des in das Duodenum abgegebenen Bilirubins wird wieder rückresorbiert und nach Passage der Leber neuerdings gegen die Gallenwege abgeleitet. Ein ähnliches Schicksal hat auch das Urobilin. Unter pathologischen Bedingungen kann dieser Mechanismus auf Schwierigkeiten stoßen, so daß wir in der Urobilinurie unter Umständen ein Kriterium einer Leberschädigung besitzen. Zur Urobilinurie kann es aber auch kommen, wenn sich zuviel Urobilin im Darm befindet und dementsprechend zuviel zur Resorption gelangt; die Urobilinurie hat daher als Kriterium der Leberfunktion nur dann einen Wert, wenn wir gleichzeitig über die Größe der im Darm vorhandenen Urobilinmenge orientiert sind. In Kombination mit anderen Funktionsprüfungen kann der Urobilinurie immerhin eine große Bedeutung zugeschrieben werden. Der normalen Leber scheint es ein leichtes zu sein, große Bilirubinmengen, die ihr angeboten werden, zu verarbeiten; unter gewissen pathologischen Bedingungen hat aber die Leber diese Funktion eingebüßt; es brauchen sich dann Angebot und Verarbeitung nicht mehr das Gleichgewicht zu halten, was bei der Entstehung jeder Ikterusform berücksichtigt werden muß. Sauerstoffmangel im weitesten Sinne des Wortes kann dabei von größtem Einfluß sein. Wenn es daher bei einer Anämie oder bei einem Vitium mit geringem Sauerstoffgehalt im arteriellen Blute zu einer Anreicherung des indirekten Bilirubins im Blute kommt, so kann dafür eine gewisse Unfähigkeit der Leberzelle verantwortlich gemacht werden; die Leber ist jetzt nicht mehr imstande, alles Bilirubin in sich aufzunehmen. Diese Unfähigkeit kann wieder schwinden, wenn die Sauerstoffzufuhr zur Norm zurückkehrt. In ganz ähnlicher Weise scheint sich auch die Störung auszuwirken, wenn die Leberzelle das von ihr geänderte — also direkte — Bilirubin an die Gallenwege abgeben soll, es aber nicht vermag; jedenfalls sind diese beiden Möglichkeiten bei jeder Ikterusform zu berücksichtigen.

Wenn ich nun versuche, meinen Standpunkt in der Ikterusfrage, soweit es sich um den nicht mechanisch bedingten handelt, zu präzisieren, so glaube ich folgendes vertreten zu können: Es ist noch immer am zweckmäßigsten, an der Zweiteilung — hier *hämolytischer*, dort *parenchymatöser* Ikterus — festzuhalten; was diese beiden Formen miteinander gegen den rein mechanisch bedingten Stauungsikterus verbindet, ist die fehlende Acholie, bzw. die Anwesenheit von Galle im Duodenalsaft. Sowohl beim parenchymatösen als auch ganz besonders beim hämolytischen Ikterus finden wir Gallenfarbstoff im Duodenum.

Wir wollen von einem *hämolytischen Ikterus* dann sprechen, wenn es sich um einen erhöhten Blutzerfall handelt; die Ursache dieses erhöhten Blutzerfalles ist entweder ein vermehrter Übertritt von Erythrocyten in die verschiedensten Gewebe oder Körperhöhlen (wo dann die roten Blutkörperchen die Beute der verschiedenen Histiocyten werden) oder die Ursache ist in einem kryptogenetischen Zustand zu suchen, bei dem weniger widerstandsfähige Erythrocyten eine Beute des phagozytären Apparates in der Milz oder der Leber werden.

Unter beiderlei Bedingungen kommt es zu einer erhöhten Bilirubinbildung und dementsprechend auch zu einem erhöhten Bilirubinangebot; das Bilirubin, das dabei eine Rolle spielt, ist das indirekte; es findet sich im Blute eines Patienten mit hämolytischem Ikterus in reichlichem Ausmaße; die Folge davon ist erhöhte Tätigkeit der Leberzellen, die eine farbstoffreiche Galle produzieren, die aber nicht unbedingt sehr viel Gallensäuren enthalten muß; mikroskopisch äußert sich dies gelegentlich in dem Vorkommen der sogenannten Gallenthromben. Im übrigen bietet das histologische Bild der Leber wenig Abweichungen von der Norm; bei Prüfung auf Eisen zeigen die KUPFFER-Zellen reichlich sogenanntes Hämosiderin als Ausdruck dafür, daß innerhalb der Sternzellen der Übergang des Hämoglobins in Bilirubin unter Eisenabspaltung erfolgt ist; unter günstigen Bedingungen lassen sich in den Kupfferschen Sternzellen auch Erythrocytentrümmer erkennen; ähnliche Bilder sind im Bereiche extrahepatischer Blutaustritte zu sehen.

Als Folge einer erhöhten Gallenfarbstoffbildung findet sich im Stuhl reichlich Urobilin; ein Teil dieses Farbstoffes kann vom Darm wieder resorbiert werden. Die Leber ist jetzt vor die Aufgabe gestellt, die ihr angebotene Urobilinmenge wieder in die Richtung der Gallenwege abzulenken; wenn die Menge sehr groß ist, kann sich ein Teil der Leberresorption entziehen und so zu einer Urobilinurie führen; dementsprechend sehen wir bei den meisten hämolytischen Ikterusformen im Harn reichlich Urobilin; es gibt Zustände von vermehrtem Blutuntergang mit sichtbarem Ikterus und solche ohne wesentliche Bilirubinämie; da es sich bei den meisten Zuständen mit vermehrtem Blutuntergang um eine normale Lebertätigkeit handelt, so bereitet es der Leber keine Schwierigkeit, selbst enorme Gallenfarbstoffmengen in sich aufzunehmen und sie gegen den Darm wieder abzugeben; dementsprechend kommt es zu keiner Anhäufung von Bilirubin im Blute. Das sind die Fälle, wo es trotz erhöhtem Blutuntergang zu keinem Ikterus kommt. Wenn aber die Leber im Sinne von Rich unter ungünstiger Sauerstoffversorgung arbeiten muß, dann ist sie nicht mehr imstande, das ganze, große Bilirubinangebot rasch zu bewältigen; vor der Leber staut sich jetzt indirektes Bilirubin im Blute an und bedingt Hyperbilirubinämie. Überschreitet der Gallenfarbstoffgehalt des Blutes eine bestimmte Grenze, dann kommt es auch zu einem Bilirubinübertritt in die Gewebe und damit zum Ikterus; merkwürdig ist nur die Unfähigkeit der Niere, das indirekte Bilirubin durchzulassen; deshalb finden wir beim typischen hämolytischen Ikterus nie Bilirubin im Harn und ebenso keine Gallensäuren. Die Leber kann beim hämolytischen Ikterus infolge der erhöhten Tätigkeit etwas vergrößert erscheinen. Eine Verhärtung ist nur bei langer Dauer der Erkrankung zu sehen. Histologisch bietet sie im allgemeinen nicht das Bild einer Cirrhose; die üblichen Funktionsproben ergeben normale Verhältnisse. Die Rolle der Milz ist im Krankheitsgeschehen ebensowenig einheitlich wie auch ihre Größe; beim kryptogenetischen, hämolytischen Ikterus, bei dem sie pathogenetisch im Vordergrund steht, ist die Milz groß; bei den extrahepatischen Formen braucht ein Milztumor keine führende Rolle zu spielen.

Viel schwieriger wird uns die Definition des *parenchymatösen Ikterus*. Über seine Entstehung wissen wir vieles, doch bereitet uns vieles noch immer Schwierigkeiten. Allen diesen Fällen gemeinsam ist die funktionelle Leberschädigung, ferner das Auftreten von direktem Bilirubin im Serum und von Bilirubin und Gallensäuren (soweit dieselben tatsächlich nachweisbar sind) im Harn. Unter dem Einfluß verschiedener Faktoren, wie seröser Exsudation, primärer Leberzellnekrose, vermehrter Ansammlung von Lymphe, in späterer Folge auch von jungen Bindegewebselementen innerhalb der periportalen Felder und des Glissonschen Raumes, kann es zu einer Drosselung des Gallenflusses mit nachfolgender Destruktion des Leberparenchyms kommen; bei längerer Dauer läßt sich diese Entwicklung auch histologisch erfassen, man sieht Bilder, wie ich sie als Destruktion des Leberparenchyms beschrieben habe. In nicht wenigen Fällen findet sich im Blute nicht nur direktes, sondern auch indirektes Bilirubin, so daß die Gelbfärbung der Haut auf beiderlei Farbstoffe bezogen werden muß. Unter gewissen Voraussetzungen kann sich die Schädigung sowohl gegen die Leberzellen als auch gegen den Kupffer-Zellapparat richten. Die starke Beteiligung des reticuloendothelialen Apparates zeigt sich auch in der Milz, die deshalb schon frühzeitig an Größe zunimmt. Wie sehr dieser Faktor berücksichtigt werden muß, beweisen gelegentlich die Erfolge einer Milzexstirpation. Jedenfalls bleibt der Eindruck bestehen, daß bei vielen, auch histologisch nachweisbaren

Leberschädigungen die verschiedensten Momente für die Entstehung der Gelbsucht verantwortlich gemacht werden müssen. Deshalb habe ich auch von einem hepatolienalen Ikterus gesprochen. Bei der Analyse eines Einzelfalles müssen wir uns bemühen, die einzelnen Momente voneinander zu trennen, um sagen zu können, ob die parenchymatöse oder die hämolytische Form stärker im Vordergrunde steht. Das klassische Beispiel eines echten parenchymatösen Ikterus ist die akute Leberatrophie, die in milderer Form bei jener Krankheit zu sehen ist, die wir Kliniker als Icterus catarrhalis bezeichnen; den Typus eines hämo·lytischen Ikterus haben wir bereits beschrieben, so daß wir uns auf das dort Gesagte beziehen können.

Zwischen diesen beiden Ikterusformen gibt es unzählige Übergänge, wobei die Grenzen so verwaschen sein können, daß eine Trennung fast zur Unmöglichkeit wird. Differentialdiagnostisch am schwierigsten liegen wohl die Verhältnisse beim Krankheitsbild der Lebercirrhose, wo gelegentlich das Symptom des Ikterus ganz im Vordergrund stehen kann. Schon bei der makroskopischen Betrachtung einer cirrhotischen Leber sieht man Partien mit stärkerer neben solchen mit geringerer ikterischer Verfärbung. Solche Beobachtungen drängen die Frage auf, ob für einen Teil der Gelbsucht nicht auch rein mechanische Momente in Betracht kommen, so daß man speziell beim Ikterus, wie er gerade bei den verschiedenen Lebercirrhosen vorkommt, sogar mit einer Kombination aller drei Ikterusarten rechnen muß. In solchen Fällen ist die Deutung der einzelnen Symptome besonders schwierig.

Eine Erklärung des Ikterus bei Leber-Parenchymerkrankungen war früher noch schwieriger; seitdem wir aber die Gallenfarbstoffbereitung von den KUPFFER-Zellen und von den übrigen reticuloendothelialen Zellen abhängig machen, bereitet sich eine Klärung vor. Wenn auch die Frage nach der physiologischen Gallenfarbstoffbildung ziemlich einfach erscheint, so gestaltet sich das Problem der Entstehung mancher Gelbsuchtformen noch immer als sehr kompliziert; da die Leber das wichtigste Ausscheidungsorgan für den Gallenfarbstoff ist, wird sie immer wieder im Mittelpunkt jedes Gelbsuchtfalles stehen, und in diesem Sinne hat der alte Ausspruch von NAUNYN und MINKOWSKI — *„ohne Leber kein Ikterus"* — noch immer seine volle Gültigkeit. Man darf jedoch nicht, wie es früher geschah, die Bildungsstätte des Bilirubins in den Leberzellen suchen, sondern sie in die KUPFFERschen Sternzellen verlegen. Dann ist es auch zu verstehen, wenn ASCHOFF — wohl einer der besten Kenner der Ikteruspathologie — sagt: „Man darf nicht von einem Primat der Leberzelle bei der Entstehung des Gallenfarbstoffes sprechen, sondern höchstens von einem Primat der Leber bei der Entstehung der Gelbsucht." Dabei darf man nicht vergessen, daß die Leber ein Doppelorgan ist, dessen einer Teil zwar Bilirubin bildet, der andere aber das fertige Bilirubin nur auszuscheiden vermag; Ikterus kann daher immer dann entstehen, wenn die normale Wechselbeziehung zwischen KUPFFERschen Sternzellen und Leberzellen, die für die Ausscheidung des Gallenfarbstoffes zu sorgen haben, Schaden gelitten hat; der alte Ausspruch von NAUNYN und MINKOWSKI wird daher zweckmäßig zu ändern sein: „Ohne mangelhafter Ausscheidung des Gallenfarbstoffes durch die Leber kein Ikterus." MANN[1] drückt sich noch präziser aus, wenn er sagt: Ikterus entsteht, wenn die Gallenfarbstoffbildung mit der Gallenfarbstoffausscheidung nicht gleichen Schritt hält. Ich möchte mich dieser Definition vollinhaltlich anschließen, zumal Ikterus nur das optische Signal einer Leberschädigung ist.

---

[1] MANN: J. amer. med. Assoc. **1935**, 2. Febr., 371.

V. Allgemeine Pathologie der parenchymatösen Leberkrankheiten.

Das anatomische und klinische Bild der Lebercirrhose — des Typus der parenchymatösen Leberkrankheiten — ist infolge der glänzenden Beobachtungsgabe der älteren Pathologen so meisterhaft beschrieben worden, daß es meist nicht schwer fällt, die Krankheit auf Grund der bekannten Symptome zu erkennen. Begnügt man sich aber nicht allein mit der einfachen Feststellung dieser Erkrankung, sondern versucht man, sich über das Wesen und die Entstehungsbedingungen der Cirrhose Rechenschaft zu geben, so stößt man auf Schwierigkeiten.

Diese Unsicherheit äußert sich vor allem in der Unkenntnis der Anfangsstadien; bei den chronischen Affektionen der anderen parenchymatösen Organe, z. B. der Niere, fällt es meist nicht schwer, den Entwicklungsgang zu verfolgen; bei den Leberkrankheiten dagegen sind wir vorwiegend nur über das Endstadium, also über die eigentlichen Lebercirrhosen orientiert, während über das erste Stadium, also über die beginnende Cirrhose kaum klare Vorstellungen vorliegen.

Ursprünglich wurde die Möglichkeit einer primären Bindegewebswucherung erwogen; ausgelöst durch irgendwelche Gifte, soll es zu einem fortschreitenden Bindegewebsprozeß kommen, der die einzelnen Acini umschließt und zusammenpreßt; die Bindegewebswucherung kann auch Gallengänge und Pfortaderäste umstricken und so zu Ikterus oder Ascites Anlaß geben. Da von diesen Bindegewebswucherungen auch andere Organe in Mitleidenschaft gezogen werden, so sprachen manche Pathologen von einer generalisierten Bindegewebsdiathese.

Die Bindegewebswucherung bei der Lebercirrhose ist aber nur ein Teilfaktor; ebenso wie es bei der Ausheilung einer Wunde zur Narbenbildung kommt, wobei die verschiedensten Faktoren berücksichtigt werden müssen, so stellt auch die Lebercirrhose gleichsam nur das arithmetische Mittel aller jener Momente vor, die bei der Ausheilung in Frage kommen — Degeneration, Reparation und Bindegewebsreaktion. Überall, wo Lebergewebe zugrunde geht, schießen aus den Trümmern junge Zellverbände auf, die sich bemühen, eine vollständige Restitution des zerstörten Gewebes zu bewerkstelligen; zumeist gelingt es, aber oft schießt das Narbengewebe gleichsam über das normale Maß hinaus, und dann kann sich jener Zustand entwickeln, der uns als Cirrhose bekannt ist. Die Frage, die sich dabei immer wieder aufdrängt, spitzt sich daher darauf zu: unter welchen Umständen kann eine Leberzerstörung einerseits wieder restlos zur Ausheilung gebracht werden und welche Gelegenheitsmomente müssen anderseits hinzutreten, daß die gleiche Zerstörung mit der Bildung von Narbengewebe im Sinne einer Cirrhose reagiert.

Jedenfalls handelt es sich bei der Lebercirrhose um einen komplexen Vorgang: zuerst setzt eine bald mehr herdförmige, bald mehr generalisierte Zerstörung des Leberparenchyms ein; schreitet dieser Prozeß unhaltsam weiter, dann kann ein solcher Prozeß — vielleicht unter dem Bilde der akuten Leberatrophie — zum Tode führen; erfolgt aber Stillstand im Zerstörungswerk, dann gibt es zwei Möglichkeiten: entweder restlose Wiederherstellung, dann unterscheidet sich nach einiger Zeit die betroffene Leber kaum mehr von einer normalen, oder der Leberschaden wird durch irgendein Narbengewebe ersetzt. Dieses Wechselspiel zwischen Zerstörung und Reparation kann sich vielfach wiederholen, so daß man in einer Cirrhose gleichsam mehrere Generationen nebeneinander beobachten kann.

An der Zerstörung des Leberparenchyms beteiligen sich mehrere Faktoren. Es erscheint wichtig, die einzelnen Möglichkeiten ins Auge zu fassen. Wenn es auch nicht gestattet ist, aus dem morphologischen Aufbau allzu weitgehende

Schlüsse auf die Funktion der Leber zu ziehen, so muß doch der Histologie Gerechtigkeit gezollt werden, denn es ist ihr zu verdanken, wenn wir bis zu einem gewissen Grade über die Anfänge des Zellunterganges unterrichtet sind. Als ein histologisch faßbares Zeichen des Zelltodes müssen wir den Verlust der Kernfärbbarkeit ansehen; der Kern verliert sich scheinbar im umgebenden Protoplasma, was besonders deutlich zu erkennen ist, wenn man verschiedene Färbemethoden zu Rate zieht. Im Anfang kommt es zu einem Zusammenballen des Chromatins, dann zu einer Ansammlung kleinster Klümpchen im Bereiche der Kernwand, unter Umständen auch zur Abstoßung von Kerntrümmern in das Protoplasma.

Beim Zelltod erfolgt eine Änderung der osmotischen Spannungsdifferenz, was den Übertritt verschiedener, sogar größerer Moleküle zur Folge haben kann. So können manche Salze und Farbstoffe einerseits aus der umgebenden Gewebsflüssigkeit in das Zellplasma eintreten und anderseits auch aus der Zelle herausgelangen; infolge der ungleichen Eintritts- und Austrittsgeschwindigkeit der einzelnen Stoffe entstehen vorübergehend postmortale Schrumpfungs- und Schwellungserscheinungen, wodurch die tote Zelle bald größer, bald kleiner erscheint; die veränderten Zellen verlieren allmählich infolge Rißbildung die Fühlungnahme mit der noch unversehrten Nachbarschaft, so daß die einzelnen Gebilde, gleichsam verloren, in einem Detritus aus Gewebsflüssigkeit und ehemaliger Protoplasmasubstanz liegen — Dissoziation der Leberzellen. Schließlich kommt es zu einem Zerfall der Zelle; die Detritusmasse und das gequollene Protoplasma werden zu einem einheitlichen Gemenge, das allmählich aufgesogen und weitertransportiert werden kann. An diesem Aufräumungsprozeß sind Leukocyten beteiligt, ebenso fermentative Vorgänge; vielleicht sind die ersteren die Vermittler der letzteren. Als Katepsin wird ein eiweißspaltendes Enzym bezeichnet, das in vielen Zellen gefunden wird; es ist anscheinend mit dem schon lange Zeit bekannten autolytischen Ferment identisch und tritt vermutlich erst dann in Tätigkeit, wenn die Zelle funktionell tot ist. Unter dem Einfluß der verschiedensten Schädlichkeiten treten in der Leber bald mehr im Zentrum, bald mehr an der Peripherie des Acinus Nekrosen auf, wobei unter besonders ungünstigen Verhältnissen sogar die ganze Leber von einem solchen zerstörenden Prozeß betroffen wird (akute Leberatrophie).

Nicht selten sind bei schweren Leberzellnekrosen in deren Nähe Zellveränderungen nachweisbar, die von den Morphologen als „Degenerationen" bezeichnet werden. Das Wesentliche dabei ist eine Zellvergrößerung und Aufnahme von Substanzen, die dem Histologen als Körnchen erscheinen. Unter dem Einfluß dieser Körnchen dürfte das Leben der Zellen funktionell Schaden leiden, zumal der Kern jetzt ähnliche Veränderungen aufweist, wie sie von der Nekrose her bekannt sind. Auf Grund solcher Bilder sieht es fast so aus, als könnten wir in diesen Degenerationen tatsächlich die Anfänge der kommenden Zellnekrose erblicken; es würde sich hier somit um ein Zwischenstadium zwischen Leben und Tod der Zelle handeln, wobei man sich allerdings stets vor Augen halten muß, daß sich ein Gewebe, deren Zellen bereits die schwersten Zeichen von Degeneration darbieten, noch immer erholen kann und dementsprechend nicht unbedingt dem Tode geweiht sein muß.

A. Die trübe Schwellung.

Unter trüber Schwellung versteht Virchow,[1] von dem dieser Ausdruck stammt, die ersten Erscheinungen einer allgemeinen Gewebsschädigung, die im weiteren Verlaufe zur „parenchymatösen" Entzündung führen soll. In diesem

---

[1] Virchow: Zellularpathologie, I. Bd., S. 372. 1871.

ersten Stadium ist die Leber größer, schwerer und stumpfrandig; am Querschnitt
erscheint die Gewebszeichnung verwaschen, es fließt von der Schnittfläche reichlich Flüssigkeit ab. Histologisch erscheinen die einzelnen Zellen vergrößert und
trüb; als Ursache macht man dafür das Eindringen einer eiweißähnlichen
Flüssigkeit verantwortlich. Das eingedrungene Eiweiß formt sich zu körnigen
Gebilden, die gewisse chemische Reaktionen zeigen können; die körnigen Gebilde
lösen sich in Alkali, quellen in Essigsäure, geben mit Zuckerlösung und nachfolgendem Zusatz von Schwefelsäure Rotfärbung; die Xanthoproteinsäurereaktion
ist positiv. Statt trüber Schwellung sprechen manche Pathologen auch von
einer albuminösen Degeneration oder albuminös-körnigen Metamorphose. Über
diese Körnchen sagt VIRCHOW: Die Anhäufung der Körnchen ist um so dichter,
je energischer und akuter der Prozeß der parenchymatösen Entzündung vor
sich geht; zuletzt wird sogar der Kern undeutlich.

Auch COHNHEIM sieht das Wesentliche der trüben Schwellung in einer Eiweiß-
anhäufung in den verschiedenen Zellen. Er geht sogar noch um einen Schritt
weiter, indem er hier an eine Gerinnung des zunächst noch flüssigen Eiweiß
denkt; die Bezeichnung parenchymatöse Entzündung lehnt er ab. Dadurch
unterscheidet er sich wesentlich von VIRCHOW;[1] es soll sich hier um etwas „Neues"
handeln, was auch im Namen zum Ausdruck gebracht werden soll; in dem
Sinne spricht COHNHEIM[2] lieber von „Degenerationen". Degenerationen in der
Leber sieht man nicht nur bei schweren Infektionen, sondern bei den verschiedensten pathologischen Prozessen, z. B. auch bei Ernährungsstörungen.

Das Interesse der Pathologen am Problem der „trüben Schwellung" erfuhr eine wesentliche Abschwächung, seit man ähnliche Veränderungen auch
in Organen nachweisen konnte, die einige Zeit steril aufbewahrt wurden — also
der sogenannten Autolyse ausgesetzt waren. Sicherlich geht man zu weit,
wenn man deswegen der trüben Schwellung jede diagnostische Bedeutung abspricht; einen Fortschritt bedeuten diese Befunde jedoch insofern, als man
jetzt die Verschiedenartigkeit der Ursache für die trübe Schwellung erkannt
hat. Die trübe Schwellung ist anscheinend ein Zustand der Zelle, der unter
den verschiedensten Bedingungen auftreten kann.

Weil die trübe Schwellung einen so häufigen Befund bei den unterschiedlichen
Sektionen darstellt, war man vielfach geneigt, in ihr weder einen degenerativen,
noch einen entzündlichen Vorgang zu sehen, und meinte, in ihr den Ausdruck einer mangelhaften Verarbeitung von Nahrungseiweiß erblicken zu müssen.
Das Zellprotoplasma ist in irgendeiner Weise vergiftet, so daß es nicht mehr imstande ist, das aufgenommene Eiweiß zu assimilieren (RIBBERT[3]); ähnlich äußert
sich in neuerer Zeit auch DOMAGK,[4] der in der trüben Schwellung die Folge einer
stärkeren Eiweißbildung in den Leberzellen sieht, wobei die Zellen bestrebt sein
sollen, aus den Zerfallsprodukten neues Zelleiweiß aufzubauen. DIETRICH[5] spricht
von feinkörniger Umwandlung der kolloiden Mischung des Protoplasmas infolge
Hemmung der Aufbauvorgänge oder Fortschreiten des Abbaus.

Jedenfalls gewinnt man den Eindruck, daß sich hinter dem, was der Morphologe trübe Schwellung nennt, Verschiedenes verbergen kann; bei gewissen
Formen mag es sich um die atypische Aufnahme von Eiweiß handeln, bei anderen
mehr um die Aufnahme anderer Substanzen oder um Änderungen im kolloiden
Aufbau der Zelle, was selbstverständlich eine Kombination aller dieser Vorgänge

---

[1] VIRCHOW: Zellularpathologie, Bd. I, S. 372. 1871.
[2] COHNHEIM: Allgemeine Pathologie, Bd. I, S. 662, 1882.
[3] RIBBERT: Allgemeine Pathologie, S. 210. 1904.
[4] DOMAGK: Z. klin. Med. 98, 171 (1924).
[5] DIETRICH: Allgemeine Pathologie, S. 76. 1927.

nicht ausschließt; eine Klärung war daher von einer chemischen Untersuchung zu erhoffen.

Die ersten in dieser Richtung durchgeführten Analysen stammen von HOPPE-SEYLER;[1] bei der Prüfung des Eiweißgehaltes der Leber, die eine trübe Schwellung zeigt, findet sich eine starke Erhöhung des koagulablen Eiweißgehaltes; das gilt nicht nur von der Leber, sondern von mehr oder weniger allen Organen, die von der trüben Schwellung betroffen sind; diese starke Eiweißvermehrung der Leber, die auch in toto schwerer wird und dabei eine Vergrößerung der einzelnen Zellen zeigt,

Tabelle 9.

	Durchschnittliches Lebergewicht	Eiweißgehalt	Inkoagulabler N als Eiweiß berechnet	Trockenrückstand	Wassergehalt	Fett
Normal..............	1350 g	218 g (16%)	30 g (2,2%)	294 g (24%)	1056 g (78%)	29 g (2,1%)
Trübe Schwellung (Fall 17—27)	2053 g	305 g (14,9%)	43,7 g (2,16%)	462 g (22,5%)	1591 g (77,5%)	52 g (2,5%)
Verfettung (Fall 28—38)	1334 g	167 g (12,5%)	30,5 g (2,3%)	289 g (21,6%)	1036 g (78,4%)	71 g (5,3%)
Akute Leberatrophie (Fall 11—13)	909 g	95 g (10,6%)	33 g (3,3%)	167 g (18,3%)	742 g (81,7%)	23 g (2,7%)
Kardiale Stauung (Fall 41—42)	1100 g	166 g (15%)	20 g (1,8%)	218 g (20%)	882 g (80%)	16 g (1,5%)

deutet HOPPE-SEYLER als pathologische Eiweißaufnahme; die Zelle wird dadurch größer und ihr Protoplasma in einen anderen physiko-chemischen Zustand versetzt; nichts liegt näher, als darin auch eine Störung der Zellfunktion zu sehen; die Befunde erscheinen uns so beachtenswert, daß wir die Zahlen, die HOPPE-SEYLER gefunden hat, wiedergeben, was wir um so lieber tun,

Tabelle 10.

Verhältnis zur Körpergröße auf 1 cm in Gramm	Vom Gesamtgewicht	Vom koagulablen Eiweiß	Vom Gesamtstickstoff
Normalwert	8,2	1,2	0,21
Trübe Schwellung: Höchstwert	15,0	2,3	0,42
Mindestwert	12,0	1,7	0,32

als wir die Angaben von HOPPE-SEYLER bestätigen können. Bezieht man die gefundenen Eiweißwerte nicht auf die Leber allein, sondern auf das gesamte Körpergewicht, so erscheinen die Unterschiede noch viel deutlicher. GROLL hat an mit Mäusetyphus infizierten Meerschweinchen die Angaben von HOPPE-SEYLER ebenfalls bestätigen können.

Bei der trüben Schwellung handelt es sich somit, wie es ursprünglich von VIRCHOW angenommen wurde, um eine pathologische Aufnahme von Eiweiß in die Leberzelle; HOPPE-SEYLER schlägt daher vor, um Verwechslungen mit anderen Schwellungsvorgängen zu vermeiden, den Vorgang der pathologischen Eiweißaufnahme auch im Namen zu berücksichtigen und empfiehlt die Bezeichnung albuminöse Schwellung.

---

[1] HOPPE-SEYLER: Hoppe-Seylers Z. **116**, 67 (1921).

Die Frage, ob die albuminöse Schwellung eine Gefahr für die Zelle bedeutet, möchten wir zunächst unentschieden lassen; bei der Besprechung der „serösen Entzündung" werden wir darauf noch einmal zurückkommen.

B. Die fettige Degeneration.

Im Rahmen der verschiedenen Zellschädigungen spielt die fettige Degeneration ebenfalls eine große Rolle; mit dieser Bezeichnung wollte Virchow zum Ausdruck bringen, daß Zellanteile in abnormer Weise Fett aufnehmen und dabei — soweit sich das histologisch beurteilen läßt — die typische, zur normalen Funktion notwendige chemische Struktur einbüßen, was nicht ausschließt, daß es auch intrazellulare Fetteinlagerungen gibt, die ohne wesentliche Benachteiligung der Zellfunktion einhergehen. Virchow hat aus dieser Überlegung heraus vorgeschlagen, zwischen fettiger Infiltration (also ohne Funktionsverlust) und fettiger Degeneration (mit Funktionsverlust) zu unterscheiden. Eine scharfe Trennung zwischen physiologischer und pathologischer Verfettung ist nicht immer möglich, denn Fetteinlagerung in die Zelle kommt auch nach reichlicher Fettzufuhr vor.

Eine scharfe dualistische Auffassung der intrazellularen Fetteinlagerung besteht auch schon deswegen nicht mehr zu Recht, weil das Fett, das sich in den typisch fettig degenerierten Zellen z. B. bei der Phosphorvergiftung findet, nicht, wie man nach Virchow erwarten sollte, körpereigenes Fett vorstellt, sondern Fett ist, das ebenfalls aus den Fettdepots stammt; eine sogenannte Fettphanerose — d. h. eine Umwandlung von Fett aus irgendwelchen Vorstufen, die schon in der Leberzelle bestanden haben — gibt es nicht, fettige Infiltration und fettige Degeneration beruht auf Fettwanderung.

Da immerhin ein gewisser Zusammenhang zwischen fettiger Degeneration und Zellschädigung besteht, so wohnt vielleicht der kranken Zelle die Eigenschaft inne, besonders viel Fett in sich aufzunehmen, aber Sicheres ist darüber nicht bekannt. Das Problem der fettigen Degeneration erfährt auch noch in der Richtung eine Komplikation, als vieles, was sich dem Histologen als „Fett" präsentiert, sich bei der genauen Überprüfung gar nicht als echtes Fett erweist, sondern eventuell eine Cholesterin- oder Phosphatidverbindung darstellt. Immerhin kann man dem Pathologen recht geben, wenn er in der *exzessiven* fettigen Degeneration einen pathologischen Zustand sieht, der das Leben der Zelle sehr gefährden kann, aber nicht unbedingt gefährden muß, wie auch umgekehrt sich eine sicher kranke Zelle nicht unbedingt mit Fett beladen muß; so ist es z. B. sehr beachtenswert, daß sich in der alternden und hungernden Zelle ganz ähnliche Vorgänge abspielen können wie z. B. bei der fettigen, durch irgendein Lebergift hervorgerufenen Degeneration.

Zieht man einen Vergleich zwischen trüber Schwellung und fettiger Degeneration, so gewinnt man nur zu oft den Eindruck, daß die hochgradig fettige Degeneration tatsächlich häufig in der Nähe von Partien gesehen wird, die bereits Zeichen des Zelltodes aufweisen, während dies bei der albuminösen Umwandlung nicht unbedingt der Fall ist; immerhin kann man gelegentlich Bilder sehen, die an den Randpartien trübe Schwellung, gegen das Zentrum fettige Degeneration und schließlich im Zentrum das typische Bild des Zelltodes zeigen.

Jedenfalls ist es außerordentlich schwierig, auf Grund der histologischen Betrachtung allein irgendwelche weitgehende Rückschlüsse auf die Funktion der Leberzelle zu ziehen; dies ist besonders dort unmöglich, wo es sich um akut tödliche Schädigungen handelt; wenn man aber die Lebenserscheinungen einer Zelle langsam erlöschen sieht, dann erkennt man gleichsam Glieder einer langen Kette, an deren einem Ende jene Schädigungen liegen, die noch reparationsfähig sind, während am anderen schon Veränderungen zu erkennen sind, die irreparabel und dem Untergang verfallen sind; hält man an diesem Vergleich fest und frägt sich, an welcher Stelle die fettige Degeneration und wo die trübe Schwellung zu liegen kommt, dann fällt die Beantwortung außerordentlich schwer; anscheinend sind die fettige Degeneration und auch die trübe Schwellung, soweit sich das histologisch beurteilen läßt, nur Kriterien einer gewissen Leberschädigung, der vermutlich keine unbedingte vitale Bedeutung zugesprochen werden darf; sie können sich in Zellen zeigen, die bereits dem Tod geweiht sind, sie sind aber auch in Zellen zu sehen, die sich nach Beseitigung der schädigenden Ursache wieder vollkommen erholen; zuverläßliche Prüfsteine der Zellvitalität sind daher die verschiedenen Degenerationen nicht.

C. Die Glykogenspeicherung.

Da es im Hungerzustand, in dem Maße als das Leberglykogen schwindet, zu einer Fettleber kommt, lag es nahe, das Auftreten von Fett mit dem Glykogengehalt in ursächliche Beziehung zu bringen; der Antagonismus zwischen Fett- und Glykogengehalt, wie er tatsächlich unter normalen und pathologischen Bedingungen volle Gültigkeit besitzt, tritt am deutlichsten bei der Phosphor- und bei der Tetrachlorkohlenstoffvergiftung in Erscheinung; auch hier schwindet zuerst der Glykogengehalt und dann entsteht der hohe Fettgehalt; auf der Höhe der Phosphorvergiftung ist die Leber fast glykogenfrei. Vielleicht übernehmen an Stelle der Kohlehydrate die Fettsubstanzen die Rolle, als Energiequelle zu wirken, aber Sicheres ist darüber nicht bekannt. Die Pathologie hat diese Erfahrungen übernommen und sieht im Glykogenschwund den ersten Schritt einer Leberschädigung; sie berücksichtigt dabei zum Nachweis des Glykogengehaltes weniger chemische Methoden, als vielmehr histologische, denn die BESTsche Karminfärbung orientiert uns weitgehend über den jeweiligen Glykogengehalt.

Die Frage, warum es bei der Phosphorvergiftung in der Leberzelle zu einem Glykogenschwund kommt, ist schwer zu beantworten; Störungen im Sinne einer fehlenden oder mangelhaften Glykogenfixation kommen kaum in Betracht, denn sonst müßten Symptome auftreten wie beim Diabetes — Glykosurie und Hyperglykämie; während der ganzen Dauer einer Phosphorvergiftung ist aber davon nichts zu bemerken; ja man sieht sogar das Gegenteil — Hypoglykämie. ROSENFELD hat mit der Möglichkeit einer erhöhten Oxydation gerechnet, weswegen zuerst das Glykogen geopfert wird, also ähnlich wie bei einer schweren Arbeit, wo bekanntermaßen ebenfalls das Glykogen in der Leber rasch schwindet. Zugunsten einer solchen Vorstellung lassen sich die Versuche von MEYER und THOENES[1] heranziehen, die in der isolierten Phosphorleber eine Erhöhung des Sauerstoffverbrauches nachweisen konnten; da aber durch Zusatz von Glykogen weder der Sauerstoffverbrauch erhöht wird, noch der respiratorische Quotient eine Änderung erfährt, kommt als Ursache des erhöhten Sauerstoffverbrauches kaum eine Steigerung der Glykolyse in Betracht; eigene Untersuchungen über den Sauerstoffverbrauch der Leber, die in vivo eine schwere seröse Entzündung darbot und die ebenfalls einen erhöhten Umsatz erkennen ließ, machen es wahrscheinlich, daß es dabei vielleicht zu einer Art Erstickung gekommen ist, die möglicherweise auf die Kapillarschädigung zu beziehen ist. Wegen Sauerstoffmangel kann die Resynthese nicht in der Weise vor sich gehen, wie man es bei

[1] MEYER u. THOENES: Arch. f. exper. Path. **169**, 655 (1933).

normaler Permeabilität erwarten sollte; da es auch bei der Phosphorvergiftung
zu einer Ansammlung von Milchsäure kommt, erscheint es uns sehr verlockend,
auch den erhöhten Sauerstoffverbrauch in der Phosphorleber auf Störungen
der Permeabilität zu beziehen.

Da der Glykogenbestand der Leberzelle für die Entwicklung vieler pathologischer Zustände von prinzipieller Bedeutung zu sein scheint, muß auch der Einfluß der verschiedenen Hormone auf den Kohlehydratbestand der Leber — soweit
dies nicht schon in der physiologischen Einleitung geschehen ist — besprochen
werden. Dem Morphologen ist es schon lange bekannt, daß sich in der Leberzelle
eines Diabetikers histologisch noch immer reichlich Glykogen nachweisen läßt;
zuerst hat darauf EHRLICH hingewiesen; auch durch das chemische Verfahren
ist das Vorkommen von reichlich Glykogen in der Diabetikerleber sichergestellt.
Der Befund ist für den Histologen um so überraschender, als sich in der Diabetikerleber auch Fett nachweisen läßt. Hier ergeben sich Widersprüche, was um so
mehr auffällt, als beim pankreaslosen Hunde die Leber völlig glykogenfrei ist;
auch in der Leber des mit Phlorizin vergifteten und daher schwer diabetischen
Hundes findet sich kein Glykogen; der Unterschied in dem Verhalten des pankreaslosen Hundes und des diabetischen Menschen fordert uns auf, in der Übertragung mancher Ergebnisse aus der experimentellen Pathologie auf die Krank-
heitslehre des Menschen vorsichtig zu sein.

Die Ansichten über den Einfluß des Insulins auf den Zuckerbestand der Leber
scheinen sich jetzt zu klären; an der Tatsache, daß beim pankreaslosen Hund die
zunächst glykogenfreie Leber unter dem Einfluß des Insulins wieder mit Glykogen
aufgeladen wird, ist nicht zu zweifeln; nicht so eindeutig geklärt ist die Frage,
welchen Einfluß das Insulin auf die menschliche diabetische Leber nimmt, denn
die Diabetikerleber speichert reichlich Glykogen auch ohne Behandlung. Kompliziert wird das Problem noch dadurch, daß das Glykogen, welches sich postmortal
in der menschlichen Diabetesleber findet, viel langsamer der Glykogenolyse verfällt, wenn das betreffende Individuum ante mortem Insulin erhalten hat; etwas
klarer sieht man, wenn man neben dem Glykogen noch den sogenannten freien
Leberzucker bestimmt. Unter Insulin sinkt der freie Leberzucker rasch ab;
möglicherweise beruht die akute Verminderung des Leberzuckers auf einer
hemmenden Wirkung des Insulins auf die Glykogenolyse; jedenfalls geht es nicht
an, die beim normalen Tier unter Insulinwirkung so häufig zu beobachtende Verminderung des Glykogens auf eine vermehrte Zuckerbildung zu beziehen. CORI
denkt an einen erhöhten Abbau des Glykogens zu einer nichtstabilisierten Glykose-
zwischenstufe, POLLAK und MOLLITOR an eine Hemmung der Glykogenneubildung.
Dementsprechend dürfte das Leberglykogen, soweit es vor der Insulindar-
reichung schon vorhanden war, im normalen, nicht hungernden Organismus
kaum eine wesentliche Veränderung erfahren. Im Organismus eines Diabetikers
dürften andere Bedingungen gegeben sein, vielleicht kommt es hier eher zu
einer Steigerung; wie sich der Prozeß in einer geschädigten Leber abspielt, müßte
erst untersucht werden.

Klarer liegen die Verhältnisse bei der Adrenalinwirkung; fast alle Autoren
sahen unter dem Einfluß des Adrenalins ein Schwinden des Glykogens; das gilt
sowohl von der Kalt- wie auch von der Warmblüterleber; die Adrenalinhyper-
glykämie wurde zunächst ausschließlich durch eine primäre Beschleunigung der
Glykogenolyse mit folgender Mehrausschüttung von Zucker ins Blut erklärt;
dafür sprechen auch die Beobachtungen am freien Leberzucker; der Spiegel
des freien Zuckers steigt auf den Adrenalinreiz sofort, und zwar verhältnismäßig
stärker als der Blutzucker; der Leberzucker kann auch wieder rascher absinken
als der Blutzucker und kann bereits zur Norm zurückgekehrt sein, während der

Zuckerspiegel des peripheren Blutes noch hoch ist (MOLITOR und POLLAK[1]). Adrenalin und Insulin scheinen somit in ihrer Leberwirkung echte Antagonisten zu sein.

Von einem Einfluß der Schilddrüse auf den Kohlehydratbestand der Leber wußten zuerst CRAMER und KRAUSE;[2] füttert man Ratten oder Katzen mehrere Tage hindurch mit frischer Schilddrüse, so wird die Leber glykogenfrei, selbst wenn die Tiere reichlich Kohlehydrate als Nahrung erhalten; auffällig ist dabei die Sonderstellung der Leber gegenüber den Muskeln, die trotz reichlicher Schilddrüsenfütterung ihr Glykogen erst viel später einbüßen; setzt man mit der Schilddrüsenfütterung aus, so baut die Rattenleber ihren Glykogenbestand nur sehr langsam wieder auf; außer Glykogenschwund bewirkt Schilddrüsenfütterung auch eine unverhältnismäßig starke Abnahme des Lebergewichtes. Eine weitere Merkwürdigkeit ist trotz Glykogenschwund die fehlende Fetteinlagerung; für Beziehungen zwischen Leber und Schilddrüse sprechen auch Versuche von KRAYER;[3] verabfolgt man Ratten Thyroxin, so wird es von der Leber abgefangen und als Jod durch die Galle entleert; innerhalb 5—6 Stunden ist fast die Hälfte des Jods wieder durch den Kot ausgeschieden; war aber die Leber vor dem Versuch glykogenfrei, so hielt die Jodausscheidung viel länger an; die glykogenfreie Leber scheint sich somit gegenüber gewissen Giften viel weniger widerstandsfähig zu erweisen.

Die Kenntnis der Wechselwirkung zwischen Glykogengehalt und Fettspeicherung in der Leber beansprucht mehrfaches praktisches Interesse; zuerst war es UMBER,[4] der auf den Glykogenmangel der Leber und die nach dem Kriege sich häufenden Leberkrankheiten aufmerksam machte. In weiterer Verfolgung dieser Zusammenhänge war ich in Übereinstimmung mit RICHTER und UMBER für die Insulintherapie schwerer hepatischer Parenchymschäden zwecks Glykogenanreicherung eingetreten; ob es dabei tatsächlich zu einer Glykogenanreicherung kommt, ist noch nicht bewiesen, jedenfalls begünstigen Insulininjektionen zusammen mit reichlicher Darreichung von Dextrose — vor allem, wenn man sie intravenös verabfolgt — die Heilung so mancher Leberparenchymerkrankungen. Die Schilddrüse vermindert den Glykogenbestand der Leber; dementsprechend wird man bei Leberkrankheiten mit der Darreichung von Schilddrüsenpräparaten sehr vorsichtig sein, damit man nicht die Glykogendepots lockert, die für den Ausgang mancher krankhafter Prozesse in der Leber von größter Bedeutung sein dürften; welche geringe Mengen von Schilddrüsensubstanz schon genügen können, um eine Leber glykogenfrei zu machen, lehren Beobachtungen von DRESEL, der z. B. bei der Ratte allein durch Verfütterung von Basedowikerblut Glykogenfreiheit erzielen konnte.

FOLIN und BERGLUND haben die Galaktosurie bei Menschen studiert, die reichlich Fett und wenig Kohlehydrate erhalten hatten; bei Fettkost finden sich viel höhere Galaktosewerte als bei Kohlehydratzufuhr. Da die Galaktosurie als Prüfstein der Leberfunktion verwendet wird, sollte man in jedem Fall darauf achten, ob der betreffende Patient vor der Galaktoseprüfung Gelegenheit hatte, seine Leber reichlich mit Glykogen zu mästen; vielleicht steht damit auch die Beobachtung über den Einfluß des Insulins bei Basedowikern in Zusammenhang, die nach Insulin viel weniger Galaktose durch den Harn ausscheiden.

Zusammenfassend läßt sich somit sagen, daß die Fettleber wahrscheinlich

[1] MOLITOR u. POLLAK: Arch. f. exper. Path. **162**, 488 (1931).
[2] CRAMER u. KRAUSE: Proc. roy. Soc. Med. **86**, 550 (1913).
[3] KRAYER: Arch. f. exper. Path. **128**, 116 (1928).
[4] UMBER: Handbuch der inneren Medizin, Bd. III/2, S. 71. 1926.

geringere Abwehrkräfte gegenüber Schädigungen besitzt als eine mit Glykogen gespeicherte Leber; praktisch wirkt sich das dahin aus, daß der Leberkranke viel Kohlehydrate als Nahrung zu sich nehmen soll.

D. Die sogenannte seröse Entzündung.

Unsere Anschauungen über manche Fragen der Leberpathologie sind geläutert worden, seitdem wir die seröse Entzündung der Parenchymorgane kennengelernt haben; es erscheint daher geboten, das Wesen der sogenannten serösen Entzündung genauer zu besprechen.

Die Histologie lehrt uns, daß die Blutkapillaren nirgends direkt mit den Parenchymzellen in Berührung kommen, sondern daß zwischen beiden immer ein bald deutlicher, bald weniger gut sichtbarer Raum zu finden ist. Das ist ein ganz allgemeingültiges Gesetz, das sich auf alle Organe, nicht nur auf die Leber allein bezieht. Diesem Raum kommt funktionell für den Austausch von Nahrungsbestandteilen und ebenso für den Abtransport der Stoffwechselschlacken eine große Bedeutung zu; man gewinnt die beste Übersicht über die Geschehnisse, die sich hier abspielen, wenn man sich an ein Schema hält (Abb. 24). Im Bereiche der äußersten Peripherie haben wir neben *Blutkapillaren* noch die *eigentlichen Lymphräume* zu unterscheiden; beide treten zu den eigentlichen *lebenswichtigen Zellen* in innige Beziehung, ohne sie aber unmittelbar zu berühren. Die Zellen selbst werden von der Gewebsflüssigkeit umspült; wie die Lymphgefäße ein geschlossenes System von Hohlräumen mit endothelialer Auskleidung darstellen, so kann man auch von einem *zusammenhängenden System der Spalträume* sprechen, das zu den Lymphgefäßen in ähnlicher Beziehung steht wie zu den Blutkapillaren; es treten somit drei bzw. vier Flüssigkeiten in gegenseitigen Kontakt, deren jede von der

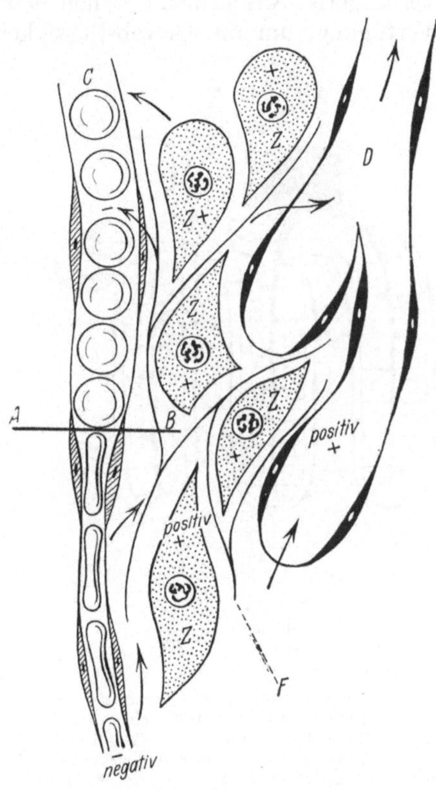

Abb 24. Schematische Darstellung der Beziehungen zwischen Blut, Gewebsräumen, Parenchymzellen, Bindegewebe und Lymphkapillaren. *A* und *B* Theoretische Grenze zwischen arterieller und venöser Kapillare, *C* Blutkapillare, *D* Lymphkapillare, *Z* Parenchymzelle, *F* Bindegewebsfibrille.

benachbarten durch eine semipermeable Membran geschieden ist — arterielles Blut, venöses Blut, Gewebsflüssigkeit und Lymphe; überblickt man das Geschehen der Lymphbildung, so läßt es sich an Hand des Schemas in folgender Weise umschreiben: Im Bereiche des arteriellen Schenkels der Blutkapillaren wird Flüssigkeit in das System der Spalträume, das von Bindegewebsfasern durchzogen ist, abgepreßt; diese filtrierte Flüssigkeit besteht aus Plasmawasser, dem nur sehr wenig Eiweiß beigemengt sein dürfte; hydrodynamische Kräfte kommen hier in erster Linie in Betracht; im Bereiche des venösen Kapillarschenkels wird nun Flüssigkeit aus den Gewebsspalten wieder ins Blut zurückgezogen, wobei der onkotische Druck des Plasmaeiweißes von entscheidender Bedeutung sein dürfte. Geringe Schäden, die fast noch in den Bereich des Physiologischen gehören, können einen stärkeren Eiweißdurchtritt durch die arteriellen Kapillaren zur Folge haben; geschieht dies, so ist die Rückresorption von Seiten der venösen Kapillaren wesentlich behindert; unter diesen Umständen muß der Bestand an Gewebsflüssigkeit ansteigen und eine Art Ödem bedingen; es muß daher irgendein Mechanismus existieren, um die Gewebsflüssigkeit von dem Eiweiß zu befreien, denn in dem Maße, als die Rückresorption von wäßriger Flüssigkeit stattfindet, steigt der Eiweißgehalt in der Gewebsflüssigkeit immer mehr an und kann schließlich jeden Austausch verhindern. Anscheinend stehen dem Organismus hauptsächlich zwei Wege zur Verfügung, um die Gewebsflüssigkeit von Eiweiß zu „reinigen"; ein Teil des Eiweißes wird an die Lymphgefäße abgegeben, wobei den Endothelzellen der Lymphräume eine bedeutende Rolle zugesprochen werden muß; vielleicht wird das Eiweiß auch eine Beute der Gewebszellen oder der Bindegewebsfasern; unter pathologischen Bedingungen scheint dies — trübe Schwellung — ganz sicher zu geschehen; ist dies unter krankhaften Umständen möglich, so sollte ein solcher Weg auch für das physiologische Geschehen in Frage kommen. Jedenfalls muß es eine Möglichkeit geben, daß sich die Gewebsflüssigkeit von dem übergetretenen Eiweiß befreit. Zur Stützung der Ansicht, daß die normale Gewebsflüssigkeit fast eiweißfrei ist, mag an zwei Körperflüssigkeiten erinnert werden, die am ehesten Anspruch haben, mit der Gewebsflüssigkeit verglichen zu werden — es ist dies das Kammerwasser und die Arachnoidealflüssigkeit.

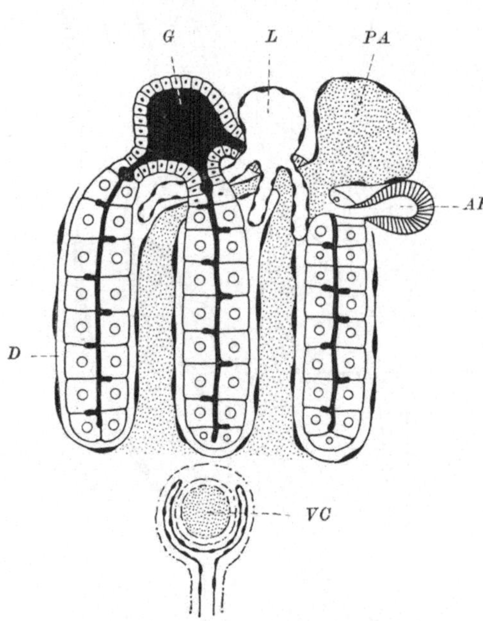

Abb. 25. Erweitertes Schema über die gegenseitigen Beziehungen zwischen DISSEschen Räumen, Blutkapillaren, Gallenwegen und Lymphgefäßen. Die Lymphkapillaren endigen im periportalen Feld. *G* Gallenwegssystem; *L* Lymphsystem; *PA* Pfortadersystem; *AH* Arteria hepatica; *VC* Vena centralis; *D* DISSEsche Räume.

Neben dem allgemeinen Kapillarschema haben wir noch ein zweites Schema entworfen, das den anatomischen Verhältnissen der Leber Rechnung trägt; der wesentliche Unterschied ergibt sich in der Anordnung der Lymphgefäße; im Leberacinus scheinen keine echten Lymphgefäße vorzukommen; sie finden sich nur an der Peripherie und im Zentrum des Acinus (Abb. 25); im übrigen müssen wir an der Eiweißarmut der Flüssigkeit, die sich in den DISSEschen Räumen findet, festhalten; kommt es doch zu einem solchen Übertritt, so dürfte die Beseitigung desselben vorwiegend zellulär erfolgen, d. h. Eiweiß muß von den Leberzellen phagozytiert werden, da wir auf die Mitarbeit der Lymphgefäße im Acinus kaum zählen können.

Unter pathologischen Bedingungen kann die semipermeable Membran, die das Kapillarhäutchen darstellt — und das gilt von allen Organen — ihrer Hauptfunktion verlustig werden, so daß jetzt nicht nur Spuren, sondern beträchtliche Mengen an Plasma, also viel Eiweiß in die Gewebsspalte gelangt; zur Stützung einer solchen Vorstellung kann die Beobachtung bei der Verbrühung einer Extremität herangezogen werden; binnen kürzester Zeit schwillt das betroffene Bein mächtig an, weil in das Gewebe große Mengen einer eiweißreichen Flüssigkeit einströmen. Gleichzeitig damit kommt es zu einer Steigerung des Lymphstromes, erkennbar an der großen Quantität, die sich aus einer Fistel entleert; auch sie enthält viel Eiweiß. Infolge der Verbrühung kommt es zu einem Undichtwerden der Kapillarwand, worauf Plasma — gar nicht so selten untermischt mit Erythrocyten — in die Spalträume der Gewebe gelangt; die Lymphe bemüht sich, tunlichst viel übergetretenes Eiweiß beiseitezuschaffen, aber der Nachstrom ist stärker, so daß sich ein starkes Mißverhältnis zwischen Filtration und Rückresorption ergibt; das Endergebnis ist jedenfalls eine mächtige Schwellung der befallenen Extremität.

Die höchsten Grade einer Schwellung im Bereiche der Gewebsspalten sind zu gewärtigen, wenn reichlich Plasma übertritt und gleichzeitig Störungen hinzutreten, die die Beseitigung des übergetretenen Eiweiß unmöglich machen.

Ganz ähnliche Vorgänge können sich auch in den großen Körperhöhlen abspielen, zumal auch dort das gegenseitige Verhältnis zwischen Blut- und Lymphkapillaren außerordentlich an die beschriebenen Verhältnisse erinnert; der Unterschied besteht nur darin, daß im Unterhautzellgewebe zahlreiche Spalträume vorhanden sind, während im Cavum peritonei oder pleurae nur ein einziger großer Hohlraum vorliegt; bei der Besprechung des Ascites als Begleiterscheinung so mancher Leberkrankheit werden wir darauf noch zurückkommen.

Auch die Kapillaren der inneren Parenchymorgane, vor allem der Leber — die uns in erster Linie interessiert —, können undicht werden, so daß jetzt in die DISSEschen Räume reichlich Plasmaeiweiß und schließlich auch Erythrocyten übertreten; die DISSEschen Räume sind unter normalen Verhältnissen so eng, daß ihre Existenz von mancher Seite sogar geleugnet wird; kommt es aber zu einer Erweiterung derselben, so erkennt man feine argentophile Bindegewebsfasern — die sogenannten Gitterfasern, die in der Leber ein zusammenhängendes Netz bilden und anscheinend zur Versteifung der Membranen dienen, die die DISSEschen Räume von den Blutkapillaren trennen; unter nomalen Verhältnissen liegen sie den Leberzellen so innig an, daß es schwer fällt, sie von den Leberzellgrenzen zu trennen.

Daß unter Umständen eine Verbreiterung der DISSEschen Räume vorkommt, wurde von pathologisch-anatomischer Seite schon vielfach beobachtet; sah man sie z. B. bei Infektionskrankheiten, so sprach man mitunter von einem toxischen Ödem; in der bekannten Zusammenstellung von GERLACH (Handbuch d. path. Anatomie, V/1, S. 123, 1930) findet sich eine entsprechende Abbildung; im allgemeinen hat man aber diesen Veränderungen nur wenig Aufmerksamkeit geschenkt. Der Erste, der sich dafür interessierte, war RÖSSLE; er sieht in der Erweiterung der DISSEschen Räume den Ausdruck einer serösen Entzündung; ähnlich wie bei einer serösen Pleuritis, kommt es auch in der Leber zu einer Ausschwitzung von serösem Exsudat aus den Blutkapillaren gegen die DISSEschen Räume; merkwürdig ist die geringe Beteiligung von Leukocyten, weswegen sich viele Pathologen an der Bezeichnung „Entzündung" stoßen; zum Teil mag dies auch der Grund gewesen sein, daß man an diesem Befund so lange Zeit vorübergegangen ist; das lange gesuchte erste Stadium der chronischen Leberentzündung — der Lebercirrhose — glaubt RÖSSLE in dieser akuten serösen Entzündung gefunden zu haben; jedenfalls baut er seine Darstellung der Lebercirrhose auf dieser Grundlage auf.

Wir sind auf anderem Wege zu der Erkenntnis von der großen Bedeutung der sogenannten serösen Entzündung gekommen; den Ausgangspunkt unserer Untersuchungen bildeten zunächst klinische Beobachtungen an Fällen von Nahrungsmittelvergiftung; genießt jemand verdorbenes Fleich, nicht frische Wurst oder bakteriell infizierte Konserven, so kann sich innerhalb kurzer Zeit ein schweres, an Vergiftung erinnerndes Krankheitsbild entwickeln; im Vordergrund steht die Beteiligung des Darmkanals und des Kreislaufes. Rasch setzen Übelkeit, Brechneigung und Inappetenz ein, oft verbunden mit Diarrhoe; der Puls wird klein, leicht unterdrückbar; die Extremitäten fühlen sich kalt an und sind oft mit klebrigem Schweiß bedeckt; die Kreislaufstörung äußert sich als Kollaps, bei schweren Fällen läßt sich eine Verminderung der zirkulierenden Blutmenge mit gleichzeitiger Bluteindickung erkennen; die Bluteindickung ist zumeist nicht nur auf einen Wasserverlust, sondern auch auf Plasmaaustritt zu beziehen, denn trotz Zunahme der Erythrocytenzahl steigt der Eiweißgehalt im Serum nicht an; oft kommt es wenige Tage später zu jener Gelbsucht, die uns als Icterus catarrhalis bekannt ist.

Wegen des Kollapses und der rasch einsetzenden Erythrocytenvermehrung bei fehlender Eindickung des Plasmaeiweißes wurden wir zunächst an die akute Histaminvergiftung erinnert; DALE hat uns mit den Erscheinungen einer solchen Intoxication vertraut gemacht; injiziert man intravenös z. B. einem nicht narkotisierten Hunde eine größere Histaminmenge, so kommt es zu einer lange anhaltenden Blutdrucksenkung und Verringerung der Blutmenge; da es dabei zu keinem Anstieg des Plasmaeiweißes kommt, also zu keiner Eindickung des Plasmas, so forderte DALE[1] Plasmaaustritt ins Gewebe; welches Organ davon hauptsächlich betroffen wird, ist von ihm nicht weiter verfolgt worden; zusammen mit LEUCHTENBERGER[2] habe ich die Organe nach der Histaminvergiftung histologisch untersucht und an den verschiedensten Stellen eine Auflockerung der Gewebe, hervorgerufen durch eine Ansammlung von Flüssigkeit, festgestellt. Besonders charakteristisch verhält sich der Magen; die Schleimhaut erscheint stark hyperämisch und ihr Gefüge durch Ödemflüssigkeit stark aufgelockert, ja stellenweise fast ganz zerstört; auch in anderen Organen finden sich intraparenchymatöse Flüssigkeitsansammlungen, ganz besonders in der Leber; neben Blutaustritten an den verschiedensten Stellen findet sich vor allem eine Flüssigkeitsansammlung zwischen Blutkapillaren und Leberzellen, also in den DISSEschen Räumen — kurz, das typische Bild einer „serösen Entzündung“ im Sinne von RÖSSLE. Wegen der Ähnlichkeit des Krankheitsbildes mit der Nahrungsmittelvergiftung haben wir uns mit der Frage beschäftigt, ob Histamin nicht als Ursache dieser Erkrankung in Frage kommen könnte; entsprechende Untersuchungen an toxischem Fleisch haben diese Annahme nicht stützen können; außerdem ist Histamin, per os gereicht, fast ungiftig, so daß es zwecklos schien, das Problem der Nahrungsmittelvergiftung von diesem Gesichtspunkte aus weiter zu verfolgen.

Bei der Untersuchung von toxischem Fleisch drängte sich die Vorstellung auf, daß vielleicht ungesättigte Substanzen als Gewebsgifte in Frage kommen könnten; vor allem dachten wir an Allylderivate, z. B. an das Allylamin; entsprechende Untersuchungen von WACEK haben diese Vermutungen gestützt, so daß man mit der Existenz dieser und ähnlicher Substanzen im Eiter, aber auch im verdorbenen Fleisch rechnen kann; jedenfalls war dies der Anlaß, sich intensiver mit der Toxikologie des Allylamins und des viel stabileren Allylformiats zu beschäftigen.

Allylformiat ist giftig, gleichgültig, ob man es intravenös, subkutan oder per os reicht; verabfolgt man einem Hunde eine entsprechende Dosis, so ist dem Tier zunächst nichts Krankhaftes anzumerken; es ist kein akut wirksames Gift; erst nach ungefähr 1—2 Stunden beginnt das Tier müde und schläfrig zu werden. Untersucht man zu diesem Zeitpunkte das Blut, so zeigt sich

<hr>

[1] DALE: J. of Physiol. **52**, 355 (1919).
[2] EPPINGER u. LEUCHTENBERGER: Z. exper. Med. **85**, 581 (1932).

jetzt, gemessen an der Zahl der Erythrocyten, eine Eindickung; eine Zunahme der Zahl der roten Blutkörperchen um 2—3 Millionen stellt keine Seltenheit vor; ähnlich wie bei der Histaminvergiftung, fehlt auch hier eine deutliche Änderung des Serums; der Eiweißgehalt nimmt nur wenig zu, sicherlich nicht in dem Umfang wie die Zahl der Erythrocyten; allmählich kommt es auch zu einer Blutdrucksenkung, an deren Folgen das Tier im Verlaufe von weiteren 4—5 Stunden stirbt;

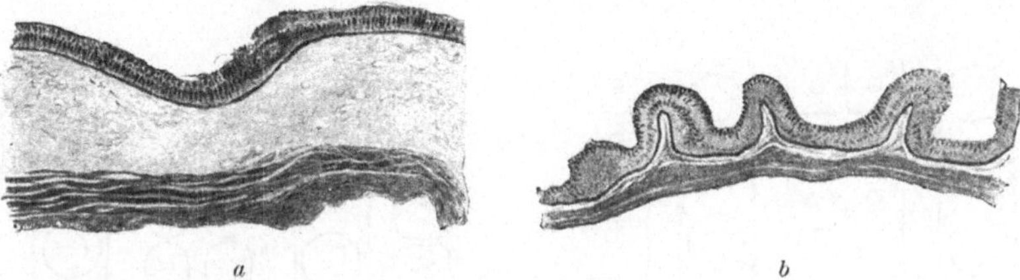

Abb. 26. Schnitte durch die Magenwand. *a* Nach Allylformiatvergiftung; *b* Normales Bild.

Untersuchungen an der zirkulierenden Blutmenge ergeben Veränderungen, wie wir sie vom typischen Kollaps her kennen: starke Verringerung.

Die Sektion deckt ähnliche Veränderungen auf, wie wir sie von der Histaminvergiftung her kennen; die Magenschleimhaut ist verdickt, düsterrot und von hämorrhagischem Schleim dicht bedeckt; betrachtet man nach vorheriger Fixation einen Querschnitt des Magens, so sieht man die Schleimhaut von der Muskulatur durch eine breite ödematöse Schicht abgedrängt, in welcher man histologisch reichlich weite Lymphräume mit schollig geronnenem Inhalt sieht; man erkennt auch, wie die einzelnen Elemente der Schleimhaut durch Ödem auseinandergedrängt sind; ähnliche Verhältnisse finden sich im Bereiche des ganzen Darmes (Abb. 26).

Die Leber erweist sich wesentlich vergrößert; in sehr vielen Fällen sieht man eine ödematöse Durchtränkung der Gallenblasengegend, was am besten zu erkennen ist, wenn man bald nach dem Tode des Tieres die Gallenblase entleert und mit Formalin injiziert; legt man nach mehrtägiger Fixation einen Längsschnitt quer durch die Gallenblase bis tief ins Leberparenchym, so zeigt sich das Ödem vor allem an den Stellen, wo die Gallenblase der Leber aufliegt — am Gallenblasenbett; gar nicht selten kann es an dieser Stelle sogar zu Blutaustritten kommen.

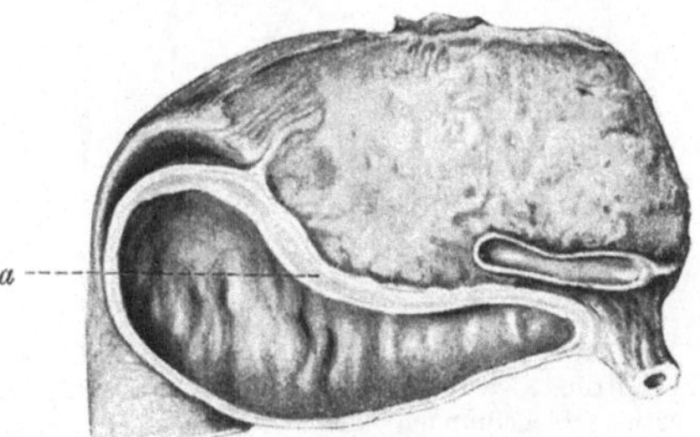

Abb. 27. Ödem des Gallenblasenbettes beim Hund nach Allylformiatvergiftung.
a Tunica subserosa.

Die histologische Untersuchung der Leber ergibt das typische Bild einer serösen Entzündung. Als mildester Grad ist die Erweiterung der Disseschen Räume zu betrachten; an den Kapillarwandungen braucht histologisch sonst nichts Auffälliges zu sehen sein; vermutlich ist die Kapillarläsion zunächst nur eine funktionelle, immerhin ist es aber zu einem Übertritt von Eiweiß gekommen, was sich — wie wir später sehen werden — sowohl biologisch als auch histologisch beweisen läßt (I. Stadium).

In einem weiteren Stadium sind bereits Veränderungen an den Kapillarwandungen selbst zu bemerken; die Kapillarwand, die sonst nur als dünnstes Häutchen zu erkennen ist, kann an Dicke zunehmen; das Lumen der Kapillare verengt sich auf Kosten der Wand; der Kontur eines Kapillarquerschnittes erscheint jetzt nicht mehr als einliniger Kreis, sondern als doppelkonturierter Ring; parallel dazu tritt meist auch eine Änderung im Gefüge der Leberzellen ein (II. Stadium). Während bei der bloßen Erweiterung der DISSEschen Räume die einzelnen Zelltrabekel kaum eine Änderung erfahren, kann es jetzt auch zu einer Dissoziation der Leberzellen kommen; anscheinend wird unter dem Druck des austretenden Plasmas das Leberzellgefüge gelockert, so daß einzelne Zellen isoliert erscheinen; dieser Dissoziationsvorgang ist zunächst auf einzelne

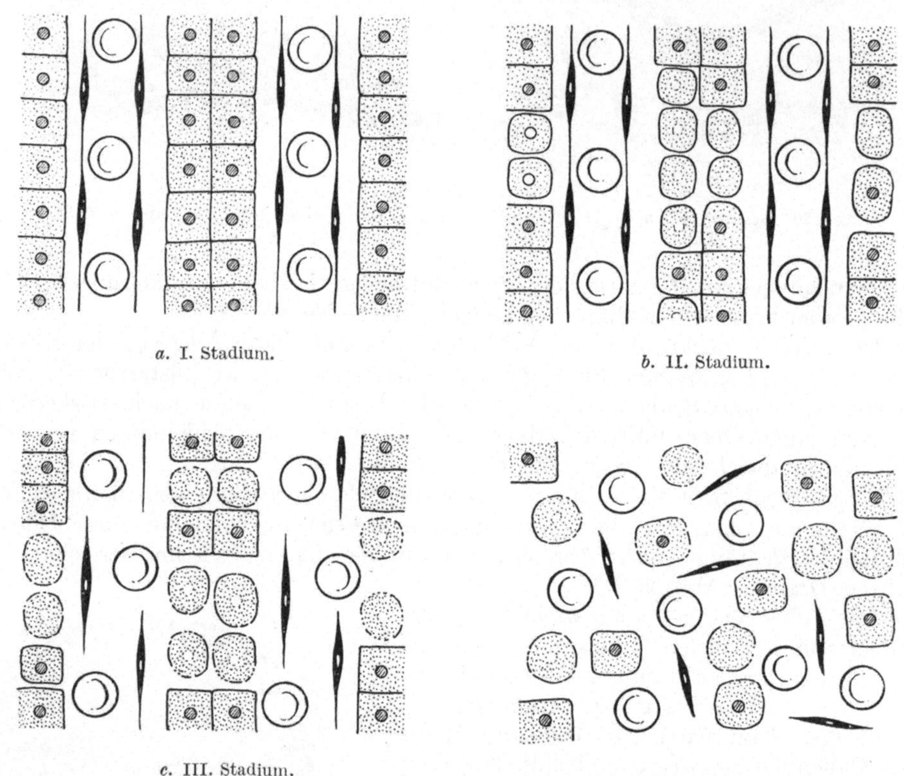

Abb. 28 a—d. Schematische Darstellung der Veränderungen in der Leber bei der akuten Allylformiatvergiftung; a Erweiterung der DISSEschen Räume. b Störung des Gefüges der Leberzellbalken mit Degenerationserscheinungen an den Zellen. c Durchtritt von roten Blutkörperchen in die DISSEschen Räume. d Auflösung der Leberstruktur.

Zellen beschränkt, gelegentlich kann er aber größere Dimensionen annehmen, so daß es zu größeren Nekrosen kommt; das einzige, was uns noch an den ursprünglichen Zustand des Lobulus erinnert, ist das unveränderte Gefüge der Blutkapillaren; immerhin liegen zwischen ihnen zahlreiche Trümmer von Zellen, denn in dem Maße, als die Leberzellen eine Isolierung erfahren, beginnen sie sich allmählich aufzulösen. Die mikrochemische Untersuchung stellt zwischen den Zelltrümmern reichlich Eiweiß fest; eine Vermehrung an Leukocyten ist kaum nachweisbar.

Dort, wo unter dem Einflusse von Allylformiat die Kapillarwand einen noch schwereren Grad von Schädigung erfahren hat, kann es schließlich sogar zur vollständigen Zerstörung der Kapillarwandung kommen. Das Blut — histologisch hauptsächlich durch die Erythrocyten repräsentiert — kommt in direkte Berührung mit den Leberzellen (III. Stadium); in den Anfangsstadien sehen wir in den erweiterten DISSEschen Räumen nur isolierte Blutzellen, aber allmählich wird die Zahl der Erythrocyten immer reichlicher, so daß es zu kleinen Blutaustritten kommt; wir haben hier von der Bildung von „Blutseen" gesprochen. Die histologische Untersuchung läßt in solchen Blutseen ein Gemenge von durcheinanderliegenden Gebilden erkennen, das aus Erythrocyten, Leberzellen und KUPFFERschen Sternzellen besteht (IV. Stadium); unter geeigneten Bedingungen kann es zu einer Kommunikation solcher Blutseen mit den abführenden größeren Venen kommen, am besten daran erkennbar, daß man im Lumen der Venen isolierte Leber- und KUPFFER-Zellen nachweisen kann.

Sehr beachtenswert ist das Verhalten der serösen Entzündung in der Salamanderleber; normalerweise sieht man hier überhaupt keine DISSEschen Räume, weil die Kapillarwand dicht an die Leberzellen herantritt (Abb. 29); gibt man dem Tier etwas Allylformiat, so öffnen sich sofort die im normalen Salamander nicht sichtbaren Saftspalten (Abb. 30), die sich in vivo sehr schön demonstrieren lassen, wenn man Fluorescin gibt.

Das Studium der Kapillaren sowie der histologische Nachweis des aus den Blutbahnen ausgetretenen Eiweißes wird wesentlich erleichtert, wenn man die zu untersuchenden Gewebe in einem rasch wirksamen Fixationsmittel konserviert; uns hat sich dabei die CARNOYsche Flüssigkeit

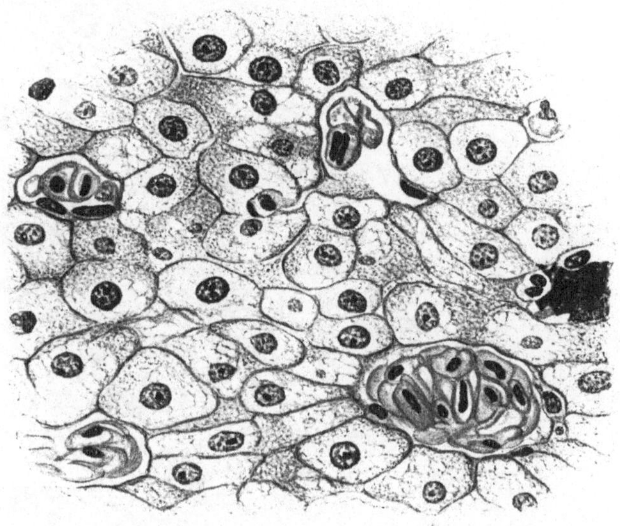

Abb. 29. Normale Salamanderleber.

ausgezeichnet bewährt; ein Nachteil besteht höchstens darin, daß man nur kleine Gewebsanteile in die Fixationsflüssigkeit einlegen kann.

Gelingt es, durch Verabfolgung kleinerer Dosen die tödliche Vergiftung hintanzuhalten und kann sich das Tier von dem angerichteten Schaden wieder erholen, so kommt es zu einer restlosen Wiederherstellung; innerhalb weniger Tage zeigt die Leber das ursprüngliche Bild; da auch die Bluteindickung wieder verschwindet, so muß es wieder zu einer Art Ausgleich gekommen sein; was dabei mit dem ausgetretenen Plasma geschehen ist, läßt sich schwer beurteilen; da sehr häufig nach einer solchen Vergiftung die Stickstoffausscheidung durch den Harn in die Höhe geht, wird man wohl an einen Verdauungsprozeß zu denken haben; auch wenn es nur zu einer Verdickung der Kapillarwand gekommen ist, scheint ein völliger Heilungsvorgang noch möglich, selbst wenn es zum Austritt von einigen Erythrocyten gekommen ist.

Bei einer solchen experimentellen akuten „serösen Entzündung" konnten wir verschiedene wichtige Beobachtungen machen, die uns für das Verständnis des ganzen Prozesses außerordentlich wertvoll erscheinen. Die Flüssigkeit, die in die DISSEschen Räume sowie überhaupt in die Gewebsspalten übertritt, stellt sicher nicht eine gewöhnliche eiweißarme Flüssigkeit dar, sondern ein eiweißreiches Exsudat: wenn es sich nur um den Übertritt von Wasser handeln würde, müßten wir im Blute nicht nur eine Vermehrung der roten Blutzellen, sondern auch eine Eindickung des Serums nachweisen können; da dies nicht der Fall ist, so muß unbedingt mit einem Plasmaaustritt gerechnet werden. Ein weiteres Argument glauben wir in dem färberischen Verhalten der Extravasate zu erblicken; auch dürfte ein eiweißarmes Extravasat kaum eine Erweiterung der Disseschen Räume zur Folge haben. Schließlich sehen wir eine wesentliche Stütze unserer Ansicht in der Zunahme des Eiweißgehaltes der Thoracicuslymphe, die bei allylformiatvergifteten Tieren nicht nur an Menge zunimmt, sondern auch reicher an Eiweiß wird. Dementsprechend darf es uns nicht wundern, wenn es

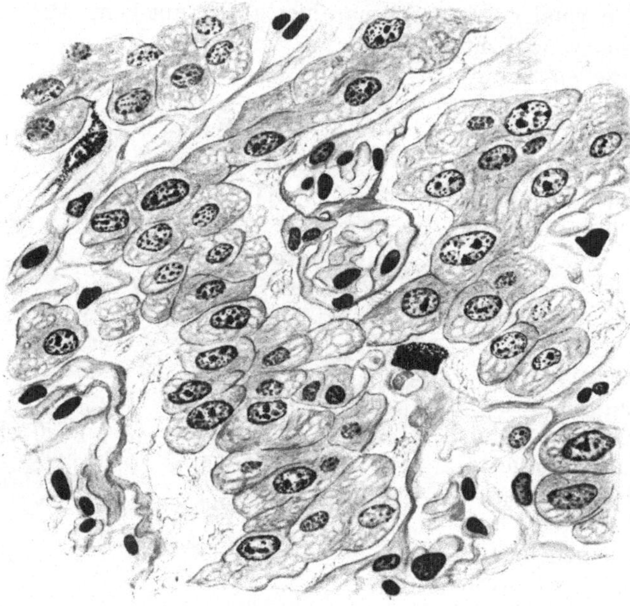

Abb. 30. Salamanderleber bei experimenteller seröser Entzündung, hervorgerufen durch Allylformiatvergiftung.

auf der Höhe der Allylformiatvergiftung zu einem Übertritt von roten Blutzellen in die Lymphe kommt.

Nichtsdestoweniger muß aber betont werden, daß Tiere, die nur Veränderungen im Sinne einer bloßen Erweiterung der Disseschen Räume zeigen, gelegentlich doch zugrunde gehen; anscheinend liegt dies an der Lokalisation des Eiweißaustrittes; solange nur die Leber, der Magen oder der Darm davon betroffen sind, brauchen sich keine weiteren Folgen für das gesamte Individuum ergeben; wenn aber von einem ähnlichen Vorgang auch der Herzmuskel, das Gehirn, vor allem das Vasomotorenzentrum betroffen werden, dann ergeben sich daraus so schwere Kreislaufschäden, daß diese allein das Leben gefährden können; jedenfalls muß man damit rechnen, daß z. B. das Allylformiat nicht nur die Kapillaren der Leber, des Magens oder des Darmes permeabel machen, sondern oft auch das Gehirn und Rückenmark schwer beeinträchtigen; hier können sich im Prinzip ganz dieselben histologischen Veränderungen finden, wie wir sie für die Leber beschrieben haben.

Im Laufe unserer Untersuchungen sind wir auf eine Gruppe von Giften gestoßen, die histologisch, und anscheinend auch experimentell biologisch ähnliche Gewebsveränderungen setzen, wie wir sie für Allylamin bzw. Allylformiat beschrieben haben, es sind dies die Pyrrole; besonders wirksam gestalten sich die basischen Abbauprodukte des Hämins (Hämopyrrol, Kryptopyrrol, Onsopyrrol) für deren Überlassung wir Geheimen Rat HANS FISCHER (München) zu besonderem Dank verpflichtet sind. Werden sie einem Hund per os gereicht oder intraperitonäal injiziert, so entwickelt sich innerhalb kürzester Zeit eine ganz schwere seröse Entzündung der Leber, die schon makroskopisch außerordentlich an das typische Bild der akuten Leberatrophie erinnert; die Tiere werden auch ikterisch und zeigen eine positive Galaktosurie; sie bieten somit ähnliche Erscheinungen, wie sie uns aus der menschlichen Pathologie bekannt sind.

Ganz ähnliche Bilder zeigen Hunde, wenn sie an den Folgen einer schweren bakteriellen Infektion (z. B. Staupe) zugrunde gehen. Die Veränderungen gleichen sich gelegentlich außerordentlich, scheinbar nehmen die verschiedensten Schäden immer denselben Weg, wenn sie z. B. in der Leber zu pathologischen Auswirkungen kommen: immer ist das Primäre die Kapillarschädigung, die von einem Plasmaaustritt begleitet wird.

In einer groß angelegten Untersuchungsreihe waren wir bemüht, den Vorgang des Plasmaübertrittes auch beim kranken Menschen zu verfolgen. Anscheinend gehen die verschiedensten Infektionen und Intoxikationen mit solchen Veränderungen einher. Da sich dabei ganz gleiche Bilder ergaben, erscheint es gestattet, viele Schlüsse, die sich beim experimentellen Studium ergeben haben, auch auf die menschliche Pathologie zu übertragen. Auch hier zeigt sich, daß viele Schäden, die an den Menschen herantreten, denselben Weg nehmen, den wir an Hand von Experimenten kennengelernt haben. Der Beginn vieler menschlicher Krankheiten ist an den Vorgang des Plasmaübertrittes in die Gewebsräume gebunden; das Wechselvolle ist nur die Bevorzugung bald dieses, bald jenes Gewebes. Die meisten Fälle, die in der Tabelle 11 Aufnahme gefunden haben, sind auch klinisch verfolgt worden; auf diese Weise konnten weitgehende Beziehungen zwischen den Vorgängen in vivo und den Veränderungen des anatomischen Präparats hergestellt werden.

Tabelle 11.

I. Erweiterung der DISSEschen Räume (inklusive Ödem der periportalen Felder und Ödem des Gallenblasenbettes).	a) Sauerstoffmangel (Erstickung — lange Agonie). b) Beriberi. c) Akute Stauung. d) Zahlreiche Infektionskrankheiten. e) Zahlreiche Vergiftungen (z. B. Veronal, Luminal). f) Verbrennung; Kampfgase.
Erstes Stadium.	g) Urämie.
II. Erweiterung der DISSEschen Räume plus Dissoziation der Leberzellbalken.	a) Basedow. b) Nahrungsmittelvergiftung. c) Icterus catarrhalis (Leberatrophie). d) Schwere Infektionskrankheiten.
Zweites Stadium.	e) Chronische Stauung.
III. Erweiterung der DISSEschen Räume plus Mesenchymschaden. 1. Gitterfaservermehrung. 2. Seenbildung als Ausdruck von Kapillarzerreißung. 3. Reaktion des Bindegewebes im Sinne von Bindegewebsbildung.	a) Stauung. b) Icterus catarrhalis (beginnende Cirrhose). c) Schwere Infektionskrankheiten. d) Nahrungsmittelvergiftung. e) Verbrennung.
Drittes Stadium.	

Überblickt man die tabellarische Zusammenstellung, so wird man sich zunächst des Eindruckes kaum erwehren können, daß die „seröse Entzündung" in der Leber des Menschen ein relativ häufiges Vorkommnis darstellt. Die ausschließliche *Erweiterung der* DISSEschen Räume sowie deren Füllung mit histologisch faßbaren Eiweißgerinnseln — also das erste Stadium — sind so oft zu sehen, daß man sich fast vor die Frage gestellt sieht, ob nicht ein gewisser Grad von sogenannter „seröser Entzündung" vielleicht nur als agonale Erscheinung anzusehen ist; man wird dazu um so mehr gedrängt, als in der Leber eines akut Verstorbenen und bis dahin vollkommen Gesunden die DISSEschen Räume kaum zu sehen sind; auch fehlen die Eiweißgerinnsel.

Wir möchten mit der Beriberi-Leber beginnen, weil hier die Veränderungen einer serösen Entzündung — also mächtige Erweiterung der DISSEschen Räume und deren Füllung mit Eiweißgerinnsel — in selten eindeutiger und ausgesprochener Form zu sehen sind; auf das gleichzeitige Vorkommen eines Gallenblasenödems möchten wir dabei besonderes Gewicht legen. In Indien kennt man das Gallenblasenödem als eine typische Begleiterscheinung, so daß daraufhin allein schon gelegentlich die Diagnose Beriberi gestellt wird. Die Gewebsräume der Leber inklusive der DISSEschen Räume stehen mit den Gewebsspalten der Gallenblase in Kommunikation; findet sich in der Leber reichlich Exsudat, so werden auch die Saftspalten der Gallenblase davon betroffen. In dem Sinne haben wir die Interstitien der Gallenblase mit einem Steigrohr verglichen; wo sich ein Gallenblasenödem findet, dort handelt es sich sicher auch um eine Erweiterung der DISSEschen Räume.

Seröse Entzündung scheint eine häufige Begleiterscheinung der unterschiedlichen Infektionskrankheiten zu sein; je schwerer sich das Krankheitsbild gestaltet, desto ausgesprochener sind ihre Zeichen zu erkennen. Auch hier stellt das Gallenblasenödem keine Seltenheit vor, womit aber nicht gesagt sein soll, daß immer nur die Leber von der serösen Entzündung betroffen sein muß. Nachdem in vivo z. B. durch den Stauungsversuch einer Extremität eine gewisse Permeabilität bei den verschiedensten Infekten leicht nachgewiesen werden kann und eine solche garnicht so selten auch bei der schweren Angina vorkommt, werden wir wohl kaum fehlgehen, wenn wir den unterschiedlichen infektiösen Toxinen die Eigenschaft zusprechen müssen, die Funktion des Kapillarsystems zu lädieren und den Übertritt von Eiweiß zu ermöglichen. In dieser Annahme wird man bestärkt, wenn man die Untersuchungen von SCHOBER kennt; als Prüfstein, ob eine Substanz die Permeabilität der Kapillarwand schädigt, eignet sich der Salamander außerordentlich. Injiziert man kleinste Mengen von Fluorescin, so verbleibt dieser fluoreszierende Farbstoff die längste Zeit im Kapillarsystem; verabfolgt man nun ein Kapillargift, so tritt das Fluorescin oft momentan aus und ist jetzt unmittelbar um die Kapillaren zu sehen. Man kann somit den Vorgang der serösen Exsudation unter dem Mikroskop entstehen sehen; Prüft man mit dieser Methode den Einfluß verschiedener Sera, die von Patienten stammen, so läßt sich eine Abhängigkeit von der Krankheit leicht feststellen; das Serum eines Patienten mit akutem Rheumatismus erweist sich als schwer toxisch; merkwürdigerweise zeigt sich auch das eiweißfreie Filtrat giftig. Jedenfalls scheint sich zwischen kutaner Permeabilität und dem histologischen Bild einer serösen Entzündung speziell in der Leber ein weitgehender Parallelismus zu ergeben.

Bei vielen Vergiftungen, vor allem den Intoxikationen durch schwere Barbitursäurepräparate, sind subkutane Kapillarschädigungen schon lange bekannt. Eine analoge Schädigung innerhalb der Leber ist fast immer bei tödlich verlaufenden Formen nachweisbar; in mildester Form äußert sie sich durch Erweiterung der

DISSESchen Räume. Die schwereren Veränderungen werden uns noch später beschäftigen. Auch hier kann es gelegentlich zu Gallenblasenödem kommen.

Analoge Veränderungen sind uns von der Verbrennung her bekannt; auf das Vorkommen eines schweren Gallenblasenödems hat MARESCH ganz besonders aufmerksam gemacht. Seit dieser ersten Beobachtung haben wir es bei verschiedenen Verbrennungen immer wieder gesehen; ebenso möchten wir die Schädigungen nach Kampfgasintoxikation erwähnen; gewisse toxische Gase ziehen an der Haut ähnliche Blasen wie bei der Verbrennung. Im Bereiche der Lunge machen diese Gase die Lungenkapillaren permeabel. Pneumonose oder Lungenödem sind die typischen Folgeerscheinungen solcher Kampfgasvergiftungen. Manche Gase, nicht alle, kommen erst nach Stunden zur vollen Wirkung, wobei es auch zu schweren Leberveränderungen kommt.

Eine merkwürdige Sonderstellung nimmt die Urämie ein. Auch hier sahen wir mächtige Erweiterung der DISSEschen Räume mit gleichzeitigem Gallenblasenödem; es ist dies sicher nicht nur auf kardiale Stauung zu beziehen, denn beiderlei Veränderungen kommen auch bei der „trockenen“ Urämie vor.

Auch in der Stauungsleber sieht man häufig erweiterte DISSEsche Räume und Gallenblasenödem; anscheinend handelt es sich dabei um die Folge einer langwährenden Venostase — also Sauerstoffmangel. Wie wir später sehen werden, kommen in der Stauungsleber auch sonst noch Veränderungen vor, die auf seröse Entzündung zu beziehen sind.

Zu äußerster Kritik fordern Beobachtungen bei erhängten jugendlichen Personen auf. Gallenblasenödem sahen wir dabei nie, wohl aber erweiterte DISSEsche Räume. Wir können uns diese Beobachtungen nur so erklären, daß der Tod des Gehirns zwar sofort eintritt, nicht aber der des Herzens, das gelegentlich noch 15—20 Minuten nach der Strangulation weiterschlägt. Infolge der dabei auftretenden hochgradigen Anoxyämie kommt es zu einer Säuerung der Gewebe und insofern auch zu einer Läsion der Kapillarwandungen, die jetzt das Blutplasma gegen das Gewebe durchlässig machen. Kennt man diese Veränderungen, dann wird man sich nicht wundern dürfen, wenn es bei länger währender Agonie zu ganz ähnlichen Veränderungen kommen muß. Befunde, die wir bei der experimentellen Anoxyämie erheben konnten, bestärken uns in dieser Annahme. Wir müssen somit das erste Stadium der „serösen Entzündung“ in der menschlichen Leber als ein relativ häufiges Vorkommnis hinstellen. Unter dem Einfluß der verschiedensten Noxen wird die Kapillarwand der Leber für das Blutplasma durchlässig. In Analogie zu den Tierversuchen, wo es uns möglich war, jederzeit den Vorgang der serösen Entzündung zu unterbrechen, wird man wohl annehmen können, daß auch die menschliche seröse Entzündung, soweit es sich nur um das erste Stadium handelt, sich wieder völlig zurückbilden kann; ja wir können uns sogar vorstellen, daß selbst ein Gallenblasenödem, ohne irgendwelche schwerere Residuen zu hinterlassen, wieder restlos ausheilt. Wie es der Organismus anstellt, daß das übergetretene Plasmaeiweiß wieder aus den Gewebsräumen verschwindet, läßt sich schwer sagen; die menschliche Pathologie bietet uns dafür keine Anhaltspunkte.

Das Ödem der DISSEschen Räume allein bedeutet für die Leber anscheinend noch keine große Einbuße ihrer Funktion; auch wenn davon andere Organe — Niere, Herz, Milz — betroffen werden, so braucht der Gesamtorganismus darunter nicht schwer zu leiden; wenn allerdings Partien, wie z. B. das Atemoder Vasomotorenzentrum, in den Bereich einer serösen Entzündung einbezogen werden, so kann das für das Leben gefährlich sein; eine atypische Lokalisation des Exsudates kann auf die Symptomatologie bestimmend Einfluß nehmen; wenn z. B. das Leberödem sich auf die periportalen Felder schlägt, so darf es uns nicht wundern, wenn darunter der Pfortaderkreislauf leidet oder Gelbsucht auftritt; in dem Sinne wird man daher nicht nur die Disseschen Räume berücksichtigen, sondern auch der Beschaffenheit der Gewebsräume um die größeren und kleineren Gallengänge herum besondere Aufmerksamkeit schenken müssen; gelegentlich kann sich ein solches entzündliches Ödem auch auf das Pankreas, speziell auf den Kopfanteil übertragen und auf diese Weise eine Beeinträchtigung des untersten Ductus-choledochus-Abschnittes bedingen.

Eine Begleiterscheinung des ersten Stadiums der serösen Entzündung stellt die Verdickung der Kapillarwand vor. Die Verdickung kann gelegentlich solche Dimensionen annehmen, daß man fast an eine Bindegewebsvermehrung erinnert wird; in dieser Vorstellung wird man bestärkt, wenn man sich einer Methode zur Darstellung feiner Bindegewebsfasern bedient. Wie bei der Diffusion einer semipermeablen Membran die verschiedenen Ionen eindringen, so wird man gleiches auch bei den Kapillarmembranen annehmen können. Die Bedeutung des Eiweißes für die Bindegewebsvermehrung wird uns noch zu beschäftigen haben.

Als zweites Stadium der serösen Entzündung haben wir den Zustand bezeichnet, bei dem es *neben der Erweiterung der Disseschen Räume auch zu einer Dissoziation der Leberzellbalken* kommt. Wie im Experiment, müssen wir auch in der menschlichen Pathologie mit dem Vorkommen dieses Stadiums rechnen. Ob die Zerbröckelung der Leberzellbalken nur als Folge des in die Disseschen Räume eingeströmten Plasmas anzusehen ist oder ob es sich dabei noch um eine spezifische Nebenwirkung des betreffenden Giftes handelt, möchte ich keineswegs dezidiert entscheiden. Die Mitbeteiligung der serösen Entzündung erscheint mir sehr wahrscheinlich, und insofern ist es gestattet, hier von einem vorgeschritteneren Stadium zu sprechen. Die Zerstörung der Leberzellbalken kann größere Dimensionen annehmen und so zu ausgebreiteten Nekrosen führen. Das Charakteristische des zweiten Stadiums sehen wir aber in dem Erhaltensein der Kapillaren als Ganzes; ihre Wandung ist vielleicht verdickt und ihre Funktion geschädigt, aber eine histologisch nachweisbare Zerstörung der Kapillarwand ist noch nicht zu sehen.

Wenn man sich nun frägt, bei welchen Zuständen dieses fortgeschrittenere Stadium zu sehen ist, so verweisen wir auf unsere Tabelle 11. Zuerst haben wir solche schwere Leberveränderungen bei den unterschiedlichen Arten von Lebensmittelvergiftung gesehen; nur zu oft zeigen solche Zustände klinisch das schwere Bild eines Kreislaufkollapses, das auch an eine peritoneale Mitbeteiligung denken läßt; anatomisch bieten die Därme und der Magen die Veränderungen einer schweren Gastroenteritis; die Leber ist eigentümlich fleckig verfärbt; klinisch ist es meist nicht schwer, den Plasmaaustritt sicherzustellen; wir fanden in solchen Fällen die typische Bluteindickung und Verringerung der zirkulierenden Blutmenge, dabei handelt es sich aber keineswegs um eine Eindickung des Serums. Oft erholen sich solche Patienten, aber gelegentlich kommt es doch zu einem Exitus, so daß es uns mehrfach möglich war, entsprechende Lebern auch histologisch zu beobachten.

Auf das Vorkommen einer schweren Leberzelldissoziation habe ich zuerst beim Icterus catarrhalis aufmerksam gemacht; an Hand neuer Beobachtungen können wir für diese Erkrankung mit Bestimmtheit die Mitbeteiligung im Sinne einer serösen Entzündung behaupten; davon sind nicht nur die Disseschen Räume, sondern vor allem auch die periportalen Felder betroffen; die Exsudation kann hier gelegentlich solche Dimensionen annehmen, daß es selbst zu Gallenblasenödem kommt. Seither sind wir bei der klinischen Untersuchung immer wieder bemüht, manche Symptome des Icterus catarrhalis auf seröse Entzündung zu beziehen. Jedenfalls glauben wir, bei manchen Formen von Icterus catarrhalis das Vorkommen von Leberzelldissoziation, ausgelöst (oder zum mindesten damit vergesellschaftet) durch Plasmaübertritt, als typische Erscheinung vertreten zu können; eine solche Auffassung macht uns auch die Beziehungen zur akuten Leberatrophie verständlich. Bei gewissen Formen steht die Leberzellatrophie ganz im Vordergrund, während die Kapillaren mehr oder weniger — histologisch betrachtet — unverändert erscheinen. Daß es aber gelegentlich auch akute Leberatrophien gibt, bei denen schwere Kapillarschäden das histologische Bild beherrschen — also III. Stadium — wird uns später noch zu beschäftigen haben.

Sehr beachtlich ist die Kombination von Erweiterung der DISSEschen Räume zusammen mit Leberzelldissoziation im Verlaufe der BASEDOWSCHEN Krankheit. Fast scheint es unverständlich, warum dieser eigentümliche Befund so lange unbekannt blieb. Wir können die RÖSSLEschen Angaben mehrfach bestätigen, so daß an der Tatsache eines histologisch nachweisbaren schweren Leberparenchymschadens bei der BASEDOWschen Krankheit nicht zu zweifeln ist.

Ähnliche Veränderungen finden sich auch bei manchen schweren Infektionskrankheiten; vor allem bei den paratyphösen Zuständen und der Sepsis.

Auch bei der kardialen Stauung kommen neben Erweiterung der DISSEschen Räume auch Leberzellnekrosen vor; also auch hier zeigen sich fließende Übergänge zwischen dem ersten und zweiten Stadium. Je mehr man Gelegenheit hat, pathologisch-anatomisches Material unter diesem Gesichtswinkel zu studieren, desto stärker wird man zu einer solchen Ansicht gedrängt.

Das Charakteristikum des dritten Stadiums stellt die *histologisch nachweisbare Zerstörung der Kapillarwand* vor. Dadurch, daß die Barriere zwischen Blutkapillare und Gewebsraum verlorengegangen ist, kommt es zu einer innigen Berührung zwischen Erythrocyten und Leberzellen. Besteht gleichzeitig, was meistens der Fall ist, eine Dissoziation der Leberzellbalken, so kommt es zu dem, was wir „Blutseen" nennen. Wir können ein Gemenge von isolierten Leberzellen, losgelösten KUPFFERschen Sternzellen und roten Blutkörperchen feststellen. Bei oberflächlicher Betrachtung imponieren uns die Blutseen als bald größere, bald kleinere Nekrosen, die sich vielleicht nur durch die Ausdehnung von den Nekrosen des zweiten Stadiums unterscheiden; gelingt es, in solchen Partien die Gitterfasern zur Darstellung zu bringen, so fehlen sie im Bereiche solcher „Blutseen". Das dritte Stadium findet sich im Prinzip bei denselben Krankheiten, wie wir sie für das zweite Stadium angeführt haben — nur handelt es sich um schwerere Krankheitsprozesse. Man wird daher in der „Blutseenbildung" den schwersten Grad jenes Zustandes erblicken, der infolge des Plasmaübertrittes mit der Erweiterung der DISSEschen Räume beginnt, im weiteren Verlaufe zu einer Verdickung der Kapillarwandungen führt, eventuell das Leberzellgefüge auflockert und schließlich auch vor der Struktur der Kapillarwand nicht haltmacht; der Schlußeffekt ist ein wüstes Durcheinander von Leberzellen, KUPFFER-Zellen und Erythrocyten. Jedenfalls zeigen sich weitgehende Analogien zwischen den Schäden, die wir im Tierexperiment durch die Darreichung gewisser Gifte erzeugen konnten, und den Veränderungen, die uns die menschliche Pathologie vorlegt; auch schon deswegen ist es gestattet, viele am Tier erhobene Erfahrungen auf den Menschen zu übertragen.

Ganz abgesehen von den morphologischen Veränderungen, zu denen die seröse Entzündung führt, ist für uns dieser Zustand auch wegen der chemisch faßbaren Störungen von größtem Interesse; wir haben diesen Fragen ausgedehnte Untersuchungen gewidmet. Ähnlich wie rein morphologische Veränderungen der serösen Entzündung in allen Parenchymen unter bestimmten Umständen festgestellt werden können, so gilt gleiches von gewissen Veränderungen, die sich mit chemischen und physikalischen Methoden erfassen lassen; von ganz besonderer Bedeutung sind die als Folgen der serösen Entzündung auftretenden physikalisch-chemischen Störungen in der Leber, weil einerseits dieses Organ von diesem Zustande sehr häufig befallen wird und anderseits Funktionsausfälle der Leber bei der zentralen Stellung, die diese im Stoffwechselgeschehen einnimmt, für den Organismus von weittragender Bedeutung sein müssen.

Die Austauschvorgänge, die sich im Bereiche der Kapillaren abspielen (vgl. Abb. 24), sind bedingt durch das Wirken von bekannten physikalischchemischen Kräften, durch die einerseits den Zellen mehr Material zugeführt wird und anderseits Stoffwechselschlacken zum Teil auf dem Blut-, zum Teil auf dem Lymphwege weggeschafft werden. Von den hier wirkenden Kräften haben wir bereits auf die Bedeutung des hydrostatischen Druckes und auf den kolloid-osmotischen Druck hingewiesen. Eine nicht unbedeutende Rolle in diesem Geschehen spielen auch Osmose und Diffusion, wenngleich die Forschungen der letzten Jahre gezeigt haben, daß deren Wichtigkeit für den intermediären Stoffaustausch bei weitem nicht so überragend ist, wie man früher angenommen hat. Durch Versuche mit hochpolymeren Substanzen konnten wir uns außerdem in Übereinstimmung mit SCHADE[1] davon überzeugen, daß auch die Plasmaviskosität für den Flüssigkeitswechsel zwischen Parenchymzellen und Blut von größter Bedeutung ist, da aller Wahrscheinlichkeit nach der Rücktransport von Flüssigkeit ins Blut durch eine höhere Viskosität des Plasmas beschleunigt wird. Eine recht große Bedeutung scheint ferner den zwischen dem Blute und dem Gewebe bestehenden elektrostatischen Potentialdifferenzen zuzukommen, mit denen wir uns, wie im nachfolgenden ausgeführt sein soll, wegen der innigen Beziehungen zum Mineralstoffwechsel genauer beschäftigt haben.

Durch den „Plasmaaustritt" aus den Gefäßen wird die Wirksamkeit aller erwähnten Kräfte mehr minder weitgehend in Frage gestellt, so daß die Ernährung und der Stoffabtransport im Gewebe Schaden leiden müssen. Der Plasmaverlust und die dadurch bedingte Verringerung der zirkulierenden Blutmenge, die selbst wieder zusammen mit der Kapillarerschlaffung zum Absinken des arteriellen Blutes führt, bedingen ein Absinken des hydrostatischen Druckes, wodurch weniger Flüssigkeit aus den Gefäßen in die Gewebe abgepreßt wird. Durch den besonders das Albumin betreffenden Eiweißaustritt aus den Gefäßen in die Gewebsräume wird die auf der onkotischen Differenz zwischen dem Plasma und der Gewebsflüssigkeit beruhende Wirksamkeit des kolloid-osmotischen Druckes stark in Mitleidenschaft gezogen; durch die Verdickung der Kapillarmembranen und die Abtrennung der Haargefäße von den Parenchymzellen („Distanzierung") werden die osmoregulatorischen Vorgänge zwischen Blut und Gewebe arg gestört; WIR[2] haben uns in diesem Zusammenhang besonders für den Sauerstoffbedarf des normalen und pathologischen Gewebes interessiert und konnten besonders vom Herzmuskel, aber auch von den übrigen Geweben wahrscheinlich machen, daß die Sauerstoffversorgung des Gewebes infolge des beschriebenen Zustandes Schaden nimmt.

Recht große Bedeutung scheint, wie erwähnt, den Störungen der elektrostatischen Kräfte im Sinne R. KELLERS[3] zuzukommen, die sich im Gefolge von

---

[1] SCHADE: Physikalische Chemie in der inneren Medizin, 3. Aufl. Dresden. 1923.
[2] EPPINGER: Die O_2-Versorgung des normalen und pathologischen Gewebes. Erg. inn. Med **1937**.
[3] KELLER: Die Elektrizität in der Zelle, 3. Aufl. Mährisch-Ostrau. 1934, u. a. O.

seröser Entzündung entwickeln. Wir haben gerade die Untersuchungen darüber weit ausgedehnt, da sie uns das pathogenetische Verständnis vieler im Gefolge von Kapillarschäden auftretenden Erscheinungen erleichtern und auch manchen Hinweis für die Art der einzuschlagenden Therapie geben.

Wenn man mit Hilfe einer entsprechend subtilen Apparatur untersucht, ob zwischen Wasser und den einzelnen Geweben eine elektrostatische Potentialdifferenz besteht, so kann man feststellen, daß dies unter normalen Umständen immer der Fall ist, da das Blut und das Bindegewebe im Vergleich zum Wasser elektronegativ sind, die Parenchyme und die Lymphe aber elektropositiv, besteht zwischen dem Blute und dem Bindegewebe einerseits und den Parenchymzellen anderseits eine Potentialdifferenz, wobei das Blut und das Bindegewebe sozusagen den negativen, die Parenchymzellen den positiven Pol darstellen. Von der Richtigkeit dieser Tatsache haben wir uns durch eigene zahlreiche Untersuchungen immer wieder überzeugen können; wir haben diesem Umstande auch in unserem Schema Rechnung getragen, indem wir die „positiven" bzw. „negativen" Stellen entsprechend markiert haben.

Zu den gleichen Anschauungen über den elektrostatischen Ladungssinn im Gewebe gelangt man, wenn man elektropositive und elektronegative Farbstoffe daraufhin untersucht, an welchen Stellen sie sich im Gewebe ansammeln, bzw. welche Stellen durch sie gefärbt werden. Man sieht dann, wenn man z. B. das elektropositive Fluorescin (Uranin) verwendet, daß entsprechend dem Gesetze von elektrischer Anziehung und Abstoßung — wahrscheinlich gilt dies auch für die verschiedenen Nährstoffe und Stoffwechselschlacken — der Farbstoff im Blute angereichert bleibt und stundenlang nicht in das Gewebe übertritt; bei der Verwendung des elektronegativen Trypaflavins ist das Gegenteil der Fall, dieses wandert entsprechend seinem Ladungssinn zur „Anode", färbt also die Parenchymzellen und läßt das Plasma frei. Es scheint nun auf Richtigkeit zu beruhen, daß ein Teil der verschiedenen, im Blutplasma, den Gewebssäften und den Zellen gelösten Stoffe ebenfalls dem früher erwähnten Gesetz von elektrischer Anziehung und Abstoßung gehorcht. Dafür spricht der Umstand, daß gerade jene Substanzen, welche sich in erster Linie im Blute finden (Na, Cl, dissoziiertes Ca, Br, viele Aminosäuren usw.), bei einem mit Serum angestellten „Kataphoreseversuch" sich an der Kathode anreichern, also ebenso wie im Blute an der Stelle negativer Ladung, während umgekehrt jene Stoffe, die im Gewebe prävalieren (K, PO_4, Zucker, Sulfate usw.), dabei an der Anode, also ebenso wie im Gewebe an der Stelle positiver Ladung angetroffen werden.

Man darf sich bei dieser Betrachtungsweise nicht dadurch beirren lassen, daß wir unter den zur Anode wandernden Gruppen manche Stoffe finden (z. B. das Kali), das in den verdünnten Lösungen seiner Salze zur Kathode wandert; der Transport geht nämlich aus recht verwickelten physikalisch-chemischen Gründen im biologischen Milieu in der Weise vor sich, daß manche Stoffe, z. B. das Kali oder auch das Chlor, durch andere mitgeschleppt werden (Elektrophorese). Diese Tatsache ist durch exakte Berechnungen R. Fürths[1] und durch genaue Untersuchungen sichergestellt. Man ist also wohl zu der Vorstellung berechtigt, daß für die Auslese in der Verteilung vieler Substanzen, besonders der Mineralstoffe, zwischen Blut und Gewebe das Bestehen elektrostatischer Potentialdifferenzen wichtig ist und daß jede Änderung dieser Kräfte zu Störungen der Austauschvorgänge zwischen dem Blute und dem Gewebe führen muß. Daß dabei gerade die Kapillaren von sehr großer Bedeutung sind, ist uns deshalb wahrscheinlich, weil die Kapillaren gerade infolge ihrer elektrostatischen Ladung eine ge-

---

[1] R. Fürth: Kolloidchem. Z. **63**, 215 (1933).

richtete Permeabilität besitzen und nach den Untersuchungen von MICHAELIS[1] der Stoffaustausch zwischen den beiden Seiten einer Membran in erster Linie vom Membranpotential abhängt.

Zunächst haben wir mit der Methode der direkten Messung und auf vital-mikroskopischem Wege das Verhalten der elektrostatischen Kräfte bei experimenteller seröser Entzündung sowie an der Histaminquaddel der menschlichen Haut geprüft und sind zu ganz eindeutigen Ergebnissen gelangt. Wenn man ein Tier mit Allylformiat oder Allylamin vergiftet, so tritt zunächst an dem untersuchten Blutgefäß und einige Zeit später ein Potentialsturz ein. Es kommt also in dieser Hinsicht zu einer Spannungsangleichung zwischen dem Blute und den Parenchymzellen, wodurch die Wirkung jener Kraft, die wir für viele Austauschvorgänge verantwortlich machen, stark herabgesetzt, bei schweren Vergiftungsbildern sogar so gut wie aufgehoben wird. Man erkennt diese Tatsache besonders schön bei der Verfolgung des Weges, den fluoreszierende Farbstoffe jetzt nehmen. Während es, wie früher gesagt, stundenlang dauert, bis in einem normalen Organismus das elektropositive Fluorescin den Weg aus dem Blute in das Gewebe findet, tritt hier der Übergang fast schlagartig ein; dabei läßt sich bei der vital-mikroskopischen Beobachtung eine Erweiterung und Bestätigung unserer morphologischen Befunde insofern erheben, als wir uns bei der vitalmikroskopischen Untersuchung die Verbreiterung der DISSEschen Spalträume direkt veranschaulichen konnten; auch das mächtige Ansteigen des Lymphstromes, also die früher erwähnte Lymphorrhoe, läßt sich bei seröser Entzündung direkt unter dem Mikroskop verfolgen.

Wenn es richtig ist, daß die elektrostatischen Kräfte für die charakteristische Verteilung der Salze zwischen dem Gewebe und dem Blute zumindest mitverantwortlich sind, so war nach den eben besprochenen Veränderungen dieser Kräfte bei seröser Entzündung zu fordern, daß sich dies auch in einer Änderung des Mineralgehaltes der Gewebe äußere. Während, wie früher angedeutet, die Parenchyme etwa 2—3mal so viel Kali enthalten wie Na, wobei die Relation Kali zu Na recht konstant ist, mußte bei diesem Zustande eine Verschiebung dieser Relation zuungunsten des Kalis erwartet werden; vom Calcium gelten ähnliche Überlegungen wie für das Natrium. Wir haben nun über den Mineralgehalt der Gewebe bei seröser Entzündung zahlreiche Untersuchungen an Menschen und Tieren angestellt, wobei wir bei den Tieren den Weg der direkten Gewebsanalyse wählten, während wir beim Menschen uns durch Bilanzuntersuchungen über die Veränderung des Mineralgehaltes der Gewebe ein Bild zu machen suchten.

Die Ergebnisse dieser außerordentlich zahlreichen Untersuchungen sind im großen und ganzen recht eindeutig. Während z. B. ein normales Meerschweinchen wesentlich mehr Kaliatome als Natriumatome in seiner Leber enthält, fanden wir bei Tieren, bei denen durch intraperitoneale Allylformiatgaben schwere Leberveränderungen im Sinne einer serösen Entzündung erzeugt worden waren, die Zahl der Natriummoleküle 3—4mal so groß wie die der Kalimoleküle; gleichzeitig stieg der Calciumgehalt der Leber ganz gewaltig an. Ähnliche, wenn auch nicht so stark ausgeprägte Veränderungen fanden wir bei Tieren, welche an Erstickung zugrunde gegangen waren, oder bei solchen, die einige Tage unter Luftverdünnung gehalten wurden, also bei Zuständen, die mit Sauerstoffmangel einhergehen.

In Versuchen an Menschen machten SIEDEK und ZUCKERKANDL die Beobachtung, daß bei Icterus catarrhalis, bei dem wir das Bestehen einer serösen

---

[1] MICHAELIS: Naturwiss. **14**, 33 (1926).

Entzündung als gesichert annehmen können, ähnlich wie bei anderen mit Kapillarschäden einhergehenden Zuständen, Natrium durch den Harn in verminderter
Menge ausgeschieden wird. Es muß also Natrium in die Gewebe eingedrungen
sein. Später haben wir umfassende Bilanzversuche bei Menschen mit seröser Entzündung angestellt und gefunden, daß es auf der Höhe des Leidens zu starken
Kali- und PO_4-Verlusten kommt, hingegen Na und Ca in verminderter Menge ausgeschieden werden. Besonders charakteristisch war dieses Verhalten im postoperativen Zustand; einzelne der untersuchten Fälle büßten bis 10% des gesamten im Körper vorhandenen Kali an den ersten Tagen nach der Operation
ein. Es würde zu weit führen, eine Zusammenstellung all jener Befunde geben
zu wollen, die dafür sprechen, daß bei seröser Entzündung in recht guter Übereinstimmung mit der elektrostatischen Theorie eine charakteristische „Transmineralisation" besteht.[1]

Abgesehen vom Mechanismus des Zustandekommens dieser Transmineralisation, mußte auch die Frage aufgeworfen werden, welches die Folgen dieser
Mineralstoffverschiebungen sind; was bedeuten die K- und PO_4-Verluste einerseits und das Eindringen von Na und Ca in die Gewebe anderseits. Es spricht
vieles dafür, daß diese Folgen für die Gewebe, im besonderen für die Leber, ver-
hängnisvoll sein können. Zunächst muß daran erinnert werden, daß v. KRAUS[2]
und ZONDEK[3] die wichtige Rolle des Kalis für die Aufrechterhaltung des Muskel-
tonus, ganz besonders aber auch für die Glykogenbildung in der Leber hervorgehoben haben. Kalizufuhr führt zu vermehrter, Kaliverluste zu verminderter
Glykogenbildung. Diesem Umstand werden wir wohl bei der Pathogenese von
parenchymatösen Lebererkrankungen besonderes Augenmerk schenken müssen,
da unser Bestreben bei diesen Erkrankungen dahin gehen muß, der Leber zur
Glykogenanreicherung zu verhelfen. Schon aus diesem Grunde wird es naheliegend sein, bei solchen Erkrankungen eine möglichst kalireiche, natriumarme
Kost zu verordnen. Die Hemmung der Glykogenbildung kann außerdem durch
das Eindringen von Ca in das Gewebe noch verstärkt werden, da die Leber
unter Ca-Gaben glykogenarm gefunden wird. Abgesehen von der Bedeutung
dieser Kaliverminderung für die Glykogenbildung, scheinen uns die Verluste an
quellungshemmendem Kali und das Überwiegen an quellungsförderndem Na noch
in anderer Hinsicht von Bedeutung zu sein. Diese Verschiebung der die Gewebsquellung entgegengesetzt beeinflussenden Minerale muß nämlich zu einer Gewebs-
schwellung führen, welche de facto bei seröser Entzündung nie vermißt wird. Es
handelt sich dabei um die bereits früher erörterte „trübe Schwellung" der Leber
bei seröser Entzündung, von der wir ausgeführt haben, daß sie mit der Aufnahme
von Plasmaeiweiß in die Zellen einhergeht. Transmineralisation und seröse Entzündung gehen somit Hand in Hand und sind geeignet, das Leberparenchym
schwer zu schädigen.

Auch aus therapeutischen Gründen sind uns die angegebenen Veränderungen
des Mineralstoffwechsels wichtig. Da es bei seröser Entzündung zu Kali-
und PO_4-Verlusten und zum Eindringen von Na in das Parenchym kommt,
war es naheliegend, bei diesen Zuständen eine Kostform zu wählen, welche K-
und PO_4-reich, hingegen kochsalzarm ist. Diesen Anforderungen entspricht eine
vegetarische Kost, die wir aus einer Reihe von anderen Gründen zum Teil als
Rohkost zuführen. Wir konnten uns durch genaue Bilanzversuche davon überzeugen, daß die Transmineralisation der Gewebe durch die Verabreichung einer
solchen Kostform stark gehemmt wird, ja die K- und PO_4-Verluste werden ein-

---

[1] KAUNITZ: Transmineralisation und vegetarische Kost. Erg. inn. Med. **1937**.
[2] v. KRAUS: Handbuch von KRAUS-BRUGSCH. 1925.
[3] ZONDEK: Die Elektrolyte. Berlin 1927.

geschränkt oder aufgehoben und das überschüssige Kochsalz aus dem Organismus entfernt. Auch die klinischen Erfolge, die man bei vielen Erkrankungen mit dieser Kost erzielt, sind sehr befriedigend.

Eine Frage, die wir nicht entscheiden möchten, die aber manchem pathologischen Anatomen sehr am Herzen liegt, ist die nach der Berechtigung der Bezeichnung seröse Entzündung. Viele stoßen sich an der Tatsache, daß es eine Entzündung ohne gleichzeitige Leukocytose geben soll. Wir persönlich legen auf den Namen seröse Entzündung oder seröse Exsudation kein Gewicht; das, was uns wichtig erscheint, ist die Tatsache, daß es unter den verschiedensten Bedingungen, teils bei Infektionen, teils bei Vergiftungen oder Traumen (Hitzeeinwirkung) zu einer geänderten Permeabilität der die Blutkapillaren von den Gewebsspalträumen trennenden Membran kommt. Plasma tritt aus und kann auf diese Weise zu den verschiedensten Schädigungen der Gewebe führen, denn die bloße Anwesenheit einer eiweißhaltigen Flüssigkeit zwischen Blutkapillaren und lebenswichtigen Zellen kann schon genügen, um einerseits die Blutkapillare von dem zu ernährenden Gewebe zu entfernen und anderseits den Gas- bzw. Stoffwechselaustausch zu stören. Jedenfalls sehen wir in der serösen Entzündung einen der wichtigsten Faktoren, der bei der Entstehung von Parenchymerkrankungen, z. B. der Leber, stets in Betracht gezogen werden muß.

E. Entstehung der Bindegewebsfibrillen.

Sowohl bei unseren Histaminuntersuchungen, noch mehr aber bei unseren Studien über die chronische Wirkung des Allylformiats und Pyrrols, ist es uns aufgefallen, wie leicht und in wie verhältnismäßig kurzer Zeit auf dem Boden der verschiedenen Leberzellnekrosen Bindegewebsfasern aufschießen können und Veränderungen nach sich ziehen, die der menschlichen Cirrhose fast völlig gleichen. Bei der Histamin- und ebenso bei der Pyrrolvergiftung kommt es vor allem zu Bindegewebswucherungen in der Nähe der Vena centralis, bei der Allylformiatintoxikation in erster Linie im Bereiche der periportalen Felder und ihrer nächsten Umgebung. Unwillkürlich drängt sich die Vorstellung auf, ob nicht zwischen Plasmaaustritt und Bindegewebsfibrillenbildung ein Zusammenhang besteht. Mit dieser Möglichkeit kann man rechnen, wenn man die Arbeiten von EBNER,[1] BAITSELL,[2] NAGEOTTE[3] und aus letzter Zeit von DOLJANSKI und ROULET kennt.[4] Ursprünglich setzte man sich für eine intrazellulare Entstehung der Bindegewebsfasern ein; Anteile einer Mesenchymzelle schließen sich zu längeren Gebilden zusammen, rücken gleichzeitig an die Zelloberfläche und lagern sich dort als Mesenchymfibrillen ab. Aber diese ältere Vorstellung, daß die Mesenchymfibrille sich nur aus protoplasmatischen Elementen, also rein zellular entwickelt, wird jetzt von vielen Histologen abgelehnt; vor allem war es EBNER, der diese neue Ansicht vertrat.

In einer langen Untersuchungsreihe beschäftigte sich mit derselben Frage BAITSELL, wobei er sich vor allem an den Vorgang der Wundheilung hielt und die Entwicklung von Bindegewebsfasern selbständig aus Fibrinfäden verfolgen konnte; diese schließen sich zu dünnen Bündeln zusammen und verwandeln sich allmählich in gröbere, wellig gerichtete Faserkomplexe. In das so gebildete Fasergerüst können nachträglich Zellen einwandern; immerhin hält BAITSELL die Möglichkeit offen, daß Zellen Sekrete ausscheiden, die für den Prozeß der Faserentstehung von Bedeutung sind.

---

[1] EBNER: KÖLLICKERS Handbuch, 6. Aufl., III. Bd., S. 501. 1902.
[2] BAITSELL: J. of exper. Med. **21, 23** (1915/16); Amer. J. Anat. **28,** 447 (1921).
[3] NAGEOTTE: Ann. d'Anat. path. 8, Nr. 1 (1931).
[4] DOLJANSKI u. ROULET: Virchows Arch. **291,** 260 (1933).

In ganz ähnlicher Weise äußert sich NAGEOTTE. Die Faserbildung geht immer in der Grundsubstanz vor sich, die als ein „albuminoides Koagulum" beschrieben wird; die Eiweißkörper verfallen dem Vorgange der „Metamorphose", sie wandeln sich in Kollagen um. Unter der Wirkung von Salzen wird das Kollagen gefällt und bei dem Übergang vom Sol- in den Gelzustand ordnen sich die Partikel neu an und bilden die kollagenen Fasern. Die Umbildung der Grundsubstanz in die Faser geht unter Mitwirkung von Zellen vor sich, welche nicht nur fähig sind, die Grundsubstanz zu bilden, sondern vielleicht auch ein Sekret abgeben, das die Muttersubstanz der Fasern verändert. Der Verfasser gibt dabei folgendes Schema:

$$\left.\begin{array}{c} \text{Ferment} \\ \text{Albuminoides Substrat} \end{array}\right\rangle = \text{Kollagensol} \qquad \text{Neutralsalze}$$
$$\searrow \quad \swarrow$$
$$\text{Fibrilläres Kollagengel}$$

Der Unterschied zwischen BAITSELL und NAGEOTTE ist nur der, daß BAITSELL als Grundsubstanz vor allem das Fibrin annimmt, während NAGEOTTE für die Umwandlung auch andere Eiweißkörper verantwortlich macht.

DOLJANSKI-ROULET haben das Problem der Fibrillenbildung aus Plasma an Hand von Gewebskulturen überprüft und sich ebenfalls dafür entschieden, daß eine Bildung von Mesenchymfibrillen aus Plasma möglich ist; die Bindegewebsfaser entsteht immer extrazellular, sei es dicht an der Zellgrenze, sei es in ihrer näheren Umgebung, nie aber in der Zelle selbst, trotzdem muß aber der Zelle bzw. ihrer Tätigkeit bei der Faserbildung eine Rolle zugesprochen werden, denn im Plasma allein geschieht nichts.

In gesonderten Untersuchungen haben sich DOLJANSKI und ROULET für die Art des aus der Zelle stammenden Stoffes interessiert; vor allem wurde an ein Ferment gedacht, das vielleicht von der Zelle abgegeben wird. Trennt man die Zellkultur vom Plasma durch eine Schicht, deren Poren wohl Zellen, nicht aber kolloiden Mizellen die Passage verwehren, so kommt es trotzdem zu einer Faserbildung.

Unter bestimmten Versuchsbedingungen läßt sich auf die Richtung der sich entwickelnden Mesenchymfibrillen Einfluß nehmen; so können sich zirkuläre Fasern hauptsächlich dann bilden, wenn auf das Plasma ein konstanter Druck ausgeübt wird. Vermutlich handelt es sich dabei um ein ganz allgemeines Gesetz, das nicht nur in der organischen Welt Gültigkeit hat, sondern auch rein physikalisch-chemisch begründet ist. Selbst Gelatine kann, unter Spannung gebracht, weitgehend ihre färberischen und morphologischen Eigenschaften ändern, wie dies auch schon von EBNER gezeigt wurde. BAITSELL geht nun noch um einen Schritt weiter und vertritt die Meinung, daß bei der Umwandlung von Fibrin in Kollagen die Spannung unmittelbar die Ursache der Fibrillenbildung ist.

Aus dem hier Vorgebrachten ergibt sich für die Leberpathologie folgendes: An der Tatsache einer Fibrillenbildung aus Plasmaeiweiß ist nicht zu zweifeln; auch theoretisch läßt sich dagegen kein Einwand erheben; das, was sich in einem Pleuraexsudat abspielt, wenn es zu einer Schwarte kommt, ist auch intraparenchymatös, z. B. in der Leber, möglich; sickert daher Plasmaflüssigkeit in die Gewebsspalten, und sind keine Möglichkeiten vorhanden, das ausgetretene Eiweiß wieder rasch zu beseitigen, so kann das hier liegengebliebene Plasma zur Muttersubstanz von Bindegewebsfasern werden. Eine solche Annahme findet in unseren Versuchen mit Allylformiat eine weitgehende Bestätigung, denn nach chronischer Darreichung zweckmäßig gewählter Dosen ist es ein leichtes, im Hundeorganismus eine typische Lebercirrhose hervorzurufen; innerhalb kurzer Zeit entwickelt sich auf dem Boden der durch die seröse Entzündung bedingten Parenchymzerstörung eine Bindegewebswucherung; der Prozeß gestaltet sich so typisch und so rasch, daß man fast sagen kann: unter unseren Augen entwickelt sich auf dem Boden des Plasmaaustrittes Bindegewebe, und insofern auch die Cirrhose.

Vergleicht man die Häufigkeit der serösen Entzündung, wie sie sich uns auf Grund eines großen Materials an der Leiche präsentiert hat, mit der relativen Seltenheit der Cirrhose ganz im allgemeinen, so drängt sich die Frage auf, warum nicht jede, sondern nur die eine oder die andere seröse Hepatitis mit einer Bindegewebswucherung beantwortet wird.

Bei der Besprechung der serösen Entzündung haben wir absichtlich auf die Unterteilung in drei Stadien Wert gelegt; die bloße Erweiterung der DISSEschen Räume und die Einlagerung von Plasma in die Interstitien scheinen nicht den Boden vorzubereiten, auf dem in der Folge eine Vermehrung der Gitterfasern oder gar Neubildung von jungen Bindegewebsfasern möglich ist; auch die Leberzellveränderungen, die wir unter dem Namen Dissoziation der Leberzellbalken beschrieben haben, kommen dafür kaum in Betracht, wohl aber scheint das dritte Stadium dazu ganz besonders disponiert, wobei wir das Gefährliche in der Bildung von sogenannten Blutseen sehen. Wir glauben daher einen wesentlichen Anreiz für die Bindegewebsbildung aus Plasma in der *schweren* Kapillarläsion erblicken zu müssen; dort, wo sich in den sogenannten „Blutseen" kein Gitterfasergerüst mehr nachweisen läßt, ist in erster Linie an die Möglichkeit einer Fibrillenneubildung zu denken; die Wechselbeziehung zwischen Kapillarzerstörung und Bildung von Narbengewebe gilt nicht nur für die Leber, sondern mehr oder weniger für alle Organe, die von der serösen Entzündung erfaßt werden. Die Blutseenbildung ist gleichsam der äußerliche Hinweis auf eine schwere Benachteiligung der Gewebe; klinisch und insofern prognostisch erscheint uns eine seröse Entzündung besonders dann gefährlich, wenn es zu Hämorrhagien kommt, die ja meistens auch nichts anderes als Blutseen vorstellen.

F. Mechanische Gallenstauung.

Anläßlich der Besprechung des mechanischen Ikterus haben wir auf Veränderungen im Leberparenchym aufmerksam gemacht, die außerordentlich an den Vorgang der Dissoziation erinnern. Infolge der Gallenstauung kommt es zu einer Lockerung im Parenchymgefüge. Die abgestoßenen Leberzellen ordnen sich aber nicht zu großen Herden, sondern rasch setzt die Reparation ein und die Leber erfährt nur geringen Schaden. Hält die Gallenstauung viele Monate an, so werden begreiflicherweise allmählich die einzelnen Läppchen vielleicht infolge trägerer Reparation kleiner; auf den Trümmern ehemaliger Zellnekrosen kann das interlobuläre Bindegewebe zusammensintern, so daß es an manchen Stellen zur Verdichtung des Bindegewebes kommt und so eine Cirrhose vortäuschen kann; sicher kommt es bei jedem mechanischen Ikterus zu einem Zelluntergang; derselbe nimmt aber nie größere Dimensionen an, selbst wenn er noch so lange dauert, weil die Regeneration standhält. Mir erscheint es wichtig, auf diese Tatsache aufmerksam zu machen, um mir später meine Stellungnahme zur sogenannten biliären Cirrhose zu erleichtern. Ursprünglich hat man angenommen, daß sich auf dem Boden eines rein mechanischen Ikterus doch eine Cirrhose entwickeln könne; je mehr man aber solche Fälle verfolgt, desto eher kommt man zu der Erkenntnis, daß es zwar ikterische Prozesse gibt, die allmählich zu einer Cirrhose werden, daß aber ein solcher Ikterus niemals ein rein mechanischer ist, sondern stets ein parenchymatöser. Jedenfalls glaube ich auf Grund meiner ziemlich großen Erfahrung behaupten zu können, die reine Gallenstauung allein führt niemals zu einer Cirrhose; kommt es doch dazu, dann haben wir an Kombinationen zu denken. Dieselbe Ansicht vertreten auch STEWART[1] und CAMERON.[2]

G. Anämie.

Jede tätige Zelle bedarf zu ihrer Erhaltung nicht nur Nahrungsstoffe, sondern auch Sauerstoff; fehlt Sauerstoff, so erstickt die Zelle und verfällt der Nekrobiose. Eine milde Form der Erstickung stellt die Anämie vor; das mangelnde Sauerstoffangebot kann durch eine erhöhte Geschwindigkeit des Blutes paralysiert werden. Als Ausdruck eines solchen verminderten Sauerstoffangebotes kann man die fettige Degeneration ansehen, die so häufig bei chronischen Anämien zu beobachten ist. Charakteristisch für diese Form der fettigen Degeneration ist die Anordnung im Läppchenzentrum; offenbar bringt das von der Pfortader kommende Blut noch genügend Sauerstoff mit, um die Versorgung der Peripherie sicherzustellen, während dies im Zentrum nicht mehr möglich ist. Kennt man den Einfluß einer schlechten Sauerstoffversorgung auf die Leberzelle, wie sie auch bei der Kohlenoxydvergiftung zu sehen ist, dann wird man vor die Frage gestellt, ob nicht jede fettige Degeneration auf Sauerstoffmangel zurückzuführen ist. Solange die Kapillarmembran für Nahrungsstoffe und Sauerstoff durchgängig ist, besteht für die Leberzellen keine Gefahr, wenn aber — vielleicht als erste Folge einer serösen Entzündung — die Kapillarmembran durch Quellung dichter wird, dann kann der Gasaustausch gestört werden, was zum selben Ergebnis führt, als wenn die hämodynamische Blutversorgung Schaden gelitten hätte. Befindet sich somit das Lebergewebe aus anderen Gründen unter ungünstigen Bedingungen, die aber momentan nicht gefährlich sind, so kann eine hinzutretende Anämie die Lebenskraft der Leber außerordentlich auf die Probe stellen. In dem Sinne fürchten wir uns vor dem ungünstigen Einfluß einer schweren Ösophagusblutung, die nur zu häufig eine bis dahin vollkommen kompensierte Lebercirrhose aus dem Gleichgewicht bringen kann. GILBERT und GARNIER[3] haben diese Frage experimentell studiert; läßt man Kaninchen mehrmals stark zur Ader, so kann es zu ausgedehnten Nekrosen in der Leber kommen. Jedenfalls wird es auf diese Weise verständlich, warum es bei einer längerdauernden Anämie zu Stoffwechselveränderungen kommen kann, die sonst nur als Ausdruck einer Störung der Lebertätigkeit angesehen werden; in diesem Sinne möchten wir auch die Leberveränderungen bei Unterdruck deuten.

H. Das Hepatitis-Hepatose-Problem.

Wenn man von Leberschädigungen schlechtweg spricht, so meint man damit in erster Linie Veränderungen an den epithelialen Leberzellen. Anläßlich meines Referates über die Lebercirrhose (1925),[4] aber auch schon früher in meiner Abhandlung[5] über die hepatolienalen Erkrankungen war ich bemüht, auf einen Dualismus in der Cirrhosefrage hinzuweisen; ich sprach von epithelialen und mesenchymalen Lebercirrhosen, wobei ich mir vorstellte, daß das betreffende Gift bald mehr den epithelialen, bald mehr den mesenchymalen Anteil — also die KUPFFER-Zellen — erfaßt.

In einer ähnlichen dualistischen Richtung bewegt sich die Vorstellung von

---

[1] STEWART: Arch. of Path. **19**, 34 (1935).
[2] CAMERON: J. of Path. **35**, 769 (1932).
[3] GILBERT u. GARNIER: Dtsch. med. Wschr. **1900**, 214.
[4] EPPINGER: Kongr. f. Verdauungskrkh. **1925**, 251.
[5] EPPINGER: Hepatolienale Erkrankungen. Berlin. 1920.

Rössle; er bemüht sich, im Rahmen der verschiedenen Leberparenchymerkrankungen eine Trennung durchzuführen, die ihre Analogien in der Nierenpathologie findet. Wie man die Nierenkrankheiten, bei denen vorwiegend die Epithelien betroffen sind, zu den Nephrosen zählt, will Rössle[1] für Leberschäden,
die sich an den Epithelien abspielen, den Namen *Hepatosen* gewahrt wissen, während umgekehrt — entsprechend der Bezeichnung Nephritis — alle jene Leberaffektionen, die primär mit einer entzündlichen Kapillarschädigung einsetzen, als *Hepatitiden* bezeichnet werden sollen. Als Typus der akuten Entzündung der Leber
beschreibt er das toxische Ödem, das er seither „seröse Entzündung" nennt. Auf
dem Boden einer akuten serösen Entzündung kann sich eine chronische aus-
bilden, die dann zur Cirrhose führt. In diesem Sinne definiert er auch die Cirrhosen:
„Im Mittelpunkte der cirrhotischen Erkrankung steht die chronische Entzündung
der Leber, und als ihr nachheriges Kennzeichen ist die Narbenbildung anzusehen."
Je nachdem, ob dabei die Leber mehr im Sinne einer Hepatose oder einer Hepatitis
Schaden gelitten hat, kommt es bei der Hepatose nur zu einer knotigen Hyperplasie, während der Folgezustand einer Hepatitis die Cirrhose ist.

Wichtig erscheint uns, was Rössle über die verschiedenen Nekrosen sagt:
„Es kommt auf die Art der Nekrose an; liegt eine reine Epithelläsion unter Erhaltung der Kapillarwand und Wiederherstellbarkeit des Kreislaufes vor, so
sehen wir die Nekrose verschwinden, ohne Hinterlassung von Narben." „Es gibt
also Epitheluntergang ohne Vernarbung; aber — und damit kommen wir zu einem
sehr wichtigen Punkt — es gibt auch Vernarbung bzw. Sklerose ohne Epitheluntergang, nämlich Vernarbung nach alleiniger Desorganisation des Leberparenchyms."

Aus diesen Bemerkungen ergibt sich eine weitgehende Übereinstimmung
der Meinungen, die Rössle auf Grund pathologisch-anatomischer Forschung und
ich auf Grund experimenteller Erfahrung gesammelt haben; immerhin bestehen
auch Meinungsunterschiede; ich glaube kaum, daß es reine Hepatosen gibt; wahrscheinlich geht jeder Hepatose eine Hepatitis — also eine Kapillarläsion voraus,
sichtbar an der Verbreiterung der Dissesschen Räume; das Unterscheidende dürfte
bloß der *Grad* der Gefäßbeteiligung sein; dort, wo die Blutkapillaren schweren
Schaden gelitten haben — sichtbar an den Blutseen —, steht die Hepatitis
ganz besonders im Vordergrund, und das ist für die Entwicklung einer Cirrhose
von besonderer Bedeutung; daß eine Hepatose ohne besonderer Kapillarschädigung nicht zu Cirrhose führt, ist auch meine Ansicht.

J. Umbau des Leberparenchyms.

Unter dem Einfluß von Ackermann[2] und Kretz[3] wird beim Bilde der Lebercirrhose großer Wert auf den Umbau des Lebergewebes gelegt; er beruht auf
reparatorischen und regeneratorischen Vorgängen, die sich als Folgen größerer
Gewebsverluste durch Degeneration und Nekrose entwickelt haben; wir müssen
daher prinzipiell zwei Formen von Regeneration annehmen: solche, die zu einer
vollständigen Restitution des Lebergewebes führen, und solche, die zum Umbau
ausarten.

Kretz zeigte an Korrosionspräparaten, daß normalerweise die intralobulären
Verzweigungen der Pfortader und der Venae hepaticae sich in baumartiger Form
aufteilen und daß die kleineren Zweige in fast rechtem Winkel abgegeben werden;
die beiden venösen Systeme können, um einen Ausspruch von Moon[4] zu gebrau-

---

[1] Rössle: Schweiz. med. Wschr. **1929**, 4.
[2] Ackermann: Virchows Arch. **115**, 216 (1889).
[3] Kretz: Wien. klin. Wschr. **1894**, 365; **1900**, 271.
[1] Moon: Klin. Wschr. **1934 II**, 1489.

chen, mit zwei mächtigen Bäumen verglichen werden, deren Zweige sich in regelmäßiger Weise von entgegengesetzten Richtungen durchflechten; sie enden in feinen, wurzelartigen Ästen, welche zahnradmäßig ineinandergreifen. Die Wechselbeziehung dieser beiden venösen Systeme wird klarer, wenn man sich an eine Zeichnung von MOON hält, der die Leberbalken in Längsschnitten und nicht, wie gewöhnlich, in Querschnitten zeichnet.

Das Wesen des Umbaues eines Leberacinus ist durch die Abb. 31 sehr instruktiv zur Darstellung gebracht, besonders wenn man daneben die sehr klare Beschreibung von McCALLUM liest: „Die Leberzellen werden an einzelnen Stellen getötet; es werden entweder ganze Lappen oder Gruppen von Lappen zu gleicher

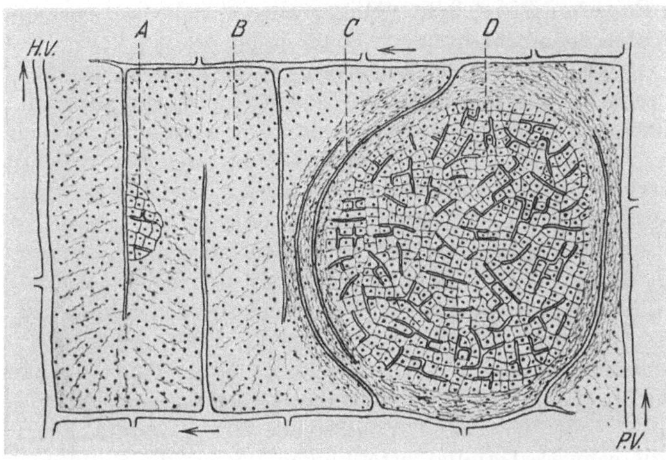

Abb. 31. Schematische Darstellung des ungünstigen Einflusses eines hypertrophischen und umgebauten Pseudoacinus auf die benachbarten Leberläppchen.

Zeit oder nur Teile von Lappen vernichtet. Es bleiben unregelmäßige Massen von teilweise von ihren Gallengängen abgetrennten Lebergeweben zurück — die Masse der Leberzellen, die von diesem Prozeß unberührt blieb, vermehrt sich schnell durch Zellteilung, neue Kapillaren werden in jeder Richtung gebildet, und in dieses Labyrinth wachsen die Zellen ein und pressen dabei das Stroma nach allen Richtungen zur Seite. Eine Zeit lang sind die Leberzellen normal, aber bald tritt eine neuerliche Schädigung ein, und viele der hyperplastischen Knoten werden neuerlich zerstört. Der ganze Prozeß wiederholt sich, und nicht nur einmal, sondern viele Male... es ist klar, daß dieses zu einer außerordentlichen Verzerrung des Leberbaumes führen muß; es gibt nicht mehr Lappen, sondern nur mehr Knoten, welche durch Hyperplasie kleinerer, unberührt gebliebener Zellgruppen gebildet worden sind.“

Parallel mit diesen Veränderungen zeigen sich auch Störungen in der Gefäßverteilung. McINDOE[1] injizierte zirrhotische Lebern und fand dabei eine starke Verminderung des gesamten Gefäßgebietes; normale Zentralvenen und Pfortaderverzweigungen waren kaum zu sehen; sie waren vielmehr zum Teil verdünnt und unregelmäßig verengert; größere Äste wurden in ungewöhnlich scharfen Winkeln abgegeben und zeigten unregelmäßige Abweichungen, als ob sie von atypischen, umgebauten Leberzellknoten zur Seite gedrängt worden wären. Merkwürdigerweise ließen sich die durch den Umbau entstandenen Knoten von

---

[1] McINDOE: Arch. f. Path. 1928 V, 23.

der Pfortader aus überhaupt nicht injizieren, sondern nur von der Arteria hepatica her. Es entwickelt sich somit in vorgeschrittenen Fällen von Lebercirrhose eine schwere Störung im portohepatischen venösen Abfluß, die einerseits bedingen kann, daß das verbliebene Leberparenchym mit Pfortaderblut schlecht versorgt wird, und andererseits, daß es zu einer passiven Anschoppung im ganzen Pfortadergebiet kommt.

Vielleicht ist in diesem Zusammenhange auch die Beobachtung von MANN[1] beachtenswert, der auf innige Beziehungen zwischen Pfortaderblutversorgung und Regeneration des Leberparenchyms hinwies; wird das Pfortaderblut durch eine ECKsche Fistel in die Vena cava abgelenkt, so ist die Regenerationsfähigkeit der Leber stark herabgesetzt. Eine Regeneration nach Leberschädigung bei Hunden mit ECKscher Fistel fehlt völlig, während sich die Leber eines normalen Hundes nach ähnlichen Schädigungen vollkommen erholen kann. Darnach müßte sich in einer zirrhotisch veränderten Leber, wo die Versorgung mit Pfortaderblut ohnehin schlecht ist, die Regeneration noch ungünstiger gestalten.

Wenn man sich daher nach dem Grunde frägt, warum es nach einer schweren Lebernekrose, z. B. Atrophie, in dem einen Fall zu einer fast vollständigen Reparation des verlorenen Gewebes kommt, während in einem anderen der Umbau mit all seinen Folgen in die Erscheinung tritt, so wird man vor allem auf die Kapillarveränderungen zu achten haben; so lange die Kapillaren noch völlig erhalten sind, scheint die normale Regeneration des Lebergewebes gesichert; in dem Maße, aber als das kapillare Gefüge eine weitgehende, selbst histologisch nachweisbare Änderung erfahren hat, fehlt das richtunggebende Grundgerüst und es kommt zum atypischen Wachstum im Sinne eines Umbaues; studiert man von diesem Gesichtspunkte aus die verschiedenen Formen von akuter Leberatrophie, so sehen wir zwei Typen: solche mit völlig intakten Blutkapillaren und solche, die schwere Kapillarzerreißungen zeigen; die Blutseen können auch hier zum führenden Symptom werden. Bei unseren mit Allylformiat erzeugten Lebercirrhosen kam es immer zu einem „Umbau"; die beigefügte Abbildung zeigt uns eine Wachsplattenrekonstruktion einer experimentellen Cirrhose.

K. Die Stellung des reticuloendothelialen Systems.

Wenn wir bestrebt waren, zwischen epithelialen und mesenchymalen Cirrhosen zu unterscheiden, so haben wir uns dabei teils von klinischen, teils von experimentellen Gesichtspunkten leiten lassen. Zunächst möchten wir noch einmal daran erinnern, daß die Leber aus zwei innig miteinander verflochtenen, aber funktionell ganz verschiedenen Zellanteilen aufgebaut ist: aus den Leberepithelien und den KUPFFERschen Sternzellen; die letzteren sind nicht nur Endothelien, wie man sie häufig zeichnet — in dieser Beziehung haftet unseren schematischen Zeichnungen ein prinzipieller Fehler an —, sondern es handelt sich um flottierende Gebilde, die gelegentlich weit ins Lumen der Blutkapillaren hereinreichen und schon deswegen eine besondere, zum mindesten andere Funktion besitzen müssen wie die gewöhnlichen Endothelien.

Die KUPFFER-Zellen besitzen mit anderen Gebilden, die in der Milz, im Knochenmark, in den Lymphdrüsen und vielen anderen Organen zu finden sind, eine gemeinsame Eigenschaft, das ist die Phagocytose und ihre Beziehung zum Hämoglobinstoffwechsel. Das Studium des hämolytischen Ikterus als Krankheitseinheit hat die Stellung der KUPFFERschen Zellen im Rahmen des Hämoglobinstoffwechsels ganz besonders beleuchtet; diese Zellen sind für den Untergang der Erythrocyten, die bei diesem Krankheitsbilde minderwertig angelegt sind, mit-

---

[1] MANN: Arch. of Path. **1926 I**, 681.

verantwortlich zu machen; zusammen mit analogen Zellen in der Milz besorgen sie die Umwandlung des Hämoglobins in Bilirubin.

Im Gegensatz hiezu macht uns die Klinik mit anderen Krankheitsbildern bekannt, bei denen der Untergang der roten Blutzellen viel langsamer als unter normalen Verhältnissen vor sich geht; so zeigt sich z. B. bei vielen Fällen von Polycythämie ein grobes Mißverhältnis zwischen den zahlreichen Blutkörperchen, die den Organismus überschwemmen, und der verhältnismäßig geringen Gallenfarbstoffausscheidung. Berücksichtigt man noch das histologische Verhalten der KUPFFERschen Sternzellen bei der Polycythämie, die kaum eine Eisenspeicherung erkennen lassen, sowie die bekannte Tatsache, daß trotz reichlichem Blutangebot im Verlaufe einer Polycythämie fast niemals ein Ikterus zu sehen ist, so drängt sich die Frage nach einem Antagonismus in der Funktion der KUPFFERschen Sternzellen bei Polycythämie und beim hämolytischen Ikterus auf.

Mit einer Schädigung der KUPFFERschen Zellen haben wir es ganz sicher auch im Verlaufe der Hämochromatose zu tun; mehr oder weniger alle reticuloendothelialen Elemente zeigen sich dabei von Eisen erfüllt, obwohl die tatsächliche Eisenausscheidung durch die Galle und den Harn nicht wesentlich über die Norm erhöht ist.

Schließlich soll noch auf die therapeutische Bedeutung der Splenektomie bei manchen ikterischen Cirrhosen verwiesen werden. Die Hauptdomäne der Milzexstirpation ist der hämolytische Ikterus, aber in nicht wenigen Fällen schwindet auch die Gelbsucht bei der Lebercirrhose, so daß man auf nahe Beziehungen dieser beiden Zustände aufmerksam wird.

Solche Erfahrungen waren für mich der Anlaß, das Krankheitsbild der hepatolienalen Erkrankungen aufzustellen; viele Symptome, die wir im Verlaufe der unterschiedlichen Leberkrankheiten sehen, sind sicher auf Störungen der Leberepithelien zu beziehen, aber so manches gehört auf das Konto der KUPFFERschen Sternzellen und der mit ihnen verwandten reticuloendothelialen Elemente; Zustände, die daher mit Störungen im reticuloendothelialen System einhergehen, wurden von mir bei den hepatolienalen Erkrankungen ganz besonders berücksichtigt.

Soweit wir gegenwärtig über die Funktion der KUPFFERschen Sternzellen orientiert sind, obliegt ihnen vor allem der Hämoglobinstoffwechsel und die damit einhergehende Gallenfarbstoffbildung; Leberkrankheiten, die entweder mit Polycythämie oder hämolytischen Anämien einhergehen, gehören zu den hepatolienalen Erkrankungen; ein zweites Symptom, das im Rahmen einer hepatolienalen Störung berücksichtigt werden muß, ist die Gelbsucht; nun ist leider das Symptom Ikterus ein sehr schwer zu beurteilendes, denn Bilirubinämie kann rein mechanisch bedingt sein oder mit einem erhöhten Blutuntergang in Zusammenhang stehen; nur die Art interessiert uns im Rahmen der hepatolienalen Erkrankungen, die mit einer Vermehrung des indirekten Bilirubins im Blute einhergehen, wobei sich als weitere Komplikation herausstellt, daß auch für diese Form nicht allein die KUPFFERschen Sternzellen verantwortlich sind, sondern gelegentlich auch die Leberzellen; die reticuloendothelialen Elemente liefern nur das indirekte Bilirubin, während der eigentliche Ausscheidungsmechanismus von den epithelialen Elementen der Leber kontrolliert wird.

Die KUPFFERschen Sternzellen leben in inniger Symbiose mit der Milz und dem Knochenmark; fast sieht es so aus, als müßten wir mit Zuständen rechnen, die bald mit erhöhter, bald mit verminderter Tätigkeit dieser Elemente einhergehen; da die Milz ein wichtiges Glied im Gefüge des reticuloendothelialen Systems ist, so kann die Splenektomie die Funktion des gesamten reticuloendothelialen Systems wesentlich beeinflussen; jedenfalls besitzen wir in der Herausnahme der

Milz die Möglichkeit, die Gesamtfunktion des großen, den Hämoglobinstoffwechsel beeinflussenden Systems herabzusetzen; damit erscheint auch die Indikationsstellung der Splenektomie bei den unterschiedlichen Leberkrankheiten charakterisiert; nur dort, wo sich Anhaltspunkte für eine erhöhte Tätigkeit des reticuloendothelialen Systems ergeben, soll man die Milzentfernung in Erwägung ziehen.

Da im Verlaufe der verschiedenen Parenchymerkrankungen der Leber nicht nur Gelbsucht, sondern auch andere Störungen im Hämoglobinstoffwechsel zu sehen sind, halte ich eine Beteiligung des gesamten reticuloendothelialen Systems auch bei den Leberzellerkrankungen für sehr wahrscheinlich. Je nachdem — allerdings zunächst nur funktionell beurteilt —, ob im Verlaufe einer Lebererkrankung bald mehr Störungen zu sehen sind, die im Sinne einer *Leberepithelschädigung* zu deuten sind, Erscheinungen in den Vordergrund treten, die uns mehr an eine Beteiligung der KUPFFER-Zellen gemahnen, spreche ich im Rahmen des Krankheitsbildes der Cirrhose teils von einer *epithelialen*, teils von einer *mesenchymalen* Cirrhose. Jedenfalls erscheint es geboten, sich bei allen Leberschädigungen zu fragen, ob mehr der epitheliale oder mehr der reticuloendotheliale Apparat in Mitleidenschaft gezogen ist. So ist es auch zu verstehen, wenn HENSCHEN[1] die Leber einen Doppelapparat nennt, der „bipolar" funktionierende Par-

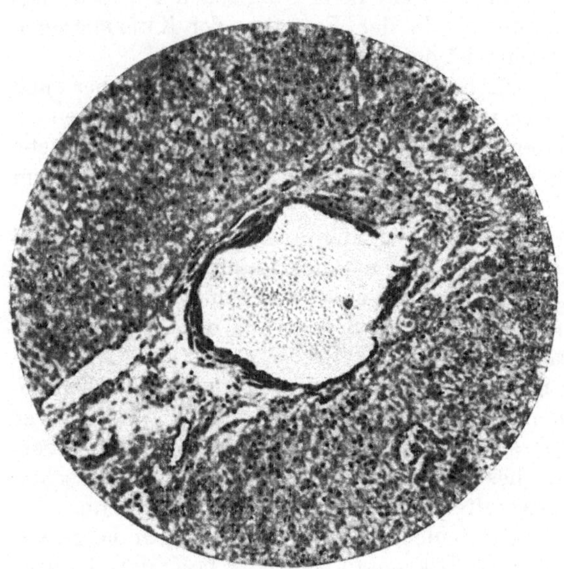

Abb. 32. Offener Ast der Vena hepatica.

enchymzellen besitzt. Bei der Beurteilung von Lebergiften wird man auch entscheiden müssen, ob sie *panhepatisch* oder *gewebselektiv*, d. h. epitheliotrop oder endotheliotrop wirken.

L. Der Sperrmechanismus in den Lebervenen.

PICK und MAUTNER[2] haben auf Grund pharmakologischer Experimente die Existenz eines Sperrmechanismus in den Lebervenen wahrscheinlich gemacht; sie fanden im Durchströmungsversuch an der herausgenommenen Hundeleber sowohl bei der Erzeugung eines anaphylaktischen oder Peptonschocks als auch bei Histaminzusatz eine plötzlich einsetzende starke Verlangsamung des Durchflusses; gelegentlich kam es sogar zu einem völligen Versiegen des Stromes, wobei sich die Leber gewaltig vergrößerte. Da bei der umgekehrten Durchströmung der Leber von der Vena hepatica her zwar auch eine Drosselung des Stromes erfolgte, das Organ aber nicht größer wird, forderten sie einen Sperrmechanismus am Ende der Strombahn, also in den Lebervenen; diesem Sperrmechanismus, der nicht nur am isolierten Organ nachweisbar ist, sondern in gleicher Weise auch am lebenden Tier in Erscheinung tritt, messen PICK und

---

[1] HENSCHEN: Arch. klin. Chir. **167**, 825 (1931).
[2] PICK u. MAUTNER: Biochem. Z. **127**, 200 (1922).

MAUTNER und viele andere einen bedeutenden Einfluß auf den physiologischen Blutstrom durch die Leber bei; auf eine Regelung des Wasserstoffwechsels ist in diesem Zusammenhang schon hingewiesen worden.

Die ersten anatomischen Untersuchungen erfolgten durch AREY und SIMONDS;[1] histologisch wurde das Problem von POPPER studiert. Fixiert man Leberstückchen von Tieren auf der Höhe eines Pepton- oder Histaminschocks, so zeigen sich die Lebervenen mit einer engeren Lichtung; dabei erscheint die Vene selbst viel dickwandiger und ihre engere Lichtung im Querschnitt nicht rund, sondern sie ist durch das Vorspringen von Pfeilern aus glatten Muskelbündeln vielstrahlig geworden (Abb. 32 und 33). Bei Versuchen mit Histamin war mitunter das Lumen der Lebervenen durch die vorspringenden Wülste fast völlig verlegt; es fehlten sogar die sonst sichtbaren sägezähneartigen Wülste der Lebervenenwände, da sie sich anscheinend durch die maximale Kontraktion vereinigt haben; ebenso sind die Lymphgefäße besonders weit. POPPER sieht in diesen Bildern das morphologische Substrat der von MAUTNER und PICK angenommenen Lebervenensperre. Anders gestalten sich die Verhältnisse bei der Katze; in den Lebervenen fehlen die längsverlaufenden Muskeln vollkommen, und an ihrer Stelle finden sich dicke Bündel von kollagenem Bindegewebe, eingehüllt in elastische Fasern; glatte Muskeln finden sich äußerst spärlich und nur in dickwandigen Gefäßen; die beim Hund so deutlichen Lymphgefäße um die Hepaticusäste werden vollkommen vermißt; es fehlt somit das Bild, das der Lebervenensperre des Hundes entspricht.

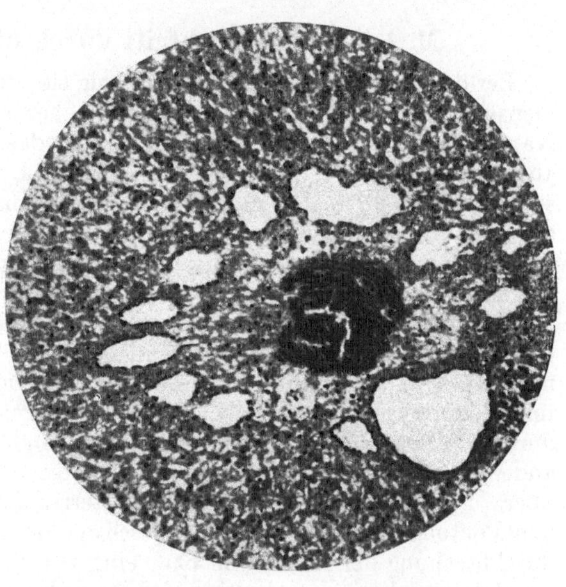

Abb. 33. Kontrahierter Ast der Vena hepatica, umgeben von weiten Lymphräumen (Hund während des Histaminschocks).

Der Bau der Lebergefäße beim Menschen ist dem der Katze sehr ähnlich; insofern könnte daraus geschlossen werden, daß der Drosselmechanismus im menschlichen Organismus kaum eine große Rolle spielt. Im Gegensatz zu PFUHL,[2] der diesen Standpunkt tatsächlich vertritt, hat POPPER auch beim Menschen an der Einmündung kleinerer Venen doch ein wechselndes Verhalten feststellen können; meist treten die kleinen Venen anscheinend nur als Endothelrohre durch die Wand der dickeren durch, und zwar derart, daß innerhalb der Wand der größeren Vene die Lichtung der kleineren die Form eines Trichters besitzt, dessen größere Öffnung dem Lumen des großen ableitenden Stammes zugekehrt ist. An anderen Stellen wiederum ist die Mündung der kleineren Vene eng, während das dem Lebergewebe zugewendete Endstück der Vene eine besondere Weite zeigt. Es kommen somit im Bereiche der Einmündung der kleineren Vene in die Vena centralis ähnliche sinusartige Erweiterungen zustande, wie sie MARESCH[3] bei den Nebennierenvenen beschrieben hat.

[1] AREY u. SIMONDS: Anat. Rec. 18, 219 (1920).   [2] PFUHL: Z. Anat. 66, 361 (1922).
[3] MARESCH: Wien. klin. Wschr. 1921, Nr. 5.

Bei der Durchsicht eines größeren menschlichen Materials konnte sich POPPER von dem Vorkommen solcher Drosselungen öfters überzeugen; sicherlich sind sie nicht mit jenen beim Hunde zu vergleichen, aber immerhin scheinen sie kräftig genug, um eine Verminderung des Blutabflusses aus der Leber herbeizuführen.

Wieweit diese Vorrichtungen unter pathologischen Bedingungen in Wirksamkeit treten, darüber läßt sich vorläufig noch kein Urteil abgeben; immerhin wäre es möglich, daß sie bei Kollapszuständen eine ähnliche Rolle spielen, wie sie beim Histamin- bzw. Peptonkollaps des Hundes sicher angenommen werden muß.

M. Bakteriendurchtritt durch die Leberkapillaren.

Bei der serösen Entzündung, wie wir sie teils im Tierexperiment, teils beim Menschen beobachten, besteht in der Leber eine erhöhte Durchlässigkeit der Kapillaren für die großen Eiweißmoleküle; das läßt sich sowohl histologisch als auch biologisch, z. B. durch Untersuchung an Lymphfisteltieren, nachweisen. Bei schweren Schädigungen, z. B. durch Allylformiat, wird die trennende Membran zwischen Blutkapillare und Gewebsspalte bzw. Lymphsystem so durchgängig, daß jetzt in der Ductus-thoracicus-Lymphe sogar Erythrocyten erscheinen. Es lag nahe, in dieser Richtung das Verhalten von Bakterien und Toxinen zu prüfen. In einer Reihe von Untersuchungen, die von KUNZ und POPPER[1] durchgeführt wurden, konnte zunächst an normalen Tieren gezeigt werden, daß nach intravenöser Darreichung verschiedener Bakterien die Ductus-thoracicus-Lymphe immer steril bleibt. Wird aber durch Allylformiat oder in einzelnen Fällen auch durch Histamin eine schwere seröse Entzündung — also eine Permeabilitätsänderung der Leberkapillaren — erzeugt, so treten jetzt auch Mikroorganismen über. Bei Verabfolgung größerer Bakterienmengen kann — vermutlich durch den Peptongehalt der Bakterienaufschwemmung — selbst eine Art Schrankendurchbrechung der Kapillaren bzw. eine seröse Entzündung erzeugt werden, was an dem gleichzeitigen Anstieg der Lymphmenge und des Eiweißgehaltes der Lymphe, zugleich mit einem Blutdrucksturz zu erkennen ist. Unter diesen Umständen darf man sich nicht wundern, wenn sich jetzt auch Mikroorganismen durch die Kapillarwand einen Weg bahnen und es zu einem Übertritt in die Lymphe kommt. Wird aber die betreffende intravenöse Bakterieninjektion nicht mit Lymphorrhoe und einer Steigerung des Eiweißgehaltes der Lymphe beantwortet, so bleibt sie steril. Jedenfalls zeigen uns diese Versuche, daß in der Blutbahn kreisende Mikroorganismen sich im Stadium einer serösen Entzündung Wege ins Gewebe bahnen können. Zu ähnlichen Ergebnissen führen Versuche hinsichtlich des Übertrittes intravenös verabfolgter Bakterien in die Galle. Verabfolgt man Kaninchen, denen eine Gallenfistel angelegt wurde (Drainage des Ductus hepaticus, nicht der Gallenblase!), intravenös Mikroorganismen, so bleibt die Galle steril. Wird aber das Tier im Sinne einer serösen Entzündung geschädigt, so kommt es sofort zu einem Übertritt der intravenös verabfolgten Mikroorganismen gegen die Galle. Diese Ergebnisse gelten nur für nicht betäubte Tiere; jede stärkere Narkose, besonders die Anwendung von Äther, Chloroform oder der bekannten Barbitursäurepräparate, macht schon an und für sich die Kapillaren durchlässig.

Für die menschliche Pathologie ergeben sich aus den geschilderten Befunden wichtige Hinweise. Kombinationen von seröser Entzündung mit Anwesenheit von Mikroorganismen im kreisenden Blute sind prognostisch ganz anders zu be-

---

[1] KUNZ u. POPPER: Z. klin. Med. **128**, 568 (1935).

urteilen als eine Bakteriämie im sonst gesunden Körper. Vielleicht gilt dies besonders für das Pfortadergebiet, wo vom Darm her Keime übertreten können; kommen diese während des Bestehens einer serösen Entzündung in die Leber, so können sie leicht teils in die Lymphe, teils in die Gallenwege übertreten und zu neuen krankhaften Veränderungen Anlaß geben.

N. Bakterizide und seröse Entzündung.

Die Immunität scheint weitgehend mit der Tätigkeit der reticuloendothelialen Elemente in Zusammenhang zu stehen; wissen wir doch aus Blockadeversuchen, daß den KUPFFERschen Sternzellen eine überragende Bedeutung für die Aufnahme und Speicherung (bzw. Auflösung) injizierter Substanzen, also auch von Bakterien, zukommt. Da im Schock nach Pepton- oder Histamininjektion die Endothelien der Kapillaren Schaden leiden, schien es geboten, die Aktivität der KUPFFER-Zellen gegenüber Mikroorganismen zu prüfen.

Zur Untersuchung der natürlichen Schutzstoffe des Blutes im Peptonschock verfolgte LEUCHTENBERGER[1] bei Hunden: 1. Den Keimgehalt bzw. die Sterilität des Blutes mittels Blutkulturen, um zu erfahren, ob nicht durch den Schock aus einem okkulten Bakteriendepot Keime mobilisiert und so in die Blutbahn geschwemmt werden. 2. Die bakterizide Kraft des Blutes in vitro (Blut vor und nach Eintritt des Schocks wurde mit bekannten Bakterienmengen beimpft und nach gewissen Zeitabständen Blutplatten gegossen; nach 24stündiger Bebrütung wurde die Anzahl der gewachsenen Kolonien ermittelt). 3. Den Opsoningehalt des Serums an Hand von Phagocytoseversuchen. 4. Den Komplementgehalt des Serums. In wiederholten Versuchen ließ sich ein Unterschied zwischen normalem und Schockblut hinsichtlich der Bakterizidie, des Opsonin- und Komplementgehaltes feststellen. Anscheinend ist somit der Peptonschock imstande, einen Teil der natürlichen Schutzkräfte des Blutes während eines gewissen Zeitraumes zu vermindern bzw. völlig zum Schwinden zu bringen.

Noch viel klarer treten die Beziehungen zwischen natürlicher Immunität und Peptonschock in ihrem Zusammenhang mit den reticuloendothelialen Elementen zutage, wenn man folgende Versuchsanordnung wählt: Man injiziert intravenös normalen Hunden und solchen, die eben einen Peptonschock überstanden haben, eine gleiche Menge von nicht pathogenen hämolysierenden Streptokokken (1 ccm einer 24stündigen Bouillonkultur oder, noch besser, einer Kochsalzagaraufschwemmung). Prüfte man an beiden Hunden die Verweildauer der Bakterien im Blute, so fand sich bei den Schocktieren durchwegs eine längere (doppelte und dreifache) Verweildauer als bei den unversehrten Tieren. Während z. B. die Blutkulturen beim Kontrolltier sehr oft schon nach 2—3 Stunden steril waren, zeigten Kulturen von Schocktieren nach 6—8 Stunden noch reichlich Keime im Blute. Wurden die Bakterien erst längere Zeit nach dem Schock, etwa nach 24 Stunden, injiziert, so waren die Unterschiede zwischen Schock- und Normaltieren oft ganz aufgehoben.

Nach diesen Ergebnissen hat es den Anschein, als ob der Peptonschock beim Hund auf die Abfangorgane der Bakterien im Sinne einer Lähmung wirkt, d. h. es scheint das reticuloendotheliale System — denn diesem fällt ja die Hauptaufgabe bei der Aufnahme von injizierten Substanzen zu — für eine gewisse Zeit zum mindesten in dieser Teilfunktion beeinträchtigt zu sein.

In anderen Versuchen wurde auch das Haftvermögen der Zellen gegenüber injizierten Mikroorganismen geprüft; verabfolgt man Streptokokken und wartet man, bis Keime im Blute nicht mehr nachzuweisen sind, so lassen sich jetzt durch

---

[1] LEUCHTENBERGER: Klin. Wschr. **1931**, 2163; Z. klin. Med. **124**, 181 (1933).

eine Peptoninjektion die Mikroorganismen wieder in das Blut zurücklocken. Diese sekundäre Bakteriämie zeigt sich meistens 10—20 Minuten nach der Injektion; sie klingt wieder rasch ab, so daß die Mikroorganismen nach einer Stunde nicht mehr nachweisbar sind.

Schließlich wurden auch Versuche an der isolierten Leber vorgenommen. Nach Angaben von JANCSÓ[1] absorbieren die KUPFFER-Zellen einer exstirpierten und dann mit physiologischer Kochsalzlösung vom Blute befreiten Leber bei Durchströmung mit einer verdünnten Eisenlösung Partikel, die sich färberisch leicht nachweisen lassen. Die Fähigkeit, das Eisen abzufangen, läßt sich durch verschiedene Pharmaka beeinflussen. Wir haben ähnliche Versuche an Tieren vorgenommen, die vor der Durchströmung einen Schock überstanden haben. Da sich hier deutliche Unterschiede gegenüber der Norm zeigten, ist wohl an einer Beeinflussung der KUPFFERschen Sternzellen durch den Schock kaum zu zweifeln.

Das Wesentliche, das sich aus diesen und ganz analogen Versuchen von HEWLETT[2] ableiten lassen wird, ist die Tatsache, daß Noxen, die zu einer serösen Entzündung führen, den phagozytären Apparat der Leber beeinflussen können. Sicherlich erscheint es gewagt, auf Grund von Tierversuchen weitgehende Schlüsse auf die menschliche Pathologie zu ziehen; immerhin scheinen uns diese Versuche geeignet, unsere Aufmerksamkeit, die sich in erster Linie auf die Klinik der Leber richtet, der Dualität der Leberfunktion — hier Epithelien, dort Endothelien — zuzuwenden.

0. Regeneration unter pathologischen Bedingungen.

Nachdem ich zuerst auf Beziehungen zwischen Regeneration der Leber und Schilddrüsentätigkeit hingewiesen habe, hat sich MANN[3] veranlaßt gesehen, eine Reihe seiner Mitarbeiter für die Frage der Leberregeneration unter pathologischen Bedingungen zu interessieren. Als Schädigung zog er nicht nur die Exstirpation der Leber heran, sondern auch die Chloroformvergiftung. Zuerst machte er auf die Tatsache aufmerksam, daß eine Leber, der ein großer Anteil ihres Parenchyms exstirpiert wurde und die sich, wie dies schon von PONFICK[4] gesehen wurde, wieder erholt hatte, eine Chloroformvergiftung viel besser verträgt als die Leber eines normalen Tieres. Eine zweite Merkwürdigkeit, die er im Laufe seiner Untersuchungen beobachten konnte, ist die Beziehung zwischen Pfortaderdurchblutung und Regeneration. Tiere mit ECKscher Fistel überstehen die Exstirpation eines größeren Leberlappens nicht, sie gehen zugrunde, bevor es noch zu einer Regeneration gekommen ist. Weiters wurde eine Serie von Experimenten an Tieren vorgenommen, denen zuerst der Gallengang unterbunden und dann ein Großteil der Leber nach PONFICK entfernt wurde; auch hier gelang es nicht, eine Regeneration der Leber anzuregen. Die Kraft, sich zu regenerieren, fehlt auch der cirrhotischen Leber, soweit sich dies an Hand einer experimentellen Lebercirrhose nach chronischer Tetrachlorkohlenstoffvergiftung beweisen läßt. Von großem Interesse für die Klinik sind auch Versuche, die sich mit der Frage beschäftigen, welchen Einfluß die Splenektomie auf die Regenerationskraft der Leber ausübt. Auf Grund einer großen Versuchsserie läßt sich ein günstiger Erfolg ganz sicher erkennen. Die Regenerationskraft der Leber bei einem splenektomierten Tier scheint größer zu sein als bei einem unversehrten. Schließlich beschäftigte sich MANN auch mit dem Einflusse der Schilddrüsenfütterung; was ich vor vielen Jahren festlegen

---

[1] JANCSÓ: Z. exper. Med. **56**, 135 (1927); **46**, 256 (1929).
[2] HEWLETT: Arch. f. exper. Path. **1903, 49.**
[3] MANN: Arch. of Path. **V**, 14—16.
[4] PONFICK: Virchows Arch. **119**, 193 (1890).

konnte, findet in seinen Versuchen eine Bestätigung: Verfütterung von getrockneter Schilddrüse übt einen außerordentlich günstigen Einfluß auf die Regenerationskraft der Leber aus. Jedenfalls fordern diese Versuche dazu auf, so manche Frage, die sich bei der Analyse dieses oder jenen Falles von Lebererkrankung aufdrängt, auch unter diesen Gesichtspunkten zu verfolgen.

VI. Leberfunktionsprüfungen und ihr diagnostischer Wert.

Man kann das große Gebiet der Leberfunktionsprüfungen am besten überblicken, wenn man es gesondert nach den einzelnen Partialfunktionen betrachtet.

A. Funktionsprüfungen des Zuckerstoffwechsels.

Der Gedanke, die kranke Leber an Hand des Zuckerstoffwechsels zu prüfen, geht von zwei Tatsachen aus: 1. die Umwandlung von Kohlehydraten der Nahrung in Glykogen ist eine der Hauptfunktionen der Leber, und 2. der geringste Grad einer Leberschädigung — diesen Standpunkt vertreten die pathologischen Anatomen — äußert sich in einer fehlenden Glykogenreaktion der Leberzellen.

1. Dextrose.

Reicht man einem an einem schweren Leberleiden Erkrankten größere Mengen von Kohlehydraten, sei es in Form von Amylaceen oder Traubenzucker, so kommt es zu keiner Glykosurie; vermutlich springen als Glykogenbildner für die geschädigte Leber andere Organe vikariierend ein, denn eigentlich sollte eine kranke Leber nicht mehr imstande sein, allen ihr zugeführten Zucker zu verarbeiten. Kommt es dennoch zu einer geringen Glykosurie, so hat man wohl mit einer komplizierenden Pankreaserkrankung bzw. einem Diabetes zu rechnen.

Gibt man 50 g Dextrose, 1500 ccm Wasser und 20 Insulineinheiten, so kommt es beim gesunden Menschen zu einer geringen Oxydationssteigerung (anscheinend wird die Hauptmenge in Glykogen verwandelt, während bei Icterus catarrhalis die Sauerstoffwerte beträchtlich in die Höhe gehen.

Mit Einführung der *Blutzuckerbestimmung* in die Klinik war es naheliegend, bei Leberkranken auch den Einfluß einer gesteigerten Zuckerzufuhr auf den Blutzuckerspiegel zu prüfen; schon bei gesunden Menschen zeigt sich nach Glykosebelastung eine Hyperglykämie, bei Leberkranken erreicht sie wesentlich höhere Grade. BAUDOUIN[1] hat sich für diese Methode ganz besonders eingesetzt und zur Charakterisierung der Hyperglykämie den „hyperglykämischen Quotienten", d. h. das Verhältnis des Blutzuckers nach Zuckergabe — (100 g) — zum Nüchternwert, empfohlen; als Grenzwert gilt 1,4—1,6; bei Leberkrankheiten kann er über 2,5 ansteigen. Sicherlich spielen auch unabhängig von einer bestehenden Leberaffektion, individuelle Unterschiede eine nicht geringe Rolle. Auffallend hohe Werte finden sich auch bei Morbus Basedowii, also jener Krankheit, bei der man auf Grund neuerer Forschungen eine Leberschädigung annehmen muß; vielleicht haben daher jene recht, die einen negativen Ausfall dieser Blutzuckerprobe gegen die Annahme einer Leberschädigung verwerten wollen.

2. Lävulose

Die Lävulose ist zuerst von H. STRAUSS[2] zur Prüfung der Leberfunktion herangezogen worden; nach Darreichung von 100 g Lävulose per os kommt es nach STRAUSS bei Leberkranken in 90% der Fälle zu Lävulosurie, bei Gesunden nur in 10%. Den Mechanismus dieser Störung hat man sich so vorgestellt, daß

---

[1] BAUDOUIN: Thèse de Paris. 1908.
[2] H. STRAUSS: Dtsch. med. Wschr. **1901**, Nr. 44/45.

die Leber hier eine doppelte Aufgabe zu leisten habe — zuerst eine Umwandlung der Lävulose in Dextrose und dann die Bildung von Glykogen; der gesunden Leber bereitet diese Aufgabe keine Schwierigkeiten, dagegen ist die kranke Leber dieser doppelten Arbeit nicht gewachsen, weswegen es zur Lävulosurie kommt. Gegen diese Annahme, daß die Lävulosurie der Leberkranken auf einer besonders erschwerten Verarbeitung der Lävulose beruhe, werden Einwände erhoben; die Unfähigkeit der kranken Leber, Glykogen zu fixieren, bestehe gegenüber Lävulose in gleicher Weise wie gegenüber Dextrose; der Unterschied sei aber auf einen besonders niedrigen Schwellenwert der Niere gegenüber Lävulose zurückzuführen (Issak[1] und Heteny[2]). Bei zwei Krankheiten findet sich Lävulosurie häufig: bei der Cirrhose und beim Icterus catarrhalis; nächstdem folgen alle anderen Erkrankungen des Leberparenchyms sowie ihre möglichen Ausgangsformen, z. B. die akute Leberatrophie.

Bei Fällen mit mechanischem Stauungsikterus kann diese Probe gelegentlich positiv sein; aber auch bei lebergesunden Menschen in 10—15% der Fälle; ähnlich wie Lebergesunde verhalten sich der hämolytische Ikterus, die unkomplizierte Cholelithiasis und die Gelbsucht bei perniziöser Anämie.

Zunächst hat man von einer positiven Lävuloseprobe dann gesprochen, wenn die qualitative Probe im Harn positiv ausfiel; erst später interessierte man sich auch für die quantitative Ausscheidung. Werte über 0,7 g nach 100 g Lävulose per os galten als pathologisch; heute sollte eine Lävuloseprobe nur noch an Hand einer quantitativen Bestimmung durchgeführt werden.

Um die quantitative Bestimmung zu vermeiden, hat Hohlweg[3] einen besonderen Weg eingeschlagen, indem er abgestufte Dosen von Lävulose verabreicht; je nach der vermuteten Schwere der Erkrankung gibt man 100, 75, 50 oder gar nur 25 g Lävulose. Eine starke Herabsetzung der Lävulosetoleranz mit positivem Ausfall bereits nach 25—50 g zeigen vor allem der Icterus catarrhalis und die anderen hepatischen Ikterusformen; aber auch der Ikterus nach Steinverschluß kann nach 20 g eine positive Reaktion geben, während merkwürdigerweise bei Tumorverschluß die Lävulosetoleranz weit weniger herabgesetzt ist; wie wenig man sich auf die Lävuloseprobe verlassen kann, beweist eine andere Angabe von Hohlweg: hatte jemand einen, sei es auch nur unvollständigen, Steinverschluß, so kann die Lävuloseprobe selbst vier Wochen nach Abklingen des Ikterus noch stark positiv ausfallen.

Zur Erkennung eventueller Frühformen von Leberkrankheiten hoffte man die Probe verwerten zu können; so kann z. B. die Lävuloseprobe bei Schwangeren in den letzten Monaten positiv sein; ebenso findet man sehr häufig positive Resultate bei Infektionskrankheiten. Schmidt[4] bemühte sich, im Tierexperiment zu zeigen, daß der positive Ausfall weniger vom Fieber als von der Infektion abhängig ist. Als Nachteil der Lävuloseprobe wird die schlechte Bekömmlichkeit (Erbrechen) und verzögerte Resorbierbarkeit betont, weswegen ihr von mancher Seite, z. B. von Bloomfield,[5] jede Beweiskraft abgesprochen wird.

Eine weitere Einschränkung erfuhr die Bedeutung der Lävulose durch Untersuchungen von Franke,[6] der relativ oft einen positiven Ausfall auch bei Nierenkrankheiten feststellen konnte; unter 14 Fällen von chronischer Nephritis war die Probe neunmal positiv (Franke).

---

[1] Issak: Berl. klin. Wschr. 1913, Nr. 25.
[2] Heteny: Dtsch. med. Wschr. 1922, Nr. 23.
[3] Hohlweg: Münch. med. Wschr. 1913, Nr. 41.
[4] Schmidt: Dtsch. Arch. klin. Med. 100, 369 (1910).
[5] Bloomfield: Kongreßzbl. inn. Med. 1919, 241.
[6] Franke: Klin. Wschr. 1926, Nr. 1.

Die Lävuloseprobe wird in folgender Weise angestellt: Man reicht 100 g Lävulose gelöst in 300 ccm Tee morgens nüchtern; um Erbrechen tunlichst zu vermeiden, empfiehlt es sich, zum Tee entweder einige Tropfen einer Mischung von Extractum Strychni und Extractum Condurango oder noch besser 5—8 Tropfen einer 10%igen Cocainlösung zuzusetzen; der Urin vor der Lävulosezufuhr sowie die darauffolgenden Portionen der nächsten 12 Stunden werden gesammelt und untersucht. Zur Orientierung, ob überhaupt Zucker ausgeschieden wird, genügt zunächst die NYLANDERsche Probe; nachher stellt man die SELIWANOFFsche Reaktion an; zum Harn wird die gleiche Menge 25%iger Salzsäure und einige Kristalle Resorcin zugesetzt; beim Kochen bildet sich, falls Lävulose vorhanden ist, ein brauner Niederschlag; derselbe löst sich in Alkohol unter Rotfärbung; die Intensität der Farbe geht ungefähr dem Gehalte an Lävulose parallel; ikterischer Harn soll vor der Untersuchung mit Tierkohle geschüttelt werden, aber nur kurze Zeit, weil sonst Lävulose absorbiert wird.

Zur quantitativen Untersuchung bedient man sich der Polarisation; die abgelesene Zahl des auf Dextrose eingestellten Polarimeters ist mit 0,57 zu multiplizieren.

Man war auch bemüht, das Verhalten der Blutzuckerkurve bei Leberkranken nach Verabreichung von Lävulose in den Dienst der Diagnostik zu stellen; bei Lebergesunden kommt es nach Lävulose nur zu einem ganz geringen Anstieg, während bei Leberkranken eine deutliche Erhöhung des Blutzuckers beobachtet wird; auch hier ist es wieder der Icterus catarrhalis, der die stärksten Ausschläge zeigt; eine scharfe Differenzierung gegenüber dem mechanischen Ikterus läßt sich leider nicht immer durchführen. Auch der Salvarsanikterus gibt nur selten eindeutige Resultate. Beachtenswert sind Angaben von WILLIAMS,[1] der während der Malariatherapie der Paralyse mittels der Lävulose einen leichten Grad von Leberinsuffizienz feststellte; ähnliche Erscheinungen können auch bei anderen Krankheiten vorkommen (SCHARPFF[2]). Alle diese Unstimmigkeiten sind der Grund, warum in der modernen Klinik die Lävuloseprobe nur mehr wenig Beachtung findet.

Die intravenöse Lävuloseprobe wird in folgender Weise angestellt:

50 g Lävulose wurden nüchtern gegeben, der Blutzuckergehalt vorher, nach einer Stunde und nach zwei Stunden nach FOLIN-WU bestimmt (Urin nicht regelmäßig untersucht). Leberinsuffizienz wurde angenommen, wenn die Steigerung des Blutzuckers nach einer Stunde 30 mg% oder mehr betrug, oder nach zwei Stunden 15 mg% oder mehr. Diabetes ist durch Glykosebelastungsprobe auszuschließen. Neben 100 Lebergesunden wurden 330 Kranke untersucht, bei denen Leberschädigungen in Frage kamen. Die Lävuloseprobe erwies sich als brauchbar zur Aufdeckung von generalisierten Leberschädigungen auch leichter Art, so z. B. bei chronischem Alkoholismus. Von den untersuchten Migränefällen zeigte nur ein Fall einen pathologischen Ausfall. Arthritiker und Asthmatiker ergaben negative Resultate.

3. Galaktose.

Im Gegensatz dazu spielt die *Galaktose* als diagnostisches Hilfsmittel bei Leberkrankheiten trotz des hohen Preises eine sehr große Rolle; sie bewährt sich vielfach dort am besten, wo wir sie am meisten benötigen — nämlich zur Trennung des mechanischen vom parenchymatösen Ikterus. Die im Jahre 1906 von BAUER[3] aufgestellte Behauptung, daß perorale Gabe von 40 g Galaktose nur bei Leberkranken zu einer beträchtlichen Galaktosurie führt, besteht auch heute noch völlig zu Recht; beim normalen Menschen kommt es nach Darreichung von Galaktose nur zu einer geringen Ausscheidung, so daß es zunächst notwendig war, den Grenzwert festzustellen, der die physiologische Galaktosurie von der pathologischen trennt. Nach 20 g Galaktose reagiert der normale Mensch kaum mit einer Zuckerausscheidung, der Leberkranke fast immer. Bei 40 g scheidet der gesunde Mensch bis zu 3 g aus, was darüber hinausgeht, muß als

---

[1] WILLIAMS: Lancet **1927**, 1071.
[2] SCHARPFF: Z. exper. Med. **43**, 206 (1924).
[3] BAUER: Wien. med. Wschr. **1906**, Nr. 1 u. 52.

pathologisch bezeichnet werden. Aus Ersparungsrücksichten verzichtet man meistens auf die Probe mit 20 g und gibt sofort 40 g. Besonders starke Galaktosurie zeigen die parenchymatösen Ikterusformen, namentlich der sogenannte Icterus catarrhalis; meist geht die Stärke der Galaktosurie mit der Intensität des Leberleidens parallel; die Galaktosurie überdauert oft die Gelbsucht, was vielfach dann als Beweis eines noch weiter fortbestehenden Leberschadens angesehen wird. Der mechanische Stauungsikterus reagiert fast immer negativ. Findet man bei einem Ikterus mit sicherem Gallenhindernis doch eine stärkere Galaktosurie, so darf dies als Hinweis auf einen komplizierenden parenchymatösen Leberschaden angesehen werden. Umgekehrt spricht eine negative Galaktoseprobe vielfach gegen die Annahme eines parenchymatösen Ikterus.

Nicht so verläßlich ist die Galaktoseprobe zur Beurteilung der unterschiedlichen Lebercirrhosen. Gerade dieses Moment war es, das mich veranlaßt hat, auf die Möglichkeit einer Trennung der unterschiedlichen Cirrhosen in kompensierte und inkompensierte Formen zu achten. Beachtenswert ist die Angabe von BÜCHLER,[1] die ich zum Teil auf Grund eigener Beobachtungen bestätigen kann. BÜCHLER fand bei chronischem Alkoholismus, selbst wenn klinisch keine Anhaltspunkte einer Leberschädigung bestanden, in 80% der Fälle eine positive Galaktoseprobe; bei Stauungsleber, Tumor, teils primär, teils sekundär, Cholelithiasis sowie hämolytischem Ikterus fällt die Galaktoseprobe in der Regel negativ aus.

Jedenfalls hat man den Eindruck, daß die Galaktoseprobe diagnostisch mehr leistet als die Lävulosurie; immerhin muß man sich aber vor Augen halten, daß eine positive Galaktoseprobe zwar eine Leberschädigung anzeigt, aber ein negativer Ausfall nicht *unbedingt* gegen eine Leberinsuffizienz verwertet werden darf. Kohlehydratreiche Kost wirkt sich auf die Galaktosurie günstiger aus, während Fettkost das Gegenteil bewirkt; nach Darreichung von viel Fett zeigen sogar normale Menschen gelegentlich eine positive Galaktosurie.

WAGNER[2] hat den Versuch unternommen, die Galaktoseprobe zu verfeinern, indem er den betreffenden Patienten zunächst Kognak zu trinken gab und dann nachsah, ob hierdurch die Galaktosetoleranz eine Änderung erfährt. FALTITSCHEK[3] hat vorher Histamin verabreicht und so eine wesentliche Verschlechterung der Toleranz bei Leberschädigung gesehen.

Technik: Der Patient erhält nüchtern morgens, nachdem er Urin gelassen hat, 40 g Galaktose (Merck oder Kahlbaum) in 400 ccm Tee gelöst; der Urin der nächsten zwölf Stunden wird gesammelt; als Maß, ob es überhaupt zu einer Zuckerausscheidung kommt, dient auch hier die NYLANDERsche Probe; die quantitative Bestimmung wird polarimetrisch vorgenommen, indem jeder Teilstrich des Polarimeters mit 0,62 multipliziert wird.

FIESSINGER und THIEBAUT[4] plädieren jetzt für eine neue Modifikation der Galaktoseprobe, indem sie der Konzentration des ausgeschiedenen Zuckers eine gewisse diagnostische Bedeutung beimessen. Die Versuchsanordnung ist folgende: Der Patient darf am Tage der Untersuchung höchstens 1500 ccm Wasser zu sich nehmen; er bekommt dann um acht Uhr früh auf nüchternem Magen 40 g Galaktose in 200 ccm Flüssigkeit gelöst; der Harn wird in vier Portionen aufgefangen, und zwar um zehn Uhr vormittags, zwölf Uhr mittags, sechs Uhr abends und acht Uhr früh des anderen Tages. Man mißt die einzelnen Harnmengen neben dem ausgeschiedenen Zucker, woraus man die Konzentration leicht berechnen kann.

Nach einer Statistik, die wir einmal erheben konnten, zeigten 49 Fälle von 50 Fällen von Icterus catarrhalis eine positive Reaktion; bei toxischem Ikterus

---

[1] BÜCHLER: Arch. f. Psychiatr. **81**, 288 (1927).
[2] WAGNER: Z. klin. Med. **80**, 174 (1914).
[3] FALTITSCHEK: Z. klin. Med. **128**, 480 (1935).
[4] FIESSINGER u. THIEBAUT: Bull. Soc. méd. Hop. Paris, 16. Nov. 1931.

von 15 Fällen 14; bei mechanischem Ikterus (Stein oder Tumor) von 20 Fällen kein einziger.

Auf Grund eines großen Untersuchungsmaterials sind nun FIESSINGER und THIEBAUT zu der Erkenntnis gekommen, daß der normale Mensch und ebenso viele Leberkranke — mit Ausnahme einer Krankheitsform — die Konzentration von 10 : 1000 nie überschreiten. Diese einzige Ausnahme bilden die akute Leberatrophie und jene schweren Leberprozesse, die sich als Parenchymschäden einer chronischen Leberkrankheit aufsetzen; auch der sogenannte Icterus catarrhalis kann sich gelegentlich so verhalten. Als bemerkenswert heben die Autoren hervor, daß bei diesen Prozessen die Zuckerausscheidung meist nur in der ersten Portion erfolgt, während bei Lebercirrhosen und schon länger währenden Parenchymschäden die Ausscheidungskurve sehr flach verläuft, daß sich also gelegentlich auch in der Nachtportion noch etwas Zucker findet.

Die Galaktose wurde auch zur Prüfung der alimentären Hyperglykämie herangezogen; es ergaben sich kaum wesentliche Unterschiede gegenüber der Dextrose. Eine Zeitlang hat man gehofft, bessere Ergebnisse zu erzielen, wenn man den betreffenden Zucker nicht per os verabfolgt, sondern intravenös reicht. So hat z. B. THANNHAUSER[1] 500 ccm einer 7% Galaktoselösung injiziert. Sicherlich gibt es bei schweren Leberleiden Unterschiede, aber man erfährt dabei diagnostisch nicht mehr als z. B. nach peroraler Darreichung von Galaktose oder Lävulose; wenn man Galaktose intravenös gibt, muß man es sehr langsam verabfolgen; z. B. innerhalb 8—10 Minuten. Man hat auch den Einfluß von Galaktose auf den Sauerstoffverbrauch und den respiratorischen Quotienten studiert; bei normalen Menschen kommt es zu einer Steigerung; bei Leberschädigungen ist der respiratorische Quotient nach drei Stunden noch nicht zur Norm zurückgekehrt, was teils an eine Spätverbrennung, teils an eine gestörte Glykogenbildung denken läßt.

4. Phlorizin.

Da das *Phlorizin* zu einer starken Zuckerausscheidung führt, hat man auch dieses Mittel zur Leberfunktionsprüfung heranziehen wollen. Leberkranke scheinen eine besondere Überempfindlichkeit gegenüber Phlorizin zu besitzen, was vielleicht dafür sprechen könnte, daß hier der Zucker weniger fest gebunden ist. Zu praktischen Ergebnissen haben diese Versuche kaum geführt.

5. Milchsäure.

Im Rahmen der Leberfunktionsprüfungen, soweit es sich um den Zuckerstoffwechsel handelt, muß auch das Verhalten der *Milchsäure* erwähnt werden. Bei leberlosen Tieren steigt die Milchsäure im Blute beträchtlich an; es lag nahe, diese experimentelle Erfahrung auf die Klinik zu übertragen. Zunächst bereitete es Schwierigkeiten, die Milchsäure in kleinen Mengen im Blute nachzuweisen; diese Schwierigkeit ist jetzt überwunden, so daß diese Prüfung häufiger angewendet werden sollte. An der Tatsache, daß der Milchsäurespiegel im Blute bei akuter Leberatrophie hoch ist, ist nicht zu zweifeln; der normale Wert von ungefähr 7—13 mg% kann auf weit über 30 steigen. Gegenüber dem mechanischen Stauungsikterus wäre diese Methode aussichtsreich, soweit es sich nicht um die Anwesenheit von Krebsmetastasen in der Leber handelt, da bekanntlich der Milchsäurestoffwechsel beim Carcinom besondere Verhältnisse zeigt; aber ganz abgesehen davon, findet sich der Milchsäuregehalt im Blute bei so vielen Krankheiten erhöht — z. B. bei dekompensierten Herzfehlern, bei der perniziösen Anämie —, daß diese Probe diagnostisch wohl kaum verwertbar ist. Im Verein

---

[1] THANNHAUSER: Münch. med. Wschr. **1913**, Nr. 39.

mit anderen Funktionsprüfungen kann uns die Bestimmung der Milchsäure im Blute wertvolle Hinweise geben; auch Versuche durch Belastung der Leber mit intravenös injizierter Milchsäure führten kaum zu verwertbaren Resultaten.

6. Dioxyaceton.

Lebergesunde zeigen bei Belastung mit 40 g Dioxyaceton nur eine geringe Steigerung im Blute; Leberkranke zeigen bei Belastung, besonders wenn es sich um Leberparenchymschäden handelt, in 75% der Fälle (5—15 Minuten nach der Darreichung) eine beträchtliche Erhöhung; die Probe ist vielleicht feiner als die Galaktosurie, aber leider nicht immer durchführbar, da Dioxyaceton nicht immer erhältlich ist (WACHSTEIN).[1]

7. Zitronensäure.

Neu ist schließlich eine Beobachtung von SJÖSTRÖM, der bei Leberkranken im Blute hohe Zitronensäurewerte nachweisen konnte; nach seiner Ansicht ist dies so eindeutig, daß man bei sicherem Gallengangsverschluß eine gleichzeitige Leberparenchymerkrankung feststellen kann.

8. Harndiastase.

Die Harndiastase ist bei Ikterus bedingt durch Cholelithiasis in zirka 50% der Fälle erhöht; seltener bei Tumorverschluß (25%) und am seltensten (11%) bei Parenchymikterus; jedoch muß man primäre Pankreaserkrankungen und pathologische Zustände der Parotis ausschalten können.

B. Funktionsprüfungen des Eiweißstoffwechsels.

Jeder Kliniker, der sich zunächst im physiologisch-chemischen Laboratorium experimentell mit der Bedeutung der Leber für den Eiweißstoffwechsel beschäftigt hatte, kommt mit großen Plänen an die Klinik, um seine dort gewonnenen Erfahrungen in der Diagnose am Krankenbette zu verwerten. Wie armselig ist dagegen die Ausbeute, da man immer wieder zu der Überzeugung kommt, daß eine anatomisch schwer geschädigte Leber durchaus nicht immer mit wesentlichen Änderungen im Stoffwechselgetriebe einhergehen muß.

1. Harnstoff.

Ursprünglich galt die Harnstoffbildung als ein besonderes Vorrecht der Leber; dann gab es eine Zeit, wo man glaubte, daß auch anderen Organen diese Aufgabe obliegt. Gegenwärtig scheint vieles dafür zu sprechen — wir verweisen auf die bekannten Untersuchungen MANNS — daß die Leber doch am Harnstoffwechsel führend beteiligt ist. Man hat sich immer vorgestellt, es müßte bei einem so schweren Krankheitsbilde, wie es die akute Leberatrophie ist, der Harnstoffwert im Blute und ebenso im Harn wesentlich abnehmen; dies ist durchaus nicht immer der Fall. Zunächst zweifelte man an der Zuverlässigkeit der Methodik, seitdem wir aber im Xanthydrol ein verläßliches Fällungsmittel des Harnstoffes kennengelernt haben, ist dieser Zweifel hinfällig. Bei der Deutung der Tatsache, warum sich bei der akuten Leberatrophie nicht immer Unterschiede erkennen lassen, muß man sich vor Augen halten, daß im Tierexperiment die Harnstoffbildung nur dann völlig versagt, wenn die ganze Leber exstirpiert wird; bleiben Teile der Leber zurück — 20% der ursprünglichen Lebermasse beim Hund genügen (BOLLMANN, MANN und

---

[1] WACHSTEIN: Wien. med. Wschr. **1936**, 519; Z. klin. Med. **128**, 530 (1935).

MAGATH[1]) —, so kann die Harnstoffbildung in vollem Maße aufrechterhalten bleiben. Da selbst bei den schwersten Lebererkrankungen noch immer genug Leberzellen vorhanden sind, die scheinbar ein normales Gefüge zeigen, so darf man sich nicht wundern, wenn uns das Verhalten des Harnstoffes bei der Beurteilung der Leberfunktion vielfach im Stiche läßt; schwere Störungen der Harnstoffbildung sieht man daher meist nur in den letzten Stunden, unmittelbar vor dem Tode.

Als tastender Versuch, die Harnstoffbildung doch als Maß der Leberfunktion zu verwerten, müssen Untersuchungen von HETENY[2] erwähnt werden: er gab Leberkranken 4—8 g Ammoniumcitrat; während der gesunde Mensch innerhalb der nächsten 24 Stunden mit einer entsprechenden Harnstoffbildung reagiert, ist dies bei Leberkranken nicht der Fall; erst nach 2—3 Tagen kommt der fehlende Anteil zum Vorschein, und nicht nur in Form von Harnstoff.

2. Ammoniak.

Da das Ammoniak als die Vorstufe des Harnstoffes gilt, meinte man hohe Ammoniakwerte auf eine gestörte Harnstoffbildung beziehen zu können. Zum Teil mag diese Annahme zu Recht bestehen, aber hohe Ammoniakwerte werden häufig auch bei azidotischen Zuständen beobachtet, so daß es kaum gerechtfertigt erscheint, daraus bindende Schlüsse zu ziehen. Immerhin können wir an der Tatsache festhalten, daß bei schweren Leberstörungen im Harn und auch im Blute erhöhte Ammoniakwerte gefunden werden. Vielleicht erweist sich die Probe von BURCHI[3] als geeignet, um einmal an Hand von Ammoniakbestimmungen im Blute einiges über die Stellung der Leber zur Harnstoffbildung zu erfahren. Die Probe wird in folgender Weise durchgeführt: Man verabreicht 10 g eines Ammoniumsalzes, normalerweise steigt der Blutammoniak nur wenig, bei Leberkrankheiten ganz bedeutend an.

3. Harnsäure.

Über das Verhalten der *Harnsäure* als Maß der Leberfunktion finde ich nur eine Angabe: BONDI[4] fand bei Icterus catarrhalis während der Krankheitsakme eine Erhöhung des endogenen Harnsäurewertes; klingt die Krankheit ab, so kehren diese Werte wieder zur Norm zurück. MANN und MAGATH sehen bei ihren Hundeversuchen in der Harnsäureretention einen der feinsten Hinweise auf eine Leberschädigung.

4. Aminosäuren.

Den *Aminosäuren* hat bereits FRERICHS[5] bei Leberschädigung besondere Aufmerksamkeit zugewendet; er hat als erster auf das Vorkommen von Leucin und Tyrosin im Harn bei akuter Leberatrophie hingewiesen. Auch hier hat es zunächst an geeigneten Methoden gefehlt; denn der Nachweis des Tyrosins und Leucins erfolgte zunächst bloß mikroskopisch. Da für den Phenolring die MILLONsche Probe charakteristisch sein kann, war es eine Zeitlang Mode, bei allen Leberkrankheiten diese Probe anzustellen. Voraussetzung ist allerdings, daß der Harn kein Eiweiß und womöglich auch keine Peptone enthält. Die Durchführung dieser Methode geschieht in folgender Weise:

Das MILLONsche Reagens stellt man sich am besten selbst her; man löst einen Teil Quecksilber in zwei Teilen Salpetersäure vom spezifischen Gewicht 1,42 unter

[1] BOLLMANN, MANN u. MAGATH: Amer. J. Physiol. **69**, 371 (1924).
[2] HETENY: Dtsch. Arch. klin. Med. **138**, 193 (1922).
[3] BURCHI: Kongreßzbl. inn. Med. **47**, 80 (1927).
[4] BONDI: Wien. med. Wschr. **1910**, Nr. 44.
[5] FRERICHS: Klinik der Leberkrankheiten, I. Bd., S. 204. 1858.

allmählichem Erhitzen; nachdem sich das Quecksilber aufgelöst hat, setzt man zwei Teile Wasser zu; die eigentliche Harnprobe geschieht in der Weise, daß man zu zwei Teilen eiweißfreien Harns einen Teil des MILLONschen Reagens zusetzt und aufkocht; bei positiver Reaktion deutliche Rotfärbung.

Ist die Probe stark positiv, so kann sie als Kriterium einer Leberschädigung Verwertung finden, den umgekehrten Schluß möchte ich nicht ziehen. Zur schnellen Orientierung kann die Methode Verwendung finden, doch ist Vorsicht am Platze; außer Tyrosin sind noch andere Oxyphenyle im Harn von Leberkranken zu finden, die mit MILLONschem Reagens Rotfärbung geben.

Quantitative Bestimmungen der Aminosäuren sind nicht leicht; zuerst arbeitete man mit Phosphorwolframsäure; später mit Naphthalinsulfochlorid (NEUBERG). Leider ist das Arbeiten auch mit diesem Reagens nicht leicht und mit vielen Tücken behaftet, so daß sich diese Methode in die Klinik nicht einbürgerte.

Greifbarere Formen nahm die Funktionsprüfung der Leber an Hand der unterschiedlichen Aminosäuren an, seitdem SÖRENSEN die Methode der Formoltitration angegeben hat. FALK und SAXL[1] waren die ersten, die sich dieser Methode am Krankenbette bedienten. Bei normalen Menschen schwankt der Aminosäurewert im Harn zwischen 1,5—3% des Gesamt-N, während er bei Leberkranken viel höher liegen kann. Mit einer modifizierten Methode haben sie Ähnliches auch vom Polypeptid-N zeigen können. ICH[2] habe mich für diese Methode anläßlich meiner Studien über den Icterus catarrhalis sehr eingesetzt und auf diese Weise imstande gewesen, zwischen leichteren und schweren Formen zu unterscheiden. In der Folge sind solche Untersuchungen etwas stiefmütterlich behandelt worden, was sie im Hinblick auf ihre Bedeutung nicht verdienen.

In gleicher Weise ist in letzter Zeit von französischen Klinikern dem Verhältnis der ausgeschiedenen Aminosäuren zum Gesamt-N (funktioneller Leberquotient) besondere Aufmerksamkeit geschenkt worden. Auch sie brachten den Polypeptiden Interesse entgegen und waren bestrebt, ähnlich wie es von AMBARD für die Niere geschehen ist, auch für die Leber irgendwelche Formeln aufzustellen, die die Schwere der einzelnen Leberveränderung charakterisieren sollen. Den Quotienten zwischen Harnstoff-N und dem Gesamt-N nennen die Franzosen die ALBERT ROBINsche Formel. MAILARD hat eine ganz besonders komplizierte Formel aufgestellt:

$$\frac{NH_3 - N + NH_2 - N}{NH_3 - N + NH_2 - N + N}\ Urea.$$

FERRIEN CLOGNE berücksichtigt in der nach ihm genannten Formel den durch Formol titrierbaren N im Verhältnis zum Harnstoff-N, den er mit Bromlauge bestimmt:

$$\frac{Formol\text{-}N}{Brom\text{-}N}.$$

FIESSINGER[3] modifizierte diese Formel, indem er auch den p_H-Wert des Blutes dabei berücksichtigt:

$$\frac{Formol\text{-}N}{Brom\text{-}N} \times \frac{p_H - 4,2}{1,6}.$$

FIESSINGER glaubt an Hand solcher Formeln zwischen leichter, mittelschwerer und schwerster Leberinsuffizienz unterscheiden zu können.

Da die Insuffizienz eines Organs sich am besten durch Belastung erkennen läßt, so waren schon die ersten Autoren, die sich für das Aminosäureproblem

---

[1] FALK u. SAXL: Z. klin. Med. **73**, 325 (1911).
[2] EPPINGER: Handbuch von KRAUS-BRUGSCH, Bd. VI/2, S. 97. 1920.
[3] FIESSINGER: Internat. Clin., Bd. I, 44 (1934).

bei Leberkranken interessierten, bestrebt, die Verhältnisse nach Zufuhr von Aminosäuregemischen zu studieren (GLÄSSNER). Lebergesunde zeigen keine Änderungen, sie sind imstande, alle zugeführten Aminogruppen in Harnstoff umzuwandeln; anders die Leberkranken, die gelegentlich eine Steigerung bis auf 8% erkennen lassen. FALK und SAXL, ebenso ICH konnten diese Angaben bestätigen, so daß dieser Befund als gesicherte Tatsache hinzunehmen ist. Größere Unterschiede ergaben sich, wenn die ersten Portionen nach der Darreichung von Aminosäuren untersucht wurden. Merkwürdigerweise gestalten sich die erhaltenen Zahlen viel gleichmäßiger, wenn man der Probe einen Wasserstoß von 1 l am Vorabend und ¹/₂ l am Morgen des Versuchstages vorangehen läßt. An Stelle von Glykokoll und Alanin, das man ursprünglich verabfolgte, gab man später Erepton — ein Verdauungsgemisch — und in letzter Zeit Gelatine. MANCKE[1] bestimmt zunächst an drei aufeinanderfolgenden Tagen das normale Verhalten der Aminosäuren, die er nach der Methode von FOLIN ermittelt, dann gibt er um

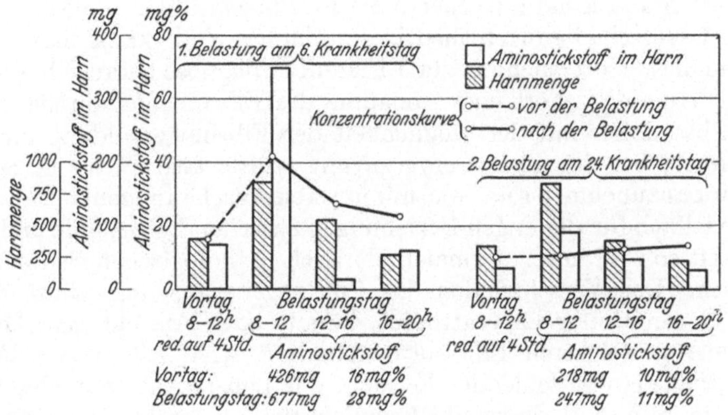

Abb. 34. Versuchsanordnung nach MANCKE.

8 Uhr morgens auf nüchternen Magen 50 g Gelatine; am Tage des eigentlichen Versuches wird der Harn in vier Portionen: 8—12, 12—16, 16—20 und 20—8 Uhr (Abb. 34) aufgefangen; in jedem Anteil muß die Aminosäuremenge und das prozentuale Verhalten registriert werden. Die Ergebnisse früherer Untersuchungen konnte MANCKE an Hand seines Gelatine-Frühstückes neuerdings bestätigen; der Leberkranke ist im Gegensatz zum normalen Menschen nicht imstande, die verabreichten Aminosäuren entsprechend abzubauen. Die beigefügte Abbildung ist der Mitteilung von MANCKE entnommen und zeigt das Verhalten bei einem schweren Icterus catarrhalis auf der Höhe der Erkrankung und in der Rekonvaleszenz.

Einen noch besseren Einblick in die Störungen des Eiweißstoffwechsels gewinnt man, wenn man womöglich gleichzeitig, wie dies MANCKE tat, auch die Retention im Blute verfolgt; selbstverständlich sind alle diese Untersuchungen überprüft worden, wobei man zu verschiedenen Resultaten kam; die einen stimmten zu, die anderen lehnten die Ergebnisse ihrer Vorgänger ab. Zur Erklärung dieser Differenzen möchte ich noch einmal daran erinnern, daß es kaum angeht, einen Menschen, dessen Leber palpatorisch die typischen Veränderungen einer Cirrhose darbietet, unbedingt schon als lebergeschädigt im Sinne einer Insuffizienz auszusprechen; eine Trennung in kompensierte und inkompensierte Lebercirrhosen ist mit den gewöhnlichen klinischen Methoden nicht immer leicht durchzuführen.

---

[1] MANCKE: Arch. Verdgskrkh. 54, 258 (1933).

Funktionsprüfungen müssen, wenn sie diagnostischen Wert haben sollen, mit relativ einfachen Methoden durchführbar sein. Dies kann leider von den unterschiedlichen Methoden, die zur Prüfung des Eiweißstoffwechsels herangezogenwerden, nicht behauptet werden; sie erfordern eine große Apparatur; ihre Resultate stehen nicht im Verhältnis zur diagnostischen Bedeutung, so daß sie nur gelegentlich zur Anwendung kommen.

5. Blutfibrin.

Im Rahmen der Prüfung des Eiweißstoffwechsels sind auch die Beziehungen zwischen *Blutfibrinogengehalt* und Lebererkrankungen zu besprechen. Da bei schweren Leberstörungen, z. B. bei der Phosphorvergiftung oder der akuten Leberatrophie, die Gerinnungsfähigkeit des Blutes aufgehoben oder stark vermindert sein kann, so war man vielfach bemüht, durch Bestimmungen des Fibrinogens und der Gerinnungszeit ein Urteil über die Leberfunktion zu gewinnen. Einheitliche Resultate konnten bis jetzt nicht erzielt werden, was zum Teil in der Verschiedenheit der Methodik begründet ist. Da im allgemeinen bei mechanischem Stauungsikterus eher hohe Fibrinogenzahlen, dagegen bei parenchymatösen Leberschädigungen niedrige zu finden sind, kann man in zweifelhaften Fällen diese Untersuchung zur Differentialdiagnose heranziehen. Bei leberexstirpierten Hunden gehört eine Abnahme des Fibrinogens durchaus nicht zur Regel; man hat daher mit der Möglichkeit der Fibrinogenbildung im Knochenmark gerechnet; bei der Phosphorvergiftung würde also auch ein Schaden im Knochenmark anzunehmen sein, was mit unseren Anschauungen in Einklang steht, da wir uns vielfach für die engen Beziehungen zwischen Leber, Milz und Knochenmarkstätigkeit sowohl unter normalen als auch pathologischen Bedingungen eingesetzt haben. Das Verschwinden des Fibrinogens aus dem Blute des Leberkranken, z. B. bei akuter Leberatrophie, könnte nach Ansicht mancher Autoren auch auf einer gesteigerten Fibrinolyse beruhen, d. h. Abbau des Fibrinogens durch ein normalerweise fehlendes Ferment der Leber (Autolyse oder Katepsin). In Übereinstimmung mit dieser ablehnenden Meinung steht eine Mitteilung von KLIMESCH und WELTMANN,[1] die auf Grund exakter gravimetrischer Un ersuchungen der Bestimmung des Blutfibrinogens überhaupt keine Bedeutung als Funktionsprüfung der Leber beimessen wollen; so weit wollen wir nicht gehen, aber immerhin daran festhalten, daß zwischen Fibringehalt im Blute und der Schwere der Leberparenchymstörung kein Parallelismus besteht; wichtig erscheint uns die Verfolgung der Fibrinkurve für die Beurteilung des konkreten Falles; Verschlechterung geht mit Abnahme, Besserung mit Vermehrung des Fibringehaltes einher; niedriger Fibringehalt bei Ikterus spricht für Parenchymerkrankung, hohe Werte für mechanischem Ikterus.

6. Blutsenkungsgeschwindigkeit.

In einer ähnlichen schwierigen Situation befindet man sich, wenn man das Problem der *Blutsenkungsgeschwindigkeit* zur Diagnostik der unterschiedlichen Leberkrankheiten heranziehen will. An gewissen Tatsachen kann man allerdings nicht vorübergehen. Bei schweren, das Leberparenchym destruierenden Prozessen besteht fast immer eine starke Verzögerung der Blutsenkung; sie kann gelegentlich sogar bis auf Null sinken. Umgekehrt gibt es, soweit man dies klinisch beurteilen kann, ganz analoge Prozesse, wo wieder das Gegenteil zu sehen ist. Ganz allgemein kann man sagen, daß eine sehr beschleunigte Senkung öfter bei Infekten und Tumoren zu sehen ist, während die Verlangsamung eher für Parenchymerkrankung spricht.

---

[1] KLIMESCH u. WELTMANN: Med. Klin. **1927**, Nr. 30.

7. Widalsche Probe.

Vielversprechend schien zunächst die von WIDAL[1] eingeführte Probe zur Funktionsprüfung der Leber, zumal sie leicht durchführbar ist und dementsprechend an einem großen klinischen Material ausprobiert werden konnte. Die Idee zu dieser Probe war ebenso genial wie einfach: WIDAL gab an, daß Zufuhr von 200 ccm Milch bei Leberkranken innerhalb 20—90 Minuten Leukocytensturz um ein bis drei Viertel des Ausgangswertes, Sinken des Blutdruckes, Abnahme des refraktometrischen Serumwertes und Zunahme der Blutgerinnungsfähigkeit bedingt. Da ähnliches nach Milchzufuhr beim normalen Menschen nicht beobachtet wird, sei diese Probe als spezifisch für Leberkranke anzusehen und daher diagnostisch verwertbar. Den ganzen Erscheinungskomplex bezeichnet WIDAL als hämoklastische Krise; biologisch erklärt sich WIDAL den Vorgang folgendermaßen: Bei der Verdauung von Eiweiß werden im Darm Peptone und Albumosen gebildet, die zur Resorption gelangen; es obliegt nunmehr der Leber die Aufgabe, diese toxischen Produkte unschädlich zu machen; die Leber macht dies mit der „proteopektischen" Funktion; diese Funktion kann bei der kranken Leber verlorengegangen sein, was zur Folge hat, daß Peptone und andere Abkömmlinge der Eiweißverdauung in den großen Kreislauf gelangen und hier nach Art einer Peptonvergiftung den geschilderten Symptomenkomplex ähnlich einem anaphylaktischen Schock auslösen. Es gelingt beim Hunde dieselben Erscheinungen auszulösen, wenn man geringe Peptonmengen intravenös injizierte; das gleiche sah WIDAL, wenn er Portalblut, das auf der Höhe der Verdauung gewonnen wurde, nüchternen Hunden intravenös verabfolgte. WIDAL hoffte, auf diese Weise auch Leberkrankheiten erkennen zu können, die sich sonst klinisch in keiner Weise manifestieren; er sprach von einem „latenten Hepatismus". Eine starke Reaktion sah er bei den verschiedensten Infektionskrankheiten, nach Chloroformnarkose, nach Salvarsanbehandlung, nach Alkoholabusus und während der Gravidität: der hämolytische Ikterus verhielt sich wie der gesunde Mensch.

Im Laufe der zahlreichen Nachuntersuchungen ergaben sich Einwände, die vielfach geeignet waren, die Bedeutung und die theoretische Grundlage der WIDALschen Probe völlig zu erschüttern. Zunächst wurde festgestellt, daß es auch nach Kohlehydratzufuhr gelingt, eine hämoklastische Krise auszulösen; gegen diesen Einwand meinte sich WIDAL in der Weise schützen zu können, daß er bei der Resorption von Kohlehydraten ebenfalls einen Übertritt peptonartiger Fermente ins Pfortaderblut annahm. In der nämlichen Weise glaubte er die Tatsache erklären zu können, daß es auch nach Darreichung von Fett, ja sogar von Bitterwasser, zu Leukocytensturz kommt.

Wichtig waren die Einwände von SCHIFF und STRANSKY,[2] die bei allen Säuglingen nach Milchzufuhr stets einen Leukocytensturz beobachteten, während umgekehrt Aminosäuren Leukocytose erzeugen; noch weiter ging GLASER, als er bei Kindern bis ins Pubertätsalter nach alimentärer Milchzufuhr konstant Leukopenie nachweisen konnte.

Bei der Suche nach anderen Krankheiten, welche die Erscheinungen der hämoklastischen Krise zeigen, stieß GLASER[3] auf Patienten mit Zeichen von Vagotonie. Auch sie zeigten eine ausgesprochene Leukopenie, die sich durch Atropin nicht nur beseitigen, sondern sogar in das Gegenteil verwandeln läßt; dies war für GLASER[4] der Anlaß, der hämoklastischen Krise eine andere Deutung

---

[1] WIDAL, ABRAMI u. JANCOVESCO: Presse méd. **1920**, 893.
[2] SCHIFF u. STRANSKY: Jb. Kinderheilk. **95**, 286 (1921); Dtsch. med. Wschr. **1921**, Nr. 42.
[3] GLASER: Med. Klin. **1922**, Nr. 11, 15.
[4] GLASER: Med. Klin. **1922**, Nr. 7.

zu geben. Die Leukopenie sei der Ausdruck einer Vagusreizung, während die Leukocytose auf eine Sympathicusreizung zu beziehen sei; das verbindende Glied könnten vielleicht die Gallensäuren sein, da Milch plus Gallensäure auch beim Gesunden Leukopenie hervorruft. Eine auch schon WIDAL bekannte Tatsache ließe sich vielleicht so erklären — die Herabsetzung der Oberflächenspannung, die während der hämoklastischen Krise auch zu beobachten ist. Schließlich möchte ich noch auf eine Fehlerquelle aufmerksam machen; man kann bei vielen gesunden Menschen innerhalb kürzester Zeit eine beträchtliche Leukopenie auslösen, wenn man sie aus der liegenden in die aufrechte Stellung bringt, wobei allerdings Voraussetzung ist, daß sich das betreffende Individuum vollkommen ruhig verhält.

Obwohl die hämoklastische Krise trotz der vielen Einwände auch heute noch großes theoretisches Interesse beansprucht, so kann man ihr in diagnostischer Beziehung keine große Bedeutung beimessen, zumal genügend Beobachtungen vorliegen, wo es bei sonst sichergestellten Leberaffektionen zu keiner hämoklastischen Reaktion kommt.

C. Funktionsprüfungen des Fett- und Lipoidstoffwechsels.

Daß die Leber mit ihrem Sekret — der Galle — auf den Fettstoffwechsel, soweit es sich um die Resorption vom Darm her handelt, großen Einfluß nimmt, ist eine alte Tatsache; daß aber die Leber normalerweise auch den intermediären Fettstoffwechsel maßgebend beeinflußt, ist erst in letzter Zeit etwas genauer studiert worden.

1. Acetonkörper.

Für diese Frage hat sich besonders FISCHLER[1] interessiert; in der Leber dürften die hohen Fettsäuren, die mit der Nahrung aufgenommen werden, abgebaut, und umgekehrt unter gewissen Voraussetzungen aus niederen wieder hohe Fettsäuren aufgebaut werden. Dieses Geschehen macht sich histologisch in keiner Weise bemerkbar; kommt es aber zu Glykogenmangel (z. B. im Hunger, bei Diabetes oder bei Leberzellschädigung), so entwickelt sich eine Fettleber, die nunmehr auch histologisch nach Art einer sogenannten „Fettinfiltration“ erkennbar wird; vermutlich wird jetzt das Fett in Ermangelung an Glykogen zur Quelle energetischer Vorgänge, wobei es wahrscheinlich zur Bildung größerer Mengen ungesättigter Fettsäuren kommt. Diese Fettsäuren stellen vermutlich die erste Stufe des Fettabbaues dar, in dessen weiterem Verlauf Oxybuttersäure, Acetessigsäure als intermediäre Produkte gebildet werden und sich unter gewissen Voraussetzungen in Aceton verwandeln können. Solche Voraussetzungen mögen der Grund gewesen sein, warum man sich seit langer Zeit bei den unterschiedlichen Lebererkrankungen für das Auftreten von Oxybuttersäure, Acetessigsäure oder Aceton interessierte; doch war die Enttäuschung groß, als sich selbst bei einer so schweren Leberaffektion wie die akute Leberatrophie im Harn höchstens nur solche Mengen der genannten Stoffe zeigten, wie sie auch sonst bei Kohlehydratmangel vorkommen. Da man diese Möglichkeit trotzdem nicht außer acht lassen wollte, beschäftigte man sich mit der Frage, ob man nicht durch Bestimmung der Ketonkörper im Blut der Lösung dieses Problems näherkommen könne; hier setzten die Arbeiten von SCHERK[2] und SEELIG[3] ein. Bei einzelnen Leberkrankheiten konnten sie nun tatsächlich eine Erhöhung des Ketonkörperspiegels im

---

[1] FISCHLER: Physiologie und Pathologie der Leber, 2. Aufl. 1925.
[2] SCHERK: Z. klin. Med. **112**, 317 (1930).
[3] SEELIG: Z. klin. Med. **120**, 176 (1929).

Blute feststellen, doch ergab sich kein Parallelismus zur Schwere der Krankheit, bzw. zur Intensität der Leberschädigung; Belastungsproben mit Oxybuttersäure wurden von Scherk in Aussicht gestellt, doch bis jetzt noch nicht veröffentlicht.

Noch am ehesten sieht man Störungen im Sinne einer Acetonausscheidung, wenn man Adrenalin gibt; Leberkranke zeigen darnach eine stärkere Acetonämie als Gesunde.

2. Lipämie.

Es ist schon lange bekannt, daß es bei manchen Ikteruskranken zu einer sichtbaren Lipämie kommt; an Hand eines Testes, der im wesentlichen auf einer Überschichtung des Serums mit Glyzerin beruht, glaubte man einen Weg zu einer neuen Funktionsprüfung der Leber gefunden zu haben; es dürfte sich dabei um Vorgänge handeln, die zum Teil mit der Darmresorption in Beziehung stehen, so zwar, daß in Fällen, wo es zu keiner Absonderung von Gallensäuren kommt, die Lipämie ausbleibt, die sich sonst beim Gesunden 4 Stunden nach Zufuhr von 5 g Cholesterin in 100 ccm Öl gelöst einstellt (Bürger und Habs[1]). Der ganze Vorgang läßt sich auch im Ultramikroskop durch Prüfung der sogenannten Hämokonien verfolgen; diese Probe könnte im besten Falle nur eine Prüfung auf Anwesenheit von Galle im Duodenum sein, dürfte sich aber kaum zur Beurteilung der Leberparenchymfunktion eignen.

3. Cholesterinämie.

Die Beobachtung der latenten cholämischen Lipämie war der Anlaß dazu, im Blutserum bei Leberkranken Untersuchungen über den Cholesteringehalt anzustellen; es erwies sich dabei als notwendig, nicht nur den Veränderungen des Gesamtcholesterins, sondern auch den Beziehungen des freien zum veresterten Cholesterin Beachtung zu schenken. Die Schwierigkeit dieser Untersuchungen liegt in dem Mangel leicht ausführbarer Methoden der Cholesterinbestimmung. Die ursprünglich von den Franzosen empfohlenen kolorimetrischen Analysen ergeben widersprechende Resultate; gegenwärtig muß man sich der gravimetrischen Methode bedienen, die wohl am verläßlichsten, jedoch für den klinischen Gebrauch eine große Belastung ist. An einem größeren Material haben Adler und Lemmel[2] folgende Befunde erhoben: Der Gesamtcholesteringehalt des normalen Menschen schwankt zwischen 150—200 mg%, die Ester nehmen davon 50—70% für sich in Anspruch. Beträchtliche Hypercholesterinämie bis 600 mg% und darüber findet sich bei hochsitzender Okklusion der großen Gallenwege (Hepaticuscarcinom). Bei mechanischem Stauungsikterus steigt der Cholesteringehalt des Blutes beträchtlich an. Tritt eine Komplikation, z. B. eine Cholangitis, hinzu, dann sinkt der Wert; besonders hohe Werte sind bei Steinverschluß zu finden, wie überhaupt der Cholesterinspiegel bei Cholelithiasis hoch ist. Bei den hepatischen Ikterusformen beobachtet man zumeist Absinken des Cholesterins, vor allem der Ester; der sogenannte „Estersturz", wie dies Thannhauser[3] genannt hat, scheint tatsächlich ziemlich charakteristisch für eine schwere Leberschädigung zu sein; so zeigt vor allem die akute Leberatrophie nahezu stets stark erniedrigte Cholesterin- bzw. Esterwerte. Bei Übergang in Heilung bzw. in die subakute Form steigen die Werte über die Norm an; bei der subchronischen Leberatrophie finden sich vielfach erhöhte Werte, die aber bei akuter Verschlechterung auf subnormale Werte absinken. Adler und Lemmel[4] gehen in der Beurteilung

---

[1] Bürger u. Habs: Klin. Wschr. 45, 2125 (1927).
[2] Adler u. Lemmel: Arch. klin. Med. 158, 173 (1928).
[3] Thannhauser: Klin. Wschr. 1926, Nr. 7.
[4] Adler u. Lemmel: Arch. klin. Med. 158, 173 (1928).

der Cholesterinwerte so weit, daß sie daraufhin eine Trennung des degenerativen vom regenerativen Stadium für möglich halten; das degenerative Stadium zeigt dasselbe Verhalten des Cholesterins wie die akute Leberatrophie — also starkes Absinken des Gesamtcholesterins und der Ester; während das regenerative Stadium sich ähnlich verhält wie die in Heilung übergehende Leberatrophie. Bei Lebercirrhosen finden sich meist normale Werte, die allerdings jäh absinken können, wenn eine Verschlechterung hinzukommt. Beim hämolytischen Ikterus findet sich meist ein niedriger Blutcholesterinspiegel, bei normalem Estergehalt; bei WEILscher Krankheit, bei Sepsis sowie überhaupt bei septischem Ikterus beobachtet man verminderte Cholesterin- und Esterwerte.

Zusammenfassend läßt sich bezüglich der diagnostischen Bewertung des Cholesterinspiegels im Blut für die Leberpathologie kurz folgendes sagen: Mit der Möglichkeit eines ursächlichen Zusammenhanges zwischen Cholesterin- und Cholesterinestergehalt im Blute und Störungen der Fettresorption muß man rechnen; immerhin besteht die Wahrscheinlichkeit, daß die geschilderten Schwankungen als Spiegelbild von Störungen intermediärer Stoffwechselvorgänge anzusehen sind, die mit anatomisch greifbaren Veränderungen des Leberparenchyms in inniger Beziehung stehen können; insofern ist die Analyse des Cholesterin- und Cholesterinestergehaltes im Blute ein wichtiges Moment für die Beurteilung einer funktionellen Leberläsion.

Man war auch bestrebt, durch Fettbelastung, eventuell unter Zusatz von Cholesterin, auf den Cholesterinspiegel Einfluß zu nehmen; alle bis jetzt in dieser Richtung durchgeführten Untersuchungen waren aber nicht imstande, uns ein einheitliches Bild zu geben (BARREDA[1]). Der Einfluß der Cholesterinmahlzeit auf das Blutcholesterin des Menschen ist noch völlig ungeklärt, was zum Teil damit in Zusammenhang stehen dürfte, daß Cholesterin kein einheitlicher Körper ist und der größte Teil des aus dem intermediären Stoffwechsel in den Darm ausgeschiedenen Cholesterins wieder rückresorbiert wird (SCHÖNHEIMER[2]).

4. Lipasen.

In diesem Kapitel sollen auch die Blutlipasen hinsichtlich ihrer Bedeutung für die Leberpathologie diskutiert werden. Die Mehrzahl unserer Gewebe enthält Lipasen, also Fermente, die das Fett in Glyzerin und Fettsäuren spalten; RONA[3] und seine Mitarbeiter haben in einer Reihe von Arbeiten festgestellt, daß die Lipasen verschiedener Organe sich durch ihr Verhalten gegenüber Atoxyl und Chinin unterscheiden. So erweist sich z. B. die aus der Leber gewonnene Lipase gegen Chinin und Atoxyl resistent, sofern das Atoxyl auf die Lipase innerhalb des Serums einwirkt; Pankreaslipase ist gegen Chinin sehr empfindlich, während die Nierenlipase ebenfalls gegen Chinin resistent ist; da nun beim Gewebszerfall auch die entsprechenden Lipasen frei werden, so hoffte RONA auf diese Weise an Hand einer Blutanalyse die unterschiedlichen Parenchymerkrankungen voneinander trennen zu können. RONA fand nun bei einer Reihe von Leberkrankheiten tatsächlich chininresistente Lipasen und setzte daher auf diesen Befund diagnostisch große Hoffnungen; an dem von ihm erhobenen Befund, den eine Reihe von Autoren bestätigen konnte, ist nicht zu zweifeln; es handelt sich jedoch dabei keineswegs um etwas Spezifisches, zumal vor allem auch die unterschiedlichen Nierenkrankheiten dasselbe Verhalten zeigen. Im Zusammenhalt mit anderen Funktionsprüfungen und dem übrigen klinischen Bilde kann

---

[1] BARREDA: Klin. Wschr. **1934**, 290.
[2] SCHÖNHEIMER: Hoppe-Seylers Z. **192**, 86, 102 (1930).
[3] RONA: Klin. Wschr. **1922**, Nr. 48; **1923**, Nr. 27.

diese Methode, besonders wenn man einen Nierenprozeß ausschließen kann, immerhin diagnostisch von Bedeutung sein, aber mehr darf man von ihr nicht verlangen.

D. Funktionsprüfung des Wasserstoffwechsels.

Die PICKsche Schule[1] hat die Untersuchungen von LAMSON und ROCA[2] aufgegriffen und die Beziehungen der Leber zum Wasserhaushalt studiert; Ausgangspunkt ihrer Untersuchungen war folgender Versuch: Schaltet man bei einem Hund die Leber durch eine ECKsche Fistel aus, so bleibt nach Wasserzufuhr das Blut viel länger hydrämisch als beim gesunden Tier; es wurde angenommen, daß die gesunde Leber teils mechanisch, teils hormonal auf die Resorption des Wassers Einfluß nimmt, und daß die so entstehende lang dauernde Hydrämie in der gestörten Leberfunktion ihre Ursache habe; diese experimentelle Beobachtung wurde auf die Klinik übertragen und damit einer alten französischen Anschauung, die bereits auf die „Opsiurie" als Symptom mancher Leberkrankheiten hingewiesen hatte, Rechnung getragen; so konnte z. B. ADLER[3] zeigen, daß manche Leberkranke nach Wasserbelastung im Sinne von VOLLHARD sich in bezug auf Diurese und Hydrämie ebenso verhalten können wie schwer Nierenkranke. Anscheinend ist diese Störung an schwere Parenchymstörungen der Leber gebunden, da diese Probe bei leichteren Leberprozessen, vor allem beim mechanischen Stauungsikterus, negativ ausfällt; die gleichen Befunde lassen sich erheben, wenn man die Flüssigkeit nicht per os, sondern intravenös gibt; so injizierten LANDAU und PAP[4] 1 l Normosallösung intravenös und verfolgten die Dauer der Hydrämie; der gesunde Mensch zeigt bereits nach 3—5 Minuten wieder vollkommen normale Verhältnisse, während viele Leberkranke eine anhaltende Hydrämie aufweisen; auch hier verhielt sich der mechanische Stauungsikterus wie der gesunde, so daß diese Methode zur Differentialdiagnose einer Leberparenchymstörung herangezogen werden kann. POLITZER und STOLZ[5] haben auf einem anderen Wege gezeigt, wie innig die Leber mit dem Wasserstoffwechsel in Beziehung steht. Injiziert man einem gesunden Menschen 2 ccm Novasurol, so kommt es zu einer Gewichtsabnahme von ca. 500—1000 g, bei Ikteruskranken bis zu 3000 g, soviel Residualwasser scheint sich im Körper eines Falles von Icterus catarrhalis ansammeln zu können; selbstverständlich kann es auch bei anderen Zuständen zu Wasserretention kommen, so daß die Novasurolprobe durchaus nichts Spezifisches vorstellt.

ADLER bediente sich folgender Technik: Der Kranke erhält 1500 ccm dünnen Tee; vorher sowie in den folgenden vier Stunden werden die roten Blutkörperchen gezählt und gleichzeitig die ausgeschiedene Harnmenge in stündlichen Portionen gesammelt; vor dem Trinken sowie unmittelbar nachher und vier Stunden später wird der Patient gewogen. Beim gesunden Menschen wird das getrunkene Wasser innerhalb von vier Stunden ausgeschieden; die Erythrocyten steigen an oder bleiben unverändert, das Körpergewicht muß nach vier Stunden wieder den Ausgangswert erreicht haben. Bei Leberkranken dagegen wird nicht die ganze Wasserquantität eliminiert, das spezifische Gewicht des Harnes bleibt aber trotzdem niedrig, dagegen ist im anschließenden Durstversuch die Konzentration herabgesetzt; die Zahl der Erythrocyten sinkt, das Körpergewicht ist noch mehrere Stunden nach der Wasserzufuhr höher als vorher.

---

[1] PICK: Arch. f. exper. Path. **142**, 271 (1929).
[2] LAMSON u. ROCA: J. of Pharmacol. **17**, 481 (1921).
[3] ADLER: Klin. Wschr. **1923**, 1980.
[4] LANDAU u. PAP: Klin. Wschr. **1923**, Nr. 30.
[5] POLITZER u. STOLZ: Wien. Arch. inn. Med. **8**, 289 (1924).

Jedenfalls muß man in Fällen von Gelbsucht mit gestörter Wasserbilanz eher an eine Leberparenchymerkrankung denken als an einen Gallengangverschluß.

E. Funktionsprüfung der entgiftenden Tätigkeit.

1. Kampfer und Menthol.

Es lag nahe, besonders bei dem so sehr an eine Intoxikation erinnernden Symptomenbilde der „Cholämie" an ein Versagen der Entgiftungsfähigkeit der Leber zu denken; dementsprechend wurde mehrfach versucht, eine funktionelle Diagnostik der Leberentgiftung auszubauen; als erster, über das Niveau einer bloßen Spekulation hinausgehende Versuch, die Entgiftung gleichsam zahlenmäßig zu erfassen, muß die Arbeit von STEYSKAL und GRÜNWALD[1] angesehen werden; sie konnten bei einigen Fällen von Lebercirrhose und Icterus catarrhalis nach Verfütterung von Kampferöl eine Herabsetzung oder sogar ein Fehlen der normalerweise einsetzenden Kampferglykuronsäureausscheidung auf polarimetrischem Wege feststellen; zunächst haben diese Versuche wenig Beachtung gefunden, sie wurden aber dann von französischer Seite wieder aufgenommen und werden derzeit in Frankreich relativ viel geübt (CHIRAY und CAILLE[2]). Auch diese Autoren finden eine fehlende Glykuronsäureausscheidung bei Lebercirrhose und hepatischen Ikterusformen, während merkwürdigerweise beim mechanischen Stauungsikterus auffallend viel Glykuronsäure zur Ausscheidung gelangt; dies wird von französischer Seite als Hyperaktivität der Leber gedeutet. F. SCHMIDT[3] versuchte, Kampfer durch Menthol zu ersetzen, kam aber zu keinem brauchbaren Resultat. MARCEL HÄNDEL[4] hat mit genauen Methoden die ganze Frage noch einmal überprüft, das Ergebnis war jedoch nicht sehr ermutigend.

2. Indol, Phenol, Benzoesäure.

Eine weitere, sehr wichtige, schon unter physiologischen Verhältnissen in Betracht kommende entgiftende Lebertätigkeit ist die Paarung der bei der Darmfäulnis entstehenden aromatischen Produkte — Indol, Phenol, Phenylessigsäure — mit Schwefelsäure; WHIPPLE[5] gab Leberkranken p-Kresol und MARCEL HÄNDEL Guajakol; beide fanden bei Leberschädigung eine verminderte Ätherschwefelsäureausscheidung; auch diese Proben haben bis jetzt keine praktische Bedeutung erlangt. Dasselbe gilt von der Hippursäuresynthese, die man für eine Leberfunktionsprüfung heranzuziehen versuchte; überblickt man die wenigen Arbeiten, die sich mit dieser Frage beschäftigen, so kann man sich des Eindruckes nicht erwehren, daß dieses Gebiet etwas stiefmütterlich behandelt wurde. Die Mühe der Analysen steht jedenfalls zum Ergebnis dieser Proben in keinem Verhältnis.

3. Santonin.

Eine bisher nur wenig beachtete Methode zur Prüfung der entgiftenden Funktion der Leber haben die beiden türkischen Autoren MOUKHTAR und DJEVAT[6] angegeben. Sie beruht auf der Fähigkeit der Leber, das vom Darm resorbierte Santonin in Oxysantonin umzuwandeln, welches als gelber Körper in der Galle und im Harn ausgeschieden wird.

---

[1] STEYSKAL u. GRÜNWALD: Wien. klin. Wschr. **1909**, Nr. 30.
[2] CHIRAY u. CAILLE: Bull. Soc. méd. Hôp. Paris **27**, Nr. 10 (1921).
[3] F. SCHMIDT: C. r. Soc. Biol. Paris **86**, 612 (1922).
[4] MARCEL HÄNDEL: Z. exper. Med. **43**, 172 (1924).
[5] WHIPPLE: Amer. J. Physiol. **51**, 33 (1914).
[6] MOUKHTAR u. DJEVAT: Presse méd. II, 1501 (1933).

Methodik: Nach Entleerung der Blase erhält der Kranke morgens nüchtern peroral 0,02 Santonin. Nach einer halben Stunde, nach 1 Stunde und in den folgenden 9 Stunden wird stündlich der Urin gesammelt. In Fällen, in welchen ein stündliches Urinieren auf Schwierigkeiten stößt, empfiehlt es sich, den Patienten 1—2 Glas Wasser trinken zu lassen, wodurch die Probe keinerlei Beeinträchtigung erfährt. Der Patient bleibt 4 Stunden nach der Santoningabe nüchtern, hernach ist eine fleischfreie Diät gestattet. Die Untersuchung der einzelnen Harnportionen, die noch am gleichen Tage vorgenommen werden muß, geschieht in folgender Weise: 3 ccm Urin von jeder Portion werden mit 2 ccm 15%iger Natronlauge alkalisch gemacht, wobei das gelbe Umwandlungsprodukt des Santonin eine rote Färbung annimmt, dessen Intensität von der Menge des vorhandenen Oxysantonins abhängt. Die Stärke der Rotfärbung wird durch Vergleich mit Eosinlösungen verschiedener Konzentration bestimmt, die man sich folgendermaßen herstellt: Man beschickt 6 Eprouvetten, und zwar die erste mit 2,5 ccm H_2O + 2,5 ccm 1%iger wäßriger Eosinlösung, die zweite mit 3,5 ccm H_2O + 1,5 ccm der vorhergehenden Konzentration, die folgenden mit 2,5 ccm, 4,5 ccm, 4,9 ccm, 5,0 ccm Aqua destillata und 2,5 ccm, 0,5 ccm, 0,1 ccm und 1 Tropfen aus der Mischung der zweiten Eprouvette. Ikterische Harne werden zweckmäßig vorher mit etwas neutralem Bleiacetat versetzt und filtriert (ADNAN und FALTITSCHEK.

Beim Normalen beginnt die Santoninausscheidung am Ende der ersten Stunde, erreicht ihr Maximum, dessen Konzentration höchstens dem Gläschen 2 oder 3 der Vergleichslösung entspricht, nach etwa vier Stunden, um dann bis zur siebenten oder neunten Stunde wieder abzusinken. Bei Leberkranken liegt das Maximum der Ausscheidung höher, es wird rascher erreicht und bleibt längere Zeit hindurch bestehen. Diese Ausscheidungskurve in Form eines langgezogenen Plateaus scheint namentlichf ür die Lebercirrhose charakteristisch zu sein. Beim Tumor der Leber findet man häufig eine intermittierende Form der Ausscheidung, beim sogenannten Icterus catarrhalis normale oder verlängerte Ausscheidung mit stufenförmigem Abfall. Histamin bewirkt beim Normalen eine wesentliche Verlängerung der Santoninausscheidung, was ATAN-ADNAN und FALTITSCHEK[1] auf den durch Histamin gesetzten Leberschaden zurückführen. Ebenso soll reichliche Fettzufuhr eine Verzögerung der Santoninausscheidung zur Folge haben (MINIBECK[2]). Wie fast alle Leberfunktionsprüfungen, ist auch diese Probe nur im Zusammenhang mit dem übrigen klinischen Bilde diagnostisch zu werten. Sie erweist sich, wie Nachprüfungen an einem größeren Material meiner Klinik lehrten, als besonders brauchbar bei Lebercirrhose, wo sie zusammen mit der noch später zu besprechenden TAKATA-Probe ein gutes Kriterium für die Diagnosestellung abgeben kann.

Statt Santonin verabfolgt YEGGE[3] Atophan (0,45 g), das im Harn als Oxyatophan erscheint; es läßt sich nach Zusatz von Salzsäure durch Kochen nachweisen.

4. Salicylsäure.

Noch am meisten hat eine von ROCH[4] angegebene Methode, allerdings auch wieder nur in Frankreich, in die Klinik Eingang gefunden, zumal sie sehr leicht durchführbar ist. Man verabreicht dem Patienten 0,04 g Natrium salicylicum, aus dem die gesunde Leber das Glykuronat darstellt; dieses gibt im Harn auf Zusatz von Eisenchlorid keine Farbreaktion; bei kranken Lebern soll diese Synthese ausbleiben, so daß nach Eisenchloridzusatz zum Harn die bekannte Violettfärbung auftritt; in Deutschland ist diese Methode relativ wenig bekannt.

---

[1] ATAN-ADNAN u. FALTITSCHEK: Klin. Wschr. (im Druck).
[2] MINIBECK: Z. klin. Med. **1935** (im Druck).
[3] YEGGE: Amer. Med. 8, 907 (1935).
[4] ROCH: Thèse de Paris. 1912.

5. Alkohol.

Auch der Alkohol wurde zur Funktionsprüfung herangezogen; gibt man davon eine kleine Menge; so läßt sich derselbe mit der WIDMARKschen Probe im Blute nachweisen; bei Leberkranken viel länger als bei Gesunden.

6. Trypanosomen.

Im Zusammenhang mit den unterschiedlichen Proben, die die entgiftende Fähigkeit der Leber prüfen sollen, muß auch die Bestimmungsmethode der trypanoziden Substanz im Blute erwähnt werden. Der Grund, warum der Mensch sich gewissen Trypanosomeninfektionen gegenüber refraktär verhält, soll in der Anwesenheit einer Substanz im menschlichen Serum gelegen sein; durch Injektion von menschlichem Serum kann man das gesunde Tier gegenüber dieser Infektion schützen und das kranke Tier heilen; es ist schon EHRLICH aufgefallen, daß das Serum von Leberkranken eine nicht unerhebliche Verminderung an dieser trypanoziden Substanz aufweist; hier setzen nun die Untersuchungen von ROSENTHAL und KRUEGER[1] ein, die zeigten, daß sich tatsächlich darauf aufbauend eine Funktionsprüfung der menschlichen Leber ableiten läßt. Injiziert man Mäusen menschliches Serum und infiziert sie dann mit Trypanosomen, so bleiben sie am Leben, wenn das Serum von einem gesunden Menschen stammt, während die Tiere der Infektion erliegen, sobald man den gleichen Versuch mit Serum eines Leberkranken anstellt. Bei leichten sowie zirkumskripten Leberprozessen ist das Serum ohne Einfluß auf die Infektion, dagegen fast immer von Einfluß bei schweren Leberaffektionen; merkwürdig ist die Stellung des Icterus neonatorum, dessen Serum viel stärker als das aller anderen Leberkrankheiten die trypanozide Substanz vermissen läßt; das Serum eines hämolytischen Ikterus oder einer perniziösen Anämie verhält sich so wie das eines gesunden Menschen; die Untersuchungen sind mehrfach nachgeprüft und bestätigt worden. Das Testobjekt ist nicht leicht zu beschaffen, was wohl der Hauptgrund sein dürfte, daß sich diese Methode bisher in die Klinik nicht einbürgert hat.

F. Chromodiagnostik; Prüfung der Galle in bezug auf Farbstoffausscheidung.

Man kann die Farbstoffe, die man intravenös verabfolgen kann, in zwei Gruppen einteilen: in solche, die durch die Niere, und in solche, die vorwiegend durch die Galle ausgeschieden werden. Dies war der Anlaß, Farbstoffe zur Funktionsprüfung der betreffenden Organe zu verwenden. Will man eine Funktionsprüfung der Leber mittels Farbstoffmethoden vornehmen, so gibt es zwei Möglichkeiten: entweder man verwendet als Maßstab den Moment des ersten Auftretens des injizierten Farbstoffes, oder man prüft die allmähliche Verminderung des Farbstoffes im Blut; je mehr Farbstoff im Blut vorhanden, desto weniger Farbstoff gelangt mit der Galle in den Darm.

1. Methylenblau.

Als Vorläufer dieser Methoden muß die Probe von ROCH[2] angesehen werden. Er ging zunächst von folgender Erfahrungstatsache aus: Wird 0,002 g Methylenblau per os genommen, so erscheinen im Harn kaum Spuren des blauen Farbstoffes, weil ihn anscheinend die gesunde Leber zurückhält. Die kranke Leber

---

[1] ROSENTHAL u. KRUEGER: Berl. klin. Wschr. 1921, Nr. 16, 37.
[2] ROCH: Thèse de Paris. 1912.

dagegen soll diese Fähigkeit nicht besitzen, so daß das Methylenblau zunächst im großen Kreislauf erscheint und dementsprechend auch durch den Harn in reichlicher Menge zur Ausscheidung gelang. LEPEHNE[1] hat diese Probe überprüft, kam aber zu einem ablehnenden Urteil.

2. Fuchsin S.

Das Bestechende an dieser Methode ist die Einfachheit; das mag der Grund gewesen sein, warum man es auch mit anderen Farbstoffen versuchte; so empfahl z. B. BAROK[2] Fuchsin S; das Prinzip ist hier ein ähnliches, indem bei gesunder Leber Fuchsin in reichlicher Menge im Harn erscheint, während bei mit Ikterus einhergehenden Erkrankungen sich im Harn nur wenig oder gar kein Fuchsin findet; bei nicht zu lange bestehendem mechanischen Ikterus verhält sich die Ausscheidung wie beim Gesunden; falls sich diese Beobachtung bestätigen sollte, wäre diese Probe differentialdiagnostisch sehr wertvoll.

Die Technik dieser Probe ist folgende: Der Patient bekommt 20 ccm einer 5%igen Lösung von Fuchsin S in destilliertem Wasser und trinkt dann ein Glas Wasser nach; zunächst wird der Harn alle 15 Minuten untersucht, später nur mehr stündlich; normalerweise zeigt sich eine mäßige bis sehr starke Rotfärbung, deren Maximum 5—8 Stunden nach der Einnahme des Farbstoffes zu sehen ist; um die Rotfärbung im Harn deutlicher zu gestalten, versetzt man den Harn mit 1—2 ccm Essigsäure; dadurch wird auch die Leukoform sichtbar.

3. Phenoltetrachlorphthalein.

Die ersten Versuche einer wirklichen Chromocholoskopie gingen von amerikanischer Seite aus; gibt man Phenoltetrachlorphthalein subkutan oder intravenös, so wird der weitaus größte Teil des Farbstoffes durch die Galle ausgeschieden, während im Harn fast nichts erscheint. Führt man denselben Versuch bei Leberkranken durch, so gelangt nur sehr wenig Farbstoff durch die Galle ins Duodenum, während sich die Hauptmenge im Harn findet; durch entsprechende Methoden läßt sich das gegenseitige Verhältnis ziffermäßig zum Ausdruck bringen; zuerst begnügte man sich mit entsprechenden Farbstoffbestimmungen im Stuhl, schließlich wurde die Methode auf den Duodenalsaft ausgedehnt und damit erst der Probe eine praktische Bedeutung gegeben. Die Probe ist in Deutschland von ADLER[3] und PASCHKIS[4] überprüft worden; sie kamen zu keinen sehr ermunternden Ergebnissen.

In der Folge wurden eine ganze Reihe anderer Farbstoffe nach dieser Richtung hin untersucht; so empfahl LEPEHNE[5] das Indigokarmin; beim normalen Menschen erscheint es innerhalb 15 Minuten in der Galle, die durch Duodenalsondierung gewonnen wird; bei Leberkranken kann die Indigokarminausscheidung stark verzögert sein oder ganz ausbleiben. Umgekehrt wie das Indigokarmin verhält sich das Methylenblau, das zur duodenalen Gallendiagnostik hauptsächlich von ROSENTHAL und FALKENHAUSEN[6] empfohlen wurde; die kranke Leber eliminiert Methylenblau sehr rasch, während die gesunde Leber es erst nach 55—75 Minuten im Duodenalsaft erscheinen läßt.

Der Nachteil aller dieser Methoden liegt in der Notwendigkeit einer Duodenalsondierung; es ist daher der anderen Form der Chromodiagnostik der Vorzug zu

[1] LEPEHNE: Leberfunktionsprüfung. 1929.
[2] BAROK: Med. Klin. 1927, Nr. 51.
[3] ADLER: Fortschr. Ther. 1925, Nr. 772.
[4] PASCHKIS: Z. exper. Med. 54, 237 (1927).
[5] LEPEHNE: Münch. med. Wschr. 1922, Nr. 10.
[6] ROSENTHAL u. FALKENHAUSEN: Berl. klin. Wschr. 1921, Nr. 44.

geben, die nur prüft, wie lange ein Farbstoff, der normalerweise von der Leber abgefangen und nach der Absorption mit der Galle ausgeschieden wird, im Blut zirkuliert.

Den ersten Versuch in dieser Richtung unternahm ROSENTHAL;[1] er injiziert Phenoltetrachlorphthalein intravenös und prüft, wieviel von dem Farbstoff noch nach einer Stunde im Blute nachweisbar ist. Bei gesunden Menschen ist nach einer Stunde im Serum kein Farbstoff mehr feststellbar, während sich bei Leberkranken ein mehr oder minder großer Prozentsatz des Farbstoffes noch im Blute vorfindet, da die kranke Leber nicht imstande ist, den Farbstoff an sich zu reißen.

Da das Phenoltetrachlorphthalein gelegentlich vom Patienten nicht gut vertragen wird, hat ROSENTHAL[2] an dessen Stelle das Phenoltetrabromnatriumsulfonat empfohlen, das jetzt als Bromsulfalein in den Handel kommt.

Die ROSENTHALsche Probe gibt im Sinne einer Leberschädigung auch beim mechanischen Stauungsikterus ein positives Resultat, was wohl kaum anders gedeutet werden kann, als daß die Retention des Farbstoffes so gut wie ausschließlich durch Hemmungen der Gallenausscheidung bedingt wird und somit diagnostisch nicht mehr aussagt als die Bestimmung des Gallenfarbstoffes im Duodenalsaft. Der Wert der Probe liegt somit nicht so sehr auf diagnostischem Gebiete, als vielmehr in der Erkennung geringer Leberschäden bei verschiedenen pathologischen Zuständen.

4. Bilirubin.

Im Prinzip ähnlich ist die Probe von BERGMANN-EILBOTT,[3] bei der als Farbstoff Bilirubin verwendet wird; auch mit dieser Probe kommen wir diagnostisch nicht weiter, obwohl sie bei nicht zu lange bestehendem mechanischen Stauungsikterus weniger stark positiv ausfallen soll; einen Wert können wir dieser Methode ebenso wie der von ROSENTHAL nur dort zubilligen, wo es gilt, latente Leberschäden aufzudecken; wir sehen sie positiv bei vielen Infektionskrankheiten und vor allem — worauf besonders RICH. BAUER[4] hingewiesen hat — beim Morbus Basedowi; relativ oft ist sie auch positiv bei Carcinommetastasen der Leber; negativ beim hämolytischen Ikterus und bei unkomplizierter Cholelithiasis.

5. Bengalrot.

In Frankreich wird zur Diagnostik der Leberparenchymschäden Bengalrot verwendet. Neben manchen Vorteilen, wie z. B. seiner elektiven Ausscheidung durch die Leber, besitzt es auch Nachteile; so müssen z. B. die Patienten nach der Injektion im dunklen Raum bleiben, weil der Farbstoff im Lichte sensibilisierend wirkt.

Technik: 1%ige Lösung von Rose bengale (Dijod-tetrachlor-fluorescein) in physiologischer Salzlösung; Lösung filtrieren, in Mengen von ca. 15 ccm in Reagensgläser abfüllen, im Autoklaven sterilisieren; bis zu zwei Monaten haltbar. Morgens nüchtern werden 10 ccm in eine Kubitalvene innerhalb 30 Sekunden injiziert; unmittelbar nachher durch dieselbe Nadel aus einer zweiten Spritze 10 ccm physiologischer Salzlösung langsam, bis zum Ende der zweiten Minute nachgespritzt; am Ende der zweiten Minute werden in dieselbe Spritze ca. 10 ccm Blut aufgezogen, in ein mit etwas feingepulvertem Kaliumoxalat beschicktes Reagensrohr entleert und nach dem Mischen (nicht stark schütteln!) lichtgeschützt beiseite gestellt. Genau am Ende der achten Minute werden 10 ccm Blut aus der Kubitalvene der anderen Seite entnommen und in gleicher Weise behandelt. Das Plasma beider Proben wird abzentrifugiert, je 4 ccm des klaren Plasmas in Zentrifugierröhrchen gebracht, je 8 ccm Aceton zugesetzt, gemischt, nach drei Minuten langem Stehen zentrifugiert.

[1] ROSENTHAL: J. of Pharmacol. 19, 385 (1922).
[2] ROSENTHAL: J. amer. med. Assoc. 1925, 1112.
[3] BERGMANN-EILBOTT: Z. klin. Med. 106, 529 (1927).
[4] BAUER RICH.: Med. Klin. 1928, Nr. 16.

Zu der klaren überstehenden Flüssigkeit wird ein Tropfen 10%ige NaOH zugesetzt, nach dem Mischen gut zentrifugiert. Die beiden überstehenden Flüssigkeiten werden in einem Klett-Kolorimeter miteinander verglichen (Schwierigkeiten bei gleichzeitiger Hyperbilirubinämie). Die Zweiminutenprobe wird als Standard betrachtet und = 100 gesetzt. Die Achtminutenprobe enthält bei Gesunden 40—60, im Mittel 50% des Farbstoffgehaltes der Zweiminutenprobe. Stärkere Retention (bis fast 100%) zeigt Leberschädigung an, aber nicht eine bestimmte Art derselben; sie ist ein Ausdruck für die Menge des noch vorhandenen funktionierenden Lebergewebes. So besonders bei diffuser Schädigung wie bei Cirrhose; bei unkompensierter Portalcirrhose auch ohne Bilirubinämie; bei malignen Lebertumoren, katarrhalischem Ikterus, toxischem Ikterus. Geringe Retention kann auch bei kardialer Stauungsleber vorkommen. Diagnostische Bedeutung z. B. auch für die Differentialdiagnose der Ursache eines Ascites.

6. Kongorot.

Im Anschluß an die hier erwähnte Chromodiagnostik zur Prüfung der Leberfunktion ist von manchen Autoren die Frage berührt worden, ob der bald positive, bald negative Ausfall der Reaktion nicht so sehr als Ausdruck einer Leberzellschädigung, als vielmehr als Maß der KUPFFER-Zellfunktion anzusehen sei; daß z. B. an der Eliminierung des Phenolphthaleins aus dem Blute der reticuloendotheliale Apparat, vor allem die KUPFFER-Zellen, hervorragend beteiligt sein müsse, darüber besteht wohl kein Zweifel; in diesem Sinne hat auch ADLER und REIMANN[1] einen grob-dispersen Farbstoff — nämlich das Kongorot — herangezogen; bei diesen Untersuchungen hat sich nun tatsächlich eine Erscheinung gezeigt, die die Bedeutung der Chromodiagnostik für die Analyse des reticuloendothelialen Apparates in ein eigentümliches Licht rückt. Kongorot verschwindet bei Leberkrankheiten langsamer aus dem Blut, aber die Retention steht in keinem Abhängigkeitsverhältnis zur Schwere der Erkrankung; so zeigt auch der hämolytische Ikterus eine positive Kongorotprobe; dies war der Grund, warum SCHELLONG[2] in dem verzögerten Verschwinden des Farbstoffes aus dem Blut z. B. bei Infektionskrankheiten weniger den Ausdruck einer Leberzellschädigung als vielmehr ein Maß für die Leistungsfähigkeit des reticuloendothelialen Apparates sieht.

KUPFFER-Zellapparat und Leberzellen hängen biologisch so innig miteinander zusammen, daß es vielleicht schwierig ist, sich auf Grund solcher Farbstoffproben in irgendeiner Weise festzulegen; überhaupt habe ich den Eindruck, daß uns die Farbstoffdiagnostik in der Beurteilung der unterschiedlichen Leberkrankheiten nicht einmal in der Bewertung, ob es sich um einen schweren oder leichten Prozeß handelt, weiterbringt. Eine Ausnahmestellung nimmt vielleicht der nächste Farbstoff ein.

7. Azorubin „S".

IWAO MATSUO[3] und seine Schüler TADA und NAKASHINA[4] arbeiteten mit dem sauren Farbstoff Azorubin „S", dem folgende Formel zukommt:

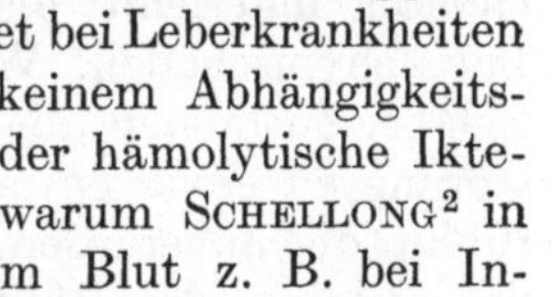

Die Verwendung dieses Farbstoffes zur Leberfunktionsprüfung bietet eine Reihe von Vorteilen, deren wichtigster unseres Erachtens darin besteht, daß das Azorubin unter normalen Umständen fast zur Gänze durch die Leber und nur zum geringsten Teil durch die Niere ausgeschieden wird; dadurch werden Störungen der Nierenfunktion bei der Beurteilung des Ergebnisses ausgeschaltet, was bei manchen anderen Farbstoffprüfungen nicht der Fall ist. Weitere Vor-

[1] ADLER u. REIMANN: Z. exper. Med. **47**, 617 (1925).
[2] SCHELLONG: Z. exper. Med. **50**, 738 (1928).
[3] IWAO MATSUO: Biologische Untersuchungen über Farbstoffe, 1. Bd. Kyoto. 1935.
[4] TADA u. NAKASHINA: J. amer. med. Assoc. **83**, 1292 (1924).

teile der Anwendung bestehen darin, daß der Farbstoff ungiftig ist (wir sahen ebensowenig wie die japanischen Autoren bei sehr häufiger Anwendung je die geringsten Schädigungen), ferner daß er sehr beständig ist; er wird nicht als Leukobase, sondern tiefrot ausgeschieden; bei normaler Leber erscheint er sofort in hoher Konzentration in der Galle; endlich ist die Substanz ohne Veränderung bei 100° sterilisierbar.

Die Probe wird in folgender Weise vorgenommen: Zunächst wird den nüchternen Patienten die EINHORNsche Duodenalsonde eingeführt, darauf werden 4 ccm einer 1%igen Azorubin-,,S"-Lösung intravenös injiziert, fünf Minuten nachher werden durch die Sonde 40 ccm einer 25%igen $MgSO_4$-Lösung ins Duodenum gespritzt, wie die Autoren meinen, um den Oddischen Schließmuskel zu öffnen. Etwa 15—20 Minuten nach der Injektion kommt es dann zum Auftreten einer scharlachroten Galle.

Wir legten besonders auf das verspätete Erscheinen oder auf den völligen Mangel des Farbstoffes in den einzelnen Gallenportionen (wozu wir uns des Stufenphotometers bedienten) Wert und weniger auf das Auftreten im Harn.

Daß bei den Verschlüssen der Gallenwege der Farbstoff nicht im Duodenalsaft erscheint, ist selbstverständlich; bei vielen parenchymatösen Erkrankungen der Leber, die selbst mit Hypercholie einhergehen, sieht man aber, daß das Azorubin oft stundenlang nicht erscheint; bei Besserung des Zustandes wird dann die Zeit zwischen der Injektion und dem Auftreten des Farbstoffes im Duodenalsaft immer kürzer. Am besten hat sich diese Probe beim Icterus catarrhalis bewährt, solange noch Galle gegen das Duodenum abfließt; ist der Duodenalsaft cholisch und fehlt die Azorubinausscheidung, so handelt es sich um einen Parenchymschaden. Wir hatten mitunter auch Gelegenheit zu beobachten, daß sich bei Zuständen, die ohne Ikterus einhergehen, bei denen eine Leberfunktionsstörung zu erwarten, aber nur sehr schwer nachzuweisen war, gerade die Azorubinprobe außerordentlich bewährte. (Z. B. bei Schlafmittelvergiftungen.) Selbst das Studium der Rhythmik der Leberfunktion (FORSGREN[1]) wurde uns durch diese Probe ermöglicht.

G. Takata-Reaktion und die Weltmannsche Serumkoagulation.

1. Takata-Reaktion.

Sie wurde ursprünglich von TAKATA[2] als Test zur Differentialdiagnose der lobären und lobulären Pneumonie beschrieben. Später haben TAKATA und ARA[3] dieAnwendung dieser Probe als Liquorreaktion empfohlen. Das Verdienst, diese Reaktion als Leberfunktionsprobe ausgewertet zu haben, gebührt STAUB[4] und JETZLER[5].

Diese Probe wird folgendermaßen ausgeführt: acht Eprouvetten mit einer Weite von etwa 6—8 mm werden mit je 1 ccm physiologischer Kochsalzlösung gefüllt. In das erste Gläschen gibt man 1 ccm der zu untersuchenden Flüssigkeit — Serum, Ascites oder Pleurapunktat — hinzu und mischt gut durch, indem man zwei- oder dreimal die Flüssigkeit mit der Pipette aufzieht. Dann überträgt man 1 ccm

---

[1] FORSGREN: Über die Rhythmik der Leberfunktion, des Stoffwechsels und des Schlafes. Stockholm. 1935.

[2] TAKATA: Über eine kolloidchemische Serodiagnostik der Lungenentzündung. Tokio. 1925.

[3] TAKATA u. ARA: Über eine kolloidchemische Liquorreaktion. Tokio. 1925.

[4] STAUB: Schweiz. med. Wschr. 1929, 308; Dtsch. med. Wschr. 1931, H. 50; Arch. klin. Chir. 173, 632 (1933).

[5] JETZLER: Z. klin. Med. 111, 48 (1929); Schweiz. med. Wschr. 1930, Nr. 52; Z. klin. Med. 114, 713 (1930).

der Mischung aus der ersten Eprouvette in die zweite, 1 ccm aus der zweiten in die dritte usw. Aus der Mischung der achten Eprouvette gießt man 1 ccm weg. Man erhält so eine Verdünnungsreihe von 1 : 2, 1 : 4, 1 : 8 usw. bis 1 : 256. Nun pipettiert man in jedes Gläschen 0,25 ccm einer 10%igen Natriumkarbonatlösung und 0,3 ccm des TAKATA-Reagens, das man sich aus gleichen Teilen einer 0,5%igen Sublimatlösung und einer 0,02%igen wäßrigen Fuchsinlösung frisch bereitet. Die Probe ist als positiv anzusehen, wenn mindestens drei Röhrchen deutliche Flockung zeigen. Die Ablesung wird sofort, nach einer halben Stunde und nach 24 Stunden vorgenommen. Trübung oder Farbreaktionen sind für den Ausfall der Probe im Serum, Ascites und Pleurapunktat nicht verwertbar. Die Flockung beginnt bei positivem Ausfall im Serum meist bei der Verdünnung 1 : 8 oder 1 : 16, in der Ascitesflüssigkeit vielfach schon bei der Verdünnung 1 : 2.

Was das Wesen der Reaktion betrifft, so herrscht darüber bislang noch keine Klarheit. Wahrscheinlich spielen dabei Veränderungen im Verhältnis der Eiweißkörper (STARLINGER,[1] STAUB,[2] JETZLER,[3] HUGONOT und SOHIER[4]), vielleicht auch qualitative Veränderungen der Serumeiweißkörper eine wesentliche Rolle. Hierauf deutet auch folgende eigene Beobachtung hin: In einem Falle von LAENNECscher Cirrhose wurde durch längere Zeit hindurch die TAKATA-Reaktion und gleichzeitig der Albumin : Globulin-Quotient in der durch jeweilige Probepunktion erhaltenen Ascitesflüssigkeit untersucht. So lange der Albumin: Globulin-Quotient über 1 war, fiel die TAKATA-Reaktion negativ aus. Sie wurde aber positiv, als im weiteren Verlauf der Beobachtung ein beträchtlicher Anstieg der Globuline erfolgte und dementsprechend der Albumin: Globulin-Quotient weit unter 1, auf 0,65, fiel. Einige Autoren, wie SKOUGE,[5] SCHINDEL,[6] KALLOS-DEFFNER,[7] lehnen einen Zusammenhang des positiven Ausfalles der TAKATA-Probe mit einer Vermehrung des Globulins gegenüber dem Albumin ab. SKOUGE stützt seine Ansicht damit, daß er in Krankheitsfällen mit beträchtlich erniedrigtem Albumin: Globulin-Quotienten die TAKATA-Reaktion negativ fand. KALLOS-DEFFNER konnte bei hungernden Kaninchen, die in verdünnter Luft gehalten wurden, positive Reaktion feststellen, wiewohl keine Erniedrigung des Albumin: Globulin-Quotienten, ja sogar Albuminvermehrung bestand.

Die Ansicht jener, die eine atypische Eiweißzusammensetzung des Serums bei Leberkrankheiten annehmen und die TAKATA-Reaktion damit in Zusammenhang bringen wollen, findet in den Untersuchungen von KAUNITZ[8] eine wesentliche Stütze; auf Grund von spektrographischen Untersuchungen kann er im Serum struktur-chemische Veränderungen der Eiweißkörper bei Leberkranken nachweisen; die Leber beeinflußt anscheinend nicht nur die Quantität, sondern auch die Qualität der Eiweißkörper.

In der Klinik hat die TAKATA-Probe namentlich für die Diagnose der Cirrhose große Bedeutung erlangt. Man findet sie so gut wie immer in vorgeschrittenen Fällen von Lebercirrhose positiv, weniger bei beginnender Cirrhose. Eine Einschränkung erfährt die Spezifität der Probe dadurch, daß sie gelegentlich auch bei anderen Erkrankungen, namentlich bei akuter Nephritis, Endocarditis, Leukämie (CRANE[9]) positiv gefunden wird.

---

[1] STARLINGER: Z. exper. Med. **60**, 138 (1928).
[2] STAUB: l. c.
[3] JETZLER: l. c.
[4] HUGONOT u. SOHIER: Rev. méd.-chir. Mal. Foie etc. **9**, 5 (1934); C. r. Soc. Biol. Paris **115**, 708 (1934).
[5] SKOUGE: Klin. Wschr. **1933**, Nr. 23, 905.
[6] SCHINDEL: Klin. Wschr. **1934**, 1329.
[7] KALLOS-DEFFNER: Z. exper. Med. **92**, 394 (1933).
[8] KAUNITZ: Wien. klin. Wschr. **1935**, 1349.
[9] CRANE: Amer. J. med. Sci. **187**, 705 (1934).

In der neuen Statistik von OLIVA[1] finden sich folgende Angaben über die Häufigkeit der TAKATA-Reaktion: 94% Cirrhosen; 14—15% Hepatitis; 66% akute Leberatrophie; 37% Neoplasmen; 60% Lebermetastasen; 17,7% Lues hepatis; 7% Stauung.

Nach HUGONOT und SOHIER weist positiver Ausfall der TAKATA-Reaktion mit Verminderung der Serumeiweißkörper vorwiegend, wenn nicht ausschließlich, auf schwere Lebererkrankung hin.

Die Probe stellt, wie ich auf Grund eigener Erfahrung sagen kann, zweifellos eine wertvolle Bereicherung in der Diagnostik der Lebererkrankungen dar. Doch muß auch hier betont werden, daß sie nur im Zusammenhalt mit den übrigen klinischen Erscheinungen diagnostisch berücksichtigt werden soll.

2. Die Weltmannsche Serumkoagulation.

Eine auch für die Diagnostik der Lebererkrankungen brauchbare Serumreaktion wurde im Jahre 1930 von WELTMANN[2] angegeben. Die Reaktion beruht auf der Eigenschaft des Serums bei 50facher Verdünnung erst nach Zusatz kleinster Mengen eines Elektrolyten, nämlich von $CaCl_2$, die verlorengegangene Hitzekoagulabilität wiederzugewinnen. Die Menge von $CaCl_2$, die notwendig ist, um die eben noch deutliche Flockung des Serums hervorzurufen, ist aber unter pathologischen Verhältnissen nicht immer gleich. Es müssen offensichtlich Qualitätsänderungen des Eiweißes zu diesem verschiedenartigen Verhalten bei verschiedenen Erkrankungen führen, die infolge ihres bei den einzelnen Erkrankungsgruppen gesetzmäßigen Auftretens zur Diagnostik herangezogen werden können.

Die Technik der Reaktion ist einfach. Aus einer genau 5%igen Stammlösung von $CaCl_2$ (99,14 g im Exsikkator getrocknetes Calcium chloratum cristallisatum Merck werden in 1000 ccm Aqua redestillata gelöst) wird eine arithmetische Reihe von 0,1—1% Calciumchlorid hergestellt, indem 0,1, 0,2, 0,3 usw. ccm der Stammlösung mit redestilliertem Wasser auf 100 ccm verdünnt werden. Diese Lösungen werden — mit der stärksten Konzentration beginnend — als I, II, III usw. bezeichnet; es wird ferner eine Zwischenkonzentration $VII^1/_2$ eingeschaltet. Die Reaktion selbst wird so ausgeführt, daß elf reine Eprouvetten mit je 5 ccm der oben besprochenen Lösungen versetzt werden. Hierauf wird in jedes Röhrchen 0,1 ccm nicht hämolytisches Serum zugesetzt. Die so beschickten Eprouvetten werden für 15 Minuten in ein kochendes Wasserbad gebracht und darnach abgelesen. Die Koagulation ist bis zu dem Röhrchen positiv, in dem noch ein deutlicher Bodensatz nachweisbar ist. Normalerweise findet man eine Koagulation bis VI, höchstens bis VII. Der Wert von $VII^1/_2$ ist schon als pathologisch anzusehen. Werden weniger als sechs Röhrchen koaguliert, so spricht man von einer Verkürzung, im gegenteiligen Fall von einer Verlängerung des Koagulationsbandes. Eine weitere Vereinfachung der Technik hat jüngst TEUFL[3] angegeben.

Als allgemeine Richtlinie in der Beurteilung dieser Reaktion kann auch nach unseren Erfahrungen die von WELTMANN aufgestellte Regel gelten, daß bei exsudativen Prozessen und Nephrosen eine Verkürzung, demgegenüber bei fibrösen Prozessen, vor allem bei der Lebercirrhose, ferner bei Parenchymschäden der Leber und bei hämolytischen Prozessen eine Verlängerung auftritt. TEUFL,[4] der auf Grund ausgedehnter Untersuchungen die diagnostische Verwertbarkeit des Koagulationsbandes besonders betont, hat nachgewiesen, daß auch die Nekrose zur Verkürzung des Koagulationsbandes führt, gleichgültig, wodurch diese hervorgerufen wird. Daher findet man diese Erscheinung bei malignen Geschwül-

---

[1] OLIVA: Arch. Sci. med.. **60**, 273 (1935).
[2] WELTMANN: Med. Klin. **1930**, 236; Wien. klin. Wschr. **1930**, 1301.
[3] R.TEUFL: Med. Klin. **1937**, 237.
[4] R.TEUFL: Wien. Arch. inn. Med. **28**, 305 (1936); **29**, 37 (1936).

sten, wenn sie mit Zerfall des Tumorgewebes einhergehen oder beim Lymphogranulom, aber auch bei einem infolge Gefäßverschluß hervorgerufenen Gewebszerfall, z. B. beim Koronarinfarkt.

Wenn wir im Rahmen dieses Buches ganz kurz die differentialdiagnostische Bedeutung dieser Methode für die Lebererkrankungen streifen, so ist es wohl überflüssig zu betonen, daß die Bewertung nur im Rahmen aller übrigen klinischen Befunde erfolgen darf. Macht man sich diese Regel zu eigen, so kann sie nicht selten zur Klärung oder zur Einordnung unklarer Bilder wesentlich beitragen.

Von einwandfreier Brauchbarkeit erweist sich das Koagulationsband zur Diagnostik der Cirrhosen. Hier finden sich beträchtliche oft maximale Verlängerungen; es kommen Werte bis X vor. Ist die Koagulation bei Cirrhose nur an der oberen Grenze der Norm, dann liegt noch ein zweiter Prozeß vor, der der Verlängerung entgegenwirkt, z. B. eine exsudative Tuberkulose. Von besonderer Bedeutung ist der Ausfall der Probe bei Fällen mit unklarem Ascites bei vergrößerter, verhärteter oder infolge Ascites nicht tastbarer Leber. Bei Verlängerung des Koagulationsbandes ist eine Cirrhose sehr wahrscheinlich, während bei der Verkürzung vor allem Tumor in Frage kommt. Ein weiterer Faktor, der, wie schon erwähnt, zur Verlängerung führt, ist der Parenchymschaden der Leber. Dementsprechend führt die akute gelbe Leberatrophie zu besonders starker Verlängerung. Infolgedessen ist ein Koagulationswert von IX bei einem sogenannten Icterus catarrhalis als ungünstig anzusehen, weil dieses Verhalten die Gefahr eines Überganges in akute gelbe Leberatrophie anzeigt. Wichtig ist auch, daß bei dem WEILschen Ikterus das Koagulationsband im Gegensatz zum Parenchymikterus verkürzt ist. Zur Differentialdiagnose des Choledochusverschlusses kann die WELTMANNsche Probe gelegentlich beitragen. Da der Parenchymschaden der Leber, der bei längerem Bestand eines Verschlusses ja immer auftritt, zu einer Verlängerung des Koagulationsbandes führt, so spricht eine Verkürzung desselben für Malignität des Prozesses, wenn sich klinisch ein entzündlicher, abszedierender Vorgang ausschließen läßt.

Die TAKATA-Reaktion und das WELTMANNsche Koagulationsband zeigen gemeinsame Züge; wahrscheinlich dienen sie beide dem Nachweis eines atypischen Eiweißkörpers, der im Blute manches Leberkranken kreist.

H. Funktionsprüfung des Gallenstoffwechsels.

Das große Interesse, welches das Ikterusproblem in der Klinik stets gefunden hat, entsprang nicht zuletzt den großen Schwierigkeiten, die sich dem Kliniker bei der Diagnose der verschiedenen Leberkrankheiten entgegenstellen; man muß sich bemühen in diagnostischer Beziehung der von uns gewählten Dreiteilung, nämlich 1. mechanischer Stauungsikterus, 2. hämolytischer Ikterus und 3. parenchymatöser Ikterus tunlichst gerecht zu werden. Durch Prüfung des Bilirubin-, Urobilin-, Gallensäure- und eventuell Cholesterinstoffwechsels ist dies weitgehend möglich; jedenfalls hat man diesen Fragen bei der Beurteilung jeder Leberkrankheit die größte Aufmerksamkeit zu schenken.

1. Duodenalsondierung.

a) Technik.

Bei der Duodenalsondierung halten wir uns im wesentlichen an die von BONDI[1] angegebene Technik; der Schlauch soll aus gutem Gummi und ziemlich dickwandig sein, so daß Knickungen und Kollabieren beim Saugen mit der Spritze

---

[1] BONDI: Arch. Verdgskrkh. **19**, Nr. 6 (1919).

vermieden werden; statt der meistgebräuchlichen Oliven mit ganz feiner Durchlöcherung verwenden wir besser zylindrische Hohlkörper mit großer Öffnung am Ende und an den Seiten; eine große Erleichterung für den Arzt und auch für den Patienten bedeutet es, wenn man bei der Einführung der Sonde auf aktive Mitwirkung des Patienten vollkommen verzichten kann — dies ist möglich, wenn man die Technik von Bondi anwendet.

Nachdem man das Innere des Schlauches durch Einspritzen von einigen Kubikzentimetern Glyzerins schlüpfrig gemacht hat, wird in denselben ein dicker, biegsamer Metalldraht als Mandrin so weit eingeführt, daß das mit einem Knopf versehene Ende bis zum Kopfstück reicht (Herausragen vermeiden); man kann nun die mit dem Mandrin armierte Sonde, nachdem man sie leicht gebogen hat, entweder durch den Mund oder durch die Nase wie eine feste Magensonde ohne Schwierigkeit in den Oesophagus, eventuell auch in den Magen vorschieben (Kopf leicht nach vorne neigen lassen, nicht zum Schlucken auffordern, da dies unnötige Würgbewegungen auslöst); sobald die Sonde in den Magen gelangt ist, wird der Mandrin herausgezogen, was sehr leicht möglich ist, da der Draht, durch das Glyzerin außerordentlich gleitfähig gemacht, sich am Schlauch kaum reibt; nunmehr läßt man etwas Wasser nachtrinken, bis ca. 50 cm des Schlauches die Zahnreihe passiert haben; jetzt bringt man den Patienten in die rechte Seitenlage mit etwas tiefer liegendem Kopf und erhöhtem Becken, worauf man ihn auffordert, noch weitere 30 cm der Sonde zu schlucken; das Sondenende wird durch ein gleichweites Glasrohr mit einem zweiten Schlauch verbunden, das in ein am Boden stehendes Glasgefäß eintaucht; meist tropft spontan nur wenig getrübter, saurer Magensaft heraus, als Zeichen, daß sich das Schlauchende noch immer im Magen befindet; man hat es jetzt nicht immer in der Hand, daß das Ende des Schlauches entsprechend der Schwere des Kopfes in das Duodenum hineinrutscht; manchmal geschieht dies innerhalb weniger Minuten, manchmal dauert es geraume Zeit; um sicher zu sein, daß das Schlauchende wirklich im Duodenum liegt, erscheint eine röntgenologische Kontrolle sehr zweckmäßig; sobald der Schlauch in das Duodenum vorgedrungen ist, kommt klarer, gelblicher Saft, der deutlich alkalisch reagiert; bevor es dazu kommt, entleert sich aus der Sonde eine Zeitlang eine Mischung von Magensaft und Duodenalflüssigkeit; das Heraustropfen der Flüssigkeit kann man dadurch fördern, daß man in den Schlauch etwa 10 ccm Wasser einspritzt, die Sonde zuklemmt und sie zur Erzielung der Heberwirkung an einer unterhalb des Bettes liegenden Stelle öffnet; man kann auch vorsichtig mit der Spritze aspirieren oder den Patienten auffordern, seine Bauchpresse zu betätigen; daß die Sonde im Duodenum liegt, ist nur dann mit Sicherheit anzunehmen, wenn dauernd klarer, alkalischer, galliger Saft abfließt, da Duodenalsaft auch retrograd durch den Pylorus in eine noch im Magen liegende Sonde gelangen kann; wenn bei totalem Choledochusverschluß die Beimengung der Galle fehlt, ist es oft schwer, die Lage der Sonde auf Grund der Farbe anzugeben; hier empfiehlt sich ganz besonders die Überprüfung durch das Röntgenverfahren, denn mit der Möglichkeit eines „Aufrollens" der Sonde im Magen muß man öfters rechnen; wenn der Verdacht eines Krampfes des Pylorus vorliegt, ist es zweckmäßig, eine Messerspitze doppeltkohlensaures Natron, in etwas Wasser gelöst, durch den Schlauch einzuspritzen; auch kann der Eintritt der Sonde ins Duodenum nach Stepp[1] durch Injektion von 25 ccm einer angewärmten Emulsion aus Oleum amygdalarum dulcamarum 20,0, Gummi arabicum 10,0, Aqua destillata ad 200,0 wesentlich beschleunigt werden.

Ist man sicher, daß die Sonde im Duodenum liegt, so fängt man zunächst eine größere Quantität des reinen, klaren Duodenalsaftes für die weitere Untersuchung auf, spritzt dann 40 ccm 40%ige Magnesiumsulfatlösung ein und klemmt den Schlauch ab; wenn man nach fünf Minuten die Klemme öffnet, sieht man oft nach Abfließen von etwas Magnesiumsulfatlösung eine auffallend dunkelbraune Galle abtropfen, die man gesondert auffängt; an Stelle von Magnesiumsulfat kann man auch Pituitrin, von dem man 1—2 ccm subkutan injiziert, verwenden; es ist durch neuere Untersuchungen, u. a. auch durch Beobachtung am Menschen während einer Operation, einwandfrei festgestellt worden, daß diese sogenannte „Blasengalle" wirklich den Inhalt der zur Kontraktion gereizten Gallenblase

---

[1] Stepp: Münch. med. Wschr. 1926, Nr. 36.

darstellt; sie enthält 3—4mal mehr Bilirubin als die erste Portion, die vielfach als „Lebergalle" bezeichnet wird.

Der durch die Sondierung gewonnene Duodenalinhalt entspricht keineswegs der reinen Galle, sondern es handelt sich hier um ein Gemisch aus Galle, Pankreassaft und Sekret der Duodenalschleimhaut; selbstverständlich entspricht das durch den Schlauch gewonnene Quantum niemals der tatsächlich produzierten Menge; wir erhalten auf diese Weise nur Bruchteile, so daß man aus der Analyse solcher Proben niemals Schlüsse im Sinne irgendeines quantitativen Stoffwechselversuches ziehen darf; es sind gelegentlich Versuche unternommen worden, möglichst die gesamte produzierte Menge durch Ausheberung zu gewinnen, doch blieb es stets nur bei Versuchen.

b) Bilirubin.

Schon bei der bloßen Betrachtung des Duodenalsaftes kann man sich meist ein Urteil bilden, ob viel oder wenig Gallenfarbstoff in den Darm gelangt. Quantitative Bestimmungen des Bilirubins haben nur dann einen Wert, wenn es sich um Vergleiche gegenüber anderen Substanzen, z. B. Cholesterin oder Gallensäuren, handelt. Möglichkeiten, das Bilirubin zu bestimmen, gibt es verschiedene; am zweckmäßigsten erweist sich schon wegen der Einfachheit die Methode von MEULENGRACHT; sie beruht auf dem Prinzip der Verdünnung; die bilirubinhältige Flüssigkeit wird mit physiologischer Kochsalzlösung bis zur Farbengleichheit mit einer Kaliumbichromatlösung von 1 : 10000 verdünnt.

Bilirubinbestimmungen nach der H. v. D. BERGH-Reaktion sind im Duodenalsaft mit Fehlerquellen behaftet, denn die pathologische Galle enthält gelegentlich Biliverdin, das mit diesem Reagenz keine Farbenreaktion gibt; durch ein besonderes spektrophotometrisches Verfahren gelingt es, im Duodenalsaft die einzelnen Farbstoffanteile des Gallenfarbstoffes zu unterscheiden; beim parenchymatösen Ikterus überwiegt in der Galle Bilirubin, dagegen finden sich beim mechanisch bedingten Farbstoffe, die nicht die Diazzoreaktion geben.

Was ergibt sich aus der Verfärbung des Duodenalsaftes hinsichtlich der Diagnosestellung? Enthält die Flüssigkeit *Bilirubin*, so kann man einen totalen mechanischen Gallengangverschluß ausschließen; bei partiellem Gallengangverschluß findet sich abwechselnd bald viel, bald wenig Bilirubin. In der Beurteilung solcher Schwankungen muß man sehr vorsichtig sein, weil sie gelegentlich schon unter normalen Bedingungen zu sehen sind; nach Beseitigung des Hindernisses strömt reichlich dunkelgefärbte Galle gegen das Duodenum.

Bei vielen parenchymatösen Ikterusformen findet sich im Duodenalsaft reichlich Bilirubin. Anfangs dachte man, daß dies nur eine passagere Erscheinung im Verlaufe des Parenchymikterus sei. Aber je häufiger man Gelegenheit hat, bei solchen Gelbsuchtformen den Duodenalsaft zu untersuchen, um so mehr kommt man zur Erkenntnis, daß Farbstofffreiheit selten, gallige Verfärbung um so häufiger ist; völlig acholischer Duodenalsaft kommt bei parenchymatösem Ikterus vor, doch ist dies eine Ausnahme. Beim hämolytischen Ikterus sehen wir in der Regel eine sehr dunkle Duodenalflüssigkeit; die Lebergalle zeigt hier vielfach das Kolorit der Blasengalle; gibt man in solchen Fällen Magnesiumsulfat oder Pituitrin, so kann jetzt ein Saft gewonnen werden, der in seiner Intensität fast an eine verdünnte Jodlösung erinnert.

c) Urobilinogen.

Unter gewissen Bedingungen kann uns die Anwesenheit von *Urobilinogen* im Duodenalsaft über manche Krankheitsprozesse Aufschluß geben. In der normalen Galle findet sich Urobilinogen höchstens in Spuren, meist fehlt es. Da Urobilinogen ein Produkt der Bakterientätigkeit ist, so darf es uns nicht wundernehmen, wenn wir gelegentlich diesen Farbstoff im Duodenalsaft bei Cholelithiasis und vor allem bei der Cholangitis sehen; unmittelbar nach einem Gallensteinanfall kann er besonders reichlich vorhanden sein. Ob alle Cholangitisformen diese Erscheinung aufweisen, wäre noch zu untersuchen; ich habe den Eindruck, daß speziell Infektionen mit Bacterium coli dazu ganz besonders neigen. Nächstdem findet sich Urobilinogen reichlich im Duodenalsaft beim hämolytischen Ikterus; über die Art der Entstehung vertritt man meist folgende Meinung: Beim hämolytischen Ikterus wird sehr viel Gallenfarbstoff gegen den Darm abgegeben, weswegen auch viel Urobilinogen gebildet wird. Schon unter normalen Bedingungen wird ein Teil des im Darm sich bildenden Urobilinogens resorbiert, doch wird diese Menge wieder gegen die Gallenwege ausgeschieden; gibt man per os einem Menschen mit einer Gallenfistel eine größere Dosis Gallenfarbstoff, so führt dies fast immer zu einer vermehrten Urobilinogenausscheidung durch die Galle. Da beim hämolytischen Ikterus reichlich Bilirubin im Duodenum erscheint und dementsprechend auch viel Urobilinogen gebildet wird, darf uns die Urobilinogenocholie nicht wundernehmen.

Die Urobilinogenocholie kann noch eine andere Entstehungsursache haben. Wie bereits erwähnt, wird schon normalerweise Urobilinogen resorbiert, ohne daß es zu einer stärkeren Urobilinogenausscheidung durch die Galle kommt; fast gewinnt man den Eindruck, als würde der normalen Leber nicht nur die Eigenschaft zukommen, das von der Pfortader an die Leber herangebrachte Urobilinogen gegen die Gallenwege abzulenken, sondern es auch in irgendeiner Weise zu modifizieren. Wir möchten dieses Moment hervorheben, da es uns vielleicht eine Erklärung für das Vorkommen von Urobilinogen in der Galle gibt, die bei der Lebercirrhose und auch beim sogenannten Icterus catarrhalis, also bei den typischen Formen von hepatischen Parenchymerkrankungen, zu sehen ist; jedenfalls kommt Urobilinogen im Duodenalsaft bei diesen Krankheiten gar nicht so selten vor. Über die Reichhaltigkeit des Urobilinogens im Duodenalsaft kann man sich durch Verdünnungsreihen ein ungefähres Urteil bilden. Im übrigen ist der Nachweis sehr einfach: Zu 2—3 ccm Duodenalsaft gibt man die gleiche Menge des EHRLICHschen Aldehydreagens; bei Vorhandensein des Urobilinogens ergibt sich eine Rotfärbung, die sich durch Chloroform extrahieren läßt; auch die SCHLE-SINGERsche Fluoreszenzprobe kann zur Abschätzung der Quantität herangezogen werden; eine solche Verdünnungsprobe hat ADLER[1] beschrieben.

d) Gallensäuren.

Große Hoffnungen hat man auf Gallensäurebestimmungen gesetzt, da es sich hier um ein spezifisches Produkt der Leberzelltätigkeit handelt. Schwebt einem doch immer die große diagnostische Bedeutung vor Augen, die auf dem Gebiete der Nierenkrankheiten der Analyse des Harnes zukommt. Leider hat man bis jetzt aus der Analyse der Galle für die Leberpathologie nur wenig Nutzen gezogen. Ein großes Hindernis war lange Zeit der Mangel an einer geeigneten Methodik des Gallensäurenachweises; kaum daß man Proben kannte, sie qualitativ zu erfassen; erst in letzter Zeit haben ROSENTHAL und FALKENHAUSEN[2] eine ziemlich verläßliche Methode ausgearbeitet; sie ist aber so schwierig durchführbar, daß es eines guten chemischen Apparates bedarf, um zu verläßlichen Resultaten zu gelangen. Überblickt man diese genauen Analysen und frägt sich, ob sie

[1] ADLER: Arch. klin. Med. 138, 309 (1922).
[2] ROSENTHAL u. FALKENHAUSEN: Klin. Wschr. 1923, Nr. 24, 32; Arch. f. exper. Path. 98, 321 (1923).

irgendeine Läuterung unserer Ansichten auf dem Gebiete der Leberpathologie gezeitigt haben, so muß man dies leider verneinen. ROSENTHAL und FALKENHAUSEN fanden z. B. bei fünf Fällen in 10 ccm Duodenalsaft 45—130 mg Gallensäuren; dabei betrug das Verhältnis von Glykocholsäure zu Taurocholsäure 0,76 : 1 bis 5 : 1; in der Regel überwiegt die Glykocholsäure; relativ wenig Gallensäuren finden sich im Duodenalsaft bei parenchymatösem Ikterus sowie bei unvollständigem mechanischen Gallenverschluß; aber dazu waren nicht genaue quantitative Methoden notwendig; das hat man schon auf Grund von Verdünnungsmethoden erkannt, wenn man sich der Oberflächenspannung bediente, wozu schon die gewöhnliche HAYsche Schwefelblumenmethode geeignet war; LEPEHNE[1] hat dafür folgende Technik vorgeschlagen: Man verdünnt den Duodenalsaft in kleinen Schälchen so lange, bis die aufgestreuten Schwefelblumen keine Ausbreitung mehr zeigen und nicht zu Boden sinken, wobei eine Beobachtungszeit von fünf Minuten einzuhalten ist; die so erhaltene Verdünnungszahl — LEPEHNE spricht hier von einer „Gallensäurezahl" — schwankt in der Lebergalle des Gesunden bei nüchtern vorgenommener Duodenalsondierung zwischen 1 : 150 und 1 : 500; in viel exakterer Weise kann man den Gallensäurewert stalagmometrisch schätzen.

Man hat gehofft, aus einer gleichzeitigen Bestimmung von Bilirubin, Cholesterin und Gallensäure irgendwelche Gesetzmäßigkeiten für den jeweiligen pathologischen Zustand ableiten zu können; es zeigte sich jedoch eine weitgehende Unabhängigkeit der einzelnen Werte; die Werte zeigen bei schweren Leberkrankheiten große Schwankungen, wie kann man da bei beginnenden Prozessen auf eine gewisse Regelmäßigkeit hoffen! Interessant ist eine Angabe von ROSENTHAL, der im Duodenalsaft eines Falles von perniziöser Anämie ausnehmend hohe Taurocholsäurewerte fand. Wir müssen somit sagen — so traurig es klingen mag —, mit der Bestimmung des Gallensäuregehaltes im Duodenalsaft kommt man weder pathogenetisch noch diagnostisch weiter.

e) Cholesterin.

Ähnlich resigniert müssen wir uns auch über das *Cholesterin* im Duodenalsaft äußern: Die alten kolorimetrischen Methoden sind durch exakte ersetzt, dennoch sind wir in der klinischen Verwendung nicht vorwärtsgekommen; bei parenchymatösem Ikterus scheinen niedrige Werte im Duodenalsaft die Regel zu sein, eine Erscheinung, die man aber auch bei anderen nicht hepatischen Prozessen beobachtet, z. B. bei Nierenkrankheiten und beim Diabetes; sehr hohe Cholesterinwerte finden sich in der Galle beim hämolytischen Ikterus.

f) Eiweiß.

Die Veranlassung, warum man sich für das Vorkommen von *Eiweiß in der Galle* interessierte, bildet eine Mitteilung von BRAUER; vergiftet man Hunde mit Alkohol, so kommt es zu einer Eiweißausscheidung durch die Galle; seither rechnet man bei den unterschiedlichen Leberstörungen mit der Möglichkeit einer Albuminocholie. Über den Eiweißgehalt der Galle beim Menschen existieren nur wenige Untersuchungen; abgesehen von den Untersuchungen BRAUERS,[2] ist aus der experimentellen Pathologie noch folgendes bekannt: LANG[3] stellte fest, daß nach Phosphorvergiftung in der Galle des Hundes Fibrinogen erscheint; AMATO[4] bestimmte die Menge an Nucleoprotein in der nor-

---

[1] LEPEHNE: Leberfunktionsprüfung, S. 67. 1929.
[2] BRAUER: Münch. med. Wschr. 1901, Nr. 35.
[3] LANG: Z. exper. Path. u. Ther. 3, 473 (1904).
[4] AMATO: Med. Z. 69, 333 (1900).

malen Hundegalle und fand Werte, die um 1,05 pro Mille schwankten; bei Tieren, die mit Amylalkohol, Äthylalkohol, Buttersäure oder Kohlenoxyd vergiftet wurden, steigt der Nucleoalbumingehalt bis auf 11 pro Mille; der Autor nimmt an, daß das Eiweiß aus nekrotischen Leberzellen stammt; auch PILZECKER[1] beobachtete Albuminocholie bei Phosphor- und Arsenvergiftung bei Hunden. Die von mir beschriebenen Gallenkapillarthromben sind vielleicht mit dem Eiweißgehalt in der Galle in Zusammenhang zu bringen; die ersten darauf gerichteten Untersuchungen stammen von BONDI und STRISOWER;[2] diese Annahme wird durch eine Arbeit von HEINRICHSDORF[3] gestützt, der mit einer besonderen histologischen Technik nachweisen konnte, daß die Thromben kein Produkt der Galle allein sind, sondern sich erst sekundär mit Galle imbibieren; wahrscheinlich handelt es sich dabei um koaguliertes Eiweiß.

Die Methode, derer sich BONDI und STRISOWER zum Nachweis von Eiweiß in der Galle bedienten, war höchst primitiv: Der Duodenalsaft wird langsam mit halbprozentiger Essigsäure neutralisiert, mit etwas Kochsalz versetzt und in der Eprouvette erhitzt; deutliche Flockung gilt als Zeichen der Albuminocholie.

STRISOWER hat mit dieser Methode bei folgenden Erkrankungen in der Galle Eiweiß gefunden: 1. Fälle ohne Ikterus: perniziöse Anämie, Malaria nach dem Anfall, Lysolvergiftung, Pneumonie und Cirrhose. 2. Fälle mit Ikterus: Cholangitis, Icterus lueticus praecox; bezüglich des Icterus catarrhalis nimmt STRISOWER diagnostisch eine eigentümliche Stellung ein, so daß wir nachträglich einen Gutteil seiner Fälle, die er als Cholangitis angesprochen hatte, hierher rechnen müssen.

Wie schwierig es selbst STRISOWER war, bezüglich der Albuminocholie eine Entscheidung zu treffen, möge folgender Passus aus seiner Arbeit beweisen: „Der Zusammenhang der Reaktion mit dem Schleimgehalt des Duodenalsaftes ist schwer auszuschließen, weil wir häufig beobachtet haben, daß schleimreiche Duodenalsäfte auch bei vorsichtigem Ansäuern das Mucin ausfallen lassen.“

STRISOWER hat gemeinsam mit GOLDSCHMIDT[4] die Frage der Albuminocholie auch experimentell studiert und die alten Angaben von BRAUER bestätigen können: Phosphorvergiftung führt zu Eiweißausscheidung durch die Galle.

Man hat auch auf den Gehalt der Galle an stickstoffhaltigen Substanzen geachtet; DÜTTMANN[5] bestimmte eine Art Rest-N in der Galle; er fand im Duodenalsaft wesentliche Unterschiede zwischen normalen und pathologischen Zuständen. In gleicher Richtung bewegen sich Untersuchungen von BOECKELMANN.[6] Jedenfalls sollte man diese Ergebnisse mit dem Rest-N des Blutes vergleichen.

g) Sediment.

Aufschlußreich erweist sich die *mikroskopische Untersuchung* des Duodenalsaftsedimentes. Wir sehen hier von der Auswertung der Methode für die Gallenblasenaffektionen ab und gehen darauf nur soweit ein, als es sich um eine Prüfung des Leberparenchyms handelt; dementsprechend wird man seine Hauptaufmerksamkeit der Lebergalle zuwenden. Leider liegen die Verhältnisse manchmal so, daß es schwerfällt, hier eine scharfe Trennung vorzunehmen. Beachtenswert erscheint mir die Beurteilung der sogenannten „Gallenthromben“. Ich habe sie zuerst beim Icterus haemolyticus gesehen; es handelt sich dabei um

[1] PILZECKER: Z. physiol. Chem. **41**, 156 (1904).
[2] STRISOWER: Wien. Arch. inn. Med. **3**, 153 (1922).
[3] HEINRICHSDORF: Virch. Arch. **248**, 48 (1924).
[4] GOLDSCHMIDT: Wien. Arch. inn. Med. **14**, 345 (1926).
[5] DÜTTMANN: Bruns' Beitr. **129**, 507 (1923).
[6] BOECKELMANN: Klin. Wschr. **1928**, Nr. 2.

intensiv gallig imbibierte hirschgeweihartige Gebilde, die wohl als die Ausgüsse von Gallenkapillaren bzw. feiner Gallengänge anzusehen sind; ich befinde mich da im Gegensatze zu LEPEHNE, der sie auch bei gesunden Menschen gesehen haben will. Meines Erachtens handelt es sich dabei um greifbare Beweise einer Albuminocholie; reichlich Leukocyten finden sich bei Cholangitis; Haufen von Bilirubin und Cholesterinkristallen können für Cholelithiasis sprechen.

Das Wesentliche, das wir für die Diagnostik der unterschiedlichen Leberaffektionen auf Grund der Duodenalsaftprüfung erwarten können, scheint somit folgendes zu sein: Für die Diagnose eines totalen Gallengangverschlusses ist das Verhalten des Duodenalsaftes von größter Bedeutung; in keinem Falle, wo diese Diagnose sichergestellt werden soll, darf die Doudenalsondierung fehlen; auf das Ergebnis einer nur einmaligen Untersuchung soll man sich nicht verlassen; zum mindesten ist die Untersuchung einmal zu wiederholen; geringe Bilirubinausscheidung bei intensivem Hautikterus sehen wir oft bei Icterus catarrhalis und Lebercirrhose; reichliche Gallenfarbstoffausscheidung, besonders wenn sie dauernd anhält und sich tags darauf wieder feststellen läßt, spricht für einen hämolytischen Prozeß (Anaemia perniciosa oder hämolytischer Ikterus); Anwesenheit von Eiweiß in der Galle läßt an eine Parenchymerkrankung der Leber denken; wenig Gallensäure bei relativ reichlicher Gallenfarbstoffausscheidung ist oft bei Parenchymerkrankungen zu sehen; Urobilinocholie sehen wir beim hämolytischen Ikterus, bei Cholangitis und gelegentlich auch bei Lebercirrhosen; Gallenthromben, die sich im Sediment nachweisen lassen, sprechen für parenchymatöse Schädigung der Leber.

2. Stuhluntersuchung.

Die Stuhluntersuchung kann in ihrer Bedeutung für die Leberdiagnostik durch eine entsprechende Untersuchung des Duodenalsaftes ersetzt werden; der Unterschied zwischen beiden dürfte darin zu suchen sein, daß wir an Hand von Stuhluntersuchungen eher etwas über die Quantität der Gallensekretion aussagen können, während uns die Prüfung des Duodenalsaftes nur über die Ausscheidungsgröße innerhalb 1—2 Stunden orientiert.

Im Rahmen der Leber-Milz-Erkrankungen spielt eine große Rolle die sogenannte Blutkörperchenmauserung; die roten Blutkörperchen gehen nach einer bestimmten Zeit zugrunde; wahrscheinlich erfolgt diese Zerstörung in der Leber und in dem reticuloendothelialen Apparat. Das Produkt dieses Zerstörungsprozesses ist das Bilirubin. Aus Hämatin bildet sich unter Eisenabspaltung Bilirubin; während Eisen den Organismus nur zum Teil mit der Galle verläßt, gelangt das gesamte Bilirubin auf diesem Wege zur Ausscheidung; richtiger ausgedrückt heißt das, daß entsprechend dem Bilirubin nicht so viel Eisen in der Galle erscheint, als man theoretisch nach dem Farbstoffanteil erwarten sollte. Das Bilirubin kann man daher als Maß der zugrunde gegangenen roten Blutkörperchen hinstellen — es ist ein Maß der sogenannten *Blutmauserung*, nicht aber das Eisen. Am Gallenfisteltier oder beim Menschen, der eine Gallenfistel trägt, läßt sich in eindeutiger Weise die Größe der Blutmauserung feststellen.

Wenn wir die Möglichkeit hätten, durch die Duodenalsondierung die in 24 Stunden abfließende Galle quantitativ nach außen zu befördern, so könnten wir uns in einfachster Form bei jedem Menschen über die Größe der Blutmauserung und des Leberstoffwechsels orientieren; da dies aber unmöglich ist, ist man gezwungen, in anderer Weise diesem Ziele näherzukommen; eine solche Möglichkeit ergibt sich auf dem Umweg der Urobilinogenbestimmung.

Ursprünglich nahm man folgenden Standpunkt ein: Das Bilirubin gelangt in

den Darm und wird durch Bakterien, die sich zuerst in den untersten Ileum-
schlingen befinden, zu Urobilin reduziert; gelingt es, das Urobilin quantitativ zu
erfassen, so erhält man auf diese Weise ein Maß der Blutmauserung. Obwohl im
Prinzip an einer solchen Deutung auch heute nicht gerüttelt werden darf, ergaben sich doch berechtigte Einwände; zunächst erwies sich das Urobilin als kein
einheitlicher Körper; das eigentliche Reduktionsprodukt des Bilirubins ist das
Urobilinogen, während das, was man als Urobilin bezeichnet hatte, vermutlich
nur ein Kunstprodukt sein dürfte. In dem Sinne habe ICH mit CHARNAS eine Bestimmungsmethode für das Urobilinogen ausgearbeitet; an Hand dieser Methode
haben wir wichtige Erkenntnisse über die Wechselbeziehungen zwischen Leber,
Milz und Knochenmark erschlossen; auf Einzelheiten kommen wir im Kapitel
Hämolytischer Ikterus zu sprechen. Zunächst wollen wir daran festhalten, daß
das Urobilinogen des Stuhles ein Abkömmling des Bilirubins ist; findet sich
im Stuhl Urobilinogen, dann haben wir das Recht zu behaupten, daß Gallenfarbstoff entlang der großen Leberwege in den Darm gelangt und dementsprechend ein totales Hindernis im Bereiche der großen Gallenwege nicht vorhanden ist. Der Nachweis von Urobilinogen im Stuhl sagt uns somit das gleiche
aus, was wir durch die Duodenalsondierung erfahren haben.

Zum qualitativen Nachweis von Urobilinogen im Stuhl werden kleine Stückchen
von Fäzes mit essigsaurem Alkohol unter leichtem Erhitzen extrahiert; sehr zweckmäßig gestaltet sich die Extraktion, wenn man zu 100 ccm der Essigsäure-Alkohol-
Mischung (50% Alkohol, dem 1% Essigsäure zugesetzt wird) 2 g Natriumacetat
und 0,2 g Mangansulfat zufügt; auf diese Weise gelingt e , das Indol dem Extraktions-
prozeß zu entziehen; auf einer Nutsche wird die Flüssigkeit von den festen Stuhl-
partikeln getrennt und der Rückstand wieder mit alkoholischer Lösung verrieben;
nach 2—3maliger Wiederholung dieser Prozedur erweist sich der Rückstand als
völlig urobilinogenfrei. Die Extrakte werden auf ein bestimmtes Volumen — meist
genügt ein Maßgefäß von ca. 50 ccm Fassungsraum — mit Alkohol aufgefüllt; handelt
es sich um den bloßen Nachweis, dann kann man das hier besprochene Verfahren
wesentlich abkürzen; beabsichtigt man aber an Hand einer „klinischen Methode"
approximativ die Urobilinogenquantität abzuschätzen, dann verwendet man den
Extrakt zu Verdünnungsproben; 5 ccm des Extraktes werden in einem 50-ccm-
Maßkolben zuerst 10fach, dann davon 5 ccm wieder, also 100fach verdünnt
und so weiter, kurz es wird solange weiter verdünnt, bis die Verdünnungsflüssigkeit mit
dem EHRLICHschen Aldehydreagens keine Rotfärbung mehr ergibt; als Prüfstein
auf Urobilinogen kann man nach ADLER[1] auch die Fluoreszenzprobe nach SCHLESIN-
GER verwenden; drei Viertel eines Reagensglases werden mit gleichen Teilen des
verdünnten Extraktes und gut durchgeschüttelter 10% absolut alkoholischer Zinkacetatlösung sowie 3 Tropfen 3% alkoholischer Jodlösung versetzt, in einem belichteten Raume stehen gelassen und filtriert; läßt man einen konzentrierten Licht-
strahl (Taschenlampe im Dunkelraum) in die Flüssigkeit einfallen, so beweist die
Anwesenheit von grünlicher Fluoreszenz die Gegenwart von Urobilin. Mitunter tritt
die Fluoreszenz erst nach Zusatz von etwas Ammoniak auf. Geht man von dem von
ADLER ermittelten Grenzfluoreszenzwert für Urobin, 1 mg auf 1000 ccm Wasser, aus,
so kann man sich eine ungefähre Vorstellung über das Mengenverhältnis bilden.

Bei dieser Gelegenheit soll noch einmal daran erinnert werden, daß Rotfärbung nach Zusatz des EHRLICHschen Reagens für Urobilinogen nicht unbedingt charakteristisch ist; entscheidend ist die Fluoreszenzprobe mit Zinkacetat.

Eine starke Vermehrung des Stuhlurobilinogens findet sich bei allen mit
Pleiochromie einhergehenden Krankheiten, also vor allem bei hämolytischem
Ikterus, bei perniziöser Anämie und Malaria; herabgesetzte Ausscheidung
findet sich bei vielen Leberparenchymerkrankungen, also bei Icterus catarrhalis und
manchen Cirrhosen; aus der Quantität des Stuhlurobilinogens lassen sich diagnostisch — eine Ausnahme macht bloß der hämolytische Ikterus und die perniziöse

---

[1] ADLER: Arch. klin. Med. **154**, 238 (1927).

Anämie — für die Beurteilung der unterschiedlichen Leberparenchymerkrankungen wenig bindende Schlüsse ableiten; aus der Gegenüberstellung des Urobilinogens im Harn und im Stuhl ergeben sich jedoch manche wichtige Schlüsse. Auf die Details kommen wir noch bei der Besprechung des Harnurobilinogens zurück.

Über das Vorkommen von Gallensäuren im Stuhl ist wenig bekannt. Technische Schwierigkeiten waren auch hier wieder der Grund dafür, warum man sich für diese Frage nicht interessierte. HERZFELD und HAEMMERLI,[1] die ein neues Verfahren zur Ermittlung der Gallensäuren, speziell im Stuhl, ausgearbeitet haben, berichten, daß ihnen mit ihrer Methode nur selten der Nachweis von Gallensäuren gelang; damit gewinnt die Anschauung jener eine Stütze, die der Resorption der Gallensäuren eine große Bedeutung zuschreiben; zwei Drittel der Gallensäuren werden vom Darm resorbiert, während ein Zehntel einer bakteriellen Zerstörung verfällt; dementsprechend findet man bei Durchfall viel Gallensäuren. Nicht restlos geklärt ist die von HERZFELD und HAEMMERLI erkannte Gallensäurevermehrung in obstipierten Stuhlmassen; vielleicht kann man dafür eine geringe Wirksamkeit der Bakterien verantwortlich machen; im Mekonium des Neugeborenen fanden wir regelmäßig Gallensäuren, die aber nach einer Woche verschwunden waren.

Bei manchen Leberkrankheiten haben wir auch mit einer Läsion der Pankreastätigkeit zu rechnen; entweder wird die Absonderung des Pankreassaftes in mechanischer Weise behindert oder die Schädigung hat nicht nur die Leber, sondern auch das Pankreasparenchym erfaßt; auch das führt zu einer verminderten Pankreassaftabsonderung. Diagnostisch kann man eine solche Mitbeteiligung des Pankreas erschließen, wenn man eine Prüfung des Duodenalsaftes vornimmt oder den Stuhl nach Fettbelastung analysiert.

3. Untersuchung des Harns und Blutes auf Fermente.

Ein wertvolles Kriterium für die Diagnose einer Pankreasschädigung stellt der Nachweis der sogenannten Fermententgleisung dar. Man versteht darunter das Auftreten von Pankreaslipase im Blut, die sich von den anderen Organlipasen durch ihre Resistenz gegenüber Atoxyl unterscheidet. Die Bestimmung erfolgt am besten in folgender Weise:

Zu 3 ccm Serum setzt man 3 ccm Phosphatpuffer (1 Teil n/3 primäres + 14 Teile sekundäres Phosphat; p_H = 7,2) und 1 ccm Aqua destillata; in einer zweiten Portion wird an Stelle des destillierten Wassers 1 ccm 0,2%ige Atoxyllösung hinzugefügt. Man läßt nun beide Portionen $^1/_2$ Stunde stehen, gibt hierauf je 50 ccm gesättigte Tributyrinlösung hinzu und bestimmt mit dem Stalagmometer die Tropfenzahl. Dann stellt man beide Portionen für $^1/_2$—$1^1/_2$ Stunden in den Brutschrank (38°), worauf man abermals die Tropfenzahl bestimmt. Aus der Differenz der beiden Zahlen vor und nach der Bebrütung erhält man ein Maß für die Menge der vorhandenen Lipase. Als Grenzwert gelten 6—8 Tropfen. Eine höhere Tropfenzahl weist auf die Anwesenheit von atoxylresistenter Lipase hin.

Ein weiteres Kennzeichen der Fermententgleisung bildet die Vermehrung des diastatischen Fermentes in Blut und Harn.

Methode nach WOHLGEMUTH: Man stellt sich eine serologische Verdünnungsreihe her, indem man zehn Röhrchen, ausgenommen das erste, mit je 1 ccm physiologischer Kochsalzlösung anfüllt; in das erste und zweite Röhrchen gibt man je 1 ccm der zu untersuchenden Flüssigkeit (Harn, Serum oder Duodenalsaft), mischt gut durch, füllt hierauf aus dem Gemisch des zweiten Röhrchens 1 ccm in das dritte, aus dem dritten 1 ccm in das vierte usw., so daß man Verdünnungen von 1 : 1, 1 : 2, 1 : 4, 1 : 8 usw. erhält. Aus dem letzten Röhrchen gießt man 1 ccm weg. Man fügt nun zu allen Gläschen je 2 ccm einer 1%igen frisch bereiteten Stärkelösung, stellt

---

[1] HERZFELD u. HAEMMERLI: Schweiz. med. Wschr. **1924**, Nr. 6; **1925**, Nr. 7, 8.

die Proben für eine halbe Stunde in ein Wasserbad von 38°, kühlt dann rasch ab und setzt zu jedem Gläschen 1—2 Tropfen n/50-Jodlösung. Als Grenzgläschen gilt jenes, welches eben noch eine Blaufärbung nach Jodzusatz erkennen läßt. Berechnung: Kubikzentimeter Stärkelösung dividiert durch die im Grenzröhrchen befindlichen Kubikzentimeter Harn ergibt die Anzahl der Diastaseeinheiten. Wäre z. B. im Röhrchen 6 eben noch eine Blaufärbung, so errechnet sich $D \dfrac{30}{38} - \dfrac{2}{0,03125} =$ = 64 Einheiten. Für die Diastasebestimmung im Harn hat WOHLGEMUTH[1] in letzter Zeit eine kleine Modifikation angegeben, die in erster Linie den Vorteil der Kürze hat. Sie unterscheidet sich von der oben erwähnten dadurch, daß man an Stelle der Stärkelösung 2 ccm des sogenannten Diastasereagens (Fertigpräparat der Firma Schering-Kahlbaum) zusetzt, das aus einer Phosphatpuffer-, Stärke- und Kochsalzlösung besteht. Ferner wird die Gläschenreihe nur für 15 Minuten in ein Wasserbad von 45° gestellt.

Als obersten Wert der Norm im Harn gibt WOHLGEMUTH 64 Einheiten an, was sich auch mit meiner an einem großen Material gewonnenen Erfahrung deckt. Im Serum muß dieser Wert bereits als pathologisch betrachtet werden. Es muß ferner betont werden, daß ein normaler Wert keineswegs gegen eine Pankreaserkrankung spricht, hingegen ist ein hoch pathologischer Wert ein wichtiger Hinweis auf das Vorliegen einer solchen. Als prognostisch ungünstig muß der Befund gewertet werden, wenn ein erhöhter Wert plötzlich tief unter die Norm abfällt, was auf einen Zusammenbruch der fermentativen Leistung des Pankreas hinweist. Da man namentlich bei chronischen Pankreopathien mit einem intermittierenden Verlauf der Fermententgleisung zu rechnen hat, empfiehlt BERGER[2] in Übereinstimmung mit KATSCH wiederholte Untersuchungen an verschiedenen Tagen und zu verschiedenen Tageszeiten.

Durch Einspritzen von 3—4 ccm Äther in die Sonde, deren Knopf im Duodenum liegt, soll es möglich sein, durch spezifische Sekretionsanregung fast reinen Pankreassaft zu gewinnen; es kommen dabei soviel Fehlerquellen in Betracht, daß es sich empfiehlt, nur auf eindeutige Resultate Wert zu legen. Praktisch scheint die Bestimmung der *Lipase* zu genügen, da nur dieses Ferment allein dem Pankreas eigen ist, während sich kohlehydrat- und namentlich eiweißspaltende Fermente auch im Darmsaft befinden. Man soll nur ganz frischen Duodenalsaft verwenden:

1 ccm Duodenalsaft wird mit 1 ccm Olivenöl in einem ERLENMEYER-Kolben von 150 ccm Fassungsraum 1 Minute lang geschüttelt und dann auf 1 Stunde in den Thermostaten gebracht; man fügt dann 6 ccm Alkohol und 2 Tropfen alkoholische Phenolphthaleinlösung hinzu und titriert mit n/10 Lauge die abgespaltenen Fettsäuren; eventueller Gehalt des Olivenöles an freien Fettsäuren muß in Rechnung gezogen werden; unter normalen Verhältnissen werden 6—9 ccm n/10 Lauge verbraucht.

Von diagnostischem Wert ist nur vollkommenes Fehlen der Lipase, vorausgesetzt, daß frischer Duodenalsaft untersucht wird und der Befund mit den anderen Untersuchungsmethoden übereinstimmt.

Im Stuhl ist eine Pankreasschädigung ebenfalls am besten unter Berücksichtigung des Fettstoffwechsels zu erkennen; zu diesem Zwecke reicht man einem Patienten 150 g Butter; bei schwerer Pankreasschädigung kommt es fast immer zur Absonderung der typischen Butterstühle; bei geringeren Graden der Schädigung findet sich im mikroskopischen Bilde Neutralfett. Vielfache Untersuchungen an aufeinanderfolgenden Tagen erscheinen bei einer so schwerwiegenden Diagnose unbedingt notwendig.

---

[1] J. WOHLGEMUTH: Klin. Wschr. **1929 II**, 1253.
[2] W. BERGER: Wien. klin. Wschr. **1933 II**, 1473, 1507.

4. Blutuntersuchung.

Viele Ärzte begnügen sich bei der Beurteilung einer Leberkrankheit mit der Untersuchung des Harnes und des Stuhles, während das Blut vernachlässigt wird. Besteht an den großen Gallengängen ein mechanisches Hindernis, so kommt es zu einer Retention der Galle im Blute; daß zufällig der eine Gallenbestandteil eine intensive Färbekraft besitzt, kommt der Diagnostik zugute, was aber kein Grund ist, den anderen Bestandteilen weniger Aufmerksamkeit zu schenken.

Relativ neu ist die Erkenntnis, daß bereits das normale Blut Spuren von Bilirubin enthält. Zuerst ist dies durch die Bestimmungsmethode von HIJMANS v. d. BERGH erkannt worden; seitdem man weiß, daß der gelbe Farbenton des Serums hauptsächlich durch seinen Bilirubingehalt bedingt ist, hat es eine gewisse Berechtigung, die Farbe des Serums rein kolorimetrisch mit einer beliebigen Farbe, z. B. Kaliumbichromatlösung, in Beziehung zu bringen. Die von MEULENGRACHT gewählte Vergleichslösung hat folgende Zusammensetzung: Kaliumbichromat 0,05, Aqua destillata 500,0, Acidum sulfuricum gtt. 2. Obwohl man weiß, daß der Farbenton des Serums auch von anderen Farbstoffen herrühren kann, z. B. von Luteinen, hat sich die MEULENGRACHTsche Methode eingebürgert, vor allem in der Praxis, wo es sich manchmal nur darum handelt, rasch zu entscheiden, ob die Gelbsucht an Intensität zu- oder abnimmt.

HERZFELD[1] verwendet zur Bestimmung des Bilirubingehaltes im Serum die sogenannte Oxydationsprobe: Man versetzt das Serum, das man in einer größeren Verdünnungsreihe in kleinen Reagensgläsern aufgestellt hat, mit je drei Tropfen des HAMMARSTENschen Reagens (19 Vol. 25% Salzsäure und 1 Vol. 25% Salpetersäure); die Berechnung des Blirubingehaltes erfolgt nach der empirischen Feststellung, daß 0,16 mg Billirubin gerade noch eine Grünfärbung gibt. Die Tatsache, daß die nach der Methode von HERZFELD erhaltenen Bilirubinwerte zehnmal höher sind als die nach dem Diazoverfahren ermittelten, glaubt HIJMANS v. d. BERGH damit erklären zu können, daß auch die Luteine mit Salpetersäure Grünfärbung geben; die Rolle des Biliverdin haben wir oben erwähnt, aber es scheint im Blut keine Rolle zu spielen.

Von wesentlichem Einfluß für die Beurteilung einer Leberkrankheit, namentlich wenn sie mit Gelbsucht einhergeht, ist der Ausfall der von HIJMANS v. d. BERGH eingeführten Diazoprobe; sie gibt nicht nur Aufschluß über die Quantität, sondern auch über die Qualität des Bilirubins. HIJMANS v. d. BERGH und MÜLLER,[2] die zum Nachweis des Bilirubins im Serum die Diazoprobe eingeführt haben, konnten zwei Verlaufsarten dieser Reaktion feststellen: Es gibt Sera, die nach Zusatz des Reagens *sofort* rot werden — sie sprachen hier von einer *direkten Reaktion* —, daneben wieder andere Sera, wo sich die Rotfärbung erst allmählich oder nach Zusatz von Alkohol einstellt, hier sprachen sie von einer verzögerten bzw. *indirekten Reaktion*. Vielleicht wäre man an diesen Befunden achtlos vorübergegangen, wenn HIJMANS v. d. BERGH nicht die weitere wichtige Beobachtung gemacht hätte, daß die prompte direkte Reaktion auch vom Gallenfarbstoff gegeben wird, den man aus der Gallenblase gewinnt, während die indirekte Reaktion hauptsächlich jenes Bilirubin zeigt, das sich extrahepatisch in großen Blutergüssen vorfindet. Weil nun die direkte Reaktion vor allem beim mechanischen Ikterus zu sehen ist, brachte sie HIJMANS v. d. BERGH mit dem in der Leber gebildeten und aus den Gallenwegen in die Blutbahn übergetretenen Gallenfarbstoff in Beziehung, während er in der dem hämolytischen Ikterus

---

[1] HERZFELD: Schweiz. med. Wschr. **1922**, Nr. **23**.
[2] HIJMANS v. d. BERGH: Dtsch. med. Wschr. **1922**, Nr. **36**.

eigenen, verzögerten, indirekten Reaktion einen Hinweis auf eine extrahepatische Gallenfarbstoffbildung erblickte. LEPEHNE[1] ging dann noch einen Schritt weiter und nannte das direkte Bilirubin Stauungsbilirubin.

Technik: Die *qualitative Prüfung* nach HIJMANS V. D. BERGH[2] im Serum geschieht in folgender Weise: In drei kleine Reagensgläschen gibt man je drei Tropfen klaren Serums, fügt zu den beiden ersten noch zwei Tropfen Diazoreagens, das man frisch bereitet (zu 5 ccm der Lösung I drei Tropfen der Lösung II; Lösung I: Acidum sulfanilicum 1,0, Acidhydrochloricum purum 15,0 und Aqua destillata 1000,0; Lösung II: Natrium nitrosum 0,5, Aqua destillata 100,0), das dritte, zum Vergleich dienende Röhrchen versetzt man mit drei Tropfen physiologischer NaCl-Lösung; innerhalb einer halben Minute auftretende Rotfärbung des ersten Röhrchens bedeutet direkte Reaktion; das zweite Röhrchen wird zur Anstellung der indirekten Reaktion noch mit einigen Tropfen 95%igem Alkohol überschichtet, der eine mehr oder minder intensive rotviolette Färbung annimmt.

Die *quantitative* Prüfung nach HIJMANS V. D. BERGH gestaltet sich im Prinzip ganz gleich; sie bestimmt aber direktes und indirektes Bilirubin zusammen, da sie mit Alkoholzusatz arbeitet: Man verwendet 0,5 ccm Serum, das bei stärkerem Ikterus mit physiologischer Kochsalzlösung 2—3fach verdünnt werden muß; nach Zusatz von 1 ccm 96%igem Alkohol wird abzentrifugiert; 1 ccm des Zentrifugates kommt nach Zusatz von weiteren 0,5 ccm 96%igem Alkohol und 0,25 ccm frisch bereitetem Diazoreagens in das AUTENRIETHsche Kolorimeter; die Ablesung erfolgt nach 2—3 Minuten; bei reichlichem Bilirubingehalt empfiehlt es sich, die Ablesung nach 2—3 Stunden zu wiederholen; als Vergleichsstandardlösung 'bedient man sich folgender Mischung: 0,1508 g reines Ammoniakeisenalaun werden in 50 ccm starker Salzsäure gelöst, dazu Aqua destillata ad 100,0; 0,3 ccm dieser Lösung werden mit 3 ccm 10%iger Rhodankaliumlösung und 12 ccm Äther in einem kleinen Schütteltrichter gut durchgeschüttelt; der die rote Farbe annehmende Äther wird in den Vergleichskeil des AUTENRIETHschen Keiles gebracht; durch Verschieben des Vergleichskeiles wird bei Tageslicht Farbengleichheit ermittelt und die gewonnene Zahl am Apparat abgelesen; die auf einer Eichungskurve abzulesende Verhältniszahl gibt die Konzentration des Bilirubins in Zweihunderttausendsteln an, da die Farbe der Eisenrhodanitlösung der Farbe einer Bilirubinlösung von $1 : 200000 = 0,5$ mg% entspricht; der Verdünnung wegen muß die Zahl noch mit 5 multipliziert werden (die Firma Hellige, Freiburg i. Br., liefert einen gebrauchsfähigen Farbenkeil).

Von dieser ursprünglich von HIJMANS V. D. BERGH angegebenen Methode gibt es verschiedene Varianten. Das Wesentliche erscheint mir, daß man sich auf *eine* Methode einstellt und die so gewonnenen Werte mit anderen vergleicht. Prinzipiell anders gestaltet sich das Verfahren von A. ADLER,[3] der die Farbentiefe der angesäuerten Bilirubin-Diazolösung im „Kolorimeter ohne Vergleichslösung" ermittelt. Auch das Stufenphotometer kann herangezogen werden.

Diagnostisch kommt einer prompten direkten Reaktion dieselbe Bedeutung zu wie dem Nachweis von Gallenfarbstoff im Harn; sie deckt bisweilen einen latenten Ikterus auf, wo die Harnuntersuchung versagt (Gallenkolik, Lebercirrhose). Bei der indirekten Reaktion lernt man bald die geringen, noch in das Bereich des Normalen fallenden Spuren von der oft sehr intensiven Rotviolettfärbung abgrenzen, die — bei negativer direkter Reaktion — alle acholurischen, hämolytischen Ikterusformen kennzeichnet.

Handelt es sich nur um eine *quantitative Bilirubinbestimmung*, dann genügt die einfache kolorimetrische Bestimmung der Farbenintensität des Serums nach MEULENGRACHT.[4]

Man braucht je zwei gleichweite Röhrchen, zwei kleine (zu je 5 ccm) für latenten und zwei größere (zu je 25 ccm) für manifesten Ikterus; in ein Röhrchen kommt die Standardlösung (0,10 g Kaliumbichromat pro 1000,0 Aqua destillata und vier Tropfen verdünnte Schwefelsäure), in das andere gibt man 0,5 ccm hämolysefreies Serum

[1] LEPEHNE: Arch. klin. Med. **132**, 96 (1920).
[2] HIJMANS V. D. BERGH: Gallenfarbstoffe im Blut. Leipzig: Leyden. 1918.
[3] A. ADLER: Klin. Wschr. 1922, Nr. 51; Z. exper. Med. **55**, 672 (1927).
[4] MEULENGRACHT: Arch. klin. Med. **132**, 285 (1920); Klin. Wschr. **1927**, Nr. 13.

(nüchtern ca. 3 ccm Blut aus trockener Kanüle in einem Zentrifugenröhrchen mit zwei Tropfen 3%iger Oxalatlösung aufgefangen, geschüttelt und zentrifugiert); man versetzt das Plasma nun aus einer Bürette mit abgemessenen Mengen physiologischer Kochsalzlösung, bis die Farbe, im durchfallenden Tageslicht gegen Milchglas verglichen, der des Standardröhrchens gleicht; die Zahl, welche angibt, wie vielfach man das Plasma verdünnen muß, heißt Farbzahl und gilt als Maß des Bilirubingehaltes; sie beträgt normal 1—3, höchstens 4; deutlicher Hautikterus beginnt bei Farbzahl ungefähr 10; die Beteiligung anderer Farbstoffe an der Serumfarbe (Lutein) erreicht nur in seltenen, praktisch kaum in Betracht kommenden Fällen höhere Werte.

Gegen die theoretischen Grundlagen der HIJMANS V. D. BERGHschen Methode sind verschiedene Einwände erhoben worden; an der praktischen Bedeutung dieser doppelten Reaktion ist jedoch für die Diagnostik nicht zu zweifeln. Beim gesunden Menschen schwankt der Bilirubingehalt — wenn man die Analysen von HIJMANS V. D. BERGH als Grundlage nimmt — zwischen 0,15—0,5 mg%; bei manchen Menschen findet man ohne äußere Kennzeichen von Ikterus und ohne sonstige Anhaltspunkte eines Leberschadens höhere Bilirubinwerte mit verzögertem Ausfalle der Diazoreaktion. Man kann hier von einer physiologischen Hyperbilirubinämie sprechen; wenn sich die höheren Werte mit Achylie paaren, so muß man an Beziehungen zur perniziösen Anämie denken, um so mehr, als gelegentlich eine Abnahme dieser „physiologischen" Hyperbilirubinämie nach Leberdiät festzustellen ist. Andere Autoren, die mit anderen Methoden gearbeitet haben, fanden höhere Normalwerte. Ich vermeide eine Diskussion, da sich daraus keine praktische Konsequenz ergibt.

Bei allen Formen von Ikterus kommt es zu einer Erhöhung des Blutbilirubins. Ist die direkte Probe positiv, dann handelt es sich entweder um einen mechanischen Stauungs- oder um einen parenchymatösen Ikterus. Die oft aufgeworfene Frage, ob es sich in einem solchen Falle um einen mechanischen Stauungsikterus oder um eine Form des sogenannten Icterus catarrhalis handelt, läßt sich an Hand dieser Methoden nur unter gewissen Bedingungen entscheiden; kommt es unmittelbar nach Zusatz des Diazoreagens zu einer starken Rotfärbung, die nach geraumer Zeit an Intensität zunimmt, so handelt es sich um eine diphasische Diazoreaktion; eine Entscheidung ist nicht immer leicht, zumal dann, wenn der Unterschied der Farbenintensität gering ist. Eine besonders deutliche diphasische Reaktion beobachtet man bei manchen splenomegalen Cirrhosen; sonst gilt im allgemeinen die direkte Reaktion als ein Kriterium des Stauungsikterus und die diphasische als jenes einer Parenchymerkrankung.

Der Bilirubingehalt des Serums zeigt oft Schwankungen, obwohl das sonstige klinische Bild keinerlei Änderung aufweist. Dies ist vor allem bei den unterschiedlichen Lebercirrhosen und parenchymatösen Leberaffektionen zu sehen; auch bei lange dauerndem, totalem Gallengangsverschluß kann der Bilirubinspiegel im Serum trotz fortbestehendem Verschluß allmählich abnehmen; wahrscheinlich handelt es sich hier um ein allmähliches Versagen der Lebertätigkeit.

Löst sich das Hindernis, so sinkt der Bilirubingehalt rasch ab. Ein weiteres Zeichen der Gesundung ist neben dem Absinken der absoluten Farbstoffmenge der Umschlag der prompten Diazoreaktion über einen zweiphasischen Verlauf in die indirekte Reaktion; auch nach völligem Verschwinden des Hindernisses besteht für längere Zeit noch immer eine geringe Hyperbilirubinämie, die aber zur Norm zurückkehrt, sobald die letzten Reste an Bilirubin aus den Organen verschwunden sind.

Ein hoher indirekter Bilirubinwert im Serum läßt immer an einen hämolytischen Prozeß denken, besonders dann, wenn sich im Harn nicht einmal Spuren von Gallenfarbstoff finden; das klassische Beispiel einer solchen Affektion ist der hämolytische Ikterus. Hohe Werte gibt es sonst nur noch bei der Perniciosa und bei vielen Prozessen, bei denen Blutkörperchen in größerer Menge zugrunde gehen. Merkwürdigerweise zeigt auch der Icterus neonatorum eine verzögerte Diazoprobe im Blute; gelingt es z. B. durch Splenektomie den Icterus haemolyticus zu heilen, so kehrt der Bilirubinwert im Blute zur Norm zurück. Manchmal zeigt sich beim hämolytischen Ikterus ein Mißverhältnis zwischen der Höhe der Bilirubinämie und der Intensität der Hautgelbsucht, die vielleicht nur angedeutet ist. Auf das Verhalten des Gallenfarbstoffes im Blute bei Zunahme der Anämie haben wir zum Teil schon hingewiesen, zum Teil haben wir uns damit noch zu beschäftigen.

An Hand der Bilirubinbestimmungen im Blute ist man auf ein neues Krankheitsbild aufmerksam geworden — auf den latenten Ikterus. Das Wesentliche des latenten Ikterus ist die Diskrepanz zwischen Hyperbilirubinämie und vollkommen fehlender Gelbsucht der Haut und der Konjunktiven. Die Bedingungen des Bilirubindurchtrittes durch die Kapillarwandungen gestalten sich scheinbar ungünstiger, so daß der Gallenfarbstoff nicht in die Gewebsflüssigkeit eindringen kann. Auch hier hat man zwischen der Anwesenheit von direktem und indirektem Bilirubin zu unterscheiden: Besteht direktes Bilirubin, dann handelt es sich fast immer um eine auch anatomisch feststellbare Leberaffektion. Ein solcher latenter, allerdings nur vorübergehender Ikterus ist z. B. oft schon am Tage nach einer Gallensteinkolik zu sehen; er kann der Beginn eines nunmehr einsetzenden totalen Gallengangverschlusses oder die Folge eines spastischen Zustandes im Bereiche der großen Gallenwege sein. Bei inkomplettem Gallengangverschluß haben wir es gelegentlich auch mit dem Vorkommen eines latenten Ikterus zu tun; selbstverständlich ist das Symptom des latenten Ikterus auch bei den unterschiedlichen Leberparenchymprozessen zu sehen; diätetische Einflüsse spielen dabei eine große Rolle, indem sie den Bilirubinwert bald erhöhen, bald herabsetzen können (FELLINGER und PFLEGER[1]); letzteres ist besonders bei ausschließlicher Kohlehydratkost der Fall.

Die Kombination von indirekter Hyperbilirubinämie und fehlendem Hautikterus ist oft bei kardialen Stauungszuständen zu sehen. In Fällen, wo sonst schwer eine Entscheidung zu treffen ist, ob eine bestehende Lebervergrößerung kardial bedingt ist oder auf eine beginnende Lebercirrhose zu beziehen sei, kann der Ausfall der Diazoreaktion bei sonst bestehendem, latentem Ikterus von entscheidender Bedeutung sein; die Stauungsleber geht zumeist mit Hyperbilirubinämie einher, die auf der Anwesenheit von indirektem Bilirubin beruht, während bei Cirrhosen oder Tumoren das direkte Bilirubin überwiegt. Ähnlich hohe Werte des indirekten Bilirubins sehen wir sonst noch bei den unterschiedlichen Infektionskrankheiten, besonders bei der Pneumonie, während Scharlach, Sepsis häufiger eine direkte Reaktion aufweisen. Größere hämorrhagische Exsudate gehen auch oft mit den Erscheinungen eines latenten Ikterus bei indirekter Diazoreaktion einher; ein ähnliches Verhalten zeigt die Extrauteringravidität; bei Hyperemesis ist, sofern dieselbe die Symptome des latenten Ikterus aufweist, meist die direkte Diazoreaktion positiv.

Jedenfalls soll man in keinem Fall von zweifelhafter Leberaffektion verabsäumen, die Qualität des Blutbilirubins zu prüfen, besonders wenn es sich nur um geringe Grade von sichtbarem Ikterus handelt.

Dem Vorkommen von Urobilin oder Urobilinogen im Blute hat man bis jetzt wenig Aufmerksamkeit geschenkt; der Grund dafür könnte darin zu suchen sein, daß der Nachweis des Urobilins im Serum, so prompt und einfach er im Harn zu führen ist, auf gewisse Schwierigkeiten stößt. Überblickt man die ver-

---

[1] K. FELLINGER u. R. PFLEGER: Wien. Arch. inn. Med. **26**, 321 (1935).

schiedenen Arbeiten, die sich mit dieser Frage beschäftigt haben, so gewinnt man fast den Eindruck, als würde es sich um ein sehr seltenes Vorkommen handeln; da die Urobilinurie zu den häufigsten Äußerungen des kranken Organismus gehört, so drängt sich die Frage auf, warum das Urobilin, das mit dem Harn ausgeschieden wird, also im Blute vorhanden sein muß, auf seinem Wege zur Niere so selten angetroffen wird.

Zum Nachweis des Urobilins im Serum kann man die SCHLESINGERsche Methode und die Probe mit dem EHRLICHschen Aldehydreagens verwenden; die SCHLESINGERsche Probe wird so ausgeführt, daß man zu 1 Teil Serum 2 Teile alkoholische Zinkacetatlösung gibt, gut durchmischt, filtriert und das Filtrat mehrere Stunden lang im diffusen Tageslicht stehen läßt. Zum sofortigen Nachweis kann die EHRLICHsche Aldehydprobe verwendet werden; man überschichtet vorsichtig das Serum mit dem Reagens; in positiven Fällen tritt an der Berührungsgrenze ein mehr oder weniger breiter und deutlich roter Ring auf; in stark positiven Fällen bleibt auch nach Durchschütteln der Probe eine deutliche Rotfärbung bestehen, in schwach positiven läßt eventuell der Vergleich mit dem nativen Serum noch immer eine Verschiebung des Farbentones ins Rötliche erkennen; bei stark gallenfarbstoffhaltigem Serum tritt bisweilen nach Zusatz des Aldehydreagens an der Berührungsstelle ein grüner Ring auf, was den Nachweis des Urobilins außerordentlich erschwert.

In einer neueren Arbeit von WELTMANN und LÖWENSTEIN[1] finden sich die Ergebnisse einer größeren Untersuchungsreihe zusammengestellt; dabei zeigte sich: bei komplettem Gallengangsverschluß fehlt im Serum das Urobilin. Konstant fand sich Urobilinämie bei der kroupösen Pneumonie, sehr häufig bei schwer dekompensierten Herzfehlern mit Lungen- und Leberstauung, relativ selten beim Icterus catarrhalis, wie überhaupt bei den unterschiedlichen Leberkrankheiten der Nachweis fast immer mißlingt. Bei Cholelithiasis im Stadium der Urobilinurie findet sich häufig auch Urobilin im Serum. Jedenfalls ist eine sichere Deutung für den Nachweis des Urobilins im Serum derzeit wohl kaum möglich, so daß man diagnostisch daraus nicht die geringsten Folgerungen ziehen kann.

Unsere Kenntnisse über das Vorkommen von *Gallensäuren im Blute* scheiterten bis jetzt vielfach an der Unzuverläßlichkeit ihres Nachweises. Gegen die unterschiedlichen kolorimetrischen Methoden werden zum Teil berechtigte Einwände erhoben; exakt scheint bloß die sehr umständliche Methode von ROSENTHAL und WISLICKI[2] zu sein; sie überträgt die gasometrische Methode von FOSTER und HOOPER[3] auf das Blut; wenn man diesen Zahlen Glauben schenken kann, so befinden sich im Blute eines gesunden Menschen keine Gallensäuren, wohl dagegen bei den verschiedensten Leberkrankheiten, z. B. bei mechanischem Ikterus 7 mg%, beim hepatischen Ikterus 5—12 mg% und beim Ikterus WEIL sogar bis 24 mg%. HERZFELD und HAEMMERLI fanden mit ihrer kolorimetrischen Methode ähnliche Werte.

5. Harnuntersuchungen.

Ob ein Harn *Gallenfarbstoff* enthält, soll man nicht nur nach der bierbraunen Farbe beurteilen, da sie auch durch andere Farbstoffe oder Medikamente bedingt sein kann. Hat man keine Möglichkeit, den Harn chemisch zu untersuchen, so geben die gelben Flecken in der Wäsche, die allmählich einen grünen Farbenton annehmen, sowie der gelbe Schaum, der beim Schütteln des Harnes entsteht, einen wichtigen Hinweis auf die Anwesenheit von Gallenfarbstoff. Während des Krieges stand man oft vor der Frage, ob die Gelbsucht tatsächlich auf der Anwesenheit von Bilirubin beruht und nicht vielleicht durch Pikrinsäure hervorgerufen ist; wenn auch heute diese Möglichkeit kaum in Betracht kommt,

[1] WELTMANN u. LÖWENSTEIN: Arch. f. exper. Path. **117**, 8 (1926).
[2] ROSENTHAL u. WISLICKI: Wien. Arch. inn Med. **6**, 587 (1923).
[3] FOSTER u. HOOPER: J. of biol. Chem. **38**, 1909 (355).

so hat man sie in zweifelhaften Fällen doch in Erwägung zu ziehen. Der negative Ausfall aller Proben auf Bilirubin und Urobilin trotz scheinbar ikterischer Beschaffenheit des Harns und der Haut erweckt den Verdacht einer solchen Intoxikation, die für den Träger dieser Gelbfärbung ganz ungefährlich ist; Äther entzieht dem Harn die Pikrinsäure; im abgedampften Äther sind dann gelbliche Kristalle nachweisbar, die, in Wasser gelöst, Wolle und Seidenfäden intensiv gelb färben.

Auch nach *Trypaflavin* kann es zu einem Pseudoikterus kommen, der leicht mit einem echten Ikterus verwechselt werden kann.

Manche Menschen zeigen eine Gelbfärbung an den verschiedensten Stellen des Körpers (Hand- und Fußflächen, Gesicht), ohne daß der Bilirubinspiegel im Blute erhöht ist; gewisse Pflanzenstoffe (Luteine, Carotine, Lipochrome) können als Ursache in Betracht kommen; je nach der Nahrungszufuhr zeigt sich ein Schwanken des gelblichen Kolorits; relativ oft sieht man diese Xanthose bei Diabetikern, besonders nach Gemüsetagen.

Der Nachweis des Gallenfarbstoffes erfolgt meist durch Oxydationsmittel, die das Bilirubin in den durch seine Grünfärbung leicht erkennbaren Farbstoff, Biliverdin, umwandeln. Bei der Oxydation des Bilirubins kann es leicht zur Bildung von anderen Farbstoffen kommen, die bei stärkerer Oxydation überwiegen; dementsprechend muß die Oxydation so vorgenommen werden, daß möglichst viel Biliverdin gebildet wird und die unerwünschten Oxydationsnebenprodukte zurücktreten; ich gebe daher der milden Jodprobe gegenüber der Salpetersäureprobe unbedingt den Vorzug, um so mehr, als diese Probe sehr einfach durchführbar ist:

Man bereitet sich eine etwa zehnfache alkoholische Verdünnung einer Jodtinktur; diese Lösung ist etwas dünkler als der zu prüfende Harn; überschichtet man den Harn mit dieser Jodlösung, so entsteht bei Anwesenheit von Gallenfarbstoff ein grüner Ring, der sich allmählich verbreitert; die Probe läßt sich auch in der Weise modifizieren, daß man zum Harn 1—2 Tropfen der gewöhnlichen Jodtinktur zusetzt, durchschüttelt und das überschüssige Jod mit Äther entfernt; bei reichlicher Anwesenheit von Bilirubin ergibt sich eine intensive Grünfärbung; ist nur wenig Gallenfarbstoff vorhanden, so wird nach Entfernung des überschüssigen Jods die Lösung mit dem Harn kolorimetrisch verglichen; eine deutliche Grünfärbung gilt als charakteristisch für Bilirubin.

Legt man besonderen Wert auf die GMELINsche Salpetersäureprobe, so läßt sie sich in folgender Weise exakter gestalten:

Man versetzt den Harn mit Natrium nitrosum (5% wäßrig) und fügt verdünnte Salzsäure hinzu; die Oxydation erfolgt jetzt ganz langsam, so daß fast immer bei Anwesenheit von Gallenfarbstoff eine länger anhaltende Grünfärbung resultiert; die Überschichtung mit konzentrierter rauchender Salpetersäure gibt nur bei reichlicher Anwesenheit von Bilirubin einen deutlichen grünen Ring; bei geringen Mengen ist die Probe nicht verläßlich.

Bilirubin im Harn findet sich bei allen Formen des Ikterus, ausgenommen den hämolytischen. Das Harnbilirubin gibt immer nur die direkte Reaktion, während das indirekte Bilirubin, selbst wenn es in noch so großen Mengen im Blute vorhanden ist, nicht im Harn erscheint; die Trennung zwischen hämolytischem Ikterus einerseits und allen anderen Gelbsuchtsformen anderseits ist daher auf Grund des Bilirubinnachweises im Harn durchaus möglich; merkwürdig ist nur das Auftreten von Bilirubin im Harn beim hämolytischen Ikterus unmittelbar nach der Splenektomie. Eine weitere Eigentümlichkeit ist das Verhalten des Bilirubins im Harn beim Icterus neonatorum; der Harn solcher Kinder ist hell und enthält doch Bilirubin, allerdings nur in kristallinischer Form.

Für die quantitative Ausscheidung des Bilirubins durch den Harn hat man sich merkwürdigerweise wenig interessiert; an Methoden fehlt es nicht; so z. B. empfehlen ADLER und MEYER[1] folgendes Verfahren:

Man versetzt Harn mit Bariumchlorid, welches den Gallenfarbstoff fällt; der Niederschlag wird abzentrifugiert, der Rückstand in 4%igem Salzsäurealkohol aufgenommen und etwas erwärmt, wobei der Gallenfarbstoff unter Grünfärbung in Lösung geht; diese Lösung kann man im Kolorimeter gegenüber einer bekannten Bilirubinlösung, die in gleicher Weise vorbehandelt wurde, in Vergleich stellen; HERZFELD geht in ähnlicher Weise vor, nur verwendet er als Oxydationsmittel HAMMARSTENsches Reagens.

Mittels des Verfahrens, das ADLER angegeben hat, kann man bereits ganz kleine Bilirubinmengen im Harn feststellen; man muß nur mit einer größeren Menge Harns ·die Reaktion anstellen; es gelingt dann, wie von mancher Seite, z. B. von OBERMEYER und POPPER,[2] behauptet wird, gelegentlich auch bei gesunden Menschen geringe Spuren von Bilirubin im Harn nachzuweisen. Bilirubin ist ein normaler Bestandteil des Serums, so daß man sich im Prinzip nicht wundern darf, wenn Spuren davon auch im Harn erscheinen.

Die ältere Medizin hat dem Nachweis von *Gallensäuren im Harn* mehr Aufmerksamkeit zugewendet, als dies jetzt zu geschehen pflegt; der Grund liegt auch hier wieder in der Schwierigkeit des exakten Nachweises. Die sonst ausgezeichnete PETTENKOFERsche Probe ist im Harn nicht ohne weiteres zu verwenden; es müssen die Gallensäuren zuerst isoliert werden, wie dies z. B. MEILLÈRE[3] tut:

Zu 200 ccm Harn kommen 2 ccm Eisessig und 150 g Ammoniumsulfat; Lösung im Wasserbade; nach 24 Stunden abfiltrieren. Der Niederschlag wird mit gesättigter Ammonsulfatlösung gewaschen, der Rückstand getrocknet und mit 95%igem heißen Alkohol extrahiert. Hierauf wird der alkoholische Extrakt über etwas Tierkohle getrocknet, der Rückstand in 60%igen Alkohol aufgenommen, eingedampft und erneut in 2 ccm Schwefelsäurelösung (vier Teile Schwefelsäure und ein Teil Wasser) gelöst; in einer auf 60⁰ erhitzten Abdampfschale wird dieser Lösung tropfenweise 1%iges Furfurol zugesetzt; bei Gegenwart von Gallensäuren entwickelt sich eine Purpurfärbung.

Relativ einfach ist das Verfahren von HERZFELD-HAEMMERLI, das sich sogar zur quantitativen Bestimmung eignen soll.

Man versetzt 1 ccm Harn mit 0,5 ccm 1%iger alkoholischer Furfurollösung und setzt 1 ccm 83%ige Phosphorsäure zu; erhitzt man die Probe für sechs Minuten im Wasserbade, so bildet sich eine grünlichblaue Färbung.

Noch am meisten haben die Methoden Anwendung gefunden, die von dem Prinzip der Oberflächenspannung ausgehen; man bedient sich entweder eines Stalagmometers oder der sogenannten Schwefelblumenprobe. Eine stalagmometrische Bestimmungsmethode hat BETH[4] ausgearbeitet; um die erhaltene Tropfengröße auswerten zu können, ist eine Vergleichslösung erforderlich, deren Tropfengröße und die dieser entsprechende Gallensäurekonzentration bekannt sind; hierzu können Lösungen von Natrium glycocholicum der verschiedensten Konzentration verwendet werden.

Die Schwefelblumenmethode hat MÜLLER[5] in Übereinstimmung mit französischen Autoren (LYON-CAEN[6]) zu vergleichenden Analysen als durchaus brauchbar befunden; sie ist für den klinischen Gebrauch sicherlich verwendbar. MÜLLER behauptet, daß sie in den meisten Fällen ein positives Ergebnis gab, wo sich nachträglich an Hand z. B. der MEILLÈREschen Probe Gallensäuren nachweisen ließen. Die Technik der HAYschen[7] Schwefelblumenprobe ist sehr einfach;

---

[1] ADLER u. MEYER: Klin. Wschr. **1922**, Nr. 50; **1923**, Nr. 6.
[2] OBERMEYER u. POPPER: Wien. klin. Wschr. **1908**, Nr. 25.
[3] MEILLÈRE: J. Pharmacie **XXV**, 417 (1922).
[4] BETH: Wien. Arch. inn. Med. **II**, 563 (1921).
[5] MÜLLER: Schweiz. med. Wschr. **1921**, Nr. 36; **1922**, Nr. 5.
[6] LYON-CAEN: Dissertation. Paris. 1910.
[7] HAY: Textbook of hum. Physiol., 2. Aufl. 1886.

Man streut in PETRI-Schalen oder Spitzgläsern auf unfiltrierten Harn ein kleines Häufchen Sulfur depuratum (trocken aufbewahren!) und beobachtet, ob die Körnchen zu Boden sinken und sich an der Harnoberfläche ein Randschleier bildet; bei reichlicher Anwesenheit von Gallensäuren erfolgt dies sofort und ausgiebig, bei geringerer Quantität erst in 5—10 Minuten.

Die exakteste Methode ist die von ROSENTHAL und WISLICKI. Ob im normalen Harn Gallensäuren vorhanden sind, darüber bestand lange Zeit Meinungsverschiedenheit. Derzeit ist man sich wohl darüber klar, daß Gallensäuren kein physiologischer Harnbestandteil sind; dagegen finden sie sich im Harn ziemlich konstant bei den verschiedensten Leberkrankheiten. MÜLLER, der sich vor allem für die Bedeutung der HAYschen Probe eingesetzt hat, geht sogar so weit, daß er sagt: „Die HAYsche Probe ist für die Leber, was die Eiweißprobe für die Nieren; dabei führen Fieber, Zirkulationsstörungen, Giftwirkung und andere allgemeine Schäden öfter zu Gallensäurenausscheidung als zu Albuminurie." Jedenfalls enthält der Harn beim mechanischen Stauungsikterus reichlich Gallensäuren; darüber besteht seitens aller Autoren, die sich mit dieser Frage beschäftigt haben, Einigkeit. Die verschiedenen parenchymatösen Erkrankungen der Leber, gleichgültig, ob sie mit Ikterus oder nur mit latenter Hyperbilirubinämie einhergehen, zeigen dagegen ein verschiedenes Verhalten. Manchmal findet man reichliche Mengen, manchmal wieder nur geringe; zuweilen kann sogar die HAYsche Probe trotz Bilirubinurie negativ sein. Vielleicht kann ein stärkerer Parenchymschaden die Funktion der Leber so beeinträchtigen, daß die Leber die Gallensäurebildung einstellt. Wichtig ist das vollkommene Fehlen von Gallensäuren beim hämolytischen Ikterus. Da die HAYsche Probe so außerordentlich fein ist, verliert sie etwas an diagnostischer Bedeutung; immerhin sollte sie bei Verdacht auf irgendeine Erkrankung der Leber oder der Gallenwege öfter in Anwendung gezogen werden, als es tatsächlich geschieht. LEPEHNE,[1] der auf diesem Gebiete große Erfahrung hat, sagt: „Ein deutlich positiver Ausfall der HAYschen Schwefelblumenprobe im Verein mit positiver Urobilinogenurie ist nach meinen Erfahrungen ein gutes Unterstützungsmittel zur Stellung der Diagnose."

Auch Belastungsproben mit peroraler Darreichung von Gallensäuren sind versucht worden; diagnostisch haben uns diese Versuche vorläufig nicht weitergebracht, aber das liegt anscheinend ausschließlich an der Unverläßlichkeit des Nachweises der Gallensäuren im Harn.

Um den Wert einer *Urobilinurie* entsprechend würdigen zu können, ist es notwendig, die Pathogenese der Urobilinurie zu kennen, weswegen eine eingehende Besprechung dieser Frage geboten erscheint.

Über den Nachweis des Urobilins bzw. des Urobilinogens ist einiges zu sagen. Das Urobilinogen zeigt keine auffallende Eigenfarbe und kann daher im Harn in größeren Mengen vorhanden sein, ohne dessen Farbe deutlich zu ändern; wenn urobilinogenhaltiger Harn dennoch sehr häufig dunkel wird, so rührt dies teilweise von anderen gleichzeitig ausgeschiedenen Farbstoffen her, teils von Umwandlungsprodukten des Urobilinogens, die sich bei längerem Stehen bilden. Zum Nachweis des Urobilinogens bedient man sich der Probe von NEUBAUER[2] mit dem EHRLICHschen Aldehydreagens (Paradimethylamidobenzaldehyd in salzsaurer Lösung). Man gießt von diesem Reagens ungefähr 1 ccm zu 5 ccm Harn und wartet 1—2 Minuten, innerhalb welcher Zeit bei Gegenwart von Urobilinogen eine deutliche Rotfärbung eintritt, die man am besten durch Vergleich mit einer Probe unbehandelten Harns erkennt; bei sehr dunklem Harn empfiehlt es sich, die Probe mit Chloroform zu schütteln, das den roten Farbstoff leicht aufnimmt;

---

[1] LEPEHNE: Leberfunktionsprüfung, 2. Aufl., S. 93. 1929.
[2] NEUBAUER: Münch. med. Wschr. **1903**, 1846.

dieses Vorgehen ist auch notwendig, wenn nach Zusatz der salzsauren Aldehyd-
lösung eine intensive Grünfärbung einsetzt; die Grünfärbung rührt von Biliverdin
her; sie tritt immer dann auf, wenn der Harn Nitrite enthält, die bei Gegenwart
von Salzsäure das Bilirubin oxydieren. Das Vorhandensein von Nitriten ist wohl
immer auf die Anwesenheit von Bakterien zurückzuführen; sie bilden sich im
Harn bei längerem Stehen, können aber bei Infektion der Harnwege durch Zersetzung des Harns schon vor der Entleerung enstanden sein. Die Aldehydprobe
ist für Urobilinogen nicht spezifisch, denn auch andere unstabile Pyrrolderivate,
z. B. Porphyrine, Indol, Skatol, selbst Pyrrol können eine Rotfärbung geben;
diese Substanzen finden sich allerdings im Harn in einer so geringen Menge,
daß sie praktisch keine Rolle spielen; es kann daher eine positive Aldehydprobe als klinisch gleichbedeutend mit der Anwesenheit von Urobilinogen im Harn
angesehen werden. Man hat an das Vorkommen einer dieser Substanzen, z. B.
Porphyrin, ganz besonders dann zu denken, wenn die Aldehydprobe positiv ausfällt, dagegen die SCHLESINGERsche Zinkprobe ein negatives Resultat gibt; nur
das Urobilinogen gibt eine Fluoreszenz mit Zinksalzen.

Die Urobilinogenprobe erfordert frisch gelassenen Harn; kann man sich
solchen nicht beschaffen, so ist auch noch die Prüfung auf *Urobilin* nach SCHLE-
SINGER[1] notwendig:

Ein halbes Reagensglas voll mit Harn wird zunächst mit einigen Tropfen Jodtinktur oder LUGOLscher Lösung versetzt, einige Minuten stehengelassen, um die
Umwandlung eventuell noch vorhandenen Urobilinogens in Urobilin zu vervollständigen; zu diesem Harn schüttet man die gleichen Teile einer aufgeschüttelten
10%igen alkoholischen Zinkacetataufschwemmung, setzt eventuell 2—3 Tropfen
Ammoniak zu und filtriert; bei Anwesenheit von Urobilin entsteht eine grüne Fluoreszenz, die man am besten sieht, wenn man das Röhrchen bei seitlichem Lichteinfall
gegen einen dunklen Hintergrund hält; die Prüfung wird zweckmäßig im Dunkel-
zimmer bei künstlichem, durch eine Sammellinse konzentrierten Licht oder einfacher
mit Hilfe einer Taschenlampe vorgenommen.

Die SCHLESINGERsche Urobilinprobe ist sehr empfindlich, hat aber für den
praktischen Gebrauch manche Nachteile gegenüber der leicht durchführbaren
Urobilinogenprobe; Urobilin ist ein Umwandlungsprodukt, das sich erst außerhalb des Körpers bildet und noch viel weniger als einheitlicher chemischer
Körper gelten kann.

Kliniker und Experimentatoren haben sich eingehend mit der Frage beschäftigt, auf welche Weise es zur Urobilinurie kommen kann; über die Pathogenese
dieses Symptoms existieren fünf Theorien: 1. die hepatische, 2. die intestinale,
3. die histogene, 4. die nephrogene und 5. die hämatogene. Die nephrogene
Theorie stammt von LEUBE;[2] er meinte, Urobilin müsse in der Niere entstehen,
da es sich im Blut nicht nachweisen läßt; da inzwischen der Nachweis von Urobilin im Blut gelang, kommt dieser Theorie wohl nur mehr historisches Interesse zu.

Die *hämatogene* Theorie stützt sich auf die Tatsache, daß fast bei allen Zuständen, die mit einem erhöhten Blutzerfall einhergehen, Urobilinurie beobachtet wird; eine Stütze fand diese Theorie in vereinzelten Beobachtungen,
wonach in vitro ein Übergang von Blutfarbstoff in Urobilin statthaben sollte;
HANS FISCHER[3] hat diese Theorie durch sehr exakte Untersuchungen überprüft
und sie als irrig hinstellen können. Wenn sich in der Folge in alten hämorrhagischen Cysten gelegentlich dennoch etwas Urobilin finden ließ, so kann dies

---

[1] SCHLESINGER: Wien. klin. Wschr. **1902**, Nr. 30.
[2] LEUBE: Phys.-med. Ges. z. Würzburg. 1888.
[3] HANS FISCHER: Erg. Physiol. **15**, 185 (1916).

aus der allgemeinen Zirkulation in das Hämatom übergetreten sein; es liegen somit keine Gründe vor, auf diese alte Vorstellung zurückzugreifen.

In innigstem Zusammenhang mit der hämatogenen steht die *histogene Theorie*. In neuerer Zeit hat sich für sie besonders BRULÉ[1] interessiert; die Gewebe sollen aus Blutfarbstoff am Ort der Blutung Urobilin bilden können. Auch diese Theorie hat ihr Für und Wider; ein gesichertes Fundament fehlt auch hier. SALEN und ENOCKSSON[2] haben gegen diese Theorie ganz besonders Stellung genommen; es ist nicht einzusehen, warum in einem Haematom, das infiziert wurde, nicht Urobilinogen entstehen soll.

Die *hepatogene Theorie* findet ihre Hauptverteidiger in HAYEM und TISSIER; der Grundgedanke ihrer Lehre ist folgender: Bilirubin ist das Produkt der gesunden, Urobilin das Produkt der kranken Leber. Die Theorie stützt sich ausschließlich auf klinische Beobachtungen; ein gewichtiger Einwand gegen diese Theorie ist das Fehlen von Urobilinogen bei totalem Gallengangverschluß; FISCHLER[3] glaubt trotzdem einige Tatsachen zugunsten dieser Theorie anführen zu können, so fand er mehrfach Urobilin in der Galle von gesunden Gallenfisteltieren; den Einwand, daß es sich hier vielleicht um eine von außen kommende Infektion der Gallenwege gehandelt hatte, konnte er nur schwer entkräften.

Die am besten fundierte Theorie ist die von FRIEDRICH MÜLLER.[4] Sie wird vielfach unter dem Namen der *enterogenen* oder der *enterohepatischen Theorie* zusammengefaßt; der Grundversuch war folgender: Bei einem Patienten, der einen totalen Gallengangverschluß aufwies und im Harn nur Bilirubin, aber kein Urobilin zeigte, konnte FRIEDRICH MÜLLER eine vorübergehende Urobilinurie erzeugen, wenn er dem Patienten per os Galle gab; dieses Experiment ist vielfach immer wieder mit demselben Erfolg wiederholt worden. Besonders merkwürdig gestaltete sich dagegen folgender von WALZEL und WELTMANN[5] durchgeführter Versuch: Bei einem Menschen mit einer Gallenfistel zeigte die daraus gewonnene Galle kein Urobilin; ebenso war der Stuhl und auch der Urin frei von Urobilin; wurde aber diesem Patienten die Fistelgalle per os gereicht, so ließ sich — im Gegensatz zu den Ergebnissen von FRIEDRICH MÜLLER — weder im Stuhl noch im Harn oder in der Galle Urobilin nachweisen; gab man aber dem Patienten Schweinegalle, so erscheint jetzt Urobilin in Stuhl und Harn. WALZEL und WELTMANN betonen die Anwesenheit von Urobilin in der Schweineleber; sie sind daher geneigt, die bei dem Patienten auftretende Urobilinurie auf das Urobilin in der Schweinegalle zu beziehen. ELMANN und MCMASTER sahen sich hierdurch veranlaßt, bei Hunden die alte Versuchsanordnung von FRIEDRICH MÜLLER wieder aufzunehmen, wobei sie ganz zu denselben Ergebnissen kamen wie MÜLLER; daß dabei noch andere prädisponierende Momente eine große Rolle spielen können, dafür sprechen andere Beobachtungen, z. B. von FROMHOLD und NERSESOFF;[6] sie konnten bei ihren Hundeversuchen nur dann eine Urobilinbildung feststellen, wenn man reines Bilirubin gab. Noch viel deutlicher kam es aber zu einer Urobilinurie, wenn man das Bilirubin nicht per os reichte, sondern direkt ins Duodenum einführte; da es dabei zuerst zu einer beträchtlichen Bilirubinämie kam, so besteht auch die Möglichkeit, daß das resorbierte Bilirubin zunächst zu einer gesteigerten Ausscheidung von Bilirubin durch die Galle führte, das dann im Darm in Urobilin umgewandelt wird und auf diesem Wege die Uro-

[1] BRULÉ: Presse méd. **1919**, 784.
[2] SALEN u. ENOCKSSON: Acta med. scand. (Stockh.) **66**, 366 (1927).
[3] FISCHLER: Dtsch. Arch. klin. Med. **146**, 305 (1926).
[4] MÜLLER: Z. klin. Med. **12**, 45 (1887).
[5] WALZEL u. WELTMANN: Grenzgebiete **37**, 437 (1924).
[6] FROMHOLD u. NERSESOFF: Z. exper. Med. **11**, 400 (1912).

bilinurie bedingt. Der MÜLLERsche Versuch ist in neuerer Zeit von MEYER und HEINELT[1] wiederholt worden; man gab einem Individuum 250 g urobilinfreie Galle, 4—6 Stunden später kommt es zu einer starken Urobilinurie; nimmt man noch die vielen Erfahrungen hinzu, die wir am Krankenbett immer wieder machen, daß bei totaler Acholie des Stuhles im Harn nie Urobilin erscheint, weiters, daß sich eine starke Urobilinurie akut bessern läßt, wenn man bei dem betreffenden Patienten eine energische Darmspülung vornimmt, so sind damit wohl die wichtigsten Tatsachen angeführt, die zugunsten der enterogenen Theorie sprechen; die enterogene Theorie setzt somit die Bildung von Urobilin im Darm voraus und bringt die Urobilinurie in Abhängigkeit vom Vorhandensein von Urobilin im Darm.

Nun liegen Tatsachen vor, die mit der enterogenen Theorie allein kaum erklärt werden können; bei vielen Fällen besteht tatsächlich ein Parallelismus zwischen der Menge an Urobilin im Stuhl und der Intensität der Urobilinurie; sehr oft jedoch, vermutlich bei vielen Leberkrankheiten, wurde aber ein solcher Parallelismus vermißt; ADLER und SACHS[2] haben deshalb vorgeschlagen, den sogenannten Urobilinquotienten zu bestimmen — das ist das gegenseitige Verhältnis zwischen Urobilingehalt im Stuhl und im Harn; da dieser Quotient, wie bereits erwähnt, bei vielen Leberkrankheiten sehr niedrig ist, war es notwendig, die enterogene Theorie in der Richtung einer entero-hepatischen Theorie zu erweitern. Die gesunde Leber bildet eine Barriere gegenüber dem vom Darm kommenden Urobilin und läßt es nicht in den allgemeinen Kreislauf gelangen; besteht aber eine Leberschädigung, dann wird diese Barriere mehr oder weniger insuffizient, was den Übertritt von Urobilin in den großen Kreislauf und Urobilinurie zur Folge hat. Sehr zugunsten einer solchen hepato-enterogenen Theorie sprechen auch Beobachtungen von WALLACE und DIAMOND,[3] die bei sonst gesunden Hunden Urobilinurie erzeugen konnten, wenn 80% des Leberparenchyms entfernt wurden.

Auf der Basis dieser entero-hepatischen Theorie unterscheidet somit HILDEBRANDT[4] zwei Formen von Urobilinurie: 1. Die Urobilinurie bei normalem Urobilingehalt im Darm, aber geschädigter Lebertätigkeit und 2. die Urobilinurie bei erhöhtem Urobilingehalt in den Fäzes, aber intakter Leber.

Beobachtungen bei Neugeborenen waren es, die man gegen die Lehre einer entero-hepatischen Urobilinbildung vorzubringen glaubte; neugeborene Kinder, deren Darm noch frei von Bakterien ist, können trotzdem Urobilinurie aufweisen. WINTERNITZ[5] hat diese Beobachtungen überprüft und kam zu dem Ergebnis, daß es sich dabei wahrscheinlich um einen Übertritt von Urobilin aus dem mütterlichen Organismus handelt; tatsächlich zeigen viele Frauen in den letzten Wochen der Schwangerschaft hohe Urobilinwerte im Blut und Harn. ROYER[6] gab schwangeren Hunden Urobilin intravenös und konnte dann bei den Föten in den verschiedensten Organen Urobilin nachweisen; die Placenta ist demnach für Urobilin permeabel. BANG hat dann noch einmal versucht, sich für eine histogene Urobilinbildung einzusetzen, hat sich aber zum Nachweis des Urobilins einer Methode bedient, die Einwände zuläßt. BARRENSCHEEN und WELTMANN[7] warnen bei der Durchführung der SCHLESINGERschen Probe vor

---

[1] MEYER u. HEINELT: Arch. klin. Med. 142, 94 (1923).
[2] ADLER u. SACHS: Z. exper. Med. 142, 94 (1923).
[3] WALLACE u. DIAMOND: Arch. int. Med. Chicago 35, 696 (1925).
[4] HILDEBRANDT: Z. klin. Med. 59, 351 (1906); 73, 189 (1911).
[5] WINTERNITZ: Klin. Wschr. 1926, 988.
[6] ROYER: L'urobiline. Paris. 1930.
[7] BARRENSCHEEN u. WELTMANN: Biochem. Z. 40, 273 (1923).

dem Zusatz des Jods, weil bei kräftiger Oxydation des Bilirubins auch schon eine Fluoreszenz zu beobachten ist. Jedenfalls ließen sich bis jetzt keine stichhältigen Tatsachen anführen, die gegen die Lehre von der entero-hepatischen Urobilinbildung sprechen.

In der Folgezeit sind noch verschiedene Experimente durchgeführt worden, die zugunsten der MÜLLERschen Lehre verwendet werden können. ELMANN und McMASTER[1] experimentierten an Gallenfistelhunden, operierten aber so, daß noch immer ein Teil der Galle in den Darm floß; nur diese Fisteltiere zeigten Urobilinurie; GERHARD[2] fand unmittelbar nach der Ligatur des Ductus choledochus Urobilin im Harn, das aber wenige Stunden später verschwand, sobald der Darm keine gefärbten Fäzes mehr enthielt. In einer Serie von Experimenten wurde die Frage studiert, ob vom Darm aus Bilirubin und ebenso Urobilin überhaupt resorbiert werden kann; beides ist in positivem Sinne entschieden worden — die Versuche stammen von BROWN, McMASTER und ROUS;[3] sie studierten auch das Verhalten des Urobilins bei experimenteller Leberschädigung und sahen sich auf Grund ihrer Ergebnisse ebenfalls veranlaßt, sich der entero-hepatischen Theorie anzuschließen. Den direkten Übergang von Bilirubin und Urobilin in das Pfortaderblut konnte BLANKENHORN[4] durch Pfortaderkanülen sicherstellen; eine Resorption entlang der Lymphbahnen scheint nicht stattzufinden. ROYER[5] studierte auch den Urobilingehalt der unterschiedlichen Organe. Beim normalen Tier enthält fast jedes Organ etwas Urobilin; bei Tieren, deren Galle abgeleitet wurde, vermindert sich der Gehalt beträchtlich. ROYER injizierte eine größere Quantität Urobilin intravenös und verfolgte dann dessen weiteres Schicksal; schon nach zehn Minuten findet sich nur mehr wenig Urobilin im Blut, nach einer Stunde bestehen wieder normale Verhältnisse; die Urobilinurie hält dagegen viele Tage lang an. Dieses paradoxe Verhalten, Urobilinurie bei fehlender Urobilinämie, scheint dafür zu sprechen, daß Urobilin in einer nicht zu fassenden Form im Blute kreist — eine Beobachtung, die vielleicht zugunsten einer modifizierten nephrogenen Theorie verwendet werden könnte; außerdem beschäftigte sich ROYER mit der Frage, in welchen Organen sich das Urobilin, wenn es intravenös verabfolgt wurde, am meisten aufstapelt; in der Galle fanden sich nur geringe Mengen, reichlich war es dagegen in den Muskeln vorhanden, nächstdem in der Leber; nach drei Stunden war die Leber bereits völlig frei von Urobilin, während die Muskeln es sehr lange speicherten; er bestimmte auch den Urobilingehalt nach intravenöser Injektion in den verschiedenen Venenbezirken; die Pfortader enthielt wesentlich mehr als die abfließenden Lebervenen; ebenso zeigte sich ein Unterschied zwischen arteriellem und venösem Blut einer Extremität; das Urobilin dürfte somit in den Geweben gespeichert werden; vielleicht kommen als speichernde Elemente die KUPFFER-Zellen in Betracht, denn wenn man Tiere vorher mit Tusche speichert, so ergeben sich keine so großen Unterschiede; jedenfalls sieht ROYER keinen Grund, die entero-hepatische Theorie abzulehnen. „La loi de la circulation entéro-hépatique de l'urobiline." Wir können zusammenfassend sagen: Das Urobilin entsteht im Darm, wird hier resorbiert und dann vermutlich in der Leber gespeichert; zum Teil wandert es in die Richtung der Gallenwege zum Darm zurück. Unter pathologischen Bedingungen ist der Urobilingehalt des Blutes und des Harnes abhängig vom Reichtum des Darmes an Urobilin, zum Teil auch von der Fähigkeit

---

[1] ELMANN u. McMASTER: J. of exper. Med. **41**, 503; **42**, 99 (1924).
[2] GERHARD: Z. klin. Med. **32**, 303 (1897).
[3] BROWN, McMASTER u. ROUS: J. of exper. Med. **37**, 699 (1923).
[4] BLANKENHORN: J. of exper. Med. **45**, 191 (1927).
[5] ROYER: L'urobiline. Paris. 1930.

der Leber, es zu retinieren oder zu zerstören, und schließlich auch von der Fähigkeit der Niere, es zu eliminieren.

Man hat sich auch mit der Frage beschäftigt, ob das Urobilin innerhalb der Leber irgendeine Modifikation erfährt; BRUGSCH und RETZLAFF[1] denken an eine Rückverwandlung in Bilirubin; eindeutige Beweise konnten sie nicht erbringen, ebensowenig BLANKENHORN. FISCHLER[2] und ADLER vermuten, daß der im Urobilin enthaltene Pyrrolring wieder zum Hämoglobinaufbau verwendet werden kann, zumal der Organismus nicht immer in der Lage ist, ohne diese Vorstufen Hämin zu bilden; mit der Möglichkeit einer weiteren Verwendung des Urobilins können wir rechnen, doch haben sich bis jetzt keine greifbaren Anhaltspunkte dafür ergeben.

Es gibt vermutlich auch eine physiologische Urobilinurie; GRIMM hat bereits im Jahre 1893 auf diese Möglichkeit aufmerksam gemacht; intensiver beschäftigte sich mit dieser Frage SAILLET.[3] Die Urobilinurie nimmt während der Verdauung zu, speziell nach Genuß von Eiern und rohem Fleisch. Er fand ferner Tagesschwankungen der Urobilinurie, so zwar, daß das Maximum in der Früh zwischen 8—9 und nachmittags zwischen 2—3, ein Minimum zur Nachtzeit besteht; er denkt an Beziehungen zur Körpertemperatur. ADLER[4] konnte die Angaben vielfach bestätigen; den geringsten Einfluß zeigt Kohlehydratfütterung. Nach Aufnahme größerer Wassermengen kann die Urobilinurie zunehmen. WALTER,[5] der sich ebenfalls für diese Frage interessierte, studierte nicht nur die Urobilinausscheidung, sondern auch die Oberflächenspannung im Harn, die vielleicht als Maß einer Gallensäureausscheidung gewertet werden kann; auch hier zeigte sich ein weitgehender Parallelismus zwischen Urobilinurie und Gallensäureausscheidung, soweit man das auf Grund der geänderten Oberflächenspannung behaupten kann; da sich bei Tieren mit totaler Gallenfistel Unterschiede in der Urobilinausscheidung nicht zeigten, lag es nahe, an irgendwelche Beziehungen zur Leber bzw. Gallentätigkeit zu denken; auch die Änderungen in der Oberflächenspannung des Harns sprechen im selben Sinne; vielleicht kommt es im Anschluß an eine größere Mahlzeit zu einer Gallenblasenkontraktion, wodurch mehr Galle in den Darm gelangt und auf diese Weise die Möglichkeit einer erhöhten Urobilinbildung gegeben ist; zugunsten einer solchen Vorstellung scheinen auch Beobachtungen zu sprechen, die über eine gesteigerte Bilirubinämie nach bestimmten Mahlzeiten berichtet (KAZNELSON[6]); der von BANG[7] vertretenen Anschauung, daß es nach Genuß bestimmter Nahrungsmittel — wie bereits erwähnt — zu einer akuten Entleerung der Gallenblase kommt, und daß auf diese Art die Urobilinurie zu erklären sei, wurde widersprochen, da es auch nach Entfernung der Gallenblase zur physiologischen Urobilinurie kommen kann. FORSGREN,[8] auf dessen Arbeiten wir in der anatomischen Einleitung zu sprechen kamen, glaubte auf Grund seiner histologischen Untersuchungen auch zu dieser Frage Stellung nehmen zu können; ähnlich wie die Gallensekretion einem bestimmten Rhythmus folgt, soll einem solchen Rhythmus auch die Resorption des Urobilins unterworfen sein, so zwar, daß sie zu bestimmten Zeiten leichter erfolgt als zu anderen; jedenfalls soll auch dabei der Glykogengehalt der Leber eine entscheidende Rolle spielen. Hier setzen die Arbeiten von BANG und

---

[1] BRUGSCH u. RETZLAFF: Z. Path. u. Ther. 11, 568 (1912).

[2] FISCHLER: Dtsch. med. Wschr. 1908, 869.

[3] SAILLET: Rev. Méd. 17, 109 (1897).

[4] ADLER: Arch. klin. Med. 140, 302 (1922).

[5] WALTER: Du rhythme fonctionnelle du foie. Thèse de Paris. 1924.

[6] KAZNELSON: Arch. klin. Med. 138, 46 (1922).

[7] BANG: Acta med. scand. (Stockh.) 1929, Suppl. 29.

[8] FORSGREN: Hygiea (Stockh.) 93, 337 (1931).

AKERREN[1] ein, die sich mit der Frage beschäftigen, ob sich nicht auch durch Diät, die auf den Glykogengehalt der Leber Einfluß nimmt, der Ausfall der Urobilinurie beeinflussen läßt; jedenfalls ließ sich zeigen, daß eine kohlehydrat-arme Kost zu einer Steigerung der physiologischen Urobilinurie führen kann, besonders dann, wenn gleichzeitig damit auch etwas Natriumbicarbonat oder eine Säuremixtur (p_H 5,4) oder Natrium citricum (15—20 g) gegeben wird; bevor man aus den Beziehungen zwischen Glykogengehalt und Urobilinurie Schlüsse für die Leberpathologie ziehen durfte, war es notwendig, den Einfluß einer geänderten Kost auf den Urobilingehalt im Stuhl zu studieren; ADLER und SACHS[2] fanden tatsächlich eine Steigerung im Anschluß an Fleischkost, nicht aber nach Genuß von Fett; gegen diese Untersuchungen sind dann von SALOMON[3] Einwendungen erhoben worden, so daß sich darüber noch kein abschließendes Urteil fällen läßt; daß aber entsprechend der Annahme von BANG und AKERREN der Glykogengehalt der Leber von entscheidender Bedeutung sein könnte, dafür lassen sich die Untersuchungen von HEIL-MEYER und OETZEL[4] anführen, die auf Beziehungen zwischen Hunger (Glykogenarmut der Leber) und Urobilinurie hinweisen; bei dieser Gelegenheit kann auch auf alte Beobachtungen von NAUNYN[5] verwiesen werden, der im Hungerzustand Ikterus beobachtete, und von MEYER-HEINELT, der eine Steigerung im Bilirubingehalt des Serums sah; AKERREN fand bei Fettkost und Hunger eine Abnahme der Oberflächenspannung, die vielleicht in einer Leberschädigung ihre Erklärung finden kann. Kohlehydratmangel in der Leber, wie er durch Fettkost oder Hunger bedingt sein mag, ist für die Entstehung einer Urobilinurie förderlich; vermutlich ist die mit Glykogen beladene Leber funktionellen Schäden gegenüber viel widerstandsfähiger.

Wenn wir im vorangehenden etwas genauer auf die Pathogenese der Urobilinurie eingegangen sind, so geschah dies hauptsächlich deshalb, um zu zeigen, von wie vielen Nebenfaktoren das Vorhandensein von Urobilin im Harn abhängig sein kann; man kann die Urobilinurie mit einer Gleichung von mindestens 2—3 Unbekannten vergleichen; entscheidend ist die Menge des Urobilins im Darm, die Funktion der Leber und die Resorptionsbedingungen des Urobilins im Darm selbst; alle diese Momente müssen mit berücksichtigt werden, bevor man sich dazu entschließen kann, eine bestehende Urobilinurie als Zeichen einer Leberschädigung zu verwerten; um die Verhältnisse halbwegs im Sinne der obigen Gleichung zu klären, also um möglichst viele Unbekannte in dieser Gleichung abschätzen zu können, habe ich vorgeschlagen, das Verhältnis zwischen Harn- und Stuhlurobilin zu bestimmen. ADLER und SACHS[6] haben diesen Quotienten in systematischer Weise mittels quantitativer Methoden errechnet; als Normalzahlen finden sie 1 : 10 bis 1 : 35, also ein starkes Überwiegen des Stuhlurobilins über das Harnurobilin; bei Leberkrankheiten kann die Menge des Harnurobilins die des Stuhlurobilins weit übersteigen, so daß der Quotient größer wird; er kann auf 1 : 80, bis sogar 1 : 100 ansteigen. In dem Sinne wird man es verstehen, wenn sich der Praktiker tunlichst bemühen soll, auch über die Größe der Urobilinmenge im Stuhl orientiert zu sein.

Jedenfalls ergibt sich aus dem Gesagten, daß bei der Beurteilung des Symptoms Urobilinurie äußerste Kritik am Platze ist; es geht nicht an, jede

[1] AKERREN: Experim. Changes. Upsala. 1934.
[2] ADLER u. SACHS: Z. exper. Med. **31**, 398 (1923).
[3] SALOMON: Arch. Verdgskrkh. **42**, 572 (1928).
[4] HEILMEYER u. OETZEL: Arch. klin. Med. **171**, 365 (1931).
[5] NAUNYN: Arch. f. Anat. u. Physiol. u. wiss. Med. **1869**, 879.
[6] ADLER u. SACHS: l. c.

positive Aldehydprobe sofort im Sinne einer „Leberstörung" zu werten, besonders dann nicht, wenn die bekannte Rotfärbung nur eben angedeutet ist.

Besonders starke Urobilinurie zeigt sich im Beginne des Ikterus catarrhalis; sobald auf der Höhe der Krankheit kein Gallenfarbstoff im Duodenum mehr nachweisbar ist, wird die Probe negativ; in dem Maße, als Gallenfarbstoff wieder im Darm erscheint, setzt die Urobilinurie ein; bei der akuten Leberatrophie ist nur im Beginn der Krankheit Urobilin im Harn zu finden; auf der Höhe bereitet uns das Zustandsbild insofern große differentialdiagnostische Schwierigkeiten, als sich das Harnbild genau so verhalten kann wie beim totalen mechanischen Stauungsikterus. Die verschiedenen Lebercirrhosen zeigen mehr oder weniger alle Urobilinurie; harte Leber bei mäßig gefärbten Stühlen, eventuell hellem Duodenalsaft und starker Urobilinurie ist für Lebercirrhose besonders charakteristisch; dasselbe gilt von der Lues hepatis; die vermehrte Urobilinurie bei der Stauungsleber — z. B. als Symptom einer wenig ausgeprägten Concretio cordis — kann irreführend sein; die genaue Berücksichtigung der anderen Symptome kann uns den richtigen Weg zeigen; ähnliche Schwierigkeiten bereitet uns die große Leber bei primären oder sekundären Lebertumoren.

Bei Cholelithiasis und Cholangitis kann Urobilinurie eine große Rolle spielen; wie weit dabei ein Leberzellschaden mit in Betracht kommt, und eine Infektion der Gallenwege von entscheidender Bedeutung ist, soll in den betreffenden Abschnitten zur Sprache kommen; man hat eine Zeitlang gehofft, auf Grund einer stärker ausgeprägten Urobilinurie Rückschlüsse ziehen zu dürfen, ob bei einem bestehenden Magencarcinom Metastasen in der Leber vorhanden sind. Entsprechende eigene Untersuchungen mahnen in dieser Richtung zur Vorsicht; ich habe trotz ausgedehnter Metastasen keine, und umgekehrt hochgradige Urobilinurie dort gesehen, wo sich die Leber bei der Autopsie von Metastasen frei erwies; starke Urobilinurie sieht man auch bei Morbus Basedowii.

Pathogenetisch wichtig ist die Tatsache, daß sich reichliche Urobilinurie auch bei den verschiedensten Infektionskrankheiten und Vergiftungen findet; beachtenswert ist die Urobilinurie bei Scharlach; mehr oder weniger alle Durchfallskrankheiten, besonders wenn sie auf alimentäre Intoxikationen zurückzuführen sind, gehen mit starker Urobilinurie einher; das Fehlen der Urobilinurie bei Amyloidose soll hier nur kurz erwähnt werden.

Für die Beurteilung von Kreislaufaffektionen kann die Urobilinurie sehr wertvoll sein; falls sich zu einem latenten Herzfehler allmählich eine deutliche Urobilinurie hinzugesellt, kann man darin den Beginn einer Dekompensation erblicken. Rückgang der Urobilinurie bei Digitalisgebrauch kann als günstiges Symptom beginnender Kompensation gedeutet werden; die Erklärung ist wohl darin zu suchen, daß infolge der kardialen Stauung die Leber für die Aufnahme bzw. Verarbeitung des vom Darm her resorbierten Urobilinogens insuffizient wird.

Originell ist der Versuch von FALTA und seinen Mitarbeitern,[1] die bei verschiedenen Leberkrankheiten die Urobilinurie nach Gallenzufuhr studierten. Der Patient erhält 3 g Fel Tauri depuratum siccum in Oblaten, worauf der Urin in den nächsten 4—12 Stunden auf Urobilin untersucht und mit einer vor dem Versuch entleerten Harnprobe verglichen wird; latente Leberschäden reagieren darauf mit stärkerer Urobilinurie; originell ist auch der Versuch (FALTA und HÖGLER[2]), die Galle durch Chlorophyll zu ersetzen. Sie geben 45 ccm einer 10—15%igen alkoholischen Chlorophyllösung; auch da soll es z. B. bei der atrophischen Lebercirrhose, bei Hepatitis, nach Alkoholintoxikation, Chloroformnarkose und beim Röntgenkater zu einer Urobilinurie kommen; die Angaben von

---

[1] FALTA u. HÖGLER: Münch. med. Wschr. **1921**, Nr. 39.
[2] FALTA u. HÖGLER: Klin. Wschr. **1922**, Nr. 27.

FALTA sind überprüft worden, man kam zu ähnlichen Ergebnissen; ein sicheres Urteil darüber, ob die Leber gesund oder krank ist, erlaubt der Ausfall dieser Probe nicht. ACHELIS sah diese Probe nur in 41% der sichergestellten Leberfälle positiv.

Bevor ich die unterschiedlichen funktionellen Prüfungsmethoden der Leber einer Kritik unterziehe, möchte ich noch auf eine Arbeit von MANN und BOLLMANN[1] sowie von WILLIAMSON und MANN[2] zu sprechen kommen. Eine Vertiefung der Kenntnisse von der Funktion irgendeines Organs ist am ehesten zu gewärtigen, wenn man die Ausfallserscheinungen nach Entfernung des betreffenden Organs studiert; durch MANN und MAGATH sind so die Funktionen der Leber in selten eindeutiger Weise zur Darstellung gebracht worden; die Klinik und die experimentelle Pathologie kennt nun außerdem Krankheitsbilder, bei der die Leber in schwerster Weise in Mitleidenschaft gezogen ist, und zwar in einem solchen Ausmaße, daß man fast von einer fehlenden Leber sprechen könnte. Es ist dies die Phosphor- und Chloroformvergiftung. Es war nun naheliegend, die Ausfallserscheinungen nach Leberexstirpation mit jenen nach Phosphor- oder Chloroformintoxikation zu vergleichen; man hat gehofft, Ähnliches wie nach der Leberexstirpation zu sehen, aber merkwürdigerweise waren Störungen im Bereiche des Blutzuckers oder der Harnstoffbildung trotz der schweren anatomischen Veränderungen nicht zu sehen; sie schließen daraus, daß Tiere nach Phosphorvergiftung kaum an den Folgen einer Leberinsuffizienz zugrunde gehen, weil wahrscheinlich andere Organe vikariierend einspringen. Ähnliches, meinen sie, müßte auch für die akute Leberatrophie angenommen werden, wo der Blutzucker und die Harnstoffbildung ebenfalls kaum eine Änderung erfährt.

Solche Beobachtungen gaben den Anlaß, die in der Klinik vielfach geübten Funktionsprüfungen bei experimentellen Leberschädigungen zu überprüfen. MANN und BOLLMANN bemühten sich, darüber hinaus auch eine relative Leberinsuffizienz zu erzeugen, indem sie bei ECKschen Tieren große Anteile der Leber exstirpierten; sie reduzierten das Leberparenchym und hofften, auf diese Weise die Funktion der Leber zu beeinträchtigen. Prüft man nun an solchen Tieren die unterschiedlichen Funktionen, so kommt man zu folgenden Ergebnissen: Unmittelbar nach der extremen Reduktion der Leber kommt es zu erhöhter Bilirubinämie, aber schon nach kurzer Zeit geht der Gallenfarbstoffwert wieder auf die Norm zurück; Phenoltetrachlorphthalein und ebenso Bromsulfphthalein werden genau so eliminiert wie bei einem gesunden Tier; nur wenn man daneben ganz große Giftdosen verabfolgt, so zeigen sich geringe Unterschiede; im Prinzip ähnliche Resultate wurden erhalten, wenn man die unterschiedlichen Kohlehydrate, wie Galaktose, Lävulose, auf ihre Ausscheidung und Beeinflussung des Blutzuckers überprüfte; es zeigen sich geringe Unterschiede, aber Differenzen, wie man sie bei leberkranken Menschen sehen kann, kamen hier nie zur Beobachtung. Noch am ehesten waren Unterschiede zu sehen, wenn man solche Tiere gleichzeitig hungern ließ; z. B. eine geringe Abnahme im Verhältnis der Harnstoff- zur Gesamtstickstoffausscheidung; ebensowenig konnte eine wesentliche Änderung im Verhalten der Aminosäuren im Blut und im Harn beobachtet werden; noch am ehesten zeigte sich geringe Abnahme der Toleranz nach intravenöser Injektion von Alanin oder Glykokoll; Leucin oder Tyrosin wurde niemals im Harn beobachtet; in der Harnsäureverarbeitung, wenn diese Substanz intravenös injiziert wurde, zeigten sich geringe Unterschiede, die um so deutlicher waren, je mehr Lebersubstanz entfernt wurde; wurde harnsäure-

---

[1] MANN u. BOLLMANN: Arch. Path. a. Labor. Med. **I**, 681 (1926).
[2] WILLIAMSON u. MANN: Amer. J. Physiol. **65**, 267 (1923).

reiche Kost verabfolgt, so schieden diese Tiere im Harn mehr Harnsäure aus als die entsprechenden Kontrolltiere. Störungen der Gerinnungszeit wurden nicht beobachtet; auch der Gehalt des Blutes an Fibrinogen und Calcium blieb unverändert.

Die beste Funktionsprüfung einer reduzierten Leber wäre somit die schlechte Harnsäureausscheidung; dies war der Anlaß, warum z. B. TRUMPER und CANTAROW[1] speziell den Harnsäurespiegel im Blute als guten Prüfstein der Leberfunktion empfehlen; tatsächlich fanden sie bei verschiedenen Leberkrankheiten hohe Werte, betonen aber gleichzeitig, daß gerade bei der schwersten Leberkrankheit, bei der akuten Leberatrophie, sowie bei der Phosphor- und Chloroformvergiftung niedere Werte zu finden sind; also auch hier große Differenzen zwischen experimentellen und klinischen Beobachtungen! Der Schluß, den MANN und BOLLMANN aus ihren Untersuchungen ziehen, ist eigentlich vernichtend für die derzeitige Richtung in der inneren Medizin, die der funktionellen Diagnostik, aufgebaut auf physiologischer Grundlage, eine so große Bedeutung zuspricht: „However, the value of such tests should be accepted only with data obtained in cases in which the hepatic disease is proved either by a definite clinical diagnosis or anatomically at operation or necropsy.‟

Da auf Grund der alltäglichen Erfahrung den unterschiedlichen Leberfunktionsprüfungen, wie sie die Klinik zur Beurteilung und Diagnosestellung der Leberkrankheiten anwendet, trotz alledem eine Bedeutung zugesprochen werden muß, so kommt man zu dem Ergebnis — das zuerst klar ausgesprochen zu haben, ist das besondere Verdienst von MANN und BOLLMANN —, daß unsere Leberfunktionsprüfungen sich vorwiegend auf Empirie aufbauen; die Leberkrankheiten, die wir als Ärzte zu sehen gewohnt sind, lassen sich nicht mit dem Maßstab, hier normale, dort verminderte Funktion, messen, sie sind vielmehr die Reaktionen der Leber auf die verschiedensten Schäden, die bald diese, bald jene Veränderung bedingen; schließlich darf man nicht vergessen, daß das, was wir im kurzen Sprachgebrauch Leberkrankheiten nennen, in den wenigsten Fällen Läsionen eines einzigen Organs sind; der Schaden, der unter anderem eine Leber so verändern kann, daß sie dann der Anatom als Cirrhose anspricht, kann ebenso die Organe der Nachbarschaft — Milz, Pankreas, Magen, Darm, Peritoneum — in Mitleidenschaft ziehen; es erscheint schon deswegen völlig ungerechtfertigt, bei der Beurteilung der verschiedenen Leberaffektionen gleichsam nur die Zahl der intakten Leberzellen zu messen, da es doch viel wahrscheinlicher ist, daß mehrere Organe den verschiedensten Schädigungen ausgesetzt sein können und daher die Zahl der pathogenen Prozesse, in deren Zentrum die Leber stehen kann, außerordentlich groß ist. Schließlich entwickelt sich in den wenigsten Fällen das Krankheitsbild einer Leberaffektion nur auf Grund eines einzigen Schadens, sondern das, was sich uns z. B. als Lebercirrhose vorstellt, ist die Summe zahlreicher Schäden, die bald an dieser, bald an einer anderen Stelle den chylopoetischen Apparat beeinträchtigt haben; in dem Sinne dürfen wir uns auch nicht wundern, wenn sich die unterschiedlichen Leberkrankheiten den klinischen Funktionsprüfungen gegenüber nicht unbedingt gleichsinnig verhalten; es ist unmöglich, die Leber und ihre Störungen nur mit *einem* Maßstab zu messen; demgemäß ist es höchst unwahrscheinlich, je eine Probe zu finden, die allein imstande sein soll, uns darüber Aufschluß zu geben, ob die Leber gesund oder krank ist; übrigens sind auf keinem Gebiet die Übergänge zwischen Physiologie und Pathologie so fließende, wie gerade im Bereiche der Leber.

In der Klinik hat die Galaktoseprobe von RICHARD BAUER deswegen soviel

---

[1] TRUMPER u. CANTAROW: Biochemistry in intern medicine. London. 1932.

Anhänger gefunden, weil sie bei den unterschiedlichen Parenchymerkrankungen der Leber so häufig ein positives Ergebnis zeitgt. Schwedische Autoren, vor allem AKERREN, sehen daher in dieser Probe nicht so sehr den Prüfstein irgendeiner spezifischen Leberschädigung, als vielmehr den Ausdruck eines Glykogenmangels; die Gründe, die sie anführen, sind verschiedene; daß es im Anschluß an Hunger zu einem Glykogenmangel kommt, kann als bekannte Tatsache hingenommen werden; da hungernde, sonst aber normale, vor allem lebergesunde Menschen gelegentlich eine stark ausgeprägte Galaktosurie zeigen, da ferner gesunde Menschen bei kohlehydratfreier Diät zu Galaktosurie neigen, und es bei sogenannter ketogener Diät zur Ausscheidung von Gallensäuren und Urobilin kommt, scheint ihre Annahme sehr zu stützen; jedenfalls ist Glykogenanhäufung in der Leber von fundamentaler Bedeutung für die Galaktosefixation. Auch andere Pathologen urteilen in ähnlicher Weise; so berichtet z. B. BODANSKY,[1] daß die Blutzuckerkurve nach Galaktose viel weniger hoch ansteigt, wenn gleichzeitig Glukose gegeben wird; noch klarer tritt die Wirkung in Erscheinung, wenn man im Blute — wie es CORLEY[2] tat — direkt die Galaktose bestimmt; je größer die verabfolgte Glukosemenge, desto stärker war der Effekt auf die Galaktosämie; diese zunächst experimentellen Beobachtungen wurden von WELTMANN[3] sowie von BÖHM und WEISS auf den Menschen übertragen, wo sich im Prinzip dasselbe zeigte; der Glukoseeffekt auf die Galaktose bei Leberkrankheiten war noch viel ausgeprägter; am weitesten gehen FIESSINGER und SCHRUMPF,[4] wenn sie sagen, daß die Galaktose in Gegenwart von Glykogen — sie erschließen das aus dem respiratorischen Quotienten — in erhöhterem Maß oxydiert wird als ohne Glukose. Bei dieser Gelegenheit seien auch die alten Beobachtungen von ROGER erwähnt; studiert man die verschiedenen Gifte im Tierkörper bei ausschließlicher Kohlehydrat- oder Eiweißernährung, so ergeben sich große Unterschiede; gleiche Unterschiede ergeben sich, je nachdem ob sich das Tier im ernährten oder hungernden Zustande befindet; das Entscheidende dabei ist aber immer der Glykogengehalt der Leber; jedenfalls scheint der Glykogengehalt der Leber die Widerstandskraft der verschiedenen Individuen gegenüber Intoxikation außerordentlich zu erhöhen: un foie, qui ne contient plus de glycogène n'agit plus sur les poissons (ROGER[5]).

Eine Reihe von anderen Untersuchungen beleuchtet die Bedeutung des Leberglykogens noch in anderer Richtung. So fanden DAVIES und WHIPPLE,[6] daß die Leberzellregeneration, wie sie nach Chloroformvergiftung zu sehen ist, viel rascher erfolgt, wenn das Tier mit Kohlehydraten gefüttert wird. Ähnlich spricht sich FISCHLER[7] aus, der den gleichen Einfluß bei seinen Studien über die zentrale Läppchennekrose feststellen konnte; auch BOLLMANN und MANN[8] fanden, daß der Hund einen totalen Gallengangverschluß mit schwerem Ikterus viel länger verträgt, wenn für eine entsprechende Glykogenanreicherung der Leber gesorgt wird.

Vielleicht ist auch folgende Angabe in diesem Zusammenhange von Interesse: Wenn man einem gesunden Menschen Homogentisinsäure verabreicht, so wird sie glatt verbrannt; macht man aber denselben Versuch bei einem Menschen, der nur mit Fett und Eiweiß ernährt wird, dann kommt es zu Alkaptonurie.

[1] BODANSKY: J. of biol. Chem. **56**, 387 (1923).
[2] CORLEY: J. of biol. Chem. **74**, 1 (1927); **76**, 31 (1928).
[3] WELTMANN: Wien. klin. Wschr. **1929**, 8.
[4] FIESSINGER u. SCHRUMPF: C. r. Soc. Biol. Paris **109**, 289 (1932).
[5] ROGER: Action du foie sur les poissons. Thèse de Paris. 1887.
[6] DAVIES u. WHIPPLE: Arch. int. Med. **23**, 612 (1919).
[7] FISCHLER: Grenzgebiete **40**, 663 (1927).
[8] BOLLMANN u. MANN: Amer. J. Physiol. **96**, 683 (1931).

Hürthle,[1] der über solche Versuche berichtet, macht dafür nicht irgendeine Leberschädigung verantwortlich, sondern ausschließlich den Glykogengehalt der Leber.

Sollten sich diese Beobachtungen tatsächlich auf die menschliche Pathologie, im speziellen auf die funktionelle Leberdiagnostik durch Galaktose übertragen lassen, dann wäre uns die Galaktoseprobe ein gutes Kriterium für den Glykogengehalt der Leber; rückblickend wären uns dann auch verschiedene klinische Erfahrungen verständlich; die Galaktosurie ist negativ beim mechanischen Stauungsikterus; nur wenn die Gelbsucht sehr lange dauert und der Mensch kachektisch wird, kann die bis dahin negativ verlaufende Galaktosurie scheinbar „unbegründet" positiv werden; hier an die Möglichkeit zu denken, daß infolge der mit der Kachexie fortschreitenden Inappetenz die Glykogenlager der Leber erschöpft werden, erscheint doch sehr wahrscheinlich; wenn die unterschiedlichen Lebercirrhosen auf Galaktose bald im positiven, bald im negativen Sinne reagieren, so ist bis jetzt auch viel zu wenig auf die Ernährung Rücksicht genommen worden; es wird sich daher in der Folge empfehlen, mehr denn je auf den Glykogengehalt der Leber zu achten.

Hält man sich diese Tatsachen vor Augen, dann wird man verstehen, wenn z. B. Lepehne am Ende seiner großen Zusammenfassung über die Leberfunktionsprüfung klagt: „Rückblickend auf die beschriebenen Kapiteln, müssen wir sagen, daß es, trotz aller aufgewandten Mühe, auch heute nicht oder nur in beschränktem Maße gelungen ist, für die Leber in gleicher Weise wie für die Niere einen Nachweis des Zusammenhanges von Störungen gewisser Partialfunktionen mit bestimmten Erkrankungen der Leber zu erbringen." Oder wenn Bergmann sagt: „Nicht das Laboratorium, sondern vielmehr die lange Beobachtung des Verlaufes einer Leberkrankheit ist es, die uns den Einblick in die Pathologie gestattet."

VII. Allgemeine Pathologie der Leberinsuffizienz.

Im Verlaufe der verschiedenen, teils mit, teils ohne Gelbsucht einhergehenden Leberaffektionen stellen sich *allgemeine Krankheitserscheinungen* ein, die für den weiteren Verlauf der Grundkrankheit von übelster Bedeutung sein können; die Störungen, die sich als die Folge der Leberaffektion ergeben, haben gleichsam einen Höhepunkt erreicht, der durch die Gefährdung lebenswichtiger Funktionen gekennzeichnet ist.

Symptome, die oft unter dem Sammelbegriff einer *hämorrhagischen Diathese* zur Beobachtung kommen, sind als Begleiterscheinungen einer Leberkrankheit immer besorgniserregend, besonders wenn sich das Ausmaß dieser Symptome von Tag zu Tag steigert; so fürchten wir Petechien, Ecchymosen, große flächenhafte Blutunterlaufungen der Haut oder der Schleimhäute, Hämatemesis, Melaena, Metrorrhagien, Blutungen aus Nase und Nieren.

Störungen von Seite des Nervensystems beginnen in der Regel mit Symptomen, welche die Schwere des Zustandes nicht sofort in ihrem ganzen Umfang erkennen lassen; vorerst sind es nur Kopfschmerzen, Schlaflosigkeit, Unruhe, dann wieder Schläfrigkeit, Mattigkeit, Apathie, Schwindel, über die geklagt wird. Die Dauer dieser prämonitorischen Erscheinungen schwankt zwischen mehreren Tagen und wenigen Stunden; manchmal setzt wieder vorübergehend Besserung ein, bevor sich schwerwiegende Ereignisse einstellen, doch kann der Eintritt dieser Komplikationen bei sehr akutem Verlauf der Krankheit auch ganz unvorbereitet

---

[1] Hürthle: Z. klin. Med. **119**, 19 (1932).

erfolgen. Besonders bedrohlich sind *Delirien* und *Tobsuchtsanfälle*; diesen Umständen ist es auch zuzuschreiben, weswegen viele solcher Leberkranken anfangs nicht an einen Internisten gewiesen werden, sondern auf einer psychiatrischen Station zur Aufnahme gelangen. Meist sind diese Paroxysmen nur der Beginn eines *Betäubungszustandes*, welcher in der Regel die verschiedensten Grade von leichter *Benommenheit* und *Somnolenz* bis zum tiefen *Sopor* und *Koma* durchläuft; nur in seltenen Fällen bleibt das Bewußtsein bis zuletzt erhalten.

Neben den Störungen der psychischen Funktionen sind oft auch Zeichen zu sehen, die teils auf *Reizung*, teils auf *Lähmung* der zentralen Nervenorgane hinweisen; so sehen wir gar nicht so selten *Krämpfe* — öfter bei Kindern als bei Erwachsenen — in einzelnen Muskelgruppen (Gesicht, Hals, Extremitäten), die sich bis zu *Konvulsionen*, verbunden mit Singultus, Zähneknirschen, Trismus, steigern können. Die nachträglich vorgenommene anatomische Betrachtung des Gehirnes und Rückenmarkes läßt oft makroskopisch gar keine Veränderungen erkennen, zum mindesten stehen die anatomisch greifbaren Erscheinungen im krassen Gegensatz zur Schwere der klinischen Symptome; mikroskopisch allerdings ist zumeist Ödem nachweisbar, aber das sehen wir oft auch bei Fällen, die in vivo nicht die geringsten beunruhigenden zerebralen Störungen darboten.

Die hier hervorgehobenen Symptome sind oft bei Patienten zu sehen, die in letzter Zeit auffallend verfallen und abgemagert sind, manchmal erfaßt es aber auch Leberkranke, die sonst nichts erkennen lassen, was zu einer momentanen Besorgnis Anlaß geben könnte.

Wenn zu einer schweren Leberkrankheit terminal Fieber hinzutritt, so hat man zunächst an Komplikationen zu denken; bei Leberkrankheiten sieht man aber oft hohe Temperatursteigerungen, für die vorerst eine plausible Erklärung noch fehlt. Da auch eine eventuelle anatomische Untersuchung nichts aufdeckt, was für das Fieber verantwortlich gemacht werden könnte, so muß daher die Möglichkeit eines ursächlichen Zusammenhanges zwischen schwerer Leberschädigung und Fieberentwicklung in Erwägung gezogen werden; gelegentlich kann auch tiefe Temperatur einsetzen, was uns aber weniger zu wundern braucht, da bei vielen zum Tode führenden Zuständen Hypothermie zu beobachten ist; besonders charakteristisch ist bei manchen schweren Leberprozessen die ganz besonders hohe Temperatursteigerung, die gar nicht so selten eine Höhe von über 40 und 41° erreichen kann; der Kadaver fühlt sich oft noch eine Stunde nach dem Tode heiß an.

Ähnliche, aber keineswegs konstante Schwankungen zeigt die Pulsfrequenz; im Beginn einer Verschlechterung sehen wir oft Bradykardie, der im weiteren Verlauf Tachykardie folgt. Irgendwelche Beziehungen zum Verhalten der Körpertemperatur müssen nicht bestehen; gegen Ende des Lebens wird der Puls schwach, manchmal kaum tastbar.

Das Erbrechen bietet vielfach die Charakteristika eines zerebralen; wenn es auch gelegentlich durch Bluterguß in den Magen angeregt sein mag, so ist die Menge des im Erbrochenen gefundenen Blutes oft so gering, daß dies kaum die alleinige Ursache des Erbrechens sein kann; von den gastrischen Symptomen, mit denen das Finale der Leberkrankheit eingeleitet wird, ist die Inappetenz zumeist das konstanteste; prognostisch ist dieser Erscheinung oft eine üble Deutung zuzusprechen.

Ist der Patient komatös geworden, dann kann die Atmung an die KUSSMAULsche Atmung beim Diabetes erinnern; die Exspiration ist verlängert, gelegentlich keuchend; selten ungleichmäßig oder gar intermittierend; im terminalen Stadium nimmt manchmal die Zahl der Atemzüge zu, ohne daß dabei Fieber bestehen muß; selbstverständlich ist bei Hyperpyrexie die Atemfrequenz ebenfalls hoch.

Treten die obenerwähnten Erscheinungen zu dem Krankheitsbild einer akuten Leberatrophie hinzu, so ist an der Leber eine Verkleinerung zu erkennen; bei Cirrhosen oder bei lange bestehendem Stauungsikterus braucht sich jedoch nicht die geringste Änderung in Form und Größe der Leber bemerkbar zu machen; auch die Gelbsucht, soweit sie besteht, hat ihren Charakter nicht geändert, wovon man sich durch fortlaufende Untersuchungen des Blutbilirubins leicht überzeugen kann.

Man hat sich schon frühzeitig mit der Frage beschäftigt, ob es sich hier um eine endogene Vergiftung handelt und welche Substanzen dafür verantwortlich gemacht werden können; zunächst meinte man die ins Blut übergetretenen Gallenbestandteile als Ursache heranziehen zu können; vor allem dachte man an die Gallensäuren. Aus dieser Zeit stammt noch die Bezeichnung „Cholämie", man hielt diesen Namen für um so berechtigter, als es nach Injektion von filtrierter Galle oder nach Darreichung von Gallensäuren tatsächlich gelingt, beim Tier gewisse Vergiftungserscheinungen auszulösen. In Analogie zum Begriff „Urämie" bürgerte sich allmählich die Bezeichnung „Cholämie" ein, man meinte schließlich darunter alle Erscheinungen zusammenfassen zu müssen, die sich vielleicht auf eine Vergiftung im Verlaufe einer Leberaffektion beziehen lassen. An dieser Bezeichnung wurde auch festgehalten, als man schon wußte, daß es in den wenigsten Fällen von sogenannter Cholämie zu einer besonders reichlichen Ansammlung von Gallensäuren oder anderen Gallenbestandteilen — mit Ausnahme des Bilirubins — im Blute kommt; ja man sprach gelegentlich auch dann von einer Cholämie, wenn der betreffende Leberkranke nicht einmal ikterisch war.

Um die Berechtigung der Bezeichnung „Cholämie" zu erweisen, hat man sich schon frühzeitig für die Toxikologie der verschiedenen Gallenbestandteile, vor allem der Gallensäuren interessiert. Nur wenn man sehr große Dosen an Gallensäuren — also Mengen, die für den Menschen kaum in Betracht kommen — Tieren injiziert, zeigen sich gewisse Andeutungen von Nervenstörungen, die sich vielleicht mit jenen Erscheinungen vergleichen lassen, die wir von der menschlichen Cholämie her kennen, aber ein typisches Koma ist so nicht zu erzielen; dasselbe gilt auch, wenn man bei Tieren durch Abbinden des Ductus choledochus einen schweren Ikterus erzeugt; bei langer Dauer dieses Zustandes gehen schließlich die Tiere zugrunde, aber Konvulsionen, Hämorrhagien oder gar komatöse Erscheinungen sind dabei nicht zu sehen. Die meisten toxikologischen Untersuchungen erfolgten mit Natrium choleinicum. Es wäre wünschenswert, auch andere Gallensäuren zu prüfen, denn mit der Möglichkeit, daß auch andere Gallensäuren gerade auf der Höhe einer schweren Leberschädigung eine Rolle spielen, wäre immerhin zu rechnen.

Die schwersten „cholämischen" Erscheinungen sind bei der akuten Leberatrophie zu sehen; das Leberparenchym ist dabei auf ein Minimum reduziert; dementsprechend ist auch mit einer verminderten Gallensäureproduktion zu rechnen; in dem Sinne ist es schon auf Grund rein theoretischer Überlegungen kaum zu erwarten, daß dabei die Gallensäuren eine große Rolle spielen.

ROKITANSKY[1] nahm zur Cholämiefrage Stellung und glaubte dabei ganz besonders auf gewisse Nierenstörungen aufmerksam machen zu müssen. Tatsächlich zeigen die Nieren vor allem bei der akuten Leberatrophie schwere histologische Veränderungen, aber Veränderungen nach Art einer echten Nephritis kommen dabei nicht in Betracht; immerhin glaubt er speziell die zerebralen Störungen der Cholämie auf die Niere beziehen zu müssen und spricht sie sogar als urämische an.

Wie ROKITANSKY und VIRCHOW[2] so häufig anderer Meinung waren, so ergab

---

[1] ROKITANSKY: Handbuch, Bd. III, S. 313. 1842.
[2] VIRCHOW: Virchows Arch. 8, 363 (1858).

sich auch hier eine Meinungsdifferenz. VIRCHOW bezeichnet die zerebralen Symptome als die Folge einer Acholie — also einer Aufhebung der Lebertätigkeit, die eine „Retention der zu sezernierenden Stoffe" zur Folge haben soll. In Fortsetzung dieses Gedankens denkt AUSTIN FLINT[1] an eine Cholesterinämie; nach seiner Vorstellung wird Cholesterin im Nervensystem gebildet und durch die Leber ausgeschieden; fehlt nun die Lebertätigkeit, so kommt es zu einer Vergiftung, die nach seiner Ansicht auf eine erhöhte Cholesterinämie zurückzuführen wäre.

Auch FRERICHS[2] ist als Kliniker geneigt, die schweren zerebralen Symptome, die so häufig bei der akuten Leberatrophie zu sehen sind, mit der versiegenden Lebertätigkeit in Zusammenhang zu bringen; vielleicht befinden sich unter den mutmaßlichen Giften auch Stoffe, die aus der zerfallenden Lebersubstanz herstammen; als Hinweis eines solchen Leberzellzerfalles sieht FRERICHS das Leucin und Tyrosin, die er relativ oft im Harn von Patienten mit akuter Leberatrophie finden konnte. Auch MANN und BOLLMANN machen auf eigentümliche Vergiftungszustände aufmerksam, wenn man bei leberlosen Hunden isolierte Leberstückchen in der Bauchhöhle zurückläßt.

Einen völlig abweichenden Standpunkt nahm TRAUBE[3] ein; die cholämischen Erscheinungen haben überhaupt nichts mit der Leber direkt zu tun, sondern sind eher als Ausdruck einer Gehirnermüdung zu deuten, wie sie auch sonst häufig bei schweren Krankheiten zu sehen ist. Er verweist in diesem Zusammenhang auf die Delirien, die gelegentlich bis zum völligen Irresein ausarten, z. B. im Anschluß an eine schwere Pneumonie.

Mehr noch als VIRCHOW vertrat dann QUINCKE[4] den Standpunkt eines ursächlichen Zusammenhanges zwischen „Cholämie" als Symptom und versiegender Lebertätigkeit. Er sprach von einer *Hepatargie* oder einer *hepatischen Intoxikation*; er vermeidet bewußt die Bezeichnung Cholämie, weil greifbare Anhaltspunkte einer Gallensäureintoxikation noch nicht erbracht wurden. Sehr zugunsten einer Hepatargie sprachen neuere Beobachtungen russischer Forscher. Durch Anlegung der ECKschen Fistel war es NENCKI und PAWLOW[5] gelungen, die Leber auszuschalten, wobei es nun tatsächlich zum Ausbruch schwerer nervöser Erscheinungen kommen kann, die schließlich unter Krämpfen zum Tode führen können. Die Lehre einer hepatischen Intoxikation vertrat nun QUINCKE mit um so größerem Nachdruck.

Um die Störungen der nicht sekretorischen Leberfunktionen zu verstehen, war man bemüht, auf experimentellem Wege diesem Problem näherzukommen. Zunächst sind in diesem Zusammenhange die Arbeiten von SCHRÖDER[6] zu erwähnen, der auf die Harnstoffbildung als Funktion der Leber verwies. Seit diesen wichtigen Untersuchungen wird von klinischer Seite auf die Harnstoffausscheidung bei Leberkrankheiten mit besonderer Aufmerksamkeit geachtet. Wenn die Ergebnisse zunächst nicht immer eindeutig verliefen, so lag dies vielfach an der Schwierigkeit des Harnstoffnachweises. Da eine Vorstufe des Harnstoffes die giftige Carbaminsäure sein könnte, sah sich so mancher veranlaßt, damit die schweren Vergiftungserscheinungen zu erklären; strikte Beweise ihrer Anwesenheit lagen jedoch nicht vor. Die physiologische Chemie machte relativ frühzeitig auf den Vorgang der Glukuronsäurebildung aufmerksam; verabfolgt

[1] AUSTIN FLINT: Gaz. Hôp. **1868**, Nr. 52, 58.
[2] FRERICHS: Klinik, Bd. I, S. 404.
[3] TRAUBE: Berl. klin. Wschr. 1867, Nr. 47; Grs. Beitr. **II**, 815.
[4] QUINCKE: Virchows Arch. **95**, 125 (1884).
[5] NENCKI u. PAWLOW: Arch. f. exper. Path. **38**, 215 (1897).
[6] SCHRÖDER: Arch. f. exper. Path. **15**, 364 (1882).

man z. B. Phenol oder Thymol, so kommt es in der Leber zu einer Paarung dieser Körper mit Glukuronsäure, wobei sich dann die entstandene Verbindung als völlig ungiftig erweist. Manche Pathologen waren daher bemüht, die Lehre von der Cholämie darauf aufzubauen; auch hier ergaben sich Widersprüche; dasselbe gilt von den Ätherschwefelsäureverbindungen. Jedenfalls liegen kaum faßbare Befunde vor, die sich bei der Cholämie im Sinne einer gestörten entgiftenden Tätigkeit verwerten ließen, was natürlich nicht ausschließt, daß sich in der Zukunft doch ein analoger Vorgang wird nachweisen lassen.

In ähnlicher Weise hat man eine Schutzwirkung der Leber gegenüber Bakteriengiften und im Darmkanal entstehenden Fäulnisprodukten vermutet und solche Stoffe für die allgemeinen Erscheinungen bei Leberinsuffizienz verantwortlich machen wollen. So glaubte z. B. ROGER,[1] daß das Pfortaderblut giftiger sei als das Blut aus anderen Partien; auffällig ist immerhin die Toxizität des Harns bei Leberkrankheiten; BOUCHARD[2] machte darauf zuerst aufmerksam; da aber alle diese Methoden zur Prüfung der Toxizität wenig exakt sind und andere Autoren, z. B. QUEIROLO,[3] sich von der Richtigkeit der französischen Angaben nicht überzeugen konnten, so wurde in der Folge darauf wenig geachtet.

Ein wesentlicher Fortschritt war von Untersuchungen nach experimenteller totaler Leberexstirpation zu erwarten. Zunächst studierte man die Frage am Kaltblüter (Frosch); das nächste Versuchsobjekt war der Vogel (Gans); jetzt ist es auch gelungen, beim Hund die totale Leberexstirpation durchzuführen. Besonders die Kliniker erhofften sich davon eine Klärung der cholämischen Erscheinungen, zumal es sich bei der Leberexstirpation um etwas prinzipiell Ähnliches wie bei der akuten Leberatrophie handeln könnte. Die Enttäuschung war daher um so größer, als sich wesentliche Unterschiede ergaben: Exstirpiert man nämlich beim Hund die Leber, so entwickelt sich zwar ein komatöser Zustand, aber dieser Zustand hat anscheinend mit dem Koma, das uns Klinikern von der sogenannten „Cholämie" her bekannt ist, nichts zu tun; das Koma nach Hepatektomie geht mit Hypoglykämie einher und läßt sich durch intravenöse Traubenzuckerinjektion weitgehend günstig beeinflussen; sobald der Blutzucker absinkt, verfällt das Tier wieder in Koma, um neuerdings gerettet zu werden, wenn Traubenzucker gereicht wird. Etwas Ähnliches ist aber im Koma hepaticum beim leberkranken Menschen nicht zu beobachten, zumal das wichtigste Symptom, die Hypoglykämie, im Verlaufe einer akuten Leberatrophie fast nie zu beobachten ist und auch Zuckerinjektionen meist keine akute Wirkung haben.

Unter dem Eindruck des Gegensatzes zwischen dem Koma hepaticum der menschlichen Pathologie und dem Koma nach Leberexstirpation wurden neuerdings viele Fälle von akuter Leberatrophie bezüglich des Blutzuckers geprüft; in nicht wenigen Fällen wurde nicht nur eine Blutzuckersenkung vermißt, sondern man fand häufig sogar eine Hyperglykämie. Auch eine andere Tatsache läßt sich in diesem Zusammenhang erwähnen, die uns das menschliche Koma hepaticum viel komplizierter erscheinen läßt, als man zunächst nach den Versuchen von MANN und MAGATH glauben möchte. Während gute Gründe vorliegen, das Koma nach Hepatektomie als die Folge einer Insulinvergiftung aufzufassen, hat sich in der Behandlung des Koma bei der akuten Leberatrophie das Insulin in Kombination mit Traubenzuckerinjektionen sogar als ein ausgezeichnetes Therapeutikum bewährt, während nach den Erfahrungen von MANN und MAGATH das Insulin sogar eine Verschlechterung bedingen müßte. Unter dem

---

[1] ROGER: Action du foie sur les poissons. Thèse de Paris 1887, 228.
[2] BOUCHARD: Autointoxication. Paris. 1887.
[3] QUEIROLO: Moleschott Unters. 1894, 228.

Drucke solcher Tatsachen dürfte auch FIESSINGER[1] seine Trennung vorgenommen haben, wenn er bei Beurteilung der Leberinsuffizienz von einer ,,insuffisance hépatique du foie présent" und einer ,,insuffisance hépatique du foie absent" sprach. Jedenfalls ergibt sich daraus, daß das bei schweren Leberkrankheiten auftretende Koma hepaticum kaum auf Hypoglykämie bzw. auf eine Insulinvergiftung bezogen werden kann.

Überblickt man die Ausfallserscheinungen im Bereiche des Eiweißstoffwechsels und bemüht man sich auch hier einen Vergleich zu ziehen zwischen den Symptomen bei der Hepatektomie und beim menschlichen Koma hepaticum, so ergeben sich folgende Gegensätze: Beim leberlosen Tier erlischt die Harnstoffbildung vollständig; das äußert sich sowohl im Blute als auch im Harn; allerdings hat man dabei auch die meist auftretende Anurie ins Kalkül zu ziehen, die gelegentlich ein rasches Absinken des Harnstoffes im Blute verhindern kann; heim leberkranken Menschen sehen wir eine Herabsetzung in der Harnstoffbildung, aber meist hält sich dieselbe innerhalb geringer Grenzen; jedenfalls ein völliges Versiegen der Harnstoffbildung ist selbst auf der Höhe des Komas, also wenige Stunden vor dem Exitus, nicht zu beobachten.

Die oft vertretene Anschauung, daß die Aminosäuren die Vorstufe des Harnstoffes vorstellen, findet in den Versuchen am leberlosen Tier eine weitgehende Bestätigung, denn parallel zum Abfall im Harnstoffgehalt kommt es zu einer Zunahme der Aminosäurewerte im Blute; das gilt sowohl für das Blut als auch für den Harn. Noch viel stärker tritt das Unvermögen, aus Aminosäuren Harnstoff zu bilden, hervor, wenn man einem leberlosen Tier Aminosäuren verabfolgt.

Wir Kliniker haben unter dem Eindrucke der Beobachtungen von MANN und MAGATH die Frage des Aminosäurestoffwechsels bei der akuten Leberatrophie und ebenso bei den anderen Formen von Leberinsuffizienz wieder aufgenommen. Ohne Zweifel kommt es zu einer Erhöhung der Aminosäurefraktion, aber so gewaltige Differenzen, wie sie sich im leberlosen Organismus ermitteln lassen, sind selbst wenige Stunden vor dem Ende einer akuten Leberatrophie nicht zu finden. Bei dieser Gelegenheit sei noch einmal an die Tyrosin- und Leucinausscheidung, speziell bei der akuten Leberatrophie, erinnert, auf die vor allem FRERICHS — wie oben bereits erwähnt — aufmerksam gemacht hat. Diese Körper lassen sich oft im Harn bei akuter Leberatrophie nachweisen, doch besteht sicher kein Parallelismus zwischen der Schwere des Krankheitsbildes und der ausgeschiedenen Menge.

Man hat sich auch für die Polypeptidfraktion teils des Serums, teils des Harns interessiert. Die Differenz des Reststickstoffes nach Trichloressigsäurefällung und Fällung durch Phosphorwolframsäure ist ein ungefähres Maß für das Vorhandensein von Polypeptiden. Diese Werte hat FIESSINGER beim hepatektomierten Hund und beim leberkranken Menschen studiert. Im nüchternen Zustand sind die Unterschiede gegenüber der Norm, wo die Differenzen an und für sich gering sind, nicht so groß, wohl aber, wenn man Eiweiß als Nahrung reicht; deshalb wird von den französischen Autoren auf die Ermittlung des Quotienten:

$$\frac{\text{Polypeptidstickstoff}}{\text{Reststickstoff}}$$

großer Wert gelegt.

Größer sind die Unterschiede, wenn man den Ammoniakgehalt im Blute bestimmt. Im leberkranken Organismus findet man relativ hohe Werte; man ist geneigt, dies auf Azidose zu beziehen; im Organismus eines leberexstirpierten Hundes sinkt nach zirka sechsstündiger Lebensdauer trotz starken Absinkens der Harnstoffzahlen auch das Harnammoniak ab; Zufuhr von größeren Mengen an

---

[1] FIESSINGER: J. Practic. 21. Oct **1935**.

Aminosäuren steigert die Ammoniakwerte nicht. Die hohen Ammoniakwerte, wie sie z. B. Münzer[1] bei der Phosphorvergiftung nachweisen konnte, hat man auf das Vorkommen von atypischen Säuren (z. B. Milchsäure) bezogen. Änderungen in der Gewebsazidität nach Leberexstirpation sind nicht nachweisbar; es geht also kaum an, den komatösen Zustand nach Leberexstirpation auf Säurevergiftung zu beziehen.

Seit langem nennt man die Leber den Fibrinogenbildner des Organismus; auch die Globulinbildung verlegte man in die Leber; es war daher eine große Enttäuschung, als sich nach Leberexstirpation nicht die geringste Änderung des Quotienten $\frac{\text{Albumin}}{\text{Globulin}}$ ergab. Dieser Befund ist um so auffälliger, als bei anderen, z. B. toxischen Leberschädigungen nicht nur eine Verminderung der gesamten Eiweißkörper des Blutes nachweisbar ist, sondern auch eine Verschiebung des Albumin/Globulin-Verhältnisses im Sinne einer Globulinvermehrung, also ähnlich, wie man es im Gefolge schwerer Leberschädigungen beim Menschen sehen kann. Vielleicht ist die Ursache der fehlenden Änderung der Bluteiweißkörper nach der Leberexstirpation in der kurzen Lebensdauer der leberlosen Tiere zu suchen.

Im Rahmen der Störungen des Eiweißstoffwechsels sei auch das Verhalten der Harnsäure kurz erwähnt: Wie eng im allgemeinen der Harnsäurestoffwechsel beim Tier mit der Lebertätigkeit verknüpft ist, beweisen vor allem die Untersuchungen beim leberlosen Tier. Immerhin müssen besondere Unterschiede genau beobachtet werden, denn die Verhältnisse, wie sie sich im Tierkörper, vor allem beim Hund, abspielen, lassen sich nicht mit dem Harnsäurestoffwechsel beim Menschen vergleichen. Die Harnsäure ist im menschlichen Organismus vielfach ein Endprodukt im Stoffwechsel, während der Hundeorganismus die Harnsäure noch zu Allantoin spalten kann; der Harnsäurestoffwechsel im Vogelorganismus nähert sich etwas dem menschlichen; so ist auch das Verhalten der Harnsäure nach Hepatektomie verschieden zu bewerten, je nachdem, ob die Exstirpation bei der Gans oder beim Hund durchgeführt wird: im Vogelorganismus sinkt der Harnsäuregehalt nach der Leberentfernung auf ganz tiefe Werte ab, während der Ammoniakwert im Harn ansteigt; im Hundeorganismus dagegen kommt es zu einer beträchtlichen Steigerung der Harnsäurewerte im Blute, während der Ammoniakwert eher absinkt. Der Grund für dieses differente Verhalten scheint darin zu liegen, daß die Harnsäure sowohl ein Produkt des regressiven Eiweißstoffwechsels als auch ein Endprodukt des Purinstoffwechsels sein kann. Die Harnsäurebildung, ein intermediärer Vorgang des Eiweißstoffwechsels, erfolgt vermutlich über Milchsäure und Ammoniak durch Synthese, während sie im Purinstoffwechsel als oxydatives Abbauprodukt der Nucleinsäurederivate aufzufassen ist. Da diese Synthese eine spezifische Funktion der Leber ist, so bricht im Vogelorganismus die Harnsäurebildung nach der Leberexstirpation zusammen, während im Hundeorganismus, in dem sich die Harnsäurebildung nicht allein auf die Leber beschränkt, der fermentative Oxydationsprozeß der Purinkörper auch von anderen Organen besorgt wird; erst der weitere Abbau der Harnsäure zu Allantoin scheint im Hundeorganismus an die Leber gebunden zu sein, weswegen es bei fehlender Leber zu einer Steigerung der Harnsäure im Blute kommen muß. Beim leberkranken Menschen findet man häufig hohe Harnsäurewerte im Blute, bestimmte Gesetzmäßigkeiten sind jedoch nicht nachweisbar.

Es zeigen sich somit im Organismus eines schwer Leberkranken, selbst beim Auftreten ernster Symptome, die man landläufig als „cholämische" bezeichnet, kaum eindeutige Störungen des Eiweiß- und Kohlehydratstoffwechsels; was

---

[1] Münzer: Arch. f. exper. Path. **32**, 164 (1894).

man nachweisen kann, sind vermutlich nur Begleiterscheinungen des eigentlichen Vergiftungszustandes und nicht die Ursachen des Koma hepaticum.

Da die Leber auch zum Cholesterinstoffwechsel in engen Beziehungen steht, so erscheint es zweckmäßig, auch hier Parallelen zwischen den Erfahrungen der Kliniker und denen der Experimentatoren zu ziehen. Die akute gelbe Leberatrophie, die schwerste Leberkrankheit, die die Klinik kennt, zeigt nahezu stets niedrige Cholesterin- und Cholesterinesterwerte im Blute; bei Besserung des Zustandes steigen die Werte unter Umständen über die Norm an. ADLER[1] meint in Bewertung dieser Befunde, daß die Cholesterinverminderung dem Zerfall, die Cholesterinerhöhung der Neubildung von Lebergewebe entspreche. Überblickt man demgegenüber die Erfahrungen, die man bei leberlosen Hunden gemacht hat, so kommt man auch hier zu einem gegenteiligen Ergebnis. Jedenfalls konnte weder ROSENTHAL[2] noch MANN einen gesetzmäßigen Einfluß der Leberexstirpation auf den Cholesteringehalt des Blutes sicherstellen; auch die Verminderung der Cholesterinester dürfte kaum eine konstante Erscheinung sein; Beziehungen zur Lebensdauer der operierten Hunde konnten nicht festgestellt werden. THANNHAUSER[3] kommt zu etwas abweichenden Resultaten, die zum Teil darin ihre Erklärung finden mögen, daß MANN und ROSENTHAL zu ihren Cholesterinbestimmungen ausschließlich das Serum verwendeten, während THANNHAUSER das Cholesterin im Gesamtblut bestimmte. Im Prinzip schließt aber auch er sich den Vorstellungen von MANN und ROSENTHAL an, die das gelegentliche Ansteigen des Cholesterins auf allgemeine Organschädigungen beziehen, die bei einem so schweren Eingriff, wie es die Leberexstirpation tatsächlich ist, unvermeidlich sind. ROSENTHAL schließt daher seine Zusammenfassung mit folgenden Worten: „Im Hinblick auf die kurze Lebensdauer der leberlosen Hunde und im Hinblick auf die Interferenz zahlreicher, den Cholesterinspiegel unabhängig von der Leber beeinflussender Faktoren, dürften sich daher durch die Leberexstirpation eindeutige und neue Einblicke in die Verknüpfungen der Leber mit dem Cholesterinstoffwechsel vorläufig kaum gewinnen lassen." Also auch hier das gleiche Verhältnis zwischen klinischer Erfahrung und experimentellen Ergebnissen — nämlich Diskrepanz.

Angeregt durch die bei menschlicher Leberinsuffizienz gar nicht so selten zu beobachtende agonale Hyperpyrexie, hat man sich schon frühzeitig für den Zusammenhang zwischen *Lebertätigkeit und Temperatur* interessiert. Neben der Muskulatur wird hauptsächlich der Leber eine chemische Wärmeregulation zugeschrieben; nach Leberexstirpation kommt es zu keiner Temperatursteigerung, was vielfach sowohl bei Gänsen als auch bei Hunden festgestellt wurde; im Gegenteil, man findet oft Temperatursenkung, die wahrscheinlich auf den niedrigen Blutzuckergehalt zu beziehen ist. Gelingt es, durch Traubenzuckerinjektion die Hypoglykämie zu beseitigen, so kehrt zumeist die Temperatur zur Norm zurück. Der leberlose Hund ist jedenfalls imstande, z. B. nach Darreichung von Tetrahydronaphthylamin, hoch zu fiebern, was wohl dafür zu sprechen scheint, daß die Leber kaum das einzige Organ ist, welches Wärmeregulation des Organismus entscheidend beeinflußt; allerdings ist diese Regulation nur möglich, wenn für einen entsprechenden Blutzuckergehalt gesorgt ist; für die Erhaltung der tierischen Wärme ist daher eine gewisse Höhe des Blutzuckers unbedingt notwendig; fehlt die Leber, so fehlt der Zuckernachschub, der vermutlich auch durch eine vikariierende Tätigkeit anderer Organe nicht sichergestellt werden kann. Die Stellung der Leber im Wärmehaushalt wird daher wohl so zu deuten sein,

[1] ADLER: Arch. klin. Med. **158**, 173 (1928).
[2] ROSENTHAL: Arch. f. exper. Path. **115**, 153 (1926).
[3] THANNHAUSER: Arch. f. exper. Path. **120**, 16 (1927).

daß die Leber als wichtigstes Organ für die Zuckerbildung und Zuckerregulation, in erster Linie für die Zuckerausschüttung in den Kreislauf zu sorgen hat, was die Voraussetzung für einen ungestörten Ablauf der Wärmeregulation ist.

Wenn wir uns nun fragen, warum es gelegentlich bei akuter Leberatrophie zu scheinbar ungeklärten Temperatursteigerungen kommt, so könnte man an den autolytischen Prozeß innerhalb der Leber denken; sicherlich werden große Peptonmengen frei, die einerseits zu Kollaps führen können, anderseits aber auch Temperatursteigerungen nach sich ziehen. Im Hinblick darauf wäre es sehr wünschenswert, wenn an leberlosen Hunden entsprechende Kreislaufuntersuchungen vorgenommen würden; das Krankheitsbild nach Leberexstirpation erinnert auf der Höhe — rein klinisch betrachtet — außerordentlich an den typischen Kollaps; weniger gilt dies von der akuten Leberatrophie, die fast nie im typischen Kreislaufkollaps zugrunde geht; schon das agonale Fieber spricht dagegen. Jedenfalls ergeben sich auch hier Differenzen, weswegen es nicht gestattet ist, weitgehende Analogieschlüsse zwischen dem Symptomenbild der akuten Leberatrophie und dem nach totaler Leberexstirpation zu ziehen.

Ebenfalls ganz ungeklärt ist die Frage, warum Menschen mit Erscheinungen einer akuten Leberatrophie zu *Blutungen* disponieren. Um darüber genauere Vorstellungen zu erhalten, hat man sowohl das Blut von schwer Leberkranken als auch das von leberlosen Hunden untersucht. Wesentliche Unterschiede im Verhalten der Thrombocyten haben sich nach der Leberexstirpation nicht gezeigt. Gelegentliche Vermehrungen sagen nichts, da nach jedem schweren operativen Eingriff, der mit großen Blutverlusten einhergeht, ein Emporschnellen der Blutplättchen zu beobachten ist. Eine Verminderung der Werte nach Leberexstirpation wurde nie beobachtet; mit ähnlich negativen Befunden mußte man sich bei den Untersuchungen der Nachblutungszeit und der extravasalen Gerinnungszeit zufrieden geben; weder MANN noch FIESSINGER konnten irgendwelche Änderungen konstatieren. Anders ist es bei der experimentellen Phosphorvergiftung, wo sich gelegentlich doch eine Tendenz zu Blutungen feststellen läßt; hier hat FIESSINGER eine Störung der Gerinnungsfähigkeit des Blutes Hand in Hand mit einer Verminderung des Fibrinogengehaltes nachgewiesen.

Prüft man im Gegensatz dazu die Verhältnisse beim leberkranken Menschen, so kennen wir drei Möglichkeiten, die für das Zustandekommen von Blutungen verantwortlich sein können:

1. Schwere Blutungen aus verschiedenen Venen, die infolge der portalen Hypertension platzen und sekundär die schwersten Komplikationen nach sich ziehen; der Blutverlust allein kann die bis dahin gut funktionierende Leber aus dem Gleichgewicht bringen und so eine plötzliche Verschlechterung des ganzen Krankheitsbildes bedingen. Ist diese Vorstellung richtig, dann ist die Blutung weniger als Ausdruck einer beginnenden Leberinsuffizienz zu deuten, sondern eher als unglücklicher Zufall, der das Schicksal des Leberkranken ebenso ungünstig beeinflußt wie die Cholämie. Es ist für den Anatomen nicht immer leicht, die Quelle eines schweren Blutverlustes, selbst wenn es sich um Venektasien handelt, nachzuweisen. Diesem Umstande ist es zuzuschreiben, daß manche Anatomen trotz Venektasien eher mit einer parenchymatösen, angeblich „cholämischen" Blutung rechnen, als zuzugeben, die Öffnung in den Venektasien, aus denen es geblutet hat, nicht gefunden zu haben.

2. Im Verlaufe vieler Leberkrankheiten — und zwar sowohl bei Cirrhosen als auch bei der Leberatrophie — kommt es zu Blutaustritten, die durch die Art der dabei auftretenden hämorrhagischen Diathese an gewisse Purpuraformen erinnern; so sehen wir bei manchen Kranken Ekchymosen und flächenhafte Blutungen im Bereiche der Haut und der Schleimhäute, aber auch in der Tiefe;

die Blutungen haben meistens parenchymatösen Charakter; aber auch Blutungen in die Körperhöhlen können als Begleiterscheinungen von sogenannten Cholämien erfolgen. Die hämatologische Untersuchung zeigt meist keine Veränderungen, die uns die Blutungsneigung erklären könnten, weder die Thrombocyten noch das Fibrogen sind vermindert. Wahrscheinlich führen Läsionen der Kapillaren zu den Blutungen, so daß man an einen Zusammenhang zwischen Leberfunktion und Kapillartätigkeit denken könnte.

3. Im Gegensatz zu diesem häufigeren Ereignis kennen wir Lebercirrhosen, in deren Verlauf es auch zu einer hämorrhagischen Diathese kommt, die durch die Veränderungen der Blutplättchen und der Blutgerinnungszeit gekennzeichnet ist. Auf diese Form macht vor allem ABRAMI aufmerksam; er glaubt diese Fälle durch Splenektomie günstig beeinflussen zu können. Diese Beobachtungen bekräftigen die Ansichten jener Autoren, die in den „Leberkrankheiten" keine isolierte Störung der Leber sehen, sondern eine Erkrankung der verschiedensten Organe; in diesem Sinne habe ich von *hepatolienalen* Erkrankungen gesprochen.

Faßt man das hier vorgebrachte Tatsachenmaterial zusammen, so kommt man zu folgendem Ergebnis: Es geht nicht an, die sogenannten „cholämischen" Symptome, die so häufig dem Tode eines Leberkranken vorausgehen, mit dem Zustande des Fehlens der Lebertätigkeit zu vergleichen. Auch bei der Analyse dieser Frage hat man sich zu vergegenwärtigen, daß die Leber gleichsam ein Doppelorgan ist — ein epitheliales und ein mesenchymales. Bei der akuten Leberatrophie handelt es sich aber nicht um eine Zerstörung der totalen Leber, sondern nur um eine Zerstörung des epithelialen Anteiles, der KUPFFER-Zellenapparat bleibt anscheinend unbeteiligt, was äußerlich auch daran zu erkennen ist, daß trotz Leberzellzerfall die Gelbsucht nicht nur bestehen bleibt, sondern häufig sogar noch an Intensität zunimmt. Schon auf Grund dieser einfachen Überlegung erscheint es ungerechtfertigt, die menschliche Leberatrophie mit den Erscheinungen beim leberlosen Tier zu vergleichen. Weiters verlangen diese Überlegungen, daß man bei der Beurteilung der Pathogenese der Intoxikationserscheinungen nicht nur den Mangel an Leberparenchym ins Kalkül zieht, sondern auch die Folgen des Parenchymzerfalles berücksichtigt. Es kann für das Befinden eines Organismus kaum gleichgültig sein, wenn innerhalb kurzer Zeit große Gewebsanteile zerfallen, wobei es zur Einwanderung der verschiedensten Zersetzungsprodukte in das Blut kommt. Auch bei dem Zerfall großer Leberanteile muß es zu schweren Störungen des intermediären Chemismus kommen, die wir erfassen wollen; vermutlich sind aber unsere Kenntnisse über die Ausfallserscheinungen im Stoffwechsel, speziell der Leber, verglichen mit den tatsächlich bestehenden so unvollkommen, daß sich Feinheiten mit unseren gegenwärtigen Methoden entweder gar nicht nachweisen oder eben nur vermuten lassen. Daß die Ergebnisse der chemischen Untersuchungen in diesem Punkte noch recht bescheiden sind, das lehrt eine einfache Funktionsprüfung des leberkranken Organismus, die sich mit unserem Geruchssinn durchführen läßt — es ist das der Nachweis des sogenannten „Foetor hepaticus", eines eigentümlichen süßlichen, aromatischen, sehr charakteristischen Geruches der Exspirationsluft, der mich am meisten an Indol oder Skatol erinnert. Wenn man Übung im Erkennen dieses Symptoms hat, so bereitet es selten Schwierigkeiten, die akute Leberatrophie oder Leberinsuffizienz bei den verschiedenen Cirrhosen schon sehr frühzeitig zu erkennen. Schließlich soll nochmals betont sein, daß bei dem klinischen Begriff der Leberkrankheiten es sich keineswegs um eine Krankheit der Leber allein handelt. Die verschiedensten Organe und Gewebe, wie z. B. die Milz, das Pankreas, das Knochenmark und die Kapillaren, sind von der Schädigung getroffen. Daher wird man in der Zukunft bei der Beurteilung eines „cholämischen" Symptoms auch darauf zu achten haben, ob das eine oder das andere Symptom nicht als ein Fernsymptom gedeutet werden muß; der gelegentliche Erfolg einer Splenektomie läßt die Bedeutung der Milz für die hepatolienalen Erkrankungen deutlich er-kennen. Dementsprechend geht es keineswegs an, den Gesamtkomplex der so-genannten „cholämischen" Erscheinungen *nur* vom Standpunkte eines Fehlens der Lebertätigkeit zu erklären.

Solange man geneigt war, viele Ausfallserscheinungen, wie sie bei schweren Leberkrankheiten zu sehen sind, nur auf die Anwesenheit von Gallenbestandteilen zu beziehen, was den Begriff Cholämie gerechtfertigt erscheinen ließe, hat man auch das Hautjucken gleichsam als mildeste Form einer Cholämie deuten wollen. Pruritus ist bei leichten und schweren Gelbsuchtsformen zu sehen, aber auch bei Leberkranken ohne Ikterus; beim hämolytischen Ikterus fehlt er; früher galt er als Kriterium des parenchymatösen Ikterus; diese Meinung ist sicher nicht richtig, denn auch Kranke mit rein mechanischem Ikterus können gelegentlich sehr unter dem Hautjucken leiden. Wird das mechanische Hindernis beseitigt, so verschwindet der Pruritus schlagartig. Merkwürdig ist die Steigerung des Juckens zur Nachtzeit. Weil der Juckreiz beim hämolytischen Ikterus fehlt, meinte man, daß der Pruritus durch die Anwesenheit von Gallensäuren im Blute zustande kommt. Wir kaben unter diesem Gesichtspunkt Patienten mit den ver-schiedensten Lebererkrankungen große Gallensäuremengen zugeführt, ohne aber eine Änderung in der Intensität des Hautjuckens beobachtet zu haben; auch wenn man Gallensäuren intravenös verabfolgt, zeigt sich keine Steigerung, eher eine Besserung.

Da im Experiment bei weißen Mäusen nach der Darreichung von fluoreszieren-den Substanzen — z. B. von Hämatoporphyrin — sich heftiges Hautjucken einstellt, das sich bei Belichtung besonders steigert, haben wir im Harn von Patienten, die an Pruritus litten, auf das Vorkommen von fluoreszierenden Substanzen geachtet. Tatsächlich kommt im Harn von vielen Leberkranken Hämato-porphyrin vor, aber eine besondere Empfindlichkeit gerade dieser Kranken für Licht besteht nicht; außerdem leiden Patienten mit hochgradiger Hämato-porphyrinämie meist überhaupt nicht an Pruritus.

Ähnlich unklar liegen die Verhältnisse bezüglich der Bradykardie, von der man oft behauptet hat, daß sie eine Begleiterscheinung der Cholämie wäre. Sie ist im Verhältnis zur Häufigkeit des Pruritus eine relativ seltene Begleiterscheinung bei Leberkrankheiten.

Wir müssen somit eingestehen, daß das Kapitel Pathogenese der sogenannten „cholämischen" Erscheinungen — nicht zu den erquicklichen gehört; man ist bei der Analyse der einzelnen Symptome fast nur auf Vermutungen angewiesen; gesicherte Tatsachen, die uns den Zustand der sogenannten Cholämie erklären könnten, liegen fast nicht vor.

Das Krankheitsbild des Cholaskos.

Das Krankheitsbild ist schon lange bekannt. Der Name Cholaskos stammt von LANDAU,[1] der ihn in Anlehnung an PONFICKS Pneumaskos prägte, womit dieser die Ansammlung von Luft in der freien Bauchhöhle bezeichnet hatte. Im wesent-lichen handelt es sich um ein Vergiftungsbild, das entsteht, wenn sich Galle in die freie Bauchhöhle ergießt, somit um eine Gallenvergiftung.

Auf eine spontane Perforation der Gallengänge — hauptsächlich durch Ruptur der Gallenblase, des Ductus choledochus oder der Ductus hepatici — folgt ein stürmisch verlaufendes Krankheitsbild, das sehr häufig ohne erkenn-

---

[1] LANDAU: Berl. Klin. **1915**, 69.

baren Ikterus verläuft; sehr häufig tritt unter zunehmender Benommenheit, manchmal auch Krampferscheinungen, der Tod ein. In anderen Fällen steht die Flüssigkeitsansammlung im Abdomen im Vordergrund; bald gesellt sich Kräfteverfall hinzu, der sich von Woche zu Woche steigert; durch Entleerung des galligen Ascites bessert sich der Zustand. Auch der größte Bilirubingehalt im Abdomen wird kaum von Gelbsucht begleitet; dementsprechend kann die Diagnose nur auf Grund einer Probepunktion gestellt werden. So mancher Fall der sich dann nachträglich als Cholaskos herausstellte, ist mit der Fehldiagnose einer Bauchfelltuberkulose dem Chirurgen überwiesen worden.

Schon die ersten Autoren, die sich mit diesem Zustande beschäftigten, brachten die klinischen Erscheinungen mit der Resorption von Gallenbestandteilen in Verbindung. Als auffallende Tatsache wurde immer das Ausbleiben eines deutlichen Ikterus vermerkt. Wenn die Annahme richtig ist, daß es sich beim Cholaskos tatsächlich um eine Vergiftung mit Gallenbestandteilen handelt, so müssen besondere Faktoren vorhanden sein, die den Übergang des Gallenfarbstoffes in den Kreislauf verhindern. Man dachte an einen chemischen Reiz, der von der Galle ausgeht und eine plastische Peritonitis erzeugt, die ihrerseits die Resorption des Gallenfarbstoffes hemmt. Dieses Moment mag für länger bestehende Formen von Cholaskos Geltung haben, aber unmittelbar nach dem Übertritt von Galle in die freie Bauchhöhle kann von einer plastischen Peritonitis noch keine Rede sein, und doch fehlt der Ikterus.

Solche Beobachtungen gaben Anlaß, sich mit dieser Frage auch experimentell zu beschäftigen. Zuerst tat dies FULLE;[1] wenn man bei Hunden die Galle durch Öffnen der Gallenwege in die freie Bauchhöhle abfließen läßt, so gehen die Tiere unter ganz ähnlichen Erscheinungen wie die Menschen zugrunde; aber auch da kommt es nicht zu Ikterus oder Bilirubinurie. Das Fehlen der Bilirubinurie scheint hier um so mehr gegen eine Gallenfarbstoffresorption zu sprechen, als gerade beim Hund Bilirubin schon bei sehr niedriger Konzentration im Blute leicht in den Harn übertritt. Da somit Gallenfarbstoff auf Grund dieser Tatsachen für die Pathogenese des Vergiftungsbildes des Cholaskos nicht in Frage kam, so lag es nahe, an eine Intoxikation durch Gallensäuren zu denken. — „Cholaemie sans pigment." Hierfür Beweise zu erbringen, versuchte ROSENTHAL;[2] er arbeitete an Hunden, denen er die Gallenwege angeschnitten hatte, so daß sich die gesamte Galle in die freie Bauchhöhle ergoß. Schon einige Stunden nach der Operation zeigen die Tiere leichte Vergiftungserscheinungen; die Mattigkeit nimmt zu und schließlich gehen die Tiere innerhalb 24—48 Stunden unter wachsender Benommenheit zugrunde. In den ersten 24 Stunden besteht Bradykardie, die jedoch mit der Zunahme der allgemeinen Intoxikationserscheinungen wieder verschwindet; zu einem sichtbaren Ikterus kommt es nicht; Krämpfe fehlen, auch zeigt sich keine Änderung der Blutgerinnung; bei der Sektion findet sich reichlich galliger Ascites, in einer Menge von 200 bis 700 ccm; er ist reichlich mit Eiweiß und Leukocyten, manchmal auch mit Eiterflocken untermischt. Bakterien wurden nie gefunden.

Das Blut fand sich stets eingedickt, was sich in einer Zunahme der Erythrocyten und des Hämoglobins kundgab; meist bestand auch Leukocytose (Zunahme der Neutrophilen); anscheinend kommt es somit beim Cholaskos zu einer aseptischen chemischen Peritonitis.

Das Hauptinteresse widmete ROSENTHAL dem Verhalten der Gallensäuren, die er nach einer von ihm angegebenen Methode quantitativ bestimmte. Gleich-

---

[1] FULLE: Arch. ital. Chir. 4, 3 (1912).
[2] ROSENTHAL: Z. exper. Med. 54, 795 (1927).

zeitig wurde auch der Cholesterin- und Bilirubinspiegel im Blut untersucht; gesetzmäßige Veränderungen ließen sich dabei nicht feststellen.

Die Gallensäurebestimmungen im Blute zeigten, daß die Erythrocyten Gallensäure in großen Mengen enthielten. Mehr als die Hälfte der im Blute kreisenden Gallensäuren wurden von den roten Blutkörperchen gebunden.

Jedenfalls geht aus diesen Versuchen hervor, daß es beim experimentellen Cholaskos zu keiner Vermehrung des Bilirubins kommt, wohl aber zu einer beträchtlichen Anhäufung von Gallensäuren in den Organen; dabei ergab sich zwischen dem Gallensäuregehalt des Blutes und dem der Organe insofern eine enge Beziehung, als dem höheren Gallensäurespiegel des Blutes auch höhere Gallensäurekonzentrationen in den Organen entsprachen.

Tabelle 12.

Untersuchungsmaterial	Konzentration der Taurocholsäure in mg%
Vollblut	22—41
Serum	18—34
Ascites	184—400
Urin	3—30
Leber	55—108
Milz	25—33
Gehirn	22—57
Niere	12—60
Herz	10—50

Um ein Urteil zu gewinnen, ob tatsächlich das Cholaskos als Gallensäurevergiftung aufzufassen ist, hat ROSENTHAL bei Hunden, die mit der Dosis letalis minima von Natriumtaurocholat (Merk) (0,4 g pro Kilo) vergiftet wurden, die Gallensäurekonzentration im Blute und in den Organen ermittelt. Da sich nun die Gallensäurezahlen im Blute und in den Organen weitgehend mit den beim experimentellen Cholaskos gefundenen Werten decken, bezieht ROSENTHAL den Vergiftungstod beim akuten Cholaskos auf eine Gallensäureintoxikation; wir haben somit tatsächlich ein Krankheitsbild vor uns, das als echte Cholämie im Sinne von LEYDEN[1] anzusprechen ist.

Tabelle 13.

Untersuchungsmaterial	Konzentration der Taurocholsäure in mg%
Vollblut	35—38
Serum	21—22
Herz	33—34
Gehirn	28—34

Bezüglich der Frage, warum beim Cholaskos die Imbibition der Gewebe mit Gallenfarbstoff ausbleibt, nimmt ROSENTHAL folgenden Standpunkt ein: So wie intravenös verabfolgtes Bilirubin sofort wieder von der Leber durch die Galle ausgeschieden wird, wird auch der Gallenfarbstoff, der beim Cholaskos von der Pfortader aufgenommen wird, rasch zur Leber zurückgebracht; zu einem Ikterus müßte es erst dann kommen, wenn die peritoneale Resorption von Bilirubin die exkretorische Leistungsgrenze der Leber erheblich überschreitet. Darnach würde sich die Eliminierung der in den Kreislauf eindringenden Gallensäuren durch die Leber viel langsamer vollziehen als die des Bilirubins.

Die hohe Toxizität der Gallensäuren drängt zu der Frage, warum nicht bei jedem mechanischen Ikterus in kurzer Zeit Zeichen einer Gallensäurevergiftung zu beobachten sind. Wahrscheinlich hört mit Beginn des Gallenabflußhindernisses die Gallensäureproduktion schlagartig auf oder wird zum mindesten stark eingeschränkt.

Jedenfalls sprechen alle diese Befunde dafür, daß das Krankheitsbild des Cholaskos scharf von jenem Krankheitsbild zu trennen ist, dem wir so häufig bei schweren Leberkrankheiten begegnen und das oft unter dem Namen Cholämie zusammengefaßt wird. Mit der Gallensäurevergiftung hat dieser Zustand, der klinisch auch heute noch als Cholämie bezeichnet wird, anscheinend nichts zu tun, wohl aber der Cholaskos.

---

[1] LEYDEN: Pathologie des Ikterus. Berlin. 1866.

VIII. Allgemeine Pathogenese des Ascites (Bauchwassersucht).

Im Verlaufe so mancher Leberkrankheit kann es zu einer Flüssigkeitsansammlung innerhalb der Bauchhöhle — zu einem Ascites — kommen. Da dieses Geschehen sehr häufig bei Lebercirrhose zu sehen ist, so war man geneigt, die Ascitesentwicklung mit dem Schwund des Lebergewebes und dessen Ersatz durch Narbengewebe in Zusammenhang zu bringen; es veröden allmählich die Pfortaderkapillaren, diese Verminderung der Abflußwege für das Pfortaderblut führt zu einer Stauung innerhalb der Pfortaderwurzeln und damit zum Austritt von Flüssigkeit in die Bauchhöhle. Als Beweis für eine durch die Stauung bedingte Hypertension im Pfortadergebiet gelten die erweiterten Venen, die sich hauptsächlich dort finden, wo physiologischerweise bereits Kommunikationen zwischen Pfortadergebiet und Cava inferior bestehen. Auch der Milztumor wird oft aus der Drucksteigerung im Pfortadergebiet erklärt, obwohl es vielen Pathologen aufgefallen war, daß die Venen im Ausbreitungsgebiet der Pfortader, besonders im Ausbreitungsgebiet der Mesenterialgefäße, lange nicht so strotzend gefüllt erscheinen wie z. B. bei der kardialen Stauung. Dementsprechend sind bereits frühzeitig Bedenken geäußert worden, ob tatsächlich die Varizen, vor allem entlang des Oesophagus, auf Pfortaderstauung zurückzuführen sind, oder ob in ihnen nicht vielmehr vikariierende Geschehnisse erblickt werden müssen, die den Abtransport von Bauchflüssigkeit fördern. So könnte man auch die Tatsache verstehen, daß in Fällen, wo es zur Ausbildung mächtiger Kollateralen gekommen ist, die Ascitesbildung zuweilen entweder ausbleibt oder sich nur in sehr geringem Ausmaße entwickelt.

In einem Teil der Fälle kann es auch zu einer chronischen Entzündung des Bauchfells, nach Art einer Peritonitis, kommen. Möglicherweise kann auch dadurch die Flüssigkeitsansammlung erklärt werden, was aber noch lange nicht die Verallgemeinerung gestattet, daß der Ascites unter allen Umständen durch eine chronische Peritonitis bedingt sei und nichts direkt mit der Leberveränderung zu tun habe.

Eine wesentliche Klärung erfuhr das ganze Problem, als man sich bemühte, physikalisch-chemische Veränderungen des Blutes für die Entstehung des Ascites verantwortlich zu machen. Vielleicht findet die Bauchwassersucht ihr Analogon im Nephritisödem, wo ebenfalls rein mechanische Faktoren lange nicht mehr jene Rolle spielen, die ihnen ursprünglich zuerkannt wurde.

Erst in letzter Zeit hat man die Bedeutung der Leber als wasserregulierendes Organ kennengelernt. An der Tatsache, daß die Leber auf den Wasserhaushalt unseres Organismus den größten Einfluß ausübt, ist nicht zu zweifeln, vielleicht spielen dabei sogar hormonale Faktoren ein Rolle. Daß aber die Entstehung des Ascites mit Störungen dieser Regulierungsmechanismen allein in ursächlicher Beziehung steht, ist zwar möglich, greifbare Beweise für eine solche Annahme liegen jedoch zunächst nicht vor.

Wir glauben, daß die Deutung der Ascitesbildung speziell bei den unterschiedlichen Lebercirrhosen am leichtesten fällt, wenn man von physiologischen Tatsachen ausgeht und zunächst das Verhalten des normalen Wasserstoffwechsels im Bereich des Pfortadergebietes verfolgt.

A. Der Wasserstoffwechsel innerhalb der Bauchhöhle.

Das Wasser, das wir trinken, gelangt nach dem Durchtritt durch die Magendarmschleimhaut in das Pfortadergebiet, dann in die Leber, um allmählich in den großen Kreislauf zu kommen und so den Weg zur Niere zu finden, die schließlich die aufgenommene Flüssigkeit wieder in Form von Harnwasser nach außen befördert. Einen ähnlichen Weg nimmt das Kochsalz, wenn wir es zusammen mit Wasser zu uns nehmen. Obwohl das Blut ganz sicher das Vehikel für aufgenommenes Wasser und Salz darstellt, läßt sich weder unmittelbar nach der Flüssigkeitsaufnahme noch später irgendeine beträchtliche oder länger anhaltende Änderung des Blutes feststellen. Wir haben auch auf Veränderungen im Pfortaderblut geachtet und auch da nach einer größeren Flüssigkeitszufuhr keinerlei Abweichungen gefunden. Der Organismus muß daher über irgendwelche Vorrichtungen verfügen, um die nach der Wasseraufnahme ganz sicher eintretende Hydrämie auszugleichen.

Selbst wenn man Flüssigkeit in Form von physiologischer Kochsalzlösung oder Ringerlösung intravenös verabfolgt, läßt sich nur eine ganz kurz anhaltende Hydrämie feststellen, nach wenigen Minuten ist auch hier das Wasser aus dem Blute verschwunden, ohne daß es sofort zu einer überstürzten Harnausscheidung gekommen wäre. Dasselbe gilt auch vom Kochsalz und den anderen Bestandteilen der Ringerlösung. Auf Grund solcher und ähnlicher Überlegungen drängt sich die Vorstellung auf, daß das getrunkene oder intravenös injizierte Wasser irgendwo in den „Geweben" deponiert wird, hier eine Zeitlang liegen bleibt und dann wieder in die Blutgefäße gelangt, von wo die Flüssigkeit zu den Nieren abtransportiert wird. Wo die Salze, z. B. das Kochsalz, hingelangen und deponiert werden, darüber kann man sich verhältnismäßig leicht orientieren. Bestimmt man z. B. den Chlorgehalt kleiner Hautstückchen vor und nach einer größeren Kochsalzzulage, so läßt sich in eindeutiger Weise eine Zunahme der Kochsalzlager innerhalb der Haut feststellen. Die Haut scheint somit ein Depot für Kochsalz zu sein, bei ermüdender Arbeit gilt das auch von der Muskulatur.

Der Vorgang, wie eine intravenös verabfolgte Kochsalzlösung in die Gewebe gelangt, dürfte ein physikalisch-chemischer sein, der sich ausschließlich im Kapillargebiet abspielen muß; zunächst kommt es zu einem Übertritt in die Gewebe, entsprechend dem Ausgleich osmotischer Differenzen; von Stellen höherer Konzentration wandern Ionen in Partien mit niedrigerem Gehalt. Ist also im Blut ein höherer Kochsalzgehalt, so diffundiert das Na- und Cl-Molekül in die die Kapillare umgebenden Gewebsanteile mit niedrigerem Gehalt an Na und Cl. Als Faktor, der die Diffusion unterstützt, kommt der Filtrationsdruck in Betracht. Dabei muß man sich daran erinnern, daß wir im Kapillarbereich einen arteriellen und einen venösen Schenkel zu unterscheiden haben; obwohl die kapillare Strecke relativ kurz ist, bestehen hier zwei einander entgegengesetzte Vorgänge, indem im Bereiche des arteriellen Schenkels die Diffusion ausschließlich in die Richtung gegen die Gewebe erfolgt, während im venösen Schenkel Stoffwechselschlacken zusammen mit Salzen und Wasser in das Blut zurückdiffundieren. Wegen der Zweckmäßigkeit der Vorgänge könnte man fast an durch vitale Kräfte bedingte Geschehnisse denken, doch sind auch hier nur chemische und physikalische Kräfte am Werke, die sich diesseits und jenseits der Kapillarwände abspielen. Der arterielle Schenkel ist unter normalen Umständen enger gebaut als der venöse, dementsprechend ist wohl auch der Blutdruck im arteriellen Schenkel höher als im venösen. Schon durch diese Annahme wird es verständlich, warum im arteriellen Schenkel die Filtration in die Richtung gegen die Gewebe leichter erfolgen kann. Die Kraft, die wieder umgekehrt Wasser und Ionen aus dem Gewebe zurück ins Blut zieht, ein Vorgang, der sich ausschließlich im venösen Schenkel abspielt, ist der sogenannte *onkotische Druck*, der durch das Eiweiß des Blutplasmas bewirkt wird. Auf diese Energiequelle, die das Eiweiß als flüssigkeitsanziehendes Element darstellt, hat STARLING zuerst hingewiesen und von einer „back infiltration" gesprochen; SCHADE, von dem der Ausdruck „*onkotischer Druck*" stammt, hat auch an Modellversuchen zeigen können, daß der onkotische Druck im Anfang einer Kapillare geringer ist, als z. B. im venösen Teil. Jedenfalls ließ sich an mit kolloidalen Lösungen durchströmten Röhren erkennen, daß beim Absinken des Strömungsdruckes in der Nähe des Rohrendes eine Richtungsumkehr der dialytischen Wanddurchströmung eintritt. Vielleicht wäre auch zu berücksichtigen, daß das venöse Blut reicher an Kohlensäure ist; daß dieses Moment auf den onkotischen Druck ebenfalls Einfluß nehmen kann, erscheint uns sehr wahrscheinlich, da jede Zunahme der Azidität den Quellungsdruck steigert.

Ferner muß für die Größe des Austausches zwischen Gewebe und Kapillare auch die Qualität der Membran von entscheidender Bedeutung sein; wird die trennende Membran durch irgendeinen Vorgang in ihrem kolloidalen Zustand verändert, so kann dies teils hemmenden, teils fördernden Einfluß haben.

Schließlich scheint auch den elektrostatischen Potentialdifferenzen bei der Regulation des Wasser- und Salzwechsels und bei der Ascitesentstehung eine Bedeutung zuzukommen (siehe später).

Geht man von diesen Voraussetzungen aus, so ergeben sich daraus auch die Folgen, die eintreten müssen, wenn Wasser und Salze in vermehrter Menge vom Darmkanal aus resorbiert werden; damit berühren wir das Problem des Wasserstoffwechsels innerhalb der Bauchhöhle. Nach der Passage durch die Schleimhaut finden Wasser und Salze zwischen Darm und Leberparenchym zahlreiche Kapillargebiete, in denen es zu einem Diffusionsprozeß kommen könnte; was hier noch keinen Platz findet, kommt in die Leber, die, wie die Erfahrung lehrt, Flüssigkeit und auch Salze in großen Quantitäten in sich aufnehmen kann; falls auch die Leber nicht imstande ist, alles aus den Pfortadergefäßen aufzunehmen, dann bieten sich nach Durchtritt durch Herz und Lunge reichlich Gelegenheiten, Flüssigkeit und Salze abzulagern.

Während der Passage durch die Nieren erfährt das Blut eine Eindickung, die rasch wieder beseitigt wird, wenn aus den Geweben Flüssigkeit und Salze wieder an das Blut abgegeben werden; die durch die Nierentätigkeit erfolgte Bluteindickung kann somit von den Geweben kompensiert werden. Außerdem existiert noch ein zweiter Weg, auf dem das in die Gewebe eingedrungene Flüssigkeitsquantum nebst Salzen ins Blut zurückgelangen kann — es sind dies die Lymphbahnen, die sich zu den Lymphgefäßen vereinigen und ihren Inhalt durch die Brustlymphgänge an das Blut zurückschicken.

Eine intraabdominale Störung des normalen Wasserstoffwechsels kann in verschiedener Weise erfolgen. Besteht z. B. an der Einmündungsstelle der Pfortader in die Leber ein Hindernis, so kommt es zur Drucksteigerung im Wurzelgebiet der Vena portae, die sich selbstverständlich auf die Kapillaren übertragen muß; da jetzt im venösen Schenkel der Kapillaren zum mindesten derselbe Druck wie im arteriellen sein dürfte, so stehen dem Zurückströmen von Gewebsflüssigkeiten in die Blutbahn Widerstände entgegen. Da aber vermutlich auch der Druck im arteriellen Schenkel in die Höhe gehen dürfte, so wird auch der Übertritt von Flüssigkeit und Salzen im Sinne einer gesteigerten Filtration größer werden; die in den Gewebsspalten in reichlicher Menge vorhandene Flüssigkeit muß sich daher, falls sie abwandern will, neue Straßen suchen, um schließlich ihren Weg wieder ins Blut zurückzufinden; auch der „back filtration" stehen wegen der Drucksteigerung im venösen Kapillaranteil Hindernisse entgegen, so daß der vermehrten Gewebsflüssigkeit nur zwei Wege zur Verfügung stehen, das Gewebe zu verlassen — der Übertritt von Flüssigkeit in die freie Bauchhöhle oder der gesteigerte Abtransport durch die Lymphbahnen.

Prüft man diese beiden Möglichkeiten im Tierversuch, so zeigt sich bei Pfortaderstauung vor allem eine beträchtliche Steigerung des Lymphflusses durch den
Ductus thoracicus. Zu einer Flüssigkeitsansammlung im Cavum peritonei kommt
es aber nicht; vermutlich ist die erhöhte Lymphtätigkeit allein imstande, das
aus der Blutbahn ausgetretene Flüssigkeitsquantum durch die Lymphbahnen abzuleiten. Drosselt man bei Hunden den Portalkreislauf durch Verengerung des
Lumens der Pfortader auf über die Hälfte, so kommt es nie zu Ascites, wohl
aber zur Ausbildung eines mächtigen Kollateralkreislaufes. Bei Ratten kann
man die Pfortader sogar gänzlich verschließen, und doch kommt es im Anschluß daran zu keinem Ascites; sehr viele Tiere überstehen diesen Eingriff
und können sich, sobald die ersten Tage vorübergegangen sind, mehr oder weniger
normal verhalten; das Wesentliche, das sich aus diesen Beobachtungen ableiten
läßt, scheint wohl die Tatsache zu sein, *daß beträchtliche Drucksteigerung im Pfortadergebiet kaum die einzige Ursache von Ascites sein kann.*

Kommt es bei einer Drucksteigerung im Pfortaderkreislauf doch zu einer
vermehrten Flüssigkeitsansammlung im Cavum peritonei und ist der Organismus
nicht mehr imstande, alles auf dem Wege der Lymphbahnen wegzuschaffen, so
besteht noch eine zweite Möglichkeit einer Abwanderung aus dem Cavum peritonei. Vergegenwärtigt man sich, wie rasch Salzlösungen aus der Bauchhöhle
verschwinden können, wenn sie selbst in großer Menge dorthin injiziert werden,
so wird man wohl auch annehmen können, daß die infolge Pfortaderstauung
übergetretene Flüssigkeit rasch wieder resorbiert wird. Es sind wiederum zwei
Wege, die für diese Resorption in Betracht kommen, — entweder die Lymphbahnen, die das Peritoneum parietale umspülen oder das Blutkapillargebiet,
soweit es mit dem Gebiet der Vena cava in Zusammenhang steht. Da im Peritoneum parietale zahlreiche Kapillaren zu finden sind, die teils mit der Vena epigastrica, teils mit der Vena mammaria kommunizieren, so müßte es der Flüssigkeit, die sich im Cavum peritonaei infolge der Pfortaderstauung ansammelt, ein
leichtes sein, wieder einen Weg in den allgemeinen Kreislauf zu finden.

Kommt es im Bereich einer Extremität bei einer Drosselung des venösen
Blutstromes zur Ansammlung von reichlich Gewebsflüssigkeit — Ödem —, so
kann man sich gelegentlich einer Punktion von der Eiweißarmut einer solchen
Flüssigkeit überzeugen. Es ist wohl anzunehmen, daß auch die Flüssigkeit, die
sich infolge von Drucksteigerung im Abdomen abscheidet, anfangs sehr eiweißarm
ist. Vielleicht ist gerade darin der Grund zu suchen, daß es infolge der Eiweißarmut im Abdomen zu keinem längeren Verweilen dieser Flüssigkeit kommen
dürfte; mit der Möglichkeit einer vorübergehenden Ansammlung von Flüssigkeit
im Cavum peritonei bei Drucksteigerung im Pfortadergebiet ist aber immerhin
zu rechnen.

Da alle Flüssigkeiten, die durch Punktion der verschiedenen Ascitesformen
gewonnen wurden, Eiweiß enthalten, muß man sich bei Berücksichtigung des
bis jetzt Vorgebrachten fragen, auf welche Weise es, zunächst rein theoretisch betrachtet, zu dieser Eiweißbeimengung kommt. Überblickt man das entsprechende
Tatsachenmaterial, so wird man auf die Beschaffenheit der Kapillarmembran
hingelenkt. Die normale Kapillarmembran filtriert anscheinend nur eine eiweißfreie oder zum mindesten eine sehr eiweißarme Flüssigkeit. Kommt es aber zum
Durchtritt einer eiweißreichen Flüssigkeit, dann sind wir berechtigt, an eine
Läsion der trennenden Membranen zu denken, also in unserem Fall an eine pathologische Beschaffenheit der Kapillarendothelien und des darunterliegenden,
strukturlosen Endothelhäutchens. Die Schäden, die dabei in Betracht kommen,
sind sehr verschieden. So wissen wir z. B. aus der experimentellen Pathologie,
daß Erhitzung der betreffenden Partien bereits genügen kann, um das Filtrat nach

venöser Drucksteigerung schon eiweißhaltig zu gestalten; in ähnlicher Richtung
bewegen sich Versuche mit gewissen Giften. Vom Arsen ist es schon lange
bekannt, daß es Kapillarmembranen permeabel macht; wahrscheinlich gilt
gleiches auch vom Uran. Den größten Einfluß dürften alle Vorgänge haben, die
zu einer Entzündung führen; in jüngster Zeit ist von UNS auf die deletäre Wirkung mancher *flüchtiger Amine* hingewiesen worden; jedenfalls kennen wir eine
Menge von Einflüssen, die eine Ansammlung von eiweißreicher Flüssigkeit in
der Bauchhöhle ermöglichen.

Auch solche Flüssigkeiten können langsam wieder aus der Bauchhöhle verschwinden, genau so wie auch Serum die Bauchhöhle verlassen kann, das
in größerer Menge intraperitoneal injiziert wurde. Um sich über den Weg
zu orientieren, auf dem größere Moleküle die Bauchhöhle verlassen, hat
man entsprechende Versuche mit verschiedenen Farbstoffen schleunigst
durchgeführt. Farben mit einem verhältnismäßig kleinen Molekül werden
von den Blutgefäßen resorbiert und gelangen daher auch rasch durch den
Harn zur Ausscheidung, während z. B. das Kongorot, wenn es intraperitoneal
verabfolgt wurde, ausschließlich mit der Lymphe das Cavum peritonei verläßt; großes Netz, Parietalwände, Centrum tendineum des Zwerchfelles sind
mit Farbstoff stark imbibiert, was bei den leicht diffusiblen Farbstoffen sonst
nicht der Fall ist; im Pfortaderblut läßt sich bei solchen Versuchen selbst nach
$1^1/_2$ Stunden noch kein Farbstoff nachweisen, während das Jugularvenenblut,
das sich bekanntlich mit der Ductus-thoracicus-Lymphe mischt, sich gleichzeitig
mit der Lymphe färbt. Man kann daher wohl mit einiger Sicherheit annehmen,
daß Kristalloide die Bauchhöhle vornehmlich auf dem Wege der Blutgefäße
verlassen, während Kolloide ausschließlich den Lymphweg einschlagen; vermutlich setzt die Endothelverkleidung des Peritoneums den Kolloiden bei ihrem
Durchtritt nur ein sehr geringes Hindernis entgegen, so daß man hier eine außerordentlich durchlässige Membran annehmen kann. Vielleicht steht diese starke
Durchlässigkeit mit Beobachtungen von RECKLINGHAUSEN[1] in Einklang, der
mikroskopisch im Peritoneum, und zwar im Bereiche des Centrum tendineum,
Öffnungen (Stomata) nachweisen konnte, die eine freie Kommunikation der
Lymphe mit der Bauchhöhle ermöglichen; diese Stomata sollen sehr weit sein
und ca. den doppelten Durchmesser eines roten Blutkörperchens besitzen. In
neueren Untersuchungen konnten diese Befunde nicht bestätigt werden; SABIN[2]
und McCALLUM[3] sehen in diesen Stomata nur Kunstprodukte, was aber nicht
ausschließt, daß trotzdem die Serosa des Peritoneums bezüglich ihrer Durchlässigkeit eine Sonderstellung einnimmt.

Man hat sich auch mit der Frage der Resorption von Fett und korpuskulären
Elementen aus der Bauchhöhle beschäftigt. Solche Versuche, die ebenfalls auf
RECKLINGHAUSEN zurückgehen, wurden ursprünglich auch mit dem Vorhandensein
von Stomata in Beziehung gebracht, bis METSCHNIKOFF[4] die Aufmerksamkeit
auf die Bedeutung der Phagocytose für den Resorptionsvorgang lenkte. Korpus-
kuläre Elemente, wie z. B. Spermatozoen, die in die Bauchhöhle injiziert wurden,
werden von Leukocyten, die in das Peritoneum eingewandert sind, vollständig
aufgenommen; auch Blutkörperchen können so eine Beute verschiedener zelliger
Elemente werden, die, beladen mit Zelltrümmern, die Bauchhöhle wieder verlassen.
Vieles scheint somit dafür zu sprechen, daß die zuerst von METSCHNIKOFF
als Leukocyten angesprochenen Elemente wahrscheinlich losgelöste Serosa-

---

[1] RECKLINGHAUSEN: Virchows Arch. **26**, 205 (1863).
[2] SABIN: Amer. J. Anat. **I**, 367 (1902).
[3] McCALLUM: Hopkins Hosp. Rep. **14**, 105 (1903).
[4] METSCHNIKOFF: Ann. Inst. Pasteur **XIII**, 742 (1899).

endothelien sein dürften. Jedenfalls stehen dem Organismus die verschiedensten Möglichkeiten zur Verfügung, um in der Bauchhöhle angesammelte Flüssigkeit — gleichgültig, welcher Art sie ist — zum Verschwinden zu bringen.

B. Die portale Hypertension.

In der französischen Medizin interessiert man sich schon lange für die „hypertension portale"; von den Klinikern sind es vor allem GILBERT und VILLARET, die sich auch heute noch bemühen, dieses Moment in den Vordergrund der Leberpathologie zu stellen. Zunächst war der Begriff „hypertension portale" ein physiologischer, allmählich aber ist er zu einem klinischen geworden. Unter dem „syndrome de l'hypertension portale" faßt man folgende Symptome zusammen: l'opsiurie — verspätete Harnausscheidung —, l'ascite, la splénomégalie, les hémorroïdes, les hémorragies gastro-intestinales, développement anormale de la circulation sous-cutanée abdominale. Eine Folgeerscheinung der hypertension portale ist ferner das „syndrome d'hypotension sous-hépatique", das mit folgenden Erscheinungen einhergeht: l'hypotension artérielle avec petit cœur et tachycardie.

Nach VILLARET beträgt der Druck in der Pfortader beim normalen Tier (24 Stunden nach der letzten Nahrungszufuhr gemessen) ungefähr 5 mm Quecksilber. Dieser Wert findet sich nicht nur im Hauptstamm, sondern auch in den Nebenästen. Mißt man dagegen den Venendruck in der Vena hepatica, so findet sich ein sehr niedriger Druck; entweder ist er gleich Null oder sogar negativ, was als Aspirationswirkung zu werten ist. Jedenfalls liegt in der Differenz ein Moment, das den Fluß des Blutes durch die Leber erleichtert; immerhin müssen aber noch andere Kräfte hinzukommen, um die Zirkulation in der Leber aufrechterhalten zu können. VILLARET denkt an irgendwelche, im Leberparenchym schlummernde Kräfte, die vielleicht als vorwärtstreibende Faktoren in Betracht kommen. Als Beweis für diese Kräfte möchte er die folgenden, von ihm erhobenen Tatsachen anführen: Wenn man in die Pfortader eines Tieres, das unmittelbar vorher akut durch Verblutung getötet wurde, mit Farbstoff imprägnierte Gelatine injiziert, so findet sich die Gelatine nicht an der Peripherie des Acinus, sondern in der Vena centralis; zu dem gleichen Resultat kommt man, wenn die Gelatine in die Vena hepatica injiziert wird. Auch unter diesen Bedingungen wird der Farbstoff durch die Leber vorwärtsgeschoben, denn sonst wäre es nicht zu verstehen, warum er sich jetzt periazinös, in den Verzweigungen der Pfortader, findet. Werden dieselben Versuche an Tieren durchgeführt, die bereits längere Zeit tot sind, so läßt sich diese Farbstoffwanderung nicht mehr nachweisen. An der Richtigkeit dieser Beobachtungen ist wohl nicht zu zweifeln, ob es aber gerechtfertigt erscheint, aus diesen Versuchen so weitgehende Schlüsse zu ziehen, soll zunächst dahingestellt bleiben.

Verschiedene Autoren, darunter auch VILLARET, haben sich für die Frage interessiert, ob es im Anschluß an einen Pfortaderverschluß zur Ausbildung eines Ascites kommt. Unterbindet man den Pfortaderstamm, so kommt es zu stärkster Hyperämie der Därme, die Milz schwillt mächtig an und innerhalb kürzester Zeit geht das Versuchstier unter Blutdrucksenkung und Verkleinerung des Herzens zugrunde. Zur Entwicklung eines Ascites kommt es aber nicht. Auch wenn man durch verschiedene Maßnahmen eine allmähliche Einschränkung des Pfortaderstromes durchführt, was in vielen Fällen auch gut gelingt, kommt es nie zu einer intraabdominellen Flüssigkeitsansammlung; was man aber fast immer sieht, ist die Ausbildung eines ausgedehnten Kollateralkreislaufes. Mißt man nach Ausbildung eines solchen Kollateralsystems den Druck in irgendeiner Pfortader-

verzweigung, so zeigt sich eine beträchtliche Steigerung. Der normale Wert
von 5 mm Hg kann auf 15 und selbst 30 mm Hg steigen. Wir haben ähnliche
Versuche an Hunden durchgeführt und uns ebenfalls von der Unmöglichkeit
überzeugt, auf diese Weise Ascites hervorzurufen. Das einzige, was auch wir
sahen, waren reichliche, neugebildete Kollateralen.

Wenn man sich frägt, warum es trotz Drucksteigerung im ganzen Portal-
gebiet zu keinem Flüssigkeitsaustritt kommt, so scheint es am zweckmäßigsten
dafür den erhöhten Lymphabfluß verantwortlich zu machen; STARLING[1] hat
feststellen können, daß es parallel mit jeder Steigerung des venösen Druckes zu
einer bedeutenden Steigerung des Lymphstromes durch den großen Brustgang
kommt; möglicherweise wird ein geringes Durchsickern von Flüssigkeit in die
freie Bauchhöhle dadurch ausgeglichen, daß dieselbe sofort durch die Verzweigungen der Cava inferior, die hinter dem Peritoneum parietale liegen,
aufgenommen und dadurch eine größere Flüssigkeitsansammlung unmöglich
gemacht wird.

Die im Verlaufe der Pfortaderdrucksteigerung auftretenden Venenerweiterungen stellen natürlich im Prinzip nicht neue Bahnen dar, sondern sie sind nur
stärker ausgebildete Verbindungswege, die schon vor der portalen Hypertension
bestanden haben, sich aber unter dem Einfluß des Druckes zu weiten Kollateralen
entwickeln. Die Existenz dieser Kollateralen ist wichtig, weil sie bei behin-
derter Abfuhr des Pfortaderblutes für das Individuum lebensrettend einspringen
können. Soweit ein Vergleich mit dem Experiment überhaupt in Frage kommt,
muß man sagen, daß sich der Vorgang der Kollateralenbildung gelegentlich außerordentlich rasch vollziehen muß. Innerhalb weniger Tage können ausgedehnte
Venenerweiterungen entstehen.

Mit dem Studium dieser Kollateralen haben sich besonders ROMMELAERE,[2]
JORIS[3] und VILLARET[4] beschäftigt; solche Kollateralen, welche die Gefäße der
Baucheingeweide mit jenen verbinden, welche dem Peritoneum parietale anliegen
und daher zu dem Gebiete der unteren Hohlvene gehören, sind an verschiedenen Stellen zu finden.

Schon beim gesunden Menschen zeigen sich an vielen Stellen Verbindungen
zwischen Pfortadergebiet und der unteren Hohlvene; das ist besonders dort zu
sehen, wo intestinale Organe zum Teil mit Peritoneum bedeckt sind, weniger
aber an Partien, wo die Organe ausschließlich extraperitoneal gelegen sind.
Hierher gehören die Gefäßchen des untersten Teiles der Speiseröhre, der Leber,
soweit sie dem Zwerchfell innig angeheftet ist, dann der vom Bauchfell nicht
bedeckte Teil des Colons, des Duodenums, des Pankreas und auch der Gekröse-
wurzel; einige dieser Gefäßchen münden direkt in den Stamm der Hohlvene.

Neben diesen Verbindungsbrücken zwischen Pfortader- und Cavagebiet gibt
es noch sogenannte akzessorische Pfortadern — es sind dies die SHARPEYschen
und die BUROWschen Venen —, welche in den der Leber zugehörigen Bauch-
fellfalten verlaufen und entweder in den Pfortaderstamm oder in die Leber
münden; ein Stück der Nabelvene bleibt oft bis in das hohe Alter erhalten;
dieser Kanalrest läßt sich vom Sinus der Vena portae aus leicht sondieren; er ist
oft 5—8 cm lang. In den Kanalrest münden kleine Venen, welche mit Verzweigungen der am Nabel entspringenden Venae epigastricae profundae in Verbindung stehen; eine dieser Venen ist besonders groß und wird als BUROWsche
Vene bezeichnet. Manchmal kommt es vor, daß die Paraumbilikalvenen

---

[1] STARLING: Huids of the body. 1909.
[2] ROMMELAERE: Pylethrombose. 1905.
[3] JORIS: Venes parumbilicales. Brüssel. 1908.
[4] VILLARET: Nov. Trait. d. Med. **XVI**, 96 (1928).

nicht in den Kanalrest, sondern direkt in das Pfortadersystem münden; in diesem Falle spricht man von akzessorischen Pfortadervenen im Sinne von SHARPEY; achtet man auf das Vorkommen dieser Gebilde, so kann man oft beide nebeneinander nachweisen; diese Nabelvenen können auch durch die tieferliegenden oder durch die unter der Haut sichtbaren Bauchwandvenen viel Blut nach den Venae crurales, axillares, thoracales subcutaneae führen. Letztere münden gewöhnlich zwischen dem zweiten und vierten Rippenpaar in die Venae intercostales.

Wenn der Druck in der Pfortader aus was immer für Gründen stark erhöht ist, können die physiologisch kaum erkennbaren Verbindungen zwischen Pfortader- und Cavagebiet zu deutlich sichtbaren Adern anschwellen und so wesentlich zur Entlastung der Pfortader beitragen.

Diese Erweiterungen machen sich an manchen Stellen ganz besonders bemerkbar und können Anlaß zu neuen Beschwerden geben, wie sie im Verlaufe der verschiedenen Leberkrankheiten geäußert werden; ganz besonders kommen hier die mächtigen Kollateralen im Bereich des Oesophagus sowie im Bereich des Plexus haemorrhoidalis und der vorderen Bauchdecke in Betracht; im Verlauf der verschiedenen Krankheitszustände kann es aber auch zu neuen Verbindungen zwischen intraperitonealen Organen und Peritoneum parietale kommen; ob diese zunächst nur als bindegewebige Verwachsungen im Gefolge komplizierender Erkrankungen anzusehen sind, oder ob vielleicht die Erweiterungen der Pfortaderverzweigungen als solche auch imstande sind, Verwachsungen anzubahnen, mag dahingestellt bleiben; jedenfalls können sich entlang solcher zunächst noch lockerer Verbindungen neue Gefäße entwickeln und so neue Verbindungen zwischen Pfortader und Hohlvene schaffen; solche Beobachtungen mögen seinerzeit wohl den Anstoß dafür gegeben haben, warum sich TALMA[1] für sein Operationsverfahren einsetzte. Gelingt es, durch artefizielle Netzheftung an die vordere Bauchwand breite Verbindungen zu schaffen, so kommt es tatsächlich auch zu Neubildung von größeren Verbindungsästen zwischen den Ausbreitungen der Pfortader und denen der unteren Hohlvene.

Die TALMAsche Operation, die mit der Absicht geschaffen wurde, der immer wiederkehrenden Ascitesbildung tunlichst zu begegnen, wird in letzter Zeit nur sehr selten durchgeführt; die Erfolge sind wenig befriedigend; trotz — wie uns die nachträgliche Obduktion zeigt — oft breiter Kommunikationen zwischen Netz, eigentlichem Cavagebiet und deutlich sichtbarer Venenneubildung muß doch immer wieder zur Punktion des Abdomens geschritten werden. So kommt man auf Grund dieser negativen Erfolge der TALMAschen Operation eigentlich zu dem gleichen Resultate; wahrscheinlich ist als eigentliche Ursache der abdominalen Flüssigkeitsansammlung *nicht die Drucksteigerung im Pfortadergebiet allein verantwortlich zu machen.* Sie verdient als Symptom im Krankheitsbilde der Lebercirrhose höchste Beachtung, doch muß zunächst ein unmittelbarer ursächlicher Zusammenhang zwischen Bauchwassersucht und portaler Hypertension abgelehnt werden. Wir befinden uns hier in einer ähnlichen Situation wie auf dem Gebiete der Kreislaufkrankheiten; eine noch so starke Drucksteigerung im Cavagebiet, wie sie bei den diversen Zuständen mit Insuffizienz des rechten Herzens zu sehen ist, muß nicht unbedingt Ödeme nach sich ziehen.

---

[1] TALMA: Experimentelle und klinische Untersuchungen über Pfortader und Leber. Cleve. 1924.

C. Ascitesbildung und onkotischer Druck.

Die Lehre von STARLING, der die Rolle des kolloidosmotischen Druckes für den Wasserhaushalt betont, ist relativ spät den Pathologen zur Kenntnis gekommen. Immerhin sind in letzter Zeit zahlreiche Untersuchungen über dieses Gebiet mit den verschiedensten Methoden angestellt worden; fast alle Autoren sind sich darüber einig, daß zumindest bei renal bedingten Ödemen der verminderte kolloidosmotische Druck des Blutes als Ursache der Ödementstehung aufzufassen ist, da ja dann dem gleichgebliebenen Kapillardurck kein Gegengewicht gegenübersteht. In der Frage der Pathogenese der kardialen Ödeme sind die Meinungen geteilt; hier messen die meisten Kliniker der Steigerung des Kapillardruckes die entscheidende Rolle für den Austritt des Wassers aus den Gefäßen bei; immer muß aber auch der onkotische Druck berücksichtigt werden.

Die Bedeutung des onkotischen Druckes für die Entstehung des Ascites wird derzeit vor allem von der französischen Schule hervorgehoben. Im wesentlichen handelt es sich nur um eine Übertragung der Verhältnisse von der Peripherie auf die Bauchhöhle; wie bereits erwähnt, haben wir im Kapillarbereich mit zwei Druckarten zu rechnen — dem hydrostatischen und dem gesamtosmotischen Druck; der letztere ist 200—300mal so groß wie der erstere; doch wirkt sich bloß der Partialdruck, der an die Kolloide geknüpft ist, d. i. der onkotische Druck, aus, während jener Teil, der durch die Kristalloide verursacht wird, von dem ebenso großen Druck außerhalb der Kapillarwand im Gleichgewicht gehalten wird.

Bei den verschiedensten Ödemformen kann es zu einer Störung im gegenseitigen Verhältnis zwischen onkotischem und hydrostatischem Druck kommen. Kennt man diese beiden Faktoren und fragt man sich zunächst rein theoretisch, unter welchen Umständen es zu Ödemen kommen kann, so ergeben sich zwei Möglichkeiten: wenn der hydrostatische Druck größer ist als der normale kolloidosmotische Druck, oder wenn der kolloidosmotische Druck geringer wird als der normale hydrostatische Druck; noch eher gilt dies bei einer Kombination beider Momente.

Der kolloidosmotische Druck im Plasma ist von der Konzentration und von der Art des Eiweißes abhängig. Da der osmotische Druck durch die Zahl der Moleküle in der Gewichtseinheit bestimmt wird, versteht man leicht, daß eine Verschiebung gegen die Globuline, die die größeren Moleküle haben, einen geringeren kolloidosmotischen Druck bei gleichem Gesamteiweißgehalt bedingt.

Bei an Nephrose Erkrankten sieht man neben einer Verminderung des Gesamteiweißes im Serum auch eine zumindest relative Zunahme der Globulinfraktion. Aus der Kombination dieser beiden Tatsachen folgt, daß der kolloidosmotische Druck geringer wird als der normale hydrostatische Druck; die Abnahme des onkotischen Druckes bei der Nephrose ergibt sich nicht nur aus der mathematischen Berechnung, sondern auch aus direkten Bestimmungen; man darf sich daher nicht wundern, wenn Patienten mit Nephrosen zu Ödemen neigen, wie es auch tatsächlich der Fall ist. Von solchen Überlegungen ausgehend, hat man sich mit der Frage beschäftigt, ob nicht auch die Bauchwassersucht mit einer Störung des onkotischen Druckes einhergeht; in letzter Zeit hat sich für dieses Problem neben ALBOT[1] vor allem IVERSEN[2] interessiert. An der Tatsache, daß es im Verlaufe von Cirrhosen zu einer Abnahme des onkotischen Druckes im Blute kommen kann, ist nicht zu zweifeln, und wenn man noch bedenkt, daß vermutlich auch der hydrostatische Druck in den Pfortaderkapillaren höher ist als normal, so wären damit die besten Vorbedingungen für eine

---

[1] ALBOT: Hepatites et Cirrhoses. Paris 1931.
[2] IVERSEN: Klin. Wschr. **1928**, 2001; **1929**, 168.

Ödembildung gegeben; in diesem Sinne sprechen auch die Franzosen gerne von einem syndrome hydropigène, wobei sie die Bereitschaft vieler solcher Patienten zu anderen Ödemen, z. B. an den Beinen oder in der Brusthöhle, betonen. Da die verschiedensten Faktoren auf den onkotischen Druck im Blute Einfluß nehmen können — z. B. Infektionen oder andere Schädigungen der Leber —, so ist es zu verstehen, warum gerade diese Momente, wenn sie zu einer schon bestehenden Lebercirrhose hinzutreten, ein Einsetzen oder eine Zunahme des Ascites bedingen müssen.

Betrachtet man das Problem der Ascitesbildung vom Standpunkt des onkotischen Druckes, so muß auf den prinzipiellen Unterschied zwischen der Flüssigkeitsansammlung im Unterhautzellgewebe, z. B. bei einer Nephrose, und der Bauchwassersucht hingewiesen werden. Die Ödemflüssigkeit, die z. B. durch Punktion des Unterhautzellgewebes gewonnen wird, ist immer außerordentlich eiweißarm, ja gelegentlich eiweißfrei, während die Ascitesflüssigkeit speziell bei Lebercirrhosen 1—4% Eiweiß enthalten kann. Aus diesem Grunde sieht sich IVERSEN veranlaßt, vom onkotischen Druck, den er im Blut bestimmt hatte, stets den onkotischen Druck in der Ascitesflüssigkeit in Abzug zu bringen.

Tabelle 14.

Diagnose	Prozent Eiweiß in		Kolloidosmotischer Druck		Hydrostatischer Druck im Kapillarsystem
	Serum	Ascitesflüssigkeit	Serum	Ascitesflüssigkeit	
Cirrhosis hepatis	6,55	0,77	295	29	> 266
Cirrhosis cardiaque	7,42	3,45	326	145	> 181
Tuberculosis peritonei	7,60	4,45	349	195	> 153
Tuberculosis peritonei	6,55	4,89	295	220	> 75
Normal..................	7,85	—	344	—	< 100

Jedenfalls läßt sich aus diesen Zahlen der Schluß ableiten, daß für die Aufnahme von Ascitesflüssigkeit in das Blut der Kapillaren des parietalen Peritoneums ungünstige Bedingungen bestehen, da der onkotische Druck viel geringer ist als z. B. bei manchen Nierenerkrankungen.

Die Resorption dürfte auch durch den intraabdominalen Druck, der gelegentlich bei Flüssigkeitsansammlungen im Cavum peritonei ganz beträchtliche Grade annehmen kann, nicht unwesentlich unterstützt werden. IVERSEN hatte mehrfach Gelegenheit, ihn zu messen; er fand dabei Werte bis zu 100 mm H_2O; demgegenüber muß aber immer wieder auf den erhöhten hydrostatischen Druck innerhalb der Pfortader aufmerksam gemacht werden, so daß sich dies nicht im Sinne einer Resorptionsförderung bemerkbar macht. Schließlich kann der gesteigerte intraabdominale Druck wieder den Abfluß aus den Venen verhindern, wodurch es neuerlich zu einer Stase in den Venen kommt, was sich selbstverständlich wieder auf die Kapillaren fortpflanzt; es besteht also ein Circulus vitiosus, welcher natürlich die Ascitesbildung bzw. die Erschwerung der Resorption nur verstärkt.

Wenn sich somit im Verlaufe der verschiedenen Leberkrankheiten eine Verminderung im onkotischen Drucke des Blutes feststellen läßt, so sehen wir darin nur ein Moment, das wahrscheinlich die Resorption der Ascitesflüssigkeit verhindern kann, aber kaum allein imstande sein dürfte, die Entstehung anzubahnen. Immerhin ist es wichtig, daß Leberstörungen als solche auf das gegenseitige Verhältnis von Albumin und Globulin im Blute Einfluß nehmen können. In dem Sinne sind auch experimentelle Untersuchungen von PELLEGRINI[1] zu werten, der bei

---

[1] PELLEGRINI: Arch. Sci. med. **55**, 435 (1931).

Fröschen nach Leberexstirpation stets ein Absinken des Albumin-Globulin-Quotienten und damit auch eine Abnahme des kolloidosmotischen Druckes im Blute nachweisen konnte; in dem Sinne darf der Abfall des onkotischen Druckes bei Leberkrankheiten ebenfalls auf eine Funktionsstörung der Leber bezogen werden.

D. Permeabilität der Kapillarwandungen.

Der für die Funktion des Organismus erforderliche Stoffaustausch erfolgt im Gebiete der Kapillaren zwischen Blut und Gewebe, im wesentlichen durch Vermittlung des Wassers. Obwohl diese Vorgänge sehr verwickelt sind, so müssen jedenfalls der kolloidosmotische und der hydrostatische Druck auf der einen Seite und die Permeabilität der Kapillarwand auf der anderen Seite als die treibenden Faktoren angesehen werden. Es scheint kein Zweifel zu bestehen, daß zwischen lebenswichtigen Zellen und Blutkapillarsystem stets ein Raum eingeschaltet ist, der nur außerordentlich wenig Eiweiß enthält. Die hier vorhandene Gewebsflüssigkeit kann an manchen Stellen besonders reich angesammelt sein. In Analogie hiezu könnte man sich die die zerebrospinale Flüssigkeit und das Kammerwasser des Auges beherbergenden Räume gewissermaßen als Gewebsräume vorstellen. Diese Fluida als eine Art Gewebsflüssigkeit anzusehen, erscheint uns deshalb so wichtig, weil man sie gelegentlich als Prüfstein bei den verschiedenen Reaktionen, die die Gewebe betreffen, verwenden kann; jedenfalls sind diese Flüssigkeiten unter normalen Umständen fast eiweißfrei.

Trifft das Auge oder das Rückenmark irgendein entzündlicher Reiz, so wird das Kammerwasser bzw. die Zerebrospinalflüssigkeit eiweißhaltig, denn die Kapillarwand ist jetzt für größere Moleküle, also auch für Eiweißkörper, durchlässig geworden. Als sichtbarer Ausdruck der Permeabilitätsänderung kann die Anwesenheit von Leukocyten oder auch von Erythrocyten verwendet werden, weil sich bei allen entzündlichen Veränderungen unter gewissen Bedingungen die Durchwanderung von Blutelementen durch die Kapillarwand histologisch feststellen läßt.

Die Änderung der Kapillarmembran im Sinne einer Eiweißdurchlässigkeit erfolgt nicht nur unter entzündlichen Reizen, sondern auch unter dem Einfluß bestimmter Gifte. Bei der Besprechung der serösen Entzündung sind wir auf diese Fragen bereits eingegangen, jedenfalls scheint unter bestimmten Bedingungen — z. B. bei gewissen alimentären Vergiftungen, bei Verbrennungen — eine Änderung der Permeabilität der Kapillarwand zu erfolgen, so daß jetzt Eiweiß die Kapillaren verläßt und in die Gewebsräume, die unter physiologischen Bedingungen fast eiweißfreie Flüssigkeit enthalten, in bald geringerem, bald reichlicherem Maße übertritt.

Hält man sich an diese Erfahrungen, dann muß man auch zu der Erkenntnis kommen, daß ein eiweißhaltiges Bauchhöhlenödem unbedingt auf eine Störung der Permeabilität der Kapillarwandungen hinweist; ob diese sekundärer Art oder, was uns wahrscheinlicher dünkt, dem cirrhotischen Prozeß gleichgeordnet ist, so zwar, daß derselbe Reiz, der die Veränderungen in der Leber setzt, auch das Kapillargebiet des Pfortadergebietes permeabel macht, wollen wir zunächst dahingestellt sein lassen. Jedenfalls muß bei einem Vorgang, der mit der Produktion eines eiweißhaltigen Ödems einhergeht, die geänderte Kapillarfunktion im Vordergrund stehen.

Wenn auch durch den Gehalt an Eiweiß für die Resorption einer kolloidreichen Gewebsflüssigkeit Schwierigkeiten für das Verständnis entstehen, weil sich auf diese Weise der onkotische Druck vermindert, so müssen doch irgendwelche Vorrichtungen in unserem Körper geschaffen sein, die das Verschwinden einer eiweißreichen Gewebsflüssigkeit bewerkstelligen, denn, wie die Erfahrung lehrt, können selbst große, eiweißhaltige Exsudate innerhalb kurzer Zeit wieder vollkommen verschwinden. Um den Vorgang der Resorption solcher Flüssigkeiten zu studieren, hat man absichtlich eiweißreiche Flüssigkeiten, z. B. Serum, in das Peritoneum injiziert und die Abwanderung beobachtet. In letzter Zeit hat sich mit dieser Frage besonders DRINKER[1] beschäftigt und nach intraperitonealer Injektion von Serum eine Zunahme im Eiweißgehalt der Lymphe gesehen. Auch die schon früher erwähnten Versuche mit Kongorot sprechen dafür, daß hochmolekulare Substanzen weniger durch die Blutgefäße zur Resorption gelangen, als durch die Lymphkapillaren verschwinden. Solche Beobachtungen drängen doch sehr zu der Vorstellung, daß das in das Peritoneum abgeschiedene Eiweiß — also in unserem Falle die eiweißhaltige Ascitesflüssigkeit — viel eher auf dem Wege der Lymphbahnen das Cavum peritonei verläßt als auf dem der Blutkapillaren.

E. Bedeutung elektrostatischer Kräfte.

In innigem Zusammenhang mit der Bedeutung von Membranfunktionsstörungen beim Zustandekommen des Ascites steht die der Veränderungen der elektrostatischen Kräfte, die normalerweise zwischen Blut und Gewebe bestehen. Ähnlich wie die übrigen in den Geweben wirkenden physiko-chemischen Kräfte durch eine Erhöhung der Eiweißpermeabilität geschädigt werden, kommt es auch zu Störungen der elektrostatischen Potentiale, wenn eine Läsion der Kapillaren auftritt.

Während unter normalen Umständen durch das Bestehen entsprechender Potentialdifferenzen zwischen dem Blut und der Lymphe einerseits und der freien Bauchhöhle anderseits die Abwanderung von Wasser, Kochsalz, Aminosäuren in das Blut und die von Zucker, Eiweiß usw. in die Lymphe, also die Rückresorption sehr gefördert wird, muß ein Absinken dieser Potentialdifferenzen Störungen des Wasser- und Mineralstoffwechsels nach sich ziehen. Es muß jetzt der Übertritt von Wasser und Kochsalz usw. in die Blut- bzw. Lymphgefäße leiden, und dementsprechend auch die Rückresorption je nach dem Grade der Störung erschwert werden. Dieses Verhalten läßt sich auch durch die Verfolgung des Abtransportes von elektropositiven Farbstoffen aus der Bauchhöhle demonstrieren; normalerweise verschwinden sie sehr rasch, während sie bei Ascites bzw. beim Vorhandensein von Membranstörungen lange im Cavum peritonei verbleiben.

Dazu kommen noch die sich im Bindegewebe abspielenden Veränderungen. Das Bindegewebe ist, wie die Messung ergibt, durch seine im Vergleich zum Wasser negative elektrostatische Ladung befähigt, große Wassermengen aufzunehmen. Kommt es nun unter krankhaften Bedingungen zu einem Absinken der Potentialdifferenz zwischen dem Bindegewebe und der aufzusaugenden Flüssigkeit, so ist das Wasseraufladungsvermögen der Fasern wesentlich gestört, was nach der elektrostatischen Theorie als treibender Faktor für das Zustandekommen von Ödemen anzusehen ist. In der Bauchhöhle muß dies der Ansammlung von Flüssigkeit, also der Ascitesbildung, Vorschub leisten.

Wir sind auf die Bedeutung von Veränderungen der elektrostatischen Kräfte bei der Ascitesbildung deswegen etwas näher eingegangen, weil sich an diesem Beispiel die sekundären Folgen von Veränderungen der Kapillarmembran für das Zustandekommen von Flüssigkeitsansammlungen im Gewebe, im besonderen des Ascites, klar demonstrieren lassen.

---

[1] DRINKER: Amer. J. Physiol. **47**, 32 (1931).

F. Zusammensetzung der Ascitesflüssigkeit.

Die Ascitesflüssigkeit bei der typischen Lebercirrhose ist klar, grünlichgelb gefärbt und außerordentlich arm an zelligen Elementen; sie kann gelegentlich Bilirubin enthalten; die Reaktion der Flüssigkeit ist stets alkalisch, ihr spezifisches Gewicht schwankt meist zwischen 1008 und 1015; der Eiweißgehalt wird verschieden angegeben; wenn die Bauchflüssigkeit die Teilerscheinung einer Nierenkrankheit darstellt, so enthält sie wenig Eiweiß, während bei kardialer Stauung oft ein hoher Eiweißgehalt gefunden wird; die Eiweißwerte, die bei typischer Cirrhose gefunden wurden, schwanken zwischen 0,5 und 4,4%. Kommt es zu komplizierender Peritonitis, so steigt der Eiweißgehalt beträchtlich an; bei längerem Stehen der Flüssigkeit scheidet sich gelegentlich Fibrin ab. Das „entzündliche" Exsudat hat ein hohes spezifisches Gewicht — höher als 1015 — und enthält reichlich Leukocyten.

Die Bauchflüssigkeit bei Lebercirrhosen enthält spärliche Zellen, vorwiegend Endothelien (90—95%); bei einer komplizierenden Peritonitis tuberculosa hingegen finden sich reichlich Lymphocyten, doch sieht man Ähnliches auch bei Cirrhosen, ohne daß sich sonst sichere Zeichen von Tuberkulose nachweisen lassen. Jedenfalls war dies der Anlaß, bei allen Formen von Bauchwassersucht nach Tuberkelbazillen zu fahnden. Jousset[1] verdaute Ascitesflüssigkeit mit sterilem Magensaft und fand im Verdauungsgemisch auffallend viel Tuberkelbazillen; noch weiter geht Letulle,[2] der jeden Ascites im Verlaufe einer Lebercirrhose auf eine Tuberkuloseinfektion beziehen will; bei milchigweißem, emailähnlichen Aussehen des Peritoneums und bei chronischer, sklerosierender, zu Zuckergußbildung führender Peritonitis denkt er an eine syphilitische Entstehung. Rössle[3] kritisiert seine miliaren Gummata und hält sie nicht für beweiskräftig.

Interessant sind einige Beobachtungen, z. B. von Talma, bei denen es parallel mit einer allmählichen Besserung des Ascites auch zu einer Abnahme des Eiweißgehaltes kam. Der Eiweißgehalt war ursprünglich 5% und fiel bis auf 1,5%; jetzt schwoll der Bauch nur mehr langsam an. Die Diagnose Lebercirrhose wurde durch die Operation sichergestellt. Für die Erkenntnis der Ursachen der Bauchwassersucht glaubte man aus der Analyse der Gefrierpunktserniedrigung der Ascitesflüssigkeit etwas zu erfahren; speziell die holländischen Ärzte — vor allem Talma — haben sich dafür interessiert. Die Ergebnisse dieser Untersuchungen sind aber nicht eindeutig, meist schwankt das Δ um — 0,56, also um einen Wert, der dem des Blutserums entspricht. Kommt es zu einer komplizierenden Peritonitis, so sah Talma ein Absinken bis auf — 0,49; hier fiel das spezifische Gewicht ungeachtet der Infektion von 1010 auf 1006. Auf derselben Seite berichtet jedoch der Autor auch über das Gegenteil; das spezifische Gewicht stieg von 1010 auf 1020 und die Gefrierpunktsdepression fiel von — 0,52 auf — 0,50.

G. Zusammenfassung.

Das Wesentliche scheint mir die Erkenntnis zu sein, daß es sich bei der Bauchwassersucht, die so häufig im Verlaufe der verschiedenen Cirrhosen zu sehen ist, um die Absonderung einer eiweißreichen Flüssigkeit handelt, die kaum durch Stauung allein erklärt werden kann; wahrscheinlich muß auch eine Schädigung der Pfortaderkapillaren hinzukommen, die dann den Durchtritt der

---

[1] Jousset: Arch. Méd. exper. et d'Anat. path. **XV**, 289 (1903).
[2] Letulle: Presse méd. 1918, Nr. 52.
[3] Rössle: Handbuch der pathologischen Anatomie, Bd. V/1, S. 344. 1930.

Blutkolloide ermöglicht; kommt zu diesem Faktor noch die Pfortaderstauung hinzu, dann kann diese als unterstützendes Moment der Entwicklung des Ascites Vorschub leisten; aber portale Hypertension allein bewirkt kaum Ascites, sondern nur Erweiterung der Venen im Sinne der sogenannten Kollateralenbildung. In Fällen, wo es zu immer wiederkehrender Ansammlung von eiweißhaltiger Ascitesflüssigkeit kommt, werden wir wahrscheinlich auch mit einer Störung der Resorption zu rechnen haben. Sicherlich spielt dabei auch eine Verminderung des onkotischen Druckes des Blutes eine Rolle. Da erfahrungsgemäß injiziertes Eiweiß das Cavum peritonei vorwiegend auf dem Wege der Lymphbahnen verläßt, muß man bei dauernder Ascitesbildung Veränderungen des Lymphgefäßsystems in Betracht ziehen. Die manchmal sichtbare Verdickung des Peritoneums kann vielleicht als Hinweis auf eine solche Störung angesehen werden. Jedenfalls gewinnt man den Eindruck, daß das Primäre bei der Ascitesbildung die Permeabilitätsänderung der Pfortaderkapillaren sein dürfte, daß aber andere Faktoren, wie Drucksteigerung im Pfortaderkreislauf, Verminderung des onkotischen Druckes und Störungen im Lymphabfluß die Entstehung fördern bzw. die Resorption der Bauchflüssigkeit ungünstig beeinflussen.

Mit dieser Auffassung decken sich die Erfahrungen, die man zwecks Beseitigung des Ascites mit der TALMAschen Operation gemacht hatte. Der ursprüngliche Zweck der Operation richtete sich gegen die portale Hypertension. In vielen Fällen gelingt es auch, neue Kommunikationen zwischen Pfortadersystem und Cavagebiet zu erzielen, aber die tatsächlichen Erfolge sind so gering, daß sich nur mehr wenige Chirurgen zu dieser Operation entschließen können.

In neuester Zeit hat IVERSEN[1] die Splenektomie empfohlen, um dadurch die Blutmenge, die die Leber passieren soll, zu vermindern. Auch dieser Vorschlag richtet sich gegen die Hypertension, weswegen es für mich sehr zweifelhaft ist, ob auf diese Weise eine Besserung des Ascites erreicht werden kann. Viel beachtenswerter erscheint mir die Frage der Splenektomie im Zusammenhang mit den verschiedenen Venektasien, besonders im Bereiche der Speiseröhre. Seitdem wir uns davon überzeugen konnten, daß es im Anschluß an eine Splenektomie zur Verödung der Oesophagusvarizen kommt, wird man die Möglichkeit zur Vermeidung der sonst so gefährlichen Oesophagusblutungen, die im Verlaufe der Lebercirrhosen auftreten können, durch Milzexstirpation öfter in Erwägung ziehen müssen.

---

[1] IVERSEN: Klin. Wschr. **1928**, 2001; **1929**, 364.

Spezielle Pathologie und Therapie.

I. Die Hepatoptose. — Die Schnürleber.

1. Hepatoptose.

Man findet bei Frauen mit außerordentlich schlaffen Bauchdecken oder bei Individuen mit großen Bauchwandhernien im rechten Bauchraum zuweilen einen glatten Tumor, der sich bei bimanueller Untersuchung als der Leber zugehörig erweist und eine gute Verschieblichkeit zeigt. Untersucht man im Stehen, so rückt der Tumor tief nach abwärts, so daß er fast der Darmbeinschaufel aufzuliegen scheint. Drängt man den Tumor nach oben, was unschwer gelingt, so fällt er beim nächsten Atemzug wieder nach abwärts. In liegender Stellung kann man den Tumor mit beiden Händen fassen und über das Niveau der vorderen Bauchwand vorwälzen (Abb. 35). Eine genaue topographische Orientierung fällt nicht leicht, denn es ist oft schwierig, an diesem Tumor den Rand oder gar die einzelnen Inzisuren zu unterscheiden; im stehenden Zustande kann perkutorisch die Leberdämpfung verschwinden, besonders im Epigastrium und in der rechten Parasternallinie; übt man jetzt von unten her auf den herabgesunkenen Tumor einen Druck, so läßt er sich meist hinter den Rippenbogen hinaufdrängen und entzieht sich so der Palpation; gleichzeitig damit tritt die normale Leberdämpfung wieder auf.

Der Druck auf die dislozierte Leber wird selten als Schmerz empfunden; immerhin löst das Stehen unangenehme Empfindungen aus, die in den Rücken lokalisiert werden. Besonders unangenehm macht sich die Dislokation des Organs beim Gehen, Springen, Erheben der Arme, Husten und Niesen bemerkbar; die Fixation der Geschwulst durch eine gutsitzende Bauchbinde wird angenehm empfunden. Nicht wenige Patienten mit solchen Anomalien werden außerdem von verschiedenartigen Magendarmbeschwerden geplagt (Aufstoßen, Obstipation, Meteorismus); Zeichen von Pfortaderstauung, wie Ascites, Metrorrhagien, Hämorrhoiden, fehlen; ebensowenig hat man in solchen Fällen irgendwelche Folgen einer Knickung der Vena cava inferior (Venektasien, Ödeme der Beine) gesehen; Ikterus entwickelt sich nur, wenn Komplikationen hinzutreten.

Krankheitsbilder dieser Art hat zuerst CANTANI[1] beschrieben. Höhere Grade einer solchen abnormen Beweglichkeit — die eigentliche Wanderleber — sind nicht häufig zu beobachten; als wichtigste Ursache werden schlaffe und dünne Bauchdecken angeführt. Da diese Erscheinungen bei Frauen öfter vorkommen als bei Männern, so findet sich die sogenannte Wanderleber vorwiegend bei Frauen (1 : 10). Bei schlaffen Bauchdecken sinken die Därme nach vorn und unten; dadurch verliert die Leber ihre normale Stütze. Ähnlich liegen die Verhältnisse bei großen Bruchsäcken der vorderen Bauchwand, welche einen Teil der Darmschlingen in sich aufnehmen können; als begünstigendes Moment wurde vielfach Erbrechen, Sturz und anstrengende Arbeit angenommen.

---

[1] CANTANI: Ann. univ. di Med. Milano **1866**, 373.

Man brachte früher diesen Zustand zur Wandermilz oder zur Wanderniere in Beziehung. Als unterstützenden Faktor räumte man dem Colon eine bedeutende Rolle ein, das sich zwischen Leber und Zwerchfell drängen und so die Verlagerung der Leber auslösen soll.

Die Diagnose der Wanderleber kann für den Unerfahrenen schwierig sein, da die ungewöhnliche Größe des leicht tastbaren Tumors überrascht. Meist orientiert uns der Patient am besten über die Eigenheiten dieses Gebildes, da es ihm selbst auffällt, daß der Tumor sich beim Stehen herausdrängt und im Liegen wieder verschwindet; er zeigt uns meist die Handgriffe, die notwendig sind, um den Tumor gut zu tasten; dementsprechend soll die Untersuchung sowohl im Stehen als auch im Liegen vorgenommen werden (Abb. 35). Im Stehen kann, wie bereits erwähnt, die normale Leberdämpfung verschwinden. Sehr charakteristisch ist bei Rückenlage die Reponierbarkeit der Geschwulst an die Stelle der Leber; gleichzeitig damit kehrt die normale Leberdämpfung wieder zurück.

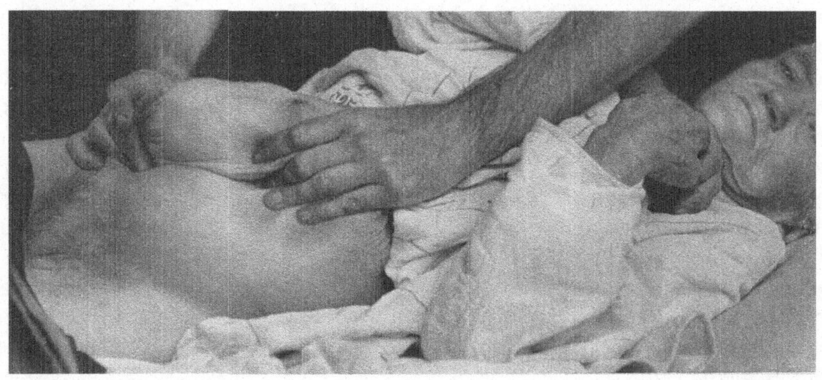

Abb. 35. „Wanderleber", die sich bimanuell leicht über das Niveau des Abdomens herausheben läßt.

Über die topographischen Veränderungen sind die Meinungen geteilt, zumal schwere Fälle solcher Art nur selten zur anatomischen Beobachtung kommen. Eingehend hat sich mit dieser Frage TANDLER[1] beschäftigt; er leugnet die Existenz einer Hepatoptose; er sieht in dem von CANTANI beschriebenen Zustand nur eine Formänderung der Leber und begründet dies in folgender Weise: Zu einer Ptose gehören neben der Verschiebung eines Organs auch eine Verlängerung der fixierenden Apparate bzw. jener Organteile, welche die ptotischen Organe physiologischerweise mit ihrer Nachbarschaft verbinden; bei einer echten Hepatoptose müßte eine Verlängerung des Stückes der Hohlvene zwischen Leberoberfläche und Zwerchfellunterfläche sowie der diaphragmalen Fixationen nachweisbar sein. Es müßte demnach ein Mensch mit wirklicher Hepatoptose beim Stehen eine Pfortader- bzw. Vena-cava-inferior-Stauung bekommen; sichtet man daraufhin das Autopsiematerial, so ist vor allem befremdend, daß in den sezierten Fällen von einer genauen topographischen Bestimmung der Leber nur in der Minderzahl die Rede ist. Nur in einem einzigen Fall wurde, wie TANDLER feststellte, die Distanz zwischen der Valvula Thebesii und dem Mündungssporn der Lebervenen gemessen; sie betrug 4 cm, war also vollkommen normal. TANDLER meint daher, daß selbst der Fall LEUBE,[2] das ist der eben erwähnte Fall, kaum einer echten Hepatoptose entsprechen dürfte. Die vielfach erwähnten Verlängerungen

---

[1] TANDLER: Wien. klin. Wschr. 1908.
[2] LEUBE: Münch. med. Wschr. 1894, Nr. 4.

des Ligamentum falciforme sowie des Ligamentum triangulare kommen kaum in Betracht, da diese Ligamente die Leber auch in normalem Zustande nicht fixieren; ihre angebliche Verlängerung beweise somit nichts; die Hepatoptose sei daher nur eine scheinbare, und der wahre Grund der eigentümlichen Tumorbildung sei eine *Umformung der Leber*, worunter TANDLER folgendes versteht: Die Leber wächst im Laufe der Entwicklung nach den Richtungen geringsten Widerstandes aus und verkümmert in der Richtung, in der sie einem stetig wirkenden Druck ausgesetzt ist; die „Leberform des Menschen stellt ein Kompromiß zwischen zwei formgebenden Komponenten dar, von denen die eine die phylogenetisch akquirierte, ontogenetisch vererbte, gleichsam allgemein gültige Leberform des Genus homo ist, die andere aber das Resultat der gegenseitigen Beeinflussung der Organe in dem geschlossenen Cavum abdominale darstellt". Das Resultat dieser gegenseitigen Wirksamkeit ist die sogenannte „aktive Plastizität der Leber". Sehr gut ist dies z. B. zu erkennen, wenn sich eine rechtseitige Hernia diaphragmatica oder eine kongenitale Nabelhernie entwickelt, weil die Leber in die atypischen Höhlungen des Cavum peritonei zapfenförmige Fortsätze entsendet. Diesem Umstande ist es auch zuzuschreiben, warum manche Autoren die Hernienbildung als das Resultat eines abnormen Leberwachstums ansehen, während in Wirklichkeit das Leberwachstum nicht die Ursache, sondern die Folge der Hernie darstellt. TANDLER sieht das Wesentliche in der aktiven Plastizität der Leber, die auch noch beim Erwachsenen eine Rolle spielt; möglicherweise können auch Bauchhernien dazu Anlaß geben. Der vordere Bauchwandbruch ist daher nicht die Ursache einer Hepatoptose, sondern die Lücke, in die sich Lebergewebe bei der aktiven Plastizität hineinschieben kann, wenn an anderen Stellen aus irgendeinem Grunde Lebergewebe zugrunde gegangen ist; aktive Plastizität und vikariierende Hypertrophie gehen Hand in Hand. In der Annahme, daß es sich bei der „Wanderleber" nicht um eine ptotische Leber, sondern um eine formveränderte Leber handelt, wird TANDLER durch die anatomische Untersuchung zweier Fälle unterstützt: „Nach der Eröffnung der Abdominalhöhle hat es den Anschein, als ob die Leber um eine transversale Achse um ca. 180⁰ nach hinten gekippt worden wäre; während im normalen Individuum die Gallenblase mit ihrem Fundus nach abwärts sieht und dementsprechend erst nach Lüftung der Leber sichtbar wird, sah in diesen beiden Fällen der Gallenblasenfundus kranialwärts und der gesamte Leberhilus ventralwärts" — „die hinteren Leberanteile waren maximal hypertrophisch und reichten dementsprechend weit nach unten; die Inspektion der Cava inferior sowie die diaphragmale Fixation der Leber lehrt, daß beide sich vollkommen normal verhalten. Auch unser Fall, der in der Abbildung wiedergegeben ist, konnte die Angaben TANDLERs vollständig bestätigen. Es muß also angenommen werden, daß es sich in Fällen, die klinisch das Bild einer Wanderleber darbieten, eher um eine weitgehende Umformung der Leber handeln dürfte und weniger um eine Hepatoptose. Bei der klinischen Untersuchung wird nicht eine ptotische Leber in Rückenlage reponiert, sondern eine formveränderte Leber durch den Repositionsversuch disloziert. Aus diesem Grunde ist eine chirurgische Hepatofixation unzweckmäßig; Fixationsfäden schneiden in kurzer Zeit durch, und sehr bald ist der Status quo ante wiederhergestellt. Soll überhaupt eine chirurgische Therapie eingeschlagen werden, so erscheint es viel richtiger, die entspannten Bauchdecken oder die Bauchhernien zu beseitigen. DEPAGE[1] hat die Laparektomie vorgeschlagen. Massage und Bauchbinden sind vielfach empfohlen worden. Wesentlich erscheint mir die Stärkung des allgemeinen Habitus, wodurch die Atonie der Bauchdecken

---

[1] DEPAGE: Presse méd. belge **1886**, 89.

am ehesten gebessert werden kann (FÖDERL[1]). Für die Ansicht von TANDLER spricht auch ein Krankheitsbild, auf das zuerst der Röntgenologe CHILAIDITTI[2] aufmerksam gemacht hat, es ist dies die Hepatoptose durch Interposition des Colons zwischen Diaphragma und Leber. Bei diesem gar nicht so seltenen Zustand wird die Leber zwar vom Zwerchfell abgedrängt, aber sie wird deswegen nicht besser palpabel; dasselbe gilt, wenn sich wie bei jedem gelungenen Pneumoperitoneum, Luft zwischen Leber und Zwerchfell drängt.

Nach der TANDLERschen Definition der Hepatoptose erscheint es auch nicht gerechtfertigt, die vertikal gestellte Leber des Enteroptotikers mit der Wanderleber irgendwie in Zusammenhang zu bringen oder sie gar als mildere Form der Wanderleber hinzustellen. Beim Enteroptotiker ist die Leber in ebenso festem Kontakt mit dem Zwerchfell wie beim normalen Menschen; der Unterschied gegenüber der Norm besteht nur darin, daß bei der Enteroptose sehr häufig neben Zwerchfelltiefstand auch im Bereiche der unteren Thoraxapertur die Distanz von vorn nach hinten verkürzt ist, wodurch die Leber in eine Vertikalstellung gedrängt wird; die obere Fläche der Leber wird zur vorderen, wodurch die Leber palpatorisch größer erscheint, ohne es tatsächlich zu sein; außerdem begünstigt die Schlaffheit der vorderen Bauchdecken das Tiefertreten des Zwerchfelles und damit auch das der Leber.

2. Die Schnürleber.

Von den akquirierten Formveränderungen der Leber beansprucht die sogenannte Schnürleber ihrer Häufigkeit wegen besondere Aufmerksamkeit; sie kann sich durch Einschnürung entwickeln, solange der Thorax noch weich und biegsam ist. Der Druck, der auf den unteren Thoraxpartien lastet, kann sich auf die Leber übertragen und vor allem im Bereiche des rechten Leberlappens Deformitäten bedingen; die Einflüsse müssen natürlich länger andauern; meist ist nicht das allein das Ausschlaggebende, es gehört noch dazu eine gewisse Steilstellung der Leber, wie sie hauptsächlich bei Enteroptotikern zu sehen ist. Die Schnürleber ist hauptsächlich bei Frauen zu sehen; früher, als das Schnüren noch zur Mode gehörte, war diese Anomalie öfter zu sehen; derzeit kommt die Schnürleber bei jungen Frauen und Mädchen kaum mehr vor.

Entsprechend der Schnürlinie können Anteile der Leber gedrückt werden; hält der Druck lange Zeit an, so kann es an dieser Stelle zur Atrophie kommen. Dies bewirkt, daß vorspringende Teile — vor allem des rechten Leberlappens — eine zungenförmige Form annehmen (Riedellappen); der allmählich vom Hauptmassiv abgedrängte Teil kann hypertrophieren und so einen Tumor vortäuschen; anfangs sieht man an der Brücke nur eine Trübung der Serosa; allmählich wird daraus Bindegewebe; an den am meisten gedrückten Stellen können Falten entstehen.

Die Abschnürung erfolgt nicht nur oberflächlich, sondern greift auch in die Tiefe des Lebergewebes; es kommt zu Abschnürungen und Verlängerung der Gallengänge; befindet sich im Bereiche der Abschnürung auch die Gallenblase, so überträgt sich der Druck auf den Ductus cysticus und eventuell auf die Gallenblase selbst; die Gallenblase kann ihren Inhalt nur schwer entleeren, was zu Gallenstauung führt, die ihrerseits wieder zu Gallensteinbildung Anlaß geben kann. Spielen sich in der Gallenblase entzündliche Prozesse ab, so kann es zu einer Perihepatitis und zu Verwachsung des Riedellappens mit der vorderen Bauchwand kommen.

[1] FÖDERL: Wien. klin. Wschr. **1908**, 1657.
[2] CHILAIDITTI: Fortschr. Röntgenkde **16**, 173 (1912).

Eine Schnürleber kann bestehen, ohne sich dem Träger irgendwie unangenehm bemerkbar zu machen; nur einem Zufall ist es manchmal zu verdanken, wenn man einen solchen Riedellappen entdeckt; gelegentlich kann durch einen solchen Schnürlappen eine Lebervergrößerung vorgetäuscht werden. Da der abgeschnürte Lappen entsprechend der Stauung eine stärkere Resistenz besitzt, so kann dadurch das Bild eines echten Tumors entstehen, der der Lage wegen als der Gallenblase zugehörig angesprochen wird; entwickelt sich in der abgeschnürten Gallenblase eine Cholecystitis, so erscheint uns der entzündliche Tumor besonders groß; hängt die Gallenblase überlagert von einem Riedellappen besonders tief herab, so kann es zu Verwechslungen mit Appendicitis oder Adnexaffektion kommen. Früher sah man gelegentlich sogar eine völlige Trennung des abgeschnürten Lappens von der Leber; Krankheitsbilder wie atypische Mesenterialcysten, verlagerte Milzen usw. kamen in differentialdiagnostische Erwägung; derzeit hat man an solche Möglichkeiten nur bei älteren Frauen zu denken, die in ihrer Jugend noch eng angezogene Schnürleibchen getragen haben.

II. Spezielle Pathologie und Therapie des mechanischen Stauungsikterus.

A. Symptomatologie des totalen Gallengangverschlusses.

Wir sprechen von einem *mechanischen* bzw. *Stauungsikterus*, wenn wir bei einer Gelbsucht ein mechanisches Hindernis im Bereiche der größeren Gallengänge nachweisen können; auf diese Weise wird es der Leber unmöglich, die Galle gegen den Darm abzusondern, so daß sie sich einen neuen Weg suchen muß; dieser Weg führt über Gewebsspalten, Lymphbahnen und das Blutsystem zur Niere, die den Schaden, der durch den mechanischen Gallenwegverschluß angerichtet wurde, gutzumachen versucht.

Wird der normale Abfluß der Galle in den Darm verhindert, so äußert sich dies zunächst in der Beschaffenheit des Duodenalinhaltes; er bleibt frei von Gallenbestandteilen, was sich vor allem durch die Farblosigkeit zu erkennen gibt. Besteht das Hindernis längere Zeit, so kommt es hinter der Stenose zu einer hochgradigen Erweiterung der großen Gallenwege, die sich allmählich auch auf die intrahepatischen Gallenwege fortsetzt. Die Dehnung des Ductus choledochus kann, unter gleichzeitiger Verdickung seiner Wand, solche Dimensionen annehmen, daß in den eröffneten Gang leicht ein Finger eindringen kann. Die Beteiligung der Gallenblase an dieser durch Rückstauung bedingten Dilatation hängt von zwei Faktoren ab: 1. von der Lage des Hindernisses und 2. von der Intaktheit der Gallenblasenwand; die Wand darf durch vorausgegangene entzündliche Prozesse nicht in Mitleidenschaft gezogen sein, sonst verliert sie ihre Elastizität und kann sich bei Drucksteigerung im Choledochus nicht mehr dehnen.

Parallel zur Gallengangserweiterung kommt es meist auch zu einer Vergrößerung der Leber, die sowohl perkutorisch als auch palpatorisch nachweisbar ist. Besteht das Hindernis längere Zeit, so nimmt der Umfang nicht zu, sondern eher ab. So kommt es auch, daß bei längerer Dauer eines mechanischen Gallenhindernisses ein Mißverhältnis zwischen den oft mächtig erweiterten intrahepatischen Gallengängen und dem sie umgebenden Leberparenchym besteht. Die gallengestaute Leber ist im allgemeinen nicht schmerzhaft. Was der Grund sein mag, daß die Leber einmal trotz monatelang anhaltender Gallenstauung weich bleibt, ein andermal die Konsistenz eines Tumors annimmt, um nach Lösung des Hindernisses wieder völlig normal zu werden, ist schwer zu sagen; jedenfalls kann uns in solchen Fällen die Diagnose große Schwierigkeiten bereiten.

Kommt es plötzlich zu einem Gallengangverschluß, so ist schon nach relativ kurzer Zeit der Bilirubingehalt im Serum erhöht; finden sich in der Lebergalle ca. 100 Bilirubineinheiten, so kann — um einen Vergleich zu geben — der Gallenfarbstoffwert des Serums bei länger währendem mechanischen Stauungsikterus bis auf 20, selten sogar bis auf 40 Bilirubineinheiten (entsprechend etwa 10 bis 20 mg %) emporschnellen. Die größte Bedeutung für die Beurteilung einer Gelbsuchtsform hat die von HIJMANS V. D. BERGH eingeführte *Diazoreaktion* erlangt, weil sie uns außer über die Quantität auch über die Qualität des Bilirubins Aufschluß gibt. Der Farbstoff, der durch die normale Leber in die Gallenwege abgesondert wird, gibt die sogenannte direkte Reaktion (s. a. a. O.); es ist für die Beurteilung des mechanischen Ikterus von großer Bedeutung, daß auch das im Serum sich aufstapelnde Bilirubin die gleiche Reaktion zeigt. Diesem Befund, der nicht nur pathogenetisches, sondern vor allem auch großes diagnostisches Interesse erheischt, muß große Bedeutung zugeschrieben werden; in dem direkten Bilirubin glauben wir zu erkennen, daß Gallenfarbstoff bereits von der Leber in die Gallenwege sezerniert, aber neuerdings gegen das Blut zurückgedrängt wurde. Parallel zu dieser Farbstoffanreicherung kommt es beim Stauungsikterus auch zu einer Vermehrung der Gallensäuren und des Cholesterins; über die Gallensäurevermehrung sind wir nur annähernd orientiert, da die entsprechenden Bestimmungsmethoden noch viel zu wünschen übrig lassen; das Gesamtcholesterin, das normalerweise im Blute zwischen 150—200 mg % schwankt, wobei die Ester 50—70% davon betragen, geht bei mechanischem Ikterus beträchtlich in die Höhe; speziell bei Cholelithiasis und hochsitzendem Verschluß im Bereiche des Ductus hepaticus findet sich öfters eine besonders hohe Hypercholesterinämie.

Die Folge der Bilirubinämie ist eine Gelbfärbung der Organe, die eine besondere Affinität zum Gallenfarbstoff besitzen. In vivo manifestiert sich dies vor allem durch Verfärbung der Haut und der sichtbaren Schleimhäute. Verfolgt man die beginnende Gelbsucht, so läßt sich oft beobachten, daß das Gesicht und die Brust stärker und früher ikterisch erscheinen, als die Haut der unteren Extremitäten; die Imbibition der Haut mit Bilirubin kann höchste Grade annehmen, 5—8 Tage nach Einsetzen des Gallengangverschlusses ist die Gelbsucht der Haut schon sehr intensiv ausgeprägt. Bei langer Dauer gesellt sich ein schwärzlicher Farbenton hinzu, was Veranlassung war, hier von einem „*Melasikterus*" zu sprechen. Die Gelbsucht zeigt nicht nur Variationen in bezug auf Intensität, sondern sie kann auch Schwankungen ihres Charakters darbieten. Nach BRUGSCH[1] hängt das damit zusammen, daß Gelbsucht nicht nur durch Bilirubin erzeugt wird, das sich in der Galle als sogenanntes direktes Bilirubin findet, sondern auch durch Oxydationsprodukte des Bilirubins, z. B. durch Biliverdin oder Cholecyanin. Die Verfärbung durch Bilirubin bezeichnet BRUGSCH als Rubinikterus, das Kolorit ist gelbrotbraun; wird die Verfärbung durch Biliverdin hervorgerufen, so spricht er von einem Verdinikterus. Außerdem unterscheidet er noch einen Flavinikterus, dem wir beim hämolytischen Ikterus begegnen werden. Der Verdinikterus — also die eigentümliche grünliche Verfärbung — soll nach BRUGSCH hauptsächlich beim mechanischen Stauungsikterus zu sehen sein. Durch die Stauung soll es zur Oxydation des stagnierenden Gallenfarbstoffes in den großen Gallengängen kommen; je tiefer das Hindernis liegt, um so ausgesprochener soll nach einer gewissen Zeit das Bild des Verdinikterus sein, und je höher der

---

[1] BRUGSCH: Med. Klin. **1930**, 413.

Verschluß sitzt, desto mehr soll der Rubinikterus vorherrschen. Meine persönliche Erfahrung gibt der Meinung von Brugsch nur zum Teil recht; typischen Verdinikterus sah ich hauptsächlich bei lange bestehenden Gallengangverschlüssen durch Tumor, während ein Steinverschluß im Anfang sehr häufig die Charakteristika eines Rubinikterus zeigt. Noch viel weniger möchte ich mich diagnostisch auf die von Brugsch angegebene „Berlinerblaureaktion" verlassen. Spritzt man einem ikterischen Patienten eine kleine Menge einer 1% Ferricyankalilösung in die Haut, so findet man oft nach geraumer Zeit im Bereiche der Injektion eine intensive Blaufärbung; bei Fällen von Ikterus mit schwerer Leberinsuffizienz soll es zu einer ganz besonders intensiven Verfärbung kommen.

In früheren Abhandlungen über Leberkrankheiten findet sich das Symptom des Gelbsehens öfter erwähnt, während in den neueren Zusammenstellungen über Ikterus diese Erscheinung kaum mehr berücksichtigt wird. Ich habe im Laufe der Jahre sehr viele Fälle von Ikterus gesehen, aber dieses Symptom nie konstatieren können. Spontan haben Patienten darüber nie geklagt, auch nicht einmal dann, als ich die Leute besonders darauf aufmerksam machte. Jedenfalls muß die Xanthopsie ein sehr seltenes Symptom sein. Man hat des öfteren die lichtbrechenden Medien des Auges bei Ikterus untersucht (z. B. Edm. Rose) und sich tatsächlich von der Anwesenheit des Gallenfarbstoffs, allerdings in Spuren, überzeugen können. Wahrscheinlich müßte der Nachweis von Bilirubin z. B. im vorderen Kammerwasser mit feineren Methoden viel häufiger gelingen; offenbar kommt die Störung der Farbenempfindung dem Kranken wegen der allmählichen Gewöhnung nur selten zum Bewußtsein.

Diese Überhäufung des Blutes mit Gallenbestandteilen sollte, wie zu erwarten wäre, für den Organismus von schädlichen Folgen begleitet sein. Wohl können Erscheinungen auftreten, die vermutlich mit der Gallenanreicherung in Zusammenhang stehen, z. B. Pruritus, doch sind dieselben lange nicht so gefährlich, wie man ursprünglich angenommen hat. Es kann ein mechanischer Stauungsikterus viele Monate lang bestehen, ohne dem Träger besonders zur Last zu fallen, denn es gehört durchaus nicht zur Regel, daß jeder ikterische Patient unter Pruritus leidet; wenn allerdings Hautjucken einsetzt, dann kann es mitunter solche Grade annehmen, daß dem Patienten das Leben zur Qual wird. Oft setzt der Pruritus gleich zu Beginn der Gelbsucht ein, mitunter geht er ihr sogar voraus. Der Juckreiz veranlaßt viele Patienten, sich zu kratzen, dann sind oft Hautabschürfungen die Folge, was zuweilen der ikterischen Haut ein typisches Gepräge verleiht. Namentlich von Chirurgen wurde wiederholt darauf aufmerksam gemacht, daß der Juckreiz bei einem durch Neoplasma erzeugten Verschluß der abführenden Gallenwege viel intensiver zu sein pflegt als bei Steinverschluß. Es wäre natürlich weit gefehlt, diese Beobachtung in differentialdiagnostischer Beziehung hoch einzuschätzen, aber an der Tatsache kann man nicht vorübergehen, daß gerade jene ikterischen Patienten, bei denen schon der Palpationsbefund die Diagnose eines Tumors fast mit Sicherheit ergibt, sehr häufig wegen des mitunter geradezu unerträglichen Juckreizes, der sie vor allem am Schlafe hindert, zur Operation drängen. Wird das Hindernis operativ beseitigt oder eine Operation gewählt, die den Abfluß der Galle in den Darm ermöglicht, so kann der Juckreiz schon nach wenigen Stunden schwinden; hört bei einem schon länger bestehenden Ikterus der Pruritus plötzlich auf, so kann uns dies als Anhaltspunkt dienen, daß nunmehr das Hindernis aufgegangen ist. Ich sah Ähnliches auch bei einem Tumorverschluß, bei dem es zu einer Fistel gegen den Darm zu kam.

Die häufigste Kreislaufstörung bei Ikterus ist die Bradykardie; sie erreicht gelegentlich Werte von 40—50 Schläge pro Minute; meist ist die Ursache weniger der Ikterus als das Leberleiden. Wie richtig dies zu sein scheint, soll die folgende Tabelle lehren, in der ich über das Verhalten der Pulsfrequenz bei 164 Fällen von Ikterus berichte, die ich klinisch verfolgen konnte und wo ich imstande war, die Qualität des Ikterus nach Möglichkeit zu trennen.

Tabelle 15.

| | Totaler Gallengangverschluß bedingt durch | | Partieller mechanischer Stauungsikterus (Metastasen in der Leber) | Icterus catarrhalis | Akute gelbe Leberatrophie (Anfangsstadium) | Icterus bei splenomegaler Cirrhose | Starker Ikterus bei atrophischer Lebercirrhose | Hämolytischer Ikterus |
	Carcinom	Stein						
Zahl der beobachteten Fälle	21	16	14	58	10	22	10	13
Unter 50 Pulse	—	1 = 6 %	—	6 = 10 %	1 = 10 %	—	—	—
Zwischen 60—50 Pulse .	4 = 19 %	2 = 12·5 %	—	20 = 34 %	3 = 33 %	—	—	—
„ 70—60 Pulse .	7 = 33 %	4 = 25 %	—	15 = 27 %	—	3 = 13·6 %	2 = 20 %	15·3 %

In eine detaillierte Besprechung der einzelnen Zahlen wollen wir uns nicht einlassen. Zusammenfassend soll nur gesagt sein, daß ich in 43,7% sämtlicher Fälle von Ikterus Bradykardie feststellen konnte, vorausgesetzt, daß man die Herabsetzung der Pulsschläge auf 60—70 noch mit einbezieht. Am häufigsten kommt meiner Erfahrung nach die Bradykardie beim Icterus catarrhalis vor: unter 58 Fällen 41mal, d. i. 70%. Nach ihm folgt der totale mechanische Stauungsikterus: unter 37 Fällen 18mal, d. i. 48,6%.

Mehr oder weniger dasselbe ist von der Hypotonie zu sagen; auch sie wird fälschlicherweise mit einer Gallenintoxikation in Zusammenhang gebracht; das Wesentliche ist das Grundleiden der Gelbsucht; bei Leberparenchymerkrankungen kommt es oft zu einer portalen Hypertension; Blut bleibt im Pfortadersystem liegen und entzieht sich dem großen Kreislauf, was mit niedrigem Blutdruck in der Peripherie verbunden ist.

Gallenfarbstoff im Harn wird bei einem mechanisch bedingten Ikterus nie vermißt; schon bald nach dem Auftreten des Hindernisses kommt es zu Bilirubinurie, noch früher setzt die Bilirubinämie ein. Fällt dagegen das mechanische Hindernis weg, so geht zunächst die Bilirubinämie und viel später erst die Gallenfarbstoffausscheidung durch den Harn zurück; die Art und Weise, wie die gallengestaute Leber nach Wegfall des Abflußhindernisses ihre Sekretion nach außen wieder aufnimmt, ist sorgfältig zu verfolgen, weil sie auch von prognostischer Bedeutung ist. Während die Gallensekretion nach kurzdauernder Drosselung bereits während der letzten Phasen der Operation einsetzt, findet nach langdauernder Stauung innerhalb der ersten 2—3 Stunden nur ein ganz spärlicher Abfluß durch das Drainrohr statt. Wenn in den nächsten Stunden der Gallenfluß stark anschwillt, so kann das als günstiges Zeichen gewertet werden; bei schweren Fällen bleibt die Gallensekretion auch weiterhin aus, meist ein Zeichen des herannahenden Verfalles. Die Gewalt, mit der sich die gallengestaute Leber ihres Inhaltes zu entledigen sucht, erhellt auch aus gelegentlichen Nebenbefunden; aus ganz kleinen Gallengängen der Leberoberfläche, die vielleicht bei der Operation verletzt wurden, ergießt sich trotz gut funktionierender Gallengangsdrainage ein profuser Gallenstrom; demgemäß wird von chirurgischer Seite vor der Durchführung selbst kleinster Probeexzisionen, speziell bei hochikterischen Patienten, gewarnt. Die mitunter mächtige Erweiterung der Gallengänge der Leberoberfläche hat sich die Chirurgie zunutze gemacht. Zeigt sich nämlich bei der Operation die Unmöglichkeit, eine Gallenblasen- oder Gallengangfistel anzulegen, so kann der

Chirurg eine sogenannte äußere Gallenfistel versuchen, die darin besteht, daß er einen oberflächlichen, subserösen feinen Gallengang eröffnet und ihn dann nach außen ableitet — ein wohl nur im äußersten Notfalle verwendbarer palliativer Eingriff.

Das Charakteristikum des mechanischen Stauungsikterus ist die Anwesenheit von großen Gallenfarbstoffmengen im Harn. In der Mehrzahl der Fälle wird er in Form des Bilirubins ausgeschieden, dementsprechend ist die Harnfarbe braun; kommt ein Wäschestück mit dem Harn in Berührung, so zeigt sich zunächst eine bräunliche Verfärbung, die allmählich in ein grünliches Kolorit übergeht. Der Vorgang beruht auf Oxydation des Bilirubins zu Biliverdin. Ähnliches kann auch im Harn erfolgen, wenn man ihn längere Zeit stehen läßt; die braune Farbe schlägt ins Grünliche um. Hält der Ikterus sehr lange an, so kann es vorkommen, daß sogar der frisch gelassene Harn ein grünliches Kolorit zeigt.

Viel Aufmerksamkeit hat man den Gallensäuren gewidmet. Die Frage der Gallensäureausscheidung durch den Harn scheint mir noch nicht völlig geklärt, weil es vorläufig noch an einer exakten und klinisch leicht durchführbaren quantitativen Bestimmungsmethode fehlt. An dem gelegentlichen Vorkommen von Gallensäuren im Harn beim rein mechanischen Stauungsikterus ist nicht zu zweifeln; in ungeklärten Fällen kann der Nachweis der Gallensäuren von entscheidender Bedeutung sein, wobei man allerdings berücksichtigen muß, daß hauptsächlich im Beginn des mechanischen Stauungsikterus größere Gallensäuremengen im Harn zu finden sind, während bei längerem Ikterus die Quantität sich zu verringern scheint; auf Grund solcher Beobachtungen hat man eine langsam versiegende Produktion angenommen; etwas Ähnliches — aber lange nicht in dem Ausmaße — läßt sich auch bei der Betrachtung der Gallenfarbstoffelimination feststellen; sicher ist im Beginn eines mechanischen Stauungsikterus die Gallenfarbstoffausscheidung durch den Harn größer als nach einer mehrwöchigen Dauer des Ikterus. Es wäre sehr wünschenswert, wenn diese Frage zahlenmäßig in der einen oder anderen Richtung entschieden würde. Vorsichtige Versuche, eine solche Bilanz anzubahnen, finden sich in einer Arbeit von Bischoff.[1]

Bei der Beurteilung vieler Leberkrankheiten und besonders mancher Ikterusformen spielt die Urobilinurie eine große diagnostische Rolle. Im Rahmen der parenchymatösen und hämolytischen Ikterusformen werden wir darauf noch weitgehend zurückkommen müssen, hier soll nur so viel gesagt sein, daß im Harn bei komplettem mechanischen Stauungsikterus Urobilin bzw. Urobilinogen fehlt. Dies gilt als ein so wichtiges Kriterium, daß das Vorkommen einer stärkeren Urobilinurie in einem zweifelhaften Falle unbedingt gegen die Diagnose eines totalen mechanischen Stauungsikterus verwertet werden kann. Eine Ausnahme von dieser Regel kommt nur dann in Betracht, wenn entweder die Gallenpassage gegen den Darm wieder wegsam wurde oder wenn es zu einer Infektion der infolge der Gallenstauung erweiterten Gallenwege gekommen ist; Begleitumstände, wie z. B. hohes Fieber, Schüttelfröste, Hyperleukocytose, hohe Blutkörperchensenkung können auf die richtige Fährte führen.

In früherer Zeit hat man auf das Vorkommen von gallig gefärbten hyalinen Zylindern im Harn sehr geachtet. Nothnagel,[2] der zuerst auf ihr Vorkommen aufmerksam gemacht hat, führte sie auf eine gleichzeitige Nierenreizung zurück. Bei länger dauerndem Ikterus sieht man auch mit gallig imbibierten Epithelien besetzte Zylinder; sie kommen relativ öfter beim parenchymatösen Ikterus vor, doch darf dies keineswegs als Regel gelten; jedenfalls kommt ihnen keine große

---

[1] Bischoff: Z. int. Med., N. F. **XXI**, 125 (1864).
[2] Nothnagel: Arch. klin. Med. **XII**, 326 (1874).

diagnostische Bedeutung zu. Albuminurie infolge von mechanischem Ikterus tritt nur selten auf.

Das sicherste Kriterium eines totalen Gallengangverschlusses ist das Fehlen von Gallenfarbstoff im Duodenalsaft; vor Einführung der EINHORNschen Duodenalsonde hat man sich auf den Nachweis eines acholischen Stuhles verlassen müssen. Als Charakteristikum eines völligen Gallengangverschlusses galten die entfärbten, weißgrauen Stühle. Seitdem wir bei der Beurteilung der Frage, ob es sich wirklich um einen völligen Verschluß des Ductus choledochus handelt, in jedem Fall auf die Beschaffenheit des Duodenalsaftes achten und uns weniger auf die Acholie des Stuhles verlassen, konnten wir nicht selten eine Diskrepanz der Farbstoffbefunde im Duodenalinhalt und Stuhl feststellen. Wir prüfen den Stuhl mit den verläßlichsten Methoden, finden keine Abkömmlinge des Gallenfarbstoffes und vermuten dementsprechend Gallengangverschluß, während die nachträglich vorgenommene anatomische Untersuchung kein Hindernis, wohl aber gallig gefärbten Duodenalinhalt erkennen läßt; man darf sich nicht vorstellen, daß der in das Duodenum tretende Gallenfarbstoff quantitativ, vielleicht in veränderter Form, im Stuhl wiedererscheint. Auf dem Wege durch den Darmkanal geht sicherlich ein Teil des Farbstoffes verloren, indem er entweder als Bilirubin oder, was wahrscheinlicher ist, als Urobilin resorbiert wird; jedenfalls ist der alleinige Nachweis eines acholischen Stuhles kein so sicheres Kriterium für das Vorliegen eines kompletten Verschlusses wie der Nachweis von ungefärbtem Duodenalsaft; nur eine wiederholte Untersuchung hat auch hier entscheidenden Wert.

Bleibt ein Patient mit Gallengangverschluß bei gutem Appetit, so verliert er dennoch oft wesentlich an Körpergewicht; beträchtliche Mengen der Nahrung werden nicht ausgenutzt, denn sie gehen mit dem Stuhl verloren. Meist werden die Stühle — immer vorausgesetzt, daß die Nahrungsaufnahme dieselbe bleibt — reichlicher und voluminöser, nach SCHMIDT[1] nimmt die Menge um das Drei- bis Vierfache zu, wobei der Wassergehalt unverändert bleibt; das spezifische Gewicht der Stühle sinkt unter 1000, der Kot schwimmt auf Wasser; die Stühle sind fast immer außerordentlich fettreich. Handelt es sich nur um eine Verlegung des Ductus choledochus, so erfolgt nach wie vor die Fettspaltung in Fettsäuren und Glyzerin; was aber jetzt fehlt, sind teils die Alkalien, teils die Gallensäuren, wodurch die Resorption eine wesentliche Hemmung erfährt. Zur Illustration des Gesagten sei Tabelle 16 beigefügt, die einer Publikation von AD. SCHMIDT entstammt.

Tabelle 16.

		Prozentgehalt des Fettes im trockenen Stuhl	Absolute, in drei Tagen ausgeschiedene Fettmenge	Unresorbiert in Prozent des Nahrungsfettes	Wieviel Prozent des Kotfettes sind gespalten
Normal	L......	21,45	12,93	5,17	60,29
	W.....	21,93	13,60	5,43	64,31
	Ka....	26,61	14,80	5,93	56,89
	Mittel .	23,24	13,78	5,50	60,50
Mechanischer Gallenabschluß	G.....	48,48	57,13	22,79	67,06
	D.....	43,87	69,31	27,70	46,45
	C.....	53,59	68,06	27,20	85,00
	Mittel .	48,65	64,83	25,89	66,84

---

[1] AD. SCHMIDT: Fäzes des Menschen, 4. Aufl., S. 178. 1915.

Vergleicht man die beiden Mittelwerte, so ergibt sich bei einem Menschen mit totalem Gallengangverschluß gegenüber einem normalen eine tägliche Einbuße von 17 g Fett. Der Galle, im besonderen den Gallensäuren, kommt in erster Linie die Aufgabe zu, für bessere Resorption der Fettsäuren und Seifen zu sorgen. Diesem Umstande hat man es auch zuzuschreiben, warum viele Ärzte bei mechanischem Stauungsikterus Gallensäurepräparate verabfolgen, nicht so sehr als Cholagogum, sondern um im Darm die Resorptionsbedingungen günstiger zu gestalten.

Wenn manche Fälle von mechanischem Ikterus über Obstipation klagen, so ist das auf das Fehlen der Galle zu beziehen, die die Darmmotilität erhöht; von mancher Seite wird behauptet, daß es nicht allein die Gallensäuren sind, sondern die Gesamtheit der Galle; immerhin wirkt Natrium glycocholicum leicht abführend.

Findet man im Stuhl neben reichlichen Fettsäurenadeln auch beträchtliche Mengen von Neutralfett, so kann man fast mit Sicherheit eine gleichzeitige Mitbeteiligung des Pankreas annehmen.

In älteren Darstellungen der Leberkrankheiten wird vielfach von einem fötiden Geruch der Stühle bei bestehendem Gallengangverschluß berichtet; der Stuhl riecht nach Fettsäuren, doch zeigt sich — besonders wenn man mit dem Stuhl z. B. die SCHMIDTsche Brutschrankprobe anstellt — sogar eine auffallend geringe Neigung zu Zersetzung, selbst dann, wenn man dem Stuhl künstlich noch Stärke zusetzt. Man wird daher SCHMIDT vollkommen recht geben, wenn er sagt: „Der Geruch der Fäzes von unkomplizierter Gallenstauung ist keineswegs stinkend, er ist andersartig, wenn auch ebenfalls unangenehm."

Zeigt sich, was besonders bei gleichzeitiger Verlegung des Gallen- *und* Pankreasganges der Fall ist, auch eine mangelhafte Verdauung des Eiweißes, so kann es zu Fäulnisprozessen kommen, woran aber weniger die nicht verdauten Eiweißanteile schuld sind, sondern meist der gleichzeitig einsetzende Katarrh und die Entzündung der Darmschleimhaut; darin ist in erster Linie der Grund zu suchen, warum Patienten mit gleichzeitigem Verschluß des Ductus choledochus und Wirsungianus zu Diarrhoen neigen, während Patienten mit einfachem Gallengangverschluß eher an Obstipation leiden.

Bei mechanischem Stauungsikterus ist sehr oft eine genaue Funktionsprüfung der Leber durchgeführt worden; fast alle derartigen Untersuchungen haben ein mehr oder weniger negatives Resultat ergeben. Dies hat sich schließlich als eine so feststehende Tatsache herausgestellt, daß jede weitgehende Funktionsstörung bei einem mechanischen Ikterus, besonders wenn sie sich mehrfach erheben läßt, zu diagnostischer Vorsicht mahnt. In diesem Zusammenhange muß auch das Vorkommen sogenannter cholämischer Symptome bei mechanischem Stauungsikterus besprochen werden. An der Tatsache, daß es bei bloßem Verschluß der Gallenwege, z. B. durch Stein, auch zum Krankheitsbild der Cholämie kommen kann, muß unbedingt festgehalten werden; hält ein mechanischer Ikterus bereits mehrere Monate lang an, dann können die Patienten allmählich müde, hinfällig, schläfrig werden, schließlich tritt Bewußtlosigkeit ein. Nimmt man noch die Neigung zu Blutungen und hämorrhagischer Diathese hinzu, so hat man ein ganz ähnliches Bild vor sich wie bei der akuten Leberatrophie. Hat man zufällig Gelegenheit gehabt, in solchen Fällen die anatomische Untersuchung vorzunehmen, so ergeben sich meist sehr wenig Anhaltspunkte für eine anatomisch nachweisbare Leberschädigung. Ich hatte auch mehrmals Gelegenheit, noch kurze Zeit ante mortem die übliche Funktionsprüfung, die früher ein vollkommen negatives Resultat ergeben, zu wiederholen; meist konnte ich keine Abweichung von der Norm feststellen; jedenfalls existiert ein Krankheitsbild der sogenannten Cholämie, bei welchem sich weder histologisch noch funktionell ein schwerer Parenchymschaden nachweisen läßt.

Ein unbefriedigendes histologisches Resultat ist auch in jenen Fällen zu konstatieren, wo es im Anschluß an einen operativen Eingriff bei einem mechanischen Ikterus — meist am fünften bis siebenten Tag — zu zerebralen Störungen kommt, die an die sogenannten cholämischen erinnern; hier ist ebenfalls weder in der Leber noch im Gehirn etwas Auffälliges zu entdecken. Diese Ergebnisse erscheinen um so auffälliger, als zunächst die Hepaticusdrainage ausgezeichnet funktioniert hat; bei fortschreitender Verschlechterung beginnt jedoch der Gallenfluß abzunehmen, auf der Höhe der cholämischen Erscheinungen versiegt er vollständig.

Ebenfalls ganz ungeklärt ist die Neigung vieler ikterischer Patienten zu spontanen Blutungen, die sich vor allem während einer Operation höchst unangenehm bemerkbar machen; je länger die Gelbsucht anhält, desto mehr neigen solche Patienten zu Blutungen. Es ist deshalb zu verstehen, wenn alle Chirurgen dazu raten, ikterische Patienten tunlichst bald nach Einsetzen einer Gelbsucht der Operation zuzuführen; meist sind solche Patienten mit langdauernder mechanisch bedingter Gelbsucht auch in der Folge die Kandidaten für weitere postoperative Komplikationen, wie wir sie eben erwähnt haben; das schließt natürlich nicht aus, daß die Operation gut überstanden wird, wenn der Gallengangsverschluß über ein halbes Jahr angehalten hat.

Um sich vor postoperativen Komplikationen möglichst zu schützen, hat man dem Verhalten des Blutes besondere Aufmerksamkeit geschenkt. Mit Ausnahme einer mäßigen Erhöhung des Rest-N ist wenig Charakteristisches zu bemerken; soweit die Grundkrankheit nicht entscheidenden Einfluß nimmt, sind Änderungen in der Zahl der roten Blutkörperchen beim rein mechanischen Stauungsikterus nicht zu verzeichnen; dasselbe gilt von den weißen Blutkörperchen. Die Resistenz der gewaschenen Erythrocyten gegenüber hypotonischen Kochsalzlösungen erweist sich bei manchen Formen von mechanischem Ikterus eher erhöht; nimmt die Gelbsucht noch weiter zu, so kann die Resistenz steigen, die roten Blutkörperchen können gleichsam dickhäutiger werden.

Dem Verhalten der Milz ist bei allen Leberkrankheiten besondere Aufmerksamkeit zu schenken. Beim mechanischen Stauungsikterus ist sie fast nie vergrößert. Ich möchte auf diesen negativen Befund als wichtiges Symptom des mechanischen Stauungsikterus ganz besonderes Gewicht legen; in zweifelhaften Fällen soll man auch das Röntgenverfahren zu Rate ziehen.

Die wichtigsten Symptome eines kompletten mechanischen Stauungsikterus wären somit: Das Auftreten von direktem Bilirubin im Serum, Bilirubinurie und Ausscheidung von Gallensäuren im Harn, farbloser Duodenalsaft, Acholie der Stühle, reichliche Anwesenheit von Fettsäuren im Stuhl; keine Urobilinurie; kein Milztumor; negativer Ausfall der verschiedenen Leberfunktionsprüfungen, Hypercholesterinaemie.

Ein mechanischer Stauungsikterus kann von den verschiedensten pathologischen Zuständen ausgelöst werden; manche von diesen Krankheitsbildern zeigen so typische Erscheinungen, daß sie uns eine sichere Diagnosenstellung ermöglichen.

1. Ikterus im Verlaufe der Cholelithiasis.

Gerät ein bis dahin ruhender Gallenstein ins Rollen, was fast immer mit Schmerzen verbunden ist, so kann er aus der Gallenblase durch den Ductus Cysticus in den Ductus choledochus gelangen; hier finden sich physiologische Engen, in denen der Stein stecken bleiben und so zu einem Hindernis für den Gallenabfluß werden kann. Berüchtigt ist die Durchtrittsstelle des Ductus choledochus durch die Duodenalwand; außerdem findet sich hier ein Muskel, dessen spastische Kontraktion das Hindernis noch verstärken kann.

Die Diagnose eines durch einen Gallenstein bedingten mechanischen Stauungsikterus wird wesentlich erleichtert, wenn dem Ausbruch der Gelbsucht ein
typischer Kolikanfall vorausgeht. So wichtig es ist, auf dieses Moment diagnostisch größten Wert zu legen, so sehr muß man aber auch in Betracht ziehen, daß
es hierbei nicht wenige Ausnahmen gibt; auf Grund von chirurgisch oder röntgenologisch sichergestellten Befunden konnte ich in 84% einen vorangegangenen Kolikanfall als Ursache des Gallengangverschlusses sicherstellen; in 16% war von
einem Gallensteinkolikanfall anamnestisch nichts zu ermitteln. Zwischen den
beiden Extremen — hier typischer Kolikanfall, dort völlig schmerzloses Einsetzen des Ikterus — gibt es unzählige Übergänge. Da die Cholelithiasis bei
Frauen häufiger zur Beobachtung kommt, so kann bei einem fraglichen Ikterus
auch auf dieses Moment Rücksicht genommen werden; Menschen unter 20 Jahren
werden von Gallensteinen seltener betroffen; normale oder verminderte Salzsäure-
werte im Magensaft sprechen — nach unseren Erfahrungen — eher zugunsten
eines Steinverschlusses; ich befinde mich hier in einem gewissen Gegensatz zu
anderen Autoren, die das gerade Gegenteil — also Achylie — berichten; vielleicht
bestehen da regionäre Unterschiede. Von entscheidender Bedeutung kann der
charakteristische Palpationsbefund des unteren Leberrandes sein, vor allem bei
deutlicher respiratorischer Verschieblichkeit. Gerade die Feststellung der Verschieblichkeit kann bisweilen Schwierigkeiten bereiten, weil besonders bei Druck
auf die Lebergegend der Patient mit atypischer Atmung reagiert. Relativ einfach
liegt die Sache, wenn wir in der Gallenblasengegend einen druckempfind-
lichen, womöglich schmerzhaften Tumor tasten. Im akuten Stadium wird
die Palpation vielfach durch Muskelspannung erschwert; man muß sich
in solchen Fällen palpatorisch langsam an die Resistenz heranschleichen. Eine
wesentliche Erleichterung der Diagnostik bereitet uns die Röntgenuntersuchung,
die stets vorgenommen werden soll. Im übrigen verweisen wir, was den röntgenologischen Nachweis von Gallensteinen betrifft, auf das Kapitel Cholelithiasis.
Fieber ist immer für Cholelithiasis verdächtig; immerhin muß darauf aufmerksam gemacht werden, daß selbst bei reichlicher Anwesenheit von Eiter
innerhalb der Gallenblase Fieber fehlen kann. Merkwürdig sind eigentümliche
Schweißausbrüche bei sonst fehlendem Fieber als Begleiterscheinungen von Eiteransammlungen teils in der Gallenblase, teils in den Gallenwegen; z. B. zeigte ein
68 Jahre alter Patient, der sonst die typischen Symptome eines totalen Gallengangverschlusses darbot, jeden Abend Schüttelfrost ohne nachweisbare Tem-
peraturerhöhung mit intensivem Schweißausbruch; der Fall wurde operiert, das
Hindernis, ein Stein, beseitigt; durch das Drain floß noch viele Tage hindurch
eitrige Galle; nach der Operation hörten die Schüttelfröste auf; Heilung.
Münden der Pankreasgang und der Ductus choledochus gemeinsam, so kann
ein Stein neben den Erscheinungen eines totalen Gallengangverschlusses auch
die Symptome einer schweren Störung der äußeren Pankreassekretion provo-
zieren; in solchen Fällen steht neben den Symptomen der Gelbsucht die Steatorrhoe
im Vordergrund; in zweifelhaften Fällen soll man die NOORDENsche Hafersuppe,
mit 150 g Butter vermengt, darreichen, worauf fast immer die charakteristischen
Fettstühle erscheinen. Leukocytose und Beschleunigung der Blutsenkung
sprechen im allgemeinen für eine Infektion der Gallenblase; nach links ausstrahlende Schmerzen werden auf eine entzündliche Mitbeteiligung des Pankreas
bezogen; Diastase findet sich im Harn in vermehrter Menge.

2. Ikterus bei Carcinom des Ductus choledochus.

Drei Symptome sind es, die uns an die Möglichkeit eines Carcinoms denken
lassen: 1. langsamer und schmerzfreier Beginn der Gelbsucht; 2. das COURVOISIER-

sche Symptom bei sonst fehlendem Palpationsbefund; 3. vorgerücktes Alter. Wir trennen dieses Krankheitsbild prinzipiell vom Gallenblasencarcinom, weil es gelegentlich einer chirurgischen Therapie zugänglich ist. Die Choledochuscarcinome sind oft kleine Tumoren, die ohne Metastasenbildung monatelang bestehen. Der Tod erfolgt, soweit eine Operation nicht in Frage kommt, zumeist an Cholämie. Kommt ein solcher Fall zur Operation, so zeigt sich nach Eröffnung des Peritoneums eine mächtig erweiterte, gurkenförmige, dünnwandige Gallenblase, die den Leberrand beträchtlich überschreitet; bei Patienten mit abgemagerten schlaffen Bauchdecken kann man bisweilen die große Gallenblase durch die Bauchdecke hindurch sehen, seltener tasten. In der Regel übersieht man dieses sogenannte COURVOISIERsche Symptom, weil die dünne Wand der Gallenblase bei der Palpation leicht ausweicht; ich mache es mir zum Prinzip, in allen verdächtigen Fällen meine besondere Aufmerksamkeit diesem Symptome zuzuwenden, muß aber leider gestehen, daß gerade beim Nachweis dieses Symptoms, das so außerordentlich wichtig ist, Irrtümer unvermeidlich sind; am ehesten, glaube ich, gelingt noch der Nachweis bei sehr vorsichtiger Perkussion. In jüngster Zeit konnten wir mehrmals röntgenologisch eine solche mächtig erweiterte Gallenblase nachweisen. Man darf sich aber nicht mit der einmaligen Untersuchung nach der oralen Zufuhr von Tetragnost (MERCK) begnügen, sondern muß Kontrolluntersuchungen an mehreren Tagen vornehmen; die erweiterte Gallenblase füllt sich viel später als die normale, bleibt aber dafür mehrere Tage hindurch gefüllt. Die Intensität des Ikterus kann beim Carcinom unverändert bestehen, während bei Steinverschluß gelegentlich doch Schwankungen zu sehen sind, die sich vor allem mit Hilfe der Duodenalsondierung beobachten lassen; ein mehrmaliges Verschwinden und Wiederauftreten der intensiven Gelbsucht, parallel mit Schwankungen in der Urobilinausscheidung sprechen im allgemeinen gegen einen Tumor und mehr zugunsten eines Steinverschlusses. Lassen sich Verhärtungen in der Leber oder gar Metastasen im DOUGLASschen Raum oder außerhalb des Abdomens nachweisen, dann erübrigen sich feinere diagnostische Untersuchungsmethoden. Irreführend können Hyperleukocytose und Fieber werden, weil man bei solchen Symptomen gern an einen infektiösen Prozeß denkt. Wir kennen solche Fälle, die bei der vorgenommenen Sektion nicht die geringsten Anhaltspunkte darboten; was die Ursache des Fiebers und der Hyperleucocytose war, konnten wir nicht ermitteln. Gleiches gilt von der beschleunigten Blutsenkung, die sowohl bei infiziertem Stein als auch bei Tumor zu beobachten ist. Der Arzt wird leicht auf eine falsche Fährte gelenkt, wenn er sich von dem Symptom „Kachexie" allzusehr beeinflussen läßt; dasselbe gilt auch von der Inappetenz. Der totale Gallengangverschluß durch Stein, besonders nach einer Dauer von mehreren Monaten, kann namentlich bei einem älteren Menschen das Aussehen so sehr verändern, daß man auf Grund des Aspektes leicht geneigt ist, die Diagnose Gallengangverschluß durch Tumor zu stellen; selbst Ödeme der Beine kann man gelegentlich bei Steinverschluß sehen; jedenfalls steht man bei der Entscheidung der Frage, ob ein Tumor oder ein Stein als Ursache des Ikterus vorliegt, oft vor den schwierigsten diagnostischen Problemen. In allen solchen Fällen dränge ich auf eine Probelaparotomie; findet sich nach Eröffnung des Abdomens die bewußte große gurkenförmige Gallenblase, dann bedarf es meist keiner genaueren Untersuchung im Bereiche der tieferen Gallenwege, da es sich hier fast sicher um einen Tumor handelt, während man bei Cholelithiasis die geschrumpfte und verhärtete Gallenblase oft erst nach Beseitigung von Adhäsionen zu Gesicht bekommt.

3. Mechanischer Stauungsikterus bei Gallenblasentumor.

Die Erfahrung, daß sich auf dem Boden einer Cholelithiasis ein Carcinom der Gallenblase entwickeln kann, besteht noch immer zu Recht. Wenn daher bei einem älteren Menschen, der früher unter Gallensteinkoliken zu leiden hatte, allmählich Ikterus einsetzt, so drängt sich auch hier immer wieder die Frage auf, ob die intensive Gelbsucht nur auf einen Stein zu beziehen ist oder ob ein Gallenblasencarcinom vorliegt; als irreführendes Moment muß hier die Größe des Tumors angeführt werden: gar zu häufig muß man von auf diesem Gebiete weniger erfahrenen Kollegen hören, daß es sich um ein Carcinom handle, weil in der Gallenblasengegend ein großer, vielleicht sogar höckriger, harter Tumor zu tasten sei; in vielen Fällen — man kann wohl sagen in der Überzahl — bedeutet ein größerer Tumor eine üble Prognose, aber ebenso sicher ist es, daß sich hinter den größten und deswegen malign und inoperabel erscheinenden Tumoren der Gallenblasengegend oft nur ein Massiv entzündlich veränderter Gewebe verbergen kann; die tastbaren Höcker an der Gallenblase entpuppen sich dann als entzündliche fibröse Schwielen; jedenfalls soll man sich bei hochgradigem mechanischem Stauungsikterus wegen eines sehr großen Gallenblasentumors nicht unbedingt auf die Diagnose Carcinom allein festlegen und auch in solchen Fällen lieber das Risiko einer Probelaparotomie auf sich nehmen. Röntgenologisch nachweisbare Gallensteine sind im Zentrum eines solchen Tumors, sowohl bei eitriger Cholecystitis als auch bei Gallenblasenkrebs zu sehen.

4. Mechanischer Stauungsikterus bei Tumor an der Porta hepatis.

Man denkt oft an einen totalen Gallengangverschluß, der durch Metastasen an der Porta hepatis bedingt sein soll, und erachtet hauptsächlich dann eine solche Diagnose für berechtigt, wenn in der Folge Ascites hinzutritt, der auf einer Kompression der Pfortader durch karzinomatös veränderte Drüsen beruht; ich muß sagen, daß ein solches Krankheitsbild zwar tatsächlich vorkommt, aber doch nur außerordentlich selten zu beobachten ist. Ich erinnere mich nur eines einzigen hierhergehörigen Falles; dabei zeigte sich ein außerordentlich schnell wachsender Milztumor, dem bald Ascites folgte; ein Lymphosarkom, das bei diesem jüngeren Menschen von den Portaldrüsen ausging, verlegte zunächst den Ductus choledochus, griff dann auf die Pfortader über und verschloß gleichzeitig auch die Vena lienalis.

Ein ziemlich charakteristisches Krankheitsbild ist bei Pankreaskopfcarcinom zu sehen. Zunächst bestehen nur die Erscheinungen eines allmählich und schmerzlos auftretenden totalen Gallengangverschlusses; anfangs ist Neutralfett im Stuhl nur mikroskopisch nachweisbar; später treten die Fettstühle viel mehr in den Vordergrund, und es kommt zu Diarrhoen. Bei Entzug des Fettes in der Nahrung sistieren oft die Durchfälle; auch durch Verabfolgung von Pankreaspulver in Kombination mit Kalk läßt sich eine scheinbare Besserung erzielen. Die Untersuchung des Duodenalsaftes kann von entscheidender Bedeutung sein; der primäre Tumor ist palpatorisch wohl kaum zu erreichen, und auch dem Chirurgen kann es nach Eröffnung des Abdomens manchmal schwerfallen, auf Grund des in der Tiefe liegenden harten Gebildes zu entscheiden, ob das Hindernis der Gallenwege auf einen Stein oder einen Pankreastumor zu beziehen sei; regionäre Metastasen können natürlich die Diagnose sofort sicherstellen; eine genaue, öfter durchgeführte Funktionsprüfung der äußeren Pankreastätigkeit ist daher bei allen Formen von totalem Gallengangverschluß sehr zu empfehlen. Das Pankreaskopfcarcinom ist ein verhältnismäßig häufiges Vorkommnis; selbstverständlich gibt es auch Pankreascarcinome mit Gelbsucht, bei denen sich im Stuhl keineswegs die typischen Symptome einer Steatorrhoe — nicht einmal nach Fettbelastung — zeigen müssen; die Sektion ist dann unter Umständen imstande, das Vorhandensein eines Nebenganges des Pankreas zu beweisen.

Carcinome, die scheinbar von der Porta hepatis ausgehen und einen totalen Gallengangverschluß bedingen, entpuppen sich nicht selten als Fälle von Magenkrebs, bei denen sich der Primärtumor nur wenig bemerkbar macht. Dasselbe gilt auch von den Gallenblasentumoren, die allmählich das Territorium der Gallenblase verlassen und gegen den Ductus choledochus wachsen; in manchen Fällen können in früheren Jahren überstandene Gallensteinkoliken als Hinweis verwertet werden.

Im Leberparenchym verteilte Metastasen oder der primäre Leberkrebs führen fast nie zu einem totalen Gallengangverschluß; kommt es doch zu Ikterus, dann sind es nie Tumoren innerhalb der Leber, sondern Drüsen, die die großen Gallengänge einengen, eventuell auch den Ductus choledochus selbst in Mitleidenschaft ziehen.

5. Mechanischer Stauungsikterus bei Pankreatitis chronica.

Zeigt sich bei der Operation eines totalen Gallengangverschlusses ein Tumor im Bereiche des Pankreaskopfes, so muß diese tumorartige Verhärtung nicht unbedingt auf einem Carcinom beruhen — es kann sich auch um eine im Pankreaskopf lokalisierte Pankreatitis handeln; der Chirurg vermeidet eine Probeexzision und überläßt die Diagnosenstellung der Zukunft; tritt nach der nunmehr durchgeführten Verbindung der mächtig erweiterten Gallenblase mit dem Duodenum nicht etwa innerhalb eines halben Jahres der Tod ein und zeigt sich vor allem Erholung bzw. vollständige Heilung, dann kann man mit dem Vorkommen einer solchen im Kopf lokalisierten Pankreatitis rechnen. Bei nicht wenigen Fällen, bei denen der Operateur zunächst eine bloße Verhärtung der Bauchspeicheldrüse annimmt, entpuppt sich dieser Tumor schließlich doch als Krebs, obwohl sich der Patient im Anschluß an die Operation merkwürdigerweise auffällig gut erholt. Wir werden bei der Besprechung des sogenannten Icterus catarrhalis auf diese Fälle noch zu sprechen kommen. Differentialdiagnostisch mag aber schon hier erwähnt werden, daß die Anfangssymptome einer solchen Krankheit an den Icterus catarrhalis erinnern können. Man wird an dieses scheinbar gar nicht so seltene Krankheitsbild hauptsächlich dann denken müssen, wenn trotz des totalen Gallengangverschlusses Symptome nachweisbar sind, die als Zeichen einer Leberfunktionsstörung gelten; in zweifelhaften Fällen soll man auf Pankreasstörungen achten; ein hoher Diastasegehalt im Blut und Harn soll uns eine Mahnung sein, solche Möglichkeiten in Erwägung zu ziehen. Die Größe und Konsistenz der benachbarten Drüsen werden vom Chirurgen auch nur mit Vorsicht differentialdiagnostisch verwertet; nur eine Probeexzision einer solchen kleinen Drüse kann unter Umständen eine Entscheidung herbeiführen; geschwollene Drüsen sind gar nicht so selten bei manchen Formen von Icterus catarrhalis zu sehen.

6. Mechanischer Stauungsikterus bei Ulcus duodeni.

Das Charakteristische dieser Form ist, abgesehen von den Zeichen des Gallengangverschlusses, die okkulte Darmblutung. Selbstverständlich muß man bei jeder Ikterusform mit der Beurteilung des Symptoms „Darmblutung" sehr vorsichtig sein, weil bei jeder länger währenden Gelbsucht Blutspuren vorkommen; sie können von Blutungen aus dem Zahnfleisch oder aus der Schleimhaut des gesamten Verdauungstraktes als Ausdruck einer hämorrhagischen Diathese herrühren. Findet sich somit dauernd okkultes Blut im Stuhl bei einem schweren Ikterus, so muß zunächst die Möglichkeit einer Lebercirrhose oder einer anderen Leberparenchymerkrankung ausgeschlossen werden, weil schwere Meläna oder Bluterbrechen bei diesen Zuständen verhältnismäßig oft zu sehen sind; die Palpation des Leberrandes und der Milz sowie die Anwesenheit von Urobilin im Harn leiten meistens auf die richtige Spur, zumal der Ikterus bei Leberparenchymerkrankungen selten die Characteristika eines totalen Gallengangverschlusses darbietet. Liegt dagegen der Verdacht eines Ulcus duodeni vor und denkt man an einen Zusammenhang dieses Leidens mit dem totalen Gallengangverschluß, so ist die röntgenologische Untersuchung des Duodenums von entscheidender Bedeutung; jedenfalls ist die Kombination von Ulcus duodeni und totalem Gallengangverschluß selten; das Ulcus selbst braucht nicht die Ursache des Gallengangverschlusses zu sein, eher die Narbenzüge und die regionäre Schwellung.

Schwere, sich öfter wiederholende, schließlich zur Verblutung führende Darmblutungen bei gleichzeitigem hochgradigem Ikterus kommen bei einem blutenden Aneurysma der Arteria hepatica vor. Ich habe einen solchen Fall erlebt, bei dem selbst die Operation nicht imstande war, die Verhältnisse zu klären; deutliche Pulsationen des Tumors waren während der Operation nicht zu beobachten, daß erst der pathologische Anatom die Verhältnisse sicherstellen konnte.

Einmal sah ich ein Carcinom des Duodenums, das den Ductus choledochus völlig eingemauert hatte und fast bis zur Bifurkation in die beiden Ductus hepatici vorgedrungen war. Sehr tief sitzende Choledochuscarcinome sind von einem Duodenalkrebs, auch röntgenologisch, schwer zu trennen; daß es dabei auch zu schweren Darmblutungen kommen kann, braucht nicht besonders betont zu werden.

7. Seltene Krankheitsbilder mit totalem Gallengangverschluß.

Das Krankheitsbild des Leberechinokokkus kann man in Österreich nur sehr selten sehen. Die Fälle, die ich beobachten konnte, stammen fast alle aus Bulgarien; immerhin verfüge ich über zwei, anatomisch sichergestellte Fälle von Echinokokkuserkrankung der Leber, bei denen es zu einem viele Monate lang anhaltenden Ikterus gekommen war; der eine Fall kam zur Operation, wobei der Operateur nicht imstande war, die Ursache des Ikterus sicherzustellen; die Gallenwege waren eng und frei, so daß uns der Vorwurf gemacht wurde, wir hätten uns durch einen Ikterus infolge Leberschadens täuschen lassen; erst die Sektion klärte den Fall; in der Leber befand sich eine größere Echinokokkusblase, die fest in die Gallengänge eingezwängt war und so die schwere Gelbsucht verursachte. Es handelte sich um ein 11 Jahre altes Mädchen, das keine Eosinophilie zeigte; an der Leberoberfläche war nichts Charakteristisches zu erkennen. Auf die GHEDINISche Ablenkungsreaktion haben wir mehrfach geachtet; bei vier sichergestellten Fällen war sie negativ. Daß diese Probe, ebenso wie Eosinophilie, nach Platzen einer Echinokokkusblase positiv gefunden werden kann, wird noch später zur Diskussion stehen. Bessere Resultate scheint die Reaktion nach BOTERI zu geben; die Ursache der Gelbsucht waren bei den Fällen, die zur anatomischen Untersuchung kamen, meist narbige Verziehungen bzw. Verlegung der Gallenwege — wie der obige Fall zeigte — durch Echinokokkusmassen.

Auch im Verlaufe der *Lues hepatis* kann es gelegentlich zu den Zeichen eines totalen Gallengangverschlusses kommen; der Ductus choledochus kann in den Bereich von Narbenzügen zu liegen kommen; allerdings handelt es sich hier um ein seltenes Ereignis.

Ikterus durch *Narbenzug nicht luetischer Natur* kann sich als Folge einer länger währenden Cholelithiasis entwickeln. Wenn man bedenkt, welche komplizierten

Wege zuweilen Gallensteine nehmen können, besonders wenn die Konkremente infolge von Dekubitalgeschwüren entweder die Gallenblase oder die größeren Gallenwege verlassen haben, so ergeben sich zahlreiche Möglichkeiten, wie es zu Infiltraten mit nachfolgender Narbenbildung im Bereiche der Porta hepatis kommen kann. Ähnliches sieht man auch nach Operationen an den Gallenwegen, selbst wenn sie von sehr erfahrenen Chirurgen durchgeführt wurden.

Einmal sah ich einen totalen Gallengangverschluß bei einem hochfiebernden, $6^1/_2$ Jahre alten Kinde. Der Fall schien ganz unklar; die Gelbsucht setzte mit Schüttelfrost ein; wir dachten an eine atypische Appendicitis und rieten zur Operation, die aber abgelehnt wurde. Bei der Sektion zeigten sich *Ascariden*, die in den Ductus choledochus eingedrungen waren und die Gallenwege völlig verschlossen hatten; ein Ascaris war weit bis in die feinen Gallenwege vorgedrungen; es bestand eine Leukocytose von 25000; die eosinophilen Zellen waren nicht vermehrt.

Es gibt zahlreiche sonstige Erkrankungen, die gelegentlich zu einem totalen Gallengangverschluß führen können; wir erwähnen z. B. das *Lymphosarkom*, das *Lymphogranulom* und die *Pankreascysten*. Solange diese Veränderungen derart sind, daß sie der Palpation unzugänglich sind, entziehen sich solche Fälle der richtigen Diagnose.

Schließlich muß in diesem Zusammenhang noch ein Krankheitsbild Erwähnung finden, das zwar pathogenetisch nicht her gehört, aber symptomatisch sich außerordentlich an den mechanischen Stauungsikterus anschließt — es ist dies die *eine Form des Icterus catarrhalis*; auf der Höhe dieses Zustandes kann es zu einer völligen Acholie kommen, die aber nicht auf mechanischer Störung des Gallenabflusses beruht, sondern auf der Unfähigkeit der kranken Leber, eine bilirubinhaltige Galle abzusondern; im Duodenalsaft und Stuhl sind somit dieselben Erscheinungen zu erkennen wie bei mechanischer Behinderung innerhalb der Gallenwege; obwohl es sich somit im Prinzip um ganz verschiedene Zustände handelt, gestaltet sich gelegentlich die Diagnostik außerordentlich schwierig, besonders wenn Anhaltspunkte einer funktionellen Leberparenchymstörung fehlen; da dieses Krankheitsbild im Rahmen des Icterus catarrhalis ausführlich besprochen wird, können wir uns hier mit diesem kurzen Hinweis begnügen.

B. Symptomatologie des inkompletten Gallengangverschlusses.

Schwer zu beurteilen und daher sehr häufig irreführend sind die verschiedenen Formen von *inkomplettem* oder *intermittierendem mechanischem Ikterus*. Wir verstehen darunter jene Gelbsuchtform, bei der das eine Mal die Gallenwege frei erscheinen, während zu anderer Zeit ein so hochgradiges Hindernis besteht, daß gar keine Galle abfließen kann; hätte man Gelegenheit, den Duodenalsaft dauernd zu beobachten, so würde die Erkennung dieses Krankheitsbildes kaum auf Schwierigkeiten stoßen, das Irreführende ist aber die Gelbsucht der Haut. Die Durchtränkung der Haut mit Bilirubin hält viel länger an als die Gallenstase, so daß oft geraume Zeit vergehen kann, bevor das Kolorit wieder normal wird. Dieses häufig so irreführende Intervall ist von verschiedenen Faktoren abhängig; so in erster Linie von der Dauer des wirklichen Gallenverschlusses; je länger die totale Stase bestand, desto länger bleibt nachher die Hautverfärbung bestehen. Dann spielen auch individuelle Faktoren eine bedeutende Rolle; der junge Organismus eliminiert die Gallenfarbstoffreste aus seinen Geweben viel rascher als ein alter, kachektischer, mit welker Haut; schließlich muß auch an die Beschaffenheit der Leber selbst gedacht werden, da — sobald das Hindernis im

Ductus choledochus beseitigt ist — das im Körper restierende Bilirubin mit der Galle und nicht mehr durch den Harn nach außen befördert wird.

Schon im Verlaufe eines durch *Cholelithiasis* bedingten Ikterus kann es zu den Symptomen einer intermittierenden Gelbsucht kommen. Es ist wohl kaum anzunehmen, daß eingeklemmte Gallensteine sich im Bereiche der Papille so intensiv festsetzen, daß es zu einem dauernden, totalen Gallengangverschluß kommt. Macht man es sich daher zum Prinzip, auch bei einem durch Stein bedingten Gallenverschluß täglich den Duodenalschlauch einzulegen, um die Farbe des Duodenalsaftes zu kontrollieren, so wird man sehr häufig, besonders wenn man irgendwelche therapeutische Versuche unternimmt, um den Stein zu lockern, gewahr, daß hier Perioden miteinander abwechseln; einmal ist der Duodenalsaft völlig acholisch, um bei anderer Gelegenheit wieder Gallenfarbstoff zu enthalten; etwas Ähnliches kann man beobachten, wenn man die Stühle auf ihren Farbstoffgehalt prüft. Parallel zu diesen Erscheinungen kann es auch zu vorübergehender Urobilinurie kommen, so daß damit die wichtigsten Symptome eines totalen Gallengangverschlusses verschwinden; in der Regel stehen aber die anderen Zeichen der Cholelithiasis so sehr im Vordergrund, daß uns die Deutung des intermittierenden mechanischen Ikterus kaum große Schwierigkeiten bereitet.

Der Wechsel im Ausmaße des Gallengangverschlusses findet sich oft bei tetraederförmigen Gallenkonkrementen. Ein solcher Stein ist oft zu groß, um den Ductus choledochus, besonders den papillären Anteil, passieren zu können, dabei ist aber die Form des Steines kaum geeignet, einen völligen Verschluß zu bewerkstelligen; je nachdem, ob sich ein solcher Stein stärker verkeilt oder ob die Nachbarschaft bald stärker, bald weniger intensiv verschwollen ist, kann sich ein Zustand entwickeln, der dadurch gekennzeichnet ist, daß zu gewissen Zeiten gar keine Galle gegen den Darm abfließen kann, während in Perioden geringerer Darmschleimhautschwellung neben dem Konkrement noch genügend Galle absickert, um vorübergehend den Darminhalt wieder gallig zu färben. Dieses wechselnde Bild zu kennen ist außerordentlich wichtig, weil uns gerade diese Zwischenperioden die größten diagnostischen Schwierigkeiten bereiten können.

In diesem Zusammenhange kann folgender Fall Erwähnung finden, weil er als Beispiel einer größeren Gruppe hierhergehöriger Krankheitsbilder wichtig erscheint: bei einem ca. 46 Jahre alten Mann wird im Anschluß an einen typischen Gallensteinkolikanfall ein totaler Gallengangverschluß festgestellt. Da der Prozeß bereits mehrere Wochen anhält, wird die Operation empfohlen und der Patient an eine chirurgische Station gebracht. Während der Patient für die Operation vorbereitet wird, macht man die Entdeckung, daß der Stuhl wieder die normale Farbe annimmt, weshalb man sich entschließt, mit dem operativen Eingriff zuzuwarten. Aus dem Harn verschwindet allmählich der Gallenfarbstoff, an dessen Stelle tritt Urobilinogen, das nach geraumer Zeit auch verschwindet. Betrachtet man diesen Fall retrospektiv, so kann man sagen, daß wir durch die Gelbsucht zu einer vorzeitigen Operation verleitet wurden. Wir hätten mit der Transferierung auf die chirurgische Klinik noch einige Tage warten können, denn offenbar ist der inkarzerierte Stein ohne Beschwerden abgegangen und das Hindernis hat sich selbst gelöst. Hätte man Gelegenheit gehabt, den Patienten in diesem Zeitpunkte, also in der Zeit des Abklingens der Gelbsucht zum ersten Male zu sehen, so hätte uns eine solche Zwischenperiode — ich spreche hier vom Stadium des abklingenden Ikterus — zu den verschiedensten Irrtümern verleitet.

Ähnliches kann sich auch während einer Gallenblasenoperation abspielen. Ein Patient, der noch an dem der Operation vorangehenden Tage die typischen Erscheinungen eines totalen Gallengangverschlusses hatte, wird operiert; der Chirurg, der die erweiterten Gallenwege eröffnet, findet beim Sondieren des Ductus choledochus kein Hindernis; dabei ist aber die Gallenblase von Steinen erfüllt, so daß sie entfernt wird. Wie leicht könnte man geneigt sein, die mutmaßliche Ursache der Gelbsucht in anderen Momenten zu suchen, als eben darin, daß wahrscheinlich unmittelbar vor der Operation oder infolge der Entspannung in der Narkose und des Drückens auf die Gallenblase der Stein gelockert wurde und in den Darm abging. In solchen Fällen habe ich es mir zum Prinzip gemacht, die Stühle fortlaufend untersuchen zu lassen, um den Übeltäter zu finden; in zwei Fällen ist es uns tatsächlich gelungen, den Stein auf diese Weise sicherzustellen; daß nach der Operation die Gelbsucht restlos schwand, sprach für unsere Ansicht.

Im Rahmen eines partiellen Gallengangverschlusses wären auch die Fälle zu besprechen, bei denen das *Hindernis nur den einen Ductus hepaticus verschließt*, während der andere frei ist und Galle gegen den Darm zu befördert werden kann. Dadurch, daß im verschlossenen Leberanteil die Galle weiter sezerniert wird, nicht aber abfließen kann, kommt es zu einer Überladung des Blutes mit Bilirubin, das aber wieder durch den nicht betroffenen Leberlappen zur Ausscheidung gelangt. In einem auch anatomisch verifizierten Falle fand sich ein mäßiger Ikterus, hervorgerufen durch direktes Bilirubin, dabei vollkommenes Fehlen von Gallenfarbstoff im Harn; es handelte sich um ein Magencarcinom, das Metastasen in den rechten Leberlappen gesetzt hatte, die nur den rechten Ductus hepaticus völlig verschlossen. Es sind später entsprechende Versuche angestellt worden, die unter Nachahmung dieser Verhältnisse die Möglichkeit außer Zweifel setzten, daß dabei ein geringer Grad von Ikterus entstehen kann, aber nicht muß.

Schließlich möchte ich noch den *spastischen Ikterus* zur Sprache bringen. Die Existenz dieser Form läßt sich anatomisch kaum überprüfen, ihn anzunehmen, scheint mir aber der begleitenden Umstände wegen in folgendem Zusammenhange gerechtfertigt. Im Anschluß an einen akuten Gallensteinkolikanfall kommt es sehr häufig zu einer leichten Gelbfärbung der Skleren; oft meint man, daß es sich um den Beginn eines totalen Gallengangverschlusses handelt; die Annahme erweist sich jedoch als Irrtum, denn 24 Stunden später ist die Gelbsucht wieder verschwunden; analog dazu kann es auch zu einer Steigerung des Blutbilirubins kommen, ja meistens ist die Hyperbilirubinämie schon wenige Stunden nach der Kolik zu erkennen; im Harn findet sich meist nur Urobilin bzw. Urobilinogen neben deutlichen Spuren von Gallensäuren, soweit man sich auf die Haysche Probe verlassen kann. In zweifelhaften Fällen können uns diese Erscheinungen als Beweis dienen, daß der Anfall tatsächlich eine Gallensteinkolik war. Ursprünglich meinte man, daß es sich hier vielleicht um ein vorübergehendes Hindernis in den Gallenwegen handeln könnte; möglicherweise ist ein Steinchen ins Rollen geraten und hat während des Durchtrittes durch den Ductus choledochus den Gallenfluß vorübergehend behindert; nach dem Abgang des Konkrements gegen den Darm zu wäre dann das Hindernis beseitigt und damit auch die Ursache der Gelbsucht. Wir haben öfter Gelegenheit genommen, im Anschluß an solche Ereignisse nach Gallensteinen im Stuhl zu fahnden, aber nur in den seltensten Fällen mit positivem Ergebnis; wir halten daher die rein lithogene Entstehung dieser Gelbsuchtsform für nicht sehr wahrscheinlich. Im Gegensatz dazu möchten wir zu überlegen geben, ob es sich dabei nicht um Krampfzustände oder um lokale Ödeme im Bereiche der großen Gallenwege handeln könnte. Jedenfalls habe ich Ikterus bei Cholelithiasis beobachtet, wo die nachträglich vorgenommene Operation ganz sicher zeigen konnte, daß der in der

Gallenblase festsitzende Stein unmöglich den Gallengangverschluß hervorgerufen haben konnte; daß sich Krämpfe in den Gallenwegen — und als einen solchen Krampf glauben wir ganz sicher den Kolikanfall bei Cholelithiasis ansprechen zu müssen — auf die Nachbarschaft übertragen können, haben wir im Bereiche des Pylorus röntgenologisch mehrfach beobachtet. Jedenfalls halten wir es für möglich, daß die so häufig nach einem Gallensteinkolikanfall auftretende geringe Gelbsucht, die meist innerhalb 24 Stunden wieder verschwindet, auf einen Krampfzustand im Bereiche der Gallenwege, vielleicht durch Mitbeteiligung des Oddischen Muskels im Sinne Westphals, zu beziehen ist.

Andere pathogenetische Prozesse außer Cholelithiasis kommen bei der Entstehung eines intermittierenden oder inkompletten mechanischen Stauungsikterus kaum in Betracht; immerhin soll an die Möglichkeit eines solchen Vorkommnisses auch bei einem Tumor, der unter Umständen exulzeriert ist, und bei einem Ulcusnarbenzug, der den Gallengang bald mehr, bald weniger in Mitleidenschaft zieht, gedacht werden.

C. Therapie des mechanischen Stauungsikterus.

Der mechanische Stauungsikterus ist nur ein Symptom und dementsprechend hat sich die Therapie in erster Linie gegen die Grundkrankheit zu richten. Immerhin erwachsen dem Organismus aus dem Symptom des totalen Gallengangverschlusses gewisse Gefahren, die ganz unabhängig von der Grundkrankheit eine zweckdienliche Behandlung erfordern; nur diese soll hier zur Sprache kommen.

Nur in einem Teil der Fälle haben wir die Möglichkeit, die Ursache des Gallengangverschlusses zu beseitigen. Die radikalste Form einer solchen Therapie ist die Operation. Unter gewissen Voraussetzungen muß auch der Internist auf sie zurückgreifen; wenn er es nicht immer sofort tut, so ist das in der Tatsache begründet, daß das Hindernis in sehr vielen Fällen — vorausgesetzt, daß es nur ein Stein ist — sich spontan löst und sich so wieder physiologische Verhältnisse einstellen. Außerdem stehen uns gewisse therapeutische Maßnahmen zur Verfügung, auf die wir gern zurückkommen, weil durch sie doch gelegentlich eine Beseitigung des Hindernisses gelingt.

1. Cholagoga und ihre Wirkung.

Schon die ältesten Pathologen haben sich für die Frage interessiert, ob man nicht durch Darreichung irgendwelcher Medikamente den Gallensekretionsdruck so steigern könne, daß durch den Druck auf den inkarzerierten Gallenstein das Konkrement gegen den Darm gedrängt und die Passage wiederhergestellt wird. Der Begriff der Cholagoga ist heute nicht mehr derselbe wie vor 25 Jahren. Man unterscheidet jetzt zwischen Mitteln, die die Gallensekretion steigern, und solchen, die auf die Gallenentleerung Einfluß haben; man trennt die *Cholerese* (Gallensekretion) von der *Cholekinese* (Gallenentleerung) und unterteilt dementsprechend die gallentreibenden Mittel in *Choleretika* und *Cholekinetika*. Für die Beurteilung der Frage, ob es überhaupt einen Zweck hat, bei einem in der Papillengegend festsitzenden Stein ein Cholagogum zu geben, erscheint folgende Beobachtung sehr beachtenswert. Der Sekretionsdruck der Galle ist — wie dies vor allem Stadelmann[1] gezeigt hatte — sehr gering; bindet man in die Gallenwege eine vertikal stehende Glasröhre ein, so kann die Galle in diesem Röhrchen höchstens 150—200 mm ansteigen. Da gleichzeitig die Sekretion nicht versiegt, so muß man annehmen, daß sich bei einem Druck von ca. 200 mm

---

Stadelmann: Berl. klin. Wschr. 1896, Nr. 9.

Sekretion und Resorption das Gleichgewicht halten; steigert man in dem eingebundenen Glasröhrchen in irgendeiner Weise doch den Gallendruck, so sinkt der Meniscus, ein Zeichen dafür, daß jetzt die Galle retrograd in die Leber zurückfließt. HEIDENHAIN[1] hat dies in noch viel klarerer Weise zur Darstellung gebracht, indem er in das Glasröhrchen eine Lösung von indigoschwefelsaurem Natrium einfüllte und nun sogar den Übertritt von Farbstoff in die Lymphbahnen feststellen konnte; das Wesentliche und für die Therapie Beachtenswerte, das sich aus diesen Versuchen ergibt, wäre somit die Tatsache, daß es bei einem Gallengangverschluß trotz kontinuierlicher Gallensekretion keinen Zweck hat, eine wesentliche Drucksteigerung innerhalb der Gallenwege aufkommen zu lassen. STADELMANN fragte sich schon damals sehr folgerichtig nach dem Nutzen der Cholagoga; wenn die Gallensekretion auch noch so stark angeregt wird, kann es doch kaum gelingen, den Druck hinter dem inkarzerierten Gallenstein zu erhöhen.

Eine ausgiebige sekretionssteigernde Wirkung konnte mit Sicherheit nur für wenige Substanzen nachgewiesen werden; am stärksten wirken die Gallensäurepräparate. Ganz abgesehen von theoretischen Überlegungen, haben sich auch auf Grund rein praktischer Erfahrung die verschiedenen Mittel, die nur die Gallensekretion erhöhen, in der Therapie des mechanischen Stauungsikterus kaum bewährt; von einem Einflusse z. B. des glykocholsauren Natrons — also eines typischen Choleretikums — im Sinne der Mobilisierung eines eingezwängten Gallensteines habe ich mich nie überzeugen können; dasselbe gilt auch von der von ADLERSBERG und NEUBAUER[2] in die Therapie eingeführten Dehydrocholsäure.

Ganz anders gestaltet sich die Frage, ob man nicht durch Medikamente, die zur Gruppe der *Cholekinetika* gehören, die Peristaltik der Gallenwegmuskulatur beeinflussen kann und ob es nicht auf diese Weise möglich ist, den inkarzerierten Stein zu lockern und gegen den Darm abzudrängen.

Der sogenannte Austreibungsmechanismus der Galle ist in Teilfunktionen zerlegbar; stets sind neben dem Sekretionsdruck der Leber vor allem die Tätigkeit der Gallenblase, der Tonus der großen Gallenwege und das Verhalten des Sphinkter Oddi zu berücksichtigen.

Die Steuerung der Expulsionswellen der Galle steht mit Erregungen in Zu sammenhang, die vom Duodenum bzw. oberen Jejunum ihren Ausgang nehmen; besonders übersichtlich werden diese Probleme durch die Einführung der MELTZER-LYONschen Probe, weswegen es zweckmäßig erscheint, auf sie näher einzugehen. Während die Einführung einer 25% Magnesiumsulfatlösung in den Magen keinen Einfluß zeitigt, bewirkt die Benetzung der Schleimhaut des Zwölffingerdarmes mit derselben Lösung ein Erschlaffen des ODDIschen Muskels, worauf ein reichliches Ausfließen von Galle erfolgt. MELTZER[3] hat nun, durch LYON[4] angeregt, auch beim Menschen mittels der EINHORNschen Sonde Magnesiumsulfat in das Duodenum gebracht. Instilliert man auf diese Weise 50 ccm einer 30% Magnesiumsulfatlösung, so kommt es zu einem reichlichen Gallenfluß; zuerst erscheint eine helle Galle, dann eine sehr dunkle und schließlich wieder eine helle; die dunklere Flüssigkeit stammt wahrscheinlich aus der Gallenblase; jedenfalls bildeten diese Beobachtungen den Ausgangspunkt einer großen Reihe von Untersuchungen, die der Diagnostik und der Therapie des Gallensteinleidens zugute kamen.

Ähnlich wie Magnesiumsulfat wirkt in das Duodenum eingeführtes Pepton

---

[1] HEIDENHAIN: Handbuch der Physiologie, Bd. V, S. 268. 1883.
[2] ADLERSBERG u. NEUBAUER: Wien. Arch. inn. Med. **10**, 59 (1925).
[3] MELTZER: Amer. J. med. Sci. **153**, 469 (1917).
[4] LYON: J. amer. med. Assoc. **73**, 980 (1919).

(10 g in 150 ccm Wasser). Diese Tatsache lenkte die Aufmerksamkeit auf die Wirksamkeit der verschiedenen Nahrungsmittel, wobei sich zeigte, daß vor allem Fett den Gallenaustritt anregt; ob dies durch neutrales Fett geschieht oder durch Produkte seiner Spaltung bzw. Umwandlung, ist nicht bekannt; sehr energisch wirken ferner Eigelb und LIEBIGscher Fleischextrakt; schließlich erkannte man die außerordentlich große Wirksamkeit des *Histamins* und des *Hypophysins*, die jedoch nicht vom Darme aus wirken, sondern nur bei parenteraler Verabreichung.

Auch durch Anregung der motorischen Magendarmfunktion kann die Motilität der großen Gallenwege gesteigert werden. Abführmittel können daher die Entleerung der Galle fördern. So soll vor allem dem *Podophyllin* eine cholekinetische Wirkung zukommen; der gleiche Effekt wird auch dem *Calomel* nachgerühmt, vielleicht wirkt auch auf diesem Umwege die *Gallensäure*, die in erster Linie ein Choleretikum ist (ADLER[1]); von den unterschiedlichen ätherischen Ölen (Oleum menthae, Cineol, Kampfer) wissen wir, daß sie spasmolytische Eigenschaften haben, also vermutlich den ODDISCHEN Muskel zur Entspannung bringen; gegenüber dem Krampf der Gallengangmuskulatur bewährt sich vor allem das Atropin, wogegen wir das Morphin nicht gerne verwenden, weil es Krämpfe des ODDISCHEN Muskels erzeugen kann; muß man es geben, so soll es nur in Kombination mit Atropin gereicht werden.

Wir haben bereits hier einen kurzen Auszug aus der Pharmakologie der verschiedenen Präparate, die die Galle beeinflussen, gegeben, um Hinweise zu erhalten, welcher Medikamente man sich bedienen soll, wenn wir einen Patienten mit totalem Gallengangverschluß auf lithogener Grundlage behandeln müssen.

Kommt man als Internist an das Krankenbett eines Patienten mit schwerer Gelbsucht, so gilt es zunächst nachzusehen, ob es sich tatsächlich um einen totalen Gallengangverschluß handelt. Die Diagnose kann gelegentlich leicht sein, doch widerfahren Irrtümer selbst dem Erfahrensten; auf die Differentialdiagnose gegenüber manchen Formen von Parenchymikterus kommen wir erst später zu sprechen.

Die zweite Aufgabe erblicke ich in der Feststellung der eigentlichen Ursache des totalen Gallengangverschlusses. Man muß sich bemühen, Klarheit zu schaffen, ob ein Tumor, ein Stein oder eine Narbe vorliegt. Alle anderen Möglichkeiten treten weit in den Hintergrund. Am verantwortungsvollsten ist die Behandlung, wenn wir zu der Überzeugung gekommen sind, daß die Ursache des totalen Gallengangverschlusses ein Stein ist. In früherer Zeit war man mit der Indikationsstellung zur Operation etwas weniger streng; man ließ unter Umständen 2—3 Monate, ja gelegentlich sogar mehr verstreichen, bevor man dem Patienten einen chirurgischen Eingriff empfahl; jetzt steht man im allgemeinen auf dem Standpunkt, in der Regel nur zwei, höchstens aber 4—5 Wochen zuzusehen; ist diese Spanne Zeit vorbei, so soll man nicht länger warten, sondern unbedingt auf die Operation dringen. Ja manche Chirurgen vertreten einen noch radikaleren Standpunkt, indem sie sagen, man müsse sofort operieren, sobald die Diagnose eines totalen Gallengangverschlusses sichergestellt ist.

Der Grund, warum ich und viele andere nicht sofort operieren lassen, sobald die Diagnose eines totalen Gangverschlusses gestellt ist, sondern noch 4—5 Wochen zuwarten, ist unsere Erfahrung; gelegentlich gelingt es, durch eine interne Therapie den operativen Eingriff doch zu vermeiden; die konservative Behandlung ist doch nicht gar so unwirksam, wie allgemein angenommen wird; wie häufig ein günstiges Ergebnis auf Rechnung unserer Therapie zu

---

[1] ADLER: Mitt. Grenzgeb. Med. u. Chir. **40**, 196 (1926).

schreiben ist und wie oft sich der Organismus sozusagen selbst geholfen hat, soll dahingestellt bleiben. Jedenfalls verschwindet gar nicht so selten ein totaler Gallengangverschluß auch ohne Operation; dem Einwand, daß es sich in solchen Fällen gar nicht um eine Cholelithiasis gehandelt hätte, kann man gelegentlich durch den Nachweis des Steines als Übeltäter begegnen; früher galt vielfach der Brauch, bei allen Formen von Steinverschluß mittels des Stuhlsiebes dauernd nach Gallensteinen zu fahnden; häufig fand man zwar keinen Stein, allmählich hat man jedoch diese Methode — leider — vergessen.

Halten wir an dem Intervall von 4—5 Wochen fest und nehmen wir den glücklichen Fall an, daß es uns gelungen ist, innerhalb einer Woche die Diagnose sicherzustellen, dann bleiben uns für die interne Therapie eigentlich nur vier Wochen; ein typisches Schema für die nun einzuleitende Behandlung gibt es nicht, es bleibt meist nichts anderes übrig, als „herumzuprobieren".

Zunächst lasse ich Duodenalspülungen mit Magnesiumsulfat durchführen; diese Methode hat auch diagnostischen Wert, da sie darüber Aufschluß zu geben vermag, inwieweit der Verschluß wirklich komplett ist; da die Sondierung, die tunlichst vor dem Röntgenschirm kontrolliert werden soll, für den Patienten nur mit geringen Beschwerden verbunden ist, kann sie mehrere Stunden lang fortgeführt werden; während dieser Zeit kann Atropin (0,0005 am besten intravenös) verabfolgt werden. Die abfließende Duodenalflüssigkeit ist von fünf zu fünf Minuten gesondert in Reagensgläsern aufzufangen und auf eventuelle Farbunterschiede zu prüfen. Falls der Patient sich durch diese Prozedur nicht allzusehr belästigt fühlt, kann die Sondierung am nächsten Tage wiederholt werden, diesmal mit ein bis zwei Magnesiumsulfatspülungen. In Intervallen von 30—45 Minuten gebe ich je 30 ccm 30% Magnesiumsulfatlösung, auch hier erscheint es manchmal zweckmäßig, noch Atropin zu geben. Leichte Farbstoffunterschiede können uns gelegentlich als Hinweis dienen, die eine oder die andere Maßnahme am anderen Tag neuerdings in Anwendung zu bringen.

Im Anschluß an diese Prozedur versuche ich es auch mit der Darreichung von 10%iger frisch bereiteter WITTE-Peptonlösung (ebenfalls 30 ccm); nicht selten führt Pepton eher zu einem Erfolg als Magnesiumsulfat; ähnliche Manöver sollen auch mit Eigelb oder Olivenöl unternommen werden. Zwecks Erzielung möglichst starker Wirkungen empfiehlt es sich, eventuell alle Pharmaka mit cholekinetischen Eigenschaften gleichzeitig zu geben; man wird zunächst Magnesiumsulfat intraduodenal reichen, dann 40—50 ccm Olivenöl, kombiniert mit Atropin und Hypophysin. Oft kann man es als Erfolg buchen, wenn ein bis dahin schmerzfrei verlaufender Dauerzustand unter dem Einfluß solcher duodenaler Behandlungen zu einer neuen schweren Attacke führt, die dann den Stein heraustreibt; die Lösung des Steines mit oder ohne Schmerzattacke muß nicht während der Duodenalspülung erfolgen, sie kann erst nach einigen Stunden einsetzen.

In jedem Lande gibt es Gallensteindoktoren, die angeben, mit ihren Ölkuren Wunder wirken zu können. Damit wird sicherlich viel Schwindel getrieben, aber immerhin ist an der Tatsache gelegentlicher Erfolge nicht zu zweifeln; dies gilt auch für den totalen Gallengangverschluß; jedenfalls ist es sehr peinlich, wenn man sich dem Patienten gegenüber unbedingt für die Operation eingesetzt hat und ihn dann 3—4 Wochen später ohne Gelbsucht wieder sieht, nachdem er sich einer solchen Ölkur unterzogen hat. Ich versuche es bei Patienten mit totalem Gallengangverschluß ebenfalls mit Ölkuren und habe damit Erfolge gesehen. Wenn man sich vergegenwärtigt, welchen Einfluß Olivenöl im Tierexperiment auf den Gallenaustreibungsmechanismus haben kann, dann sehe ich nicht ein, warum man einen solchen therapeutischen Versuch nicht auch ohne Zauberei machen soll.

Will man einen intensiven cholekinetischen Stoß auf ein im Gallengang verkeiltes Konkrement ausüben, so eignet sich dazu entweder Histamin (0,001 subkutan) oder Hypophysin bzw. Pituitrin (1—2 ccm; 1 ccm = 5 VOEGTLIN-Einheiten); im Anschluß an eine solche Maßnahme kann es zu einem starken Anfall kommen, der hin und wieder den Stein nach außen befördert; bei entzündlichen Gallenblasen muß man der Perforationsgefahr wegen vorsichtig sein; über kombinierte Wirkungen von Magnesiumsulfat mit Ölkur haben wir bereits berichtet; man hat als Anregungsmittel der Gallenwegmuskulatur auch das Pilocarpin (0,01—0,02 subkutan) empfohlen.

Als unterstützender Faktor kommt auch Wärmeapplikation in Betracht. Einmal sah ich einen ganz eindeutigen Erfolg nach Blutegeln; in der Gegend der Gallenblase ließ ich sechs Blutegel anbeißen; innerhalb einer halben Stunde traten Schmerzen auf; es kam zu einem typischen Anfall, worauf die seit vier Wochen bestehende Gelbsucht rasch verschwand.

Überblickt man die Resultate der konservativen Maßnahmen, die zum Ziel haben, einen an der Papille festsitzenden Gallenstein ins Rollen zu bringen, so sind die Ergebnisse, soweit es sich um einen totalen Gallengangverschluß handelt, nicht sehr ermutigend; die Zahl der Mißerfolge ist viel größer als die der Erfolge; ich kann über 46 einschlägige Kuren berichten, bei denen ich Gelegenheit hatte, den Verlauf genau zu verfolgen:

Tabelle 17.

Gesamtzahl	Dauer des Ikterus	Dauer der internen Behandlung	Erfolg		Operation	Postoperative Todesfälle
			Abgang des Steines	Unverändert		
18 Fälle	bis 6 Wochen	2—4 Wochen	5 (27%)	15	10 mal	1 (10%)
10 „	„ 8 „	1—3 „	2 (20%)	8	7 mal	2 (30%)
6 „	12—14 „	2—3 „	0	6	6 mal	1 (16,6%)
4 „	16—18 „	2—3 „	1	3	2 mal	1 (50%)
4 „	20—22 „	3 „	0	4	3 mal	1 (33%)
4 „	länger als 24 Wochen	3—4 „	0	4	4 mal	2 (50%)

Je kürzer die Dauer der Gelbsucht mit komplettem Verschluß, desto günstiger gestalteten sich die operativen Erfolge; aus dieser Statistik glaube ich die praktische Konsequenz ziehen zu können, daß der Patient mit totalem Gallengangverschluß möglichst bald der Operation zugeführt werde und man sich bei länger währendem Ikterus nicht zu lange mit Ölkuren und ähnlichen Maßnahmen aufhalten soll. In den 18 Fällen, die schon länger als zehn Wochen unter den Folgen der Gelbsucht zu leiden hatten, bei denen nur einmal der Stein durch eine Kur gelöst werden konnte, waren die Konkremente, wie die Operation zeigte, in ca. 70% so groß, daß die Möglichkeit eines spontanen Abganges des Steines gegen das Duodenum unwahrscheinlich war. Darnach ließe sich fast sagen, daß bei jedem länger währenden totalen Gallensteinverschluß als Ursache ein größeres Konkrement in Frage kommt; immerhin sollen Versuche, auf internem Wege das Konkrement zu beseitigen, nicht unterlassen werden, denn die operativen Resultate meiner Beobachtungsreihe sind nicht günstig, wobei ich allerdings betonen möchte, daß manche Operation von weniger geübten Chirurgen durchgeführt wurde; aber jedenfalls ergeben die länger währenden Fälle von totalem Gallengangverschluß die ungünstigeren Resultate.

DENK berichtet über 61 Fälle mit chronischem Ikterus; diese Statistik, die mit einem Ergebnis von nur 13% Todesfällen abschließt, läßt sich mit meiner

Zusammenstellung nicht gut vergleichen, weil DENK zwischen totalem und partiellem Gallengangverschluß keinen Unterschied macht und außerdem in seiner Statistik auch hochfiebernde Fälle mitberücksichtigt. Damit dürfte es auch zusammenhängen, warum er in den ersten vier Wochen seit Bestehen der Gelbsucht mehr Todesfälle beobachtete als später:

Tabelle 18.

Gesamtanzahl der Operationen		Postoperativ gestorben	Todesursache
61		8	5 Leberinsuffizienz 1 Pneumonie 1 Anurie 1 Pankreatitis
Ikterus- dauer	2—4 Wochen	16 Fälle	4 Todesfälle (3 Leberinsuffizienz, 1 Pankreatitis)
	4—8 ,,	22 ,,	3 Todesfälle (2 Leberinsuffizienz, 1 Anurie)
	2—6 ,,	13 ,,	1 Todesfall (1 Pneumonie)
	über 6 Monate	10 ,,	0 Todesfall

Ich verfüge über sieben Fälle, bei denen wir die Diagnose auf Steinverschluß stellten und auf die Operation drängten, die aber leider vom Patienten oder dessen Angehörigen abgelehnt wurde; sie alle sind gestorben, und zwar zwei Fälle sieben Monate nach Beginn der Gelbsucht, zwei Fälle nach acht Monaten, ein Fall nach $8^1/_2$ Monaten und zwei nach zehn Monaten. Die meisten Patienten verfielen allmählich in einen Zustand hochgradigster Entkräftung. Sie wurden schläfrig, zeigten vereinzelte Blutungen, manche auch leichte Fiebersteigerungen, aber schwere Erscheinungen von „Cholämie" fehlten. Die Sektion all dieser Fälle war sehr deprimierend, weil man stets den Eindruck mit nach Hause nahm, daß die Operation relativ einfach durchzuführen gewesen wäre. Komplikationen im Sinne einer Cholangitis bestanden nicht. Auch Zeichen einer schweren hämorrhagischen Diathese waren bei der Sektion nicht zu bemerken.

Ist das Hindernis beseitigt, so fließt Galle ab, die reich an Bilirubin ist; Gallensäuren und Cholesterin erscheinen in normaler Menge erst später; entleert sich dauernd helle Galle, so kann das als ungünstiges Symptom gewertet werden; besonders gilt dies vom Abgang von weißer Galle; sie besteht fast nur aus Kochsalz, Schleim und Wasser.

Wir wollen das Kapitel nicht abschließen, ohne noch einmal zu betonen, daß man sich bei den durch Stein bedingten totalen Gallengangverschlüssen nicht allzu lange mit internistischen Maßnahmen zur Mobilisierung des Konkrementes aufhalten soll, weil man sonst zu leicht Gefahr läuft, die günstigste Zeit für die Operation zu versäumen.

Ist man auf Grund diagnostischer Beobachtungen zu dem Ergebnis gekommen, daß als Ursache des totalen Gallengangsverschlusses ein Tumor in Frage kommt, so wird man zunächst therapeutisch ähnlich vorgehen wie beim Steinverschluß, denn so mancher Fall, der zunächst alle Charakteristika eines malignen Prozesses darbot, kann sich schließlich doch noch als gutartig entpuppen, so daß Überraschungen selbst bei älteren Leuten gar nicht so selten sind. Wenn sich allerdings das COURVOISIERsche Zeichen ganz eindeutig feststellen läßt, dann erscheinen energische Eingriffe, wie Ölkuren oder Magnesiumspülungen, kombiniert mit Pituitrin, die häufig auch mit Durchfällen verbunden sind, wenig angebracht; daß man sich durch die Größe des Gallenblasentumors diagnostisch nicht einseitig festlegen soll, haben wir bereits erwähnt. Jedenfalls erscheint es besonders bei totalem Gallengangverschluß und gleichzeitigem Courvoisierschen Symptom ratsam, bald zur Probelaparotomie zu raten. Bestätigt sich die Annahme einer großen steinfreien Gallenblase, dann soll der Chirurg, soweit er nicht aus besonderem Grunde anderer Ansicht ist, auf eingreifendere Prozeduren, wie Versuch einer Isolierung des Ductus choledochus, Freilegung des Tumors usw. verzichten und sofort eine Kommunikation zwischen Gallenblase und Darm (meistens Duodenum) herstellen; selbst wenn regionäre Metastasen zu sehen sind, soll tunlichst eine Möglichkeit für den Gallenabfluß geschaffen werden, um wenigstens den Ikterus zu beseitigen; es ist erstaunlich, wie rasch sich ein Patient, der bis dahin unter schwerem Ikterus zu leiden hatte, selbst wenn es sich um einen malignen Prozeß handelt, nach Verbindung der Gallenblase mit dem Darm wieder erholt. Die Erholung ist manchmal so auffällig, daß man an der bei der Operation gestellten Diagnose eines malignen Tumors zu zweifeln beginnt. Meist hält allerdings das Wohl befinden — das gelegentlich bis zu einer Gewichtszunahme von fast 15—20 Kilogramm führen kann — nur wenige Monate lang an. Neuerliches Einsetzen der Gelbsucht verrät das Fortschreiten des malignen Prozesses, der dann innerhalb weniger Wochen den Verfall der Kräfte herbeiführt. Hält aber das Wohlbefinden weiter an und kommt es innerhalb eines Jahres zu keiner Verschlimmerung, dann war die Choledocho- bzw. Cholecysto-Duodenostomie keine Palliativoperation, sondern sie bedeutete einen heilenden Eingriff; der fälschlich als Pankreaskopfcarcinom imponierende palpable Tumor wird dann wohl einer chronischen Pancreatitis entsprochen haben; mit Narbenbildungen muß man ebenfalls gelegentlich rechnen; das Wesentliche, worauf der Internist im Interesse des Patienten ganz besonderen Wert legen muß, ist die möglichst rasche Durchführung einer Gallenweg-Darm-Verbindung, wozu uns vornehmlich das Courvoisiersche System auffordert. Ob in einem solchen Fall die Gallenblase oder der erweiterte Ductus choledochus zur Anastomose herangezogen werden soll, hat in erster Linie der Chirurg zu entscheiden. Im Prinzip ist die Choledocho-Duodenostomie das bessere Vorbeugemittel, sowohl gegen die Gefahr von Steinrezidiven als auch zur Verhinderung von gelegentlich auftretenden Infektionen des großen Gallenblasenhohlraumes.

2. Behandlung des Pruritus.

Die beste Behandlung des den Ikterus so häufig begleitenden Pruritus besteht in erster Linie in der Beseitigung des Grundleidens, also in unserem Falle in der Beseitigung des Hindernisses innerhalb der Gallenwege. Der Pruritus kann manchesmal eine solche Intensität annehmen, daß sich der Patient schon aus diesem Grunde zur Operation entschließt. Insofern erscheint es unter Umständen gar nicht so erwünscht, eine Therapie gegen den Pruritus einzuleiten, um die Operation nicht allzu lang hinauszuziehen. Aber abgesehen davon, sind leider unsere internen Maßnahmen gegen den Pruritus wenig erfolgreich. Der Hautpflege hat man jedenfalls besondere Aufmerksamkeit zu schenken, da sich auf dem Boden von kleinen Kratzeffekten leicht schwere entzündliche Veränderungen entwickeln können. Solange der Patient sich in einem warmen Bad befindet, hört das Hautjucken zumeist auf; es empfiehlt sich daher, diese Bäder, soweit keine sonstigen Kontraindikationen vorliegen, auf möglichst lange Zeit auszudehnen; Zusätze, wie Essig, Soda, Zitronensaft, essigsaure Tonerde, Carbolsäure oder Eichenrinde, werden empfohlen. Gelegentlich sieht man vorübergehend ein günstiges Resultat, wenn man diese verschiedenen Mittel, mit warmem Wasser verdünnt, auf die besonders juckenden Stellen lokal appliziert. Bei hartnäckigem oder intensivem Pruritus ist der Effekt aller dieser Maßnahmen nur vorübergehend oder fehlt ganz. Zu lokalen

Einreibungen empfiehlt man auch Salben, z. B. 5% Carbolsäuresalbe, 10% Bromocollsalbe oder 10% Anästhesinsalbe; manchmal lokalisiert sich der Juckreiz auf ganz bestimmte Stellen; hier kann man es mit Einreibungen von Chloroform, Menthol oder Salicylsäure, ferner Calmitol oder Tumenol in Alkohol oder Öl versuchen. An inneren Mitteln wird Bromkali, Pilocarpin (0,01—0,02 pro die) und auch Atropin (0,0005—0,001) empfohlen. Ich habe die besten Erfolge mit kleinen Calomeldosen gesehen; in solchen Fällen gebe ich dreimal täglich 0,03 bis 0,05. Man kann diese Calomeltherapie durch mehrere Tage hindurch völlig gefahrlos geben; kommt es doch zu Diarrhoen, so geht man mit der Dosis herunter; ich verwende das Calomel allerdings lieber zur Behandlung des Pruritis bei Leberparenchymerkrankungen als beim mechanischen Stauungsikterus; manchmal kann man auch durch orale Gaben von Salicylsäure (Natr. salicyl. 1,0—2,0 pro die) gute Erfolge erzielen. In jüngster Zeit werden kleine Luminaldosen (Luminaletten) sowie Ergotamintartarat (Gynergen-Tabletten) empfohlen. In verzweifelten Fällen muß man schließlich zu Narkoticis greifen.

3. Behandlung der Verdauungsstörungen.

Die durch das Fehlen der Galle im Darme verursachten Verdauungsstörungen lassen sich beim rein mechanisch bedingten Stauungsikterus in der Regel leicht beseitigen, um so mehr, als sie im Gegensatz zum Icterus catarrhalis nur selten im Vordergrunde stehen. Bei Fehlen der Galle wird das Fett schlechter resorbiert; es wird daher vielfach empfohlen, dem Patienten kein Fett zu reichen. Um aber das kalorische Defizit zu decken, muß man mehr Kohlehydrate und Eiweiß reichen; gibt man doch Fett, so können bei mechanischem Ikterus bis 60% verlorengehen, 40% werden aber immerhin resorbiert; bei totaler Gallenfistel finden sich im Stuhl 40% des aufgenommenen Fettes. Besteht sicher nur ein mechanischer Stauungsikterus, z. B. auf der Basis eines Steines, so sehe ich nicht ein, warum man dem Patienten, vorausgesetzt, daß es gegen Fett keinen Ekel empfindet, jegliches Fett vorenthalten soll; ich glaube, man kann dadurch der fast unvermeidlichen Abmagerung besser vorbeugen als durch Überfütterung mit Fleisch und Kohlehydraten.

Was dem Patienten im Darme bei einem Gallengangverschluß in erster Linie fehlt, sind vermutlich die Gallensäuren, nebenbei vielleicht auch der Gallenfarbstoff; es ist doch sehr verwunderlich, daß bei Gallenfistelhunden eine Anämie einsetzt, die sich aber sehr rasch bessert, wenn man solchen Tieren Galle reicht. Ich gebe bei mechanischem Ikterus gerne kleine Gallensäurequantitäten, und zwar nicht, um eine cholagoge Wirkung zu erzielen, sondern um die Fettresorption zu fördern. Von der Wirksamkeit dieser Therapie habe ich mich auch in Stoffwechselversuchen überzeugen können, was durch die Resultate dreier Analysen belegt werden soll.

Tabelle 19.

	Vor der Fütterung mit Gallensäuren				Während der Fütterung mit Gallensäuren			
	Prozentueller Fettgehalt des trockenen Stuhles	Absolute, in 3 Tagen ausgeschiedene Fettmenge	Unresorbiert in Prozent des Nahrungsfettes	Wieviel Prozent des Kotfettes sind gespalten	Prozentueller Fettgehalt des trockenen Stuhles	Absolute, in 3 Tagen ausgeschiedene Fettmenge	Unresorbiert in Prozent des Nahrungsfettes	Wieviel Prozent des Kotfettes sind gespalten
Steinverschluß I..	47,6	72,6	20,7	65,7	38,6	50,3	15,0	60,9
„ II.	50,1	65,6	24,7	58,0	42,6	46,7	14,6	62,0
„ III	40,9	68,0	19,7	62,6	32,8	50,3	11,6	57,0

Ich verabfolge Natrium glycocholicum in kleinen Gelatinkapseln zu 0,1—0,15 g bis 1,0—1,5 g pro die; hie und da kommt es zu leichten Diarrhoen, die in der Regel sogar angenehm empfunden werden, da der Patient mit totalem Gallengangverschluß ohnedies zu Obstipation neigt.

D. Therapie des inkompletten Gallengangverschlusses.

Die Behandlung des inkompletten Gallengangverschlusses unterscheidet sich kaum von der des totalen Verschlusses; auch hier wird man sich zunächst bemühen, mit internen Maßnahmen die Gallenwege von Konkrementen zu säubern, doch erscheint eine scharfe Trennung zwischen der Behandlung bei Steinen, die außerhalb des Ductus choledochus sitzen, von der Behandlung bei Konkrementen in der Nähe der Papille, nicht immer leicht, zumal gelegentlich mehrere Steine im Hauptstamm der Gallenwege liegen können, ohne daß dies unbedingt zu einem deutlichen Ikterus führen muß. Sehr viele Fälle, die das Symptomenbild des inkompletten Gallengangverschlusses zeigen, sind durch eine Infektion der Gallenwege kompliziert. Man hat fast den Eindruck, als würde der nicht absolut festsitzende Gallenstein im Bereiche der Papille besonders günstige Bedingungen für die Entstehung einer Cholangitis schaffen, so daß man diesem Umstande seine ganz besondere Aufmerksamkeit zuwenden muß. Welche Mittel stehen uns zur Verfügung, um einer drohenden Cholangitis vorzubeugen? Sicherwirkende Desinfizientia des Gallenwegsystems kennt man kaum, immerhin rechnet man gemeinhin die Salicylsäure und das Urotropin zu ihnen, weil beide durch die Galle ausgeschieden werden; weniger das Experiment als vielmehr die klinische Erfahrung müssen einen gewissen entzündungshemmenden Einfluß dieser Medikamente anerkennen; ob auch eine keimtötende Wirkung besteht, soll dahingestellt bleiben. LEPEHNE lehnt das Urotropin als Gallendesinfiziens ab, weil es zwar durch die Galle ausgeschieden wird, aber keine Spaltung in Formaldehyd erfährt. Auch das Trypaflavin hat man als Gallendesinfiziens in Anwendung gebracht, z. B. in Verbindung mit galletreibenden Abführmitteln. Wenn man aber den Verlauf einer Gelbsucht verfolgen will, hat das Trypaflavin den Nachteil, daß die Ausscheidung dieses Akridinfarbstoffes im Harn, der dann fluoresziert und Aldehydreaktion gibt, zu einer Täuschung Veranlassung geben kann. Findet man im Verlaufe einer Gelbsucht, besonders bei der Annahme eines mechanischen Ikterus, im Harn plötzlich die Aldehydprobe stark positiv, so denkt man zunächst an das Wegsamwerden des Ductus choledochus; da aber die Aldehydprobe fälschlicherweise als Kriterium für das Vorhandensein des Urobilins allein gilt, so kann durch Trypaflavin ein solches erfreuliches Ereignis vorgetäuscht werden, während der komplette Verschluß in Wirklichkeit weiter besteht. Eine wirksame Desinfektion bzw. eine Prophylaxe einer Gallenweginfektion kann am besten durch eine Anregung des Gallenflusses erreicht werden, soweit dies das mechanische Hindernis überhaupt zuläßt. Vielleicht spielt hier die Dehydrocholsäure eine wichtige Rolle; man kann bei Fällen mit partiellem Gallengangverschluß und gleichzeitiger Cholangitis nach Decholininjektionen kritische Temperaturstürze sehen und damit eine rasche Besserung des ganzen Prozesses erreichen; NEUBAUER und ADLERSBERG geben es (als Decholin) gelegentlich auch per os, wobei sie es — hiezu genügen kleine Dosen — mit Salicylsäure kombinieren. In vitro läßt sich eine bakterizide Wirkung der Dehydrocholsäure nur gegenüber wenig wirksamen Mikroorganismen nachweisen. So wie durch Störungen der Darmtätigkeit eine Infektion der Harnwege erfolgen kann, so können auch die Gallenwege infiziert werden; man wird daher auf dieses Moment, bei allen Zuständen, wo die Gefahr einer Cholangitis droht, ganz besonders Rücksicht nehmen; speziell bei bettlägerigen Patienten muß darauf sehr geachtet werden; im übrigen verweisen wir auf unsere Darlegungen im Kapitel über die Behandlung der Cholelithiasis.

E. Der abklingende mechanische Ikterus.

Dieses Krankheitsbild bereitet diagnostisch meist nur wenige Tage Kopfzerbrechen. Obwohl es eigentlich keine Krankheit an sich ist, so sollen doch einige Worte darüber gesagt werden. Zieht man die wichtigsten, diagnostischen Kriterien, die bei jeder Gelbsucht zu prüfen sind, heran, so kann man z. B. folgenden Befund erheben. Der ikterische Patient zeigt eine direkte Bilirubinprobe im Serum; im Harn Aldehydreaktion bei geringer Gallenfarbstoffausscheidung; der Duodenalsaft ist intensiv gallig verfärbt; wegen der Diskrepanz zwischen dem Duodenalsaft einerseits, der Gelbsucht und dem Harnbefund anderseits denkt man vorerst an den Icterus catarrhalis; zur Stützung dieser Diagnose läßt man eine Galaktoseprobe anstellen, die aber negativ ausfällt; auch andere Funktionsprüfungen sprechen gegen eine parenchymatöse Leberstörung, so daß man in diagnostische Schwierigkeiten gerät. Je länger man aber einen solchen Fall verfolgt, desto mehr tritt die Hautverfärbung in den Hintergrund, bis sie innerhalb 2—3 Wochen völlig verschwunden ist. Daß es sich hier tatsächlich um einen mechanischen Gallengangverschluß gehandelt hat, der die intensive Verfärbung der Haut herbeigeführt hat und nun nach Verschwinden des Hindernisses langsam abklingt, läßt sich manchmal dadurch sicherstellen, daß wir am Schlusse der ganzen Untersuchung eine Röntgenaufnahme der Gallenblase anfertigen, die die Anwesenheit von Steinen ergibt. Ebenso wie die Wanderung eines Steines aus der Gallenblase gegen den Ductus choledochus schmerzfrei verlaufen kann, so braucht auch der Übertritt des Gallensteines in den Darm nicht unbedingt mit Beschwerden einherzugehen. Es kann aber auch vorkommen, daß der Steinbefund in der Gallenblase einen Nebenbefund darstellt — ein Gallenstein*träger* muß nicht gallenstein*krank* sein — und daß der Ikterus doch auf einen Leberparenchymschaden zurückgeführt werden muß.

In diesem Zusammenhang erscheint es vielleicht interessant, einige verläßliche Angaben zu machen, wie lange es dauert, bevor sich beim Menschen nach Gallengangverschluß die ersten sichtbaren Zeichen einer Gelbsucht einstellen, und umgekehrt wie lange die Haut noch ikterisch verfärbt erscheint, wenn das Hindernis beseitigt wurde. Ich habe einmal Gelegenheit gehabt, gleichsam ein Experiment am Menschen zu verfolgen, wo man den Zeitpunkt genau bestimmen konnte, wann der Gallengangverschluß erfolgt war. Hier vergingen etwa zwei bis drei Tage, bevor die Gelbsucht an der Haut und an den Skleren deutlich zu erkennen war; es erscheint mir wichtig, auf den langsamen Beginn hinzuweisen, weil nach meinen Erfahrungen das stürmische Einsetzen einer intensiven Gelbsucht dem rein mechanischen Ikterus kaum eigen ist. Das Entstehen einer stärkeren Gelbsucht gleichsam von heute auf morgen ist häufiger bei den parenchymatösen Ikterusformen zu sehen.

Ist es einmal zur Verlegung des Ductus choledochus gekommen, so nimmt die Intensität der Gelbsucht kontinuierlich zu und erreicht in der Regel innerhalb von 8—10 Tagen ihren Höhepunkt.

Unterbindet man bei Kaninchen den Ductus choledochus, so findet man im Serum folgende Bilirubinwerte: Normal 0,1 mg%; nach zwei Stunden 0,155 mg%; nach drei Stunden 0,2 mg%; nach 24 Stunden 0,9 mg%; dann sinkt der Wert wieder langsam auf 0,2 mg%.

Hört die Ursache des Gallengangverschlusses auf — der Zeitpunkt läßt sich auch hier, z. B. bei einer Operation, genau feststellen —, so blaßt das ikterische Kolorit der Haut und Schleimhäute relativ rasch ab.

Ich möchte den Abschnitt — Stauungsikterus — nicht schließen, ohne noch einmal auf die große Bedeutung des zahlenmäßig erfaßten Bilirubingehaltes im Serum hinzuweisen; will man eine Gelbsucht richtig beurteilen, so soll man in erster Linie den Gallenfarbstoffgehalt im Blute dauernd verfolgen; auf diese Weise ist eine Verschlechterung oder Besserung des Zustandes viel besser zu beurteilen, als aus allen anderen Erscheinungen; vor allem soll man sich nicht von der Hautbeschaffenheit — also vom sichtbaren Ikterus — beeinflussen lassen; hier gibt es große Enttäuschungen, was wohl damit zusammenhängt, daß die Haut den Gallenfarbstoff viel länger zurückhält, als vielleicht andere Organe; in dem Sinne ist es nicht zu weit gegangen, wenn man sagt: Was der Blutzucker für den Diabetiker bedeutet, das ist der Bilirubingehalt für den Leberkanken. Jedenfalls ist der abklingende Ikterus am besten zu erkennen, wenn man sich an den Bilirubingehalt des Serums hält.

III. Der sogenannte Icterus catarrhalis — die akute interstitielle Hepatitis mit Ikterus.

Wer reichlich Gelegenheit hat, sich mit dem Beginn, dem Verlauf, den Symptomen und vor allem mit der Pathogenese des sogenannten Icterus catarrhalis zu beschäftigen, muß zu der Überzeugung kommen, daß so manches, was über diese Krankheit in den verschiedenen Lehr- und Handbüchern zu lesen ist, sich mit den objektiven Befunden nicht immer vereinbaren läßt. An dem Bestehen der Krankheit, die wir Ärzte vielfach noch als Icterus catarrhalis bezeichnen, ist nicht zu zweifeln — dies lehrt die tägliche Erfahrung. Ob es sich aber hier stets um dieselbe Krankheit handelt und ob sich nicht hinter dem, was wir mit dem gleichen Namen bezeichnen, eine Vielheit von pathologischen Prozessen verbirgt, ist außerordentlich schwer zu entscheiden. Die pathologische Anatomie, die Grundlage jeder klinischen Forschung, läßt uns hier völlig im Stich. Jedenfalls vermeiden es die pathologischen Anatomen, sich zu dieser Krankheit irgendwie zu äußern. Man wird es daher verstehen, wenn ich mit äußerster Vorsicht an die Beschreibung dieser Krankheit herangehe; es gehört daher derzeit die Klinik des sogenannten Icterus catarrhalis noch zu den schwierigsten Kapiteln der Leberpathologie.

A. Historische Entwicklung der Lehre vom sogenannten Icterus catarrhalis.

Die ursprüngliche Vorstellung, daß jede Gelbsucht auf einer Behinderung des Gallenabflusses beruhe, beeinflußte lange Zeit hindurch die Anschauung, die sich die meisten Ärzte über das Krankheitsbild des sogenannten Icterus catarrhalis bildeten. Es scheinen zuerst englische Ärzte, VIRCHOW[1] nennt STOKES[2] und GRAVES,[3] die Meinung vertreten zu haben, daß sich zum Krankheitsbild eines Gastroduodenalkatarrhs Gelbsucht hinzugesellen kann und der Gelbsucht wahrscheinlich ein Übergreifen des Katarrhs auf die Gallenwege zugrunde liegt; durch den Katarrh soll die Galle zäh und dickflüssig werden, wodurch sie die feinen Gallenwege verstopft und den Ikterus bedingt. Diese Vorstellung fand in

---

[1] VIRCHOW: Virchows Arch. **32**, 117 (1864).
[2] STOKES: London M. u. S. J. **3**, 198 (1839).
[3] GRAVES: Clin. Lectures **1864**, 632.

Virchow einen eifrigen Verfechter; er ging sogar darüber hinaus und nahm bei allen Formen von Ikterus, bei denen sich in den größeren Gallenwegen kein greifbares Hindernis findet, eine ähnliche Entstehung an. Gegen den Einwand, daß sich bei den Sektionen solcher Fälle der Ductus choledochus für die Sonde durchgängig erweist und auch die Galle anscheinend normale Beschaffenheit zeigt, wendete Virchow ein: „Man übersieht, daß katarrhalische Zustände der Schleimhäute, genau so wie erythematöse und erysipelatöse der äußeren Haut, mit dem Tode Veränderungen eingehen, durch welche das Verhalten derselben Teile während des Lebens zuweilen fast ganz unkenntlich wird...‟ „Ich behaupte also‟, sagt Virchow an einer anderen Stelle, „daß in diesem Falle der kadaveröse Zustand überhaupt keinen bestimmten Maßstab für den vitalen abgibt.‟ In weiteren Besprechungen dieser Frage betont Virchow, daß es sich beim katarrhalischen Ikterus überhaupt nicht um Veränderungen in den Gallenwegen, sondern vielmehr um solche an der Mündungsstelle des Ductus choledochus oder, genauer gesagt, an dessen Portio intestinalis handelt. „Dieser Teil ist es, an welchem sich die Verstopfung bildet und sogar bei Druck auf die Gallenblase Galle passieren läßt, aber welcher offenbar bei Lebzeiten ein erhebliches Hindernis darbieten kann.‟ Man erkennt gleichsam als Rest des an der Papilla Vateri abgelaufenen Prozesses eine deutliche Schwellung des Gewebes (Sukkulenz, zuweilen Hyperämie, sogar mit Blutung ins Gewebe) oder die Anwesenheit eines aus Schleim und Epithelmassen bestehenden weißlichen Pfropfens; eine plötzliche Erweiterung und gallige Verfärbung des ganzen Ductus choledochus bei Enge und fast farbloser Beschaffenheit der Portio intestinalis soll das Kriterium sein, an das sich der Anatom bei der Beurteilung solcher Fälle zu halten hat.

18 Jahre, bevor Virchow diese Anschauung vertrat, ist er noch lebhaft für das Bestehen eines hämatogenen Ikterus eingetreten (z. B. bei der Phosphorvergiftung oder Pneumonie). Schwerwiegende Gründe müssen ihn daher veranlaßt haben, im Anschluß an die Darlegungen über den Icterus catarrhalis nunmehr folgendes zu sagen: „Gehe ich mit diesen Anschauungen an die Betrachtung der einzelnen Formen desjenigen Ikterus, der nicht aus grobmechanischer Veranlassung zu erklären ist, so finde ich, daß die Wahrscheinlichkeit eines hämatogenen Ursprungs überaus zusammenschrumpft; ich habe mich darüber schon früher, namentlich was den Icterus neonatorum betrifft, offen ausgesprochen; ich muß dasselbe in Beziehung auf die sogenannte pyämische Form, auf den Ikterus bei Typhus und der Pneumoniker, endlich auch der Gelbsucht nach Phosphorvergiftung tun; überall hier finde ich die Zeichen eines hepatogenen Ursprungs, einer wenn auch feinen, so doch immerhin mechanischen Veranlassung. Alle diese Zustände komplizieren sich mit Duodenalkatarrhen, und sie alle können daher auch biliös werden.‟ Jedenfalls ist aus diesen Äußerungen zu entnehmen, welche große Bedeutung Virchow den katarrhalischen Veränderungen an der Ausmündungsstelle des Ductus choledochus für die Pathogenese vieler Ikterusformen beigemessen hat.

Nur ein kleiner Teil der Anatomen schloß sich der Meinung Virchows an; die Mehrzahl verhielt sich ablehnend, aber offenbar beeinflußt durch die Autorität Virchows, hielten die meisten mit ihrer Meinung im Schrifttum zurück. Als sichtbarer Ausdruck der geringen Wahrscheinlichkeit, die man einer katarrhalischen Schwellung im Bereiche der Papilla Vateri bei den verschiedenen mit Ikterus einhergehenden Krankheiten zubilligte, mag die große Zahl von Theorien gelten, die man zur Erklärung gerade dieser Gelbsuchtform heranzog.

Während also die Anschauung, daß ein Schleimpfropf an der Mündung des Ductus choledochus als Ursache der Gelbsucht bei Pneumonie, Sepsis, Herzfehler, Phosphorvergiftung in Betracht kommt, als erledigt anzusehen ist, kann dies von einer anderen Krankheitsgruppe nicht behauptet werden. Jedem Arzt ist es geläufig, daß bei vielen Menschen im Anschluß an einen sogenannten Diätfehler, der mit Übelkeiten, Diarrhoen, Erbrechen, Kopfschmerzen usw. verbunden ist, häufig eine Gelbsucht auftritt. Da zu Beginn dieser Gelbsucht meist Zeichen eines Magendarmkatarrhs vorhanden sind, und es Schwierigkeiten bereitet, sich über die Pathogenese dieser Ikterusform genaue Vorstellungen zu bilden, so blieb man, vielfach in Ermangelung einer besseren Theorie, bei der alten VIRCHOWSCHEN Lehre und stellte sich vor, daß der infolge des Diätfehlers entstandene Magenkatarrh zunächst auf das Duodenum übergreift und sich schließlich sogar auf die Mündungsstelle des Ductus choledochus fortpflanzt; die Schwellung an der Papille führt zu einer Gallenstase, so daß auch diese Gelbsuchtsform als mechanisch bedingt anzusehen sei. Da als eigentliche Ursache ein Katarrh in Betracht komme, sei es vollkommen gerechtfertigt, von einem Icterus catarrhalis zu sprechen. Man ist gewohnt, alle Fälle von Gelbsucht, die scheinbar unvermittelt auftreten, ein bis mehrere Wochen dauern, eine günstige Prognose geben und nichts mit Gallensteinen oder Geschwulstbildungen zu tun haben, in die Gruppe des Icterus catarrhalis einzubeziehen. Bei den oben erwähnten Fällen von — sagen wir — „echtem" Icterus catarrhalis war das verbindende Glied zwischen Namen und Pathogenese dieser Krankheit der vorangegangene Diätfehler. Hier könnte man sich tatsächlich vorstellen, daß vielleicht die alimentäre Intoxikation das auslösende Moment einerseits für den Magenkatarrh, anderseits für die katarrhalische Schwellung der Papillengegend ist. Da aber diese anamnestische Angabe nicht selten fehlt, so kommt es, daß man Fälle, bei denen trotz gewissenhaftester Aufnahme der Anamnese ein Diätfehler als Ätiologie nicht nachzuweisen ist, dennoch in die Gruppe des Icterus catarrhalis einbezieht, weil als Ursache weder ein Tumor noch ein Stein, noch ein anderes bekanntes ätiologisches Moment angenommen werden kann und außerdem das Leiden gutartig verläuft.

Das Anfangsstadium der sogenannten katarrhalischen Gelbsucht kann gelegentlich sehr stürmische Erscheinungen bedingen, die schon wegen Fieber und allgemeiner Hinfälligkeit an einen Infekt denken lassen. Nimmt man noch hinzu, daß sich im Verlaufe einer solchen Krankheit auch ein Milztumor entwickelt, so ist es verständlich, wenn so mancher Arzt für die Entstehung einer solchen Gelbsucht eher eine Infektion als eine Intoxikation verantwortlich zu machen geneigt war. Was lag daher näher, als umgekehrt zu schließen, daß der Magendarmkatarrh, auf den zunächst anamnestisch und pathogenetisch so großes Gewicht gelegt wurde, einen sekundären Faktor darstellt, während die Infektion von entscheidender Bedeutung ist. Dies wirkte sich auch in der Namengebung aus, da man in solchen Fällen lieber von einem Icterus infectiosus sprach. Ansätze zu einem Ikterus sieht man wohl bei sehr vielen schweren Infekten, doch kommt es nur selten zu einer voll entwickelten Gelbsucht, weil es sich meist um Prozesse handelt, die schon nach verhältnismäßig kurzer Zeit zum Tode führen.

Diejenigen, die sich nicht völlig von der Lehre VIRCHOWS trennen wollten, dachten an Kombinationen von Katarrh und Infektion im Sinne einer infektiösen Cholangitis. Nur wenige — ich nenne hier vor allem AUFRECHT[1] und HEITLER[2] — sahen schon frühzeitig im Icterus catarrhalis die Teilerscheinung einer allgemeinen Infektion; besonders muß es uns wundernehmen, wenn AUFRECHT schon zu damaliger Zeit von einer Parenchymerkrankung der Leber sprach.

Jene Ärzte, die in einem Teil der Fälle von scheinbar gutartigem Ikterus doch ein infektiöses Agens in Betracht zogen, schienen recht zu behalten, als von

---

[1] AUFRECHT: Arch. klin. Med. **40**, 619 (1887).
[2] HEITLER: Wien. med. Wschr. **1887**, Nr. 29.

WEIL[1] eine typische Infektionskrankheit beschrieben wurde, bei der es neben Fieber, Albuminurie, Milztumor auch zu einer Gelbsucht kommt, die mit dem Icterus catarrhalis viele gemeinsame Züge hat.

Icterus catarrhalis mit gutartigem Verlauf kann gelegentlich auch epidemisch auftreten; eine ganze Gemeinde, ein Pensionat oder die Bewohner einer Kaserne können gleichzeitig erkranken. Manchmal gelingt es, einen Mikroorganismus als Übeltäter festzustellen. Eine große Bedeutung wird dabei dem Paratyphusbazillus zugesprochen. Für die Erklärung der Ikteruspathogenese hat man damit nicht viel gewonnen, höchstens in negativem Sinn, daß nämlich ein Duodenalkatarrh bei solchen epidemischen Fällen als Ursache weniger in Frage kommt. Von diesen und ähnlichen Gesichtspunkten aus ist es daher nicht zu verwundern, wenn manche Ärzte bemüht waren, für dieses pathogenetisch unklare Krankheitsbild einen weniger präjudizierenen Namen einzuführen; so entstand z. B. der Name Icterus simplex.

NAUNYN,[2] der große Leberpathologe, hoffte der Klärung des Problems dadurch näherzukommen, daß er als Ursache vieler Fälle von Icterus catarrhalis die sogenannte Cholangie betonte; er gibt zwar die Möglichkeit von Duodenumveränderungen zu, die rein mechanisch die Entstehung einer Gelbsucht in die Wege leiten können, doch legt er das Schwergewicht auf die „Cholangie". Was er unter diesem Begriff versteht, ist schwer zu umgrenzen, selbst wenn man sich noch so genau an die Beschreibung hält: „Als cholangisch bezeichne ich den Icterus, der auf krankhaften Vorgängen in den Gallenwegen beruht; es handelt sich keineswegs bei jeder Cholangie um einen richtigen entzündlichen Vorgang, und deshalb ist ihre zusammenfassende Bezeichnung als Cholangitis ungeeignet. Zur ‚Cholangitis' gehören entzündliche Veränderungen (in den Gallengängen oder ihrer Umgebung), die bei Cholangie vorhanden sein *können*, aber nicht vorhanden zu sein brauchen." Auch eine andere Stelle aus NAUNYNs Arbeiten erscheint wenig verständlich: „Abwesenheit von Erscheinungen der Cholangitis und ebenso das normale Aussehen der Galle schließt das Bestehen von infektiöser Cholangitis nicht aus." Wenn man somit Cholangie weder anatomisch noch histologisch fassen kann, ist es leicht, überall eine Cholangie verantwortlich zu machen, wo uns die wahre Ursache einer Gelbsucht unbekannt ist.

Konkretere Vorstellungen brachte die Kriegszeit; in der österreichischen Armee konnten wir zahlreiche Fälle von Icterus catarrhalis beobachten. Meist begann das Leiden mit Inappetenz und Diarrhoen, nachdem die Betroffenen vorher längere Zeit unter hartnäckiger Obstipation zu leiden hatten. Zeichen, die für Morbus Weil sprachen, lagen nicht vor; die Gelbsucht verursachte nur selten besondere Beschwerden, denn sonst wäre es nicht möglich gewesen, daß so mancher mit Ikterus behaftete Soldat noch schweren Felddienst leistete. Es war uns mehrfach Gelegenheit geboten, Fälle von Icterus catarrhalis, die akut an einer Kriegsverletzung gestorben waren, anatomisch zu untersuchen. Die Leber und die übrigen Bauchorgane wurden möglichst frisch konserviert und einer genauen Untersuchung zugeführt. Weder an der Einmündungsstelle des Ductus choledochus, noch an anderen Stellen im Bereiche der größeren Gallenwege war ein Hindernis oder gar der berüchtigte Schleimpfropf zu finden. Auch von der Ansammlung einer besonders dickflüssigen Galle war nirgends etwas zu bemerken; die Galle war hell und enthielt nicht mehr Schleim oder Leukocyten, als sonst in der Leichengalle zu beobachten ist. Die Schleimhaut des Duodenums wurde auch einer mikroskopischen Untersuchung zugeführt, aber auch hier zeigten sich keinerlei entzündliche Erscheinungen.

---

[1] WEIL: Arch. klin. Med. **39**, 209 (1886).
[2] NAUNYN: Grenzgeb. **31**, 537 (1919).

Die vier untersuchten Lebern zeigten makroskopisch ein normales Aussehen; mikroskopisch bot sich das Bild, das ich für den Ikterus durch Destruktion des Leberparenchyms als charakteristisch beschrieben habe. Dies, zusammen mit verschiedenen klinischen Beobachtungen, war für mich der Anlaß, dem Krankheitsbild des Icterus catarrhalis eine andere Deutung zu geben. Ich[1] sehe in einem Großteil der Fälle von sogenanntem Icterus catarrhalis nicht einen Katarrh der Gallenwege, sondern eine akute destruierende Hepatitis. Demnach handelt es sich beim „sogenannten" Icterus catarrhalis keineswegs um eine gleichgültige Lebererkrankung, wie vielfach auch heute noch angenommen wird, sondern um einen Zustand, der teils zur akuten Leberatrophie, teils zur Lebercirrhose Beziehungen hat.

Diese von mir entwickelte Anschauung hat jetzt allgemein Anklang gefunden. Ein Grund, weshalb man dem Studium dieser Krankheit ganz besondere Aufmerksamkeit zuwendet, ist auch darin zu erblicken, daß man glaubt, in ihr endlich den langgesuchten pathologischen Zustand gefunden zu haben, der einer allgemeinen, mehr oder weniger schweren Parenchymerkrankung der Leber entspricht. Damit wäre uns auch ein Testobjekt für die verschiedenen Leberfunktionsprüfungen gegeben.

Die *Schlüsselstellung* des Icterus catarrhalis als Parenchymerkrankung erfuhr eine wesentliche Klärung, als es gelang, die Beziehungen zur serösen Entzündung klarzustellen. Anscheinend handelt es sich beim Icterus catarrhalis um eine interstitielle seröse Durchtränkung der Leber, unter Umständen auch der Nachbarorgane.[2] Daraus ergibt sich auch die innige Beziehung des Icterus catarrhalis zu manchen anderen Krankheitsbildern, wobei weniger die Gelbsucht als vielmehr die seröse Entzündung des Leberparenchyms das verbindende Glied darstellt. Vom Symptom der Gelbsucht ausgehend, haben wir in dem Krankheitsbild des Icterus catarrhalis die seröse interstitielle Hepatitis kennengelernt, die einmal mit, ein andermal ohne Gelbsucht einhergehen kann. Mit der Tatsache, daß es auch andere Leberparenchymerkrankungen auf serös-entzündlicher Grundlage gibt, bei denen die Gelbsucht nicht unbedingt im Vordergrund stehen braucht, müssen wir uns diagnostisch abfinden. Man wird es daher verstehen, warum ich mich seit langer Zeit für das Krankheitsbild des Icterus catarrhalis sine ictero eingesetzt habe.

Seitdem man im Icterus catarrhalis eine diffuse Leberparenchymerkrankung sieht, macht sich auch das Bestreben geltend, für diesen Zustand den richtigen Namen zu finden. In der Absicht, hier zunächst nichts zu präjudizieren, einigten sich manche auf die Bezeichnung Icterus simplex. Da aber dieser Zustand — wie ich besonders betont habe — durchaus nicht immer harmlos ist, sondern in ihm eine mildere Form der akuten Leberatrophie erblickt werden muß, so scheint auch dieser Name wenig angebracht. Derzeit sucht man die alte Nomenklatur durch drei neue Bezeichnungen zu ersetzen: man spricht jetzt häufig von akuter Hepatose, akuter Hepatitis und Hepatopathie. Das entscheidende Wort hat aber der pathologische Anatom zu sprechen; solange dies nicht geschieht, möchte ich vorläufig an der alten, eingebürgerten Bezeichnung festhalten, obwohl ich mir der Unlogik dieses Namens vollkommen bewußt bin. In diesem Sinne bevorzuge ich den Namen „*sogenannter Icterus catarrhalis*", obwohl es richtiger wäre, hier von einer *akuten interstitiellen serösen Hepatitis mit Ikterus* zu sprechen.

---

[1] Eppinger: Kraus-Brugsch, Pathologie und Therapie, Bd. VI/2, S. 97. 1923.
[2] Eppinger, Kaunitz u. Popper: Die seröse Entzündung. Wien: Julius Springer. 1935.

B. Symptomatologie.

Da sich hinter dem Zustand, den man als sogenannten Icterus catarrhalis bezeichnet, wahrscheinlich Verschiedenes verbergen kann, ist es mißlich, die Symptomatologie eines zunächst nicht fest umschriebenen Zustandes zu besprechen. Man läuft dabei Gefahr, entweder zu schematisieren oder Symptome zu beschreiben, von denen sich nachträglich herausstellt, daß sie einem anderen Krankheitsbild angehören. Jedenfalls erscheint es zweckmäßig, zunächst von rein praktischen Gesichtspunkten auszugehen und die Symptomatologie des „typischen" Icterus catarrhalis zu schildern.

1. Prodromalsymptome.

Man stellt die Diagnose Icterus catarrhalis nur ungern, wenn sich nicht aus der Anamnese irgendwelche Anhaltspunkte für einen überstandenen „Diätfehler" ergeben. Dazu sind durchaus nicht nur jene Menschen disponiert, von denen es bekannt ist, daß sie einen auffallend „empfindlichen" Magen haben. Von besonderer Bedeutung erscheint uns folgende Feststellung: Der Patient kann zumeist genau angeben, wann er im Anschluß an den Genuß einer bestimmten Mahlzeit plötzlich erkrankte, oder er kann auch berichten, daß nicht er allein, sondern mehrere Personen, die dieselbe Speise zu sich genommen hatten, im Anschluß an diese Mahlzeit unter gleichen Erscheinungen erkrankt sind. Es ist auffallend, wie rasch sich nach dem Genuß der ominösen Mahlzeit Krankheitszeichen bemerkbar machen. Leider ist es nur in den wenigsten Fällen möglich, Reste der anscheinend verdorbenen Speise der bakteriologischen Untersuchung zuzuführen; immerhin bot sich mir zweimal die Gelegenheit, in den Speiseresten Paratyphusbazillen nachzuweisen. Die Schnelligkeit, mit der oft die ersten Erscheinungen nach einem Diätfehler aufzutreten pflegen, verleiht der Annahme eine gewisse Berechtigung, daß in den genossenen Speisen nicht nur pathogene Bakterien, sondern auch irgendwelche Toxine vorhanden waren und wahrscheinlich diese das pathogene Prinzip darstellen; denn zumeist setzen schon nach wenigen, oft bereits 1—2 Stunden nach Genuß des Nahrungsmittels die ersten Krankheitszeichen ein. Gerade wegen dieses stürmischen Beginns kann der Patient zumeist genau angeben, zu welcher Stunde er krank wurde. Stürmische Prodromalsymptome sind aber durchaus nicht immer die Regel, da die objektiven wie subjektiven Erscheinungen eines sogenannten Diätfehlers individuell sehr verschieden sind. In einem Teil der Fälle kommt es anfangs nur zu Erbrechen, dabei können die Patienten durch 1—3 Tage Diarrhoen, Inappetenz und sogar Fieber haben; die Zunge ist meist stark belegt, die Kranken sehen schlecht aus, sind abgeschlagen, so daß sie sich kaum auf den Beinen halten können. In nicht wenigen Fällen fühlen sie sich schwer krank. Quälender Kopfschmerz, Hinfälligkeit und anhaltendes Erbrechen zwingen sie, sofort das Bett aufzusuchen. In anderen Fällen wieder haben die Kranken unter dem Diätfehler so wenig zu leiden, daß sie ihren gewohnten Pflichten nachgehen können, nur die völlige Inappetenz mahnt sie zur Vorsicht. Nicht selten beobachtet man die schwersten Allgemeinerscheinungen, wenn das betreffende Individuum auf den Diätfehler mit Obstipation reagiert.

Als eigentliche Ursache eines Diätfehlers kommen häufig verdorbene Speisen, Wurst, fettes Fleisch oder Konserven in Betracht; gelegentlich sind es auch überreichlicher Alkoholgenuß oder sehr fettreiche Speisen. Das Intervall zwischen dem Genuß der verdorbenen Nahrung und den ersten Erscheinungen der schleichend einsetzenden Gelbsucht beträgt etwa 3—10 Tage; manchmal kommt es vor, daß sich der Patient scheinbar ganz wiederhergestellt fühlt, ehe die ersten Zeichen der Gelbsucht in Erscheinung treten. Nur wer gleich von Anfang an auf die Farbe des Harns oder des Blutserums achtet, wird von den kommenden Ereignissen nicht überrascht und kann den drohenden Leberschaden auch vermeiden. Irgendwelche Beziehungen zwischen der Schwere der initialen Erscheinungen und der Intensität des sich anschließenden Ikterus bestehen nicht.

Es sind vor allem schwedische Ärzte, die im Icterus catarrhalis weniger die Folge einer alimentären Schädigung als vielmehr die Begleiterscheinungen einer Infektion sehen; ihrer Meinung nach sind daher die dem Ausbruch der Gelbsucht vorangehenden Prodrome echte Inkubationssymptome. Ein solcher Verdacht drängt sich besonders dann auf, wenn die Prodrome mit Fieber einhergehen. Die schwedischen Forscher sahen sich ganz besonders veranlaßt, an eine Infektion zu denken, weil man gelegentlich eine auffällige Häufung der Erkrankungen beobachtete. Sie sprechen von einer Art Epidemie, ein Moment, auf das auch bei der Besprechung der Entstehung der akuten Leberatrophie hingewiesen wird. Übrigens ist die Beobachtung des epidemischen Auftretens des Icterus catarrhalis nicht nur in Schweden bekannt, sie ist eine ganz allgemeine Erscheinung, die sich namentlich in den Nachkriegsjahren allerorts zeigte. Ein Nachweis spezifischer Mikroorganismen ist bis jetzt nicht gelungen. Mit der Möglichkeit eines Morbus Weil ist immer zu rechnen, deswegen erscheint es zweckmäßig, tunlichst oft den Tierversuch durchzuführen; der Morbus Weil stellt in unseren Gegenden die Seltenheit vor; der Ikterus bei Morbus Weil ist intensiv, aber meist von kurzer Dauer. Bezüglich unserer Anschauungen über die alimentäre Intoxikation verweisen wir auf unser Buch „Die seröse Entzündung". Mit dem Nachweis von niedrig gebauten toxischen Produkten, die sich im Stuhle finden und vielleicht eine Rolle spielen, beschäftigen wir uns erst seit kurzer Zeit.

2. Die Gelbsucht.

Eine stärkere Urobilinurie wird bei den meisten Diätfehlern beobachtet; ist es gerechtfertigt, in diesem Symptom das Zeichen einer Leberschädigung zu sehen, so könnte man sagen, daß gleich von Anfang an die Leber betroffen ist. Manchmal hält das dunkle Kolorit des Harns auch dann noch an, wenn sich der Patient von dem Diätfehler subjektiv wieder vollkommen erholt hat. Nimmt die Urobilinausscheidung besonders hohe Grade an, so findet man zumeist auch eine deutliche Erhöhung des Bilirubingehaltes im Serum. Die nunmehr auch unverkennbare subikterische Verfärbung der Skleren, die gar nicht selten bei vielen Magendarmstörungen zu beobachten ist, kann bei entsprechender Therapie immer noch zurückgehen. Dieses subikterische Kolorit braucht an Intensität nicht zuzunehmen; nichtsdestoweniger erweckt es den Verdacht, daß eine Hepatitis vorliegt. In vielen Fällen setzt die Gelbsucht stürmisch ein; gleichsam über Nacht wird der Patient ikterisch. Hierbei ist die Tatsache bemerkenswert, daß im Beginn der Gelbsucht das Gesicht und die Brust stärker gelb erscheinen als die Haut der unteren Extremitäten. Der Ikterus nimmt jetzt rasch zu. Außer der Gelbfärbung stellt sich häufig bei Ausbruch des Ikterus neuerdings ein allgemeiner Schwächezustand ein, der den Patienten außerordentlich quält. Daß besonders in diesem Stadium der Kreislauf unter kollapsähnlichen Symptomen darniederliegen kann, wird uns später noch zu beschäftigen haben. Nach den Angaben von BRUGSCH[1] zeigt die Hautverfärbung vielfach den Farbton des sogenannten „Rubinikterus". Der Gallenfarbstoff, der im Serum vermehrt gefunden wird, zeigt anfänglich die Charakteristika einer indirekten Kuppelung; später überwiegt (nach VAN DEN BERGH) die direkte Reaktion.

Die Dauer und Stärke der Gelbsucht schwankt in weiten Grenzen; wir kennen

---

[1] BRUGSCH: Dtsch. med. Wschr. **1930**, 48.

Fälle, bei denen der sogenannte Icterus catarrhalis wochen-, ja monatelang bestanden hat und dann dennoch restlos abheilte. Irreführend in der Beurteilung etwaiger Schwankungen kann das Hautkolorit sein. Man muß wissen, daß die Haut im Verlaufe einer länger währenden Gelbsucht beträchtliche Mengen von Bilirubin speichert und daß beim Abklingen der Krankheit der Farbstoff nur langsam aus der Haut verschwindet. So kann z. B. das Hindernis für den normalen Gallenabfluß schon längst behoben sein, während die Haut noch immer intensiv gefärbt erscheint. Um sich daher über den Verlauf des Prozesses verläßlich zu orientieren, ist es notwendig, fortlaufend den Bilirubingehalt im Serum zu überprüfen. Als weiteres Zeichen einer Besserung kann die Abnahme des Farbstoffgehaltes im Harn erkannt werden, sie ist sehr häufig mit einer Vermehrung der Harnmenge verbunden. Die einzelnen Ikterusformen verhalten sich in bezug auf das Abblassen der Haut nicht gleich; beim Icterus catarrhalis verschwindet die Verfärbung der Haut viel langsamer als bei einem noch so lange anhaltenden mechanischen Ikterus.

3. Verhalten der Leber.

Die physikalische Untersuchung der Leber läßt bereits im Anfangsstadium — und zwar, wie ich glaube, schon zur Zeit der Prodrome — eine deutliche Vergrößerung erkennen; sie fühlt sich härter, der Rand stumpf an; im weiteren Verlauf kann der Leberrand schärfer werden. Jedenfalls spielen Schwankungen in der Konsistenz und Größe der Leber diagnostisch eine Rolle, wobei man sich im allgemeinen durch die Palpation über die Größe der Leber besser orientiert als durch die Perkussion. Schon GERHARDT[1] hat mit Nachdruck darauf hingewiesen, daß beim Icterus catarrhalis die Gallenblase gar nicht so selten zu tasten ist. Wir achten, seitdem wir uns für das Gallenblasenödem interessieren, besonders darauf und glauben, bei Icterus catarrhalis gar nicht so selten eine leichte Druckempfindlichkeit der Gallenblasengegend gefunden zu haben; als konstanter Befund darf dies aber nicht angesehen werden. Je länger die Gelbsucht anhält, desto stärker treten Schwankungen in der Größe und Konsistenz der Leber auf, gleichzeitig damit kann sich auch das allgemeine Wohlbefinden ändern. Oft hat man den Eindruck, als würde mit der Größenzunahme der Leber die Intensität der Gelbsucht — gemessen am Bilirubingehalt im Serum — steigen; umgekehrt sieht man bei Verkleinerung der Leber die Bilirubinämie absinken. Die Konsistenzvermehrung der Leber kann manchmal so auffällig sein, daß man gelegentlich vor die Frage gestellt wird, ob sich hier nicht ein wachsender Tumor entwickelt; am folgenden Tag kann aber der vermeintliche Tumor wieder völlig verschwunden sein.

Fälle mit auffallend rascher Verkleinerung der Leber sind prognostisch immer vorsichtig zu werten. Auf die Schwierigkeit, sich über die wahre Größe der Leber ein Urteil zu bilden, haben wir bereits mehrfach hingewiesen. In diesem Zusammenhang möchte ich auf einen eigentümlichen Fall verweisen, der illustrieren soll, daß es im Verlaufe eines Icterus catarrhalis tatsächlich zu sehr starker Verkleinerung der Leber kommen kann. Ein Patient mit einem länger währenden Ikterus, bei dem die Leber auffallend starke Größenschwankungen zeigte, wurde der Operation zugeführt, die aber keinen Anhaltspunkt für ein mechanisches Hindernis erkennen ließ. Wohl aber zeigte die Leber, die auffallend klein war, Runzelungen an ihrer Oberfläche, wie ich sie nur noch bei der akuten Leberatrophie gesehen habe; eine energische Dextrose-Insulin-Therapie, verbunden mit Diathermie der Leber, brachte innerhalb kurzer Zeit völlige Heilung.

---

[1] GERHARDT: Volkmanns Vortr., 17. VI. 1871.

4. Verhalten der Milz.

Während Gelbsuchtsformen, die mechanisch durch eine unkomplizierte Cholelithiasis oder einen Tumor bedingt sind, eine Milzvergrößerung vermissen lassen, spielt der Milztumor bei Icterus catarrhalis, obzwar er nie sehr große Dimensionen annimmt, diagnostisch eine wichtige Rolle. Die Milz ist in den meisten Fällen nicht nur perkutorisch vergrößert, sondern auch deutlich tastbar. Hält der Krankheitsprozeß länger an, so kommt es meist zu einer weiteren Vergrößerung der Milz, die parallel zu den Schwankungen der Lebergröße ebenfalls Änderungen zeigt. Heilt die Erkrankung restlos ab, so kehrt auch die Milz zu ihrer ursprünglichen Größe zurück; hält aber der sogenannte Icterus catarrhalis länger an, so kann der Milztumor, trotz Schwindens der Gelbsucht, durch Monate hindurch weiterbestehen, ja gelegentlich dauernd vorhanden bleiben. Die Vergrößerung der Milz erscheint mir im Zusammenhang mit dem Krankheitsbild des Icterus catarrhalis diagnostisch so beachtenswert, daß ich in zweifelhaften Fällen auch das Röntgenbild zu Rate ziehe. Nach Luftfüllung des Abdomens bereitet es meist keine Schwierigkeit, sich über die wahre Milzgröße zu orientieren. Bei größeren Milztumoren ist der mit Barium gefüllte Magen von der Seite her deutlich eingedellt.

5. Bradycardie, Hautjucken und Blutdruck.

Alle Gelbsuchtformen, mit Ausnahme des Icterus haemolyticus, können Hautjucken und Bradycardie zeigen. Der Icterus catarrhalis nimmt keine Sonderstellung ein, es ist aber zu betonen, daß nach unseren Erfahrungen gerade beim Icterus catarrhalis Pruritus und Bradycardie ganz besonders häufig zur Beobachtung kommen, was gelegentlich sogar differentialdiagnostisch Verwertung finden kann. Irgendwelche Beziehungen zur Intensität des Ikterus bzw. der Bilirubinämie lassen sich weder hinsichtlich der Bradycardie noch des Pruritus feststellen; auch das plötzliche Verschwinden des Pruritus muß — obwohl es sonst als Regel angesehen werden kann — nicht unbedingt als Zeichen einer bevorstehenden oder eingetretenen Besserung gelten. Scheinbar unmotiviertes Umschlagen der Bradycardie in Tachycardie muß prognostisch als ungünstiges Symptom — eventuell Übergang in akute Leberatrophie — im Zusammenhang mit anderen Erscheinungen gewertet werden. Im Anfang des Krankheitsbildes ist mit dem Bestehen eines Dauerkollapses zu rechnen; dieser äußert sich sowohl im niederen arteriellen als auch im niederen venösen Blutdruck. Diese Befunde stehen manchmal so im Vordergrunde, daß sie diagnostisch verwertbar sind. Der Nachweis eines niederen arteriellen Blutdruckes ist leicht; um den genauen Venendruck zu bestimmen, benötigt man Apparate. Gut wird man über den Venendruck orientiert, wenn man sich an die Füllung der peripheren Hautvenen hält; in nicht wenigen Fällen von parenchymatösem Ikterus erscheinen die Venen der in der Herzhöhe befindlichen Hand auffallend leer.

6. Verhalten des Harns.

Eine dunkle Farbe des Harns im Anschluß an einen Diätfehler kann den Beginn der kommenden Gelbsucht anzeigen; als Ursache dieser Dunkelfärbung kommt zunächst nur Urobilin und Urobilinogen in Frage. Der Bilirubingehalt im Serum erreicht meist beträchtliche Grade, bevor es zu einer Gallenfarbstoffausscheidung durch den Harn kommt. Der Patient kann bereits deutlich ikterisch, der Harn jedoch noch frei von Bilirubin sein. Allmählich ändert sich das Verhältnis: auf der Höhe der Krankheit ist mitunter reichlich Bilirubin und nur sehr wenig Urobilin im Harn nachzuweisen. Wenn man die Bilirubinausscheidung beim mechanischen Stauungsikterus mit der beim Icterus catarrhalis vergleicht, so zeigt sich ein eigentümliches Verhalten, das sogar diagnostisch verwertet werden kann. Bringt man nämlich den Serumbilirubinspiegel zu den Gallenfarbstoffmengen, die durch den Harn ausgeschieden werden, in Beziehung, so läßt sich schließen, daß die Niere beim Icterus catarrhalis den Gallenfarbstoff nicht in dem Maße ausscheidet, wie man entsprechend dem hohen Gallenfarbstoffwert im Serum erwarten sollte. Vielleicht deutet dies auf einen Nierenschaden hin, den ROKITANSKY bei der akuten Leberatrophie schon vor langer Zeit beschrieben hatte. Wenn sich das Krankheitsbild bessert, tritt wieder reichlich Urobilinogen im Harn auf; auch nachdem der Ikterus wieder völlig abgeklungen ist und die Bilirubinwerte im Serum zur Norm zurückgekehrt sind, findet sich meist immer noch reichlich Urobilinogen im Harn. Eine gesteigerte Urobilinurie, die besonders lang anhält, mahnt zur Vorsicht.

Gallensäuren scheinen beim Icterus catarrhalis in bestimmten Stadien immer vorhanden zu sein; in Fällen mit ungünstiger Prognose findet sich im Harn Albumen; die NOTHNAGELschen Gallenfarbstoffzylinder sind auch ohne Albuminurie nachweisbar.

Dem Verhalten der Acetonurie schenke ich schon lange besondere Aufmerksamkeit. Manche Patienten zeigen bei alimentärer Intoxikation reichlich Aceton im Harn; bei anderen wieder kann es trotz viel schwererer Allgemeinstörung vollkommen fehlen. Zu dieser Art von Patienten gehören — wenigstens lehrt mich dies meine persönliche Erfahrung — vielfach jene, die als Kandidaten für Icterus catarrhalis in Betracht kommen. Jedenfalls kann ich mich nicht erinnern, im Verlaufe eines schweren Icterus catarrhalis, selbst wenn Erbrechen und Inappetenz bestanden hatten, eine deutliche Acetonurie gesehen zu haben.

7. Verhalten der Stühle.

In dem Maße, als der Ikterus und die Bilirubinurie an Intensität zunehmen, werden die Stühle auch beim Icterus catarrhalis heller, also farbstoffärmer. Vollkommene Acholie des Stuhles, namentlich durch längere Zeit hindurch, muß nach meiner Erfahrung beim Icterus catarrhalis als seltene Ausnahme gelten. Fälle von sogenannter katarrhalischer Gelbsucht mit intensivem Ikterus, bei welchen während des ganzen Krankheitsverlaufes die Stühle arm an Farbstoff sind, aber nie völlig acholisch werden, sind häufig. Bestand einmal eine Acholie, so kann es als Zeichen der Besserung gelten, wenn neben dem Abblassen der Hautfarbe die Stühle wieder farbstoffhaltig werden; allerdings gibt es nicht selten Fälle, bei denen trotz Zunahme der Stuhlfarbe die Gelbsucht — gemessen am Serumbilirubingehalt — weiter anhält, ja sogar an Intensität zunimmt. Daraus ergibt sich das scheinbare Paradoxon: normale Stuhlbeschaffenheit und doch reichlich Gallenfarbstoff im Serum.

Neben dem Farbstoffgehalt des Stuhles interessiert uns auch der Fettgehalt des Stuhles. Das Vorkommen von Fettsäuren gehört im allgemeinen zum Bild des mechanischen Ikterus, wofür der Mangel an Gallensäuren und die geringen Alkalimengen verantwortlich zu machen sind. Auch in Stühlen von Patienten, die an Icterus catarrhalis leiden, finden sich Fettsäuren, doch lange nicht in dem Ausmaße wie beim gewöhnlichen Gallengangverschluß. Dagegen ist die Anwesenheit größerer Neutralfettmengen nichts Seltenes; allerdings gibt es auch hier individuelle Schwankungen, und Fälle, wo sich im Stuhl auch bei wiederholter Untersuchung kein Neutralfett nachweisen läßt, sind häufig, vermutlich sogar in der Mehrzahl. Mit Abklingen der Gelbsucht kann das Neutralfett wieder vollkommen aus dem Stuhl verschwinden, wir kennen aber Fälle, bei denen sich im

Anschluß an eine scheinbar harmlose katarrhalische Gelbsucht eine typische chronische Pankreatitis entwickelt hat, die dann viele Jahre später durch die Obduktion bestätigt wurde. Wir glauben daher, der Vermutung Ausdruck geben zu können, daß die gelegentlich zu beobachtende Steatorrhoe auf eine Schädigung der äußeren Pankreasfunktion bezogen werden kann; ob es sich dabei um mechanische Störungen oder um diffuse Parenchymschädigungen handelt, möchten wir dahingestellt sein lassen. Funktionsstörungen der LANGERHANSschen Zellen im Sinne einer vorübergehenden Nüchternhyperglykämie habe ich im Verlaufe des Icterus catarrhalis nie gesehen; ebensowenig Störungen im Sinne einer Fermententgleisung.

8. Verhalten des Duodenalsaftes.

Will man bei einem Ikterus, gleichgültig welcher Art, klare Vorstellungen über die Beschaffenheit der Gallensekretion erhalten, so muß man mittels der EINHORNschen Sonde den Duodenalsaft prüfen. Die Ergebnisse, die man bei entsprechender Kritik und Beherrschung der Methode erlangt, sind viel aufschlußreicher und beweisender als jene, die man aus den alleinigen Untersuchungen des Stuhles und Harns erhält. Deswegen soll man es sich zum Prinzip machen, in jedem sicheren oder fraglichen Fall von Icterus catarrhalis die Duodenalsonde nicht nur einmal, sondern wiederholt einzuführen. Dieses Verfahren deckt große Unterschiede bei den verschiedenen Formen von Icterus catarrhalis nach Nahrungsmittelvergiftung auf. So sehen wir neben Fällen, bei denen die Gallensekretion gelegentlich völlig versiegt, solche, bei denen anscheinend normale oder etwas hellere Galle im Duodenum erscheint. Schließlich gibt es sogar seltene Fälle, in welchen der Gallensaft trotz dauerndem Ikterus und bleibender Bilirubinämie auffallend dunkel erscheint.

Auch beim abklingenden Ikterus kann man zwei Formen unterscheiden: In dem einen Fall kommt es zu einer förmlichen Gallenflut, so daß man den Eindruck gewinnt, als wäre jetzt tatsächlich ein Hindernis beseitigt, während wir bei der anderen Gruppe trotz Abnahme der Gelbsucht — beurteilt an dem Bilirubingehalt des Serums — einen hellen Duodenalsaft finden; es ergeben sich somit ähnliche Verhältnisse wie im Stuhl, nur mit dem Unterschied, daß man durch die Beobachtung des Duodenalsaftes auch feinere Unterschiede erfassen kann. Prüft man gleichzeitig die Farbe des Stuhles und des Duodenalsaftes, so zeigt sich manchmal insofern eine Differenz, als sich der Stuhl frei von Farbstoff erweist, während sich im Duodenalsaft noch reichlich Bilirubin findet. Vermutlich wird ein Teil des von der Leber gelieferten Gallenfarbstoffes während der Darmpassage resorbiert. Kennt man diese Eigentümlichkeit, dann wird man es auch verstehen, warum man fälschlicherweise beim Icterus catarrhalis so häufig einen Gallenverschluß annimmt, während er tatsächlich gar nicht besteht.

Man hat sich vielfach bemüht, irgendwelche Vorstellungen über die Art der Gallensäureausscheidung speziell beim Icterus catarrhalis zu gewinnen. Die Methoden zur Ermittlung zuverlässiger Zahlen sind so schwierig, daß die Klinik bislang daraus nur sehr wenig Nutzen ziehen konnte. Von den zahlreichen Methoden scheinen noch immer jene am verläßlichsten, die auf dem Prinzip der Oberflächenspannung beruhen; sie haben dabei den Vorteil, daß sie verhältnismäßig leicht durchführbar sind. Wir haben den Gallensäuregehalt der Galle (bzw. des Duodenalsaftes) bei verschiedenen pathologischen Zuständen untersucht (BETH[1]), Nutzen für die Diagnostik konnten wir daraus kaum gewinnen. Im allgemeinen dürfte bei Icterus catarrhalis die Ausscheidung an Gallensäuren

---

[1] BETH: Wien. Arch. inn. Med. 2, 563 (1921).

vermindert sein; die niedrigsten Werte fanden wir in einem Falle von akuter Leberatrophie, es kann daher die Höhe der Gallensäureausscheidung ein Maß für die Schwere der Leberschädigung sein. ROSENTHAL hat[1] mit anderen Methoden auch keine vielsagenden Resultate erhalten.

In manchen Fällen von Icterus catarrhalis findet sich im Duodenalsaft Eiweiß; es ist natürlich schwer zu entscheiden, ob das Eiweiß tatsächlich aus der Leber stammt oder von einer Duodenitis herrührt.

9. Verhalten des Blutes und der Gefäße.

Bei der Zählung der roten Blutkörperchen ergeben sich manchmal Verhältnisse, die uns später bei der Besprechung der Pathogenese des sogenannten Icterus catarrhalis noch weitgehend beschäftigen werden. In nicht wenigen Fällen — vor allem im Beginn und bei akuten Verschlechterungen des Allgemeinzustandes — liegen die Erythrocytenwerte sehr hoch; sie sinken mit dem Fortschreiten oder der Ausheilung der Erkrankung wieder ab. Die Vermehrung der roten Blutzellen ist manchmal so charakteristisch, daß diese Erscheinung in zweifelhaften Fällen sogar diagnostisch herangezogen werden kann. Änderungen im weißen Blutbild sind uns weniger aufgefallen.

Die Zahlen der Tabelle 20 entsprechen durchaus nicht unseren Gesamterfahrungen, sie wurden in letzter Zeit erhoben, als wir eine Serie von 12 Fällen hintereinander von diesem Gesichtspunkte aus überprüften.

Tabelle 20.

Fall	Erythrocytenzahlen in Millionen	
	beginnend	abgeklungen
W. ♀	5,0	3,9
P. ♀	4,0	3,6
W. ♀	4,6	3,8
W. ♀	4,7	4,2
E. ♂	5,4	4,9
B. ♀	4,6	4,5
T. ♀	6,4	4,9
K. ♂	5,0	4,4
I. ♂	5,2	4,3
H. ♂	5,1	4,2
S. ♂	5,2	4,3
B. ♂	5,1	4,3

Die Deutung dieser Erscheinung hat uns zunächst Schwierigkeiten bereitet; auf Wasserverlust allein ist diese mäßige Polycythämie kaum zurückzuführen, denn in typischen Fällen bleibt der Eiweißgehalt des Plasmas entweder unverändert oder der nimmt erst im weiteren Verlaufe ab. Zunächst hat uns die Beobachtung der Venen veranlaßt, an eine Verringerung der zirkulierenden Blutmenge zu denken, denn leere, kaum sichtbare Venen sind — ähnlich wie beim Kollaps — ein so häufiges Symptom des Icterus catarrhalis, daß auch dieses Zeichen in zweifelhaften Fällen diagnostisch verwertet werden kann. Im selben Sinne sprechen auch Messungen des Venendruckes, wobei nicht selten Werte ermittelt werden, die weit unter der Norm liegen; auch dies kann in diagnostisch zweifelhaften Fällen herangezogen werden. Unsere Annahme, daß es sich hier vielleicht um eine Verringerung der zirkulierenden Blutmenge handeln könnte, wurde zur Gewißheit, als wir entsprechende Analysen durchführten: Auf der Höhe eines Icterus catarrhalis ist die zirkulierende Blutmenge verringert. Wir sehen somit die gleichen Verhältnisse, wie wir sie anläßlich der Besprechung der serösen Entzündung im Rahmen der Nahrungsmittelvergiftungen erörtert haben.

Änderungen in der Resistenz der roten Blutzellen sind ebenfalls hin und wieder zu sehen, und zwar häufig im Sinne einer Resistenzsteigerung. Der Beginn der Hämolyse erfolgt nicht, wie normalerweise, bei 0,48%, sondern erst bei einer Kochsalzkonzentration von 0,44% und noch tiefer. Interessante Schwankungen

---

[1] ROSENTHAL: Klin. Wschr. **1930**, 1909.

zeigt sehr häufig der Eiweißgehalt des Plasmas. Parallel zur Verschlechterung sinkt der Eiweißgehalt stark ab und kehrt mit eintretender Besserung allmählich zum ursprünglichen Wert zurück.

Bezüglich des Verhaltens des Bilirubins im Blute — geprüft nach der Methode von HYMANS VAN DEN BERGH — kann man folgendes sagen: Im Anfang der Krankheit steigt das sogenannte indirekte Bilirubin über den Normalwert; dann kommt auch direktes hinzu, das jetzt immer mehr zunimmt. Auf der Höhe der Krankheit finden sich beide Arten nebeneinander, zumeist überwiegt das direkte Bilirubin. Beim Abklingen der Krankheit verschwindet zunächst das direkte Bilirubin und schließlich fällt auch das indirekte zur Norm ab. Die Gesamtwerte des Bilirubins im Blute sind gelegentlich sehr hoch. Wir legen auf die fortlaufende Untersuchung des Bilirubins großen Wert, weil sie uns das beste Kriterium ist, ob die Krankheit zunimmt oder abklingt; womit aber nicht gesagt sein soll, daß Fälle mit besonders hohen Bilirubinwerten ernster zu beurteilen sind als solche mit niedrigen. Über das Vorkommen von Gallensäuren im Blute läßt sich wenig Verläßliches sagen, weil wir uns auf die üblichen Methoden nicht verlassen können.

Die Cholesterinwerte schwanken. Bei schweren Formen, die sich allmählich der akuten Leberatrophie nähern, kann das Cholesterin absinken, besonders gilt dies von den Cholesterinestern; man hat hier von einem Estersturz gesprochen. Hohe Cholesterinwerte lassen sich im allgemeinen gegen Icterus catarrhalis verwerten; sie kommen häufiger bei mechanischem Ikterus vor.

Die Blutkörperchensenkung zeigt bei den einzelnen Formen von Icterus catarrhalis kein einheitliches Verhalten; es gibt Fälle mit Beschleunigung — sie sind in der Minderzahl —, während die überwiegende Mehrzahl normale oder eher etwas verzögerte Werte erkennen läßt.

10. Verhalten des Magendarmkanals.

Inappetenz, Neigung zu Erbrechen, Aufstoßen, schlechter Geschmack sind Zeichen, die den schweren Formen zukommen. Rückkehr des Appetits gehört zu den ersten Anzeichen einer Besserung des Leberprozesses. Neuerliches Einsetzen von Diarrhoen und Erbrechen ist meist mit einer Steigerung des Serumbilirubingehaltes verbunden, auch der Harn kann wieder farbstoffreicher werden. Verfolgt man fortlaufend die Azidätsverhältnisse des Magensaftes, so findet sich anfangs meist Subazidität oder Achylie, die bei Besserung allmählich normalen Säureverhältnissen Platz machen. Natürlich kann sich der Icterus catarrhalis zu einer bereits bestehenden Achylie hinzugesellen. In nicht wenigen Fällen ist die Nahrungsmittelvergiftung und die sich daran anschließende katarrhalische Gelbsucht die Ursache einer bleibenden Achylie. Die Röntgenuntersuchung läßt manchmal die Zeichen einer Gastritis erkennen; besteht Obstipation, so ist sie sehr hartnäckig, besonders wenn es sich um bettlägerige Patienten handelt. Manche Fälle von Icterus catarrhalis können den bekannten Foetor ex ore zeigen, der sonst nur im Koma hepaticum nachweisbar ist. Nur zu oft zeigen die schweren Formen, also gerade die Formen, die zu akuter Leberatrophie neigen, den Foetor hepaticus, was natürlich nicht ausschließt, daß auch solche Fälle bei entsprechender Behandlung völlig ausheilen; auf jeden Fall beanspruchen sie besondere Beachtung.

11. Funktionsprüfung der Leber.

Man kann im allgemeinen folgende Regel aufstellen: Beim mechanischen, z. B. durch Stein oder Tumor bedingten Ikterus, ebenso beim hämolytischen Ikterus ist die Leberfunktion ungestört, d. h. die bekannten Leberfunktionsprüfungen lassen keinerlei Unterschiede gegen die Norm erkennen. Im Gegensatz zu dieser immer wieder bestätigten Tatsache zeigen fast alle Fälle von Icterus catarrhalis Störungen. Bei der Galaktoseprobe werden bei Icterus catarrhalis so große Mengen durch den Harn ausgeschieden (z. B. nach 40 g Galaktose innerhalb der ersten vier Stunden 6,0—8,0 g), daß diese Probe wirklich differentialdiagnostischen Wert hat. Wir kennen kaum eine zweite Leberkrankheit, bei der die Galaktoseprobe so häufig positiv ausfällt wie eben beim Icterus catarrhalis; Ähnliches gilt auch von der Lävulosebelastung. Obzwar sich die Galaktosurie diagnostisch ausgezeichnet bewährt, muß man sich doch vor Augen halten, daß es Ausnahmen gibt, die uns sogar an die Möglichkeit denken lassen, eventuell mit einer Sondergruppe des Icterus catarrhalis zu rechnen. Es empfiehlt sich, in zweifelhaften Fällen sich nicht mit einer einmaligen Durchführung der Probe zu begnügen. Ein unbedingter Parallelismus zwischen Intensität der Gelbsucht und Höhe der Galaktoseausscheidung scheint nicht zu bestehen; hält trotz Abklingens des Ikterus die alimentäre Galaktosurie weiter an, so haben wir fast Recht zu sagen, daß die Hepatitis noch nicht abgeklungen ist; geschwunden ist anscheinend nur ein Symptom der Erkrankung, die Gelbsucht, nicht aber der Leberprozeß; solche Fälle sind weiter im Auge zu behalten.

Man hat gehofft, durch Feststellung der Blutzuckerkurven z. B. nach Genuß von Galaktose oder Traubenzucker verläßlichere Schlüsse für die Diagnose des Icterus catarrhalis ziehen zu können; eine diagnostische Verfeinerung der ursprünglichen Methoden ist dadurch nicht erzielt worden. Auch durch Darreichung von Phlorizin, das bei manchen Leberkrankheiten eine stärkere Glykosurie bedingt, sind wir in der Diagnostik des Icterus catarrhalis nicht weitergekommen.

Um Störungen im Eiweißstoffwechsel diagnostisch zu erkennen, sind die verschiedensten Untersuchungen vorgenommen worden; tatsächlich besteht bei einzelnen Formen eine vermehrte Aminosäureausscheidung im Harn; oft ist es gar nicht notwendig, noch durch Zulagen von Aminosäuren oder von Eiweiß die Störung zu steigern; solche Untersuchungen erfordern Laboratoriumsbehelfe und bleiben dadurch auf die Klinik beschränkt. In diagnostischer Hinsicht gewinnt man den Eindruck, daß Formen von Icterus catarrhalis die zu akuter Leberatrophie neigen, besonders häufig Störungen in der Stickstoffausscheidung zeigen. Deshalb wäre es sehr zu begrüßen, wenn uns zur Durchführung solcher Untersuchungen eine verhältnismäßig einfache klinische Methode zur Verfügung stünde. Die qualitative oder gar die quantitative Bestimmung des Leucins oder Tyrosins, die in der alten Klinik einmal eine so große Rolle gespielt hat, stößt ebenfalls auf technische Schwierigkeiten, so daß es noch am zweckmäßigsten erscheint — wenn man eine Funktionsprüfung des Eiweißstoffwechsels anstrebt —, die MILLONsche Reaktion zu Rate zuziehen. Bei schweren Fällen — Eiweiß muß fehlen oder vor Anstellung der Probe entfernt werden — ist diese fast immer positiv. Wenn man sich auch auf alle diese Proben, die den Eiweißstoffwechsel prüfen sollen, nicht unbedingt verlassen kann, so haben sie uns doch in der Überzeugung bestärkt, daß sich hinter manchen Formen von scheinbar harmlosem Icterus catarrhalis Prozesse verbergen können, die bereits zur akuten Leberatrophie in nächster Beziehung stehen. Gerade diese Beobachtungen waren für mich mit der Grund, bei manchen Formen von Icterus catarrhalis von einer Forme fruste der akuten Leberatrophie zu sprechen.

Nachdem PICK und MOLITOR auf die Bedeutung der Leber im Wasserhaushalt hingewiesen hatten, haben wir uns auch mit dem Wasserstoffwechsel bei Icterus catarrhalis beschäftigt. Tatsächlich ergeben sich hier wesentliche Unterschiede gegenüber der Norm. Injiziert man einem normalen Menschen in rascher Folge 1000 ccm Normosallösung, so kommt es zu einer durch Zählung der roten Blutkörperchen leicht erfaßbaren Hydrämie. Diese Hydrämie hält jedoch beim gesunden Individuum nicht lange an; bereits nach fünf Minuten sind wieder normale Verhältnisse festzustellen; übt man aber dieselbe Versuchsanordnung bei Icterus catarrhalis, so bleibt die Verwässerung des Blutes lange Zeit bestehen. Einfacher ist eine solche Prüfung durchführbar, wenn man, ähnlich wie bei der Funktionsprüfung der Nieren, eine bestimmte Flüssigkeitsmenge trinken läßt und nun prüft, wie rasch die Diurese einsetzt und wieviel von der genossenen Wasserquantität innerhalb vier Stunden wieder ausgeschieden wird. Mit einer geschädigten Leberfunktion hängt vielleicht auch die Tatsache zusammen, daß die Harnmengen auf der Höhe des Icterus catarrhalis sehr gering sind, während in der Rekonvaleszenz die Diurese mächtig ansteigt; Besserung der Diurese ist in dem Sinne oft ein günstiges Symptom.

In Fällen mit erhaltener Gallensekretion hat sich zur Feststellung der Diagnose eines Icterus catarrhalis ganz besonders die Azorubinprobe nach Matsuo bewährt. Notwendig hiebei ist die Duodenalsondierung; Gleiches dürfte auch von der Rose-bengale-Probe gelten. Während unter normalen Bedingungen der rote Farbstoff, der intravenös injiziert wird, nach 10—15 Minuten im Duodenalsaft erscheint, ist die Ausscheidung bei Icterus catarrhalis trotz anscheinend normal gefärbtem Duodenalsaft stark verzögert oder überhaupt nicht vorhanden. Klingt die Bilirubinämie ab und geht der Leberprozeß seiner Heilung entgegen, so nähert sich die Ausscheidung allmählich wieder der Norm. Mittels der Tetragnost-Methode, die zur röntgenologischen Darstellung der Gallenblase dient, hat man auch die Füllung der Gallenwege bei Icterus catarrhalis verfolgt; meist füllt sich dabei die Gallenblase entweder gar nicht oder nur sehr langsam. Die Möglichkeit einer komplizierenden Cholecystitis läßt sich ausschließen, wenn man die Jodfüllung nach Abklingen des Ikterus wiederholt und nunmehr normale Verhältnisse vorfindet. Es empfiehlt sich dabei, gleichzeitig auch die Farbstoffausscheidung aus dem Blute zu verfolgen. Normalerweise ist der Farbstoff etwa eine Stunde nach intravenöser Applikation im Serum nicht mehr nachweisbar.

Während sich die Takata-Probe bei den unterschiedlichen Cirrhosen ausgezeichnet bewährt, scheint ihr bei der Beurteilung der leichteren Formen von Icterus catarrhalis keine entscheidende Bedeutung zuzukommen. Immerhin empfiehlt es sich, im Verlaufe eines Icterus catarrhalis die Takata-Reaktion zu verfolgen, da oft ein Positivwerden einer vorher negativen Probe auf einen verhängnisvollen Verlauf der Erkrankung (akute Leberatrophie oder Übergang in Cirrhose) hindeutet.

C. Die verschiedenen Formen des Icterus catarrhalis.

Hält man sich an die allgemeine Symptomatologie und berücksichtigt man auch die anamnestische Angabe einer vorangegangenen alimentären Intoxikation, so fällt es meist nicht schwer, jene Form der Gelbsucht zu erkennen, die weder auf eine grobmechanische Gallenstauung zu beziehen ist noch als Teilerscheinung eines älteren, klinisch meist leicht erkennbaren Leberleidens (Cirrhose) in Betracht kommt. Im Rahmen jener großen Zahl von Fällen, die mit mehr oder weniger Berechtigung unter der Diagnose Icterus catarrhalis zusammengefaßt werden, lassen sich bei einiger Erfahrung einzelne Formen herausheben, die unter besonders günstigen Bedingungen auch diagnostisch auseinandergehalten werden können. Wenn wir im folgenden den Versuch unternehmen, eine Trennung der einzelnen Formen von sogenanntem Icterus catarrhalis anzubahnen, so sind wir uns dessen bewußt, von einer endgültigen Unterteilung der einzelnen Formen noch weit entfernt zu sein, aber schließlich muß einmal damit begonnen werden.

1. Der parenchymatöse Ikterus.

Es gibt Fälle mit dem typischen klinischen Bild eines Icterus catarrhalis, bei denen die nachträglich vorgenommene anatomische Untersuchung schwere degenerative Veränderungen im Leberparenchym erkennen läßt. Solche Befunde konnte ich bei Soldaten erheben (siehe S. 274), die unter dem Zeichen eines Icterus catarrhalis während ihrer Kriegsdienstleistung an den Folgen einer Schußverletzung zugrunde gegangen waren. Die Obduktion, die sehr bald nach dem Tode vorgenommen werden konnte, bot keinerlei Anhaltspunkte für einen rein mechanischen Ikterus; es fand sich weder der berüchtigte Schleimpfropf an der Mündungsstelle des Ductus choledochus noch waren die Gallen-

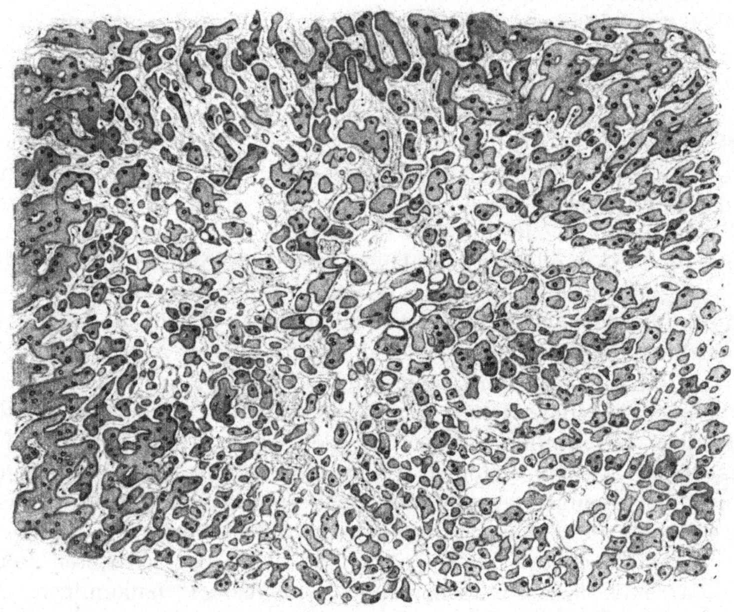

Abb. 36. Icterus catarrhalis. Zentrale Nekrose mit Dissoziation der Leberzellen.

wege mit auffallend dickflüssiger Galle gefüllt. Die Galle war hell gefärbt und trüb. Diese Veränderungen wären jedoch dem Anatom nicht besonders aufgefallen, wenn man ihm nicht die konkrete Frage nach einem Katarrh der Gallenwege vorgelegt hätte. Eine auffallende Verdickung der Duodenalschleimhaut war nicht zu bemerken. Der Darminhalt war etwas heller, immerhin aber deutlich gallig gefärbt. In den tieferen Darmabschnitten fanden sich gefärbte Stuhlmassen. Die Leber bot makroskopisch in allen drei Fällen ein normales Bild, dagegen zeigten sich mikroskopisch in selten schöner Weise jene eigentümlichen Veränderungen an den Gallenkapillaren und Leberzellen, die ich für den Ikterus durch Destruktion des Leberparenchyms (Dissoziation) als charakteristisch beschrieben habe. Vorwiegend im Zentrum der Leberläppchen haben die Leberzellen den Kontakt untereinander im Balken verloren (Abb. 36). Die einzelnen Leberzellen stehen nicht, wie man sagen könnte, in Reih und Glied, sondern sie zeigen ein atypisches Gefüge; es finden sich Detritusmassen an Stelle der Zellen. Verfettung fehlt. Die Acini sind nicht mehr rund. Die Vena centralis ist etwas exzentrisch gelagert, größere Herde mit Zellnekrosen sind nur ausnahmsweise zu sehen. Bei stärkerer Vergrößerung sind auch Veränderungen an den Kernen zu bemerken; sie sind gequollen und nehmen den Farbstoff schlecht an. Bereits im Jahre 1919, als ich von der Bedeutung der serösen Entzündung noch nichts wußte, habe ich auf die Erweiterung der DISSEschen Räume aufmerksam gemacht und schon damals von einem Ödem der Leber gesprochen. Noch deutlicher erkennt man die beschriebenen Veränderungen an Schnitten, die nach meiner Gallenkapillarfärbungsmethode gefärbt wurden. Hält man sich zunächst an den Verlauf der Gallenkapillaren, die uns am besten über die Richtung der Trabekel orientieren, so scheinen sie sich an vielen Stellen gleichsam zu verlieren. Unter normalen Bedingungen reichen die Gallenkapillaren nie bis zu den Saftspalten bzw. Blutkapillaren heran; hier allerdings sieht man solche Veränderungen; bei stärkerer Vergrößerung fällt es nicht schwer, im Raume zwischen Gallenkapillaren und Gewebsspalten Trümmer von Zellen zu erkennen. Auch sind Bilder zu sehen, wo die Gallenkapillare bereits bloßliegt und in der Lücke ein deutlicher Zellrest erscheint. An anderen Stellen finden sich breite Kommunikationen zwischen Gallenkapillaren und den DISSEschen Räumen, also ganz ähnliche Verhältnisse, wie wir sie vom mechanischen Stauungsikterus her kennen. Während aber dort die Gallenkapillaren mächtig dilatiert sind, finden sie sich hier normal weit.

Versucht man auf Grund dieser Beschreibungen sich ein Bild über die Entstehung der Gelbsucht zu machen, so kommt man zu folgender Überzeugung; Hypothesen nach Art der Paracholie oder der Parapedese aufzustellen ist nicht notwendig; die anatomischen Veränderungen reichen für eine Erklärung der Ikterusentstehung völlig aus. Vermutlich kommt es zu einer primären Schädigung der einzelnen Leberzellen; ohne vorher Degenerationserscheinungen zu zeigen, beginnen sich die Leberzellen aus dem Verband der Trabekel loszulösen und zu zerfallen. Durch diesen Prozeß werden die Gallenkapillaren freigelegt und können so ihren Inhalt an die umgebenden DISSEschen Räume und von dort an die Lymphe abgeben. Nimmt dieser Prozeß größere Dimensionen an, so können große Bilirubinmengen in die Blutbahn gelangen und die Gelbsucht der Gewebe bedingen.

Die Veränderungen des Leberparenchyms sind an manchen Stellen so schwer, daß sich daraus — soweit man das histologisch beurteilen kann — fließende Übergänge zur Leberatrophie ergeben. Ähnlich wie bei vielen Formen von akuter Leberatrophie ist auch hier vor allem das Zentrum des Acinus stärker befallen. Warum es trotz der Häufigkeit solcher Prozesse nicht öfter zu einer akuten Leberatrophie kommt, ist wohl in der starken regenerativen Fähigkeit der Leber gelegen. Als sichtbarer Ausdruck für diese Annahme können die zahlreichen Mitosen in der Nähe der Nekrosen angesehen werden. An manchen Stellen finden sie sich in eben so reichlichem Maße wie bei jener Leberregeneration, die man erhält, wenn man nach PONFICK größere Leberanteile exstirpiert.

Bei einem Krankheitsbild, das nur gelegentlich anatomisch überprüft werden kann, ist es schwierig, eindeutige Beziehungen zwischen Morphologie und Klinik herzustellen. Wenn man aber viel auf diesem Gebiet gesehen hat und auch über gelegentliche Obduktionen verfügt, dann mutet man sich zu, auch an einzelnen klinischen Symptomen schon die parenchymatöse Form des Icterus catarrhalis diagnostizieren zu können; das wichtigste Symptom ist der positive Ausfall der verschiedenen Leberfunktionsproben. Wir greifen jetzt ein Beispiel heraus, das die klinischen Erscheinungen dieser Form ganz besonders gut charakterisiert: Der Patient begeht einen Diätfehler, der bald mit schwereren, bald mit leichteren Intoxikationserscheinungen einhergeht; kaum hat er sich davon erholt, setzt manchmal neuerlich Übelkeit ein, und innerhalb kurzer Zeit wird der Patient ikterisch, nachdem ein Stadium mit starker Urobilinurie vorangegangen war.

Die Intensität der Gelbsucht nimmt rasch zu, der Harn wird dunkel, doch bleibt dauernd Urobilinogen im Harn nachweisbar. Die Leber, die zunächst groß war, kann deutliche Größenschwankungen zeigen; Perioden, die wegen der auffallend kleinen Leberdämpfung an die Anfangsstadien der Leberatrophie erinnern, kommen vor. Der Duodenalsaft erweist sich immer gallenfarbstoffhaltig, allerdings ist die Galle hell; außerdem findet sich im ausgeheberten Duodenalsaft reichlich Urobilinogen und gelegentlich auch Eiweiß. Die Milzdämpfung ist größer, der untere Milzpol eben tastbar. Der Stuhl ist nie völlig acholisch, er kann etwas Neutralfett enthalten. Das Blut ist gelegentlich ein wenig eingedickt; sehr hohe Erythrocytenwerte haben wir allerdings bei diesen Fällen selten beobachtet. Im Vordergrund steht die schwere Funktionsstörung; so sehen wir gelegentlich Galaktosewerte bis zu 10 g. Die Aminosäureausscheidung kann vermehrt sein. Gut bewähren sich hier die verschiedenen Funktionsprüfungen, die auf die Verweildauer eines Farbstoffes im Körper aufgebaut sind; ganz besonders geeignet erscheint uns die Azorubinprobe. Ohne der Besprechung der Therapie vorgreifen zu wollen, sei hervorgehoben, daß sich in diesen Fällen die Dextrose-Insulin-Therapie ganz besonders gut bewährt. Kommt es zu einer Verschlechterung, so entwickelt sich das Krankheitsbild der akuten Leberatrophie. Durch Insulin, kombiniert mit Traubenzuckerinfusionen, hoffen wir auch diese gefährliche Komplikation noch beeinflussen zu können. Unter entsprechender Behandlung heilt dieses Krankheitsbild rasch aus, so daß sich solche Patienten meist nach 3—4 Wochen wieder vollständig hergestellt fühlen. Nachträglich vorgenommene Funktionsprüfungen sprechen dafür, daß die Leber wieder ihre Leistungsfähigkeit erlangt hat, womit aber nicht zum Ausdruck gebracht werden soll, daß die uns zur Verfügung stehenden Funktionsprüfungen ein unbedingt verläßliches Maß der Lebertätigkeit darstellen.

2. Die periazinöse oder cholangitische Form.

Jedem auf dem Gebiete der Leberkrankheiten erfahrenen Arzt dürfte folgendes Erlebnis unterlaufen sein: Jemand erkrankt im Anschluß an einen Diätfehler unter den Erscheinungen einer Gastroenteritis; einige Tage später tritt Ikterus auf, der gleich von Anfang an mit Symptomen einhergeht, die eher an einen totalen Gallengangverschluß als an einen Icterus catarrhalis gemahnen. Im Harn findet sich nur Bilirubin, während Urobilinogen fehlt. Der Duodenalsaft ist völlig acholisch, ebenso die Stühle, die auch reichlich Fettsäurenadeln enthalten können. Handelt es sich um eine ältere Person und besteht außerdem eine deutliche Schmerzhaftigkeit der Gallenblasengegend, so gewinnt die Annahme eines grobmechanischen Gallengangverschlusses sehr an Wahrscheinlichkeit, besonders wenn die Funktionsprüfungen ein mehr oder weniger negatives Resultat ergeben. Während Temperatursteigerungen im Verlaufe der parenchymatösen Form nur im Prodromalstadium vorkommen, hält hier das Fieber, das selten über 38° ansteigt, längere Zeit an. Die Leber ist meist groß und derb, stumpfrandig, auf Druck deutlich empfindlich; auch die Milz ist sichtlich vergrößert, gelegentlich kann sie mit ihrem unteren Pol den Rippenbogen überschreiten. Die Zahl der Erythrocyten ist anfangs deutlich vermehrt; die Zahl der weißen Blutkörperchen kann erhöht sein. Auffällig ist weiters die beschleunigte Blutkörperchensenkung. Da der Ikterus von Tag zu Tag stärker wird, die Zeichen des Gallengangverschlusses schon mehrere Wochen andauern, der Patient an Gewicht abnimmt, so entschließt man sich zur Probelaparotomie, um die Gallenpassage wiederherzustellen. Das einzige Symptom, das in solchen Fällen auf einen eventuellen Irrtum aufmerksam macht, ist der Milztumor und die Neigung zu Bluteindickung. Die Operation bereitet meist eine große Enttäuschung, da an den Gallenwegen kein pathologischer Befund zu erheben ist; die äußeren Gallenwege sind weder erweitert noch disloziert; auffallend sind die relativ großen Lymphdrüsen an der Porta hepatis. Der Chirurg denkt wegen des engen Ductus choledochus an ein höher sitzendes Hindernis, weswegen er die großen Gallenwege eröffnet, um mit der Sonde das angenommene Hindernis zu erreichen. Aus dem nicht erweiterten, ja gelegentlich sogar engen Ductus choledochus entleert sich sehr wenig helle Galle. Ein Hindernis ist — soweit sich das während der Operation feststellen läßt — in der Leber

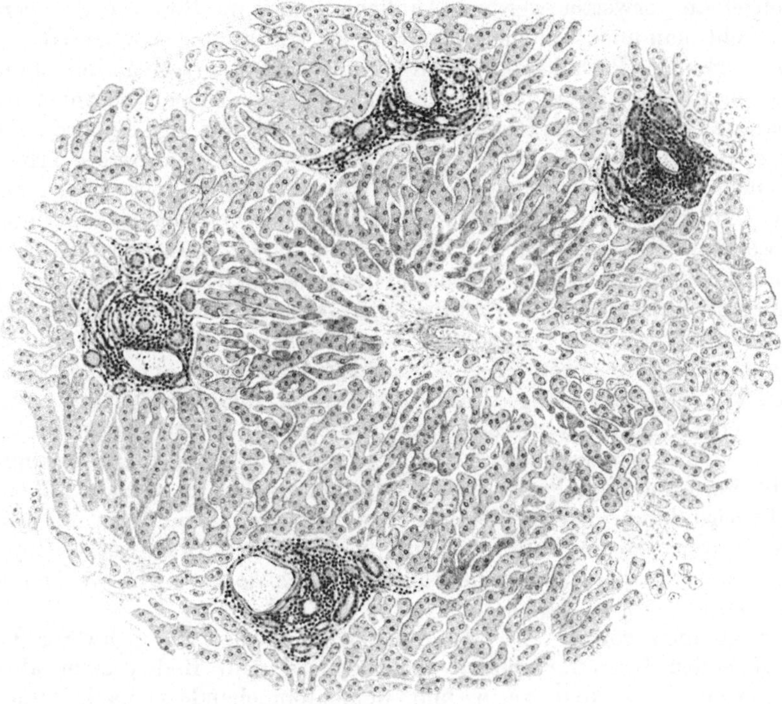

Abb. 37. Icterus catarrhalis. Leber mit frischer zentraler Zellnekrose und älteren entzündlichen Veränderungen in den periportalen Feldern.

nicht nachweisbar; die Leber ist derb, olivgrün verfärbt und auffallend dunkel. Aus diagnostischen Gründen wird häufig eine Probeexzision vorgenommen, die von einer stärkeren Blutung gefolgt sein kann; der Chirurg hat mitunter Mühe, der Blutung Herr zu werden. Im Anschluß an solche Operationen kommt es gelegentlich zu einer akuten Verschlechterung, die zum Tode führt, gelegentlich sahen wir unmittelbar nach dem Eingriff eine rasche Heilung. In kürzester Zeit kann der Stuhl, der durch Wochen völlig farblos war, wieder cholisch werden, und gleichzeitig damit schwindet auch die Gelbsucht.

Was die histologische Untersuchung anbelangt, so stehen uns neben der Probeexzision, deren Wert wir nicht allzu hoch veranschlagen möchten, auch entsprechende Obduktionsbefunde zur Verfügung. Auch der Prosektor kann sich bei solchen Fällen von der Anwesenheit eines greifbaren Hindernisses innerhalb der größeren Gallenwege nicht überzeugen; gelegentlich sahen wir Gallenblasenödem, das dieselben Charakteristika zeigt wie das Gallenblasenödem bei der experimentellen Allylformiatvergiftung.

Während bei der parenchymatösen Form des Icterus catarrhalis die schwersten Veränderungen vorwiegend im Zentrum des Acinus zu sehen sind, ist hier davon nichts oder fast nichts zu bemerken; dagegen fallen in den periportalen Feldern mächtige, chronisch entzündliche, mit lymphoiden Elementen untermengte Infiltrate auf (Abb. 37). Gleichzeitig damit kommt es auch zu Wucherungen der präkapillaren Gallengänge und Abschnürungen einzelner Läppchenteile; Leberzellenregenerate sind ebenfalls zu sehen; solche Infiltrate greifen auch auf die periportalen Felder der größeren Gallengänge und Pfortaderäste über; als Zeichen einer ödematösen Durchtränkung des Zellgewebes kann auch die deutliche Erweiterung der Lymphgefäße verwertet werden. Ähnliche Bilder im Bereiche der periportalen Felder sieht man auch bei manchen Formen von akuter bzw. subakuter Leberatrophie. Manche Pathologen, denen wir unsere Präparate zeigten, sprachen von pericholangitischen Veränderungen. Wir möchten dagegen betonen, daß dieser sogenannte cholangitische Prozeß in dem Maße, als man sich den größeren Gallengängen nähert, geringer wird und im Bereiche der großen Äste überhaupt nicht mehr nachweisbar ist. Anscheinend können auch solche Prozesse noch spontan ausheilen. Immerhin wird es auf Grund des histologischen Bildes, das schon sehr an Cirrhose erinnert, verständlich, daß derartige, mit langwährendem Ikterus einhergehende Zustände allmählich in das Bild der Lebercirrhose übergehen können. Eine Unannehmlichkeit dieser Fälle ist die lange Dauer. Allmählich vergrößert sich die Milz, während die Leber härter wird; Ascites braucht nicht sofort hinzuzutreten. Bei diesem nunmehr chronisch gewordenen Zustand kann es zu Pseudogallensteinkoliken kommen. Die lange Dauer des Ikterus und die Schmerzattacken, die außerordentlich an Cholelithiasis erinnern, verleiten manche Ärzte, die Operation zu empfehlen, die aber leider keine Zeichen von Cholelithiasis erkennen läßt. Nur die Berücksichtigung des großen Milztumors, der in solchen Fällen niemals vermißt wird, kann uns vor diesem Irrtum bewahren; wir dürfen uns daher nicht wundern, wenn so mancher Patient mit derartigen Beschwerden im Bereiche der Gallenblase Operationsnarben aufweist; ich kenne nicht weniger als sechs solche hierhergehörige Fälle.

Wir glauben somit, daß sich im Rahmen des mit schwerer Gelbsucht einhergehenden Krankheitsbildes, das sich auf dem Boden einer alimentären Intoxikation entwickeln kann und dementsprechend vielfach zum Icterus catarrhalis zugezählt wird, eine Form abgrenzen läßt, die mit eigentümlichen Infiltraten in den periportalen Feldern einhergeht. Wir sind geneigt, an diesen Zustand hauptsächlich dann zu denken, wenn sich im Anschluß an die alimentäre Intoxikation bald das Bild eines länger währenden, totalen Gallengangverschlusses entwickelt. Klinisch scheinen uns diese Fälle deswegen besonders beachtenswert, weil sie manchmal mit nur geringen Störungen der Leberfunktion einhergehen. Bei der Galaktosebelastung werden Mengen ausgeschieden, die nicht viel höher liegen als bei gesunden Menschen. Dasselbe gilt von der Lävulose- und Aminosäureausscheidung. Merkwürdig ist oft das Verhalten der Blutkörperchensenkung, die außerordentlich beschleunigt sein kann. Die Neigung zu Temperatursteigerungen, die leichte Druckempfindlichkeit der Gallenblasengegend sind ebenso Zeichen dieser Krankheit wie auch Ursachen diagnostischer Irrtümer. Die Kombination von großer Milz und fast völliger Acholie des Stuhles bzw. Duodenalsaftes kann uns bei typischen Fällen auf die richtige Fährte leiten. Eine überstandene Paratyphusinfektion, die sich durch Agglutination feststellen läßt, kann diagnostisch gelegentlich von großem Werte sein.

Es erscheint naheliegend, die in diesen Fällen zu beobachtenden periazinösen Infiltrate mit der Entstehung der Gelbsucht in Einklang zu bringen; das Bilirubin, das sich bei diesen Fällen im Blute findet, gibt fast immer direkte Reaktion;

die Ähnlichkeit mit der Gelbsucht, die sich bei mechanischer Gallenstauung findet, ist auffällig und irreführend. Auch der histologische Befund spricht in dem gleichen Sinne, da die Gallenkapillaren vor allem an der Peripherie des Acinus erweitert sind und die bekannten Einrisse zeigen, die uns vom mechanischen Stauungsikterus her bekannt sind. Diese Erweiterung erscheint uns um so auffälliger, als die neben den Pfortaderverzweigungen liegenden größeren Gallengänge, ebenso wie der Ductus choledochus selbst, auffallend eng sind. Da einerseits die Erweiterung der Gallenkapillaren bis an die Läppchenperipherie reicht, anderseits aber in den periportalen Feldern die kleinen Gallengänge eng sind, so wäre vielleicht das Hindernis an der Grenze zwischen Leberläppchen und periportalem Feld zu suchen, also im Bereiche der sogenannten Ampulle des präkapillaren Gallenkanälchens, einer Stelle, die Aschoff[1] gelegentlich eines Referates über die steinfreien Gallengangerkrankungen die Achillesferse der Leber bezeichnet hatte. Gerade hier, an der am leichtesten zu verwundenden Stelle der Leber, können Infiltrate und Bindegewebswucherungen Kontinuitätstrennungen zwischen Leberzellbalken und präkapillaren Gallengängen bewirken, was einerseits den Abfluß der Galle in die Gallengänge hemmt und anderseits den Übertritt in die Lymphe ermöglicht. Hält der Infiltrationsprozeß länger an, so kann man sich gut vorstellen, daß die zunächst durch akut entzündliche Vorgänge bedingte Durchtrennung durch Faserbildung fixiert wird. Über die Bedeutung der zahlreichen Gallengangwucherungen bestehen verschiedene Anschauungen; vielleicht handelt es sich um Rekanalikulationsbestrebungen. Die durch die Infiltrate bedingte Unterbrechung zwischen Gallenkapillaren und Präkapillaren kann vielleicht in der Weise wieder beseitigt werden, daß die durchtrennten Gallenwege, ähnlich wie ein Nerv nach einer Unterbrechung, zu wuchern beginnen, was bei der Wiedervereinigung der Kanäle mithelfen könnte. Als weiteres Hindernis kämen vielleicht auch das Ödem und die Lymphstauung in Betracht, die ebenso wie die Infiltrate im Bereiche der periportalen Felder einen Druck auf die Gallengänge ausüben und durch Kompression den Gallenfluß hemmen könnten. Gelingt es durch irgendeinen Eingriff, dieses interstitielle Ödem zu beseitigen und die Lymphstauung zu beheben, so kann die Stauung in den Gallenwegen und damit die Gelbsucht schwinden; der günstige Verlauf eines operativen Eingriffes im Bereiche der äußeren Gallenwege läßt uns an solche Möglichkeiten denken.

3. Ikterus, bedingt durch Schwellung im Bereiche der Papilla Vateri.

Ich würde diese außerordentlich seltene Form der Gelbsucht, die ebenfalls im Anschluß an eine alimentäre Intoxikation auftreten kann, kaum berühren, wenn nicht, soweit mir bekannt, drei Fälle dieser Art zur anatomischen Untersuchung gelangt wären (Fall Toelg-Neusser,[2] Fall Ryska[3] und Fall Eppinger[4]). Der Krankheitsbeginn dieser Fälle unterschied sich durch nichts vom gewöhnlichen Icterus catarrhalis. Bemerkenswert war bei der Sektion die Schwellung der Gegend der Papilla Vateri, die, wenigstens in meinem Fall, so intensiv war, daß es fast unmöglich war, das Duodenum mit der Sonde von den erweiterten Gallenwegen aus zu erreichen. Die histologische Untersuchung ergab Schwellung der gegen das Darmlumen sich vorbuchtenden Papilla Vateri. Da der eigentliche Hohlraum des Gallenganges — wie dies die histologische Untersuchung besonders schön zeigte — mit Detritusmassen, Leukozyten, abge-

---

[1] Aschoff: Verh. Kongr. inn. Med. 1932, 261.
[2] Toelg-Neusser: Z. klin. Med. VII, 321 (1884).
[3] Ryska: Prag. med. Wschr. 1902, XXVII.
[4] Eppinger: Wien. klin. Wschr. 1908, Nr. 14.

stoßenen Epithelien usw. erfüllt war, mußte es sich hier um eine Entzündung am Ende des Ausführungsganges handeln; jedenfalls bildet eine solche Veränderung ein Passagehindernis für den normalen Gallenabfluß.

Der Endabschnitt des Ductus choledochus ist meist in den Kopfteil des Pankreas eingebettet; entweder liegt er nur in einer Nische oder er durchbohrt das Massiv des Pankreas. Ebenso wie das Pankreascarcinom den Ductus choledochus völlig verlegen kann, ohne ihn zunächst zu arrodieren, ist dies anscheinend auch bei entzündlichen Prozessen zu gewärtigen. Da die Lymphbahnen der Leber nicht nur mit jenen der Gallenblase, sondern auch mit jenen des Pankreas kommunizieren, kann ein Ödem des Pankreaskopfes bei jeder serösen Entzündung der Leber in Erwägung gezogen werden.

Im Vordergrund dürfte auch hier die völlige Acholie und der Mangel eindeutiger Leberfunktionsstörungen stehen. Obwohl sonstige Symptome von Cholelithiasis nicht vorliegen müssen, rät man zur Operation; mitunter findet der Chirurg zwar keine Anhaltspunkte für einen Gallenstein, aber eine deutliche Verhärtung des Pankreaskopfes. Vergrößerte Drüsen in der Nachbarschaft verleiten gelegentlich zur Diagnose eines Pankreascarcinoms, besonders dann, wenn es sich um ältere Menschen handelt. Der Chirurg schließt daraufhin das Abdomen entweder sofort oder er stellt eine künstliche Verbindung zwischen Gallenwegen und Darmtrakt her. Für die Ansicht, daß es sich hier nur um eine entzündliche Schwellung des Pankreaskopfes gehandelt hatte, kann man besonders die Fälle als beweisend heranziehen, bei denen der Chirurg keine Palliativoperation vornahm und es trotzdem innerhalb kürzester Zeit zu einer völligen Heilung des ganzen Prozesses kam. Über entsprechende Obduktionsbefunde verfügen wir nicht; wir stützen uns hier ausschließlich auf die Angaben der Chirurgen, die das verhärtete Pankreas getastet hatten. Wir möchten somit die Ansicht vertreten, daß es im Anschluß an alimentäre Intoxikationen nicht nur zu einem Leberödem kommt, sondern gelegentlich auch zu serösentzündlichen Schwellungen in der Nachbarschaft des Ductus choledochus; die topographischen Beziehungen des Pankreaskopfes zu den galleabführenden Wegen sind oft so ungünstig, daß schon geringe Schwellungen genügen dürften, um einen schweren Ikterus zu bedingen. Nur wenn sich bei der Operation eine Erweiterung und Schwellung des Pankreaskopfes zeigt, erscheint die Anlegung einer künstlichen Vereinigung zwischen Gallenwegen und Darmkanal angezeigt.

Das von uns als Form 1 des Icterus catarrhalis beschriebene Krankheitsbild dürfte am häufigsten vorkommen, die beiden anderen Formen sind viel seltener, müssen aber differentialdiagnostisch immerhin berücksichtigt werden. Reine Typen dieser Art sind nicht selten, häufiger sind Kombinationen. Die Erkennung der Form 2 und 3 ist schwierig, weil manche der wichtigsten Kriterien dem typischen Icterus catarrhalis (Form 1) fehlen oder nur in mäßigem Grade angedeutet sind, wie z. B. die Zeichen einer funktionellen Leberschädigung oder starke Urobilinogenurie. Die Ähnlichkeit mit dem mechanischen Gallengangverschluß, bedingt z. B. durch Stein oder Tumor, ist groß; das, was uns diagnostisch gelegentlich auf die richtige Fährte leiten kann, sind außer der Anamnese die Vergrößerung der Milz und der niedrige Venendruck.

D. Die Beziehungen der alimentären Intoxikation
zur serösen Entzündung.

Ein Versuch, das Krankheitsbild des sogenannten Icterus catarrhalis präzise zu zeichnen, ist mit großen Schwierigkeiten verbunden. Zunächst waren wir gezwungen, da histologische Untersuchungen von seiten der Pathologen fehlten, uns auf wenige eigene pathologische Befunde zu stützen. Wie wenig dieses Gebiet von fachmännischer Seite bearbeitet ist, beweist am besten eine Durchsicht des Leberabschnittes in dem vor kurzem erschienenen Handbuch der pathologischen Anatomie von HENKE-LUBARSCH, in welchem der Icterus catarrhalis überhaupt keine Erwähnung findet. Eine weitere Schwierigkeit bietet die sogenannte „alimentäre Intoxikation", jenes Zustandes, der so häufig in der Anamnese des Icterus catarrhalis erscheint. Der praktische Arzt ist darüber besser orientiert als die wissenschaftlich denkende Klinik; jedenfalls ist davon in den unterschiedlichen Lehr- und Handbüchern wenig zu lesen. Wir haben auf dem Umwege über die Analyse der sogenannten Nahrungsmittelvergiftung die seröse Entzündung kennengelernt. Da diese Zustände in der Pathologie der Leberkrankheiten, im besondern des Icterus catarrhalis, eine große Rolle spielen, erscheint es gerechtfertigt, dieses Grenzgebiet hier zur Sprache zu bringen. Im Anschluß an den Genuß von verdorbenem Fleisch (Konserven, fette Speisen, Wurst usw.) kann gelegentlich ein schweres Krankheitsbild schon wenige Stunden nach dem Genuß der Speise auftreten, das sich in Inappetenz, Kopfschmerzen, Durchfall, Schweißausbruch und anderen Intoxikationserscheinungen äußert. Meist handelt es sich dabei um vorübergehende Erscheinungen, die nach einigen Hungertagen wieder restlos verschwinden. Die Gesamtheit dieser Erscheinungen fassen wir unter dem Namen „alimentäre Intoxikation" zusammen; man könnte auch von bakterieller Nahrungsmittelvergiftung sprechen, da der Zustand meist nach Genuß von Nahrungsmitteln auftritt, die einer bakteriellen Zersetzung unterworfen waren. Wird Fleisch, das von gesunden Tieren stammt, nach der Schlachtung mit Mikroorganismen infiziert, z. B. Paratyphusbazillen, so erweist es sich fast nie als giftig. Wenn aber das Fleisch von Tieren stammt, die vor dem Tode mit Paratyphusbakterien oder mit Schweinepest-, Kälberruhrbakterien usw. infiziert wurden, tatsächlich krank waren und notgeschlachtet wurden, so besteht die Möglichkeit, daß dieses Fleisch Erscheinungen auslöst, die man als Nahrungsmittelvergiftung bezeichnet. In entsprechenden Versuchen haben wir uns von der Giftigkeit solchen Fleisches im Tierexperiment überzeugen können; wenn solches Fleisch per os gegeben wird, können dabei die gewöhnlichen Laboratoriumstiere erkranken, ja sogar zugrunde gehen. Merkwürdig ist nur die Inkonstanz der Befunde; es gibt Fleischarten, die, per os verabfolgt, für das Kaninchen schwer toxisch sind, während andere, die unter den gleichen Bedingungen erhalten wurden, sich als völlig ungiftig erweisen.

Leider ist es schwierig, den Beweis zu erbringen, daß es sich bei allen Krankheitsbildern, die ärztlicherseits als Nahrungsmittelvergiftungen bezeichnet werden, tatsächlich immer um den Genuß von schon in vivo infiziertem Fleisch gehandelt hat; jedenfalls ist es im Einzelfall nicht immer leicht, mit Sicherheit zu sagen, ob es sich wirklich um eine Nahrungsmittelvergiftung gehandelt hat oder ob nicht noch andere ursächliche Momente zu berücksichtigen sind, die wir vorläufig noch nicht kennen.

In der Mehrzahl solcher Intoxikationen handelt es sich um vorübergehende Erscheinungen, die nach wenigen Tagen restlos verschwinden. Weniger bekannt ist es aber, daß sich schon bald nach dem Genuß solchen Fleisches auch ein schweres Krankheitsbild entwickeln kann, das unter den Erscheinungen eines Schocks das Leben gefährdet. Wegen Erbrechen, Versagen des Kreislaufes und anderer Symptome kommt so mancher Fall unter der Diagnose Peritonitis irrtümlich auf eine chirurgische Station; wird er dort operiert, so tritt meist innerhalb kurzer Zeit der Tod ein. Studiert man in solchen Fällen den Kreislauf, so zeigen sich die typischen Erscheinungen eines schweren Kollapses: Verringerung der zirkulierenden Blutmenge, Verkleinerung des Herzens, Blutdrucksenkung und vor allem wegen des tief herabgesetzten Venendruckes Leerlauf der Venen. Als eine der Ursachen des Kollapses muß die Abwanderung von Blutplasma aus den Gefäßen angesehen werden, denn wenn man auf der Höhe eines solchen Zustandes die roten Blutkörperchen zählt, so ergibt sich eine Vermehrung bis auf 7—8 Millionen. Die Möglichkeit eines bloßen Wasserverlustes kommt nicht in Betracht, da der Serumeiweißspiegel nicht erhöht ist; da auch keine Eindickung des Plasmas erfolgt, muß in solchen Fällen an einen Plasmaaustritt gedacht werden. Eine solche Nahrungsmittelvergiftung kann somit zu einem Plasmaübertritt in die Gewebe Anlaß geben. Erfolgt der Übertritt in lebenswichtiges Gewebe — wir denken vor allem an die Medulla oblongata, an das Herz oder die Nebennieren —, dann wird es verständlich, wenn solche Patienten plötzlich zugrundegehen; werden aber weniger wichtige Organe davon betroffen, so erwachsen dem Organismus keine akuten Gefahren.

Bei der Sektion der Fälle, die an den Folgen einer Nahrungsmittelvergiftung gestorben sind, findet sich Schwellung der Schleimhaut des Magens und Darmes, Vergrößerung der Leber und Nieren. Die histologische Untersuchung bestätigt die Annahme von Plasmaübertritt, denn im Interstitium der verschiedenen Organe findet sich seröse Flüssigkeit. In der Leber sieht man seröse Durchtränkung nicht nur in den periportalen Räumen, sondern auch intraparenchymatös; die Dissеschen Räume erscheinen deutlich erweitert und an vielen Stellen mit den Blutkapillaren kommunizierend. Blutseen, die wir als Charakteristika des dritten Stadiums der serösen Entzündung beschrieben haben, sind auch hier zu sehen.

Wir möchten daher unsere Erfahrungen über die alimentäre Intoxikation in folgender Weise zusammengefaßt wissen: In verdorbenem Fleisch, Wurstwaren oder Konserven kommt es zur Bildung von toxischen Produkten, die wahrscheinlich auf Zersetzungen in Gegenwart von Bakterien zurückzuführen sind; diese Gifte entfalten ihre Wirksamkeit schon bald nach Genuß derselben; je nach der Toxizität, der Schnelligkeit der Resorption und der Empfänglichkeit des betreffenden Individuums gegenüber diesem Gift, kommt es zu verschiedenen klinischen Erscheinungen; einmal sind mehr das Herz und der periphere Kreislauf davon betroffen, ein andermal der Magen- und Darmkanal, gelegentlich auch die Parenchymorgane. Die Vorgänge, die sich dabei abspielen, sind in den unterschiedlichen Geweben überall dieselben; es kommt zu einer Durchlässigkeit der Kapillaren, so daß jetzt Plasma übertritt und als Exsudat in den Geweben liegen bleibt. Der Vorgang nach solchen Vergiftungen kann sich somit ähnlich gestalten wie bei bestimmten Infekten oder exogenen Intoxikationen; da solche Leberveränderungen zu Symptomen führen können, die uns an den Icterus catarrhalis erinnern, erscheint uns die anamnestische Angabe einer überstandenen alimentären Intoxikation auch von diagnostischer Bedeutung.

Über die chemische Beschaffenheit dieser Gifte möchten wir uns nur mit Vorsicht äußern. Es ist möglich, daß dabei Allylamin, Pyrrol, Hämopyrrol und Acrolein auch eine Rolle spielen; jedenfalls sind das Stoffe, die im Tierorganismus schwere Veränderungen nach sich ziehen und wahrscheinlich mit jenen bei der typischen Nahrungsmittelvergiftung identisch sind. Sicherlich kommen auch noch andere komplizierter gebaute Körper in Frage, über deren wirklichen chemischen Bau wir aber noch gar nichts Sicheres aussagen können; vorläufig erkennen wir diese Gifte nur an ihren Wirkungen.

E. Der sogenannte Icterus catarrhalis als seröse Hepatitis.

Unsere Annahme von der Existenz irgendwelcher Beziehungen zwischen dem Krankheitsbilde des sogenannten Icterus catarrhalis und der serösen Exsudation innerhalb der Leber erfuhr eine wesentliche Bestätigung, als wir in der Leber bei Icterus catarrhalis tatsächlich die Zeichen einer serösen Entzündung nachweisen konnten. Wir erinnern an die Erweiterung der DISSEschen Räume, die zu einer Dissoziation der Trabekel führt, ferner an das Vorkommen des Gallenblasenödems, an die Erweiterung der Lymphbahnen und die Ödemansammlung innerhalb der interazinösen Räume. Wir könnten diese Behauptung mit viel größerer Energie vertreten, wenn uns ein noch größeres Untersuchungsmaterial zur Verfügung stünde. Aus der Mitteilung, bzw. aus den Bildern, die KLEMPERER, KILIAN und HEYD anführen, ist nichts Sicheres zu entnehmen.

Erwünscht war es, den Nachweis eines Plasmaübertrittes auch am lebenden Menschen zu erbringen. Das erste Kriterium, das sich hier aufdrängte, war die im Beginn dieser Krankheit sehr oft zu beobachtende hohe Erythrocytenzahl. Bekanntlich zeigen nicht wenige Fälle von Icterus catarrhalis Werte bis sechs Millionen. Da diese Erscheinung im Beginn des Leidens am ausgeprägtesten ist, erscheint es zweckmäßig, die Blutkörperchenzählung möglichst frühzeitig vorzunehmen; die Ermittlung der zirkulierenden Blutmenge und des Eiweißgehaltes im Serum kann von entscheidender Bedeutung sein; bereits die Beobachtung der Venen hat uns veranlaßt, an eine Verringerung der zirkulierenden Blutmenge zu denken, denn leere, kaum sichtbare Venen sind — ähnlich wie beim Kollaps — häufige Symptome des Icterus catarrhalis; dieses Zeichen kann in zweifelhaften Fällen sogar differentialdiagnostisch verwertet werden. Im selben Sinne sprechen auch Messungen des Venendruckes, wobei Werte, die weit unter der Norm liegen, keine Seltenheit bilden.

Tabelle 21.

Fall	Blutmenge	Erythrocyten Prozent	Plasma Prozent	Plasmaeiweiß Prozent	
1	3500	55	45	6,7	Schweres Krankheitsbild
	4840	50	50	6,68	Fast geheilt
	5000	48	52	6,6	Geheilt
2	3900	57	43	7,9	Ikterus im Beginn
	6770	49	51	7,89	Geheilt
3	4440	52	48	5,2	Ikterus im Beginn
	6450	44	56	5,1	Geheilt
4	4760	55	48	6,7	Ikterus im Beginn
	5300	48	52	6,68	Geheilt
5	5100	56	44	7,0	Ikterus im Beginn
	6500	47	53	7,12	Geheilt

Waren solche Beobachtungen zunächst nur Hinweise, so erhoben sich unsere Vermutungen fast zur Gewißheit, als wir dies mit genauen Methoden überprüften; Analysen des Eiweißgehaltes im Plasma vervollständigten die Untersuchungen. Es lassen die Ergebnisse eine weitgehende Ähnlichkeit mit jenen Befunden erkennen, die wir bei der schweren Nahrungsmittelvergiftung gesehen haben; Bluteindickung und Verringerung der zirkulierenden Blutmenge gingen bei diesen Fällen erst in der Rekonvaleszenz zurück.

Für Beziehungen zwischen Icterus catarrhalis und seröser Entzündung lassen sich auch Leber- und Milzvergrößerung heranziehen, zumal gerade die Formen, ganz besonders das Symptom der Bluteindickung darbieten, die mit Leber- und Milzvergrößerung einhergehen. Vielleicht handelt es sich somit beim Krankheitsbild des Icterus catarrhalis nicht nur um eine seröse Hepatitis, sondern auch um eine seröse Durchtränkung des Milzgewebes. Da nach RÖSSLE die akute seröse Entzündung der Leber das erste Stadium jenes Krankheitsbildes darstellt, das in weiterer Folge zur Lebercirrhose führt, und wir immer auf nahe ätiologische Beziehungen zwischen sogenanntem Icterus catarrhalis und der Lebercirrhose hingewiesen haben, so glauben wir darin ein weiteres Argument erblicken zu können, daß die seröse Plasmaexsudation als Vorstadium des Icterus catarrhalis in Betracht kommt.

Als pathognomonisches Zeichen des Icterus catarrhalis gilt mit Recht die von Bauer angegebene Verminderung der Galaktosetoleranz, die sich an dem Auftreten größerer Mengen von Galaktose im Harn nach Zufuhr von 40 g kundgibt; vermehrte Ausscheidung im Harn wird gewöhnlich als Ausdruck einer Störung der Leberfunktion angesehen. Wenn unsere Vermutung richtig ist, daß dem Icterus catarrhalis eine seröse Durchtränkung zugrunde liegt, so war zu erwarten, daß alle Momente, die zu einer Steigerung der serösen Durchtränkung der Leber führen, auch eine Erhöhung der Galaktosurie bedingen. Als Mittel, die seröse Entzündung der Leber zu steigern, schien uns die einmalige Darreichung einer kleinen Histamindosis zweckmäßig. Entsprechende Vorversuche an normalen Menschen haben zunächst ein völlig negatives Resultat ergeben; führt man aber die gleichen Untersuchungen bei Menschen durch, die an Icterus catarrhalis leiden (man injiziert 45 Minuten nach der peroralen Darreichung von 40 g Galaktose 0,75 mg Histamin und untersucht nun die Ausscheidung während der ersten sechs Stunden), so zeigt sich sehr oft ein recht beträchtlicher Anstieg. Dieser Befund erscheint uns nicht nur wegen seiner Beziehung zur Pathogenese des Icterus catarrhalis bemerkenswert, sondern wir erblicken in ihm auch eine Verfeinerung der Galaktoseprobe, da wir bei anderen mit Gelbsucht einhergehenden Erkrankungen — vor allem beim Stauungsikterus — nichts Ähnliches sahen.

Tabelle 22.

Lebergesunde Fälle		Icterus catarrhalis		Stauungsikterus	
ohne Histamin	nach Histamin	ohne Histamin	nach Histamin	ohne Histamin	nach Histamin
0,33	0,34	3,85	5,10	—	0,21
0,2	0,70	0,42	0,71	0,64	0,14
0,27	0,40	1,75	5,25	0,47	2,36
—	—	6,59	8,10	0,39	0,67
1,84	1,80	3,73	4,53	1,29	0,27
1,22	0,63	2,73	4,34	1,73	1,92
0,28	0,63	1,40	1,69	Spur	1,26
0,4	0,78	1,95	1,74	0,8	0,99
0,4	0,4	4,92	6,05	—	0,78
0,0	0,34	2,12	6,65	2,44	2,43
Spur	0,1	1,3	4,97	3,50	3,06
0,5	0,75	0,25	2,2	1,5	0,95
—	0,66	2,0	4,4	4,0	4,2
1,87	1,78	8,3	6,37	4,84	6,19
0,49	0,87	5,78	8,5		
0,63	Spur	2,0	3,2		
—	0,75	5,83	10,7		
4,8	3,8	2,25	2,6		
0,2	0,3	6,5	9,75		
0,27	0,4	3,6	5,47		
—	—	2,85	3,6		

Daß in einem Organismus, der zu Plasmaaustritt neigt, Histamin auch in kleinen Dosen Steigerung der serösen Entzündung herbeiführen kann, läßt sich beim Icterus catarrhalis auch an Hand des folgenden Beispieles zeigen; das aus einer großen Reihe analoger Versuchsergebnisse herausgegriffen wurde.

Injiziert man gesunden Menschen $^3/_4$ mg Histamin, so kommt es bei vielen nach 5—10 Minuten zu einer Zunahme der roten Blutzellen, die aber nach kurzer Zeit (30 Minuten) wieder verschwindet. Macht man denselben Versuch bei einem Icterus catarrhalis, so tritt die Bluteindickung später ein, kann aber unter Umständen bis vier Stunden anhalten; jedenfalls zeigt auch diese Erscheinung, daß im Organismus eines Icterus-catarrhalis-Kranken eine gewisse Bereitschaft zum Plasmaaustritt besteht.

Im engen Zusammenhang damit glauben wir auch die Beobachtungen von Siedek und Zuckerkandl deuten zu müssen, die bei Icterus catarrhalis auf der Höhe der Erkrankung eine auffallende Natriumretention fanden, während bei Besserung des Zustandes eine vermehrte Natriumausscheidung erfolgt. Das Verhalten des molekularen Natrium-Chlor-Quotienten im Harn ist so charakteristisch, daß eine Besserung des Zustandes zu erwarten ist, wenn der anfänglich niedrige Quotient wieder die Norm, also 1, erreicht oder sogar darüber hinausgeht. Es handelt sich dabei keineswegs um ein nur dieser Krankheit eigenes Symptom, sondern es ist ein Symptom, das im allgemeinen für das Vorhandensein einer serösen Exsudation charakteristisch ist. Auch die bekannte Beobachtung von Pollitzer und Stolz wäre in diesem Zusammenhang zu nennen, die nach Novasurolinjektion beim Icterus catarrhalis eine auffallend hohe Wasserausscheidung feststellten. Während der normale Mensch auf die Injektion nur mit einer geringen Diurese antwortet und dementsprechend nur wenig an Gewicht einbüßt, kann ein Patient mit Icterus catarrhalis bis 2 kg an Gewicht verlieren, bzw. 2—2,5 l Harn nach der Injektion abgeben. Dieses Symptom deutet auf eine Flüssigkeitsretention im Körper hin. Da sich meist beim Icterus catarrhalis mit den gewöhnlichen klinischen Methoden keine pathologische Flüssigkeitsretention, weder Ödem noch Ascites, nachweisen läßt, so kann man vielleicht diese Retention mit der Vergrößerung der Leber und Milz in Zusammenhang bringen.

Tabelle 23. Der molekulare Na/Cl-Quotient im Harn bei Icterus catarrhalis.

Name	Alter, Geschlecht	Auf der Höhe der Erkrankung	Im Abklingen
P. F.	21, w.	0,66	1,17
C. G.	12, w.	0,42	4,2
J. O.	30, m.	0,65	1,38
Sch. H.	19, m.	0,72	1,15
W. K.	25, m.	0,78	1,06
T. W.	30, m.	0,79	2,02
K. K.	18, m.	0,82	1,46
D. K.	31, m.	0,87	1,20
O. F.	17, m.	0,8	1,08
H. E.	20, w.	0,87	1,16
L. F.	21, m.	0,91	1,12
T. K.	40, m.	0,81	—
P. M.	23, m.	—	1,46
M. W.	21, m.	—	1,60
S. H.	39, m.	—	1,16

Wir haben in einer Reihe von Fällen mit teils leichterer, teils schwerer Gelbsucht auch die Durchlässigkeit der Kapillaren im Bereich eines Armes geprüft; die Frage drängte sich auf, ob es sich hier um einen generalisierten oder nur auf die Leber beschränkten Prozeß handelt. Die Methode von Landis, die im wesentlichen darauf beruht, daß man bei gestauten Venen untersucht, ob im gestauten Blut die Zahl der roten Blutkörperchen zunimmt und gleichzeitig auch der Eiweißgehalt des Serums eine Änderung erfährt, hat kein einheitliches Resultat ergeben. Vermutlich kommt es nur in einem Teil der Fälle auch außerhalb der Leber zu einer Eiweißdurchlässigkeit.

Eindeutige Ergebnisse zeigten sich, als wir die Durchlässigkeit mittels der Kantharidenblasenmethode prüften, indem der Eiweißgehalt des Inhaltes einer solchen Blase wesentliche Unterschiede gegenüber der Norm erkennen läßt. Während die Differenz zwischen Blasen- und Blutserumeiweiß beim Normalen im Mittel ca. 29,2% beträgt, findet sich beim Icterus catarrhalis ein viel geringerer Unterschied; es tritt also in die Blase ein viel eiweißreicheres Exsudat über als beim gesunden Menschen.

Das Studium des Zusammenhanges zwischen Icterus catarrhalis und seröser Entzündung war der Anlaß, uns ganz allgemein für Veränderungen der Serumeiweißkörper bei Leberkrankheiten zu interessieren. Zunächst fiel uns auf, daß beim Plasmaaustritt das kleinste Eiweißmolekül, also das Albumin, zuerst aus der Blutbahn ins Gewebe übertritt. Das ließ sich auch bei der experimentellen serösen Entzündung aus Veränderungen des Blutes, der Beschaffenheit der Lymphe und der Zusammensetzung des Gewebspreßsaftes erschließen. Ein indirektes Maß für die Zusammensetzung des Blutplasmas besitzen wir in der Blutkörperchensenkung. Überwiegen der Globuline führt zu Senkungsbeschleunigung, während umgekehrt langsame Senkung mit Überwiegen der Albumine vergesellschaftet ist. Da wir allen Grund haben, bei vielen Leberkrankheiten, besonders beim Icterus catarrhalis, eine seröse Entzündung anzunehmen, so stand zu erwarten, daß hier eine starke Beschleunigung der Senkung statthat. Es zeigt sich jedoch gerade beim Studium der Leberkrankheiten gar nicht so selten eine Diskrepanz zwischen dem Albumin-Globulin-Verhältnis einerseits und der Blutsenkung anderseits. Auch Abnahme des Gesamteiweißgehaltes im Serum kann die Folge einer serösen Entzündung sein. Der Austritt von Eiweiß kann kompensatorisch den Rückfluß von Gewebsflüssigkeit in die Blutbahn nach sich ziehen und so zur Verdünnung des Serums führen; allerdings bilden diese Eiweißschwankungen nicht die alleinige Erklärung für die Hyposerinémie, wie die Franzosen diesen Zustand bezeichnen; vermutlich spielt bei schwerer Leberfunktionsstörung auch die verminderte Bildung von Eiweißkörpern eine Rolle. Die Hyposérinémie stellt demnach sozusagen eine Gleichung mit mindestens zwei Unbekannten vor, von denen die eine von der Durchwanderung des Eiweißes durch die Kapillaren abhängt, während die andere zur gestörten Leberfunktion in Beziehung gebracht werden muß.

Als Erklärung dafür, warum gerade bei Icterus catarrhalis die Blutsenkung trotz Verminderung der Albuminfraktion normale oder sogar auffallend niedrige Werte zeigt, kann vielleicht auch die Annahme einer atypischen Eiweißbildung herangezogen werden; die kranke Leber liefert vielleicht Serumeiweiß, das Veränderungen gegen die Norm aufweist. Untersuchungen des Serumeiweißes im Ultraviolett bei leberkranken Menschen zeigen oft ein deutliches Abweichen der Globulinfraktionen.

Wenn auch vieles für eine seröse Entzündung der Leber im Verlaufe eines Icterus catarrhalis spricht, so ist es dennoch fraglich, ob der Plasmaaustritt auch für die Entstehung der Gelbsucht verantwortlich gemacht werden kann. Theoretisch ist eine solche Möglichkeit wohl kaum von der Hand zu weisen, denn durch die Isolierung der Leberzellen, wie sie bei der serösen Entzündung fast immer zu sehen ist, kann es leicht zu einer Eröffnung der Gallenkapillaren kommen; eine breite Kommunikation zwischen Gallenkapillarsystem und interstitiellen Gewebsräumen ist leicht zu beobachten. Zu einer gewissen Vorsicht drängt die Beobachtung, daß wir schwere histologische Veränderungen der Leber im Sinne einer mächtigen serösen Hepatitis gesehen haben — wir verweisen z. B. ganz besonders auf die Leber bei der Beriberikrankheit —, wo es aber weder zu einer Eröffnung der Gallenkapillaren noch zur Dissoziation der Leberzellen kommt. Da bei diesen Fällen auch niemals eine Gelbsucht beobachtet wird, glauben wir, daß zur serösen Hepatitis noch etwas hinzukommen muß, das erst die Zerstörung des Gefüges der Lebertrabekeln bedingt. Vom Allylformiat können wir dies wohl mit ziemlicher Sicherheit behaupten, aber allen Formen von seröser Entzündung scheint dies nicht eigen zu sein. Bei der Ikterusentstehung käme es somit auch zu einer Erweiterung der DISSEschen Räume, aber diese Erweiterung muß anders oder vielleicht unter einem ganz besonders starken Druck geschehen, denn Dissoziation der Leberzellen und damit auch Eröffnung der Gallenkapillaren stellt einen höheren Grad der serösen Entzündung vor, soweit man die Erweiterung der DISSEschen Räume auch schon dazuzählt. Ist es einmal zu einer Dissoziation der Leberzellen gekommen, dann sickert Bilirubin in die umgebenden Gewebsräume, von wo es teils von den Blutkapillaren, teils von den Lymphräumen aufgenommen und in die allgemeine Zirkulation gebracht wird.

Der Vorgang der Dissoziation, der uns seit langem bekannt ist, kann sich an verschiedenen Stellen des Leberacinus abspielen; einmal scheint der Plasmaaustritt vorwiegend in der Nähe der Vena centralis, also im Zentrum des Läppchens zu erfolgen, während bei einer anderen Gelegenheit wieder mehr die Peripherie betroffen ist. Zur Annahme dieser zweiten Möglichkeit werden wir deshalb gedrängt, weil wir einigemal bei Icterus catarrhalis im Bereiche der periportalen Felder die stärkste Exsudatbildung gefunden haben.

Solche periphere Veränderungen sind uns nicht unbekannt, denn wir sehen sie außerordentlich oft bei der experimentellen Allylformiatvergiftung. Im ersten Stadium kommt es zur Bildung von periazinösen Nekrosen; sie können restlos ausheilen. Wiederholt man aber die Allylformiatschädigung und kombiniert sie mit anderen Schäden, so kann es auf dem Boden solcher Nekrosen und des Plasmaaustrittes zu zellulären Infiltrationen, verbunden mit Bindegewebsfaserbildung, kommen, an die sich im weiteren Verlauf auch eine Gallengangwucherung anschließt. Die Veränderungen, die sich solcherart experimentell erzeugen lassen, gleichen weitgehend den Bildern, die wir bei manchen Formen von Icterus catarrhalis gesehen haben, so daß man zu der Vorstellung gedrängt wird, daß die periportalen Infiltrate samt der Bindegewebsbildung ebenfalls die Folgen eines hier stattgefundenen Plasmaaustrittes sein dürften. Die Ähnlichkeit zwischen der Allylformiatintoxikation und manchen Formen von Icterus catarrhalis wird uns auch durch das merkwürdige Verhalten der Gallenkapillaren und der Präkapillaren in Erinnerung gebracht. Bei der Allylformiatvergiftung sind die Gallenkapillaren besonders in der Peripherie des Acinus erweitert, während die Präkapillaren auffallend eng sind. Vielleicht ist auch hier die Kontinuität zwischen Gallenkapillaren und Gallengängen durch die völlige Zerwerfung des peripheren Läppchengefüges und durch die Exsudatbildung mit nachfolgender Infiltration zerstört worden; wird dieser Prozeß durch eine Art fibröser Abmauerung dauernd fixiert, so muß es zu einer Cirrhose kommen.

Die von uns früher vertretene Anschauung, daß in einem Teil der Fälle von Icterus catarrhalis die Gelbsucht teils durch Kompression infolge von Ödem, teils durch Kontinuitätstrennungen der Gallenwege, bedingt durch Entzündungsvorgänge, hervorgerufen wird, ist nicht aus der Luft gegriffen, denn sie findet ein Analogon in der experimentellen Allylformiatvergiftung; damit soll aber nicht zum Ausdruck gebracht werden, daß wir das Allylformiat für den menschlichen Icterus catarrhalis verantwortlich machen wollen; die Allylformiatvergiftung stellt nur einen Modellversuch vor; das uns unbekannte Gift, das den Icterus catarrhalis bedingt, hat nur eine ähnliche Wirkung wie das Allylformiat. Jedenfalls werden uns diese Tatsachen auffordern, gerade bei der zweiten Form von Icterus catarrhalis der Läppchenperipherie als dem Ort des Gallenübertrittes unsere besondere Aufmerksamkeit zu schenken; schon OHNO[1] hat dieser Gegend für die Entstehung der verschiedenen Ikterusformen eine besondere Bedeutung bei-

---

[1] OHNO: Med. Klin. **1927**, Nr. 43/44.

gemessen. Die empfindlichste Stelle im ganzen Gallengangsystem ist nach OHNO der Übergang der Gallenkapillaren in die Präkapillaren; hier findet sich eine Erweiterung, die noch den Charakter einer Kapillare zeigt und bei der geringsten Stauung einreißt. ASCHOFF[1] ist ähnlicher Meinung und schenkt allen Schädigungen, die in dieser Gegend angreifen, besondere Aufmerksamkeit; von hier aus kann das gesamte Leberparenchym Schaden leiden.

Wenn man sich somit auf den Standpunkt stellt, daß die seröse Entzündung nicht nur eine Begleiterscheinung, sondern vermutlich das Wesentliche im Krankheitsbild des Icterus catarrhalis darstellt, dann wird man gewisse Eigentümlichkeiten, auf die wir im Laufe unserer Beobachtungen aufmerksam wurden, auch entsprechend deuten. Schon v. HABERER[2] konnte mitteilen, daß unklare, scheinbar der Gruppe des Icterus catarrhalis angehörige Fälle günstig beeinflußt werden, wenn die Galle operativ nach außen geleitet wird; ich habe dies gemeinsam mit ihm mehrmals beobachten können. So sahen wir z. B. ein junges Mädchen, das unter den typischen Erscheinungen eines Icterus catarrhalis erkrankte und dann durch viele Wochen in unserer Beobachtung stand. Der Fall mußte als ein schwerer, anscheinend der zweiten Gruppe zugehöriger bezeichnet werden, denn schon nach kurzer Zeit kam es zu völligem Fehlen von Galle im Duodenalsaft. Wiederholte Prüfungen ergaben immer wieder Acholie, die jeder Therapie trotzte. Obwohl wir überzeugt waren, daß ein mechanischer Verschluß im Sinne eines Steines oder Tumors nicht in Frage kam, gaben wir dem Drängen der Umgebung nach und ließen die Operation vornehmen, die auch tatsächlich normale Verhältnisse an den großen Gallenwegen erkennen ließ. Auf unseren Vorschlag wurde vom Chirurgen aus der Konvexität der Leber ein dattelgroßes Stück zur histologischen Untersuchung entnommen. Bei der Exzision entleerte sich reichlich blutige Flüssigkeit. Leider konnte diese Flüssigkeit nicht aufgefangen werden; immerhin hatten wir den Eindruck, daß es kaum Blut allein war, sondern blutig tingierte seröse Flüssigkeit. Merkwürdig war nun der weitere Verlauf. Schon am Tage nach dem Eingriff war der Bilirubingehalt des Serums wesentlich niedriger als vor der Operation, und der Stuhl enthielt bereits am zweiten Tag nach der Operation Urobilinogen. Von nun an besserte sich der Ikterus zusehends und war nach 14 Tagen vollkommen verschwunden.

Wir können uns noch auf weitere Beobachtungen stützen, die mehr oder weniger dasselbe in bezug auf histologisches Verhalten und postoperativen Verlaufs gezeigt haben. Die periportalen Felder waren stark verbreitert und allenthalben von lymphozytären Infiltraten erfüllt; an der Läppchenperipherie waren an manchen Stellen die Parenchymschäden so weit vorgeschritten, daß sie an die Veränderungen erinnerten, die man sonst nur noch bei der subakuten Leberatrophie sieht (Abb. 38). Der günstige Erfolg, der sich bei gewissen Formen von Icterus catarrhalis durch operative Eingriffe an den Gallenwegen — z. B. in unserem Falle auch durch die bloße Probeexzision — feststellen läßt, lenkte unsere Aufmerksamkeit auf Studien von HENSCHEN. In einer größeren Zusammenstellung beschäftigt er sich mit der Frage von den „akuten, subakuten und chronischen Schwellungskrisen der Leber"; er nennt das von ihm beschriebene Krankheitsbild auch „akutes und chronisches Leberglaukom". Ausgehend von der Anurie, die sich bei einer ödematösen Niere durch Inkarzeration in der Kapsel entwickeln kann, oder dem Hirnödem und der REICHHARDTschen Hirnschwellung, das zu Bewußtlosigkeit führt, macht er auf die Schwellungskrisen der Leber aufmerksam, die ebenfalls zu schwerer Funktionsstörung führen können. Entsprechend dieser zunächst rein theoretischen Vorstellung, bespricht er die verschiedenen

---

[1] ASCHOFF: Kongreßzbl. inn. Med. **1932**, 261.
[2] v. HABERER: Med. Klin. **1932,** 425.

Arten der Lebervergrößerung, die vielleicht auf ein „Leberglaukom" zu beziehen sind. In dieser Gedankenrichtung hat ihn auch die Erfahrung mancher Tropenärzte bestärkt, die bei unklaren Fällen von Lebervergrößerung durch Punktion der Leber ausgezeichnete therapeutische Erfolge erzielen konnten; so bediente sich z. B. HARLEY (Handbuch d. Tropenkrankheiten, IV) eines langen Troikars, mit dem er 500—600 ccm Blut aus der Leber entleerte. Zunächst kam die Leberpunktion zur Entleerung von Abszessen zur Anwendung,

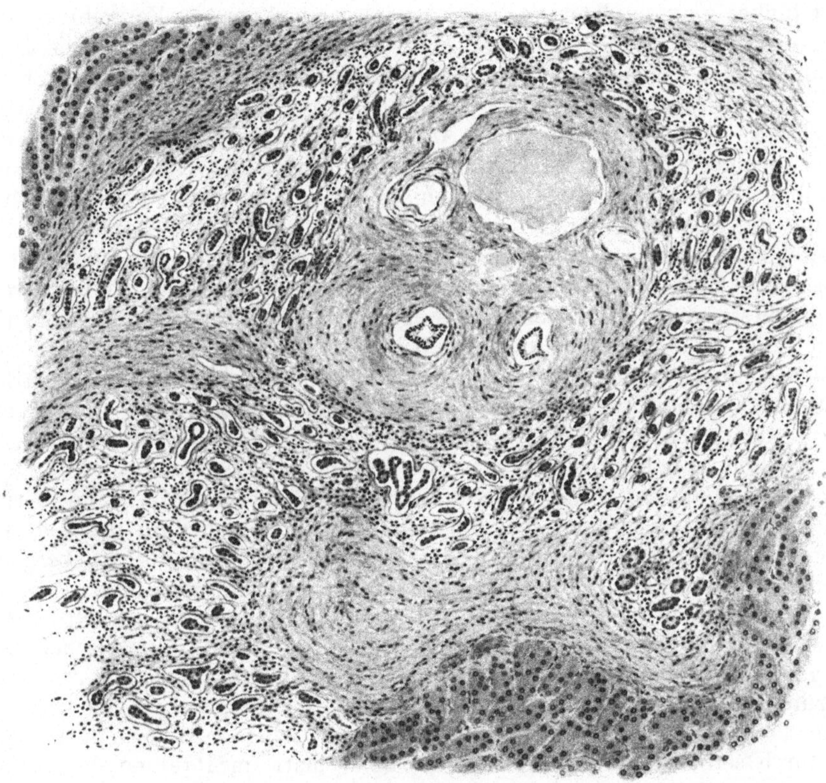

Abb. 38. Peripherer Typus des Icterus catarrhalis mit Übergang in subakute Leberatrophie.

später lernten die Tropenärzte die heilende Wirkung der Leberpunktion auch bei unklaren Lebervergrößerungen kennen, die sich gelegentlich bei hochfiebernden allgemeinen Infekten entwickeln. HENSCHEN[1] hat nun die Angaben über die therapeutische Leberpunktion aufgegriffen und in einer Reihe von schweren Infekten, die mit unklarer Lebervergrößerung einhergingen, die Leber operativ freigelegt und versucht, durch eine Art Dauerpunktion den intrahepatischen Druck herabzusetzen; er empfiehlt die sogenannte Fontanellenoperation, bei der im Bereiche der Leberkonvexität mittels Glüheisens ein zirka fünffrankengroßes Loch in die Leber gebrannt wird; die Tiefe des Loches kann bis 1,5 cm betragen. In die Fontanelle wird zur kapillaren Drainage ein Gasdocht eingelegt. Da sich manchmal das stark geschädigte Organ nur langsam erholt, soll eine solche

---

[1] HENSCHEN: Arch. klin. Chir. **167**, 825 (1932).

Fontanellendrainage über Wochen ausgedehnt werden, um „Ödem, gestaute Galle und toxische Autolyseprodukte" nach außen zu leiten.

Unter den Fällen, die HENSCHEN für diese Operation als geeignet bezeichnet, kommen auch unklare Ikterusformen vor, die so mancher — auf Grund der näheren Beschreibung — als dem Icterus catarrhalis zugehörig betrachten könnte. Wenn er z. B. sagt, daß ein solches „Leberglaukom" bei allen Allgemein-infektionen, so bei Pneumonie, Scharlach, frischem Typhus, vor allem bei Diphtherie und toxischem Scharlach sich entwickeln kann und solche Fälle außer einer großen Leber einen „Zeichenkreis" darbieten können, den die französischen Kliniker als „syndrome biliaire fruste" bezeichnen — Vermehrung der Bilirubinämie, Urobilinurie, positive HAYsche Probe, Delirien, Magendarm-erscheinungen, wie Nausea, unüberwindliche Eßabneigung, diarrhoische Sturz-entleerungen, entfärbte und fötid riechende Stühle, erdfarbenes Gesicht, papu-löses Erythem —, so wird man an die Anfangsstadien jenes großen Krankheits-geschehens erinnert, das als Icterus catarrhalis beginnt und eventuell unter den Erscheinungen einer akuten Leberatrophie endet. Man wird zu einer solchen Vorstellung um so mehr gedrängt, als HENSCHEN weiter sagt, daß ein solches Krankheitsbild meist nur im Anfangsstadium zu sehen ist, denn später handelt es sich um schwere Zustände, die zumeist den letzten Akt einer zum Tode führen-den Krankheitstragödie darstellen. Die Angabe HENSCHENS, daß die Patienten bei vielen Fällen von Leberglaukom über Schmerzen klagen, die wegen des aus-strahlenden Charakters weitgehend an die Cholecystitis erinnern, die Operation aber keinerlei Veränderungen an den Gallengängen erkennen läßt, fordert uns auf, an Beziehungen der Leberschwellungskrisen zum Gallenblasenödem zu denken. Ich bin auf die Ausführungen HENSCHENS deswegen etwas genauer ein-gegangen, weil man den Eindruck gewinnt, daß „Leberglaukom" und seröse Hepatitis verwandte Zustände sein dürften. Der Unterschied in unseren An-schauungen scheint nur der zu sein, daß HENSCHEN als Ursache des Leberglau-koms vorwiegend mechanische Faktoren berücksichtigt, während wir das Wesent-liche in dem toxischen interstitiellen Ödem sehen. Schon die alltägliche Er-fahrung macht uns auf die Unzulänglichkeit einer allzu mechanischen Be-trachtungsweise aufmerksam, da Blutstase allein kaum zu jenen schweren Veränderungen führen kann, die uns vom wirklichen Leberglaukom her bekannt sind. Die Trennung zwischen Stauungsleber und Lebervergrößerung, hervor-gerufen durch seröse Exsudation, muß als Fortschritt im Rahmen der Leber-pathologie betrachtet werden, denn bei der serösen Hepatitis handelt es sich um einen häufigen Vorgang, der sich zu jedem Infekt und jeder Intoxikation, gleichgültig ob exogen oder endogen bedingt, hinzugesellen kann. Wir haben mit milden und schweren Formen von Plasmaexsudation zu rechnen; eben-so kann der Plasmaaustritt bald mehr lokalisiert sein, bald mehr oder weniger alle Gewebe erfassen; tritt nur wenig Eiweiß für kurze Zeit aus den Kapillaren aus, so fällt es dem Körper meist leicht, dieser Schädigung Herr zu werden. Wahr-scheinlich spielt dabei der Lymphapparat eine vermittelnde Rolle, indem er dafür Sorge trägt, daß das Eiweiß aus den interstitiellen Räumen wieder weggeschafft wird; hält aber der Prozeß des Plasmaübertrittes lange an und ist er vor allem von stürmischem Charakter, was sich vielleicht dadurch äußert, daß auch Ery-throcyten in das Gewebe übertreten, dann kann das betroffene Gewebe schweren Schaden leiden. Auch hier kann die Regenerationskraft des betreffenden Organs noch immer die Oberhand gewinnen und die Kapillarläsion in Bahnen lenken, die zur Erholung des betroffenen Organs führen. Welche anderen Kräfte dabei noch im Spiele sind, wenn in dem einen Fall trotz schwerster Schädigung durch Plasmaexsudation doch wieder Heilung eintritt, während in einem anderen sich schwerste Folgen ergeben, z. B. im Sinne einer Bindegewebsumwandlung, darüber fehlen uns vorläufig noch genauere Vorstellungen.

Wir glauben somit gezeigt zu haben, daß es sich bei dem Krankheitsbild des sogenannten Icterus catarrhalis um eine seröse Hepatitis handeln dürfte; möglicherweise können von einem ähnlichen Prozeß auch Milz und Pankreas betroffen sein. Ob es sich beim Icterus catarrhalis nur um eine seröse Entzündung innerhalb der Leber handelt, oder ob noch andere Prozesse daneben berücksichtigt werden müssen, wollen wir dahingestellt sein lassen; immerhin können wir uns gut vorstellen, daß Symptomenbild und Prognose des Icterus catarrhalis weitgehend davon abhängig sind, wieweit das Leberparenchym dem schädigenden Einfluß des Plasmaaustrittes Widerstand zu leisten vermag. Entsprechend einer solchen Vorstellung scheint uns auch die Einteilung des Icterus catarrhalis in drei Formen, wie wir sie empfohlen haben, gerechtfertigt; der Prozeß der serösen Entzündung kann einmal vorwiegend das Zentrum, das andere Mal den periazinösen Raum erfassen. Vermutlich ist auch die dritte Form, bei der wir einen Schwellungsprozeß an der Einmündungsstelle des Ductus choledochus annehmen, nichts anderes als der Ausdruck eines Plasmaaustrittes, der bald mehr die Papillengegend, bald mehr den Pankreaskopf erfaßt.

F. Differentialdiagnose.

Der typische Icterus catarrhalis ist auf Grund der Anamnese und der bekannten Symptome meist leicht zu erkennen, besonders wenn funktionelle Störungen, wie gesteigerte alimentäre Galaktosurie, schlechte Wasserausscheidung, Erhöhung der Aminosäurewerte im Harn, vermehrte Urobilinurie neben Gallenfarbstoffausscheidung das Krankheitsbild beherrschen; diagnostische Schwierigkeiten treten aber auf, sobald Acholie des Duodenalsaftes, kaum vermehrte Galaktosurie, fehlende Urobilinurie bei starker Bilirubinausscheidung im Harn besteht und auch die typischen Prodrome fehlen; die zweite und dritte Form des Icterus catarrhalis stellen uns vor besonders schwierige diagnostische Probleme. Im Brennpunkte steht immer die Frage: Liegt ein grob mechanisches Hindernis in den Gallenwegen vor oder handelt es sich um einen schweren Icterus catarrhalis? Eine sichere Entscheidung zu treffen, ist manchmal außerordentlich schwierig und dementsprechend sind Irrtümer mitunter unvermeidlich.

Sicherlich ist es richtig, wenn man mit der Diagnose Icterus catarrhalis jenseits des 50. oder gar des 60. Lebensjahres vorsichtig ist; aber ebenso muß man sich vor Augen halten, daß Carcinome an der Papilla Vateri auch bei verhältnismäßig jungen Menschen vorkommen; im allgemeinen wird man bei Menschen zwischen 20 und 30 Jahren, die einen schweren Ikterus haben, eher an Icterus catarrhalis denken.

Beziehungen des Icterus catarrhalis zu mechanischen Ikterusformen erscheinen auch dadurch gegeben, daß bei lange währendem mechanischem Stauungsikterus eine funktionelle Leberschädigung hinzutreten und die vordem negative Galaktoseprobe jetzt positiv werden kann. Dementsprechend gestaltet sich die Differentialdiagnose im Anfangsstadium meist leichter als bei bereits lange bestehender Gelbsucht.

Gelbsucht mit Zeichen von Leberfunktionsstörung kommt sonst nur noch bei den verschiedenen Formen der Lebercirrhose vor; die typischen Zeichen einer Cirrhose können besonders bei korpulenten Menschen so wenig deutlich erkennbar sein, daß man bei plötzlichem Einsetzen einer Gelbsucht im Anschluß an einen Diätfehler eher an einen Icterus catarrhalis als an eine Cirrhose denkt. Nicht vergessen darf man, daß Diätfehler eine bis dahin kompensierte und inaktive

Lebercirrhose verschlechtern können, was zumeist mit einer intensiven Gelbsucht beantwortet wird. Vor solchen diagnostischen Irrtümern können uns die große Milz, die harte, mit einem schärferen Rand versehene Leber, ferner Venenerweiterungen im Bereiche der vorderen Bauchwand oder Oesophagus bewahren; die große Distanz zwischen Processus xyphoideus und Nabel soll ebenfalls zur Diagnose herangezogen werden. Der Nabel liegt beim gesunden Menschen meist in der Mitte zwischen Processus xyphoideus und Symphyse, während bei Lebercirrhosen häufig die proximale Distanz größer ist als die Entfernung des Nabels von der Symphyse. Hämorrhoiden bei fehlender Obstipation sprechen in zweifelhaften Fällen eher für Cirrhose. Ansammlung von Flüssigkeit im Abdomen ist nur bei ganz schweren Formen von Icterus catarrhalis zu sehen; sonst ist Ascites, selbst wenn er nur vorübergehend zur Beobachtung kommt, ein wichtiges Kriterium der Cirrhose.

Von anderen Erkrankungen, die neben Ikterus deutliche Zeichen einer funktionellen Leberschädigung zeigen, kommen vor allem der luetische und der Salvarsanikterus in Betracht. Mit dem Vorkommen eines luetischen Ikterus in der Sekundärperiode müssen wir rechnen; allerdings sind unbehandelte Fälle von sekundärer Lues mit Ikterus außerordentlich selten; Erfahrungen über Leberfunktionsprüfungen bei solchen Fällen liegen kaum vor. Mir persönlich war es möglich, einen solchen Fall anatomisch zu studieren (er wurde mir seinerzeit als große Rarität von Prof. JARISCH übergeben); ich konnte schwere parenchymatöse Veränderungen feststellen.

Ein Krankheitsbild, das so recht geeignet erscheint, mit dem typischen Icterus catarrhalis verwechselt zu werden, ist der Salvarsanikterus. In den letzten Jahren häufen sich die Beobachtungen wo es im Anschluß an eine Salvarsankur zu Gelbsucht kommt. Das klinische Bild, welches auch gastrointestinale Beschwerden aufweisen kann, sowie der Ausfall der Funktionsprüfungen, die für eine Parenchymschädigung sprechen, ermöglichen nur selten eine scharfe Trennung vom gewöhnlichen Icterus catarrhalis, zumal in sehr vielen Fällen auch eine alimentäre Intoxikation — wenigstens anamnestisch — berücksichtigt werden kann. Besonders eindrucksvoll sind z. B. Fälle folgender Art: Ein junger Mensch akquiriert Lues; 14 Tage nach der Infektion beginnt man mit einer Salvarsankur, wobei er ca. 2 g Salvarsan erhält. Drei Wochen nach der letzten Injektion begeht er einen Diätfehler, wobei auch andere Mitglieder seiner Familie unmittelbar nach dem Genuß der betreffenden Speise mit Erbrechen und Diarrhoen erkranken. Während aber bei den anderen Personen der alimentäre Schaden ohne weitere Komplikationen verläuft, wird der mit Salvarsan behandelte Patient wenige Tage später von einer schweren Gelbsucht befallen, deren Symptome außerordentlich an einen Icterus catarrhalis erinnern. Jedenfalls ist es in diesem Falle — und ähnliche kommen immer wieder vor — nicht leicht zu entscheiden, welchem Moment die größere ätiologische Bedeutung für die Entstehung der Gelbsucht zukommt: dem Salvarsan bzw. der Lues oder der alimentären Intoxikation. Persönlich stehe ich auf dem Standpunkt, daß der normale Mensch nach Darreichung von größeren Salvarsanmengen keinen Ikterus bekommt, daß aber eine luetische Leber bei gleichzeitiger Behandlung mit Salvarsan auf Diätfehler besonders stark reagiert.

Bei der Beurteilung der Frage, ob bei einem Ikterus Lues als ätiologisches Moment in Betracht kommt, ist der Ausfall der WASSERMANNschen Reaktion kein verläßliches Kriterium, denn es gibt sichere Fälle von Lues mit zunächst positiver WASSERMANNscher Reaktion, bei denen während eines hinzutretenden Ikterus die Reaktion negativ wird. Umgekehrt kann man immer wieder die Beobachtung machen, daß eine vordem negative WASSERMANNsche Reaktion bei sicher niemals mit Lues infizierten Menschen positiv werden kann, wenn sie an Icterus catarrhalis erkranken. Mit Heilung des Icterus wird auch die WASSERMANNsche Probe wieder negativ. Diagnostisch ist der Icterus catarrhalis vom Salvarsanikterus gelegentlich schwer zu trennen, wenn zwischen der letzten Injektion und dem Ausbruch der Gelbsucht mehrere Monate verstrichen sind, so daß man sich fragen muß, ob es überhaupt berechtigt ist, nach einem so langen Intervall noch dem Salvarsan eine entscheidende Bedeutung beizumessen. Aber auch sonst ist es manchmal nicht leicht, den Salvarsanikterus zu erkennen, weil viele Patienten sich scheuen, von einer überstandenen Lues etwas zu berichten und dementsprechend auch die Salvarsanbehandlung in Abrede stellen. Ich empfehle daher, in allen fraglichen Fällen die Gegend der Vena cubitalis nach Residuen von intravenösen Injektionen zu untersuchen und bei dem geringsten Verdacht den Patienten direkt zu fragen: „Wann haben Sie die letzte Salvarsaninjektion bekommen?“ Jedenfalls ähneln sich Salvarsanikterus und Icterus catarrhalis symptomatisch außerordentlich. Die Leber kann Schwankungen ihrer Größe zeigen, ein Milztumor wird fast nie vermißt, häufig ist er auffallend groß; die alimentäre Galaktosurie ist oft ganz beträchtlich, der Duodenalsaft meist während der ganzen Dauer der Krankheit bilirubinhaltig. Die Bluteindickung wird im Beginn oft angetroffen, der Verlauf der Krankheit läßt sich durch eine entsprechende Insulintherapie meist günstig beeinflussen; Übergänge zur akuten Leberatrophie kommen vor.

Gelegentlich wird auch die WEILsche Krankheit differentialdiagnostisch in Frage kommen, wenn allgemeine Prostration, hohes Fieber, heftige Wadenkrämpfe, Kreuzschmerzen, beträchtlicher Milztumor und Nephritis bestehen. In frischen Fällen läßt sich der Erreger mit ziemlicher Sicherheit dadurch nachweisen, daß man das Blut des Patienten einem Meerschweinchen, am besten intrakardial oder intraperitoneal, injiziert. Nach mehreren Tagen kann man die Spirochaeta icterogenes bereits in der Leber des an Ikterus erkrankten Tieres finden. Bei längerer Dauer der Erkrankung versagt der Tierversuch, hier müssen serologische Untersuchungsmethoden zur Anwendung kommen. Als sich in den Jahren 1919 bis 1921 die Fälle von sogenanntem Icterus catarrhalis besonders häuften, haben wir mehrfach die Möglichkeit einer Epidemie von Morbus Weil in Erwägung gezogen; damals waren wir niemals imstande, bei unseren Fällen, die im allgemeinen nur im Anfang der Krankheit leicht fieberten, den bakteriologischen Nachweis zu erbringen.

Beziehungen des Icterus catarrhalis zu mechanischen Ikterusformen erscheinen auch dadurch gegeben, daß ein diffuser, vorwiegend dem Verlauf der kleineren Gallenwege folgender entzündlicher Prozeß sich gelegentlich im Anschluß an die bei Stauung des Gallenabflusses eintretenden Infektionen entwickelt; meist ist der Verlauf einer solchen Krankheit der, daß aus einer infizierten Gallenblase ein Stein in den Ductus choledochus getrieben wird und hier zunächst einen mechanischen Ikterus auslöst. In der Folge entwickelt sich eine fieberhafte, mit Gelbsucht einhergehende Erkrankung, die schließlich eine Operation notwendig macht. Der Stein wird entfernt, doch hält die Gelbsucht, allerdings in geringerem Grade, noch weiter an. Ebenso besteht der fieberhafte Prozeß, wenn auch in verminderter Form, weiter fort. Kommen solche Fälle schließlich zur anatomischen Untersuchung, so läßt sich meist eine typische Cholangitis der kleineren Gallenwege feststellen, die auch zur Entwicklung kleinster Abszesse geführt hat. Hier handelt es sich anscheinend tatsächlich um einen infektiösen Entzündungsprozeß der Gallenwege.

NAUNYN hält solche Entzündungsprozesse im Bereiche der kleinsten Gallenwege (Cholangiolitis) für häufige Ereignisse. Er sprach von einer „Cholangie“

und meinte damit den Icterus catarrhalis; er beschuldigte für dessen Entstehen einen Infekt der gesamten Gallenwege, beginnend bei den Gallenkapillaren, endend an der Choledochusmündung. Neuerdings hat sich auch UMBER für die Existenz einer solchen Erkrankung eingesetzt. Echte aszendierende Cholangitiden gehen m. E. mit hohem Fieber einher und haben nichts mit dem Icterus catarrhalis gemein. Bei diesen Zuständen lassen sich in der Galle, die man mittels Duodenalsonde gewinnt, reichlich Leukocyten und Bakterien nachweisen. Halten solche Zustände längere Zeit an, wobei nach wie vor das Fieber im Vordergrund steht, so kann sich allmählich ein Zustand entwickeln, der an Lebercirrhose erinnert. Von derartigen Fällen, die einen längeren chronischen Verlauf nahmen, kamen kürzlich zwei zur Sektion; der eine erwies sich als Lymphogranulomatose, ausschließlich auf Milz und Leber lokalisiert, der andere Fall bot das Bild einer chronischen aszendierenden Cholangitis, die an manchen Stellen schon zu einer Art Schwartenbildung geführt hatte; im übrigen stellen solche Fälle Seltenheiten vor.

Manche als cholangitisch gedeutete Ikterusformen bei chronisch-schleichenden Sepsisformen sind neuerdings unter der Bezeichnung Cholangitis lenta mehrfach beschrieben worden. Praktisch dürfte dieses seltene Krankheitsbild bei Berücksichtigung der im Vordergrund stehenden septischen Symptome (Fieber, Endocarditis, Nephritis) kaum diagnostische Schwierigkeiten bieten; ich habe einen solchen Fall bisher nicht gesehen.

Das Krankheitsbild der akuten Leberatrophie, der schwersten Form des parenchymatösen Ikterus, ist meist so klar, daß Verwechslungen nicht häufig sind; immerhin muß man sich stets vor Augen halten, daß Icterus catarrhalis und akute Leberatrophie verwandte Zustände sind, die fließend ineinander übergehen. Die einzige Schwierigkeit liegt manchmal nur darin, zu erkennen, von welchem Moment an das Krankheitsbild bereits einer akuten Leberatrophie entspricht. Im Anfangsstadium des Icterus catarrhalis besteht oft Bradycardie. Sobald das Krankheitsbild in eine akute Leberatrophie übergeht, setzt meist Tachycardie ein. In diesem Sinne glaube ich auch Fälle von länger währendem Icterus catarrhalis mit Tachycardie ernster beurteilen zu müssen, besonders wenn unter unseren Augen Bradycardie in Tachycardie übergeht; selbstverständlich sind andere Momente, die zu Tachycardie Anlaß geben könnten, wie Fieber oder Blutungen, auszuschließen. Wertvolle Dienste können uns die Bestimmung der Aminosäuren im Harn, der Reststickstoffgehalt im Blute und der Nachweis von Leucin und Tyrosin im Harn leisten. Ein Symptom, das ebenfalls von ungünstiger Prognose ist und daher diagnostisch im Sinne einer drohenden akuten Leberatrophie eingeschätzt werden muß, ist der Foetor hepaticus. Auch Erregungszustände, die scheinbar unvermittelt einsetzen, können auf einen nahen Ausbruch der akuten Leberatrophie hinweisen.

G. Prognose.

Wir sehen im Icterus catarrhalis eine seröse Hepatitis; dementsprechend muß der sogenannte Icterus catarrhalis auch als ein ernsterer Krankheitsprozeß angesehen werden. Ich habe einmal den Ausspruch getan: „Was die Nephritis für die Niere bedeutet, das ist der Icterus catarrhalis für die Leber." Stellt der Icterus catarrhalis eine diffuse Leberparenchymerkrankung vor — woran wir nicht zweifeln —, dann hat man diesen Zustand auch prognostisch entsprechend zu werten. Wenn der Icterus catarrhalis im Verhältnis zu seiner Häufigkeit selten in die akute Leberatrophie ausartet, so muß dies vor allem der enormen Regenerationsfähigkeit des Leberparenchyms zugute gehalten werden. Immerhin zeigt sich bei manchen Formen eine große Neigung zu Rezidiven; hier spielt ganz besonders das ätiologische Moment, also die intestinale Schädigung, eine große Rolle. Jede stärkere Diarrhoe oder mit Fieber einhergehende Obstipation kann die eben erst verschwundene Gelbsucht neuerdings zum Ausbruch bringen, wobei wir uns aber dessen bewußt sind, daß die Gelbsucht nur *ein* Symptom der Hepatitis ist. Menschen, die auf solche Schädigungen leicht reagieren, sind mit Recht in der Auswahl ihrer Speisen außerordentlich wählerisch, denn sie wissen am besten, was ihnen zuträglich ist und wovor sie sich zu hüten haben. Die manchmal bestehende latente Achylie fördert sicherlich alimentäre Störungen.

Es gibt Fälle von Icterus catarrhalis, die bei zweckmäßiger Behandlung rasch ausheilen. Leider ist aber die Zahl jener Fälle nicht gering, die trotz entsprechenden therapeutischen Maßnahmen ihre Gelbsucht und damit auch ihren Leberparenchymschaden erst nach langer Zeit verlieren. Der Ikterus wird zwar geringer, vollständig verschwindet er aber erst nach Wochen; namentlich eine subikterische Verfärbung der Skleren bleibt manchmal die längste Zeit bestehen. Die Stärke der Verfärbung geht sehr häufig mit Schwankungen der Harnfarbe einher. Bestimmungen des Serumbilirubins zeigen dauernd erhöhte Werte. Hält der Ikterus oder der Subikterus mehrere Monate an, so kann man, besonders wenn man nicht Gelegenheit hat, das ganze Krankheitsbild von Anfang an zu verfolgen, an seiner ursprünglichen Diagnose zweifeln. In dem Gedanken, eine Fehldiagnose gestellt zu haben, wird man noch bestärkt, wenn man gleichzeitig eine Größenzunahme der Milz und eine Verhärtung der Leber mit deutlicher Verschärfung der Ränder feststellen kann. Daß man unter diesen Umständen, besonders wenn man den Fall zum erstenmal sieht, mit der Möglichkeit eines zirrhotischen Prozesses der Leber rechnet, ist verständlich. Wir werden später noch darauf aufmerksam machen, daß die Zahl der Fälle, bei denen sich aus einem zunächst unkomplizierten Icterus catarrhalis allmählich das Bild einer Lebercirrhose entwickelt, keine geringe ist.

H. Therapie.

Vermutlich ist die akute Gastroenteritis, die so häufig dem Ausbruch eines Icterus catarrhalis vorausgeht, schon als erste Folge einer Intoxikation anzusehen, die durch den Diätfehler ausgelöst wurde; wir gehen nicht zu weit, wenn wir dafür, wie früher ausgeführt wurde, Gifte verantwortlich machen, die sich z. B. im Fleisch notgeschlachteter Tiere vorfinden. Anscheinend sind diese Gifte hitzefest, denn die verdorbene Speise ist zumeist vor der Nahrungsaufnahme gekocht worden. Läßt man sich von einer solchen Vorstellung leiten, dann ist auch der Weg gezeigt, den unsere Therapie einzuschlagen hat. Das Wesentliche scheint mir die Verhinderung oder zum mindesten die Verkürzung der Intoxikation. Macht man es sich zum Prinzip, jede sogenannte alimentäre Intoxikation energisch zu behandeln, so läßt sich sicher in einer großen Zahl der Fälle der Ausbruch solcher Ikterusformen bzw. der Hepatitis verhindern. Der Grund, warum es doch so häufig zur Entstehung eines Icterus catarrhalis kommt, ist wohl darin zu suchen, daß viele Menschen, die sich einen sogenannten „verdorbenen Magen" zugezogen haben, sich selbst unsachgemäß behandeln; dem alimentären Schaden wird nicht die entsprechende Aufmerksamkeit zugewendet; gelegentlich kann auch die unzweckmäßige Therapie die Schuld daran sein, daß es zu einer Hepatitis kam. Zunächst soll man in jedem Fall den Versuch unternehmen, die im Körper eventuell noch vorhandenen Gifte rasch aus dem Körper zu entfernen. Die Natur hilft sich dabei meist selbst, indem sie durch Diarrhoen und Erbrechen die Gifte nach außen befördert. Das deckt sich vielfach mit meiner Erfahrung, daß Diätfehler, die nicht mit Diarrhoen einhergehen, meist viel bedrohlichere Erscheinungen zur Folge haben als die sogenannten „akuten" Fälle von Gastroenteritis. Als wirksamstes Mittel, Gifte aus dem Darmkanal zu entfernen, erscheint mir eine energische Calomelkur. Nichts ist in solchen Fällen gefährlicher als der Versuch, durch Opium oder Tannalbin die schon bestehenden Diarrhoen zu rasch zum Stillstand zu bringen. Das beste „Stopfmittel" dieser Diarrhoen ist Calomel oder Ricinusöl. Man gibt am besten je nach dem Alter und der Körperverfassung des Patienten einmal 0,2—0,4 g Calomel. Dort, wo primär Diarrhoen bestehen, setzt die Calomelwirkung meist innerhalb weniger Stunden ein, während bei bestehender Obstipation oft ein längerer Zeitraum verstreichen kann. In solchen Fällen erweist es sich manchmal ganz zweckmäßig, um die Zeit der Passage durch den Darm tunlichst abzukürzen, das Calomel mit Isticin (0,25) Podophyllin (0,05—0,1) oder Bitterwasser zu kombinieren. Der Erfolg einer solchen drastischen Kur ist meistens in kürzester Zeit zu erkennen, denn schon bald nach dem Einsetzen der ersten flüssigen Entleerungen schwinden Brechreiz, Kopfschmerzen und Fieber. Sind diese allgemeinen Erscheinungen geschwunden, dann kann man beginnen, die noch bestehenden Diarrhoen mit Adstringentien oder Opium zu stillen. Wir geben entweder Dermatol oder Tannalbin, noch besser Carbo animale; gleichzeitig gebe ich auch Salzsäure (am besten vor jeder Mahlzeit 15—20 Tropfen in etwas Wasser).

Diese von uns zunächst als prophylaktische Maßnahme gedachte Therapie wende ich auch dort an, wo der Ikterus bereits ausgebrochen ist. Befindet sich die Gelbsucht noch in den Anfangsstadien, so gelingt es meist innerhalb kurzer Zeit, die ikterische Verfärbung wieder zu beseitigen. Die eben angeführte Calomelkur, die aus der Überlegung erfolgt, durch Reinigung des Darmes tunlichst alle toxischen Produkte zu beseitigen, soll nicht nur in jenen Fällen angewendet werden, wo eine sichere Magendarmstörung vorausgegangen ist, sondern in jedem Fall von Icterus catarrhalis, selbst wenn die Anamnese einen Diätfehler nicht mit Sicherheit feststellen läßt. Wird man als Arzt erst zu Rate gezogen, wenn der Ikterus schon länger besteht, so beginne ich meine Behandlung trotzdem mit Calomel, nur verabfolge ich es in kleineren Dosen (dreimal täglich 0,03 durch drei Tage), und zwar ganz unabhängig davon, ob der allgemeine Kräftezustand gut ist oder ob der Patient sich geschwächt fühlt. Die gleichzeitige Darreichung von Calomel und Tierkohle hat sich nicht bewährt. Da ich die letztere aber nicht missen möchte, so gebe ich bei länger währenden Fällen von Icterus catarrhalis abwechselnd drei Tage hindurch Calomel, dann wieder drei Tage lang Carbo animale. Statt der kleinen Calomeldosen kann man auch Chologen verwenden, das neben geringen Calomelmengen noch Podophyllin enthält. Von manchen Ärzten wird auf die Verwendung kalter Darmeinläufe Wert gelegt. Wieweit es sich dabei nur um eine Reinigung des Darmes handelt oder um eine spezifische Wirkung auf die Darmgefäße, wage ich nicht zu entscheiden.

Ist es bereits zum Ausbruch der Gelbsucht gekommen, so scheint auch eine energische diätetische Behandlung am Platze. Früher hat man sich von dem Gedanken leiten lassen, in erster Linie den Magenkatarrh zu behandeln. Erst wenn die Schwellung der Duodenalschleimhaut zurückgegangen ist — so meinte man —, kann Gleiches auch von der Schleimhaut des Ductus choledochus angenommen werden. Derzeit legen wir bei der Behandlung das größere Gewicht auf die Beeinflussung des geschädigten Leberparenchyms und auf die Beseitigung der Grundursache. Wir geben unseren Patienten vorwiegend Kohlehydrate, Gemüse und Kompott, während wir mit der Darreichung von eiweißreichen Nahrungsmitteln außerordentlich zurückhaltend sind. Als leicht verdauliche Kohlehydrate kommen neben Traubenzucker, den man teils mit Kompott, teils mit Tee in größeren Mengen verabfolgen kann, vor allem Keks, Kartoffelpüree, Zwieback,

Reismehl, Mondamine in Frage. Vor Milch und ebenso vor Eiern möchte ich im akuten Stadium warnen, da ich mich des Eindruckes nicht erwehren kann, daß hauptsächlich Eiweiß als Muttersubstanz der Toxine in Frage kommt. In früherer Zeit scheute man die Darreichung von Fett, weil man wußte, daß ein Gutteil des verfütterten Fettes wieder im Stuhl erscheint. Ich habe von der Darreichung geringer Fettmengen, z. B. frischer Butter, auch beim Icterus catarrhalis nie Abstand genommen. Nicht ganz ungefährlich erscheint uns Fett, das bereits einmal erhitzt war und für die Zubereitung von Speisen neuerdings verwendet wird.

Dauert der Ikterus an und sind die Beschwerden von seiten des Magendarmkanals zurückgegangen, so muß man notgedrungen die Diät erweitern und eine reichliche, also auch eiweißhaltige Nahrung zuführen. Aber auch jetzt soll man darauf achten, einerseits eine Obstipation nicht aufkommen zu lassen und anderseits Kohlehydrate weitgehend zu bevorzugen. Als ausgezeichnetes Nahrungsmittel für dieses Stadium bewährt sich die Milch; sie kann als Vehikel für viele Kohlehydrate dienen und der Nahrung durch ihre vielfältige Verwendungsfähigkeit eine gewisse Abwechslung verleihen.

Als großer Fortschritt in der Behandlung des Icterus catarrhalis muß die Insulintherapie bezeichnet werden. Über die ersten günstigen Erfolge konnte ich anläßlich meines Referates auf dem Kongreß für Verdauungskrankheiten 1925 berichten. Seither hat sich diese Therapie als eine der zweckmäßigsten immer wieder bewährt. Das Wesentliche dieser Therapie ist in der Auffüllung der Leberzellen mit Glykogen zu sehen. Wie das Fehlen von Glykogen als erstes Zeichen einer Leberzellschädigung aufzufassen ist, so kann umgekehrt durch die Kohlehydratmästung eine Besserung der Lebertätigkeit herbeigeführt werden. Jedenfalls hat sich diese Therapie beim Icterus catarrhalis und ebenso bei der akuten Leberatrophie bewährt, ein Umstand, der ebenfalls auf eine Verwandtschaft der beiden Prozesse hinweist. Bei der Insulintherapie verabfolgt man zunächst drei- bis viermal täglich zehn Einheiten Insulin und steigert die Menge bei guter Verträglichkeit. Gleichzeitig gibt man reichlich Kohlehydrate, am besten in Form von Dextrose. Sehr bewährt sich die intravenöse Darreichung von konzentrierten Traubenzuckerlösungen. Bei leichteren Formen kann man mit geringeren Insulinmengen auskommen und den Zucker per os oder als Tropfklysma zuführen. Sobald der Ikterus abnimmt, kann man die Insulindosen herabsetzen. Die Therapie mit Traubenzucker und Insulin führt oft rasch zur Heilung; die Erfolge sind meist so augenfällig, daß ein völlig refraktäres Verhalten gegen diese Behandlung unter Umständen diagnostisch verwertet werden kann.

Die periazinösen Formen und jene mit Verlegungen der Papilla Vateri (Form 2 und 3) verhalten sich gegen die Insulintherapie ziemlich refraktär. Obzwar die Zahl dieser Beobachtungen gering ist, reicht sie immerhin aus, um auf dieses eigentümliche Verhalten hinzuweisen.

Diejenigen, die die Ansicht vertreten, es könnte sich beim Icterus catarrhalis vielleicht um eine Schwellung im Bereiche der Gallenwege handeln, verabfolgen Medikamente, die den Gallenfluß in den Darm erhöhen. Die verschiedenen Gallensäurepräparate sind gute Cholagoga, man wird auf sie gelegentlich zurückgreifen können. Ursprünglich sah man in den Gallensäurepräparaten tatsächlich nur Cholagoga, jetzt wissen wir aber, daß es unter dem Einfluß z. B. von Decholin auch zu einer Erhöhung der täglichen Gallenmenge kommt (mit gleichzeitiger Steigerung der Farbstoffmenge und des Trockenrückstandes der Galle). Daß nach Decholin tatsächlich mehr Gallenfarbstoff ausgeschieden wird, kann uns die Abnahme des Serumbilirubingehaltes beweisen; dementsprechend kann man in den Gallensäurepräparaten nicht nur Cholagoga, sondern auch echte Choleretika erblicken, also Mittel, die die Tätigkeit der Leberzellen steigern. Jedenfalls erscheint es gerechtfertigt, sie auch beim Icterus catarrhalis gelegentlich zu verwenden. Da die Gallensäuren die Darmtätigkeit regeln, so erscheint eine solche Therapie auch bei Obstipation zweckmäßig. Als das beste Gallensäurepräparat kommt das von NEUBAUER in die Therapie eingeführte Natrium dehydrocholicum in Betracht, das von der Firma Riedel als Decholin in 20%iger Lösung in den Handel gebracht wird; man kann davon 10 ccm zwei- bis dreimal in der Woche verabfolgen. Die Vorstellung, beim Icterus catarrhalis handle es sich um eine seröse Durchtränkung des Leberparenchyms, hat auch auf unsere therapeutischen Maßnahmen Einfluß genommen; bei manchen hartnäckigen Fällen sehen wir günstige Wendungen, wenn man starke Abführmittel verabreicht oder eine energische Diurese einleitet; Calomel ist nicht nur im Anfang der Behandlung in Anwendung zu bringen, sondern auch bei Fällen, die bereits mehrere Wochen anhalten; ausgezeichnet bewährt sich gelegentlich Salyrgan oder Novasurol; gelegentlich kann man ihre Wirkung auch während der Duodenalsondierung verfolgen; in ableitendem Sinne haben wir uns auch die Wirkung der Karlsbader Wässer vorzustellen; ähnlich wirkt auch die Darreichung von Magnesiumsulfat, wenn man es während der Duodenalsondierung anwendet; sehr günstig macht sich gelegentlich auch die Diathermie der Leber bemerkbar, besonders wenn gleichzeitig damit auch die Diurese in Gang gesetzt wird; ähnlich haben wir uns die günstige Wirkung von Moorkataplasmen vorzustellen, wie sie vor allem in Karlsbad in Anwendung gebracht werden. In der älteren Medizin wurde zur Behandlung des Icterus catarrhalis auch die Salicylsäure empfohlen; in Anbetracht der schädlichen Wirkung des Natriums reichen wir jetzt lieber Kalium salicylicum.

IV. Der sogenannte Icterus catarrhalis sine ictero (seröse Hepatitis).

Das Krankheitsbild des sogenannten Icterus catarrhalis sine ictero kam mir bei folgender Gelegenheit so recht zum Bewußtsein: In einer Landwirtschaft wurde der aus 14 Köpfen bestehenden Tischgemeinschaft zum Abendbrot Fleisch verabreicht, das, wie sich nachträglich herausstellte, von einer notgeschlachteten Kuh stammte. Zehn Personen erkrankten noch in derselben Nacht an Erbrechen, Durchfall, Kopfschmerz und Kollapserscheinungen, zwei von diesen waren innerhalb weniger Tage wieder soweit hergestellt, daß sie ihrer Arbeit nachgehen konnten; drei bekamen in den nächsten acht Tagen einen Icterus catarrhalis, der unter entsprechender Behandlung verhältnismäßig rasch völlig ausheilte. Vier Personen erholten sich nur langsam, indem sie Wochen hindurch von Diarrhoen und Erbrechen geplagt wurden; eine von den vier Personen kam in klinische Beobachtung:

Das 17 Jahre alte Mädchen verfiel im Anschluß an die schwere Intoxikation in einen eigentümlichen Krankheitszustand; sie hatte zunächst Fieber, das zwar absank, doch klagte sie dauernd über Übelkeit, Inappetenz und Neigung zu Erbrechen; die Zunge war dick belegt, sie hatte einen üblen Geruch aus dem Munde, wegen Müdigkeit und Schlafbedürfnis verließ sie kaum das Bett. Dieser körperliche Verfall war um so auffälliger, als das Mädchen bis dahin immer gesund, rüstig und fröhlich war. Eine genaue klinische Untersuchung ließ nichts Sicheres erkennen; im Harn zeigte sich kein Aceton, kein Eiweiß; nahm sie Speisen zu sich, so wurden diese sofort erbrochen. Man dachte an eine Gravidität, doch ergab die gynäkologische Untersuchung ein virginelles Genitale. Die Röntgenuntersuchung zeigte nichts Auffallendes, von einem Hindernis im Magendarmkanal war nichts zu bemerken, ein Versuch, sie durch die Sonde zu füttern, mißlang. Die Untersuchung des Blutes ergab eine Eindickung auf 7 Millionen Erythrocyten. Der Bilirubingehalt des Serums betrug 1 mg-%, Leber und Milz zeigten keinen sicheren pathologischen Befund, die Blutkörperchensenkungsgeschwindigkeit betrug 3 mm in der Sekunde. Kochsalz- und Traubenzuckerinfusionen brachten vorübergehende Besserung, der Kochsalzspiegel des Blutes wurde nicht untersucht (1930). Wegen des Kräfteverfalles, hartnäckigen Erbrechens und der Unmöglichkeit, per rectum Flüssigkeit zuzuführen, entschlossen wir uns zur Anlegung einer Jejunalfistel, die in leichter Narkose ausgeführt wurde. Die Operation war mit Schwierigkeiten verbunden, $1^1/_2$ Stunden nach dem Eingriff trat der Tod (am 32. Tage nach der Intoxikation) ein. Die Sektion zeigte neben hochgradiger Abmagerung eine Leberatrophie; die Leber war weich, runzelig, stark verkleinert; der Querschnitt zeigte nur vereinzelte Regenerate; es handelte sich vorwiegend um eine rote Atrophie; die Milz war nicht vergrößert, ihre Kapsel ebenfalls gerunzelt. Im Gehirn fanden sich vereinzelte kleine kapilläre Blutungen, im Dickdarm harte, eingetrocknete Stuhlmassen; die Nieren boten das Bild einer trüben Schwellung.

Auch die histologische Untersuchung bot das Bild einer subakuten Leberatrophie; in den Nieren zeigten sich degenerative Veränderungen.

Ich möchte in diesem Zusammenhang noch einen zweiten Fall erwähnen.

Ein 22 Jahre alter Student erkrankte an Icterus catarrhalis, den er sich anscheinend nach dem Genuß einer nicht ganz einwandfreien Konserve zugezogen hatte. Unter der üblichen Therapie gelang es innerhalb vier Wochen, der Gelbsucht Herr zu werden. Der Fall ist genau untersucht worden, es bestand alimentäre Galaktosurie von 6—7 g, Hypocholie des Duodenalsaftes; Azorubin wurde nur durch den Harn ausgeschieden, die Senkung schwankte zwischen 6—12 mm pro Stunde. Leber und Milz waren vergrößert; obzwar der Ikterus geschwunden war, blieb die Leber- und Milzvergrößerung bestehen, auch die Galaktoseprobe blieb unverändert positiv. Der Patient zeigte wenig Eßlust und magerte ab, eine Insulinkur brachte kaum eine Änderung. Im Harn fand sich dauernd Urobilinogen; das Blutbild zeigte mäßige Anämie bei Leukopenie und Lymphocytose, der Färbeindex betrug 0,9. Der Patient verließ in ziemlich schlechtem Zustande das Krankenhaus; 10 Tage später wurde er in komatösem Zustande neuerdings an die Klinik gebracht; an der Haut fanden sich einzelne kleine Blutungen, die Milz war nach wie vor vergrößert, die Leber war etwas kleiner geworden, der Bilirubingehalt im Blute betrug 1 mg%. Der Verdacht, es könnte sich um ein hypoglykämisches Koma handeln, erwies sich als ungerechtfertigt, der Blutzucker betrug ante mortem 98 mg%. Die Sektion, die wenige Stunden nach dem Tode vorgenommen wurde, zeigte eine starke Leberverfettung, sonst war der Befund mehr oder weniger negativ. Der Anatom sagte uns, daß man an eine Phosphorvergiftung denken müßte, wenn man nicht sicher wüßte, daß eine solche auszuschließen sei. Die histologische Untersuchung ließ neben schwerer fettiger Degeneration eine völlige Atrophie der Leberzellen erkennen; Anhaltspunkte für eine Cirrhose bestanden nicht.

Auch der dritte Fall erscheint mir außerordentlich lehrreich.

Eine 70jährige Frau wird in komatösem Zustand an die Klinik gebracht. Sie ist stark abgemagert und befindet sich ungefähr seit vier Tagen in tiefem Koma. Sie wurde wie gewöhnlich abends zu Bett gebracht, nachdem sie sich tagsüber noch wohl befunden hatte. Ihr Appetit hat in der letzten Zeit etwas abgenommen, erbrochen hatte sie nie. Fünf Tage vor ihrem Tode wachte sie in der Früh nicht auf und schlief den ganzen Tag; erst als sie abends noch immer nicht erwacht war, wurde ein Arzt zu Rate gezogen: „Vielleicht handelt es sich um einen Schlaganfall?" — Flüssige Nahrung konnte sie schlucken, Harn und Stuhl gingen spontan ab. Als sich in den nächsten Tagen der Zustand nicht änderte, wurde sie in die Klinik eingeliefert. Die genaue Untersuchung ergab im wesentlichen einen negativen Befund. Die Reflexe waren normal, es bestand tiefe Bewußtlosigkeit, der systolische Blutdruck lag bei 90 mm Hg. Der Blutzucker betrug 86 mg%. Das Blutbild zeigte 4,5 Millionen Erythrocyten, 4800 Leukocyten bei leichter Lymphocytose, die Blutsenkung 2 mm in der Stunde, Bilirubingehalt 0,8 mg%, der Organbefund ergab keine Besonderheiten. Es bestand leichter Meteorismus, im Harn war kein Eiweiß, hingegen reichlich Urobilinogen, kein Gallenfarbstoff. Hautblutungen lagen nicht vor. Während der Nachtinspektion wurde die Patientin tot aufgefunden. Die Sektion ergab hochgradige Verkleinerung der Leber mit geschrumpfter Kapsel, in den Gallenwegen auffallend helle Galle. Auf der Schnittfläche der Leber zeigte sich das typische Bild einer subakuten Leberatrophie, was durch die histologische Untersuchung bestätigt wurde.

Das Wesentliche an diesen drei Krankengeschichten scheint mir die Tatsache zu sein, daß es schwere, selbst bis zum anatomischen Bild der akuten Leberatrophie gediehene Leberparenchymerkrankungen gibt, die ohne Gelbsucht einhergehen. Der Einwand einer zu kurzen Beobachtung der Erkrankung ist nicht gerechtfertigt. Der eine Fall (Nr. II) zeigte sogar die Eigentümlichkeit, daß er zunächst ikterisch war, dann die Gelbsucht verlor und schließlich ohne Gelbsucht an einer Leberatrophie zugrunde ging. Solche Beobachtungen sind mehr denn je geeignet, die „führende" Bedeutung der Gelbsucht in das richtige Licht zu stellen: Die Gelbsucht ist nicht die Krankheit, sondern bloß ein leicht erkennbares Symptom, das viele Leberkrankheiten begleitet. Von diesem Gesichtspunkte aus könnte man die verschiedenen Leberparenchymerkrankungen in ikterische und nichtikterische trennen. Sicher stellen unter den Leberatrophien die anikterischen große Raritäten dar; sie sind aber wichtig, weil sie uns den Beweis liefern, daß der Ikterus keineswegs das Wesen der Erkrankung, sondern nur ein hervorstechendes Begleitsymptom darstellt.

Viel schwieriger ist es aber, den Beweis zu erbringen, daß es Leberparenchymerkrankungen vom Charakter eines Icterus catarrhalis gibt, die ohne Ikterus einhergehen. Nur selten besteht die Möglichkeit, einen typischen Fall von Icterus catarrhalis auch anatomisch zu erfassen, um so schwieriger fällt es, das anatomische Substrat für ein Krankheitsbild zu finden, von dessen Existenz man überhaupt noch nichts Sicheres weiß.

Immerhin glaube ich einige Fälle gesehen zu haben, die man mit einigem Recht als Icterus catarrhalis sine ictero ansprechen kann; bevor man dazu Stellung nimmt, erscheint es zweckmäßig, einige Beispiele anzuführen.

Eine 34jährige Lehrerin kehrt von ihrem Urlaub, den sie in Italien verbrachte, mit einer schweren Gastroenteritis zurück; es bestehen mäßiges Fieber, Diarrhoen, Kopfschmerzen, völlige Inappetenz; Müdigkeit und Kopfschmerzen zwingen sie, das Bett zu hüten, die hartnäckigen Diarrhoen führen zu starker Abmagerung. Unter Anwendung verschiedener therapeutischer Maßnahmen gelingt es, die Diarrhoen zu stillen. Obwohl Erbrechen und Diarrhoen innerhalb von acht Tagen schwinden und die Temperaturen kaum mehr als 37⁰ erreichen, bleiben Müdigkeitsgefühl und Inappetenz weiter bestehen. Die Zunge ist dick belegt; der Hausarzt, der sie täglich untersucht, hat mehrmals den Harn geprüft, es findet sich weder Eiweiß noch Zucker oder Aceton, dafür aber reichlich Urobilin. Da die Patientin blaß aussieht, wird eine Blutuntersuchung vorgenommen, die keine Anämie erkennen läßt. Bei der Aufnahme an die Klinik konnten diese Angaben im wesentlichen bestätigt werden, eine hier vorgenommene Blutzuckeruntersuchung ergab 99 mg%; der Bilirubinwert betrug 0,7 mg%. Leber und Milz waren zunächst nicht palpabel; verschiedene therapeutische Versuche führten zu keinem Erfolg, im Gegenteil, es zeigte sich eine Verschlechterung, da wieder Erbrechen hinzutrat. Neu war ein hartnäckiger Pruritus. Die Röntgenuntersuchung ergibt vollkommen normale Verhältnisse, die Magenausheberung zeigt fast vollständige Achylie, die Stühle sind obstipiert, bieten aber sonst wenig Charakteristisches. 14 Tage nach der Spitalsaufnahme sind Leber und Milz deutlich tastbar, die Leber erscheint in der Gallenblasengegend druckempfindlich. Eine jetzt vorgenommene Prüfung der Galaktosurie ergibt nach Zufuhr von 40 g eine Ausscheidung von 7,5 g. Auch die Lävuloseprobe fällt positiv aus. Die Duodenalsondierung zeigt gallige Beschaffenheit des Duodenalsaftes, der reichlich Urobilinogen enthält. Der Serumbilirubingehalt ist auf 1,0 mg% gestiegen, eine Gelbfärbung war weder an der Haut noch an den Skleren zu bemerken. Eine Insulin-Traubenzucker-Kur bei gleichzeitiger Darreichung von kleinen Calomeldosen führte binnen kurzer Zeit zur Heilung; die Milz- und Lebervergrößerung gingen zurück, der Appetit kehrte innerhalb zweier Wochen wieder, die Patientin nahm an Gewicht zu. Eine drei Wochen später vorgenommene Leberfunktionsprüfung ergab wieder ganz normale Verhältnisse, der Bilirubinwert war auf 0,6 mg% gesunken, der Pruritus völlig geschwunden. Die Urobilinogenprobe im Harn blieb noch ein halbes Jahr lang positiv, um schließlich auch zu verschwinden.

Rechnet man tatsächlich mit der Existenz eines Icterus catarrhalis sine ictero, so würden im vorliegenden Fall folgende Symptome dafür sprechen: vorausgegangene Dyspepsie, die anscheinend im Anschluß an eine verdorbene Speise eingesetzt hat, allmählich auftretende Leber- und Milzvergrößerung, starke Urobilinurie, positive Galaktose- und Lävuloseprobe, Pruritus, ausgezeichneter Erfolg jener Therapie, die beim typischen Icterus catarrhalis so häufig zum Ziele führt. Einen ähnlichen Fall hat GUTZEIT[1] in seinem Buch über Gastroenteritis beschrieben. Schließlich möchte ich noch einen Fall anführen, bei dem es möglich war, die Diagnose auch anatomisch sicherzustellen.

Ein 40 Jahre alter Mann fühlt sich seit einem üppigen Hochzeitsgelage krank; zunächst wurden Erbrechen, Kopfschmerzen, Übelkeit, Durchfälle auf Alkoholabusus bezogen, doch hielten diese Erscheinungen weiter an, obwohl seit dem Gelage vier Tage verstrichen waren und der Patient seither keine Speisen mehr zu sich genommen hatte. Drei Wochen lang blieb er zu Hause. Die verschiedensten therapeutischen Maßnahmen versagten, der Zustand verschlimmerte sich; vor allem bestand völlige Inappetenz. Nach den Diarrhoen hatte Obstipation eingesetzt; im Harn fand sich kein Eiweiß, kein Zucker, wohl aber reichlich Indican und Urobilinogen. Da die Abmagerung fortschritt, wurde der Patient zur Sicherstellung der Diagnose an die Klinik gewiesen. Der noch immer etwas korpulente Mann bot bei der Untersuchung außer einer leichten Lebervergrößerung keinen sicheren pathologischen Befund; im Harn war kein Gallenfarbstoff, wohl aber reichlich Urobilinogen nachzuweisen. Der Bilirubingehalt im Serum betrug 1,0 mg%, Ikterus war nicht sichtbar, der Harn war nicht auffallend dunkel, die Stühle waren cholisch, enthielten etwas Neutralfett. Die Blutkörperchensenkungsgeschwindigkeit betrug 3 mm in der Stunde. Die Röntgenuntersuchung zeigte starke Gastritis, an einer Stelle besonders stark ausgeprägte gastritische Falten, der Magen war tumorverdächtig, es bestand Anazidität, im Stuhl und Magensaft war die Blutprobe positiv, im Magensaft keine Milchsäure. Wegen der Lebervergrößerung, die vom Chirurgen auf Metastasen bezogen wurde, erfolgte eine Funktionsprüfung der Leber, sie ergab eine Galaktosurie von 8 g, auch die Lävuloseprobe fiel stark positiv aus. Der Chirurg, der den Patienten gesehen hatte, hielt an der Diagnose Magenkarzinom fest und drang auf die Probelaparotomie; bei dieser zeigte sich eine Verhärtung an der Rückwand des Magens, weshalb eine Resektion vorgenommen wurde. Die nachträgliche histologische Untersuchung ließ keinen Krebs erkennen, es handelte sich bloß um eine Gastritis. Der Patient starb zwei Stunden nach der Operation.
Bei der anatomischen Untersuchung fand sich eine schwere Parenchymschädigung der Leber mit Ödem der Gallenblase. Die histologische Überprüfung zeigte zahlreiche zentrale Nekrosen und Fettinfiltrationen der Leber und Dissoziation der Leberzellen. Der Anatom dachte wegen des histologischen Befundes an Morbus Weil. Die Milz war etwas vergrößert und zeigte beginnende Fibroadenie; der Patient hat während des Aufenthaltes an der Klinik nie gefiebert.

Es geht nicht an, sich summarisch über die Symptomatologie oder gar über die Therapie des Icterus catarrhalis sine ictero auszusprechen, denn es fehlt uns noch an entsprechender Erfahrung; an der Tatsache aber glauben wir festhalten zu können, daß es Leberparenchymschädigungen im Anschluß an dyspeptische Zustände gibt, die mit schweren, an Vergiftung erinnernden Symptomen einhergehen. Außer einer leichten Leber- und Milzvergrößerung erscheinen uns vor allem drei Symptome beachtenswert: positive Galaktoseprobe, Urobilinurie und niedrige Blutkörperchensenkungsgeschwindigkeit. Man wird an der Diagnose Leberschädigung deshalb irre, weil das führende Symptom, der Ikterus, fehlt. Die Insulin-Traubenzucker-Therapie kann, wenn sie die eben erwähnten Erscheinungen zur Ausheilung bringt, diagnostisch weiterhelfen.

Wenn man das Krankheitsbild des Icterus catarrhalis sine ictero anerkennt, dann werden uns auch Zustände verständlich, die zwischen den beiden Extremen (hier Hepatitis mit schwerem Ikterus, dort Hepatitis ohne Ikterus) liegen. Subikterische Zustände mit schweren Funktionsstörungen im Anschluß an Gastroenteritiden sind durchaus nicht selten und können uns, besonders bei älteren

---

[1] GUTZEIT: Gastroenteritis, S. 53. München. 1933.

Leuten, große diagnostische Schwierigkeiten bereiten; auch hier bewährt sich manchmal die Insulin-Traubenzucker-Kur hervorragend.

Das, was wir schon mehrfach hervorgehoben haben, läßt sich an Hand dieser Fälle neuerdings behaupten: Ikterus ist ein sehr häufiges Symptom der Hepatitis, aber er kann gelegentlich fehlen; mehr denn je macht sich auch bei dieser Gelegenheit die Symptomenarmut der Leberkrankheiten unangenehm bemerkbar; wie leicht hat es der Arzt, wenn er eine Erkrankung der Niere zu beurteilen hat; wenn sich kein Eiweiß im Harn findet, dann scheidet die Möglichkeit einer Nierenparenchymerkrankung aus; das Analogon der Albuminurie für die Leberparenchymerkrankungen ist uns noch unbekannt; die Gelbsucht ist es ganz sicher nicht.

V. Icterus gravis — die akute Leberatrophie.

A. Entwicklung der Lehre von der akuten Leberatrophie.

Das Krankheitsbild der akuten Leberatrophie geht mit so auffälligen Erscheinungen einher, daß es den alten Ärzten wohl kaum entgangen sein dürfte. MORGAGNI dürfte das anatomische Substrat dieser Krankheit schon gekannt haben, denn er beschreibt Veränderungen, die nur auf die akute Leberatrophie Bezug haben können: „Jecur inventum est placidum et ad subpallidum vergens." Eine genaue historische Betrachtung über die Frage findet sich in dem Buche von LEGG WICKHALM.[1]

Es ist das Verdienst ROKITANSKYS,[2] auf die Beziehungen zwischen dem eigentümlichen Symptomenkomplex des „Icterus gravis" und bestimmten pathologisch-anatomischen Leberveränderungen hingewiesen zu haben: „Die Leber unterliegt im Verlaufe einer mit typhoiden Erscheinungen und lokalen Schmerzen auftretenden akuten Krankheit einem Zerfall ihrer Elemente, welcher den nachstehenden Befund begründet; die Leber erscheint kollabiert auf die Hälfte, ein Drittel des Normalvolumens und gemeinhin besonders auffallend in ihrem Dickendurchmesser reduziert, dabei außerordentlich schlaff, matsch, ja zerfließend und durch und durch saturiert gelb gefärbt, ihre Körnung verwischt; die Gallenblase enthält wenige dunkelbraune, dunkelgrüne, zähflüssige Galle, die Gallenwege meist ein gallig-schleimiges Sekret; in den Blutgefäßen der Leber findet sich dunkles, kirschrotes, schmutzigbraunes Blut; die nähere Untersuchung weist Zerfall der Leberzellen zu einem feinkörnigen Detritus auf, sie sind von diesem Detritus trübe, kollabiert, in Auflösung begriffen, endlich sind sie verschwunden und ihre Stelle nimmt Detritus ein, welchem in verschiedener Menge Fettkügelchen, ferner Gallenpigment, Tyrosin-Leucin-Kristalle beigemengt sind. Oft ist Fett, zum Teil in ansehnlichen Kugeln, in auffallend großer Menge zugegen. An diesen Befund reihen sich als weitere Erscheinungen: Ikterus, Ekchymosierung und Suffusion der Gewebe (Peritoneum, Netz, Gekröse, Pleuren, Mediastinum, Pericardium, Herzfleisch, Endocardium, Nieren, Nierenbecken, Trachealschleimhaut usw.) und Blutung, zumal Darm-Uterus-Blutung, Durchfeuchtung und Schwellung (Ödem) des Gehirnmarks, Lungenhypostase, Erschlaffung, Matschheit und fahle Entfärbung des Herzfleisches, dunkelroter Milztumor, hämorrhagische Erosion der Magenschleimhaut, grauer, gallenfreier, blutiger, teerartiger Darminhalt, Schwellung oder Collapsus, Matschheit, intensiver Ikterus der Nieren mit spärlichem, trübem, ikterischem Inhalt in der Harnblase; Anämie, Fibrin-

---

[1] LEGG WICKHALM: Bile, Jaundice and bilious Diseases, p. 416. London. 1880.
[2] ROKITANSKY: Handbuch der pathologischen Anatomie, Bd. III, S. 313. 1842.

mangel, dunkelrote, kirschrote, flüssige, klebrige Massen im Blute." Fürwahr, eine klassische und präzise Beschreibung!

Durch die Umgrenzung des anatomischen Begriffes war der Weg für den Kliniker geebnet, um das Krankheitsbild auch am Krankenbett zu erkennen. Die führenden Symptome sind: Icterus gravis, typhoide Erscheinungen, welche rasch zum Tode führen, nicht zuletzt die kleine Leber. Zunächst schien die Aufgabe einfach, aber es kam bald zu Enttäuschungen, indem das Symptomenbild: schwerer Ikterus, verbunden mit typhösen Erscheinungen, Benommenheit und hämorrhagischer Diathese, auch bei anderen Leberkrankheiten, nicht nur bei der akuten Leberatrophie, vorkommen kann. Die ersten, die sich in Gegensatz zu ROKITANSKY stellten, waren LEBERT[1] und BUHL;[2] nach ihrer Meinung soll es sich im wesentlichen um eine Infektionskrankheit nach der Art eines Typhus handeln und der Ikterus nur eine Komplikation dieses Infektes darstellen.

Auch von pathologisch-anatomischer Seite nahm man gegen ROKITANSKY Stellung, indem man von einem Parallelismus zwischen Ikterus und typhösen Erscheinungen einerseits und akuter Leberatrophie anderseits nichts wissen wollte; speziell FOERSTER[3] bezeichnete die von ROKITANSKY vertretene Einheit als ein „willkürlich aufgebautes symptomatisches Krankheitsbild"; er wollte lieber von einem „perniziösen Ikterus" sprechen, der die verschiedensten Krankheitszustände begleiten kann. In diesem Sinne unterscheidet er verschiedene Formen: 1. solche, bei denen eine Vergiftung vorausgegangen ist; 2. Fälle, bei denen sich in den großen Gallenwegen ein Hindernis vorfindet; 3. Fälle, die tatsächlich — so wie es ROKITANSKY angegeben hat — mit gelber Leberatrophie einhergehen; 4. Fälle, bei denen sich die Leber allerdings hochgradig atrophisch zeigte, aber nicht ikterisch durchtränkt war (vermutlich hat FOERSTER hier Fälle von roter Atrophie gesehen).

Von klinischer Seite, und zwar von WUNDERLICH[4], wurde auf ein Krankheitsbild aufmerksam gemacht, das ebenfalls unter dem Bilde einer schweren Intoxikation, verbunden mit Gelbsucht, zum Tode führte. Die Leber war aber dabei, im Gegensatz zu ROKITANSKY, nicht nur nicht verkleinert, sondern auffallend vergrößert und verfettet. WUNDERLICH blieb mit seiner Beobachtung nicht allein, denn auch ROKITANSKY[5] beschrieb ungefähr zur gleichen Zeit solche Fälle und nannte sie Steatosis hepatis. Bei dieser Gelegenheit kam er noch einmal auf die akute Leberatrophie zu sprechen und legte auf das Vorkommen von schweren Nierenveränderungen großes Gewicht. Da ROKITANSKY die Nierensteatose auch bei großer, allerdings stark verfetteter Leber sah, so war er geneigt, die Fettsteatose mit der Leberatrophie irgendwie in Einklang zu bringen; daß es sich hier um eine Phosphorvergiftung gehandelt hatte, darauf legte ROKITANSKY zunächst kein besonderes Gewicht und glaubte nur an ein zufälliges Zusammentreffen. Als später HAUFF[6] (1860) auf das gleichzeitige Vorkommen von Phosphorvergiftung und Fettleber aufmerksam machte und von LEWIN[7] der Zusammenhang dieser Veränderung mit der akuten Phosphorvergiftung auch auf experimentellem Wege sichergestellt wurde, korrigierte ROKITANSKY natürlich seine ursprüngliche Anschauung. Diese Befunde zeitigten dann wieder die umgekehrte Wirkung, indem einzelne Autoren, z. B. WAGNER,[8] in allen Fällen, bei denen sich solche Befunde

---

[1] LEBERT: Virchows Arch. 7, 343 (1854); 8, 147 (1855).
[2] BUHL: Z. rat. Med. 4, 351 (1861).
[3] FOERSTER: Virchows Arch. 12, 353 (1857).
[4] WUNDERLICH: Arch. f. Heilk. 1, 19, 218 (1863).
[5] ROKITANSKY: Lehrbuch der pathologischen Anatomie, Bd. III, S. 269. 1861.
[6] HAUFF: Württemberg. Corr.-Bl. 1860, 268.
[7] LEWIN: Intoxikation, 2. Aufl., S. 224. 1904.
[8] WAGNER: Arch. klin. Med. 35, 524 (1884).

ergaben, mit der Möglichkeit einer Phosphorvergiftung rechneten. Die ursprünglich schon von ROKITANSKY vertretene Anschauung, daß die Steatose der Leber
mit der akuten Leberatrophie verwandt sei, fand eine weitere Bestätigung, weil
jetzt auch Fälle bekannt wurden, bei denen die Leber auch bei sichergestellter
Phosphorvergiftung, besonders wenn sie nicht zu rasch verlief, ganz dieselben
Veränderungen darbot, die von ROKITANSKY für die akute Leberatrophie beschrieben wurden. Wir werden uns noch ausführlich mit der Ätiologie der akuten
Leberatrophie auseinanderzusetzen haben, aber schon jetzt kann gesagt werden,
daß einzelne Autoren auch hier den umgekehrten Schluß zogen und sich vielfach
mit der Frage beschäftigten, ob nicht so mancher Fall von „kryptogenetischer"
akuter Leberatrophie nur eine eigentümliche Form der Phosphorvergiftung darstellt (z. B. PALTAUF[1]). Die Verwandtschaft zwischen akuter Leberatrophie und
Phosphorvergiftung hat noch in einer anderen Richtung manche Anschauung
über ihre Entstehung beeinflußt. KOBERT[2] z. B. stellt sich vor, daß bei manchen
Darmkrankheiten der organisch gebundene Phosphor zu Phosphorwasserstoff
reduziert wird und dadurch Leberatrophie hervorrufen kann. Wie sehr die
Phosphorvergiftung, die damals tatsächlich sehr häufig beobachtet wurde, unter
dem Eindrucke solcher Vorstellungen die Gedankenrichtung mancher Forscher
beeinflußte, beweist z. B. ein Ausspruch von OSSIKOWSKY[3] (1881), der der akuten
Leberatrophie im Sinne von ROKITANSKY ein „requiescas in pace" nachrief.
Derzeit ist das Krankheitsbild der Phosphorvergiftung fast völlig verschwunden,
dagegen die akute Leberatrophie häufiger als in früheren Zeiten zu sehen.

Im Rahmen einer historischen Betrachtung muß kurz auch der Streit besprochen werden, der darum geführt wurde, ob neben der typischen *gelben*
Leberatrophie — die hauptsächlich von ROKITANSKY beschrieben wurde — noch
eine *rote* Leberatrophie anzuerkennen sei. Den ersten Anlaß hierzu boten Beobachtungen von ZENKER.[4] In Fällen, die unter dem typischen Bilde einer schweren
Gelbsucht, verbunden mit „typhösen Erscheinungen", zugrunde gingen, zeigte
sich zwar der rechte Leberlappen genau so beschaffen, wie er von ROKITANSKY
beschrieben wurde, dagegen waren der linke Lappen und große Teile des rechten
bläulichrot gefärbt, völlig ohne ikterische Verfärbung, ohne Läppchenzeichnung,
am Durchschnitt glatt, nicht vorquellend, fester und zäher, als die Partien mit
den Zeichen der gelben Atrophie. Erst allmählich drang die Vorstellung durch,
daß es sich dabei keineswegs um zwei verschiedene Prozesse handelt, sondern
vielmehr nur um zwei Stadien derselben Störung. Was die Anatomen gelbe
Leberatrophie nennen, stellt den Beginn vor, während die rote Atrophie als das
weiter vorgeschrittene Stadium der Atrophie anzusehen ist. Dementsprechend zeigt
die rote Atrophie bei der mikroskopischen Betrachtung einen völligen Schwund
des Parenchyms. Hier sind weder Rudimente noch Detritus von zerfallenen
Zellen zu finden. Man sieht bloß ein blasses, teils homogenes, teils mehr oder
weniger faseriges Grundgewebe.

Nur der Anatom hat daher die Berechtigung, im gegebenen Fall von einer
akuten roten oder gelben Atrophie zu sprechen, zumal sehr häufig beide Formen
nebeneinander zu sehen sind. Jedenfalls können wir Kliniker eine solche anatomische Trennung nicht durchführen, weswegen es zweckmäßig ist, am Krankenbett nur von einer akuten Leberatrophie zu sprechen.

Bereits den ersten Autoren, die sich mit der Histologie der Leberatrophie
beschäftigen, ist eine eigentümliche Wucherung des interstitiellen Bindegewebes

---

[1] PALTAUF: Verh. Path. Ges. **1902**, 91.
[2] KOBERT: Lehrbuch der Intoxikation, 2. Bd., S. 286. 1906.
[3] OSSIKOWSKY: Wien. med. Wschr. **1881**, 938.
[4] ZENKER: Arch. klin. Med. **10**, 167 (1872).

an der Grenze zwischen roter und gelber Atrophie aufgefallen; man dachte sogar an einen akut entzündlichen Prozeß im Bereiche des interstitiellen Bindegewebes, der gelegentlich sogar zu einer Art Hypertrophie Anlaß geben soll. Solche Untersuchungen waren für WALDEYER[1] der Anlaß, die bekannten Regenerationsvorgänge an den Epithelien der feinsten Gallenwege zu untersuchen. Vermutlich handelt es sich dabei um Regenerationsvorgänge, bei denen man an die Bildung neuer Leberzellbalken denken möchte; sie stellen sicher kein ausschließliches Charakteristikum der Leberatrophie vor, da sie auch bei anderen, mit Regeneration des Leberparenchyms einhergehenden Prozessen (z. B. bei gewissen Lebercirrhosen) vorkommen können.

Die Regeneration nach akuter Leberatrophie wurde in den bekannten Arbeiten von MARCHAND[2] und von MEDER[3] behandelt. Diese Arbeiten erheischen auch klinisches Interesse, weil sie uns zeigen, daß es neben der eben erwähnten Regeneration, die von den Präkapillaren ausgeht, noch eine zweite Form gibt, die von den Leberzellen selbst ihren Ausgang nimmt. Jedenfalls ist mit mehreren Vorgängen zu rechnen, die die Neubildung von Lebergewebe nach einer akuten Atrophie herbeiführen können.

Die Folge der Ausheilungsbestrebungen scheint die zuerst von MARCHAND[4] beschriebene knotige Hyperplasie der Leber zu sein. Bei dem ersten Falle MARCHANDS bestand ein halbes Jahr vor der Sektion ein schwerer Icterus catarrhalis. Der Zustand des Kranken war damals außerordentlich bedrohlich, der Patient erholte sich aber vorerst und starb erst nach sechs Monaten. Bei der Autopsie war die Leber verkleinert und deformiert. Die Oberfläche und der Rand waren stark höckerig, an zahlreichen Stellen zeigten sich erbsen- bis kirschgroße Vorsprünge; noch auffälliger war das Bild am Schnitt durch die Leber.

Je besser man das anatomische Bild der akuten Leberatrophie kennenlernte, um so mehr erkannte man, daß es neben der kryptogenetischen akuten Leberatrophie Formen gibt, bei denen man einen Zusammenhang mit anderen Krankheiten annehmen kann. Über Beziehungen zur Phosphorvergiftung ist bereits das Wichtigste gesagt worden. Ähnliche Leberveränderungen sind auch nach schweren Chloroformnarkosen, Arsen-, Alkohol- und Wurstvergiftungen zu sehen. Hierher gehört auch die Vergiftung nach dem Genuß von giftigen Pilzen, dann die Veränderungen durch manche Schlangengifte. Eine große Ähnlichkeit, wenigstens was den Beginn der Leberveränderungen anbelangt, zeigt auch die Leber bei manchen Formen von Pyämie, Sepsis, Puerperalfieber und sonstigen Infektionskrankheiten. Gerade diese Befunde waren es, die manche Autoren veranlaßt haben, an eine septisch-infektiöse Natur der akuten Leberatrophie zu denken; dementsprechend war man bemüht, bei den unterschiedlichen kryptogenetischen Formen der akuten Leberatrophie Bakterien aus der Leber zu züchten. Positive und negative Befunde halten sich so ziemlich die Waage. Daß es sich um eine postmortale Bakterienansiedlung handeln könnte, wurde nicht immer genügend in Erwägung gezogen.

Über die eigentliche Ursache des Zellunterganges kann man nur theoretische Überlegungen anstellen. Früher sprach man von einer Nekrose, ohne sich weiter darüber Gedanken zu machen. An einen Zusammenhang mit der Autolyse dachte zuerst PALTAUF.[5] Die bekannten Untersuchungen von JACOBI,[6] der bei der Phos-

---

[1] WALDEYER: Virchows Arch. **43**, 533 (1868).
[2] MARCHAND: Zieglers Beitr. **17**, 206 (1895).
[3] MEDER: Zieglers Beitr. **17**, 143 (1895).
[4] MARCHAND: Verh. Path. Ges. **1902**, 86.
[5] PALTAUF: Verh. Path. Ges. **V**, 91 (1902).
[6] JACOBI: Z. physik. Chem. **30**, 149 (1900).

phorvergiftung eine Steigerung der physiologischen Autolyse gefunden hatte, dürften wohl den Anlaß dazu gegeben haben. Die Ursache der schon in vivo beginnenden Autolyse soll nach PALTAUF die giftige Galle sein; in ähnlicher Richtung bewegt sich eine Vorstellung von QUINCKE,[1] der an eine Regurgitation des Pankreassaftes in die Gallenwege dachte. Als unterstützender Beweis können Beobachtungen von FISCHLER[2] verwertet werden, der im Anschluß an Pankreasoperationen Leberzellnekrosen sah.

Die Histologie der akuten Leberatrophie ist im Laufe der letzten Jahre gründlich erforscht worden, und auch die Diagnose des Leidens stößt kaum mehr auf größere Schwierigkeiten. Ungeklärt ist hingegen die Ätiologie der kryptogenetischen Leberatrophie. Als Fortschritt glauben wir die Tatsache buchen zu können, daß man auf die innigen Beziehungen zwischen dem Krankheitsbilde des Icterus catarrhalis und der akuten Leberatrophie aufmerksam wurde. Wahrscheinlich spielen sich bei bestimmten Formen des Icterus catarrhalis gleiche Prozesse ab wie bei der akuten Leberatrophie. Der Unterschied liegt nur in der Quantität und nicht in der Qualität der Veränderungen. Vertritt man diesen Standpunkt, dann wird es verständlich, warum so mancher Fall von akuter Leberatrophie im Anfangsstadium das Bild eines sogenannten Icterus catarrhalis darbietet.

Eine weitere Klärung scheint sich vorzubereiten, seitdem man die Bedeutung der „serösen Entzündung" für die Entstehung chronischer Prozesse, im besondern der Leber, kennengelernt hat. Es kann bei den verschiedensten Zuständen zu einer Einlagerung von Blutplasma in die Gewebe kommen. Das Exsudat beeinträchtigt zunächst rein mechanisch das Organgefüge der Leber; nimmt aber der Prozeß größere Dimensionen an, dann kann die Leber so geschädigt werden, daß sie einem nekrotisch-autolytischen Prozeß verfällt. Die Verwandtschaft der akuten Leberatrophie mit dem Icterus catarrhalis äußert sich auch darin, daß bei beiden Erkrankungen seröse Entzündung zu sehen ist. Es hat daher den Anschein, als ob die Vorgänge bei der serösen Entzündung für die Auffassung der verschiedensten Lebererkrankungen von größter Bedeutung sind.

Schließlich noch eine Bemerkung zur Namengebung der Erkrankung. HERXHEIMER[3] hat zuerst gegen die Bezeichnung „akute Leberatrophie" Stellung genommen und den Namen *„akute Nekrose"* in Vorschlag gebracht; auch McNEE und ROLLESTON[4] bevorzugen diese Bezeichnung. Aus historischen Gründen aber möchte ich an dem alten Namen festhalten. Eine Trennung zwischen roter und gelber Atrophie ist für den Kliniker unmöglich, so daß ich im gegebenen Fall nur von einer akuten Leberatrophie spreche, ohne in vivo eine Unterteilung in eine rote und gelbe Leberatrophie anzustreben.

B. Vorkommen.

THIERFELDER hat im ZIEMSSENschen Handbuch die bis zum Jahre 1880 mitgeteilten Fälle tabellarisch zusammengestellt. Es hat wenig Wert, alle im Schrifttum festgelegten Fälle einheitlich zu betrachten, weil derzeit nur mehr die wenigsten Fälle von akuter Leberatrophie publiziert werden. Herr Kollege FELLER hat zusammen mit Dr. POPPER das große Material des Wiener pathologisch-anatomischen Institutes zusammengefaßt; daraus ließen sich eine Reihe von Tatsachen feststellen, die zum größten Teil die bereits bekannten Befunde

---

[1] QUINCKE: Krankheiten der Leber, 2. Aufl. Wien. 1902.
[2] FISCHLER: Arch. klin. Med. **93**, 427 (1903).
[3] HERXHEIMER: Zieglers Beitr. **72**, 56 (1924).
[4] McNEE u. ROLLESTON: S. 610. London. 1929.

ergänzen. Zunächst zeigt eine Alters- und Geschlechtsgliederung, die sich auf 134 Fälle stützt, daß im wesentlichen jüngere Personen viel häufiger an akuter Leberatrophie erkranken und ihr erliegen als Personen über 50 Jahre (Abb. 39). Ein wesentlicher Unterschied zwischen akuten und subakuten Formen besteht dabei nicht; ebenso findet sich eine Bestätigung der alten Erfahrung, daß Frauen häufiger befallen werden als Männer, was vielleicht mit der Rolle der Schwangerschaft zusammenhängt. So deutlich aber in der Zusammenstellung diese Unterschiede erscheinen, so sind sie doch nach den statistischen Gesetzen des mittleren Fehlers nicht als beweisend anzusehen. Ich sah im Laufe meiner klinischen Tätigkeit 54 Fälle von akuter Leberatrophie (alle durch die anatomische Untersuchung bestätigt), über die ich ein genaues Protokoll geführt habe; darunter befanden sich 33 Frauen, 20 Männer und 1 Kind; die Mehrzahl der Fälle war jünger als 30, nur ca. 10% waren älter als 40 Jahre.

Während der Schwangerschaft scheint der weibliche Organismus ganz besonders zur akuten Leberatrophie zu neigen, wenigstens ist die Zahl der Fälle nicht gering, bei denen sich das gleichzeitige Vorkommen von Leberatrophie und Gravidität feststellen läßt. Unter den von mir beobachteten 33 Frauen mit Leberatrophie waren nicht weniger als drei, die gravid waren, während der Krankheit abortierten und dann starben.

Die akute Leberatrophie hat nach den Kriegsjahren an Häufigkeit zweifellos zugenommen. Es ist dabei aus verschiedenen Gründen bemerkenswert und von Interesse, daß gleichzeitig auch der Icterus catarrhalis häufiger zur Beobachtung gekommen war. Zuerst wurde darauf in Deutschland aufmerksam gemacht; STRUEMPELL,[1] UMBER,[2] STRAUSS[3] teilten dies mit. So ist z. B. in Leipzig die Zahl der Leberatrophien auf das Sechsfache angestiegen. BERGLUND[4] (Schweden) berichtet über 25 Fälle von akuter Leberatrophie, die er im Zeitraum von 1914—1925 beobachten

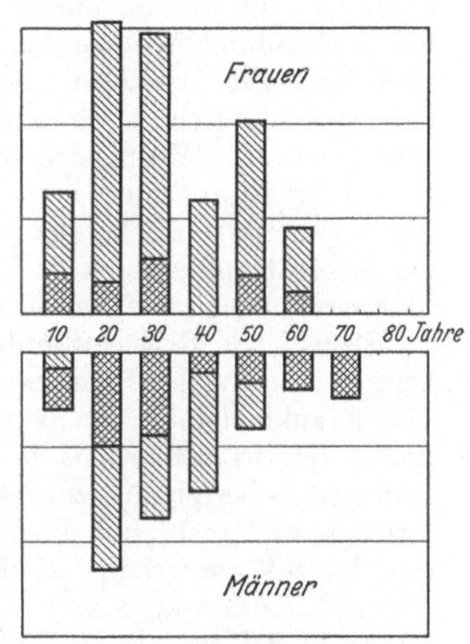

Abb. 39. Einfluß des Geschlechtes und des Alters auf das Vorkommen der akuten Leberatrophie. (Unter Berücksichtigung des Wiener pathologisch-anatomischen Materials.)

konnte; nicht weniger als 19 davon entfielen auf die Nachkriegsperiode (1919 bis 1923). Besonders auffallend war dann in Schweden eine Steigerung im Jahre 1927, in dem die Zahl der Fälle in Stockholm allein auf 42 stieg. Die Zunahme der Leberatrophie in Schweden war vor allem in den Städten zu bemerken, 66 Fällen in den Städten stehen 31 auf dem Lande gegenüber. Ähnliches geht auch aus einer Mitteilung von UMBER hervor. Er sagt: „Während sich unter 84 Leberfällen meiner Abteilung im Jahre 1913 keine Leberatrophie fand, waren z. B. unter 200 Leberfällen im Jahre 1920 nicht weniger als 7, und unter 149 Leberfällen im Jahre 1921 sogar 11 Leberatrophien; 1922 sank die Zahl auf 4." Doch scheint sich diese Steigerung bis in die letzte Zeit fortzuerstrecken. Nach dem Material des Wiener pathologischen Institutes läßt sich entnehmen, daß, bezogen auf das gesamte Obduktionsmaterial des Institutes, der prozentuelle Anteil der Leberatrophie bedeutend gestiegen ist. In absoluten Zahlen ergibt sich, daß

[1] STRUEMPELL: Münch. med. Wschr. 1921, 1133.
[2] UMBER: Handbuch für innere Medizin, 2. Aufl., Bd. III/2, S. 75. 1926.
[3] STRAUSS: Dtsch. med. Wschr. 1920, 487.
[4] BERGLUND: Acta med. scand. (Stockh.) XVI, 1930. Suppl.

von den 134 beobachteten Fällen der Jahre 1912 bis 1935 46 auf die ersten zwölf Jahre (1912—1923) und 88 auf die anderen zwölf entfallen (1924 bis 1935). Prozentuell beträgt die Steigerung 0,12% (von 0,15 auf 0,27%) des gesamten Obduktionsmaterials, eine Steigerung, die auch nach statistischen Gesetzen hinsichtlich des mittleren Fehlers durchaus beweisend ist.

Man hat sich viel mit der Frage beschäftigt, was die Ursache dieser ganz augenfälligen Vermehrung sein könnte. Zuerst dachte man an die Unterernährung während des Krieges, welche eine erhöhte Krankheitsbereitschaft bedingen könnte. Im Zusammenhang mit der Unterernährung mußte auch das Moment der Verköstigung mit minderwertigen Lebensmitteln berücksichtigt werden, zumal auch eine Häufung von gastrointestinalen Störungen beobachtet wurde. Für die Bedeutung der Unterernährung, die in Deutschland damals sicherlich berücksichtigt werden mußte, machte EMMERICH[1] wichtige Angaben, indem er bei Leichenuntersuchungen eine Untergewichtigkeit aller Organe, ganz besonders aber der Leber, feststellen konnte. Gleiches fand HOPPE-SEYLER,[2] der feststellte, daß das Durchschnittsgewicht der Leber vor dem Kriege 1468 g, nachher nur 1361 g betrug. Wenngleich die Richtigkeit dieser Angaben in keiner Weise zu bezweifeln ist, so muß man bei ihrer Bewertung als ätiologischer Faktor der kryptogenetischen Leberatrophie zur Vorsicht gemahnt werden, da eine Zunahme der Leberatrophie auch in Ländern zu beobachten war, die keineswegs unter Unterernährung zu leiden hatten, wie z. B. in Schweden, Amerika (BLUMER).[3]

Ebenso wie den gewöhnlichen Icterus catarrhalis, sah man in der Nachkriegszeit auch den Salvarsanikterus häufiger auftreten als vor dem Weltkrieg. Das Krankheitsbild, das symptomatisch die größte Ähnlichkeit mit dem gewöhnlichen Icterus catarrhalis zeigt, wurde ursprünglich auf eine durch Salvarsan bedingte Leberreizung zurückgeführt. Derzeit ist diese Erklärung nicht unbestritten, weil nicht nur die Häufigkeit des Salvarsanikterus, sondern auch die des Icterus catarrhalis zunimmt. So fanden z. B. amerikanische Forscher (STOKES, RUEDEMANN und LEMON) in der Zeit vom August 1916 bis August 1918 nur sechs Salvarsanikterusfälle, dagegen in den zwei folgenden Jahren an derselben Klinik 64 Fälle, obzwar sich seither die Art der Salvarsandarreichung nicht geändert hatte.

Da also gleichzeitig mit der Zunahme des Icterus catarrhalis auch eine solche des Salvarsanikterus festgestellt werden konnte, muß man wohl mit der Möglichkeit rechnen, daß auch eine größere Anzahl der mit Salvarsan behandelten Patienten von einem Icterus catarrhalis betroffen wurde als vorher. Diese Ansicht, die tatsächlich von mancher Seite vertreten wurde, kann aber die Häufigkeit der Salvarsangelbsucht nicht erschöpfend erklären, da man Ikterus unter den Salvarsanpatienten viel öfter sieht als unter der übrigen Bevölkerung, wie dies von LINDSTEDT[4] an Hand einer sehr großen Statistik gezeigt wurde. Auch die meisten anderen Autoren kommen zu diesem Ergebnis. Die Lues und das Salvarsan müssen daher einen Einfluß auf die Entstehung einer Gelbsucht und damit auch auf die Genese einer akuten Leberatrophie ausüben.

Auf Grund der großen Statistik, die es LINDSTEDT ermöglichte, zu dieser Frage Stellung zu nehmen, hat er sich auch damit beschäftigt, ob ein Zusammenhang zwischen Lues und Ikterusbereitschaft besteht. Am leichtesten wäre diese Frage zu beantworten, wenn nicht mit Salvarsan behandelte Lueskranke zum Vergleich herangezogen werden könnten. Ein solches Material steht zwar nicht

---

[1] EMMERICH: Münch. med. Wschr. 1921, 999.
[2] HOPPE-SEYLER: Münch. med. Wschr. 1921, 999.
[3] BLUMER: J. amer. med. Assoc. 80, 1873 (1923).
[4] LINDSTEDT: Arch. inn. Med. 51, 583 (1919).

zur Verfügung, aber LINDSTEDT konnte eine Häufung des sogenannten Icterus catarrhalis auch bei Luetikern nachweisen, die ausschließlich mit Quecksilber behandelt worden waren. Unter 101 Patienten, die in den Jahren 1913—1919 in Stockholm wegen Ikterus in Behandlung kamen, waren 21 Luetiker, die nie Salvarsan, sondern nur Quecksilber erhalten hatten. LINDSTEDT zieht daraus den Schluß, daß bei der Entstehung der Gelbsucht weniger das Salvarsan als prädisponierender Faktor zu berücksichtigen ist, als vielmehr die Lues. Deswegen soll die Bedeutung des Salvarsans nicht vollkommen bestritten werden, zumal einzelne Fälle bekannt sind, bei denen im Anschluß an eine Salvarsaninjektion ohne das Bestehen einer Lues Gelbsucht auftrat.

Da sich somit zeigen läßt, daß ein Zusammenhang zwischen Lues und Icterus catarrhalis sicher besteht, so wird es auch verständlich, daß die akute Leberatrophie, die unseres Erachtens nur die schwerste Form des Icterus catarrhalis darstellt, bei Luetikern öfter zu sehen ist als bei Menschen, die keine Lues überstanden haben. Im gleichen Sinne spricht auch eine Statistik von HERXHEIMER,[1] der bei 700 aus der Literatur gesammelten Fällen von akuter Leberatrophie 130—150mal Lues (meistens im sekundären Stadium) feststellen konnte.

Ungeachtet dieses sehr beweisenden Materials, muß an der Tatsache festgehalten werden, daß sowohl der Icterus catarrhalis als auch die akute Leberatrophie auch in Ländern gehäuft zu sehen sind, in denen die Lues verhältnismäßig wenig verbreitet vorkommt, z. B. in Schweden. Darüber gibt uns eine sehr beachtenswerte Zusammenstellung von BERGSTRAND[2] Aufschluß. Allein im Jahre 1927 gab es in Schweden 97 Fälle von akuter Leberatrophie, unter denen sich bemerkenswerterweise nicht ein einziger Fall von Lues befand. Jedenfalls bedeuten solche Zahlen, daß die Lues kaum die hauptsächliche Ursache, sondern nur ein prädisponierendes Moment bei der Entstehung der akuten Leberatrophie sein kann. Auch in Bezug auf die Gravidität weicht die Statistik von BERGSTRAND von jenen ab, die in Zentraleuropa erhoben wurden; unter den 72 Frauen, die in Schweden an den Folgen von anatomisch sichergestellter akuter Leberatrophie zugrunde gingen, befand sich keine Schwangere. Dagegen erwähnt BERGSTRAND an prädisponierenden Momenten Störungen des Magendarmtraktes (23%) und Rheumatismus (12%). Die Häufigkeit der Magendarmstörungen nimmt nicht wunder, weil wir gewöhnt sind, sie auch beim Icterus catarrhalis anzutreffen. Auffallend ist dagegen, daß der Rheumatismus anscheinend ein prädisponierendes Moment darstellt. Die betreffende Äußerung BERGSTRANDS lautet wörtlich: „Die rheumatische Infektion wiederum kann in derselben Weise, wie es die luetische Infektion offenbar tut, herabsetzend auf die Widerstandskraft der Leber gewirkt haben, man kann sich aber auch denken, daß diese anamnestischen Angaben über rheumatische Leiden bedeuten, daß wir es hier mit Individuen zu tun haben, die für eine gewisse Art von Infektion empfänglich sind, und es liegt dann der Gedanke nahe, daß die akute gelbe Leberatrophie durch eine ähnliche Infektion verursacht wird." Die Tatsache, daß an der akuten Leberatrophie vorwiegend Frauen erkranken, will man auf konstitutionelle Momente beziehen; klarere Vorstellungen verbindet man damit nicht.

Wie an dieser Stelle vorweggenommen sei, sind auch im Wiener Material die Lues und die antiluetische Therapie weder als disponierender Faktor, noch als ätiologisches Moment so stark beteiligt, daß dadurch die so deutliche Steigerung an Todesfällen erklärt wäre.

---

[1] HERXHEIMER: Zieglers Beitr. **93**, 68 (1921).
[2] BERGSTRAND: Akute und chronische gelbe Leberatrophie. Leipzig. 1930.

C. Symptomatologie.

Das Krankheitsbild der akuten Leberatrophie entwickelt sich meist auf dem Boden einer zunächst gutartig aussehenden Gelbsucht. Dieses erste Stadium, das dem vollentwickelten Krankheitsbilde vorausgeht, ähnelt symptomatisch außerordentlich dem Zustande eines sogenannten Icterus catarrhalis. Darauf basiert auch die Annahme derer, die in der akuten Leberatrophie nur eine schwerere Form des Icterus catarrhalis sehen. Icterus catarrhalis und akute Leberatrophie scheinen verwandte Zustände zu sein, die sich nur durch die Intensität der anatomischen Veränderungen unterscheiden.

Dementsprechend beginnt die akute Leberatrophie meist mit gastro-intestinalen Erscheinungen, denen eine alimentäre Intoxikation vorausgegangen war. Im Anschluß an einen Diätfehler kommt es zunächst zu Üblichkeiten, Erbrechen, Inappetenz, Durchfällen. Nichts deutet zunächst auf das drohende Ereignis hin, und der Arzt gibt nur allzuoft eine beruhigende Erklärung im Sinne einer harmlosen akuten Gastroenteritis ab. In dieser Zeit können leichte Fiebersteigerungen beobachtet werden, sie gehören aber durchaus nicht zur Regel. Die Dauer dieser Initialsymptome kann manchmal nur einige Tage, in anderen Fällen hingegen Wochen anhalten. In der älteren Literatur finden sich Fälle beschrieben, bei denen sich das Krankheitsbild im Anschluß an einen großen Ärger oder Schrecken entwickelt haben soll; in neuerer Zeit hört man davon wohl nichts mehr.

Von einem Beginn der akuten Leberatrophie kann erst dann gesprochen werden, wenn die ersten Erscheinungen der *Gelbsucht* zu beobachten sind. Erst jetzt ist eine besonders starke Mitbeteiligung der Leber sichergestellt. Immerhin mahnen Fälle von akuter Gastroenteritis mit besonders stark ausgeprägter Urobilinurie zu Vorsicht, auch wenn sie zunächst ohne Ikterus verlaufen, denn gerade diese Harnprobe zeigt uns, daß ein Leberschaden im Gange ist.

Das Intervall zwischen den akuten gastrointestinalen Erscheinungen und dem Ausbruch der Gelbsucht kann verschieden lange sein. Interessante Beobachtungen in dieser Richtung stellte BERGSTRAND an. In 67 Fällen konnte sowohl der Zeitpunkt des Auftretens der ersten Symptome, als auch des Ikterus festgestellt werden.

Tabelle 24.

Anzahl der Tage bis zum Auftreten der Gelbsucht	0	5	10	15	20	25	30	40	50	60	90	120	180	Summe
							bis							
	3	10	15	20	25	30	40	50	60	90	120	180	240	
Anzahl der Fälle	29	17	5	2	1	5	2	3	0	2	0	0	1	67

Wie aus der Tabelle ersichtlich ist, entwickelt sich die Gelbsucht meist innerhalb der ersten Woche nach Beginn der intestinalen Erscheinungen; ich habe mein eigenes Material in dieser Richtung nicht zahlenmäßig durchgesehen, möchte mich aber auf Grund meiner allgemeinen Erfahrung dieser Ansicht vollkommen anschließen.

Wenn es im Anschluß an einen alimentären Schaden zum Ausbruch einer Gelbsucht kommt, so können die allgemeinen Intoxikationserscheinungen der akuten Gastroenteritis noch weiter bestehen, oder, wenn sie bereits abgeklungen waren, neuerdings in den Vordergrund treten. Wenn aber die Gelbsucht einen Menschen befällt, der nur sehr wenig unter den Folgen der alimentären Intoxikation zu leiden hatte und gleichsam aus voller Gesundheit an Icterus catarrhalis erkrankt, dann erscheinen uns die allgemeinen Störungen, wie

Müdigkeit, Erbrechen, Kopfschmerzen usw., besonders kraß. Die Gelbsucht entwickelt sich ziemlich rasch, gelegentlich über Nacht. Gewisse Schädigungen des Allgemeinbefindens, wie Inappetenz, Abgeschlagenheit, Kopfschmerzen, sind bei jedem sogenannten Icterus catarrhalis innerhalb der ersten Tage zu beobachten. Bei Fällen, die zu Leberatrophie neigen, können diese allgemeinen Erscheinungen schon frühzeitig ganz besonders in den Vordergrund treten. Der Ikterus setzt meist mit voller Intensität ein, was an dem raschen Ansteigen des Blutbilirubins zu erkennen ist. MINOT und JONES[1] haben in geeigneten Fällen neben dem Bilirubingehalt im Serum auch die Farbstoffmenge im Duodenalsaft untersucht; sie fanden, daß der Gallenpigmentgehalt im Serum und im Darminhalt umgekehrt proportional ist. Durch solche Prüfungen lassen sich Schwankungen der Gelbsucht viel besser verfolgen als durch die bloße Beurteilung der Hautfarbe. Solche Schwankungen des Ikterus kann man selbst bei bösartigen Formen beobachten. Wenn sich aus einem zunächst nur als Icterus catarrhalis anzusprechenden Krankheitsbild eine akute Leberatrophie entwickelt, so nimmt die Gelbsucht meist noch an Intensität zu; der Bilirubingehalt im Serum schnellt jäh in die Höhe und erreicht Grade, wie sie sonst keiner anderen Lebererkrankung eigen sind; Werte von 30—40 mg % sind hiebei keine Seltenheit. Gelegentlich kann aber auch das Gegenteil vorkommen; nur ausnahmsweise kann der Ikterus völlig fehlen. Unter den 72 bearbeiteten Fällen des Wiener Materials — soweit es aus der Statistik von FELLER und POPPER hervorgeht — fand sich kein einziger, bei dem nicht zur Zeit des Todes eine Gelbsucht bestand. MCNEE[2] denkt bei Fällen ohne Ikterus an eine Mitbeteiligung der KUPFFERschen Sternzellen, die sonst bei den allermeisten Formen der akuten Leberatrophie kaum betroffen sind. Im Gegenteil, die histologische Untersuchung zeigt in der Mehrzahl unserer Fälle große hypertrophische und reichlich phagozytierende KUPFFER-Zellen. Wenn der Verlauf ein sehr rapider ist, wenn sich also der ganze Prozeß vom Beginn des Leidens bis zum Tode auf wenige Tage beschränkt, kann sich die Gelbsucht erst in den letzten 24 Stunden entwickeln.

Wenn es möglich ist, die Lebergröße des Erkrankten zu bestimmen, so kann man sich von den Schwankungen der Organgröße leicht überzeugen. Etwas Ähnliches ist zwar auch im Verlaufe von Gelbsuchtsformen zu beobachten, die wieder vollkommen ausheilen können; jedenfalls ist eine besonders deutliche Verkleinerung der Leber ein Symptom, das uns bei der Beurteilung jedes parenchymatösen Ikterus zu äußerster Vorsicht mahnt. Auf der Höhe einer akuten Leberatrophie ist die Verkleinerung der Leber zuerst im Bereiche des linken Lappens am deutlichsten, die Leberdämpfung unterhalb des Proc. xyphoideus scheint zu fehlen. Selbstverständlich ist bei der Leberperkussion äußerste Kritik am Platze, denn Blähungen des Magens und des Darmes können eine Verkleinerung des linken Leberlappens vortäuschen. Die Verkleinerung des rechten Leberlappens macht sich unter anderem auch durch ein Hinaufrücken der unteren Lebergrenze bemerkbar. Während unter physiologischen Bedingungen — vorausgesetzt, daß der Darm nicht allzusehr gebläht ist — die Leberdämpfung zwischen Medioklavikularlinie und Axillarlinie fast immer handbreit ist, kann bei der Leberatrophie an dieser Stelle zuweilen ein deutlicher Tympanismus auftreten. Lungenschall und der tympanitische Schall sind dann nur durch eine schmale Dämpfungszone voneinander getrennt. Da bei vielen Formen von akuter Leberatrophie das Abdomen eher eingesunken und nicht meteoristisch gebläht ist, kann man sich bei einiger Vorsicht auf die perkutorischen Ergeb-

<hr>

[1] MINOT u. JONES: Boston med. J. **531**, 189 (1923).

[2] MCNEE u. ROLLESTON: Diseases of the Liver, p. 621. London. 1929.

nisse einigermaßen verlassen. Die Abnahme der Lebergröße scheint, soweit man dies durch die Perkussion feststellen kann, in manchen Fällen ziemlich rasch zu erfolgen.

Eindeutiger sind Schwankungen der Lebergröße zu beurteilen, wenn man die Perkussion in linker Seitenlage vornimmt. Dabei läßt sich die Verkleinerung der Leber oft viel sicherer beurteilen; die verkleinerte Leber entfernt sich in linker Seitenlage vom Rippenbogen und führt auch dadurch zu einer Verkleinerung der Dämpfung.

Bei der Beurteilung der Lebergröße läßt uns die Palpation völlig im Stich; schon die normale Leber ist schwer zu palpieren, noch viel schwerer die atrophische. Besteht das klinische Krankheitsbild einer akuten Leberatrophie und findet sich trotz der Schwere der allgemeinen Erscheinungen keine Verkleinerung der Leber, ja im Gegenteil, eher ein größeres und etwas härteres Organ, so handelt es sich meist um eine Kombination von Lebercirrhose und Leberatrophie. Der Nachweis einer derben vergrößerten, tastbaren Milz kann uns auf die richtige Fährte leiten. Bei der Obduktion fand sich unter 82 Fällen des Wiener Materials 70mal eine verkleinerte Leber und nur 12mal war das Organ normal groß oder sogar vergrößert.

Ich interessiere mit seit Jahren für die *Schmerzhaftigkeit der Leber* im besonderen beim Icterus catarrhalis und bei der akuten Leberatrophie. Wie viele andere Symptome; scheint auch dieses von regionären und zeitlichen Faktoren abzuhängen. Während wir früher fast nie eine besondere Schmerzhaftigkeit der Gallenblasengegend nachweisen konnten, scheint sich dieser Befund in letzter Zeit zu häufen. In den Krankengeschichten der Wiener Fälle ist nur sehr wenig von Schmerzen die Rede, um so interessanter erscheint mir daher eine Mitteilung des auf diesem Gebiete besonders erfahrenen BERGSTRAND: „Man sollte meinen, daß die Schmerzen von außerordentlicher Bedeutung wären, wenn es gilt, die Differentialdiagnose zwischen Gallensteinen und anderen mit Ikterus kombinierten Leberleiden zu stellen; dies ist indes aus mehreren Gründen nicht der Fall. Erstens ist es nicht richtig, daß Ikterus aus intrahepatischen Ursachen immer schmerzlos verläuft, mitunter verhält es sich im Gegenteil umgekehrt. Zweitens haben nicht alle Gallensteinpatienten schwere Schmerzen. Was die Schmerzen bei akuter Leberatrophie betrifft, so scheint dieses Kapitel nicht ganz geklärt zu sein." „Daß Schmerzen bei akuter Leberatrophie zu den Seltenheiten gehören, stimmt nicht mit den Erfahrungen überein, die in Schweden erhoben wurden, indem ungefähr 50% der Fälle von akuter Leberatrophie Schmerzen gezeigt hatten; in nicht weniger als 28 Fällen waren die Schmerzen das erste Symptom, in 19 Fällen waren sie später hinzugekommen; im allgemeinen waren sie rasch verschwunden und in den meisten Fällen gehörten sie ausschließlich dem präikterischen Stadium an." Die Intensität der Schmerzen kann verschieden sein; gewöhnlich sind sie nicht sehr groß und haben vor allem nicht den Charakter von Anfällen. In einer Anzahl der Fälle können sie schwer sein und durch ihre Lokalisation und ihr anfallsweises Einsetzen große Ähnlichkeit mit der typischen Gallensteinkolik zeigen. Diesem Umstande ist es auch zuzuschreiben, wenn die Schmerzen in einer nicht geringen Anzahl der Fälle diagnostisch irregeführt und wegen mutmaßlicher Cholelithiasis zu einer Probelaparotomie Anlaß gegeben haben. So sah sich z. B. BERGSTRAND, sicherlich ein erfahrener Arzt auf diesem Gebiete, unter seinen 97 Fällen von akuter Leberatrophie 16mal veranlaßt, eben wegen der Schmerzen operativ vorzugehen. Der erste, der auf die Schmerzen in der Gallenblasengegend bei akuter Leberatrophie geachtet hatte, war BAMBERGER;[1] er hat sie ausschließlich auf Hyperästhesie der

---

[1] BAMBERGER: Krankheiten des zytopoetischen Systems, 2. Aufl., S. 527. 1864.

Haut bezogen. Gallensteine finden sich, nach den Wiener Fällen zu schließen, nicht oft, da hier unter 82 Obduktionen nur viermal von Gallensteinen die Rede ist.

Wir haben uns im Abschnitte über den Icterus catarrhalis bereits ausführlich über die Bedeutung der Milzvergrößerung geäußert. Da wir die Verwandtschaft des Icterus catarrhalis mit der akuten Leberatrophie betonen, so scheint uns die Feststellung wichtig, daß fast alle Kliniker, die sich mit der Frage der akuten Leberatrophie beschäftigt haben, die Milzvergrößerung als ein sehr häufiges Symptom der Erkrankung anführen. Ja, man hat sogar gelegentlich den Eindruck, als würde im Verlaufe der Krankheit die Milz an Größe zunehmen. Treten im Verlaufe der akuten Leberatrophie stärkere Blutungen auf, so wird die Milz in der Regel kleiner. Ein großer, derber Milztumor bei akuter Leberatrophie läßt an eine Cirrhose denken. Daß sich zu einer Lebercirrhose eine akute Leberatrophie hinzugesellen kann, ist bereits erwähnt worden.

Besteht im Prodromalstadium der Krankheit *Fieber*, was nicht selten der Fall ist, so kann dies, wenn es sich nicht um die Komplikation mit einer anderen Krankheit handelt, als Ausdruck einer schweren Intoxikation angesehen werden, womit aber nicht behauptet werden soll, daß Fieber unbedingt die akute Leberatrophie begleiten muß, da gerade niedrige, ja sogar subnormale Temperaturen namentlich im Beginn der Erkrankung häufig beobachtet werden. Gelegentlich können sogar auffallend niedrige Temperaturen im Verlaufe eines sonst als Icterus catarrhalis aufzufassenden Falles die ersten Erscheinungen sein, die uns zur Vorsicht mahnen. Unmittelbar vor dem Tode können wieder sehr hohe Temperaturen auftreten. Fälle, bei denen Werte über 41 Grad gemessen wurden, sind auch von uns beobachtet worden. Im Wiener Material finden sich unter 36 verwertbaren Fällen 22, die knapp vor dem Tod Temperaturen über 38 Grad hatten, neun hatten sogar Fieber über 39 Grad. Da sich hier bei der Autopsie kaum andere Ursachen für das Fieber ergaben als die Lebererkrankung, so ist wohl die Temperatursteigerung als Folge einer Leberinsuffizienz anzusprechen. Wie weit dabei interkurrente Krankheiten (Pneumonie) mit im Spiele sind oder die Leberinsuffizienz allein verantwortlich zu machen ist, wage ich nicht zu entscheiden. Jedenfalls sind die niedrigen Temperaturen, die vor allem im Beginn der akuten Leberatrophie zu sehen sind, kaum allein auf eine geschädigte Leberfunktion zu beziehen, denn wenn die Leber die höchsten Grade der Atrophie erreicht hat, ist Fieber gar nicht so selten anzutreffen.

Die *Pulsfrequenz* kann während einer akuten Leberatrophie stark wechseln, besonders wenn man das Prodromalstadium mitberücksichtigt. Bestand zunächst eine akute fieberhafte Gastroenteritis, so läßt sich in diesem Stadium fast immer Tachykardie feststellen. Kommt es später zum Ausbruch der Gelbsucht, so nimmt in der Regel die Pulsfrequenz ab und kann auf 50—60 pro Minute und noch weniger fallen. Beim Vollbild der akuten Leberatrophie, allgemeine Intoxikationserscheinungen (Krämpfe, Bewußtlosigkeit, Blutungen) bestehen, steigt die Pulsfrequenz zumeist wieder an und erreicht zuweilen Werte von 140—150 pro Minute. Zur Zeit der Bradykardie ist der Puls oft groß und hart, subfinem fadenförmig und gelegentlich aussetzend. Das Elektrokardiogramm zeigt keine Veränderungen. Der Blutdruck ist zunächst meist etwas niedriger als der Norm entspricht; knapp vor dem Tode sinkt er in einzelnen Fällen stark ab.

Die Bradykardie im Verlaufe des Icterus catarrhalis wird vielfach auf die Anwesenheit von Gallensäuren im Blute bezogen. Ob mit Recht oder nicht, ist an anderer Stelle besprochen worden. Eine scheinbar unvermittelt einsetzende Tachykardie im Verlaufe eines Icterus catarrhalis muß als prognostisch ungünstiges

Zeichen im Sinne eines Überganges in akute Leberatrophie angesprochen werden. Eine ähnliche Ansicht vertreten auch BLOMSTROEM[1] und TILLGREN.[2]

Selbst für den erfahrenen Arzt, der schon auf Grund seiner zahlreichen Beobachtungen imstande sein sollte, schwere von leichten Fällen eines sogenannten Icterus catarrhalis zu trennen, fällt es meist schwer zu entscheiden, ob das bedrohliche Krankheitsbild bereits als akute Leberatrophie anzusprechen, also bereits jener Zustand eingetreten ist, der in der Regel mit dem Tode des Patienten endet. *Allgemeine Vergiftungssymptome*, die uns veranlassen, einen Fall von Icterus catarrhalis als schwer zu bezeichnen, sind Kopfschmerzen, Unruhe, Neigung zu Erbrechen, Bewußtseinsstörungen, Schlaflosigkeit, völlige Inappetenz, Müdigkeitsgefühl, Lichtscheu, Apathie, niedrige Temperaturen und starke Verlangsamung des Pulses. Im Anschluß an diese Erscheinungen, manchmal aber auch ganz ohne Vorboten, kommt es zu Aufregungszuständen, Delirieren, die sich bis zu Schreien und Brüllen steigern können. Der Zustand kann maniakalische Züge annehmen, weshalb es nicht verwunderlich ist, daß so mancher Fall von akuter Leberatrophie zunächst auf eine psychiatrische Klinik gebracht wird. Nicht wenige Fälle meiner Beobachtungsreihe kamen auf dem Umwege über die psychiatrische Klinik in meine Hände.

Im Gegensatz zu diesen unruhigen Formen, ist die Zahl der Fälle von akuter Leberatrophie nicht gering, wo sich ein allmählicher Übergang aus dem Stadium der Müdigkeit und Mattigkeit zur Somnolenz und Bewußtlosigkeit und meistens ins Koma hepaticum feststellen läßt. Das Koma hepaticum ist meist auch das Finale der unruhigen Fälle. Die psychische Erregung verlangt therapeutische Maßnahmen, wobei Darreichung von starken Narcoticis nicht zu vermeiden ist. Meist ist daher in solchen Fällen der Morphiumschlaf der Beginn des Komas. Im Koma, das in seiner vollen Schwere länger als 24—48 Stunden dauert, bemerkt man Zuckungen, manchmal halbseitig, manchmal nur auf einzelne Muskelgruppen beschränkt, die blitzartig durch den Körper schießen. Allgemeine klonische Krämpfe gehören zu den Seltenheiten, das BABINSKIsche Symptom ist gelegentlich zu sehen. Im Koma kann es zu Ischurie, Meteorismus, Obstipation kommen, wobei aber betont werden muß, daß alle diese Symptome auch fehlen können; ja es kann im Gegenteil spontaner Stuhl und Harnabgang beobachtet werden. Die Erweiter der Pupillen, die oft kaum reagieren, wird vielfach als zerebrales Symptom gedeutet. Dasselbe gilt auch vom Erbrechen, doch kann man ebensogut auch beide Erscheinungen als Zeichen einer allgemeinen Intoxikation deuten. Störungen der Sensibilität sind schwer festzustellen, weil es in einem gewissen Stadium der Krankheit kaum zu erkennen ist, ob es sich wirklich um Anästhesie handelt oder um beginnende Bewußtlosigkeit. Die Reihenfolge, in der die verschiedenen Symptome von seiten des Nervensystems auftreten, ist nicht konstant. Im allgemeinen läßt sich sagen, daß es zunächst zu Symptomen im Sinne einer Reizung kommt, worauf dann Lähmungserscheinungen einsetzen, womit aber nicht gesagt sein soll, daß die Delirien dem Ausbruch des Komas unbedingt vorausgehen müssen; gelegentlich zeigen sich maniakalische Symptome unmittelbar vor dem Tode, nachdem vorher ein tiefes Koma schon stundenlang angehalten hat. Kürzlich haben SPENCE und OGILVIE die nervösen Symptome im Verlaufe einer akuten Leberatrophie zusammengestellt; beachtenswert erscheint mir aus dieser Zusammenstellung die Tatsache, daß das weibliche Geschlecht von solchen nervösen Störungen viel seltener betroffen wird als das männliche. Von 27 Männern hatten nicht weniger als 14 solche Symptome, während die 70 weiblichen Patienten nur elfmal davon befallen waren

---

[1] BLOMSTROEM: Acta med. scand. (Stockh.) **1928**. Suppl.
[2] TILLGREN: Verh. Kongr. inn. Med. **40**, 391 (1928).

und im allgemeinen leichter als die Männer. Unter den 72 Wiener Fällen findet sich 45mal in der Krankengeschichte ein Koma hepaticum vermerkt, dessen Dauer meist 1—2 Tage und nur höchst selten mehr betrug. Zweimal jedoch wurde unter diesen Fällen ein Koma in der Dauer von etwa zehn Tagen gesehen.

Die Pupillen sind bei der akuten Leberatrophie meist erweitert, ähnlich wie bei einer Atropinvergiftung.

Schwankungen der nervösen Symptome, vor allem scheinbare Besserungen geben manchmal zu falschen Hoffnungen Anlaß. Zumeist handelt es sich dabei um vorübergehende Erscheinungen, weil der Kranke nach kurzer Zeit wieder in tiefes Koma verfällt. Eine solche vorübergehende Besserung kann hauptsächlich dann eintreten, wenn es sich um Schwangere handelt und es zu einem frühzeitigen Partus bzw. Abortus gekommen ist.

Fast bei jeder akuten Leberatrophie kommt es zu *Blutungen*. Verhältnismäßig oft ist Hämatemesis oder Entleerung von blutigen Stuhlmassen zu beobachten. Reines Blut wird nur selten erbrochen, meist zeigt es die bekannte kaffeesatzartige Umwandlung infolge Einwirkung des Magensaftes. Man findet oft auch Blutungen in die Kutis und in die Schleimhäute, wobei die Petechien und Ekchymosen teils spontan, teils nach Traumen, die bei unruhigen Patienten nicht zu vermeiden sind, auftreten. Nach einem Aderlaß oder subkutaner Injektion ist die Umgebung der Einstichstelle meist blutig unterlaufen. Zahnfleischblutungen, wie beim Skorbut, sind selten. Bei Frauen kommt es zu Metrorrhagien, bei Schwangerschaft erfolgt Frühgeburt bzw. Abortus; die Nachblutung ist meist sehr stark, Nasenbluten sieht man oft. In den Obduktionsbefunden der 82 Wiener Fälle fanden sich 46mal Blutungen in den Schleimhäuten oder serösen Häuten angegeben, 17mal davon bestanden subepikardiale Blutungen wechselnder Größe.

Hautausschläge, die eine unverkennbare Ähnlichkeit mit allergischen Reaktionen zeigen und gelegentlich auch an das Erythema nodosum erinnern, werden von BERGSTRAND erwähnt. Unter anderem beschreibt er auch ein Exanthem, das außerordentlich stark an Masern erinnerte. Interessant ist eine Bemerkung, die BERGSTRAND an diese Beobachtung knüpft: „Alle Fälle, die Hautausschläge zeigten, hatten auch Ödem, und es liegt die Annahme nahe, daß diese beiden Symptome miteinander in Zusammenhang stehen könnten."

Ein klinisch nachweisbarer *Ascites* gehört zu den Seltenheiten, obwohl Flüssigkeitsansammlungen im Abdomen bei der Sektion einer akuten Leberatrophie verhältnismäßig oft gefunden werden (unter 82 Wiener Fällen 18mal). Die Vergrößerung des Abdomens ist meist auf Meteorismus zu beziehen, so daß es oft nicht leicht fällt, einen beginnenden Ascites nachzuweisen. BERGSTRAND konnte ihn bei seinem großen Material in 20% der Fälle erheben. (In 5% der Fälle kam es auch zu Beinödem.) Je länger die akute Leberatrophie anhält, um so eher kommt es zu Ascitesbildung. Auch sonstige Ödeme (z. B. Beinödeme) finden sich nach den 82 Wiener Fällen zu schließen nicht selten. Sie wurden 43mal beschrieben, wobei 20mal auch ein Hydropericard vorhanden war. BERGSTRAND hat nur in 5% seiner Fälle Ödeme gesehen.

Bezüglich des *Pruritus* gelten ähnliche Regeln wie beim Icterus catarrhalis. Sicherlich spielt dieses Symptom eine bedeutsame Rolle im Verlaufe dieser Krankheit, doch lassen sich irgendwelche Beziehungen zur Schwere des Zustandes nicht feststellen, zumal das Hautjucken manchmal im Anfang der Krankheit, ja sogar gelegentlich als Frühsymptom auftritt, um auf der Höhe des Prozesses wieder völlig zu verschwinden.

Nierenstörungen im Sinne einer *Albuminurie* werden bei der Beurteilung mancher Fälle deshalb so beachtet, weil ursprünglich ROKITANSKY auf die Schädigung der Niere für das Entstehen der akuten Leberatrophie so großen

Wert gelegt hatte. Sicherlich gibt es Fälle, in welchen frühzeitig Eiweiß im Harn erscheint, doch läßt sich auch in dieser Beziehung kein unbedingter Parallelismus zur Schwere der Krankheit beobachten. Damit stimmt eine Angabe von BERGSTRAND überein, wonach: „die große Mehrzahl der Fälle (ungefähr 74%) letal verlaufen war, ohne daß man jemals Eiweiß im Harn konstatiert hätte". Im Wiener Material war eine Albuminurie unvergleichlich häufiger anzutreffen (20mal reichlich Eiweiß im Harn nachweisbar, 17mal nur in Spuren und 14mal fehlte Albuminurie). Ähnliches gilt bezüglich der Gallenzylinder, die sich im Harn ikterischer Patienten finden und unter Umständen ebenfalls als Kriterien einer Nierenschädigung gedeutet werden können. Zylinder, meist mit Gallenfarbstoff tingiert, finden sich unter unseren Wiener Fällen zehnmal vermerkt — soweit überhaupt Sedimentbefunde vorliegen —, während sie achtmal vermißt wurden. Für eine Störung des Konzentrationsvermögens fand sich nach den spezifischen Gewichten zu schließen, kein Anhaltspunkt; ohne Durstversuch wurde meist ein spezifisches Gewicht von etwa 1020 gemessen.

Prüft man die *Beschaffenheit des Blutes* mit den üblichen klinischen Methoden, so ergeben sich nur selten Änderungen gegenüber der Norm. Hie und da ist die Zahl der roten Blutkörperchen vermehrt, manchmal wieder vermindert. Diese meine Angabe, die sich auch auf den Icterus catarrhalis bezieht, wurde mehrfach Gegenstand von Auseinandersetzungen: Während JONES und MINOT eine Vermehrung der Erythrocyten in Abrede stellen und bei akuter Leberatrophie immer eine Verminderung gesehen haben, gibt BERGSTRAND eine gelegentliche Polyglobulie zu. Er sagt: „Bei dem besprochenen Material waren in 45 Fällen Blutkörperchenzählungen vorgenommen worden; drei von ihnen zeigten Polyglobulie, vier normale Werte und die anderen 38 Anämie." Bei den Wiener Fällen liegen 25mal Zählungen der roten Blutkörperchen vor, neunmal wurden Werte über 5 Millionen beobachtet, einmal wurden sogar 7,4 Millionen gezählt, wobei der Färbeindex auch meist beträchtlich erhöht war, nur fünfmal fanden sich Werte unter 4 Millionen und auch hier nur einmal eine beträchtliche Anämie. Entsprechend den Vorstellungen, die beim Icterus catarrhalis entwickelt wurden, dürfte auch hier die Polyglobulie als Folge einer serösen Entzündung, eines Plasmaaustrittes, anzusprechen sein. Kommt es zur Anämie, so ist der Färbeindex in der Regel niedrig; die sekundäre Anämie dürfte teils auf Blutungen, teils auf Knochenmarkschädigung zu beziehen sein, wobei allerdings zu betonen ist, daß das Knochenmark bei der Sektion immer rot gefärbt erscheint. Auf das Verhalten der roten Blutkörperchen im Verlaufe der akuten Leberatrophie kommen wir noch einmal zurück. Was die Zahl und die Qualität der *weißen Blutkörperchen* betrifft, so bestehen auch hier große Unterschiede. Ich habe Fälle von akuter Leberatrophie mit 15000 und wieder andere mit 2000—3000 sterben gesehen. Besteht Leukopenie, so läßt sich meistens auch eine Lymphocytose feststellen; sicher spielen Komplikationen dabei eine große Rolle. Ähnlich äußert sich BERGSTRAND: in 60 Fällen, bei denen Zählungen vorgenommen wurden, fand sich 52mal Leukocytose, sechsmal Leukopenie und zweimal ein normaler Wert. Im Beginn der Krankheit soll eine Vermehrung der weißen Blutzellen bestehen, die gegen das Ende derselben einer Leukopenie Platz macht; systematische Untersuchungen fehlen. Im Wiener Material liegen 36mal Leukocytenzählungen vor, wobei meist eine beträchtliche Leukocytose gefunden wurde. Achtmal finden sich Zahlen über 15000, einmal sogar 48000. Das Differentialblutbild zeigt meist eine Linksverschiebung. In Anbetracht der Neigung zu hämorrhagischer Diathese beansprucht das Verhalten der *Blutplättchen* erhöhtes Interesse, obwohl sich ein konstantes Verhalten nicht beobachten läßt. Wir sahen einerseits Fälle mit schwerer hämorrhagischer Diathese und normalen Blutplättchenwerten, anderseits habe ich einen

Fall gesehen, der die Zeichen einer Thrombopenie darbot. Auch die sogenannte *Nachblutungszeit* kann verlängert sein, ohne daß die Blutplättchen eine besondere Verminderung aufweisen. Ziemlich einheitlich lauten die Angaben über die *Gerinnungszeit* des Blutes: sie ist fast immer wesentlich verzögert. Blut, das in einem Zylinder aufbewahrt wird, kann gelegentlich noch am anderen Tag vollkommen ungeronnen sein. Der *Fibrinogengehalt* des Blutes kann vermindert sein, doch ist von einem gesetzmäßigen Zusammenhang zwischen Schwere der Krankheit und dem Fibrinogengehalt nicht die Rede. Es zeigen sich somit gleiche Verhältnisse wie beim leberlosen Hund; auch hier wird mehrfach ein Fibrinogensturz beobachtet, ohne daß man von einer strengen Gesetzmäßigkeit sprechen kann. Solche Tatsachen waren mit der Anlaß, daß von mancher Seite behauptet wurde, die Fibrinogenbildung erfolge nicht allein in der Leber, sondern auch in anderen Gewebssystemen, z. B. im Knochenmark.

Eine Störung in der Fibrinogenbildung kann auch in der *Blutkörperchensenkung* zum Ausdruck kommen, indem bei verschiedenen Komplikationen, die sich zu einer akuten Leberatrophie hinzugesellen (Pneumonie, Anämie, Infektionen), und an sich zu einer Beschleunigung führen müßten, die Senkung normal bleibt oder gar vermindert ist. Unter 33 Fällen, die BERGSTRAND in dieser Richtung untersuchen konnte, zeigten 20 eine normale Senkung, acht eine geringe und fünf eine beträchtliche Beschleunigung.

Zu den Blutveränderungen bei der akuten Leberatrophie gehört auch eine Veränderung im Serum, durch die eine *Eigenhemmung bei der Wassermannschen Reaktion* entstehen kann. Es ist nicht ausgeschlossen, daß dies von manchen als Zeichen einer Syphilis angesehen wurde und dazu beitrug, daß von einigen Autoren auf einen sehr hohen Prozentsatz von Syphilitikern unter den Fällen von akuter Leberatrophie verwiesen wird. Verwunderlich ist eine Angabe von BERGSTRAND, der bei seinem großen Material dreimal eine akute Pfortaderthrombose beobachten konnte.

Ich habe zuerst auf eine *Pachydermie der roten Blutkörperchen* aufmerksam gemacht; es ist interessant, daß BERGSTRAND bei akuter Leberatrophie dreimal eine Resistenzzunahme mit einer erst bei 0,35 beginnenden Hämolyse beobachten konnte. Die Bestimmung des *Nüchternblutzuckers* zeigt entweder normale oder etwas herabgesetzte Werte. Ein Analogon zum Blutzuckersturz, wie er als Frühsymptom des totalen Leberausfalles im Tierexperiment zu sehen ist, läßt sich bei der akuten Leberatrophie nicht nachweisen. Der *Bilirubingehalt* im Serum ist zumeist, wie bereits besprochen, sehr hoch, ja man kann sagen, daß sehr hohe Werte von $30 \text{ mg}^0/_0$ und mehr immer den Verdacht auf akute Leberatrophie erregen sollen, wobei das Bilirubin immer eine direkte Reaktion gibt; eine indirekte kommt auf der Höhe des Krankheitsbildes fast nie vor.

Die *Harnmenge* ist meist sehr herabgesetzt, der Harn dunkel, das spezifische Gewicht hoch; im Sediment finden sich mitunter reichlich Gallenzylinder, meist kommt es auch zu einer beträchtlicheren Albuminurie, Zucker fehlt fast immer. *Bilirubin im Harn* wird auf der Höhe der Krankheit nahezu nie vermißt. Unter 44 daraufhin untersuchten Fällen der Wiener Autoren wurde nur zweimal eine Bilirubinausscheidung im Harn vermißt. Hat man Gelegenheit, das Entstehen der akuten Leberatrophie bis zum Ende zu verfolgen, so kann man sich immer wieder davon überzeugen, wie trotz Stärkerwerden der Gelbsucht die Verfärbung des Harns nicht in gleicher Weise zunimmt. Dieser Antagonismus tritt noch viel stärker hervor, wenn man als Maß der Gelbsucht den Bilirubingehalt im Serum heranzieht und den Farbstoffgehalt im Harn dazu in Beziehung setzt. FALTITSCHEK[1]

---

[1] FALTITSCHEK: Wien. med. Wschr. **1935,** 1404; Wien. klin. Wschr. **1937** (noch nicht erschienen).

hat dies an Hand eines großen Materials von Icterus catarrhalis und akuter Leberatrophie studiert und dieses Mißverhältnis zahlenmäßig zum Ausdruck gebracht. Hohe Serumwerte bei niedrigem Bilirubingehalt im Harn stellen ein Charakteristikum des parenchymatösen Ikterus vor, den wir im Verlaufe einer akuten Leberatrophie in reinster Form beobachten können. Vielleicht gilt etwas Ähnliches auch vom Verhalten der *Gallensäuren*, obwohl darüber schwer ein präzises Urteil abzugeben ist, da nahezu alle Methoden zur Bestimmung der Gallensäuren versagen. Wirklich verläßliche Werte liefert uns bloß die Methode von ROSENTHAL.[1] Ganz grob werden wir durch die Methoden orientiert, die auf der Bestimmung der Oberflächenspannung aufgebaut sind. An Hand der HAYCRAFTschen Probe konnte ich mich mehrfach davon überzeugen, daß der Patient gegen Schluß der akuten Leberatrophie fast keine Gallensäuren im Harn ausscheidet, aber leider lassen sich gegen diese Methode viele Einwände erheben.

Was den *Urobilingehalt* im Harn betrifft, so ist er einerseits vom Bilirubingehalt im Darm und dem Resorptionsvermögen, anderseits von der Beschaffenheit der Leber abhängig; nur wenn Galle in den Darm entleert wird, kann Urobilinogen gebildet werden. Dementsprechend ist die Anwesenheit von Urobilin bzw. Urobilinogen im Harn nicht unbedingt als Kriterium der schweren Schädigung der Leber zu verwerten. Findet sich somit Urobilin im Harn, so kann dies zugunsten eines schweren Leberschadens verwertet werden, während das Fehlen desselben nicht unbedingt dagegen spricht, zumal wir jetzt Fälle von schwerer Parenchymschädigung der Leber kennen, bei denen eine völlige Hemmung der Gallenfarbstoffsekretion ins Duodenum besteht; sie ist vermutlich auf eine Verlegung der Verbindung der Gallenkapillaren mit den präkapillaren Gallengängen im Bereich der periportalen Felder zurückzuführen. Jedenfalls wurde in Wien unter 47 untersuchten Fällen sechsmal eine vermehrte Urobilinogenausscheidung angetroffen, 15mal Urobilinogen im Harn vermißt. Aus diesen Gründen erscheint es sehr erwünscht, wenn man sich von der Beschaffenheit des *Duodenalsaftes* überzeugen kann. Auf der Höhe der Krankheit ist diese Untersuchung kaum mehr durchführbar, aber in den Tagen vorher kann man sich zumeist davon überzeugen, daß noch farbstoffhaltige Galle abgesondert wird. Gelegentlich kann die so gewonnene Galle Eiweiß und Urobilinogen enthalten. Von mancher Seite (JONES und MINOT) wird auf das Vorkommen von reichlichen Leukocyten — und zwar schon in der A-Galle — Wert gelegt; auch hierin scheint die akute Leberatrophie mit dem Icterus catarrhalis übereinzustimmen; keineswegs jedoch darf die Anwesenheit von Leukocyten als verläßliches Zeichen eines infektiösen Prozesses in den Gallenwegen gedeutet werden.

Bei dem schweren intravitalen Leberzerfall kommt es zu verschiedenen Veränderungen des *Gesamtstoffwechsels*, die sich teils im Harn, teils im Blut bemerkbar machen. Obwohl die Nahrungszufuhr bei der Schwere der Krankheit oft weitgehend eingeschränkt ist, erscheint die Stickstoffabgabe durch den Harn sehr hoch und geht weit über das Maß hinaus, das dem Hungerzustand entsprechend zu erwarten wäre. Das Vorkommen von Leucin und Tyrosin hat die Aufmerksamkeit auf die Ausscheidung von Aminosäuren gelenkt; während normalerweise der Anteil des Aminosäurestickstoffes innerhalb des Gesamtstickstoffes etwa 2,5% beträgt, kann er bei der akuten Leberatrophie bis auf 12—30% steigen. Parallel zur gesteigerten Aminosäureausscheidung sinkt der Harnstoffgehalt im Urin ab, weil mit der Verminderung der Desamidierung der Aminosäuren auch die Quelle der Harnstoffbildung aus Ammoniak versiegt, wozu noch kommt, daß ein Teil des aus den Aminosäuren abgespaltenen Ammoniaks zur

---

[1] ROSENTHAL: Klin. Wschr. **1930**, 1909; Z. exper. Med. **107**, 238 (1925).

Neutralisation pathologischer Säuren herangezogen und damit der Umwandlung in Harnstoff entzogen wird. Aus der beigefügten Tabelle ist das eben Gesagte an Hand zweier eigener Fälle zu erkennen.

Tabelle 25.

	Bei fast völliger Hungerdiät auf 100 g Gesamt-N				Bei fast völliger Hungerdiät in 24stündiger Harnmenge			
	NH_3-	Amino-säure-	Peptid-	Harn-stoff-	NH_3-	Amino-säure-	Peptid-	Harn-stoff-
	Stickstoff				Stickstoff			
Normaler Kontrollfall (Gesamt-N 3,3 g)	5,3	4,3	1,09	75	0,17	0,142	0,359	2,47
Akute Leberatrophie (Gesamt-N 8,7 g) I.	12,3	16,3	7,8	35	1,07	1,42	6,78	3,04
Gesamt-N 9,3 g, II.	13,0	20,0	6,8	41	1,209	1,86	6,32	3,81

Entsprechend der vermehrten Aminosäureausscheidung durch den Harn finden sich auch im Blute wesentliche Änderungen. Die Aminosäurefraktion erweist sich fast immer erhöht (STADIE und VAN SLYKE[1]), obwohl es auch hier Ausnahmen gibt; ein unbedingter Parallelismus zwischen der Schwere der Krankheit und dem Verhalten der Aminosäuren im Blute besteht daher nicht. Das eigentümliche Verhalten der Stickstoffverteilung teils im Harn, teils im Blute ist nicht nur für die akute Leberatrophie charakteristisch, da Ähnliches, wenn auch nicht in solchem Maße, bei manchen schweren Formen von Icterus catarrhalis zu sehen ist. Während der Nüchternwert an Aminosäuren im Blute eines normalen Menschen durchschnittlich 3—10 mg% N beträgt, kann er bei manchen Formen von akuter Leberatrophie bis auf 100 mg und mehr emporschnellen. Wohl die höchsten Werte haben NEUBERG und RICHTER[2] gefunden; nach ihren Berechnungen zirkulierten in diesem Falle im Blute fast 30 g Aminosäuren. Da solch große Mengen kaum auf die Einschmelzung der Leber allein zu beziehen sind, dachten sie an einen analogen Prozeß in der quergestreiften Muskulatur. Histologische Untersuchungen der Muskulatur (wachsartiger Zerfall) scheinen ihnen recht zu geben; darnach wäre die Leberatrophie nicht als ein allein auf die Leber begrenzter Prozeß anzusehen, sondern vielleicht als allgemeine Eiweißzerfallstoxikose, bei welcher nicht nur die Leber, sondern auch andere Gewebe dem Autolyseprozeß verfallen sind. Auch der Reststickstoff ist mitunter beträchtlich erhöht, so wurden Werte bis zu 255 mg% RN gesehen, gegenüber ganz gleichartigen Fällen mit vollkommen normalem Reststickstoffspiegel.

Bei vielen Fällen von akuter Leberatrophie finden sich Störungen im *Cholesterinstoffwechsel*; es sinken im Blute sowohl das freie als auch das gebundene Cholesterin; es kommt vor allem zu einem Abfall des Cholesterinesters, was THANNHAUSER[3] als „Estersturz" bezeichnet. Ob es sich dabei ausschließlich um die Folge einer Leberschädigung handelt, oder ob nicht auch die Resorption von Fettsäuren Schaden gelitten hat, so daß für die Bildung von Cholesterinestern nicht genügende Mengen von Fettsäuren zur Verfügung stehen, müßte noch genauer untersucht werden. Bei den Wiener Fällen wurde kein einheitliches Verhalten des Serumcholesterins gesehen.

Als Ausdruck des Zerfallprozesses, durch den auch der Kohlehydrat- und

---

[1] STADIE und VAN SLYKE: Arch. int. Med. Chicago **XXV**, 693 (1920).
[2] NEUBERG u. RICHTER: Dtsch. med. Wschr. **1904**, 449.
[3] THANNHAUSER: Stoffwechselprobleme. Berlin. 1934.

Fettstoffwechsel beeinträchtigt wird, finden sich im Harn verschiedene organische Säuren, wie Milchsäure, Oxymandelsäure, Acetessigsäure, Oxybuttersäure. Da die Ammoniakbildung infolge der gestörten Lebertätigkeit gehemmt erscheint, müssen fixe Alkalien mobilisiert werden, was zu einer Verminderung der Alkalireserve im Blute führt. Die großen Harnsäure- und Purinwerte, die sich im Harn bei akuter Leberatrophie finden, müssen auf den Kernzerfall bezogen werden. Auch die Harnsäurewerte im Blute können stark in die Höhe schnellen. So darf es uns nicht wundern, wenn der sogenannte Rest-N bei allen Formen von schwerem Leberzerfall hoch ist. Daneben kann im Harn wohl in Zusammenhang mit dem Lebergewebszerfall Tyrosin und Leucin gefunden werden. So war die MILLONsche Probe auf Tyrosin in 17 der Wiener Fälle positiv. (Ein einheitliches Verhalten des Harnindikans ist jedoch nicht zu beobachten.)

Jedenfalls stellt der Harn bei der akuten Leberatrophie eine Fundgrube der verschiedensten intermediären Stoffwechselprodukte vor. Wenn man von diesen Zwischenprodukten bis jetzt nur verhältnismäßig wenige fassen konnte, so liegt dies zum Teil an der Ungunst der Verhältnisse. Die Charakterisierung dieser intermediären Substanzen erfordert große technische Kenntnisse auf dem Gebiete der Chemie und ein entsprechendes klinisches Material. Leider leben solche Fälle nur kurze Zeit und sind meist inkontinent.

Der *Beschaffenheit des Stuhles* bei akuter Leberatrophie wurde bis jetzt wenig Aufmerksamkeit geschenkt; auch hier ist der Grund in der Schwere des Krankheitsbildes zu suchen. Solche Patienten lassen entweder den Stuhl unter sich, oder man bekommt die Fäzes erst bei der Sektion zu Gesicht. Soweit meine Erfahrung reicht, sind die Stühle wohl nie völlig farbstofffrei, gelegentlich findet man in ihnen reichlich Neutralfett, was als Läsion des Pankreas gedeutet werden kann. Diarrhoen kommen nur selten vor, häufiger ist Obstipation.

Von FENWICK[1] stammt die eigentümliche Angabe, daß sich bei akuter Leberatrophie im Speichel nur sehr wenig Rhodan finden soll.

Schließlich muß noch auf ein sehr wichtiges Symptom hingewiesen werden, den *foetor ex ore*. Der Geruch der Exhalationsluft bei der akuten Leberatrophie stellt etwas so Charakteristisches vor, daß ich mich auf Grund dieses Phänomens allein getraue, die Diagnose akute Leberatrophie zu stellen; ich spreche hier von einem Foetor hepaticus. Möglicherweise hängt damit auch der höchst bittere Geschmack zusammen, über den so viele Patienten mit akuter Leberatrophie klagen.

Die Gesamtheit der klinischen Erscheinungen bei akuter Leberatrophie im Zustande des Komas, faßt man auch heute noch vielfach unter dem Namen einer *Cholämie* zusammen. Ursprünglich hat man hier an eine Vergiftung durch Gallensäuren gedacht, was aber um so weniger richtig ist, als die schwerkranke Leber kaum mehr imstande ist, Gallensäuren zu bilden. Auch sonst ist uns nichts bekannt, was an einen Zusammenhang zwischen Gallenretention und diesen Erscheinungen denken ließe. Es erscheint daher nicht gerechtfertigt, noch weiterhin von einer Cholämie — einer Vergiftung durch Galle — zu sprechen. Aus diesem Grunde hat sich QUINCKE[2] für die Bezeichnung Hepatargie eingesetzt — Autointoxikation durch Leberinsuffizienz. Sicher finden sich Beziehungen zwischen dem experimentellen Krankheitsbild nach Leberexstirpation und der akuten Leberatrophie. Aber auch hier bestehen Widersprüche, so daß die ursprünglich rein klinische Bezeichnung — *Cholämie* — noch immer nicht völlig aus der medizinischen Nomenklatur verdrängt werden konnte, wie sich auch

---

[1] FENWICK: Saliva as a Test for Diseases of Liver. 1889.
[2] QUINCKE: Virchows Arch. **95**, 125 (1884).

andere Namen, die die alte Klinik einmal eingeführt hatte, nicht völlig aus der Welt schaffen lassen (Urämie, Eklampsie), selbst wenn sie noch so wenig das Wesen des pathologischen Prozesses charakterisieren.

D. Die verschiedenen Formen der akuten Leberatrophie.

Obwohl sich der Name „akute" Leberatrophie eingebürgert hat, muß man sich der Tatsache bewußt sein, daß es bis zum totalen Leberzerfall oft längere Zeit braucht und dementsprechend vom Beginn der Gelbsucht bis zum Ausbruch des Komas Wochen, gelegentlich sogar Monate verstreichen können. In diesem Sinne sprach man auch von einer „akuten", „subakuten" und „chronischen" Leberatrophie. HERXHEIMER hat sich dieser Meinung angeschlossen und schlägt vor, die ersten 3—4 Wochen als das akute Stadium, die Zeit von der 3.—4. Woche bis zum 7.—8. Monat als das subakute oder subchronische Stadium zu bezeichnen; von da ab soll das chronische Stadium beginnen.

Um sich einen Begriff über die Dauer der Krankheit ganz allgemein bilden zu können, hat BERGSTRAND seine Fälle von zwei Gesichtspunkten aus untersucht: Einerseits vom Standpunkte der Dauer des Prozesses, gerechnet vom Beginn der ersten Erscheinungen bis zum Tode, und anderseits vom Beginn der Gelbsucht; die statistischen Ergebnisse lassen sich der nachstehenden Tabelle entnehmen.

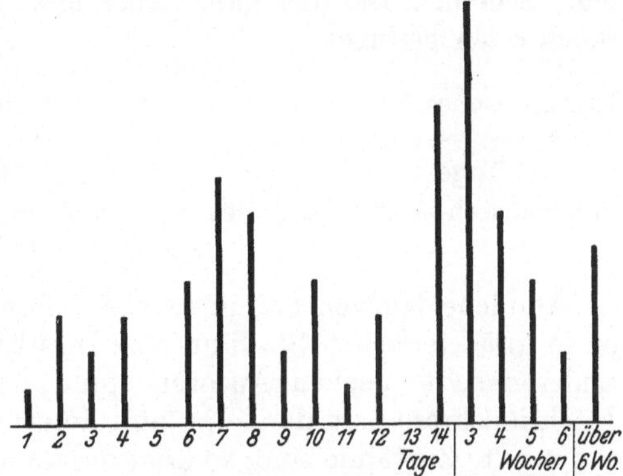

Abb. 40. Krankheitsdauer bei akuter Leberatrophie unter Berücksichtigung des Wiener pathologisch-anatomischen Materials.

Tabelle 26.

Anzahl der Tage	5	10	15	20	25	30	40	50	60	90	120	180	240	300	Summe
							bis								
	10	15	20	25	30	40	50	60	90	120	180	240	300	360	
I. Anzahl der Fälle	1	7	7	9	12	11	5	7	8	5	0	2	3	1	78
II. Anzahl der Fälle	7	12	17	11	9	9	6	2	4	1	1	—	—	—	79

Zeitintervall zwischen (I) dem Auftreten der ersten Symptome und dem Exitus sowie (II) zwischen dem Auftreten des Ikterus und dem Exitus.

Die durchschnittliche Dauer der Krankheit, gerechnet vom Beginn des Ikterus, beträgt darnach ungefähr einen Monat. Rechnet man die Antezedentien, das dyspeptische Stadium hinzu, so beträgt die Durchschnittsdauer zwei Monate. Da es oft nicht leicht fällt, genau anzugeben, was als erste Krankheitserscheinung anzusehen und dementsprechend der eigentliche Beginn der Krankheit schwer zu bestimmen ist, so möchte ich mich bei solchen Berechnungen nur auf das Einsetzen der Gelbsucht verlassen; danach beträgt die gewöhnliche Dauer einer Leberatrophie einen Monat. Hiermit stimmen auch die Erfahrungen am Wiener Material überein, die in beiliegender Zeichnung dargestellt sind, wobei jedoch nur Verstorbene erfaßt wurden. Auch hier findet sich ein deutliches Überwiegen der dritten Woche (Abb. 40).

Daß dem Ausbruch einer akuten Leberatrophie ein Stadium vorausgeht, in dem der eigentliche Leberprozeß sich vorbereitet, ist nicht zu bezweifeln; manchmal beträgt diese Periode nur wenige Stunden, ein andermal wieder Monate, vielleicht auch Jahre. Aber da die Ursachen der Leberatrophie so verschieden sind, möchte ich dem sogenannten Vorbereitungsstadium keine so große Bedeutung zuerkennen, wie dies von einzelnen schwedischen Autoren geschieht. In seiner Zusammenstellung über die akute Leberatrophie bringt BERGSTRAND, der sich ganz besonders mit dem präikterischen Stadium beschäftigt und auf das gegenseitige Verhältnis zwischen diesem und der ikterischen Periode Wert legt, Schemen, die dies ganz besonders deutlich zeigen; eine solche Darstellung möchte ich beifügen:

Präikterisches Stadium   Ikterisches Stadium

|——————|———————————————————————————|

   5 Tage   35 Tage   Exitus

Schematische Darstellung des gewöhnlichen durchschnittlichen Verlaufes einer akuten gelben Leberatrophie.

Ähnliche Kurven hat in früheren Jahren schon LINSTEDT gezeichnet, wobei er im präikterischen Stadium eine Inkubationszeit sah; nach ihm und manchen anderen schwedischen Autoren stellt der gewöhnliche Icterus catarrhalis eine Infektionskrankheit dar. Da nun Icterus catarrhalis und akute Leberatrophie verwandte Zustände sind, so könnte man daraus folgern, daß auch dem Ausbruch der akuten Leberatrophie ein Inkubationsstadium vorausgeht. Dies dürfte der Grund sein, warum auch BERGSTRAND versucht, das präikterische Stadium gegenüber dem ikterischen in eine bestimmte Relation zu bringen. An Hand solcher — oben gezeichneter — Schemen bemüht sich BERGSTRAND, verschiedene „Formen" von akuter Leberatrophie aufzustellen, wobei ihm als Kriterium die Länge der „Inkubationszeit" dient, ferner die Feststellung, ob durch das Überstehen eines einmaligen Ikterus gleichsam eine Immunität für ein folgendes Leiden geschaffen wird usw. Ich persönlich habe nicht den Eindruck, daß dadurch für die Klinik der akuten Leberatrophie ein Vorteil erwächst, womit ich an dieser Stelle die Frage, ob vielleicht ein Infekt für die Entstehung der Leberatrophie überhaupt in Frage kommt, nicht weiter erörtern möchte. Trotzdem müssen wir an der Tatsache festhalten, daß die einzelnen Stadien im Verlaufe der akuten Leberatrophie verschieden lange währen können; das scheint meines Erachtens von den verschiedensten Faktoren abhängig zu sein, wobei man sich stets vor Augen halten soll, daß es sich bei der Leberatrophie um einen Kampf zwischen Degeneration und Regeneration des Parenchyms handelt. So wie verschiedene Umstände darauf Einfluß nehmen können, kann sich dies auch in der Dauer der Krankheit äußern. Der Zusammenbruch der Leber braucht nicht in der ersten Attacke zu erfolgen; immer wieder kann, unter Zuhilfenahme irgendwelcher Momente, die Regeneration, wenn auch nur vorübergehend, die Oberhand gewinnen. Während dieser Zeit kann die Leber ihre Funktionen erfüllen, bis sie schließlich doch zusammenbricht, was sich klinisch durch die bekannten Erscheinungen äußert, die wir unter den Namen „Cholämie", „Hepatargie" oder Leberinsuffizienz zusammenfassen. Genau so, wie diese Umstände auf die Dauer der Krankheit Einfluß nehmen können, gilt dies auch von den einzelnen Symptomen. Das Wesentliche des Zustandes der Leberatrophie ist der auch anatomisch faßbare völlige Zusammenbruch der Leberfunktion.

Trotz dieser Einschränkungen erscheint eine Einteilung in verschiedene Formen für den klinischen Gebrauch zweckdienlich; wir glauben, folgende Formen gesehen zu haben:

1. Die typische akute Leberatrophie.

Sie beginnt mit einer alimentären Intoxikation; nach einem 3—4tägigen Intervall, in welchem die intestinalen Erscheinungen weiter anhalten, bricht die Gelbsucht aus, die von allem Anfang an mit schweren allgemeinen Symptomen einhergeht. Nach Größenschwankungen geringen Grades wird die Leber zunehmend kleiner, zerebrale Symptome treten immer mehr in den Vordergrund, ebenso eine hämorrhagische Diathese, die das Koma hepaticum einleitet; der Foetor hepaticus wird nie vermißt. Der ganze Prozeß, vom Beginn der alimentären Intoxikation bis zum Exitus, dauert 2—4 Wochen.

2. Die subakute Leberatrophie

beginnt ebenfalls unter den Erscheinungen einer mehr oder weniger deutlich ausgeprägten alimentären Intoxikation. Auch hier besteht ein Intervall bis zum Ausbruch der Gelbsucht, die zunächst die Charakteristika eines scheinbar harmlosen Icterus catarrhalis trägt. Trotz zweckmäßiger Behandlung bemerkt man Schwankungen in der Lebergröße. Ohne wesentliche Änderung im Krankheitsbild schleppt sich der Prozeß durch mehrere Wochen fort. Anscheinend unter dem Einfluß einer neuerlichen „Magendarmverstimmung“, die durch einen Diätfehler bedingt sein kann, tritt der bereits etwas abgeklungene Ikterus wieder stärker in den Vordergrund. Wieder machen sich Schwankungen in der Lebergröße bemerkbar. Stärkere Blutungen an Haut und Schleimhäuten treten auf und unter unstillbarem Erbrechen, Kopfschmerzen setzt langsam Bewußtseinstrübung ein, die allmählich in tiefes Koma hepaticum übergeht; Dauer des ganzen Prozesses 2—4 Monate.

3. Allmählicher Übergang in Lebercirrhose.

Je länger ein Icterus catarrhalis anhält, um so mehr machen sich eine auffallende Verhärtung der Leber und eine dauernde Vergrößerung der Milz bemerkbar. Hat man Gelegenheit, solche Patienten längere Zeit nach Beginn des sogenannten Icterus catarrhalis zu sehen, so drängt sich, wenn der Prozeß etwa ein halbes Jahr oder sogar etwas weniger lang gedauert hat, eben im Hinblick auf die Verhärtung der Leber und der Milz die Frage auf, ob der vorliegende Fall nicht schon als Cirrhose anzusprechen sei. Auch bei diesen Patienten bestehen Schwankungen in der Intensität der Gelbsucht und im Krankheitsgefühl. Gelegentlich kann es im Verlaufe eines solchen Falles auch zu den klinischen Erscheinungen einer Leberatrophie kommen, wobei zwar die Leber kleiner wird, immerhin aber eine gewisse Härte beibehält. Die anatomische Untersuchung zeigt schwere Veränderungen nach Art eines degenerativen Leberschwundes, daneben aber im interlobären Gewebe Bindegewebswucherungen, die an eine Cirrhose erinnern. Vom Beginn des Ikterus bis zum Ausbruch der Cholämie können Zeiträume von einem halben, einem ganzen und selbst $1^1/_2$ Jahren verstreichen. Bei der Betrachtung solcher Fälle ergeben sich Beziehungen zur typischen Lebercirrhose, die ebenfalls gelegentlich unter den Erscheinungen einer Leberinsuffizienz das Leben des Patienten beschließen kann.

4. Die rapid verlaufenden Formen von akuter Leberatrophie.

Unter dem Einfluß von schweren Infekten (Sepsis), Vergiftungen, aber auch alimentärer Intoxikationen kann sich innerhalb weniger Tage ein schwerer, mit Bewußtlosigkeit und Blutungen einhergehender Zustand entwickeln, der wegen seines stürmischen Verlaufes, unklarer Ursache und Fehlen von Lokalbefunden zu diagnostischen Schwierigkeiten Anlaß gibt; gelegentlich handelt es sich um hochfiebernde Fälle. Erst gegen Ende des Prozesses macht sich eine leichte gelbe Färbung der Skleren bemerkbar. Genauere Untersuchungen sind wegen des raschen Verfalles des Patienten vielfach nicht durchführbar. Die Sektion klärt den Fall, indem oft erst nach histologischer Untersuchung eine Leberatrophie festgestellt wird. Der Verlauf ist zu stürmisch, als daß sich ein höherer Grad von Ikterus entwickeln könnte. Unter seltenen Bedingungen kann die akute Leberatrophie auch ohne Gelbsucht verlaufen; vielleicht kommt es dabei auch zu einer Degeneration der KUPFFERschen Zellen. McNEE erwähnt einen solchen Fall.

E. Anatomische Veränderungen.

Der anatomische Befund der akuten Leberatrophie ist ziemlich charakteristisch. Besichtigt man bei der Sektion eines solchen Falles nach Eröffnung des Abdomens noch vor Entfernung des Sternums die Lage der Leber, so kann unter Umständen das Organ sich weit hinter Magen und Darm in der Zwerchfellkuppe verbergen. Auch präsentiert sich die Leber nicht als festes, gleichsam erigiertes Organ mit glatter Oberfläche, sondern sie ist matsch, schlaff, in sich zusammengesunken. Sie zeigt ein runzeliges Aussehen, die Ränder lassen sich verbiegen wie die einer mäßig indurierten Lunge. Nach der Freilegung erweist sich die Leber stark verkleinert; sie besitzt oft nur die Hälfte ihres Normalgewichtes, wobei an der Verkleinerung der linke Leberlappen besonders beteiligt ist; der rechte Lappen erscheint hauptsächlich in seinem Dickendurchmesser reduziert. Legt man die herausgeschnittene Leber auf eine feste Unterlage, so macht sie den Eindruck einer zerfließenden Masse; sie zeigt keinen Turgor, die Ränder folgen der Schwere, wie eine halbflüssige und zerdrückbare Masse legt sich die Leber in Falten. Die Oberfläche ist entweder diffus gelb oder gelblich marmoriert. Den höchsten Grad von Matschheit zeigt die Leber, wenn sie gleichmäßig rot ist; sie fühlt sich etwas derber an, wenn sie noch einen gelben Farbton zeigt. In der gelblich marmorierten Leber treten die gelblichen Partien über die Oberfläche etwas hervor, während die roten Partien eingesunken sind. Noch viel krasser ist der Unterschied zwischen roten und gelben Stellen an der Schnittfläche. In den roten eingesunkenen Partien fehlt jede lobuläre Zeichnung, in den gelben glaubt man Acini zu erkennen, doch zeigen sie keine regelmäßige Anordnung, ihre Zeichnung ist verwaschen oder „völlig umgebaut".

Je rascher der Verlauf der Krankheit, desto häufiger zeigt die Leber einen gelben Farbton, während die rote Atrophie hauptsächlich dann zu sehen ist, wenn der Krankheitsprozeß längere Zeit gedauert hat. Ganz akute Formen sind makroskopisch nicht immer leicht zu erkennen, weil noch keine entsprechende Verkleinerung der Leber bemerkbar ist und nur die Consistenzverminderung des Organs und die Verwaschenheit der azinösen Zeichnung auf die schweren Veränderungen hinweisen.

Von dem degenerativen Prozeß muß nicht immer die ganze Leber gleichmäßig befallen sein. So kann es vorkommen, daß z. B. der linke Lappen ganz rot erscheint, während der rechte zwar auch schon vereinzelte rote Partien erkennen läßt, im wesentlichen aber doch noch vorwiegend gelbe Farbe zeigt; in dem Maße, als sich die roten Areale über große Flächen der Leber gleichmäßig verbreiten können, zeigen sich die gelben hauptsächlich in Form kleinerer oder größerer Herde.

Läßt schon die makroskopische Betrachtung schwere Veränderungen der Leber erkennen, so läßt sich dies durch die mikroskopische Untersuchung weitgehend bestätigen. Im Bereiche der roten Areale sind Leberzellen überhaupt nicht mehr zu erkennen; übriggeblieben sind nur erweiterte Blutkapillaren, zwischen denen noch vereinzelte Detritusmassen zu sehen sind. Im Bereiche der gelben Partien erkennt man zwar noch Elemente, die an Leberzellen oder Zellbalkenanteile erinnern, aber der azinöse, ebenso wie der trabekulare Bau ist vollkommen verlorengegangen. Die Zellen zeigen keine scharfen Grenzen mehr, die Kerne haben ihre Färbbarkeit nahezu ganz eingebüßt, das Zellprotoplasma ist mehr oder weniger körnig getrübt. Versucht man mit meiner Gallenkapillarmethode diese zur Darstellung zu bringen, so kommt man zu keinem sicheren Ergebnis. Nur Reste von Gallenkapillaren sind hier und da an der Zellgrenze zu erkennen (Abb. 41). Vereinzelt kann man — z. B. im Bereiche des SPIEGELschen Lappens — anscheinend noch unverändertes Lebergewebe finden, aber auch hier zeigt sich schon der Beginn des Zerfalls. Die Zeichen beginnender Zellnekrose waren in meinen Fällen meistens im Bereiche des Läppchenzentrums am geringsten, während gegen die Peripherie zu die beginnende Nekrose sich deutlich bemerkbar machte. Bezüglich des Beginnes der Nekrosen herrschen aber unter den Pathologen noch Meinungsverschiedenheiten; manche verlegen ihn in die Peripherie des Acinus, andere eher in das Zentrum. Von den neueren Autoren, die sich mit dieser Frage beschäftigt haben, sind BERGSTRAND und HERXHEIMER zu erwähnen. HERXHEIMER nimmt einen vermittelnden Standpunkt ein, indem er sagt: „Wollen wir aus unseren Beobachtungen eine Schlußfolgerung ziehen, so kann es eigentlich nur die sein, daß, obwohl doch wohl der centroacinöse Hauptsitz überwiegt, bei

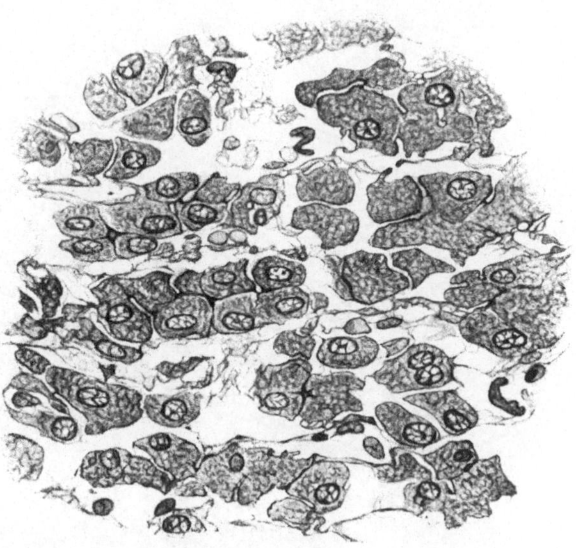

Abb. 41. Akute Leberatrophie mit Dissoziation und Trichterbildung der Gallenkapillaren.

der akuten gelben Leberatrophie ein durchwegs typischer Sitz des Beginnes im Acinus nicht existiert und derselbe auch in den Einzelfällen sehr wechselt." Ganz im Gegensatz hiezu äußert sich BERGSTRAND folgendermaßen: „Wie aus Obigem hervorgeht, muß ich mich ganz jenen anschließen, die der Ansicht sind, daß der krankhafte Prozeß bei der gelben Leberatrophie immer im Zentrum des Acinus beginnt."

An vielen Stellen, vielleicht entsprechend der ehemaligen Läppchengrenze, zeigen sich Wucherungen eigentümlicher Zellzüge, die in ihrem Bau weitgehend an die periazinösen präkapillaren Gallengänge erinnern. Nach dem reichlichen Vorkommen dieser Gebilde ist wohl anzunehmen, daß es sich hier um Gallengangwucherungen handelt (Abb. 42). Manchmal sieht man in ihrer unmittelbaren Nähe solide Zellstränge, welche Leberzellbalken gleichen. Da gerade diese Stellen oft die geringsten Degenerationserscheinungen darbieten, so wird man wohl nicht fehlgehen, wenn man in ihnen Regenerationen erblickt. In dieser Annahme wird man durch neue Untersuchungen von DOLJANSKI und ROULET[1] wesentlich

---

[1] DOLJANSKI u. ROULET: Virchows Arch. **292**, 256 (1934).

bestärkt; züchtet man explantierte Leberstückchen in vitro, so entwickeln sich unter dem Einfluß wuchernden Gewebes im Leberparenchym tubulare Gebilde, deren Bau einem Gallengang gleicht. Auch BERGSTRAND beschäftigt sich eingehend mit diesen Gebilden, die er Pseudotubuli nennt. Bei den vielen Fällen von akuter Leberatrophie, die er beobachten konnte, zeigte sich häufig eine intensive Proliferation dieser sogenannten Pseudotubuli, die gelegentlich solche Maße annahm, daß das ganze kollabierte Läppchen davon ausgefüllt war. Alle diese Beobachtungen weisen darauf hin, daß aus der Gegend der periazinösen Gallengänge ein Ersatz der Leberzellen angestrebt wird. Nimmt dieser

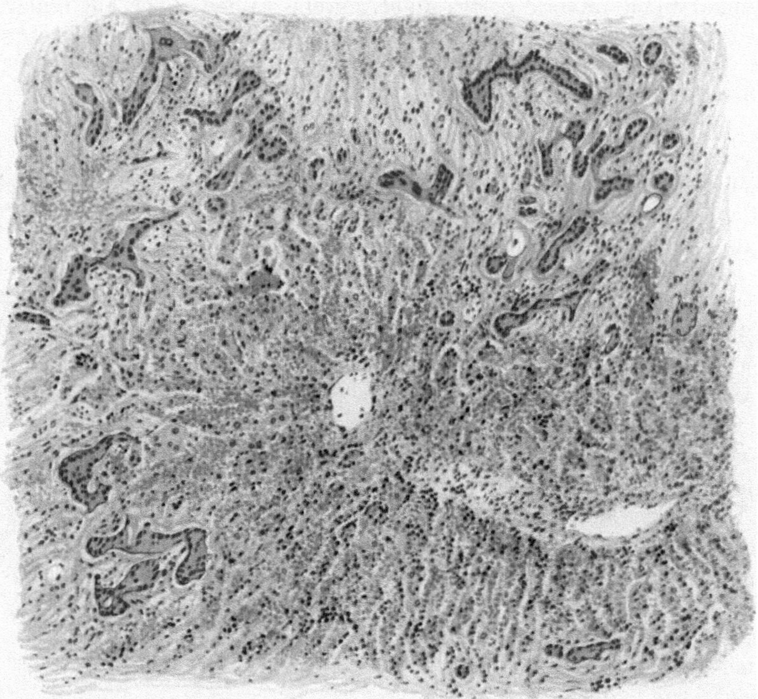

Abb. 42. Subakute rote Leberatrophie mit zentraler Blutung und reichlicher Wucherung der Präkapillaren.

reparatorische Vorgang, der vielleicht auch durch eine Wucherung der im Läppchen erhalten gebliebenen Leberzellen unterstützt werden kann, höhere Grade an, so kann wieder eine Art Lebergewebe entstehen. Hält dieser Prozeß länger an und stellen diese Regenerate lebensfähiges Lebergewebe dar, dann kann daraus allmählich ein Bild entstehen, das von MARCHAND als multiple knotige Hyperplasie angesprochen wurde. In einer so veränderten Leber kann neuerdings jener Prozeß auftreten, der einer akuten Leberatrophie entspricht; es kommt wieder zu Nekrose und Zerfall der eben erst entstandenen Leberacini. Wahrscheinlich spielen solche Vorgänge dann eine ganz besondere Rolle, wenn das schwere Krankheitsbild nicht akut zum Tode führt, sondern erst mehrere Schübe auftreten müssen, bevor die Katastrophe eintritt.

Wenn jetzt in großen Umrissen die Histogenese der akuten und subakuten Leberatrophie geschildert wurde, so ist zu betonen, daß eine außerordentliche Polymorphie in den histologischen Präparaten vorherrscht, so daß angesichts des bunten Bildes der verschiedenen Aufbau- und Abbauvorgänge kaum ein Fall dem anderen gleicht. Bei dem Versuche, die 63 Fälle des Wiener pathologisch-anatomischen Institutes, nach histologischen Gesichtspunkten zu ordnen, wurde folgende Tabelle aufgestellt, wobei hier alle Fälle aufgenommen erscheinen, die klinisch unter dem Bild einer sogenannten akuten Leberatrophie verliefen.

Icterus catarrhalis	1. Diffuse seröse Entzündung mit Dissoziation (vereinzelter diffuser Zellausfall)	1
	2. Zentraler Zellzerfall	12
	3. Periphere Zellschädigung	1
	4. Fettige Degeneration (Phosphorlebertypus)	3
Akute Leberatrophie	5. Diffuse komplette Dissoziation mit intakten Gitterfasern (WEIL) (totale Nekrobiose)	5
	6. Diffuse komplette Dissoziation mit eingerissenen Fasern (totale Nekrobiose)	6
	7. Komplette Dissoziation, autolytische Form (totale Nekrose; eingerissene Fasern)	5
	8. Akute rote Leberatrophie — Zellschwund, weite Kapillaren mit Blutung.......................................	5
	9. Akute rote Leberatrophie mit Zellschwund, verödende Kapillaren, zentrale Bindegewebswucherung	1
Subakute Leberatrophie bis Cirrhose	10. Subakute Leberatrophie, Gallengangsregenerate, beträchtliche periphere Bindegewebswucherung	7
	11. Subakute Leberatrophie, Leberzellregenerate, beträchtliche periphere Bindegewebswucherung	11
	12. Frische Cirrhose aus Leberatrophie (MARCHAND) (eventuell mit Nachschub)..	4
	13. Akute Leberatrophie in Cirrhose (Stichproben, schwer zu erfassen)	2

Die ersten vier Gruppen könnten dem Icterus catarrhalis entsprechen; neben der nur vereinzelt auftretenden peripheren Zellschädigung (Nr. 3), und der diffusen serösen Entzündung mit Dissoziation (Nr. 1), die in gleicher Form auch ganz ohne Ikterus bei Infektionskrankheiten oder bei Morbus Basedow gesehen wird, ist hier am häufigsten ein Zellzerfall im Läppchenzentrum (Nr. 2) anzutreffen, so daß hier nur mehr vereinzelte Zellen zu sehen sind und das völlig intakte Gitterfasernetz kollabiert ist. Irgendwelche Gallengangwucherungen werden bei dieser Form vollkommen vermißt; auch lassen die Zellen in der Intermediärzone oder an der Läppchenperipherie irgendwelche schwerere Veränderungen vermissen. Schließlich sind noch einige Fälle mit fettiger Degeneration nach Art einer Phosphorleber (Nr. 4) anzureihen.

Die folgenden fünf Gruppen entsprechen der akuten gelben Leber-

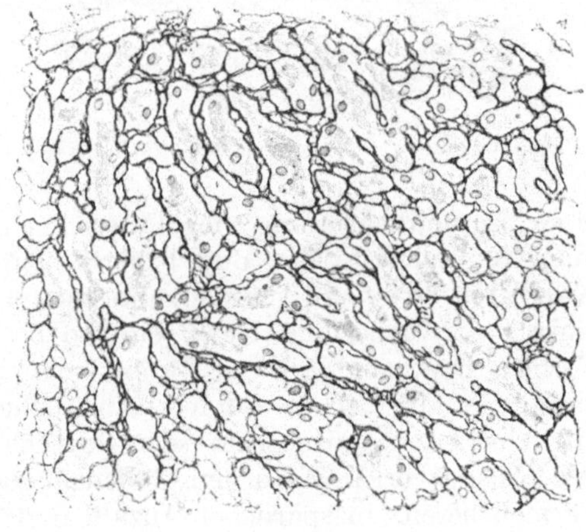

Abb. 43. Akute Leberatrophie mit völlig intaktem Gitterfasergerüst.

atrophie, wobei die totale Zelldissoziation mit intakten Gitterfasern (Nr. 5) den Veränderungen beim Morbus Weil mit seiner schwersten Zerwerfung des ganzen Leberzellgefüges gleicht. Das Gitterfasergerüst bleibt jedoch, wie aus den Faserfärbungen hervorgeht, vollkommen intakt. Die Zellen sind nur aus ihrem Verband gelöst, abgerundet und haben bereits stellenweise ihre Kernfärbung verloren (Abb. 43 u. 44).

Entsprechend den bereits mehrfach geäußerten Vorstellungen kann bei Intaktbleiben des Fasergerüstes durch neuerliches Einwachsen von Leberzellen in die markierten Gitterfaserschläuche eine völlige Restitutio ad integrum eintreten. Dem steht eine zweite, bei den gewöhnlichen Färbungen durchaus ähnliche Form gegenüber, bei der aber die Gitterfaserfärbung eine Zerstörung, einen Einriß der Fasern zeigt (Nr. 6), der gewöhnlich ein stärkeres Auseinanderweichen der Fasern, bzw. der Fasernetze vorangeht, das durch ein starkes Ausschwitzen von Exsudat in die DissEschen Räume ausgelöst wird (Abb. 45 u. 46). Wir müssen uns vorstellen, daß diese Einrisse keine völlige Ausheilung mit unveränderter Struktur erlauben; vielmehr muß jetzt hier Faserwucherung, Narbenbildung, eintreten, wodurch die Entwicklung einer Cirrhose eingeleitet wird. Bei der folgenden autolytischen Form (Nr. 7) steht die hochgradige komplette Autolyse der Leberzellen mit völligem Verlust der Kernfärbbarkeit im Vordergrund, wobei die Entscheidung, ob es sich hier um eine besonders hochgradige Fäulnis in der Leiche vor der Sektion oder um einen besonders ausgeprägten intravitalen Zerfall handelt, nicht immer möglich ist (Abb. 45 u. 46). Bei den zwei folgenden Gruppen sind die nekrobiotischen Leberzellen, bzw. der aus ihnen entstandene Detritus bereits weitgehend verschwunden, es ist zu

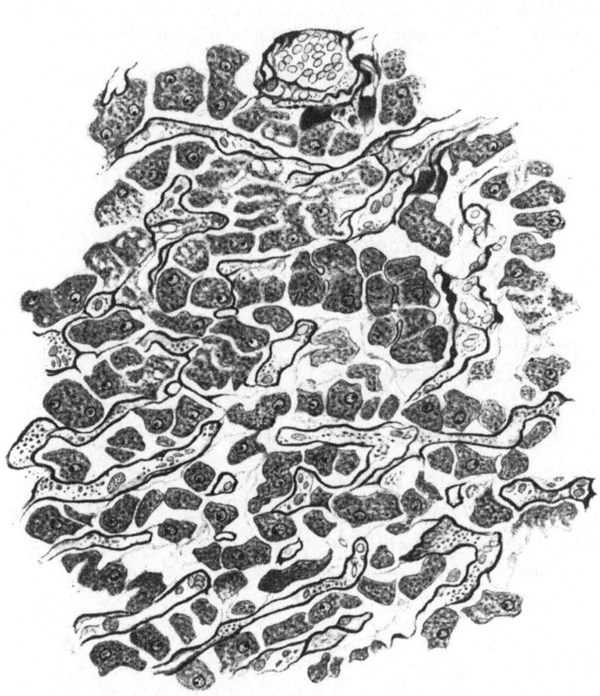

Abb. 44. Akute Leberatrophie mit intakten Kapillarwänden.

einer Entepithelisierung der Fasern gekommen, wobei weite Kapillaren und auch Blutaustritte das Bild beherrschen (rote Atrophie Nr. 8). Beginnen die Kapillaren bereits zu veröden, und tritt ein Kollaps der Gitterfasern zugleich mit einer Faserwucherung (Nr. 9) ein, so besteht ein Übergang zu den subakuten Formen bzw. zur Cirrhose, wobei man schließlich drei Einzelformen trennen kann. Bei allen ist die Bindegewebswucherung an der Läppchenperipherie, aber auch im Läppchenzentrum sehr deutlich. Bei der ersten (Nr. 10) liegen nur Wucherungsvorgänge an den Gallengängen vor, die sich auch bei den jüngeren Formen bereits in spärlicher Anzahl finden können, die aber jetzt das Bild beherrschen; daß diese Wucherungen an den Gallengängen eine Folge der Durchtrennung, vermutlich im Bereich der präkapillaren Gallengänge, ist, wurde bereits mehrfach erwähnt. Sie stellen darnach einen Versuch der Wiedervereinigung dieser Verbindung dar, der aber nur an einzelnen Stellen von Erfolg begleitet ist. Bei der nächsten Gruppe (Nr. 11) bestehen bereits Regeneratbildungen, die von den Leberzellen selbst ihren Ausgang nehmen und so zur Bildung mehr oder weniger großer Pseudolobuli führen, womit ein Umbau des Lebergewebes und ein weitgehender Ersatz mit veränderter Struktur eingeleitet ist. Sehr häufig ist an den

Pseudolobuli ein neuerlicher frischer degenerativer Schub mit Verfettung, seröser Entzündung und Dissoziation festzustellen. Ist der Umbau vollendet und fehlen frischere Veränderungen, dann ist die zwölfte Gruppe der frisch entstandenen,

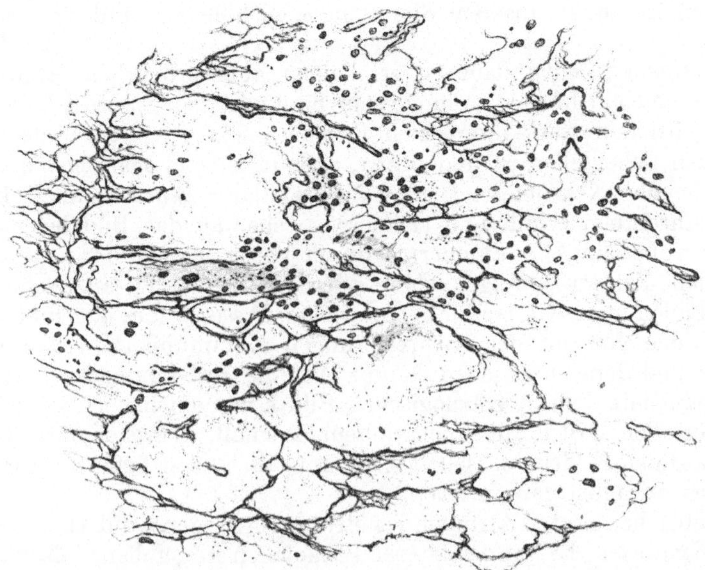

Abb. 45. Akute Leberatrophie mit eingerissenem Gitterfasergerüst. (PAPsche Färbung.)

meist grobknotigen Cirrhose ausgebildet, die den Namen MARCHANDsche Cirrhose trägt. Die letzte Gruppe der akuten Leberatrophie in Cirrhose (Nr. 13), also der neuerliche schwere Schub bei einer schon länger bestehenden, aber derzeit de-kompensierten Cirrhose, soll später im Kapitel über die Cirrhose besprochen werden. Er kommt auch weitaus häufiger vor, als aus dieser Zusammenstellung hervorgeht, da ja in dieser Tabelle alle die Fälle aus 14 Jahren Aufnahme gefunden haben, die am Wiener pathologischen Institut mit der klinischen Diagnose Leberatrophie obduziert wurden. Die Hauptmasse dieser Fälle von akuter Leberatrophie in einer Cirrhose imponiert dem Kliniker als Cirrhose. Wir finden so insgesamt 39 Fälle vom

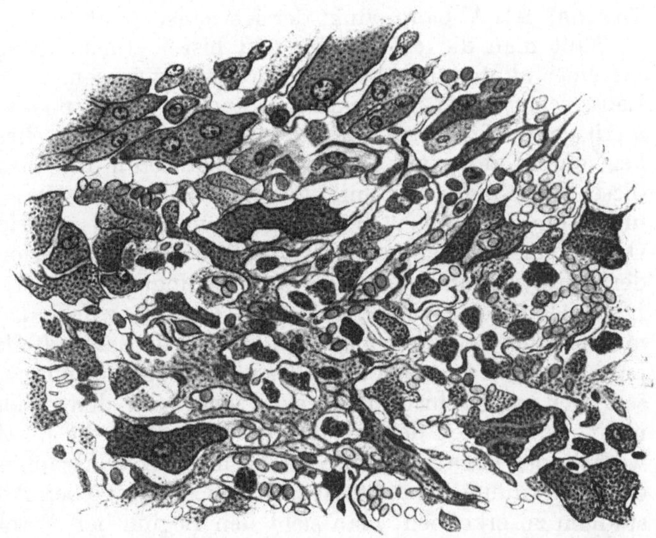

Abb. 46. Akute Leberatrophie mit eingerissenen Kapillarwandungen.

Typus der akuten Leberatrophie (17 davon könnten auch einem Icterus catarrhalis entsprechen), denen 18 subakute Formen und sechs Cirrhosen gegenüberstehen.

Sonst wäre noch hervorzuheben, daß, soweit eine Struktur noch erkennbar war, die DISSEschen Räume außerordentlich weit und von Eiweißschollen erfüllt waren, daß also sichere Zeichen einer serösen Entzündung bestanden. Sehr häufig fanden sich auch bei sonst noch vollkommen erhaltener Struktur Erythrocyten im DISSEschen Raum, in unserem Sinne ein noch höherer Grad einer serösen Entzündung.

Die KUPFFER-Zellen dagegen erscheinen außerordentlich groß, sind meist gewuchert; auch sieht man in ihnen sehr häufig phagozytierte Schollen, daneben, besonders bei den stark ikterischen Formen, sehr reichlich Gallepigment, das auch in den Leberzellen zu finden war, aber meist viel spärlicher und meist nur bei bestehender Nekrobiose. Die Gallenkapillaren waren zum Teil erweitert, von Gallethromben erfüllt und erinnern so eher an das Bild bei mechanischer Stauung, wobei ein Abflußhindernis durch Verlegung der Präkapillaren in den periportalen Feldern infolge Ödem oder Faserbildung anzunehmen ist. In anderen Fällen herrscht bei ausgesprochener Dissoziation das Bild des Icterus e destructione vor mit der trichterförmigen Kommunikation zwischen Gallenkapillaren und dem DISSEschen Raum. Auf die Entstehungdes Ikterus im Zusammenhang mit dem morphologischen Bild komme ich noch zurück. (Daß so ziemlich in allen Fällen, in wechselndem Ausmaß, lymphozytäre Infiltrate in den periportalen Feldern zu sehen sind, muß nicht erst betont werden, ihre Bedeutung ist zunächst ganz unklar.)

Die Leber bei akuter Atrophie ist öfter auch Gegenstand chemischer Untersuchungen gewesen. Es war den älteren Pathologen aufgefallen, daß an der Schnittfläche einer solchen Leber nach längerem Liegen an der Luft ein weißlicher, schimmelartiger Belag sich bildet, der aus Kristalldrusen von Leucin und Tyrosin besteht. Die gleiche Erscheinung findet man auch bei anderen Lebern, aber nicht so reichlich und nicht so rasch wie eben bei der akuten Leberatrophie. Bei näherer Prüfung kann man neben Leucin und Tyrosin mehr oder weniger alle Aminosäuren nachweisen, die auch sonst bei der Hydrolyse des Eiweißes zu finden sind (WELLS, TAYLOR). Als Abbauprodukt der Kerne ist Xanthin isoliert worden.

Faßt man die chemischen und histologischen Befunde zusammen, die sich bei einer akuten Leberatrophie feststellen lassen, so kann man sagen, daß die Leber schon unter normalen Umständen, wie chemische Untersuchungen an den steril dem Körper entnommenen Leberstückchen lehren, einer Autolyse unterliegen kann, d. h. daß die Eiweißsubstanzen in ihre Bruchstücke zerfallen, wobei dieser Prozeß, der auch mit einer Zerstörung des histologischen Baues einhergeht, unter physiologischen Bedingungen nur dann auftritt, wenn die Leber dem Organismus entnommen ist, also ihre Vitalität verloren hat. Dieser Vorgang der Autolyse kann unter gewissen Bedingungen auch schon intravital erfolgen. Die Folge ist eine Verkleinerung des Organs, wobei die einzelnen Zellen ihr normales Gefüge verlieren, gleichsam in lösliche Bestandteile zerfallen und die Abbauprodukte vom vorbeiströmenden Blut weggeschwemmt werden. Ist die Autolyse sehr weit vorgeschritten, so sieht man von den Zellen histologisch gar nichts mehr. Auf Kosten der Leberzellen haben sich die Blutkapillaren stärker gefüllt, weshalb das Organ dunkelrot erscheint — rote Atrophie (Abb. 47). Während dies das Endstadium darstellt, ist im Bereiche der gelben Atrophie noch das Anfangsstadium zu erkennen; man sieht den Beginn der Autolyse, doch sind auch hier die Veränderungen viel zu weit vorgeschritten, als daß sie ein Urteil über die eigentliche Ursache des Verwüstungsprozesses gestatten würden.

Auch der Anatom findet meist die Milz vergrößert; sie ist blutreich, weist daneben meist die Charakteristika eines chronischen Milztumors auf. Histologisch findet sich das Blut vorwiegend im Parenchym und viel weniger innerhalb des

Sinus. Nach der TURNBULL-Blaureaktion zu schließen, ist sie verhältnismäßig eisenreich. In manchen Fällen, in welchen die Milz ein etwas härteres Gefüge zeigt, findet sich Fibroadenie.

Wenn wir uns auf die Obduktionsbefunde der 82 Wiener Fälle beziehen, so ist hier 66mal von einem Milztumor die Rede, wobei 37mal von einem akuten und 27mal von einem chronischen Milztumor gesprochen wird. Unsere histologischen Untersuchungen (POPPER, Zeitschr. f. klin. Med. **131**, 161 [1937]) haben gezeigt, daß sehr häufig bei akuten Formen der Leberatrophie sowohl beim Menschen als auch beim Tier größere Blutansammlungen in der Milzpulpa auftreten, die man mit Rücksicht auf die Einrisse des Gitterfasersystems als echte Pulpablutungen bezeichnen kann. In älteren Fällen war dementsprechend Bindegewebswucherung bis zur Fibroadenie festzustellen.

Eine weitere Erscheinung, die ich bei fast allen meinen Fällen von akuter Leberatrophie feststellen konnte, war ein rotes *Knochenmark* in den langen Röhrenknochen; sowohl die Veränderungen in der Milz als auch im Knochenmark lassen auf die Möglichkeit eines erhöhten Blutzerfalles schließen.

Der Beschaffenheit des *Pankreas* habe ich deshalb mehr Aufmerksamkeit gewidmet, weil ich, wie bereits erwähnt, im Verlaufe so mancher Form von akuter Leberatrophie Fettstühle beobachten konnte. In einer ganzen Reihe von Fällen, und zwar auch in solchen, bei denen ich Neutralfett in den Stühlen fand, waren post mortem schwerere Pankreasveränderungen nachzuweisen — Nekrosen mit Kernschwund und reaktiver Entzündung in der Umgebung. Ich bin mir

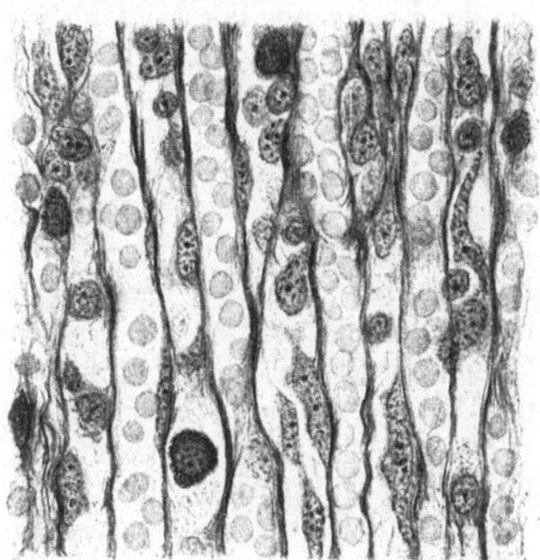

Abb. 47. Akute rote Leberatrophie; intakte Blutkapillaren bei fast völligem Schwund der Leberzellen.

dessen vollkommen bewußt, daß hier Verwechslungen mit postmortalen Veränderungen möglich sind; ganz abgesehen davon, daß unsere Beobachtungen an fast noch lebenswarm der Leiche entnommenem Pankreas erhoben wurden, zeigten sich die kleinen Nekrosen vorwiegend im Zentrum des Organs. Sie waren vielfach verstreut und boten gelegentlich auch Zeichen beginnender Regeneration und reaktiver Entzündung dar. Jedenfalls möchte ich mit der Möglichkeit rechnen, daß gelegentlich im Pankreas ähnliche Vorgänge Platz greifen wie sie uns bei der Leber schon längst bekannt sind. Auch sonst fehlt es ja in der Pathologie nicht an Wechselbeziehungen zwischen Leber und Pankreas.

F. Analyse der Krankheitserscheinungen.

Die hervorstechendsten Erscheinungen bei der akuten Leberatrophie sind der *Ikterus*, die *Leberverkleinerung*, die schweren *zerebralen Erscheinungen*, die *Veränderungen im Harn* und die *Neigung zu Blutungen*, manchmal der *Milztumor*. Im folgenden möchten wir uns mit der Frage beschäftigen, ob es sich um koordinierte Erscheinungen handelt oder ob die einzelnen Symptome ohne Zusammenhang nebeneinander vorkommen.

1. Ikterus.

Über die Entstehung der Gelbsucht bei der akuten Leberatrophie sind die verschiedensten Meinungen geäußert worden. In der Zeit, in welcher man sich sehr für einen hämatogenen Ikterus interessierte, wurde auch für die akute Leberatrophie die Möglichkeit eines anhepatischen Ikterus erörtert. Die Neigung zu Blutungen, unter Umständen auch die Hämaturie, wurde im Sinne der VIRCHOW-schen Lehre entsprechend gewürdigt. Die Tatsache eines gleichzeitigen Vorkommens von schwerem Ikterus und Leberschwund wurde von LIEBERMEISTER in Anlehnung an englische Autoren dahin ausgelegt, daß die Gallenbestandteile wohl außerhalb der Leber gebildet werden dürften, während die Leber nur für die Elimination zu sorgen hat. Wenn daher die Sekretion in der Leber mit der Zerstörung der Drüsenzellen aufgehört hat, muß der Gallenfarbstoff im Blute zurückgehalten werden. So einfach diese Lehre zu sein scheint, wurde sie doch verlassen, weil man zunächst die Leber ausschließlich für die Bilirubinbildung verantwortlich machte. Auch der Katarrh in den Gallengängen wurde bei der Erörterung der Ätiologie in Betracht gezogen. Einzelne Autoren, darunter niemand geringerer als VIRCHOW selbst, wollten ihn in allen Fällen von akuter Leberatrophie konstatiert haben, andere vermißten ihn stets. Wieder andere, z. B. HOPPE-SEYLER, glaubten an Unwegsamkeiten in den kleinsten Gallenwegen: „Für das wirklich atrophische Stadium mögen die interlobulären Gallengänge durch abgestoßene Epithelien verlegt sein, oder diese wie die interlobulären mögen geknickt oder kollabiert sein, da sie durch den Untergang des Parenchyms Halt und Richtung verloren haben." Für die Annahme von rein mechanischen Kräften als Ursache der Gelbsucht wurde die Anwesenheit von Gallensäuren im Harn angeführt. Daß natürlich auch die Lehre von der Paracholie und Parapedese besprochen wurde, ist nicht zu verwundern.

Wenn ich nunmehr versuchen will meine eigenen Erfahrungen auf diesem Gebiete darzulegen, so stütze ich mich vor allem auf meine histologischen Untersuchungen. Die Frage nach der Entstehung der Gelbsucht bei der akuten Leberatrophie wäre viel spruchreifer, wenn der Degenerationsvorgang innerhalb der Leber nicht so vorgeschritten wäre, man also noch Partien beobachten könnte, wo es sich um Anfangsstadien handelt. Leider gehören solche Befunde zu den großen Seltenheiten, doch hilft uns hier das Studium der wenigen beobachteten Fälle von typischem Icterus catarrhalis, über manche Schwierigkeiten hinweg.

Hält man sich zunächst an die Veränderungen der Gallenkapillaren, so läßt sich sagen, daß dort, wo noch halbwegs erhaltenes Lebergewebe nachweisbar ist, die Gallenkapillaren erweitert sind. Mitunter finden sich auch Trichter und sogenannte Gallenthromben. Aber auch hier muß man bei strengster Kritik zugeben, daß zwischen der Intensität der Gelbsucht und den Veränderungen an den Gallenkapillaren sich kaum ein Parallelismus feststellen läßt. Demgegenüber muß aber betont werden, daß dort, wo bereits Nekrose des Parenchyms besteht, jene Veränderungen im ausgedehntesten Maße zu finden sind, die ich für den Ikterus bei Destruktion des Leberparenchyms als charakteristisch beschrieben habe. An der Grenze zwischen noch erhaltenem Parenchym und den nekrotischen Stellen sind weite Kommunikationen zwischen Gallenkapillarsystem und den interzellularen Räumen zu erkennen; man hat den Eindruck, daß die von den Leberzellen produzierte Galle sich hier in Räume ergießen muß, die zu den noch vorhandenen Lymphräumen der Leber in breiter Kommunikation stehen. Jedenfalls stehen der Galle die Wege zu den Lymphgefäßen und natürlich auch zu den Blutkapillaren in weiterem Ausmaß zur Verfügung als zu den wenigen, mit dem Leberparenchym noch in Verbindung stehenden präkapillaren Gallengängen.

Weiters glaube ich bei der Entstehung des Ikterus auch folgendes Moment berücksichtigen zu müssen: Wir haben an anderer Stelle auf die Bedeutung der KUPFFERschen Sternzellen für die Gallenfarbstoffbildung hingewiesen. Da es sich bei der akuten Leberatrophie vorwiegend um eine Zerstörung der Leberepithelien handelt, während die KUPFFERschen Zellen zunächst intakt bleiben, so wäre vielleicht ein Gutteil der Gelbsucht eben darauf zurückzuführen, daß das bei unversehrter Funktion der KUPFFER-Zellen von diesen gebildete Bilirubin nicht in die Richtung gegen die Gallenwege durch die geschädigten Leberzellen abtransportiert werden kann, sondern von den KUPFFER-Zellen direkt an die Gewebsräume abgegeben wird und von hier teils in die Blutkapillaren, teils in die Lymphräume gelangt; was dagegen spricht, ist das Vorkommen von direktem Bilirubin im Blute. Jedenfalls sieht man daraus, wie kompliziert die Verhältnisse sind und daß es nicht angeht, das Symptom Ikterus, das im Verlaufe einer akuten Leberatrophie eine so große Rolle spielt, einheitlich zu erklären; immerhin steht die Gelbsucht vom Typus der Destruktion des Leberparenchyms im Vordergrund.

2. Leberverkleinerung.

Wer einmal Gelegenheit hatte, das histologische Bild einer akuten Leberatrophie zu sehen, dem wird es ohne weiteres klar sein, warum die Leber klein werden muß. Das Wesentliche dieser Krankheit ist der Zellschwund; verschwindet das Leberparenchym, so sintern die übrigen Elemente von selbst zusammen. Die älteren Pathologen, z. B. THIERFELDER, brachten mit diesem Zellschwund auch die Schmerzhaftigkeit der Leber in Zusammenhang: „da der rasche Collapsus des Organs, in analoger Weise wie bei anderen Krankheiten, die rasche Schwellung desselben, auf die Nervenfasern im Parenchym und namentlich im serösen Überzug einen mechanischen Reiz ausübt". Daß die Schmerzhaftigkeit, die gelegentlich beim Icterus gravis zu finden ist, auf ein Gallenblasenödem bezogen werden muß, wird uns noch später ausführlich beschäftigen.

3. Die Veränderungen im Harn.

Abgesehen von Gallenfarbstoffen und Urobilinogen finden sich im Harn sehr häufig hohe Aminosäurewerte, wenig Harnstoff, viel Harnsäure und reichlich Ammoniak. Die Aminosäuren stammen entweder aus dem Verdauungstrakt, weil sie von der Leber nicht in entsprechender Weise verarbeitet wurden, oder sie rühren von der gesteigerten Autolyse bzw. dem Zerfall der Leber her. Da auf der Höhe des Krankheitsbildes die Nahrungszufuhr sehr gering ist, kommt die erste Möglichkeit kaum in Betracht; dementsprechend wird wohl die Hauptmenge der durch den Harn ausgeschiedenen Aminosäuren aus dem zerfallenden Leberparenchym stammen.

Der verminderte Harnstoffexport ist wohl eine unmittelbare Folge der akuten Leberatrophie. Wenn die Leber auch keineswegs als der ausschließliche Ort der Harnstoffbildung aus Aminosäuren angesehen werden kann, so ist sie dennoch die wichtigste Stelle; stellt daher die Leber ihre Funktion ein, so darf es uns nicht wundern, wenn im Harn wenig Harnstoff erscheint.

Da Ammoniak als Vorstufe des Harnstoffes gilt, so ist die vermehrte Ammoniakausscheidung ähnlich zu deuten; die Aminosäuren können nicht desamidiert werden, folglich fehlt die Vorstufe des Harnstoffes; dort, wo es aber doch geschieht, ist die Umwandlung in Harnstoff nicht möglich, weil die Leber fehlt; möglicherweise ist auch die Azidose dafür verantwortlich zu machen. Da sich im Harn solcher Patienten verschiedene organische Säuren, vor allem Milchsäure, finden, so könnte ein Teil der vermehrten Ammoniakausscheidung auch auf diese Säuren bezogen werden; jedenfalls kommen die verschiedensten Möglichkeiten in Betracht.

Die Deutung der großen Harnsäureausscheidung bereitet Schwierigkeiten; möglicherweise ist dieses Plus aus dem vermehrten Kernuntergang herzuleiten, der bei der Autolyse der Leber erfolgt. Es ist aber anderseits auch nicht zu übersehen, daß die Leber selbst die Fähigkeit besitzen dürfte, Harnsäure zu zerstören; im letzteren Falle könnten die hohen Harnsäurewerte im Sinne einer mangelhaften Zerstörung von Purinsubstanzen gedeutet werden, die außerhalb der Leber frei werden und sich der entsprechenden Verarbeitung entzogen haben.

4. Zerebrale Erscheinungen.

Zeigen sich im Verlaufe einer mit Ikterus einhergehenden Lebererkrankung schwere zerebrale Symptome und finden sich bei der Sektion keine greifbaren schwereren Veränderungen des Gehirns, so bezieht man vielfach die auffallenden klinischen Erscheinungen auf eine Intoxikation. Ähnlich wie bestimmte Gifte bekanntlich am Gehirn angreifen, soll es auch bei Leberkrankheiten zur Anhäufung von entsprechenden Giftstoffen im Blute kommen, die diese zerebralen Symptome bedingen.

Von den verschiedenen hier in Frage kommenden Toxinen dachte man vor allem an die Gallensäuren; dies führte auch zu der Bezeichnung Cholämie, unter der man alle zerebralen Symptome zusammenfassen wollte, die sich im Verlaufe einer akuten Leberatrophie zeigen können. Zwar sind Gallensäuren unter bestimmten Voraussetzungen toxisch, doch bedarf es so enormer Mengen, um eine Vergiftung hervorzurufen, daß es ganz unwahrscheinlich erscheint, für die verschiedenen Vergiftungserscheinungen die Gallensäuren allein verantwortlich zu machen; was vor allem gegen eine solche Vorstellung angeführt werden kann, ist die Tatsache, daß auf der Höhe der akuten Leberatrophie die Gallensäurewerte im Blute eher vermindert, jedenfalls niedriger sind als im Beginn der Gelbsucht.

Derzeit sehen die meisten Pathologen die Ursache der zerebralen Symptome in der *Leberinsuffizienz*. Die Lehre geht bis auf VIRCHOW zurück, der von einer mit der Aufhebung der Lebertätigkeit einhergehenden Reduktion von zu sezernierenden Stoffen sprach. Obwohl diese Lehre sicherlich das Richtige trifft, so war man doch bestrebt, die schweren Vergiftungserscheinungen mit der Retention irgendeines konkreten Körpers in Einklang zu bringen. Zuerst meinte man im Cholesterin jenen Körper gefunden zu haben, der unter physiologischen Bedingungen durch die Leber zur Ausscheidung gelangen soll, sich aber bei Leberinsuffizienz in den Säften staut. An Stelle der Cholämie trat vorübergehend die Cholesterinämie. Es ist nicht zu bezweifeln, daß es bei gewissen Leberkrankheiten, z. B. beim rein mechanischen Ikterus, zu einer Anhäufung von Cholesterin im Blute kommt, nur deckt sich diese Vorstellung nicht mit der Erfahrung, denn bekanntlich werden bei der akuten Leberatrophie niedrige Werte des Cholesterins und ganz besonders niedrige der Cholesterinester gefunden. Auch Tyrosin und Leucin wollte man für die schweren Hirnerscheinungen verantwortlich machen, doch auch diese Theorie war bald hinfällig, als man sich von der völligen Ungiftigkeit dieser beiden Substanzen überzeugen konnte. Da sich auch andere Stoffwechselprodukte als unwirksam erwiesen, ist man derzeit geneigt, in der sogenannten „Cholämiefrage" einen ähnlichen Standpunkt einzunehmen, wie er sich für die Erklärung der Urämie als notwendig erwiesen hat. Die Stellung der Leber in ihrer Bedeutung für den intermediären Stoffwechsel und für das Leben des ganzen Organismus ist eine so bedeutende, daß man sich eigentlich wundern muß, warum nicht häufiger toxische Symptome im Verlaufe der verschiedenen Leberkrankheiten zu sehen sind. Offenbar besitzt die Leber kraft ihrer ungeheuren Regenerationsfähigkeit eine solche Vitalität, daß selbst kleine, allerdings unversehrte Parenchymabschnitte unter Umständen dasselbe zu leisten vermögen wie die intakte und außerordentlich große Leber des gesunden Organismus. Unser Organismus verfügt über einen Überschuß an Leberparenchym. Wenn es daher bei der akuten Leberatrophie zu einem fast restlosen Verschwinden des Leberparenchyms kommt, dann muß es bei einem solchen Patienten infolge Ausfalles des wichtigsten Organs an den verschiedensten Stellen zu Störungen kommen. Die Störungen, die wir bei der akuten Leberatrophie mit unseren gewöhnlichen Stoffwechselmethoden feststellen können, sind offenbar im Verhältnis zu der Feinheit und Kompliziertheit des Betriebes in der Leber so grob, daß wir es uns gar nicht vorstellen können, wie roh eigentlich der Prozeß der akuten Leberatrophie in das feine Räderwerk der Leber eingreift. So kann man wohl mit einiger Sicherheit doch annehmen, daß die Hauptursache der schweren zerebralen Erscheinungen bei der akuten Leberatrophie in dem Ausfall der Leberfunktion gesucht werden muß. Der Experimentator vermeidet bei der Leberexstirpation das Zurücklassen von Leberstückchen in der freien Bauchhöhle, da dabei die Tiere rascher zugrunde gehen; vielleicht spielen auch bei der akuten Leberatrophie Zersetzungsprodukte der sich in Autolyse befindlichen Leber eine Rolle.

5. Neigung zu Blutungen.

Nicht nur bei der akuten Leberatrophie, sondern bei vielen anderen Leberkrankheiten kommt es zu Blutungen in die einzelnen Hohlorgane, in die Haut, die Schleimhäute und Muskeln. Die Ursache der massigen Blutungen in den Darmkanal ist ganz dunkel; wahrscheinlich handelt es sich dabei um Teilerscheinungen der Leberinsuffizienz; aber Sicheres wissen wir darüber nicht. In einem Teil der Fälle kommt es auch zu einer Verminderung der Gerinnbarkeit des Blutes, doch ist die Ursache der Gerinnungsstörung weniger ein Fibrinogenmangel oder Kalkmangel, als vielleicht die Anwesenheit von Peptonen. Wahrscheinlich ist der eigentliche Grund dieser Blutungsneigung in Kapillarläsionen zu suchen. Störungen in der Bildung von Blutplättchen können gelegentlich bei Leberkrankheiten, ganz besonders auch bei der akuten Leberatrophie, vorkommen, sind jedoch verhältnismäßig selten; jedenfalls ist eine eventuelle Thrombopenie nur von untergeordneter Bedeutung. Wenn es im Verlaufe einer schweren Cholämie zu einer Blutung aus einer Varix, z. B. am Übergang des Oesophagus in den Magen, kommt, ist immer an eine Lebercirrhose zu denken, da sich auch bekanntlich eine Leberinsuffizienz auf dem Boden einer chronischen Lebererkrankung entwickeln kann. Anatomisch ist natürlich in diesem Fall das Verhalten der Leber und Milz entscheidend.

6. Milztumor.

Die Vergrößerung der Milz beziehen manche Pathologen auf eine komplizierende Infektionskrankheit, andere auf Stauung, möglicherweise durch die Leberverkleinerung bedingt. Ich persönlich vertrete den Standpunkt, daß dasselbe Toxin, das die schwere Leberdestruktion hervorruft, ursächlich auch mit der Milzveränderung in Zusammenhang gebracht werden muß. Ähnlich verhalte ich mich auch in der Stellungnahme zum Milztumor bei der Lebercirrhose; auch hier glaube ich nicht an einen unmittelbaren ursächlichen Zusammenhang in dem Sinne, daß die Milzvergrößerung gleichsam als Folge der Lebercirrhose in Betracht kommt. Ich sehe vielmehr in dem Milztumor den Koeffekt der Leberveränderung. Da ich im Icterus catarrhalis und in der akuten Leberatrophie wesensgleiche Zustände sehe, die sich nur in der Intensität von einander unterscheiden, so erscheint es mir wichtig, auf die frühzeitige Erkrankung der Milz aufmerksam zu machen, wie wir sie bei der akuten Leberatrophie wohl kaum vermissen.

7. Das Fieber.

Die Temperatursteigerung, die oft agonal zu beobachten ist, dürfte entweder mit der Resorption von Abbauprodukten der zerfallenden Leber zusammenhängen, oder sie ist als Ausdruck einer zerebralen Läsion zu deuten; der Lebermangel als solcher kommt weniger in Frage, da leberlose Tiere eher zu Hypothermie neigen. Deutlich greifbare Veränderungen in den hypothalamischen Partien, wo man vielleicht das Fieberzentrum vermuten möchte, sind bei der akuten Leberatrophie bis jetzt nicht gefunden worden.

G. Ätiologie.

Die akute Leberatrophie entwickelt sich aus einer parenchymatösen Hepatitis und ist daher als der schwerste Folgezustand einer Parenchymschädigung der Leber anzusehen. Hält man sich an diese Definition, so kann man sagen, daß alle Noxen, die bei verhältnismäßig geringer Einwirkung nur eine parenchymatöse Hepatitis hervorrufen, unter ungünstigen Voraussetzungen das Krankheitsbild der akuten Leberatrophie nach sich ziehen können.

Die Zahl der Möglichkeiten für die Entwicklung einer akuten Leberatrophie ist sehr groß: fast bei allen schweren Infektionskrankheiten finden sich in der Leber, allerdings in den meisten Fällen nur histologisch erkennbar, schwere parenchymatöse Veränderungen, und zwar nicht nur parenchymatöse und fettige Degeneration, sondern auch kleinste Nekrosenherde. Nicht selten ist auch ein leichter Grad von Umbau des Leberacinus zu beobachten. Da unserer Ansicht nach zwischen diesen Veränderungen und der akuten Leberatrophie nur fließende Übergänge bestehen, so darf es uns nicht wundern, wenn sich manchmal auf dem Boden einer anscheinend leichten Infektionskrankheit dieses schwere akute Krankheitsbild entwickelt. Fälle von akuter Leberatrophie z. B. im Anschluß an Osteomyelitis, Sepsis, Erysipel, eitrige Appendicitis, ja sogar Typhus, gehören nicht zu den Seltenheiten.

Auch bei der Syphilis, und zwar vor allem im Anfang des Sekundärstadiums, kann es zu einem zunächst meist gutartigen Ikterus kommen, aus dem sich aber im weiteren Verlaufe eine akute Leberatrophie entwickeln kann. In manchen Fällen hat man den Eindruck, daß auch eine schon vor längerer Zeit überstandene Lues eine Disposition für Leberatrophie schafft, wenigstens kommen verhältnismäßig oft Fälle zur Beobachtung, die früher einmal eine Lues hatten, jetzt an einem Icterus catarrhalis erkranken und schließlich unter den Erscheinungen einer Atrophie der Leber zugrunde gehen. Im übrigen verweisen wir auf das Kapitel: Icterus syphiliticus.

Wir haben auf die vielfachen Beziehungen zwischen dem sogenannten Icterus catarrhalis und der akuten Leberatrophie verwiesen. Da an einem Zusammenhang zwischen Darmintoxikationen und der Entstehung gewisser Ikterusformen unbedingt festzuhalten ist, so ist unter den Krankheitsursachen der akuten Leberatrophie den Magendarmstörungen die größte Bedeutung beizumessen. Auf diese Erfahrung können alle Pathologen, die über ein größeres Beobachtungsmaterial verfügen, mit Nachdruck hinweisen. Wir haben anläßlich der Besprechung des Icterus catarrhalis einiges über die Darmgifte sagen können und dabei die Stellung dieser Gifte für die Frage der „serösen Entzündung" besprochen. Ich glaube, daß diese Vorstellung unbedingt auch auf die akute Leberatrophie übertragen werden muß, obwohl es gerade bei der histologischen Betrachtung der Leber nicht immer leicht ist, die morphologischen Charakteristika der serösen Entzündung nachzuweisen; die Schwere der Veränderungen in der Leber macht es dem Histologen vielfach schwer, etwas über die Anfangsstadien der akuten Leberatrophie auszusagen, besonders über die Stellung der serösen Entzündung. Die ursächliche Bedeutung der serösen Entzündung nicht nur für die akute Leberatrophie, sondern mehr oder weniger für alle parenchymatösen Lebererkrankungen wird uns dadurch besonders deutlich vor Augen

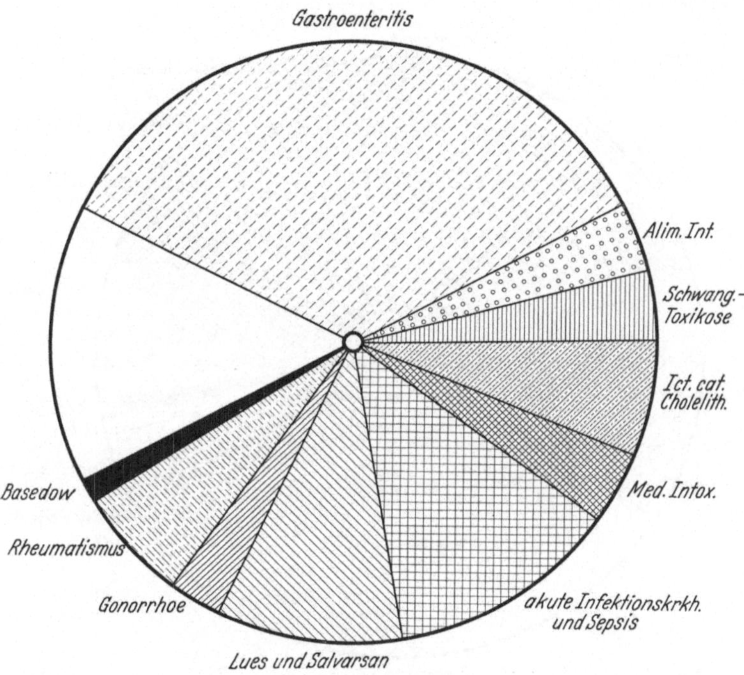

Abb. 48. Häufigkeitsskala der klinisch festgestellten Ursachen der akuten Leberatrophie (disponierende Faktoren).

geführt, daß wir bei mehreren Fällen von akuter Leberatrophie, ebenso wie bei anderen Lebererkrankungen ein Ödem der Gallenblase beobachten konnten, in welchem wir ein wichtiges Kriterium der serösen Durchtränkung des Leberparenchyms erblicken. Schon bei der Besprechung des Icterus catarrhalis haben wir auf die Beziehungen zwischen Gallenblasenödem und Schmerzhaftigkeit in der Gallenblasengegend hingewiesen. Es liegt wohl sehr nahe, diese Schmerzen, die im Beginn einer akuten Leberatrophie so häufig in der Gallenblasengegend empfunden werden — wir verweisen vor allem auf die Angaben von BERGSTRAND —, mit einem solchen Ödem in Zusammenhang zu bringen. Jedenfalls scheinen uns diese Tatsachen recht zu geben, wenn wir auch bei der Entstehung der akuten Leberatrophie der serösen Durchtränkung der Leber besondere Bedeutung beimessen. Da „seröse Entzündung" als Begleiterscheinung zahlreicher Lebererkrankungen anzutreffen ist, scheint uns damit auch das Gemeinsame für die Erklärung gefunden zu sein, warum nach den verschiedensten Schäden (Infektion, Intoxikation, Gravidität) eine akute Leberschädigung einsetzen kann; die seröse Exudation zeigt sich bald mehr lokalisiert, bald mehr diffus.

Daß chemisch faßbare Gifte ebenfalls zu akuter Leberatrophie führen können, ist eine bekannte Tatsache. Wir erwähnen vor allem den gelben Phosphor, das Pilzgift, das Ikterogen und das Chloroform; wir kommen übrigens auf die entsprechenden Krankheitsbilder gelegentlich der Besprechung des toxischen Ikterus noch zurück.

Den besten Überblick über die Ätiologie dürften zwei schematische Darstellungen geben, die durch Verarbeitung des Wiener Materials der in den Jahren 1924 bis 1935 Verstorbenen gewonnen wurde. Hierbei wurde einerseits die dis-

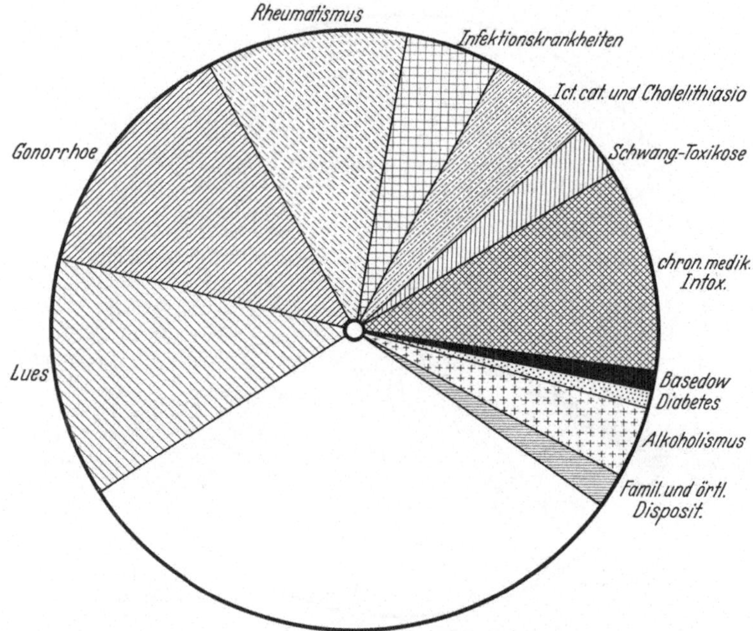

Abb. 49. Häufigkeitsskala der bei der Sektion festgestellten Ursachen der akuten Leberatrophie (unter Berücksichtigung des Wiener pathologisch-anatomischen Materials).

ponierenden Faktoren und anderseits die auslösende Ursache als Ätiologie getrennt vermerkt (Abb. 48 u. 49). Wie aus den Schemen hervorgeht, kommt als disponierender Faktor neben der Lues auch die Gonorrhoe in Betracht, was mit der erst in jüngster Zeit gemachten Erfahrung übereinstimmt, daß im Verlaufe einer komplizierten Gonorrhoe nicht so selten ein Icterus catarrhalis auftritt (POPPER und WIEDMANN), ein Befund, der noch im folgenden zu besprechen sein wird. Ebenso sehen wir in Übereinstimmung mit BERGSTRAND (siehe oben) den rheumatischen Symptomenkomplex verhältnismäßig reichlich vertreten; spärlicher finden sich in dieser Statistik die anderen Faktoren vertreten; findet sich die Angabe „Ikterus“, so ist aus den zur Verfügung stehenden Anamnesen es nicht immer leicht, eine mechanische von einer parenchymatösen Ursache zu trennen, weswegen sie gemeinsam geführt werden.

Unter den auslösenden ätiologischen Faktoren spielen, wie zu erwarten, die sogenannte Gastroenteritis, die dyspeptischen Erscheinungen die Hauptrolle, wobei selbstverständlich die Frage offenbleibt, inwieweit, wie dies auch BERGSTRAND annimmt, die Gastroenteritis nicht die Ursache der Lebererkrankung, sondern ihr erstes Symptom ist. Ein richtiger Diätfehler, eine alimentäre Intoxikation, konnte in den uns zur Verfügung gestellten Krankengeschichten nicht so oft gefunden werden. Weiters werden Infektionskrankheiten mit Sepsis, übrigens auch die Gonorrhoe, und endlich die Lues mit der Salvarsanbehandlung berücksichtigt. Ein richtiger Ikterus catarrhalis als unmittelbare Vorkrankheit ist eigentlich nicht so häufig, wie zu erwarten wäre, aber wiederum ist die Abtrennung nach den zur Verfügung stehenden Anamnesen schwierig. Schließlich sei noch besonders auf den Morbus Basedowii hingewiesen, was mit Rössles Befunden über die seröse Hepatitis bei dieser Erkrankung in Zusammenhang steht.

H. Wesen der Krankheit.

Bevor wir uns mit dem Wesen des Vorganges beschäftigen wollen, der der akuten Leberatrophie zugrunde liegt, möchten wir auf die enorme Regenerationsfähigkeit der Leber aufmerksam machen. An keinem Organ läßt sich der Ersatz von verlorengegangenem Gewebe so eindeutig zeigen, wie gerade an der Leber: Exstirpiert man einem Kaninchen oder einem Hunde drei Viertel seiner Leber, eine Operation, die zuerst von Ponfick mit Erfolg durchgeführt wurde, so wächst innerhalb kurzer Zeit der verbliebene Teil der Leber zu einem enorm vergrößerten Lappen aus. Man gewinnt den Eindruck, die Leber sei nach der Exstirpation größer geworden als sie vorher war. Von der Fähigkeit, verlorenes Gewebe zu ersetzen, kann man sich auch in der menschlichen Pathologie leicht überzeugen; wir sehen dies nicht nur bei Verletzungen, schon die gewöhnliche Stauungsleber zeigt uns dies in selten schöner Weise.

Da es sich nun bei der akuten Leberatrophie um den höchsten Grad einer Organatrophie, fast möchte man sagen, eines Organschwundes handelt, so muß man sich fragen, warum, gleichsam plötzlich, diesem Organ, dem bekanntlich auch nach großen Schäden immer noch eine namhafte Vitalität innewohnt, seine Regenerationsfähigkeit verlorengeht, ein Vorgang, der sich unter unseren Augen innerhalb ganz kurzer Zeit abspielen kann und der in der Pathologie kaum seinesgleichen findet.

Schon in der älteren Literatur war man bemüht sich über dieses Geschehen ein Urteil zu bilden: Bright,[1] Bamberger,[2] Frerichs[3] sahen in dem Schwunde die Folge einer akuten diffusen Entzündung (akute parenchymatöse Entzündung im Sinne von Virchow); manche, so Rokitansky, Zenker,[4] Ackermann[5], entschieden sich für eine regressive Metamorphose der Leberepithelien. Um keinen Schritt weiter kamen andere, die das Schwergewicht nicht allein auf die Leber legten, sondern in der Leberatrophie nur die Teilerscheinung einer allgemeinen Stoffwechselstörung des gesamten Organismus erblickten, die neben der Leber auch das Herz und die Nieren in Mitleidenschaft zieht. So ist es zu verstehen, wenn Wunderlich[6] von einer akuten perniziösen Konstitutionskrankheit ganz im allgemeinen gesprochen hat.

Ein erhöhtes Interesse wurde der Frage der akuten Leberatrophie zugewendet, als man den Vorgang der Autolyse kennenlernte. Sobald ein Organ dem Körper entnommen wird, oder die Blutversorgung darniederliegt, werden Fermente wirksam (Katepsin), die zu einer spontanen Verdauung der nicht mehr lebenden

---

[1] Bright: Guy's Hosp. Rep. 1.
[2] Bamberger: L. c. 1855, 516 (chylopoetisches System).
[3] Frerichs: Leberkrankheiten, 2. Aufl., S. 204. 1861.
[4] Zenker: Arch. klin. Med. X, 167 (1872).
[5] Ackermann: Virchows Arch. 115, 216 (1889).
[6] Wunderlich: Arch. Heilk. 1, 19 u. 4, 145 (1863).

Gewebe führen. Innerhalb kurzer Zeit werden in diesem abgestorbenen Anteil Albumosen, Peptone und schließlich auch Aminosäuren frei, ähnlich wie bei der Verdauung dieses Gewebes durch Trypsin; auch Purinderivate, Milchsäure, Buttersäure, ungesättigte Fettsäuren, wie z. B. Ölsäure, bilden sich bei der Autolyse. Eine Beteiligung von Bakterien kommt nicht in Frage. Dieser Prozeß der Selbstverdauung (Autolyse) geht viel rascher vor sich, wenn man das Tier, dem später die Leber zwecks Autolyse steril entnommen wurde, vorher mit Phosphor vergiftet.

Die in vitro erhobenen Befunde sind später auf die Vorgänge im lebenden Organismus übertragen worden; man hat sich vorgestellt, daß schon unter physiologischen Bedingungen eine Art Auflösungsprozeß — vielleicht der ältesten Zellen — erfolgt. Um die nicht mehr lebensfähigen Zellen wegzuschaffen, muß das tote Gewebe verflüssigt werden, da es so rascher und besser resorbiert werden kann. Völlig ungeklärt bleibt die Beantwortung der Frage, was eigentlich das auslösende Moment sein mag, das den Tod jener Zellen bedingt, die bis vor kurzem vollwertig und lebensfähig waren.

Zwei Tatsachen sind uns bekannt, die uns an eine Verwandtschaft zwischen Autolyse und akuter Leberatrophie denken lassen: beidemal finden sich in der Leber Aminosäuren und beide Vorgänge zeigen Beziehungen zur Phosphorvergiftung. Darum hat man seit diesen Beobachtungen den fermentativen Vorgängen bei der Entstehung der akuten Leberatrophie mehr Aufmerksamkeit geschenkt und sich vorgestellt, daß es im Verlaufe der Atrophie zu einer Steigerung der physiologischen Autolyse kommen müsse, die schließlich nicht mehr aufzuhalten ist und den Ruin der Leber herbeiführt.

Da die Autolyse der Leber viel rascher erfolgt, wenn ein verdauendes Ferment hinzukommt, so hat man wegen der nahen Beziehungen zwischen Pankreas und Leber auch an eine Beteiligung des Trypsin gedacht. Vom Pankreas könnten Fermente, auf dem Wege der Lymphbahnen, Blutgefäße oder auch unmittelbar entlang der Gallengänge in die Leber gelangen und hier den Anstoß zu einer Verdauung (Heterolyse) geben; solche Möglichkeiten wurden mehrfach (QUINCKE,[1] FISCHLER[2]) erörtert. Bei Pankreasexstirpation kann es zu kleinen Nekroseherden in der Leber kommen. Auch bei der akuten Pankreasnekrose, bei welcher im Blute reichlich Pankreasferment kreist, sieht man Ähnliches, aber zu schwereren Veränderungen kommt es nie, so daß uns die pankreatogene Theorie der akuten Leberatrophie sehr unwahrscheinlich erscheint.

Einen in ätiologischer Hinsicht weitgehend abweichenden Standpunkt nehmen schwedische Pathologen ein; BERGSTRAND hält die akute Leberatrophie für eine Krankheit sui generis, die durch ein spezifisches Agens hervorgerufen wird; alle diejenigen Momente, wie Gravidität, Syphilis, gewisse Infektionskrankheiten, von welchen man angenommen hat, daß sie dieses anatomisch wohl umschriebene Krankheitsbild hervorrufen können, wären demnach nur als prädisponierende Momente zu betrachten. Als wesentlicher Beweis gilt ihm die Tatsache, daß in Schweden innerhalb kurzer Zeit 97 Fälle von akuter Leberatrophie zur Beobachtung kamen und daß sich diese Fälle nicht gleichmäßig über das ganze Jahr verteilten, sondern sich in gewissen Monaten häuften. Die Krankheit scheint daher eine Art Epidemiekurve zu zeigen, die nach BERGSTRAND kaum anders erklärt werden kann, als durch die Annahme, daß es sich hier um eine Infektionskrankheit handle. Im gleichen Sinn will er auch die Häufung der Fälle von akuter Leberatrophie nach dem Weltkrieg in einer ganzen Reihe von Ländern gedeutet wissen.

[1] QUINCKE: Krankheiten der Leber, S. 307. 1899.
[2] FISCHLER: Arch. klin. Med. **93**, 427 (1908).

Bei vier Fällen von akuter Leberatrophie, die zur Sektion kamen, konnte ich mich von dem Vorkommen ganz kleiner Schilddrüsen überzeugen, die auch schwere histologische Veränderungen darboten. Da die Schilddrüse mit dem Regenerationsvermögen in Beziehung steht, war es naheliegend zu prüfen, wie es mit der Leberregeneration im Sinne von PONFICK bei schilddrüsenlosen Tieren steht. Nachdem ich mich in Versuchen an normalen Tieren von der Richtigkeit der PONFICKschen Versuchsergebnisse überzeugt habe und in ca. 30% der Fälle die starke Rekreation des verbliebenen Leberlappens beobachten konnte, führte ich dieselben Untersuchungen bei schilddrüsenlosen Kaninchen durch. Obwohl ich zu diesen Versuchen ca. 40 Tiere verwendete, gelang es mir nicht ein einzigesmal, ein Tier am Leben zu erhalten, alle schilddrüsenlosen Tiere gingen nach längstens 24—48 Stunden zugrunde. Anscheinend ist der schilddrüsenlose Organismus nicht mehr imstande, für eine entsprechende Rekreation der Leber zu sorgen. Da eine rasche Wiederherstellung der Leber fehlt, müssen die Tiere an den Folgen der Leberinsuffizienz zugrunde gehen.

Nach diesen Beobachtungen wird man verstehen, warum ich mich bei der Beurteilung der akuten Leberatrophie nicht allein für die Art und Stärke des degenerativen Prozesses, sondern auch für das Regenerationsvermögen des Organismus interessiere, das mit der Schilddrüsenfunktion wahrscheinlich in Beziehung stehen dürfte. Sicherlich spielt das Moment der Leberschädigung eine sehr große Rolle, aber vielleicht eine noch größere die Art und Weise, wie der Organismus darauf reagiert.

Das Verständnis für die Leberparenchymschädigung wird uns sehr erleichtert, wenn man an das Wesen der serösen Entzündung denkt. Durch das Plasma, das zwischen Blutkapillaren und Leberzellen allenthalben austritt, wird die Gewebsstruktur stark unterwühlt und ein Schaden gesetzt, der von der Leber in verschiedener Weise beantwortet wird. Lokalisierte Vorgänge werden, dem großen Regenerationsbestreben unseres Organismus entsprechend, rasch wieder behoben. Anscheinend kann es aber bei bestimmten Giften und Toxinen gelegentlich auch zu ganz ausgedehnten Zerstörungen im Sinne einer serösen Entzündung kommen. Der ganze Acinus kann davon betroffen werden, so daß der Prozeß auch jene Partien erfaßt und sogar vernichten kann, von denen her eine Wiederherstellung des Gewebes einsetzt. Es hängt dann nicht nur vom Regenerationsbestreben, sondern sicher auch von der Dauer jener Schädigung ab, die die primäre Ursache der serösen Entzündung ist, ob sich eine solchermaßen geschädigte Leber noch erholen kann oder ob es zur völligen Vernichtung der Leberzellen kommt. Dieser Kampf zwischen Degeneration und dem Versuch des Organismus, den Schaden noch auf irgendeine Weise auszugleichen, kann Tage, gelegentlich Wochen dauern. Jedenfalls sehen wir in der serösen Entzündung ein allgemein wichtiges Geschehen, das die Struktur der Leber und damit ihre Funktion schwer schädigen kann. Wir möchten daher pathogenetisch dem Plasmaübertritt, als Folge einer schweren Kapillarschädigung, die größte Bedeutung für die Entstehung der akuten Leberatrophie zusprechen.

Anscheinend handelt es sich beim Krankheitsbild, das uns klinisch und anatomisch als akute Leberatrophie entgegentritt, nicht nur um eine Kapillarläsion der Leber allein; die verschiedensten Gewebe können vom Plasmaübertritt betroffen werden, so daß mehrere Organe einen ähnlichen Schaden wie die Leber erleiden. So möchten wir in der großen Milz ebenfalls den Ausdruck einer derartigen Schädigung sehen. Zunächst mag ebenfalls nur eine seröse Entzündung bestehen, allmählich sickern aber in das Parenchym auch rote Blutkörperchen durch, was zu Bildern führt, die vielfach als „Stauungsmilzen" gelten, in Wirklichkeit aber mit einer rein mechanischen Stauung nichts zu tun haben. Die allmählich sich entwickelnden Milzveränderungen (Fibroadenie) erfahren auf diese Weise eine einfache Erklärung.

Auch die bei vielen Leberkrankheiten, so auch bei der akuten Leberatrophie vorkommende hämorrhagische Diathese möchten wir als den höchsten Grad von Kapillardurchlässigkeit ansehen, wobei wir es unentschieden lassen möchten, ob diese gegen das Ende der akuten Leberatrophie auftretende Erscheinung mehr als Folge der Leberschädigung oder als Symptom der allgemeinen serösen Entzündung anzusehen ist.

J. Differentialdiagnose.

In früheren Zeiten hatte man sich oft mit der Frage beschäftigen müssen, ob sich nicht hinter dem Krankheitsbild einer akuten Leberatrophie eine Phosphorvergiftung verbirgt; mit solchen Zweifeln hat man sich jetzt wohl kaum mehr auseinanderzusetzen, da die Phosphorvergiftung eine große Seltenheit geworden ist. Im übrigen sind die Symptome einer akuten Leberatrophie so charakteristisch, daß jeder, der einmal dieses schwere Krankheitsbild gesehen hat, es sicher wieder erkennt. Viel schwieriger ist gelegentlich die Frage zu beantworten, wann wir einen solchen Fall noch als schweren Icterus catarrhalis bezeichnen können und wann sich ein solches Krankheitsbild bereits dem Zustande einer akuten Leberatrophie symptomatisch nähert. Da die beiden Krankheitsbilder nicht nur verwandt sind, sondern allmählich ineinander übergehen, erscheint mir eine scharfe Abgrenzung kaum möglich. Sobald das Koma die Szene beherrscht, ist die Diagnose kaum mehr zweifelhaft; immerhin kann sich der Patient auch von einem solchen Zustand noch erholen, wenn eine zweckmäßige Therapie rasch eingeleitet wird.

Auch im Verlaufe eines mechanischen Gallensteinverschlusses kann es bei längerer Dauer zum Krankheitsbild der „Cholämie" kommen; wie bei der akuten Leberatrophie, treten rascher Verfall der Kräfte und Blutungen auf; allmählich wird der Patient komatös. Sieht man als Arzt erst jetzt den Patienten, so kann die Differentialdiagnose schwierig sein, nur die Beschaffenheit der großen Leber, der fehlende Milztumor, unter Umständen der Nachweis einer vergrößerten Gallenblase und vor allem die Anamnese können uns auf die richtige Fährte führen. Das Koma hepaticum kommt nicht nur bei akuter Leberatrophie vor, sondern kann auch der Endausgang anderer Leberaffektionen sein. Die verschiedenen ikterischen (biliären?) Lebercirrhosen können allmählich unter den gleichen Begleiterscheinungen, wie sie uns bei der akuten Leberatrophie bekannt sind, in ein Leberkoma verfallen. Die Annahme, daß es hier zu einem Zellschwund des von der Cirrhose befallenen Leberparenchyms gekommen sei, läßt sich nicht immer völlig rechtfertigen; die Dinge liegen ebenso unklar wie die ganze Frage der Leberinsuffizienz, der wir ein eigenes Kapitel gewidmet haben. Diagnostisch muß man in solchen Fällen der großen Milz besondere Aufmerksamkeit schenken. Fälle von „sogenannter" akuter Leberatrophie mit beträchtlichem Milztumor und deutlich nachweisbarem Caput Medusae sind immer kritisch zu beurteilen, da es sich meist um Lebercirrhosen handelt.

K. Prognose.

Sobald sich zu einem parenchymatösen Ikterus die typischen Symptome einer akuten Leberatrophie hinzugesellt haben und es vor allem zu schwerem Koma gekommen ist, ist die Prognose sehr ernst zu beurteilen. Tritt doch noch Ausheilung ein, so drängt sich immer wieder die Frage auf, ob es sich tatsächlich hier um eine typische Leberatrophie gehandelt hat. Auf die Möglichkeit einer Genesung nach akuter Leberatrophie hat zuerst MARCHAND hingewiesen; an einem

Beispiel konnte er sich von dem Vorkommen ausgedehnter Regenerationen überzeugen. Er erörtert daher die Möglichkeit, daß ein solcher Wiederherstellungsprozeß unter besonders günstigen Bedingungen einen solchen Grad erreichen kann, daß sich unter Vergrößerung und Vermehrung der hyperplastischen Knoten allmählich eine großlappige Cirrhose entwickelt. Diese Beobachtung ist in der Folge vielfach bestätigt worden, und seither werden sogenannte großlappige Cirrhosen und Lebern mit hyperplastischen Knoten vielfach als Fälle von ausgeheilter akuter Leberatrophie beschrieben. Auch die Klinik hat sich für dieses Krankheitsbild interessiert und sich bemüht, es schon in vivo zu erkennen. Da es sich dabei um Krankheitsbilder handelt, die zum Symptomenbild der Cirrhose in naher Beziehung stehen, sollen sie erst dort zur Sprache kommen.

An der Möglichkeit einer Ausheilung der akuten Leberatrophie ist somit nicht zu zweifeln. Da aber in Fällen von anatomisch sichergestellter großknotiger Cirrhose nur äußerst selten ein klinisches Krankheitsstadium zu ermitteln ist, das symptomatisch an die akute Leberatrophie erinnert, so können uns gerade diese Beobachtungen ein Hinweis sein, wie verhältnismäßig oft sich hinter dem Krankheitsbilde einer akuten Leberatrophie ein Zustand verbergen kann, der den meisten Ärzten vielleicht noch als Icterus catarrhalis imponiert; jedenfalls stößt man auf viele Schwierigkeiten, weil es sich um fließende Übergänge der akuten Leberatrophie zum gewöhnlichen Icterus catarrhalis handelt.

L. Therapie.

Die Vorstellung eines innigen Zusammenhanges zwischen Icterus catarrhalis und akuter Leberatrophie muß sich auch in therapeutischer Richtung auswirken; so wäre hier dasselbe zu sagen, was bei der Therapie des Icterus catarrhalis besprochen wurde; jedenfalls muß den verschiedenen Formen von Icterus catarrhalis in therapeutischer und prognostischer Hinsicht mehr Aufmerksamkeit geschenkt werden, als dies bisher üblich war.

Da eine gestörte Darmtätigkeit für die Entstehung vieler Leberaffektionen verantwortlich gemacht werden muß, so ist gerade bei schweren Formen von Icterus catarrhalis, vor allem wenn sie bereits allgemeine Intoxikationserscheinungen darbieten, der Darmtätigkeit besondere Aufmerksamkeit zu schenken; selbst wenn anamnestisch über keine Störung der Darmtätigkeit geklagt wird, soll man die Therapie mit einer energischen Desinfektion des Darmes einleiten. Zwei Mittel sind es, die meines Erachtens nicht oft und lang genug herangezogen werden können: es sind dies Calomel und Tierkohle. Bezüglich der Einzelheiten verweise ich auf die entsprechenden Angaben im Abschnitt: Icterus catarrhalis.

Als wichtigstes Therapeutikum bei drohender oder schon ausgebrochener Leberatrophie kommt die dauernde Darreichung großer Mengen Traubenzucker in Betracht. Wie Traubenzucker beim leberexstirpierten Tier vielfach als Wundermittel wirkt, bewährt er sich auch hier. In dem Bestreben, wieder eine Glykogenmast der geschädigten Leberzellen anzubahnen, verbindet man die Traubenzuckerzufuhr mit Insulingaben. Praktisch wird dies in der Weise durchgeführt, daß man zunächst 100—150 g Traubenzucker als Nahrung zuführt (z. B. 50 g in den Morgenstunden, 50 g zu Mittag und die gleiche Menge abends); am besten wird Traubenzucker vertragen, wenn man ihn in Zitronensaft löst. Etwa 30 Minuten vor der Zuckerzufuhr gibt man fünf Einheiten Insulin. Wird der Traubenzucker wieder erbrochen, so muß man ihn teils intravenös, teils per rectum zuführen; zur intravenösen Zufuhr bewähren sich sehr gut die sogenannten „Osmonlösungen", sterile Traubenzuckerlösungen, die teils 33%ig, teils 50%ig in den Handel kommen. Rektal wird der Traubenzucker als 6%ige Lösung in Form eines Tropfklysmas verabreicht. Quantitäten in der Menge von 1—2 l werden gut resorbiert, wenn die Zufuhr tatsächlich nur tropfenweise erfolgt. Läßt sich unter dieser Behandlung eine Größenzunahme der Leber feststellen, so kann dies als günstiges Symptom gewertet werden. In der Regel bessert sich das Allgemeinbefinden; der Patient erwacht aus dem Dämmerzustand, selbst die Behebung des tiefen Komas ist beobachtet worden. Rückfälle kommen trotz Wiederholung der Traubenzuckerzufuhr leider immer wieder vor. Diesem Umstande ist es auch zuzuschreiben, daß man es auch mit anderen Glykogenbildnern versucht hat; ADLER[1] empfiehlt ganz besonders die Zufuhr von Milchsäure (5 g Acid. lacticum in 100 ccm physiologischer Kochsalzlösung); von dem außerordentlich guten Erfolg konnte ich mich dreimal überzeugen. MORAWITZ[2] hat auch die perorale Verabfolgung von Lecithin empfohlen. Statt Lecithin kann man auch Eigelb verfüttern. Die Vorschrift von MORAWITZ lautet: Lecithin (WITTE) 20,0, Vitellum ovi unius I. Aq. destill. aa 100,0, Sacch. alb. 15,0; Benzaldehyd gtt. I. M. f. emuls. dreimal täglich ein Eßlöffel. Die Lecithintherapie gründet sich auf eine Beobachtung von BEST.[3] Bei pankreaslosen Hunden kommt es zu einer histologisch nachweisbaren Leberschädigung, die sich durch Insulin allein nicht beseitigen läßt, wohl aber in Kombination mit Lecithin. Gerade bei längerwährenden Fällen, also besonders bei der subakuten Leberatrophie, soll sich diese Behandlung bewähren. Nimmt der Patient Nahrung zu sich, so soll sie sich vorwiegend auf Früchten und Obst bzw. Gemüse beschränken. Erfahrene Ärzte geben bei allen schweren Ikterusformen, ganz besonders aber auch bei der akuten Leberatrophie, Urotropin und Natrium salicylicum.

Da vielleicht ein Teil der Gelbsucht mit einem erhöhten Blutuntergang in Zusammenhang gebracht werden kann, wurde von mir die Möglichkeit der Splenektomie erörtert; tatsächlich habe ich die Milzentfernung viermal durchführen lassen. Der Erfolg war einmal ein verblüffender, denn bald nach der Operation, die in Lokalanästhesie durchgeführt wurde, schwanden die schweren Erscheinungen und der Patient genas. Von der Richtigkeit unserer Diagnose konnten wir uns bei der Operation durch Besichtigung der Leber überzeugen. Ich habe dann noch dreimal bei allerdings sehr schweren Fällen von akuter Leberatrophie die Milz entfernen lassen, aber leider ohne Erfolg — alle diese Patienten sind wenige Stunden nach der Operation gestorben. Unlogisch scheint dieser Eingriff nicht zu sein, denn in neuester Zeit hat sich MANN[4] mit diesen Fragen beschäftigt und ebenfalls — allerdings nur im Tierexperiment — einen günstigen Einfluß der Splenektomie auf das Regenerationsvermögen der Leber gesehen. Auch Beobachtungen von PICK[5] lassen sich in dieser Richtung verwerten, wonach die Autolyse der Leber in vitro eine deutliche Verminderung zeigt, wenn die Milz vorher entfernt wurde.

Schließlich wäre zu erwägen, ob man es gelegentlich nicht auch mit einer Schilddrüsentherapie versuchen könnte. Auf die Beziehungen zwischen Thyreoidea und Regeneration der Leber haben wir schon früher hingewiesen; zur Vorsicht mahnt allerdings der ungünstige Einfluß des Thyroxins auf den Glykogenbestand der Leber.

Im übrigen kann die Therapie der akuten Leberatrophie nur eine rein symptomatische sein; bei Verdacht einer syphilitischen Erkrankung wird man eine

<hr>

[1] ADLER: Klin. Wschr. 1929, Nr. 22/23.
[2] MORAWITZ: Klin. Wschr. 1932, Nr. 15.
[3] BEST: J. of Physiol. 75, 49 (1932).
[4] MANN: Arch. of Path. 13, 573 (1932).
[5] PICK: Arch. f. exper. Path. 76, 89 (1914).

milde Jodtherapie versuchen. Vor Salvarsan muß ich auf Grund persönlicher Erfahrung warnen. Das Schicksal eines solchen Kranken entscheidet sich meist innerhalb weniger Tage, so daß eine Salvarsantherapie höchstens bei den subakuten Formen in Frage kommt.

VI. Der hämolytische Ikterus.

Im Jahre 1900 beschrieb MINKOWSKI[1] ein eigenartiges, mit Gelbsucht einhergehendes Krankheitsbild. In einer kurzen Mitteilung bringt er mit wenigen Worten die wichtigsten Daten: „Es handelt sich um eine ganz eigentümliche, angeborene Affektion, die unter dem Bilde eines lebenslänglichen Ikterus mit andauernder Urobilinurie, Milzhyperplasie und Siderose der Nieren einhergeht, evident auf einer hereditären Anlage beruht und die Lebensdauer nicht zu verkürzen scheint; alles scheint darauf hinzudeuten, daß dieser Affektion eine besondere Anomalie im Umsatze des Blutpigmentes — vielleicht als Folge einer primären Veränderung in der Milz — zugrunde liegt." Sein Urteil stützt sich nicht nur auf klinische Beobachtungen, sondern er berichtet auch über einen Sektionsbefund. Ein Patient aus einer solchen Familie starb an einer interkurrenten Krankheit. Die Milz bot das Bild mächtiger Hyperämie und Hyperplasie der Pulpa; Leber, Gallenblase und Gallenwege waren normal. Schon in dieser ersten Mitteilung wurde der Zusammenhang zwischen Milztätigkeit und Hämoglobinabbau betont; es ist dies um so auffälliger, als die NAUNYNsche Schule bis dahin ausschließlich die Leber für die Gallenfarbstoffbildung verantwortlich gemacht hat.

Schon vor MINKOWSKI sind ähnliche Fälle beobachtet worden; so erwähnt z. B. MURCHISON in seinem Buche (Diseases of the liver, 1885) die Krankengeschichte zweier Brüder, die seit ihrer Geburt ikterisch waren; gleiches gilt von einer Beschreibung von WILSON[2] (1890), der unter dem Titel: „Some cases showing hereditary enlargement of the spleen" über eine Familie berichtet, in der ganz ähnliche Erscheinungen auftraten, wie sie MINKOWSKI erwähnt, nur geht er in der Symptomatologie um einen Schritt weiter und hebt auch die selten fehlende Anämie hervor.

Ungefähr zur selben Zeit, als MINKOWSKI mit seiner ersten Mitteilung hervortrat, ließ HAYEM durch LEVY[3] über einen ähnlichen Fall berichten, der sich aber bei genauerer Untersuchung doch von MINKOWSKIS Fällen unterschied; die Gelbsucht war bei LEVYs Fall weder vererbt noch angeboren; jedenfalls besteht zwischen deutschen und französischen Klinikern eine Rivalität, wem die Priorität zukomme, zuerst das Krankheitsbild des hämolytischen Ikterus erkannt zu haben. Der Streit erscheint uns schon deshalb müßig, weil eigentlich die englische Klinik zuerst darauf hinwies. Ungeachtet dessen gebührt aber unbestreitbar MINKOWSKI das Verdienst, in dieser Gelbsuchtsform als erster eine neue nosologische Einheit erkannt zu haben.

Der Beobachtung von MINKOWSKI folgten mehrere kasuistische Mitteilungen; besonders gefördert wurde die Pathogenese dieser neueu Erkrankung durch CHAUFFARD, indem er die von HAMBURGER empfohlene Resistenzprüfung der Erythrocyten in die klinische Diagnostik einführte; die roten Blutzellen erweisen sich bei hämolytischem Ikterus gegen Veränderungen des osmotischen Gleichgewichtes viel weniger widerstandsfähig als normale. CHAUFFARD sprach deshalb von einer „fragilité globulaire" und verband dieses Symptom mit der

---

[1] MINKOWSKI: Kongreßzbl. inn. Med. 1900, 316.
[2] WILSON: Clin. Soc. Trans. 25, 162 (1890).
[3] LEVY: Arch. gén. méd. Thèse de Paris. 1898.

stets vorgefundenen Mikrocytose. Dieser Befund war um so auffallender, als bei anderen Ikterusformen die Resistenz gewöhnlich gesteigert ist. CHAUFFARD[1] sieht daher das Wesentliche dieser Krankheit in einer Störung der Blutbildung; diese ist wieder in einer ererbten und angeborenen Abnormität der roten Blutkörperchen zu suchen. Die weniger resistenten roten Blutzellen verfallen leichter der Destruktion, so daß der Blutzerfall abnorm groß ist, was einerseits zu Hyperplasie der Milz, anderseits zu Ikterus der Gewebe führt. Durch den Nachweis einer erhöhten Knochenmarkstätigkeit, die ebenfalls CHAUFFARD schon erkannte, hat das Krankheitsbild eine gewisse Abrundung erfahren. CHAUFFARD berücksichtigt die Fälle von MINKOWSKI und ist geneigt, sie ebenfalls in die Gruppe des chronischen, hereditären, hämolytischen Ikterus aufzunehmen. Wegen der Verdienste beider Forscher um die Analyse dieses Leidens erscheint es gerechtfertigt, es als MINKOWSKI-CHAUFFARDsche Krankheit zu bezeichnen.

Als die Klinik nach diesen Feststellungen sich für das Verhalten der Resistenz bei den verschiedenen mit Milztumor einhergehenden Leberaffektionen zu interessieren begann, lernte man Krankheitsbilder kennen, die gewisse gemeinsame Züge mit der MINKOWSKI-CHAUFFARDschen Krankheit zeigten; bloß das hereditäre Moment ließ sich nicht nachweisen (z. B. WIDAL[2] und seine Schüler: ABRAMI und BRULE[3]). Fälle dieser Art wurden in der Folge unter der Bezeichnung erworbener hämolytischer Ikterus (HAYEM-WIDAL) zusammengefaßt. Bis auf das Fehlen des hereditären Momentes verhielten sie sich ganz so wie die ursprünglich von MINKOWSKI bzw. CHAUFFARD beschriebenen; die erworbene Form fand sich öfter bei Frauen, ätiologisch wurde an Malaria oder Syphilis gedacht.

Das Krankheitsbild des sogenannten erworbenen hämolytischen Ikterus hat so manche Verwirrung angerichtet, denn man achtete viel zuviel auf einzelne Symptome, wie z. B. auf die Resistenzverminderung, und weniger auf das Prinzip des ganzen Prozesses.

Es muß daher als ein besonderes Verdienst von GÄNSSLEN hingestellt werden, wenn man seit einigen Jahren nur mehr die angeborene bzw. hereditäre Form anerkennen will und die Existenz des erworbenen hämolytischen Ikterus mehr oder weniger leugnet. Der Zustand des hämolytischen Ikterus läßt sich durch die Splenektomie weitgehend bessern; die ersten Fälle wurden von BANTI[4] und EPPINGER[5] der Operation zugeführt; der günstige Einfluß der Milzentfernung auf die Gelbsucht sowie der Blutmauserung war mitbestimmend für meine Anschauung über die Milzfunktion.

A. Symptomatologie.

1. Ikterus.

Obwohl der Ikterus nur von sekundärer Bedeutung ist, hat er doch der Krankheit den Namen gegeben; der Ikterus ist in der Regel auch dasjenige Symptom, welches zuerst in die Augen fällt und daher die Aufmerksamkeit des Patienten und des Arztes besonders auf sich lenkt. Die Gelbsucht hält gelegentlich jahrelang an, wenn auch Schwankungen bestehen. Geringe Anlässe können zu einer Verstärkung führen, wie z. B. psychische Insulte, Übermüdung, Menses;

---

[1] CHAUFFARD: Semaine méd. **1908**, 49.
[2] WIDAL: Bull. Soc. méd. Hôp. Paris, 29. Nov. 1907.
[3] ABRAMI u. BRULE: Congr. Franç. de Lyon **1911**, 232; Soc. Biol. I, 655 (1908).
[4] BANTI: Semaine méd. **1912**, 265; **1913**, 313.
[5] EPPINGER: Berl. klin. Wschr. **1913**, 1509, 2049.

in ähnlicher Weise wirken auch kaltes Wetter, Erkältungen, übermäßige Mahlzeiten, starke Märsche. Auch im Anschluß an eine starke Blutung kann es zu einer Verstärkung der Gelbsucht kommen; einmal sah ich eine bedeutende Zunahme nach einer prophylaktischen Schutzimpfung mit Vakzine. Interkurrente Krankheiten, vor allem Infekte, führen fast immer zur Verstärkung des Ikterus. Bei leichteren Fällen besteht oft nur eine geringe Gelbfärbung, die sich ausschließlich auf die Skleren beschränkt; in der Regel erfaßt aber der Ikterus den ganzen Körper. Selbst wenn die Gelbsucht noch so intensive Grade angenommen hat, fehlen die bei anderen Gelbsuchtsformen charakteristischen Erscheinungen, wie Pruritus oder Bradykardie. Daher ist das Wort CHAUFFARDS für solche Patienten: ,,Plus ictérique que malade'' sehr bezeichnend. Auch der Ernährungszustand wird durch diese Gelbsuchtsform nicht beeinträchtigt; da nur eine intensive Gelbsucht als störend empfunden wird, so halten sich viele Patienten bei leichten Graden für völlig gesund. Die Angabe, daß eine gleiche Verfärbung auch bei der Mutter zu sehen war, ist oft zu hören. Die Kranken sind stets kräftig gebaut; hat allerdings dieses Leiden in der Aszendenz bereits eine größere Rolle gespielt oder war die Mutter zur Zeit der Schwangerschaft schwer anämisch, so kann sich dies in ungünstiger Weise auf die Kinder übertragen und eventuell zu einer schwächlichen Konstitution Anlaß geben. Wenn auch das Symptom Gelbsucht für diese Krankheit charakteristisch ist, kann die Gelbsucht gelegentlich völlig fehlen; erst eine genaue Untersuchung des Blutes zeigt die Zugehörigkeit zu dieser Krankheit; es gibt somit einen hämolytischen Icterus sine ictero.

In nicht wenigen Fällen besteht ein Parallelismus zwischen Anämie und Ikterus. Ganz leichte Formen von Gelbsucht sind selten anämisch, während Patienten mit ausgesprochener Blutarmut zumeist auch intensiv ikterisch werden. MEULENGRACHT[1] spricht sich weniger dezidiert aus; das Primäre ist der vermehrte Blutuntergang, der einmal *mit*, das andere Mal *ohne* Gelbsucht einhergeht.

2. Pseudogallensteinkoliken.

Auf dieses subjektive Symptom, das bei dieser Ikterusform öfters vorkommt, muß mit Nachdruck hingewiesen werden; diagnostisch muß man die Pseudogallensteinkolik kennen, da sie uns irreführen kann. Wie bereits erwähnt, sind nervöse Einflüsse vielfach imstande, eine Steigerung der Gelbsucht zu bedingen. Oft geht eine solche Verschlimmerung ohne wesentliche subjektive Beschwerden einher; manchmal aber empfinden die Patienten Schmerzen in der Lebergegend. Soweit man sich auf den Palpationsbefund verlassen kann, gehen solche Schmerzen oft mit Schwankungen der Lebergröße einher. Hinter manchem *Icterus ex emotione*, den ich nicht anerkenne, verbirgt sich gelegentlich ein hämolytischer Ikterus. Ich habe vier hierhergehörige Fälle gesehen, bei denen solche Schmerzen anfallsweise, eingeleitet von Schüttelfrost und nachfolgendem Fieber, auftraten, so daß diese Fälle von verschiedenster Seite als echte Gallensteinkoliken angesprochen wurden. Die Attacken waren in zwei von meinen Fällen einer echten Gallensteinkolik so ähnlich, daß der betreffende Chirurg, der in beiden Fällen die Splenektomie vornahm, sich nur unter der Bedingung mit der Milzentfernung einverstanden erklärte, daß dem eigentlichen Eingriff eine genaue Visitation der Gallenwege vorauszugehen habe. Wir haben bis jetzt solche Attacken nur bei Frauen gesehen, in einem Fall ließ sich der Zusammenhang mit der Menstruation ganz eindeutig sicherstellen.

Ohne unbedingt an eine ursächliche Wechselwirkung zu denken, möchten

---

[1] MEULENGRACHT: Der chronische haemolytische Ikterus, S. 65. Leipzig. 1922.

wir hier die Beobachtungen von CHVOSTEK[1] erwähnen, der bei vielen Frauen während der Menstruation eine Vergrößerung der Leber sah. Auch die Untersuchungen von PÖTZL,[2] PRIBRAM[3] und LEINER[4] sollen hier Erwähnung finden; PÖTZL untersuchte das Blut vor und während der Menstruation. Die Befunde lassen sich am besten in Form einer Kurve demonstrieren, die ich LEINER verdanke. Interpoliert man in diese Kurve (Abb. 50) die entsprechenden Bilirubinwerte, soweit sie sich aus dem Duodenalinhalt berechnen lassen, so ergibt sich eine Beziehung zwischen Lebervergrößerung, Anämie und Bilirubinausscheidung; Ähnliches gilt von der Blutmenge, deren zyklischen Verlauf ebenfalls LEINER ermitteln konnte. Ich habe vom selben Gesichtspunkte aus das Stuhlurobilin analysiert und bin dabei zu einem analogen Ergebnis gekommen. Hält man alle diese Tatsachen zusammen, so scheint während der Menstruation eine erhöhte Tätigkeit der Leber, vielleicht auch der Milz und des Knochenmarkes zu bestehen. Greifen wir auf die Beobachtungen mancher Kliniker zurück, die zur Zeit des Unwohlseins der Frau eine Zunahme des Ikterus gesehen haben, so wird man wohl an einen Zusammenhang mit dieser physiologischen Blutmauserung erinnert. Ich halte es daher für zweckmäßig, wenn manche Falle, die in der Literatur als *menstrueller Ikterus* beschrieben wurden, auch im Rahmen des hämolytischen Ikterus Aufnahme finden.

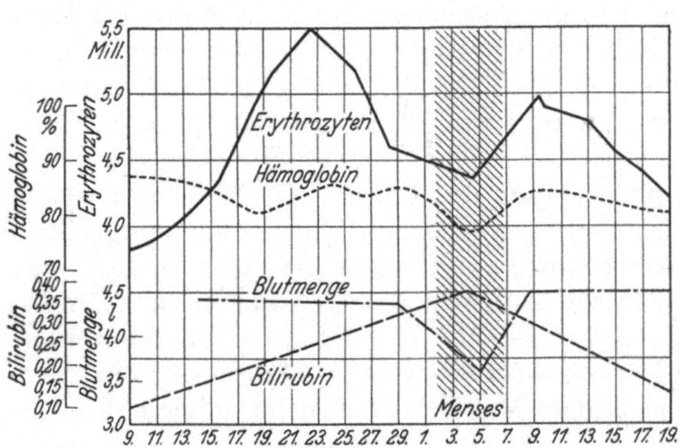

Abb. 50. Verhalten der Erythrocyten, des Hämoglobins, der Blutmenge und des Blutbilirubins vor, während und nach der Menstruation.

An dem Vorkommen von sogenannten Pseudogallensteinkoliken im Verlaufe eines hämolytischen Ikterus ist festzuhalten, immerhin kann sich gelegentlich der hämolytische Ikterus auch mit einer echten Cholelithiasis paaren; der Fall von MINKOWSKI, in welchem ein Bilirubinstein in der Gallenblase gefunden wurde, ist ein Beispiel hiefür. Auch einer meiner Fälle hatte in der Gallenblase einen Bilirubinstein. Die Kombination von hämolytischem Ikterus mit Cholelithiasis ist somit möglich.

3. Bilirubinämie bei fehlender Bilirubinurie.

Auch der hämolytische Ikterus ist auf erhöhte Bilirubinämie zu beziehen; das Plasma zeigt eine gelbe Farbe und gibt eine positive GMELINsche Reaktion. Man muß ein solches Plasma oft 10—12mal mit Kochsalzlösung verdünnen, um die Farbintensität der des normalen Serums zu nähern. Ein wichtiges Kriterium für die Diagnose ist das Verhalten des im Serum vorkommenden Bilirubins gegenüber dem HIJMANS V. D. BERGHSCHEN Reagens; die sogenannte indirekte Reaktion — die Engländer sprechen logischer von „delayed type" (verzögerter Reaktion) — stellt ein Charakteristikum beim hämolytischen Ikterus vor;

[1] CHVOSTEK: Wien. klin. Wschr. 1909, 293.
[2] PÖTZL: Wien. klin. Wschr. 1910, 238.
[3] PRIBRAM: Berl. klin. Wschr. 1915, Nr. 27, 28.
[4] LEINER: Unveröffentlichte Untersuchungen.

direktes Bilirubin im Serum bei typischem hämolytischen Ikterus kommt nur bei Komplikationen vor. Es besteht eine genaue Proportionalität zwischen der Höhe der Bilirubinämie und der Intensität der Gelbsucht. Ob man zur Bestimmung des Bilirubingehaltes die Methode Hijmans v. d. Bergh oder das einfachere Verfahren von Meulengracht anwendet, stets läßt sich ein vermehrter Bilirubingehalt feststellen. Dasselbe, was von der indirekten Bilirubinämie gilt, gilt auch für die fehlende Bilirubinurie; auch sie stellt ein Charakteristikum des hämolytischen Ikterus dar. (Bezüglich der fehlenden Bilirubinurie beim sogenannten hepatorenalen Syndrom verweisen wir auf das im betreffenden Abschnitt Gesagte.) Nur ganz ausnahmsweise, z. B. auf der Höhe eines sogenannten Pseudogallensteinkolikanfalles oder bei einer hinzutretenden Leberparenchymschädigung, kommt es zur Ausscheidung von Bilirubin durch den Harn. Zweimal sah ich bei zwei verschiedenen Patienten die Kombination Icterus catarrhalis und hämolytischer Gelbsucht.

Mit der Frage, warum gerade bei hämolytischem Ikterus das Bilirubin, das in den Blutsäften vermehrt zirkuliert, nicht im Harn erscheint, hat man sich vielfach beschäftigt. Gilbert, Herrscher und Lereboullet[1] entwickeln darüber folgende Vorstellung: Schon unter normalen Verhältnissen zirkuliert im Blute immer eine Spur von Gallenfarbstoff; da nach ihrer Meinung diese Spur innerhalb der Niere — und zwar schon physiologisch — in Urobilin umgesetzt wird, so würde die Urobilinurie, die an Stelle der Bilirubinurie beim hämolytischen Ikterus nie vermißt wird, nur die pathologische Steigerung eines physiologischen Prozesses sein. Nach dieser Theorie kreist das Urobilin überhaupt nicht im Blute, da es erst in der Niere gebildet wird.

Seitdem man sich davon überzeugen konnte, daß beim hämolytischen Ikterus Urobilinogen im Blute doch nachzuweisen ist, kommt diese Theorie nicht mehr in Betracht. Stellt man sich auf den Standpunkt, daß nur das direkte Bilirubin das Nierenfilter passieren kann, nicht aber das indirekte, so ist damit die einfachste Erklärung gefunden; manche Tatsachen sprechen dafür.

Merkwürdig ist die geringe Bilirubinurie, die beim hämolytischen Ikterus nach der Splenektomie zu sehen ist. Vielleicht infolge der Narkose und des operativen Eingriffes kommt es unmittelbar nach der Operation zu einem Leberschaden und damit auch zu Gelbsucht; gleichzeitig damit findet sich direktes Bilirubin im Blute, was vielleicht die geringe Bilirubinurie erklären dürfte. Sie kann selbst am 6.—8. Tag nach der Splenektomie noch nachweisbar sein. Nach der Splenektomie verschwindet die Gelbsucht ziemlich rasch, und auch der Bilirubingehalt im Serum geht auf die Norm zurück.

4. Die Urobilinurie.

Die Harnfarbe beim hämolytischen Ikterus ist trotz der fehlenden Bilirubinausscheidung dunkel, der frisch gelassene Harn jedoch hell, er dunkelt somit nach; das hängt mit der Urobilin- bzw. Urobilinogenausscheidung zusammen. Die älteren Kliniker, die sich über die Stellung des Urobilinogens zum Gallenfarbstoff noch keine klare Vorstellung bilden konnten, haben die verschiedensten Vorstellungen entwickelt: Gubler[2] sprach von einem „ictère hémaphéique", Gerhardt[3] von einem Urobilinikterus. Da das Hautkolorit solcher Patienten gelegentlich anders aussieht als beim typischen mechanischen Ikterus, so ist es verständlich, wenn man solche Fälle klinisch abzutrennen versuchte und sie

---

[1] Gilbert, Herrscher u. Lereboullet: Bull. Soc. méd. Hôp. Paris, 15. Nov. 1907.
[2] Gubler: Thèse de Paris 1878.   [3] Gerhardt: Dissertation, Berlin. 1889.

auch anders nannte. QUINCKE[1] fand in der Haut kein Urobilinspektrum, wohl
aber das des Gallenfarbstoffes. Seitdem man dies erkannt hat, erscheint es
nicht mehr gerechtfertigt, von einem Urobilinikterus zu sprechen.

Die Urobilinwerte, die im Harn eines Patienten mit hämolytischem Ikterus
beobachtet werden, schwanken gelegentlich außerordentlich. Bei Verschlechterung des Zustandes — also bei Zunahme des Ikterus und der Anämie — erreicht
die Intensität der Urobilinogenreaktion oft die höchsten Werte; quantitative
Bestimmungen liegen kaum vor, zumal ein Teil des Harnurobilinogens in Urobilin
übergeht. Mit dem von mir und CHARNAS angegebenen Verfahren haben wir
bei einem typischen hämolytischen Ikterus Harnwerte gefunden, die um 0,01
schwankten. Man sieht aber auch Fälle, wo trotz Gelbsucht sich im Harn kein
Urobilinogen oder höchstens Spuren finden. Ich sah z. B. einen Fall von hämolytischem Ikterus, bei dem sich trotz unveränderter Gelbfärbung der Skleren
im Harn während einer langen Periode nicht die geringste Spur von Urobilinogen oder Urobilin nachweisen ließ; trotzdem war der Harn dunkel gefärbt.
Vielleicht kommen dabei außer Urobilinogen noch andere Substanzen in Frage.

5. Fehlende Gallensäureausscheidung.

Bereits VIRCHOW[2] und LEYDEN[3] kannten einen hämolytischen Ikterus; als
Kriterium galt ihnen die fehlende Bilirubinurie und das Fehlen von Gallensäuren
im Harn.

Im Laufe der Zeit haben sich die Meinungen über den hämolytischen
Ikterus weitgehend geändert; was aber blieb, ist die VIRCHOW-LEYDENsche
Forderung: beim hämolytischen Ikterus fehlen die Gallensäuren im Harn. Wenn
man sich nach den Gründen umsieht, warum man vorübergehend von diesem
Postulat abging, so scheint dies mit den Untersuchungen von STADELMANN[4] in
Zusammenhang zu stehen, der den experimentellen Toluylendiaminikterus mit
dem hämolytischen Ikterus im Sinne VIRCHOWS identifizierte; nun handelt es
sich aber bei der Toluylendiaminvergiftung nicht *nur* um einen hämolytischen
Prozeß, sondern ganz sicher auch um einen Leberparenchymschaden. Es darf
uns daher nicht wundern, wenn das mit Toluylendiamin vergiftete Tier auch
Gallensäuren durch den Harn ausscheidet. Dies sowie die schlechten Methoden
des Gallensäurenachweises dürften wohl hauptsächlich der Grund gewesen sein,
warum die Beobachtung von LEYDEN und VIRCHOW in Vergessenheit geriet;
jedenfalls müssen wir an der Tatsache festhalten, daß beim typischen hämolytischen Ikterus im Harn Bilirubin und Gallensäuren fehlen, wobei wir uns
allerdings der Schwierigkeit des Gallensäurenachweises voll bewußt sein
müssen.

Prüft man den Harn mittels der Stalagmometrie auf seinen Gallensäuren-
gehalt, so läßt sich im Anschluß an eine Splenektomie, ähnlich wie dies vom Bilirubin gilt, eine geringe Gallensäureausscheidung nachweisen; mit der Frage, ob
beim hämolytischen Ikterus Gallensäuren im Blut zirkulieren, die durch die
Niere nicht zur Ausscheidung gelangen, haben wir uns beschäftigt; wir konnten
keine Gallensäuren finden. LYON-CAEN[5] hat auch in dieser Richtung Versuche
unternommen, er ist aber an der Methodik des Gallensäurenachweises gescheitert.

---

[1] QUINCKE: Virchows Arch. **95**, 125 (1884).
[2] VIRCHOW: Virchows Arch. **I**, 431 (1847).
[3] LEYDEN: Icterus. Berlin. 1866.
[4] STADELMANN: Der Ikterus. Stuttgart. 1890.
[5] LYON-CAEN: Thèse de Paris, 1910.

6. Der Farbstoffreichtum des Stuhles.

In allen Fällen von hämolytischem Ikterus zeigen die Stühle eine intensiv bräunlichrote Verfärbung, was besonders beim Vergleich mit normalen Fäzes auffällt. Genauere Untersuchungen über die Natur der Farbstoffe erfolgten erst relativ spät. Die große Bedeutung der im Stuhl von solchen Ikteruskranken vorkommenden Urobilinogenmenge erkannte zuerst ZOJA.[1] Den ganzen Fragekomplex habe ICH[2] an Hand einer relativ einfachen Methode, die CHARNAS ausgearbeitet hatte, studiert und vor allem an einem großen Material überprüft; wenngleich dieser unserer Methode gewisse Mängel anhaften, so ist an der Tatsache nicht zu zweifeln, daß bei Patienten mit hämolytischem Ikterus im Stuhle die höchsten Urobilinogenwerte zu finden sind. Dieser Befund ist immer wieder bestätigt worden, auch wenn mit genaueren Methoden gearbeitet wurde. Im Stuhl solcher Patienten kann sich gelegentlich auch etwas Bilirubin zeigen; anscheinend kann sich ein Teil der großen in den Darm gelangten Bilirubinmengen der Reduktion durch Bakterien entziehen; jedenfalls auch ein Beweis für die reichliche Absonderung von Bilirubin durch die Galle (MEULENGRACHT).

Zur Illustrierung der Mengenverhältnisse, die dabei in Betracht kommen, möchte ich Tabelle 27 anfügen, die aus der Arbeit von EPPINGER und CHARNAS[3] stammt.

Tabelle 27.

EPPINGER-CHARNAS	Tägliche Urobilinogenmenge in g	ADLER	Urobilinogenmenge im Harn	Tägliche Urobilinogenmenge im Stuhl
Normal, Person I	0,13	Normal I	0	0,119 (Mittel)
„ , „ II	0,12	„ II	0	0,09 („)
„ , „ III	0,14	Hämolyt. Ikt. I	35 mg	2,95 („)
Hämolyt. Ikt. I	3,95 ⎱ 3,45 Mittel	„ „ II	26 „	1,179 („)
	2,96 ⎰	„ „ III		0,997 („)
„ „ II	2,25 ⎱ 3,00 „	„ „ IV	40 „	2,49 („)
	3,80 ⎰			
„ „ III	2,59		54 „	

Diese Tabelle gibt auch die Zahlen wieder, die ADLER mit seiner neuen, sogenannten „exakten" Methode erhielt; die Werte weichen nicht wesentlich von den meinen ab. Jedenfalls verliert der hämolytische Ikterus durch den Stuhl 10 bis 20mal so viel Urobilinogen, als dies vom normalen Menschen bekannt ist.

Die Beobachtungen von ADLER[4] sind von Interesse, weil sie uns auch über die Urobilinogenausscheidung durch den Harn orientieren. Vergleicht man die Stuhl- und Harnwerte miteinander, so ergeben sich interessante Beziehungen: gelegentlich zeigen sich im Harn höhere Werte, während die Farbstoffwerte im Stuhl in derselben Periode absinken; er berichtet über einen Fall (es ist dies der Fall IV seiner Tabelle), bei dem die durchschnittlichen Harnwerte von 54 mg bis auf 400 mg anstiegen, während der durchschnittliche Stuhlwert von 2,49 g bis auf 780 mg absank; offenbar können intermittierende Leberparenchymschäden die Ausscheidung durch den Darm stören und das Urobilinogen in der Richtung gegen die Niere ablenken.

[1] ZOJA: Fol. haemat. (Lpz.) 12, 1 (1911).
[2] EPPINGER-CHARNAS: Z. klin. Med. 78, 387 (1913).
[3] EPPINGER-CHARNAS: Z. klin. Med. 78, 387 (1913).
[4] ADLER: Arch. klin. Med. 155, 326 (1927).

7. Der Farbstoffreichtum im Duodenalsaft.

Schon bei bloßer Besichtigung des Duodenalsaftes fällt die außerordentlich dunkle Färbung auf; entsprechende quantitative Bestimmungen sprechen im selben Sinne und beweisen, was die Stuhluntersuchung bereits gezeigt hat. Wir kennen kein Krankheitsbild, bei dem so viel Gallenfarbstoff durch die Gallenwege zur Ausscheidung gebracht wird, wie beim hämolytischen Ikterus. Es wäre sehr erwünscht, wenn wir auf diese Weise zahlenmäßig etwas über das Ausmaß des Gallenfarbstoffverlustes durch die Leber erfahren könnten, doch lassen sich Analysen im Duodenalsaft nicht mit Farbstoffbestimmungen im Stuhl vergleichen; mittels des Duodenalschlauches erhalten wir immer nur einen Teil der Galle, nie aber die Gesamtmenge. Diagnostisch genügt meist die qualitative Beurteilung der Farbe des Duodenalsaftes.

Der Duodenalsaft zeigt noch zwei Eigentümlichkeiten, die uns pathogenetisch und diagnostisch von Bedeutung zu sein scheinen: die Urobilinogenocholie und die Ausscheidung von „Gallenkapillarthromben". Spuren von Urobilinogen (nachgewiesen mit dem EHRLICHschen Aldehydreagens) sind oft in der normalen Galle vorhanden, dagegen in reichlicher Menge beim hämolytischen Ikterus und bei damit verwandten Prozessen. Kennt man die Beziehung zwischen Urobilinogen und Lebertätigkeit, so darf man sich nicht wundern, wenn gelegentlich die Leber die Fähigkeit verliert — besonders wenn sie Schaden gelitten hat —, alles Urobilinogen wieder in Gallenfarbstoff umzuwandeln; schon physiologisch wird der Leber eine bestimmte Urobilinogenmenge zugeführt; ob sie daraus tatsächlich wieder Gallenfarbstoff bereitet, wie vielfach angenommen wird, ist schwer eindeutig zu beantworten; jedenfalls kann die normale Leber ein gewisses Urobilinogenquantum zerstören oder umwandeln, während sie bei stärkerer Urobilinogenbelastung teils mit Urobilinurie, teils mit Ausscheidung durch die Galle antwortet. Für die Beurteilung der Leberfunktion wäre es von großem Wert, wenn wir uns stets über das Verhältnis zwischen Urobilinogengehalt im Stuhl und der Urobilinogenausscheidung durch die Galle und die Niere orientieren könnten.

Was die Ausscheidung von Gallenthromben betrifft, so verweisen wir auf das histologische Bild beim hämolytischen Ikterus; die innerhalb der Gallenkapillaren sich bildenden Gerinnsel, die entsprechend dem Baue der Kapillaren in ihrer Form etwas an Hirschgeweihe erinnern, können mittels der Galle herausgepreßt werden und nunmehr im Duodenalsaft erscheinen; vermutlich ist an dem Aufbau dieser Gebilde auch Eiweiß beteiligt. Wir vermuten dies nicht nur auf Grund mikrochemischer Untersuchungen, z. B. von LANG[1] und von HEINRICHSDORF,[2] sondern auch wegen der leichten Verdauung dieser Gebilde im Duodenalsaft. Will man diese Gebilde nachweisen, so muß der Duodenalsaft unmittelbar nach seiner Ausheberung untersucht werden; diese Gallenthromben sind am häufigsten dann zu finden, wenn sich zu einem hämolytischen Ikterus noch ein Leberparenchymschaden hinzugesellt, der mit Albuminocholie einhergeht.

Gallenfarbstoffanalysen im Duodenalsaft und Urobilinogenbestimmungen im Stuhl sind uns ein wichtiges Maß der Blutmauserung. Da die gefundenen Werte 10—20mal so groß sind wie normal, so ist nicht daran zu zweifeln, daß der Blutzerfall im Organismus eines Falles von hämolytischem Ikterus viel stürmischer vor sich geht als im normalen.

Um die Stellung des Eisens im Stoffwechsel bei hämolytischem Ikterus beurteilen zu können, haben wir das gegenseitige Verhältnis zwischen Bilirubin und Eisenausscheidung durch die Galle bzw. im Duodenalsaft studiert. Bekanntlich

---

[1] LANG: Z. exper. Path. u. Ther. **3**, 473 (1906).
[2] HEINRICHSDORF: Virchows Arch. **248**, 48 (1924).

kommt durch die Galle, entsprechend der Spaltung des Hämins, lange nicht soviel Eisen zur Ausscheidung, als man entsprechend dem Bilirubingehalt erwarten sollte; der Organismus spart anscheinend das Eisen, um es vielleicht wieder zur Resynthese zu Hämin zu verwerten. Obzwar wir aus den Werten, die aus den Untersuchungen des Duodenalsaftes zu gewinnen sind, keine absolut bindenden Schlüsse ziehen können, ergibt sich immerhin aus den folgenden Zahlen, daß das Eisen beim hämolytischen Ikterus trotz des Bilirubinverlustes stärker zurückgehalten wird als beim Normalen.

Tabelle 28.

	Menge des Duodenalsaftes	Zeitdauer (Stunden)	Bilirubin mg	Eisen mg	Gegenseitiges Verhältnis
Normal I	250	4	23,5	2,12	11,0 : 1
„ II	338	4	87,5	5,9	15,0 : 1
Hämolytischer Ikterus I	82	3	103	5,3	19,4 : 1
„ „ II	134	4	169	4,5	38,0 : 1
„ „ III	113	4	166	3,8	44,0 : 1
„ „ IV	136	3	162	2,2	73,0 : 1

8. Der Milztumor.

In der Symptomatologie des hämolytischen Ikterus spielt neben dem Ikterus der Milztumor eine große Rolle; aus der Kombination von Milztumor und Ikterus ergeben sich Hinweise, an die Diagnose „hämolytischer Ikterus" zu denken, womit selbstverständlich nicht gesagt sein soll, daß jeder Ikterus mit einer vergrößerten Milz ein hämolytischer Ikterus ist. Der stets vorhandene Milztumor war ja auch der Grund, warum schon frühzeitig die Ursache des ganzen Prozesses in dieses Organ verlegt wurde (MINKOWSKI) und warum man schließlich in logischer Konsequenz dieses Gedankens zur Splenektomie schritt.

Die Größe des Milztumors zeigt oft Schwankungen, die häufig auch mit Schwankungen der Anämie, der Gelbsucht und des Allgemeinbefindens einhergehen. Es ist naheliegend, an ursächliche Beziehungen zwischen diesen einzelnen Erscheinungen zu denken. Gelegentlich klagen die Patienten — gerade zu Zeiten einer Verschlimmerung — auch über leichte Schmerzen im linken Hypochondrium. Da gleichzeitig oft auch eine deutliche Zunahme der Milzgröße festzustellen ist, dürfte ein Teil der Schmerzen wohl auf Spannung der Milzkapsel zurückzuführen sein. Manchmal kommt es dabei auch zu einer Perisplenitis, die sich auskultatorisch, gelegentlich auch palpatorisch in Form von Reiben feststellen läßt. In einer solchen Periode ist auch Fieber zu beobachten. Gleichzeitig ist auch die Leber druckempfindlich, der Schmerz kann sich im Bereiche der Gallenblase lokalisieren, was schon oft zur fälschlichen Annahme einer Gallensteinkolik geführt hat; auf das Vorkommen solcher „Pseudogallensteinkoliken" haben wir bereits hingewiesen. Wir dürfen uns nicht wundern, wenn solche Perisplenitiden, besonders bei häufiger Wiederholung, zu festen Verwachsungen der Milz mit ihrer Umgebung führen. Die technisch schwierigste Splenektomie sah ich in einem solchen Fall. Diese Bemerkungen geben mir Anlaß, hier eine prognostische bzw. diagnostische Frage zu berühren: Es ist für den Arzt, der sich für die Vornahme der Splenektomie einsetzt, sehr erwünscht, womöglich schon vor der Operation zu wissen, ob die Splenektomie leicht oder schwer durchführbar ist; die Entfernung einer leicht beweglichen Milz ist das Werk von wenigen Minuten, während die Splenektomie einer allseitig verwachsenen Milz außerordentlich schwer, sogar unmöglich werden kann. Es sind vor allem Verwachsungen im Bereiche der Zwerchfellkuppe, die mitunter den Eingriff mühevoll und langdauernd gestalten. Im Hinblick auf die große Bedeutung, die die Feststellung solcher Verwachsungen für die Operationsindikation hat, haben wir die verschiedenen für die Diagnose bedeutungsvollen Kriterien überprüft; zu einem unbedingt verläßlichen Urteil sind wir nicht gekommen, denn auch stark verwachsene Milztumoren sind gelegentlich ebenso leicht respiratorisch verschieblich wie Milzen, die sich bei der Operation leicht aus dem Abdomen herausheben lassen. Das einzige, was uns für starke Verwachsungen der Milz mit der Umgebung mit einiger Sicherheit zu sprechen scheint, ist das Mißverhältnis zwischen der Größe des Tumors und seiner Palpationsfähigkeit bzw. Abdrängung vom Rippenbogen in dorsoventraler Richtung; in solchen Fällen kann es dem unerfahrenen Arzt öfter schwerfallen, zu entscheiden, ob der palpable Tumor der Niere oder der Milz angehört.

Aus der Größe des Tumors läßt sich nichts Sicheres über den sonstigen Verlauf aussagen: ich kenne Patienten mit einem sehr milden Verlauf der Krankheit und außerordentlich großer Milz, und umgekehrt Fälle mit einer relativ bösartigen Gelbsucht bzw. Anämie und dabei kleinerem Milztumor. Im anfallfreien Intervall ist der Milztumor nur selten schmerzhaft, ganz im Gegensatz zur Zeit einer Perisplenitis. Zwei Eigentümlichkeiten zeigt sonst noch der Milztumor beim hämolytischen Ikterus: starke Verkleinerung bis auf die Hälfte nach Adrenalin und fehlende Änderung der Größe nach Röntgenbestrahlung.

Vergrößerungen der Lymphdrüsen gehören im allgemeinen nicht zum Symptomenbild eines hämolytischen Ikterus.

9. Die Leber.

Die Leber kann vergrößert sein, ihre Konsistenz ist aber bei einem typischen Fall von hämolytischem Ikterus nicht derb; ist daher ihr Rand scharfrandig und leicht palpabel oder ihre Resistenz wesentlich erhöht, so soll man in der Diagnose vorsichtig sein; Komplikationen sind hier ebenso zu berücksichtigen wie andere Krankheitsbilder; ich habe so manchen Fall von hämolytischem Ikterus zugewiesen bekommen, der sich nachträglich doch als Cirrhose entpuppte. Auch bei der Operation kann man sich von der glatten Oberfläche und der Weichheit der Leber überzeugen; ihre Kapsel ist glänzend und durchsichtig, die Farbe der Leberoberfläche blaßrosa, mit einem leichten Stich ins Bräunliche. Dunkle Verfärbungen sind eher bei Cirrhose zu sehen.

Die verschiedenen Leberfunktionsprüfungen zeigen kaum Abweichungen von der Norm. Daß es bei hämolytischem Ikterus gelegentlich zur Bildung von Gallensteinen kommen kann — MAYO[1] sah sie sogar in 60% seiner Fälle —, wurde bereits erwähnt. Meist handelt es sich um Bilirubinsteine; vielleicht stellen die bereits erwähnten Gallenkapillarthromben das Kerngerüst für die nachträgliche Steinbildung vor. Reine Cholesterinsteine scheinen beim hämolytischen Ikterus nicht vorzukommen. Eine Vermehrung der Aminosäurefraktion im Harn hat nur PIZZINI[2] beobachtet; er ist eigentlich der einzige, der an eine Leberschädigung beim hämolytischen Ikterus dachte. Eine Änderung des Albumin-Globulin-Verhältnisses im Serum scheint beim hämolytischen Ikterus nur bei Komplikationen vorzukommen.

10. Verhalten des Blutes.

In jedem Fall von fraglichem hämolytischem Ikterus ist auf das Verhalten des Blutbildes zu achten, denn das Knochenmark kann hier ebenso betroffen sein wie die Milz und das Leberparenchym.

---

[1] MAYO: Boston med. J. **1924**, 1.   [2] PIZZINI: Riforma med. **1931**, 1439.

In nicht wenigen Fällen findet sich eine Anämie; je nach dem Grad der Anämie stehen auch subjektiv anämische Symptome mehr oder minder stark im Vordergrund: Kurzatmigkeit und Herzklopfen bei Anstrengungen, Schlaffheit, Müdigkeit, Unlust zur Arbeit. Objektiv sind bei anämischen Patienten gelegentlich akzidentelle Geräusche über den Herzostien zu vernehmen. Trotz gelegentlich sehr schwerer Anämie kommen viele Patienten nicht wegen Beschwerden zum Arzte, die auf die Blutarmut zu beziehen sind; in dieser Beziehung ähnelt der hämolytische Ikterus sehr der Anaemia perniciosa. Jedenfalls gibt es Formen von hämolytischem Ikterus, die fast ein normales Blutbild zeigen können, neben solchen mit den Zeichen einer ganz schweren Anämie. Häufig ist der Färbeindex etwas über 1,0, aber so hohe Werte, wie sie bei der perniziösen Anämie fast zur Regel gehören, kommen kaum vor.

Im Verlaufe eines hämolytischen Ikterus kann es zu einer sogenannten *Blutkrise* kommen; aus mehr oder weniger unbekannten Gründen setzt eine akute Verschlimmerung des Allgemeinbefindens ein; gleichzeitig damit kommt es zu einer akuten Verschlechterung des Blutbildes. Manchmal ist der Tiefpunkt der Anämie innerhalb weniger Tage erreicht, ein andermal bedarf es dazu Wochen. Parallel damit kommt es zu einer Zunahme der Gelbsucht und Steigerung der Urobilinausscheidung durch den Darm; offenbar handelt es sich dabei um eine Steigerung des Blutumsatzes. Die Abnahme des Hämoglobingehaltes und der Erythrocytenzahl geht meist Hand in Hand, so daß sich der Färbeindex meist kaum ändert. Ebenso akut wie die Verschlimmerung einsetzt, kann es auch zu einer raschen Besserung des Allgemeinbefindens und Blutbildes kommen; gleichzeitig nimmt der Ikterus ab, auch die Leber- und Milzschwellung geht zurück. Unter seltenen Bedingungen kann es zur Zeit einer solchen Krise auch zu Hämoglobinurie kommen (GIFFIN).[1]

Ein weiteres Charakteristikum des hämolytischen Ikterus ist die Mikrocytose, auf die zuerst CHAUFFARD[2] aufmerksam gemacht hat. Der Durchmesser der Erythrocyten ist im Durchschnitt kleiner als der bei normalen Personen. Diesem Befund ist deshalb eine besondere Aufmerksamkeit zuzuwenden, da man bei den anderen Ikterusformen eher das Gegenteil, also einen größeren Durchschnittsdurchmesser der Blutzellen findet. Als normalen Durchmesser nimmt CHAUFFARD $7,6\,\mu$ an, während bei hämolytischem Ikterus der Wert zwischen 5,89—7,44 schwankt. Seit CHAUFFARD wird immer wieder auf dieses Symptom hingewiesen. Der Kundige ist bereits bei der Untersuchung eines Blutpräparates imstande, auf Grund der Mikrocyten, die richtige Diagnose zu stellen. Wenn es sich gleichsam nur um eine verkleinerte Ausgabe der Erytrocyten handelte, müßte sich dies im Färbeindex ausdrücken; da dies aber nicht der Fall ist, muß man diesen Blutkörperchen eine besondere Dicke zusprechen. Es handelt sich um kleine, aber dicke Erythrocyten, ihre Form ist vermutlich eher kugelig und nicht glockenförmig.

Man war auch bestrebt, den Mikrocyten eine gewisse pathogenetische Bedeutung zuzusprechen. CHAUFFARD sieht in ihnen den Ausdruck einer geringeren Lebensfähigkeit; ähnlich spricht sich auch NAEGELI[3] aus. Wenn dies der Fall sein sollte, so wäre darin die Ursache zu suchen, warum beim hämolytischen Ikterus so viele rote Blutzellen zugrunde gehen. Zählt man die Mikrocyten im Verhältnis zur Gesamtzahl der roten Blutzellen, so erkennt man, daß tatsächlich die Zahl der bei hämolytischem Ikterus im Blute zirkulierenden Erythrocyten ziemlich groß ist. Damit soll aber nicht gesagt sein, daß die Mikrocyten nur

---

[1] GIFFIN: Arch. int. Med. **31**, 572 (1923).   [2] CHAUFFARD: Semaine méd. **1908**, 48. [3] NAEGELI: Blutkrankheiten, 3. Aufl. S. 408. 1919.

beim hämolytischen Ikterus vorkommen; sie sind auch bei anderen Blutkrankheiten zu finden, allerdings nicht in so großer Zahl. MEULENGRACHT hat entsprechende Zählungen vorgenommen und beim hämolytischen Ikterus bis zu 60% gefunden. In neuester Zeit hat sich für diese Frage besonders HADEN[1] interessiert; er bestimmte die Dicke und Breite der roten Blutzellen und legt auf solche Untersuchungen besonderen Wert (Abb. 51). BOROS[2] hat normale Blutzellen in hypotonische Lösungen gebracht und dabei Veränderungen gesehen, die außerordentlich an die dicken Mikrocyten bei hämolitischem Ikterus erinnern. HADEN sah Ähnliches und ist daher geneigt, die verminderte Resistenz der Erythrocyten mit der Mikrocytose in ursächliche Beziehung zu bringen. Anämie, Gelbsucht, Milzvergrößerung, Retikulocytose und erhöhte Fragilität wären nur sekundäre Erscheinungen, während die Mikrocytose das Wesentliche des ganzen Krankheitsprozesses darstellt. Neben der Mikrocytose findet man bei typischen Fällen im roten Blutbilde auch die Zeichen einer vermehrten Regeneration:

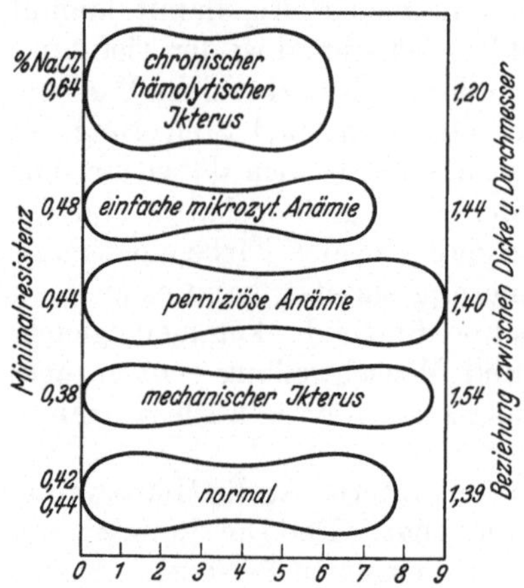

Abb. 51. Beziehung der Erythrocytenform zur Resistenz.

Polychromasie, Normoblasten, Retikulocyten und Anisocytose. Die meisten der eben erwähnten Veränderungen werden auch bei der perniziösen Anämie gefunden, die ja tatsächlich oft zu Verwechslungen mit manchen Formen des hämolytischen Ikterus Anlaß geben kann. Ihr besonderes Charakteristikum aber, die Makrocytose, kommt beim typischen hämolytischen Ikterus niemals zur Beobachtung; gelegentlich findet man zwar etwas größere Zellen doch sind sie weder so groß noch so zahlreich wie bei der perniziösen Anämie. Megaloblasten werden bekanntlich als besonders charakteristisch für die Perniciosa beschrieben, doch auch beim hämolytischen Ikterus können sie, speziell zu Zeiten von Blutkrisen, gelegentlich zur Beobachtung kommen; auf S. 206 meines Buches — Die hepatolienalen Erkrankungen — findet sich ein entsprechendes Bild. Ein wichtiges Diagnostikum gegenüber der Perniciosa besitzen wir in dem reichlichen Vorkommen von Retikulocyten; eine Verwechslung ist nur dann möglich, wenn sich die betreffende Perniciosa eben im Stadium einer Retikulocytenkrise, also z. B. nach Leberdarreichung, befindet.

Faßt man die Erscheinungen des Blutbildes beim hämolytischen Ikterus zusammen, so entsprechen sie alle der pathogenetischen Auffassung einer forcierten Regeneration von vielleicht nicht vollwertigen Erythrocyten. Wer sich an Hand der Bestimmungen des Stuhlurobilinogens von der Intensität des Blutumsatzes überzeugt hat, kann nichts anderes erwarten, dementsprechend darf man sich nicht über die vielen anderen Zeichen einer Knochenmarksreizung wundern, wie z. B. über 20—30% Retikulocyten. Den ersten Nachweis des Symptoms der herabgesetzten osmotischen Resistenz der roten Blutkörperchen hat CHAUFFARD geliefert; von ihm stammt der Ausdruck „fragilité globulaire“. Er erklärt diese Erscheinung damit, daß die Blutzellen weniger widerstandsfähig wären als normal. Seitdem bildet dieses Symptom ein wichtiges Kriterium des hämolytischen Ikterus, obwohl manche Ärzte auch ohne nachweisbare Resistenzverminderung dieses Krankheitsbild zu erkennen glauben. Ich lege auf die

---

[1] HADEN: Amer. J. med. Sci. **188**, Nr. 4 (1934).
[2] BOROS: Wien. Arch. inn. Med. **12**, 255 (1926).

Resistenzverminderung deshalb besonderen Wert, weil der Unerfahrene nur zu leicht Gefahr läuft, gewisse Formen von perniziöser Anämie, splenomegaler Cirrhose und ähnliche Krankheitsbilder mit dem hämolytischen Ikterus zu verwechseln. Besonders deutlich tritt die verminderte Resistenz in die Erscheinung, wenn man mit „gewaschenen" Erythrocyten arbeitet.

Hämolyse in hypotonischer Kochsalzlösung tritt beim hämolytischen Ikterus bereits in einer 0,52—0,64%igen NaCl-Lösung auf; unter normalen Verhältnissen beginnt die Hämolyse erst in 0,48—0,44% NaCl. Die totale Hämolyse zeigt sich bei 0,28—0,26% NaCl, also bei einer Konzentration, die fast der Norm entspricht; auch die Resistenzbreite ist somit beim hämolytischen Ikterus vergrößert.

Hier sind zwei interessante Beobachtungen zu erwähnen: FRENKEL-TISSOT[1] sah bei einem Fall von typischem hämolytischen Ikterus nur dann eine Verminderung der Resistenz, wenn sich der Patient im Höhenklima befand; kehrte er wieder in die Niederung zurück, so kann die Resistenz wieder zur Norm.

Ebenso beachtenswert erscheint uns die Beobachtung von GREEN.[2] Wurde das Serum eines Falles von hämolytischem Ikterus zu gewaschenen normalen Erythrocyten hinzugefügt, so trat eine Verminderung der Resistenz auf. Wenn dieser Befund auf Richtigkeit beruht, so liegt darin ein wichtiger Beweis für die Existenz von im Blute vorhandenen Hämolysinen.

Beziehungen zwischen dem Grade der Anämie und der Resistenzverminderung existieren nicht; man kann relativ hohe Hämoglobinwerte bei relativ stark herabgesetzter Resistenz finden und umgekehrt; dasselbe gilt von der Schwere der Anisocytose bzw. der Zahl der Retikulocyten und der Resistenzverminderung.

Diagnostisch, aber auch pathogenetisch wichtig ist der Wechsel in der Änderung der Resistenz; es gibt gelegentlich Perioden im Verlaufe eines typischen hämolytischen Ikterus, in denen sich eine Resistenzverminderung nicht nachweisen läßt, während sie zu anderen Zeiten deutlich vorhanden ist. In zweifelhaften Fällen soll man daher nicht verabsäumen, die zunächst negative Probe wenige Tage später zu wiederholen.

Es hat nicht an Versuchen gefehlt, auch durch andere Methoden die Resistenzverminderung zu prüfen; so verwendete man Hämolytika. Zu neuen Vorstellungen oder diagnostischen Klärungen ist man dabei nicht gekommen; die Saponinresistenz der Erythrocyten ist ganz normal.

Tabelle 29.

	Gesamt-fett in 1000 Blut	Cholesterin	Cholesterin-ester	Anmerkung
Normal I	5,380	0,764	0,528	
„ II	5,900	0,864	0,575	
Angeborener hämolytischer Ikterus I .	5,334	0,396	0,473	
„ „ „ II .	6,738	0,407	0,308	
	7,238	0,538	0,317	nach der Splen-ektomie
Lebercirrhose I	9,346	0,906	0,314	
„ II	4,959	0,336	0,131	
„ III	4,350	0,285	0,077	
„ IV	7,361	0,563	0,124	

[1] FRENKEL-TISSOT: Schweiz. med. Wschr. 1921, 509.
[2] GREEN: Proc. roy. Soc. exper. Biol. 20, 291 (1923).

Jene Kliniker, die an der Frage interessiert waren, ob beim hämolytischen Ikterus irgendwelche Hämolysine in Betracht kommen, haben auf Veränderungen der Cholesterinwerte im Blute geachtet; manche gingen so weit, daß sie die eigentliche Ursache des hämolytischen Ikterus in einer Störung des Cholesterinstoffwechsels sahen. Anlaß zu dieser Theorie gab der außerordentlich niedrige Cholesteringehalt, den sie mit der GRIGAUTschen Methode feststellten. Wir haben mit der Digitoninprobe diese Angaben überprüft. Die Cholesterinwerte sind tatsächlich nicht hoch, aber eine wesentliche Verminderung ließ sich an Hand dieser genauen Methode nicht feststellen. Unser Beobachtungsmaterial[1] ist in Tabelle 29 zusammengefaßt.

Eine Zunahme des Gesamtcholesterins nach der Splenektomie beim Menschen findet sich auch bei der experimentellen Milzentfernung; beim Hund nimmt der Fettgehalt im Blute zu, im besonderen der des Cholesterins. In Anlehnung an Beobachtungen von JOANNOVICS und PICK[2] haben wir uns auch für die Jodzahl im Blute als Maß für die Anwesenheit von ungesättigten Fettsäuren interessiert. Die Jodzahl sinkt nach der Splenektomie. Wenn es gestattet ist, daraus Schlüsse abzuleiten, so müßte man sagen, daß die Milz auf die Bildung ungesättigter Substanzen Einfluß nehmen kann. Nach Wegfall dieses Organs scheinen solche „ungesättigte Fettsäuren" im Blute nur in geringerer Menge vorhanden zu sein. Die ungesättigten Fettsäuren sind vorwiegend nur im Serum zu finden; hier ist eine Abnahme besonders deutlich zu erkennen, ebenso wie sich auch die Steigerung des Cholesterins fast ausschließlich im Serum bemerkbar macht.

Ein merkwürdiges Symptom, das der Krankheitsgruppe des hämolytischen Ikterus oft eigen zu sein scheint, ist die Autoagglutination der Erythrocyten; auf sie hat zuerst WIDAL aufmerksam gemacht. Fängt man in einem Uhrschälchen 10 Tropfen Serum auf und fügt gewaschene Blutkörperchen hinzu, so sieht man unter normalen Verhältnissen keine Änderung; bei vielen Fällen von hämolytischem Ikterus bilden aber die Erythrocyten in einem solchen Gemisch Körnchen; im weiteren Verlauf kommt es zur Bildung eines homogenen Häutchens, das zu Boden fällt, während das darüberstehende Serum klar bleibt. Die Zusammenballung ist innerhalb einiger Minuten vollständig. WIDAL hat dieses Symptom vorwiegend beim akquirierten hämolytischen Ikterus gesehen; auch wir haben es gelegentlich gefunden, doch möchten wir ihm keine entscheidende Bedeutung beimessen.

Die Zahl der weißen Blutkörperchen ist meist normal oder nur wenig erhöht. Auch das gegenseitige Verhältnis zwischen poly- und mononukleären Elementen erfährt keine nennenswerte Änderung. Gelegentlich findet man als Ausdruck einer Knochenmarkreizung einige Myelocyten; dies ist besonders im Anschluß an eine „Krise" zu sehen, anscheinend handelt es sich auch um einen erhöhten Untergang der Leukocyten. Im Einklang damit steht die Beobachtung von LICHTWITZ, der bei hämolytischem Ikterus die endogene Harnsäureausscheidung bis auf 1,0 g erhöht sah. Wir können das vollauf bestätigen, aber auch gleichzeitig betonen, daß eine Erhöhung des endogenen Harnsäurewertes nicht nur für den hämolytischen Ikterus charakteristisch ist, sondern auch bei anderen hepatolienalen Erkrankungen vorkommen kann.

GIFFIN[3] hat die Blutmenge studiert; eine wesentliche Änderung gegenüber der Norm fand er nicht.

---

[1] EPPINGER: Hepato-lienale Erkrankungen, S. 144—146. Berlin. 1920.
[2] JOANNOVICS u. PICK: Z. exper. Path. u. Ther. 7, 185 (1909); Berl. klin. Wschr. 1910, Nr. 20.   [3] GIFFIN: J. clin. Invest. 7, 282 (1929).

11. Verhalten des Stoffwechsels.

Eine Steigerung des Stoffwechsels, ähnlich wie z. B. beim Basedow, beobachtete zuerst UMBER, aber unbewußt, da er seinen Fall als Morbus Banti deutete. Ein genaues Studium dieses Falles macht es doch sehr wahrscheinlich, daß es sich um einen hämolytischen Ikterus gehandelt hat. Zunächst verfolgte man die Stoffwechselsteigerung an Hand der N-Ausscheidung, seit Einführung der verschiedenen Methoden zur Prüfung des Sauerstoffverbrauches läßt sich auch eine Steigerung des Grundumsatzes erkennen. Auch dieses Symptom stellt kein Charakteristikum für den hämolytischen Ikterus dar, es kommt auch bei anderen hepatolienalen Erkrankungen vor (GRAFE[1]). Ein Zusammenhang zwischen Milztätigkeit und Stoffwechselsteigerung ist am besten zu erkennen, wenn man den Einfluß der Splenektomie studiert; daß auch hier Ausnahmen vorkommen, beweist ein Fall von BROCK.[2] Nach der Splenektomie wird nicht nur die Blutmauserung wieder normal, auch der Eiweißstoffwechsel und der Grundumsatz kehren zur Norm zurück.

12. Entwicklungsanomalien.

Nicht selten werden Störungen im Knochenwachstum beobachtet. GAENSSLEN, der über ein sehr großes Material verfügt, hat in fast 60% seiner Fälle Turmschädel gesehen. Diese Anomalie ist tatsächlich häufig nachweisbar. Der Turmschädel führt da und dort zu einer mehr oder weniger ausgesprochenen Protrusio bulbi ohne deutliche äußere Anomalie des Gehirnschädels. Wegen der frühzeitigen Verknöcherung der Schädelbasis kann es auch zu einer Einziehung der Nasenwurzel kommen. Außerdem betont GAENSSLEN[3] das Vorkommen von breiten, flachen Nasenrücken und der entsprechend breiten inneren Lidwinkeldistanz: Negertyp. Auch sonst hat er unter seinen Fällen angeborene Anomalien gesehen: Polydaktylie, Mikrophthalmus, Heterochromie der Iris, angeborene Amblyopie, Epicantus, Deformierung der Ohrmuschel, Naevus, Mamilla accessoria. Auch innersekretorische Störungen wurden beobachtet, z. B. Infantilismus, Hypogenitalismus, Hypothyreose.

13. Hautveränderungen.

Die Vergesellschaftung mit Psoriasis wurde öfter beschrieben; erst seit wenigen Jahren achtet man auf eigentümliche Hautgeschwüre, die bis handtellergroß werden und dabei eine auffallend schlechte Heilungstendenz zeigen. Die Sekretionsabsonderung der Wunden ist gering, dagegen groß die Neigung zu Blutungen. Die Schmerzen, die von der Tiefe der Wunden ausgehen, können so heftig sein, daß die Betroffenen in ihrer Leistungsfähigkeit schwer benachteiligt sind. Am häufigsten liegen die Wunden an der Innen- und Außenseite des Fußes, in der Malleolargegend. Bei Frauen können die Geschwüre zur Zeit der Menses ganz besonders in den Vordergrund treten. Solche Wunden, die schon seit Jahren bestehen, kommen teils mit hämolytischem Ikterus kombiniert, teils bei Mitgliedern einer solchen Familie isoliert vor, also ohne die sonstigen Zeichen des hämolytischen Ikterus. Merkwürdig ist das Verhalten der Fußgeschwüre nach Splenektomie; zweimal sah ich[4] nach der Operation ein völliges Ausheilen,

---

[1] GRAFE: Arch. klin. Med. **139**, 354 (1922).
[2] BROCK: Klin. Wschr. **1931**, 1990.
[3] GAENSSLEN: Arch. klin. Med. **146**, 1 (1924).
[4] EPPINGER: Klin. Wschr. **1930**, 10.

beide Male hatte ich den Eindruck, daß das Geschwür nach der Splenektomie rascher ausheilte als die übrigen Symptome des hämolytischen Ikterus verschwanden. Ähnliche Beobachtungen machten LAUX[1] und SEELIG.[2]

14. Nervöse Störungen.

Ich habe nie besonders auffällige nervöse Störungen beim hämolytischen Ikterus gesehen; nur CURSCHMANN[3] berichtet über eine funikuläre Myelose, ähnlich wie bei der Perniciosa.

B. Pathologische Anatomie.

Will man das Wesentliche der morphologischen Veränderungen hervorheben, so erscheint es notwendig, zunächst das in der Literatur niedergelegte Material zu sichten. Es ist manches unter der Annahme eines hämolytischen Ikterus beschrieben worden, was bei nachträglicher Untersuchung der Kritik nicht standgehalten hat. Jedenfalls ist die Zahl der obduzierten Fälle eine recht geringe; die dabei erhobenen Erfahrungen werden aber durch die Untersuchung der bei der Operation entfernten Milzen reichlich ergänzt.

Die *Milz* ist dasjenige Organ, dem das Hauptinteresse gilt; selbst wenn man die normalen Verhältnisse der Milz genau kennt, bereitet es Schwierigkeiten, sich über die Histologie der Milz beim hämolytischen Ikterus ein Bild zu machen.

Im Gegensatz zur normalen Milz, die nach HIRSCHFELD[4] 150—250 g wiegt, ist die Milz beim hämolytischen Ikterus immer vergrößert; Gewichte zwischen 800—2000 g stellen keine Seltenheit vor. Das größte Gewicht, das mir bekannt ist, betrug 3566 g. Die Oberfläche ist glatt, dunkelrotbraun, die Kapsel meist nicht verändert, soweit keine Verwachsungen mit der Umgebung bestehen. Zuweilen erreichen aber die Verwachsungen eine solche Ausdehnung, daß die Milz von schwartigem Gewebe vollständig eingemauert erscheint. Auf der Schnittfläche dominiert der Blutreichtum. Löst man nach der Operation die angelegten Klemmen, so entleert sich reichlich Blut. Die Konsistenz der Milz ist etwas weicher als normal. An der Schnittfläche sind gelegentlich Reste von Infarkten zu bemerken, sonst sind Zeichen von Bindegewebsvermehrung kaum zu sehen. Ein besonderer Reichtum an Lymphfollikeln besteht nicht; dasselbe gilt von den Trabekelquerschnitten.

Die mikroskopische Untersuchung läßt vor allem einen großen Blutreichtum erkennen. Die Erythrocyten finden sich vorwiegend in der roten Pulpa und nur zu geringem Teil in den Sinus; zwischen den zahlreichen roten Blutzellen, die meist keinerlei Veränderungen aufweisen, sind nur wenige Lymphocyten vorhanden. Auch die Sinusräume lassen sich nur in geringem Ausmaß erkennen, sie scheinen wie durch die rote Pulpa zusammengedrückt. Gleiches gilt von den Follikeln (Abb. 52).

Die mikroskopisch sichtbaren Gefäße können der Sitz von eigentümlichen Veränderungen sein. Darauf haben nicht nur ICH, sondern auch andere hingewiesen; es handelt sich um hyaline Einlagerungen in die Adventitia.

Der Blutreichtum der roten Pulpa ist meist so hochgradig, daß sich über den Bau des Reticulums nichts aussagen läßt. Anscheinend ist das Reticulum nicht vermehrt. Auffallend ist dagegen das Aussehen der Sinusendothelien.

[1] LAUX: Klin. Wschr. **1931**, 409.
[2] SEELIG: Klin. Wschr. **1930**, 840.
[3] CURSCHMANN: Dtsch. Z. Neur. **122**, 119 (1931).
[4] HIRSCHFELD: Erkrankungen der Milz. S. **3**. Berlin. 1920.

Während die Sinuswände normalerweise nur schwer zu erkennen sind, findet man hier gleichsam Lumenquerschnitte, sie sind von großen, runden, hervorspringenden Kernen umrahmt, die nur von einer äußerst dünnen Protoplasmamenge umgeben sind. Die Lagerung der Kerne erinnert im Zusammenhang mit der Beschaffenheit des Sinuslumens fast an einen Drüsenquerschnitt. Thompson[1] hat 30 Fälle untersucht und diese Veränderungen für den hämolytischen Ikterus als charakteristisch hingestellt.

Kennt man dieses histologische Bild, dann ist man auch leicht imstande, vermeintliche Fälle von hämolytischem Ikterus auszuscheiden, die eben keine sind, obwohl sie in der Literatur noch immer unter diesem Titel geführt werden; jedenfalls gehört das Bild einer Fibroadenie nicht zum typischen hämolytischen Ikterus. Trotz des Blutreichtums scheinen die Milzschnitte zunächst keine Eisenreaktion zu geben. Behandelt man allerdings die Gewebe nach der Methode von Turnbull energisch mit frisch bereitetem Schwefelammon vor, so findet sich mikrochemisch nachweisbares Eisen. Damit steht auch die Beobachtung von Weber[2] in Einklang, der Eisenbestimmungen in der Milz durchführte. Die normale Milz enthält 0,87—1,28% Fe, die Milz beim hämolytischen Ikterus 4,31—4,66% Fe; der hohe Hämoglobingehalt ist wohl dafür verantwortlich zu machen.

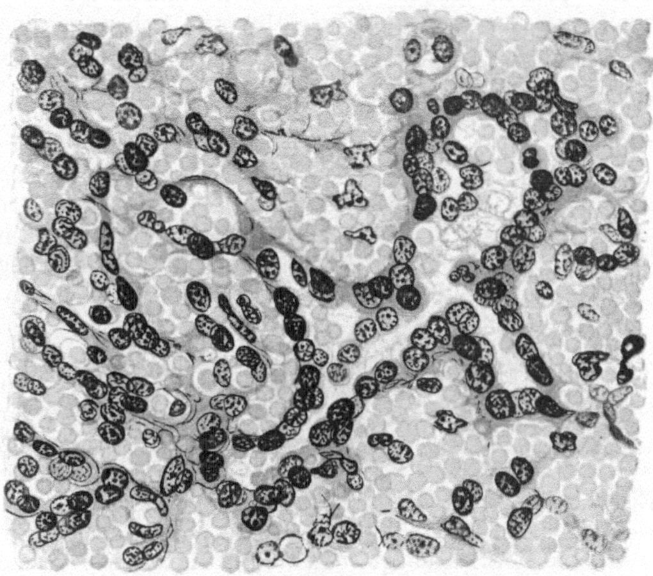

Abb. 52. Milz bei hämolytischem Ikterus. Die rote Pulpa ist mit Erythrocyten erfüllt; die Sinus zusammengedrückt.

Makroskopische Veränderungen der *Leber* sind kaum zu beobachten; gelegentlich ist sie etwas vergrößert. Auch mikroskopisch wird das Gewebe — abgesehen von kleineren Details — fast immer normal befunden. Die Hypertrophie des Organs ist somit entweder im Sinne einer erhöhten Tätigkeit zu deuten oder auf eine Vergrößerung zu beziehen, die sich innerhalb der normalen Variationsbreite bewegt. Zeichen, die an Cirrhose erinnern, sind nicht zu erkennen. Fälle, die eine deutliche Bindegewebswucherung erkennen lassen, sind stets skeptisch zu bewerten. Die Leberzellen können die Charakteristika eines rasch proliferierenden Organs darbieten, die Kupffer-Zellen scheinen vermehrt und auch größer zu sein; sie enthalten phagozytierte Erythrocytentrümmer (Abb. 53). An gewöhnlich gefärbten Schnitten ist kein besonderer Pigmentreichtum zu bemerken. Die gewöhnliche Perlsche Methode zum Eisennachweis versagte in meinen Fällen; wurden aber die Schnitte — wie bereits erwähnt — mit Schwefelammon vorbehandelt, so war Eisen, vor allem in den Kupffer-Zellen, reichlich nachweisbar. In einem Fall wurde der Eisengehalt chemisch bestimmt, wobei

[2] Thompson: Bull. Hopkins Hosp. **51**, 365 (1932).
[2] Weber: Mschr. Kinderheilk. **23**, 484 (1922).

sich der relativ hohe Wert von 2,393 g ergab, während eine normale Vergleichsleber nur 0,745 Fe enthielt. Ich habe einzelne Leberstückchen auch nach meiner Gallenkapillarmethode behandelt. Es zeigten sich erweiterte Gallenkapillaren sowie Gallenkapillarthromben — beide allerdings in nicht sehr reichlicher Menge; das Mißverhältnis zwischen Intensität der Gelbsucht und geringer Anzahl von Gallenthromben ist unverkennbar.

Als ich einem bekannten Pathologen einen Femur im Querschnitt zeigte, fragte er mich, ob dieser Knochen von einer Polycythämie stamme, so intensiv rot war das Knochenmark. Die histologische Untersuchung ergab aber wenig Charakteristisches. Besondere Eigentümlichkeiten an den Gefäßen waren nicht zu beobachten, auch die endothelialen Elemente waren kaum zu erkennen. Beim Versuch, mit der gewöhnlichen PERLschen Methode Eisen nachzuweisen, kamen wir, ebenso wie bei der Milz und Leber, zu einem völlig negativen Ergebnis; auch hier führte erst die Vorbehandlung mit Schwefelammon zu einem positiven Resultat. Die Eisenreaktion ließ größere, anscheinend zusammengehörige Komplexe erkennen, die teils Eisen, teils Erythrocytentrümmer enthielten; vermutlich handelte es sich dabei um große Zellen, die in sich Blutkörperchen aufgenommen hatten und sie verdauten — oder aufbauten.

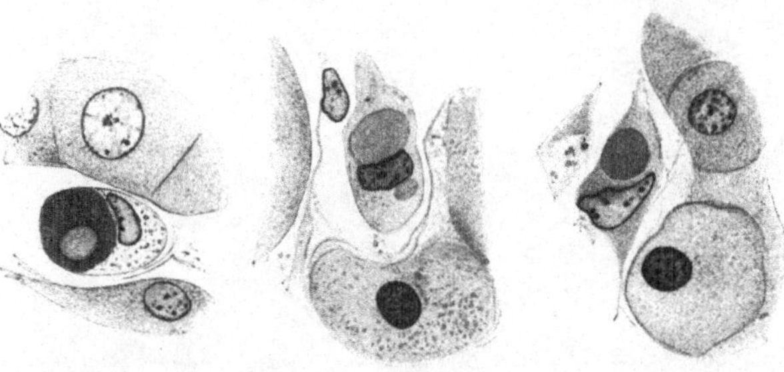

Abb. 53. KUPFFERsche Sternzellen mit phagozytierten Erythrocyten.

Wir haben im Anschluß an die Angabe von MINKOWSKI auch die Niere auf ihren Eisengehalt geprüft; eine Niere enthielt 0,1 g Eisen. Histochemisch war Eisen auch nach Vorbehandlung mit dem TURNBULL-Verfahren nicht nachweisbar; insofern stellt der Fall MINKOWSKIs eine Einzelbeobachtung vor.

Die bei der Sektion gewonnene Blasengalle wurde einer genauen Untersuchung unterzogen; in ca. 50 ccm Galle fanden sich 0,143 g Bilirubin neben 0,0081 g Eisen. Das gegenseitige Verhältnis war 18 : 1.

Die Ergebnisse der anatomischen Untersuchung lassen sich somit ebenfalls im Sinne eines *gesteigerten Blutabbaues* und gleichzeitig erhöhten *Blutaufbaues* verwerten. Nicht zuletzt waren es die anatomischen Milzveränderungen, die mich veranlaßt haben, beim hämolytischen Ikterus an eine Hypersplenie zu denken.

C. Verlauf.

Aus praktischen Gründen haben wir zunächst von einer Trennung des hämolytischen Ikterus in eine *erworbene* und *angeborene* Form abgesehen; beide Krankheitsbilder weisen die gleichen Symptome auf, so daß Wiederholungen unvermeidlich wären. Kommt man aber auf den Verlauf der Krankheit zu sprechen, so erweist sich eine getrennte Erörterung notwendig. In diesem Sinne wollen wir uns zunächst mit dem angeborenen hämolytischen Ikterus (Typus MINKOWSKI-CHAUFFARD) beschäftigen und daran die Besprechung des erworbenen Ikterus (Typus HAYEM-WIDAL) anschließen.

1. Der familiäre und kongenitale hämolytische Ikterus (Typus Minkowski-Chauffard).

Man spricht zwar von einer angeborenen Form des hämolytischen Ikterus, wie aber das Krankheitsbild beim Neugeborenen aussieht, darüber fehlen genauere

Angaben. Meist bezieht man sich nur auf Mitteilungen von seiten der Mutter bzw. der Familienangehörigen. Öfter hört man von einem auffallend intensiven Icterus neonatorum; vielleicht war die schon bei der Geburt vorhandene erhöhte Gallenfarbstoffbildung Ursache für diesen. In einem Teil der Fälle wird die Erkrankung schon während der ersten Lebensjahre erkannt. Das leitende Symptom ist entweder die Gelbsucht oder ein Milztumor, sehr oft ist beides vorhanden. Zumeist wird man auf die Erkrankung gelegentlich einer Verschlimmerung aufmerksam, und es ist verständlich, wenn Patienten oder Angehörige den Beginn der Krankheit von da an rechnen. In einem Gutteil der Fälle haben die Patienten keinerlei Beschwerden; erst die ärztliche Untersuchung, die vorgenommen wurde, weil andere Familienmitglieder eines hämolytischen Ikterus verdächtig erkannt wurden, führt zum Nachweis der Krankheit. Es ist daher nicht immer leicht zu entscheiden, ob die Krankheit angeboren ist.

Viel leichter ist es, das hereditäre Moment festzustellen. An der Tatsache, daß das Bild des hämolytischen Ikterus bei mehreren Mitgliedern einer Familie vorkommen kann, ist nicht zu zweifeln, schon die erste Mitteilung von MINKOWSKI hat darauf Wert gelegt. In der Regel handelt es sich um mehrere Geschwister, und nur selten erstreckt sich die Untersuchung auf mehr als eine Generation. Es ist daher sehr zu begrüßen, daß MEULENGRACHT[1] in Dänemark und GAENSSLEN[2] in Württemberg ein möglichst großes Material in verläßlicher Weise gesammelt haben; sie haben darauf nicht nur bei ihren Patienten geachtet, sondern auch bei anscheinend gesunden Mitgliedern der in Frage kommenden Familien Nachschau gehalten; auch bei diesen wurde auf einen genauen Blutstatus (Resistenz, Mikrocyten und Reticulocyten) Wert gelegt; ebenso wurde der Harn geprüft. Auf diese Weise konnte MEULENGRACHT in seiner Heimat sieben und GAENSSLEN sechs Familien ermitteln. Die Krankheit wird nur von kranken Familienmitgliedern vererbt, während gesunde Individuen aus einer solchen Familie gesunde Kinder haben. Ein selten vollständiger, von GAENSSLEN mitgeteilter Stammbaum ist hier angefügt (Abb. 54).

Bei der Untersuchung sämtlicher Familienmitglieder erweisen sich nicht alle gleich schwer betroffen; man kann zwischen einer klassischen polysymptomatischen und einer mehr oligo- oder selbst nur monosymptomatischen Formunter scheiden.

Zur Charakterisierung der *polysymptomatischen* Form ist nicht viel hinzuzufügen; alle typischen Symptome — wie wir sie oben angegeben haben — finden sich hier vereint: Ikterus, Anämie, Mikrocytose, Resistenzverminderung, Milztumor und Urobilinurie.

Bei der *oligosymptomatischen* Form ist meist nur das eine oder andere Kardinalsymptom vorhanden; in manchen Fällen fehlen sowohl Ikterus als auch Anämie, hier spricht GAENSSLEN von einer *kompensierten Form*. Diese Krankheitsbilder können leicht übersehen werden; kommt ein solcher oligosymptomatischer Fall zur Beobachtung, so kann die Diagnose Schwierigkeiten bereiten. Findet sich allerdings ein solches Symptom bei einer Person, die aus einer solchen Familie stammt, so kann dies bei der Analyse des Stammbaumes gute Dienste leisten. Bei Reizbestrahlung der Milz kommt es nach GAENSSLEN zu einer besonderen Anfälligkeit der Erythrocyten; eine nur leichte Gelbsucht kann an Intensität (geprüft vor allem an der Bilirubinämie) zunehmen; beide Proben können diagnostisch wertvolle Dienste leisten.

Die ersten Zeichen eines hämolytischen Ikterus müssen sich nicht schon im frühesten Kindesalter zeigen; sie können spät, z. B. erst nach dem 40. Lebensjahr, auftreten.

---

[1] MEULENGRACHT: Arch. klin. Med. **136**, 33 (1921).
[2] GAENSSLEN: Arch. klin. Med. **146**, 1 (1924).

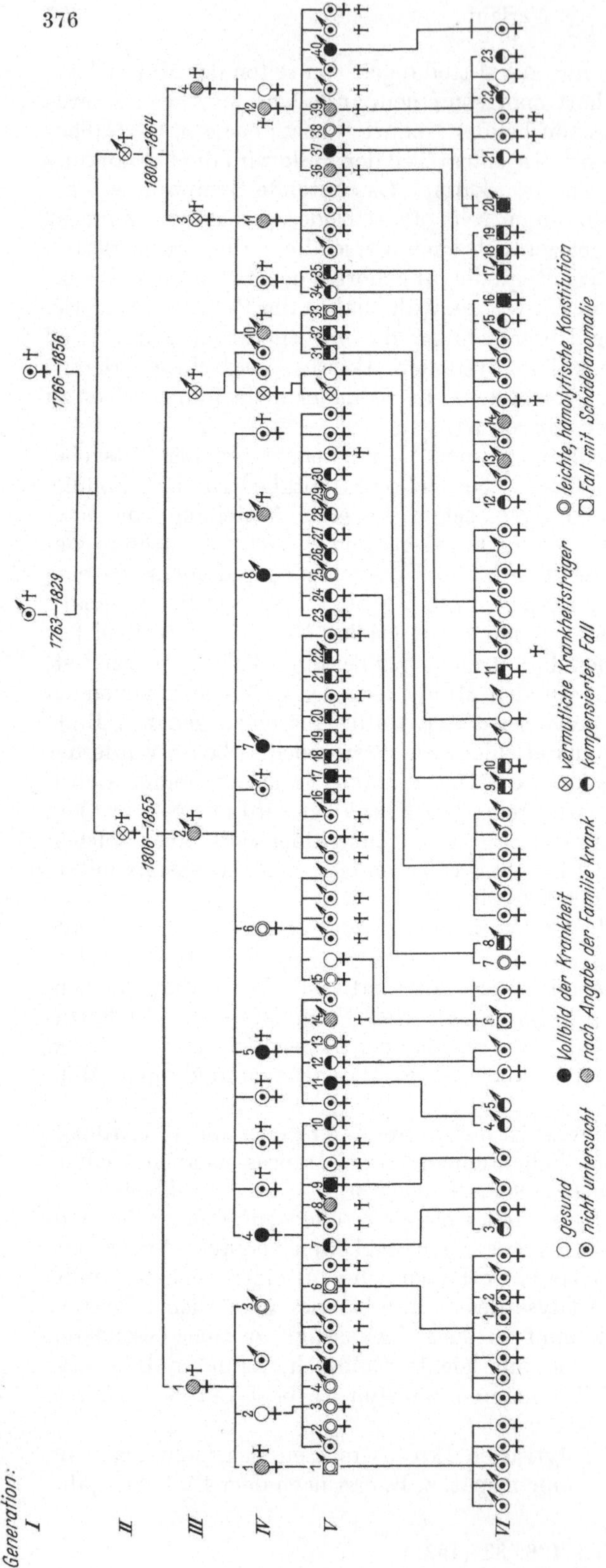

Abb. 54. Stammbaum einer Familie mit hämolytischer Konstitution.

Symptome und ihre Intensität lassen großen Wechsel erkennen. Ein einmal ausgebrochener, mit schwerer Anämie einhergehender Ikterus kann wieder völlig verschwinden, so daß der Adspekt kaum an dieses Krankheitsbild erinnert. Zur Zeit der sogenannten Blutkrisen fühlen sich allerdings die meisten krank; auf ein häufig zu beobachtendes Mißverhältnis zwischen Intensität der Anämie und den subjektiven Beschwerden haben wir bereits aufmerksam gemacht. Der hämolytische Ikterus ist an sich keine gefährliche Krankheit, weswegen unkomplizierte Fälle nur sehr selten zur Sektion kommen. Viele Träger eines solchen Zustandes erreichen ein hohes Alter, z. B. der Fall von BENJAMIN und SLUKA,[1] der 81 Jahre alt wurde. Treten komplizierende Krankheiten hinzu, so zeigen Patienten mit hämolytischem Ikterus kaum einen besonderen Mangel an Widerstandsfähigkeit. Zwei meiner Patienten (30 und 7 Jahre), wurden von schwerer Pneumonie befallen, beide wurden wieder gesund. Frauen mit hämolytischem Ikterus vertragen einen Partus anstandslos. Die Prognose der Krankheit quoad vitam ist demnach gut; sie ist eine lebenslängliche Krankheit, die zwar keine Tendenz zu Spontanheilung

[1] BENJAMIN u. SLUKA: Berl. klin. Wschr. 1907, 1065.

zeigt, in der Regel aber von so gutartigem Charakter ist, daß die klassischen Worte von CHAUFFARD, die Kranken seien „plus des ictériques que des malades“, auch heute noch für die größte Zahl der Fälle Gültigkeit hat.

Eine große Rolle spielen im Verlaufe eines hämolytischen Ikterus die sogenannten *Krisen*. Bei den meisten Kranken ist der Zustand stationär, bei manchen können jedoch Schwankungen in rascher Folge auftreten, Exazerbationen mit Remissionen wechseln ab, wobei die Verschlimmerungen bald einen mehr protrahierten, bald einen stürmischen Charakter zeigen; solche Patienten sind für längere Zeit arbeitsunfähig. Sie klagen über Müdigkeit und Mattigkeit sowie über ein Druckgefühl in der Milz- oder Lebergegend; sobald die Blutarmut zunimmt, wird meist auch die Milz größer.

Über die Natur solcher Krisen kann man sich ungefähr folgende Vorstellung bilden: Das Wesen der Krankheit scheint darin zu bestehen, daß dauernd mehr rote Blutkörperchen zugrunde gehen als der Norm entspricht; das hypertrophische Knochenmark bemüht sich nach Tunlichkeit, den erhöhten Ansprüchen nachzukommen, aber gelegentlich kommt es zu einer Störung des bis dahin geregelten Gleichgewichtes. Anämie kann einsetzen, wenn entweder das Knochenmark versagt oder zu viel Erythrocyten zerstört werden; beide Vorgänge können das Bild einer Krise zur Folge haben. Innerhalb weniger Tage steigern sich die einzelnen Symptome; der Hämoglobinwert und die Zahl der Erythrocyten sinken, der Ikterus nimmt an Intensität zu, der Urin wird dunkler, ebenso die Fäzes, in denen sich jetzt noch mehr Urobilinogen findet. Die Milz nimmt an Größe wesentlich zu, gleichzeitig wird die Leber druckempfindlich, ja es kann zu attackenartig auftretenden Schmerzen, zu den sogenannten Pseudogallensteinkoliken kommen; als Begleiterscheinung tritt Erbrechen auf. Nach wenigen Tagen kann sich das bedrohlich aussehende Bild wieder bessern, indem unter gleichzeitiger Verminderung der Gelbsucht, Verkleinerung der Milz und Abnahme des Farbstoffes in Harn und Fäzes, die Zahl der Erythrocyten wieder zu steigen beginnt. Andere Krisen gehen ohne Steigerung der Blutmauserung einher, trotzdem nimmt die Gelbsucht an Intensität zu; hier scheint es sich um primäre Leberstörungen zu handeln. Solche, ebenfalls an Krisen erinnernde Zustände zeigen meist nur eine Zunahme der Gelbsucht, aber keine Verschlimmerung des Blutbildes.

Als Ursache solcher bald stärker, bald schwächer ausgebildeter Krisen kommen ätiologisch die verschiedensten Momente in Frage; selbst psychische Einflüsse können dabei in Betracht kommen. Manche beschuldigen Erkältungen, andere die Gravidität. Der Einfluß von Infektionskrankheiten wird verschiedentlich beurteilt; daß gelegentlich ein Infekt zu einer schweren Krise führen kann, steht außer Zweifel, z. B. Malaria (KOENIG[1]).

Der hämolytische Ikterus ist heilbar, wenn man die Milz entfernt; die Resultate sind günstig, gleichgültig, ob die Operation auf der Höhe einer Krise oder im Intervall vorgenommen wird. Die Erfolge keiner anderen Therapie (Röntgenbestrahlung, Diathermie der Milz) lassen sich mit der Splenektomie vergleichen; durch die Röntgenbestrahlung der Milz kann eher gelegentlich ein Schaden angerichtet werden. Auch die medikamentöse Behandlung hat keine sicheren Ergebnisse aufzuweisen; weder Eisen noch Arsen scheinen die Krisen oder die schon länger bestehende Anämie irgendwie zu beeinflussen; auch die Leberbehandlung erweist sich meistens machtlos. Sieht man dennoch Erfolge, so muß man sich stets vergegenwärtigen, daß es auch spontane Remissionen gibt.

Über die ersten guten Erfolge der Splenektomie haben BANTI[2] und ICH[3] be-

---

[1] KOENIG: Med. Klin. **1928**, 378. 　　　[2] BANTI: Semaine méd. **1913**, 313.
[3] EPPINGER: Berl. klin. Wschr. **1913**, 1509.

richtet, jedenfalls haben wir zuerst bewußt die Operation empfohlen. Wird der Patient auf der Höhe eine Krise operiert, so steigen binnen kurzer Zeit die Zahl der roten Blutzellen und der Hämoglobinwert an; in nicht wenigen Fällen schwindet nach der Operation nicht nur die Anämie, sondern es kann sogar zu einer leichten Polycythämie kommen; die Besserung erfolgt selten schlagartig, sondern allmählich (4—8 Wochen). Das Wesentliche ist vor allem, daß die Besserung bzw. Heilung des Zustandes anhält. Ich verfolge eine Patientin mit hämolytischem Ikterus, bei der die Splenektomie nunmehr über 22 Jahre zurückliegt; vor der Operation hatte sie weniger als 2 Millionen Erythrocyten, nach der Splenektomie stieg die Erythrocytenzahl auf 5,3 Millionen an. Ich habe diese Patientin nach der Operation oft untersuchen können, wobei ich niemals Werte unter 4,9 Millionen fand. Derzeit (10. November 1936) hat sie 5,03 Millionen. Soweit ich die Literatur überblicke, sind sich alle Autoren darüber einig, daß die Splenektomie beim angeborenen hämolytischen Ikterus fast alle pathologischen Erscheinungen zum Verschwinden bringt; manche sprechen von einer Heilung,

Im Anschluß an eine gelungene Splenektomie verschwinden während des Ansteigens der roten Blutkörperchen die vitalgefärbten Erythrocyten sowie die Polychromasie. Anders verhält sich die Mikrocytose: Sie nimmt zwar ab, der durchschnittliche Durchmesser der Erythrocyten wächst, doch zum völligen Verschwinden der Mikrocytose kommt es nicht; ein Zurückgehen der Anisocytose ist zu beobachten. Bei der oben erwähnten Patientin, deren Splenektomie nunmehr über 22 Jahre zurückliegt und die sich seither vollkommen wohl fühlt, finden sich noch immer Mikrocyten. Gelegentlich kann es nach der Splenektomie sogar zu einer Polycythämie kommen (NETUSEK[1] sowie eigene Beobachtungen).

Was den Einfluß der Milzentfernung auf die Resistenz der Erythrocyten anbelangt, so kann man folgendes sagen: Der Zustand bessert sich, da sowohl die beginnende als auch die totale Hämolyse erst bei niedrigeren Salzkonzentrationen eintritt; die Verhältnisse nähern sich allmählich fast der Norm, völlig normale Werte wurden aber — soweit aus dem gegenwärtigen Schrifttum hervorgeht — doch nie erreicht. Die vor 22 Jahren operierte Patientin, die vor der Splenektomie eine beginnende Hämolyse bei 0,64 und eine totale bei 0,36% Kochsalzlösung zeigte, bietet auch heute noch ähnliche Werte. Die Resistenzprüfung ergab 1936 folgende Werte: beginnende Hämolyse bei 0,60 und totale bei 0,38. Überblickt man die Erfahrungen anderer, so findet man ganz ähnliche Angaben. Abschließend läßt sich somit sagen, die Resistenz erfährt durch die Milzexstirpation nur eine geringe Änderung.

Fast nach jeder Splenektomie, ganz besonders beim hämolytischen Ikterus, erscheinen im Blute JOLLY-Körperchen (siehe z. B. MEYER[2]); sie sind schon wenige Stunden nach der Splenektomie nachweisbar. In einigen Fällen scheinen sie wieder zu verschwinden, aber man kann sie oft noch nach Jahren nachweisen; vielleicht hat die Milz etwas mit dem normalen Entkernungsprozeß der Erythroblasten zu tun.

Auffallend ist ferner die nach der Splenektomie gar nicht so selten zu beobachtende Hyperleukocytose; auch dieses Phänomen ist kein Charakteristikum für die Milzentfernung beim hämolytischen Ikterus; Ähnliches ist nahezu nach jeder Splenektomie zu sehen. Meist handelt es sich um ein vorübergehendes Symptom; Hyperleukocytose bis zu 10000—20000 sind keine Seltenheit. Sie ist hauptsächlich auf eine Vermehrung der polynukleären Zellen zu beziehen. Gelegentlich kommt es sogar zur Ausschwemmung von Myelocyten. Schließlich wäre noch das Verhalten der Thrombocyten zu erwähnen; fast immer kommt es

---

[1] NETUSEK: Klin. Wschr. **1933**, 1529.
[2] MEYER: Klin. Wschr. **1927**, 1277.

nach einer Splenektomie zu einer Vermehrung derselben. Auch hier macht der hämolytische Ikterus keine Ausnahme; merkwürdigerweise hält aber die Vermehrung nicht lange an. Der oben erwähnte Fall, bei dem die Splenektomie nunmehr 22 Jahre zurückliegt, hat anfangs eine starke Vermehrung der Blutplättchen gezeigt, derzeit bewegen sich die Werte innerhalb normaler Grenzen. Schon DUTTON[1] sah nach Splenektomie eine Steigerung der Blutplättchen.

Ebenso überzeugend wie die Blutveränderungen durch die Splenektomie gebessert werden, wird auch der Ikterus beeinflußt. Der Ikterus geht innerhalb weniger Tage zurück und ist nach 14 Tagen meist kaum mehr nachweisbar. Die Bilirubinämie hält in mäßigen Grenzen noch eine Zeitlang an, ist aber stets innerhalb weniger Wochen völlig verschwunden; das gleiche gilt auch von der Urobilinurie. Dieses Verhalten ist um so auffallender, als unmittelbar nach der Operation der Urobilinwert im Harn ansteigt. Daß es gelegentlich knapp nach der Operation sogar zu einer vorübergehenden Bilirubinurie kommt, ist bereits erwähnt worden (Narkosewirkung?). Der postoperative Zustand verbietet es, nach der Operation eine Untersuchung des Duodenalsaftes durchzuführen; prüft man aber 2—3 Wochen später die Farbe des Duodenalsaftes, so erweist sie sich wesentlich heller. Noch viel deutlicher ist der Einfluß der Splenektomie auf den Gallenfarbstoffwechsel, zu beurteilen, wenn man die Urobilinogenausscheidung im Stuhl verfolgt.

Tabelle 30.

	Vor der Splenektomie			Nach der Splenektomie			Anmerkung
	Erythrocyten	SAHLI	Urobilinogen im Stuhl	Erythrocyten	SAHLI	Urobilinogen im Stuhl	
1. Fall ..	1,70 M.	35	3,96	3,5 M.	70	0,07	36 Tage nach Operation.
2. ,, ..	2,20 M.	45	1,75—3,8	4,0 M.	80	0,12	3 Monate nach Operation.
3. ,, ..	2,19 M.	50	2,59—2,43	3,9 M.	76	0,09—0,1	28 Tage nach Operation.

Tabelle 31.

	Vor der Splenektomie (52 kg)				24 Tage nach der Splenektomie (52,5 kg)		
	N-Einnahme	N-Ausscheidung			N-Einnahme	N-Ausscheidung	
		Harn-N	Kot-N			Harn-N	Kot-N
1. Tag.....	15,7	14,23		1. Tag ...	15,6	13,67	
2. ,, ...	15,2	13,97		2. ,, ...	15,19	12,7	
3. ,, ...	15,6	14,07		3. ,, ...	15,9	12,67	
4. ,, ...	15,3	13,67	15,3	4. ,, ...	15,3	12,67	17,02
5. ,, ...	15,3	13,98		5. ,, ...	15,98	12,08	
6. ,, ...	15,6	13,78		6. ,, ...	15,13	13,99	
7. ,, ...	15,7	14,30		7. ,, ...	15,3	13,78	
8. ,, ...	15,8	14,70		8. ,, ...	15,76	13,10	
Summe....	124,2	112,70	15,3	Summe ..	124,16	104,66	17,02

<table>
<tr><td>Bilanz (vor der Operation):
124,2 = 112,70 + 15,3 — 2,8
2,8 . 6,25 = 17,5 g Eiweißverlust.</td><td>Bilanz (nach der Splencktomie):
124,16 = 104,66 + 17,02 + 2,48
2,48 . 6,25 = 15,5 g Eiweißansatz.</td></tr>
</table>

Im Harn vieler Fälle von hämolytischem Ikterus finden sich hohe Harnsäurewerte. Das Bestehen eines gesteigerten Stoffwechsels wurde bereits erwähnt.

---

[1] DUTTON: J. amer. med. Assoc. **84**, 1897 (1925).

Nach der Splenektomie, sinkt nicht nur der Sauerstoffverbrauch, sondern auch der erhöhte Stickstoffumsatz; das äußert sich besonders in der Abnahme der Harnsäurewerte.

Tabelle 32.

Fall I			Fall II		
Datum	Harnmenge	Harnsäure	Datum	Harnmenge	Harnsäure
18. III.	780	1,45	26. III.	855	1,606
19. III.	930	1,70	27. III.	1020	1,701
20. III.	1100	1,23	28. III.	870	1,679
Splenektomie			Splenektomie		
15. V.	1100	0,07	17. IV.	340	0,245
16. V.	980	0,045	18. IV.	790	0,240
17. V.	830	0,042	19. IV.	720	0,255
18. V.	650	0,026			

In der Milz gehen nicht nur rote Blutzellen zugrunde, sondern wahrscheinlich auch Leukocyten. Obzwar die endogene Harnsäureausscheidung nur als relativ ungenaues Maß für den Kernzerfall — speziell der Leukocyten — angesehen werden kann, so sind dennoch die hohen Harnsäurewerte im Harn vor und die niedrigen nach der Splenektomie beachtenswert. Vielleicht hat die Splenektomie beim hämolytischen Ikterus nicht nur auf den Umsatz der roten, sondern auch der weißen Blutzellen Einfluß; ein ausschließlich hemmender Einfluß der Milz auf das Knochenmark, der wegfällt, wenn die Milz exstirpiert wird (HIRSCHFELD und KLEMPERER[1]), scheint nicht zu existieren; auch die Knochenmarkspunktion vor und nach der Splenektomie beweist dies eindeutig (ESCUDERO[2]).

Wie im Experiment der Cholesteringehalt des Serums nach Entfernung der normalen Milz mächtig ansteigt, so ist Analoges auch beim hämolytischen Ikterus zu sehen. In der folgenden Tabelle 33 sind die Cholesterinwerte im Blute bei zwei Fällen von hämolytischem Ikterus vor und nach der Splenektomie zusammengestellt.

Tabelle 33.

	Vor der Splenektomie			Nach der Splenektomie			Anmerkung
	Gesamt-fett	Cholesterin	Cholesterin-ester	Gesamt-fett	Cholesterin	Cholesterin-ester	
	in 1000 ccm Blut			in 1000 ccm Blut			
Hämolyt. Ikterus I ..	4,738	0,732	0,309	7,798	1,076	0,276	Nach zwei Monaten
Hämolyt. Ikterus II .	5,768	0,674	0,297	9,376	0,943	0,279	Nach drei Monaten

In einem Fall (II) bot sich uns auch Gelegenheit, den Duodenalsaft vor und nach der Splenektomie zu analysieren; vor der Operation zeigten sich folgende Werte (berechnet auf 1000 ccm Duodenalsaft): Farbstoff 3,107 g, Cholesterin 0,270 g. — 28 Tage nach der Splenektomie fanden wir folgende Werte: 0,278 g Farbstoff, 0,034 g Cholesterin. Nach der Operation geht somit nicht nur der Farbstoffgehalt der Galle herunter, sondern auch das Cholesterin. Vielleicht hängt der hohe Cholesteringehalt im Blute, wie er nach der Splenektomie zu sehen ist, mit der geringeren Ausscheidung durch die Galle zusammen. Eine außerordent-

---

[1] HIRSCHFELD u. KLEMPERER: Therapie der Gegenwart, S. 385. 1913.
[2] ESCUDERO: Rev. méd. lat.-amer. 14, 1011 (1929).

lich hohe Steigerung sahen GENNET und LAUDAT[1]: sechs Jahre nach der Splenektomie wurden 7,54 °/$_{00}$ Cholesterin im Blute gefunden.

Der oben angeführte Fall bot uns auch Gelegenheit, den Eisenstoffwechsel vor und nach der Splenektomie zu verfolgen; wir geben die dabei gefundenen Zahlen in Tabellenform wieder:

Tabelle 34.

Eisenausfuhr pro Tag und Kilogramm Körpergewicht berechnet		
	Im Stuhl mg Eisen	Insgesamt mg Eisen	
Vor der Splenektomie	0,191	0,204	6 tägige Periode
1 Monat nach der Operation	0,230	0,244	6 „ „
3 Monate nach der Operation.............	0,220	0,231	8 „ „

Diese Eisenbestimmungen erscheinen uns deswegen lehrreich, weil der Organismus beim hämolytischen Ikterus — wir verweisen auf vorangehende Untersuchungen — wegen des hohen Bilirubinexportes mit der Abgabe von Eisen außerordentlich spart. In dem Maße aber, als durch die Splenektomie die Blutmauserung abnimmt, geht die Eisenausscheidung in die Höhe.

In manchen Fällen haben wir auch die Nachblutungszeit vor und nach der Milzexstirpation geprüft. Eine allgemeine Regel läßt sich dabei nicht ableiten; gelegentlich wird die Nachblutungszeit kürzer, zumeist bleibt sie aber unverändert.

Das hier beschriebene Krankheitsbild des angeborenen familiären hämolytischen Ikterus ist, abgesehen von den anamnestischen Angaben, durch den Milztumor, die Mikrocyten, die verminderte Resistenz der roten Blutkörperchen, die gesteigerte Hämolyse, den erhöhten Bilirubingehalt des Blutes ohne Bilirubinurie und die fehlende Ausscheidung von Gallensäuren sowie durch die Tatsache charakterisiert, daß der ganze Symptomenkomplex nach der Splenektomie verschwinden kann. Auch das histologische Verhalten der Milz ist ziemlich pathognomonisch. Das Krankheitsbild ist allgemein anerkannt, es stellt keine allzu große Seltenheit vor; vielleicht sieht man diesen Zustand in manchen Gegenden, z. B. in Schwaben, öfter. Nicht selten wird das Krankheitsbild zufällig entdeckt, und erst eine daraufhin vorgenommene Untersuchung der Familienmitglieder läßt die wahre Natur dieses Zustandes erkennen. In diesem Sinne ist es verständlich, wenn jetzt gerne von einer hämolytischen Konstitution gesprochen wird. Auf dem Boden der modernen Familienforschung war es möglich, die einzelnen Entwicklungsstadien und vielseitigen Erscheinungsformen der hämolytischen Konstitution kennenzulernen; stellt man sich jedoch auf den Standpunkt, daß jedes Mitglied einer solchen Familie, selbst wenn es die Zeichen einer hämolytischen Konstitution nur in Miniaturform trägt, zum Vater eines vollentwickelten hämolytischen Ikterus werden kann, dann verwischen sich die Grenzen zwischen dem echten, kongenitalen, familiären hämolytischen Ikterus und der erworbenen Form, zumal es dem Arzt nicht immer leicht wird, bei allen Familienmitgliedern diese Konstitution zu prüfen.

Die Annahme einer hämolytischen Konstitution, die in neuerer Zeit hauptsächlich von GAENSSLEN[2] und MEINERTZ[3] und in der englischen Medizin von PENN[4] vertreten wird, hat tatsächlich vieles für sich. So kam es auch, daß ich nachträglich einen meiner Patienten, den ich ursprünglich als erworbenen hämolytischen Ikterus beschrieben habe, doch als familiären ansehen mußte. Wenn

---

[1] GENNET u. LAUDAT: Bull. Soc. méd. Hôp. Paris 48, 1417 (1932).
[2] GAENSSLEN: Klin. Wschr. 1927, Nr. 20.
[3] MEINERTZ: Med. Klin. 1933, Nr. 3, 16.
[4] PENN: Brit. med. J. 1931, 192.

wir bei der Beurteilung, ob es sich um eine familiäre oder erworbene Form
handelt, nur auf die anamnestische Angabe Ikterus oder Milztumor achten, so
ist das zu wenig; man muß tiefer schürfen, was allerdings nicht immer leicht
fällt. Wahrscheinlich wird man in der Folge gezwungen sein, „hereditäre" und
„nicht hereditäre oder erworbene Formen" des hämolytischen Ikterus zusammen-
zuwerfen.

Wie die Erfahrung lehrt, können die verschiedensten Gelegenheitsursachen,
wie Infektion, starke Blutung, Dyspepsie usw., einen bis dahin latent verlaufenen
angeborenen, familiären hämolytischen Ikterus zum manifesten gestalten; manchmal ist die erste Manifestation schon eine „Blutkrise"; ebenso kann man sich
aber vorstellen, daß die gleichen Momente eine hämolytische Konstitution so
verändern, daß daraus ein typischer hämolytischer Ikterus wird.

2. Der erworbene hämolytische Ikterus (Typus Hayem).

Es gibt Erkrankungen, die bei rein klinischer Betrachtung mit dem kongenitalen familiären Ikterus viel Ähnlichkeit zeigen; auch bei diesen findet man
Gelbsucht, Milztumor, indirekte Bilirubinämie, fehlende Bilirubinurie, keine
Gallensäureausscheidung, starke Urobilinurie, mächtige Gallenfarbstoffausscheidung durch die Leber, verminderte Resistenz der Erythrocyten und günstige
Beeinflussung durch die Splenektomie; HAYEM nahm aber bei diesen Fällen wegen
des Fehlens des kongenitalen und familiären Momentes einen Morbus sui generis
an; weder in der unmittelbaren noch in der weiteren Verwandtschaft dieser
Menschen zeigten sich ähnliche Zustände.

In letzter Zeit ist es um die Klinik des erworbenen hämolytischen Ikterus
still geworden. GAENSSLEN und MEULENGRACHT leugnen das Vorkommen
dieser Form, denn bei genauerer Überprüfung der Krankengeschichten kamen
sie zu der Überzeugung, daß sich hinter den meisten Fällen von sogenanntem
erworbenen hämolytischen Ikterus doch eine verkappte, kongenitale Form verbirgt. Ich mußte bei zwei Fällen, die ich zunächst als erworbene Formen
von Icterus haemolyticus beschrieben habe, ebenfalls Rückzug blasen, als
ich in der weiteren Verwandtschaft dieser Fälle auch das Blut untersuchte.
Wenn man früher bei Erhebung der Anamnese nur die Frage diskutiert hat, ob
die Eltern oder Großeltern Gelbsucht oder eine große Milz hatten, so genügt
das auf Grund neuerer Beobachtungen nicht mehr, denn alle Mitglieder einer
hämolytischen Familie, auch wenn das Bild bei einzelnen sehr symptomenarm
ist, können die Disposition zu dieser Krankheit übertragen, die sich bald
schwächer, bald intensiver äußert. Je kritischer man unter diesem Gesichtspunkte die einzelnen Fälle von sogenanntem erworbenen Icterus haemolyticus
überprüft, desto weniger dürfte vom ursprünglichen HAYEMschen Krankheitsbild übrigbleiben. Immerhin glaube ich, daß selbst bei Anwendung äußerster
diagnostischer Vorsicht das Krankheitsbild des erworbenen hämolytischen Ikterus
bestehen bleiben dürfte. Fall III, den ich in meinem Buche „Die hepatolienalen
Erkrankungen" (S. 205) beschrieben habe, scheint aller Kritik standzuhalten;
jedenfalls ist es mir in der Aszendenz dieses Falles nicht gelungen, irgendein
Symptom aufzudecken, das an hämolytischen Ikterus erinnert.

Symptomatisch und auch anatomisch scheinen sich die erworbenen von den
kongenitalen Formen kaum zu unterscheiden; das einzige, das vielleicht als Hinweis für eine Trennung herangezogen werden könnte, wäre die Mikrocytose;
leider habe ich bei meinen früheren Fällen nicht sehr darauf geachtet.

Jedenfalls verdient der Ausspruch von GAENSSLEN und MEULENGRACHT, daß
sich hinter den meisten Fällen von erworbenem Icterus haemolyticus doch nur

eine kongenitale familiäre Form verbirgt, Beachtung; aber einmal muß doch der familiäre Icterus haemolyticus mit einem Mitglied angefangen haben und das muß ein erworbener Zustand gewesen sein.

D. Pathogenese.

1. Theorie von Hayem.

An eine Abhängigkeit des hämolytischen Ikterus von der Intensität der Erythrocytenzerstörung dachte bereits HAYEM;[1] aus dem freiwerdenden Hämoglobin wird Gallenfarbstoff bereitet. Entsprechend der erhöhten Blutzerstörung wird auch mehr Bilirubin gebildet, was zu Pleiochromie bzw. Eindickung der Galle führt. Die Zähflüssigkeit der Galle behindert den Gallenabfluß, was zu Gallenretention und damit zu Gelbsucht Anlaß gibt.

Eine wesentliche Stütze seiner Theorie sah HAYEM in den Versuchen von STADELMANN,[2] der durch Untersuchungen mit Toluylendiamin und Arsenwasserstoff zwei Erscheinungen nachweisen konnte — erhöhte Blutzerstörung *und* Ikterus.

Viel schwieriger gestaltete sich für HAYEM die Frage, warum es beim hämolytischen Ikterus zu einer erhöhten Blutzerstörung komme. Am einfachsten wäre es, bei solchen Patienten an die Wirkung eines Giftes zu denken — das vielleicht in der Milz gebildet wird — und auf diesem Wege die Erythrocyten schädigt; man hat auf das Vorkommen von Hämolysinen geachtet; irgendwelche sichere Anhaltspunkte liegen aber bis jetzt nicht vor. Schon die Tatsache, daß man in den einschlägigen Fällen niemals eine Hämoglobinämie findet, machte das Vorkommen von Hämolysinen recht unwahrscheinlich. Da man vom Toluylendiamin, das bei manchen Tieren ein dem menschlichen Icterus haemolyticus ähnliches Krankheitsbild erzeugt, kaum annehmen kann, daß es die Erythrocyten unmittelbar schädigt, sondern es wahrscheinlicher ist, daß die Anämie und der Ikterus nur auf dem Umwege über die blutzerstörenden Organe entstehen, so lag es nahe, auch für den menschlichen Icterus haemolyticus eine ähnliche Pathogenese anzunehmen.

Die Leber ist sicher dasjenige Organ, das bei der Blutzerstörung die größte Rolle spielt; es war deshalb naheliegend, zunächst in der Leber die Ursache der Krankheit zu suchen, wie es von HAYEM auch tatsächlich geschah; in dem Sinne hat man von klinischer Seite dem Studium der Leberfunktion beim hämolytischen Ikterus als Hinweis auf einen vielleicht bestehenden Leberschaden größte Aufmerksamkeit geschenkt; um so größer war aber die Enttäuschung, als mehr oder weniger alle Prüfungen für eine normale Lebertätigkeit sprachen. Auch histologisch zeigen sich in der Leber keine sonderlichen Auffälligkeiten. Ich persönlich sehe jedenfalls in dem Fehlen einer zirrhotischen Veränderung ein wichtiges differentialdiagnostisches Moment.

2. Die Theorie von Minkowski (Gilbert).

MINKOWSKI[3] und nach ihm GILBERT[4] verlegten die Ursache der gesteigerten Erythrocytenzerstörung in die Milz; die Milz beteiligt sich vielleicht aktiv im Sinne einer gesteigerten Hämolyse. GILBERT und seine Schule glaubten, schon aus der normalen Milz Hämolysine darstellen zu können und vermuteten

[1] HAYEM: Bull. Soc. méd. Hôp. Paris 3, XIV, 704 (1897).
[2] STADELMANN: Icterus. Stuttgart. 1891.
[3] MINKOWSKI: 34. Kongr. f. inn. Med. 1892, 127.
[4] GILBERT: Presse méd. 1914, Nr. 21.

bei der Splenomegalie im Gefolge des hämolytischen Ikterus eine vermehrte Produktion solcher Gifte; darnach wäre der hämolytische Ikterus eine Milzkrankheit. In der Resistenzherabsetzung der Erythrocyten sieht GILBERT nicht den Ausdruck einer beginnenden Hämolyse; es handelt sich nach ihm nur um ein nebensächliches Moment, das mit der eigentlichen Blutzerstörung nichts zu tun haben soll.

3. Theorie von Widal.[1]

WIDAL und seine Schule legen das Hauptgewicht auf das Fehlen der Gallensäuren im Harn; die Autoren glauben deswegen, daß es sich um eine besondere Form der Gelbsucht handelt, die auch pathogenetisch eine Sonderstellung beansprucht. Dementsprechend spielt die Leber nach WIDAL bei der Entstehung des hämolytischen Ikterus überhaupt keine Rolle; es handelt sich vielmehr um eine hämatogen-anhepatische Gelbsucht. Es soll das in der Zirkulation freigewordene Hämatin intravasal zu Bilirubin (Biligénie généralisée-FIESSINGER) umgewandelt werden; darum komme es auch zu keiner Stase der in der Leber gebildeten Gallensäuren und insofern auch zu keiner Cholurie — also eine Vorstellung, die ganz ähnlich viele Jahre vorher schon von VIRCHOW und LEYDEN vertreten wurde. Die Ursache der intravasalen Hämolyse ist allerdings unbekannt, sie soll aber mit der herabgesetzten osmotischen Resistenz der roten Blutzellen im Zusammenhang stehen. Der Milztumor ist spodogen, also ein Trümmerhaufen von roten Blutzellen; die Verminderung der Resistenz ist die Einleitung, sozusagen der Beginn des Blutzerfalles. Bei dem angeborenen hämolytischen Ikterus ist die verminderte Resistenz anscheinend angeboren; in diesem Sinne ist der hämolytische Ikterus in erster Linie eine Blutkrankheit, die in einer angeborenen Minderwertigkeit (Dystrophie) der Erythrocyten ihren Ausdruck findet. Die im Knochenmark minderwertig angelegten Zellen gehen schon normalerweise leichter zugrunde und können daher den geringsten Schädigungen früher zum Opfer fallen als normale Erythrocyten.

4. Theorie von Chauffard.

Einen vermittelnden Standpunkt nimmt CHAUFFARD[2] ein, indem er einerseits mit WIDAL der Ansicht ist, daß es eine primäre intravasale Hämolyse gibt, anderseits mit GILBERT an der Bedeutung der Leber für die Entstehung des Ikterus festhält; auch nach CHAUFFARD ist die letzte Ursache in einer hepatogenen Schädigung zu suchen. Einen ähnlich vermittelnden Standpunkt nahm auch MICHELI[3] ein.

5. Meine eigene Theorie.

Im Vordergrund stehen fünf Symptome, die man in der Pathogenese zu berücksichtigen sich bemühen muß: 1. die gesteigerte Blutmauserung und die Erythrophagocytose durch KUPFFER-Zellen, 2. der Erfolg der Splenektomie, 3. die Erhöhung des indirekten Bilirubins, 4. die Mikrocytose und die verminderte Resistenz der Erythrocyten, 5. das Fehlen von Gallensäuren im Harn. Weder das histologische Bild der Leber (Gallenkapillarerweiterung und Gallenkapillarthrombem sind beim hämolytischen Ikterus seltene Erscheinungen) noch die Vermehrung von indirektem Bilirubin im Blute bei fehlendem direkten gestatten uns, den menschlichen Icterus haemolyticus mit der mecha-

---

[1] WIDAL: Semaine méd. **1907**, 27; C. r. de la Soc. biol. **XII**, 694 (1912).
[2] CHAUFFARD: Bull. Soc. méd. Hôp. Paris **1907**, 8. Nov.
[3] MICHELI: Wien. klin. Wschr. **1911**, 1269.

nischen Gelbsucht zu identifizieren. Auch das völlige Fehlen von Gallensäuren
im Harn spricht eindeutig gegen eine solche Vorstellung. Die erhöhte indirekte
Bilirubinämie ist wohl sicherlich auf die Mehrproduktion eines Gallenfarbstoffes
zu beziehen, der sich aus der gesteigerten Tätigkeit des reticuloendothelialen
Systems ergibt. Ebenso wie die Milz hiebei eine große Rolle spielt, ist auch
eine erhöhte Tätigkeit der KUPFFERschen Sternzellen in Erwägung zu ziehen. Die
Anwesenheit von reichlich Bilirubin in der Milzvene beim hämolytischen Ikterus
läßt keinen Zweifel darüber offen, daß auch im Milzparenchym Bilirubin gebildet
werden kann. Merkwürdig ist das Fehlen von Hämosiderin in der Milz, während
die KUPFFERschen Sternzellen Eisen in großer Menge enthalten. Ich habe daher
die Vorstellung entwickelt, daß Erythrocyten, die das Milzparenchym passieren,
eine Beute der KUPFFERschen Sternzellen werden; die Milz bereitet vielleicht
die Hämolyse nur vor, während die eigentliche Durchführung des hämolytischen
Vorganges erst in der Leber von den KUPFFERschen Sternzellen besorgt wird.
Das histologische Bild der Milz, vor allem der Reichtum der Pulpa an Erythrocyten, mahnt dazu, eine solche Vorstellung zu entwickeln.

Die Ursachen, warum die in die Milz gelangten roten Blutkörperchen eine Beute
der KUPFFERschen Sternzellen werden, können verschieden sein. Am leichtesten
fällt uns eine Erklärung, wenn man in den Mikrocyten minderwertig angelegte
Gebilde sieht, die leichter dem Untergange anheimfallen (HELLY[1]) als rote Blutzellen, die von einem gesunden Knochenmark stammen. Ursprünglich habe ich
an eine primäre Hyperfunktion der Milz gedacht, wobei ich mich von gewissen
histologischen Veränderungen an den Milzgefäßen leiten ließ. Solche Veränderungen sind nicht nur von mir, sondern auch von anderen gefunden worden.
Wegen der eigentümlichen Lage dieser Gefäßschäden konnte man sich vorstellen,
daß das in die Milz gelangende Blut atypische Wege geht und so mit dem
reticuloendothelialen System der Milz in innigen Kontakt gelangt. Möglicherweise erfahren die roten Blutkörperchen dadurch eine Schädigung und werden
für den eigentlichen Untergang, der von den KUPFFER-Zellen innerhalb der
Leber endgültig besorgt wird, reif. Wenn ich derzeit dieser Anschauung weniger
zuneige, so ist das in der relativen Seltenheit eines erworbenen hämolytischen
Ikterus begründet; die Gefäßveränderungen dürften wohl kaum angeboren sein,
so daß mir die erste Ansicht die wahrscheinlichere ist. Auch die neuen Untersuchungen von BARCROFT[2] haben unsere Anschauungen über die Milzfunktion in
ein neues Licht gestellt. Innerhalb der Milz können sich große Erythrocyten-
mengen anhäufen, ohne daß den roten Blutzellen der Stempel eines baldigen
Unterganges aufgedrückt wird (CAMPBELL[3]).

Es erscheint daher am wahrscheinlichsten, den hämolytischen Ikterus als eine
Erkrankung des gesamten reticuloendothelialen Systems zu betrachten. Als
erstes Zeichen einer solchen Schädigung müssen wir die mangelhafte Tätigkeit
des Knochenmarks erblicken; das Knochenmark bildet minderwertige Elemente,
Mikrocyten — sie sind vielleicht auch der sichtbare Ausdruck der verminderten Resistenz. Als zweite Schädigung müssen wir die leichte Zerstörbarkeit
dieser Elemente ansehen. Mitbeteiligt an diesem erhöhten Blutuntergang ist
sicher die große Milz, die wahrscheinlich auch andere Funktionsschädigungen
aufweist. Die KUPFFERschen Sternzellen leisten bei diesen Vorgängen eine
gewaltige Arbeit, und die Leberzellen müssen die enormen Bilirubinmengen
bewältigen, die ihnen von den KUPFFER-Zellen sowie von den übrigen reticuloendothelialen Zellen angeboten werden. Ein sichtbarer Ausdruck dieser enormen

---

[1] HELLY: Zbl. allg. Path. **33**, 171 (1923).
[2] BARCROFT: Med. Welt **1927**, Nr. 1; Erg. Physiol. **25**, 818 (1926).
[3] CAMPBELL: Guy's Hosp. Rep. **75**, 432 (1925).

Leistungsfähigkeit ist die Bildung der intensiv dunkelbraunen Galle, die aus den Gallenwegen fließt. Möglicherweise wird von der großen Milz (hormonal?) auch ein Reiz auf das Knochenmark ausgeübt, denn wenn die Milz entfernt wird, nimmt die Blutkörperchenbildung im Knochenmark ab und die Blutmauserung nähert sich der Norm.

Die im Verlaufe eines hämolytischen Ikterus auftretende Anämie ist sicherlich auf ein gelegentliches Versagen der Knochenmarkstätigkeit zu beziehen. Wenn die Blutkörperchenbildung mit der Blutkörperchenzerstörung (Blutmauserung) nicht mehr gleichen Schritt halten kann, muß die Zahl der zirkulierenden Blutzellen eine Änderung erfahren; eine Vermehrung der Erythrocyten ist kaum beobachtet worden, wohl aber gelegentlich schwere Anämien. Die sogenannten Blutkrisen sind kaum anders zu deuten als durch ein plötzliches Versagen der Knochenmarkstätigkeit. Sehr zugunsten einer solchen Auffassung sprechen die interessanten Beobachtungen von Escudero,[1] der das Knochenmark vor und nach der Splenektomie punktierte; vorher zeigte es die typischen Zeichen einer starken Reizung, der nach der Operation ein Stadium der Beruhigung folgte.

Auch der Ikterus zeigt Schwankungen; irgendwelche Beziehungen zur Intensität der Blutmauserung müssen nicht unbedingt bestehen, wohl aber zeigt sich eine Parallele zur Anämie. Nimmt die Blutarmut zu, so steigt meist auch die Gelbsucht. Ich bin überzeugt, daß Rich[2] zum Teil recht hat, wenn er die Fähigkeit der Leberzellen, Bilirubin von den Kupffer-Zellen aufzunehmen, vom jeweiligen Anämiegrad abhängig macht; ebenso wie alle anderen Organe bei Anämie schlechter arbeiten, leidet auch die Leberfunktion bei Sauerstoffmangel. Dadurch, daß die Leberzellen, wenn sie geschädigt sind, das große Bilirubinangebot nicht bewältigen können, steigt der indirekte Bilirubinspiegel im Blute, was im weiteren Verlaufe zur Zunahme des sichtbaren Ikterus führt. Die eigentliche Ursache der Gelbsucht wäre demnach weniger in einem Übertreten von Gallenfarbstoff aus den Gallenkapillaren zu suchen, als vielmehr in der Unfähigkeit der Leberzellen, das ihnen angebotene Bilirubin zu verarbeiten. Die Relation zwischen Kupffer-Zelltätigkeit und Funktion der Leberzellen ist von entscheidender Bedeutung. Da die Gelbsucht somit von verschiedenen Faktoren, von der Milz, den Kupffer-Zellen, dem Knochenmark und den Leberzellen abhängig ist, so erscheint es angebracht, dies auch nominell zum Ausdruck zu bringen; ich habe von einem hepatolienalen Ikterus gesprochen.

Die Theorie der Genese des Ikterus, die ich vertrete, rechnet nicht mit der Existenz von irgendwelchen Hämolysinen, sondern bringt den Blutuntergang mit der Tätigkeit der reticuloendothelialen Zellen in Zusammenhang — insofern spreche ich hier auch von einer zellulären Theorie der Bilirubinbildung.

E. Differentialdiagnose.

Der hämolytische Ikterus kann eine Menge von Krankheiten vortäuschen, die mit Gelbsucht, Anämie und Milztumor einhergehen. Während es dem Erfahrenen meistens leicht fällt, aus der Fülle der Krankheitsbilder den typischen hämolytischen Ikterus herauszuschälen, kommt der Unerfahrene öfter in Verlegenheit. So kam es, daß mir Fälle von inkomplettem Steinverschluß, länger währende Formen von sogenanntem Icterus catarrhalis, vor allem aber die verschiedenen Formen von splenomegaler Cirrhose unter dem Verdachte eines hämolytischen Ikterus zugewiesen wurden. Solche Irrtümer sollten nicht vorkommen, während Verwechslungen mit der Gaucherschen Krankheit und vor allem mit der

---

[1] Escudero: Rev. méd. lat.-amer. 14, 1011 (1929).
[2] Rich: Bull. Hopkins Hosp. 34, 321 (1923).

atypischen Anaemia perniciosa verständlicher sind. Auf eine genaue Differentialdiagnose der genannten Krankheitsbilder soll später noch eingegangen werden;
hier wollen wir die Frage hauptsächlich vom Gesichtspunkte der Erythrocytenresistenz besprechen.

1. Die Blutkörperchenresistenz bei Leberkrankheiten.

Eine Resistenzsteigerung im Sinne einer „Pachydermie" der Erythrocyten
zeigt sich oft beim Icterus catarrhalis; statt des normalen Anfangswertes der
Hämolyse in einer 0,48—0,46% Kochsalzlösung kann es zu Werten von 0,42—0,38
kommen, BRULE erwähnt sogar Werte von 0,34. Gleiches gilt auch vom länger
währenden mechanischen Stauungsikterus sowie von der Gelbsucht im Verlaufe der
verschiedenen Cirrhosen. Auch beim kardial bedingten Ikterus sehen wir gelegentlich eine Pachydermie, obwohl gerade diese Gelbsuchtsform gewisse gemeinsame
Züge mit dem hämolytischen Ikterus zeigt. Trotz der Häufigkeit von Pachydermie
bei den angeführten Erkrankungen soll nicht gesagt sein, daß die Resistenz bei
den erwähnten Affektionen immer erhöht sein muß; in der Mehrzahl der echten
Leberkrankheiten sind die Werte ganz normal; das sah, ebenso wie ich, BRULE[1] beim
Icterus catarrhalis, bei Cirrhosen, beim Ikterus im Verlaufe der Pneumonie, bei
Chloroformintoxikationen, Cholämie und bei akuter Leberatrophie. Vereinzelt
kann es auch bei Cirrhosen zu einer Verminderung der Resistenz kommen. Kurz:
es gibt von der Regel, daß bei Leberaffektionen die Resistenz unbedingt erhöht
oder normal ist, genügend Ausnahmen. Besonders beachtenswert ist eine Angabe
von MAY,[2] der bei der Pigmentcirrhose eine Verminderung der Resistenz beschreibt.

2. Das Krankheitsbild der „Cholämie" (Gilbert[3]).

Als man die einzelnen Lebererkrankungen besser zu verstehen begann, stieß
man auf ein Krankheitsbild, das mit dem hämolytischen Ikterus gemeinsame
Züge zeigen kann — es ist dies der von GILBERT zuerst beschriebene Zustand der „Cholämie". Solche Menschen sind seit ihrer Kindheit leicht ikterisch, ihre Erythrocytenzahl ist normal, ja sie ist gelegentlich sogar vermehrt.
Die Reticulocyten sind kaum vermehrt, auch Resistenzverminderung und
Mikrocytose sind kaum festzustellen, außerdem läßt sich weder eine Milz-
noch eine Lebervergrößerung nachweisen. Was den hämolytischen Ikterus mit
der „Cholämie" verbindet, ist der höhere Bilirubingehalt im Blute und das
Fehlen einer direkten Reaktion im Sinne von HIJMANNS V. D. BERGH. Schon
den ersten Nachuntersuchern ist es aufgefallen, daß solche Krankheitsbilder
manchmal bei Familien vorkommen, bei denen auch der typische hämolytische
Ikterus auftritt; eine gewisse Verwandtschaft des hämolytischen Ikterus mit
GILBERTS „Cholämie" war daher nicht zu leugnen. So berichtet z. B. CADE-
CHARLIER[4] über eine Familie, in der drei Personen das typische Bild des hämolytischen Ikterus darboten, während eine vierte sich so verhielt, wie es GILBERT
für die Cholämie beschrieb. Ich selbst kenne gleichfalls mehrere Fälle, die sich mit
den Erfahrungen von CADE-CHARLIER decken; in dem einen Falle handelt es sich
um eine Familie, von der mehrere Angehörige an kongenitalem Ikterus mit Milzschwellung litten. Bei der einen Person konnte ich mich selbst von der Resistenzverminderung, Mikrocytose, Splenomegalie und dem erhöhten Blutumsatz im
Sinne einer gesteigerten Urobilinausscheidung überzeugen. Die Tochter dieser

---

[1] BRULE: Thèse de Paris, 1909.   [2] MAY: Strasbourg méd. **2**, 31 (1925).
[3] GILBERT: Bull. Soc. méd. Hôp. Paris **1907**, 15. Nov.
[4] CADE-CHARLIER: J. de Physiol. **15**, 351, 636 (1913).

Frau bot das typische Bild einer Cholämie GILBERTS; sie hatte nie Urobilin im Harn, dagegen war die Urobilinogenmenge im Stuhl deutlich erhöht (0,46 g pro die); die mittels Duodenalsonde gewonnene Galle war intensiv dunkel ge- färbt; Milz- und Leberschwellung fehlten; immerhin fanden sich vereinzelte Mikrocyten.

Durch die Untersuchungen von GAENSSLEN sind wir über Fälle dieser Art genauer orientiert. In Familien, bei denen das Vollbild eines hämolytischen Ikterus vorkommt, sieht man auch leichte Formen der hämolytischen Kon- stitution, ohne Zeichen von Anämie, Milztumor, Resistenzverminderung und ohne Ikterus. Wegen der geringen Beschwerden kommen diese Menschen mit dem Arzt kaum in Berührung, beanspruchen aber das größte Interesse des Ver- erbungs- und Konstitutionsforschers. Vielleicht hat sich hier das Knochenmark und die Leber auf das Übermaß der Anforderungen eingestellt und zeigt sonst keine Erscheinungen, außer der Bilirubinämie, die bei höheren Graden zu einem leichten Ikterus führt. Es erscheint daher kaum zweckmäßig, dem Krankheits- bild der „Cholämie GILBERTS" gegenüber dem gewöhnlichen hämolytischen Ikterus eine Sonderstellung einzuräumen.

3. Ictère infectieux splénomégalique type Hayem.[1]

Diesem Krankheitsbilde gegenüber haben wir uns ebenso kritisch zu verhalten wie gegenüber der „Cholämie". Wir würden auf diesen Zustand kaum genauer eingehen, wenn in der modernen Literatur nicht immer noch die Rede davon wäre. Kennt man die ersten Krankheitsgeschichten, die von HAYEM beschrieben wurden, so wird man sofort an den hämolytischen Ikterus erinnert; dieselben Fälle sind von VAQUEZ und GIROUX[2] nachuntersucht worden, wobei sich das wichtigste Kriterium eines hämolytischen Ikterus nachweisen ließ — nämlich die vermin- derte Resistenz. Es wird sich daher empfehlen, entweder den Begriff des Icterus infectiosus vom Typus HAYEM überhaupt fallen zu lassen oder, wie es von mancher Seite geschieht, dem erworbenen Icterus haemolyticus — wenn er überhaupt existiert — den Namen HAYEM beizufügen.

4. Beziehungen zur Leukämie.

Die Diagnose eines hämolytischen Ikterus kann auf Schwierigkeiten stoßen, wenn wir vor einem „erworbenen" Krankheitsbild stehen, also einem Fall, der sich auf Grund fehlender anamnestischer Angaben nicht einer hämolytischen Konstitution zugehörig erweist, und die Veränderungen im weißen Blutbild Dimensionen angenommen haben, die auf Grund des gleichzeitig bestehenden Milztumors mit der Möglichkeit einer Leukämie rechnen lassen (z. B. BRILL[3]). Ich selbst habe in meinem Buche: Die hepato-lienalen Erkrankungen einen Fall beschrieben, der auf Grund seines Blutbildes (S. 206) außerordentlich an eine Leukämie erinnerte. Auch andere haben ähnliche Fälle beschrieben, so daß mit dem Vorkommen solcher Fälle gerechnet werden muß. Im Anschluß an diese Fälle möchte ich die ganz allgemeine differentialdiagnostische Regel aufstellen, daß ein erhöhter Gallenfarbstoffgehalt des Blutes weder bei der Myelämie noch bei der Lymphämie zu sehen ist; kommt es doch einmal bei einer Leukämie zu einem Ikterus, so erweist sich das Bilirubin stets als ein direktes, was somit auf ein Hindernis in den Gallenwegen hinweist. Ein Ikterus, bedingt durch indirektes Bilirubin, ist mir bei der Leukämie nicht bekannt.

---

[1] HAYEM: Med. Proc., 9. März 1898.
[2] VAQUEZ u. GIROUX: Bull. Soc. méd. Hôp. Paris **1907**, 1104, 8. Nov.
[3] BRILL: Med. Clin. N. Amer. **8**, 153 (1924).

5. Beziehungen zur perniziösen Anämie.

An der Tatsache, daß in früherer Zeit so mancher Fall von hämolytischem Ikterus auf der Höhe einer Krise als perniziöse Anämie und umgekehrt Fälle von perniziöser Anämie, speziell bei etwas vergrößerter Milz, als hämolytischer Ikterus angesprochen wurden, ist nicht zu zweifeln (WEBER-PARKER[1]). Derzeit ist die Differentialdiagnose der perniziösen Anämie so ausgefeilt, daß es kaum schwerfällt, die beiden Krankheitsbilder auseinanderzuhalten. Als wichtigstes Kriterium kommt vor allem der Magenbefund in Betracht; die meisten Formen von hämolytischem Ikterus gehen mit Hyperazidität einher, während bei der Perniciosa ein wichtiges Symptom die Achylie ist. Von großer Bedeutung ist das Verhalten der Blutkörperchenresistenz, die, wie ausgeführt wurde, beim hämolytischen Ikterus außerordentlich oft vermindert ist, bei der Anaemia perniciosa dagegen fast stets erhöht gefunden wird. Dennoch ergeben sich weitgehende Beziehungen zwischen diesen beiden Krankheiten, denn bei beiden findet sich die indirekte Bilirubinämie, der erhöhte Blutumsatz, die Urobilinurie und vor allem auch die Anämie. Zweimal finde ich auch Zungenbrennen bei Icterus haemolyticus beschrieben (MAAS[2] und NEUBURGER[3]). Auch die histologische Untersuchung der für den Blutumsatz bzw. Aufbau verantwortlichen Organe zeigt gewisse Ähnlichkeiten; die makroskopisch nachweisbare Hämosiderose der Leber findet sich beim hämolytischen Ikterus, soweit man die Frage auf Grund der wenigen Obduktionsbefunde entscheiden kann, kaum ausgesprochen, während sie bei der perniziösen Anämie fast nie vermißt wird. Schließlich soll nicht unerwähnt bleiben, daß sich bei vielen Fällen von perniziöser Anämie auch die Splenektomie bewährt hat. Seitdem wir aber über die Lebertherapie verfügen, kommt dieser Behandlung nur mehr eine historische Bedeutung zu. Zeichen einer funiculären Myelose habe ich bei hämolytischem Ikterus nie gesehen.

6. Beziehungen zum Morbus Gaucher.

Sowohl der Morbus Gaucher als auch die im Kindesalter zu beobachtenden Krankheiten, wie sie von NIEMANN-PICK und SCHUELLER-CHRISTIAN beschrieben wurden, geben gelegentlich zu Verwechslungen Anlaß, das Irreführende bei allen diesen Krankheiten ist der Milztumor. Nimmt man noch hinzu, daß dieser Zustand oft familiär und angeboren ist, so ergeben sich genug Berührungspunkte mit dem hämolytischen Ikterus, zumal auch hier Anämie und leichter Ikterus hinzutreten können. Das Vorhandensein von Resistenzverminderung und Mikrocytose soll immer geprüft werden, denn diese Symptome kommen bei der NIEMANN-PICKschen und SCHUELLER-CHRISTIANschen Erkrankung nicht vor; da man aber weiß, daß auch diese Zeichen uns beim echten angeborenen hämolytischen Ikterus gelegentlich im Stiche lassen können, so muß man gerade auf diesem Gebiete am häufigsten mit Verwechslungen rechnen. Am ehesten kann man sich hier noch auf den Grad der Blutmauserung verlassen; stärkere Urobilinwerte im Stuhl sieht man beim Morbus Gaucher relativ selten, ebenso sind auch die Bilirubinwerte im Serum selten hoch. Schwerer Ikterus kommt bei typischem Gaucher fast nie vor, die Haut zeigt zumeist ein gelblich-bräunliches Kolorit, besonders im Gesicht, am Nacken und an den Händen; auch die Konjunktiva kann eine gelbliche Verfärbung und Verdickung nach Art einer großen Pinguecula erkennen lassen. Bei Verdacht auf Morbus Gaucher soll eine genaue

---

[1] WEBER-PARKER: Amer. J. med. Sci. **167**, 223 (1924).
[2] MAAS: Grenzgeb. **38**, 237 (1924).   [3] NEUBURGER: Med. Klin. **1926**, 1453.

röntgenologische Untersuchung der Knochen, vor allem des Beckens, niemals unterbleiben. Schließlich kann die GAUCHERsche Erkrankung auch die Zeichen einer hämorrhagischen Diathese darbieten; das kommt im allgemeinen beim hämolytischen Ikterus nicht vor.

7. Beziehungen zu den Lebercirrhosen.

Mir sind oft Fälle vorgeführt worden, die der betreffende Kollege als hämolytischen Ikterus deuten wollte, während eine genaue Untersuchung eindeutig für Cirrhose sprach. Äußerlich ergeben sich schon einige Anhaltspunkte, die vielleicht für einen hämolytischen Ikterus zu verwerten wären. Das sind: die große Milz, das Fehlen von Ascites und Stauungserscheinungen, kein Alkoholabusus, die beträchtliche Urobilinurie und nicht zuletzt die dunkle Verfärbung der Fäzes. Ich möchte hier auf Details der Lebercirrhose nicht eingehen, doch glaube ich, daß ein Irrtum ausgeschlossen erscheint, wenn man auf das Vorkommen von Bilirubin und Gallensäuren im Harn achtet und die verschiedenen Funktionsprüfungen der Leber zu Rate zieht. Beim kongenitalen hämolytischen Ikterus erweist sich die Leber funktionell als völlig intakt. Bilirubin oder Gallensäuren sind im Harn nicht vorhanden, während sie bei ikterischen Cirrhosen fast nie vermißt werden, wenn sie auch gelegentlich nur vorübergehend nachzuweisen sind. Auch das Verhalten des Bilirubins im Serum gibt in zweifelhaften Fällen wichtige Aufschlüsse. Bei einer ikterischen Cirrhose wird direktes Bilirubin im Serum nie vermißt, selbst wenn daneben auch indirektes vorkommt; Oesophagusvarizen, die sich röntgenologisch leicht nachweisen lassen, fehlen beim hämolytischen Ikterus. Die Prüfung der Blutkörperchenresistenz ergibt bei Lebercirrhosen fast immer Zeichen einer „Pachydermie“. Immerhin kann schon jetzt erwähnt werden, daß man bei vielen Lebercirrhosen, speziell bei den splenomegalen Formen, pathogenetisch und symptomatisch oft mit einer Kombination von gesteigerter Hämolyse und Lebererkrankungen zu rechnen hat; auch die Erfolge der Splenektomie scheinen zugunsten einer solchen Annahme zu sprechen; Irrtümer sind aber ausgeschlossen, wenn man das anatomische Bild der Milz beim hämolytischen Ikterus und bei der Lebercirrhose in Betracht zieht.

Beim typischen hämolytischen Ikterus findet sich in der Milz nie Fibroadenie; umgekehrt ist wieder bei der Lebercirrhose eine reichliche Durchblutung, vor allem eine Blutansammlung innerhalb der roten Pulpa, nicht zu beobachten. Bei der Cirrhose spielt die Fibroadenie, teils in ihren Anfangsstadien, teils auf der Höhe ihrer Entwicklung, die wichtigste Rolle. Jedenfalls glaube ich, daß es dem Erfahrenen kaum schwerfallen dürfte, auf Grund des histologischen Milzbefundes diagnostisch zwischen splenomegaler Cirrhose und hämolytischem Ikterus zu unterscheiden; das Studium der einzelnen in der Literatur festgelegten Fälle läßt mich aber den Schluß ziehen, daß häufige Verwechslungen zwischen hämolytischem Ikterus und splenomegaler Cirrhose vorgekommen sind.

F. Komplikationen.

Patienten, die seit ihrer frühesten Kindheit an hämolytischem Ikterus leiden, können die verschiedensten Krankheiten überstehen. Ich habe nicht den Eindruck gewonnen, als würden sich solche Menschen bei dem Auftreten verschiedener, z. B. infektiöser Erkrankungen anders verhalten als Normale. Zwei meiner Patienten haben schwere Pneumonien durchgemacht, beide sind wieder völlig genesen. Einer erlitt einen Unterschenkelbruch, die Heilung der Fraktur nahm einen normalen Verlauf. Mehrmals habe ich schwerere Tonsillitiden beobachtet, zu einem bleibenden Schaden kam es dabei nicht. Zweimal sah ich die Kombination von hämolytischem Ikterus mit Icterus catarrhalis. Da es sich in dem einen Fall um eine schwere alimentäre Schädigung handelte, von der viele Personen betroffen wurden und von denen mehrere an einem Icterus catarrhalis erkrankten, so scheint mir die Diagnose in diesem Fall besonders gefestigt. Jedenfalls kam es zu einem außerordentlich intensiven Ikterus und einer Gallenfarbstoffausscheidung durch den Harn, wie ich sie sonst nie gesehen habe. Gleichzeitig damit erschienen auch Gallensäuren im Harn und die Funktionsprüfungen der Leber ergaben deutliche Zeichen eines Parenchymschadens. Beide Patienten hatten weder vorher, noch nachher Zeichen einer funktionellen Leberläsion.

Auch Komplikationen mit echter Cholelithiasis konnte ich zweimal beobachten. Die Differentialdiagnose gegenüber Pseudogallensteinkoliken ist nicht immer leicht. Seitdem es möglich ist, durch das Röntgenverfahren Steine in den Gallenwegen nachzuweisen, kann die Erkennung des Leidens erleichtert werden, obwohl sich der kalkarme Bilirubinstein, der so häufig beim hämolytischen Ikterus vorkommt, röntgenologisch nur schwer nachweisen läßt.

Kombinationen mit alimentären Schäden, die mit Durchfall oder Obstipation einhergehen, habe ich gelegentlich beobachten können. Solche Intoxikationen treiben gewöhnlich die Gelbsucht und vor allem die Urobilinurie mächtig in die Höhe.

Das Hinzutreten neuer Erkrankungen zum hämolytischen Ikterus bedeutet gewöhnlich keine wesentliche Änderung in seinem Verlaufe; immerhin können in vereinzelten Fällen selbst harmlose Schäden auf den Verlauf des hämolytischen Ikterus ungünstig Einfluß nehmen. Ein solcher Organismus beantwortet nur zu leicht jede Indisposition mit einer Verschlimmerung des allgemeinen Befindens; dementsprechend sind die sogenannten „Blutkrisen" außerordentlich häufig im Anschluß an komplizierende Krankheiten zu sehen. Wohl am klarsten wurde mir dies, als ich die Wirkung einer Typhusvakzineinjektion bei einem Fall von kongenitalem hämolytischen Ikterus verfolgen konnte; der betreffende 20jährige Mann hatte nie über irgendwelche Beschwerden zu klagen, die vielleicht mit seiner sonstigen Erkrankung in Zusammenhang gebracht werden konnten; sein Bruder wurde öfters von Anämie befallen, er selbst war aber immer gesund und machte anstandslos trotz beträchtlichem Milztumor die Strapazen des Weltkrieges bis zu dem Momente durch, als er sich einer Typhusvakzinekur unterziehen mußte. Am Tage nach der Injektion trat ein schwerer Ikterus auf, die Zahl der Blutkörperchen stürzte unter eine Million, so daß sein Zustand ernstlich gefährdet schien. Ein Jahr später ließ er sich die Milz entfernen, worauf völlige Heilung eintrat.

Einmal konnte ich den Einfluß einer Entbindung bei einem familiären hämolytischen Ikterus verfolgen; die Blutung post partum war nicht sehr intensiv, allerdings war nach der Entbindung der Bilirubingehalt des Blutes gestiegen und die Gelbsucht intensiver geworden. Das Kind kam gesund auf die Welt; eine Milzvergrößerung ließ sich nicht feststellen. Immerhin hatte das Kind einen außerordentlich intensiven Icterus neonatorum. Ich verfolge das Kind seit zehn Jahren: Zeichen, die an eine hämolytische Konstitution erinnern könnten — ich habe auf alle Symptome geachtet — konnte ich bei ihm nicht beobachten. Schließlich möchte ich noch über folgenden Fall berichten. Er betraf eine Frau mit hämolytischem Ikterus, die durch Splenektomie völlig geheilt wurde. Die Frau wurde drei Jahre nach der Milzexstirpation gravid und gebar ein gesundes Kind, das aber schon bei der Geburt eine vergrößerte Milz zeigte; ein besonders intensiver Icterus neonatorum lag nicht vor. Während die Mutter infolge der Splenektomie selbst 17 Jahre nach der Operation noch immer völlig gesund war, litt das

Kind an einem intensiven Icterus haemolyticus mit allen Zeichen der familiären Form; von einer Splenektomie im Kindesalter habe ich zunächst abgeraten. Über einen ähnlichen Fall berichtet HALTESEN.[1]

G. Prognose.

Von CHAUFFARD stammt der Ausspruch: „plus ictérique que malade", womit er zum Ausdruck bringen wollte, daß die Erkrankung recht harmlos sei. Selbst CHAUFFARD faßt sich in seinen späteren Mitteilungen vorsichtiger. Wenn auch das Krankheitsbild, selbst auf der Höhe einer Krise, kaum je zum Tode führt, so kann der Zustand eines hämolytischen Ikterus gerade während einer solchen Krise sehr besorgniserregend sein. Frauen mit einem solchen Leiden überstehen die Gravidität meist anstandslos. Merkwürdig ist es, mit wie vielen Kindern Frauen oft gesegnet sind, die selbst hereditär belastet erscheinen. Tot- und Frühgeburten sind hier nicht öfter zu sehen als bei normalen Menschen.

Eine Frage, die dem Arzt gelegentlich vorgelegt wird, ist die nach dem weiteren Schicksal der Kinder aus solchen Familien; die Schwere des Zustandes scheint sich manchmal bei den Kindern zu steigern. Infantilismus und Hypogenitalismus sahen CURSCHMANN[2] und FREYMANN;[3] ein Fall wurde splenektomiert, worauf sich das Kind gut entwickelte.

H. Therapie.

Schon CHAUFFARD[4] und WIDAL[5] haben Arsen und Eisen verabreicht. Deutliche Erfolge haben sie nicht beobachtet. Auch die Röntgentherapie war nicht imstande, die Größe der Milz oder den Ikterus zu beeinflussen. So segensreich die Lebertherapie für die Behandlung — man könnte fast sagen: für die Heilung — der perniziösen Anämie ist, so wirkungslos ist sie beim hämolytischen Ikterus. Auch wenn man dem Patienten Leber und Eisen gibt, erzielt man kaum Besserungen. In gleichem Sinne äußern sich über den Wert der Lebertherapie NEUBURGER[6] und JEDLICKA.[7] HEILMEYER[8] sah nach Leberzufuhr zwar eine Vermehrung der Reticulocyten, die aber mit verstärkter Hämolyse einherging, so daß im Endeffekt keine Besserung des Blutbefundes eintrat. Die Verfütterung von Milzextrakten zeigte keine Änderung. Über den Einfluß von Transfusionen hat MINO[9] berichtet. Schon an dem der Transfusion folgenden Tag ist die Hälfte der infundierten Erythrocyten wieder zerstört worden; wenn man also Transfusionen in Erwägung zieht, so sollten sie therapeutisch erst nach der Splenektomie in Betracht kommen. Anderer Ansicht ist KNAUER;[10] vielleicht liegen die Verhältnisse im Kindesalter anders.

Für die Auffassung, daß die primäre Schädigung beim hämolytischen Ikterus in einer Erkrankung der Milz zu suchen ist, sprechen vor allem die Erfolge, die durch die Splenektomie zu erzielen sind; deshalb ist die Splenektomie eigentlich die gegebene Therapie des hämolytischen Ikterus. Allerdings muß in jedem Fall überlegt werden, ob die Gefahr der Operation oder die Gefahr des Nichtoperierens höher einzuschätzen ist. Nach der Operation ändert sich das Blutbild oft in ganz kurzer Zeit, oft eilt das subjektive Gefühl der Besserung dem objektiven Befund

---

[1] HALTESEN: Grenzgeb. **37**, 293 (1924).
[2] CURSCHMANN: Arch. klin. Med. **142**, 79 (1923).
[3] FREYMANN: Klin. Wschr. **1922**, 2239.　　[4] CHAUFFARD: Presse méd. **1907**, 354.
[5] WIDAL: Semaine méd. **1907**, 586.　[6] NEUBURGER: Dtsch. med. Wschr. **1931**, 969.
[7] JEDLICKA: Z. klin. Med. **118**, 286 (1931).
[8] HEILMEYER: Arch. klin. Med. **172**, 628 (1932).
[9] MINO: Arch. med. Sci. **55**, 663 (1931).
[10] KNAUER: Jb. Kinderheilk. **146**, 285 (1926).

voraus. Die Operation ist nicht immer leicht, weil man mit gewissen Gefahrenmomenten rechnen muß. Ich persönlich nehme den Standpunkt ein, daß die Operation nur dann gerechtfertigt erscheint, wenn ein Fall von hämolytischem Ikterus zu schwerer Anämie disponiert, oder wenn der Patient infolge seines Leidens in seiner Arbeitsfähigkeit beeinträchtigt ist. Selbst wenn es zu einer schweren Blutkrise gekommen ist, glaube ich, daß man sich nicht zu übereilen braucht. Erholt sich aber der Patient im Anschluß an eine solche Krise nur langsam oder gar nicht, dann empfehle ich unbedingt die Splenektomie. Einmal wurde mir die folgende schwierige Frage vorgelegt: Der Bruder eines Geschwisterpaares, das mit Erfolg wegen eines hämolytischen Ikterus operiert wurde, kam an meine Klinik mit der Frage, ob es nicht ratsam wäre, sich auch operieren zu lassen, da er selbst auch ikterisch sei. Wir haben ihm, da außer der Gelbsucht nicht die geringsten Beschwerden vorlagen und auch der Blutbefund (4,5 Millionen rote Blutkörperchen, 90 Sahli, 4800 Leukocyten) nicht beängstigend war, damals von einer Operation abgeraten, um so mehr, als die Milz nicht vergrößert war. Der Mann hat nur deswegen die Operation in Betracht gezogen, weil er den günstigen Erfolg der Splenektomie bei seinen Brüdern kannte und er selbst wegen seiner Gelbsucht schon von drei Lebensversicherungen abgewiesen worden war.

Die Schwierigkeiten der Operation hängen von der Zahl und der Ausdehnung der Verwachsungen der Milz ab; zuweilen sind sie in so ausgedehntem Maße vorhanden, daß sich der Operateur genötigt sieht, von der Beendigung des chirurgischen Eingriffes Abstand zu nehmen. Die größten Schwierigkeiten bieten die Verwachsungen der Milz an der Zwerchfellkuppe, da man hier in beträchtlicher Tiefe arbeiten muß. In dieser Gegend finden sich gelegentlich breite Venen, die gegen die Speiseröhre streben; eine Verletzung dieser Venen ist sehr unangenehm, da sie sich in die Muskulatur des Zwerchfells zurückziehen und dadurch nur schwer zugänglich sind. Der erfahrene Operateur ist bei der Splenektomie tunlichst bemüht, möglichst nahe am Milzhilus zu ligieren, da man sonst Gefahr läuft, die Magenwand oder einen Zipfel des Pankreas, welche dicht an der Milz liegen, bei der Unterbindung mitzufassen. Wichtig ist auch, daß man vor der Schlußnaht die Gallenblase und die Gallenwege abtastet, da sehr häufig auch mit dem Vorhandensein von Gallensteinen zu rechnen ist. Ein positiver Befund kann die Deutung der Schmerzanfälle erleichtern, die sich später einstellen können. Der postoperative Verlauf bietet einige Besonderheiten; in nicht wenigen Fällen setzt schon am Tage nach der Operation hohes Fieber ein, das einige Tage lang anhalten kann, ohne daß man hierfür eine nachweisbare Ursache angeben könnte. Die Temperatur kann bis auf 40^0 steigen. Meist sinkt sie innerhalb weniger Tage zur Norm ab und die Rekonvaleszenz tritt dann rasch ein. In manchen Fällen kann aber diese Erscheinung den Anfang einer langen fieberhaften Periode bedeuten, die dem Unerfahrenen große Beunruhigung bereitet. Jüngst sah ich nach einer glatt verlaufenen Exstirpation der gar nicht stark verwachsenen Milz ein intermittierendes Fieber einsetzen, das fast acht Wochen anhielt; die Temperatur stieg häufig bis auf 40^0, Schüttelfrost war nur gelegentlich zu beobachten. Da man in solchen Fällen bei der Untersuchung des Abdomens keinen pathologischen Befund erheben kann, so rechne ich mit der Möglichkeit einer sich in der Tiefe entwickelnden Thrombophlebitis, die sich nach Entfernung der Milz innerhalb des Venenrestes, also zwischen der abgebundenen Stelle und der Einmündung in die Pfortader, entwickelt hat. Das gelegentliche Vorkommen von Glykosurie läßt an eine Mitbeteiligung des Pankreas denken, was mir um so wahrscheinlicher zu sein scheint, als sich in den Hauptstamm der Vena lienalis zahlreiche Venae pancreaticae ergießen. Das Tröstliche bei dieser Komplikation ist die Tatsache, daß es schließlich in allen Fällen, die ich zu sehen Gelegenheit hatte, zur Heilung kam. Wegen dieser leider gar nicht so selten zu beobachtenden Komplikation habe ich mir schon öfter die Frage vorgelegt, ob es nicht zweckmäßig wäre, die Einmündungsstelle der Vena lienalis in die Pfortader aufzusuchen und hier eine Ligatur anzulegen.

Statt der Splenektomie, die sich tatsächlich manchmal schwierig gestalten kann, wurde die Unterbindung der Arteria lienalis vor allem von VALDONI[1] empfohlen. Liest man die Arbeit von VALDONI, so zeigt sich, daß sich nach Abbinden der Arteria lienalis doch wieder arterielle Kollateralen bilden; vielleicht ist auch die Äußerung von VALDONI so zu verstehen, daß die Wirkung der Splenektomie auf die Hämolyse doch viel besser ist als die der bloßen Unterbindung der Arteria lienalis. In all den Fällen, die ich zusammen mit meinem Chirurgen zu betreuen hatte, war es nicht notwendig, auf diesen sicher auch nicht ganz leichten Eingriff zurückzugreifen. Man soll die Unterbindung der Arteria lienalis nur für solche Fälle reservieren, bei denen die Exstirpation der Milz auf unüberwindliche Schwierigkeiten stößt. Das Risiko der Operation selbst scheint relativ gering zu sein; ich persönlich habe keinen Fall von hämolytischem Ikterus durch die Operation verloren. Die Zahl der von mir der Operation zugeführten Fälle beträgt 27, die meisten Fälle hat Kollege RANZI operiert. MAYO[2] berichtet über 72 Splenektomien bei hämolytischem Ikterus mit einer Mortalität von 5%. Ähnlich günstig lauten auch die anderen Operationsstatistiken, so daß man tatsächlich wenig aufs Spiel setzt, wenn man einen hämolytischen Ikterus durch einen erfahrenen Chirurgen operieren läßt. Über einen ungünstigen Erfolg hat — soweit mir bekannt — nur ROTH[3] zu berichten; zunächst schien auch hier die Splenektomie außerordentlich günstig zu wirken, aber nach zwei bzw. sieben Jahren kam es wieder zu Blutkrisen, wobei allerdings Ikterus nicht mehr zu beobachten war. Auch der Verlust der Milz — ein von Ärzten und Patienten oft diskutiertes Thema — bildet keine Kontraindikation für die Splenektomie; es kann wohl als eine längst feststehende Tatsache hingestellt werden, daß die Milz bei normalen Lebensgewohnheiten entbehrlich ist und daß ihre Entfernung keine fühlbaren Übelstände mit sich bringt, weil anscheinend viele ihrer Funktionen von anderen Organen (Leber, Knochenmark) übernommen werden können. Die zuweilen aufgestellte Behauptung, daß Personen ohne Milz gegenüber Infektionskrankheiten weniger widerstandsfähig sind, scheint nicht richtig zu sein.

Schließlich soll noch der Versuch erwähnt werden, durch Collargolinjektionen auf den Verlauf des hämolytischen Ikterus Einfluß zu nehmen; sowohl FISCHER[4] als auch BAUER[5] haben solche therapeutische Versuche unternommen. Sie stellten sich vor, man könne auf diese Weise das reticuloendotheliale System „blockieren". Wie im Experiment, hat man auch beim Menschen kein positives Resultat erzielt.

Aus historischen Gründen ist vielleicht folgende Gegenüberstellung von einigem Interesse. Als CHAUFFARD im Jahre 1908 dieses Krankheitsbild beschrieb, sagte er, daß die Krankheit als chirurgisches „noli me tangere" anzusehen sei. Diese Ansicht hat die Zeit nicht bestätigen können, denn acht Jahre später (1916) sprach sich MAYO über die Splenektomie beim hämolytischen Ikterus in folgender Weise aus: „No other operation I know gives me more brillant and striking results."

---

[1] VALDONI: Policlinico sez. chir. **36**, 137 (1929).
[2] MAYO: Coll. Papers of the Mayo Clinic **XVIII** (1926).
[3] ROTH: Z. klin. Med. **76**, 23 (1912).   [4] FISCHER: Dtsch. med. Wschr. **1920**, 173.
[5] BAUER: Dtsch. med. Wschr. **1920**, 435.

VII. Die Speicherungskrankheiten der Leber (Thesaurismosen).

In einer beachtenswerten Zusammenstellung legt GIERKE[1] seinen Standpunkt in folgender Weise dar: „Mit der Bezeichnung Speicherungskrankheiten (Thesaurismosen) fasse ich eine Reihe von Veränderungen zusammen, die zwar nach Art, Entstehung und Bedeutung unter sich recht verschieden sind, aber das eine gemeinsam haben, daß bei ihnen irgendein chemisch, mikrochemisch oder mikroskopisch charakterisierbarer Stoff in zunehmender Weise in bestimmte Organe eingelagert wird, mit dem der Körper offenbar nicht fertig wird. Es kommt so gewissermaßen zu Überschwemmungen dieser Gewebe mit den betreffenden Stoffen und als Folge davon in wechselndem Maße zu reaktiven Veränderungen bis zu schweren Schädigungen. Alle derartigen Veränderungen unter einem zusammenfassenden Gesichtspunkte zu betrachten, ihre Gemeinsamkeiten und Unterschiede kritisch zu beleuchten, ist der Zweck vorliegender Arbeit."

Als Speichersubstanzen kommen in Betracht: Eiweißsubstanzen, Fette, Lipoide, Glykogen, Mineralien, Abbauprodukte des intermediären Stoffwechsels, exogene und endogene Farbstoffe (Pigmente).

Den Ausgangspunkt der Untersuchungen GIERKES bildeten seine Beobachtungen an der *Glykogenspeicherungskrankheit*. Hier handelt es sich tatsächlich um die Speicherung eines physiologischen Produktes des intermediären Stoffwechsels; man gewinnt den Eindruck, als wäre dabei dem physiologischen Ablauf des Kohlehydratstoffwechsels plötzlich Halt geboten, so daß dieses Zwischenprodukt nicht weiter umgewandelt wird und unverändert liegen bleibt.

Es lag natürlich nahe, diese Erfahrungen auch auf andere Speicherungskrankheiten zu übertragen. Wenn GIERKE in diesem Zusammenhang auch an den Morbus Gaucher, den Morbus Niemann-Pick und den Morbus Schüller-Christian gedacht hatte, so mögen ihn chemische Beobachtungen dazu veranlaßt haben. Es ist aber fraglich, ob es berechtigt ist, zwischen diesen Krankheiten und der Glykogenspeicherungskrankheit eine Parallele zu ziehen. Wenn wir dies in der Folge doch tun, so stellen wir uns eigentlich schon auf den Standpunkt, daß das beim Morbus Gaucher in Übermaß in der Milz gefundene Kerasin ebenfalls ein normales intermediäres Stoffwechselprodukt ist. Dasselbe gilt vom Morbus Niemann-Pick, wo wieder ein Phosphatid gespeichert ist. Die Möglichkeit, daß es sich hier um Produkte des intermediären Stoffwechsels handelt, kann man zwar erwägen, aber sichere Beweise für diese Annahme liegen bis jetzt nicht vor.

Beim Morbus Schüller-Christian schreckt uns die Malignität des Prozesses davon ab, an die Unterbrechung eines physiologischen Vorganges zu denken. Obwohl Cholesterin und Cholesterinester, die man bei dieser Erkrankung im Gewebe enorm vermehrt findet, physiologische Produkte sind, fällt die Vorstellung schwer, daß die Speicherung dieser Substanzen zur Bildung eines Granulationsgewebes führen soll. Die Beobachtungen beim Morbus Schüller-Christian lassen aber immerhin die Frage als berechtigt erscheinen, ob die Speicherung von physiologischen Produkten der verschiedensten Art als Reiz wirken und so zur Entstehung pathologischer Zustände führen kann. Vielleicht nimmt das Cholesterin in dieser Richtung tatsächlich eine Sonderstellung ein, da bei Xanthomatosen nicht nur im Knochen Zerstörungen angerichtet werden, sondern auch an anderen Stellen die Bildung von Granulationsgewebe erfolgt.

Die lokale Anhäufung von Cholesterinestern veranlaßte GIERKE, Vergleiche mit der Gicht anzustellen. Auch BÜRGER spricht bei der tuberösen Form

---

[1] GIERKE: Med. Klin. **1931**, 564, 599.

der Xanthomatose von einer Cholesteringicht. Vielleicht erscheint es sogar gerechtfertigt, selbst die Harnsäuregicht im Rahmen der Thesaurismosen abzuhandeln.

In Fortsetzung der Überlegungen über das Wesen der Speicherungskrankheiten muß man auch an die Verfettung der Leber sowie an die generalisierte Lipomatose denken. Als Beweis, daß das Neutralfett als Zwischenprodukt im intermediären Stoffwechsel in Frage kommt, kann das Auftreten von Lipämie nach einer Fettmahlzeit angeführt werden.

Als Speicherungskrankheit wären auch die Hämochromatose und die Hämosiderose anzusehen. Charakteristisch ist hier der histologische Nachweis. Sicher kommt es schon in der normalen Leber zu einer Spaltung des Häminmoleküls in Eisen und Bilirubin; während aber unter physiologischen Bedingungen kaum eine histologisch nachweisbare Hämosiderose auftritt, finden sich unter bestimmten Bedingungen Ablagerungen von Eisenkörnchen. Wir möchten dies nicht ausschließlich von der Intensität des Blutabbaues abhängig machen, da z. B. beim hämolytischen Ikterus, bei dem die höchsten Grade des Eisenumsatzes vorliegen, histologisch kaum Andeutungen einer Hämosiderose nachweisbar sind.

Als Repräsentanten einer Speicherungsstörung im Eiweißstoffwechsel erwähnt GIERKE die Amyloidose; das histologische Bild drängt zu einer solchen Vorstellung, wobei man sich ebenfalls fragen muß, ob das hier deponierte Eiweiß tatsächlich ein gespeichertes normales Eiweiß ist oder ob wir an körperfremde Gebilde denken müssen.

GIERKE betont besonders, daß es sich bei den verschiedenen Speicherungskrankheiten nicht nur um Ansammlungen innerhalb des reticuloendothelialen Systems, sondern gelegentlich auch in den Epithelien handelt. Jedenfalls scheint die Betrachtungsweise von GIERKE eine sehr glückliche zu sein, weshalb es auch zweckmäßig erscheint, dieses Einteilungsprinzip hier zu übernehmen und im Rahmen der Speicherkrankheiten die Glykogenspeicherkrankheit (GIERKE), die Lipoidosen, die Fettleber, die Amyloidleber und die Hämochromatose zu besprechen.

A. Die Glykogenspeicherkrankheit.

1. Historische Entwicklung.

Zunächst sprach man von einem „hepatischen Infantilismus", einem Krankheitsbild, das von LEREBOULLET[1] beschrieben wurde. Über einen analogen Fall berichteten dann WAGNER und PARNAS:[2] Das auffallend kleine Kind hatte eine enorm große Leber und bot dabei eine eigentümliche Stoffwechselstörung, bei der das führende Symptom die *Hypoglykämie* war; sie trat jedesmal ein, wenn das Kind nüchtern war. Die hypoglykämischen Anfälle gingen mit Acetonurie einher. Nach der Nahrungszufuhr stieg der Blutzucker an und das Kind fühlte sich wohl, während es im hypoglykämischen Anfall gelegentlich auch zu bedrohlichen Kollapszuständen kam. Kurze Zeit nach der Mitteilung von WAGNER-PARNAS hat v. GIERKE[3] ein Kind seziert, das eine große Leber darbot, in der mächtige Glykogenmengen aufgestapelt waren. Als pathologischer Anatom sprach er von einer Glykogenspeicherkrankheit. Daß das Krankheitsbild von WAGNER und PARNAS im Wesen eine Glykogenspeicherkrankheit darstellt, ist neun Jahre später von BEUMER[4] und UNSHELM[5] bewiesen worden. Das Krankheitsbild ist selten, denn wir kennen derzeit kaum mehr als ein Dutzend Fälle dieser Art.

---

[1] LEREBOULLET: Bull. Soc. Pédiatr. Paris, 1901.
[2] WAGNER u. PARNAS: Z. exper. Med. 25, 361 (1921).
[3] GIERKE: Zieglers Beitr. 82, 497 (1929).   [4] BEUMER: Klin. Wschr. 1932, 1824.
[5] UNSHELM: Jb. Kinderheilk. 137, 257 (1932).

2. Pathologische Anatomie.

Das Charakteristikum dieser Krankheit ist die enorme Glykogeneinlagerung in die Organe. Vor allem ist davon die Leber betroffen (Abb. 55). Bei dem Kind, das GIERKE sezierte, war die Leber dreimal schwerer als sie dem Alter nach sein sollte. Ebenso waren die Nieren ergriffen, die das doppelte Normalgewicht hatten. Bei der histologischen Untersuchung ließen sich in beiden Organen große Glykogenmengen nachweisen, ein Befund, der durch entsprechende chemische Untersuchungen bestätigt werden konnte. In der Leber konnten 10,43% und in der Niere 6,53% Glykogen (auf Feuchtsubstanz berechnet) nachgewiesen werden. Wurden die Organe durch mehrere Tage im Thermostaten belassen, so erfolgte so gut wie kein Glykogenschwund. Es scheint demnach in diesem Fall die Leber kein glykogenolytisches Ferment zu besitzen. Das Glykogen findet sich, wie die histologische Untersuchung zeigt, ausschließlich in den Leber- und Nierenzellen, nicht in den KUPFFERschen Sternzellen oder den Nierenkapillarendothelien.

Auf Grund der bis jetzt vorliegenden Befunde kann man sich vielleicht folgendes anatomisches Urteil bilden; Das hervorstechendste Symptom ist die gewaltige Vergrößerung der Leber, die eine glatte Oberfläche und eine glasigkörnige Schnittfläche von eigentümlich gelblichbraunrötlicher Farbe zeigt. Die Volumszunahme der Leber ist auf Glykogenvermehrung zurückzuführen; durch die BESTsche Karminfärbung kann das Glykogen leicht zur Darstellung gebracht werden. Färbt man die Leber-

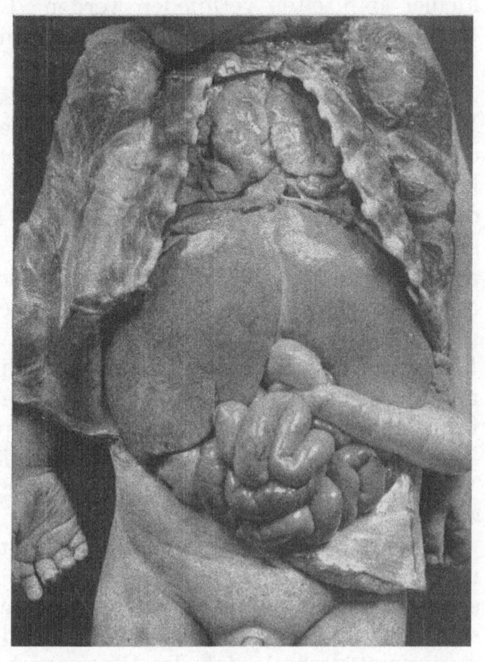

Abb. 55. GIERKEsche Krankheit. Leber.

schnitte in gewöhnlicher Art, so zeigt das Präparat — wie PUTSCHAR[1] sehr richtig bemerkt — ein pflanzenzellähnliches Bild. Die Beobachtung GIERKES, daß sich Glykogen nur in den Leberzellen findet, nicht aber in den KUPFFER-Zellen, ist immer wieder bestätigt worden. In dem Falle von UNSHELM sind in der Leber sogar 14% Glykogen analytisch festgestellt worden. Die Glykogenanhäufung ist nicht allein auf Leber und Niere beschränkt, sie erstreckt sich auch auf das Herz, die Muskulatur und die Marksubstanz des Gehirns. Die Milz scheint dem Kliniker oft vergrößert, ist aber anatomisch nicht groß; histologisch ist sie glykogenfrei. UNSHELM fand im Pankreas, das sonst wenig Charakteristisches bietet, einige vergrößerte LANGERHANSsche Zellhaufen.

3. Symptomatologie.

Wie die ursprüngliche Bezeichnung schon sagt — Hepatomegalie —, steht die große Leber im Vordergrund des Krankheitsbildes; sie reicht bis weit über die linke Axillarlinie hinaus, so daß verständlicherweise der linke Leberlappen

---

[1] PUTSCHAR: Zieglers Beitr. **90**, 222 (1932).

bei der Palpation manchmal als vergrößerte Milz angesprochen wird. Das Fehlen der Milzvergrößerung ist aber gerade ein wichtiges Unterscheidungsmerkmal dieser Krankheit gegenüber den splenomegalen Cirrhosen und den Lipoidosen. Die große Leber soll schon beim Neugeborenen feststellbar sein und im Laufe der ersten Jahre noch mächtig an Größe zunehmen. Ikterus und Ascites sind bisher nicht beobachtet worden.

Im weiteren Verlaufe bleibt das Kind meist im Größenwachstum zurück, daher der ursprüngliche Name: hepatischer Infantilismus; die Kinder fühlen sich im allgemeinen wohl, immerhin hört man von krampfartigen Zuständen, Bewußtseinsstörungen, Kollapsen. Diese Zustände können durch Verabreichung häufiger kleiner Mahlzeiten vermieden werden. Überhaupt geben die Mütter oft an, daß sich die Kinder nach einer Mahlzeit am wohlsten fühlen. Auch häufiges Erbrechen wird angegeben.

Der Stoffwechsel wurde zuerst von PARNAS und WAGNER studiert. Wenn das Kind nüchtern ist, stürzt der Blutzucker auf niedrige Werte. Die Zahlen, die dabei gefunden werden, schwanken zwischen 35 und 70 mg%. Gleichzeitig damit kommt es zur Ausscheidung von Aceton und Acetessigsäure durch den Harn, die Exspirationsluft riecht nach Aceton. Die früher erwähnten krampfartigen Zustände, das Erbrechen und die Kollapse sind wohl als Folgen der Hypoglykämie aufzufassen. Reicht man kohlehydratreiche Kost, so steigt der Blutzucker rasch auf übernormale Werte an, das Aceton verschwindet, ja es kann sogar zu Glykosurie kommen. Hyperglykämie kann vorübergehend auch durch fettreiches Fleisch, Aminosäuren, Glyzerin und Milchsäure hervorgerufen werden; reicht man dagegen Fett, so bleibt der Zuckeranstieg im Blute aus, bei reichlicher Zufuhr können sogar Fettstühle, ebenso Lipämie auftreten. Nicht alle der bis jetzt beobachteten Fälle zeigen die eben erwähnten Stoffwechselstörungen, bloß der Verlauf der Blutzuckerkurve im nüchternen Stadium und nach Kohlehydratzufuhr ist konstant.

Höchst beachtenswert ist das Verhalten solcher Kinder gegenüber Adrenalin und Insulin. Injiziert man Adrenalin, so kommt es zu der bekannten Blutdrucksteigerung wie beim Gesunden, aber nicht zu einem Blutzuckeranstieg. Anscheinend ist das Adrenalin nicht imstande, aus der Leber Zucker zu mobilisieren; man meint deshalb, daß das Glykogen bei der Glykogenspeicherkrankheit „hormonfest“ ist. Das Gegenteil gilt für Insulin; schon geringe Quantitäten, die vom normalen Kind anstandslos vertragen werden, können genügen, um einen schweren hypoglykämischen Insult auszulösen. Parallel zur Blutzuckersenkung kommt es zu Schweißausbrüchen, Atemvertiefung und zu an Koma erinnernden Schlaf; anscheinend werden die geringen Blutzuckermengen, die bei solchen Kindern im Blute zirkulieren, schon durch kleine Insulinmengen der Zirkulation entzogen. Daß sich dieser Zustand durch Adrenalin nicht beseitigen läßt, hat zu verschiedenen Theorien Anlaß gegeben.

Die innigen Beziehungen, die zwischen Kohlehydrat- und Fettstoffwechsel bestehen, geben sich auch in der Ketonurie bei der Glykogenspeicherkrankheit kund. Noch deutlicher äußert sich dies im Verhalten des Blutes, wenn man Fett reicht. Das Serum enthält reichlich Cholesterin und zeigt daneben eine oft 24 Stunden lang anhaltende Lipämie. Weder die Lipoidanhäufung im Blute noch die Lipämie lassen sich durch Insulin beseitigen; vereinzelt wurde bei solchen Kindern auch eine Verminderung des Fibrinogengehaltes des Blutes gefunden, desgleichen besteht manchmal Hypochlorämie.

Bei zwei Fällen von Glykogenspeicherkrankheit fand sich eine merkwürdige Herzvergrößerung; bei der Sektion wurde eine Glykogenose des Herzens festgestellt. Bei dem einen vier Monate alten Kinde war das Herz 110 g schwer.

Es scheint mir nicht ganz ausgeschlossen, daß sich hinter manchem Fall von so. genannter idiopathischer Herzhypertrophie im kindlichen Alter eine Glykogenspeicherkrankheit verbirgt. Schädigungen des erythropoetischen Apparates mit schweren und leichten hyper- und hypochromen Anämien, ferner relative Lymphocytose bei Leukopenie sind manchmal zu beobachten. Mitunter besteht Neigung zu hämorrhagischer Diathese. Im Harn finden sich, wie bereits erwähnt, Zucker und Aceton; über eine vermehrte Urobilinausscheidung habe ich keine Angaben gefunden. Bilirubinbestimmungen sind nicht gemacht worden. BEUMER berichtet über hohe Diastasewerte im Blutplasma als eine Besonderheit dieser Krankheit.

Die Glykogenkrankheit tritt vereinzelt auf, seltener familiär; die Knaben überwiegen mit 3 : 1 gegenüber den Mädchen. Eine Neigung zu Fettansatz besonders am Unterbauch wird öfter betont; deswegen und auch wegen des manchmal zu beobachtenden eigentümlichen Gesichtsausdruckes kann der Eindruck einer Dystrophia adiposo-genitalis erweckt werden. Über das Schicksal der Kinder ist bis jetzt wenig bekanntgeworden, denn die meisten wurden nur kurze Zeit beobachtet. Das Mädchen, über das WAGNER und PARNAS berichtet haben, konnte ich jüngst untersuchen; sie ist jetzt 20 Jahre alt; hochgradige pathologische Veränderungen lassen sich bei ihr jetzt nicht nachweisen, der Blutzucker ist derzeit normal, die Leber nicht stark vergrößert, es besteht keine Neigung zu Acetonurie. Vorübergehend soll das Mädchen nach den Mitteilungen WAGNERS sogar die Symptome eines mittelschweren Diabetes dargeboten haben, der eine Insulinbehandlung notwendig machte. Der am längsten beobachtete Fall von WORSTER-DROUGHT[1] ging allmählich in völlige Heilung über. Mithin scheint die Prognose nicht allzu ungünstig zu sein. Sowohl im Fall WAGNER-PARNAS als auch im Falle WORSTER-DROUGHT ist der Lebertumor vollkommen verschwunden. Die Glykogenspeicherkrankheit scheint daher ein nur für den jugendlichen Organismus charakteristischer Prozeß zu sein, der mit fortschreitendem Alter fast völlig schwindet.

4. Pathogenese.

Das Wesen dieser Krankheit ist in dem Fehlen des diastatischen Ferments in den Organen, vor allem in der Leber, zu erblicken. Als GIERKE seinen ersten Fall SCHÖNHEIMER[2] zur chemischen Untersuchung der Leber übergab, fiel diesem die Beständigkeit des Glykogengehaltes der Leber auf. Läßt man eine normale Leber längere Zeit liegen, so sinkt der Glykogengehalt infolge des diastatischen Ferments rasch ab; diese Veränderung konnte SCHÖNHEIMER in der Leber bei Glykogenspeicherkrankheit nicht beobachten. Da sich das aus der Leber des Falles von GIERKE isolierte Glykogen nach Amylasezusatz genau so verhielt wie gewöhnliches Glykogen, so konnte es sich kaum um ein atypisches Glykogen handeln. Wurde anderes Glykogen zur Leber des Falles von GIERKE zugesetzt, so konnte auch dieses nicht abgebaut werden. Wohl aber verschwand das Glykogen aus dieser Leber sofort, wenn normales Lebergewebe hinzugefügt wurde. Damit wurde das Fehlen des diastatischen Ferments sichergestellt. Gegen diese anscheinend klare Beweisführung erhebt UNSHELM Bedenken, weil es ihm möglich war, bei seinem Patienten im Harn und im Blute diastatisches Ferment in normaler Quantität nachzuweisen; deshalb glaubte er, die ursprüngliche Vorstellung vom Wesen der Glykogenspeicherkrankheit dahin abändern zu müssen, daß der mangelhafte Abbau des Glykogens vielleicht auf einem ungewöhnlichen Schutz

---

[1] WORSTER-DROUGHT: Brit. med. J. **1933**, 403.
[2] SCHÖNHEIMER: Hoppe-Seylers Z. **182**, 148 (1929).

des Substrats beruhe; er denkt an eine abnorm feste absorptive oder chemische Bindung des Glykogens an Eiweiß.

In jüngster Zeit hat man ein Krankheitsbild kennengelernt, das gewisse gemeinsame Züge mit der Glykogenspeicherkrankheit erkennen läßt: es ist das der sogenannte Hyperinsulinismus, der im Gefolge von Inselzelltumoren zu beobachten ist. Auch hier steht die Hypoglykämie mit allen schweren Allgemeinerscheinungen des Zuckermangels im Vordergrund, die sich aber rasch beseitigen läßt, wenn man Kohlehydrate zuführt. Nach Darreichung von Zucker kommt es zu protrahierten Blutzuckererhöhungen; auch hier gelingt es nicht, durch Adrenalinzufuhr die Hypoglykämie zu bannen. Die Gegenüberstellung der essentiellen Glykogenspeicherkrankheit und des Hyperinsulinismus erscheint um so gerechtfertigter, als WILDER[1] bei seinem Fall von Pankreasadenom eine mit Glykogen überfüllte Leber finden konnte (8,25%); in dem Fall von TERBRUEGGEN[2] ist dies allerdings vermißt worden. So wird es verständlich, daß PARNAS und WAGNER bei der pathogenetischen Erklärung der Glykogenspeicherkrankheit an eine Hyperfunktion des Inselapparates des Pankreas dachten; daß in ihrem Fall sich allmählich ein Diabetes entwickelte, würde nicht unbedingt gegen ihre Annahme sprechen, da die Überfunktion einer Inkretdrüse gar nicht so selten in das Gegenteil umschlägt. Man wird daher bei künftigen Sektionen von Fällen mit Glykogenspeicherkrankheit den Veränderungen der LANGERHANSschen Zellen besondere Aufmerksamkeit schenken müssen; über Schädigungen leichten Grades konnte übrigens UNSHELM berichten.

Eine wesentliche Unterstützung erfuhr die Lehre vom Zusammenhang zwischen Glykogenspeicherkrankheit und Hyperinsulinismus durch die Beobachtungen von POPPER und WOZACEK,[3] die bei einem sechs Monate alten, nicht diabetischen Kind, das nach einer durch Insulinbehandlung entstandenen Hypoglykämie verstorben war, einen außerordentlich reichen Glykogengehalt und gleichzeitig damit eine weitgehende Hemmung der diastatischen Kräfte für das lebereigene Glykogen nachweisen konnten.

5. Therapie.

Bei der Behandlung solcher Fälle muß man versuchen, die Hypoglykämie mit allen ihren Folgen zu bekämpfen. Man wird darauf um so mehr Gewicht legen müssen, als es sich anscheinend gar nicht um einen hoffnungslosen Zustand handelt, weil es bei entsprechender Kontrolle und richtiger Behandlung zu völliger Heilung des Zustandes kommen kann. In erster Linie kommt es auf die Erkennung des Zustandes an.

B. Die Lipoidosen.

Zwei Gründe veranlassen uns, diese seltenen Krankheitsbilder im Rahmen einer Leberpathologie zur Sprache zu bringen: 1. können der Morbus Gaucher und die PICK-NIEMANNsche Krankheit gelegentlich mit splenomegalen Cirrhosen verwechselt werden, und 2. lernen wir im Rahmen der Lipoidosen Veränderungen der Leber und des dazugehörigen reticuloendothelialen Systems kennen, die uns ähnliche, wenn auch nicht so mächtige Störungen bei anderen Leberkrankheiten in einem ganz anderen Licht erscheinen lassen. Die Lipoidosen

---

[1] WILDER: Z. exper. Med. **76**, 136 (1931).
[2] TERBRUEGGEN: Zieglers Beitr. **88**, 37 (1932).
[3] POPPER u. WOZACEK: Virchows Arch. **288**, 673 (1933).

sind sozusagen die leichter verständlichen Formen, während wir bei der Analyse ähnlicher Erscheinungen bei den unterschiedlichen Cirrhosen zunächst noch mit Schwierigkeiten zu rechnen haben.

1. Historische Entwicklung.

Das erste hierhergehörige Krankheitsbild wurde unter dem Namen Morbus Gaucher[1] bekannt. Es wurde anfangs beschrieben als „épithéliome primitif de la rate, hypertrophie idiopathique de la rate sans leucémie". Klinisch erinnerte dieser Fall an eine splenomegale Cirrhose. Ascites fehlte, dagegen bestand Anämie. Bei der Sektion war die Milz von großen Zellen erfüllt, so daß an einen epithelialen Tumor gedacht wurde. SCHLAGENHAUFER,[2] der ein ähnliches Krankheitsbild bei zwei Schwestern beobachten konnte, leugnet die epitheliale Natur der Milzzellen; da er ähnliche Zellen auch im Knochenmark und in den Lymphdrüsen nachweisen konnte, dachte er an eine Systemerkrankung des hämatopoetischen Apparates. Ich[3] war dann bestrebt, den Morbus Gaucher im Zusammenhang mit dem reticuloendothelialen System zu deuten. Die Zellen, die sich bei Morbus Gaucher finden, erinnern histologisch weitgehend an die Lipoidspeicherung, die nach experimenteller Cholesterinverfütterung zu sehen ist; sie sind gelegentlich auch bei diabetischer Lipämie in der Milz zu sehen.

Die Organveränderungen, wie sie bei der GAUCHERschen Erkrankung (Milz, Leber, Lymphdrüsen und Knochenmark) zu sehen sind, wurden durch PICK[4] in einer Monographie behandelt. Das Hauptverdienst PICKs ist darin zu erblicken, daß er auf Beziehungen zu gewissen Knochenveränderungen hingewiesen hat. Durch Einlagerung von GAUCHERschen Zellen in die Spongiosa vor allem der langen Röhrenknochen kann es zu Knochenauftreibungen kommen, die zu Spontanfrakturen führen; es gibt also auch eine ossale Form des Morbus Gaucher. Zunächst dachte man an eine Störung des Cholesterinstoffwechsels. Die Ähnlichkeit der GAUCHERschen Zellen mit jenen, die sich in Milz und Leber nach Cholesterinverfütterung zeigen, waren die Ursache zu dieser Annahme. EPSTEIN[5] und LIEB[6] hatten Gelegenheit, solche Tumormassen zu analysieren und konnten die Einlagerungen als Cerebroside ansprechen, die von den reticuloendothelialen Elementen ebenso gespeichert werden können wie das Cholesterin.

Einen der GAUCHERschen Erkrankung sehr ähnlichen Zustand lernte man in der PICK-NIEMANNschen Krankheit kennen. Auch dabei kommt es zu gewaltigen Milztumoren mit starker Lebervergrößerung. Das Krankheitsbild kommt aber nur im Kindesalter vor. Das verbindende Glied zwischen Morbus Gaucher und Niemann-Pick sind die großen epithelähnlichen Zellen, die sich reichlich in Milz und Leber finden. Morphologisch unterscheidet sich aber dieser Zustand vom Morbus Gaucher dadurch, daß sich die Lipoidverfettung nicht auf die reticuloendothelialen Elemente beschränkt, sondern auch Muskelzellen, Ganglien- und Gliazellen und die Epithelzellen fast aller drüsigen Organe in Mitleidenschaft zieht. Der Prozeß schreitet rasch vorwärts und führt verhältnismäßig bald unter dem Symptomenbilde einer Splenohepatomegalie zum Tode. Neben diesen anatomischen Unterschieden nimmt die PICK-NIEMANNsche Krankheit auch insofern eine Sonderstellung ein, als die in den Organen aufgestapelten Lipoide fast ausschließlich aus Phosphatiden (Sphingomyelin) bestehen (KLENK[7]).

---

[1] GAUCHER: La France méd. 1882.

[2] SCHLAGENHAUFER: Virchows Arch. 187, 125 (1907).

[3] EPPINGER: Hepato-lienale Erkrankungen, S. 510. Berlin 1920.

[4] PICK: Erg. inn. Med. 29, 519 (1926).   [5] EPSTEIN: Biochem. Z. 145, 398 (1924).

[6] LIEB: Hoppe-Seylers Z. 140, 305; 170, 60; 181, 208 (1929).

[7] KLENK: Z. physiol. Chem. 229, 151 (1934).

Im Rahmen der Lipoidosen muß auch die SCHÜLLER-CHRISTIANsche Krankheit Erwähnung finden, obwohl sie den Rahmen einer Leberpathologie einigermaßen überschreitet, da symptomatisch der Knochenprozeß und weniger Leber und Milz im Vordergrunde stehen. Es handelt sich um ausgedehnte Schädeldefekte, die sich langsam ohne Schmerzen und ohne Gehirnstörungen entwickeln. SCHÜLLER sprach als Röntgenologe von einem „Landkartenschädel". Durch diesen Knochenprozeß, der im wesentlichen in der Bildung eines eigentümlich gelblichen Gewebes besteht, in das große Mengen von Cholesterin und Cholesterinester eingelagert sind, kann es auch zu einer Zerstörung der Hypophyse und Vordrängung der Augen kommen. Symptomatisch stehen daher außer den Knochenveränderungen der Exophthalmus und der Diabetes insipidus im Vordergrunde. Allmählich kann sich das gelbliche Gewebe auch in anderen Knochen einlagern, so daß schließlich das ganze Skelett betroffen erscheint. In allen befallenen Organen finden sich reichlich Cholesterin und Cholesterinester, weshalb die Erkrankung zu den Lipoidosen gezählt werden muß.

Ähnlich wie es eine ossale Form der Cholesterinablagerung gibt, scheint es auch eine viszerale Form zu geben. CHVOSTEK[1] hat sich zuerst mit dieser Frage beschäftigt; er sprach von „Xanthelasma und Ikterus". In neuerer Zeit hat BÜRGER[2] einen Fall von hepatosplenomegaler Lipoidose mit xanthomatösen Veränderungen der Haut und der Schleimhäute beschrieben, welcher sich vor allem durch die Dauerlipoidämie auszeichnete. Entzieht man aus der Nahrung das Cholesterin, so können alle Erscheinungen, zum mindesten die sichtbaren, in der Haut verschwinden. Neu ist der Name Lipoidgicht, den BÜRGER geprägt hat.

Außer der generalisierten Form der Lipoidosen und jener, die vorwiegend auf das Knochensystem lokalisiert bleibt, gibt es auch Krankheiten, bei denen die Lipoidablagerung auf die Haut beschränkt ist; sie können Begleiterscheinungen einer allgemeinen Lipoidose sein, aber auch ohne eine solche — also isoliert —, besonders oft bei Leberkrankheiten, auftreten; wir erinnern dabei an die bekannten „Leberflecken". Kennt man die Grundlagen des Problems der Lipoidosen, dann werden die xanthomatösen Flecken, die bei Leberkrankheiten so häufig zu sehen sind, verständlicher.

2. Der Morbus Gaucher.

Der Morbus Gaucher gilt als seltene Krankheit; sie ist öfter bei Frauen als bei Männern zu sehen (4 : 1). Die Diagnosestellung bleibt meist dem pathologischen Anatomen vorbehalten. Erfolgt die Exstirpation einer großen Milz, so kann die Diagnose schon in vivo durch die histologische Untersuchung gesichert werden.

a) Pathologische Anatomie.

Wenn bei einer hochgradig vergrößerten Milz eine Leukämie mit Sicherheit ausgeschlossen werden kann, dann ist an das Krankheitsbild Morbus Gaucher zu denken. PICK berechnete das Durchschnittsgewicht der Milz von 24 Erwachsenen und ermittelte 2700 g. Die schwerste Milz beschrieb MANDLEBAUM[3] mit einem Gewicht von 8100 g. Bei Kindern zwischen 5 und 14 Jahren lag das mittlere Gewicht nach den Untersuchungen von PICK bei 1800 g. Als Folge von Infarkten kann es zu Perisplenitis kommen. Ihren wesentlichen Charakter erhält die Schnittfläche durch die schon makroskopisch sichtbaren GAUCHERschen Zellanhäufungen (Abb. 56); am Durchschnitt erscheinen die Milz und

---

[1] CHVOSTEK: Z. klin. Med. **73**, 479 (1911).
[2] BÜRGER: Arch. f. Dermat. **166**, 542 (1932).
[3] MANDLEBAUM: Amer. J. med. Sci. **157**, 366 (1919).

Leber wie „bestäubt" durch zahllose feine grauweiße Fleckchen und Streifen; häufige Befunde stellen auch Nekrosen und kleine Kavernome vor. Auch die Leber ist groß, doch bleibt sie, relativ genommen, hinter der Milz zurück; PICK berechnet das Durchschnittsgewicht der Leber mit 3300 g; das Hauptmerkmal des Durchschnittes bilden auch hier wieder jene gelblichen Fleckchen, ähnlich denen in der Milz. Die Lymphdrüsen zeigen äußerlich wenig Charakteristisches, sie sind kaum geschwollen. Bei der histologischen Betrachtung kann man in den Lymphdrüsen nur selten GAUCHER-Zellen in reichlicherer Menge finden. GAUCHERsche Zelleinlagerungen treten auch im Knochenmark auf. Diese ossale Form kann manchmal solche Grade annehmen, daß es zu Deformationen der Knochen

kommt, die sogar zu Spontanfrakturen führen. Lieblingsstellen solcher ossärer Einlagerungen sind die Beckenknochen, die Wirbelsäule und die langen Röhrenknochen. Die übrigen Organe bleiben frei.

Dem Erfahrenen bereitet es meist keine Schwierigkeiten, die GAUCHER-Zellen im mikroskopischen Schnitt zu erkennen. Immerhin war man bestrebt, sie histochemisch zu charakterisieren; mit Sicherheit gelingt dies allerdings nicht. Am leichtesten ist der Morbus Gaucher in der Milz zu erkennen, schwieriger in der Leber. Die GAUCHER-Zellen sind anscheinend mit Lipoiden gespeicherte Zellen, die dem Reticuloendothelialsystem zugehören. Ähnlich wie bei der Phagocytose von Erythrocyten durch die KUPFFER-Zellen, kann auch durch die Lipoidspeicherung beim Morbus Gaucher eine hochgradige Vergrößerung der KUPFFER-Zellen erfolgen; es finden sich schließlich Zellen, die an Riesenzellen mit vielen Kernen erinnern. In der Nähe von Blutungen können diese Zellen auch Hämosiderin speichern, woraus sich Beziehungen zur Hämochromatose ergeben. Da die geringsten Veränderungen bei kindlichen Individuen zu sehen sind, dürfte es sich beim Morbus Gaucher wohl um einen pathologischen Prozeß handeln, der mit fortschreitendem Alter deutlicher wird. Das Problem einer Speicherkrankheit erscheint in einem besseren Licht, wenn man Kombinationen von Hämochromatose und GAUCHERscher Krankheit sieht.

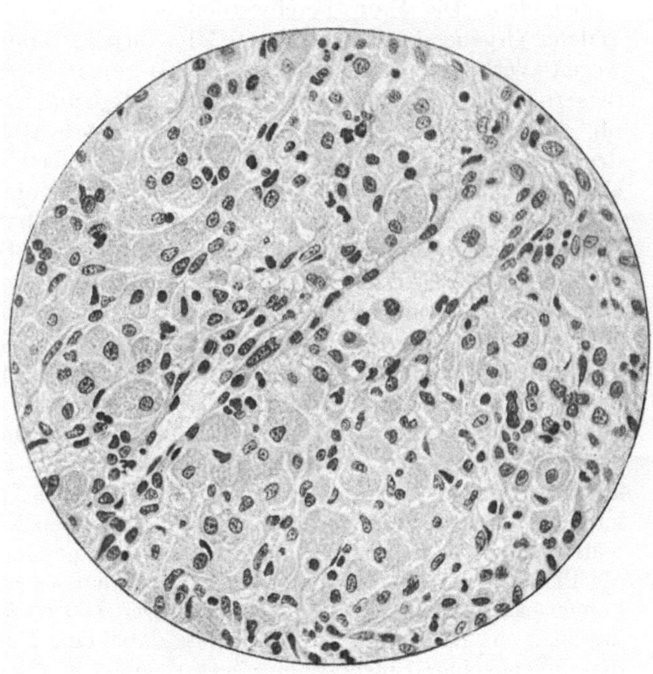

Abb. 56. GAUCHERsche Krankheit. Milz.

b) Symptomatologie.

Der Zustand, der wahrscheinlich angeboren ist (auf das familiäre Vorkommen dieser Krankheit ist zu achten), verschlimmert sich von Jahr zu Jahr. Anscheinend vergrößert sich zuerst die Milz, dann folgen die regionären Lymphdrüsen, hierauf die Leber und schließlich erkrankt auch das Knochenmark; es können aber von allem Anfang an Milz, Leber, intraabdominelle und intrathorakale Lymphdrüsen und Knochenmark Zeichen der Krankheit darbieten; die Lymphdrüsen in den Axillargruben, am Hals und in den Inguinen sind selten betroffen. Meist werden Milz und Leber von Jahr zu Jahr größer; die dadurch bedingte allgemeine Verschlechterung schreitet nur langsam fort, so daß solche Menschen über 50 Jahre alt werden können. Zwischen der Feststellung der ersten Krankheitssymptome und dem Tode vergehen nach der Statistik von BRILL[1] im Durchschnitt 19 Jahre — die längste Zeitspanne betrug sogar 36 Jahre. Hinzutretende Infektionskrankheiten können das Wachstum von Milz und Leber beschleunigen. Die Hauptbeschwerden der Patienten sind auf die Verdrängung anderer Organe durch Leber und Milz zurückzuführen. Da sich solche Kranke wegen Verlagerung des Magens nicht immer zweckmäßig ernähren können, magern sie langsam ab, wobei aber ihre geistige und körperliche Leistungsfähigkeit oft ausgezeichnet ist. Zu einer besonderen Schwellung der äußeren Lymphdrüsen kommt es nicht. Ascites ist fast nie beobachtet worden. Allmählich tritt eine eigentümlich gelbliche Verfärbung der Haut auf, die an Ikterus mahnt; eine deutliche Steigerung des Serumbilirubingehaltes habe ich bei meinen Fällen nicht gesehen; immerhin sind Fälle mit typischem Ikterus beschrieben worden. Parallel zu diesen Erscheinungen tritt eine hypochrome Anämie auf, die aber selten höhere Grade erreicht. Einige Male kam es in der Augenbindehaut, im Bereiche der Lidspalte, zu eigentümlichen, keilförmigen, bräunlichgelblichen Verdickungen nach Art der Pinguecula mit der Basis zum Cornealrand, zuerst beiderseits nasal, dann auch temporal. Von den meisten Autoren, die über Morbus Gaucher berichteten, werden Leuko- und Thrombopenie hervorgehoben, myeloische Elemente finden sich kaum. Zellen, die an GAUCHER-Zellen erinnern könnten, sind im Blute niemals gefunden worden. In vorgeschritteneren Fällen kann hämorrhagische Diathese auftreten; manchmal hat man den Eindruck, als würde sich ein Zusammenhang mit der Thrombopenie feststellen lassen. Oft ist die Resistenz der Erythrocyten geprüft worden — Abweichungen von der Norm kamen jedoch nicht zur Beobachtung. Der Tod tritt meist infolge von Komplikationen ein, häufig spielt Tuberkulose dabei eine Rolle. So mancher Fall ist an den Folgen einer Splenektomie gestorben.

In diagnostisch unklaren Fällen soll man eine Röntgenuntersuchung des Skeletts vornehmen; Aussparungen in der Spongiosa bei bestehendem Milztumor erscheinen sehr beachtenswert. An die ossale Form des Morbus Gaucher hat man zu denken, wenn sich neben den geschilderten Symptomen Knochenauftreibungen, Spontanfrakturen, Querschnittsläsionen zeigen. In seltenen Fällen tritt die Knochenveränderung stärker in den Vordergrund als die Milz- und Lebervergrößerung. Über das Vorkommen von BENCE-JONESschen Eiweißkörper im Harn wird nicht berichtet. PICK macht besonders auf das Erhaltenbleiben der Bandscheiben bei Schwund der Wirbelkörper an der Gibbusstelle aufmerksam sowie auf das Fehlen regenerativer Knochenneubildungen im Bereiche der Veränderungen und auf die stets glatte Oberfläche auch stark deformierter Röhrenknochen, was wichtig ist zu wissen, zumal sich das auch röntgenologisch feststellen läßt.

c) Pathogenese.

Auf histochemischem Wege, wie dies EPSTEIN[2] zuerst versuchte, läßt sich die Qualität der in den GAUCHERschen Zellen gespeicherten Substanzen nicht er-

---

[1] BRILL: Amer. J. med. Sci. **120**, 977 (1901).
[2] EPSTEIN: Biochem. Z. **145**, 398 (1924).

mitteln, dies war nur auf rein chemischem Wege möglich. Die entsprechenden Untersuchungen wurden von LIEB[1] durchgeführt. Durch Extraktion des Milztrockenpulvers läßt sich bei der GAUCHERschen Krankheit aus der Milz eine Substanz in großen Mengen darstellen, die man als Kerasin ($C_{47}H_9O_8N + H_2O$) identifizierte. Daneben findet sich Phrenosin (Cerebron). In der normalen Milz hat LIEB kein Kerasin nachweisen können. Die Angaben von LIEB sind vielfach bestätigt worden. Diese Befunde sowie die Angabe, daß der Morbus Gaucher gelegentlich familiär vorkommt, läßt wohl an angeborene Störungen im Stoffwechsel denken. Pathogenetisch hat man entweder an eine gesteigerte atypische Bildung von Cerebrosiden oder an eine Abbauhemmung — in Analogie zur Alkaptonurie, Cystinurie oder Glykogenspeicherkrankheit — zu denken. Jedenfalls handelt es sich um eine Störung im Lipoidstoffwechsel, mit dem das reticuloendotheliale System in Zusammenhang gebracht werden muß. Vielleicht besteht das Wesen der GAUCHERschen Krankheit darin, daß die reticuloendothelialen Elemente die ihnen normal zukommende Funktion, Cerebroside abzubauen, verloren oder nie besessen haben, so daß es in diesen Zellen zwar zu einer Speicherung, nicht aber zum Abbau kommt. Die Zellen können sich vielleicht mangels entsprechender Fermente der Cerebroside nicht entledigen, so daß sie in den reticuloendothelialen Elementen liegen bleiben.

d) Diagnose.

Im Verlaufe des Morbus Gaucher kommt es zu enormen Milztumoren. Bedenkt man ferner, daß sich dieser Prozeß durch viele Jahre bis in die Kindheit zurück verfolgen läßt und oft auch familiär vorkommt, so ergeben sich daraus die wichtigsten diagnostischen Kriterien. Gelingt es weiters, durch die Röntgenuntersuchung Veränderungen im Becken, in den Röhrenknochen oder in der Wirbelsäule nachzuweisen, so wird die Diagnose außerordentlich wahrscheinlich. Irgendwelche charakteristische Blutveränderungen, außer der erwähnten Leukopenie, kommen nicht vor. Gelegentlich kann durch Milzpunktion der Nachweis typischer GAUCHER-Zellen gelingen.

e) Therapie.

Wenn es tatsächlich richtig ist, daß die GAUCHERsche Krankheit eine Speicherkrankheit ist, dann müßte es gelingen, den Zustand diätetisch zu bessern. Alle Nahrungsmittel, die teils Cerebrone, teils ihre Vorstufen enthalten, müßten aus der Nahrung ausgeschaltet werden. Vorläufig sind wir aber über den Cerebrosidstoffwechsel sehr wenig unterrichtet, vielleicht wird man hier in Zukunft wichtige Aufklärungen erlangen.

Der Wert der Splenektomie wird verschieden beurteilt; gelingt es, solche Riesenmilzen zu entfernen, so erfährt die Ernährung dadurch sicher eine wesentliche Erleichterung. Dementsprechend steigt meist das Körpergewicht und die Patienten werden leistungsfähiger. Eine Verschlechterung des Morbus Gaucher habe ich in den drei Fällen, die ich zur Splenektomie brachte, nicht gesehen. Der eine Fall war besonders eindrucksvoll, weil die Knochenerkrankung, die lange als tuberkulöse Coxitis gedeutet wurde, in den inzwischen verstrichenen 14 Jahren dauernd zum Stillstand kam. Die Frau, die schwere, röntgenologisch nachweisbare Schambeinveränderungen aufwies, hat in der Zwischenzeit eine normale Geburt überstanden; das Kind zeigt keine Milzvergrößerung.

---

[1] LIEB: Z. physiol. Chem. **140**, 305 (1924).

3. Die Niemann-Picksche Krankheit.

a) Pathologische Anatomie.

Ähnlich wie bei der GAUCHERschen Krankheit, handelt es sich auch hier um eine Hepatosplenomegalie, mit dem Unterschiede jedoch, daß diese Krankheit im Kindesalter vorkommt, ein anderes Lipoid gespeichert wird, und zwar nicht nur in den reticuloendothelialen Elementen, sondern auch in den Epithelien. Das Krankheitsbild ist, soweit dies pathologisch-anatomisch möglich war, von LUDWIG PICK[1] erkannt worden; er stützte sich dabei auf sieben eigene Beobachtungen.

Die Milz, die beim Neugeborenen nur 8—10 g wiegt und sich auch in den ersten Lebensmonaten nur wenig vergrößert, kann z. B. bei einem neun Monate alten Säugling 300 g schwer sein, ebenso ist die Leber stark vergrößert. Auf dem Durchschnitt erscheint die Milz derb und zeigt gelbliche Herde, die oft konfluieren. Die Leber ist graugelb und erinnert in ihrer Zeichnung an eine Fettleber, z. B. wie bei einer Phosphorvergiftung. Die ziemlich vergrößerten Lymphdrüsen sind am Durchschnitt ebenfalls gelb gefärbt. Von der Schnittfläche sowohl der Milz als auch der Leber läßt sich ein zäher, fetter Saft abstreifen. Das Knochenmark ist gelb. Auffallend groß sind auch die Nebennieren.

Die Vergrößerung der Organe ist durch die Einlagerung von großen, blassen und auffallend hellen Zellen bedingt. Das Protoplasma dieser Zellen ist stets wabig oder schaumig, ihr Durchmesser schwankt zwischen 30—50 μ. Diese Zellen sind von Lipoiden erfüllt, die glänzend, aber nicht doppelbrechend sind. Mit Sudan färben sich die Einlagerungen nicht, wohl aber geben sie eine positive SMITH-DIETRICHsche Reaktion und färben sich mit WEIGERTschem Eisenhämatoxylin intensiv schwarz. Die lipoiden Einlagerungen sind im Gegensatz zur GAUCHERschen Krankheit nicht nur in den Reticuloendothelien, sondern auch in den Leberzellen, in den Tubulusepithelien der Niere, in den Acinuszellen des Pankreas, in den LANGERHANSschen Zellen und in den Interstitien der Lunge zu finden. Es wurde auch eine Mitbeteiligung des Gehirns beobachtet. Wir sehen somit eine allgemeine lipoide Entartung der verschiedenen Organe und Zellarten. Durch Alkohol läßt sich aus den betroffenen Geweben eine Substanz gewinnen, die dieselben chemischen Reaktionen gibt, wie die, die man im histologischen Schnitt findet.

b) Klinische Symptomatologie.

Die erste klinische Beschreibung stammt von NIEMANN.[2] Das in die Augen springende Symptom ist neben der großen Milz die Lebervergrößerung, die sich bald nach der Geburt einstellt und dann rasch fortschreitet. Neben der schnell wachsenden Milz und Leber müssen auch die gut tastbaren, meist vergrößerten Lymphdrüsen berücksichtigt werden. Die von der Krankheit befallenen Kinder entwickeln sich sehr schlecht, sie magern ab und bieten oft idiotische Züge. Die Ernährung ist im Hinblick auf die große Milz und Leber erschwert, das Blut ist infolge des oft auf das Dreifache erhöhten Blutcholesterins lipämisch. Im allgemeinen überwiegt das freie Cholesterin über die Ester. Vielleicht ist für diesen Estersturz (im Sinne von THANNHAUSER) eine Leberschädigung verantwortlich zu machen, außerdem ist das Neutralfett stark erhöht. Ein weiteres Charakteristikum dieser Krankheit ist die eigentümliche gelbbräunliche Verfärbung der Haut. Die Kinder gehen frühzeitig zugrunde. Meist handelt es sich um eine hereditär-familiär vorkommende Krankheit, die sich manchmal mit einer eigentümlichen, ebenfalls hereditären Augenveränderung paart (kirschroter Fleck

---

[1] LUDWIG PICK: Erg. inn. Med. 29, 601 (1926).
[2] NIEMANN: Jb. Kinderheilk. 79, 1 (1914).

in der Maculagegend mit einer perimakulären weißen Verfärbung — TAY-SACHS-scher Fleck, der sich oft bei familiär amaurotischer Idiotie findet). BAUMANN[1] hat in letzter Zeit auf Einlagerungen in der Lunge aufmerksam gemacht, die sich auch röntgenologisch erkennen lassen und eine gewisse Ähnlichkeit mit der Miliartuberkulose zeigen. Das Blutbild ist weitgehend von komplizierenden Krankheiten abhängig, zeigt also keine charakteristischen Veränderungen. Die Krankheit gibt eine schlechte Prognose, älter als zwei Jahre werden die Kinder nicht — soweit aus dem gegenwärtigen Schrifttum hervorgeht.

c) Pathogenese.

BLOOM-KERN[2] und EPSTEIN-LORENZ[3] machten ziemlich gleichzeitig in der pathologischen Milz auf einen hohen Gehalt an Phosphatiden aufmerksam. KLENK[4] erweiterte diesen Befund, indem er unter den Phosphatiden Sphingomyelin nachweisen konnte. Der Gehalt an Phosphatiden ist gelegentlich auf das Sechsfache der Norm erhöht, daneben finden sich in der Milz auch Cholesterin und Neutralfett wesentlich vermehrt. PICK deutet das Krankheitsbild als eine Störung im Lipoidstoffwechsel, die auf einer konstitutionellen Läsion beruhen soll; infolgedessen kommt es zu einer Überladung des Blutes mit Lipoiden, aus welchem sekundär eine übermäßige Speicherung von Lipoiden in den physiologischen Speicherorganen des Organismus erfolgen soll. Als Speicher kommen in erster Linie die reticuloendothelialen Zellen in Frage; bei der raschen Überladung dieser physiologischen Speicher kommt es infolge des Überangebotes auch zu einer Einlagerung in Gewebe, die physiologischerweise sonst keine Speicherfunktion besitzen. BAUMANN tritt dieser Meinung entgegen und sieht das Wesen dieser Krankheit in einer „primären, zellulären, intermediären Dysfunktion des Lipoidstoffwechsels", d. h. die Lipoideinlagerung geschieht nicht so sehr durch Speicherung aus dem Blute, als vielmehr infolge einer primär zellulären Störung des Lipoidstoffwechsels, so daß die Erhöhung der Blutlipoide eher sekundär zu erklären wäre. Ich glaube, man wird sich auch hier mit der Frage beschäftigen müssen, ob normale Milzen diese Phosphatide abbauen können und ob die Organe bei Morbus Niemann-Pick in dieser Beziehung geschädigt sind; die Ähnlichkeit mit der Glykogenspeicherkrankheit drängt zu solchen Vorstellungen. Dadurch, daß bei dieser Krankheit auch eine Einlagerung von Lipoiden in die Parenchymzellen besteht, kompliziert sich der ganze Fragenkomplex außerordentlich.

4. Die Xanthomatosen.

Die Krankheiten, die jetzt zur Sprache kommen, könnten ebensogut auch „Cholesterinosen" genannt werden; da aber viele Zustände, die im folgenden aufgezählt werden, schon früher als Xanthomatosen bezeichnet wurden, soll an dieser alten Bezeichnung festgehalten werden. Jedenfalls handelt es sich hier um Gewebsstörungen, bei denen das Cholesterin oder seine Ester pathogenetisch von Bedeutung sind.

a) Die SCHÜLLER-CHRISTIAN-HANDsche Krankheit.

α) **Pathologische Anatomie.** Entdeckt wurde diese Krankheit von einem Röntgenologen (SCHÜLLER[5]), der bei einem Kinde eine eigentümliche Ver-

[1] BAUMANN: Klin. Wschr. **1935**, 1743.
[2] BLOOM-KERN: Arch. int. Med. **39**, 456 (1927).
[3] EPSTEIN-LORENZ: Hoppe-Seylers Z. **190**, 44 (1930).
[4] KLENK: Hoppe-Seylers Z. **229**, 153 (1934).
[5] SCHÜLLER: Fortschr. Röntgenstr. **23**, 12 (1915/16).

änderung des Schädelskeletts fand („Landkartenschädel"). Lipoide Zellmassen, die wuchernde Tendenz zeigen, verursachen eine weitgehende Destruktion der Knochen. Durch die Wucherungen können Organe, z. B. die Hypophyse oder die Augäpfel, verdrängt werden. Der Landkartenschädel, der Exophthalmus und die Folgen der möglichen Hypophysenbeeinträchtigung (z. B. Diabetes insipidus) sind daher die führenden Symptome der SCHÜLLER-CHRISTIAN-HANDschen Erkrankung. Zuerst glaubte man, es handle sich um Geschwulstzellen, die den Knochen zerstören. Eingehend beschäftigt sich mit dieser Frage ROWLAND.[2] „Die anhaltende Steigerung des Lipoidgehaltes im Blute verursacht eine Reizung der Gefäßwände, derzufolge eine perivaskuläre Zellinfiltration Platz greift. Zuerst erscheinen kleine, runde, lymphoide Zellen mit geringem Protoplasma, dann entwickeln sich nach Aufsplitterung der Gefäßwände fusiforme Zellen mit sehr reichlichem Protoplasma, schließlich multiple nukleäre Xanthomzellen. Diese Zellen weisen endothelialen Ursprung auf und enthalten Lipoide, die älteren und reiferen unter ihnen in größerer Menge. Sie wechseln ihre Form und Größe, sind aber in ihrer Kernstruktur einander ähnlich und zeigen niemals Karyokinese. Die jüngsten Zellen befinden sich immer in der Mitte der Infiltration, also in der Umgebung der Blutgefäße, die älteren, reiferen Xanthomzellen dagegen näher der Peripherie. Die Zellen des reticuloendothelialen Systems sind in ständiger Erneuerung begriffen. Wenn die Zellen mit dem betreffenden Lipoid beladen sind, hört ihre Speicherungsfähigkeit auf. Das nicht phagozytierte Lipoid wirkt als Fremdkörper und lockt dadurch weitere Zellen an. Die xanthomatösen Infiltrate sind das Ergebnis einer dauernden Überlastung mit Lipoiden. Nachdem sich die Histiocyten mit den in den Körpersäften befindlichen Lipoiden gesättigt haben, sind sie für weitere Mengen nicht mehr aufnahmsfähig und rufen gleichsam eine Nachfrage nach neuen Zellen hervor, die sich ihrerseits wieder mit Lipoiden beladen und so fort, wodurch ein dauerndes Wachstum der Infiltrationen zustande kommt. Demnach wachsen die Xanthombildungen nicht durch Multiplikation, d. h. Vermehrung ihrer eigenen Zellen, sondern durch Addition neuer Zellen." Diese Bildung von Pseudotumoren, die die Fähigkeit besitzen, sogar Knochen zu zerstören, wird vielfach als Lipoidgranulomatose bezeichnet. Vom rein morphologischen Standpunkte unterscheidet man in diesem Granulomatosegewebe verschiedene Zellarten, und zwar Lipoidzellen, Exsudatzellen und Bindegewebselemente; diese sind in allen Altersstadien, von der jungen spindeligen Zelle bis zur derben, ausdifferenzierten Bindegewebsfaser zu sehen, welche schließlich in schrumpfendes Narbengewebe übergehen kann. Das junge Gewebe enthält noch viele Kapillaren, das alte ist arm an solchen; jedenfalls ist es manchmal nicht leicht, in diesen Granulomatosemassen noch charakteristische, speichernde Lipoidzellen zu entdecken. Der Unterschied der SCHÜLLER-CHRISTIAN-HANDschen Krankheit gegenüber der PICK-NIEMANNschen Erkrankung liegt vom rein morphologischen Standpunkte aus vor allem darin, daß die Veränderungen in Milz und Leber, soweit es sich um Speicherung handelt, wesentlich zurücktreten, während die osteoklastische Zerstörung durch Einbruch des Lipoidgranuloms in die Knochen (vor allem des Schädels) im Vordergrunde steht. Daß auf diese Weise leicht Spontanfrakturen der Röhrenknochen auftreten, wird uns daher vollkommen verständlich. Ähnlich wie im Knochen, kann es gelegentlich auch im Gehirn zu einer „Granulationslipoidose" kommen.

β) **Symptomatologie.** Das Krankheitsbild befällt das männliche und weibliche Geschlecht ziemlich gleichmäßig, gehäuftes Vorkommen in derselben Familie

---

[2] ROWLAND: Arch. int. Med. **42**, 611 (1928); Ann. int. Med. **2**, 1277 (1929).

ist kaum beobachtet worden. Auslösende Faktoren (Traumen, Infekte) können bei einer schon vorhandenen Disposition vielleicht eine Rolle spielen, Lues congenita kommt ätiologisch nicht in Betracht. Der Beginn der Erkrankung fällt meist in das frühe Kindesalter (2.—7. Jahr), präzise Angaben über den Beginn der Krankheit lassen sich schwer machen, vielfach sind es die Zeichen eines Diabetes insipidus, welche die Umgebung des Kindes beunruhigen. Ziemlich gleichzeitig damit bemerkt man beginnenden Exophthalmus sowie an manchen Stellen der Schädelknochen eine gewisse Nachgiebigkeit oder sogar schon deutliche Knochendefekte. Xanthomatöse Veränderungen an den Knochen des Felsenbeines bedingen unter Umständen Taubheit, ähnliche Veränderungen am Kiefer führen zu Zahnausfall und schwerer Stomatitis. Einige Male waren es „Schwellungen" des Schädels, die zu einer ärztlichen Untersuchung und damit zu einer Aufdeckung des Leidens führten. Läsionen der Hypophyse selbst bedingen, soweit das Leiden nicht früher zum Tode führt, Wachstums- oder Entwicklungsstörungen. Das voll entwickelte Bild zeigt vor allem die Defekte am Schädel, die sich am besten im Röntgenbild nachweisen lassen (Landkartenschädel). Ähnlich wie in das Schädeldach und die Schädelbasis, fressen sich die „Granulationslipoidosen" auch in die Ränder der Orbita, ins Felsenbein, ins Sphenoid ein und geben die gemeinsame Ursache nicht nur für die Hypophysenschädigung und deren Folgen, sondern auch für den Exophthalmus, die Gehörstörungen und den Diabetes insipidus ab. In einer Arbeit von BÜRGER[1] finden sich die meisten Fälle von SCHÜLLER-CHRISTIAN-HANDscher Krankheit in bezug auf die Häufigkeit der anderen Symptome zusammengestellt; da sie sehr übersichtlich ist, führe ich sie hier an:

Tabelle 35.

	Zahl der Fälle	Landkarten-schädel	Hautverän-derungen	Drüsen-beteiligung	Leberver-größerung	Milzver-größerung	Stauungs-papille	Zahnausfall
1. Skelettveränderungen mit Exophthalmus und Diabetes insipidus	26	24	8	4	5	7	3	10
2. Skelettveränderungen und Exophthalmus	12	10	6	3	3	2	2	4
3. Skelettveränderungen und Diabetes insipidus........	10	6	4	2	3	3	1	3
Summe...	48	40	18	9	11	12	6	17

Gegenüber den Herden im knöchernen Schädel, die ein Charakteristikum der Krankheit vorstellen, treten pathologische Befunde am übrigen Skelett stark zurück; an zweiter Stelle stehen die Knochendefekte in den Beckenschaufeln, seltener kommt es zu Veränderungen in den langen Röhrenknochen oder zu einer Wirbelzerstörung.

In engem Zusammenhang mit der Knochen- und damit auch der Knochenmarkzerstörung dürften die in manchen Fällen angetroffenen hochgradigen sekundären Anämien stehen; Leukopenie wurde nie gefunden.

Gegenüber diesen kennzeichnenden Befunden nehmen die übrigen klinischen Erscheinungen mehr die Stellung von Nebensymptomen ein, solche sind z. B. eigentümliche Hauterscheinungen; einige Male wurde die Hautfarbe als blaßgelb

---

[1] BÜRGER: Klinische Fortschritte, Bd. II, S. 583. 1934.

oder strohgelb beschrieben. Auch Xanthelasmata in den Augenlidern kommen vor. Gelegentlich findet man auch xanthomatöse Veränderungen in den Lungen, ROWLAND beschreibt eine interstitielle xanthomatöse Pneumonie. Der Lungenprozeß ist nicht harmlos, denn er führt nur zu leicht zu Kreislaufstörungen.

Vergrößerungen von Milz und Leber sind keine typischen Begleiterscheinungen der SCHÜLLER-CHRISTIAN-HANDschen Krankheit. Man fand eine enorme Wucherung der KUPFFERschen Sternzellen mit Riesenzellbildung, gelegentlich sieht man in ihnen auch doppelbrechende Substanzen. Auch das periportale Gewebe kann befallen sein, indem sich hier lipoidgranulomatöse Stränge entwickeln, die dann allmählich zu fibrösen Strängen werden und Bilder bedingen, die an Cirrhose erinnern. Durch denselben Prozeß kann es auch zu einer lokalen Drosselung der Gallengänge kommen, was zum Auftreten von Ikterus führt. Auf diese Weise können Krankheitsbilder entstehen, die außerordentlich an die biliäre Cirrhose erinnern.

Manchmal fällt es schwer, in der Milz den lipoiden Charakter zu erkennen; die Infiltrate erinnern hier eher an Tuberkulose als an die GAUCHERsche Milz. Verfettung und Anisotropie sind nur andeutungsweise vorhanden. Die Veränderungen in den Lymphdrüsen sind denen in der Milz ähnlich.

Bei den meisten Fällen findet sich eine beträchtliche Cholesterinämie; die Werte können sehr schwanken und vorübergehend sogar normal sein. Eine Trennung zwischen freiem und Estercholesterin im Serum ist bisher bei keinem der veröffentlichten Fälle vorgenommen worden, lediglich die nach dem Tode vorgenommenen Untersuchungen an den großen Xanthommassen zeigen nach EPSTEIN und LORENZ[1] eine Anhäufung von Estern. Die Ester übersteigen das freie Cholesterin fast um das Fünffache. Die Feststellung, daß bei der SCHÜLLER-CHRISTIAN-HANDschen Krankheit in den Xanthomknoten die Ester überwiegen und daß sich auch im Blute reichlich Cholesterin findet, drängt zu der Vorstellung, daß es sich bei dieser Krankheit ebenfalls um eine Störung im Lipoidstoffwechsel handeln muß, nur mit dem Unterschied gegenüber der GAUCHER- bzw. NIEMANN-PICKsche Krankheit, daß hier das Cholesterin beteiligt sein muß. Wir fügen eine Tabelle bei, in welcher die Analysenergebnisse zweier Fälle von SCHÜLLER-CHRISTIANscher Krankheit zusammengefaßt sind; die eine Analyse stammt von EPSTEIN-LORENZ, die andere von BÜRGER. Zum Vergleich ist noch das Ergebnis einer Analyse eines echten Xanthomknotens beigefügt.

Tabelle 36.

		100g Ätherextrakt aus Xanthomknoten enthalten					
	Phosphatide	Freies	Ester-	Gesamt-	Fettsäuren als Cholesterinester	Neutralfett	Cholesterin zu Phosphatide
		Cholesterin					
1. Granulommassen bei SCHÜLLER-CHRISTIANscher Krankheit (Beobachtung M. BÜRGER)	5,08	8,62	27,4	36,02	18,74	40,16	7,09 : 1
2. Granulommassen bei SCHÜLLER-CHRISTIANscher Krankheit (Beobachtung EPSTEIN-LORENZ)	4,7	9,3	44,3	53,6	30,3	11,40	11,4 : 1
3. Xanthomknoten bei allgemeiner Xanthomatose	1,01	7,28	43,61	50,89	29,83	18,27	50,3 : 1

[1] EPSTEIN u. LORENZ: Hoppe-Seylers Z. **192**, 145 (1930).

Bezüglich der Lipoidspeicherung stehen sich bei der SCHÜLLER-CHRISTIANschen Krankheit zwei Meinungen gegenüber; ein Teil der Autoren nimmt eine primäre Granulomatose an und sieht in der Lipoidspeicherung nur einen sekundären Prozeß, die anderen wieder halten an der primären Cholesterinstoffwechselstörung fest und sehen in der SCHÜLLER-CHRISTIANschen Krankheit deshalb eine Speicherkrankheit; aus diesem Grunde bringen sie den Prozeß in Parallele zur GAUCHER- und PICK-NIEMANNschen Krankheit. Eine wesentliche Stütze dieser Ansicht erblickt BÜRGER in dem Verhalten des Kohlehydratstoffwechsels, der eine gewisse Ähnlichkeit mit dem bei der Glykogenspeicherkrankheit zeigt. Auch hier findet sich oft Hypoglykämie. Untersuchungen des Glykogengehaltes der Leichenleber liegen bis jetzt nicht vor.

γ) **Verlauf und Prognose.** Die Krankheit verläuft meistens chronisch, es kommt gelegentlich sogar zu Remissionen. Sogar an den Schädeldefekten kann man Besserungen sehen, indem sich die Defekte wieder schließen können. Entscheidend für den Verlauf ist die Lokalisation der Granulolipoidose. Der Beginn der Erkrankung setzt meist im Kindesalter (2.—5. Lebensjahr) ein. Im Gegensatz zu dieser infantilen Form gibt es auch Fälle, die erst in der Pubertät und später erkranken. Die ältesten Fälle haben ein Alter von 69, 55, 44 und 38 Jahren erreicht. Selten tritt der Tod durch die Anämie ein, meist sind es Komplikationen, an denen die Patienten während ihres langen Krankenlagers — z. B. während einer Grippeepidemie — sterben.

δ) **Pathogenese.** Das Wesen der Krankheit ist noch nicht restlos geklärt; wahrscheinlich handelt es sich um eine Störung im Lipoidstoffwechsel, die zu einer Hypercholesterinämie führt. Jedenfalls kommt es zu einer mächtigen Ablagerung cholesterinhaltiger Massen im Gewebe, vor allem der Schädelknochen, der Milz und der Leber. Durch die Ausdehnung dieses Prozesses kommt es zur Bildung eines eigentümlichen Granulationsgewebes, das das ursprüngliche Muttergewebe weitgehend zerstören kann. Auf Details wollen wir noch später zu sprechen kommen.

ε) **Therapie.** Von dem Gedanken ausgehend, daß es sich bei der SCHÜLLER-CHRISTIANschen Krankheit auch um eine Speicherkrankheit des Cholesterins handelt, hat ROWLAND seine Patienten mit lipoidarmer, vor allem fast cholesterinfreier Kost ernährt; im Laufe der folgenden Jahre kam es zu Besserungen. Als Kriterium der Besserung weist er vor allem auf eine Abnahme des Cholesteringehaltes im Blute hin. So fiel bei einem Kind innerhalb eines Jahres der Cholesterinwert von 317 mg% auf 111 mg%. Das im Wachstum zurückgebliebene Kind machte wieder Fortschritte; auch der destruktive Knochenprozeß ließ röntgenologisch eine weitgehende Wiederherstellung erkennen. Solche Beobachtungen lassen es berechtigt erscheinen, der diätetischen Behandlung größere Aufmerksamkeit zu widmen. Vorläufig läßt sich natürlich wegen des geringen Beobachtungsmaterials noch kein abschließendes Urteil fällen, aber immerhin erscheint diese Therapie logisch, zumal sich die diätetische Behandlung auch bei anderen Xanthomatosen bewährt hat.

Als symptomatische Therapie wurde Röntgenbestrahlung und Behandlung mit Insulin empfohlen; mir persönlich fehlt Erfahrung auf diesem Gebiete, so daß ich über diese Behandlungsmethoden nur referieren kann.

b) **Primäre, vorwiegend kutane Xanthomatose (Lipoidgicht).**

An den verschiedensten Körperstellen, namentlich an den Druckstellen (Knie, Ellbogen usw.) kann es zur Bildung von Knötchen kommen, in denen sich sogenannte Xanthomzellen finden; je älter diese Gebilde werden, desto mehr verwischt sich das histologische Bild und macht einem uncharakteristischen Granulationsgewebe Platz, so daß schließlich die bekannten Schaumzellen kaum mehr zu erkennen sind. Auf welche Weise es in diesen Gebilden zur Cholesterinspeicherung kommt, darüber herrschten seit langer Zeit Meinungsverschiedenheiten. Die eine Ansicht geht dahin, daß es sich hier primär um Fibrome handelt, in die sekundär Cholesterin abgelagert wird, während andere die Meinung vertreten, daß es sich um eine primäre Ablagerung von Cholesterin handelt und daß es auf dieser Basis zur Neubildung von Bindegewebe kommt, bis sich daraus jene großen fibrösen Tumoren entwickeln, die als Xanthomata tuberosa beschrieben werden. Ähnliche Veränderungen können sich auch an den Gelenkkapseln und entlang den Sehnenscheiden entwickeln. Schon ARNING und LIPPMANN[1] haben die Affinität des straffen Bindegewebes um die Gelenke für Cholesterin mit der Affinität der Synovia für die Harnsäure bei der Gicht verglichen. In beiden Fällen kommt es zu mehr oder weniger schmerzlosen Veränderungen bzw. Ablagerungen. Eine weitere Analogie zur Gicht ergibt sich auch aus vereinzelten therapeutischen Erfahrungen, indem die xanthomatösen „Tophi" weitgehend von der Ernährung abhängig sind. BÜRGER[2] beruft sich dabei auf die Erfahrungen mancher Patienten, die in der Hungerperiode während des Krieges eine Verkleinerung der Knoten sahen, und die nach Zufuhr fettreicher Kost wieder anschwollen.

Im Zusammenhang mit diesen Beobachtungen muß allerdings einschränkend betont werden, daß der Lipoidgehalt des Blutes nicht allein von der Ernährung abhängt, zumal der menschliche Organismus Sterine auch synthetisieren kann, ebenso wie er die Fähigkeit hat, Cholesterin abzubauen. Weiters wissen wir jetzt auf Grund der Beobachtungen von SCHÖNHEIMER,[3] daß pflanzliche Sterine, die mit der Nahrung aufgenommen werden, überhaupt nicht resorbiert werden. Im Darm wird nur das Cholesterin, wahrscheinlich unter Vermittlung von Fett und Gallensäuren, aufgenommen; dasselbe gilt von den Cholesterinestern. Das Gleichgewicht zwischen freiem Cholesterin und Cholesterinestern wird nach THANNHAUSER[4] durch die gesunde Leber hergestellt, so daß der Gehalt des Serums an Cholesterinester ungefähr doppelt so groß ist wie sein Gehalt an freiem Cholesterin. Die Werte für das Gesamtcholesterin im Serum schwanken beim Normalen zwischen 100—120 mg%, davon entfallen 40—80 mg% auf freies und 40—60 mg% auf Estercholesterin.

Die Ausscheidung des Cholesterins erfolgt durch die Galle und den Darm; möglicherweise werden durch den Darm sogar größere Mengen an Cholesterin ausgeschieden als durch die Galle, außerdem wird ein Teil des in den Darm abgeschiedenen Cholesterins wieder rückresorbiert. Cholesterin wird durch die Darmbakterien in Koprosterin verwandelt, das nicht mehr rückresorbiert werden kann.

Wenn es also im Körper zu einer Cholesterinretention kommt, so kann die Ursache eine verschiedene sein: 1. in der Störung der Ausscheidung, 2. in Erkrankungen der intermediären Cholesterinbildung, 3. in der gestörten Umwandlung des freien Cholesterins in Cholesterinester, weil das Cholesterin als Ester transportiert wird, 4. besteht die Möglichkeit einer lokalen Cholesterinanhäufung durch primäre degenerative Veränderung der betreffenden Gewebe. Jedenfalls sieht man daraus, wie schwer es ist, rein stoffwechselmäßig durch die Analyse der Nahrungsbestandteile und aus der Ausscheidung Anhaltspunkte über den Ablauf des intermediären Cholesterinstoffwechsels zu erhalten.

---

[1] ARNING u. LIPPMANN: Z. klin. Med. **89**, 107 (1920).
[2] BÜRGER: Klinische Fortschritte, Bd. II, S. 583. 1934.
[3] SCHÖNHEIMER: Klin. Wschr. **1932**, 1793.
[4] THANNHAUSER: Klin. Wschr. **1934**, 161.

Wenn wir uns nun unter Berücksichtigung dieser Kautelen fragen, wieso man die Xanthomatosen doch noch zu den Stoffwechselkrankheiten zählen kann, so sei zunächst auf die Tatsache des hohen Cholesteringehaltes der Xanthomknoten verwiesen, weiters auf die häufige Beobachtung hoher Cholesterinwerte im Blute und schließlich auf die günstigen therapeutischen Erfolge einer cholesterinfreien bzw. -armen Kost. Besonders eindrucksvoll wird der Erfolg der diätetischen Behandlung durch die nachstehende Tabelle demonstriert, die der Zusammenstellung von Bürger entnommen ist.

Tabelle 37. Absinken des Cholesterinspiegels bei fett- und cholesterinarmer Kost.

Autor	Krankheit	Cholesteringehalt mg $^0/_0$		Dauer der Diätkur
		vor der Diätkur	nach der Diätkur	
Gaal u. Bognár	Xanthoma tuberosum	750	normal	5 Wochen
Hermann u. Nathan	„ „	580	300	4 Monate
Bürger	Lipoidgicht..............	731	479	2 „
Bürger u. Gruetz	Hepato-splenomegale Lipoidose	686	182	12 „
Schönheimer	Lipoidgicht..............	870	300	50 Tage

Die Xanthome sind, gleichgültig ob sie als Knoten oder Flecken auftreten, meistens gelb gefärbt; dies verdient Beachtung, da bekanntlich Cholesterin und Cholesterinester farblos sind. Die Ursache der Gelbfärbung der Xanthome ist in Lipochromen zu suchen, zu denen vor allem das Karotin, die Muttersubstanz des Vitamin A, gezählt werden muß. In diesem Zusammenhang verdient auch eine Beobachtung von Domagk[1] Interesse, der durch Vitamin-A-Überdosierung eine Verfettung der Reticuloendothelien bei gleichzeitiger Lipämie des Blutes hervorrufen konnte. Anscheinend bestehen Beziehungen zwischen Lipochromen und Lipoiden, so daß uns die gelegentliche Gelbfärbung der unterschiedlichen Xanthome nicht wundernehmen darf. Eine Affinität zum Bilirubin scheint nicht zu bestehen, so daß die Gelbfärbung der sogenannten „Leberflecken", obwohl diese auch bei Ikterus vorkommen, nichts mit einer Gallenfarbstoffimbibition zu tun hat.

c) Primäre, vorwiegend viszerale Xanthomatosen.

Auf dieses Krankheitsbild hat zuerst Chvostek[2] aufmerksam gemacht. Er beschrieb zwei Lebercirrhosen, bei denen sich in den periportalen Feldern Zellen fanden, die sonst nur noch bei der Schüller-Christianschen Krankheit zu sehen sind. Er stellt sich auf den Standpunkt, daß es in diesen Lebern zuerst zur Bildung solcher Schaumzellen kommt, die sich dann sekundär in Granulationsgewebe umwandeln und Veränderungen hervorrufen wie sie in der zirrhotischen Leber zu sehen sind. Daß es auf diese Weise infolge Kompression der feinen Gallenwege auch zu Ikterus kommen muß, kann als wahrscheinlich angenommen werden. Der Zusammenhang der in der Leber festgestellten Schaumzellen mit dem Cholesterin erscheint deshalb sehr naheliegend, weil bei derselben Patientin echte xanthomatöse Veränderungen in der Haut vorkamen und überdies im Blut reichlich Cholesterin nachweisbar war. Jedenfalls steht Chvostek auf dem Standpunkt, daß es eine Form der „Lebercirrhose" gibt, die auf Xanthomatose zurückzuführen ist.

[1] Domagk: Virchows Arch. **290**, 385 (1933).
[2] Chvostek: Z. klin. Med. **73**, 479 (1911).

Einen analogen Fall beschrieb dann EDELMANN,[1] wobei er sich auf zwei wichtige Beobachtungen stützen konnte: Cholesterinverfütterung führt zu einer Verschlechterung des Leidens, was sich auch durch Funktionsprüfungen feststellen läßt, während cholesterinarme Kost das Krankheitsbild bessert. Parallel dazu konnte er bald eine Vermehrung, bald eine Verminderung des Blutcholesterins ermitteln.

Eine sehr genaue Beschreibung eines analogen Falles verdanken wir BÜRGER.[2] Auch hier handelt es sich um eine Kombination von kutaner Xanthomatose mit Leber- und Milzveränderung bei gleichzeitiger hochgradiger Cholesterinämie.

SCHILLING[3] hat in neuester Zeit einen analogen Fall publiziert, wobei der Cholesterinwert im Blut (657 mg%) nach 28tägiger Pflanzenkost auf 152 mg% abfiel. Die Sektion des Falles nahm ASCHOFF vor, wobei er ganz ähnliche Veränderungen wie CHVOSTEK beobachten konnte.

Es gibt somit xanthomatöse Veränderungen in Leber und Milz mit gleichzeitiger Mitbeteiligung der Haut unter Bildung typischer, schon lange bekannter kutaner Veränderungen im Sinne eines Xanthoma tuberosum.

Wer solche Krankheitsbilder kennt, dem fällt es zumeist nicht schwer, aus der großen Schar splenomegaler Erkrankungen Krankheitsbilder herauszufinden, die zu den Lipoidosen in Beziehung stehen. Deshalb war es auch BÜRGER möglich, bald nach seiner ersten Mitteilung einen Fall von sogenannter „hepato-splenomegaler Lipoidose" aufzuklären, bei dem zwar eine hochgradige Lipämie vorlag, die kutanen Veränderungen aber fehlten. Auch hier ließ sich durch entsprechende Diät der Zustand wesentlich bessern.

Im Anschluß daran sei erwähnt, daß es auch Xanthomatosen gibt, bei denen die Hauptlokalisation teils im Larynx, teils in der Lunge liegt; ebenso kennt man eine Xanthomatose mit vorwiegender Beteiligung des Endokards und der großen Gefäße.

Wir haben eine eigentümliche Erkrankung des Mesenchyms kennengelernt, bei der es zu einer Ablagerung von Cholesterin kommt. Heredität und Konstitution spielen dabei eine wichtige Rolle. Der Hauptrepräsentant dieser Erkrankungsform ist die SCHÜLLER-CHRISTIANsche Krankheit; sie ist charakterisiert durch die Trias: Knochendefekt im Schädel, Exophthalmus und Diabetes insipidus. Allmählich kommt es zu einer Umwandlung von Xanthomzellen in granulomatöse Massen. Bei vielen Fällen von SCHÜLLER-CHRISTIANscher Krankheit sehen wir auch Milz- und Leberschwellung; an diesen Vergrößerungen dürften intrazelluläre Xanthomeinlagerungen mit Schuld sein. Nicht zuletzt sind es auch Hautveränderungen, die zum Xanthoma tuberosum in naher Beziehung stehen und die sich ebenfalls zum Krankheitsbild der SCHÜLLER-CHRISTIANschen Krankheit hinzugesellen können. Kurz, es gibt Fälle, die gleichsam im ganzen Körper: Knochensystem, Gehirn, Lunge, Leber, Milz und Haut Veränderungen zeigen und allesamt auf eine Cholesterineinlagerung zurückzuführen sind.

Als Gegenstück dazu gibt es Fälle, bei denen ein ganz analoger Prozeß nur in der Haut besteht, während in anderen Fällen von lokalisierter Xanthomatose wieder nur Leber oder Milz betroffen sind. Zwischen diesen beiden Extremen, hier generalisierte Form, dort lokalisierte Form, gibt es alle möglichen Übergänge. Das verbindende Glied scheint das Mesenchym oder, wie manche annehmen, das reticuloendotheliale System zu sein, welches Cholesterin in vermehrter Menge

<hr>

[1] EDELMANN: Wien. klin. Wschr. **1926**, Nr. 43.
[2] BÜRGER: Arch. f. Dermat. **166**, 542 (1932).
[3] SCHILLING: Dtsch. med. Wschr. **1933**, 972.

speichern soll. Ob es sich dabei — in Verfolgung einer Vorstellung von SCHÖNHEIMER — um eine Ausscheidungsstörung handelt, bei der das Cholesterin notgedrungen irgendwo deponiert werden muß, oder ob es sich in Analogie zur BEUMERSCHEN Glykogenspeicherkrankheit um einen Vorgang handelt, bei dem die betreffende Substanz in der Zelle nicht in entsprechender Weise abgebaut werden kann und daher liegen bleibt, oder ob schließlich nicht ganz andere Dinge ätiologisch von Bedeutung sind, von deren Existenz wir vorläufig noch keine Vorstellung haben, läßt sich derzeit schwer entscheiden. Jedenfalls gibt es Leber- und Milzaffektionen, die symptomatisch an die Lebercirrhose erinnern und bei denen eine Atypie des Cholesterinstoffwechsels bestehen dürfte. Als wichtige diagnostische Hinweise können uns Xanthome der Haut bei gleichzeitiger Hypercholesterinämie dienen.

d) Sogenannte sekundäre Xanthomatosen.

Bei Ikterus kommt es gelegentlich zu einer Erhöhung des Blutcholesterins. Parallel dazu ist oft auch der Fettgehalt des Blutes erhöht. Diese Angaben stammen aus alter Zeit; jedenfalls handelt es sich um ein seltenes Ereignis. In Zukunft wird man darauf zu achten haben, ob es sich dabei nicht doch um primäre Xanthomatosen handelt, die sicher häufiger vorkommen, als man bis jetzt angenommen hat. Ähnlich wird man sich auch zur Frage von der diabetischen Xanthomatose zu stellen haben. Solange man die Diabetiker mit Fett überfütterte, hatte man öfter Gelegenheit, bei zuckerkranken Menschen Lipämie zu sehen. In der Insulinzeit kommt das anscheinend seltener vor. Ähnlich wie W. H. SCHULTZE[1] hatte ICH[2] zweimal Gelegenheit, bei lipämischen Diabetikern in der Milz „Schaumzellen" zu sehen. Seither habe ich immer wieder, wenn lipämische Diabetiker zur Sektion kamen, darauf geachtet, konnte aber solche Zellen nie wieder beobachten. Vielleicht hat es sich damals um primäre Xanthomatose kombiniert mit Diabetes mellitus gehandelt; die Tatsache, daß solche Lipämien mit Insulin nicht zu beeinflussen sind, ließe sich zugunsten dieser Annahme anführen.

C. Die Fettleber.

1. Pathogenese.

Das anatomische Charakteristikum einer „Fettleber" ist die Volumszunahme der Leber, eine Verplumpung der Ränder, ein glatter, glänzender und durchsichtiger Peritonealüberzug, teigige Konsistenz, wodurch der Finger leicht eine bleibende Dellenbildung hinterläßt. Die Ober- und Schnittflächen zeigen eine gelbrötliche, ja selbst mattgelblichweiße gleichmäßige Farbe, Blässe und Blutleere. Der hohe Fettgehalt gibt sich schon bei der anatomischen Besichtigung durch das Absetzen eines schmierigen Fettes beim Durchschneiden besonders an einer trockenen und etwas erwärmten Messerklinge kund (ROKITANSKY). Während der normale Fettgehalt der Leber auf 1—2% zu schätzen ist, kann er hier bis zu 40% und mehr ansteigen.

Bei der mikroskopischen Betrachtung erscheinen die Leberzellen auffallend groß und von kleineren und größeren Fetttröpfchen erfüllt. Die Fetteinlagerung kann solche Dimensionen annehmen, daß die Leberkerne an die Wand gedrückt werden und kaum mehr sichtbar sind. Der Prozeß der Fetteinlagerung beginnt meist an der Peripherie des Acinus und kann schließlich den ganzen Lobulus erfassen, wodurch mikroskopisch das Gefüge der Leber schwieriger zu erkennen ist.

---

[1] SCHULTZE: Verh. dtsch. path. Ges. **15**, 47 (1912).
[2] EPPINGER: Hepatolienale Erkrankungen, S. 512. Berlin. 1920.

Vor allem sind es Intoxikationen verschiedenster Art, welche zu hochgradiger Verfettung der Leber führen. Das bekannteste Beispiel ist wohl die Phosphorleber. Schon wenige Stunden nach der Vergiftung beginnt der Verfettungsprozeß und nimmt rasch hohe Grade an.

Das dem Phosphor nahestehende Arsen und Antimon führen zu ähnlichen Veränderungen. Schwächere Verfettungen sehen wir bei Intoxikationen mit Mineralsäuren, ferner mit Chloroform, Phlorizin, giftigen Schwämmen, bei Fisch- und Fleischvergiftungen. Besonders häufig ist die Fettleber der Säufer nach chronischer Alkoholvergiftung, auch bei den in Delirium tremens verstorbenen Trinkern findet sich eine hochgradige Fettleber.

Fettlebern findet man auch bei den verschiedenen Infektionskrankheiten; wahrscheinlich sind dafür toxische Substanzen verantwortlich, welche von Bakterien produziert werden und die ähnlich wirken wie die bereits erwähnten Gifte. Je länger die septische Erkrankung anhält (z. B. Puerperalfieber, Osteomyelitis, Erysipel), desto deutlicher wird die Verfettung. Bekannt ist z. B. die Fettleber der alten Phthisiker, wobei man die Beobachtung machen kann, daß nicht die hochgradig abgemagerten, sondern die noch über einen gewissen Panniculus adiposus verfügenden Phthisiker betroffen sind.

Zeigt die Leber bereits makroskopisch die Zeichen hochgradiger Verfettung, so läßt sich dies natürlich durch die chemische Untersuchung bestätigen. Es gibt aber auch eine Fettvermehrung in der Leber, die mit freiem Auge nicht erkennbar ist, wohl aber durch die chemische Analyse. Zunächst faßten die pathologischen Anatomen die Fettleber immer als eine krankhafte Veränderung auf, erst später erkannte man, daß es auch eine physiologische Fettleber gibt. Stirbt ein gesundes Individuum unmittelbar nach dem Genuß einer sehr fettreichen Mahlzeit, so ist der Fettgehalt der Leber außerordentlich hoch, wobei histologisch eine gewisse Ähnlichkeit mit dem Bild einer Phosphorvergiftung besteht. Auch bei der chemischen Untersuchung bestehen kaum wesentliche Unterschiede. Über die Entstehung dieser beiden Formen wurde ungefähr folgende Vorstellung entwickelt: Die Fettleber nach starkem Fettgenuß wird als Folge der Steigerung der normalen Imbibition des Leberparenchyms mit Fett angesehen, während man für die kranke Leber eine Schädigung von Zellprotoplasma und Kern annimmt. In dem Bestreben, auch verschiedene Namen zu prägen, nannte man den normalen Vorgang Fettinfiltration und den krankhaften fettige Degeneration. Man nahm an, daß es sich bei der Infiltration um die Speicherung von Nahrungsfetten handle, während bei der Degeneration das Fett aus dem absterbenden Protoplasma, und zwar aus den Eiweißkörpern stammen soll. Für die Umwandlung von eiweißartigen Zellbestandteilen in Fett — ein Vorgang, der nie bewiesen wurde — bürgerte sich der Name fettige Metamorphose ein. Von einer ähnlichen Vorstellung ließ man sich leiten, als man den Begriff Fettphanerose schuf, d. i. Sichtbarwerden von im Zellprotoplasma vorhandenen und dort gebundenen Fettkörpern.

Was man früher „Fett" nannte, wurde durch die Forschung bald als ein Gemenge verschiedenartiger Substanzen erkannt, die sich durch morphologische, vor allem aber durch chemische Methoden voneinander trennen lassen. Im allgemeinen hat man jetzt zwischen den Triglyzeriden der hohen Fettsäuren, also den eigentlichen Neutralfetten und den Lipoiden zu unterscheiden; zu diesen letzteren gehören das Cholesterin und seine Ester, die Phosphatide (Lecithin, Kephalin usw.) und die Cerebroside (Verbindungen einer Galaktose mit Sphingosin). In den früheren Abschnitten hatten wir uns mit den zellularen Stoffwechselstörungen der Lipoide beschäftigt, hier wollen wir nunmehr die Verfettung, soweit Neutralfette beteiligt sind, zur Sprache bringen.

Eine wesentliche Klärung der sogenannten „Verfettung" brachten die Untersuchungen von Rosenfeld,[1] der nachweisen konnte, daß Tieren zugeführtes fremdes Fett als solches nicht nur in die Fettdepots überzugehen vermag, wie z. B. Hammelfett bei Hunden, sondern daß dasselbe fremde Fett auch nach künstlich erzeugten Verfettungen, z. B. durch Phosphorvergiftung, in den verfetteten Organen auftritt. Der alten, hauptsächlich von Virchow[2] vertretenen Anschauung von der „Verfettung", z. B. bei der Phosphorvergiftung, war damit der Boden entzogen, denn das Fett kann hier nicht in der Zelle entstanden sein, es ist vielmehr, wie bei der Infiltration, eingewandert; es stammt somit aus den Fettdepots, d. h. in letzter Linie aus dem Nahrungsfett. Verfettung ist somit immer eine Speicherung von Fett, das von außen das eine Mal in die gesunde, das andere Mal in die kranke Zelle gelangt. Ein Unterschied besteht nur insofern, als in die kranke Leberzelle manchmal mehr Fett eindringt als in die gesunde. Da sich auf Grund dieser Beobachtungen die Auffassung über die fettige Degeneration wesentlich geändert hat, erscheint es zweckmäßig, diesen Namen zu verlassen. Eine fettige Degeneration im Sinne von Virchow gibt es nicht, es handelt sich immer um verschiedene Formen der Fettinfiltration, weshalb Aschoff[3] den Ausdruck Fettspeicherung vorgeschlagen hat.

Wenn jemand Fett in größerer Menge zu sich nimmt, so kommt es zu Lipämie; es darf uns nicht wundern, wenn dann Fett in die Leberzellen gelangt und sich hier *vorübergehend* ablagert, bis es verändert oder unverändert in die Depots, z. B. in das Unterhautzellgewebe, abwandert. Befindet sich der Organismus im Hungerzustand und sind die Glykogendepots der Leber erschöpft, so wandert wieder Fett aus den Unterhautzelldepots zur Leber, wo es zu Kohlehydraten umgewandelt wird. Es gibt somit schon zwei Möglichkeiten für die Fettwanderung zur Leber: Einmal befindet sich der Organismus im Zustande der Mästung, ein andermal im Stadium der Inanition. Vergegenwärtigt man sich, daß es in beiden Fällen zu einer passageren Fettaufnahme in der Leber kommt — die Leber ist ein transitorischer Fettspeicher —, so muß darnach gefragt werden, warum der Vorgang der Fettaufnahme unter gewissen pathologischen Umständen, ganz besonders bei bestimmten Vergiftungen, so außerordentlich gesteigert ist und vermutlich einen bleibenden Zustand vorstellt.

Diese Speicherung in der Leber erscheint, z. B. bei der Phosphorvergiftung, um so merkwürdiger, als die Fettlager anderer Organe an dieser Fettvermehrung nicht teilnehmen, ja manchmal sogar sehr fettarm erscheinen. Man gewinnt fast den Eindruck, als würde das Fett nicht nur aus dem Unterhautzellgewebe, sondern auch aus anderen Organen in die Leber wandern. Die Tatsache, daß sich die Fetteinlagerung in die Leber hauptsächlich bei jenen Zuständen zeigt, bei denen auch andere Leberveränderungen nachweisbar sind, hat zur Annahme geführt, daß das Wesen der Fettleber in der Unfähigkeit besteht, das einmal zugeführte Fett wieder abzugeben. Die normale Leber kann leicht große Fetttransporte bewältigen; sobald aber die Leber irgendeinen Schaden erlitten hat, dann versagt diese Eigenschaft, und es kommt zu einer pathologischen Speicherung, die vermutlich die eigentliche Ursache der Fettleber ist. Ob dafür eine Herabsetzung der oxydativen Vorgänge, fermentative Veränderungen oder sonstige Faktoren verantwortlich zu machen sind, ist schwer zu entscheiden. An Namen für diese Faktoren hat es nicht gefehlt, so sprach man von einer „Lipophilie", einer „lipomatösen oder lipogenen Tendenz" des Lebergewebes. Eine präzisere Vorstellung hat Clauberg[4] sich gebildet, der an die Möglichkeit dachte, daß bei

---

[1] Rosenfeld: Erg. Physiol. **I**, 651 (1903); **II**, 50.
[2] Virchow: Virchows Arch. **I**, 94 (1847).   [3] Aschoff: Zieglers Beitr. **47**, 1 (1910).
[4] Clauberg: Virchows Arch. **253**, 452 (1924).

der Fettleber eine Störung des Lipasehaushaltes auftritt. Tatsächlich ließ sich in der Fettleber bei Lungenschwindsucht eine Herabsetzung des Lipasegehaltes nachweisen. Wenn wir somit in einer Leber teils mikroskopisch, teils chemisch einen erhöhten Neutralfettgehalt finden, dann können wir nur sagen, daß von diesen Zellen Fett zwar anscheinend in normaler Menge aufgenommen wird, aber nicht verbraucht werden kann; Fett bleibt daher an Ort und Stelle liegen und kann bei beträchtlicher Menge sogar das makroskopische Bild einer Fettleber bewirken. Dieser Prozeß kann nach reichlichem Fettgenuß bis zu einem gewissen Grade auch in der normalen Leber vorkommen, allerdings nur vorübergehend; gelegentlich kommt dies auch bei allgemeiner Adipositas vor. Die Fettleber als Begleiterscheinung pathologischer Zustände kann jedenfalls kaum als das Resultat eines spezifischen Vorganges bezeichnet werden, sondern bloß als Begleiterscheinung verschiedener Prozesse. Merkwürdig ist unter pathologischen Bedingungen das Mißverhältnis zwischen mangelhafter, selbst fehlender alimentärer Fettzufuhr und der Intensität der Fettleber. Man kann sich daher vorstellen, daß bei gewissen pathologischen Zuständen, vor allem bei Vergiftungen, Fett aus den Depots zur Leber gelangt, wo es in den Zellen ebenso aufgestapelt wird wie bei der Fettzufuhr durch die Ernährung. Krankhaft ist nur die Unfähigkeit des Organs, das Fett wieder abzugeben.

Sehen wir daher Verfettung bei einer auch in anderer Hinsicht kranken Leber, so fügt sie sich in den Rahmen der übrigen Symptome ein, besonders wenn nicht bloß funktionelle, sondern auch anatomische Leberveränderungen, wie z. B. Cirrhose, Dissoziation usw., vorliegen.

2. Klinische Symptome.

Wenn wir auf eine Leber stoßen, die sich besonders bei der Perkussion als groß und sich palpatorisch weder hart noch schmerzhaft erweist, dann können wir an eine Fettleber denken, besonders wenn Begleitumstände in dieselbe Richtung weisen. Wir müssen daher nicht unbedingt mit einer Cirrhose rechnen, wenn wir bei einem Potator eine Lebervergrößerung finden oder wenn ein Phthisiker, der nicht hochgradig abgemagert ist, eine beträchtliche Vergrößerung der Leberdämpfung erkennen läßt. Liegt bei einer Vergiftung mit Arsen, Phosphor oder Pilzen eine Lebervergrößerung vor, dann wird man ebenfalls eineFettleber annehmen können, doch interessiert uns die Fettleber viel weniger als Einzelsymptom, als vielmehr der Gesamtprozeß, der mit Schädigungen verschiedener Organe einhergeht. Kurz: die Fettleber ist ein Symptom, dem der Anatom mehr Interesse zuwendet als der Kliniker.

Man hat sich häufig für die Frage interessiert, ob eine Verfettung der Leber eine Cirrhose auslösen kann. Das scheint nicht der Fall zu sein. Wohl aber muß man daran festhalten, daß ein Prozeß, z. B. eine Intoxikation, die eine Fettinfiltration zur Folge hat, die Leber auch anderweitig so schädigen kann, daß daraus allmählich eine Cirrhose werden kann. So ist es bekannt, daß z. B. eine Tuberkulose vor allem des Peritoneums eine bis dahin latente Lebercirrhose zum Aufflackern bringen kann; unter Fiebererscheinungen nimmt der bis dahin kaum bemerkbare Ikterus zu, die Leber wird rasch größer, so daß mancher Arzt, der den Patienten in diesem Stadium zum erstenmal sieht, dazu verleitet wird, eventuell an eine hypertrophische Lebercirrhose zu denken. Kommen solche Fälle zu dieser Zeit zur Sektion, so bietet sich meist das Bild der schwersten Fettleber in einer Cirrhose. Da sich scheinbar Übergänge zwischen fettig degenerierten und zirrhotisch veränderten Partien nachweisen lassen, könnte man an einen ursächlichen Zusammenhang zwischen Fettinfiltration und Cirrhose denken, während die klinische Beobachtung uns eines anderen belehrt. Derselbe Faktor, der die Verschlimmerung der Cirrhose bedingt und den Ikterus veranlaßt, kann daneben die Funktion der restlichen Leberzellen in einer Art schädigen, daß sie jetzt nicht mehr imstande sind, das aus den Hautdepots kommende Fett weiterzuverarbeiten. In gleicher Weise wie die Tuberkulose können andere Ursachen eine latente Cirrhose aktivieren; gefürchtet sind besonders Chloroformnarkosen bei zirrhotischen Prozessen, aber auch andere Narkosen können eine schon geschädigte Leber ungünstig beeinflussen, wobei es unter anderem auch zur Ausbildung auch einer schweren Fettleber kommen kann. Gleiches gilt vom Atophan und manchen Schlafmitteln, vor allem aber von komplizierenden septischen Zuständen. Unter ungünstigen Bedingungen kann sich daraus sogar eine akute Leberatrophie entwickeln, wobei man sich aber vor Augen halten muß, daß nicht die Fettleber das erste Stadium der Leberatrophie darstellt, sondern die primäre Noxe die Leber so schädigt, daß die Regeneration völlig versiegt. Die fettige Infiltration ist bloß ein Symptom eines Zwischenstadiums in diesem Krankheitsverlauf.

3. Therapie.

Die Behandlung wird sich im wesentlichen nach den ursächlichen Erkrankungen richten. Bei Fettsüchtigen wird man durch Entziehung von Fett und Kohlehydraten in der Nahrung und durch andere Maßregeln Fettansammlungen im ganzen Körper zu hemmen suchen.

D. Die Amyloidleber.

1. Allgemeine Pathogenese.

ROKITANSKY[1] war der erste, welcher die charakteristischen Merkmale der Amyloidose (damals sprach man von einer speckigen Degeneration) klar zusammenfaßte und ihre genetischen Beziehungen zu bestimmten Krankheiten richtig erkannte. VIRCHOW[2] sprach die bei der Speckleber im Gewebe aufgestapelte Substanz wegen ihrer Reaktion mit Jod und Schwefelsäure und einer gewissen Ähnlichkeit mit Stärke als tierisches Amyloid an; schon KEKULE[3] versuchte, das sogenannte Amyloid rein darzustellen und zu analysieren; er lehnte den Kohlehydratcharakter des Amyloids ab; er hielt es für einen Eiweißkörper.

Das Amyloid, das im allgemeinen zuerst in Milz, Niere, Nebenniere und bald auch in der Leber zur Ablagerung kommt, bildet sich bei langdauernden Eiterungen, bei schwerer Tuberkulose, bei Lues, seltener bei Tumoren, Malaria usf.; endlich tritt es auch ohne erkennbare Ursache in Form der idiopathischen Amyloidose auf. Ich hatte Gelegenheit, einen solchen seltenen Fall von hochgradiger Amyloidose zu beschreiben, wobei es in der Leber zur Bildung eines überfaustgroßen Amyloidtumors kam.

Eine wichtige Erkenntnis in der Amyloidfrage brachten Tierversuche; man erhält bei Pferden, denen zur Antitoxinerzeugung chronisch Diphtheriebazillen oder andere Toxine intravenös injiziert wurden, ausgedehnte Amyloidose, vor allem in der Leber; die Leber kann von dieser Substanz so erfüllt sein, daß es zu spontanen Zerreißungen kommt und die Tiere an Verblutung zugrunde gehen. Einen Wendepunkt in der Lehre der Amyloidose bedeuten die Untersuchungen von KUCZYNSKI,[4] der bei Mäusen nach länger dauernder Verfütterung von eiweiß-

---

[1] ROKITANSKY: Pathologische Anatomie, Bd. II.
[2] VIRCHOW: Virchows Arch. **6**, 135 (1854).
[3] KEKULE: Virchows Arch. **16**, 50 (1859).
[4] KUCZYNSKI: Virchows Arch. **239**, 185 (1922).

reicher Kost eine typische Amyloidose erzeugen konnte; auch durch parenterale
Zufuhr von Caseinnatrium ließ sich mit großer Sicherheit Amyloidose hervorrufen. Diese Versuche sind vielfach bestätigt worden; es geht daraus hervor, daß
die Amyloidbildung vermutlich mit einem Resorptionsprozeß zusammenhängt, der
an eine Überschwemmung des Organismus mit artfremdem Eiweiß gebunden ist.

Die Vermutung KEKULES, der im Amyloid einen Eiweißkörper sah, ist in der
Folge vielfach bestätigt worden; merkwürdig ist nur die Eigenschaft dieses Eiweißkörpers gegenüber Jod, Jodschwefelsäure oder Methylviolett; das Amyloid
erweist sich gegen Verdauungsfermente nicht absolut refraktär; bei der Hydrolyse
mit Salzsäure entstehen reiche Aminosäuren und Diaminosäuren; daneben finden
sich auch Amine. Sehr different sind die Angaben, ob Amyloid Schwefel enthält,
da es z. B. auf Grund meiner[1] Untersuchungen und der von NEUBERG[2] zweifelhaft
geworden ist, ob die seinerzeit von KRAWKOW[3] entdeckte Chondroitinschwefel-
säure als sicherer Bestandteil des Amyloids angesehen werden kann. Wegen der
Anwesenheit von Purinkörpern ist auch an eine Verwandtschaft mit den Nucleo-
albuminen gedacht worden.

Die fragliche Substanz findet sich in der Leber, nicht in den Leberzellen,
sondern zwischen Blutkapillaren und Leberepithelien eingelagert; hier in den
DISSESchen Räumen kommt es zu immer stärkerer Ansammlung dieses Körpers,
so daß schließlich die Leberzellen und die Blutkapillaren rein mechanisch geschädigt werden; darauf ist zum Teil die Blutarmut dieser Gewebe zurückzuführen,
und es resultiert daraus die Vorstellung, daß Eiweißkörper, die in die interstitiellen
Räume eingedrungen sind, hier irgendwie zur Ablagerung gelangen, weil Um-
setzungen nicht stattfinden können. Die Frage ist nur die, ob dieser Eiweißkörper
ein normales oder pathologisches Stoffwechselprodukt darstellt; wäre das erstere
der Fall, dann könnte man im Amyloid ein auf einer bestimmten Stufe stehen-
gebliebenes und weit über das physiologische Maß hinaus erzeugtes Abbauprodukt
des intermediären Stoffwechsel erblicken, das sich unter normalen Verhältnissen
der Wahrnehmung entzieht. Das Wesentliche der Amyloidose wäre dann die Unfähigkeit der Gewebe, gewisse physiologische Zwischenprodukte des Eiweißstoffwechsels bis zum normalen Ende abzubauen; dies hat auch SCHMIEDEBERG[4]
bereits zum Ausdruck gebracht, als er sagte: „Wenn das Amyloid aus dem Globulin und dem Serumalbumin nicht durch eine fermentative Spaltung der letzteren
und nicht aus einem Spaltprodukt gebildet wird, so darf man schließen, daß
seiner Entstehung das Gegenteil zugrunde liegt — eine verhinderte Spaltung.“

Ebenso wie das Amyloid als gefälltes Eiweiß aufzufassen ist, ist Ähnliches
auch von der hyalinen Substanz zu sagen, mit der das Amyloid sehr häufig vergesellschaftet ist; wahrscheinlich handelt es sich dabei gar nicht um eine
besondere Substanz; der Unterschied beruht vermutlich nur auf der Verschiedenheit der tinktorellen Eigenschaften; danach gibt es ein Amyloid, das sich
mit Jod und Schwefelsäure färbt, neben solchem, das diese Reaktion nicht gibt;
vermutungsweise wurde geäußert, daß dies mit der Anwesenheit von Chondroitin-
schwefelsäure zusammenhängt; man brachte diese Tatsache in der Namens-
gebung zum Ausdruck und sprach von einem achromatischen und chromatischen
Amyloid.

2. Pathologische Anatomie.

Die Amyloidose findet sich nicht nur in der Leber, sie kann mehr oder
weniger alle Organe erfassen; am frühesten ist die Milz betroffen, dann

---

[1] EPPINGER: Biol. Zbl. 127, 107 (1922).   [2] NEUBERG: Vortr. d. path. Ges. 1904.
[3] KRAWKOW: Arch. f. exper. Path. 40, 195 (1898).
[4] SCHMIEDEBERG: Arch. f. exper. Path. 87, 47 (1920).

folgen — laut Statistik — die Niere, die Nebenniere, und erst an vierter Stelle kommt die Leber. Aus einer kombinierten Statistik ergibt sich, daß unter 795 Fällen von Amyloidose die Milz 585mal, die Niere 539mal und die Leber nur 387mal verändert war. Geringe Grade von Amyloidose sind nur mikroskopisch zu erkennen, bei höheren Graden kommt es zu einer mächtigen Vergrößerung des ganzen Organs, wobei die Leber ein Gewicht bis zu 5 kg erreichen kann; die Oberfläche bleibt glatt, auch die Form der Leber zeigt von der Norm keine Abweichungen. Die Leber kann sehr hart werden und sich schwer anfühlen; ihr spezifisches Gewicht ist hoch (1080 gegen 1055); charakteristisch ist das Gewebe am Querschnitt, es erscheint wie gelbes Wachs, durchscheinend, speckig glänzend; die Leber ist im vorgeschrittenen Stadium blaß, weil sie blutarm ist; dort, wo der Blutgehalt der Leber noch annähernd normal ist, bereitet die Diagnose oft Schwierigkeiten. Die azinöse Zeichnung kann infolge der Einlagerungen völlig verlorengegangen sein, nur im Zentrum ist die Vena centralis noch zu erkennen; zuerst wird das intermediäre Feld von Amyloidose erfaßt, erst später das Zentrum und die Peripherie des Acinus; anfangs sieht man nur die verdickten Kapillarwandungen, erst später kommt es zu der charakteristischen Einlagerung in die DISSEschen Räume; in dem Maße, in dem die Einlagerung von Amyloid weiter fortschreitet, verschmälern sich die Leberzellen; eine Amyloidose der Leberzellen selbst gibt es nicht; auch in den Wandungen der kleineren Gefäße kommt es zu Einlagerung, doch lange nicht in dem Ausmaße wie im Bereiche der Kapillaren; das Amyloid liegt hierbei zwischen den Muskelfasern; Ähnliches gilt von den Lymphgefäßen; die Gallengänge bleiben von der Amyloidose verschont.

Im Rahmen der Leberpathologie interessiert uns noch die Amyloidose der Milz; auch sie kann sich mächtig vergrößern; klinisch kann somit ein Krankheitsbild entstehen, das wegen der gleichzeitigen Beteiligung von Leber und Milz an Lebercirrhose erinnert; eine Cirrhose auf amyloider Grundlage ist nicht bekannt.

3. Ätiologie.

Erkrankungen, die häufig zu Amyloidose führen, sind Tuberkulose, chronische Eiterungen, besonders der Knochen, des Darmes und der Gelenke (Coxitis), selbst wenn es dabei zu keiner Fistelbildung gekommen ist; die reine Tuberkulose führt kaum zu Amyloidose, wohl aber eine Mischinfektion. Es sind hier daher vor allem drei Formen der Tuberkulose zu berücksichtigen — die chronische nicht progrediente, aber mit großen Sputamengen einhergehende Kaverne, die chronische verkäsende Lymphdrüsentuberkulose und die Caries, eventuell kombiniert mit Senkungsabszeß; alle anderen Krankheiten, wie Lues, Malaria, Aktinomykose, chronische Nierenleiden, Leukämie, Pyelitis, Cystitis, die sonst noch in Betracht kommen, spielen lange nicht die Rolle wie die Tuberkulose, was wohl auf die lange Dauer der tuberkulösen Erkrankungen zurückzuführen ist. Ganz unklar sind die sogenannten idiopathischen Formen von Amyloidose; hier handelt es sich meist um Zufallsbefunde bei der Sektion; Patienten, die an unklaren Leber- und Milzvergrößerungen litten, können die typischen schweren Veränderungen einer allgemeinen Amyloidose darbieten, wobei ein sicheres ätiologisches Moment nicht nachweisbar ist; Fälle solcher Art sind sehr selten.

4. Klinische Symptome.

Geringe Grade von Amyloidose entziehen sich vollständig der klinischen Beobachtung; bei vorgeschrittenen Formen ist die Leber in toto vergrößert, der Rand nicht so scharf wie bei der Cirrhose und nicht so stumpf wie bei der Stauungsleber; die Kerbe in der Nähe der Gallenblase liegt an normaler Stelle; der linke

Leberlappen ist groß und auffallend derb und kann so einen Tumor oder eine mächtig vergrößerte Milz vortäuschen, zumal gelegentlich, worauf LEUBE zuerst hingewiesen hat, vorzugsweise der linke Leberlappen befallen sein kann. Meist ist die Leber nicht schmerzhaft, nur wenn der Prozeß rasch fortschreitet, kann es zu einer leichten Druckempfindlichkeit kommen; die Oberfläche der Leber erscheint glatt; Ascites und Ikterus kommen im allgemeinen nicht vor, was um so auffallender ist, als man die starke Beeinträchtigung der Leberzellen und Blutkapillaren in Betracht ziehen muß. Ebenso vermissen wir die Bildung von Kollateralen, besonders im Bereiche der Speiseröhre; kommt es allerdings zu allgemeinen Ödemen, dann darf es uns nicht wundernehmen, wenn jetzt auch Flüssigkeit im Abdomen, meist auch in den beiden Pleurahöhlen, auftritt; die Milz ist meist deutlich palpabel; ganz große Milztumoren werden kaum beobachtet. Die Amyloidmilz ist hart und nicht druckempfindlich. Eine Beteiligung der Niere macht sich in der Regel durch eine starke Albuminurie bemerkbar; der Harn ist im Gegensatz zur chronischen Nephritis hochgestellt, Blut findet sich kaum, die Eiweißmengen sind oft beträchtlich, das Sediment äußerst spärlich. Man muß jedoch wissen, daß trotz starker Amyloidinfiltration der Niere Albuminurie fehlen kann. Bei starken Diarrhoen liegt meist eine Mitbeteiligung des Darmes vor. Bei schwerer Amyloidose der Nebenniere sind der Blutdruck und der Blutzucker niedrig, auch andere Symptome der ADDISONschen Erkrankung können in Erscheinung treten; injiziert man 15 ccm einer $^{3}/_{4}$%igen Kongorotlösung intravenös, so verschwindet das Kongorot rascher aus dem Blute als bei einem Gesunden; gleichzeitig tingiert sich das amyloiddurchtränkte Gewebe intravital mit Kongorot (BENNHOLD[1]). Lediglich bei manchen Formen von Nephrose findet man ein ebenso rasches Verschwinden von Kongorot aus dem Blute. Die Funktion der Leber bleibt lange Zeit unversehrt; die Galaktoseassimilation ist nicht gestört; die TAKATA-Probe fällt negativ aus; größere Mengen an Urobilinogen werden im Harn nicht gefunden; über die Ausscheidung der Galle ins Duodenum ist wenig bekannt; Abweichungen von der Norm sind mir in jenen Fällen, die ich zu sehen Gelegenheit hatte, nicht aufgefallen; Angaben über eine besondere Gallenfarbstoffarmut des Duodenalsaftes habe ich nicht bestätigen können; einmal sah ich einen hohen Reststickstoff. Das morphologische Blutbild zeigt keine Besonderheiten; die Globuline sind erhöht, dementsprechend die Blutkörperchensenkung meist beschleunigt. Trommelschlägelfinger sind nur sehr selten beobachtet worden.

<h3 style="text-align:center">5. Diagnose.</h3>

Als Kliniker soll man versuchen, zur Sicherstellung der Diagnose auch das ätiologische Moment heranzuziehen; man wird daher auf Knocheneiterungen, selbst wenn sie äußerlich bereits geheilt scheinen, das größte Gewicht legen; gelegentlich kann ein solches Ereignis, wie ich mehrfach beobachtet habe, viele Jahre zurückliegen; man soll es sich daher bei zweifelhaften Fällen immer zum Prinzip machen, im Bereiche einer alten Knocheneiterung röntgenologisch nachzusehen, ob nicht in der Tiefe ein Sequester liegt. Dasselbe gilt von Senkungsabszessen entlang der Wirbelsäule, die mitunter vollkommen symptomlos verlaufen. Nach röntgenologischen Schatten unklarer Beschaffenheit, tuberkulös veränderte, entlang der Wirbelsäule, ist immer zu fahnden. Retroperitoneale Lymphdrüsen kann man als verkalkte Gebilde röntgenologisch nachweisen. Die Erkenntnis einer kavernösen Phthise bereitet kaum Schwierigkeiten. Selbstverständlich wird man dem Blutbild größte Aufmerksamkeit zuzuwenden haben, da die Differentialdiagnose gegenüber aleukämischer Myelämie nicht immer leicht ist; mit Echinokokkus der Leber

---

[1] BENNHOLD: Arch. klin. Med. **142**, 32 (1923).

braucht man in unseren Gegenden kaum zu rechnen; da die Amyloidose der Leber meist ein prognostisch ungünstiges Leiden darstellt, wird die Differentialdiagnose gegenüber den Anfangsstadien der GAUCHERschen Krankheit kaum Schwierigkeiten bereiten; die Granulomatose geht meist mit Fieber einher, während Fieber bei der Amyloidose fehlt.

6. Therapie.

Die Behandlung muß in erster Linie gegen die Ursache des Leidens gerichtet sein; da gegenwärtig die Lues als Ursache der Amyloidose kaum mehr in Frage kommt, spielt auch die antiluetische Therapie keine Rolle; immerhin werden wir bei zweifelhaften Fällen versuchsweise eine Jodtherapie einleiten; von einer Salvarsantherapie möchte ich abraten. Ich habe vom Salvarsan bei luetischen Leberparenchymerkrankungen im allgemeinen nichts Gutes gesehen; dagegen möchte ich mich sehr für die Behandlung etwa vorhandener eiternder Prozesse einsetzen; liegt eine Fistel vor, so soll man radikal vorgehen; selbstverständlich kommen dabei in erster Linie chirurgische Verfahren in Frage. Lassen sich, wie oben erwähnt, in der Tiefe einer alten Hautnarbe Knochensequester nachweisen, so müssen sie entfernt werden; ich lege darauf deshalb so großen Wert, da ich nach solchen Eingriffen wirkliche Heilungen sah. Schwierigkeiten bereitet die Behandlung alter Wirbelsäulenprozesse, die sich teils als Gibbus, teils als Senkungsabszesse manifestieren; ebenso erfordert die Behandlung von großen tuberkulösen Kavernen größte Beachtung; man kann es mit einer Pneumothoraxbehandlung versuchen, doch habe ich leider zweimal arge Verschlimmerungen gesehen, so daß ich auch dabei große Vorsicht empfehlen möchte. Im übrigen wird man versuchen, durch symptomatische Behandlung den Zustand zu beeinflussen.

E. Die Hämochromatose.

1. Historische Entwicklung des Krankheitsbildes.

Bei vielen Erkrankungen, bei denen symptomatisch die Milz und die Leber im Vordergrund stehen, kann man Eisenablagerungen in den Organen histologisch nachweisen; das geschulte Auge des Anatomen erkennt diese schon makroskopisch. Die bloße Schätzung kann täuschen, denn gar nicht so selten findet man bei der histologischen Untersuchung viel mehr Eisen, als man auf Grund der makroskopischen Betrachtung angenommen hatte. In diesem Sinne ist die Hämosiderose als Begleiterscheinung der Lebercirrhose bereits erwähnt worden.

Im Gegensatz zu jenem Prozeß, bei dem die Eisenablagerung in der kranken Leber mehr einen Nebenbefund darstellt, gibt es auch einen pathologischen Zustand, bei dem fast alle Organe mit Eisenpigment überladen sind. Die Anreicherung kann gelegentlich so beträchtlich sein, daß die Organe eine eigentümliche, schokoladebraune Farbe annehmen. Auch die Haut kann mit Eisenpigment inkrustiert sein und dadurch eine eigenartige Verfärbung aufweisen; man spricht dann von Melanodermie. Da man bei diesen Zuständen vielfach auch an eine Systemerkrankung des ganzen Organismus dachte, hat man diese Fälle zu einer Krankheitsgruppe zusammengefaßt und sie als Hämochromatose bezeichnet.

Das Krankheitsbild vergesellschaftet sich oft mit Glykosurie und Lebervergrößerung. TROISSIER[1] (1871), der auf dieses eigentümliche Syndrom zuerst aufmerksam machte, sprach von „la cirrhose pigmentaire dans le diabète sucré". Andere Autoren sprachen von einer Cachexie pigmentaire oder einem Bronzediabetes (diabète bronzé — MARIE[2]). Der Name Hämochromatose ist von

---

[1] TROISSIER: Bull. Soc. Anat. 1871, 231.　　　[2] MARIE: Semaine méd. 1895, 229.

RECKLINGHAUSEN[1] eingeführt worden. Auch wir wollen an diesem Namen festhalten.

Von klinischer Seite wurde diesem Krankheitsbild zuerst von HANOT[2] und CHAUFFARD[3] (1882) besondere Aufmerksamkeit geschenkt, die von einer cirrhose hypertrophique pigmentaire dans le diabète sucré sprachen. Der Prozeß ist vor allem durch drei Symptome charakterisiert: große Leber, Melanodermie und Diabetes. In Deutschland haben sich die Kliniker für dieses Krankheitsbild erst verhältnismäßig spät interessiert. Pathogenetisch hat man zunächst nur ganz unklare Vorstellungen über die Entstehung des Krankheitsbildes gehabt. Von großer Wichtigkeit für die Stellung der Erkrankung im Rahmen eines Vergiftungszustandes war die von MALLORY[4] im Jahre 1921 ausgesprochene Vermutung, daß es sich bei der Hämochromatose um eine chronische Kupferintoxikation handeln soll. Durch lang fortgesetzte Kupferverfütterung an Kaninchen glaubte er eine Cirrhose mit Pigmentierung der Leber erzeugen zu können, die weitgehend an das Bild der menschlichen Hämochromatose erinnert. Obwohl diese Versuche MALLORYs nicht allgemeine Bestätigung gefunden haben, wird dem Zusammenhang zwischen Kupfervergiftung und Hämochromatose immer noch großes Interesse entgegengebracht, denn in der Leber von an Hämochromatose leidenden Patienten läßt sich tatsächlich viel Kupfer nachweisen.

2. Symptomatologie.

a) Hautveränderungen.

Das Symptom, das den Kliniker zuerst veranlaßt, an eine Hämochromatose zu denken, ist die Hautveränderung. Anfangs erscheint die Haut des Patienten braungelb; allmählich gesellt sich zu diesem Farbton eine bläulichgraue Nuance hinzu. Manche Autoren sprechen sogar von einem ausgesprochenen Rußschwarz. Die diffuse Melanodermie erinnert ein wenig an Argyrose oder Morbus Addison, doch hat sie mit diesen Prozessen nichts gemein. Am meisten fällt zuerst die Verfärbung des Gesichtes auf, dann die der Extremitäten und des Genitales. Es gibt aber auch Fälle von anatomisch sichergestellter Hämochromatose ohne Verfärbung der Haut.

Über den Beginn der Hautveränderungen können die Patienten meist nichts Sicheres angeben. Das eigentümliche Hautkolorit stellt sich ganz allmählich ein, zu stärkeren lokalen Pigmentanhäufungen kommt es anfänglich nicht. Schließlich kann ein solcher Patient so dunkel aussehen wie ein Neger. Echte Pigmentierungen der Schleimhäute kommen nur selten zur Beobachtung. Gleichzeitig mit den Pigmentveränderungen der Haut kann es zu Haarausfall kommen, hiefür dürfte die durch die Pigmentimbibition auftretende Schädigung der Haarbalgdrüsen verantwortlich sein. Schließlich können auch die Barthaare und Augenwimpern ausfallen.

b) Leber, Milz und Ikterus.

Im Mittelpunkt der Organbefunde steht die Lebervergrößerung. Weil sich bei der Sektion dieser Fälle fast immer eine Cirrhose fand, sprach man von einer „hypertrophischen Lebercirrhose". Die Leber ist gleichmäßig vergrößert und hart, ihre Oberfläche glatt. Auf Grund meiner persönlichen Erfahrung und des Studiums jener Fälle, die sich bei der Sektion einwandfrei als Hämochromatosen erwiesen haben, dürfte deutlicher Ikterus bei Hämochromatose nicht sehr häufig

---

[1] RECKLINGHAUSEN: Verh. Ges. dtsch. Naturforsch. 1889, 423.
[2] HANOT: Rev. Méd. 1882, 385.   [3] CHAUFFARD: Rev. Méd. 1882, 390.
[4] MALLORY: J. med. Res. 42, 461 (1921).

vorkommen. Ich kenne zwei Brüder, die beide ikterisch waren und große Lebern zeigten; die Sektion des einen ergab eine typische Hämochromatose. Beide Brüder hatten auch Glykosurie. Das schmutzigbraune Kolorit der Skleren ist sicher nicht allein auf Ikterus zurückzuführen; nur dort, wo wirklicher Ikterus besteht, ist der Bilirubingehalt im Serum erhöht. Ascites gehört nicht zum typischen Krankheitsbild; BRANDON und HEALY[1] sahen ihn unter 75 Fällen nur 18mal. Wenn Ascites vorhanden ist, muß die Leber nicht klein sein. Die Ausbildung eines deutlichen Kollateralkreislaufes im Bereiche der vorderen Bauchwand habe ich nur gelegentlich beobachten können, wohl aber sind Oesophagusvarizen zu sehen. Die Milz ist wohl immer vergrößert. Wegen der jahrelang bestehenden Milz- und Lebervergrößerung ist es vom klinischen Standpunkt gerechtfertigt, diagnostisch zuerst an eine Lebercirrhose zu denken.

c) Die Glykosurie.

Die Hautveränderungen, die Milz- und Lebervergrößerung sind gewöhnlich nicht die Erscheinungen, die den Patienten zum Arzt führen, dazu veranlassen ihn meist die Begleitsymptome des Diabetes, also Polyphagie, Polydypsie, Müdigkeit, Abmagerung und Neuritis. Bei der Untersuchung des Harnes findet sich Zucker, die gefundenen Mengen können unabhängig von der Nahrungszufuhr großen Schwankungen unterliegen. Hyperglykämie wird wohl nie vermißt. Die Glykosurie ist ein Spätsymptom, das erst nach jahrelangem Bestehen der Cirrhose auftritt. Gelegentlich tritt auch Azidose hinzu. Als Ursache der Glykosurie kann vielleicht die Pigmenteinlagerung in die Drüsen mit innerer Sekretion, vor allem in das Pankreas (LANGERHANSsche Zellhaufen), angenommen werden. In der Zeit vor der Entdeckung des Insulins habe ich einen solchen Patienten im Koma diabeticum verloren. Manchmal schwindet die Glykosurie auch ohne Therapie und läßt sich gelegentlich nicht einmal durch Kohlehydratbelastung hervorrufen; der Blutzucker bleibt aber erhöht. ANSCHÜTZ lenkte die Aufmerksamkeit auf das gleichzeitige Vorkommen von Glykosurie und Fettstühle. Wir haben in unseren Fällen keine hochgradige Störung der äußeren Pankreassekretion gesehen. Bei zwei Fällen haben wir die Fettresorption auch quantitativ untersucht; der eine Fall verlor durch den Stuhl von 150 g Butter, die ihm mit der Nahrung gereicht wurden, 31 g, also 20%, der andere von 200 g nur 7,9 g, also 4%.

d) Verhalten des Blutes.

Da mehrere Autoren bei der Hämochromatose Purpura, Hämaturie, Nasenbluten und Hämoglobinurie sahen (z. B. RINDFLEISCH[2]), muß den Veränderungen des Blutes erhöhte Aufmerksamkeit gewidmet werden. Nicht zuletzt ist es die Eiseninkrustation der Organe, die für eine Mitbeteiligung des Hämoglobinstoffwechsels spricht. Höhere Grade von Anämie werden nicht gefunden, wenn nicht Blutungen, z. B. aus einer Oesophagusvarix, der Untersuchung vorausgingen. Auch eine Verminderung der osmotischen Resistenz der Erythrocyten ist nicht beobachtet worden. Die Leukocytenzahl ist, wie wir es auch von den Cirrhosen anderer Genese her kennen, meist etwas vermindert; es besteht Lymphocytose, Störungen in der Produktion der Thrombocyten kommen kaum vor.

Über den Serumbilirubingehalt haben wir bereits berichtet; nur dort, wo Ikterus besteht, ist er deutlich erhöht, dabei gibt das Bilirubin zumeist die indirekte Reaktion.

---

[1] BRANDON u. HEALY: Arch. int. Med. Chicago **XXVII**, 406 (1921).
[2] RINDFLEISCH: Arch. inn. Med. **125**, 188 (1918).

e) Blutstoffwechsel.

Da die Eiseneinlagerungen in den Organen den Gedanken aufkommen lassen können, daß es sich bei der Hämochromatose um einen erhöhten Blutabbau handelt, erscheinen einige Untersuchungen über den Eisen- und Bilirubinstoffwechsel von Bedeutung. In fünf Fällen habe ich die Bilirubinausscheidung durch die Galle (Duodenalsaft) verfolgt; hohe Werte habe ich nie gefunden, auch bei fortlaufenden Bestimmungen des Stuhlurobilinogens fehlten besondere Erhöhungen. Besonders auffällig ist die Eisenausscheidung; es wurde in einer achttägigen Periode die Eiseneliminierung durch Harn und Stuhl bestimmt, wobei wir auffallend niedrige Werte ermitteln konnten. Jedenfalls liegt kein Anhaltspunkt vor, bei der Hämochromatose einen auffallend hohen Blutabbau, wie z. B. bei der perniziösen Anämie oder gar beim hämolytischen Ikterus, anzunehmen. Genaue Stoffwechselversuche stammen von HOWARD und STEVENS,[1] die nach Berechnung der eingeführten Eisenmengen sogar eine Retention von Eisen feststellen konnten; in gleicher Weise äußert sich GARROD.[2]

f) Harnveränderungen.

Gelegentlich findet sich im Harn etwas Eiweiß, andere Zeichen von Nierenschädigung lassen sich nicht nachweisen, dagegen oft Zucker, über den wir bereits gesprochen haben; sonst findet sich im Harn zumeist eine Vermehrung von Urobilin und Urobilinogen. Einmal ist von UHLENBRUCK[3] Melanogen gefunden worden; ich habe öfter bei Hämochromatose im Harn Hämatoporphyrin in vermehrter Menge gesehen; dies ist in der Folge mehrfach bestätigt worden.

3. Pathologische Anatomie.

a) Makroskopische Untersuchung.

Die Obduktionen rechtfertigen den Namen den man dieser Krankheit gegeben hat. Fast alle Organe, insbesondere Leber, Pankreas und Lymphdrüsen, sind eigentümlich bräunlichrot gefärbt. Ähnliches gilt auch von den Tränendrüsen, der Parotis, Sublingualis, Thyreoidea, Nebenniere, den Epithelkörperchen, dem drüsigen Anteil der Hypophyse, dem Hoden; doch sind diese Organe durchaus nicht immer davon betroffen. Auch die glatte Muskulatur des Darmkanals ist gelegentlich pigmentiert. Die Milz ist merkwürdigerweise häufig pigmentarm; auf diesen Befund hat besonders UNGEHEUER[4] aufmerksam gemacht. Selbst in den schwersten Fällen von Hämochromatose bleiben die Nieren zumeist frei oder sind nur wenig in Mitleidenschaft gezogen.

An der Leber sind schon makroskopisch die typischen Veränderungen der Cirrhose zu erkennen. Hält man sich an die übliche Nomenklatur, so könnte man von einer hypertrophischen Cirrhose sprechen, sofern als entscheidendes Merkmal die glatte Oberfläche in Betracht käme. Nur selten ist die Oberfläche höckerig. Entsprechend der Größenzunahme ist auch das Lebergewicht erhöht, es schwankt zwischen 2500—3000 g. Läßt man die dem Körper entnommene Leber an der Luft liegen, so verfärbt sie sich allmählich; das charakteristische Rotbraun weicht einem schwärzlichblaugrauen Farbton. Das Pankreas ist hart und zäh, die rostbraune Farbe geht bei beginnender Fäulnis ebenfalls in einen schwarzgrünlichen Ton über. Während bei Hämochromatose die Leber

---

[1] HOWARD u. STEVENS: Arch. int. Med. **XX**, 896 (1917).
[2] GARROD: Quart. J. Med. Oxford **7**, 129 (1914).
[3] UHLENBRUCK: Arch. klin. Med. **167**, 80 (1930).
[4] UNGEHEUER: Virchows Arch. **216**, 86 (1914).

immer Pigment aufweist, kann das Pankreas mitunter frei sein. Die Nebennieren sind ebenfalls sehr häufig mit Pigment überladen; öfters wurde auch über das Vorkommen von Pericarditis adhaesiva und Perisplenitis berichtet. Löhlein[1] beschrieb drei Fälle von Hämochromatose bei gleichzeitigem Leberkrebs auf zirrhotischer Grundlage.

b) Mikroskopische Untersuchung.

Bevor wir auf die mikroskopische Betrachtung der Hämochromatose eingehen, muß zunächst einiges über das Pigment selbst gesagt werden, das sich in den Organen findet. Recklinghausen[2] konnte durch mikroskopische Reaktionen zwei Pigmente unterscheiden: das eine, das sich bei Tinktion der Gewebsschnitte mit Ferrocyankalisalzsäure blau färbt, nannte er Hämosiderin, das andere, das diese Reaktion nicht gibt, bezeichnete er als Hämofuscin. Eine scharfe Trennung dieser beiden Gruppen läßt sich nur teilweise aufrechterhalten, weil bei energischer Vorbehandlung z. B. mit Schwefelammon oder mit heißer Salzsäure manche Pigmente letzten Endes doch die Eisenreaktion geben. Man gewinnt den Eindruck, als wäre in einzelnen Pigmentschollen das Eisen sozusagen nur maskiert; das wirklich eisenfreie Pigment ist viel seltener als das eisenhaltige.

Die Leber erinnert, besonders wenn man vom Pigment absieht, außerordentlich an die Laennecsche Cirrhose. Man findet neben starkem Schwund der Leberzellen Bindegewebswucherung, die bald mehr einer kompensierten, bald mehr einer progredienten Cirrhose entspricht. Umbau und Pseudoacinusbildung sind meist ebenfalls nachweisbar. Im Vordergrund steht aber das Pigment, das sich vorwiegend zwischen den Bindegewebszügen und in den Leberinselresten anhäuft; gesünder aussehende Leberpartien sind nur wenig von der Pigmentierung betroffen. Die Kupfferschen Sternzellen sind besonders an den Stellen pigmentreich, wo Leberzellen zugrunde gehen. Um die Zentralvene ist, soweit sie zu erkennen ist, wenig Pigment abgelagert. Ungefärbt erscheint das Pigment braungelb. Es ist manchmal nicht leicht zu entscheiden, ob das Pigment unmittelbar an zellige Elemente des Bindegewebes gebunden ist, oder ob es zwischen diesen in den Saftspalten liegt. Die präkapillaren Gallengangsepithelien sind reichlich mit kleinen Pigmentkörnern besetzt, die neugebildeten Gallengänge aber meist pigmentfrei. Die Kerne der Leberzellen, die mit Pigment beladen sind, färben sich mit basischen Farben schlecht. Behandelt man Schnitte einer typischen Hämochromatose mit Salzsäureferrocyankali, so erscheinen die Partien, die bereits makroskopisch infolge Pigmentreichtums braun erscheinen, deutlich blau. Die größeren Schollen zeigen selten eine rein blaue Färbung, sondern einen schmutzigblaugrünen Farbton.

Die histologische Untersuchung des Pankreas erinnert außerordentlich an die typischen Veränderungen einer Cirrhose, also reichliche Vermehrung des Bindegewebes neben untergehenden Epithelzellen. Ganz gesunde Drüsenpartien sind selten, dagegen reichlich Nekroseherde. Das eigentliche Parenchym läßt ähnlich wie die Leber schlechte Kernfärbung erkennen, der Pigmentreichtum ist manchmal ebenso hochgradig wie in der Leber. Auch hier sind das Parenchym und das Bindegewebe ziemlich gleichmäßig davon betroffen. Das Pigment ist nur selten grobschollig, gibt aber deutliche Eisenreaktion. Auffallend wenig pigmentiert erscheinen die Langerhansschen Zellen selbst bei schwerem Diabetes, von einer Verminderung kann aber in solchen Fällen immerhin gesprochen werden. Zeichen von entzündlicher Bindegewebswucherung fehlen.

---

[1] Löhlein: Zieglers Beitr. **42**, 539 (1907).
[2] Recklinghausen: Verh. Ges. dtsch. Naturforsch. **1889**, 423.

Am reichlichsten findet sich eisenhaltiges Pigment in den retroperitonealen Lymphdrüsen. Je weiter man sich von der Porta hepatis entfernt, um so spärlicher ist das Pigment in den Lymphdrüsen. Die regionären Lymphdrüsen können selbst bei hochgradiger Hämochromatose der Thyreoidea oder der Munddrüsen fast frei von Pigment sein. Zumeist ist das Pigment in den Zellen gelegen. Diese so beladenen Zellen haben aber nur eine geringe Ähnlichkeit mit den eisenführenden Zellen an anderen Stellen, z. B. mit den KUPFFERschen Sternzellen. Das Pigment der Lymphdrüsen findet sich vorwiegend in den Sinus und nur in geringer Menge in den Follikeln; allmählich geht dieser Unterschied unter Verlust der Follikel verloren. Auf die schließlich auftretende bindegewebige Umwandlung (Cirrhosebildung) der Lymphdrüsen legt UNGEHEUER großes Gewicht.

Viele Autoren betonen den Pigmentmangel der Milz; wir möchten in diesem Zusammenhang eine Stelle aus der Mitteilung von UNGEHEUER hervorheben: „Die Milz ist stark hyperämisch, ihre Follikel sind groß und unscharf begrenzt, an den Zellelementen läßt sich keine Veränderung nachweisen. Auch hier sind indurative Prozesse im Gange. Rings um die Trabekel zeigt sich eine fibröse Umwandlung des Markes, und sich blau färbende, offenbar verkalkte Fasern wuchern aus den Trabekeln in das Pulpagewebe hinein. Mit Pigment ist die Milz äußerst spärlich bedacht, nur ganz wenige pigmentbeladene Zellen liegen in der Pulpa. Etwas mehr Pigment enthalten die Balken, die sich gelegentlich bei der Anwendung der Eisenreaktion stark und diffus bläuen, was jedoch nicht verhindert, festzustellen, daß das Eisenpigment nur intrazellular liegt; auch hier, besonders in den Trabekeln, zeigt sich feine Fettablagerung."

Obwohl die Nieren makroskopisch nicht sehr pigmentiert erscheinen, enthalten sie dennoch genügend mikrochemisch nachweisbares Eisen; zunächst hat RECKLINGHAUSEN das Gegenteil betont, eine Ansicht, die jedoch nicht zuzutreffen scheint. Vielleicht ist ein Unterschied nur darin zu erblicken, daß es vor allem bindegewebsreiche Nieren sind, die mehr Eisen führen, während eine normalbeschaffene Niere bei Hämochromatose kaum größere Eisenmengen speichert.

Beträchtliche Mengen an Eisenpigment finden sich in den äußeren Schichten der Nebennieren.

In der Haut ist das Eisenpigment nicht im Oberflächenepithel abgelagert, sondern nur rings um die Schweißdrüsen und die Blutgefäße zu sehen; behandelt man die Hautschnitte mit Schwefelammon oder heißer Salzsäure vor, so findet sich auch zwischen den Epithelien etwas Pigment.

Über den Eisengehalt der verschiedenen Gewebe wird man besser orientiert, wenn man quantitative Eisenbestimmungen durchführt; die folgenden Zahlen sind dem Buch von GIDEON WELLS[1] entnommen.

Tabelle 38.

	Leber	Pankreas	Milz	Retroperitoneale Lymphdrüsen	Niere	Nebenniere	Herz	Haut	Dünndarm
Prozentgehalt an Eisen im getrockneten Gewebe ..	6,43	2,49	0,825	11,64	0,406	0,121	0,714	0,188	0,14

Danach läßt sich feststellen, daß ein Patient mit Hämochromatose ungefähr 40 g Eisen in seinen Geweben aufgestapelt hat, während normalerweise nur 2 g zu finden sind. Von den angehäuften 40 g entfallen auf die Leber allein 30 g; ich habe ähnliche Analysen vorgenommen; sie zeigen im Prinzip nichts Neues.

[1] GIDEON WELLS: Chem. Pathology, 5th Edition, p. 544. 1925.

4. Häufigkeit und Vorkommen.

Die Hämochromatose scheint in manchen Gegenden relativ oft vorzukommen. Zunächst ist die Krankheit in Frankreich häufiger beschrieben worden als in Deutschland; so berichtet NAUNYN, daß er die Erkrankung trotz seiner großen Erfahrung auf dem Gebiete der Leberpathologie nur ein einziges Mal gesehen habe. EWALD[1] sah in 12 Jahren keinen Fall, RÖSSLE[2] stellt aus der Literatur bis zum Jahre 1906 34 Fälle zusammen, von denen nur 6 aus Deutschland stammen. In dem großen Krankenmaterial der Wiener Kliniken habe ich in der Zeit von 1910—1925 nur drei Fälle von Hämochromatose gesehen. Wie war ich aber erstaunt, als ich dann während meiner $4^{1}/_{2}$jährigen Tätigkeit in Freiburg mehr als 20 Fälle von typischer Hämochromatose beobachten konnte. Es ist weiters statistisch festgestellt, daß der Bronzediabetes öfter bei Männern als bei Frauen vorkommt; als eigentliche Ursache wird auch hier der Alkoholmißbrauch angesehen. Das Alter der meisten Patienten, wie sich aus den Statistiken der Kliniker oder Anatomen ergibt, liegt zumeist zwischen dem 40. und 50. Lebensjahr.

5. Pathogenese.

Diese eigentümliche Krankheit hat zu den verschiedensten Theorien Anlaß gegeben; die Zahl der Vorstellungen, die dabei entwickelt wurden, ist ungefähr ebenso groß wie die Zahl der Autoren, die sich mit dieser Frage beschäftigt haben.

HANOT[3] sieht in der Hämochromatose die Folge einer chronischen Blutdissoziation; als eigentliche Ursache kommt seiner Meinung nach die Glykosurie in Betracht. In ähnlicher Richtung bewegt sich die Vorstellung von QUINCKE,[4] der in der Hämochromatose die höchste Form eines gesteigerten Blutzerfalles sieht. Er verwies als erster auf das sogenannte Hämosiderin als Maß des Blutzerfalles, und spricht ganz allgemein von einer Siderose, wenn es in den Organen zu einer Ablagerung von Eisenpigment kommt. Schon normalerweise soll man etwas Eisen in den Organen nachweisen können, weil die roten Blutzellen sich in dauerndem Abbau befinden. Zu einer deutlichen Vermehrung des histologisch nachweisbaren Eisens kommt es aber, seiner Meinung nach, nur dann, wenn die Erythrocytenzerstörung größer als normal ist. Er kann Eisen nicht nur in Leber, Milz und Lymphdrüsen nachweisen, sondern auch in der Nähe eines Hämatoms, und zwar überall dort, wo es eben zu einem Blutaustritt kommt. Deshalb stellt sich QUINCKE schon frühzeitig in Gegensatz zu MINKOWSKI und NAUNYN,[5] die den Umwandlungsprozeß des Hämins in Eisen und Bilirubin ausschließlich in die Leber verlegt wissen wollen; QUINCKE nimmt somit einen ganz modernen Standpunkt ein. Wie nach ASCHOFFS Lehre,[6] besitzt das endotheliale System auch nach QUINCKES Auffassung die Fähigkeit, Blut abzubauen und dadurch in den aktiven Zellen Eisen in Form von „Hämosiderin" zu hinterlassen. Dementsprechend ist die Einlagerung von Eisen in Leber, Milz und Lymphdrüsen ein Zeichen für eine Steigerung des Blutabbaues. Als typische Krankheit solcher Art galt ihm die perniziöse Anämie; die hämosiderotische Leber gilt den pathologischen Anatomen schon lange als Kriterium eines erhöhten Blutzerfalles.

Man hat sich oft mit der Frage nach der chemischen Natur jener Substanz beschäftigt, die sich uns histologisch als Hämosiderin offenbart. PERLS,[7] der

[1] EWALD: Leberkrankheiten, S. 245. 1913.
[2] RÖSSLE: Verh. dtsch. path. Ges. X, 157 (1909).
[3] HANOT: Rev. Méd. 1883, 385.   [4] QUINCKE: Arch. klin. Med. 25, 580 (1880).
[5] MINKOWSKI u. NAUNYN: Arch. f. exper. Path. 21, 1 (1886).
[6] ASCHOFF: Erg. inn. Med. 26, 1 (1924).   [7] PERLS: Virchows Arch. 39, 42 (1867).

bekanntlich als erster den Eisencharakter des Hämosiderins feststellte, sah darin
ein Zwischenprodukt zwischen Hämin und Bilirubin; er stellte sich vor, daß ein
etwas abgebautes Hämin bereits die Eisenreaktion gibt. Dieser Anschauung
schlossen sich viele Autoren an. BIONDI[1] ist der erste, der im Hämosiderin nur
Eisenoxyd sieht. Sehr intensiv hat sich dann mit der Frage HUECK[2] beschäftigt;
er hält das Hämosiderin für reines, vielleicht kolloidales Eisen, das höchstens
in lockerer Form an Eiweiß oder Fett gekuppelt ist. Als Stütze dafür kann ein
Befund von KUNKEL[3] erwähnt werden, der die braunen Schollen, die eine starke
Ferrocyankali-Salzsäurereaktion geben in entsprechend großer Menge aus Pig-
mentablagerungen darstellen konnte und sie dann als reines Eisenoxyd veri-
fizierte.

Hämosiderin findet sich in ganz geringer Menge auch in den reticulo-endothe-
lialen Zellen von Leber, Milz und Knochenmark; wenn man nun sieht,
daß in Fällen von hochgradigem Blutuntergang an denselben Stellen, allerdings
in viel größerer Menge, Eisen nachweisbar ist, dann drängt sich die Vorstellung
auf, ob nicht zwischen diesen physiologischen und pathologischen Vorgängen
nur graduelle Unterschiede bestehen.

Da man anderseits weiß, wie leicht Milz, Leber und andere, mit reticuloendothelialen Elementen ausgestattete Gewebe Pigmente, die in der Zirkulation kreisen,
an sich reißen und ablagern, hat es natürlich nicht an Stimmen gefehlt, die auch
der Hämosiderose eine ähnliche Deutung geben wollten. Injiziert man z. B. kolloidales Eisen (Ferrum saccharatum oxydatum) intravenös, so bieten die mit Ferrocyankalisalzsäure behandelten Gewebsschnitte ein Bild, wie man es sich kaum
schöner bei einer hochgradigen Hämolyse vorstellen könnte.

Da der Organismus fortwährend neue rote Blutkörperchen in die Zirkulation
bringen muß, und das Hämoglobin der einzige Bestandteil in unserem Organismus ist, der Eisen enthält, so ist wohl anzunehmen, daß das bei der Bilirubinbildung freiwerdende Eisen wieder zur Hämatinsynthese verwendet wird. Man
wird in dieser Annahme um so mehr bestärkt, als der Organismus durch die
Galle und den Harn entsprechend dem Bilirubinverlust, der dem tatsächlichen
Blutuntergang eher entspricht, nur sehr wenig Eisen verliert. Wir haben versucht, dieser Frage auch bei manchen Fällen von Hämochromatose näherzukommen und untersuchten in einer ganzen Reihe das Verhältnis zwischen Bilirubin und Eisen im Duodenalsaft. Beim normalen Menschen schwankt die
Relation zwischen 1 : 11 und 1 : 15; ähnliche Werte wurden von Physiologen
auch für die tierische Galle angegeben. Aus der Reihe der pathologischen Fälle
sei vor allem das eigentümliche Verhalten beim hämolytischen Ikterus hervorgehoben; so wenig Eisen, wie gerade beim hämolytischen Ikterus, haben wir
sonst nur noch bei der Hämochromatose gefunden. Jedenfalls wird man im
Organismus mit Vorrichtungen rechnen können, welche dafür sorgen, daß die
bei der Spaltung des Hämatinmoleküls frei werdenden Eisenmengen dem Organismus erhalten bleiben.

So gewiß es ist, daß sich Eisen bei hämolytischen Prozessen vorwiegend in den
reticuloendothelialen Elementen histologisch nachweisen läßt, so unklar erscheint zunächst der Befund, warum sich in pathologischen Organen Eisen auch
in Parenchymzellen findet. Prüft man z. B. eine zirrhotische Leber auf ihren
Eisengehalt, so findet sich Hämosiderin in den KUPFFERschen Sternzellen,
aber ebenso reichlich in den Leberzellen, in denen es z. B. beim hämolytischen
Ikterus sonst nicht zu sehen ist. Man hat immer schon eine Schädigung der

---

[1] BIONDI: Zieglers Beitr. 18, 174 (1895).   [2] HUECK: Zieglers Beitr. 54, 68 (1912).
[3] KUNKEL: Pflügers Arch. 14, 353 (1877).

Leberzellen hiefür verantwortlich gemacht, was um so wahrscheinlicher ist, als Eisen besonders schön bei den verschiedenen Lebercirrhosen in nekrotischen Partien zu finden ist. Zugunsten einer solchen Annahme lassen sich auch eigene Beobachtungen verwerten. Bekanntlich wird kolloidales Eisen in der Leber gespeichert, wenn man es Tieren intravenös verabfolgt; der Ort der Speicherung ist ausschließlich in den KUPFFER-Zellen zu suchen. Schädigt man aber vorher die Leber mit Phosphor oder Oleum pulegi, so ist das Eisen auch in den degenerierten Leberzellen nachweisbar.

Tabelle 39.

	Menge des Duodenalsaftes	Zeitdauer in Stunden	Bilirubinmenge in mg	Eisenmenge in mg	Verhältnis zwischen Eisen und Bilirubin
Normal I	250	4	23,5	2,12	11 : 1
„ II	338	4	87,5	5,9	15 : 1
Hämolytischer Ikterus I	82	3	103,0	5,3	19,4 : 1
„ „ II	134	4	169,0	4,5	38 : 1
„ „ III	113	4	166,0	3,8	44 : 1
„ „ IV	136	3	162,0	2,2	73 : 1
Perniziöse Anämie I	59	$^1/_2$	5,25	11,7	0,45 : 1
„ „ II	90	$2^1/_2$	10,5	5,8	1,8 : 1
„ „ III	150	$2^1/_4$	36,64	3,43	10,6 : 1
„ „ IV	75	$1^1/_2$	51,6	1,43	36 : 1
Sekundäre Anämie I	130	2	6,2	3,85	1,6 : 1
„ „ II	47	2	4,9	1,8	2,7 : 1
Polycythämie I	325	3	71,27	2,27	31,4 : 1
„ II	168	$2^1/_2$	65,95	2,9	22,9 : 1
Splenomegale Cirrhosis hepatis I	182	3	37,49	13,1	1 : 1
„ „ „ II	270	$4^3/_4$	60,9	5,2	12 : 1
„ „ „ III	256	4	97,7	5,1	19 : 1
„ „ „ IV	152	2	18,59	1,65	11,3 : 1
Icterus catarrhalis I	348	3	51,91	5,35	9,4 : 1
„ „ II	68	2	17,07	3,36	5,3 : 1
„ „ III	160	2	10,65	1,9	5,3 : 1
Hämochromatose I	130	3	96,0	2,15	44 : 1
„ II	81	2	78,0	1,25	62 : 1
„ III	85	4	71,8	1,1	65 : 1

Diese einleitenden Bemerkungen erscheinen uns für die Besprechung der Frage von der mutmaßlichen Ursache der Eisenspeicherung bei der Hämochromatose von Bedeutung. Es stehen meines Erachtens hauptsächlich zwei Fragen zur Erörterung: Handelt es sich bei dieser Krankheit um eine primäre starke Hämolyse und ist die Eisenablagerung in den Geweben eine Folge derselben, oder haben wir es mit einer geschädigten Eisenausscheidung zu tun, so daß sich das Eisen, ähnlich wie die Harnsäure bei der Gicht, an bestimmten Stellen ablagern muß? Die erste Annahme, daß es sich bei der Hämochromatose ausschließlich um eine Begleiterscheinung eines gesteigerten Blutzerfalles handelt, glauben wir auf Grund unserer Beobachtungen ablehnen zu können. Weder die Farbstoffbestimmungen im Stuhl noch die Bilirubinwerte im Duodenalsaft weisen auf einen hochgradigen Blutuntergang hin. Nehmen wir noch die Tatsache hinzu, daß es bei der typischen Hämochromatose kaum zu einer Anämie kommt und

Ikterus mit indirekter Bilirubinämie nur ausnahmsweise zu sehen ist, so erscheint uns ein erhöhter Blutuntergang bei der Hämochromatose sehr unwahrscheinlich.

Aus diesem Grunde muß die Frage aufgeworfen werden, ob die histologisch und auch chemisch nachweisbare hochgradige Eisenablagerung in den Organen nicht ebenfalls als Ausdruck einer Speicherkrankheit anzusehen sei. Zunächst muß man sich vergegenwärtigen, daß die Hämochromatose lange Zeit bestehen muß, bevor es zu einer hochgradigen Eisenspeicherung kommt. Dies ergibt sich aus der folgenden Berechnung: Da das Eisen schließlich aus der Nahrung stammt und davon bei der Hämochromatose bis zu 40 g im menschlichen Körper aufgestapelt werden, während die tägliche Eisenzufuhr nur sehr gering ist (nach den Berechnungen von STOCKMANN[1] pro Tag 10 mg), so ist — selbst wenn wir dreimal mehr Eisen in Rechnung stellen, als dies von STOCKMANN angenommen wurde — eine mindestens dreijährige Zeitperiode notwendig, um den Organismus so mit Eisen zu beladen, daß sich 40 g in ihm aufgehäuft finden. Bedenkt man ferner, daß auch bei der Hämochromatose täglich — allerdings sehr geringe — Eisenmengen durch den Stuhl und Harn ausgeschieden werden, so ist die zum Zustandekommen der Erkrankung nötige Zeit noch länger. Jedenfalls ergibt sich aus solchen Berechnungen, daß es sehr lange dauern muß, bevor sich ein Zustand entwickelt, der uns als Hämochromatose bekannt ist.

Wenn man nun im Sinne der Speicherkrankheiten annimmt, daß der Organismus bei der Hämochromatose die Fähigkeit verloren hat, Eisen auszuscheiden, dann wird es uns auch verständlich, warum sich Eisen nicht nur in den reticuloendothelialen Elementen, sondern auch in den Epithelien findet; möglicherweise besitzen außerdem die Zellen eine besondere Affinität zum Eisen — sichere Hinweise für die Richtigkeit dieser Vorstellung lassen sich aber kaum anführen.

In innigem Zusammenhang mit diesem Fragenkomplex muß auch das Problem behandelt werden, welche Beziehungen zwischen der Eisenablagerung und der Cirrhoseentstehung bestehen. Zu erwägen ist die Frage, ob die Cirrhose als die Ursache oder als die Folge der Eisenablagerung anzusehen ist. Zunächst muß betont werden, daß sich bei allen Hämochromatosen Cirrhosen der Leber, meistens auch des Pankreas, finden. Andere Cirrhosen, z. B. der Schilddrüse, der retroperitonealen Lymphdrüsen, der Hypophyse, kommen trotz hochgradiger Eiseninkrustation nicht vor. Das sind wichtige Momente gegen die Annahme, daß ein inniger Zusammenhang zwischen Eisenimbibition und Cirrhose besteht. Vielleicht wird die Leberfunktion durch die Eisenimbibition auch geschädigt, ob aber deshalb die Cirrhose als Folge der Hämochromatose angesehen werden darf, erscheint uns sehr zweifelhaft. Die Cirrhose der Leber und der Bauchspeicheldrüse einerseits und die Pigmentierung der übrigen Organe anderseits scheinen vorwiegend nebeneinander zu verlaufen, wobei es möglich ist, daß geschädigte Leber- und Pankreaszellen einen besonders günstigen Boden für eine Eisenablagerung abgeben, besonders wenn gleichzeitig eine entsprechende Disposition für eine Hämochromatose besteht.

Eine Eigentümlichkeit der Hämochromatose-Fälle besteht in der geringen Beteiligung der Milz an der Pigmentablagerung; da sich manchmal eine ausgesprochene Fibrose der Milz fand, ist auch die Frage diskutiert worden, ob die Hämochromatose nicht in irgendeinem Zusammenhang mit einer Milzinsuffizienz steht, zumal von CHEVALIER[2] im Experiment gezeigt wurde, daß bei splenektomierten Tieren eine besondere Neigung zu Pigmentanschoppung selbst in den Leberzellen nachweisbar ist. Auf Grund seiner Befunde sprach dieser Autor sogar von einer „hépatite ou une cirrhose pigmentaire‘‘. Wir haben

---

[1] STOCKMANN: J. Physiol. Cambridge 17, 484 (1895); XXII, 55 (1897).
[2] CHEVALIER: Thèse de Paris. 1913.

die Versuche von CHEVALIER bestätigen können, dennoch läßt sich die Eisenablagerung nach Splenektomie mit der menschlichen Hämochromatose keineswegs vergleichen; vielleicht ließe sich nach Jahren eher eine Eisenimbibition erkennen. Immerhin muß betont werden, daß sich bei Menschen, die vor vielen Jahren splenektomiert wurden, keine Hämochromatose nachweisen läßt (eigene Beobachtungen). Für die Annahme irgendwelcher Beziehungen zwischen Milzmangel bzw. geschädigter Milzfunktion und der Anlage zur Hämochromatose, lassen sich also nicht viel positive Hinweise erbringen.

Den Ausgangspunkt für eine neue Theorie der Hämochromatose bildete für RÖSSLE folgender Befund: Er fand in der Leber bei einer chronischen Cirrhose neben auffallendem Pigmentreichtum eine auffällige Phagocytose von Erythrocyten durch die Leberzellen. Als Ursache nahm er eine spezifische Erkrankung des synzytialen Endothelbelages der Gefäßkapillaren an, wobei er einen Untergang zahlreicher KUPFFER-Zellen voraussetzt. Auf diese Weise sollen in den Raum zwischen Leberzellen und den anscheinend unverletzten Kapillaren Erythrocyten durchtreten können. Aus solchen zirkumskripten Blutungen können dann die Leberzellen durch Phagocytose rote Blutzellen aufnehmen; dabei kann man, wie RÖSSLE angibt, Leberzellen sehen, die 20—25 Erythrocyten in sich aufgenommen haben. Bilder dieser Art stellen nun nach RÖSSLE gleichsam formes frustes bzw. das erste Stadium der Hämochromatose dar.

Da sich unter normalen Bedingungen Eisen in den Leberzellen nur äußerst selten einlagert, die Hämochromatose aber nach RÖSSLE die Folge einer spezifischen Kapillarschädigung ist, so versucht er, diese beiden Formen der Eiseneinlagerung auch nominell zu trennen. RÖSSLE bezeichnet daher als *Siderose* einen Zustand, bei welchem es sich um eine Pigmentinfiltration bzw. -degeneration handelt, wobei die roten Blutzellen intravaskulär zugrunde gehen, während *Hämochromatose* nur unter aktiver Beteiligung der Leberzellen zustande kommt. Hämochromatose und Hämosiderose sind daher seiner Meinung nach prinzipiell auseinanderzuhalten. Als unterstützendes Moment könnte man noch anführen, daß vielleicht bei der Hämochromatose von der Leber nicht nur Bilirubin, sondern auch Hämatoporphyrin gebildet wird. Von funktionellen Gesichtspunkten aus muß eine Gegenüberstellung von Hämosiderose und Hämochromatose absolut befürwortet werden, denn die Hämosiderose scheint fast immer der Ausdruck einer gesteigerten Hämolyse zu sein, während dafür bei der Hämochromatose kein Anhaltspunkt zu erbringen ist.

Ein wichtiges Bedenken drängt sich auf, wenn man die Eiseneinlagerung bei der schwersten menschlichen Hämolyse, die wir kennen — dem hämolytischen Ikterus — histologisch mit jener bei der Hämochromatose vergleicht. Bei der Hämochromatose findet sich das Eisen fast immer in Form von groben Körnchen, beim hämolytischen Ikterus sind die Zellen dagegen nach der Behandlung mit dem PERLSschen Reagens gleichmäßig diffus tingiert oder höchstens feinkörnig verändert.

In ein ganz neues Stadium trat die Lehre von der Hämochromatose durch die Untersuchungen von MALLORY.[1] Wie schon eingangs erwähnt, gab MALLORY auf Grund seiner Experimente der Vermutung Ausdruck, daß zwischen chronischer Kupfervergiftung und Hämochromatose ein Zusammenhang besteht; bekanntlich war es ihm gelungen, durch langdauernde Verfütterung kleiner Kupferdosen beim Kaninchen ein Krankheitsbild zu erzeugen, das gewisse Ähnlichkeiten mit der Pigmentcirrhose darbietet. In einer späteren Mitteilung glaubte MALLORY bei einem Teil der Hämochromatosefälle sogar eine „Kupferanamnese"

---

[1] MALLORY: Arch. int. Med. **37**, 336 (1925).

nachweisen zu können, was ihn in seiner Ansicht bestärkte. Der Kreis der Beweise schien geschlossen, als SCHÖNHEIMER und OSHIMA[1] tatsächlich in 17 Fällen von menschlicher Hämochromatose eine wesentliche Erhöhung des Kupfergehaltes der Leber nachweisen konnten. Sie fanden 30—60 mg Kupfer pro Kilogramm Trockensubstanz, also eine Erhöhung um das 3—4fache gegenüber der Norm. HERKEL[2] hat diese Beobachtungen an weiteren 16 Lebern von Hämochromatose bestätigt.

Die Versuche von MALLORY sind oft überprüft worden; die wenigsten Nachuntersucher waren aber imstande, selbst durch lange Kupferverfütterung beim Tier eine Hämochromatose zu erzeugen (z. B. HERKEL). Die Beweiskraft der Untersuchungen von SCHÖNHEIMER wurde dadurch untergraben, als man feststellen konnte, daß auch die nicht pigmentierte zirrhotische Leber große Kupfermengen speichert, ja in einem Fall, über den JOSSELIN DE JONG berichtete, war sogar mehr Kupfer vorhanden als in einer Pigmentcirrhose. Wenngleich man also sagen kann, daß der Kupfergehalt der Leber bei Cirrhose höher ist als derjenige normaler Lebern und daß in der Mehrzahl (nicht bei allen) der Pigmentcirrhosen mehr Kupfer gefunden wird als bei nicht pigmentierten Cirrhosen, so bleibt es immer noch fraglich, ob die Kupfervergiftung bei der Pigmentcirrhose eine primäre ätiologische Bedeutung hat, oder ob es sich nur um die ungenügende Ausscheidung von Kupfer durch die kranke Leber handelt.

Als RECKLINGHAUSEN die Hämochromatose zuerst beschrieb, unterschied er — wie einleitend erwähnt — in den Geweben zwei Pigmente: Hämosiderin und Hämofuscin; jenes gibt Eisenreaktion, dieses nicht. Eine solche scharfe Trennung ist wahrscheinlich nicht richtig, weil das Hämofuscin ebenfalls Eisen, nur in maskierter Form, enthält. Beide Pigmente sind somit Derivate des Hämoglobins. Für diese Annahme spricht die bereits angeführte Tatsache, daß bei energischer Vorbehandlung der Schnitte z. B. mit Schwefelammon oder heißer Salzsäure (Hydrolyse) eine Zunahme des histologisch nachweisbaren Eisens erfolgt. Es ist also anzunehmen, daß die Eisenabspaltung aus dem Häminmolekül genau so wie unter normalen Bedingungen und wie bei gesteigerter Hämolyse erfolgt; dagegen scheint aber das Gewebe bei der Hämochromatose nicht imstande zu sein, das Eisen wieder vollständig an das Knochenmark abzugeben, wo es neuerlich zur Hämoglobinbildung verwendet werden soll. Vielleicht geht dieser Prozeß auch mit der Bildung eines anderen Abbauproduktes, nicht nur des gewöhnlichen Bilirubins, einher, denn sonst wäre es schwer zu verstehen, daß bei vielen Fällen so häufig Hämatoporphyrin im Harn erscheint. Wir glauben daher annehmen zu können, daß es sich bei der Hämatochromatose um das Zusammentreffen zweier krankhafter Prozesse handelt, nämlich um eine Cirrhose und um eine Stoffwechselstörung, wobei ein Übermaß von eisen- und vielleicht auch nicht eisenhaltigem Pigment gebildet wird, das sich besonders deshalb in vielen Organen anhäuft, weil auch die physiologische Ausscheidung des Pigmentes durch die Cirrhosebildung gelitten hat. Wir haben bereits früher auf eine gewisse Ähnlichkeit mit der Gicht hingewiesen und möchten diese noch einmal unterstreichen.

6. Diagnose.

Wenn sich bei einem Diabetes eine große, harte Leber und eine Dunkelfärbung der Haut findet, so hat man in erster Linie an das Krankheitsbild der Hämochromatose zu denken. In Fällen von Cirrhose mit Pigmentation ohne Zuckerausscheidung muß man diagnostisch immer vorsichtig sein, weil ein ge-

---

[1] SCHÖNHEIMER u. OSHIMA: Hoppe-Seylers Z. **180**, 249 (1929).
[2] HERKEL: Zieglers Beitr. **85**, 513 (1930).

ringer Grad von Pigmentation auch schon bei der gewöhnlichen Cirrhose zu beobachten ist. In solchen Fällen empfiehlt es sich, ein Stückchen Haut zu exzidieren und es auf seinen Eisengehalt zu untersuchen. Die gewöhnliche PERLSsche Probe genügt nicht. Es empfiehlt sich, das Gewebe oder den Schnitt mit Schwefelammon vorzubereiten und dann erst die Berlinerblaureaktion anzustellen. Das eisenhaltige Pigment findet sich teils in den Schweißdrüsen, teils in den glatten Muskeln der Gefäße. ROUS[1] empfiehlt die Prüfung des Harnsedimentes auf Hämosiderin. Einige Male sahen wir bei der röntgenologischen Untersuchung der Schilddrüse und der Speicheldrüsen eine intensive Dunkelfärbung dieser Organe. Photographiert man auf einer Platte die Schilddrüse (oder Parotis) eines Falles von Hämochromatose neben der eines gesunden Menschen, so ergeben sich große Unterschiede; jedenfalls kann man das röntgenologische Verfahren diagnostisch zu Rate ziehen. Hinsichtlich des diagnostischen Wertes der Glykosurie sei an eine Zusammenstellung von SIMMONDS erinnert: In 2% aller Fälle von Cirrhosis hepatis findet sich Glykosurie, in 5% aller Diabetiker sieht man auch Cirrhosis hepatis und in 256 Fällen von Lebercirrhose fand sich nur zweimal Hämochromatose.

Verwechslungen mit der ADDISONschen Krankheit sind wohl leicht zu vermeiden, wenn man den Blutdruck und den Blutzucker berücksichtigt. In Fällen, die vorher reichlich Arsen erhalten haben, wird man Arsenmelanose in Erwägung ziehen müssen. Manche Formen von Alkaptonurie gehen mit starker Pigmentation der Haut einher; die dabei auftretende Ochronose der Ohrknorpeln ist zu erkennen, wenn man die Ohrmuscheln mit einer kleinen elektrischen Lampe durchleuchtet. Da bei der Alkaptonurie der Harn Kupfer reduziert, so kann es auch auf diese Weise zu Verwechslungen kommen.

7. Prognose.

Patienten mit Hämochromatose zeigen oft durch Jahre die charakteristischen Symptome ohne sich irgendwie ernstlich krank zu fühlen; gehen solche Patienten zugrunde, so hat man den Eindruck, daß sie an der Cirrhose und nicht an der Hämochromatose starben. Das Hinzutreten eines schweren Diabetes hat auf den Verlauf der Erkrankung einen üblen Einfluß. Manche Fälle bieten agonal das Bild einer sogenannten Cholämie, gelegentlich kann eine schwere Oesophagusblutung das Ende herbeiführen.

8. Therapie.

Es ist schwierig, therapeutische Ratschläge zu geben, da uns das Wesen dieser Krankheit nicht bekannt ist. Die Therapie kann sich daher nur auf eine symptomatische Behandlung beschränken. Meist reagieren solche Patienten auf Insulin recht gut, so daß es auf keine Schwierigkeiten stößt, die Glykosurie in Schranken zu halten.

VIII. Die Stauungsleber.

A. Allgemeine Pathologie.

Die Leber besitzt unter anderem die Aufgabe, als Schutzorgan zu wirken, indem sie das Herz vor dem Ansturm des Pfortaderblutes bewahrt. In alten Arbeiten (STOLNIKOW[2]) finden sich Angaben über mächtige Erweiterungen des rechten Herzens bei Tieren mit ECKscher Fistel. Wenn das Herz nicht mehr fähig ist, die ihm angebotene Blutmenge weiter zu befördern, oder wenn andere

---

[1] ROUS: J. of exper. Med. **28**, 645 (1918).
[2] STOLNIKOW: Pflügers Arch. **28**, 255 (1882).

Umstände auftreten, die das Weiterfließen des Blutes behindern, so bleiben
Blutmengen in der Leber liegen und führen zu einer Vergrößerung des Organs.
Die Leber kann beträchtliche Blutquantitäten aufnehmen; schon unter normalen
Verhältnissen wirkt sie als Blutspeicher; in noch viel erhöhterem Maße übt sie
diese Speicherfunktion, wenn das Herz versagt. Die Tätigkeit der Leber als
Blutdepot wird durch einen muskulären Drosselmechanismus der Vena hepatica
weitgehend unterstützt; kontrahieren sich diese Muskeln (in der Leber des Hundes
ist dieser muskulöse Apparat besonders ausgeprägt, wesentlich schwächer in
der menschlichen Leber), so wird dem Herzen viel Blut entzogen, es kommt zum
Kollaps. Anscheinend befindet sich dieser Klappenmechanismus schon unter
normalen Bedingungen in einem gewissen Erregungszustand, denn elektrische
Reizung der Lebernerven bedingt — wenigstens beim Hund — eine beträchtliche
Entleerung des Blutdepots der Leber. Ähnlich wirken Kohlensäure und Adrenalin.
Die Blutmenge, die auf diese Weise aus den Leberdepots dem Herzen zugeführt
werden kann, beträgt schätzungsweise 20% der gesamten Blutmenge. Vermutlich
nimmt der Blutgehalt der Leber auch zu, wenn die venösen Blutkapillaren gelähmt sind, denn gewisse Gifte können im Tierexperiment starke Venostase
bedingen, ohne daß die Ursache in einer Herzschwäche oder der Kontraktion des
venösen Klappenmechanismus zu suchen ist. Wir haben somit mit drei Möglichkeiten zu rechnen, die zu einer vermehrten Blutansammlung in der Leber führen:
1. die extrahepatal, meist kardial, bedingte Stauungsleber, 2. die intrahepatal
(durch Kontraktion der Lebervenenmuskeln) bedingte Stauungsleber und 3. die
auf Kapillarlähmung beruhende Blutstase. Manche Autoren unterscheiden zwischen aktiver und passiver Hyperämie; so bezeichnet z. B. GERLACH[1] die Lebervergrößerung, die beim Fleischfresser während eines anaphylaktischen Schocks
auftritt, als aktive Leberhyperämie. In dieselbe Gruppe reiht er auch die Lebervergrößerung ein, die auf der Höhe der Verdauung zu beobachten ist, ferner die
sogenannte Tropenleber und die menstruelle Hyperämie. Sieht man in der aktiven
Hyperämie die Folge eines Mißverhältnisses zwischen vermehrter Blutzufuhr
und vermindertem Abtransport, dann sind in diese Gruppe alle Lebervergrößerungen einzubeziehen, die auf Spasmen im Lebervenenmechanismus beruhen.
Sichere Beweise für das Vorkommen solcher Veränderungen (z. B. in der Tropenleber, in der Leber bei Menstruationshyperämie usw.) besitzen wir allerdings nicht.
Jedenfalls scheint es nicht völlig gerechtfertigt, daß der pathologische Anatom
bei jeder blutreichen Leber eine passive Stauungsleber annimmt, was natürlich
nicht ausschließt, daß trotzdem die gewöhnliche, kardial bedingte Stauungsleber
die häufigste Form darstellt.

Ein wichtiger Faktor, der den Blutreichtum der Leber beeinflussen kann, ist
das Zwerchfell. Um die Bedeutung des Zwerchfells als Förderer der Zirkulation
entsprechend würdigen zu können, muß zunächst das anatomische Verhältnis
zwischen Zwerchfell, Vena cava inferior und Pfortadermündung klargestellt werden; wertvolle Erkenntnisse auf diesem Gebiete verdanken wir HASSE.[2] Die
Lebervenen münden nicht innerhalb der Hohlvenenfurche der Leber in die Cava
inferior ein, sondern erst im Bereiche des auf die untere Hohlvene nach oben um-
biegenden Teiles des Pericards, also oberhalb des Zwerchfells. Hier bildet die Vena
cava inferior eine Art Bulbus, in den die Lebervenen einmünden. Für die folgenden Auseinandersetzungen wollen wir uns einer schematischen Darstellung bedienen; bei der Inspiration bewegt sich das Zwerchfell abdominalwärts, es kommt
zu einer Drucksteigerung in der Bauchhöhle, die sich in einer Vorwölbung der
vorderen Bauchwand äußert. Die durch das Abwärtstreten des Zwerchfells be-

---

[1] GERLACH: Handbuch der pathologischen Anatomie, Bd. V/1, S. 82. 1930.
[2] HASSE: Arch. f. Physiol. u. Anat. 1906, 288; 1907, 209.

dingte intraabdominale Druckzunahme wirkt sich nicht nur nach vorne sondern auch nach unten, rückwärts und oben aus. Die Druckzunahme in der Richtung nach rückwärts muß sich auch an der Vena cava inferior auswirken. Der Blutstrom in der Vena cava inferior wird bei jeder forcierten abdominellen Atmung inspiratorisch gehemmt, was sich auch plethysmographisch bei jeder Inspiration, an einer Zunahme des Fußvolumens bei gleichzeitiger Abnahme des Armvolumens sinnfällig veranschaulichen läßt. Da sich die Druckzunahme im Abdomen bei der Inspiration nach allen Richtungen, so auch nach oben geltend macht, so folgt daraus, daß die Leber bei der Inspiration sowohl von oben (infolge Tiefertretens des Zwerchfells) als auch von unten (infolge der intraabdominalen Drucksteigerung) zusammengepreßt wird. Die Drucksteigerung überträgt sich auf den Blutgehalt der Leber, und zwingt so das Blut, in irgendeiner Richtung aus der Leber herauszuströmen;

in der Richtung der Pfortader kann das Blut nicht ausweichen, weil derselbe Druck, der auf der Unterfläche der Leber lastet, auch auf die hinter dem Pankreas gelagerte Pfortader einwirkt; gleiches gilt von der Cava inferior, so daß das Blut nur in die Richtung zum Herzen ausweichen kann. Die von HASSE aufgedeckten Lageverhältnisse der Lebervenen zur Vena cava inferior erklären, wieso dem Blutabfluß aus der Leber in das Herz trotz dem Abwärtstreten des Zwerchfells kein Hindernis entgegensteht; im Gegenteil, man gewinnt sogar den Eindruck, als ob gerade infolge Kontraktion des Zwerchfells das in der Leber aufgespeicherte Blut herzwärts ausgepreßt würde.

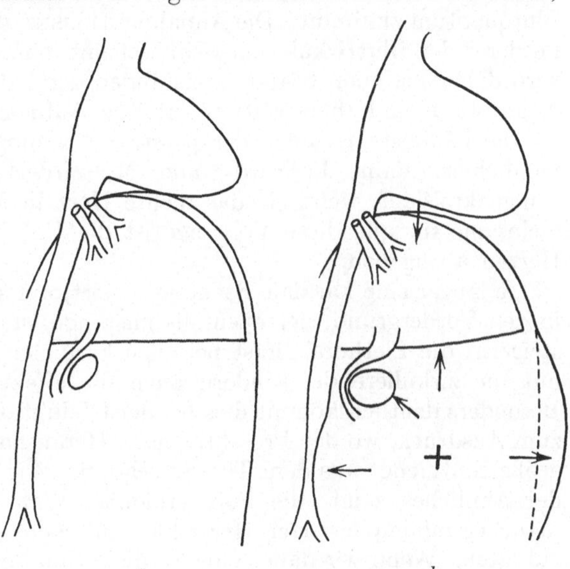

Abb. 57. Einfluß der Zwerchfellbewegung auf die Blutzirkulation in der Leber. *a* Exspiration, *b* Inspiration (Schematische Darstellung).

Die Wechselbeziehungen zwischen Leber und Zwerchfell hat man gelegentlich damit verglichen, daß eine Hand (das Zwerchfell) einen mit Flüssigkeit durchtränkten Schwamm (die Leber) umspannt. (Abb. 57) Gleichwie die Flüssigkeit zwischen den Fingern der den Schwamm umklammernden Hand ausrinnt, strömt das unter dem Druck des kontrahierten Zwerchfells aus der Leber ausgepreßte Blut herzwärts. Betrachtet man von diesem Gesichtspunkte aus den Einfluß des Zwerchfells auf die Zirkulation des Blutes als auch der Galle in der Leber, so wird man die Zweckmäßigkeit der Einrichtung verstehen, daß während der Inspiration infolge der Drucksteigerung im Abdomen — also zu einer Zeit, wo sich das Blut aus der Leber entleert — der Blutstrom im Bereiche der eigentlichen Vena cava inferior gehemmt ist. Die Menge des Pfortaderblutes ist bei Bewegungen nicht wesentlich geringer als die Blutmenge, welche aus den Beinen kommt. Die beiden Blutströme müßten sich — so sollte man meinen — dort, wo die Lebervenen in die Vena cava inferior münden, gegenseitig hindern. Das Zwerchfell scheint nun auch hier der Regulator zu sein, welcher eine gegenseitige Beeinträchtigung der beiden Blutströme verhindert. Wesentlich ist somit der fördernde Einfluß der Inspiration auf das Pfortaderblut bzw. das Leberblut; während der Exspiration kann das aus den Beinen kommende Blut ungestört herzwärts strömen; findet sich im Cavum peritonei freie Luft, dann löst sich die Leber vom Zwerchfell und verliert dadurch einen Teil des fördernden Einflusses des Diaphragmas; das Pneumoperitoneum schafft somit für die Leber ungünstige Zirkulationsverhältnisse.

Die große Leber des neugeborenen Kindes, welche bald nach der Geburt an Volumen abnimmt, deutet HASSE ähnlich, indem er das Fehlen der Atmung im intrauterinen Leben hierfür ursächlich in Betracht zieht; sie bedinge nicht nur die Leberhyperämie des Neugeborenen, sondern auch den Icterus neonatorum.

Der Einfluß des Zwerchfells auf die Zirkulation läßt sich auch aus der Größe des Einzelschlagvolumens ersehen. Bestimmt man mittels der plethysmographischen Methode von ROTHBERGER[1] das Einzelschlagvolumen, so kann man deutlich feststellen, wie gleichzeitig mit jeder Zwerchfellreizung das ausgetriebene Blutquantum zunimmt. Die Annahme HASSES, der im Zwerchfell einen wichtigen Förderer der Blutzirkulation sieht, scheint damit wohl eindeutig bewiesen. Man wird daher bei allen Stauungszuständen der Leber der Motilität des Zwerchfells diagnostisch und therapeutisch erhöhte Aufmerksamkeit zuwenden müssen.

Die häufigste Ursache der passiven Stauungsleber sind Mitral- und Tricuspidalfehler, dann Pericard- und Myocarderkrankungen und Störungen im Lungenkreislauf, wenn sie das rechte Herz in Mitleidenschaft ziehen. Das Gemeinsame für alle diese Vorgänge ist die Unfähigkeit der Leber, ihr Blut zum Herzen abzugeben.

Je länger eine kardiale Stauung dauert, um so mehr rückt ein zweiter Faktor in den Vordergrund, der ebenfalls imstande ist, den Blutreichtum der Leber zu steigern: die Plethora. Fast bei allen kardialen Inkompensationen nimmt nicht nur die zirkulierende, sondern auch die effektive Blutmenge beträchtlich zu. Besonders deutlich kommt dies bei der Obduktion eines inkompensierten Herzens zum Ausdruck, wo der Prosektor nach Herausnahme des Herzens eine auffallend große Blutmenge aus dem Thorax schöpft. Wir kennen nur noch einen Zustand, der Ähnliches zeigt: die Polycythämie. Wahrscheinlich ist die Plethora vera mancher inkompensierter Herzfehler auf Sauerstoffmangel der Gewebe zurückzuführen. Wenn wir daher eine kardiale Stauungsleber vor uns haben, so ist der Mehrgehalt an Blut in der Leber nicht allein auf Stauung, sondern sicher auch auf Plethora zu beziehen. Diesem Umstande ist es auch zuzuschreiben, daß eine hochgradige Stauungsleber nach einem kräftigen Aderlaß wesentlich kleiner wird. Immerhin muß daran festgehalten werden, daß eine Vergrößerung der Leber bei einer kardialen Affektion fast immer auf eine beginnende oder schon ausgebildete Herzinsuffizienz hinweist; wieso es kommt, daß Blutegeln auf eine Stauungsleber gesetzt, innerhalb kurzer Zeit eine Verkleinerung der Leber bedingen, ist noch völlig unklar; an der Richtigkeit dieser Beobachtung ist nicht zu zweifeln.

Der histologische Aufbau der Leber, die funktionell mit einem großen, locker gefügten Schwamm verglichen werden kann, eignet sich außerordentlich dazu, große Blutmengen in sich aufzunehmen. Bei beginnender Stauung sind zuerst die Zentralvenen strotzend mit Blut gefüllt, ebenso sind die Kapillaren der zentralen Läppchenabschnitte voll von Erythrocyten. Die Struktur der Leberzellbalken ist noch vollkommen erhalten, sie erscheinen höchstens etwas auseinandergedrängt. Auf diese Weise kommt es zu der auch makroskopisch sichtbaren Zeichnung der Leber (erstes Stadium der Stauung); die Läppchenperipherie ist verfettet und erscheint hellgelb, während das Zentrum des Acinus dunkel und eingesunken ist. Eine wesentliche Vergrößerung der Leber ist in diesem Stadium noch nicht vorhanden.

---

[1] ROTHBERGER: Pflügers Arch. **118**, 353 (1907).

Das Charakteristikum des sogenannten zweiten Stadiums stellen Entartungs-
vorgänge am Parenchym und Vermehrung des Bindegewebes vor. Im Gefolge
der zentralen Kapillarerweiterung kommt es jetzt zu einer Atrophie der Leberzellen und parallel dazu auch zu einer Verdickung der Zentralvenen (Abb. 58).
Allmählich greift die Leberzellatrophie auch auf die Peripherie über, während in
den zentralen Partien die Zellen fast vollständig zugrunde gegangen sind. Bei
hochgradiger Stauungsatrophie finden sich im Zentrum des Acinus fast nur
mehr erweiterte Blutkapillaren, an der Peripherie wenige, aber gut erhaltene
Leberzellen. Im Zentrum des Acinus können die Kapillaren unter dem Drucke
des gestauten Blutes einreißen, so daß sich Blutseen bilden. Bei weiterer Ausbreitung des Prozesses erweitern sich die Blutseen, die außerordentlich blut-

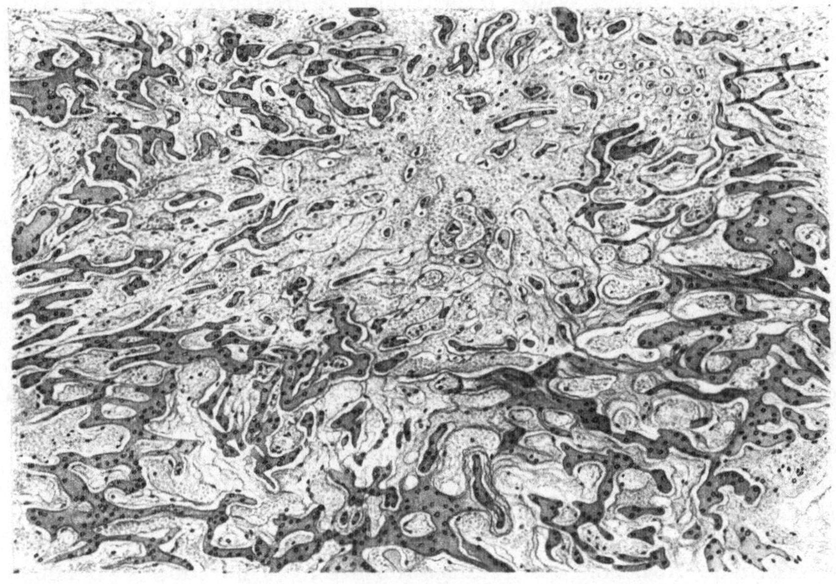

Abb. 58. Zentrale Acinusfibrose bei Stauungsleber.

reichen Gebiete der benachbarten Acini können sich berühren, ineinander übergehen und sogenannte Blutstraßen bilden. Die Atrophie der Zellen erstreckt sich
schließlich diffus über die ganze Leber und führt zu einer Verkleinerung des Organs, an der auch ein Schrumpfungsprozeß des gewucherten Bindegewebes beteiligt ist. Der Acinus verliert allmählich seine Form, er wird unregelmäßig.
Diese Veränderungen sind makroskopisch dadurch gekennzeichnet, daß die eingesunkenen und dunkelroten Partien gegenüber den graugelben Inseln überwiegen,
die den noch erhaltenen Leberzellresten entsprechen. Meist kommt es jetzt in den
peripheren Läppchenanteilen auch zu einer Einlagerung von braunem Pigment.
Diese Verfärbung führt zu einer eigentümlichen Umgestaltung des makroskopischen Leberbildes, das unter dem Namen der Muskatnußleber bekannt ist;
zyanotische Atrophie scheint mir die richtigere Bezeichnung.
    Die Stauung in einer Muskatnußleber ist nicht immer gleichmäßig. Manche
Partien sind stärker betroffen. An der Leberoberfläche äußert sich dies in Form
von muldenförmigen Furchen. Anscheinend hängt dies auch mit einer ungleich-
mäßigen Gestaltung der Atrophie zusammen. In Einklang mit der Annahme,
die das Wesentliche der Leberzellatrophie in der bloßen Stauung sieht, steht die

Anschauung, daß daneben auch nekrotische Vorgänge ursächlich eine Rolle spielen sollen. Tatsächlich sieht man gelegentlich größere Blutaustritte, die zu einer mangelhaften Ernährung der umliegenden Leberzellen führen müssen und dadurch Nekrosen bedingen. Dementsprechend hat man versucht, die Stauungslebern in solche mit und ohne Nekrose zu trennen. In den noch übriggebliebenen Leberzellresten kann es zu einer Regeneration kommen, die mitunter übers Ziel schießt, wobei es zur Bildung von größeren Regeneraten und Umbau in der Stauungsleber kommen kann.

In einer Stauungsleber kann es auch zu Veränderungen des Stützgewebes kommen, die in weiterer Folge zu jenem Bilde führen, das unter dem Namen der indurierten Stauungsleber (Cirrhose cardiaque) bekannt ist. Zuerst tritt eine Vermehrung der Gitterfasern im Bereiche der Vena centralis auf, die sich allmählich in kollagenes Bindegewebe umwandeln. Schreitet der Prozeß gegen die Peripherie weiter fort, so kann es zu Bildern kommen, die uns an Cirrhose erinnern; die damit einhergehende Verkleinerung der Leber kann das klinische Bild noch vervollständigen. Die große Verschiedenheit in der anatomischen Manifestation der Stauungsleber, indem das eine Mal eine nur kurzdauernde Stauung zu einer typischen Cirrhose cardiaque führt, während das andere Mal trotz lange bestehender Venostase Bindegewebswucherung vermißt wird, hat zu Meinungsverschiedenheiten Anlaß gegeben. Jedenfalls ist Stauung allein noch nicht unbedingt imstande, eine sogenannte Stauungscirrhose hervorzurufen.

Eine weitere Komplikation erfuhr der ganze Fragenkomplex durch Aufwerfung des Problems der sogenannten perikarditischen Pseudolebercirrhose. FRIEDEL PICK[1] konnte auf Fälle hinweisen, die nicht nur klinisch, sondern auch histologisch etwas an die LAENNECsche Lebercirrhose erinnerten, bei denen aber als Ursache des ganzen Prozesses eine Pericarditis chronica in Betracht kam. In die gleiche Gruppe mußten auch Fälle Aufnahme finden, die man schon seit längerer Zeit unter dem Namen Zuckergußleber kannte.

RÖSSLE, wohl einer der erfahrensten Pathologen auf dem Gebiete der chronischen Leberkrankheiten, mißt dem Mesenchym bei der Entstehung einer gewöhnlichen Lebercirrhose eine maßgebende Bedeutung bei; die für die Lebercirrhose charakteristische Reaktion des Bindegewebes erfolgt nur dort, wo neben der Läsion der Leberzelle auch die Kapillarwand Schaden gelitten hat; einen gleichen Standpunkt nimmt er auch bei der Entwicklung der Cirrhose cardiaque ein: „Voraussetzung ist, daß außer den gewöhnlichen Stauungsfolgen solche Vorgänge stattfinden, die als Vorstufen entzündlicher Narbenbildung unumgänglich notwendig sind." Er beruft sich dabei auf die Untersuchungen von MALLORY, der von „hämorrhagischen Ringnekrosen" sprach, die sich nicht in jeder Stauungsleber finden, sondern hauptsächlich nur dann zu sehen sind, wenn komplizierende Faktoren hinzukommen. Auch hier scheint mir die Betrachtung unter dem Gesichtswinkel der serösen Entzündung wertvoll. Die Stauung allein bedingt nach unserer Erfahrung nicht regelmäßig Veränderungen der Leber, die als seröse Entzündung zu deuten sind; es kommt nur zu einer Verbreiterung der DISSEschen Räume. Kapillarveränderungen, die mit Verlust der Wandung vergesellschaftet sind und zu sogenannten „Blutseen" führen, sind dagegen sehr selten. Immerhin können wir uns aber vorstellen, daß zur Stauung noch ein zweiter Faktor hinzukommen kann, wie z. B. eine Infektion, Intoxikation, der dann auf dem Umwege einer serösen Entzündung zu Zerreißung des Mesenchyms führt, was in der Regel — so lehrt uns wenigstens das Experiment — mit Bindegewebswucherung beantwortet wird; nach dieser Vorstellung könnte sich bei

---

[1] PICK: Z. klin. Med. **29**, 385 (1896).

Stauungslebern im Gefolge einer kardialen Inkompensation nur dann eine Cirrhose cardiaque entwickeln, wenn daneben schwere Infekte zu einer Mesenchymzerreißung führen. Vielleicht ist dies auch ein Hinweis, warum zu solchen indurativen Stauungscirrhosen ganz besonders die mit chronischen Pericarditiden und Pleuritiden einhergehenden Kreislaufstörungen neigen.

B. Das klinische Bild.

Der Stauungsleber begegnen wir in vier Formen: 1. als gewöhnliche Stauungsleber, 2. als Cirrhose cardiaque, 3. als perikarditische Pseudolebercirrhose und 4. als Zuckergußleber.

1. Die gewöhnliche Stauungsleber.

Das Charakteristikum der Stauungsleber ist die Druckempfindlichkeit und die spontane Schmerzhaftigkeit, die sich manchmal so steigern kann, daß die Schmerzen selbst vom erfahrenen Arzt als Gallensteinkolik angesprochen werden. Sie steigern sich bei Bewegungen und werden bei völliger Ruhe milder, ohne jedoch ganz zu verschwinden. Die Schmerzen werden in das rechte Hypochondrium lokalisiert, wo man die Leber als einen derb elastischen Tumor tastet. Als Ursache der Schmerzen ist die Kapselspannung anzusehen. Der Leberrand ist nicht scharf, sondern stumpf; gelegentlich sind Pulsationen zu fühlen, die teils echt, teils mitgeteilt sind. Die Kranken klagen über Dyspepsie, Obstipation, Inappetenz und Gefühl von Völle. Parallel zu diesen Beschwerden finden sich Zeichen einer kardialen Stauung, wie Orthopnoe, Stauungsbronchitis, erweiterte pulsierende Halsvenen, zyanotische Verfärbung des Gesichtes, Neigung zu Ödemen an den Beinen; alle diese Erscheinungen steigern sich nach längerem Umhergehen und verschwinden oder treten bei Bettruhe zurück; dies äußert sich auch an der Leber, die bald kleiner, bald größer wird. Der Harn enthält reichlich Urobilin und Urobilinogen, meist etwas Eiweiß, das spezifische Gewicht ist hoch; es besteht Nykturie — also Oligurie während des Tages, wenn der Patient Bewegung macht und Polyurie bei Nachtruhe, besonders dann wenn er die Beine höher lagert. In zweifelhaften Fällen kann auch der günstige Einfluß einer kardialen Behandlung diagnostisch verwertet werden. Außerordentlich eindrucksvoll ist manchmal der Erfolg einer Salyrganinjektion oder die Applikation von einigen Blutegeln auf das rechte Hypochondrium. Nicht zuletzt ist der Herzbefund selbst maßgebend; liegt ein Klappenfehler vor, so bereitet uns die Annahme einer gewöhnlichen Stauungsleber selten Schwierigkeiten. Schwieriger gestaltet sich schon die Beurteilung einer großen Leber bei den verschiedenen Formen von Hypertonie. Bei der Röntgendurchleuchtung fällt neben der Verbreiterung des Herzschattens die Verdunkelung der Lungen auf. Unklare Lebervergrößerungen verschwinden manchmal auf eine Digitalis-, Strophanthin- oder noch besser auf eine Salyrgankur; Fälle, die uns manchmal große diagnostische Schwierigkeiten bereiten, entpuppen sich auf diese Weise doch als Stauungslebern. Ein wichtiges diagnostisches Kriterium ist manchmal der Venendruck; er zeigt bei kardialen Stauungslebern fast immer eine wesentliche Erhöhung, während Cirrhosen schon frühzeitig auffallend niedrige Werte erkennen lassen. Ascites kann eine häufige Begleiterscheinung der Stauungsleber sein, doch darf dies durchaus nicht als Regel angesehen werden; ebenso wie Beinödeme trotz hohem venösem Druck bei schwerer Herzinkompensation lange Zeit vollkommen fehlen können, gilt gleiches auch vom Ascites der erst sehr spät oder gar nicht hinzukommt. Herzfehler mit Stauungsleber zeigen häufig subikterische Verfärbung, weshalb man an eine parenchymatöse Leberschädigung gedacht hat. Meist kommt es erst dann zu einer stärkeren Gelbsucht, wenn ein Lungeninfarkt als Komplikation hinzugetreten ist; einen deutlichen Ikterus als Begleiterscheinung der Stauungsleber möchte ich fast leugnen.

2. Cirrhose cardiaque.

Die Frage, ob es sich in einem gegebenen Fall um eine Stauungscirrhose handelt, wird diagnostisch erst aktuell, wenn sich zu einer kardialen Stauung Ascites hinzugesellt, wobei sich die Bauchwassersucht stärker bemerkbar macht als das Ödem an den Beinen. Sicherlich ist diese Erscheinung für die Diagnose einer Cirrhose cardiaque keineswegs entscheidend, aber sobald eine Verkleinerung der Leber noch hinzukommt, erscheint die Annahme einer Cirrhose cardiaque sehr wahrscheinlich. Ein Caput Medusae fehlt. Die Qualität der Leber ist meist erst nach Entfernung des Ascites richtig einzuschätzen, da es bei bestehendem Ascites oft unmöglich ist, sich über die Größe der Leber ein richtiges Urteil zu bilden. Unmittelbar nach der Punktion erscheint die Leber hart, etwas uneben, der Rand schärfer als bei der gewöhnlichen Stauungsleber, aber nie so scharfrandig wie bei der gewöhnlichen Cirrhose; die Druckempfindlichkeit ist geringer als bei der typischen Stauungsleber. Die Inzisur zwischen rechtem und linkem Leberlappen ist eben angedeutet. Der linke Leberlappen erscheint manchmal gegenüber dem rechten vergrößert und kann sich leicht kugelig unter dem Processus xyphoideus vordrängen. Bei der Röntgenuntersuchung, speziell nach Anlegung eines Pneumoperitoneums, ist die Verkleinerung deutlich zu erkennen. Oesophagusvarizen konnte ich weder bei der Sektion noch röntgenologisch in vivo beobachten. Die Ascitesflüssigkeit ist dunkel gefärbt, gelegentlich leicht chylös; das spezifische Gewicht schwankt zwischen 1010 und 1016. Die alimentäre Galaktosurie gibt mitunter eine gegen die Norm etwas erhöhte Ausscheidung (von 40 g werden 3—3,5 g ausgeschieden). Die TAKATA-Probe kann ebenfalls positiv ausfallen. Der Duodenalsaft ist meist dunkel gefärbt, das Bilirubin im Serum mäßig erhöht; es gibt meist die direkte Reaktion. Symptome einer Kreislaufstörung sind in der Regel leicht nachweisbar, weswegen die Diagnose nur selten auf Schwierigkeiten stößt.

3. Die „perikarditische" Pseudolebercirrhose.

Bei der Beurteilung dieses Krankheitsbildes kommt dem Zwerchfell eine große Bedeutung zu; es ist in seiner Beweglichkeit und damit auch in seiner Funktion als Kompressor der Leber infolge Verwachsungen mit der Nachbarschaft weitgehend eingeschränkt. Die Verwachsungen sind die Folgen eines Prozesses, der die Pleuren, das Pericard, das Mediastinum und meist auch das Peritoneum gemeinsam erfaßt — der Polyserositis. Die wichtigsten Symptome sind neben der Lebervergrößerung Ascites, Fehlen von Beinödemen, leichte Stauungserscheinungen im Bereiche der Vena cava superior sowie Zeichen einer chronischen adhäsiven Pericarditis. Der mitunter zu beobachtende therapeutische Erfolg der Cardiolyse spricht für die Berechtigung einer mechanischen Einstellung. Dort, wo die Cardiolyse versagt, sind Störungen der Zwerchfelltätigkeit anzunehmen, die sich durch die Loslösung des Herzens nicht beseitigen lassen.

In Fortsetzung des früher Gesagten muß noch auf die Bedeutung des Centrum tendineum (entgegen früherer unrichtiger Annahmen) für die Zwerchfellbewegungen aufmerksam gemacht werden. Bei rein kostaler Atmung, bei welcher die Zwerchfellfunktion nur in einer Erhöhung des Diaphragmatonus ohne Tieferrücken des Zwerchfells besteht, ist infolge Verwachsung des Pericards mit dem Zwerchfell eine pendelartige Vorwärtsbewegung und Hebung des Sternums feststellbar. Das hat eine Vorwärtsbewegung und leichte Hebung des Herzens zur Folge, die wieder auf Fixation des Herzens an Oesophagus und Trachea zurückzuführen ist. Vor dem Röntgenschirm sieht man auch tatsächlich, wie bei rein kostaler Atmung der Herzschatten nach vorwärts bewegt bzw. gehoben wird und sich der helle Streifen zwischen Herz und Wirbelsäule erweitert; ebenso kommt die rückwärtige Wand des Mediastinums, welche bei Exspirationsstellung nach hinten und unten verläuft, auf der Höhe einer kostalen Inspiration fast vertikal zu stehen. Die pendelartige Vorwärtsbewegung und Hebung des mediastinalen Inhaltes ist einerseits durch Befestigung der Zwerchfellcrura am hinteren Rand des Centrum tendineum und ihre Verbindung mit dem hinteren Mediastinum bedingt, anderseits durch die Fixation des Mediastinums an das Sternum. Bei rein kostalem Atemtypus wird bei der Inspiration nur die ventrale Partie mit dem Sternum gehoben und vorwärtsgezogen, während die dorsalen Partien fast unverändert stehenbleiben. Umgekehrt liegen die Verhältnisse bei abdominaler Respiration, wo die Atmung fast ausschließlich vom Zwerchfell besorgt wird. Bei ruhiger Bauchatmung äußert sich die Zwerchfelltätigkeit zunächst nur in einer Abflachung der seitlichen Partien des Zwerchfells; geschehen aber kräftige Atemzüge, dann muß das Zentrum des Zwerchfells auch in Tätigkeit treten, und damit besteht die Gefahr, daß die Distanz zwischen der Einmündung der Vena cava inferior in den rechten Vorhof und der Leber gestreckt, vielleicht sogar verengt wird. Wenn das unter normalen Bedingungen nicht geschieht, so hat das seinen Grund in der anatomischen Anlage; der mittlere Zwerchfellteil ist vermittels der hinteren Perikardialwand mit dem Lungenhilus verbunden, und wenn es zu einer Verlagerung des einen Teiles kommt, so folgt dieser Verlagerung auch der andere Teil; dementsprechend bedingt jede Senkung des Zwerchfellzentrums eine Tieferlagerung des Hilus und insofern auch des Herzens. Die Distanz zwischen Einmündung der Vena cava inferior in die Leber und dem Hilus bleibt konstant; Spannungsunterschiede, die sich bei Tiefertreten des Zentrums zwischen Hilus und oberer Thoraxapertur ergeben, werden infolge Dehnbarkeit und Elastizität der Trachea und der Halsgefäße ausgeglichen. Bei kostoabdomineller Atmung, welche die normale Atemform darstellt, tritt das Herz unter mäßiger Verbreiterung des hinteren Mediastinums sowohl nach abwärts als auch nach vorwärts.

Da der Inhalt des Mediastinums bei der Atmung stets ein einheitliches Ganzes bildet, bringt auch eine Verwachsung des Herzens mit dem Pericard allein — man spricht hier nur von einer sogenannten Synechie — keine bedeutungsvollen Störungen in den Beziehungen zwischen Herz, Hilus und Zwerchfell hervor. Geringe Störungen, die sich auf eine Verwachsung des Herzens mit dem Pericard beziehen, werden mit den Bewegungen einer Hand verglichen, die einen Handschuh trägt. Besteht aber eine sogenannte chronisch-adhäsive Pericarditis, bei welcher infolge der gleichzeitigen Mediastinitis und Pleuritis das Herz in Schwarten eingemauert und außerdem noch mit dem Thorax vorn, seitlich oder hinten verwachsen ist, dann ergeben sich prinzipiell zwei Schwierigkeiten, die jede für sich allein wieder imstande ist, eine mächtige Stauungsleber zu erzeugen: Das ist auf der einen Seite die Einmauerung des Herzens in schwieliges Gewebes (Panzerherz) und auf der anderen Seite Knickung der Vena cava inferior als eventuelle Folge einer pathologischen Atemtätigkeit. Beim Panzerherz hat das Herz die Fähigkeit verloren, sich über das erlaubte Maß diastolisch zu erweitern; bei der Strangbildung wird durch die Bewegung des Thorax und des Zwerchfells die Vena cava inferior in jedem inspiratorischen Moment gedrosselt; auf diese Weise stößt nur die inspiratorische Blutbewegung auf Schwierigkeiten, während die exspiratorische ungehindert weiterläuft. Nach dem eben skizzierten Atemmechanismus, der die Bedeutung der inspiratorischen Zwerchfelltätigkeit für den Blutfluß der Leber klarstellt, wird man verstehen, warum in solchen Fällen nur die Leber gestaut ist, während die Beine frei von Ödemen bleiben. Die Therapie hat sich auf diese Tatsachen einzustellen. Dort, wo das Panzerherz als Ursache einer mächtigen Stauungsleber in Frage kommt, hat man entsprechend dem Vorschlag von SCHMIEDEN die Loslösung des Herzpanzers anzustreben, während im anderen Fall die Cardiolyse (BRAUER) in Erwägung zu ziehen ist, deren Ziel wieder darin besteht, das Herz von den Bewegungen des Thorax und des Zwerchfells tunlichst unabhängig zu machen. In vielen Fällen handelt es sich um Kombinationen beider Formen; leider handelt es sich oft außerdem noch um Schwielenbildung an der Vena cava inferior, die sich sowohl während der Inspiration als auch in der Exspiration nioht ändern.

Da diese Form der Stauungsleber als die Folge ungenügender oder unzweckmäßiger Zwerchfelltätigkeit anzusehen ist, die in letzter Linie auf die Kombination von Pericarditis, Mediastinitis, Pleuritis, Verwachsungen mit Thoraxwand und Zwerchfell zurückzuführen ist, wird bei der Beurteilung eines fraglichen Falles von Stauungsleber auf den Nachweis einer eventuellen Concretio cordis das allergrößte Gewicht gelegt werden müssen. Da die der Concretio cordis vorangehende Polyserositis sich höchst verschieden manifestieren kann, indem einmal mehr die eine Partie, das andere Mal wieder eine andere Stelle stärker verwachsen erscheint, so ergeben sich zahlreiche Varianten in den Symptomen dieser Erkrankung. Nur eine genaue Kenntnis der Physiologie des Zwerchfells und die Vertrautheit mit den verschiedenen pathologischen Zuständen des Diaphragmas (Lageveränderungen und Funktionsanomalien) gestattet es, die Symptome zu erkennen, die für die Beurteiluug und Behandlung der Concretio cordis wichtig sind.

Der Einfluß des Zwerchfells auf die Blutbewegung in der Leber macht auch die Verschiedenheit in der Symptomatologie mancher kardialer Inkompensationen verständlich. Bei Herzfehlern, die eine besonders große Stauungsleber haben, während die Ödeme an den Beinen weniger ausgesprochen sind, wird man an eine unrichtige oder unzweckmäßige Zwerchfelltätigkeit denken können; hier muß es sich nicht unbedingt um eine Concretio cordis handeln, denn Zwerchfelltiefstand, Hydrothorax rechts, schlechte Atemtätigkeit oder mangelhafte Exspiration können den normalen Mechanismus der Leberdurchblutung ebenfalls behindern und so das Auftreten einer Stauungsleber fördern.

4. Die Zuckergußleber.

Man spricht von einer Zuckergußleber, wenn an der Leberoberfläche eine fibröse hyperplastische Perihepatitis besteht, die zu einer besonderen Verdickung der Leberkapsel geführt hat. Die Kapsel kann dabei fingerdick werden und eine auffallend weiße Farbe zeigen, die an Milchglas, Porzellan oder an den Zuckerüberguß von Gebäck, an etwas dünneren Stellen wohl auch an hyalinen Knorpel erinnert. Der Name stammt von CURSCHMANN.[1] Klinisch stehen hartnäckiger Ascites, Milzvergrößerung und Venenerweiterung im Bereiche der vorderen Bauchwand im Vordergrund der Erscheinungen. Die Leber ist zunächst vergrößert, später verkleinert sie sich. Die histologische Untersuchung läßt meist nur eine geringe Stauung erkennen. Interstitielle Bindegewebswucherungen im Sinne einer Cirrhose fehlen, soweit es sich nicht um Komplikationen handelt. Das wesentliche Moment, das CURSCHMANN veranlaßt hatte, diesem Zustand eine Sonderstellung einzuräumen, war die Entstehungsweise des Ascites; er führt ihn auf die perihepatische Schwarte zurück, die wie eine Schale die Leber komprimiert, wodurch die Zirkulation im intrahepatalen Pfortadersystem behindert

---

[1] CURSCHMANN: Dtsch. med. Wschr. 1884, 564.

wird; auf diese Weise entstehe ein echter Stauungsascites. Jedenfalls verdient dieses Krankheitsbild gegenüber der echten Lebercirrhose differentialdiagnostisch Beachtung. Der „Zuckerguß" kann auch die Milz in Mitleidenschaft ziehen.

In der Folge ist die Zuckergußleber verschieden beurteilt worden, wobei allerdings die meisten Autoren den Standpunkt vertraten, daß weniger der von CURSCHMANN angenommene Kompressionsmechanismus als Ursache für den Ascites in Frage komme, als vielmehr ein fibrös-entzündlicher Prozeß, der sich merkwürdigerweise vorwiegend zwischen Zwerchfell und Leber abspielt. Die Zuckergußleber kann mit einer Concretio cordis vergesellschaftet sein, was aber nicht das Recht gibt, beide Zustände funktionell gleichzustellen, denn bei der chronisch-adhäsiven Pericarditis handelt es sich immer um Stauungsleber, während bei der Zuckergußleber die Venostase kaum als der entscheidende Faktor anzusehen ist. Das Gemeinsame bei beiden Zuständen ist bloß die chronische Entzündung, die das eine Mal das Pericard und das Mediastinum erfaßt, während ein anderes Mal vorwiegend der Raum zwischen Leber und Zwerchfell befallen ist. Es besteht theoretisch die Möglichkeit, daß der subdiaphragmatische Prozeß so weit vordringt, daß er die Vena cava inferior und auch die Lebervenen erfaßt — doch ist dies zweifellos ein seltenes Ereignis. Nimmt man diesen Standpunkt ein, dann bedeutet der Ascites, der mitunter fälschlicherweise an eine Cirrhose denken läßt, sicher nicht eine Stauung, er ist vielmehr zu anderen chronischen Peritonitiden in Analogie zu stellen. Anscheinend kann dieselbe Noxe — meist ist es die Tuberkulose — einmal vorwiegend den Herzbeutel und die Pleuren, ein anderes Mal mehr an lokalisierter Stelle das Peritoneum schädigen; es hängt dann nur von den Nebenumständen ab, ob der Prozeß eine oder beide Regionen erfaßt oder ob er sich als Komplikation zu anderen Erkrankungen hinzugesellt. Auf diesen Umstand ist ganz besonders hinzuweisen, da solche Veränderungen gar nicht so selten bei der typischen Lebercirrhose beobachtet werden können. Die besonders starke Anhäufung von Schwielengewebe in dem Raume zwischen Leber, Milz und Zwerchfell erinnert uns an ähnliche Veränderungen bei eitrigen Entzündungsvorgängen im Verlaufe eines subphrenischen Abszesses. Die Zuckergußleber ist trotz gewisser typischer Züge im klinischen Verlaufe und trotz des prägnanten anatomischen Befundes keine Krankheit sui generis, sondern klinisch wie anatomisch ein Zustandsbild, das seine Entstehung sehr verschiedenen Ursachen verdankt. Es erscheint nicht gerechtfertigt, das mechanische Stauungsmoment, wie es von CURSCHMANN geschehen ist, in den Vordergrund zu stellen. Es ist daher auch nicht ganz am Platze, diesen Zustand im Rahmen der Stauungsleber zu besprechen, er gehört aber in den Rahmen einer Leberpathologie, weil das klinische Bild nur zu leicht eine Lebercirrhose vortäuschen kann.

C. Prognose und Therapie.

Es erübrigen sich Hinweise auf die Prognose und Therapie der Stauungszustände der Leber, da es sich hier bloß um Teilerscheinungen eines allgemeinen Leidens handelt, deren Besprechung in das Gebiet der Kreislauferkrankungen gehört.

IX. Die Erkrankungen der Pfortader.

A. Historisches.

Die Pfortader wurde von den alten Ärzten für eine Gefahrenquelle gehalten, man sprach von der Vena portae als der porta malorum. Diese Ansicht beruhte aber keineswegs auf pathologisch-anatomischen Erfahrungen, sie war vielmehr das Produkt reiner Spekulation. Das Krankheitsbild der Phlebitis der Pfortader wurde in den grundlegenden Untersuchungen von HUNTER[1] beschrieben. Die Erkrankung wurde zunächst an der Pfortaderperipherie studiert und hier richtig als Entzündung erkannt. Man lernte die Entzündungsvorgänge zuerst von der anatomischen Seite kennen, wobei man bald die Thrombose von der suppurativen Pylephlebitis trennen konnte. Die erste genauere Beschreibung des klinischen Krankheitsbildes der Pylephlebitis stammt von SCHÖNLEIN[2] (1838), der einen solchen Fall bereits in vivo erkannte. Die längste Zeit herrschte die Vorstellung, daß die Gerinnung des Blutes in der Vene der Ausdruck der Venenentzündung sei, wodurch Thrombose und Phlebitis identifiziert wurden. Es ist das Verdienst von VIRCHOW,[3] die kausalen Beziehungen zwischen Phlebitis und Thrombose aufgeklärt zu haben; er sah in der Gefäßentzündung eine der häufigsten Ursachen der Thrombose. Unter seinem Einfluß hat dann FRERICHS[4] die Klinik der Pfortaderkrankheiten entwickelt. Die Form, die er dieser Lehre gab, gilt auch heute noch; der einzige Unterschied gegenüber früher liegt vielleicht nur darin, daß wir derzeit die Thrombose von der infektiös-mykotischen Phlebitis — der sogenannten suppurativen Pylephlebitis — zu trennen versuchen.

B. Die Pfortaderthrombose.

1. Ätiologie.

Aus verschiedensten Gründen kann es zu einer Verengerung oder einem Verschluß der Pfortader kommen; das gemeinsame Moment des krankhaften Vorganges ist nicht immer anatomischer, sondern gelegentlich auch funktioneller Natur. Bei länger dauernden Fällen, bei denen die Gefäßwand und ebenso der Gefäßinhalt bereits verändert sind, fällt es nicht immer leicht, die einzelnen Formen von einander abzugrenzen.

Am häufigsten trifft man *Kompressionsthrombosen*. Sie entstehen, wenn in der Umgebung der Vena portae irgendwelche pathologische Prozesse eine Verengerung des Gefäßlumens bewirken. Hier kommen die verschiedenen Neubildungen in den benachbarten Organe (Magen, Pankreas, Leber, Metastasen im Netz, Retroperitoneum, namentlich aber in den portalen Lymphdrüsen in der Umgebung des Gefäßes), besonders Carcinome, seltener Sarkome, daneben aber auch tuberkulöse Veränderungen in Betracht. Ganz selten können auch Gallensteine, welche im Ductus hepaticus oder choledochus liegengeblieben sind und durch entzündliche Prozesse festgehalten werden, infolge Schwielenbildung das Lumen der Pfortader verengen oder verschließen. Ähnliche schwielige Entzündungsprozesse in der Umgebung der Pfortader und ihrer Äste können durch chronische Peritonitis, Bauchfelltuberkulose, Entzündungen der Gallenblase, durch tiefgreifende Magen- oder Duodenalgeschwüre usw. verursacht werden. Es liegt in der Natur all dieser Prozesse, daß sie nicht nur die Lichtung komprimieren, sondern auch die Venenwand verändern und so der Bildung eines Thrombus Vorschub leisten. Da an der Porta hepatis verschiedene krankhafte Vorgänge möglich sind, ist verständlicherweise der Pfortaderstamm häufiger der Sitz einer Thrombose als ein Hauptast.

---

[1] HUNTER: Versuche über das Blut. 1797.
[2] SCHÖNLEIN, vgl. MESSOR: Dissertation. Da inflammatione v. portarum. Berlin. 1841.
[3] VIRCHOW: Ges. Abhandlg. **1856,** 458.
[4] FRERICHS: Leberkrankheiten, Bd. II, S. 363. 1861.

2. Erkrankungen der Pfortaderwand.

Es war schon VIRCHOW[1] bekannt, daß in der Wand der Pfortader und ihrer Äste gelegentlich krankhafte Prozesse sich abspielen können, die der Arteriosklerose gleichen. In neuerer Zeit wurden diese Probleme besonders von BORRMANN,[2] SIMMONDS[3] und WOHLWILL[4] erörtert, die von einer Pfortadersklerose sprechen. Infolge solcher Veränderungen kann es zu schweren Zirkulationsstörungen in der Pfortader kommen, die sogar zu Thrombose führen. Für die Entstehung der Pfortadersklerose gelten nicht dieselben Umstände wie für die Arteriosklerose, denn beide Veränderungen kommen weitgehend unabhängig voneinander vor, was schon darin zum Ausdruck kommt, daß die Pfortadersklerose verhältnismäßig häufig bei Jugendlichen beobachtet wird. Es sei ferner betont, daß eine erhöhte Inanspruchnahme des Gefäßes durch Stauung im Pfortadersystem allein nicht genügt, um solche Wandveränderungen herbeizuführen. SIMMONDS hat die weitere wichtige Tatsache festgestellt, daß die Pfortadersklerose eine fast konstante Begleiterscheinung jeder vollentwickelten Lebercirrhose sein kann. Die Art und Weise des Prozesses wechselt freilich; meist findet sich nur eine gleichmäßige, diffuse Derbheit der Wand im Bereich des Stammes oder der Hauptwurzeln; man trifft auch größere und kleinere flache, beetförmige Erhebungen auf der Innenfläche, besonders an der Einmündungsstelle der großen Wurzeläste. Diese Herde sind bald mehr grauweiß, bald mehr gelblich verfärbt. Endlich finden sich ausnahmsweise Kalkplättchen innerhalb der verdickten Stellen. Im Anfangsstadium besteht eine Wucherung der Intima mit Hypertrophie und degenerativen Prozessen der Media; entzündliche, leukozytäre Vorgänge kommen dabei nicht vor. Anscheinend ist eine solche Sklerose bei der typischen LAENNECschen Form am stärksten ausgeprägt. Da SIMMONDS diese Veränderungen bei gewöhnlichen Venenstauungen im Pfortadersystem vermißte, zieht er den Schluß, daß es sich hier um die Folge eines das gesamte Pfortadersystem gleichmäßig treffenden Schadens handelt; er beschuldigt als Noxe neben Bakteriengiften, die vom Darm kommen, vor allem den Alkohol.

Auch im Verlaufe der Syphilis, dann im Anschluß an Traumen sowie bei entzündlichen Vorgängen im Pfortaderquellgebiet können solche Venenveränderungen auftreten, jedenfalls ist die Pfortadersklerose durchaus keine übermäßig seltene Erkrankung.

Mit der Ätiologie der Pfortadersklerose hat sich auch BANTI[5] beschäftigt. Er sieht das Wesentliche in einer Milzerkrankung; die kranke Milz gibt dabei Gifte ab, die zunächst die Milzvene schädigen, später kann der Prozeß auch auf den Stamm der Pfortader übergreifen. Er spricht zwar nicht von einer Phlebosklerose, doch ergibt sich aus der Beschreibung dieser Veränderungen, daß es sich um eine solche gehandelt haben muß. SIMMONDS geht auch auf das von BANTI beschriebene Krankheitsbild ein und hält im Gegensatz zu diesem die Milzveränderung der Pfortadersklerose für beigeordnet. WOHLWILL hat sich dann mit diesem Fragenkomplex eingehend beschäftigt; er nimmt zunächst dagegen Stellung, daß die Milztumoren bei Pfortadersklerose einfach als Folge einer Stauung aufgefaßt werden. In meinem Buch über die hepato-lienalen Erkrankungen[6] bin ich auch darauf zu sprechen gekommen und habe sogar histologische Bilder gebracht. Das histologische Bild eines Milztumors bei Pfortadersklerose erinnert viel eher an das-

[1] VIRCHOW, zit. nach SCHRÖDTER: Nothnagels Handbuch, S. 443. 1901.
[2] BORRMANN: Arch. klin. Med. 59, 283 (1897).
[3] SIMMONDS: Virchows Arch. 207, 360 (1912).
[4] WOHLWILL: Virchows Arch. 254, 243 (1925).
[5] BANTI: Zieglers Beitr. 24, 21 (1898).
[6] EPPINGER: Hepato-lienale Erkrankungen, S. 396, 399. Berlin: Julius Springer. 1920.

jenige bei Lebercirrhose als an jenes bei einfacher Stauung. Solche Bilder kennt
man schon seit langem und bezeichnet sie als Fibroadenie. Sie sind für den
Morbus Banti nicht charakteristisch, denn die Fibroadenie ist ebenso häufig
auch bei Cirrhosen, namentlich bei den sogenannten splenomegalen Cirrhosen, zu
sehen. Mitunter kommt dieser Zustand auch isoliert vor, indem ein Milztumor im
Vordergrund sowohl des klinischen als auch des anatomischen Bildes steht.
In der Milz solcher Fälle habe ich Blutungen beschrieben, die auf histologisch
nachweisbare Einrisse in den Milzgefäßen zurückzuführen sind. Hier handelt es
sich nicht um postmortale Veränderungen, denn in ihrer Nähe befinden sich
Eisenablagerungen, als sicheres Zeichen einer intravitalen Entstehung. Kraus
hat sich mit der Chemie dieser „Eisenablagerungen" beschäftigt und in ihnen tatsächlich Eisenphosphat mikrochemisch nachgewiesen; diese Ablagerungen finden
sich sowohl in der Nähe von Arterien als auch von Venen. Jedenfalls sieht
Wohlwill in diesen Arterien- und Venenveränderungen der Milz einen Beweis,
daß es sich bei der Pfortadersklerose nicht bloß um eine Veränderung der
Pfortader, sondern um eine generalisierte, Arterien und Venen gleichzeitig er-
fassende Erkrankung handelt, die sich in gleicher Weise an der Pfortader, in der
Leber und auch in der Milz abspielen kann. Auch das Kapillarsystem soll davon
betroffen sein, und er bezieht die Fibroadenie vorwiegend auf solche Kapillarläsionen. Die von mir beschriebenen Blutungen der Milz sind ihm ein wichtiger
Beweis für die Läsion des Gefäßsystems. Deve und Cauchois[1] sprechen von
einem „splenoportalen" Prozeß. In der Arbeit von Wohlwill findet sich sogar die Annahme angedeutet, daß die Blutungen beim Morbus Banti, bei der
Pfortadersklerose und bei der Milzvenenthrombose auf Läsionen im Venensystem zu beziehen sind. Auf analoge Veränderungen im Kapillargebiet der
Leber als ursächliches Moment bei der Cirrhose haben wir ganz besonderen
Wert gelegt. Jedenfalls drängt sich die Vorstellung auf, daß es eine Reihe verschiedener Schädlichkeiten gibt, die durch den gleichen Mechanismus Leber,
Milz und Pfortader schädigen. Je nachdem, welches Organ zuerst und
am stärksten betroffen ist, werden die Funktionsstörungen und die Folgeerscheinungen verschieden sein. Zu jeder dieser Erkrankungsformen können sich
in wechselndem Verhältnis Veränderungen der beiden anderen Organe hinzugesellen, so daß sich die verschiedenartigsten Variationen ergeben.

3. Strömungsverlangsamung des Blutes.

Der Verlangsamung des Blutstromes wird in der Ätiologie der Thrombose
eine wichtige Rolle zugewiesen. Ursprünglich sprach man viel von einer
marantischen Thrombose; derzeit schenkt man diesem Moment, vielleicht zu
unrecht, wenig Beachtung; solange die Darmtätigkeit geregelt ist, dürfte die nie
ganz ruhende Peristaltik der Därme hinreichend für die Aufrechterhaltung der
nötigen Stromgeschwindigkeit sorgen; ob aber bei der Peritonitis infolge der
Darmlähmung eine Stromverlangsamung nicht doch zu berücksichtigen wäre,
müßte noch untersucht werden.

4. Primäre Schrumpfungsvorgänge in der Leber.

Solche bei der Cirrhose und dem luetischen Hepar lobatum statthabende
Schrumpfungsprozesse wurden mit der Entstehung einer Pfortaderthrombose in
ursächliche Beziehung gebracht. Werden intrahepatale Pfortaderäste durch den
zirrhotischen oder luetischen Prozeß zur Verödung gebracht, so kann sich von

---

[1] Deve u. Cauchois: Thèse de Paris, 1908, Juli; Normandie Méd., 1908, März.

hier aus retrograd eine Thrombose entwickeln. Seit wir uns von der Häufigkeit solcher Pfortaderveränderungen überzeugt haben, wird man im einzelnen Fall entscheiden müssen, welchem Moment die ausschlaggebende Bedeutung zukommt. Bei der Cirrhose, ebenso beim Hepar lobatum, soll die Zirkulation in der Pfortader verlangsamt sein; die Kombination einer Blutströmungsverlangsamung und einer Wandveränderung ist sicher für die Entstehung einer Thrombose von größter Bedeutung. CORONINI[1] hat bei verschiedenen Cirrhosen intrahepatale Venenveränderungen beschrieben; möglicherweise können Thrombosen gelegentlich auch von hier aus ihren Ausgang nehmen.

5. Veränderungen des Pfortaderinhaltes

kommen als Ursache einer Thrombose nur außerordentlich selten in Betracht; man hat an Parasiten gedacht. Interessant ist in diesem Zusammenhang die Beobachtung von HAVLICZEK,[2] der sowohl im Tierversuch als auch beim Menschen eine erhöhte Gerinnbarkeit des Pfortaderblutes beobachten konnte. Diese Gerinnungsbeschleunigung ist besonders groß, wenn Pfortaderblut eines an Peritonitis Erkrankten mit Venenblut in Berührung kommt. Der Autor glaubt, daß bei Hustenstößen Pfortaderblut durch Kollateralen in die Vena femoralis bzw. ihre Verzweigungen abgedrängt wird und dadurch Gerinnsel entstehen. Die so häufig postoperativ zu beobachtende Thrombose der Vena saphena will er damit in Zusammenhang bringen. Jedenfalls wäre es wichtig, die Gerinnungszeit des Pfortaderblutes mit wirklich verläßlichen Methoden zu überprüfen.

6. Tumoren der Pfortaderwand.

Einer der merkwürdigsten Fälle dieser Art ist der von PICK;[3] es handelt sich um ein Cavernom der Venenwand, das langsam wachsend zur vollständigen Obliteration der Vena portae geführt hat. Es finden sich ähnliche Fälle im Schrifttum; obwohl die Pfortader vollkommen verschlossen war, hatte der Patient niemals Beschwerden, die als Folge der Thrombose aufzufassen gewesen wären.

LISSAUER[4] hat 68 Fälle von Pfortaderthrombose auf ihre Ätiologie untersucht und ist zu folgenden Ergebnissen gekommen: Die häufigste Ursache ist eine Pankreaserkrankung (Krebs, Entzündung, Abszeß), 14,8% der Fälle; 13,2% weisen Gallensteine und Gallenblasenentzündung auf, 10,3% Leberlues, 10,3% Magenkrebs und Lebermetastasen, 8,8% Lebercirrhose, 8,8% Gallenblasenkrebs, 8,8% Milzkrankheiten, 8,8% Appendicitis, 3,0% primären Leberkrebs, 3,0% sekundären Leberkrebs, 3,0% Darmkrebs, 1,4% Abszeß im Becken, 1,4% Eiterung im Nabelbereich und 4,4% unbekannte Ursachen.

C. Pathologische Anatomie.

Die Folgen einer Thrombose im Pfortadersystem hängen ausschließlich von ihrem Sitz und ihrer Ausbreitung ab (Abb. 59). JOSSELIN DE JONG[5] hat dieser Frage besondere Aufmerksamkeit geschenkt und drei Formen unterschieden: *radikulär*, wenn die Thrombose im Wurzelgebiet, also in der Nähe des Darmes sitzt; *terminal*, wenn die Veränderungen in den Leberverzweigungen liegen, und *trunkulär*, wenn der Hauptstamm der Pfortader betroffen ist. Wir möchten

[1] CORONINI: Wien. med. Wschr. 231 (1934).
[2] HAVLICZEK: Verh. dtsch. Ges. Kreislaufforschg **VII**, 195 (1934).
[3] PICK: Virchows Arch. **197**, 490 (1909).
[4] LISSAUER: Virchows Arch. **192**, 278 (1908).
[5] JOSSELIN DE JONG: Mitt. Grenzgeb. Med. u. Chir. **24**, 160 (1912).

noch eine vierte Form hinzufügen, die *lienale*, wenn der Thrombus in der Vena lienalis sitzt.

α) Über die radikuläre Form hat der Internist wenig Erfahrung. Wenn größere oder kleinere Teile der Darmvenen betroffen sind und Anastomosen zur Vena cava inferior fehlen, kommt es binnen kürzester Zeit zu einer Infarzierung der Darmwand und damit zu Peritonitis und Ileus. Ist chirurgische Hilfe nicht rechtzeitig möglich, tritt bald der Tod ein.

Für den Dickdarm liegen die Verhältnisse etwas günstiger, da an zahlreichen Stellen Anastomosen mit dem Gebiete der Vena cava inferior vorliegen. Meist greift aber die Thrombose auch auf diese über. Immerhin gibt es Beobachtungen, bei denen man den Eindruck gewinnt, daß der Prozeß zur Ausheilung kam,

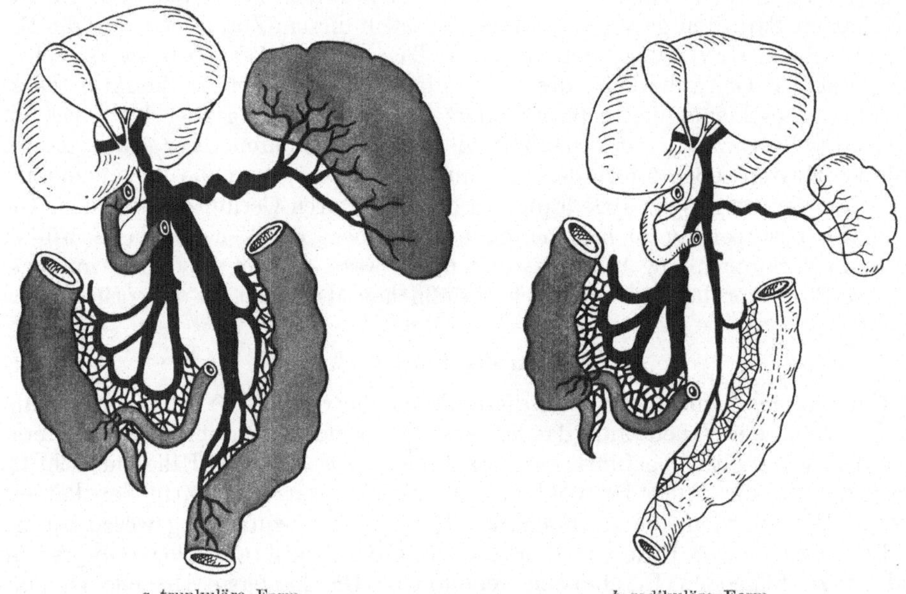

Abb. 59 a—c. Schematische Darstellung der verschiedenen Formen von Pfortaderthrombose.

weil die Ernährung des nicht vom Peritoneum bedeckten Teiles des Colon ascendens und descendens von Venen gewährleistet und damit die Infarzierung und Nekrose des Dickdarmes vermieden wurde.

β) Thrombosen größerer oder kleinerer Anteile der intrahepatalen Leberverzweigungen können beschwerdelos vertragen werden; anscheinend kann der Blutmangel, der infolge Obliteration der Pfortaderäste entsteht, durch die Arteria hepatica ausgeglichen werden. Außerdem bestehen zwischen den einzelnen Pfortaderästen Anastomosen, die eine kompensatorische Versorgung ermöglichen. Immerhin können große Partien von Leberparenchym zugrunde gehen bzw. atrophische rote Leberinfarkte entstehen (ZAHN[1]). Warum dies nicht unter allen Umständen zu beobachten ist, darüber gehen die Meinungen auseinander; ob es von dem plötzlichen Einsetzen des Verschlusses oder von einer ungenügenden Blutzufuhr auf dem Wege der Arteria hepatica abhängt, muß in jedem einzelnen Fall untersucht werden. Praktisch beanspruchen diese terminal entstehenden Thrombosen wenig Beachtung, weil das Grundleiden (Cirrhose, Tumor, Metastase usw.) meist das Schicksal des Patienten bestimmt.

---

[1] ZAHN: Verh. Ges. dtsch. Naturforsch. Braunschweig. 1897.

γ) Bei der **trunkulären Form** handelt es sich um eine Verlegung des Pfortaderstammes zwischen Leberhilus und Einmündung der Vena lienalis durch einen Thrombus; eine Verstopfung an dieser Stelle ist meist ohne wesentliche Nachteile für das Leberparenchym. Das kann man auch an Tieren mit Eckscher Fistel bestätigt finden, die sie monatelang anstandslos vertragen. Die histologische Untersuchung einer solchen Leber zeigt fast normale Verhältnisse. Sofern die Ernährung nicht von der Arteria hepatica gewährleistet ist, kann man auch mit der Möglichkeit einer retrograden Blutversorgung durch die Venae hepaticae rechnen.

Wenn es in den meisten Fällen von trunkulärer Thrombose der Pfortader dennoch zum raschen Tod kommt und dementsprechend der pathologische Anatom über das weitere Schicksal des Leberparenchyms nach länger bestehender Thrombose nichts Sicheres aussagen kann, so ist das verständlich, weil sich der Patient zur Zeit einer trunkulären Thrombose meist in einem so schweren Zustand befindet, daß er eventuelle Komplikationen nicht lange überlebt. Jedenfalls fehlen in solchen Fällen die histologischen Zeichen einer Leberatrophie.

In einzelnen Fällen jedoch, wenn sich der Thrombus ganz langsam entwickelt und seine Ursache ausschließlich in der Venenwand, nicht aber in einem von außen auf die Pfortader einwirkenden Prozeß zu suchen ist, kann die rein trunkuläre Thrombose gut überstanden werden, ja ohne klinische Zeichen einer schweren Krankheit darzubieten. Es wird dabei der abdominelle Kreislauf ohne jede Beschwerde und ohne jede Ascitesbildung allmählich in der Weise abgeändert, daß das gesamte Pfortaderblut unter Umgehung der Leber durch Kollateralen seinen Weg wieder zum Herzen findet. Die wahre Ursache läßt sich bei der Sektion, die das Leiden häufig als Zufallsbefund aufdeckt, kaum mehr feststellen; entweder handelt es sich um eine Wandschädigung der Pfortader infolge Lues oder um eine Pfortadersklerose. Da solche Beobachtungen nicht allzu selten sind, werden derzeit nur mehr wenige Fälle publiziert. Typische Beispiele solcher Art sind u. a. von Gruber,[1] Josselin de Jong,[2] Borrmann,[3] Remmelaere,[4] Umber[5] mitgeteilt worden.

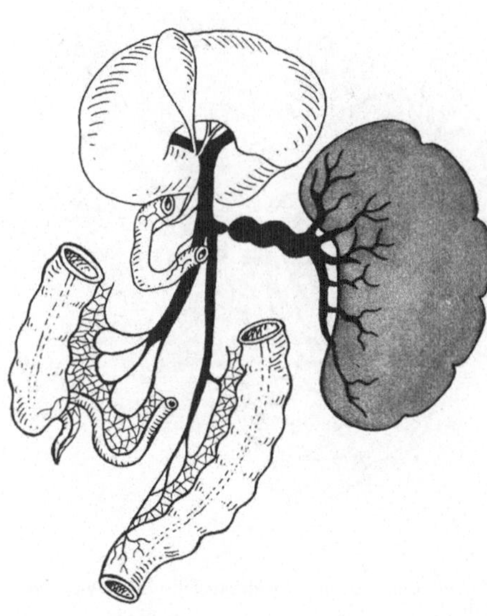

Abb. 59c. Lienale Form.

Anatomisch bewirken diese Thrombosen, im Gegensatz zur klinischen Symptomenarmut, ziemlich charakteristische Veränderungen. Im Vordergrund stehen die Pfortaderstauung, der Milztumor, sowie Erweiterung aller anastomosierenden Venen, die als Kollateralen zwischen Pfortader- und Vena-cava-Gebiet in Betracht kommen; unter Umständen kann es auch zu Ascites kommen.

---

[1] Gruber: Mitt. Grenzgeb. Med. u. Chir. **25**, 754 (1913).
[2] Josselin de Jong: Mitt. Grenzgeb. Med. u. Chir. **24**, 160 (1912).
[3] Borrmann: Arch. klin. Med. **59**, 283 (1897).
[4] Remmelaere: La pylethrombose. Bruxelles. 1905.
[5] Umber: Mitt. Grenzgeb. Med. u. Chir. **7**, 487 (1901).

Die Milz kann dabei die Größe eines leukämischen Milztumors erreichen. Zunächst — und das sieht man auch in Fällen, in denen die Stauung noch nicht lange besteht — dürfte eine sehr blutreiche Stauungsmilz vorliegen; je länger aber die Pfortaderstauung anhält, um so mehr nähert sich das Bild der Milz demjenigen, das wir beim chronischen Milztumor der Cirrhose finden. Der Blutgehalt ist jedoch immer noch sehr groß, was am besten bei einem akuten Blutverlust erkennbar wird. Die Milzvenen erscheinen außerordentlich vermehrt und erweitert, im Bereiche des kleinen Netzes entwickelt sich ein förmliches Caput Medusae. Am klarsten erscheint uns die Venenerweiterung an Injektionspräparaten, z. B. mit TEICHMANNscher Masse (Abb. 60). Aus diesem Venenkonvolut, das seine stärkste Entwicklung zwischen Leber, Colon transversum und Milz erkennen läßt, bilden sich dicke Anastomosen einerseits in der

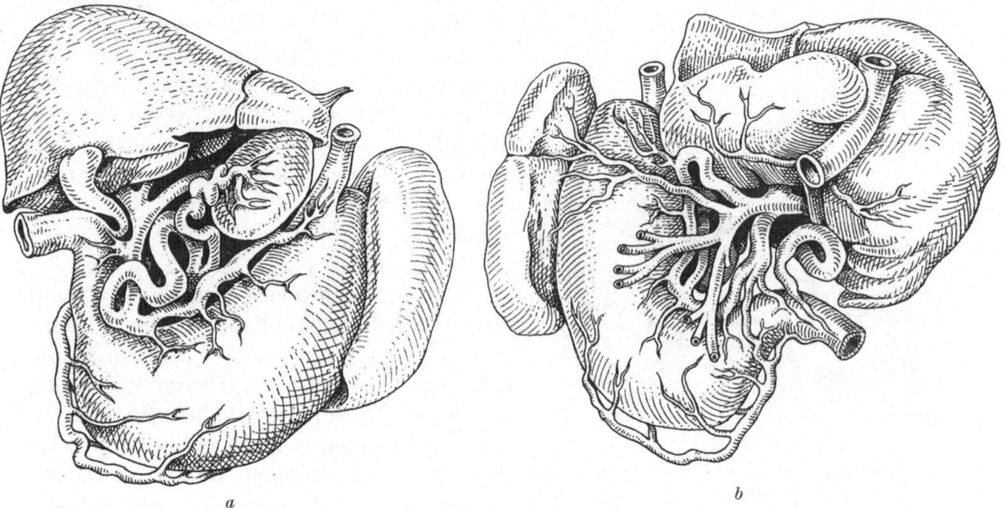

a   b

Abb. 60 *a* und *b*. Milzvenenthrombose. Die injizierten Venen teils in der Vorderansicht (*a*), teils von rückwärts betrachtet.

Richtung gegen den Oesophagus, anderseits gegen den Nabel aus. Manchmal sind auch die RETZIUSschen Venengeflechte, die zur Niere ziehen, vermehrt und mächtig erweitert. Da die Blutabfuhr aus den Umbilikal- bzw. Periumbilikalvenen vikariierend für die verödete Vena portae eintritt, besteht auch eine beträchtliche Erweiterung der abdominalen Hautvenen. Ein richtiges Caput Medusae, d. i. eine nach allen Richtungen ausstrahlende Venenerweiterung um den Nabel herum, tritt hauptsächlich dann ein, wenn bei Offenbleiben der foetalen Vena umbilicalis das gestaute Blut unmittelbar der Nabelgegend zuströmt; sonst kommt es meist nur zu den bekannten Erweiterungen der Longitudinalvenen. Das aus dem Pfortadergebiet abströmende Blut kann teils durch die Paraumbilikalvenen, teils durch Rami perforantes in das Venengeflecht der vorderen Bauchhaut sich ergießen und von hier seinen Weg zum Herzen finden.

Selbstverständlich ist der Organismus bemüht, auch in die Richtung zur Leber Anastomosen auszubilden, denn es handelt sich bei der Kompensation der trunkulären Form der Pfortaderthrombose nicht allein um eine hydrodynamische Entlastung, sondern auch um den Versuch, die Wiederdurchströmung der Leber in Gang zu bringen. Erfolgt der Tod bald nach Eintritt der Thrombose, so ist von den sogenannten hepatopetalen Venen noch nichts zu bemerken; erst nach längerer Dauer treten sie zutage. Hiebei bestehen zwei

Möglichkeiten: Entweder werden die SAPPEYschen Venen maximal erweitert, oder es werden neue Bahnen erschlossen. Dies geschieht hauptsächlich in der Weise, daß der Thrombus und seine Umgebung sich allmählich in ein kavernöses Gebilde umwandeln, das teils bloß aus kapillaren Gebilden, teils aus deutlich sichtbaren Venengeflechten besteht. Außerdem kommt es zu ausgedehnten Verwachsungen zwischen Leberoberfläche und den benachbarten Organen (Netz, Darm, Zwerchfell, unter Umständen auch vordere Bauchwand). An allen diesen Stellen können sich kleinere oder größere Venengeflechte entwickeln, die ebenfalls als hepatopetale Venen anzusehen sind.

Aus dem Gesagten geht hervor, daß die Leber allmählich teils auf Umwegen, teils durch Rekanalisation des Thrombus wieder einen Teil des Pfortaderblutes erhält. Jedenfalls erscheint die Leber nicht völlig aus dem Kreislauf des Pfortadersystems ausgeschlossen; außerdem empfängt sie noch Blut von der Arteria hepatica. Dementsprechend kann sie ihre Funktionen bestreiten, wenn vielleicht auch weniger vollkommen. Die Leber wird, vermutlich wegen des geringeren Blutgehaltes, kleiner erscheinen, histologisch bietet sie jedoch das normale Bild. Es finden sich vielleicht vereinzelte Narbenzüge, daneben ist aber immer reichlich normales Gewebe vorhanden. Der Bau der Trabekel, der Kapillaren, der KUPFFERschen Zellen und auch der Gallenkapillaren unterscheidet sich kaum von der Norm.

Wenn es auch im Laufe der Jahre zu einer weitgehenden Wiederherstellung der Leberdurchblutung kommt, bleiben trotzdem die Kollateralen erweitert und die Milz strotzend mit Blut gefüllt. Solche Patienten können sich dennoch wohl fühlen und durch Jahre keinerlei Beschwerden empfinden. Es kann aber in den Kollateralen und im Bereiche der Rekanalisation immer wieder zu neuen Thrombosen kommen, die auf einmal die bis dahin erträgliche Zirkulation nun völlig stören.

Diese portale Venenerweiterung birgt die Gefahr von Blutungen, die aber merkwürdigerweise niemals ins Cavum peritonei, sondern immer nur in den Darmkanal erfolgen. Mitunter kommt es auch zu Blutungen in den Urogenitaltrakt, doch sind solche Hämorrhagien selten lebensgefährlich. Der Ascites bei der Pfortaderthrombose verschwindet immer wieder, worin ROMMELAERE ein wichtiges Kriterium der trunkulären Thrombose sieht. Handelt es sich allerdings um eine Pfortaderthrombose bei einem malignen Prozeß an der Leberpforte, dann kann der rasch eintretende Ascites das Ende beschleunigen.

δ) Bei der **lienalen** Form kommt es zur Bildung eines Thrombus in der Vena lienalis. Theoretisch sind zwei Entstehungsmöglichkeiten gegeben: Entweder tritt die Thrombose in der Vena lienalis bei einem bis dahin vollkommen gesunden Individuum auf oder der Prozeß befällt einen Menschen, der schon vorher ein Milz-Leber-Leiden hatte. Da sich im Anschluß an eine Milzvenenthrombose verhältnismäßig rasch ein Milztumor entwickelt, wird klinisch die Entscheidung nur im Beginn des Leidens möglich sein. Finden sich Anzeichen einer bereits länger bestehenden Lebercirrhose, dann werden wir uns eher zur Annahme entschließen, daß das Milzleiden schon vorher bestanden hat und die Thrombose erst sekundär hinzugetreten ist.

Bei der primären, also ohne vorangegangener Leber-Milz-Erkrankung entstandenen Milzvenenthrombose hat man immer auf die Tatsache zu achten, ob nicht an anderen Stellen des Körpers Thrombosen zur Beobachtung kamen: auf solche Fälle haben besonders LEWIS und ROSENOW[1] geachtet.

Im Vordergrund des Krankheitsbildes steht die große Milz. Auch hier kommt es bald zur Entwicklung von varikösen Venenerweiterungen, vor allem im Raum zwischen Milz und Leber. Das Blut, das die Milz durch die Arteria lienalis erhält,

---

[1] LEWIS u. ROSENOW: Arch. int. Med. Chicago **1909, 233**.

sucht sich neue Bahnen und findet sie dort, wo schon normalerweise Anastomosen
zwischen Vena lienalis und dem Hauptstamm der Pfortader vorhanden sind:
dasselbe gilt von den Verbindungen zur Vena cava superior. Es kommt auf diese
Weise zu mächtigen Erweiterungen der Oesophagusvenen, der Venen im Bereiche
des Magens und Darmes und auch des Colons (descendens und transversus).
An den Varikositäten beteiligen sich nicht nur die Venen des äußeren, also peritonealen Blattes, sondern vor allem auch die Venengeflechte der Schleimhäute;
auf diese Weise entstehen die bekannten Oesophagusvarizen, die uns auch von
der Lebercirrhose her bekannt sind, sowie Varizen im Magen und Darm. Eine
Kollateralenbildung zur Niere (RETZIUSsches Geflecht) und zum Nabel kommt
bei der lienalen Form der Pfortaderthrombose im allgemeinen nicht vor.

D. Klinik.

Die klinischen Symptome der *radikulären Form* der Pfortaderthrombose fügen
sich in den Rahmen eines allgemeinen peritonealen Krankheitsbildes ein; wollte
man sie hier besprechen, müßte man zahlreiche Zustände erörtern, was den
Rahmen einer „Leberpathologie" weit überschreiten würde.

Über die Symptomatologie einer *Thrombose größerer oder kleinerer Anteile
der intrahepatalen Leberverzweigungen (Terminalthrombose)* ist nicht viel zu sagen;
ein eigenes Krankheitsbild dieser Art kommt kaum vor, weil sich dieser Zustand
fast immer zu einer schon bestehenden Leberaffektion hinzugesellt. Die Terminalthrombose ist daher an sich weniger wichtig als das Grundleiden. Manchmal
sind solche Ereignisse mit plötzlich auftretendem Fieber, zuweilen auch mit
Schmerzen verbunden, aber Sicheres ist darüber nicht bekannt. Nur bei plötzlichem Verschluß sämtlicher Pfortaderverzweigungen in der Leber wäre ein
schweres Krankheitsbild zu erwarten; ein solcher Fall ist aber bis jetzt nicht beobachtet worden.

Ganz anders sind die Erscheinungen bei der *trunkulären Form* der Pfortaderthrombose. Hier haben wir zwei Formen zu unterscheiden: Bei der einen —
nennen wir sie die chronische Form — stehen wir gewissermaßen vor einer voll-
endeten Tatsache, d. h. wir sehen Patienten mit Venenerweiterungen am Abdomen und großer Milz, die scheinbar aus bester Gesundheit plötzlich an einer
schweren „Magenblutung" erkranken. Eine genaue Beurteilung des Falles läßt
uns die Diagnose Lebercirrhose zweifelhaft erscheinen, weswegen wir an eine
andere Erkrankung denken müssen. Handelt es sich dabei um eine Lues, so
wird die Diagnose einer Thrombose wahrscheinlicher; jedenfalls kennen wir
Pfortaderthrombosen, die sich ganz allmählich, ohne akuten Zwischenfall entwickeln; ein andermal begegnen wir einer Milzvergrößerung, die schon in früher
Jugend bestand; deswegen ist immer schon mit der Möglichkeit eines hämolytischen Ikterus oder eines Morbus Gaucher gerechnet worden. Der Nachweis
von erweiterten Hautvenen und Oesophagusvarizen kann uns vor solchen
Irrtümern bewahren. Aus der Prüfung der Leberfunktion ergeben sich kaum
diagnostische Anhaltspunkte.

Bei der akuten Thrombose des Pfortaderstammes finden sich plötzlich einsetzende Symptome, welche entweder zu denen eines schon länger währenden
Leidens (Cirrhose, Lues hepatis, Tumor des Abdomens) hinzutreten, oder aus
scheinbar völliger Gesundheit heraus, möglicherweise im Anschluß an ein Trauma,
oder bei bestehender Pfortadersklerose, völlig unerwartet einsetzen. Wesentlich
ist das plötzliche Auftreten von Stauungserscheinungen im Wurzelgebiet der
Pfortader; innerhalb weniger Tage, oft im Anschluß an einen intensiven Schmerz
im Epigastrium (ähnlich wie bei einer Koronarthrombose oder einem schweren

Gallensteinkolikanfall) kommt es zu Flüssigkeitsansammlung im Abdomen und gleichzeitig damit zu Milzschwellung. Die rasche Vergrößerung des Bauches kann die Milzschwellung verbergen. Nicht selten kommt es auch zu Erbrechen und Durchfall, manchmal zu Hämatemesis und Meläna. Häufiger sind Männer davon betroffen (in einer Zusammenstellung von McNee[1] finden sich unter 62 Fällen 38 Männer), was vielleicht mit der Häufigkeit der Lebercirrhose bei Männern zusammenhängt. (Unter den 38 Männern der Statistik von McNee wiesen 18 eine Cirrhose auf, während unter den 24 Frauen nur 4 mal ein Leberleiden zu finden war.) Das durchschnittliche Alter der Männer betrug 44 Jahre, das der Frauen 41. Eine analoge Statistik hat McNee auch für die eitrige Thrombophlebitis der Pfortader aufgestellt; hier war das Durchschnittsalter 31 Jahre. Als Ursache für die „blande“ Thrombose beschuldigt er vorwiegend Tumor oder Cirrhose, während die Appendicitis, die hauptsächlich das jugendliche Alter befällt, als häufigste Ursache für die suppurative Pylephlebitis in Betracht kommt.

Der rasch wachsende Ascites erfordert baldige Entleerung der Flüssigkeit. Bei der Punktion entleert sich eine helle Flüssigkeit mit niedrigem spezifischen Gewicht und niedrigem Eiweißgehalt. Schon nach kurzer Zeit füllt sich der Bauch wieder, während die thorakalen Partien sowie Arme und Hals zusehends abmagern. Die Beine weisen zumeist Oedeme auf, die durch den Druck der Ascitesflüssigkeit auf die Vena cava inferior bedingt sind. Die rasche Erneuerung der Ascitesflüssigkeit nach der Punktion gilt als ziemlich verläßliches Kriterium der Pfortaderthrombose, besonders dann, wenn die Bauchvenen deutlich sichtbar werden und sich rasch vermehren. Unmittelbar nach der Bauchpunktion ist die Milzgröße zu kontrollieren; zeigt sich eine rasch zunehmende Vergrößerung, so kann dies ebenso diagnostisch verwertet werden wie die rasche Entwicklung von Oesophagusvarizen, die röntgenologisch leicht zu verfolgen ist. Großes Gewicht wird auf die Leberverkleinerung gelegt. Auch diese Erscheinung ist am ehesten unmittelbar nach der Punktion zu erkennen. Mit der Frage des Ikterus als Symptom der Pfortaderthrombose hat man sich viel beschäftigt; den Anstoß bildete eine Hypothese von Frerichs,[2] wonach gleichzeitig mit der Pfortaderverengerung der Blutdruck im Kapillarbereich der Leber absinkt, wodurch der Diffusionsstrom der Galle zu den Blutgefäßen gefördert wird. In der Theorie mag dies stimmen, die Erfahrung gibt aber dieser Hypothese nicht recht, denn wenn im Verlaufe einer Pfortaderthrombose Ikterus auftritt, handelt es sich fast immer um eine Komplikation, also um einen mechanischen Ikterus infolge Druck (Tumor, Narbenzug, Gallenstein) auf die Gallenwege. Im Gegenteil, es scheint bei der Pfortaderthrombose eher eine Verminderung der Gallensekretion zu bestehen, aber Beweise lassen sich dafür kaum erbringen, weil der Zustand solcher Patienten meist zu bedrohlich ist, um Duodenalsondierungen zu gestatten. In Fällen von sogenannter essentieller Pfortaderthrombose liegen Bestimmungen des Blutbilirubins nicht vor. Wenn sich die Thrombose zu einer Leberkrankheit hinzugesellt hat, sind Gallenfarbstoffbestimmungen von geringerem Interesse. Infolge des Blutverlustes entwickelt sich Anämie; manchmal kann die Anämie sogar zum führenden Symptom werden.

Die Harnmenge ist meist wesentlich vermindert; Zunahme der Diurese kann als günstiges Symptom gewertet werden. In vielen Fällen findet sich im Harn Zucker. McNee verwertet die alimentäre Glykosurie differentialdiagnostisch. Das Fehlen einer alimentaren Glykosurie spricht gegen die Diagnose einer

---

[1] McNee: Diseases of the Liver, S. 99. 1929.
[2] Frerichs: Hoppe-Seylers Z., 2. Aufl., 754 (1912).

Pfortaderthrombose; als Ursache der Glykosurie kommt der rasche Übertritt von Glykogen in die Kollateralen unter Umgehung der Leber in Betracht.

Je mehr Zeit nach dem akuten Anfall verstreicht und je weniger die Erscheinungen bedrohlichen Charakter annehmen, um so eher kann man auf eine Ausheilung hoffen. Die Ascitespunktionen müssen nicht mehr so oft wiederholt werden, die Diarrhoen, die die Wasseransammlung im Abdomen verzögern können, treten allmählich in den Hintergrund, während die Stauungssymptome an den kollateralen Venen immer deutlicher werden. In dem Maße, als sich das Abdomen allmählich verkleinert, wird der Milztumor deutlicher; er fühlt sich derb an und ist meist kaum schmerzempfindlich. Treten in der Milzgegend Schmerzanfälle auf, so sind dafür Infarkte verantwortlich zu machen, besonders wenn Fieber hinzukommt und in der Milzgegend Reibegeräusche hörbar sind. Kommt es im Anschluß an eine Schmerzattacke neben Fieber neuerdings zu Ascites, so ist meist mit einer Ausbreitung der Thrombose zu rechnen; starke Blutungen können dann den Eintritt des Todes beschleunigen. Eine solche schwere Blutung, die meist aus einer geplatzten Oesophagusvarix stammt, ist eine gefährliche Komplikation. Bei einer größeren inneren Blutung läßt sich leicht feststellen, wie die Milz von Stunde zu Stunde kleiner wird und unter Umständen schließlich hinter dem Rippenbogen völlig verschwindet. Abb. 61 zeigt das anatomische Präparat einer Milz, die sich im Anschluß an eine Varixblutung innerhalb kürzester Zeit verkleinert hat.

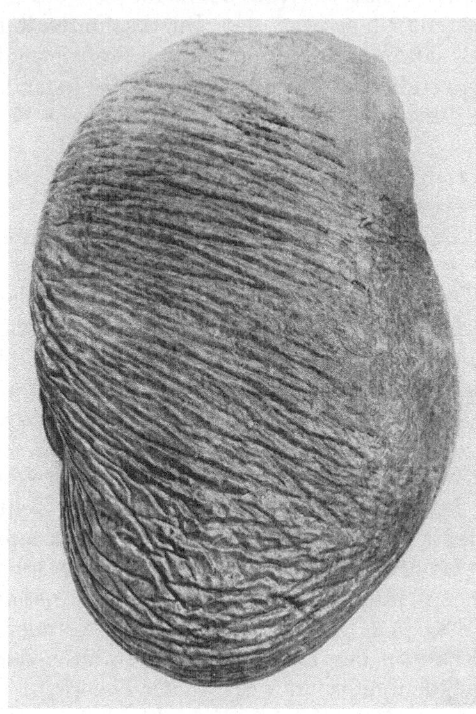

Abb. 61. Geschrumpfter Milztumor nach innerer Verblutung (Milzvenenthrombose).

Über die Häufigkeit der einzelnen Symptome bei der Pfortaderthrombose gibt uns eine Statistik von McNee Auskunft; er stützt sich dabei auf 61 Fälle. Nur die wenigsten hat er selbst beobachtet. Ascites fand sich in 66%, Milzvergrößerung in 70%, gastrointestinale Blutungen in 44%, Diarrhoen in 27%, Venenerweiterungen an der vorderen Bauchhaut in 33%.

Zwischen den chronischen und akuten Formen gibt es Übergänge, besonders wenn der Thrombus das Pfortadersystem zunächst nicht vollständig von der Leber abschließt und ein kompletter Verschluß sich erst allmählich entwickelt. Die mittlerweile entstandenen Kollateralen verhindern die sonst plötzlich auftretenden akuten Symptome; es entwickelt sich langsam Ascites, der sich zunächst noch durch Medikamente beeinflussen läßt. Allmählich werden aber Bauchpunktionen notwendig. Der Nachweis einer sicheren Lues kann uns die Diagnose erleichtern. Die Dauer der Krankheit schwankt zwischen wenigen Tagen und mehreren Jahren; ist das erste, akute Stadium überwunden, so hängt die Dauer der Krankheit von drei Faktoren ab: von Blutungen, der Entwicklung von

Kollateralen und von der Art des Thrombus. Wenn auf der Grundlage eines älteren Thrombus sich frische Gerinnselbildungen entwickeln, so kommt es zu einer akuten Verschlechterung; eine schwere Blutung oder eine Peritonitis beschließen das Krankheitsbild.

Die Erkrankung wird in den wenigsten Fällen während des Lebens erkannt, die meisten Fälle laufen unter der Diagnose Lebercirrhose. Tatsächlich ist es auch außerordentlich schwer, die Krankheitsbilder Cirrhose bzw. subchronische und chronische Form der Pfortaderthrombose voneinander zu unterscheiden, besonders wenn — was ja häufig der Fall ist — sich die Thrombose zur Cirrhose bzw. der Lues hepatis hinzugesellt.

Die chronischen Formen erinnern symptomatisch an die von BAUMGARTEN[1] beschriebenen Fälle. Der Unterschied liegt in der Lokalisation des Hindernisses. Bei den BAUMGARTENschen Fällen handelt es sich um einen intrahepatalen Prozeß, der in der frühen Jugend entstanden ist, während bei der Pfortaderthrombose das Hindernis im Pfortaderstamm liegt. Beiden ist der große Milztumor und die Neigung zur Bildung mächtiger Kollateralen gemeinsam.

Sowohl bei den BAUMGARTENschen Fällen als auch bei der trunkulären Form der Pfortaderthrombose ist die Splenektomie, wie die Laparotomie überhaupt kontraindiziert, weil die mächtig erweiterten Hautvenen den Ersatz der Pfortader darstellen. Werden solche Venen angeschnitten, kommt es zu profusen Blutungen, die schwer zu stillen sind. Gelingt schließlich die Blutstillung, so kommt es innerhalb kurzer Zeit zu tiefer Cyanose des Darmes, die das erste Stadium einer Infarcierung sein kann. Die großen Erfolge der Milzchirurgie in der letzten Zeit können nur allzu leicht dazu verleiten, auch in solchen Fällen die Splenektomie in Erwägung zu ziehen; demgegenüber muß mit allem Nachdruck auf die große Gefahr einer Milzexstirpation bei Pfortaderthrombose oder bei einem BAUMGARTENschen Falle hingewiesen werden. Mächtige Venenerweiterungen im Bereiche der vorderen Bauchwand mahnen zu besonderer Vorsicht.

Die *lienale Form der Pfortaderthrombose* verdient deswegen besondere Beachtung, da im Gegensatz zur trunkulösen Form hier durch die Splenektomie fast immer Heilung erzielt werden kann. Ich unterscheide auch hier eine akute und eine chronische Form. Vereinzelt hat man Gelegenheit zu beobachten, wie sich aus der akuten die chronische Form entwickelt (vgl. Hepato-lienale Erkrankungen, S. 386). Die lienale Form der Pfortaderthrombose führt auch den Namen thrombophlebitischer Milztumor.

Hinter einer unter dem Bilde der Sepsis verlaufenden Erkrankung kann sich das erste Stadium der *akuten Thrombophlebitis der Milzvene* verbergen. Solche Fälle bieten die längste Zeit die Erscheinungen einer Malaria, weil sich alltäglich Fieber bis zu 40° einstellt. Schüttelfröste und Schweißausbrüche bestärken uns in dieser Annahme, auch die allmählich an Größe zunehmende Milz mahnt daran; allerdings kann der Milztumor mit der Zeit Dimensionen annehmen, die im Verlaufe selbst der schwersten Malaria kaum zu sehen sind. Gleichzeitig besteht eine starke Urobilinurie. Ein solcher fieberhafter Zustand kann viele Wochen anhalten. Fällt die Temperatur zur Norm ab und bleibt der Milztumor weiter bestehen, dann ist meist das erste Stadium der Milzvenenthrombose abgeschlossen. Das Blutbild solcher Patienten weist meist keine Besonderheiten auf; Hyperleukocytose habe ich in meinen Fällen nie beobachtet. Manchmal kann das akute Stadium milder verlaufen; im Vordergrund steht aber der Milztumor, der allmählich größer wird, so daß man an die verschiedensten Zustände, die mit Milzvergrößerung einhergehen, denken muß. Da es sich meist um jugendliche Personen handelt, wird

---

[1] BAUMGARTEN: Arb. Tübinger pathol. Inst. 1, 1891; 6, 93 (1908).

auch an Aleukie, Lymphogranulom, Morbus Bang usw. gedacht. Nach Abklingen
des Fiebers entzieht sich der Patient meist der weiteren Beobachtung, zumal
er kaum über irgendwelche ernstere Beschwerden zu klagen hat. Da sich also
solche Patienten im weiteren Verlaufe vollkommen wohl fühlen, bekommt der
Arzt in diesem Stadium Milztumoren nur gelegentlich zu Gesicht; diesem Umstande ist es auch zuzuschreiben, daß so mancher Fall von sichergestellter Milzvenenthrombose keinerlei sichere anamnestische Angaben liefert; das Intervall
zwischen erstem bzw. akutem Stadium der Milzvenenthrombose und dem zweiten
kann sich gelegentlich auf viele Jahre erstrecken.

Das zweite oder chronische Stadium der Milzvenenthrombose bietet manchmal ein recht charakteristisches Krankheitsbild; die führenden Symptome sind
der Milztumor und die mehr oder weniger schweren Magendarmblutungen, die
sich wiederholen und oft eine sekundäre Anämie bedingen. Besteht diese Trias,
dann ist die Diagnose meist gesichert; solange Darmblutungen nicht nachweisbar
sind, ist das chronische Stadium der Milzvenenthrombose schwer von den anderen
Splenomegalien zu trennen.

Der Milztumor ist derb, oft trotz beträchtlicher Vergrößerung nicht leicht zu
tasten, weil er durch Adhäsionen nach rückwärts fixiert sein kann. Größenschwankungen deuten auf innere Blutungen hin. Ebenso wie bei der trunkulären
Pfortaderthrombose, entwickeln sich auch bei der Milzvenenthrombose Kollateralen; das aus der Pfortader kommende Blut benutzt den Hauptstamm der Vena
lienalis zum Abfluß, von wo sich die verschiedensten Kollateralen bilden. Solange
sich diese Bahnen noch nicht entwickelt haben, kommt es zu einer mächtigen Blut-
stagnation in der Milz und den großen Venen, soweit sich diese überhaupt erweitern
können. Daß in der ersten Zeit nur der Blutreichtum die Milzvergrößerung bedingt,
beweisen histologische Untersuchungen. Bei länger anhaltender Venostase kommt
es zur Ausbildung eines chronischen Milztumors; die rote Pulpa weist zahlreiche
junge Bindegewebselemente auf, die Pulpazellen erscheinen vermehrt, die Follikel
vermindert. Die sich solcherart allmählich entwickelnde Fibroadenie erinnert
außerordentlich an jene bei der Lebercirrhose. Bei den Erweiterungen der Venen
um die Milz handelt es sich zunächst um Stauungen in schon präformierten venösen Anastomosen. Das Milzvenenblut wird in die Venen des Oesophagus, des
Zwerchfells, des Magens, des Colons, des Retroperitoneums und auch zur Bauchwand abgeleitet. Wir sehen Kommunikationen, die teils unmittelbar zur
Vena cava superior oder inferior (die Venae oesophageae und phrenicae münden
in die Vena azygos), teils zur Pfortader (Verbindungen mit der Vena gastrica
magna und mit den Venen des Colons und Mesenteriums) führen. Zu einem echten
umbilikalen Kreislauf (Caput Medusae) kommt es bei der reinen Milzvenenthrombose nur äußerst selten; bloß ein Fall von ROMMELAERE zeigte „la tête de Méduse".
Hier bestand Ascites und außerdem Lebercirrhose. Aus solchen Venenerweiterungen, die allmählich zu mächtigen Varikositäten in der Schleimhaut z. B. des
Oesophagus, des Magens oder des Darmes geführt haben, kann es zu Blutungen
kommen. Die Einrißstelle der Varix, aus der die Blutung erfolgt, ist oft klein
und kann selbst dem Anatomen entgehen. Schwere Hämorrhagien, die sich
meist wiederholen und gelegentlich tödlich sind, stellen ein Charakteristikum der
Milzvenenthrombose dar; die schwere Hämatemesis ist meist die Ursache, daß
der Arzt gerufen wird. Die Erweiterung der vor allem in der Nähe des Milzhilus gelegenen, sehr dünnwandigen Venen ist oft so mächtig, daß man Blutungen
ins Peritoneum erwarten sollte, die sich aber nur äußerst selten einstellen. Ein
Frühsymptom ist die Epistaxis; merkwürdigerweise oft nur aus dem linken Nasen-
loch. Vielleicht kommen dafür Venenerweiterungen in Betracht, die sich bis in
den Nasenraum erstrecken. Eine primäre Thrombose in der Milzvene kann zum

Ausgangspunkt einer fortschreitenden, weiteren Gerinnung in der Pfortader werden. Kommt es im Verlaufe einer chronischen Milzvenenthrombose zur Entwicklung eines Ascites, so kann dieses Symptom ein Hinweis sein, daß die Thrombose weiter fortgeschritten ist.

Das Blutbild bietet, solange es zu keiner Hämorrhagie kommt, wenig Charakteristisches; mitunter kann eine Vermehrung der roten Blutkörperchen das Krankheitsbild einer essentiellen Polycythämie vortäuschen. Blutungen, selbst ganz kleine Hämorrhagien, führen bald zu einer sekundären Anämie. Im Anfang finden sich noch deutliche Regenerationserscheinungen (Polychromasie, Normoblasten), aber bei länger währender Blutung erlahmt die Blutbildung; es kann sogar zu einem aleukieähnlichen Krankheitsbild kommen. Nach Aufhören der Hämorrhagie ist das Blutbild wieder normal. Sehr häufig ist eine Leukopenie festzustellen, was aber diagnostisch kaum verwertbar ist. Werte zwischen 2000 und 3000 Leukocyten im Kubikzentimeter sind durchaus nicht selten. Im Anschluß an eine Splenektomie sieht man oft eine krisenartige Ausschwemmung von unreifen roten und weißen Blutzellen, was auch sonst zuweilen aus noch unbekannten Gründen nach jeder Milzexstirpation zu beobachten ist. Auch die Angaben über das Verhalten der Blutplättchen schwanken sehr. Manchmal kombiniert sich Leukopenie mit Verminderung der Blutplättchen. In diesem Zusammenhang wäre auch auf das Vorkommen von Megakaryocyten in der Milz solcher Patienten hinzuweisen, was zuerst von mir hervorgehoben und dann von Kretz bestätigt wurde. Nach der Splenektomie entsteht immer eine beträchtliche Vermehrung der Thrombocyten. Die Bestimmung der Gerinnungszeit und der Erythrocytenresistenz ergibt nichts Charakteristisches.

Die Leber ist im allgemeinen nicht vergrößert, eine derbere Leber wird nur dann gefunden, wenn es sich um eine Cirrhose handelt, zu der sich eine Milzvenenthrombose hinzugesellt hat. Im gleichen Sinne ist auch ein Ikterus zu werten, der mitunter auftreten kann. Bei der unkomplizierten Form der Milzvenenthrombose sieht man keine Gelbsucht. Auch die Funktionsprüfungen geben keine Anhaltspunkte für eine Leberschädigung. Im chronischen Stadium muß man keine Urobilinogenvermehrung im Harn finden; im Gegensatz dazu kann eine starke Urobilinurie im ersten Stadium der Pfortaderthrombose fast als ein führendes Symptom gewertet werden.

Das Krankheitsbild der Milzvenenthrombose kommt sowohl im Kindesalter als auch beim Erwachsenen in ziemlich gleicher Häufigkeit vor; das beweisen am besten die beiden Referate über dieses Thema, die im Jahre 1933 in den „Ergebnissen der inneren Medizin und Kinderheilkunde" (von Nobel und Wagner[1] als Pädiater, von Brugsch[2] als Internisten) erschienen sind. Ich glaube, man würde thrombophlebitische Milztumoren auch bei der Sektion öfter sehen, wenn die Anatomen bei allen Milztumoren die Vena lienalis genau präparieren würden; dabei muß man nicht nur den Stamm der Milzvene, sondern auch die Einmündungsstelle in die Pfortader ansehen, wo nach meiner Erfahrung wandständige Thrombenmassen am häufigsten zu finden sind. Bei frischer Thrombose ist an der Wand der Vene fast immer noch die Stelle zu sehen, von welcher der Prozeß seinen Anfang genommen hat; fast immer handelt es sich um eine wandständige Thrombophlebitis. Da der thrombophlebitische Prozeß so außerordentlich häufig an der Einmündungsstelle der Milzvene in die Pfortader liegt, ist die isolierte Milzvenenthrombose verhältnismäßig selten gegenüber den Fällen mit gleichzeitiger Mitbeteiligung der Pfortader. Brugsch, der 100 Fälle der Literatur in diesem Sinne ordnete, fand nur 14 Fälle von isolierter Milzvenenthrombose, während der Rest auch Verände-

---

[1] Nobel und Wagner: Erg. inn. Med. **45**, 1 (1933).
[2] Brugsch: Erg. inn. Med. **45**, 43 (1933).

rungen an der Pfortader erkennen ließ. Hier handelt es sich allerdings um autoptische Befunde, also um Fälle, von denen man annehmen kann, daß Komplikationen hinzugetreten sind, die den Tod zur Folge hatten.

Die ätiologischen Faktoren, die zu einer Erkrankung der Milzvenen führen, sind außerordentlich zahlreich. KLAGES[1] hat das Schema von CAUCHOIS[2] vereinfacht und folgende Möglichkeiten angeführt:

Allgemeine Ursachen:

1. Kachexie (Tuberkulose, Krebs, Wechselfieber).
2. Allgemeine Infektion (Syphilis, Typhus, Grippe, Puerperalfieber, Ruhr).
3. Bluterkrankungen (Leukämie, Polycythämie).

Örtliche Ursachen:

1. Benachbarte Krankheitsprozesse (Appendix, Ulcus, Milz, Gallenblase).
2. Leber (Cirrhose, Tumoren, Steine, Parasiten).
3. Leberhilus (Perihepatitis, Perigastritis, Peritonitis).
4. Tumoren (Magen, Pankreas, Duodenum).
5. Retroperitoneale Drüsen.
6. Traumen des Bauches.

Die hier angeführte Aufstellung geht von pathologisch-anatomischen Gesichtspunkten aus; uns interessieren in der Klinik Tumoren, Traumen, schwere Entzündungen, die von der Nachbarschaft ausgehen, viel weniger, weil sie selten zur Entwicklung eines chronischen Leidens führen, als die Fälle mit infektiösem Ursprung, wie Malaria, Typhus, Puerperalfieber und andere weniger eindeutige Infektionskrankheiten. Möglicherweise kommen auch rheumatische Erkrankungen als Ätiologie in Betracht. Oft werden in der Anamnese auch Darmkatarrhe als erste Krankheitszeichen angegeben. Verhältnismäßig häufig entwickelt sich ein thrombophlebitischer Milztumor im Anschluß an Entbindungen, die mit Wochenbettfieber und Venenentzündungen einhergehen.

Eine Sonderstellung nimmt die Milzvenenthrombose im Kindesalter ein; hier läßt sich oft ein Zusammenhang mit Nabelinfektionen feststellen, was bei der Topographie der Gefäße durchaus verständlich ist. Sonst wären im Kindesalter schwere gastrointestinale Erkrankungen und Infektionen zu berücksichtigen.

Die Diagnose ist schwer, solange als einziges Symptom nur ein Milztumor vorhanden ist. Zunächst ist es notwendig, mit Hilfe einer genauen Blutuntersuchung, womöglich auch unter Vornahme einer Sternalpunktion, Blutkrankheiten (Leukämie, Aleukämie, essentielle Thrombopenie, Lymphogranulom) auszuschließen. Die Trennung von den splenomegalen Cirrhosen und den verschiedenen angeborenen Lebererkrankungen fällt nicht leicht. Wir messen den verschiedenen Leberfunktionsprüfungen und ganz besonders dem Nachweis von Oesophagusvarizen große diagnostische Bedeutung bei; letztere lassen sich teils röntgenologisch, teils mit dem Oesophagoskop nachweisen. Ziemlich spruchreif wird die Diagnose, sobald schwere Blutungen aus dem Intestinalkanal das Krankheitsbild beherrschen. Schwierig ist die Unterscheidung zwischen chronischer Pfortaderthrombose und isolierter Milzvenenthrombose. Bei einem mächtigen Caput Medusae ist in erster Linie an eine Pfortaderthrombose zu denken, soweit nicht eine Cirrhose in Betracht kommt; die Bestimmung des Blutbilirubins, die Funktionsprüfungen sowie die Palpation der Leber können von entscheidender Bedeutung sein. Die Trennung zwischen Pfortaderthrombose und isolierter Milzvenenthrombose ist von prinzipieller Wichtigkeit, da hievon die Entscheidung abhängt, ob wir für oder sogar entschieden gegen eine Operation sein sollen.

Wegen der großen Gefahr der Blutungen, die in nicht wenigen Fällen sogar

---

[1] KLAGES: Arch. klin. Med. **171**, 157 (1932).   [2] CAUCHOIS: Thèse de Paris. 1908.

zum Tode führen, ist bei der Milzvenenthrombose eine aktive Therapie im Sinne der Splenektomie unter allen Umständen angezeigt. Die ersten Fälle von glücklich überstandener Operation habe ich beschrieben, RANZI hatte sie operiert. Ich verfüge derzeit über 14 Fälle von Milzvenenthrombose, die von verschiedenen Chirurgen operiert wurden; vier lebten nach der Operation über zehn Jahre, drei über fünf Jahre, zwei sind bald nach der Operation gestorben, zwei innerhalb von zwei Jahren an den Folgen einer schweren Oesophagusblutung; von drei Fällen weiß ich, daß sie sich über $1^1/_2$ Jahre gesund fühlten, doch ist mir über ihr derzeitiges Befinden nichts bekannt. Vergleicht man dazu die Statistik von BRUGSCH — er persönlich verfügt nur über einen einzigen Fall, alle übrigen sind aus der Literatur zusammengestellt —, so zeigt sie ein sehr schlechtes Resultat. Zu der Statistik von BRUGSCH habe ich allerdings hinzuzufügen, daß von den 21 Fällen 3 (LOSSEN,[1] DOCK-WARTHIN[2] und DELATOUR[3]) noch aus der Zeit vor 1905 stammen, wo anscheinend die operative Technik der Splenektomie noch nicht sehr weit vorgeschritten war. Die Milzvenenthrombosen stellen an den Chirurgen in bezug auf Erfahrung und Technik die höchsten Anforderungen, daher würde ich empfehlen, daß die Splenektomie nur von Chirurgen vorgenommen werde, die über die Schwierigkeiten der Operation bei der Milzvenenthrombose genau orientiert sind. Von entscheidender Bedeutung für das Endergebnis ist die Frage, ob das Hindernis den Pfortaderstamm oder die Milzvene allein betrifft. Nur in diesem Fall besteht die Hoffnung, die Krankheit radikal zu heilen. Leider ist die Thrombose meist nicht streng auf die Milzvene lokalisiert, wodurch das Gefahrmoment eines operativen Eingriffes wesentlich erhöht wird. Aus diesem Grunde ist eine scharfe Diagnosestellung vor der Operation anzustreben; bevor man sich nach Öffnung des Abdomens zur Splenektomie entschließt, muß die Topographie genau geprüft werden. Finden sich erweiterte Venen vorwiegend im linken Bauchraum, dann ist die Wahrscheinlichkeit einer Mitbeteiligung des Pfortaderstammes nicht groß. Zeigen sich aber z. B. in der Zökalgegend auch weite Venen, dann ist eine isolierte Milzvenenläsion unwahrscheinlich. Da die Mobilisierung der Milz aus ihrem Bett gerade bei der Milzvenenthrombose oft mit großen Schwierigkeiten verbunden ist, hat man auch die bloße Unterbindung der Milzarterie in Erwägung gezogen. Die Milzexstirpation bei Kindern wird von manchen Chirurgen als weniger gefährlich als die bei Erwachsenen angesehen; ich verfüge über zahlreiche Beobachtungen von Milzexstirpationen bei Kindern, habe aber diesen Eindruck nicht gewonnen. Meines Erachtens kommt alles auf den Operateur an; in dieser Beziehung bin ich vor allem von DENK, HABERER und ganz besonders von RANZI außerordentlich unterstützt worden.

Im übrigen ist die Therapie rein symptomatisch. Unmittelbar nach der Blutung soll nicht operiert werden, sondern man soll zunächst durch Hämostyptika und Bluttransfusionen die Blutung zu stillen und den Kreislauf zu bessern trachten; die Splenektomie im Intervall der Blutung hat eine wesentlich günstigere Prognose. Zur Bekämpfung der Anämie empfiehlt sich am besten eine kombinierte Leber-Eisenbehandlung; sehr bewährt hat sich Ferrostabil.

Morbus Baumgarten.

BAUMGARTEN[4] konnte über eigentümliche Fälle berichten, bei denen es sich wahrscheinlich um eine in der frühesten Jugend aquirierte Thrombose der intra-

---

[1] LOSSEN: Mitt. Grenzgeb. Med. u. Chir. **13,** 753 (1904).
[2] DOCK-WARTHIN: J. amer. med. Assoc. **127,** 24 (1904).
[3] DELATOUR: Amer. J. Surg. **1895,** Januar.
[4] BAUMGARTEN: Baumgartens Arb. **6,** 93 (1908).

hepatischen Pfortader handelt; da dieses ätiologische Moment nicht unbedingt
sichersteht, bringe ich dieses Krankheitsbild nicht als terminale Form der Pfortaderthrombose — welche Bezeichnung JOSSELIN DE JONG[1] eingeführt hat —,
sondern als Morbus Baumgarten; Fälle dieser Art sind nicht nur als eine anatomische, sondern auch als eine klinisch definierbare Einheit anzusehen; es ist
wichtig, sie trotz ihrer Seltenheit zu kennen, weil sie bezüglich Splenektomie ein
Noli me tangere darstellen. In der Leber finden sich oft zirrhotische Veränderungen; deswegen könnte dieses Krankheitsbild ebensogut auch im Kapitel
Cirrhose zur Sprache kommen.

a) *Historische Entwicklung.* Der 16 Jahre alte Patient, über den BAUM-
GARTEN berichtet, erkrankt zunächst an einer Schwellung des Halses. Im Anschluß daran entwickelt sich ein mächtiger Ascites, der punktiert werden muß,
sich aber sehr rasch wieder füllt. Der Patient wird an die Tübinger chirurgische
Klinik verwiesen, um ihn eventuell einer TALMAschen Operation zuzuführen;
hier bemerkt man einen großen abdominellen Tumor, der als Niere angesprochen
wird; außerdem wird man auf große Venenerweiterungen im Bereiche der
vorderen Bauchhaut aufmerksam. Bei der Operation entpuppt sich der Tumor
als Milz; die Visitation des Abdomens läßt die Leber als geschrumpftes Organ
erkennen. Obwohl der Chirurg die großen Venen der Bauchhaut tunlichst schonen
will, kommt es doch zu einer Verletzung der mächtigen Hautvenen. Die Versorgung der Blutung bereitet große Schwierigkeiten, so daß ausgiebige Um-
stechungen notwendig sind; auf die Exstirpation des Tumors wird verzichtet.
Am Tage nach der Operation setzt neuerdings Ascites ein; die Punktion ergibt
jetzt blutige Flüssigkeit; kurz nachher tritt eine Thrombose im Bereiche der erweiterten Bauchvenen auf; unter peritonealen Erscheinungen erfolgt der Exitus.

Bei der Sektion zeigen sich die Venen um den Nabel herum stark erweitert
und frisch thrombosiert, die Därme frisch infarciert. Die Milz ist sehr groß
(26 : 13 : 6), ihre Venen außerordentlich geschwollen; die Leber sehr klein, oberflächlich grobhöckerig; ihr Aussehen war nicht wie das bei der typischen
LAENNECschen Cirrhose; sie bot eher das Bild einer einfachen Atrophie. Der
linke Leberlappen war ganz besonders klein; die Nabelvenen bis auf Zeigefinger-
dicke erweitert; sie münden in den Sinus venae portae; vom Ductus venosus
Arantii fehlte jede Spur; die Venae umbilicales, die scheinbar in ihrer ganzen
Länge erhalten sind, kommunizieren mit den Venae epigastricae. Mikroskopisch
zeigt die Leber eine mäßige Vermehrung des interlobulären Bindegewebes, und
zwar in Fortsetzung einer diffus-fibrösen Verdickung der Leberkapsel; in den
tieferen Schichten war zwischen den Acini von Bindegewebsneubildung nichts
zu bemerken; selbst an den gröberen periportalen Bindegewebsscheiden war
keine Verdickung erkennbar; die Acini waren klein, aber von normalem histologischen Aufbau. Die Milz zeigte eine zell- und blutreiche Pulpa, war aber sonst
von normaler Beschaffenheit; das Reticulum nicht verdickt; die Follikel klein,
die Trabekel dünn.

BAUMGARTEN deutet den Fall als angeborene Hypoplasie (Atrophie) der
Leber, die zu einem vollständigen Offenbleiben der Vena umbilicalis geführt hat.
Das Blut, das vom Darm kommt, findet keinen Abfluß durch die Leber, weswegen es sich neue Bahnen suchen mußte. Da das intrahepatische Hindernis
eingesetzt hat, solange anscheinend die intrauterinen Blutbahnen noch durchgängig waren, benutzt das Blut diese Wege, was eben zu den erweiterten Venen
im Bereiche des Nabels und der Bauchwand führte. Es haben sich somit ähnliche
Zirkulationsbedingungen entwickelt, wie man sie im Experiment sieht; wenn man

---

[1] JOSSELIN DE JONG, Grenzgebiete **24,** 160 (1912).

nach vorangehender Eckscher Operation die Exstirpation der Leber anstrebt. Da somit die erweiterten Bauch- und Nabelvenen ausschließlich für den Abfluß des Pfortaderblutes in Frage kommen, ist es verständlich, daß eine Unterbindung derselben den Pfortaderkreislauf außerordentlich gefährden muß. Das ist nun auch tatsächlich der Fall gewesen, als bei der Operation die Ligatur einer größeren „Hautvene" notwendig war; von hier aus entwickelte sich eine retrograde Thrombose, die zur Infacierung des Darmes und Peritonitis führte.

b) *Verhalten der Vena umbilicalis beim Embryo.* Baumgarten mußte sich mit dieser Frage genauer beschäftigt haben, um zu dem oben beschriebenen Fall Stellung nehmen zu können. Die Obliteration der Nabelvene erfolgt vom Nabelring bzw. vom Granulationsgewebe aus, das sich an der Abolisationsstelle der Nabelschnur entwickelt. Dieser Prozeß, der meist 6—8 Wochen post partum seinen Höhepunkt erreicht, erstreckt sich nicht über die ganze Länge der ursprünglichen Vena umbilicalis; ein Stück der Nabelvene bleibt erhalten, oft bis ins hohe Lebensalter. Dieser Kanalrest läßt sich vom Sinus der Vena portae aus leicht sondieren; er ist gelegentlich 5—8 cm lang; in diesen Restkanal münden kleine Venen, welche aus Verzweigungen der am Nabel entspringenden Venae epigastricae profundae entstehen; eine dieser Venen ist besonders groß — sie wird als Burowsche Vene bezeichnet. Manchmal kann es vorkommen, daß die Paraumbilicalvenen nicht in den Kanalrest münden, sondern sich direkt in das Pfortadersystem ergießen; in diesem Fall spricht man von akzessorischen Pfortadervenen; nach ihrem Entdecker nennt man sie Sappeysche Venen (Abb. 62).

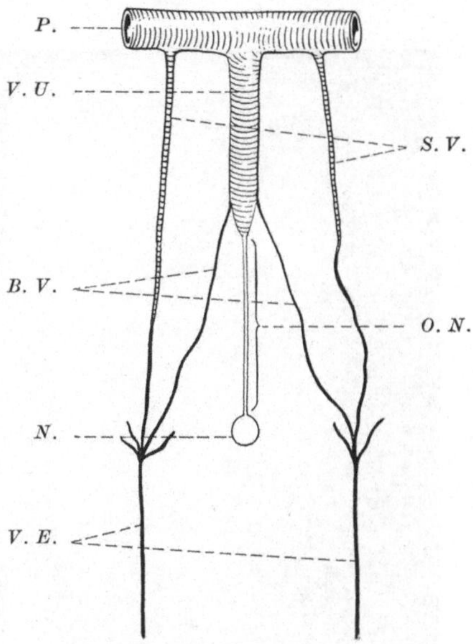

Da der Kanalrest der Vena umbilicalis, die Burowschen Venen und die Sappeyschen Gefäße im erwachsenen Organismus weiterbestehen, allerdings nur angedeutet, so kann

Abb. 62. Schematische Darstellung der vorderen Bauchvenen beim Neugeborenen. *N* = Nabel; *P.* = Pfortader; *V. U.* = Vena umbilicalis (Restkanal); *O. N.* = obliterierte Nabelvene; *S. V.* = Sappeysche Venen; *B. V.* = Burowsche Venen; *V. E.* = Venae epigastriacae.

es bei jeder Drucksteigerung im Pfortadersystem zu einer Ektasie derselben kommen. Dementsprechend sind sie fast bei jeder Lebercirrhose deutlich zu sehen, doch bewegen sich diese Erweiterungen meist nur in bescheidenen Grenzen; zu einem typischen Caput Medusae kommt es fast nie.

Von solchen Erfahrungen ausgehend, hat sich auch Baumgarten sagen müssen, daß es sich in seinem Fall um etwas Besonderes handelte, und dieses Besondere sah er in der Persistenz der Vena umbilicalis. Nur wenn dieses Gefäß vollständig offen bleibt, kann es im Bereiche der vorderen Bauchwand zu solch mächtigen Venenerweiterungen kommen; dementsprechend wurde auch von Baumgarten angenommen, daß sich in seinem Fall das Ereignis des Pfortaderverschlusses sehr frühzeitig — zur Zeit der Geburt oder nur wenige Wochen später — abgespielt haben muß. Da sich dieser Befund mehrfach bestätigen ließ — wir selbst haben zwei analoge Fälle auch anatomisch gesehen —, so erscheint es gerechtfertigt, alle Formen von frühzeitig aquiriertem intrahepatischen Pfortaderverschluß einheitlich zusammenzufassen, zumal sich auch die klinischen Symptome anders gestalten.

c) *Klinik.* Zwei Symptome beherrschen das Krankheitsbild — die große Milz und das mächtig entwickelte Caput Medusae. Der Milztumor bietet nichts Abweichendes; er fühlt sich hart an und überschreitet meist um mehrere Querfinger den Rippenbogen; er ist oft nach rückwärts gut fixiert, weswegen sich der Unerfahrenere eventuell mit der Frage beschäftigt, ob der Tumor nicht einer vergrößerten Niere entspricht.

Außerordentlich charakteristisch gestaltet sich dagegen das Caput Medusae. In der Gegend des Nabels, oft etwas höher, entwickelt sich aus der Mittellinie heraus ein mächtiges Geflecht von mehreren, über fingerdicken Venen; dieselben

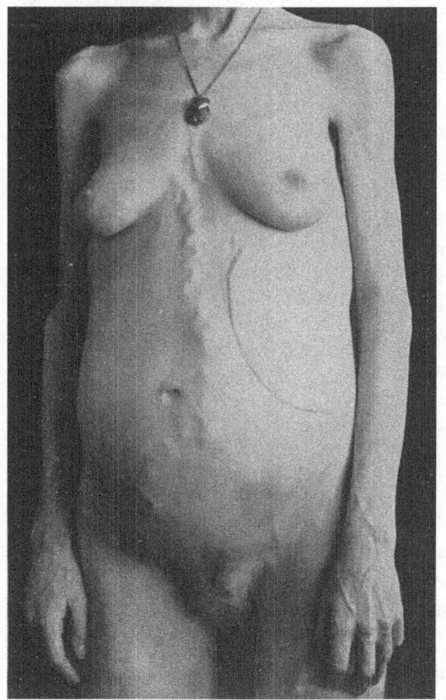 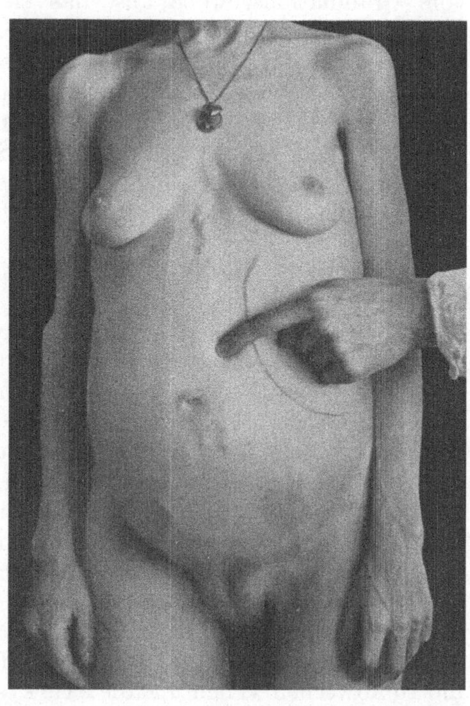

a   *b*

Abb. 63 *a* u. *b*. Caput Medusae bei Morbus Baumgarten. Dort, wo der Finger hinzeigt, lautes Geräusch zu hören; unterdrückt man das Venengeflecht, so verschwinden die Geräusche und gleichzeitig ist die Füllung der Venen nicht mehr zu sehen.

streben teils gegen die Venae epigastricae, teils gegen die Venae mammariae. Es bereitet meist keine Schwierigkeit, in ihnen einen mächtigen Blutstrom nachzuweisen. Drückt man auf die Stelle der mächtigsten Venenentwicklung, so gelingt es oft, die Venen zum Verschwinden zu bringen (Abb. 63); hierselbst fühlt man gelegentlich auch ein kontinuierliches Schwirren, das sich bei der Auskultation als laut hörbares Geräusch zu erkennen gibt; manchmal ist es sogar auf Entfernung zu vernehmen; drückt man mit dem Stetoskop stärker darauf, so daß jetzt die Venen verschwinden, sind gleichzeitig auch das Geräusch und das Schwirren nicht mehr wahrnehmbar.

Die Leber ist bei der Palpation nicht mehr zu ermitteln. Funktionelle Störungen haben wir in unseren Fällen nicht sicherstellen können. Ikterus war in keinem Fall nachweisbar.

Oft zeigen solche Personen einen hypoplastischen Habitus; Mädchen menstruieren nicht; die sekundären Geschlechtsmerkmale fehlen.

In der Anamnese ist meist nichts festzustellen, was als Ursache dieses Zu-

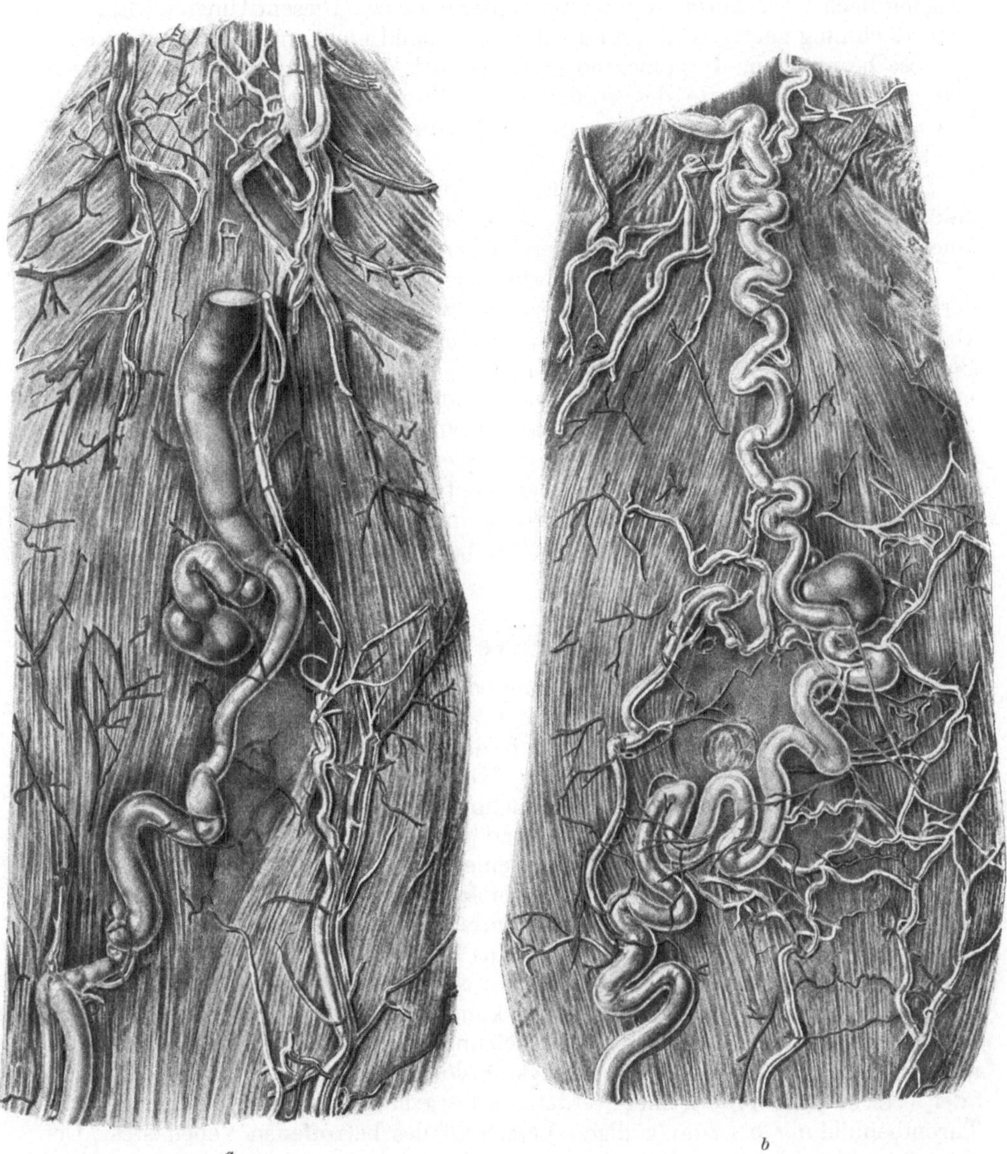

Abb. 64. Injiziertes „Caput Medusae" bei einem Morbus Baumgarten. *a* peritoneale Ansicht, *b* Vorderansicht. Die Verbindung mit der Leber (Abb. *a*) ist durchtrennt, sodaß nur mehr ein Stumpf zu sehen ist.

standes in Frage käme. Patienten mit solchen Veränderungen neigen leicht zu Thrombosen; im Anschluß daran entwickelt sich zumeist ein Ascites mit oder ohne Ödem der vorderen Bauchhaut. Hämorrhagien sind nie beobachtet worden, obwohl es auch hier zur Entwicklung von Oesophagusvarizen kommt. Weder der Harn noch das Blut bieten etwas Atypisches.

d) *Pathologische Anatomie.* Die Leber wird vielfach als ein grobhöckeriges kleines Organ beschrieben, das hoch ins rechte Hypochondrium gedrängt erscheint. Der anatomische Aufbau ist nicht einheitlich; manchmal erinnert die kleine Leber an eine Cirrhose, ein andermal mehr an eine Atrophie, Lues, Restausgang nach einer Thrombophlebitis obliterans usw. Diesem Umstand habe ich auch Rechnung getragen und dieses Krankheitsbild nicht im Rahmen der Lebercirrhose besprochen. Imponierend gestalten sich die Venenerweiterungen, wenn man Injektionspräparate der vorderen Bauchwand herstellt. Die Abb. 64 gibt uns eine ungefähre Vorstellung von der Ausbreitung und Reichhaltigkeit der mächtig erweiterten Venen.

Die histologische Untersuchung der Milz bietet wenig Charakteristisches. Das Bild läßt sich weder mit dem beim thrombophlebitischen Milztumor noch mit jenem bei splenomegaler Cirrhose vergleichen.

e) *Differentialdiagnose.* Der Unerfahrene kann dieses Krankheitsbild mit der Kompression der Vena cava inferior verwechseln. Der Lauf des Blutes ist aber in den Venen ein ganz anderer; beim Morbus Baumgarten hat das Blut das Bestreben von der Leber weg in die Richtung der Venae epigastricae bzw. mammariae zu strömen, bei der Cava-Kompression ist der Lauf umgekehrt.

f) *Therapie.* Jedenfalls sieht man aus dem Vorgebrachten — und darauf möchte ich großes Gewicht legen —, daß hier die Splenektomie höchst gefährlich werden kann. Die Wahrscheinlichkeit, bei einer eventuellen Laparatomie den Abfluß des Pfortaderblutes zu stören, ist sehr groß, so daß man tunlichst jedem operativen Eingriff aus dem Wege gehen soll; selbst bei Bauchpunktionen muß man sehr vorsichtig zu Werke gehen.

E. Die suppurative Pylephlebitis.

Bei der eitrigen Pfortaderentzündung beginnt der Prozeß in den Wurzelästen der Pfortader und verbreitet sich von hier aus über das ganze Gebiet der Pfortader, einschließlich der Verzweigungen in der Leber. Die Pylephlebitis kommt in jedem Lebensalter vor und stellt eine Komplikation dar, die sich zu jedem eitrigen Prozeß der verschiedenen Bauchorgane hinzugesellen kann; irgendein Entzündungsherd in der Nähe der Pfortader oder ihrer Verzweigungen kann auf die Gefäßwand übergreifen und von hier eine Pylephlebitis bedingen. Der an der Venenaußenwand beginnende Prozeß greift auf die Innenwand über und erzeugt eine wandständige Thrombose; der Thrombus kann innerhalb kurzer Zeit eitrig zerfallen und so den Übertritt von Eiter ins Lumen des Gefäßes bedingen. Unter günstigen Bedingungen bleibt diese Eiteransammlung lokalisiert. Leider schreitet der Prozeß häufig leberwärts weiter; es kommt an den verschiedensten Stellen zu Thrombose und zu eitriger Einschmelzung. Von den erweichten Thrombenmassen können sich einzelne Bruchstücke loslösen und in die Leberäste der Pfortader verschleppt werden; hier werden sie festgehalten, verursachen neuerdings Thrombenbildung bis zum völligen Verschluß des betroffenen Venenastes. Der Prozeß greift auch hier auf die Venenwand und auf das umliegende Gewebe über, was den Beginn eines Leberabszesses bedeutet. Kleinste Thrombenmassen können auch im Kapillarbereich stecken bleiben und miliare Leberabszesse hervorrufen. Jedenfalls ist dies der Grund, warum bei den meisten suppurativen Pfortaderentzündungen auch Leberabszesse gefunden werden. Die Dimensionen eines solchen Leberabszesses hängen meist von der Lebensdauer des Patienten ab.

Die häufigste Ursache der suppurativen Pylephlebitis ist die Appendicitis. Dieulafoy[1] spricht von einer „appendicular liver". Nach der Statistik von

---

[1] Dieulafoy: Manual d. path. in. **1901 II,** 785.

Langdon Brown[1] war unter 64 Fällen von eitriger Pfortaderentzündung in 42,2% eine Appendicitis als Ursache anzunehmen. Fitz[2] fand unter 257 Fällen von perforierter Appendicitis elfmal eine eitrige Pfortaderentzündung. Rendle Short[3] hat 2000 operierte Fälle von Appendicitis auf das Vorkommen einer Pylephlebitis untersucht und eine solche in 0,25% der Fälle gefunden. Pylephlebitis ist besonders dort zu sehen, wo sich in der Nähe des Appendix ein Abszeß gebildet hat.

Verhältnismäßig selten sieht man die Pylephlebitis beim Magen- und Duodenalgeschwür, häufiger bei Magencarcinom. Die relative Seltenheit einer Eiterung bei Magen- bzw. Duodenalgeschwüren dürfte dies erklären; auch typhöse oder tuberkulöse Geschwüre kommen als Ursache in Betracht; noch mehr gilt dies von dysenterischen Prozessen.

Im Anschluß an einen vereiterten Hämorrhoidalknoten, einer Mastdarmfistel oder einer Periproktitis kann es ebenfalls zu einer Pfortaderinfektion kommen. Auch Verletzungen bei Irrigationen sowie Operationen in diesem Gebiet können ätiologisch eine Rolle spielen. Von den benachbarten Venenplexus der Harnblase und des Uterus kann unter Umständen ebenfalls eine Pylephlebitis ausgehen. Seltene Ursachen sind Milzabszesse, Mesenterialdrüsenvereiterungen und eitrige Pankreatitis. Beim Neugeborenen kann die infizierte Nabelschnur die Einbruchspforte abgeben.

Wenn von einer eitrigen Cholangitis bzw. einer Gallenblaseneiterung die intrahepatalen Pfortaderverzweigungen infiziert werden, so kann sich auch von hier aus eine retrograde Infektion des Pfortaderstammes entwickeln. Ungewöhnlich selten ist das Übergreifen eines Leberabszesses oder eines vereiterten Echinokokkensackes auf die benachbarten Pfortaderäste.

Nach der Statistik von McNee[4] befanden sich unter 76 Fällen von Pylephlebitis 52 Männer und 24 Frauen; das Durchschnittsalter bei Männern und Frauen betrug 30 Jahre.

Die Leber war in den meisten Fällen vergrößert; bei der großen Leber der Pylephlebitis müssen vermutlich auch Schwellungskrisen nach Henschen[5] im Spiele sein, selbst wenn die Leber an dem eitrigen Prozeß nicht direkt beteiligt ist. Die Leberveränderungen sind in solchen Fällen die Folgen eines schweren Allgemeininfektes; dementsprechend sieht man bei der histologischen Untersuchung Zeichen einer schweren serösen Entzündung mit allen ihren Begleiterscheinungen. In einer solchen ödematösen Leber, die oft doppelt so schwer ist als normal, finden sich außerdem kleinere oder größere Abszesse. Bei der kurzen Dauer eines solchen Prozesses sind die Abszesse selten scharf umschrieben, ihre Wand besteht vielmehr aus eitrig infiltriertem, in Erweichung und geschwürigem Zerfall begriffenen Lebergewebe; auch die Milz ist entsprechend der schweren Infektion fast immer stark geschwollen.

Das Krankheitsbild der suppurativen Thrombophlebitis ist leicht zu erkennen, wenn sich die Pfortadersymptome von den Erscheinungen des vorangegangenen Krankheitsprozesses scharf trennen lassen, also wenn sich zum Beispiel im Anschluß an einen vereiterten Hämorrhoidalknoten plötzlich ein ganz schweres septisches Krankheitsbild entwickelt. Ganz anders gestaltet sich die Beurteilung, wenn zu einer schweren Appendicitis eine suppurative Pfortaderentzündung hinzutritt. Hier stehen meist die lokalen Symptome der eitrigen

---

[1] Langdon Brown: Barth. Hosp. Rep. 1901, 95.
[2] Fitz: Trans. Assoc. amer. Physicans 1886 I, 110.
[3] Rendle Short: Index of prognosis, S. 68. 1922.
[4] McNee: Diseases of the Liver, S. 108. 1929.
[5] Henschen: Arch. klin. Chir. 173, 488 (1932).

Appendicitis so sehr im Vordergrund, daß es nicht immer leicht fällt zu entscheiden, ob das septische Krankheitsbild schon als Pylephlebitis zu deuten ist oder ob es sich noch um die unmittelbaren Auswirkungen der Blinddarmentzündung handelt.

Ein sehr wichtiges Zeichen ist der Sitz des Schmerzes, besonders wenn der Schmerzpunkt abseits von der primären Erkrankung an einer ganz anderen Stelle, z. B. im Epigastrium, plötzlich auftritt. Der Bauch ist meist etwas aufgetrieben. Als Zeichen einer beginnenden allgemeinen Peritonitis können auch Erbrechen und allgemeines Spannungsgefühl im Abdomen in Betracht kommen. Als ominöses Zeichen gilt ein heftiger Schüttelfrost. Die schwersten Schüttelfröste mit nachfolgenden Temperatursteigerungen auf 40 und 41° sind gerade bei Leberabszessen und intrahepatischen Thrombophlebitiden zu sehen. Das hohe, mit Schüttelfrösten und Schweißausbrüchen einhergehende Fieber kann außerordentlich an Malaria erinnern, dabei werden die Attacken immer stürmischer. Mitunter treten zweimal im Tag Schüttelfröste mit hohen Fieberzacken auf. Der Patient verfällt zusehends, der Puls wird frequent und klein, die Atmung beschleunigt, der Appetit liegt völlig darnieder, dabei kann es zu Durchfällen kommen. Innerhalb weniger Tage, höchstens nach 1—2 Wochen, tritt der Tod ein.

Wenn auch die ersten Erscheinungen der suppurativen Pylephlebitis vielfach unklar sind, so finden sich doch immer wieder einige Symptome, die uns als Hinweis für den Ausbruch einer eitrigen Pfortaderentzündung dienen können. Schmerz im Epigastrium, der sich bei Druck mit dem Finger merklich steigert und von Tag zu Tag an Heftigkeit zunimmt, kann als ominöses Zeichen gewertet werden. Geht die Eiterung von den Gallenwegen oder einer Veränderung an der Porta hepatis aus, so ist die Lokalisation der Schmerzen nicht so beweisend, als wenn der Prozeß vom kleinen Becken oder der Appendixgegend seinen Ausgang nimmt.

Der Ikterus spielt bei der Pylephlebitis an und für sich keine große Rolle. Der Bilirubingehalt im Blut ist aber immer erhöht, erreicht aber selten höhere Grade; in der Regel handelt es sich dabei um den Ausdruck einer schweren parenchymatösen Leberschädigung und weniger um mechanische Ursachen. Nur wenn eine lithogen bedingte Cholangitis mit im Spiele ist, kann es zu einer Verstärkung der Gelbsucht kommen. Dementsprechend findet sich im Harn immer reichlich Urobilin neben wenig Bilirubin. Die Albuminurie ist als Ausdruck einer renalen Läsion im Rahmen der septischen Allgemeininfektion zu betrachten. Im Sediment werden Zylinder aller Art gefunden. Über die Lebergröße, Durchfälle, Fieber und peritoneale Reizerscheinungen ist bereits gesprochen worden; nachzutragen wäre noch die Hyperleukocytose, die oft Werte von 20.000—30.000 Zellen erreicht. Bald nach Einsetzen einer Leberkomplikation entwickelt sich eine rechtsseitige Pleuritis, die röntgenologisch wie physikalisch unschwer nachweisbar ist. Im sogenannten „Wetterwinkel der Leber" auftauchende Flüssigkeitsansammlungen sind charakteristisch für entzündliche Vorgänge der Leber oder ihrer Umgebung.

Plötzlich einsetzender Schmerz im Epigastrium, septisches Fieber, Leberschwellung, Hyperleukocytose, Subikterus und rascher Verfall der Kräfte sind nicht nur die Begleiterscheinungen einer suppurativen Pylephlebitis, sondern auch anderer Eiterungen im Bereiche des oberen Bauchraumes. Hier kommen vor allem die subphrenischen Abszesse und der Leberabszeß in Betracht neben den verschiedenen Formen von Eiteransammlung zwischen Leber, Magen, Milz und Pankreas.

Die suppurative Pfortaderentzündung ist eine der gefährlichsten Komplikationen bei abdominalen Eiterungen. Die Dauer der Erkrankung ist kurz, ihre

Prognose höchst übel. Kommen solche Patienten mit dem Leben davon, so ist fast an der Richtigkeit der Diagnose zu zweifeln.

Die Therapie richtet sich in erster Linie gegen den primären Herd, von dem die Pfortaderinfektion ihren Ausgang nahm; den zu behandeln, ist ausschließlich Sache des Chirurgen.

X. Endophlebitis obliterans hepatica.

CHIARI[1] hat 1899 eine eigentümliche Erkrankung der Hauptstämme der Vena hepatica beschrieben; es handelt sich um eine produktive Entzündung der Venenwand, Endophlebitis, wovon hauptsächlich die proximalen Endstücke der Vena hepatica betroffen sind (Abb. 65). Der Prozeß neigt zur Obliteration der Venen. In den Fällen von CHIARI handelte es sich um eine primäre Erkrankung der Venenwand, die sich unabhängig von Veränderungen der Umgebung entwickelt und sich auch nicht sekundär an eine Thrombose anschließt. Die Folgen dieses Venenverschlusses sind hochgradige Stauungshyperämie der Leber und akut einsetzender Ascites. Die Venenthrombose ist sekundär, die Phlebitis ist das Primäre. Die Thrombose ist jedoch für den ganzen Prozeß höchst bedeutungsvoll, denn durch

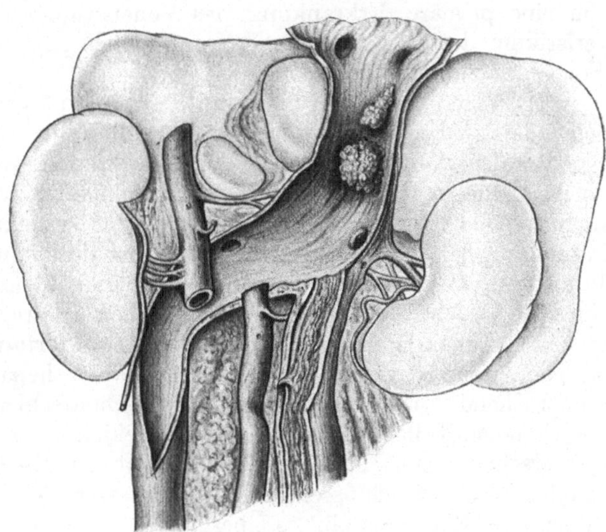

Abb. 65. Endophlebitis obliterans hepatica.

sie entwickelt sich die Zirkulationsstörung, die dann zu Leberstauung und Ascites führt. CHIARI sieht in diesem Zustand eine Krankheit sui generis, die vielleicht auf syphilitischer Basis entstanden ist; er vergleicht das Krankheitsbild mit der HEUBNERschen Endarterüitis obliterans syphilitica der Gehirnarterien.

Das Krankheitsbild ist in der Folge mehrfach beobachtet worden; immerhin kommt das klassische Bild nicht allzu häufig vor. Im Vordergrund steht die akut auftretende hochgradige Stauung im Pfortadersystem, die sowohl in vivo als auch bei der Sektion die hervorstechendste Erscheinung ist. Auf der Schnittfläche der Leber fallen vor allem die Lebervenen auf; ihre Lichtung ist entweder mit einem weißlichen, derben oder mit einem rötlichen Gewebe erfüllt; von hier aus entwickelt sich der thrombosierende Prozeß, der manchmal bis an die Mündungsstellen fortschreitet. Gelegentlich ist aber die Mündungsstelle frei und die Obliteration zeigt sich nur in den interparenchymatösen Gefäßen. Besonders deutlich sind die Obliterationsvorgänge histologisch zu erkennen. An manchen Stellen findet sich ein fibröses Gewebe, das, von blutführenden Spalträumen durchsetzt, an Stelle der Venen getreten ist. Elastikafärbungen lassen uns er-

[1] CHIARI: Zieglers Beitr. **26**, 1 (1899).

kennen, wo früher ein Gefäßlumen war; an anderen Stellen sind die Lumina durch frische Thrombosen verschlossen. Dort, wo das Lumen noch erhalten ist, finden sich beetartige, ring- oder röhrenförmige Verdickungen der Intima, die schließlich so hochgradig werden können, daß das Lumen völlig verschlossen wird. Der primäre Vorgang scheinen die Intimaverdickungen zu sein, die als Folge einer Venenentzündung aufzufassen und daher mit Recht als Endophlebitis anzusprechen sind; es spielen sich hier ähnliche Veränderungen an den Lebervenen ab, wie wir sie in der Pfortader als Ursache der peripheren Pfortaderthrombose kennengelernt haben.

Zirkumskripte Veränderungen im Leberparenchym scheinen häufiger, als man allgemein annimmt, vorzukommen, worauf besonders CORONINI[1] aufmerksam gemacht hat. In jedem Falle ist nur die Frage zu entscheiden, ob es sich dabei um eine primäre Erkrankung des Venensystems handelt, worin das Charakteristikum der CHIARIschen Erkrankung liegt, oder um Venenverschlüsse als Folge des zirrhotischen Umbaues.

Die Folgen der Lebervenenobliteration sind verschiedene; bei langsam einsetzendem Verschluß kommt es zur Stauung, die durch Ausbildung von Kollateralen vollkommen ausgeglichen werden kann; HART[2] berichtet über solche Fälle und betont, daß eine fast völlige Obliteration der Lebervenen ohne irgendwelche klinische Erscheinungen oder subjektive Beschwerden verlaufen kann; nur bei schnell eintretendem Verschluß kommt es zu hämorrhagischen Infarkten im Bereiche der kleineren und kleinsten Venen; die Ursache, warum es nicht auch zu einer anämischen Infarcierung kommt, sieht KRAFT[3] in der geringen Beteiligung der kleinsten Pfortaderäste. Will man die Verschiedenheiten der Endophlebitis obliterans hepatica im klinischen Verlauf entsprechend würdigen, muß man zwischen schleichenden Prozessen mit entsprechender Kollateralbildung unterscheiden, die kaum wesentliche Krankheitserscheinungen bedingen, und akut in Erscheinung tretenden intrahepatalen Venenverschlüssen, die in kürzester Zeit zum Tod führen; zwischen diesen zwei Extremen gibt es Übergänge, die uns klinisch teils an das Krankheitsbild der Lebercirrhose, teils an das der Pfortaderthrombose erinnern.

Das klinische Bild der Endophlebitis obliterans hepatica ist besonders von SATKE[4] studiert worden; die Erkrankung befällt vorwiegend Frauen im mittleren Alter; der jüngste bisher beschriebene Fall betraf ein 17 Monate altes Mädchen.

Oft wird im Beginne des Leidens ein leichter Schmerz in der Lebergegend angegeben, der besonders nach dem Essen auftritt. In manchen Fällen sollen Diarrhoen die ersten Zeichen der beginnenden Erkrankung sein. In ein entscheidendes Stadium tritt die Krankheit, wenn Ascites einsetzt; dieser entwickelt sich außerordentlich rasch. Parallel zu dem akut einsetzenden Zwerchfellhochstand treten kardiale Symptome auf. Die Beinödeme, die sich bald hinzugesellen, sind zum Teil auf den durch den Ascites auf die Vena cava inferior ausgeübten Druck zu beziehen; frühzeitig stellen sich Erbrechen und Diarrhoen ein.

Der rasch zunehmende Ascites macht eine baldige Punktion des Abdomens notwendig; die entleerte Flüssigkeit zeigt ein auffallend niedriges spezifisches Gewicht; das Punktat enthält selten größere Blutmengen und ist auffallend hell und klar. Die Bauchflüssigkeit sammelt sich rasch wieder an, wes-

[1] CORONINI: Wien. med. Wschr. **1934**, Nr. 9.
[2] HART: Virchows Arch. **237**, 44 (1922).
[3] KRAFT: Frankf. Z. Path. **29**, 148 (1923).
[4] SATKE: Arch. klin. Med. **165**, 330 (1929).

wegen bald eine zweite Bauchpunktion folgen muß; während das erste Punktat nur wenig Eiweiß enthält, erweisen sich bereits das zweite und alle weiteren Punktate eiweißreicher. Allerdings kommen auch Fälle vor, bei denen das rasche Wiederkehren von Ascites vermißt wird, ja gelegentlich aufhört und der Patient sich erholt; bei diesen Fällen spielen wohl sicher neu gebildete Kollateralen eine Rolle.

Je rascher der Venenverschluß erfolgt, desto stärker macht sich die Leberstauung geltend; ganz besonders ist dies in den Anfangsstadien der Fall; bei der diffusen und gleichmäßigen Vergrößerung der Leber bereitet die Palpation trotz des mächtig entwickelten Ascites meist keine Schwierigkeit. Der Leberrand fühlt sich selten stumpf, meist eher scharf an, ähnlich wie bei einer Cirrhose. Klingt das zunächst sehr bedrohlich aussehende Krankheitsbild ab, so wird die Leber etwas kleiner und der Rand weniger gut tastbar. Im Gegensatz zu der starken Druckempfindlichkeit, die die akute Stauungsleber bei kardialer Inkompensation aufweist, zeigt die riesige Stauungsleber im Gefolge der Endophlebitis obliterans hepatica oft eine auffallende Unempfindlichkeit. Fast in allen Fällen findet sich auch eine deutlich vergrößerte Milz, die ebenfalls nur wenig schmerzhaft ist; auch hier ergibt sich ein merkwürdiger Gegensatz zur gewöhnlichen kardialen Stauung, die im allgemeinen nur selten mit einer Vergrößerung der Milz einhergeht; der Blutdruck liegt unter 100 mm Hg, auch der Venendruck ist niedrig. Schwierigkeiten bereitet uns die Erklärung eines Ikterus, der mehrfach beschrieben wurde; ich habe ihn immer vermißt; jedenfalls spielen grob mechanische Hindernisse in den größeren Gallenwegen keine Rolle. Vielleicht haben wir es manchmal, ähnlich wie es von HASSE[1] angenommen wurde, mit einem Druck des gestauten und dementsprechend großen SPIEGELschen Lappens auf den Ductus choledochus zu tun, andere denken wieder an Parenchymschädigungen der Leber. Fieber tritt nicht auf; im Harn, der in äußerst geringen Mengen entleert wird, finden sich Eiweiß und reichlich Urobilin, Gallenfarbstoff habe ich nie gesehen; der Bilirubingehalt des Serum ist etwas erhöht, die Reaktion direkt positiv. Die Zahl der Leukocyten ist bei den akuten und subakuten Fällen vermindert, im Differentialblutbild ist eine ausgesprochene Lymphocytose festzustellen, das rote Blutbild zeigt entsprechend der Eindickung Polycythämie. Im Stuhl findet sich Blut. Je rascher die Punktionen einander folgen, desto mehr verfällt der Patient. Als übles Symptom ist Meläna anzusehen; der Puls wird klein und fliegend; schließlich entwickelt sich ein Bild, das teils an Kollaps, teils an Peritonitis erinnert; sub finem nimmt die Bluteindickung besonders hohe Grade an.

Differentialdiagnostisch sind alle jene Erkrankungen zu berücksichtigen, die mit Stauung im Bereiche der Pfortader einhergehen; verhältnismäßig leicht gelingt die Abgrenzung von der LAENNECschen Cirrhose, da die kleine, vielfach erst nach der Bauchpunktion eben tastbare Leber mit ihrem derben, unter Umständen unebenen Rand uns an dieses Leiden mahnt; selbstverständlich kann sich auch hinter einer typischen Lebercirrhose eine Endophlebitis obliterans hepatica verbergen, wenn der Krankheitsprozeß sich sehr langsam entwickelt.

Auch die sogenannte hypertrophische Lebercirrhose wird uns in bezug auf die differentielle Scheidung vom akuten Stadium der Endophlebitis kaum größere Schwierigkeiten bereiten, da der große Milztumor und der langdauernde, höhergradige Ikterus die Diagnose erleichtern.

Verwechslungen mit verschiedenen Herzkrankheiten (Concretio cordis, Tricus-

---

[1] HASSE: Arch. Anat. u. (Physiol.) **1907**, 209.

pidalinsuffizienz usw.) wird man vermeiden können, wenn man die Stauungen im Bereiche der Vena cava superior beachtet; bei kardialen Störungen sind die Venen am Halse strotzend gefüllt, oft pulsierend, bei der Endophlebitis, ebenso wie bei den meisten Cirrhosen, fast leer; Druck auf das Abdomen macht bei Leberveränderungen die Halsvenen besser sichtbar.

Die Pfortaderthrombose, die gewisse Ähnlichkeiten mit der Endophlebitis zeigt (auch hier gibt es eine chronische Form, die sich klinisch fast gar nicht bemerkbar macht, und eine akute mit stürmischen Erscheinungen), unterscheidet sich gegenüber der Endophlebitis durch das Verhalten der Leber; sie ist im allgemeinen bei der Pfortaderthrombose klein, bei der Endophlebitis stark vergrößert. Über Leberfunktionsstörungen bei der Endophlebitis ist wenig bekannt; die wenigsten Fälle werden zu Lebzeiten richtig diagnostiziert; außerdem verbietet der bedrohliche Zustand der akuten Form eine genauere Untersuchung. Verwechslung mit Carcinom der Leber kommt vor, besonders bei Übergreifen des Tumors auf die Pfortader.

Die Prognose der akuten Formen ist schlecht, die meisten Fälle überleben die Erkrankung nur wenige Tage; wird der Leberkreislauf durch Kollateralen wieder in Gang gebracht, ist völlige Erholung zu erhoffen. Merkwürdig selten kommt es zur Entwicklung eines Caput Medusae. Über das Verhalten der Oesophagusvenen ist nichts Sicheres bekannt. Hinter einer „akuten" Endophlebitis obliterans kann sich gelegentlich ein chronischer Prozeß verbergen, wenn das erste Stadium wegen der Symptomenarmut übersehen wurde und erst eine sekundäre Thrombose den alten, fast schon zur Ausheilung gelangten Prozeß wieder aktiviert.

CHIARI hat als Ätiologie des Leidens Lues angenommen; tatsächlich lassen sich in nicht wenigen Fällen Granulome an den Lebervenen feststellen, die als kleine Gummata anzusprechen sind (SCHMINCKE,[1] O. MEYER[2]). Im Anschluß an eine Salvarsanbehandlung kann es dabei zu einer HERXHEIMERschen Reaktion kommen, wodurch die akuten Veränderungen ausgelöst werden können (Fall HART). Es gibt aber viele Fälle, bei denen sich ein Zusammenhang mit Lues nicht feststellen läßt; hier kommen andere infektiös-toxische Momente in Frage. STERNBERG[3] verweist in einem von ihm beschriebenen Fall besonders auf eine schwere Influenza hin. Die wiederholt beobachtete Lokalisation des Prozesses an der Einmündungsstelle der Lebervenen in die Vena cava inferior setzt vielleicht eine gewisse Disposition dieser Gegend voraus. Da hier die von PICK[4] und POPPER[5] beschriebenen muskulären Drosselapparate liegen, wäre ätiologisch auch mit einem an dieser Stelle längerwährenden Krampf derselben zu rechnen, der die Entstehung einer Thrombose begünstigt. Ich persönlich habe einen Fall von typischer Endophlebitis obliterans hepatica beobachtet, der sich im Anschluß an eine schwere Wurstvergiftung entwickelte; dieser Fall ließ mich an eine eventuelle Mitbeteiligung dieser Schließmuskel zu denken; von anderer Seite wurde an eine Mißbildung oder an eine intrauterine Erkrankung der Venen gedacht. So diskutieren z. B. KÜHNEL und PRIESEL[6] eine fötale Endophlebitis. KRETZ[7] denkt an mechanische Faktoren; bei kräftigen Hustenstößen soll es nach seiner Meinung zu einer kleinen Verletzung der Lebervenenendstücke kommen. Jedenfalls können die verschiedensten Faktoren bei der Entstehung der Endophlebitis obliterans hepatica ätiologisch eine Rolle spielen; sicherlich ist das Hauptaugenmerk auf infektiös-toxische Prozesse zu legen.

---

[1] SCHMINCKE: Zbl. Path. **25**, 36 (1914).   [2] O. MEYER: Virch. Arch. **225**, 213 (1918).
[3] STERNBERG: Verh. d. Path. Ges. **17**, 210 (1906).
[4] PICK: Harvey Lecture. New York. 1929.   [5] POPPER: Klin. Wschr. **1931**, 2129.
[6] KÜHNEL u. PRIESEL: Med. Klin. **1921**, 5.   [7] KRETZ: Erg. Path. **8**, Abb. 2 (1902).

Eine kausale Therapie der Erkrankung kann nur durchgeführt werden, wenn Lues als Ätiologie vorliegt; so mancher Fall von Endophlebitis obliterans hepatica verläuft unter dem Bilde der Lebercirrhose; es erscheint daher zweckmäßig, in Fällen von fraglicher Lebererkrankung mit positiver WASSERMANNscher Reaktion oder anamnestisch sichergestellter Lues häufiger von der antiluetischen Therapie Gebrauch zu machen.

XI. Aneurysma der Leberarterie.

Aneurysmen der Leberarterie sind selten; ROLLAND[1] zählte im Jahre 1907 41, TANNENBAUM[2] im Jahre 1923 65 publizierte Fälle. Man unterscheidet intra- und extrahepatale Formen. Die intrahepatalen sind die selteneren; sie sitzen teils im Hauptstamm, teils in Nebenästen, selten auch im Bereiche der Arteria cystica. Das Aneurysma findet sich häufiger bei Männern als bei Frauen. Als durchschnittliches Alter berechnet TANNENBAUM 44 Jahre. Die intrahepatalen Aneurysmen sind verhältnismäßig klein, die extrahepatalen werden bis apfelgroß, WALLMANN[3] beschrieb sogar ein kindskopfgroßes Aneurysma. Gelegentlich finden sich im Bereiche der Arteria hepatica sogar mehrere, allerdings meist sehr kleine Aneurysmen.

In der Mehrzahl der Fälle sind die Leberaneurysmen mykotisch-embolischen Ursprungs. Als Ursache werden die verschiedensten Infektionen herangezogen. Lues wird nur ganz vereinzelt angegeben, öfter werden noch Traumen genannt. GRUNERT[4] verfolgte bei 22 Fällen die Ätiologie und fand in 16 Fällen eine infektiöse, nichtluetische Ursache. Benachbarte Abszesse können die Arterienwand arrodieren und auf diese Weise ein Aneurysma vorbereiten.

Da das Leberaneurysma sich meist in der Gegend der Porta hepatis entwickelt, führt es schon bei verhältnismäßig geringer Größe zu manifesten Störungen; es kann zu einer Kompression der Gallengänge und so zu einer Lebervergrößerung kommen. Die Gallenblase kann verdrängt und sogar zur Verödung gebracht werden, Druck auf die Vena portae kann zu Ascites führen. Bei isoliertem Druck auf die Milzvene kommt es zu Milzschwellung. Alle diese Veränderungen können Verwachsungen zur Folge haben, die namentlich den Magen oder das Duodenum in Mitleidenschaft ziehen. Es kann somit ein verhältnismäßig kleines Aneurysma einen großen Tumor vortäuschen, die Orientierung ist daher nicht immer leicht. Beim ersten Fall, den ich zu sehen Gelegenheit hatte, war der Chirurg selbst während der Operation nicht imstande, sich ein klares Bild zu bilden; er hielt den „Tumor" für einen mit dem Pankreaskopf in Zusammenhang stehenden Krebs und schloß das Abdomen; von einer besonderen Pulsation des „Tumors" war nichts zu bemerken. Der Fall wurde erst vom pathologischen Anatomen geklärt.

Die klinischen Symptome sind im allgemeinen wenig eindeutig. Im Vordergrund stehen rezidivierende Schmerzen im rechten Oberbauch, die oft von außerordentlicher Intensität sind, mit Shockerscheinungen einhergehen können und lebhaft an eine Gallensteinkolik erinnern. Solche Schmerzattacken können auch von Fieber begleitet sein (nach McNEE[5] unter 49 Fällen 16mal). Nebst den kolikartigen Schmerzen empfinden die Patienten in der Lebergegend ein dumpfes, anhaltendes Druckgefühl. Die „Kolikschmerzen" setzen manchmal im Anschluß an eine Anstrengung oder nach einer größeren Mahlzeit ein, die Dauer des An-

[1] ROLLAND: Glasgow med. J. **69**, 342 (1908).
[2] TANNENBAUM: Amer. J. med. Sci. Philad. **165**, 11 (1923).
[3] WALLMANN: Virchows Arch. **14**, 389 (1858).
[4] GRUNERT: Z. Chir. **71**, 158 (1903).   [5] McNEE: Diseases of the Liver, S. 83. 1929.

falles ist verschieden. Bettruhe kann den Schmerz zum Verschwinden bringen. Im Anfall ist das Abdomen gespannt und die Lebergegend äußerst druckempfindlich. Ausstrahlung des Schmerzes in die Schulter, wie er der Cholelithiasis eigen ist, scheint beim Aneurysma der Leberarterie zu fehlen. Häufiger ist Irradiation der Schmerzen gegen die Schamgegend. Als Ursache der Schmerzen kommen Spannungsänderungen im Aneurysmasack in Betracht.

Ein weiteres wichtiges Symptom ist das Auftreten von Ikterus (nach REICHMANN[1] in 64%); auch in den drei von mir beobachteten Fällen war der totale Gallengangsverschluß das führende Symptom.

Im Anschluß an eine Schmerzattacke kann es zu einer Blutung kommen; SCHRÖTTER[2] wollte die heftigen Schmerzen durch Einreißen des Aneurysmasackes mit nachfolgender Blutung erklärt wissen. Die Häufigkeit der Anfälle gegenüber der Seltenheit der Blutungen läßt sich mit dieser Erklärung schwer vereinen.

Blutungen können im Anschluß an eine Schmerzattacke, aber auch unabhängig davon auftreten. Wenn sich im Gefolge einer „Kolik" Kollapserscheinungen zeigen, was relativ oft beschrieben wird, so kann man an eine innere Blutung denken; ein sicheres Kriterium ist Bluterbrechen oder Meläna. Die Blutung bedingt oft eine wesentliche Erleichterung der sonstigen Beschwerden (Schmerz, Spannungsgefühl); schwere Blutungen führen zu hypochromer Anämie; erfolgt die Perforation des Aneurysmas in den Darmkanal, so kommt die Blutung fast immer zum Stillstand und der Patient erholt sich. Gefährlicher sind die Blutungen, die auf Perforation des Aneurysmas in die freie Bauchhöhle (nach McNEE in ungefähr 50%) beruhen. Chronische Blutungen aus einem Aneurysma können ein Duodenalgeschwür vortäuschen, besonders wenn sie sich periodenweise wiederholen. Im Anschluß an Perforationen in die Gallenwege kann Ikterus auftreten oder eine schon vorhandene Gelbsucht an Intensität zunehmen; so kann es auch zu einem Übertritt von Blut in den Ductus Wirsungianus kommen, was akute Pankreatitis zur Folge haben kann.

Palpatorisch ist das Aneurysma selten erreichbar; nur dort, wo der Aneurysmasack sehr groß ist oder durch regionäre Entzündung zu Pseudotumorbildung geführt hat, fühlen wir in der Gallenblasengegend eine deutliche Resistenz, die zumeist Veranlassung zur Annahme einer Cholelithiasis oder eines malignen Tumors gibt; Pulsationen sind nur ganz selten zu tasten. Daß selbst der Chirurg während der Laparotomie keinerlei Pulsation feststellen konnte, habe ich bereits erwähnt. Ähnlich steht es mit der Auskultation. Gelegentlich ist ein Geräusch in der Gallenblasengegend nachweisbar (siehe Fall HÖGLER[3]), aber zweifellos stellt dieses Symptom eine Seltenheit dar. Wenn es aber vorhanden ist, kann ihm allerdings eine entscheidende diagnostische Bedeutung zugesprochen werden. In unklaren Fällen versäume ich es nie, die Gallenblasengegend auch auskultatorisch zu untersuchen, bis jetzt allerdings immer ohne Erfolg. Das Röntgenverfahren versagt hier. Bisher ist kein Fall von Aneurysma der Arteria hepatica bekannt, das röntgenologisch sichergestellt worden wäre.

Der Verlauf der Krankheit ist, solange keine Blutungen und kein Ikterus auftreten, wenig charakteristisch. Wenn diese beiden Symptome hinzutreten, so bilden sie ein wichtiges Kriterium für die operative Indikation. Die topographischen Verhältnisse, die sich bei der Probelaparotomie ergeben, sind meist

---

[1] REICHMANN: Virchows Arch. 194, 71 (1908).
[2] SCHRÖTTER: Nothnagels Handbuch, Bd. XV/2, S. 277. 1901.
[3] HÖGLER: Wien. Arch. inn. Med. 1, 509 (1920).

unklar. Käding[1] konnte während der Operation das Aneurysma sicherstellen, eine Ligatur der Arteria hepatica führte zur Heilung. Jedenfalls ist dies ein Grund mehr, bei unklaren Fällen von „Cholelithiasiskoliken" und Ikterus auf die Vornahme einer Probelaparotomie zu drängen.

Differentialdiagnostisch erscheint es ratsam, das Krankheitsbild des Aneurysmas der Arteria hepatica in zwei Stadien zu trennen: in ein *Stadium ohne* und in ein solches *mit Ruptur*. Im ersten Stadium kommt differentialdiagnostisch vor allem die Cholelithiasis in Frage; hier kann uns das Röntgenverfahren weiterhelfen. Wenn sich trotz mehrfacher Untersuchung kein Stein nachweisen läßt, so kann man unter Heranziehung aller oben angeführten diagnostischen Kriterien an ein Aneurysma denken. Im zweiten Stadium kommt differentialdiagnostisch vor allem die Blutung aus einem Duodenalulkus in Frage. Auch hier könnte uns der negative Röntgenbefund auf die richtige Spur leiten. Fälle von Aneurysma der Arteria hepatica, die in vivo diagnostiziert wurden, gehören jedenfalls zu den Seltenheiten (z. B. Högler,[2] Riml[3]).

XII. Infektionen.

A. Lues hepatis.

1. Pathologische Anatomie.

Die moderne pathologische Anatomie unterteilt die Leberlues nicht mehr nach der Verschiedenheit des Krankheitsbildes (vgl. G. B. Gruber[4]), sondern sie unterscheidet zwischen foetal erworbener und infantiler Lues auf der einen und erworbener Syphilis der Erwachsenen auf der anderen Seite. Allen Formen gemeinsam ist die Anwesenheit der Spirochaeta pallida in der Leber. Je nach der Ausbreitung des Prozesses kann man ferner von solchen mit diffusen und solchen mit örtlich umschriebenen Veränderungen sprechen. Merkwürdig ist die enorme Anhäufung der Spirochaeta pallida in der Leber bei der *kongenital erworbenen Leberlues*, während ihr Nachweis in der luetischen Leber der Erwachsenen oft auf große Schwierigkeiten stößt. Man findet die Spirochäten hauptsächlich in der Nähe der Gefäße und in der Gefäßwand; in den gummösen Knoten findet man sie fast nie. Wie häufig in der Leber der Neugeborenen, die an kongenitaler Syphilis erkrankt waren, luetische Veränderungen bestehen, lehrt eine Statistik von Thomsen[5] (83%).

Die Konsistenz der Leber ist derb; makroskopisch zeigt sie eine gelbliche Verfärbung, die mit dem Aussehen eines Feuersteines verglichen wurde. Sie ist schwer, was von den meisten Pathologen auf ein Ödem bezogen wird. Am Querschnitt erscheint das Parenchym transparent, die Läppchenzeichnung kaum erkennbar. Ferner sieht man verstreut liegende Herdchen, die so klein sein können, daß man sie mit freiem Auge kaum ausnehmen kann; nur selten erreichen sie Erbsengröße.

Die kongenitale Leberlues zeigt bald mehr diffuse, bald mehr zirkumskripte Veränderungen; es kommen alle Übergänge von der diffusen zur umschriebenen Form vor. Die *zirkumskripte Form* bevorzugt die Gegend der Porta hepatis; sie folgt in ihrer Ausbreitung bald mehr den Venen, bald mehr den Gallengängen. Demgemäß sprechen manche Pathologen von einer Peripylephlebitis oder einer Pericholangitis. Zu größeren Gummenbildungen kommt es innerhalb der luetischen Kinderleber nur selten; in manchen Fällen findet man Ascites.

---

[1] Käding: Z. Chir. **1919**, 92.   [2] Högler: l. c.   [3] Riml: Med. Klin. **1935**, Nr. 30.
[4] Gruber: Handbuch der pathologischen Anatomie, Bd. V/1, S. 578. 1930.
[5] Thomsen: Bibl. Laeg. (dän.) **1906**, April.

Histologisch manifestiert sich die Leberlues in der verschiedensten Weise. Veränderungen im Sinne einer serösen Entzündung, also Verbreiterung der DISSEschen Räume, sind fast immer zu erkennen, auch dann, wenn die für Lues hepatis charakteristischen Veränderungen sehr gering sind. Die Kapillarendothelien erscheinen gequollen, es kommt zu Nekrosen der Parenchymzellen, die sich allmählich dort entwickeln, wo die DISSEschen Räume erweitert sind. Hier finden sich manchmal besonders reichlich Spirochäten. Diese Nekrosen bedingen in weiterer Folge Leukocytenansammlung — sie sind die einfachste Form des miliaren Syphiloms. Die reichliche Leukocytenansammlung führt zur Bildung von abszeßartigen Miliarsyphilomen. Der Degenerationsprozeß solcher Spirochätennester kann vom Zentrum nach der Peripherie fortschreiten, allmählich entwickelt sich so ein miliares Gumma.

Gleichzeitig mit diesen umschriebenen Veränderungen kommt es zu einer Vermehrung des interazinösen und intraazinösen Stützgewebes. Im Anfang handelt es sich um eine Verdichtung der Gitterfasern, namentlich im Bereiche der GLISSONschen Kapsel. Durch Bildung von ödematösem Granulationsgewebe werden die Leberzellbalken auseinandergedrängt, wodurch es zu einer Dissoziation des Leberparenchyms kommt. Die Folge ist ein Übertreten von Galle in die Gewebsräume und Blutkapillaren; Ikterus ist daher eine häufige Begleiterscheinung. Die lobäre Struktur der Leber kann verlorengehen; es hängt von der Regenerationskraft des Parenchyms und der Schwere der kapillaren Läsion ab, ob sich die Leber erholt oder ob die interstitielle Hepatitis die Oberhand gewinnt.

Bei vorwiegend interlobärem Sitz der Erkrankung kommt es zu einer Verbreiterung des periportalen Feldes; das erste Stadium ist gekennzeichnet durch eine ödematöse Durchtränkung mit eiweißreichem Exsudat, das zweite durch eine Vermehrung des jungen, fibrösen Bindegewebes. Daneben erkennt man eine Wucherung der präkapillaren Gallengänge, ähnlich wie es uns von der Cirrhose her bekannt ist. Auch hier gibt es Übergänge, so daß die interlobäre von der intralobären Form kaum zu trennen ist.

Das histologische Bild erinnert weitgehend an die Cirrhose, nur mit dem Unterschied, daß die „zirrhotischen" Veränderungen bei der Lues sehr häufig nur einzelne Partien der Leber befallen und daneben herdförmige, bald miliare, bald größere Gummen vorkommen.

Die Veränderungen bei der foetal erworbenen bzw. kongenitalen Leberlues stellen vielfach Frühformen dar, so daß sich gerade die kongenitale Lues besonders für das Studium der Entwicklung der Lebersyphilis eignet. Frühformen der *extrauterin erworbenen Lues*, also das Anfangsstadium der Lebersyphilis des Erwachsenen, kommen kaum zur anatomischen Untersuchung. Meist verdankt man es nur einem Zufall, wenn man das anatomische Bild einer Lues im primären oder sekundären Stadium zu Gesicht bekommt. Auch hier fallen die starken interstitiellen entzündlichen Infiltrate auf, ganz ähnlich wie bei Leberlues des Neugeborenen. Solche Befunde, zusammen mit den klinischen Erfahrungen aus neuerer Zeit, lassen wohl den Schluß zu, daß die Lues des Neugeborenen, soweit nicht therapeutische Maßnahmen den Zustand rasch zur Ausheilung bringen, eine schwere Krankheit darstellt, die bald den Tod des Kindes zur Folge hat. Die Lues des Erwachsenen führt im Frühstadium wohl auch zu Leberveränderungen, doch scheinen diese — da der luetische Prozeß beim Erwachsenen an und für sich milder verläuft — zum mindesten für den Augenblick eine weniger gefährliche Erkrankung zu sein; wahrscheinlich kommt außerdem der luetische Frühprozeß, wenigstens in der Leber, nicht selten zur Ausheilung, ohne daß eine spezifische Therapie eingeleitet worden wäre. Jedenfalls ist es auffällig, wie selten im Verhältnis zur Aortenlues syphilitische Veränderungen der Leber vorkommen.

Etwas häufiger bietet sich dem pathologischen Anatom Gelegenheit, luetische Veränderungen der Leber im dritten Stadium der Syphilis zu sehen — aber immerhin überaus selten im Vergleich zur Häufigkeit der Lues. Es handelt sich dann um typische große Gummen oder um ein Hepar lobatum. Die Gummaknoten sitzen vielfach nur in einem Leberlappen, oft in der Nähe der Aufhängebänder der Leber, manchmal mehr an der Oberfläche, ein anderes Mal wieder in der Tiefe des Organs. Die Größe kann sehr verschieden sein, sie treten einzeln oder gehäuft auf. Das Wesentliche an einem Gummaknoten ist die zentrale Nekrose, die verschiedene Farbtöne spielen kann. Während an der Peripherie Reaktionen mit dem Nachbargewebe zu sehen sind, kommt es im Zentrum allmählich zur Verkalkung, unter Umständen zur Wucherung von Bindegewebe, das Schrumpfungstendenz zeigt und sich am Rande mit Fortsätzen strahlenförmig in das gesunde Lebergewebe hinein erstreckt. Diese Fortsätze zeigen ebenso Schrumpfungsneigung wie das an der Peripherie des eigentlichen Gummas gelegene junge Bindegewebe. Auf diese Weise kann eine multiple Lappenschrumpfung der Leber erfolgen. Da es durch vikariierende Hypertrophie anderer Teile zur Neubildung von Lebergewebe kommt, können die verschiedensten Formen einer sogenannten „Paketleber" zustande kommen. Der Schrumpfungsprozeß kann die Gallenwege und Blutgefäße erfassen; eine Verlegung von Pfortader- oder Arteria-hepatica-Ästen bedingt neuerliche Nekrosen, so daß die verschiedenartigsten Bilder daraus resultieren. Tritt Ascites hinzu, so wird man die Ursache in den durch den anatomischen Prozeß bedingten Zirkulationsstörungen zu suchen haben. Ein mechanischer Ikterus kann sich entwickeln, wenn der Ductus choledochus durch den Schrumpfungsprozeß in Mitleidenschaft gezogen wird.

Die schwere interstitielle Hepatitis luetischer Neugeborener, die nicht nur zu einer Hyperplasie des Gerüstgewebes führt, sondern auch das Gefüge des Leberparenchyms zersprengt und die Leberzellen selbst erdrückt, kann ein Bild hervorrufen, das weitgehend an das einer Cirrhose erinnert. Solche Zustände, die im Laufe der Jahre zum Bilde der tardiven Lues hepatis führen können, ließen die Frage auftauchen, ob nicht auch so manche Lebercirrhose des Erwachsenen die Folge einer extrauterin erworbenen Leberlues sein könnte. Auf den Nachweis von Spirochäten kann man sich nicht verlassen, da er nur in den Anfangsstadien gelingt; ebenso kann die Frage aufgeworfen werden, ob sich eine solche „Cirrhose" nicht auch aus der infantilen Periode herleiten läßt; jedenfalls rechnen maßgebende Pathologen bei der „grobknotigen" Lebercirrhose mit einer solchen Möglichkeit. STERNBERG beschreibt Lebern, die mehr oder weniger verkleinert, geschrumpft sind und auf der Oberfläche, wie auf dem Durchschnitt allenthalben oder bloß über größere Abschnitte eine gleichmäßige, meist grobe Körnung und Felderung darbieten, so daß „durch ziemlich breite, derbe Bindegewebszüge kleinere oder größere, bis kirschkerngroße oder haselnußgroße, teils fettiggelbe, teils gelbgrüne oder grüne Inseln von Lebergewebe umscheidet werden, die flach über das Niveau hervortreten".

2. Klinik.

α) Icterus syphiliticus praecox.

Schon frühzeitig wurde auf das Auftreten von Gelbsucht bei frischer allgemeiner Syphilis des Erwachsenen aufmerksam gemacht. In Deutschland wurde diese Erkrankung unter dem von LASCH[1] eingeführten Namen „Icterus syphiliticus praecox" bekannt und fand deswegen besondere Beachtung, weil manchmal ein Ausgang

---

[1] LASCH: Berl. klin. Wschr. **1894**, Nr. 40.

in akute Leberatrophie beobachtet wurde. Buschke[1] sieht darin eine durch die
syphilitische Ansteckung bedingte „toxische parenchymatöse Hepatitis", die alle
Übergänge von einfacher Störung der Lebertätigkeit bis zur vollständigen Zerstörung des Lebergewebes, der sogenannten akuten gelben Leberatrophie, zeigen
könne. Werner[2] berechnete statistisch die Häufigkeit des syphilitischen Frühikterus mit 0,37% und Goldstein[3] bei Frauen mit 0,23%, bei Männern mit
0,27%. In Deutschland und Österreich war während der Jahre 1917 bis 1922 ein
gehäuftes Auftreten des Ikterus zu beobachten, Fuhs und Weltmann[4] fanden
z. B. um diese Zeit in Wien den Icterus syphiliticus in 1,5% der Fälle von frischer
Lues. Der Ikterus steht mit der Generalisation der Lues und dem Ausbruch des
Exanthems in engem Zusammenhang, selten beobachtete man Gelbsucht zur
Zeit des Primäraffektes. Kommt es zu einem Rezidiv des Exanthems, so kann
auch der Ikterus wieder in die Erscheinung treten. Auf die Bedeutung des Virus
weist eine Beobachtung von Fischl[5] hin; drei Personen, die sich aus der nämlichen Quelle infizierten, erkrankten sämtlich an Ikterus.

Die Gelbsucht setzt häufig mit Allgemeinerscheinungen, wie Müdigkeit und
Fieber, ein. Mitunter gesellen sich Erbrechen und Durchfälle hinzu. Übersieht
man die luetische Infektion, so ist man leicht geneigt, an einen Icterus catarrhalis
zu denken. Die Gelbsucht kann nur wenige Tage, manchmal aber auch Wochen,
selbst Monate andauern. Die Stühle sind anfangs acholisch, später wieder gefärbt. Im Harn finden sich reichlich Bilirubin und Urobilinogen, manchmal
auch Eiweiß. Das Vorkommen von Leucin und Tyrosin im Harn wird mehrfach
erwähnt, und zwar auch bei Fällen, die nicht das typische Bild der akuten Leberatrophie darboten. Hautjucken kommt vor. Die Leber ist meist vergrößert,
ebenso die Milz; Ascites wird beobachtet, ist aber relativ selten. Die Wassermannsche Probe ist häufig positiv; sie kann aber während der ganzen Gelbsuchts-
periode negativ bleiben. Das Blut bietet oft das Bild einer sekundären Anämie; die
Resistenz der Erythrocyten kann, ähnlich wie beim hämolytischen Ikterus, gegenüber hypotonischer Kochsalzlösung herabgesetzt sein. Die Blutkörperchensenkungsgeschwindigkeit ist meist erhöht; da sie bei vielen Formen von Icterus
catarrhalis herabgesetzt ist, kann dies differentialdiagnostisch verwendet werden.
Der Bilirubingehalt des Blutes ist erhöht, es findet sich sowohl indirektes als
auch direktes Bilirubin. Der Ausfall der Funktionsprüfungen spricht für eine Paren-
chymstörung; meist ist die Galaktoseprobe positiv, ebenso die Lävuloseprobe.
Azorubin wird durch die Galle gar nicht oder sehr verzögert ausgeschieden. Im
Duodenalsaft, der oft acholisch ist, findet sich oft Eiweiß. Das Krankheitsbild
kommt laut einer Angabe von Michael[6] öfter bei Männern (77,5%) vor als bei
Frauen (22,5%). Die Dauer und der Ausgang sind von der eingeleiteten Therapie
abhängig. Übergänge in akute Leberatrophie kommen, wie erwähnt, vor.
Michael beobachtete in 10% der Fälle von Icterus syphiliticus praecox letalen
Ausgang.

Der jeweilige Standpunkt, den man im Laufe der Zeiten bei der Analyse des
nicht mechanisch bedingten Ikterus einnahm, spiegelt sich auch in der pathogenetischen Beurteilung des Icterus syphiliticus praecox wieder. Zunächst dachte
man an eine luetische Schwellung der portalen Lymphdrüsen, dann an ein lueti-
sches Exanthem der Gallengänge oder an einen auf die Gallenwege übergreifenden

[1] Buschke: Berl. klin. Wschr. 1910, Nr. 6; Arch. Verdgskrkh. 37, 1 (1926).
[2] Werner: Münch. med. Wschr. 1897, Nr. 27.
[3] Goldstein: Wien. med. Wschr. 1904, Nr. 48.
[4] Fuhs u. Weltmann: Arch. f. Dermat. 140, 15 (1922).
[5] Fischl: Wien. med. Wschr. 1920, Nr. 2.
[6] Michael: Arch. f. Dermat. 120, 50 (1914).

Duodenalkatarrh. Andere sprachen von Parapedese und Paracholie. Große Beachtung fand die Annahme einer interstitiellen Hepatitis. Bei der großen Seltenheit autoptischer Untersuchungen ist eine sichere Klärung bis jetzt nicht möglich gewesen, man muß sich daher auf Einzelbeobachtungen beschränken. Ich hatte Gelegenheit, einen typischen Fall von Icterus syphiliticus praecox mit meiner Gallengangsmethode zu prüfen; irgendwelche Gallengangsveränderungen, sei es an der Papille oder höher oben, waren nicht nachweisbar. Im Vordergrund stand das Bild der sogenannten Dissoziation, ähnlich wie ich sie für den Icterus catarrhalis beschrieben habe. An dem Bestehen einer anatomisch nachweisbaren serösen Entzündung ist nicht zu zweifeln. Die schwersten Veränderungen waren an der Peripherie des Acinus; verhältnismäßig wenig beteiligt ist das periportale Gewebe. Spirochäten sind in solchen Lebern nicht gefunden worden. Ein ebenso negatives Ergebnis zeitigte auch die in vivo vorgenommene Leberpunktion. Es gibt vereinzelte Fälle, die funktionell als hämolytischer Ikterus anzusprechen sind, die meisten Fälle von Icterus syphiliticus praecox sind jedoch hepatogen; akquiriert ein Fall von hämolytischem Ikterus Lues, so nimmt die Gelbsucht stark zu.

Sieht man im Icterus syphiliticus praecox eine luetische Manifestation, dann gibt es nur eine Therapie, und das ist die antiluetische. Diesen Standpunkt vertreten alle Dermatologen, und wir Internisten müssen uns diesem anschließen. Die Frage ist nur, welcher Mittel wir uns dabei bedienen sollen. Hier ergeben sich weitgehende Meinungsverschiedenheiten; während ein Teil der Autoren für eine energische Salvarsantherapie eintritt, wird sie von anderen strikt abgelehnt; statt dessen befürworten sie ausschließlich Quecksilberpräparate (u. a. auch die Sublimatbehandlung); Salvarsan oder Wismut sollen erst anschließend daran gegeben werden und dann nicht in allzu hohen Einzeldosen. Es gibt vereinzelte Fälle, bei denen eine energische Salvarsantherapie eine prompte Ausheilung bewirkt, aber in nicht wenigen Fällen kommt es zu einer Verschlimmerung der Gelbsucht und Zunahme der Allgemeinbeschwerden. Wir werden auf diese Frage bei Besprechung des sogenannten Salvarsanikterus noch zurückkommen.

b) Die syphilitische akute Leberatrophie.

Schon frühzeitig wurde auf die ätiologische Bedeutung der Lues für die akute Leberatrophie hingewiesen; in der zusammenfassenden Darstellung über die akute Leberatrophie haben wir diese Tatsache bereits erwähnt. Aus neuerer Zeit stammt die Mitteilung von HERXHEIMER,[1] der in 20% der Fälle von akuter Leberatrophie Lues als Ursache anschuldigte; so sammelte er mit GERLACH[2] 69 Fälle von akuter Leberatrophie, bei denen Salvarsan ursächlich nicht in Frage kam. Obwohl ein Zusammenhang zwischen Syphilis und akuter Leberatrophie außer jedem Zweifel steht, wurde von maßgebender Seite, z. B. von GRUBER[3] und LUBARSCH,[4] dieser Standpunkt nur sehr bedingt akzeptiert, da in den Jahren 1919—1921, wo eine vorübergehende Zunahme der akuten Leberatrophie feststellbar war, zugleich auch eine außerordentliche Häufung der Fälle von Salvarsanikterus beobachtet wurde. Für viele Fälle konnte hiefür die als Folge des Krieges bestehende Unterernährung verantwortlich gemacht werden, man sah aber auch eine Häufung des Salvarsanikterus in Gegenden, wo Hungersnot nicht in Betracht kam. Es drängte sich auch die Vorstellung auf, daß das Salvarsan

---

[1] HERXHEIMER: Klin. Wschr. **1922**, 1.
[2] HERXHEIMER u. GERLACH: Zieglers Beitr. **68**, 93 (1921).
[3] GRUBER: Münch. med. Wschr. **1922**, Nr. 33.
[4] LUBARSCH, zit. bei BITTORF: Handbuch der Hautkrankheiten, Bd. VI/2, S. 529. 1931.

bei einer schon bestehenden luetischen Leberschädigung unter Umständen die Entwicklung einer akuten Leberatrophie begünstigen kann. Daß die Lues an und für sich schon eine schwere Leberschädigung zur Folge haben kann, ist vielfach vergessen worden; auch kannte man noch nicht die parenchymatöse Hepatitis ohne Ikterus. Nicht zuletzt war die obenerwähnte Statistik von HERXHEIMER und GERLACH für die Anschauung der rein luetischen Genese mancher Fälle von akuter Leberatrophie von wesentlicher Bedeutung.

Ebenso wie der Icterus syphiliticus praecox ist auch die syphilitische akute Leberatrophie eine Erkrankung des Frühstadiums der Lues. Im tertiären Stadium kommt sie kaum vor, eher noch in der Latenzzeit oder beim Rezidiv des Sekundärstadiums. Wenn sich aus manchen Statistiken eine Häufung bei Frauen nachweisen läßt, so kommt hier als bedeutsames Moment die Gravidität in Betracht, bei der bekanntlich auch eine Neigung zu Leberatrophie besteht.

Der Übergang von Icterus syphiliticus praecox in akute Leberatrophie erfolgt meist ganz allmählich, zumal es sich ja nur um graduelle Unterschiede handelt. Treten cholämische Erscheinungen auf, dann ist die Erkrankung meist bereits in das Stadium der akuten Leberatrophie übergegangen. Verwirrungszustände, Erbrechen, Foetor hepaticus, Blutungen und Verkleinerung der Leber sind immer ernst zu nehmende Symptome. Durch rechtzeitig einsetzende, entsprechende Therapie läßt sich oft noch eine Wendung zum Bessern erzielen; immerhin muß ein solcher Zustand als überaus bedenklich angesehen werden. Kommt es zu tiefer Bewußtlosigkeit, Hyperpyrexie und schwerster hämorrhagischer Diathese, dann erweist sich meist jede Therapie als machtlos.

Die Dauer der Erkrankung beträgt, soweit sich darüber etwas Sicheres aussagen läßt, meist zwei bis drei Wochen vom Ausbruch der Gelbsucht an. Im allgemeinen hat die syphilitische Leberatrophie eine schlechtere Prognose als die nichtluetische; jedenfalls gibt es Fälle, die in Form der grobknotigen Lebercirrhose „ausheilen" können. Wenn ein syphilitischer Ikterus Erscheinungen zeigt, die an eine akute Leberatrophie gemahnen, ist von einer spezifischen Therapie unbedingt abzusehen; die einzige Behandlung, von der man sich noch einen Erfolg erhoffen darf, ist eine energische Kohlehydrat-Insulin-Kur.

c) Die nichtikterische syphilitische Hepatitis.

Gelbsucht gehört nicht unbedingt zum Bilde einer Parenchymschädigung der Leber; sie kann bei mehr oder weniger allen Hepatitiden fehlen, so auch bei der luetischen. Zu dieser wichtigen Erkenntnis hat man sich erst allmählich durchgerungen; dementsprechend ist man auch mit der Salvarsantherapie vorsichtiger geworden, und man ist bestrebt, womöglich schon im vorhinein Anhaltspunkte zu gewinnen, ob dem Patienten durch eine Salvarsanbehandlung ein Leberschaden oder ein Ikterus droht. Man hat zu diesem Zwecke die verschiedenen Leberfunktionsprüfungen herangezogen; eine einzige Probe wird in der Regel kein sicheres Bild einer schon bestehenden Leberstörung geben; fallen aber mehrere Proben positiv aus, muß man mit der Verabreichung von Salvarsan vorsichtig sein, selbst dann, wenn nicht einmal Andeutungen einer Gelbsucht bestehen.

Von diesem Gesichtspunkte aus hat RAHM[1] bei Luetikern die an den internen Kliniken gebräuchlichen Funktionsprüfungen der Leber vorgenommen und ist dabei zu der Erkenntnis gekommen, daß funktionelle Leberstörungen im Frühstadium außerordentlich häufig sind, ohne daß die betreffenden Patienten sonst irgendwelche greifbare Zeichen einer Leberschädigung (Vergrößerung oder Verhärtung, Gelbsucht, Ascites) dargeboten hätten. In späteren Stadien der Lues

---

[1] RAHM: Würzburg. Abh. **1932**, H. 11.

treten die Leberstörungen immer mehr und mehr in den Hintergrund, so daß
man — wie bereits oben erwähnt — fast sagen könnte, die Hepatitis im Frühstadium der Lues ist nur ein passagerer Zustand, der vielleicht von selbst ausheilt (Abb. 66). Da sich RAHM in vielen Fällen von dem günstigen Einfluß der
antiluetischen Therapie, einschließlich der Salvarsanbehandlung, auf die Funktionsstörung der Leber überzeugen konnte, sieht er die Ursache der Leberschädigung in der Syphilis selbst und nicht in deren Behandlung; immerhin gibt
er zu, daß manchmal Störungen zu sehen sind, die auf die Behandlung bezogen
werden müssen. Die hochgradige Empfindlichkeit gegen die verwendeten Arznei-
mittel (Salvarsan, Quecksilber und Wismut), läßt sich hierbei auch aus anderen
Erscheinungen wie Fieber, Kopfschmerzen, Magenstörungen, Arzneiausschlägen
und sonstigen Nebenwirkungen erschließen. Diese Angaben beziehen sich nach

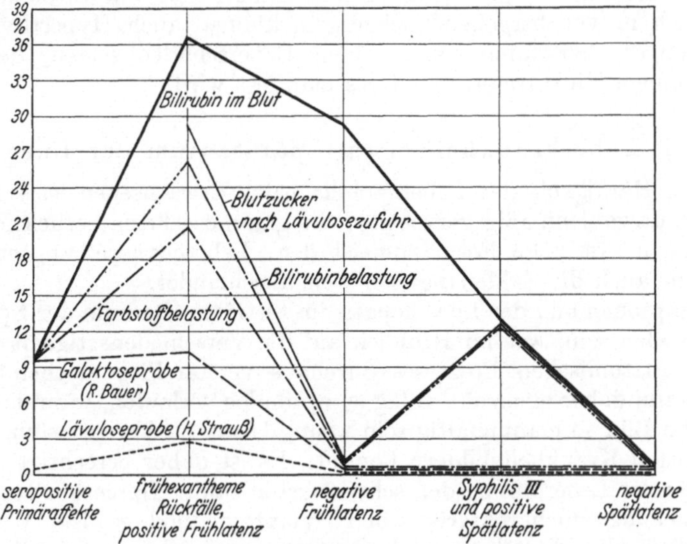

Abb. 66. Schematische Darstellung des Einflusses der verschiedenenLuesformen auf die Leberfunktion.

RAHM nicht nur auf die Lues, sondern auch auf andere schwere Krankheiten
(Tripper mit schweren Nebenkrankheiten, Impfmalaria), wenn eine eingreifende
Behandlung einsetzt; auch hier kann es zu leichten Störungen der Lebertätigkeit
kommen, erkennbar an dem vorübergehend positiven Ausfall einer oder mehrerer
Proben.

Wir müssen somit — das scheint sich aus diesen Untersuchungen zu ergeben —
mit Leberschädigungen im Frühstadium der Syphilis rechnen, die bald mit (syphiliticus praecox), bald ohne Gelbsucht verlaufen. Funktionell brauchen sich diese
Zustände — soweit man dies durch die uns zur Verfügung stehenden Methoden
ermitteln kann — kaum zu unterscheiden. Die Müdigkeit, Mattigkeit und
Inappetenz, worüber beim Icterus syphiliticus praecox so häufig geklagt wird,
bezieht man mit vollem Recht auf den Leberschaden. Wenn wir ähnliche
Erscheinungen bei Luetikern im Frühstadium sehen, die keinen Ikterus zeigen,
so wird man auch sie auf eine Leberschädigung beziehen können; allerdings
muß man berücksichtigen, daß sich die nämlichen anatomischen Veränderungen,
wie sie in der Leber zu sehen sind, auch in anderen Organen finden können.
Wir denken hierbei an die Lymphdrüsenschwellungen, an die Milzvergrößerung,
an Veränderungen im Pankreas, in der Haut usw. Jedenfalls handelt es sich im
Frühstadium der Lues um eine generalisierte Infektionskrankheit, die bald dieses,

bald jenes Organ besonders in Mitleidenschaft zieht. Histologisch sind an den verschiedensten Organen Zeichen von Plasmaaustritt im Sinne einer serösen Entzündung zu erkennen. Man wird daher nicht fehlgehen, wenn man dem Luesgift die Fähigkeit zuspricht, das Kapillarsystem an den verschiedensten Stellen des Körpers zu schädigen. In dieser Beziehung nimmt die Lues keine Sonderstellung ein, denn mehr oder weniger jede Infektionskrankheit kann Erscheinungen einer serösen Entzündung setzen. Unterschiede ergeben sich nur in der Lokalisation und in der Intensität des Kapillarschadens. Kennt man den schädigenden Einfluß anderer vorausgegangener oder gleichzeitiger nichtluetischer Infekte, dann wird man es auch verstehen, warum die Leber, je nach der Schwere vorangegangener Schäden (alimentäre Intoxikation etc.), durch das Hinzutreten einer luetischen Infektion viel schwerer getroffen wird, als wenn die Lues ein vorher gesundes Individuum befällt. Ähnlich wie Infektionen und Intoxikationen das Leberparenchym vorübergehend schädigen, können auch Hyperthyreose, Gravidität, Hunger, Avitaminose usw. einen Leberschaden setzen, der zunächst latent, bei einem Hinzutreten von Lues manifest wird.

d) Leberkrankheiten im Spätstadium der Lues.

Über die Häufigkeit der Lebersyphilis beim Erwachsenen ist schwer etwas auszusagen, da zahlenmäßig vorwiegend die gummöse Form berücksichtigt wird, während die interstitielle Form zumeist der „Lebercirrhose" zugeordnet wird. Daher gehen auch die Zahlenangaben weit auseinander.

Das Symptomenbild der Lues hepatis im tertiären Stadium der Syphilis kann sehr verschieden sein, was im Hinblick auf die Verschiedenartigkeit der Lokalisation des anatomischen Prozesses durchaus verständlich erscheint. Die Erkrankung kann daher einerseits völlig symptomlos verlaufen, während anderseits das klinische Bild so mannigfaltig sein kann, daß es zu Verwechslungen mit den verschiedensten Krankheitsbildern kommt. Es ist daher berechtigt, wenn PAL[1] die Diagnose der Leberlues zu den schwierigsten zählt. Immerhin versucht man, aus dem ziemlich uncharakteristischen Symptomenbild gewisse Verlaufstypen herauszuheben; die Einteilung nach SCHLESINGER[2] scheint den klinischen Anforderungen am besten zu entsprechen.

α) Die **gelappte Leber** (Hepar lobatum syphiliticum) ist die bekannteste Erscheinung, schon die makroskopische Betrachtung sichert die Diagnose. Charakteristisch sind die Höcker, die, unregelmäßig verteilt, bald mehr an der Oberfläche, bald mehr im Innern der Leber zu erkennen sind. Sie können die Größe einer Faust und darüber erreichen. Ihr Lieblingssitz ist die Umgebung der Aufhängebänder und die Porta hepatis; wo sie an die Oberfläche der Leber heranreichen, kommt es zu einer Perihepatitis. Die Einziehungen zwischen den Höckern sind als Ausheilungsvorgänge aufzufassen, während die Höcker selbst einer kompensatorischen Hypertrophie des restierenden Lebergewebes entsprechen. Die Konsistenz der Höcker ist meist prallelastisch, gelegentlich hart wie bei einem Tumor; der linke Leberlappen kann nicht selten völlig der Schrumpfung anheimfallen. Die Kleinheit, bzw. das Fehlen des linken Leberlappens bei höckeriger Beschaffenheit des rechten kann differentialdiagnostisch als wichtiges Kriterium gegenüber dem Lebercarcinom gelten.

Die Entwicklung eines Hepar lobatum geht ganz langsam vor sich; Beschwerden können die längste Zeit völlig fehlen. Man sollte annehmen, daß die palpatorische Feststellung des Hepar lobatum keine sonderliche Schwierigkeit bereitet;

---

[1] PAL: Handbuch der Geschlechtskrankheiten, III. Bd. 1910.
[2] SCHLESINGER: Syphilis und innere Medizin, Bd. II. Wien. 1923.

die Höcker werden jedoch nur dann, wenn sie in der Gegend des Leberrandes sitzen und als „Tumoren" vorspringen, der Palpation zugänglich. Der Tastbefund kann demjenigen eines Gallenblasentumors gleichen. Die Druckempfindlichkeit und auch der spontane Schmerz können uns in dieser Annahme noch bestärken; treten die Schmerzen nicht sehr hervor, so wird man auch an ein Carcinom der Gallenblase erinnert.

Dort, wo sich in der Leber eine ganze Reihe solcher größerer oder kleinerer Knoten findet, fühlt man unter dem Rippenbogen multiple Tumoren, welche manchmal scharf abgegrenzt sind oder in die Umgebung ohne scharfe Abgrenzung übergehen. Wichtig für die Diagnose ist hiebei die palpatorische Feststellung tiefer Einziehungen zwischen den Höckern, zumal wenn gleichzeitig der linke Leberlappen auffallend klein gefunden wird. Perihepatitisches Reiben ist selten zu hören, spontane Schmerzen sind meist vorhanden, mitunter sehr heftig; nächtliche Steigerung der Schmerzen ist besonders charakteristisch. Da solche Patienten körperlich ziemlich herunterkommen, so wird begreiflicherweise in erster Linie an ein Carcinom gedacht. Fieber, zuweilen auch Schüttelfröste, kommen sowohl bei der Lues als beim Carcinom vor. Auf die richtige Fährte kann man geleitet werden, wenn sich sonst am Körper irgendwelche Symptome zeigen, die für Lues sprechen (Schädeldefekte, perforierter Gaumen, chronische Periostitis, Hautnarben). Langsames Wachsen des fraglichen Tumors oder der „Metastase", Neigung zu Remissionen sind Anhaltspunkte dafür, die Diagnose eines echten Tumors fallen zu lassen. In nicht wenigen Fällen bringt erst die Obduktion Klärung. Der Grund, warum man die Höcker gelegentlich nicht tasten kann, liegt meist in den nicht seltenen Verwachsungen der gelappten Leber mit der Umgebung.

Manchmal ist vor allem der linke Leberlappen von der gummösen Entartung betroffen; ein derber, faustgroßer Tumor drängt sich im Epigastrium vor. Auch hier lenkt uns die lange Dauer eines solchen Zustandes von der Diagnose eines Tumors ab. Am Leberrand sitzende große Knoten können sich aus der Kontinuität der Leber gleichsam loslösen und nur mehr durch einen Stiel mit der Leber verbunden sein. Solche Gebilde imponieren dann als Wanderniere oder peritoneale Cyste; es kann auch ein RIEDELscher Leberlappen vorgetäuscht werden.

β) Hinter einer **großen glatten Leber** kann sich gelegentlich ebenfalls eine Leberlues verbergen. Der Rand ist plump und geradlinig, die Palpation oft schmerzhaft. Spontanschmerz ist nicht selten. HOPPE-SEYLER,[1] der solche Fälle zuerst beschrieb, führt die Lebervergrößerung auf eine hochgradige Wucherung des interlobulären Bindegewebes zurück, welches in die Acini vordringt. Aus einer solchen großen glatten Leber kann sich allmählich eine syphilitische Cirrhose entwickeln oder es kann zur Bildung zirkumskripter Gummen kommen. Ein ähnlicher Prozeß kann auch in der Milz statthaben. Diese Formen weisen nicht selten atypische Fieberbewegungen auf. Ikterus fehlt, eine antiluetische Behandlung soll den Zustand beseitigen.

γ) **Die syphilitische Lebercirrhose.** Sicherlich begeht man oft den Fehler, sich mit der Diagnose Lebercirrhose zu begnügen, ohne auf die luetische Ätiologie zu achten. Diesen Vorwurf muß man nicht nur dem Kliniker, sondern auch dem Anatomen machen. In bezug auf die klinischen Erscheinungen besteht gegenüber der gewöhnlichen Cirrhose kein Unterschied. Man hat atrophische und hypertrophische Formen beschrieben. Eine besondere Schmerzhaftigkeit der Leber, die so häufig als charakteristisch für die luetische Leber beschrieben wird, weisen nur die wenigsten Fälle auf; diese Formen scheinen eher zu Fieberattacken zu

---

[1] HOPPE-SEYLER: Leberkrankheiten, 2. Aufl., S. 531. 1912.

neigen. Ein Fall, der später auch autoptisch bestätigt wurde, bot das Bild des sogenannten intermittierenden Leberfiebers. Bei manchen Kranken wiederholt sich Tag für Tag, oft Monate hindurch, zu gleicher Stunde der Fieberanfall; häufig wird er durch Schüttelfrost oder Frösteln eingeleitet, profuse Schweiße können den Anfall beenden. Das Krankheitsbild ähnelt dann ungemein dem der Malaria. In anderen Fällen findet sich ein mehr kontinuierliches Fieber, das an Typhus oder Morbus Bang erinnert, in der älteren Literatur wurde öfter auch remittierendes Fieber als Begleitsymptom der Leberlues beschrieben. Gelingt es, das Fieber und die Leberveränderung durch antiluetische Behandlung zu beseitigen, so ist das ein wichtiger Anhaltspunkt für die Diagnose. Eine eindeutige Klärung bringt jedoch meistens erst die Obduktion.

δ) **Die cholangitisch-cholezystitische Form.** Schon den älteren Klinikern war es aufgefallen, daß die Syphilis gelegentlich unter dem Bilde einer Cholelithiasis verlaufen kann. Das Krankheitsbild setzt mit dem typischen Schmerz ein, der von Schüttelfrost und Fieber begleitet ist. Es können leichter Ikterus sowie Erbrechen und Druckempfindlichkeit in der Gallenblasengegend auftreten. Auffallend ist allerdings die frühe Mitbeteiligung der Milz. Der Anfall kann abklingen und sich nach geraumer Zeit wiederholen. Wegen Häufung der Fieberattacken denkt man an aufsteigende Cholangitis oder Leberabszeß. Sind Anhaltspunkte vorhanden, die an einen luetischen Prozeß denken lassen, so kann eine antiluetische Behandlung zunächst eine Steigerung der Symptome bedingen, der aber bald Heilung folgt. Fälle dieser Art sind vielfach beschrieben worden. Da Obduktionsbefunde fehlen, wird man der Beurteilung dieses Krankheitsbildes mit einer gewissen Reserve gegenüberstehen müssen. Auch die bei solchen Fällen mehrfach vorgenommene Operation ergab keinen irgendwie charakteristischen Befund.

Eine wesentliche Erschwerung in der Diagnostik der Leberlues bereitet uns das unzuverlässige Verhalten der WASSERMANNschen Reaktion. In den meisten Fällen anatomisch sichergestellter Leberlues ergibt die WASSERMANNsche Probe ein positives Resultat, aber die Zahl der Fälle, bei denen uns die Reaktion in Stich läßt, ist nicht gering. Leider kann man sich auch auf eine positive Reaktion nicht unbedingt verlassen, weil z. B. ein typischer Icterus catarrhalis auch eine positive Reaktion zeigen kann, die mit Abheilung der Erkrankung wieder verschwindet. Das Fehlen der Komplementablenkung hängt nicht mit der Körpertemperatur und auch nicht mit dem Ikterus zusammen. SCHLESINGER, der auf diesem Gebiete wohl die größte Erfahrung hatte, sagte: Eine negative WASSERMANNsche Reaktion spricht nicht unbedingt gegen Leberlues, eine positive gestattet aber nicht, hepatische Veränderungen als syphilitisch zu bezeichnen. Stellt sich während einer antiluetischen Behandlung eine positive Serumreaktion ein, so erhält die Annahme, daß ein fraglicher Lebertumor als luetische Leberaffektion angesprochen wird, eine wesentliche Stütze. Wird eine Lues hepatis von Ascites begleitet, so kann die WASSERMANNsche Probe im Blut negativ, im Ascites hingegen positiv sein.

Das RÖNTGEN-Verfahren kann gelegentlich Klärung bringen; an Leberlues ist besonders dann zu denken, wenn sich die Leberkonvexität eigentümlich höckerig erweist. Auch nach Anlegung eines Pneumoperitoneums kann die Diagnose erleichtert werden, besonders wenn sich röntgenologisch Adhäsionen, Höcker und Einziehungen nachweisen lassen.

Auch aus dem Verhalten des Ascites ergeben sich manchmal Anhaltspunkte: Bei der typischen LAENNECschen Lebercirrhose füllt sich der Ascites nach der Punktion rasch nach; das ist beim Ascites als Begleiterscheinung einer Lues hepatis nur selten der Fall. Daß bei der luetischen Cirrhose oft eine einmalige Punktion genügen kann, um den Ascites dauernd zum Verschwinden zu bringen, ist schon von den alten Ärzten betont worden. Auch eine antiluetische Behandlung kann die Bauchwassersucht beseitigen.

Im Verlaufe einer Lues hepatis kann es auch zu Pfortaderthrombose kommen, ohne daß dies mit der Entwicklung eines Ascites verbunden sein muß.

Dem Milztumor wurde immer Aufmerksamkeit geschenkt; früher galt die Milzvergrößerung als Frühsymptom der Lues hepatis. — Eine antiluetische Behandlung kann auch die Milzvergrößerung zum Verschwinden bringen.

Venenerweiterungen im Bereiche des Oesophagus oder der vorderen Bauchhaut sind bei der Lues hepatis ebenso zu sehen wie bei anderen Cirrhosen.

Von allgemeinen Symptomen beansprucht besonders das Verhalten des Fiebers klinisches Interesse. Liegt eine Lebervergrößerung oder sonst ein Lebertumor vor, der im Hinblick auf sonstige klinische Erscheinungen nicht als Blastom anzusprechen ist, und handelt es sich dabei um ein länger anhaltendes Fieber, das bald intermittierenden, bald kontinuierlichen Verlauf zeigt, dann soll man es stets mit einer antiluetischen Behandlung versuchen und sich auch wegen anfänglicher Temperatursteigerung nicht irre machen lassen, denn selbst bei fieberlosem Verlauf einer Lues hepatis kann es im Beginn der antiluetischen Behandlung zu Fieber kommen; ein solches Fieber währt aber meist nur kurze Zeit und ist vielleicht als HERXHEIMERsche Reaktion anzusprechen. Gleichzeitig damit können auch die Schmerzen in der Lebergegend heftiger werden. Solche lokale Erscheinungen klingen innerhalb kurzer Zeit ab. Jedenfalls spricht die prompte Entfieberung nach einer spezifischen Behandlung und ebenso das Einsetzen einer kurzen Fieberperiode im Beginne der Behandlung bei Fällen, die bis dahin nie höhere Temperaturen zeigten, diagnostisch sicherer für eine Lebersyphilis als die oft unzuverläßliche WASSERMANNsche Reaktion.

Infolge der Mannigfaltigkeit der Symptomatologie der Lues hepatis ist die Differentialdiagnose gegenüber anderen Affektionen außerordentlich schwierig. Der oft eigentümliche, an Malaria erinnernde Fieberverlauf bringt es mit sich, daß in den Krankengeschichten solcher Fälle sich sehr häufig die Angabe findet: wiederholte Prüfung auf Malariaplasmodien negativ. Es kann auch, wie bereits erwähnt, zu Verwechslungen mit Leberabszessen kommen. Das Auftreten eines Milztumors ist dem Leberabszeß nicht eigen, während umgekehrt bei Leberlues eine Milzvergrößerung oft zu beobachten ist; fast nie findet sich bei fieberhafter Leberlues polynukleäre Hyperleukocytose. Ein charakteristisches Blutbild kommt der Leberlues nicht zu. Mit der Differentialdiagnose eines vereiterten Echinokokkus hat man nur in manchen Gegenden zu rechnen, in Österreich kennt man z. B. dieses Krankheitsbild kaum. Auf die WEINBERGsche Reaktion kann man sich nicht unbedingt verlassen, selbst Eosinophilie kann mitunter fehlen. Wenn Eosinophilie vorhanden ist, muß man diesem Zeichen große diagnostische Beweiskraft zusprechen. Milzvergrößerungen sind bei der Echinokokkuskrankheit eine Seltenheit. Das hohe Fieber und die vergrößerte Leber lassen oft an einen subphrenischen Abszeß denken, was zu Probepunktionen Anlaß gibt. In der Tat hat das Krankheitsbild des subphrenischen Abszesses manche gemeinsame Züge mit der Lues hepatis. Das Krankheitsbild, das am häufigsten zu Verwechslungen führt, ist der Leberkrebs. Milztumor kommt weder beim primären noch beim sekundären Leberblastom vor, eine vergrößerte Milz ist dagegen bei der Leberlues oft vorhanden. Der Krebs geht nur selten mit Schmerzen einher, die gerade bei Leberlues häufig beobachtet werden. Fieber kann bei beiden Krankheiten bestehen. Auf luetische Manifestationen an der Haut, im Knochen, am Periost, an den Schleimhäuten ist in allen zweifelhaften Fällen zu achten. Hinter mancher sogenannter „Knochenmetastase" kann sich ein Gumma verstecken. In zweifelhaften Fällen ist stets eine antiluetische Kur zu versuchen. Die Unterscheidung eines großen Gummas von einem primären großen Lebercarcinom kann selbst dem Chirurgen während der Operation noch Schwierigkeiten bereiten. Wie häufig Leberlues mit Krebs verwechselt wurde, zeigt am besten eine Zusammenstellung von CASTAIGNE-CHIRAY:[1] unter 40 Fällen von Leberlues wurde 16mal die Diagnose Leber- bzw. Magenkrebs gestellt, viermal Cirrhose und dreimal Tuberkulose des Peritoneums diagnostiziert. Das Pankreaskopf- oder Gallengangcarcinom bereitet selten diagnostische Schwierigkeiten, weil es sich hierbei meist um einen totalen Gallengangverschluß handelt, der bei Lues im allgemeinen nicht zu sehen ist. Kommt es im Verlaufe einer Lues hepatis doch zu Gelbsucht, so zeigen sich meist die Charakteristika eines inkompletten Verschlusses oder die eines parenchymatösen Ikterus. Nicht gering sind die Schwierigkeiten bei einem Tumor der Gallenblase; wie häufig es hier zu Verwechslungen kommen kann, beweist am besten die Aufstellung einer typischen Form der Leberlues, die den Gallenblasenkrebs nachahmt. Die Größe des Tumors ist oft der Anlaß zu den schlimmsten Prognosen. SCHLESINGER[2] konnte solche Fälle entlarven und einen solchen Tumor unter entsprechender Behandlung zum Schwinden bringen.

Ebenso wie die luetische Genese einer Lebererkrankung oft verkannt wird, ist auch das Umgekehrte der Fall. Man mutmaßt wegen einer positiven WASSERMANNschen Reaktion eine Lues hepatis, die sich nachträglich doch als maligner Tumor entpuppt. An Lues soll man bei juveniler Cirrhose denken, besonders wenn andere ätiologische Faktoren auszuschließen sind. Eine scharfe Trennung fällt oft sogar dem Anatomen schwer, zumal leichte Gefäßveränderungen auch bei nichtluetischer Cirrhose zu sehen sind. Ich erinnere mich eines Falles von hämolytischem Ikterus, bei dem der Hausarzt der Splenektomie nicht zustimmen wollte, weil es sich angeblich um eine hereditäre Lues handelte. Die Milzentfernung führte zu vollem Erfolg, die WASSERMANNsche Probe war weder vor noch nach der Operation positiv. Ein größerer Schnürlappen der Leber kann uns manchmal diagnostische Schwierigkeiten bereiten. Leber- und Milzschwellungen als Teilerscheinungen einer Leukämie oder einer Lymphogranulomatose sind leicht zu erkennen, wenn es sich um typische Krankheitsbilder handelt, die aleukämischen Krankheitszustände können uns diagnostische Schwierigkeiten bereiten. Hier hat uns die Knochenmarkspunktion wesentlich weitergebracht. Ähnliche Schwierigkeiten bereitet uns die Granulomatose, wenn noch keine allgemeine Lymphdrüsenvergrößerung besteht. Die Lues hepatis hat mit der Stauungsleber die Druckempfindlichkeit und die spontane Schmerzhaftigkeit gemeinsam, doch ist die kardiale Genese unschwer durch Symptome, wie großes Herz, Venenfüllung am Hals, Arrhythmie usw., zu erkennen. Die perikarditische Pseudolebercirrhose als Folge einer Concretio cordis kann gelegentlich zu diagnostischen Schwierigkeiten Anlaß geben. Anamnese und Röntgenbefund des Thorax klären meist den Zustand auf. Die Lappung der Leber, die bei manchen Formen von Zwerchfellhernie vorkommt, kann mit der luetischen Leberlappung verwechselt werden. Bei chronischer Bronchitis kann es wegen des ständigen Hustens zu den bekannten Zwerchfelleinschnürungen der Leber kommen; palpatorisch sind sie nicht nachweisbar, röntgenologisch können sie unter günstigen Bedingungen gesehen werden und solcherart zu Verwechslungen Anlaß geben. Wie in den meisten Fällen von interner Lues, läßt uns die Anamnese auch bei der Beurteilung der Lues hepatis weitgehend im Stich. Der Patient weiß entweder nichts von einer Infektion oder leugnet sie.

---

[1] CASTAIGNE-CHIRAY: Maladie du foie. Paris. 1910.
[2] SCHLESINGER: Syphilis und innere Medizin, Bd. II, S. 44. Wien. 1923.

Das Intervall zwischen der luetischen Infektion und dem Ausbruch der ersten klinischen Erscheinungen einer Lues hepatis ist verschieden groß, meist beträgt es mehr als zehn Jahre. TALLQUIST nahm 18 Jahre an. Nach der Statistik von SYMMERS ist die Lues hepatis am häufigsten zwischen dem 30. und 40. Lebensjahr zu beobachten, es sind jedoch zahlreiche Fälle bekannt, wo der Träger einer Leberlues älter als 60 Jahre war.

Die Prognose hängt von der Art des Prozesses und dem Zeitpunkte der Diagnose bzw. Therapie ab. Wird die gummöse Erkrankung frühzeitig erkannt, so ist bei entsprechender spezifischer Behandlung Rückgang vieler Erscheinungen zu gewärtigen; selbstverständlich wird man durch eine antiluetische Kur ein Verschwinden der Bindegewebswucherung bei der syphilitischen Lebercirrhose nicht erwarten dürfen, wohl aber Stillstand des Prozesses. Das gleiche gilt vom Hepar lobatum; der Ascites kann verschwinden oder sein Wiedererscheinen nach der Punktion verhindert werden. Auch die Gelbsucht tritt in den Hintergrund, wenn es sich um einen parenchymatösen Ikterus handelt. Ungünstig ist die Prognose, sobald sich zu der Lues hepatis eine allgemeine Amyloidose hinzugesellt hat. Sind gleichzeitig auch das Herz bzw. die Aorta und die Koronargefäße luetisch erkrankt, so erheischt die Salvarsantherapie äußerste Vorsicht.

ɛ) Der Salvarsanikterus. Ikterus bei Syphilis war vor dem Weltkrieg eine Seltenheit. Um das Jahr 1918 häuften sich die Fälle. Da gleichzeitig auch eine erschreckende Unterernährung breiter Volksschichten bestand und der Ablauf der Lues sich ebenfalls anders gestaltete, indem z. B. von den Dermatologen damals Syphilis maligna häufiger beobachtet wurde, war man zunächst der Ansicht, daß das häufigere Vorkommen von Gelbsucht mit der durch den Hunger bedingten Schwächung des Organismus und der damit einhergehenden Beeinträchtigung der Leber in Zusammenhang stehe. Manchmal entwickelte sich die Gelbsucht schon kurze Zeit nach der ersten Salvarsaninjektion (2—3 Wochen). Auf später einsetzende Ikterusformen, die 1—5 Monate nach Beginn der Salvarsankur auftraten, hat zuerst NEISSER[1] aufmerksam gemacht; dementsprechend sprach man von einem Früh- und einem Spätikterus. Das Krankheitsbild wurde unter dem Namen Salvarsanikterus zusammengefaßt.

Scheinbar unvermittelt entwickelt sich innerhalb kurzer Zeit eine intensive Gelbsucht, die bald mit geringen, bald mit heftigeren Allgemeinbeschwerden einhergeht. Mattigkeit, Inappetenz, Erbrechen, Durchfälle, Juckreiz sind häufige Begleiterscheinungen. In nicht wenigen Fällen glauben die Patienten, dem Genuß irgendeiner verdorbenen Speise die Schuld geben zu müssen. Auffallend ist manchmal eine beträchtliche Gewichtsabnahme. Schmerzen werden in der Regel nicht empfunden, bis auf ein leichtes Druckgefühl in der Gallenblasengegend. Objektiv findet sich eine Schwellung der Leber. REHDER und BECKMANN,[2] die dieses Krankheitsbild zuerst beschrieben, fanden in etwa 24% der Fälle Druckempfindlichkeit der Gallenblasengegend und Leberschwellung; gleichzeitig damit setzt eine Schwellung der Milz ein, die druckschmerzhaft wird. Ein Unterschied in der Symptomatologie zwischen dem Frühikterus und dem Spätikterus besteht im allgemeinen nicht.

Die Gelbsucht ist mitunter sehr intensiv. Der Bilirubingehalt im Serum steigt beträchtlich an, wobei meist direktes Bilirubin gefunden wird. Die Stühle können im Beginn der Krankheit sehr hell sein, vollkommen acholische Stühle werden nur selten und höchstens für eine verhältnismäßig kurze Zeit beobachtet. Der intermittierende Charakter des Gallenflusses wird noch offensichtlicher, wenn man die Gallensekretion mittels der Duodenalsonde prüft. Der Duodenalsaft ist

---

[1] NEISSER: Arch. f. Dermat. **121**, 579 (1916); Dermat. Z. **24**, 621 (1919).
[2] REHDER u. BECKMANN: Z. klin. Med. **84**, 234 (1917).

nur selten völlig acholisch, die Galle enthält manchmal auch Eiweiß. Durch Salyrgan läßt sich der Gallenfluß anregen, und der bis dahin auffallend helle Duodenalsaft kann über Nacht wieder eine normale Farbe annehmen. Die Ausscheidung von Azorubin durch die Galle fehlt meist oder ist sehr verzögert. Die so gut wie immer hoch positive Galaktoseprobe läßt eine schwere Schädigung des Leberparenchyms erkennen. Der Harn enthält auf der Höhe der Krankheit reichlich Bilirubin neben viel Urobilinogen. Ist der Gallenfluß gegen das Duodenum gehemmt, so verschwindet die Urobilinurie. Bei schweren Formen kann sich im Harn neben reichlichen Gallenfarbstoffzylindern auch Eiweiß finden. Auf das Vorkommen von Leucin und Tyrosin ist oft hingewiesen worden. Beim Frühikterus treten nicht selten gleichzeitig mehr oder weniger schwere Exantheme, Erytheme, Dermatitiden mit nephritischen Erscheinungen und hämorrhagischer Diathese auf. Bei der Spätform sieht man im allgemeinen nur selten luetische Erscheinungen der Haut und der Schleimhäute. Ascites kommt kaum vor. Im Blut findet sich sehr oft, aber durchaus nicht immer, eine positive WASSERMANNsche oder SACHS-GEORGISche Reaktion; immerhin sind dauernd seronegative Fälle mehrfach beschrieben worden. Die Resistenz der Erythrocyten gegenüber hypotonischen Kochsalzlösungen ist im allgemeinen normal. Ob es unter dem Einfluß von Salvarsan — gemessen an der Urobilinausscheidung durch den Stuhl — zu einer Hämolyse kommt, ist nicht bekannt. Die Blutkörperchensenkung zeigt sich im Gegensatz zum Icterus syphiliticus praecox entweder normal oder sogar gelegentlich herabgesetzt; öfter kommt es zu einer Leukocytose.

Auch nach einer Quecksilber- und Wismutbehandlung können dem Salvarsanikterus ähnliche Erscheinungen auftreten, so daß man auch von einem Quecksilber- bzw. Wismutikterus sprechen könnte. So berichten FRANCK, BENSAUDE und CACHIN[1], daß von 843 Ikterusfällen bei insgesamt 12.765 antisyphilitischen Behandlungen in 782 Fällen die Gelbsucht nach Arsenpräparaten, in 42 Fällen nach Quecksilber- und in 19 Fällen nach Wismutkuren auftrat.

Der Salvarsanikterus zeigt große Ähnlichkeit mit dem Icterus catarrhalis; an eine Verwandtschaft mit ihm hat man um so eher zu denken, als dem Ausbruch des „Salvarsanikterus" eine alimentäre Schädigung vorausgeht. Es ist deshalb, namentlich bei den Spätformen, nicht immer leicht zu entscheiden, ob es sich um einen Salvarsan- oder um einen katarrhalischen Ikterus handelt. Der Verlauf des Salvarsanikterus ist im allgemeinen ein gutartiger, die meisten Patienten können ihrer Beschäftigung nachgehen, da die Beschwerden zumeist gering sind. Immerhin gibt es nicht wenige Fälle, bei denen sich aus einem scheinbar harmlosen Salvarsanikterus eine akute Leberatrophie entwickelt. Die Dauer eines gutartig verlaufenden Salvarsanikterus schwankt zwischen drei und zwölf Wochen.

Seit den ersten Beobachtungen aus den Jahren 1917—1918 häufen sich die Angaben über das Vorkommen eines Salvarsanikterus. Da aber gleichzeitig — wie bereits an anderer Stelle hervorgehoben wurde — auch die Zahl der Leberkrankheiten im allgemeinen in die Höhe ging, so neigt ein Teil der Dermatologen der Ansicht zu, daß der Salvarsanbehandlung keine Schuld beizumessen sei.

Die ersten Mitteilungen über den Salvarsanikterus stammten hauptsächlich aus Norddeutschland, man vermutete daher als Ursache irgendwelche lokale spezifische Schäden, besonders schlechte Ernährung; man kam aber bald davon ab, da Fälle von Salvarsanikterus auch in den Siegerstaaten und in den neutralen Staaten beobachtet wurden. Aber auch hier war eine Zunahme der Leberkrankheiten unverkennbar. Jedenfalls kann man an der Tatsache fest-

---

[1] Presse méd. **1935,** II, 1345.

halten, daß Leberkrankheiten, insbesondere Ikterus, an verschiedenen Orten und zur gleichen Zeit in auffallend gehäuftem Maße auftraten.

Während man im Anfang noch bestrebt war, den Salvarsanikterus in zwei Formen: in eine Frühform und eine Spätform, zu teilen, will man derzeit diese Zweiteilung wieder aufgeben; man geht sogar um einen Schritt weiter und versucht, den Icterus syphiliticus praecox, der bekanntlich unabhängig von jeder antiluetischen Therapie im Primär- und Sekundärstadium auftreten kann, mit dem Salvarsanikterus zu verquicken, wobei man in folgender Weise argumentiert: Die sekundäre Lues schädigt die Leber schon an und für sich. Es bedarf dann nur mehr eines kleinen Anstoßes, um die Schädigung klinisch manifest zu machen; in diesem Sinne soll das an sich kaum toxische Salvarsan wirken.

Unter ungünstigen Bedingungen kann der Salvarsanikterus in eine akute Leberatrophie übergehen. Solche Beobachtungen waren der Anlaß, daß man sich ganz besonders für die Pathogenese des Salvarsanikterus interessierte; handelt es sich doch dabei nicht nur um ein theoretisches Problem, sondern vor allem um die praktisch wichtige Frage, ob man bei Ausbruch eines Salvarsanikterus den Patienten mit Salvarsan weiterbehandeln darf oder ob es nicht doch geboten erscheint, jede antiluetische Behandlung, auch die mit Quecksilber, einzustellen, zumal auch während einer Quecksilberbehandlung, wie oben erwähnt, das Auftreten von Ikterus beobachtet wurde. Gerade das Auftreten von Gelbsucht im Anschluß an ein Therapeutikum (Quecksilber oder Salvarsan) ließ an Störungen im Sinne einer JARISCH-HERXHEIMERschen Reaktion denken. Wie unter der Einwirkung von Salvarsan oder Quecksilber luetische Plaques eine spezifische Schwellung zeigen können, meinte man auch die intrahepatalen Veränderungen als Ursache der Gelbsucht im Sinne einer JARISCH-HERXHEIMERschen Reaktion deuten zu müssen. Die Reaktion an der Leber wird daran erkannt, daß ein vorher noch nicht vorhandener Ikterus auftritt oder daß ein vor Beginn der Behandlung bereits festgestellter Ikterus sich verschlimmert, bzw. nach seinem Verschwinden wieder erscheint. Manche Kliniker, wie z. B. RAHM, sehen schon in dem Stärkerwerden einer Urobilinurie oder der Zunahme einer Galaktosurie den Ausdruck einer Verschlechterung. Ebenso kann ein kurzdauernder Anstieg des Blutbilirubinspiegels ein Hinweis eines Leberschadens durch die Salvarsaninjektion sein. Im Sinne der JARISCH-HERXHEIMERschen Reaktion interessierte man sich für die Frage, ob in der Leber durch das Salvarsan Spirochäten zerstört werden und ob nicht ihre Abbauprodukte die Leberschädigung verursachen. Da aber weder im Leberpunktat noch sonst im Leichenmaterial bei sekundärer Lues Spirochäten nachweisbar waren, ist man von dieser Vorstellung bald abgekommen. Unter den Internisten, die den Salvarsanikterus mit Salvarsan weiterbehandeln und dabei schöne Erfolge gesehen haben, befindet sich kein Geringerer als UMBER.

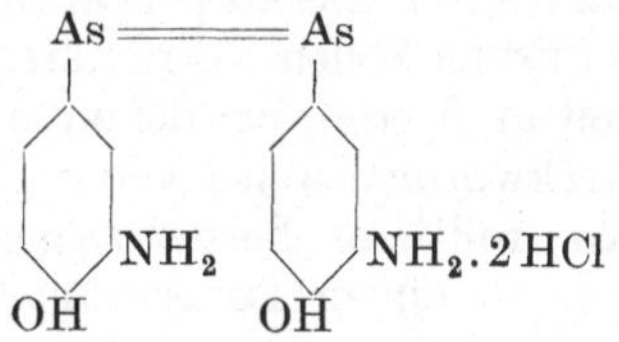

Da das Salvarsan im menschlichen Körper bald nach seiner Aufnahme verändert wird, so wurde von mancher Seite in den Abbauprodukten das toxische Prinzip vermutet. Von diesen komme das Arsen oder der Aminophenolkern in Betracht. An dieses Spaltprodukt war um so eher zu denken, als das Lactophenin ein isomerer Körper des Amidophenolkerns ist und nach längerer Darreichung Ikterus bedingt. In toxisch wirkenden Abbauprodukten des Salvarsans sieht STÜHMER[1] die Hauptursache des Leberschadens; EHRLICH selbst hat, als er die ersten Berichte über Gelbsucht nach Salvarsan

---

[1] STÜHMER: Münch. med. Wschr. 1919, 96.

erhielt, auf diese Substanzen aufmerksam gemacht; bevor EHRLICH auf das
Salvarsan kam, hat er unzählige Arsenpräparate auf ihre Wirksamkeit geprüft,
unter anderem auch das Ikterogen; es ist das eine Substanz, die bei Mäusen
schweren Ikterus erzeugt, der dann zum Tode führt.

Hier an eine reine Arsenwirkung zu denken, ist unwahrscheinlich, da das
klinische Bild einer Arsenvergiftung sich wesentlich von der Salvarsanintoxikation
unterscheidet; man war daher geneigt, für manche Formen von Salvarsanikterus
das Salvarsan allein verantwortlich zu machen. Als Stütze dafür glaubte man vereinzelte Beobachtungen bei nicht luetischen Menschen anführen zu können, die nach Salvarsan, das aus anderen Gründen gereicht wurde, ikterisch wurden. Im gleichen Sinn wollte man Fälle verwerten, die auch im primären wassermannegativen Stadium der Lues Salvarsanikterus bekamen; immerhin muß man sich die Tatsache vor Augen halten — wir haben schon darauf verwiesen —, daß viele Dermatologen und selbst Internisten den Salvarsanikterus mit Erfolg durch Salvarsan behandeln.

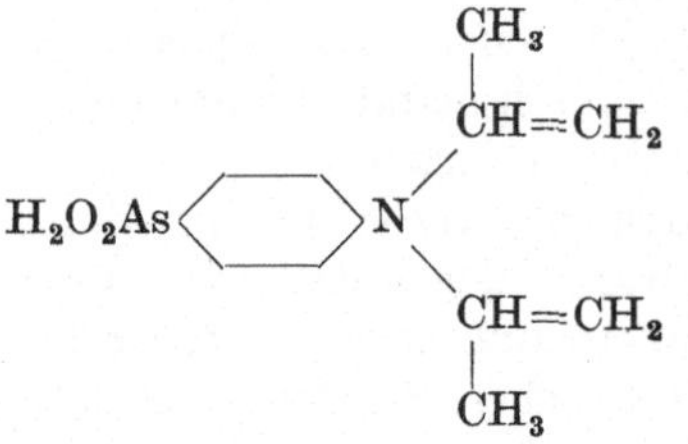

An der Tatsache, daß Salvarsan im Tierkörper schwere Leberveränderungen
auslösen kann, ist nicht zu zweifeln. Es kommt zu zentroazinösen Nekrosen der
Leber, wenn man Hunden 0,04 g alkalisches Salvarsan pro Kilogramm Tier verabfolgt. CRAVEN[1] berichtete über den Einfluß der Ernährung zwecks Verhütung
solcher Leberschädigungen, wobei er zu dem merkwürdigen Ergebnis kam, daß
eine kohlehydratreiche Kost das Tier gegenüber der Salvarsanvergiftung empfindlicher macht, während eine fett- oder sogar eiweißreiche Kost das Tier vor der
tödlichen Dosis schützt, — eine Tatsache, die im krassen Gegensatz zu der
Anschauung steht, die die meisten Kliniker vertreten. Diese Versuche sind von
SCHIFRIN[2] im RÖSSLEschen Institut bestätigt worden, wobei auch er sagt, daß
Hunde bei reiner Fleischkost die geringste Empfindlichkeit gegen Salvarsan
zeigen. Vielleicht liegt daher die schützende Kraft weniger im Glykogengehalt
der Leber, als vielmehr in der raschen Ausscheidungsfähigkeit des Arsens durch
die Galle; bekanntlich wird die Gallensekretion durch Eiweiß und Fettkost
gesteigert, hingegen durch Kohlehydratkost gehemmt.

Bei der Frage von der Giftempfindlichkeit spielt das reticuloendotheliale
System sicher eine große Rolle. Die Speicherung des Salvarsans durch die
KUPFFERschen Zellen ist von JANCSO[3] studiert worden, der die Verfettung der
KUPFFER-Zellen hervorhebt. In den Organen, die reich an reticuloendothelialen
Elementen sind (Leber, Milz, Knochenmark), findet sich reichlich Arsen. Solche
Beobachtungen waren der Anlaß nachzusehen, ob und welchen Schaden Sal-
varsan im Tierkörper anrichtet, wenn man irgendwelche Änderungen an den
KUPFFER-Zellen vornimmt. MILBRADT[4] untersuchte die Salvarsanempfindlich-
keit an Tieren, bei denen er vorher durch Tusche die KUPFFER-Zellen blockierte.
Merkwürdigerweise vertrugen diese Tiere das Salvarsan viel schlechter als die
Kontrolltiere. Ferner zeigen Tiere, die nach der Salvarsanvergiftung mit Hepatrat — einem Leberpräparat — behandelt wurden, eine wesentlich geringere
Empfindlichkeit gegenüber Salvarsan als unbehandelte Kontrolltiere. Die Bedeutung der Leber bei der Verarbeitung und Entgiftung des Salvarsans geht schon
aus der Tatsache hervor, daß die Leber beim normalen Tier durch die Galle

---

[1] CRAVEN: Bull. Hopkins Hosp. **48**, 131 (1931).
[2] SCHIFRIN: Virchows Arch. **287**, 175 (1932).
[3] JANCSO: Dtsch. med. Wschr. **1927**, Nr. 27.
[4] MILBRADT: Arch. f. exper. Path. **160**, 489 (1931).

viel leichter Arsen ausscheidet als der Darm und die Niere und daß die Leber
selbst jahrelang nach einer Salvarsankur immer noch Arsen in großen Mengen
enthält (ULLMANN[1]). In Fortsetzung der Versuche von MILBRADT ist es WIEDMANN[2]
gelungen, bei Tieren durch Blockierung des KUPFFER-Zellapparates und gleichzeitige Darreichung von Salvarsan zirrhoseähnliche Bilder zu erzeugen. Durch
die Blockierung wird — so meint WIEDMANN — die entgiftende Wirkung der
Leber gegenüber Salvarsan gehemmt, so daß sich jetzt die volle toxische Wirkung
des Salvarsans Geltung verschaffen kann, eine Anschauung, die sich weitgehend
an die Vorstellung von HOFMANN[3] anschließt. Im selben Zusammenhang sind
auch Beobachtungen von JUNGEBLUT und McGINE[4] zu erwähnen. Bei mit Tusche
blockierten Tieren ist nach einer Salvarsaninjektion Arsen im Blut viel länger
nachweisbar als bei nicht blockierten Kontrolltieren. Man hat sich daher die
Vorstellung gebildet, daß unter normalen Bedingungen das Salvarsan vom reticuloendothelialen System, vor allem von den KUPFFERschen Sternzellen, aufgenommen
und hier in eine Form verwandelt wird, die sich zwar gegen die Lues richtet, aber
den übrigen Körper nicht schädigt.

Um die Qualität der Leberschädigung durch Salvarsan beurteilen zu können,
erscheint es angebracht, auf analoge Salvarsanschäden in anderen Organen hinzuweisen, die die Charakteristika der serösen Entzündung besonders deutlich
erkennen lassen. Dies gilt besonders von der schweren Salvarsandermatitis; ihr
gehen gelegentlich Prodromalsymptome voraus, die sich als kurzdauernde Erytheme, Urticariaeruptionen äußern. Über die Ursache, warum in dem einen Fall
diese Nebenerscheinungen auftreten, während andere Personen davon verschont
bleiben, herrscht keine einheitliche Meinung. WIEDMANN verfolgt in allen solchen
Fällen die Leberfunktion und glaubt, dafür Schäden der Leber verantwortlich
machen zu können. Unmittelbar nach Beendigung des Krieges, zu welcher Zeit
solche Salvarsanschäden überaus häufig gesehen wurden, dachte man auch an
Verfälschungen des Präparates; jetzt wissen wir aber ganz sicher, daß solche
Dermatitiden auch von technisch einwandfreien Salvarsanpräparaten herrühren
können.

Im Verlaufe einer Salvarsanbehandlung kann es auch zu Blutungen und
Veränderungen des Blutbildes kommen. Für die Blutungen macht man Kapillarschädigungen verantwortlich. Läßt man Salvarsanlösungen längere Zeit an der
Luft stehen, oder schüttelt man sie mit Sauerstoff, so entstehen toxische Lösungen,
die im akuten Tierversuch zu schweren Kapillarschäden führen und das Bild eines
Kollapses mit Lungenödem zur Folge haben (KRAYER[5]). Um Zersetzungen des
Salvarsans tunlichst zu vermeiden, hat man der Lösung Zucker oder Gelatine
zugesetzt. Jedenfalls ist das Salvarsan eine labile Substanz, mit der man vorsichtig zu Werke gehen muß; allzu lange der Luft ausgesetzt, wird es toxisch;
vielleicht ist auch dies ein Anlaß der Leberschädigung.

Besonders deutlich tritt der Salvarsanschaden im Sinne einer serösen Ent-
zündung auch im Bereiche des Zentralnervensystems auf; gefürchtet ist die
Encephalitis haemorrhagica — auch Purpura cerebri genannt. Die ersten
Anzeichen setzen gewöhnlich 3—5 Tage, zuweilen schon nach der ersten
Salvarsaninjektion ein. Im Vordergrunde der Erscheinungen stehen Fieber,
Kopfschmerzen, Erbrechen, Übelkeit, Verwirrungs- und Dämmerzustände, dazu
gesellen sich unter Zunahme der psychischen Störung, die bis zur vollkommenen

[1] ULLMANN: Wien. klin. Wschr. 1913, 929.
[2] WIEDMANN: Wien. med. Wschr. 1933, Nr. 27.
[3] HOFMANN: Dtsch. med. Wschr. 1911, 2057.
[4] JUNGEBLUT u. McGINE: J. of exper. Med. 51, 5 und 15 (1930).
[5] KRAYER: Arch. f. exper. Path. 146, 20 (1929); 153, 50 (1930).

Apathie fortschreiten kann, Krampfzustände. Alle Grade von motorischer Unruhe, Zittern, Abwehrbewegungen, Zuckungen, epileptiforme Krämpfe kommen dabei vor. Die Krampfanfälle wiederholen sich im weiteren Verlauf in immer kürzer werdenden Intervallen, bis schließlich der Patient einem solchen Anfall erliegt. Gelegentlich treten auch meningeale Symptome auf (Trismus, Nackensteifigkeit, Opistotonus), auch Lähmungserscheinungen kommen manchmal vor. Die Reflexe können fehlen, herabgesetzt oder auch gesteigert sein.

In der Annahme, daß es sich dabei um schwere Schädigungen des Zentralnervensystems handelt, wird man durch die anatomischen Befunde bestärkt. Das Wesentliche ist ein starkes Ödem der Hirnsubstanz, daneben kleinste, flohstichartige Blutungen. MILIAN[1] spricht von einer „serösen Apoplexie". STÜHMER[2] hält das Ödem für die primäre und wichtigste Ursache, zumal er in einem Fall, bei der Trepanation vorgenommen wurde, eine hochgradige Schwellung des Gehirns sah. Die histologische Untersuchung zeigt überall Endothelveränderungen mit Austritt von Erythrocyten und serösem Exsudat; Zeichen einer echten Entzündung mit Leukocytenansammlung fehlen. Alle Anatomen betonen die Unspezifität der Veränderungen, da Ähnliches auch bei Infektionskrankheiten sowie Vergiftungen zu sehen ist.

Auf Grund der hier vorgebrachten Tatsachen läßt sich wohl mit ziemlicher Sicherheit behaupten, daß die Salvarsanpräparate unter gewissen Voraussetzungen schwere Kapillargifte darstellen; am häufigsten ist davon die Leber betroffen, die mit Ikterus und Funktionstörung reagiert. Der Salvarsanschaden dokumentiert sich ferner an den verschiedensten Organen, die alle eine Kapillarläsion erkennen lassen, welche in der weiteren Folge zu Plasmaaustritt führt. Am klarsten ist dies wohl am Gehirn zu erkennen; ganz gleiche Bilder sind zur Zeit der Dermatitiden an der Haut zu beobachten. Nichts liegt daher näher, als auch die Leberveränderungen mit einer Kapillarläsion in Beziehung zu bringen. Da die Lues schon an und für sich Veränderungen in der Leber hervorruft, die als Manifestationen einer serösen Entzündung betrachtet werden, darf es uns nicht wundernehmen, wenn unter dem Einfluß des Salvarsans dieser pathologische Zustand noch gesteigert wird.

Im Tierversuch ruft Salvarsan auch im gesunden Organismus, allerdings nur nach hohen Dosen, Leberschädigung hervor; ob dasselbe auch für den lebergesunden Menschen gilt, ist noch nicht sicher erwiesen, da das Mittel bei Nichtsyphilitischen nur ganz ausnahmsweise verwendet wird. Wenn es aber bei Kranken mit irgendeiner nicht luetischen Erkrankung zur Anwendung gelangt, hat man immer mit der Möglichkeit einer durch das Leiden bedingten gleichzeitigen Leberschädigung zu rechnen, die sicher viel häufiger vorkommt, als wir annehmen. Das einzige, das in dieser Richtung vielleicht zu verwerten wäre, ist eine Statistik von RUGE,[3] der über 52 Fälle von Salvarsanikterus berichtet, der bei Patienten beobachtet wurde, die Salvarsan nicht wegen Lues erhalten hatten. Leider fehlen genauere Angaben.

Eine Zeitlang hat man zugunsten einer Leberschädigung noch das Moment der Unterernährung heranziehen können und hiedurch die enorme Häufung des Ikterus in den Jahren 1917 bis 1922 gegenüber den Jahren vor dem Krieg erklären wollen. So z. B. war nach RUGE bei der deutschen Marine der Salvarsanikterus im Jahre 1917 von 3,9% im Frieden auf 26,3% mit sechs Todesfällen an akuter Leberatrophie gestiegen. Ein gehäuftes Auftreten des Salvarsanikterus besteht jedoch auch heute noch, ohne daß man die Unterernährung dafür ver-

---

[1] MILIAN: Bull. Soc. franç. Dermat. **17**, 234 (1921).
[2] STÜHMER: Münch. med. Wschr. **1919**, 96.
[3] RUGE: Erg. inn. Med. **41**, 21 (1931).

antwortlich machen könnte. Wir möchten daher zusammenfassend feststellen, daß das Salvarsan allein den Ikterus nicht auslöst, sondern daß der Salvarsanikterus nichts anderes sein dürfte, als der Ausdruck einer besonderen Reaktion der bereits luetisch erkrankten Leber auf die Salvarsanbehandlung der Leberlues. Die Erklärung des während oder unmittelbar nach einer Salvarsanbehandlung im Sekundärstadium auftretenden Ikterus (Frühikterus) bereitet uns weniger Schwierigkeiten. Schwieriger ist die Frage zu beantworten, wie man den sogenannten Spätikterus erklären soll, der nach bereits abgeklungener Sekundärperiode mehrere Wochen bis Monate nach der Salvarsanbehandlung gelegentlich zu sehen ist. In Analogie zu den Neurorezidiven glaubt man ihn als syphilitisches Monorezidiv in der Leber auffassen zu können. Bewahrheitet sich dies, dann wird es auch verständlich, warum der sogenannte Spätikterus nicht nach intensiver, sondern häufig nach ungenügender Behandlung einsetzt; das Wesentliche wäre eine ungenügende Zerstörung des Luesgiftes.

In nicht wenigen Fällen von Salvarsanikterus kann man für den Ausbruch der Gelbsucht auch eine alimentäre Intoxikation verantwortlich machen; es würde sich vielleicht um ein zufälliges Zusammentreffen eines Salvarsanschadens mit einem Icterus catarrhalis handeln.

Die Diagnose eines Salvarsanikterus ist meist außerordentlich leicht, wenn Gelbsucht noch während der Behandlung einsetzt, jedoch schwierig, wenn zwischen der letzten Salvarsaninjektion und dem Ausbruch der Gelbsucht 5—6 Monate vergangen sind und sich aus der Anamnese Anhaltspunkte für einen sogenannten Icterus catarrhalis ergeben. Die Diagnose wird manchmal von seiten des Patienten insofern erschwert, als er die durchgeführte Salvarsanbehandlung verschweigt oder leugnet. Ich habe es mir daher zur Gewohnheit gemacht, in allen Fällen von „Icterus catarrhalis" die Gegend der Vena cubitalis anzusehen. Finden sich hier verheilte Einstichöffnungen, dann richte ich an den betreffenden Patienten die Frage: „Wann haben Sie die letzte Salvarsaninjektion erhalten?"

3. Therapie der Lebersyphilis.

Voraussetzung einer antiluetischen Therapie ist die richtige Diagnose; hat schon der alte Satz volle Geltung, daß die Lues die verschiedensten Krankheiten nachahmen kann, so gilt dies in noch viel erhöhterem Maße von der Lues hepatis.

Wenn die Diagnose eines *syphilitischen Icterus praecox* sichergestellt ist, muß man versuchen, den luetischen Krankheitsprozeß tunlich rasch zum Abschluß zu bringen. Die Frage ist nur die: Welcher Mittel soll man sich bedienen, um ohne weitere Gefährdung der Leber den akuten luetischen Prozeß der Leber zu heilen. Das Salvarsan wird von den meisten Pathologen abgelehnt; dagegen setzen sich viele für eine Quecksilber- bzw. Sublimattherapie ein. Immerhin liegen einzelne Beobachtungen, z. B. von ZIELER,[1] vor, die auch nach Salvarsan ein promptes Absinken der Hyperbilirubinämie beobachteten. Entschließt man sich doch zur Salvarsantherapie, dann sollen zunächst sehr kleine Dosen gegeben werden, ferner soll man einige Tage nach der ersten Injektion verstreichen lassen, bevor man sie wiederholt.

Quecksilber wird im allgemeinen gut vertragen, man kann es sowohl als Inunktionskur (2—3 g Unguentum cinereum) oder als Injektion verabfolgen. SCHLESINGER[2] empfiehlt die löslichen Quecksilbersalze, da Depotwirkung gefährlich werden kann; er gibt entweder Modenol (Ersatz für das französische

---

[1] ZIELER: Münch. med. Wschr. **1926**, Nr. 4.
[2] SCHLESINGER: Syphilis und innere Medizin, Bd. II, S. 107. Wien. 1926.

Enesol), salizyl-arsensaures Quecksilber, das 38,45% Quecksilber und 14,4% Arsen enthält; subkutan verabfolgt man es in Dosen von 0,03—0,06 ccm pro die oder Salyrgan (2—3 Injektionen pro Woche).

Jod gibt man intern in Form von Jodnatrium 1—2 g pro die; man kann statt dessen auch Sajodin (enthält 26% Jod), Jodival (47% Jodgehalt), Lipojodin (41% Jodgehalt) und Mirion geben. Bei schlechter Verträglichkeit vom Magen aus gibt man es entweder intramuskulär oder als Salbe. Zur intravenösen oder intramuskulären Injektion verwendet man eine 10%ige wäßrige Lösung von Jodnatrium, davon gibt man 5—10 ccm jeden 2.—3. Tag. Als Salbe empfiehlt SCHLESINGER eine 5—10%ige Jodthionsalbe. Von der PREGL-Lösung wird vielfach Abstand genommen, weil sie am Orte der intravenösen Injektion leicht zu Thrombosen führt. Wismutpräparate werden im allgemeinen gut vertragen, so z. B. Bismogenol (1 ccm enthält 0,06 g Bi); immerhin kann es auch nach einer Bismogenolkur zum Ausbruch einer Hepatitis mit Ikterus kommen.

Der Salvarsanikterus ist als schwere Lebererkrankung anzusprechen. Die Patienten gehören unbedingt ins Bett. Ähnlich wie beim Icterus catarrhalis, ist auch hier der Diät ein besonderes Augenmerk zuzuwenden. Man bevorzugt eine kohlehydratreiche Kost. Gut bewährt haben sich auch intravenöse Injektionen von Osmonlösungen (30—50% Traubenzucker), von denen man täglich 20—50 ccm verabfolgt. Mit der Darreichung von Fett muß man vorsichtig sein; altes, schon einmal erhitztes Fett soll vermieden werden. Große Aufmerksamkeit ist dem Darm zuzuwenden. Diarrhoe ist ebenso zu vermeiden wie Obstipation. Von drastischen Abführmitteln muß Abstand genommen werden, am besten eignen sich salinische Mittel (Karlsbader Mühlbrunn mit Zusatz von Karlsbader Salz, noch besser Magnesiumsulfat, besonders wenn man es mittels Duodenalschlauch verabfolgt). Ich bevorzuge auch kleine Calomeldosen (z. B. dreimal täglich 0,03 durch 2—3 Tage), die auch auf den Juckreiz günstig einwirken. Neben der spezifischen und diätetischen Therapie verabfolge ich mit Vorliebe cholagoge Mittel (z. B. Decholin) und Salizylsäure (1—2 g). Wirksam erweisen sich heiße Umschläge auf die Lebergegend, ausgezeichnete Erfolge sehe ich bei Diathermie der Leber (täglich in der Dauer von 1—2 Stunden). Bei schwereren Fällen, die wegen Leberverkleinerung, Foetor hepaticus, Kopfschmerzen, Inappetenz, Neigung zu Blutungen den Verdacht einer beginnenden Leberatrophie rechtfertigen, soll man von jeder antiluetischen Behandlung absehen. Hier kann gelegentlich eine Insulinkur (2—3mal täglich 5—10 Einheiten Insulin, daneben Osmoninjektionen und Verabfolgung von Kohlehydraten, am besten in Form von Traubenzucker) lebensrettend wirken. Bei Brechneigung muß Traubenzucker rektal als Tropfklysma gegeben werden.

Die Behandlung des *Salvarsanikterus* unterscheidet sich durch nichts von der Therapie des Icterus syphiliticus praecox. Ich persönlich vermeide jede antiluetische Behandlung und bemühe mich, zunächst durch diätetische und allgemeine Maßnahmen die Leberkrankheit zu beeinflussen. Erst bis wir uns davon überzeugen können, daß der Leberschaden weitgehend gebessert ist, beginnen wir mit einer vorsichtigen antiluetischen Behandlung, wobei ich auch hier der Quecksilber- oder Jodtherapie den Vorzug gebe.

Weit energischer kann die antiluetische Behandlung durchgeführt werden, wenn es sich um eine *gummöse Hepatitis* handelt. Sehr wirksam erweist sich hier neben Salvarsan Jod in großen Dosen (3,0 pro die); die Salvarsankur beginnt man mit kleinen Dosen und soll nie über eine Einzeldosis von 0,3 steigen. Sehr oft kommt es zum Ausbruch einer JARISCH-HERXHEIMERschen Reaktion, so daß es geboten erscheint, namentlich wegen der häufig gleichzeitig bestehenden Mesaortitis ganz besonders vorsichtig zu sein. Über eine Gesamtmenge von 3,0 g

soll man nicht hinausgehen. Komplikationen, wie Salvarsanikterus, kommen
bei der tertiären Lues fast nie vor; nach einem Jahr soll die Kur wiederholt
werden.

In der Zwischenzeit kann man Jod oder Quecksilber geben; wahrscheinlich
ist die Quecksilberwirkung keine direkt antisyphilitische, sondern durch die Anregung der Antikörperbildung bedingt (MEYER-GOTTLIEB[1]). SCHLESINGER[2]
empfiehlt den monatelangen Gebrauch von kleinen Dosen (100—200 g) einer
Sarsaparillaabkochung in Form des Decoctum Zittmanni fortius. Man gibt es
gewöhnlich in der Weise, daß der Patient am Morgen nüchtern 200—300 g des
gewärmten Dekoktes schluckweise im Laufe von $1/_2$—1 Stunde einnimmt. SCHLE-
SINGER hat den Eindruck, daß diese Nachkur nicht nur die Rezidiven verhindert,
sondern auch den Organismus wesentlich kräftigt. Nach Arbeiten von LASCH
und PERUTZ[3] kommt es nach oraler Verabfolgung von Radix Sarsaparillae zu
einer Steigerung des Serumcholesterins. Diese Änderung des Cholesterinspiegels
wird als Ausdruck einer geänderten Reaktionsfähigkeit des Organismus im Sinne
einer oralen Reizkörpertherapie gedeutet. Im übrigen richtet sich die Therapie
gegen die einzelnen Symptome: Die Schmerzen in der Lebergegend werden oft
durch das Auflegen eines Emplastrum cinereum günstig beeinflußt. Manchmal
sieht man das Zurückgehen eines Ascites im Anschluß an eine antiluetische Kur.
Meist handelt es sich aber schon um einen chronischen Zustand, so daß eine
Punktion des Abdomens unvermeidlich wird. Man kann zufrieden sein, wenn
sich der Ascites im Anschluß an die spezifische Therapie nicht rasch wieder
nachfüllt.

Empfehlenswert sind Badekuren in Jodbädern. Unter den Jodbädern sind
Hall (Oberösterreich), Tölz (Bayern), Lipik (Ungarn) besonders bekannt; das
Wasser in Hall ist am jodhaltigsten (in einem Liter Wasser 0,042 g Jodmagnesium).

Auch den Schwefelbädern wird bei viszeraler Lues ein günstiger Einfluß zugeschrieben (Aachen, Baden bei Wien, Trencsin, Sirmione).

B. Morbus Weil.

Im Verlaufe mancher Infektionskrankheiten kann es zu einem parenchymatösen Ikterus kommen; so kennen wir die Gelbsucht bei Pneumonie und Sepsis.
Bei diesen beiden Krankheiten ist der Ikterus aber keineswegs eine typische Begleiterscheinung. Im Gegensatz dazu kennen wir zwei Infektionskrankheiten, bei
denen der Ikterus fast das führende Symptom ist: der Morbus Weil und das Gelbfieber. Da der Morbus Weil auch in unseren Gegenden vorkommt, müssen wir
auf ihn näher eingehen.

Im Jahre 1886 beschrieb der Heidelberger Arzt WEIL[4] eine eigentümliche
Krankheit, die mit Ikterus, Milztumor, Albuminurie, Muskelschmerzen, Neigung
zu Blutungen und Fieber einhergeht. Da diese Krankheit gelegentlich gehäuft
auftritt, hat man sie frühzeitig als Infektionskrankheit erkannt; der Erreger blieb
zunächst unbekannt. In der Folge war man mit der Diagnose Icterus infectiosus
sehr freigiebig und so mancher unklare Fall, der mit Gelbsucht und Fieber einherging, galt als infektiöser Ikterus. Schon viel früher hatte GRIESINGER[5] von einem
biliösen Typhoid gesprochen. Ob es sich aber dabei tatsächlich um Morbus
Weil gehandelt hatte, läßt sich nachträglich nicht entscheiden. Die Patho-

---

[1] MEYER-GOTTLIEB: 8. Aufl., S. 689. 1933.
[2] SCHLESINGER: Syphilis und innere Medizin, Bd. II, S. 112. Wien. 1926.
[3] LASCH u. PERUTZ: Wien. klin. Wschr. **1925**, Nr. 15.
[4] WEIL: Arch. klin. Med. **39**, 209 (1886).
[5] GRIESINGER: Virchows Handbuch für Pathologie, Bd. II, S. 285. 1864.

genese der Krankheit blieb wohl hauptsächlich deswegen so lange unklar, weil eine scharfe Abgrenzung dieser Affektion von den sonstigen zahlreichen, mit Ikterus einhergehenden, akut verlaufenden Infektionskrankheiten nicht möglich war.

Erst der Weltkrieg mit seinen zahlreichen Massenerkrankungen brachte Klarheit; zu gleicher Zeit haben deutsche Bakteriologen (UHLENHUTH[1] und HÜBENER[2]) und japanische Kliniker (INADA und IDO[3]) die Ätiologie des Leidens geklärt. Diesen Entdeckungen folgten viele Mitteilungen, sie alle stimmen darin überein, daß es eine Krankheit gibt, die symptomatisch außerordentlich an das von WEIL beschriebene Bild erinnert, aber dadurch besonders charakterisiert ist, daß sich im Blute dieser Patienten die Spirochaeta icterohaemorrhagica findet. Anfänglich wurden von mancher Seite Zweifel gehegt, ob die in Japan gefundenen Spirochäten mit den von UHLENHUTH und HÜBENER gefundenen identisch sind; NOGUCHI[4] und KANEKO[5] haben die biologischen Eigenschaften der beiden Spirochäten miteinander verglichen und sie als identisch erkannt.

1. Ätiologie.

Der Erreger der WEILschen Krankheit ist somit eine Spirochaeta icterohaemorrhagica; sie ist am besten bei Dunkelfeldbeleuchtung zu sehen oder nach Versilberung (Methode von LEVADITI). Die Spirochäten lassen sich in Kaninchenblut züchten; Meerschweinchen injiziert, rufen sie ein Krankheitsbild hervor, das dem Morbus Weil sehr ähnlich ist. Das Blut solcher Tiere ist sehr infektiös und kann zur Übertragung des Erregers auf andere Tiere verwendet werden. Das Meerschweinchen ist das geeignete Tier zum exakten Nachweis; besonders in der ersten Krankheitswoche enthält das Blut reichlich Spirochäten. Da die Spirochäten durch die Niere ausgeschieden werden, kann auch durch Urin die Übertragung erfolgen. Zum histologischen Nachweis gehen SCHÜFFNER und SIEBURGH[6] folgendermaßen vor. In eine Pravazspritze werden ein Teil 20% Natriumcitratlösung und neun Teile Blut aspiriert, darauf wird 5—6 Minuten bei 1500 Umdrehungen zentrifugiert, so daß die roten und teilweise auch die weißen Blutkörperchen zu Boden fallen; das überstehende Plasma wird neuerdings abzentrifugiert, wobei noch einmal Leukocyten und Blutplättchen sich sedimentieren. Das überstehende Plasma wird noch ein drittes Mal zentrifugiert; jetzt werden die sogenannten Leptospiren niedergerissen. Das Sediment wird im Dunkelfeld untersucht.

Beim Tier wie beim Menschen kommt es im Blute nach der Infektion zu einer reichlichen Vermehrung der Spirochäten; das Maximum ist ungefähr am 6.—8. Tag erreicht, dann verschwinden die Spirochäten allmählich und sind jetzt nur mehr in einzelnen Organen nachweisbar; am längsten findet man sie in der Niere, was vielleicht mit dem Vorkommen der Spirochäten im Harn zusammenhängen dürfte. Kontaktinfektionen von Mensch zu Mensch kommen nicht vor. Bringt man aber infektiöses Material auf die Haut oder in den Darmtrakt, dann ist die Möglichkeit einer Infektion gegeben.

Menschen und Tiere, die die WEILsche Krankheit einmal überstanden haben, sind fernerhin gegen dieses Leiden immun. Das Serum solcher Individuen enthält Schutzstoffe, die sich durch Agglutination und Lyse der Spirochäten aus-

[1] UHLENHUTH: Med. Klin. 1915, 44, 46, 50.
[2] HÜBENER: Dtsch. med. Wschr. 1915, Nr. 43.
[3] INADA u. IDO: Tokio Ijishinshi 1915, Nr. 1908.
[4] NOGUCHI: J. of exper. Med. 25, 755 (1917); 32, 387 (1920).
[5] KANEKO: Z. Immun.forschg, Orig. 31, 540 (1921).
[6] SCHÜFFNER u. SIEBURGH: Arch. f. Hyg. 103, 249 (1930).

zeichnen. Bei schwacher Verdünnung des Serums (1 : 125—1 : 500) kommt es zur Agglutination, bei höherer Verdünnung zur Lyse (Auflösung). Agglutinine sind vom 6.—8. Tag der Erkrankung an nachweisbar; später kommt es zu einem Anstieg der Antikörper, die bis zum fünfzigsten Tag zunehmen und dann langsam abfallen. Immerhin sind Antikörper noch nach Jahren nachweisbar, was wohl die lange Dauer einer erworbenen Immunität erklärt.

Diagnostisch stehen uns drei Methoden zur Verfügung: 1. der direkte Nachweis der Spirochäten im Blute nach der Methode von SCHÜFFNER und SIEBURGH; 2. der Tierversuch, bei dem man 2—5 ccm Blut einem möglichst jungen Meerschweinchen intraperitoneal oder intrakardial injiziert. Dieses Verfahren ist nach dem achten Krankheitstage nicht mehr verläßlich. Wegen der großen Empfindlichkeit der Spirochäten empfiehlt es sich, die Tierimpfung unmittelbar am Krankenbett vorzunehmen. 3. Nach Beendigung der zweiten Krankheitswoche können Agglutinations- bzw. Lyseproben vorgenommen werden. Diese Proben erfordern Untersuchung im Dunkelfeld, als Test kann eine formalinisierte Spirochätenkultur verwendet werden. HEGLER[1] hat die Komplementbindung zur Diagnose herangezogen.

2. Epidemiologie.

Bei der Verbreitung der WEILschen Krankheit spielen Ratten als Virusträger die große Rolle. Diese Erkenntnis verdanken wir vor allem UHLENHUTH;[2] zur Zeit einer Epidemie können bis zu 40% der eingefangenen Ratten mit hochvirulenten Spirochäten der WEILschen Krankheit infiziert sein; um dies sicherzustellen, eignet sich der Meerschweinchenversuch; SCHÜFFNER fand einen noch viel höheren Prozentsatz; alte Ratten zeigen sich als gefährliche Bazillenträger, ohne selbst zu erkranken. Die Ausscheidung erfolgt durch den Harn. Überall, wo die Ratte Urin absetzt, kann es zur Deponierung infektiösen Materials kommen. Wasser von Tümpeln und Kanälen ist somit infektiös. Kommt daher ein Mensch mit infiziertem Wasser in Berührung (Baden in solchen Tümpeln), indem er z. B. Wasser verschluckt oder aspiriert, so kann es zu einer Infektion kommen. Eine Infektion kann auch stattfinden, wenn infizierter Schlamm in die Konjunktiven gelangt. Auf Grund solcher Beobachtungen wird es uns jetzt verständlich, warum im Schützengrabenkrieg der Morbus Weil so häufig zu sehen war. Das häufigere Vorkommen im Sommer hat man mit der reichlicheren Badegelegenheit in Beziehung gebracht. Immerhin gibt es auch Winterepidemien. Eine Infektion durch Rattenbiß scheint nicht vorzukommen; durch anderes Ungeziefer, wie Fliegen, Läuse, Wanzen, erfolgt keine Verbreitung.

Die Beobachtungen von UHLENHUTH wurden überall bestätigt; demnach ist das Virus der WEILschen Krankheit in der ganzen Welt verbreitet, vielleicht in manchen Gegenden stärker; so waren während des Weltkrieges manche Teile der Front ganz besonders stark davon befallen; ein prinzipieller Unterschied zwischen der deutschen und französischen Front bestand nicht.

UHLENHUTH unterscheidet auch eine Spirochaeta pseudoicterogenes, die sich fast in jedem Wasser findet und von ihm als harmloser Saprophyt angesprochen wird; vielleicht kann dieser Saprophyt durch Rattenpassage pathogen werden, jedenfalls können solche Spirochäten durch Tierpassage ihre serologischen Eigenschaften ändern (ZÜLZER[3]).

---

[1] HEGLER: Verh. Kongr. inn. Med. **1933**, 381.
[2] UHLENHUTH: Klin. Wschr. **1926**, Nr. 25; Handbuch der path. Mikroorg., Bd. 7, S. 487. 1930.   [3] ZÜLZER: Arch. f. Hyg. **103**, 282 (1930).

3. Symptomatologie.

Die Inkubation beträgt, wie hauptsächlich Laboratoriumsinfektionen zeigen, 5—12 Tage. Der Infizierte empfindet während dieser Zeit keinerlei Beschwerden; die Krankheit beginnt meist plötzlich mit Frösteln oder Schüttelfrost, dann setzt Fieber, verbunden mit Kopfschmerzen, Mattigkeit, Erbrechen und Übelkeit ein. In etwa der Hälfte der Fälle soll es auch zu Durchfällen kommen. Ein wichtiges Frühsymptom sind Muskelschmerzen (in den Waden-, Brust- und Bauchmuskeln). Die Muskulatur ist druckempfindlich, die Schmerzhaftigkeit hält oft lange an. Herpes (eventuell auch die hämorrhagische Form) kommt vor, ist aber kein charakteristisches Symptom. Die Zunge ist stark belegt, der Rachen gerötet, wie bei anderen Infektionskrankheiten. Gelegentlich kommt es zu Nasenbluten. Bronchitis findet sich meist nur bei schweren Fällen, hie und da sieht man auch Lymphdrüsenschwellungen.

Der Fieberverlauf ist ziemlich charakteristisch, er ist meist zweigipflig. Die erste Fieberperiode dauert 4—9 Tage, wobei es zu Steigerungen bis zu 40° kommen kann; das Maximum findet sich im Anfang, meist am zweiten Tag, von da ab fällt das Fieber staffelförmig ab, und nunmehr setzt eine fieberfreie Periode ein (4—8 Tage); nachher kommt es zu einer neuerlichen (zweiten) Fieberperiode, die hauptsächlich durch große Temperaturschwankungen ausgezeichnet ist. Allmählich fällt nach Art eines amphibolen Stadiums die Temperatur ab, worauf die Rekonvaleszenz beginnt; Rückfälle können vorkommen. Die zweite Fieberperiode (after fever) beginnt meist am 14. oder 15. Krankheitstag, sie ist nicht immer nachweisbar.

Ikterus, das führende Symptom der Krankheit, setzt in der Regel am 3.—7. Krankheitstage ein; manchmal handelt es sich nur um eine leichte Gelbsucht, die bald wieder verschwindet; ein intensiver Ikterus, der lange anhält, ist selten. Der Höhepunkt ist meist am zehnten Krankheitstag erreicht. Obzwar die Gelbsucht für die Diagnose der Krankheit wichtig ist, gibt es immerhin Fälle von sichergestelltem Morbus Weil ohne Gelbsucht (ca. 20% der Fälle). So verliefen z. B. manche Laboratoriumsinfektionen ohne Ikterus. Bei fieberhaften unklaren Fällen soll man daher auch dann, wenn kein Ikterus vorhanden ist, an Morbus Weil denken und entsprechende Untersuchungen vornehmen (besonders bei Menschen, die in Sümpfen oder Kanälen arbeiten). Der Ikterus kann gelegentlich die Fieberperiode überdauern, aber in der Regel blaßt die Gelbsucht meist vor Abklingen des Fiebers ab. Hautjucken kann vorkommen.

Zur Zeit der Gelbsucht ist die Leber etwas vergrößert und druckempfindlich; auch die Gallenblasengegend kann schmerzhaft sein.

Die Milz kann vergrößert sein, doch ist der Milztumor durchaus nicht in jedem Fall so groß, wie dies von WEIL beschrieben wurde.

Albuminurie findet sich fast in allen Fällen, parallel dazu ist die Harnmenge gering, vorübergehende Anurie kann vorkommen; einsetzende Polyurie ist prognostisch günstig, das Sediment erinnert an das der akuten Nephritis. Der Reststickstoff ist oft erhöht, der Hauptanteil wird vom Nicht-Harnstoffstickstoff gebildet. Ödeme oder Blutdrucksteigerung werden vermißt. Sobald die zweite Fieberperiode abgeklungen ist, verschwindet auch die Albuminurie. Übergänge in eine chronische Nephritis sind nicht beobachtet worden. In letzter Zeit hat man auch auf Kochsalzmangel im Blute geachtet, vielleicht hängt damit ein Teil des hohen Reststickstoffes zusammen, auf den von verschiedener Seite aufmerksam gemacht wurde (KRAUSE[1]).

Hyperleukocytose (bis 10000) mit Polynucleose und absoluter Lymphopenie

---

[1] KRAUSE: Klin. Wschr. **1934**, 132.

sind dem Schulfalle eigen, doch gibt es davon Ausnahmen. Im zweiten Stadium fehlt meist die Hyperleukocytose; frühes Auftreten von Lymphocytose soll ein günstiges Symptom sein. Eosinophilie weist unter Umständen auf einen drohenden Rückfall; bei schweren Fällen sieht man mitunter auch Myelocyten und Normoblasten. Von manchen Autoren wird auf völliges Fehlen der Blutplättchen im Anfang der Krankheit hingewiesen. Im Laufe der Krankheit kommt es auch zu einer deutlichen Anämie mit niedrigem Färbeindex; bald nach Beginn der Erkrankung tritt eine beträchtliche Beschleunigung der Blutkörperchensenkungsgeschwindigkeit auf.

Im Urin kann die Diazoprobe positiv sein, der Befund ist aber nicht typisch. Die Japaner berichten über Glykosurie, die in der 3. oder 4. Krankheitswoche gelegentlich hinzukommt.

Völlige Acholie des Stuhles, der sonst nichts Charakteristisches darbietet, ist öfter bei schweren Fällen zu sehen; Blut im Stuhl findet sich zuweilen als Ausdruck petechialer Schleimhautblutungen. Ich hatte mehrmals Gelegenheit, den Duodenalsaft zu prüfen; die „Galle" ist zwar vorübergehend hell, doch niemals acholisch. Im Harn findet sich meist neben wenig Gallenfarbstoff reichlich Urobilinogen; hohe Galaktoseausscheidung nach peroraler Belastung ist oft zu sehen. Der Cholesteringehalt im Blute ist nicht vermindert, eher etwas erhöht; im Serum steigt der Bilirubinwert oft über 10 mg%. Das Bilirubin gibt vorwiegend die direkte Reaktion (nach HYMANS VAN DER BERGH). Als häufige Komplikation wird eine Iritis beschrieben, auch Blutungen in den Glaskörper kommen vor.

Störungen von seiten des Nervensystems werden im allgemeinen vermißt; immerhin enthält das Lumbalpunktat etwas Eiweiß sowie vereinzelte Zellen; die PANDY- sowie die NONNE-APELT-Reaktion können positiv ausfallen.

Schon im Beginn der Erkrankung machen sich flüchtige Erytheme bemerkbar, sie erinnern an Masern oder Scharlach; auch zu Abschuppungen kann es kommen, was uns gelegentlich vor diagnostische Schwierigkeiten stellt, zumal das Exanthem vornehmlich an Bauch, Brust, Rücken und an den Streckseiten der Extremitäten zu sehen ist; das Gesicht bleibt frei. Nach Ausbruch des Exanthems kommt es zu Blutungen an den verschiedensten Stellen des Körpers; auch sieht man hie und da Zahnfleischblutungen.

Herzschädigungen kennt man im allgemeinen nicht; immerhin ist der Puls stark beschleunigt und der Blutdruck meist herabgesetzt (85—90 mm Hg), die Pulsamplitude ist verhältnismäßig groß. Anscheinend ist dafür eher ein Versagen des Vasomotorensystems und weniger des Herzmuskels verantwortlich zu machen.

Rezidive verlaufen meist mild; einen schweren Eindruck macht das Krankheitsbild hauptsächlich in der ersten Krankheitsperiode; eine Zunahme der Gelbsucht ist während des Rezidivs kaum zu sehen.

Komplikationen, wie Parotitiden, Otitiden, Bronchopneumonie, Erysipel, Infarkte kommen vor wie bei jeder schwereren Infektionskrankheit.

Trotz des schweren Krankheitsbildes kommen Todesfälle verhältnismäßig selten vor; gefährdet sind vor allem ältere Personen; der Tod erfolgt meist unter den Erscheinungen einer Kreislaufschwäche. Cholämische Symptome sind nicht zu sehen.

Die Patienten magern stark ab, deshalb zieht sich die Rekonvaleszenz lange hin. Merkwürdigerweise bleibt die Galaktoseprobe lange Zeit positiv, obwohl der Ikterus bereits längst abgeklungen ist. Auch die Milz kann noch längere Zeit palpabel bleiben, die Albuminurie schwindet restlos.

4. Pathologische Anatomie.

Über die pathologische Anatomie sind wir hauptsächlich durch japanische Arbeiten unterrichtet; eine größere Monographie über diesen Gegenstand hat Konako[1] veröffentlicht.

Kleine Blutungen kann man fast regelmäßig in allen Organen bzw. Geweben nachweisen; sie stellen ein Analogon zu den Blutaustritten in der Haut dar; auch Blutungen in den Nervenscheiden kommen vor. Als Ursache der Blutaustritte werden toxische Wandveränderungen der Blutkapillaren angesehen und nicht so sehr die Leberparenchymschädigung. Hautblutungen finden sich laut Statistik der Japaner in 74%; dieser Befund stimmt mit den klinischen Angaben z. B. von Inada und Ido[2] überein.

Bei der Sektion findet sich in der Bauchhöhle verhältnismäßig oft freie Flüssigkeit (40%). Auch Blutungen sind im Peritoneum zu sehen. Das Herz ist etwas vergrößert, histologisch findet man Degenerationserscheinungen an den Muskeln und Infiltrate bzw. Blutextravasate im Interstitium. Auch diese Veränderungen stellen kein Charakteristikum dieser Krankheit vor, nachdem sie bei zahlreichen Infektionen zu sehen sind.

Die Japaner leugnen das Vorkommen eines Milztumors, was von ihnen auch pathologisch-anatomisch bestätigt wird. Histologisch sind in ihr kaum Veränderungen zu finden. Diese Angaben sind interessant, weil in den europäischen Berichten der Milztumor fast immer Erwähnung findet. Die Nierenveränderungen sind als akut entzündliche anzusprechen, mit besonderer Beteiligung der tubulären Anteile. Nach der alten Nomenklatur könnte man von einer parenchymatösen Nephritis sprechen; Infiltrationen werden auf Komplikationen bezogen. Jedenfalls erklärt dies die Albuminurie und Cylindrurie, die ja in der Klinik des Morbus Weil eine so große Rolle spielen.

Die Leber ist meist vergrößert, ihre Oberfläche glatt, die Kapsel gespannt; an der Schnittfläche quillt das Parenchym etwas vor, sie zeigt ferner eine mehr oder weniger deutliche Trübung, die auf der Krankheitshöhe am ausgeprägtesten, aber nie so deutlich zu sehen ist wie beim experimentellen Morbus Weil.

Der histologische Befund der Leber wechselt je nach dem Krankheitsstadium. In den frühen Stadien sieht man neben trüber Schwellung geringgradige Degeneration, eventuell Nekrose und Zerfall einzelner Leberzellen; in den späteren Stadien sind im Acinuszentrum größere nekrotische Herde zu bemerken, neben mehr oder weniger allgemeiner Dissoziation der Leberzellen. Siehe Abb. 28, S. 134. Die Gallenkapillaren sind beträchtlich erweitert und von Gallenthromben erfüllt. Über die Entstehung des Ikterus orientiert uns eine neue Mitteilung von Oka;[3] er schreibt: „Man sieht eine gallig gefärbte Masse in einem engeren oder weiteren linienartigen Bild aus dem Innern der Gallenkapillaren und des Gallenganglumens zwischen beiden Zellgrenzen herausfließen, die sich mit dem gelblichen perivaskulären Ödem verbindet." Oder an einer anderen Stelle: „Die durch die Zelldissoziation hervorgetretene Masse tritt dann, wie von vielen Vorgängern bestätigt wird, größtenteils durch den Ductus thoracicus ins Blut, um Gelbsucht nach sich zu ziehen, indem sie die Gewebselemente im ganzen Körper verfärbt." Wir ersehen daraus, wie sehr sich diese Befunde mit den von mir beim parenchymatösen Ikterus erhobenen decken.

Mit der Frage, auf welche Weise es zu einer Gallenstauung kommt und welches die eigentliche Ursache der Gelbsucht ist, haben sich zahlreiche Autoren be-

---

[1] Konako: Pathologische Anatomie der Spirochaetosis ictero-haemorrhagica. Wien. 1922.   [2] Inada u. Ido: Mitt. med. Fak. Kyushu III, 1 (1917). [3] Oka: Fukuoka Acta Med. XXVIII, Nr. 9 (1935).

schäftigt. Alle sind sich darüber einig, daß grob mechanische Ursachen, wie Schwellung an der Papilla Vateri oder Hindernisse in den größeren Gallenwegen keineswegs in Frage kommen. Von LEPEHNE[1] ist die Möglichkeit eines hämolytischen Ikterus erörtert worden; eine Stütze für seine Ansicht glaubte er darin zu sehen, daß die KUPFFERschen Sternzellen und die Histiocyten der Milz reichlich mit Erythrocyten beladen sind. Nimmt man noch hinzu, daß sich bei der Sektion solcher Fälle auch ein rotes hyperplastisches Knochenmark nachweisen läßt, so ergeben sich daraus tatsächlich eine Menge Anhaltspunkte für die Annahme LEPEHNES. Der Nachweis sogenannter Gallenthromben in den Gallenkapillaren wurde in gleichem Sinne gewertet.

Die Mehrzahl der Autoren ist aber geneigt, den Ikterus mit einer parenchymatösen Schädigung der Leber in Zusammenhang zu bringen. Im Vordergrund steht die sogenannte Dissoziation der Leberzellen und die mächtige Erweiterung der Gallenkapillaren, die vielfach mit Gallenthromben erfüllt sind (Abb. 67). Da in den größeren Gallenwegen kein Hindernis gefunden wird, muß die Ursache der Gelbsucht in intraazinösen Veränderungen gesucht werden. Zwei Möglichkeiten kommen in Betracht: Entweder ist der Gallenabfluß durch eine quantitativ und qualitativ abnorme Gallenproduktion, die wieder die Folge einer Leberzellfunktionsstörung ist, behindert, oder es handelt sich auch hier um eine seröse Entzündung, die bei so vielen Leberparenchymerkrankungen ursächlich in Betracht gezogen werden muß. Wir waren bemüht, aus den Präparaten, die uns von japanischen Kollegen zur Verfügung gestellt wurden, Anhaltspunkte für eine seröse Entzündung zu finden; leider waren die Leberstückchen nicht so konserviert, wie wir es gewünscht hätten, so daß wir uns darüber nur sehr vorsichtig äußern möchten. Wir halten eine seröse Entzündung der Leber im Verlaufe des Morbus Weil für wahrscheinlich, zumal auch in anderen Organen ähnliche Veränderungen zu sehen sind (z. B. Muskeln, Nieren). Jedenfalls erscheint es geboten, auch den Morbus Weil als eine Krankheit anzusehen, bei der es sich um eine seröse Entzündung in den verschiedensten Organen handelt. Vorläufig muß man daran festhalten, daß der Ikterus bei der WEILschen Krankheit die Folge eines septischen Prozesses ist, der hauptsächlich durch die toxische Wirkung der Spirochäten verursacht wird. Bei der Entstehung des Ikterus sind vermehrtes Angebot an Hämoglobin und Schädigung der Leberzellen gemeinsam beteiligt (hämolytischer plus parenchymatöser Ikterus).

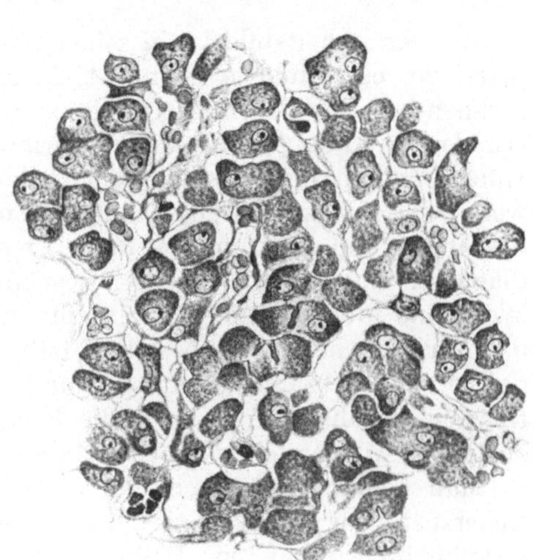

Abb. 67. Morbus WEIL. Leber.

5. Prognose.

Das Krankheitsbild sieht manchmal auf der Höhe der Krankheit recht beängstigend aus, dennoch braucht die Prognose auch schwerer Fälle nicht ungünstig sein. Unter den von deutschen Ärzten während des Weltkrieges veröffentlichten Fällen starben 7%. In Japan war die Sterblichkeit höher (11 bis

---

[1] LEPEHNE: Med. Klin. **1918**, 366; Zieglers Beitr. **65**, 163 (1919).

25%). Ältere Menschen sind sicher mehr gefährdet, was auch in den japanischen Statistiken zum Ausdruck kommt, die bei Kranken über 60 Jahren von einer Mortalität von 100% berichten. Die Fälle von Morbus Weil, die ich in der Nachkriegszeit gesehen habe, kamen alle mit dem Leben davon.

Wenn man die schweren Veränderungen in der Leber sieht, so wundert man sich, warum es im Anschluß an einen Morbus Weil nicht zu bleibenden Leberveränderungen (Cirrhosen) kommt. KRAUSE berichtet über einen Fall, der unter den Erscheinungen eines Koma hepaticum starb; bei der Sektion war aber nur eine Schwellung der Leber, keine Leberatrophie zu sehen. In der japanischen Literatur wird von einer Kombination von Lebercirrhose und Morbus Weil gesprochen, ein ursächlicher Zusammenhang aber abgelehnt. Bleibende Nierenschäden kommen nicht vor.

6. Diagnose.

Das Krankheitsbild ist in seiner ausgeprägten Form so charakteristisch, daß jeder, der es einmal gesehen hat, kaum mit diagnostischen Schwierigkeiten zu rechnen hat; leicht fällt die Diagnose, wenn mehrere Fälle gleichzeitig erkranken (Epidemie). Das Anfangsstadium erinnert an die Anfangsstadien vieler anderer Infektionskrankheiten, so daß der Gedanke an einen Morbus Weil erst auftaucht, wenn sich ein Ikterus entwickelt. Kommt es im weiteren Verlaufe zu Hautblutungen und Albuminurie, dann ist meist die Diagnose gesichert. Wirklichen diagnostischen Schwierigkeiten begegnen wir, wenn es sich um einen Morbus Weil ohne Ikterus handelt. Seitdem wir dies erkannt haben, sind wir überzeugt, daß wir manche Fälle übersehen haben. Es ist daher von größter Bedeutung, daß es uns jetzt möglich ist, durch objektive Proben (Tierversuch, Agglutinationsverfahren und durch die Komplementbindung) die Spirochäten sicherzustellen; wir verweisen dabei vor allem auf die Beobachtungen von SCHÜFFNER.[1]

Man bemüht sich auch von pathologisch-anatomischer Seite, die Diagnose sicherzustellen. Spirochäten finden sich meist nur im Anfangsstadium der Krankheit. Kommt ein Fall von Morbus Weil nach der zweiten Woche zur Sektion, so stößt der Nachweis bereits auf Schwierigkeiten; am längsten halten sich die Spirochäten noch in der Niere. Man darf daher in späteren Krankheitsstadien dem negativen Spirochätenbefund keine allzu große Bedeutung beimessen. Der pathologische Anatom wird daher in erster Linie dann an Morbus Weil zu denken haben, wenn neben schwerem parenchymatösem Ikterus Blutungen, die durch Diapedese entstanden sind, eine schwere Nierenerkrankung mit besonderer Beteiligung der Tubuli sowie degenerative Veränderungen der Skelettmuskulatur nachweisbar sind.

Oft ist die Frage aufgetaucht, ob sich nicht hinter so manchem Icterus catarrhalis gelegentlich ein Morbus Weil verbirgt. Ich habe oft das Blut von an Icterus catarrhalis frisch erkrankten Personen im Meerschweinchenversuch geprüft, aber nur äußerst selten Spirochäten nachweisen können; sicher ist der Morbus Weil nicht gar so selten, aber die Vorstellung, daß sich hinter jedem Icterus catarrhalis ein Morbus Weil versteckt, entspricht nicht der Wahrheit.

7. Therapie.

Man hat zunächst versucht, durch Behandlung mit Rekonvaleszentenserum den Prozeß abzukürzen; die Erfolge sind zweifelhaft. UHLENHUTH[2] und FROMME haben ein Immunserum hergestellt, das im Reichsgesundheitsamt in Berlin er-

---

[1] SCHÜFFNER: Arch. f. Hyg. **103**, 249 (1930).
[2] UHLENHUTH u. FROMME: Med. Klin. **1915**, Nr. 44, 46, 50.

hältlich ist. Man injiziert womöglich noch vor Ausbruch der Gelbsucht, also möglichst frühzeitig, 50 ccm und mehr intramuskulär oder intravenös. In Zeiten von Endemien kann der Forderung nach Frühbehandlung mit Immunserum entsprochen werden; handelt es sich aber um einen isolierten Fall, dann kommt man meist zu spät, da es doch erst der Ikterus ist, der uns an die Möglichkeit einer Weil'schen Krankheit denken läßt. Bei leichteren Fällen kann man von einer Serumbehandlung absehen, da die Prognose ohnehin günstig ist. Die Bedeutung der Frühinjektion ergibt sich aus Tierversuchen; injiziert man Meerschweinchen noch am dritten Tage der Infektion das Serum, so können sie gerettet werden, sind dagegen die Tiere bereits ikterisch, so gehen sie trotz der Seruminjektion zugrunde.

UHLENHUTH, dem wir wertvolle Erkenntnisse auf diesem Gebiete verdanken, studierte den Einfluß von Salvarsan, Chinin und Chininderivaten; im Tierversuch ließ sich kein Erfolg erzielen. Das deckt sich mit der klinischen Erfahrung.

Im übrigen ist die Therapie symptomatisch, wobei die Behandlung der Leber- und Nierenschädigung im Vordergrund steht. Man gibt daher eine tunlichst kohlehydratreiche, vegetabilische Diät, die bei schwerer Gelbsucht durch Darreichung größerer Traubenzuckermengen in Verbindung mit Insulin unterstützt werden kann. Über den therapeutischen Erfolg von Salicylsäurepräparaten und Pyramidon bestehen geteilte Meinungen, gelobt werden bei toxischen Formen Traubenzucker- oder Kochsalzinfusionen. Bei Kreislaufstörungen muß man von Strychnin, Coramin oder Cardiazol energisch Gebrauch machen.

Prophylaktisch muß das Wartepersonal auf die Infektiosität des Harns aufmerksam gemacht werden; überhaupt ist es geboten, bei Laboratoriumsversuchen mit Morbus Weil äußerst vorsichtig vorzugehen. WANI[1] empfiehlt prophylaktische Schutzimpfung mit polyvalenten Spirochätenvakzinen; der Hygiene obliegt die Bekämpfung der Rattenplage.

C. Ikterus bei Pneumonie.

Im Verlaufe der kruppösen Pneumonie bildet das Auftreten eines allgemeinen Ikterus keine allzu große Seltenheit; eine leicht subikterische Verfärbung der Skleren ist fast bei allen Pneumonien zu sehen; es handelt sich dabei wahrscheinlich nur um graduelle Unterschiede, was um so eher anzunehmen ist, als eine Erhöhung des Serumbilirubins fast bei allen lobären Pneumonien nachgewiesen werden kann. Kommt es zum Auftreten von Gelbsucht, so geschieht dies zumeist am fünften oder sechsten Krankheitstag. Der Ikterus als Komplikation einer Pneumonie ist nicht bedeutungslos; viele Ärzte beurteilen daher die sogenannten biliösen Pneumonien prognostisch ungünstig. Schon frühzeitig hat man sich im Zusammenhang mit der Frage der biliösen Pneumonie auch mit der gesteigerten Urobilinogenausscheidung im Harn beschäftigt. Vor allem hat HILDEBRANDT[2] diesem Befunde seine besondere Aufmerksamkeit geschenkt. In den ersten Tagen der Pneumonie ist die Urobilinogenausscheidung nicht wesentlich gesteigert; nach dem fünften Tag im Stadium der grauen Hepatisation nimmt sie stark zu. Wenn in einem früheren Stadium der Pneumonie eine beträchtliche Urobilinogenurie auftritt, so soll dies nach HILDEBRANDT auf eine besonders schwere Infektion hinweisen.

Eine Erklärung der Gelbsucht bei Pneumonie ist nicht leicht; auch hier hat man ursprünglich rein mechanische Ursachen angenommen; man dachte zunächst an eine Schwellung der Papilla Vateri. Da aber der Stuhl der Patienten

---

[1] WANI: Z. Immun.forschg **79**, 1 (1933).
[2] HILDEBRANDT: Z. klin. Med. **59**, 351 (1906).

dauernd gefärbt bleibt und auch der Ikterus nur selten hochgradig ist, so kam
man bald von dieser Vorstellung ab. Schon frühzeitig wurde auf das relativ
häufige gemeinsame Vorkommen von rechtsseitiger Unterlappenpneumonie mit
Ikterus hingewiesen. Da dem Zwerchfell zweifellos eine Bedeutung als Regulator
der Leberzirkulation zukommt, so wurde auch dieser Faktor erörtert; vielleicht
führt die ᴿeingeschränkte Zwerchfelltätigkeit zu einer Gallenstauung und dadurch zum Ikterus. Dagegen spricht allerdings die Tatsache, daß die rechts-

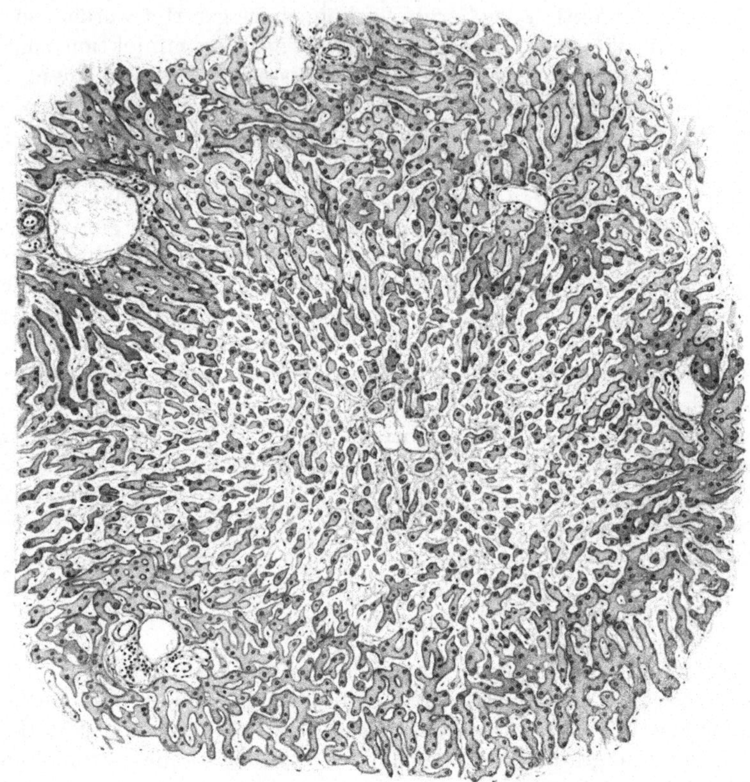

Abb. 68. Zentrale Leberzellnekrose bei Pneumonie.

seitige Pleuritis, die das Zwerchfell in seiner Tätigkeit noch viel mehr hemmt,
nie zu Ikterus führt.

ABRAMOW[1] hat sich als erster auf Grund histologischer Untersuchungen
mit der Pathogenese des Ikterus bei Pneumonie beschäftigt; er bediente
sich meiner Methode zur Darstellung der Gallenkapillaren. Zu eindeutigen Resultaten ist er nicht gekommen. Jedenfalls lehnt er einen Katarrh der äußeren
Gallenwege ab, zumal er Überdehnungen oder Zerreißungen der Gallenkapillaren
nie sah; Gallenkapillarthromben sah er nur in einem Fall. Wegen der eigentümlichen Lagerung des Gallenpigmentes in den Leberzellen bildet er sich folgende
Vorstellung: Das Pigment kann zwar bis zu den Gallenkapillaren gelangen,
stößt aber bei der Ausscheidung auf ein Hindernis; die letzte Ursache dieser
Gelbsucht müßte daher in einer Störung der Leberzellen gesucht werden. Der
Ausdruck asthenische Hypercholie soll das Wesen dieses pathologischen Zu-

---

[1] ABRAMOW: Anz. 181, 201 (1905).

standes charakterisieren. Ich habe die Befunde von ABRAMOW insofern bestätigen können, als es mir ebenfalls nicht gelang, regelmäßig Erweiterungen der Gallenkapillaren nachzuweisen. Man findet Einrisse, aber fast nie bei erweiterten Gallenkapillaren; neu war mir das Vorkommen von bald größeren, bald kleineren Zellnekrosen, die sich sowohl an der Peripherie als auch besonders im Zentrum des Acinus zeigen (Abb. 68). Deswegen habe ich schon frühzeitig die Frage erörtert, ob es nicht durch die Nekrosen zu einer Eröffnung der Gallenkapillaren und auf diese Weise zu einem Übertritt von Galle in die allgemeine Zirkulation kommt.

In ein neues Stadium trat die Lehre vom Ikterus bei Pneumonie, als wir die Ausscheidung großer Urobilinogenmengen durch den Stuhl und Pleiochromie des Duodenalsaftes beobachten konnten; diese Befunde mahnten an eine Art von hämolytischem Ikterus. Übrigens hatte CAVAZZA in seinem Buche über den hämolytischen Ikterus ein eigenes Kapitel dem „ittero nella polmonite" gewidmet; auch er mißt dem erhöhten Blutuntergang eine große Bedeutung zu.

Das Studium des sogenannten hepatolienalen Ikterus, der in reinster Form beim hämolytischen zu sehen ist, rückt nicht nur die Bedeutung der Leber, sondern auch diejenige der Milz in das richtige Licht. Das Wesentliche beim hämolytischen Ikterus ist die atypische Lagerung der Erythrocyten innerhalb der roten Pulpa der Milz; die roten Blutzellen werden

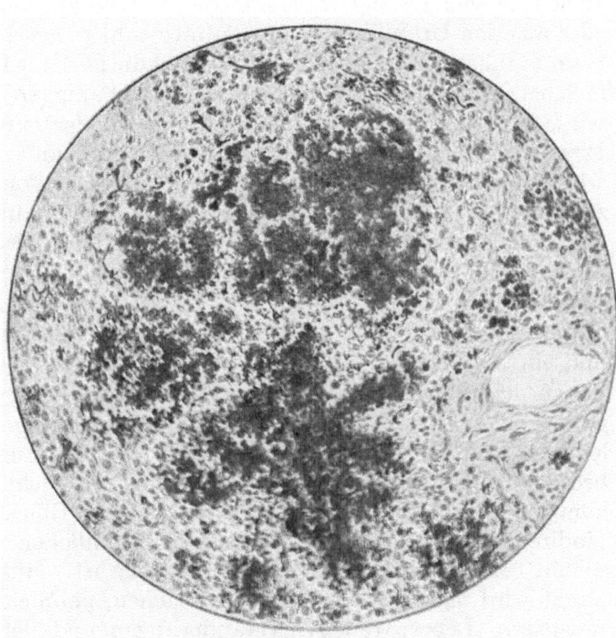

Abb. 69. Ikterus bei Pneumonie. Hämosiderose der Lunge.

zwar nicht aufgelöst, doch irgendwie verändert, während die endgültige Auflösung erst in den KUPFFERschen Sternzellen erfolgt; die Milz ist nach dieser Vorstellung das präparatorische Organ, während die Leber bzw. die KUPFFER-Zellen die eigentliche Exekutive besorgen.

An ein ähnliches Zusammenarbeiten, wie es beim hämolytischen Ikterus zwischen Milz und Leber besteht, muß beim pneumonischen Ikterus auch zwischen Lunge und Leber gedacht werden; während jeder Pneumonie kommt es zunächst zu einer mächtigen Anschoppung der Lunge mit Erythrocyten. Da sich allmählich aus der roten Hepatisation die graue entwickelt, muß der rote Blutfarbstoff eine Umwandlung erfahren; die erhöhte Gallenfarbstoffausscheidung ist wohl darauf zurückzuführen. Vielleicht könnte man sogar annehmen, daß auch in der Lunge Bilirubin gebildet wird. Sicher steht damit auch in Zusammenhang die beträchtliche Hämosiderose, wie sie bei einer ganzen Reihe von Pneumonien im Bereiche der hepatisierten Partien zu sehen ist (Abb. 69); welche Zellen dafür verantwortlich sind, ist schwer zu entscheiden — wahrscheinlich sind es die Alveolarepithelien. Jedenfalls besitzt die Lunge die Fähigkeit, ähnlich wie die Leber Blutfarbstoff in einen eisenfreien Körper zu verwandeln. Die gelegentlich sehr ausgeprägte Hämosiderose der Lunge sowie die Verwandlung der roten Hepatisation in die graue scheinen das zu beweisen. Ob der so gebildete eisenfreie Farbstoff Mesobilirubin ist, wage ich nicht zu behaupten, halte es aber für möglich; die eigentümliche Grünfärbung mancher Pneumoniesputa könnte in diesem Sinne gedeutet werden. In Analogie zum hämolytischen Ikterus wäre zum mindesten daran zu denken, daß die Erythrocyten in der kranken Lunge ähnlich wie in der Milz eine Andauung erfahren, während die eigentliche Umwandlung in Bilirubin erst in der Leber erfolgt; die gleichzeitig reichliche Eisenspeicherung in den KUPFFER-Zellen könnte eine solche Annahme stützen. Erfahrungen beim hämolytischen Ikterus belehren uns anderseits, daß auch eine sehr gesteigerte Hämolyse, wie sie aus der Gallenfarbstoffausscheidung oder aus den Urobilinogenmengen im Stuhl zu erschließen ist, nicht unbedingt zu Ikterus führen muß; anscheinend besitzt die normale Leberzelle — wie bereits mehrfach betont wurde — eine fast unbegrenzte Fähigkeit, Bilirubin, das ihr angeboten wird, zu verarbeiten. In einer Periode, in der ein Patient mit hämolytischem Ikterus deutlich ikterisch ist, scheidet er genau so große Bilirubinmengen aus wie in einer Periode, wo kaum eine Andeutung von Gelbsucht zu bemerken ist; zur Entstehung einer Hyperbilirubinämie im Verlaufe des hämolytischen Ikterus gehört nicht nur gesteigerte Hämolyse, sondern auch die Unfähigkeit der Leber, das ihr angebotene Bilirubin an die Galle abzugeben. In Analogie dazu kann man sich vorstellen, daß für die Entstehung des Ikterus bei Pneumonie mindestens zwei Faktoren in Betracht zu ziehen sind: Vermehrter Blutuntergang und ein bestimmter Grad von Leberinsuffizienz. Bei besonders malignen Infektionen mag die gestörte Leberfunktion überwiegen; hier dürfte der Ikterus zum größten Teil „hepatisch" sein und nur zum geringeren „pulmonal". Das histologische Bild der Leber, die Hämosiderose der Lunge, sowie die Ausscheidungsbedingungen der Farbstoffe können uns vielleicht ein Maßstab sein; ebenso können wir aus der Qualität des kreisenden Bilirubins, je nachdem, ob es die „indirekte" oder „direkte" Probe gibt, erschließen, welchem Faktor die Hauptschuld bei der Ikterusentstehung zu geben ist. Mit diesem dualistischen Standpunkt wird man den erhobenen Tatsachen, nämlich den auch histologisch nachweisbaren Leberparenchymveränderungen und der gesteigerten Hämolyse am ehesten gerecht.

Ich halte es deshalb für berechtigt, den Ikterus bei Pneumonie getrennt vom Ikterus bei anderen Infektionskrankheiten zu besprechen; jedenfalls ist der Ikterus bei Pneumonie ein Kriterium der allgemeinen Kapillarschädigung; unter dem Einfluß des Pneumoniegiftes hat die Leber eine wesentliche Beeinträchtigung ihrer Funktion erfahren, die meistens auch histologisch zu erkennen ist; ohne Leberparenchymschädigung ist somit der Ikterus bei Pneumonie nicht zu erklären.

D. Ikterus bei anderen Infektionskrankheiten.

Gelbsucht kann im Verlaufe der verschiedensten Infektionskrankheiten auftreten; auf alle Möglichkeiten, die dabei in Frage kommen, können wir nicht eingehen und wollen uns hier nur mit dem Ikterus bzw. der Leberschädigung beim *gelben Fieber*, bei der *Malaria*, bei der *Sepsis* bzw. *Pyämie* und bei der *Gonorrhoe* beschäftigen.

1. Das gelbe Fieber.

Der Erreger der Krankheit ist noch nicht bekannt, doch wird er sicher durch eine Mücke übertragen. Nach einer Inkubation von 3—5 Tagen erkrankt der

Patient unter Schüttelfrost und hohem Fieber (bis 41°). Die Kranken klagen hauptsächlich über starke Kopf- und Gliederschmerzen, das Gesicht ist stark gerötet. Schon frühzeitig zeigt sich eine besondere Druckempfindlichkeit im Epigastrium. Am dritten Tage der Erkrankung werden die ersten Zeichen eines Ikterus sichtbar, der sich dann rasch über den ganzen Körper verbreitet. Im Harn findet man reichlich Bilirubin, Eiweiß sowie die übrigen Zeichen einer schweren Nierenschädigung (Blut und Zylinder). Der Tod erfolgt entweder 48—96 Stunden nach Einsetzen der ersten Krankheitssymptome im Kollaps oder später, wenn schwere Erscheinungen von seiten der inneren Organe einsetzen. Neben dem Ikterus stehen vor allem die schweren Blutungen im Vordergrund, an den Folgen solcher Blutverluste kann der Kranke ebenfalls zugrunde gehen.

Pathologisch-anatomisch sind wir vor allem durch die Untersuchungen von ROCHA-LIMA[1] unterrichtet. Die hervorstechendste Erscheinung ist der schwere Ikterus, die hochgradige Fettleber und der kaffeesatzartige Inhalt des Magens. Die Leber ist beträchtlich vergrößert und von ähnlich weicher Konsistenz wie bei akuter Leberatrophie. Das Aussehen ist das einer anämischen, ikterischen Fettleber. Die Schnittfläche ist glatt, das Messer erscheint nach einem Schnitt durch die Leber wie mit Fett überzogen. Die Läppchenzeichnung ist deutlich zu erkennen. Schon mit bloßem Auge ist eine gelbe, vortretende periphere Zone von einer rosaroten, eingesunkenen, zentralen leicht zu unterscheiden; in der Mitte der roten Zone findet sich noch eine kleine gelbe Insel, die Gallenwege enthalten dunkelbraune Galle.

Bei der mikroskopischen Untersuchung zeigt sich überall das Bild der sogenannten „versprengten Nekrosen", welche die intermediäre Zone bevorzugen. In den peripheren und zentralen Bezirken der Acini finden sich vorwiegend verfettete Zellen, während in der intermediären Zone hauptsächlich die Zeichen einer Nekrose erkennbar sind; die Blutkapillaren bleiben unversehrt. CHIARI[2] hat das große Material, das ROCHA-LIMA zur Verfügung stand, histologisch bearbeitet.

Über die Entstehung des Ikterus äußert sich ROCHA-LIMA folgendermaßen: „Mit der Methode von EPPINGER konnte ich die Gallenkapillaren in den erhaltenen Zonen gut darstellen, dagegen in den nekrotischen nicht. Dabei stellte sich heraus, daß durch den Untergang von vereinzelten Zellen innerhalb der erhaltenen Bezirke die Gallenkapillaren an diesen Stellen eröffnet werden. Zwischen den etwas verkleinerten, aufgelockerten, nekrotischen Zellen und den erhaltenen, die jene umgeben, entsteht eine das Lumen der Gallenkapillaren mit dem perivaskulären Lymphraum (richtiger genannt DISSEscher Gewebsraum) verbindende Rinne; dadurch ist für den Mechanismus des Ikterus bei Gelbfieber eine anatomische Grundlage festgestellt worden." ROCHA-LIMA sah ursprünglich in den sogenannten intermediären Nekrosen ein Charakteristikum des gelben Fiebers. Als er diese Ansicht auf der Pathologentagung 1912 vertrat, ist ihm bereits widersprochen worden, denn ähnliche Veränderungen finden sich bei den verschiedensten Formen von septischem Ikterus.

Anscheinend handelt es sich beim gelben Fieber um einen schweren Infekt, der an verschiedenen Stellen, nicht nur im Bereiche der Leber, zu einer Kapillarschädigung führt. Als Folge dieser Kapillarläsion kommt es in der Leber zu zahlreichen Nekrosen, wobei eine Zerreißung der Kapillaren anscheinend fehlt, denn Hämorrhagien werden hier niemals erwähnt; dagegen kommen Blutungen vor allem im Magendarmtrakt vor, wo die Kapillarläsion ganz besondere Grade erreichen dürfte. Die nämlichen, vielleicht noch viel höhergradigeren Veränderungen

---

[1] ROCHA-LIMA: Verh. dtsch. path. Ges. **XV**, 163 (1912); Arch. Schiffs- u. Tropenhyg. **1912**, 16/1.　　[2] CHIARI: Zieglers Beitr. **73**, 377 (1925).

dürfte das Zentralnervensystem aufweisen. Die Leberschädigung allein scheint mir nicht so hochgradig, daß sie den Tod herbeiführt. Nach den Beschreibungen ist das gefürchtetste Symptom der Kollaps, der auf eine Läsion des Vasomotorenzentrums hinweist. Genesen solche Patienten, so bleiben keine dauernden Leberschäden zurück; Funktionsprüfungen der Leber liegen nicht vor.

2. Die Malaria.

Hält die Malariakrankheit länger an, so kann es zu einem leichten Ikterus der Skleren kommen; deutliche Gelbfärbung der Haut ist ein seltenes Ereignis. Der Ikterus zeigt vielfach die Charakteristika einer pleiochromen Gelbsucht, die Stühle sind, ebenso wie der Duodenalsaft, dunkel gefärbt, der Harn enthält reichlich Urobilinogen und nur bei den schwersten Formen Gallenfarbstoff. Im Serum kommt es zu einer Vermehrung des „indirekten" Bilirubins (das bis auf 3—4 mg% ansteigen kann), später auch des „direkten". In den von uns beobachteten Fällen wurden schwere Leberfunktionsstörungen nicht beobachtet, ebensowenig sahen wir Änderungen der osmotischen Resistenz der Erythrocyten. Parallel zur Milz nimmt auch die Leber an Größe zu. Nicht selten besteht leichte Druckempfindlichkeit der Gallenblasengegend.

Eine Beschreibung der histologischen Veränderungen der Leber mit besonderer Berücksichtigung der Gallenkapillaren habe ich nur bei CAVAZZA[1] gefunden; auf Tafel III findet sich eine entsprechende Abbildung. Wir sehen erweiterte Gallenkapillaren von grünlichen Massen erfüllt, die wohl als die von mir beschriebenen Gallenthromben anzusprechen sind. An eigenen Präparaten konnte ich mich von der Richtigkeit dieses Befundes überzeugen. Thrombenmassen finden sich vor allem im Acinuszentrum. Vereinzelt lassen sich auch Erweiterungen und Einrisse der Gallenkapillaren nachweisen. Ausgesprochene Lebernekrosen konnte ich nicht beobachten; in den KUPFFERschen Sternzellen findet sich neben Malariapigment auch echtes Hämosiderin.

Bei langdauernden Formen von Malaria, besonders bei der Malaria tropica, kann es auch zu schwereren Leberveränderungen kommen; bezüglich der Ikterusgenese bei Malaria läßt sich folgendes sagen: Das Wesentliche ist der Zerfall der roten Blutkörperchen. Sicher ist die Leber imstande, große Quantitäten an Bilirubin in sich aufzunehmen und sie an den Darm abzuführen. Die Richtigkeit einer solchen Annahme läßt sich aus der Qualität des Duodenalsaftes erschließen, der bei Malaria immer intensiv braun gefärbt ist. Wie weit die Milz auch bei der Malaria an der Zertrümmerung des Hämoglobinmoleküls aktiv teilnimmt, entzieht sich unserer Erfahrung; das Gros der Erythrocytenzerstörung ist den Plasmodien zur Last zu legen, die vielleicht auch freies Hämin bilden. Insofern ist eine allzu weitgehende aktive Beteiligung der Milz wie beim hepatolienalen Ikterus kaum sehr wahrscheinlich; die gesunde Leber ist anscheinend imstande, reichlich Bilirubin an die Gallenwege abzugeben, so daß eine Hyperbilirubinämie vermieden wird. Wenn allerdings das Leberparenchym aus irgendwelchen Gründen Schaden genommen hat, dann ist die Leberzelle nicht mehr imstande, das ganze ihr angebotene Bilirubin in sich aufzunehmen und gegen den Darm abzuliefern; jetzt reichert sich das Bilirubin im Blute an, und es kommt zum Ikterus. Für die Leberschädigung ist entweder das Malariagift selbst verantwortlich zu machen oder die Anämie, die infolge des Blutzerfalles oft höhere Grade erreicht. Histologisch nachweisbare Destruktionen der Leber sind entsprechend der geringgradigen Malariagelbsucht kaum nachweisbar.

---

[1] CAVAZZA: Gli itteri emolitici. Roma-Milano-Napoli.

3. Der septische Ikterus.

Im Verlaufe vieler septischer Erkrankungen kann es zu Ikterus kommen. Eine leichte Gelbfärbung bei mäßig erhöhtem Bilirubingehalt im Serum fehlt in den wenigsten Fällen. Verhältnismäßig oft sehen wir einen septischen Ikterus bei der Puerperalsepsis; eingeleitet wird die Gelbsucht durch eine vermehrte Urobilinogenurie, erst viel später kommt es auch zu einer Bilirubinausscheidung im Harne, nachdem vorher der Gallenfarbstoffgehalt im Blute angestiegen ist. Acholische Stühle werden nur sehr selten beobachtet. Nimmt man zur Untersuchung die Duodenalsonde zu Hilfe, was in Anbetracht der Schwere des Krankheitsbildes nicht immer leicht durchführbar ist, so findet man meist eine mehr oder weniger normal gefärbte Galle. Acholie des Duodenalsaftes konnte ich selbst bei den schwersten Formen von septischem Ikterus nicht beobachten, wohl aber findet sich in der Galle reichlich Urobilinogen und gelegentlich auch Eiweiß (Albuminocholie). Höhergradige Gelbsucht bei Sepsis ist ein Signum mali ominis, denn es spricht für eine stärkere Schädigung der Leber. Über die Größe der Leber kann man sich durch Palpation und Perkussion nur selten ein sicheres Urteil bilden, da meist Meteorismus eine genaue Untersuchung erschwert. Funktionsprüfungen stoßen gleichfalls auf Schwierigkeiten; gelingt es denoch, sie durchzuführen, so lassen sich einzelne Schädigungen der Leberfunktion nachweisen.

Die anatomische Untersuchung der Leber zeigt bei diesen Fällen kein einheitliches Bild. Manchmal findet man eine große, hochgradig verfettete, an Phosphorvergiftung erinnernde Leber, ein anderes Mal ist die Leber kaum vergrößert, aber weich und intensiv olivgrün verfärbt. Bisweilen läßt die makroskopische Untersuchung der Leber, soweit man von der ikterischen Verfärbung absieht, kaum Abweichungen von der Norm erkennen. Ebenso sind auch die mikroskopischen Veränderungen nicht einheitlich, besonders störend wirkt manchmal die Verfettung; sie kann gelegentlich so hochgradig sein, daß eine Orientierung kaum möglich ist; bloß die periportalen Felder lassen noch intaktes Lebergewebe erkennen und bieten selbst bei genauer Überprüfung nichts Atypisches.

An Stellen, wo die Leberverfettung kaum angedeutet ist, zeigt sich das typische Bild einer bald mehr zirkumskripten, bald mehr diffusen Dissoziation. Übergänge zur völligen Nekrose sind vielfach zu sehen, eine Konstanz in der Lage der verschieden großen Nekrosen ist nicht vorhanden. Meistens ist vorwiegend das Zentrum des Acinus betroffen, ein anderes Mal mehr die Peripherie. Die Gallenkapillaren, die erweitert und durch Dissoziation aufgerissen erscheinen, sind häufig mit Thrombenmassen erfüllt, doch ist dies durchaus nicht die Regel. In anderen Fällen wieder erscheinen die periportalen Felder von eiweißhaltiger Ödemflüssigkeit mächtig erweitert, was eine Kompression der feinsten Gallenwege zur Folge haben kann. Wo sich noch halbwegs normales Lebergewebe findet, ist überall das typische Bild der serösen Entzündung zu erkennen. Oft kommt es auch zu einer Zerreißung der Kapillarwandungen und damit zu mehr oder weniger großen Blutaustritten. Gallenblasenödem ist mehrfach beobachtet worden. Die KUPFFERschen Sternzellen zeigen ebenfalls Veränderungen, sie erscheinen manchmal vergrößert und mit Erythrocytentrümmern bzw. Hämosiderin reichlich beladen, während sie ein anderes Mal gleichsam inaktiv als schmale Gebilde die Kapillaren umgeben. Oft ist die Wand der Kapillaren verdickt und bildet so eine leicht erkennbare Grenze zwischen Blut- und Gewebsräumen. In anderen Fällen stoßen sich die KUPFFERschen Sternzellen als große, blasse Gebilde ab und sind dann auch im Lumen der Venae hepaticae als losgelöste Zellen zu erkennen.

Ähnliche Veränderungen sieht man auch im Pankreas; auch hier kann es zu

Nekrosen und Blutungen kommen, selbstverständlich erscheint nur die Untersuchung ganz frisch konservierter Organteile beweisend.

Die Untersuchung der übrigen Organe (Herz, periphere Muskulatur, Gehirn, Rückenmark, Nebenniere, Niere, Milz) läßt überall die typischen Zeichen einer schweren serösen Entzündung erkennen. Es handelt sich somit keineswegs um eine Parenchymschädigung der Leber allein, sondern um eine Kapillarläsion, die mehr oder weniger alle Organe betrifft; darin liegt auch anscheinend die Gefahr eines solchen septischen Prozesses, daß er nicht nur die Leber schädigt, sondern den ganzen Organismus in Mitleidenschaft zieht. Das Universelle und Gemeinsame bei all diesen Schädigungen ist die Kapillarschädigung, die die Membranen für Plasmaeiweiß durchlässig macht; aus der Verdickung der Kapillarmembranen und der Zwischenschaltung von Ödemflüssigkeit erwächst die Gefahr eines Sauerstoffmangels lebenswichtiger Gewebszellen, der schließlich zu Erstickung führt; histologisch äußert sich die Gewebsschädigung in ihrer letzten Konsequenz als Nekrose.

Der Prozeß der Verfettung hängt unserer Ansicht nach nicht unmittelbar mit der Kapillarläsion zusammen, sondern ist der Ausdruck einer Schädigung für sich. Wir haben uns anläßlich der Besprechung der Speicherkrankheiten dafür interessiert, ob nicht nach bestimmten Vergiftungen die Leberzelle die Fähigkeit verloren hat, Fett weiter abzubauen. In diesem Sinne würde es sich beim septischen Ikterus mit großer Fettleber um zwei Prozesse handeln: um eine seröse Entzündung mit allen ihren Folgen und um die Unfähigkeit, das aufgenommene Fett weiter abzubauen. Ob daneben nicht auch hämolytische Vorgänge, also ein erhöhter Blutabbau, eine Rolle spielen, läßt sich nicht mit Sicherheit erweisen; dort, wo sich in den KUPFFER-Zellen Erythrocytentrümmer und Hämosiderin finden, wird mit einer solchen Möglichkeit zu rechnen sein.

In dem Sinne darf der Ikterus bei septischen Zuständen keineswegs als einheitlich erklärt werden; es gibt verschiedene Teilkomponenten, die dabei in Betracht kommen, deren Bedeutung aber in jedem Einzelfall erst erfaßt werden muß. Die Gefahr, die dem septischen Organismus erwächst, ist nicht in der Leber allein zu suchen; alle Gewebe können durch die seröse Entzündung Schaden leiden. Die Gelbsucht ist daher nur eine Begleiterscheinung der Leberläsion im Rahmen der Eiweißdurchtränkung des gesamten Körpers. An der Stelle, wo die Sepsis primär eingedrungen, entstehen offenbar Gifte, die den ganzen Organismus ebenso schädigen können, wie uns dies von der experimentellen serösen Entzündung bekannt ist. Das Merkwürdige ist manchmal nur die Selektion, indem bald dieses, bald jenes Gewebe davon stärker betroffen ist.

4. Der gonotoxische Ikterus.

POPPER und WIEDMANN[1] haben in gemeinsamer Arbeit der I. medizinischen Klinik und der dermatologischen Klinik (Prof. KERL) innerhalb kurzer Zeit 60 Fälle von sogenanntem Icterus catarrhalis beobachtet, der sich in unmittelbarem Anschluß an einen Tripper entwickelt hat. Schon lange war es den Wiener Dermatologen aufgefallen, daß eine leichte Gelbsucht während der Behandlung einer Gonorrhoe auftreten kann. Im Schrifttum findet sich (z. B. bei CHWALLA[2]) eine ähnliche Angabe; im Anschluß an einen schweren Tripper mit zahlreichen Komplikationen kam es zu einer akuten Leberatrophie. Weiters berichtet FULDE[3] über 50 Fälle von Icterus catarrhalis, von denen neun Fälle während der Therapie einer Gonorrhoe ikterisch wurden, einer starb an akuter Leberatrophie.

---

[1] POPPER u. WIEDMANN: Zeit. f. Klin. Med. **131,** p. 258. 1937.
[2] CHWALLA: Wien. klin. Wschr. **1931,** 131.   [3] FULDE: Klin. Wschr. **1933,** 1322.

Da Gonorrhoe und Icterus catarrhalis verhältnismäßig häufige Krankheiten darstellen, so konnte man bei unseren 60 Fällen an ein zufälliges Zusammentreffen denken. Es wurde daher zunächst nachgeprüft, wie viele Patienten mit Hautkrankheiten im Verlaufe ihrer Behandlung ikterisch wurden und wie viele Tripperkranke. Unter 1081 Personen, die an Hautkrankheiten litten und im Jahre 1935 an der dermatologischen Klinik lagen, wurden drei ikterisch. Im gleichen Zeitraum kamen 1026 Gonorrhoiker zur Beobachtung und von diesen erkrankten 37 im Verlaufe der Beobachtung an Gelbsucht. Das Prozentverhältnis war somit 3,5% bei Gonorrhoikern gegenüber 0,3% bei den Hautkranken! Jedenfalls zeigen diese Zahlen, daß im Verlaufe einer Gonorrhoe Ikterus gar nicht so selten auftreten kann.

Da beim Icterus catarrhalis, mit welchem der sogenannte gonotoxische Ikterus symptomatisch große Ähnlichkeit zeigt, in der Anamnese häufig ein alimentärer Schaden aufscheint, wurde bei der Beurteilung des gonotoxischen Ikterus auch auf dieses Moment großer Wert gelegt. In manchen Fällen, auf die wir dann noch später zu sprechen kommen werden, ließ sich eine solche anamnestische Angabe erheben, in der Mehrzahl aber nicht.

Der Ikterus bei Gonorrhoe setzt nur ausnahmsweise bald nach der Infektion ein; das kürzeste Intervall zwischen Infektion und Ausbruch der Gelbsucht betrug 14 Tage, meist brach die Gelbsucht mehrere Monate nach den ersten Erscheinungen der Gonorrhoe aus. Sie setzt ganz allmählich ein, wobei den Patienten zunächst der dunkle Urin auffällt. Jetzt erst kam es zu Verdauungsbeschwerden, wie Inappetenz, Durchfälle, Erbrechen. In manchen Fällen war die Gelbsucht nur angedeutet, in anderen beträchtlich. Häufig wurde spontan angegeben, der Stuhl sei lichter geworden. In nicht wenigen Fällen klagten die Patienten über Druckgefühl in der Gallenblasengegend. Es findet sich also ein ähnliches Vorstadium mit den charakteristischen dyspeptischen Erscheinungen wie beim sogenannten Icterus catarrhalis, wobei auch hier der Schmerz in der Gallenblasengegend, der manchmal kolikartigen Charakter annehmen kann, als Ausdruck eines Gallenblasenödems gedeutet werden kann. Bei manchen Fällen könnte man als Ursache dieser Schmerzattacken auch eine sogenannte Pericholecystitis zugrunde legen, wie sie nach BOLLER und MAKRYCOSTAS[1] manchmal bei Frauen mit gonorrhoischen Adnexerkrankungen vorkommt; unser Material bestand jedoch vorwiegend aus Männern. Nicht selten ließ sich auf der Höhe des Ikterus eine Hauthyperästhesie an der rechten Schulter und an der rechten Thoraxseite rückwärts, in der Höhe des 9.—11. Brustwirbeldorns, nachweisen. Die Leber ist meist vergrößert, im allgemeinen druckempfindlich, besonders in der Gallenblasengegend, wobei jedoch diese Vergrößerung im Gegensatz zu dem durch Salvarsan bedingten Ikterus ziemlich rasch wieder abklingt. Nur bei wenigen Fällen blieb die Leber noch mehrere Monate nach Verschwinden der schweren Gelbsucht unter Fortbestehen von Subikterus der Skleren, Milztumor und dyspeptischen Erscheinungen vergrößert. Bei diesen Patienten konnte auch dauernd eine pathologisch gesteigerte alimentäre Galaktosurie gefunden werden. Nur in Ausnahmefällen überschreitet die Leber in der Axillarlinie den Rippenbogen um zwei Querfinger. Auch die Milz ist in nahezu der Hälfte der Fälle, wenn auch nicht hochgradig, so doch deutlich vergrößert.

Im Harn finden sich ähnlich wie bei der typischen katarrhalischen Gelbsucht Bilirubin und Urobilinogen. Ein völliges Fehlen des Urobilins bei stark positiver Bilirubinprobe wurde nur selten beobachtet. Ein kompletter Gallengangverschluß kommt beim gonorrhoischen Ikterus anscheinend selten vor. Dement-

---

[1] BOLLER und MAKRYCOSTAS: Klin. Wschr. **1934**, 1180.

sprechend gestaltet sich auch der Verlauf der Gelbsucht viel günstiger. Auch im
Stuhl, der sonst keine Charakteristika darbietet, findet man reichliche Mengen
von Gallenfarbstoffderivaten. Für eine Störung der äußeren Pankreasfunktion
war weder aus dem Verhalten des Stuhles noch aus der Blut- oder Harndiastase ein
Anhaltspunkt zu gewinnen. Auch das Blutbild erinnert außerordentlich an den
gewöhnlichen Icterus catarrhalis, indem oft verhältnismäßig hohe Erythrocytenwerte nachweisbar sind — in 20% der Fälle waren die Werte höher als 5 Millionen.
Die Blutkörperchensenkung, die übrigens bei der komplizierten Gonorrhoe
immer erhöht ist, war in unseren Fällen viermal stark gesteigert, zehnmal mäßig
erhöht, in den übrigen Fällen, also in der großen Mehrzahl, unter 10 mm. Möglicherweise ist hier die sonst bei der Gonorrhoe zu beobachtende erhöhte Senkung
durch die Leberschädigung gedrückt. In mehreren Fällen, bei denen wir die
Senkungsgeschwindigkeit vor Ausbruch und nach Heilung der Gelbsucht bestimmten, zeigte sich entsprechend der Schwere der Lebererkrankung die
Senkungsgeschwindigkeit gering, um mit Besserung wieder zur Norm an-
zusteigen.

Die Galaktoseprobe nach R. BAUER, die in den meisten Fällen mehrmals
durchgeführt wurde, ergab nahezu regelmäßig eine pathologische Ausscheidung.
In 81% der Fälle betrug die durchschnittliche Ausscheidung mehr als 3 g. Nach
Abklingen der Gelbsucht kehrte mit wenigen Ausnahmen die pathologisch
gesteigerte Galaktosurie rasch zur Norm zurück.

Als zweite Funktionsprüfung wurde die Ausscheidung von intravenös ver-
abfolgtem Azorubin S durch die Galle nach der Methode von MATSUO verfolgt.
Nach Anlegung der Duodenalsonde floß regelmäßig eine gut gefärbte klare Galle ab,
die im Sediment keine Auffälligkeiten erkennen ließ. Das intravenös verabfolgte
Azorubin S erschien fast zur Gänze im Harn, nicht dagegen in der Galle.

Das Blutbilirubin war immer deutlich erhöht und erreichte mitunter Werte
von 20 mg%, wobei regelmäßig bei den Werten über 1 mg% eine direkte Kuppelung nach HYMANS V. D. BERGH gefunden wurde. Weder Resistenz noch
Größe der Erythrocyten waren verändert.

Die Gallenblasenfüllung zeigte auf der Höhe der Erkrankung keinen Schatten,
nach Abklingen des Ikterus war wieder ein einwandfreies Füllungsbild nachweisbar. Man findet somit alle Zeichen, die wir auch sonst beim katarrhalischen
Ikterus zu sehen gewohnt sind. Bei der Einteilung nach der Intensität der einzelnen Krankheitsbilder möchten wir von den beobachteten 61 Fällen 15 zu den
schweren, 24 zu den mittelschweren und 22 zu den leichten zählen. Die Ähnlichkeit mit dem Icterus catarrhalis, den ich als eine forme fruste der akuten Leberatrophie ansehe, äußert sich auch darin, daß sich auch in unseren Fällen ein
Zusammenhang der akuten Leberatrophie mit der Gonorrhoe feststellen läßt.
Bei der Durchsicht des Materials des Wiener pathologisch-anatomischen Institutes fanden sich in zwölf Jahren 78 Fälle von akuter Leberatrophie, in vier
Fällen war die Leberatrophie während einer Gonorrhoe ausgebrochen.

Der gonotoxische Ikterus kommt bei Patienten vor, die rein lokal behandelt
wurden; wir können über neun solche Fälle berichten. In der großen Mehrzahl
handelt es sich aber um Patienten, die Komplikationen zeigten und daher teils
mit Blennovakzin, teils mit Trypaflavin behandelt wurden. Zur Charakterisierung
der Häufigkeit bei vakzinierten Patienten dient folgende Angabe: Bei 150 Patienten der Klinik KERL, die im Verlaufe eines Jahres mit spezifischer Vakzination behandelt wurden, trat 17mal Gelbsucht hinzu (11%). Ikterus trat auch bei
Patienten auf, die zwecks Einleitung einer Vakzinetherapie eigens auf die Klinik
aufgenommen wurden und unter Schonungskost standen, um diätetische Einflüsse
auszuschalten. Anscheinend spielt somit die Vakzination für die Entstehung

der Gelbsucht doch eine entscheidende Rolle. Um die Bedeutung der Vakzination für die Leber beurteilen zu können, haben POPPER und WIEDMANN vor und nach der Vakzination die Galaktosurie geprüft; zu diesem Zwecke wurden sechs, bis dahin nur lokal behandelte Fälle von Gonorrhoe vakziniert. Jedesmal erfolgte eine Steigerung der Urobilinurie, aber der Bilirubinspiegel blieb unverändert; auch die Galaktoseprobe zeigte keine verwertbare Änderung. Da sich diese Proben als Kriterium für die Leistungsfähigkeit des Leberparenchyms verwenden lassen, muß man sagen, daß sich ein greifbarer Beweis für die Annahme einer Verschlechterung der Leberfunktion durch Blennovakzin kaum erbringen läßt. Viel wichtiger für die Lebersuffizienz scheinen gonorrhoische Komplikationen zu sein; da gerade hier die Vakzination öfter in Anwendung kommt, so scheint das Entscheidende weniger die Vakzination als die Schwere des Falles bzw. der Infektion zu sein. Die Statistik scheint sehr zugunsten einer solchen Annahme zu sprechen, denn wenn man die komplizierten Fälle von Gonorrhoe berücksichtigt, so ergibt sich tatsächlich hier die größte Häufigkeit an Ikterus. So kamen auf etwa 300 Fälle von komplizierter Gonorrhoe 37 Ikteruskranke, was einem Prozentsatz von mehr als 10% entspricht. Vielleicht sind somit Gonotoxine, die in vermehrter Menge im Organismus kreisen, in erster Linie für die Leberschädigung verantwortlich zu machen. Wenn wir somit dem spezifischen Faktor — also dem Gonotoxin — die Hauptschuld für die Entstehung der Gelbsucht beimessen, halten wir es immerhin für möglich, daß noch andere, für eine Leberschädigung in Betracht kommende Umstände im Spiele sein können. Zunächst müssen auch der Einfluß der Ernährung sowie Änderungen derselben hervorgehoben werden, die für die Leber sicherlich nicht gleichgültig sind. Ebenso wie wir für den Salvarsanikterus eine alimentäre Intoxikation in Erwägung gezogen haben, halten wir auch beim gonotoxischen Ikterus diese Möglichkeit für gegeben. Eine alimentäre Schädigung kann den Gonotoxinen den Weg zur Leber ebnen, wie auch umgekehrt der gonotoxische Schaden die Leber gegenüber alimentären Giften weniger widerstandsfähig macht. Von sonstigen auslösenden Ursachen, die bei einem dem Icterus catarrhalis ähnlichen Krankheitsbilde in Betracht kommen könnten, wäre noch die Lues bzw. die Salvarsanbehandlung zu erwähnen. Bei unseren 61 Fällen war zehnmal Lues mit positiver WASSERMANNscher Reaktion anzutreffen. Einige dieser Fälle wurden in letzter Zeit auch mit Salvarsan behandelt. In den meisten Fällen handelte es sich um eine latente Lues, so daß ein Salvarsanikterus nicht sehr wahrscheinlich war. Jedenfalls scheint ein Zusammenspiel von mehreren Noxen vorzuliegen, von denen jede einzelne für sich eine seröse Entzündung der Leber hervorrufen kann.

Es präsentiert sich uns also der gonotoxische Ikterus klinisch unter dem Bilde des Icterus catarrhalis mit Einschluß seiner malignen Form, der akuten Leberatrophie. Eine scharfe Abgrenzung vom gewöhnlichen Icterus catarrhalis rein nach dem klinischen Bild erscheint ohne Anamnese unmöglich. Auch hier haben wir hinsichtlich der Erklärung des Ikterus mit der Schwierigkeit zu rechnen, daß uns das anatomische Bild fehlt, soweit es sich um die Anfangsstadien bzw. gutartigen Formen handelt. Die mit schwerer Cholämie einhergehende Form bietet keine Besonderheiten gegenüber den sonstigen Fällen von akuter Leberatrophie.

Aus dieser Darstellung ergibt sich, daß dem „Icterus catarrhalis" eine Reihe ätiologisch verschiedener Krankheiten zugrunde liegen kann. Das klinische Bild und, wie wir vermuten möchten, auch das anatomische, ist im wesentlichen immer das gleiche und unabhängig von der Ätiologie. Unterschiede bestehen nur in der Intensität. So ist der im Verlauf der Gonorrhoe auftretende Ikterus in der Überzahl der Fälle ein leichter. In diesem Sinne ist der sogenannte Icterus catarrhalis oder parenchymatöse Ikterus der klinische Ausdruck der

Reaktion des Lebergewebes — sowohl des Parenchyms als auch des Mesenchyms — auf Noxen verschiedenster Art.

Obwohl wir weit davon entfernt sind, die Gonorrhoe als einzige Ursache der Leberschädigung in unseren Fällen anzusprechen, kann oft doch die anamnestische Angabe — komplizierte Gonorrhoe mit gleichzeitiger Vakzinationstherapie — genügen, um diese Fälle als eine Untergruppe in das im großen und ganzen noch ungegliederte Krankheitsbild des „Icterus catarrhalis" einzuordnen.

Über die Häufigkeit des gonotoxischen Ikterus im Verhältnis zum gewöhnlichen Icterus catarrhalis können wir nur schwer ein Urteil abgeben, da unsere Klinik in den letzten Jahren gleichsam ein Sammelpunkt von Fällen mit gonorrhoischem und toxischem Ikterus war, was sich natürlich im Hundertsatzverhältnis ausdrücken muß.

Jedenfalls müssen wir mit der Tatsache rechnen, daß sich verhältnismäßig häufig im Anschluß an eine komplizierte und vielleicht kräftig behandelte gonorrhoische Affektion eine Gelbsucht entwickeln kann, und daß bei vielen Patienten, die an Icterus catarrhalis erkrankt sind, ein Tripper, wenn auch nicht für sich allein, so doch unterstützend für die Entstehung der Gelbsucht in Betracht kommen kann.

Die Therapie des gonorrhoischen Ikterus wird sich im wesentlichen von der Behandlung des Icterus catarrhalis kaum unterscheiden; auch hier hat man diätetisch auf eine kohlehydratreiche und fettarme Kost zu achten, wobei wir bei schwereren Fällen Traubenzucker per os oder intravenös zugelegt haben. Weiters machten wir von der Insulintherapie weitgehend Gebrauch. In dem Bestreben, einerseits der serösen Entzündung durch Gefäßdichtung zu begegnen, anderseits das Ödem der Leber durch Anregung der Diurese zu beseitigen, wurde mehrmals täglich Natrium salicylicum oder noch besser Kalium salicylicum in Mengen von 2—3 g per os gegeben und Salyrgan verabfolgt, was besonders beim abklingenden Ikterus die Wiederherstellung außerordentlich günstig beeinflußt. Sehr bewährt sich auch hier die Diathermie der Leber; oft ließen wir die Wärme 2 Stunden lang einwirken.

Noch wichtiger erscheint die Frage, wie man dem gonotoxischen Ikterus vorbeugen könnte. Es wird sich empfehlen, in jedem Fall von Gonorrhoe, besonders bei Patienten mit Komplikationen, von vornherein eine fettarme, dafür aber besonders kohlehydratreiche Diät zu verabreichen. Bei beginnender Gelbsucht wird man den Harn dauernd auf Bilirubin und Urobilinogen zu prüfen haben; dies gilt ganz besonders dann, wenn man eine Vakzinationstherapie durchführt. Bei den geringsten Anzeichen von Leberschädigung, die sich durch die Galaktoseprobe oder durch Prüfung des Bilirubinspiegels einfach ermitteln läßt, wäre die Vakzinationstherapie zu unterbrechen. Hält man sich an diese Vorsichtsmaßnahmen, so wird man schwereren Schaden vermeiden, ohne das es nötig wäre, die Vakzination aus der Gonorrhoebehandlung auszuschalten.

Um sich ein klares Bild über die Pathogenese der Gelbsucht im Verlaufe der verschiedenen Infektionen und Intoxikationen zu bilden, soll man nicht nur die Leber von gelbsüchtigen Patienten untersuchen, sondern sich auch über den histologischen Aufbau der Leber bei den verschiedenen pathologischen Zuständen ein Urteil bilden. Tut man dies, dann sieht man häufig histologische Bilder, die an den Zustand erinnern, der uns für die Entstehung der Gelbsucht, z. B. beim Icterus catarrhalis, von Bedeutung scheint. Kurz: das Bild der sogenannten Dissoziation ist z. B. bei der akuten Manganvergiftung, die wir im Tierkörper erzeugen können, ebenso nachweisbar wie beim Morbus Weil, wo es in den Anfangsstadien der Krankheit in einem Ausmaße zu sehen ist, wie sonst bei keiner anderen Erkrankung. Ähnliches wie von der Manganvergiftung gilt auch von vielen Infekten. Obwohl der Patient in vivo — entsprechende Blutuntersuchungen in ultimis werden meistens nicht vorgenommen — kaum die Zeichen einer Gelbsucht darbietet, lassen sich z. B. beim Scharlach oder der Diphtherie Nekrosen der Leber mit Eröffnung der Gallenkapillaren nachweisen, wie wir sie in Fällen von typischem parenchymatösem Ikterus sehen. Derselben Schwierigkeit begegnen wir auch bei der BASEDOWschen Krankheit, wo sich bekanntlich schwerste Veränderungen im Sinne einer serösen Entzündung der Leber nachweisen lassen, ohne daß ein solcher Patient eine stärkere Bilirubinämie zeigt. Jedenfalls muß man sich mit der Frage beschäftigen, warum es in einem Falle trotz Nekrose des Leberparenchyms und trotz Eröffnung der Gallenkapillaren zu einem Ikterus kommt, während in einem anderen Fall mit den nämlichen Veränderungen in der Leber die Gelbsucht entweder sehr geringgradig ist oder überhaupt ausbleibt.

Das biologische Geschehen des Todes stellt sicherlich die schwerste Form der serösen Entzündung dar. Tod ist ja nichts anderes als der Ausgleich der Spannungen, durch die der normale Stoffwechsel in den Geweben aufrechterhalten wird. Das Plasma der Blutbahnen tritt aus den Kapillaren aus und ergießt sich in die Gewebslücken und zerstört dabei das Parenchym. Handelt es sich um einen längeren Todeskampf, um eine auf Stunden sich ausdehnende Agonie, dann wird das durchgetretene Plasma immer noch Zeit genug finden, auch histologisch nachweisbare Veränderungen hervorzurufen, die uns als Dissoziation der Leberzellen imponieren. Schwierig ist somit die Entscheidung, welche Geschehnisse als agonale zu betrachten und welche vor dem Todeskampf entstanden sind und zu krankhaften Erscheinungen Anlaß gaben, solange sich der übrige Organismus in einer sonst noch geregelten Verfassung befindet. Die Grenzen zwischen Absterbevorgängen und krankhaftem Geschehen sind fließende, daher müssen wir die Zeichen der serösen Entzündung, solange sie sich nur in Form einer Erweiterung der DISSEschen Räume darbieten, vorsichtig beurteilen. Wir benötigen noch ein Verfahren, um beurteilen zu können, welcher Vorgang unabhängig von der Agonie entstanden und welcher tatsächlich der Ausdruck des Nachlassens der Vitalität ist. Leider hat hier die morphologische Betrachtungsweise ihre Grenzen; um so wichtiger erscheint uns hier die klinische Untersuchung, die uns das Geschehen des Plasmaübertrittes als ein wichtiges pathologisches Agens in das richtige Licht stellt.

XIII. Ikterus bei Intoxikationen.

Im Verlaufe der verschiedensten Vergiftungen kann es zum Auftreten von Gelbsucht kommen; nicht als Ikterus anzusehen ist die Gelbfärbung, die unter der Wirkung von *Pikrinsäure, Fluorescin* oder *Trypaflavin* auftritt. Pikrinsäure kann man in der Menge von 0,5—1,0 g zuführen, ohne ernstliche Schäden zu verursachen; während des Krieges wurde Pikrinsäure öfter verwendet, um Erscheinungen einer echten Gelbsucht vorzutäuschen. Fluorescin (peroral gegeben oder intravenös injiziert) wird in der Augenheilkunde gelegentlich angewendet, um geschwürige Veränderungen im Auge besonders markant zur Darstellung zu bringen; solche Patienten zeigen durch mehrere Stunden eine intensiv gelbe Hautfarbe wie Leberkranke. Trypaflavin, in Dosen injiziert, wie sie zur Bekämpfung mancher Infekte verabfolgt werden, erzeugt meist nur eine geringere Gelbfärbung; immerhin kann dies zu Irrtümern Anlaß geben, wenn man nicht weiß, daß der Patient Trypaflavin erhalten hat.

Wir kennen aus der experimentellen Pathologie zwei Gifte, die in kurzer Zeit eine schwere Gelbsucht hervorrufen, den Arsenwasserstoff und das Toluylendiamin; weniger intensiv wirkt Phenylhydracin; alle diese Intoxikationen, die man im Tierversuch genau studiert hat, führen zu einer starken Hämolyse. Es kommt teils zu einer intravasalen Auflösung der roten Blutkörperchen, teils zu gesteigerter Phagocytose; an der Phagocytose beteiligen sich vor allem die KUPFFERschen Sternzellen und die reticuloendothelialen Elemente in Milz, Knochenmark und Hämolymphdrüsen. Die Folge dieses Blutunterganges sind Anämie und gesteigerte Bilirubinbildung. Die erhöhte Bilirubinbildung allein führt noch keineswegs zu einer Erhöhung des Bilirubinspiegels im Blute; es muß noch irgendwie der Aufnahmeapparat des Bilirubins Schaden gelitten haben — wahrscheinlich sind es die Leberparenchymzellen, die nicht mehr imstande sind, das von den KUPFFERschen Sternzellen (und den übrigen reticuloendothelialen Elementen) gebildete Bilirubin restlos zu verarbeiten. Es hängt von der Beschaffenheit des Leberparenchyms, dem Reizungszustand der reticuloendothelialen Elemente und der Beschaffenheit des Knochenmarks ab, welches Symptom bei diesen Vergiftungen stärker im Vordergrund steht, die Anämie, die Verfettung, die Gelbsucht oder die Blutzerstörung; die einzelnen Tiere verhalten sich ganz verschieden.

Während man früher ausschließlich auf Untersuchungen im Tierkörper angewiesen war, konnten wir gelegentlich unserer[1] therapeutischen Versuche bei der Polycythämie die Wirkung des Toluylendiamins und des Phenylhydracins auch im menschlichen Organismus studieren; bei vorsichtigem Vorgehen erzielt man nur eine leicht anämisierende Wirkung. Kommt es dabei zu Gelbsucht, so muß man das betreffende Medikament entweder aussetzen oder die Dosis verringern. Das erste Symptom der beginnenden Hämolyse ist die Dunkelfärbung des Duodenalsaftes als Zeichen vermehrten Bilirubingehaltes; da Abbauprodukte des Toluylendiamins und des Phenylhydracins die Galle anscheinend ebenfalls dunkel färben, zumal sie durch die Galle nach außen befördert werden, so läßt sich die Erhöhung der Gallenfarbstoffausscheidung immer nur durch die Diazoprobe beweisen.

Während meiner Kölner Tätigkeit hatte ich beim Menschen zweimal Gelegenheit, schwere Vergiftungen mit Arsenwasserstoff zu sehen; es handelte sich um Chemiker aus benachbarten Fabriken, die sich im Laboratorium beim Ausströmen von A_3H_3 vergifteten. Schon zwölf Stunden nach der Vergiftung kam es zu Gelbsucht, nachdem die Patienten zuvor erbrochen und über außerordentliche Kopfschmerzen geklagt hatten; Milz und Leber waren bereits unmittelbar nach der Intoxikation groß und druckempfindlich; innerhalb von vierundzwanzig Stunden stürzten die Erythrocyten unter 3 Millionen ab; der Bilirubingehalt des Blutes stieg auf 11 mg%; „direktes" Bilirubin war im Serum stets nachweisbar; der Stuhl war intensiv dunkel, enthielt kein Blut, wohl aber reichlich Urobilinogen. Im Harn fand sich neben reichlich Urobilinogen wenig Bilirubin; der Ikterus blaßte innerhalb von zwei bis drei Tagen ab; die Zahl der roten Blutkörperchen erreichte nach drei Wochen wieder den ursprünglichen Wert; in der Folge schwankte ihre Zahl zwischen 5 und 6 Millionen; bleibende Schäden ließen sich nicht nachweisen; Milz- und Leberschwellung gingen vollständig zurück.

Eine klinische Sonderstellung unter den Vergiftungen, die mit Ikterus einhergehen, beansprucht die

1. Phosphorvergiftung.

Dieses Krankheitsbild ist derzeit viel seltener geworden; früher — vor Beginn des jetzigen Jahrhunderts — war es keine Seltenheit, denn Phosphor wurde teils als Abortivum, teils zu Selbstmordzwecken verwendet. Den letzten Fall

---

[1] EPPINGER u. KLOSS: Ther. Mh. 1918; Berlin: J. Springer. 1920, Hepato-lienale Erkrankungen, S. 505.

von Phosphorvergiftung sah ich 1911; in früherer Zeit galt die Gelbsucht zunächst nur als eine zufällige Komplikation, bis HAUFF[1] auf die schweren Leberveränderungen und auf den Zusammenhang zwischen Phosphorvergiftung und Gelbsucht aufmerksam machte; in den akuten Fällen, die schon am 2.—3. Tag nach der Intoxikation zugrunde gehen, kommt es fast nie zu Gelbsucht; es dauert meist mehrere Tage; je frühzeitiger die Gelbsucht auftritt, desto übler ist die Prognose; bei Fällen, die in Genesung übergehen, setzt die Gelbsucht meist viel später (8.—10. Tag) ein; Pruritus als Begleiterscheinung des Ikterus kommt nicht vor, zum Teil liegt dies in der Schwere des allgemeinen Krankheitsbildes begründet. Zu Beginn der Gelbsucht kann Bradycardie bestehen; mit Fortschreiten der Erkrankung tritt immer mehr die Tachycardie hervor; im Harn findet sich anfangs nur Urobilinogen; selbst wenn die Gelbsucht höhere Grade annimmt, fehlt eine stärkere Bilirubinurie; Auftreten von Gallenfarbstoff im Harn ist als signum mali ominis zu werten; bessert sich das Befinden, so steigt die Urobilinurie, während der Gallenfarbstoff aus dem Harn verschwindet; neuere Untersuchungen über die Farbstoffausscheidung durch den Stuhl liegen nicht vor, die älteren Angaben betonen das Fehlen von Acholie; häufige Blutbeimengung kann die Stuhluntersuchung erschweren; die Leichengalle erweist sich in akuten Fällen meist dunkel, in chronischen Fällen wird sie mit der Dauer der Vergiftung heller; analoge Angaben macht auch STADELMAN auf Grund seiner experimentellen Untersuchungen. Mehrmals konnte ich mich bei der Untersuchung von Leichengalle von der Anwesenheit jener eigentümlichen hirschgeweihähnlichen Massen überzeugen, die ich als Gallenkapillarthromben angesprochen habe; über Veränderungen des morphologischen Blutbildes ist wenig bekannt; einmal hatte ich Gelegenheit, die osmotische Resistenz der Erythrocyten zu prüfen (0,42—0,24); TAUSSIG[2] berichtet mehrfach über Polyglobulie; Werte um 6 Millionen habe ich ebenfalls gesehen; zweimal wurde auf die Blutplättchen geachtet, in dem einen Fall war ihre Zahl normal, im anderen vermindert; beidemal war der Stauungsversuch im Sinne von FRANK positiv.

Milz und Leber sind fast immer vergrößert; an der Volumszunahme der Leber, die erfahrungsgemäß um den dritten Krankheitstag beginnt, sind beide Lappen beteiligt; unter gewissen Bedingungen kann der linke Leberlappen ganz besonders an Umfang zunehmen; genauere Angaben finden sich in dem Buch von JAKSCH.[3]

Mit Einsetzen des Ikterus treten zumeist bedrohliche Erscheinungen auf, die auf eine Beteiligung des Nervensystems schließen lassen, wie Müdigkeit, allgemeine Schwäche; später kommt es zu Erregungszuständen und starker Unruhe, zu der sich dann schwere Adynamie hinzugesellt; es folgt ein Stadium der Somnolenz, welches allmählich in Sopor und tiefes Koma übergeht; ante mortem können Krämpfe und Konvulsionen auftreten.

Will der Prosektor in einem zweifelhaften Falle eine Phosphorvergiftung sicherstellen, so muß er den direkten Nachweis des Phosphors erbringen; auf die Beschaffenheit der Leber und das Vorkommen von Blutungen ist kein unbedingter Verlaß; im Vordergrund steht die hochgradige Leberverfettung. Man findet zahlreiche große und kleine Fetttropfen, welche das Bild so beherrschen können, daß man die einzelnen Zellen kaum mehr voneinander unterscheiden kann; in akuten Fällen, wo der Tod infolge der Schwere der Intoxikation erfolgt ist, kann das typische Leberbild fehlen; dort, wo die Vergiftung nicht sehr heftig war und sich das Krankheitsbild durch Wochen hinzieht, findet man Veränderungen, die sehr an das typische Bild einer akuten oder subakuten Leberatrophie erinnern:

---

[1] HAUFF: Württemberger Korr.-Blatt **1860**, 268.
[2] TAUSSIG: Anz. f. exper. Path. **30**, 261 (1892).
[3] JAKSCH: Vergiftungen, Nothnagelsches Handbuch, Bd. I, S. 139. 1897.

speziell die Leber ähnelt gelegentlich so sehr der akuten Leberatrophie, daß manche Pathologen, z. B. PALTAUF,[1] geneigt waren, hinter jeder akuten Leberatrophie eine Phosphorvergiftung zu sehen. Jedenfalls erinnere ich mich noch sehr gut der Zeiten, wo im Seziersaal Meinungsverschiedenheiten herrschten, ob der vorliegende Fall als akute Leberatrophie oder als Phosphorvergiftung anzusprechen sei; oft erhoffte man eine Klärung aus der chemischen Untersuchung des Darminhaltes, doch lag gelegentlich die Vergiftung über acht Tage zurück und ein negativer Phosphornachweis war nicht mehr beweisend.

Als sehr wichtiges Symptom der Phosphorvergiftung galten die Blutungen; fast in allen Organen fand man Blutaustritte; von manchen Pathologen wurde besonders auf das Vorkommen von Ecchymosen im hinteren Mediastinum, an den Pleuren und am Epicard geachtet; sie sind keineswegs für die Phosphorvergiftung charakteristisch, denn man sieht sie auch bei der akuten Leberatrophie, wo sie als cholämisch gedeutet werden.

In früheren Zeiten interessierte man sich eingehend für das Verhalten des Duodenums; VIRCHOWS Ansicht vom berüchtigten Schleimpfropf an der Papilla Vateri als Ursache des Ikterus glaubte man für die Genese der verschiedensten Ikterusformen, so auch für die Phosphorvergiftung heranziehen zu können; dementsprechend versuchte man den Ikterus bei der Phosphorvergiftung rein mechanisch zu erklären; welchen großen Wert man diesem Schleimpfropf beilegte, erhellt am besten eine Bemerkung von MUNK und LEYDEN[2]: „Nach unseren Untersuchungen bei experimenteller Phosphorvergiftung müssen wir den Ikterus als eine Folge der durch Duodenitis behinderten Entleerung der Galle in den Darm ansehen; wir fanden bei unseren Experimenten fast alle Male Zeichen einer Duodenitis, die auch in einer großen Anzahl von Vergiftungen am Menschen vorhanden waren, ferner sahen wir die Gallenblase immer mit Galle gefüllt, einige Male war dieselbe abnorm ausgedehnt und strotzend mit Galle gefüllt.“

Dieser Meinung ist von pathologischer Seite oft widersprochen worden, ohne daß jemand den Mut hatte, dies im Schrifttum zu vertreten; man wagte es nicht, einem VIRCHOW zu widersprechen.

Immerhin erhoben sich Zweifel an der Richtigkeit der Vorstellung einer mechanischen Gallenbehinderung; wenn auch nicht alle Erscheinungen mit jenen bei der Toluylendiaminvergiftung übereinstimmten, so versuchte man doch eine gemeinsame Plattform zu finden und glaubte sie schließlich auch im Experiment gefunden zu haben. STADELMANN,[3] der sich besonders für die Pleiochromie bzw. Pleiocholie der Galle als Ursache des Toluylendiaminikterus interessierte, studierte auch die Entstehung der Gelbsucht bei der experimentellen Phosphorvergiftung; ähnlich wie bei der Toluylendiaminvergiftung glaubte er auch bei der Phosphorvergiftung drei Stadien unterscheiden zu können; im ersten Stadium kommt es zu einer vermehrten Bilirubinausscheidung; im zweiten beginnt die Galle lichter zu werden und abzunehmen; das geht ungefähr parallel mit dem Auftreten des Ikterus; die Galle ist nur mehr trübe, schleimig, fast farblos; das dritte Stadium beginnt damit, daß jetzt die Galle wieder Farbstoffe führt; prüft man die Gallenfarbstoffmenge, so übersteigt sie jetzt um ein Beträchtliches das normale Durchschnittsquantum; „die große Ähnlichkeit der Erscheinungen“ — so schließt STADELMANN — „macht es wahrscheinlich, daß auch die Ursachen für beide Intoxikationen dieselben sind“.

Wenn ich nun meine eigenen Erfahrungen in dieser Frage heranziehe, so kann

---

[1] PALTAUF: Verhandl. dtsch. path. Ges. **V**, 91 (1902).
[2] MUNK u. LEYDEN: Phosphorvergiftung. Berlin. 1865.
[3] STADELMANN: Icterus, S. 176. Berlin. 1891.

ich folgendes sagen. In meiner zweiten Mitteilung[1] über die Entstehung des Ikterus habe ich mich auf Grund histologischer Untersuchungen für die Bedeutung der Pleiochromie als ursächliches Moment bei der Entstehung des Ikterus bei der Phosphorvergiftung eingesetzt; vielfach geschah dies in Anlehnung an die Befunde von Stadelmann; maßgebend war mir der Nachweis der sogenannten Gallenkapillarthromben, hinter denen sich die Gallenkapillaren erweitert und eingerissen zeigen. Gleichmäßig sind diese Veränderungen allerdings nicht, denn sie hängen weitgehend von dem Stadium der Vergiftung ab; Gallenthromben sah ich entweder in ganz frischen Fällen, in denen sich der Ikterus erst in den Anfangsstadien befand, oder in Leberpartien, die man als Regenerate ansprechen konnte; wenn es einmal zu einer weitgehenden Zerstörung des Lebergefüges gekommen ist, so daß von einer typischen Anordnung der Leberzellen nicht mehr gesprochen werden kann, dann fällt es schwer, überhaupt noch Gallenkapillaren zu erkennen; da die meisten Phosphorvergiftungen in diesem Stadium zugrunde gehen, so gehören Bilder, wie ich sie in meiner zweiten Mitteilung beschrieben habe, zu den Seltenheiten. Neben den Gallenthromben findet man in den halbwegs noch erhaltenen Partien das typische Bild einer Dissoziation; ein Teil des Ikterus wäre somit auf Verstopfung der Gallenkapillaren durch Thrombenmassen zu beziehen, der andere auf Dissoziation der Leberzellen und das dadurch bedingte Einreißen der Gallenkapillaren; am wenigsten betroffen scheinen die Kupffer-Zellen zu sein; dadurch erinnert uns das Bild weitgehend an gelegentliche Veränderungen wie wir sie von der typischen akuten Leberatrophie her kennen; in dem Sinne müßte man sich auch die Frage vorlegen, ob nicht auch hier der Ikterus zum Teil auf das Mißverhältnis zwischen Weiterarbeiten der Kupfferschen Sternzellen und der Insuffizienz der eigentlichen Leberparenchymzellen zurückzuführen ist; das von den Kupfferschen Sternzellen gebildete Bilirubin verliert seine Beziehungen zu den sekretorischen Elementen, wodurch der Gallenfarbstoff nicht durch die Gallenwege ausgeschieden wird, sondern zurück in die allgemeine Zirkulation gelangt. Jedenfalls ist es nicht möglich, den Ikterus, wie er im Verlaufe der Phosphorvergiftung zur Beobachtung kommt, einheitlich zu erklären — eine Tatsache, die mehr oder weniger für alle nicht mechanisch bedingten Ikterusformen gilt.

2. Pilzvergiftung.

Im Verlaufe vieler Pilzvergiftungen kann es neben schweren Magendarmerscheinungen auch zu Gelbsucht kommen; meist ist die Vergiftung auf den Genuß von Avella esculenta oder Amanita phalloides zurückzuführen. Seltener handelt es sich um Täublinge (Russula); manchmal ist es schwer, mit Bestimmtheit zu sagen, ob die Ursache der Vergiftung durch eine oder mehrere Pilzarten verursacht wurde.

Es können anscheinend auch ungiftige Pilze leicht giftig werden, da sie sich infolge ihres hohen Wasser- und Eiweißgehaltes beim Aufbewahren im rohen oder gekochten Zustande sehr leicht durch Bakterienwirkung zersetzen; mancher choleraartige Zustand (Paratyphusinfektion) findet schließlich eine solche Erklärung.

Je nach dem Ausgang in Genesung oder Tod bieten die Fälle ein verschiedenes, untereinander aber wenig variierendes Krankheitsbild; bei den Fällen mit günstigem Ausgang scheinen sich die Organveränderungen nach Ablauf der gastrointestinalen Erscheinungen wieder zurückzubilden; bei den letal endigenden findet man die Zeichen schwerer Parenchymveränderungen.

---

[1] Eppinger: Zieglers Beitr. **33**, 123 (1903).

3—10 Stunden nach Genuß der Pilze kommt es zu starken Übelkeiten, verbunden mit Erbrechen und diffusen kolikartigen Bauchschmerzen; durch das Erbrechen wird gelegentlich noch ein Teil der genossenen Pilze entleert. Ziemlich gleichzeitig setzen profuse Diarrhoen ein.

Gar nicht so selten kommt es zu „Wadenkrämpfen", ähnlich wie man sie bei Cholera sehen kann; Blässe, Schwindelgefühl, erhöhte Pulsfrequenz sind als Ausdruck eines Kollapses zu deuten, der am besten an dem Leerlaufen der peripheren Venen und der Erniedrigung des Blutdruckes (80—90 mm Hg) zu erkennen ist. Die Körpertemperatur ist zunächst niedrig (unter 36° C), erst im weiteren Verlaufe kann sich Fieber einstellen; die Zunge ist weißlich belegt, das Abdomen eher eingezogen, diffus druckempfindlich. Die Därme erscheinen bei der Palpation kontrahiert. Zunächst sind die Leber und Milz nicht vergrößert. Mit Nachlassen der Diarrhoen werden die Leber und Milz größer; der Harn enthält meist reichlich Eiweiß, im Sediment finden sich zahlreiche hyaline und granulierte Zylinder, neben reichlich verfetteten Nierenepithelien und vereinzelten Erythrocyten. Die Zahl der Erythrocyten im Blute ist im Anfangsstadium fast immer auffallend vermehrt (bis 7 Millionen). Sehr hoch ist gewöhnlich auch der Hämoglobinwert und der Färbeindex, was nur zum geringen Teil auf Wasserverlust zu beziehen ist. Jagić,[1] dem wir eine genaue Beschreibung des Blutbildes bei der Pilzvergiftung verdanken, betont das Fehlen von Normoblasten, basophil punktierter Erythrocyten und Polychromasie. Bezüglich der Leukocyten kann folgende Regel gelten: Hyperleukocytose gilt im allgemeinen als günstiges, Leukopenie als ungünstiges Zeichen. Ante mortem kommt es zu einem Leukocytensturz; dort, wo der Tod im Kollaps erfolgt, ist hochgradige Leukopenie zu sehen; auch Lymphopenie gilt als ein ungünstiges Symptom. Ausgesprochene Nervensymptome fehlen meist.

Die Sektionen der im akuten Stadium verstorbenen Fälle ergeben ziemlich übereinstimmende Befunde; im Vordergrund steht die akute, zu Hämorrhagien neigende Gastroenteritis, mäßige Degeneration der Körpermuskulatur mit kleinsten Blutungen; Hyperämie und Ödem der Leber und Niere; das Gehirn ist blaß und stark ödematös, dagegen besteht starke Hyperämie der Hirnhäute.

Erholen sich die Patienten von den akuten Vergiftungserscheinungen, so treten die Symptome seitens des Magens und Darmes wesentlich in den Hintergrund; trotz einer gewissen Besserung hält die Inappetenz und das Schwächegefühl an, ebenso die Hypotonie. Allmählich entwickelt sich — also etwa am 5.—7. Tage nach der Vergiftung — ein Krankheitsbild, in dem jetzt der Ikterus und die Leberveränderung im Vordergrund stehen; die Lebergegend wird deutlich druckempfindlich. Die Schmerzhaftigkeit kann von Stunde zu Stunde zunehmen, was oft Beruhigungsmittel nötig macht; zunächst erscheinen Leber und Milz nur perkutorisch vergrößert, langsam ist die Leber aber auch als weicher, stumpfrandiger Tumor der Palpation zugänglich. Gleichzeitig tritt Ikterus auf; im Harn findet sich neben reichlich Urobilinogen zunächst wenig Bilirubin; je länger der Prozeß anhält, desto stärker wird die Bilirubinausscheidung; der Bilirubingehalt im Serum ist beträchtlich erhöht; er schwankt zwischen 5—10 mg%; das Serum gibt die direkte Reaktion. Parallel mit dem Kräfteverfall, der psychischen Unruhe und der zunehmenden Benommenheit sinkt der Blutdruck; der Tod erfolgt im Koma; oft kommt es in ultimis zu einer hämorrhagischen Diathese; dabei stürzen die Erythrocytenwerte ab und schwere Anämie tritt hinzu. Zu einer Verkleinerung der Leber kommt es in den letzten Tagen vor dem Tode nicht; der Tod tritt meist am 10.—12. Tag nach der Vergiftung ein. Genaue Leberfunktionsprüfungen stoßen wegen des allgemeinen

---

[1] Jagić u. Lipiner: Wien. klin. Wschr. 1918, Nr. 38.

Befindens auf Schwierigkeiten. Der Obduktionsbefund erinnert außerordentlich an die Phosphorintoxikation, denn schwere Parenchymschädigungen im Sinne einer hochgradigen Verfettung beherrschen das Krankheitsbild; es sind nicht nur die Leber und Niere, die uns an die Phosphorvergiftung erinnern, sondern auch die vielen Blutungen und Ecchymosen; dazu kommt noch eine schwere Myocarddegeneration; führt die Intoxikation zum Tode, so sind die Veränderungen im Bereiche des Magendarmkanals bereits im Rückgang begriffen; dasselbe gilt von den Gehirnveränderungen, die für das akute Stadium charakteristisch sind.

Unter günstigen Bedingungen können sich die Patienten auch von diesem zweiten Stadium der Pilzvergiftung erholen; es entwickelt sich langsam ein uns klinisch außerordentlich an einen Icterus catarrhalis erinnerndes Krankheitsbild; eine gewisse Latenz dieses Zustandes kann tage- und wochenlang anhalten, langsam klingen aber die Erscheinungen ab und es erfolgt völlige Heilung; in diesem Stadium durchgeführte Leberfunktionsprüfungen lassen meist eine schwere parenchymatöse Schädigung erkennen, die oft auch nach Abklingen der Gelbsucht noch durch viele Wochen zu beobachten ist; unter seltenen Bedingungen kann es auch jetzt noch zu einer akuten Verschlimmerung kommen, die sich durch cholämische Erscheinungen kundgibt; der anatomische Befund zeigt in solchen, mehr chronischen Fällen das Bild einer subakuten Atrophie. In zwei Fällen beobachtete ich die allmähliche Entwicklung einer Cirrhose; nach einem Jahr setzte in dem einen Fall auch Ascites ein; schließlich starb dieses 16 Jahre alte Mädchen an den Folgen einer Oesophagusblutung; die Sektion bot das Bild einer kleinen atrophischen, nicht ikterischen Lebercirrhose.

Das histologische Bild einer Pilzvergiftung im ersten Stadium erinnert außerordentlich an den Zustand, den wir[1] als Nahrungsmittelvergiftung beschrieben haben; im Vordergrund steht die schwere seröse Entzündung, die sich fast in allen Organen feststellen läßt; besonders ausgesprochen erscheinen die Gehirnveränderungen; um jedes Gefäßchen und jede größere Kapillare liegt ein Mantel ödematöser Flüssigkeit, in der sich bei entsprechender Fixation und Färbung Eiweiß nachweisen läßt; die schwersten Veränderungen einer serösen Entzündung weisen Leber und Niere auf; in nicht wenigen Fällen kommt es auch zu einem Ödem der Gallenblase.

Abgesehen von den Erweiterungen der DISSESchen Räume und den Verdickungen der Kapillarwandungen, läßt die histologische Untersuchung reichlich Thrombenmassen in den Gallenkapillaren erkennen; dies ist schon im Hämatoxylinschnitt zu sehen; noch deutlicher tritt dies zutage, wenn man sich meiner Methode zur Darstellung der Gallenkapillaren bedient; an zahlreichen Stellen finden sich hinter den Thrombenmassen erweiterte Gallenkapillaren, die in breiter Kommunikation mit den erweiterten DISSESchen Räumen stehen; zufolge Dissoziation der Leberzellen tritt Galle in die DISSESchen Räume über und gelangt von hier aus in die allgemeine Zirkulation; der Ikterus entwickelt sich ähnlich wie beim Icterus catarrhalis. Als Ursache der Gelbsucht möchte ich somit zwei Momente in Betracht ziehen — den gesteigerten Blutzerfall, der zu den Thrombenmassen Anlaß gibt, und die durch die seröse Entzündung bedingte Zelldissoziation.

Schreitet der zerstörende Leberprozeß weiter fort und gewinnt die Fettinfiltration die Oberhand, so ist das Leberparenchym kaum mehr zu erkennen; je stärker sich die Fettmetamorphose auswirkt, desto mehr leidet das Parenchym und um so schwieriger wird es, die Gallenkapillaren infolge des Zellzerfalles

---

[1] EPPINGER, KAUNITZ u. POPPER: Die seröse Entzündung. Wien: Julius Springer. 1935.
— EPPINGER, FALTITSCHEK, KAUNITZ u. POPPER: Klin. Wschr. **1934, II,** 1105, 1137.

zu erkennen; in diesem Stadium erscheint es ausgeschlossen, sich noch ein Urteil über die Pathogenese des Ikterus zu bilden.

Obwohl von mancher Seite das Fehlen von Hämolyse bei der Pilzvergiftung immer wieder betont wird, scheint das Vorkommen der Gallenkapillarthrombenmassen doch sehr dafür zu sprechen; bei exakter Untersuchung läßt sich im Anfang der Vergiftung fast immer etwas freies Hämoglobin nachweisen; Hämoglobinurie habe ich nie gesehen.

Prognostisch läßt sich im Beginn der Vergiftung nur schwer etwas Sicheres sagen; im ersten Stadium hat man therapeutisch vor allem auf den Kollaps zu achten; ich gebe große Dosen Strychnin und daneben ein energisches Abführmittel, um vielleicht noch vorhandene Gifte rasch aus dem Darm zu entfernen; am zweckdienlichsten erweisen sich das Magnesiumsulfat und das Calomel; zur Stillung der Diarrhoen, die aber erst nach entsprechend reichlicher Entleerung erfolgen soll, bewährt sich neben Tierkohle und Dermatol vor allem die Apfeldiät; man verabfolgt ausschließlich roh geschabte Äpfel, welche in der Menge von ca. 500 g über den Tag verteilt werden; an Stelle der roh geschabten Äpfel kann man auch aus solchen hergestellte Dauerpräparate, z. B. Aplona, verwenden; die Wirkungsweise dieser Diätform ist bisher nur zum Teil geklärt. Eine vorübergehende Besserung im subjektiven Befinden sowie das Fehlen von objektiven Zeichen zu Beginn des zweiten Stadiums dürfen nicht voreilig in günstigem Sinne gedeutet werden; das Auftreten von Leberschmerzen neben objektiv nachweisbaren Veränderungen an der Leber, vor allem Ikterus, sind ungünstig zu werten; als beste Behandlungsmethode empfiehlt sich noch immer die Kombination von Insulin mit Traubenzucker, den man am besten intravenös in Form von Osmon injiziert; auf diese Weise lassen sich selbst schwere Leberschädigungen wieder rückgängig machen; bei Blutungen scheint die Verabreichung von Cebion günstig zu wirken.

3. Die Chloroformvergiftung.

Auch diese Form der Leberschädigung ist nur mehr selten zu beobachten, nachdem die Chloroformnarkose in der modernen Chirurgie kaum mehr Anwendung findet; immerhin bedienen sich manche ältere Operateure noch immer derselben, denn sonst wäre es kaum zu verstehen, daß z. B. FELLINGER und POPPER[1] im Jahre 1932 über das Verhalten des Blutbilirubins bei 53 Chloroformnarkosen berichten konnten. Untersucht man systematisch nach jeder länger währenden Chloroformnarkose die Farbe der Skleren, so beobachtet man gar nicht so selten eine geringe Gelbsucht; ist sonst der postoperative Verlauf nicht ganz einwandfrei, so könnte man zunächst veranlaßt sein, hier an einen septischen Ikterus zu denken. Daß hier eine leichte Leberschädigung vorliegen muß, beweist nicht nur die im Anschluß an die Operation einsetzende Urobilinurie, sondern vor allem auch die Zunahme des Bilirubingehaltes im Serum; diese erreicht am zweiten Tag nach der Operation ihr Maximum; die Werte schwanken zwischen 0,9—2,9 mg%; das Maximum hält dann meist zwei bis drei Tage an und sinkt innerhalb einer Woche wieder zur Norm ab; Beziehungen zum Grundleiden ergeben sich nicht, so daß ausschließlich die Chloroformwirkung als Ursache anzuführen ist.

Aus unbekannten Gründen kann der anfangs nur leichte Ikterus gelegentlich hohe Grade erreichen und sich allmählich in einen Zustand verwandeln, der uns außerordentlich an die akute Leberatrophie erinnert; auch dieses schwere Krankheitsbild kann restlos zurückgehen. Allerdings gehört dieser günstige Ausgang leider zu den großen Seltenheiten. Bei der Obduktion findet man ähn-

---

[1] FELLINGER u. POPPER: Arch. klin. Chir. **172**, 575 (1932).

liche Verhältnisse wie bei der akuten Leberatrophie oder bei der Phosphorvergiftung. Enden diese Fälle nach kurzer Krankheitsdauer letal, so zeigen sich in den Parenchymorganen nur Ödem und trübe Schwellung; manchmal handelt es sich dabei um ganz gesunde, kräftige Patienten, die wegen belangloser Leiden operiert wurden.

Daß das Chloroform ein Lebergift ist, war den Experimentatoren schon lange bekannt; so konnte MUSKENS[1] bei mit Chloroform narkotisierten Tieren zeigen, daß z. B. von 25 Tieren acht innerhalb der nächsten 24—120 Stunden zugrunde gingen; es zeigten sich schwere Degenerationserscheinungen der Leber; damit fand eine alte Beobachtung von FRÄNKEL[2] ihre Bestätigung, der immer schon das Chloroform als ein schweres Protoplasmagift der Leber bezeichnete.

Ich hatte mehrmals Gelegenheit, Fälle mit Chloroformvergiftung auch anatomisch zu untersuchen; ein Patient, der wegen einer Daumenplastik durch $1^{1}/_{2}$ Stunden in schwerer Chloroformnarkose lag, ging unter den Erscheinungen einer Cholämie zugrunde, bei der Sektion zeigte sich eine subakute Leberatrophie.

Meine histologischen Erfahrungen auf diesem Gebiete möchte ich folgendermaßen zusammenfassen: Nach langwährender Chloroformnarkose finden sich, soweit zufällige Komplikationen (akute Verblutung, akuter Herztod) nicht in Betracht kommen, im Zentrum des Leberacinus Nekrosen, in deren Bereich sich auffallenderweise zahlreiche Blutkörperchen angesammelt fanden; die Gallenkapillaren sind im Bereiche der nekrotischen Partien nicht zu sehen; in den Übergangspartien finden sich isolierte Zelltrümmer, die jede Fühlung mit der Nachbarschaft verloren haben. Die Gallenkapillaren erscheinen aufgerissen, wodurch breite Kommunikationen zwischen den Gallenwegen und den erweiterten DISSESchen Räumen entstehen; ist der Prozeß besonders weit vorgeschritten, so werden von den Nekrosen nicht allein die zentralen Partien, sondern auch die peripheren betroffen. Erinnert man sich an die Bilder, die wir im Kapitel über den Icterus catarrhalis wiedergegeben haben, so ergeben sich weitgehende Analogien, nur mit dem Unterschied, daß dort die Veränderungen vorwiegend in der Peripherie des Acinus zu sehen waren, hier dagegen mehr im Zentrum. Der obenerwähnte Fall, der klinisch das Bild einer schweren Cholämie darbot, zeigte anatomisch die Charakteristika einer gelben Leberatrophie; die Gallenkapillaren waren nur an wenigen Stellen intakt; dort, wo sie noch deutlich zu erkennen waren — z. B. in Regeneraten —, waren sie erweitert und eingerissen, kurz, es bestanden Veränderungen, die ich unter dem Begriff der Dissoziation des Leberparenchyms beschrieben habe; unter diesen Umständen muß man sich eigentlich wundern, warum es nach Chloroformnarkosen nicht öfter zu schweren Schädigungen kommt. Offenbar kommt hier dem Organismus die enorme Regenerationsfähigkeit der Leber zu Hilfe, die es allein ermöglicht, daß solche schwere Schäden wieder vollkommen ausheilen. Anders dürften die Dinge liegen, wenn der Chloroformschaden eine ohnehin schon kranke Leber trifft oder der Körper aus irgendeinem Grunde eine geringe Widerstandsfähigkeit besitzt. Daraus wäre die praktische Konsequenz abzuleiten, daß leberkranke oder gar ikterische Patienten unter keinerlei Umständen mit Chloroform narkotisiert werden dürfen. Im Jahre 1906 sprach sich bereits HILDEBRANDT[5] gegen die Chloroformnarkose bei Leberkranken aus. Sein Ausspruch: bei nachgewiesener Schädigung der Leber ist die Anwendung von Chloroform ein Kunstfehler, hat zum Glück nur mehr ein historisches Interesse, da ja tatsächlich die Chloroformnarkose kaum mehr Anwendung findet. Ähnlich wie Chloroform wirkt *Tetrachlorkohlenstoff*; nach

---

[1] MUSKENS: Mitt. Grenzgeb. Med. u. Chir. **22**, 568 (1911).
[2] FRÄNKEL: Virchows Arch. **127**, 381 (1892).
[3] HILDEBRANDT: Z. klin. Med. **59**, 2—4 (1906).

experimenteller Darreichung kommt es zu schwerer Fettleber, ähnlich wie bei
der Phosphorvergiftung.

FELLINGER und POPPER haben auch den Einfluß der Äthernarkose auf den
Bilirubinspiegel im Blute studiert; auch hier kam es gar nicht so selten als Ausdruck der Leberschädigung zu einer Steigerung: in 41% sahen sie eine Erhöhung,
die zwischen 0,7 und 1,8 mg% schwankte. Der postoperative Zustand ist eine
schwere Schädigung, an der sowohl die Narkose als auch der operative Eingriff
selbst schuld sind; immer lassen sich die Zeichen einer serösen Entzündung
nachweisen.

Auch experimentelle Untersuchungen über das Verhalten der Gefäße bei Narkose
belehren uns über die Durchlässigkeitssteigerung. KAUNITZ und SCHOBER[1] sahen
bei vital-mikroskopischer Beobachtung ein rasches Übertreten von Farbstoffen
in die Gewebe, wenn die Tiere narkotisiert wurden; auch die elektrostatischen
Potentiale im Gewebe werden deutlich vermindert. Damit stehen auch Untersuchungen am STARLINGschen Herz-Lungenpräparat oder am Lymphfisteltiere
in guter Übereinstimmung; jedes Narkotikum erhöht die Durchlässigkeit der
Kapillaren und damit auch die Gewebsfunktion; darnach ist die Chloroform-
schädigung der Leber ebenso auf eine Kapillarläsion zu beziehen wie die schweren
Leberschädigungen bei der Pilzvergiftung oder der Phosphorintoxikation.

4. Die Atophanvergiftung.

Zunächst galt das Atophan, dem man eine spezifische Wirkung auf die Gicht
und auch auf die Gallensekretion zuschrieb, als völlig ungiftig; heute fürchten wir
die schwere Leberschädigung selbst nach therapeutischen Atophandosen. REICHLE[2]
sammelte bis zum Jahre 1929 47 einschlägige Vergiftungsfälle, von denen zehn
tödlich endeten. Besonders nach länger dauernder Verwendung des Mittels kann
es zu schweren Schäden kommen; zuerst bestehen allgemeines Krankheitsgefühl, Magenschmerzen und Lebervergrößerung. Ein Frühsymptom der kommenden Leberschädigung ist Urobilinogenurie; je stärker diese ist, desto eher muß
man das Auftreten einer Gelbsucht gewärtigen. Nach Aussetzen des Präparates
können die initialen Erscheinungen wieder vollkommen schwinden; nimmt aber
die Gelbsucht zu, so treten oft rasch die Symptome in Erscheinung, die uns
an die akute Leberatrophie mahnen. Berichte über autoptisch sichergestellte
Fälle von akuter oder subakuter Leberatrophie bei vorher lebergesunden Personen nach Atophanverabreichung liegen in Menge vor; der schädigende Einfluß
des Atophans auf das Leberparenchym wurde auch im Tierexperiment erkannt (BIBERFELD,[3] BARBOUR und FISK[4]).

Ich brauche wohl nicht zu betonen, daß es noch andere, auch beim
Menschen vorkommende Intoxikationen gibt, die mit Gelbsucht einhergehen; so
sei z. B. der *Ikterus nach Schlangenbiß*, dann die *Gelbsucht nach der Zufuhr
allzu großer Lactophenindosen* erwähnt; weiter gehören hierher die Fälle von
Schwarzwasserfieber mit Ikterus, die nach Chiningebrauch auftreten; ebenso der
geringgradige Ikterus, den man manchmal bei Bleivergiftungen sieht; ich gehe
darauf nicht weiter ein, weil anatomische Untersuchungen kaum vorliegen.

[1] KAUNITZ u. SCHOBER: Z. klin. Med. 131, p. 219. 1937.
[2] REICHLE: Anz. int. Med. 49, 215 (1932).
[3] BIBERFELD: Z. exper. Path. u. Ther. 13, 301 (1913).
[4] BARBOUR u. FISK: J. of Pharmacol. 48, 341 (1933).

XIV. Ikterus bei Inanitionszuständen.

Es werden Beobachtungen mitgeteilt, nach denen z. B. nach Speiseröhrenverschluß leichte Formen von Ikterus auftreten sollen; dabei soll es sogar bis zu leichter Gelbfärbung der Haut kommen. Nur selten gelingt es, Gallenfarbstoff im Harn nachzuweisen, dagegen nimmt angeblich der Bilirubingehalt im Blute zu. Diese Befunde sind interessant und deshalb wichtig, weil Ähnliches sich beim Hund beobachten läßt; läßt man Hunde hungern, so ist oft im Harn Bilirubin nachzuweisen. Man glaubte früher das Auftreten eines solchen Ikterus auf die peristaltische Ruhe der Gallenwege im Hunger beziehen zu können, auch an Beziehungen zu einer Druckabnahme im Pfortaderkreislauf dachte man. Klar sehen wir in dieser Frage um so weniger, als das Serum des Hundes im Hunger laut einer Angabe von HYMANS V. D. BERGH keine Bilirubinsteigerung erkennen läßt.

XV. Der Icterus neonatorum.

Obwohl ich über diese Krankheit keine klinische Erfahrung besitze, will ich sie hier doch besprechen, weil ich mich pathologisch-anatomisch mit dieser Frage beschäftigt habe und das ganze Gebiet der Gelbsucht hier zur Sprache kommen soll.

Sehr viele Neugeborene zeigen während der ersten Lebenstage eine leicht ikterische Verfärbung der Haut, die zumeist am 2.—3. Tag ihren Höhepunkt erreicht; tritt der Ikterus zu dieser Zeit nicht in Erscheinung, so bleibt er auch in der Folge aus. Die Intensität ist sehr verschieden; manchmal kommt es zu einer deutlichen, gleichmäßigen Verfärbung der Haut, ein andermal ist die Gelbsucht eben nur angedeutet. Gleich der Intensität ist auch die Dauer der Gelbsucht verschieden; in typischen Fällen ist der Ikterus längstens nach zwei Wochen restlos verschwunden. Hält die Gelbsucht des Neugeborenen länger als eine Woche an, so kann es sich trotzdem noch immer um einen Icterus benignus handeln; da man dies häufiger bei frühgeborenen Kindern sieht, so liegt es nahe, als Ursache dafür eine Unterentwicklung der Leber verantwortlich zu machen; selbstverständlich kann sich gelegentlich hinter einem solchen länger dauernden „Icterus neonatorum" auch ein schweres Grundleiden verbergen.

Der Icterus neonatorum, der bis zu einem gewissen Grade einem physiologischen Zustand entspricht, ist ein acholurischer Ikterus, d. h. die Stühle sind nicht entfärbt und die Farbe des Harns weicht nicht wesentlich von der eines normalen Kindes ab. Wendet man allerdings sehr empfindliche Gallenfarbstoffproben an oder stellt einen Chloroformauszug aus dem Harn her, so findet man deutliche Spuren von Gallenfarbstoff. Stellt man die Bilirubinprobe im filtrierten oder zentrifugierten Harn an, so läßt sich jetzt kein Bilirubin mehr nachweisen; die geringe Bilirubinmenge, die sich im Harn findet, scheidet sich in Form von Kristallen und Schollen ab, die sich im Harnwasser schlecht lösen; in dieser schlechten Löslichkeit ist wohl der Grund zu suchen, warum uns der Harn eines Neugeborenen trotz physiologischer Gelbsucht nicht ikterisch erscheint; möglicherweise ist die eigentliche Ursache der Schwerlöslichkeit des Bilirubins in einem Mangel an Alkalien (KNÖPFELMACHER[1]) zu suchen; vielleicht ist darauf auch die Inkrustation der Nierenpapillen mit Bilirubinkristallen zurückzuführen, wie man sie bei der Sektion findet.

Mit der Pathogenese des Icterus neonatorum haben sich sowohl Kliniker als

---

[1] KNÖPFELMACHER: Jb. Kinderheilk. **47**, 447 (1898).

auch Morphologen beschäftigt; eine der ältesten Anschauungen stammt von QUINCKE.[1] Er geht von der bekannten Tatsache aus, daß die Leber die Eigenschaft besitzt, Gallenfarbstoffe, die im Blute kreisen, vornehmlich gegen die Gallenwege auszuscheiden. Beim Neugeborenen soll nun aus dem Mekonium, das manchmal sehr reichlich vorhanden ist, Gallenfarbstoff resorbiert werden; da nun in den ersten Lebenstagen des Kindes der Ductus venosus Arantii noch offen ist, so kann vielleicht über diese Kommunikation ein Teil des Bilirubins in die allgemeine Zirkulation gelangen und so die Gelbfärbung der Organe bedingen. Gegen diese verhältnismäßig einfache Erklärung lassen sich wichtige Einwände erheben, z. B. werden Kinder, die intra partum Mekonium abstoßen, dennoch ikterisch. Weiter hat KNÖPFELMACHER beobachten können, daß Kinder auch dann noch stärker ikterisch werden, wenn man das ganze Mekonium durch Klysmen aus dem Darm entleert oder durch hohe Eingießungen mit sauer reagierender Flüssigkeit die Resorption des im Mekonium aufgestapelten Bilirubins verhindert.

Der Anatom HASSE[2] beschuldigte mechanische Momente; meiner Ansicht nach kommt eine solche Möglichkeit schon deswegen nicht in Betracht, weil bekanntlich der Icterus neonatorum niemals die Zeichen eines mechanischen Ikterus darbietet; der gestaute SPIEGELsche Leberlappen soll einen Druck auf die Gallengänge ausüben; gegen die mechanische Natur der Gelbsucht der Neugeborenen spricht auch der histologische Befund; ICH[3] habe mehrere Fälle mit meiner Gallenkapillarfärbungsmethode untersucht und niemals Einrisse oder Erweiterungen der Gallenkapillaren gesehen; ABRAMOW[4] sowie KNÖPFELMACHER haben meine Untersuchungen überprüft und sind derselben Meinung.

Bemerkenswert sind die Vorstellungen von CZERNY-KELLER;[5] da in manchen Findelanstalten zu bestimmten Zeiten ein gehäuftes Auftreten von Icterus neonatorum zu beobachten ist, sprechen sie von Icterus-neonatorum-Epidemien. CZERNY denkt an eine vom Darm ausgehende Infektion, die die Leber eines lebensschwachen Kindes besonders leicht schädigt.

Eine wesentliche Klärung erfuhr der bis dahin unklare Fragenkomplex durch die Untersuchungen von YLPPÖ[6] und A. HIRSCH,[7] die sich mit Bestimmungen der Gallenfarbstoffmengen in Blut, Darminhalt und Harn von Neugeborenen und Foeten befaßten; beim Foetus ist die Gallenfarbstoffsekretion bis zum letzten Foetalmonat sehr gering; in dem Moment aber, wo das Kind zu atmen beginnt, setzt eine sehr bedeutende Bilirubinproduktion ein, die nach der Geburt noch weiter fortbesteht. Der Höhepunkt ist etwa am sechsten Tag erreicht. Ein Unterschied in der Gallenfarbstoffproduktion zwischen ikterischen und nichtikterischen Neugeborenen ist nicht zu bemerken. Auch der Gallenfarbstoffgehalt des Blutes zeigt beim Foetus wie beim Neugeborenen eine der Gallenfarbstoffproduktion entsprechende Vermehrung. Die Blutwerte sind höher als die des Erwachsenen; Kinder, die später ikterisch werden, zeigen im allgemeinen die höchsten Werte. Nach der Geburt steigt der Gallenfarbstoff noch 3—10 Tage lang an. Der Bilirubinwert des Blutes und die Intensität des Hautikterus zeigen ein ganz gleiches Verhalten. Beim neugeborenen Säugetier besteht ebenfalls eine Hyperbilirubinämie, doch kommt es bei diesem nur in sehr seltenen Fällen zu einem so starken Ansteigen des Bilirubinspiegels. Da eine Hyperbilirubinämie alle Neugeborenen, sowohl

---

[1] QUINCKE: Anz. f. exper. Path. **19**, 33 (1883).
[2] HASSE: Jb. Kinderheilk. **69**, 625 (1909).
[3] EPPINGER: Zieglers Beitr. **33**, 230 (1903).
[4] ABRAMOW: Virchows Arch. **181**, 201 (1904).
[5] CZERNY-KELLER: Leipzig-Wien. 1901—1912.
[6] YLPPÖ: Z. Kinderheilk. **9**, 208 (1913).   [7] HIRSCH: Z. Kinderheilk. **9**, 196 (1913).

beim Menschen als auch beim Säugetier, aufweisen und der Ikterus nur als sichtbarer Ausdruck eines besonders hohen Grades dieser Hyperbilirubinämie anzusehen ist, tritt die Frage nach der Entstehung der Gelbfärbung der Gewebe hinter die viel bedeutsamere Frage weit zurück, was die Ursache der Hyperbilirubinämie ist, die unmittelbar erst nach der Geburt einsetzt. Hyperbilirubinämie bei gesteigerter Gallenfarbstoffausscheidung findet sich auch bei erhöhtem Blutzerfall; auch diese Möglichkeit wurde erwogen. Zahlenmäßig wurde dies zuerst von YLPPÖ bewiesen. Ein Neugeborener scheidet in den ersten zwölf Lebenstagen durchschnittlich 120—160 mg Gallenfarbstoff aus, während ein ca. acht Wochen altes Kind nur 107 mg, und ein $2^3/_4$ monatiges Kind in zwölf Tagen nur 111 mg abgibt. Da als einzige Quelle des Bilirubins nur Hämoglobin in Frage kommt, so muß es sich beim Neugeborenen innerhalb der ersten zwölf Lebenstage um einen erhöhten Blutzerfall handeln.

Dieser erhöhte Abbau von roten Blutkörperchen findet sich bei mehr oder weniger allen Neugeborenen, gleichgültig, ob sie ikterisch werden oder nicht; traumatische Schädigungen durch die Geburt oder mütterliche Hämolysine kommen wohl nicht in Betracht. Solche Überlegungen waren dann der Anlaß, warum man in dem Erythrocytenzerfall der Neugeborenen eine gesetzmäßige biologische Erscheinung sah; vielleicht ist dies auf Veränderungen zurückzuführen, die im kindlichen Organismus bei der Geburt stattfinden. Hier das Richtige gefunden zu haben, ist das Verdienst von ANSELMINO und HOFFMANN;[1] schon seit langer Zeit achtet man auf die Vermehrung des Hämoglobins und der Erythrocyten sowie auf die hohe Pulsfrequenz und das relativ große Herzgewicht des Foetus; erst seit kurzer Zeit verstehen wir diese Veränderungen. HUGGETT[2] fand das arterielle Blut von Ziegenfeten außerordentlich reduziert. HASELHORST und STROMBERGER[3] fanden dasselbe beim menschlichen Foetus. Das sogenannte arterielle Blut, welches im Embryo kreist, ist nur knapp zu 20% mit Sauerstoff gesättigt, d. h. es besitzt nur ein Fünftel der mütterlichen arteriellen Sättigung. Die Sättigungsbedingungen für Sauerstoff des foetalen Blutes sind in der Placenta völlig ungenügend; der kindliche Organismus leidet somit während des ganzen intrauterinen Lebens unter einem extremen Sauerstoffmangel; eine solche tiefe Reduktion wäre im extrauterinen Dasein für die Dauer mit dem Leben unvereinbar.

Der extreme Sauerstoffmangel löst im foetalen Organismus gewisse Kompensationsmaßnahmen aus, die vielleicht den bestehenden Sauerstoffmangel korrigieren; solche Maßnahmen kennen wir von der Bergkrankheit, wo nach Erreichen einer bestimmten Höhe ebenfalls eine starke Anoxyämie in Erscheinung tritt. Der Ausspruch von ANSELMINO und HOFFMANN: „prinzipiell lebt also die Frucht im Uterus, was die Sauerstoffspannung anbelangt, unter den gleichen Bedingungen wie ein Bergsteiger in großen Höhen" erscheint vollkommen berechtigt; die Frucht leidet nur unter weit größerem Sauerstoffmangel als der Bergsteiger; entsprechend der im Foetus gefundenen Sauerstoffspannung müßte ein Bergsteiger bis auf 10000 m Höhe emporsteigen, um in seinem arteriellen Blut eine gleich niedrige Sauerstoffsättigung zu erlangen, mit der der Foetus schon normalerweise sein Auskommen findet. Als eine Kompensationsvorrichtung kommt die Vermehrung der roten Blutkörperchen in Betracht; die Erhöhung der Erythrocyten während des intrauterinen Lebens ist somit auf Sauerstoffmangel zu beziehen.

Unmittelbar nach der Geburt setzt die normale Atmung ein; plötzlich bekommt der Embryo normales, mit Sauerstoff gesättigtes, arterielles Blut;

[1] ANSELMINO u. HOFFMANN: Arch. Gynäk. **143**, 477 (1931).
[2] HUGGETT: J. of Physiol. **62**, 373 (1926).
[3] HASELHORST u. STROMBERGER: Z. Geburtsh. **98**, 49 (1930).

der Neugeborene befindet sich also in der Situation eines Bergsteigers, der aus sehr großer Höhe jäh wieder in die Ebene stürzt. Da jetzt das neugeborene Kind über ein normal mit Sauerstoff gesättigtes Blut verfügt, erscheinen Kompensationsvorrichtungen überflüssig. Neben anderen, uns hier weniger interessierenden Reakklimatisationen sind vor allem die große Zahl der roten Blutkörperchen und ebenso der hohe Hämoglobingehalt nicht mehr notwendig. Die Bluthämoglobinwerte betragen bei der Frucht bis zu 24 g% in 100 ccm Blut gegenüber rund 16 g% bei der Mutter; die Erythrocytenzahl beträgt durchschnittlich 6,5 Millionen gegenüber 4,5 Millionen der Norm. Analoge Verhältnisse ergeben sich bei der Luftverdünnung (vgl. GIANNINI).[1] Die beigefügte Tabelle (Abb. 70) zeigt, wie die Erythrocytenzahl und der Hämoglobingehalt gleich nach dem Aufhören der Luftverdünnung und nach der Rückkehr zur normalen Sauerstoffversorgung abnehmen, wie aber gleichzeitig der Bilirubingehalt des Blutes ansteigt, wobei das Bilirubin aus dem abgebauten Hämoglobin stammt.

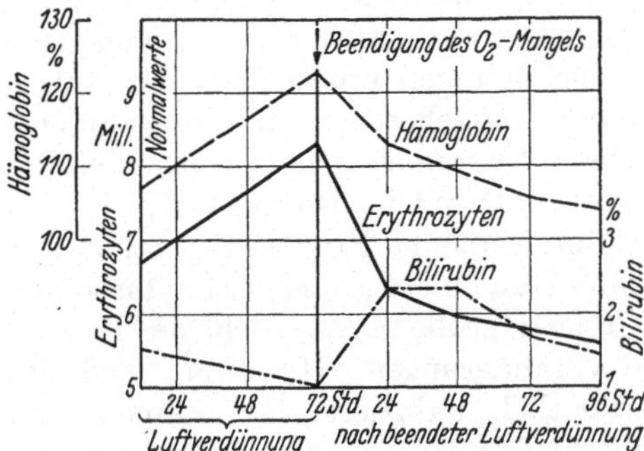

Abb. 70. Einfluß der Luftverdünnung auf Hämoglobin, Erythrocyten und Bilirubingehalt im Blute.

Überträgt man diese Erfahrungen auf den Organismus des Neugeborenen und berücksichtigt außerdem die Untersuchungen von SECKEL,[2] der bald nach der Geburt eine Abnahme der Gesamtblutmenge im Mittel, um 30% in Höchstfällen sogar bis zu 60% sah, so bekommt man eine ungefähre Vorstellung von der Stärke des Blutunterganges, wie er beim Neugeborenen Platz greifen muß. ANSELMINO und HOFFMANN schätzen die Quantität Hämoglobin, die pro Tag bei einem ca. 3 kg schweren Neugeborenen zu Bilirubin abgebaut wird, auf ca. 30 g!

Die Kardinalfrage nach der Ursache des erhöhten Blutabbaues beim Neugeborenen scheint damit weitgehend geklärt, und es erhebt sich nun die zweite Frage, warum es in dem einen Fall zu Ikterus kommt, während er bei anderen Kindern vermißt wird; da dies auch vom Gehalt des Bilirubins im Serum abhängt, so stellt sich die Frage folgendermaßen: Was ist der Grund, warum bei gleichem Blutabbau der Bilirubingehalt im Blut einmal erhöht ist, während er ein andermal niedere Werte zeigt?

Bekanntlich ist die Leberzelle nur das Ausscheidungsorgan des im reticuloendothelialen Apparate gebildeten Gallenfarbstoffes; die Quantitäten, die von den Leberzellen verarbeitet werden können, ohne daß es dabei zu einer Bilirubinretention kommt, sind sehr groß. Das Analoge findet sich auch beim hämolytischen Ikterus, bei dem zu Zeiten einer deutlichen Gelbsucht ebensoviel Bilirubin durch die Gallenwege ausgeschieden wird wie in einer Periode, wo kaum ein Ikterus nachweisbar ist. Diese Erfahrung kann man auf den Icterus neonatorum übertragen, so daß man folgenden Standpunkt einnehmen kann: Der normalen Leber bereitet es keine Schwierigkeit, große Gallenfarbstoffmengen, die ihr angeboten werden, restlos zu verarbeiten; diesem Umstande ist es zuzuschreiben, warum es bei erhöhtem Angebot zu keiner vermehrten Bilirubinämie kommt. Setzt daher bei vermehrtem Blutuntergang doch ein Ikterus ein — also entsteht ein erhöhter Bilirubingehalt im Blute —, so ist die Ursache in einem geschädigten Ausscheidungsmechanismus zu suchen, also in einer Parenchymschädigung der Leber.

[1] GIANNINI: Z. exper. Med. 64, 431 (1929).   [2] SECKEL: Klin. Wschr. 1930, 441.

Neugeborene, die einen Icterus neonatorum haben, sind daher in ihrer Leberfunktion als geschädigt anzusprechen gegenüber solchen, die keinen Ikterus zeigen.

Daneben ist noch ein zweiter Faktor zu berücksichtigen, das ist die Durchlässigkeit der Haut für Farbstoffe. Ermittelt man bei einer Reihe von Neugeborenen den Bilirubingehalt im Serum, so finden sich gelegentlich Kinder mit gleich hohen Werten, von denen die einen ikterisch sind, während die anderen äußerlich keine Gelbsucht erkennen lassen. Tatsächlich gelingt es z. B. bei Kindern mit verhältnismäßig hohem Bilirubingehalt im Blute und fehlender Verfärbung der Haut einen lokalen Ikterus zu erzeugen, wenn man die Hautkapillaren durch lokale Applikation, z. B. durch Histamin, durchlässig macht; in dem Sinne könnte man von einem manifesten und einem latenten Ikterus sprechen; man muß daher für die Intensität des Icterus neonatorum zwei Faktoren verantwortlich machen: die Reife der Leberzellen, die für die Intensität der Bilirubinämie verantwortlich ist, und die Durchlässigkeit der Kapillarwandungen für das im Blute kreisende Bilirubin, so daß Gallenfarbstoff in das Gewebe der Cutis übertreten kann.

Darnach ist es verständlich, warum Frühgeburten eine besonders hochgradige Bilirubinämie haben können; offenbar ist ihre Leber wie auch manches andere Organ funktionell noch nicht vollwertig; eine solche Leberinsuffizienz kann gelegentlich zum Icterus neonatorum prolongatus führen, worunter man einen Icterus gravis versteht, der, abgesehen von der längeren Dauer, auch mit schwereren Allgemeinerscheinungen einhergeht; ja es gibt sogar vereinzelte Fälle, wo ikterische Neugeborene ohne sonstige Zeichen einer anderen Erkrankung bald nach der Geburt zugrunde gehen; solche Fälle von Icterus neonatorum gravis beanspruchen deshalb besonderes Interesse, weil sie mitunter im Gehirn neben einer kaum bemerkbaren diffusen Verfärbung eine scharf lokalisierte, äußerst intensive Gallenfärbung bestimmter Nervenkerngebiete erkennen lassen (Kernikterus — SCHMORL[1]). Es ist dies um so auffälliger, als eine ähnliche Beobachtung beim Erwachsenen bei noch so langer Dauer von Ikterus bisher nicht vorliegt. Schließlich gibt es noch eine Form des Icterus neonatorum, das ist der eigentliche Icterus gravis neonatorum, worunter KLEINSCHMIDT[2] folgendes Krankheitsbild versteht: es handelt sich um eine oft familiär auftretende Erkrankung, die mit schwerer Gelbsucht einhergeht und innerhalb weniger Tage zum Tode führt. Eine Abgrenzung gegenüber anderen schweren Ikterusformen des Neugeborenen ist durch den morphologischen Blutbefund möglich, der in erster Linie durch eine hochgradige Erythroblastose charakterisiert ist. Der Blutbefund erinnert an den eines Embryos im 3.—5. Monate: 40—50% der gesamten kernhaltigen Blutzellen bestehen aus Erythroblasten; außer toxisch-infektiösen Schädigungen, die sekundär die Ausscheidungsfähigkeit der Leber verschlechtern, handelt es sich anscheinend um eine angeborene Minderwertigkeit des Kindes, das zum typischen Icterus neonatorum gravis disponiert; manchmal findet sich im Blutserum auch Hämatin. KLEINSCHMIDT empfiehlt Bluttransfusion; ich habe nie Gelegenheit gehabt, einen solchen Fall anatomisch zu untersuchen.

Fälle, die das Krankheitsbild des schweren Icterus neonatorum darbieten, werden von Tag zu Tag stärker ikterisch; erst allmählich kommt man zu der Erkenntnis, daß es sich kaum um einen gewöhnlichen Icterus neonatorum handeln kann, denn der Harn wird stark dunkel und die Stühle sind völlig acholisch. Trotz aller Maßnahmen verschlechtert sich der Zustand zusehends; es kommt auch zu Blutungen, und schließlich geht das hochgradig abgemagerte Kind, manches Mal nach Wochen, gelegentlich auch erst nach Monaten, cholämisch

---

[1] SCHMORL: VI. Tag d. pathol. Ges. Kassel (Zbl. Path. **1904**, 15).
[2] KLEINSCHMIDT: Klin. Wschr. **1930**, 1951.

zugrunde. In der Regel versteckt sich hinter diesem Krankheitsbild eine kongenitale Gallengangsatresie. In der Mehrzahl der Fälle kommen die Kinder bereits ikterisch zur Welt; es liegen Beobachtungen vor, nach denen das Kind bei der Geburt nicht ikterisch war und die intensive Gelbsucht erst nach einigen Tagen einsetzte.

Bei der Sektion zeigt sich die Atresie in den einzelnen Fällen an verschiedenen Stellen des Gallengangsystems; in der Mehrzahl der Fälle ist der Sitz der Erkrankung im duodenalen Ende des Choledochus gelegen, manchmal ist nur der Ductus choledochus oder hepaticus communis obliteriert, doch andere Stellen können auch betroffen sein. Den höchsten Grad der Erkrankung bildet der Verschluß sämtlicher Gallenausführungsgänge, wobei ihre Reste oft überhaupt nicht mehr auffindbar sind oder höchstens bindegewebige Stränge darstellen, die entweder in ihrem ganzen Verlauf als solche erhalten sind oder sich allmählich in das Bindegewebe um die Pfortader verlieren.

Die pathologischen Anatomen sind sich über die Ätiologie dieses Zustandes nicht völlig im klaren; die einen sehen darin eine Mißbildung, andere betrachten diesen Zustand als die Folge eines intrauterin überstandenen Prozesses.

Kommen solche Fälle zur Obduktion, so bieten sie makroskopisch gelegentlich das Bild einer Cirrhose; auch hier besteht noch keine Einigkeit, ob die Cirrhose als die Folge des lange anhaltenden mechanischen Verschlusses anzusehen ist, oder ob sie mit dem angeblichen entzündlichen Prozeß, der sich intrauterin an den Gallenwegen abgespielt hat, in Zusammenhang steht.

Die Prognose dieser Fälle ist absolut infaust; man hat verschiedentlich versucht, den Ikterus operativ zu beseitigen, doch wurden bisher keine Erfolge erzielt. Als Komplikationen findet man manchmal Anomalien der Gallenblase, die rein mechanisch eine Vereinigung der Gallenblase mit dem Darmkanal unmöglich machen.

XVI. Der Leberschaden bei der Basedowschen Krankheit.

Unsere Kenntnis von der Leberschädigung bei BASEDOWscher Krankheit ist erst jungen Datums; im alten Schrifttum finden sich vereinzelte Angaben über das Vorkommen von Gelbsucht bei Hyperthyreosen, doch wurde dies nur als zufällige Komplikation angesehen. Erhöhte Aufmerksamkeit gewann dieser Gegenstand durch zwei Untersuchungen: ASSMANN[1] und RÖSSLE.[2] ASSMANN sprach zuerst von einer toxischen Schädigung der Leberzellen durch das Basedowgift, die Möglichkeit einer Schädigung durch kardiale Stauung, läßt er offen. Das toxische Moment muß aber besonders berücksichtigt werden, weil der Ikterus vorwiegend bei schweren Fällen gefunden wird; die Fälle müssen nicht letal ausgehen, immerhin kann ein solcher Ikterus der Anfang einer akuten Leberatrophie sein, akute Leberatrophie als Komplikation bei einer Hyperthyreose ist mehrfach beobachtet worden. Die Milzvergrößerung, die bei Morbus Basedowii gleichfalls öfter zu sehen ist, dürfte mit der Leberschädigung in Zusammenhang stehen.

Nachdem schon vorher der Amerikaner WELLER[3] auf das verhältnismäßig häufige Vorkommen einer „interlobulären chronischen parenchymatösen Hepatitis" aufmerksam gemacht hatte, hat RÖSSLE die Basedowleber einer eingehenden Untersuchung unterzogen. Durch Wägungen konnte er bei zahlreichen Fällen

---

[1] ASSMANN: Münch. med. Wschr. **1931**, 221.
[2] RÖSSLE: Virch. Arch. **291**, 1 (1933).
[3] WELLER: Trans. Assoc. amer. Physicians **15**, 71 (1930).

feststellen, daß die Leber eines Basedowikers leichter ist als die eines normalen Menschen, er verwendet sogar den Ausdruck „Ahepatie". Bei der Betrachtung mit freiem Auge bietet die Leber wenig Atypisches, nur Runzelung und feinstreifige Furchung der Leberoberfläche fällt auf. Diese Veränderungen sind auf eine sklerosierende Verödung des Gewebes unter der Leberkapsel zurückzuführen; das eigentliche Parenchym zeigt oft die Zeichen einer schweren serösen Hepatitis; die Disseschen Räume sind mächtig erweitert und dadurch besonders gut sichtbar, die Kapillarwand erscheint außerordentlich verdickt. Daneben finden sich Kapillarerweiterungen, die eine gewisse Ähnlichkeit mit Blutstauung zeigen, aber nach Rössle auf Kapillarlähmung beruhen. Im Leberparenchym, zwischen den erweiterten Kapillaren und Disseschen Räumen finden sich Nekrosen, die gelegentlich eine solche Ausdehnung annehmen können, daß das Bild an das der akuten und subakuten Leberatrophie erinnert; auf dem Boden einer solchen serösen Entzündung kann es zu Sklerosen, also zu Faserbildung ohne sichtbare Beteiligung von Fibroblasten kommen. Dieser Prozeß ist subkapsulär in der Nähe der Leberoberfläche am deutlichsten ausgesprochen und führt zu den erwähnten Runzelungen. Die besondere Disposition der Basedowleber zu solchen Veränderungen glaubt Rössle auf die Glykogenarmut beziehen zu können. Tatsächlich schwindet das Glykogen bei der Thyreotoxikose außerordentlich rasch (Cramer und Krause[1]); die beschriebenen Leberveränderungen bei der Basedowschen Krankheit schätzt Rössle so hoch ein, daß er meint, der Tod bei der Basedowschen Krankheit könnte die Folge einer Autointoxikation bedingt durch Leberinsuffizienz sein; deshalb müsse der Leber im Gesamtbild der Krankheit weit mehr Aufmerksamkeit geschenkt werden, als es bisher geschah; dies gilt besonders bezüglich der Prognose und der Therapie.

Da es sich bei der Basedowschen Krankheit um eine Leberparenchymerkrankung handelt, darf es uns nicht wundern, wenn mitunter auf diesem Boden eine Lebercirrhose entsteht. Haban[2] spricht von einer Cirrhosis basedowiana. Die Befunde von Rössle sind auch von uns weitgehend bestätigt worden; wir sind ganz der Meinung Rössles. Der Ikterus, der gelegentlich bei Morbus Basedowii zu sehen ist, wäre somit als eine Begleiterscheinung der serösen Hepatitis anzusehen. Fraglich ist bloß, warum Ikterus bei Basedowscher Krankheit nicht viel häufiger zu sehen ist; nach dem histologischen Verhalten der Leber könnte man einen Ikterus erwarten. Funktionsprüfungen der Leber bei Basedowscher Krankheit sind schon früher vielfach durchgeführt worden; man hat sich ursprünglich gewundert, warum bei Basedowscher Krankheit so häufig alimentäre Galaktosurie zu sehen ist; ja man ist sogar noch einen Schritt weitergegangen und hat die diagnostische Bedeutung der alimentären Galaktosurie als Maß für die Leberinsuffizienz leugnen wollen, weil auch bei der Basedowschen Krankheit so häufig pathologische Galaktosurie gefunden wird. Seit den Untersuchungen von Rössle müssen wir zur pathologischen Galaktoseprobe ganz anders Stellung nehmen und uns eher darüber wundern, warum sie nicht in jedem Fall von Morbus Basedowii positiv ausfällt.

Daß eine so schwere, vor allem auch histologisch nachweisbare Leberschädigung so selten mit Ikterus einhergeht, ist ein weiterer Beweis für die Richtigkeit unserer Annahme, daß es einen sogenannten Icterus catarrhalis sine ictero gibt; man könnte die Basedowleber fast als das klassische Beispiel eines Icterus catarrhalis sine ictero ansprechen.

---

[1] Cramer u. Krause: Proc. roy. Soc. Med., Ser. B, 86, 550 (1913).
[2] Haban: Zieglers Beitr. 92, 2 (1933).

XVII. Der Icterus gravidarum — die Schwangerschafts-leber.

Im Verlaufe der Schwangerschaft kann es zu Gelbsucht kommen; dabei handelt es sich anscheinend um eine Leberparenchymerkrankung, die mit der Gravidität selbst in unmittelbarem Zusammenhang steht; Leberveränderungen während der Schwangerschaft, mit oder ohne Ikterus, sind nicht selten. Kommt es zu Ikterus, dann kann sich unter ungünstigen Umständen sogar eine akute Leberatrophie entwickeln. Eine Besprechung der Graviditätsveränderungen der Leber erscheint daher geboten.

Schon bei gesunden schwangeren Frauen, die sich subjektiv vollkommen wohl fühlen und bei denen auch objektiv keine Anzeichen einer Erkrankung nachweisbar sind, lassen sich Veränderungen im Stoffwechsel erkennen, die man auf Störungen der Leber beziehen kann; so wollte man eine Steigerung der Acetessigsäure- oder Oxybuttersäureausscheidung eventuell damit in Zusammenhang bringen; ebenso könnte eine Urobilinogenurie und ein vermehrter Aminosäuregehalt im Harn in diesem Sinne gedeutet werden. Auch der Bilirubinspiegel im Blute ist höher als bei nicht graviden Frauen; die Cholesterinausscheidung durch die Galle ist während der Gravidität herabgesetzt, sie steigt nach der Gravidität beträchtlich an; das Umgekehrte gilt vom Blutcholesterin.

Zum Nachweis einer von der Norm abweichenden Leberfunktion während der Schwangerschaft hat man auch die histologische Untersuchung herangezogen; zuerst war es HOFBAUER,[1] der nach dem mikroskopischen Bild die Leber einer schwangeren Frau von einer nicht graviden unterscheiden zu können glaubte. Er sowie HEINRICHSDORFF[2] beschreiben Fetteinlagerung im Acinuszentrum; Reihenuntersuchungen an graviden Tieren haben diese Befunde nicht restlos bestätigt, so daß die Fettinfiltration kaum als konstanter Befund angesprochen werden kann. Jedoch spielt die Fettinfiltration der Leber bei allen Schwangerschaftstoxikosen (Hyperemesis und Eklampsie) eine bedeutsame Rolle, was auf fließende Übergänge von der physiologischen zur pathologischen Schwangerschaftsleber hinweist.

Schon während der Menstruation nimmt man Störungen in der Leberfunktion an; so sah z. B. CHVOSTEK[3] unter 30 Frauen 27mal während der Menses eine Verbreiterung der Leber um 1—2 Querfinger; auf Änderungen in der Zahl der roten Blutkörperchen hat PÖLZL[4] aufmerksam gemacht; wir sahen eine Abnahme der zirkulierenden Blutmenge. Ob daher die Lebervergrößerung während der Menses nicht eher als Folge einer Zirkulationsstörung aufzufassen ist, müßte erst entschieden werden.

Schwere, auch anatomisch faßbare Veränderungen der Leber sind während der Eklampsie zu beobachten; einer der wichtigsten Befunde ist die fibrinöse Thrombose der Pfortaderkapillaren, durch die es zu Ernährungsstörungen der Leberzellen kommt, was wieder zu ausgedehnten Nekrosen und sogar zu Blutungen im Leberparenchym führt. Bei der Leberfunktionsprüfung solcher Patientinnen findet man Störungen, doch stehen diese in krassem Gegensatz zu den schweren Allgemeinerscheinungen bei der Eklampsie; was bedeutet, um nur ein Beispiel zu nennen, die Steigerung der Aminosäuren oder der Polypeptide im Harn, die bei sehr vielen Formen von Icterus catarrhalis auch zu sehen ist, im Vergleich zu den schweren Allgemeinerscheinungen bei der Eklampsie? Der Serumbili-

---

[1] HOFBAUER: Anz. f. Gynäk. **43**, 555 (1911).
[2] HEINRICHSDORFF: Anz. f. Gynäk. **49**, 555 (1913).
[3] CHVOSTEK: Wien. klin. Wschr. **1909**, 293.
[4] PÖLZL: Wien. klin. Wschr. **1910**, 238.

rubingehalt bei der Eklampsie ist oft erhöht, aber nur in ca. 10% der Fälle findet sich eine stärkere Bilirubinämie und eine subikterische Verfärbung der Haut und Skleren. Bei tödlich verlaufenden Fällen von Hyperemesis, die zur anatomischen Untersuchung kamen, hat man Leberveränderungen gefunden; Nekrosen in den Acini stehen dabei im Vordergrund. Diese Schäden entsprechen milden Formen jenes Zustandes, der uns als akute Leberatrophie bekannt ist.

Bezüglich der Funktionsprüfungen während der Hyperemesis steht es ähnlich wie bei der Eklampsie; sie zeigen zum Teil positiven Ausfall, was nicht weiter wundernehmen kann, da man das gleiche Verhalten auch bei allen jenen parenchymatösen Lebererkrankungen findet, die ohne Erbrechen oder Krämpfe einhergehen. EUFINGER und BADER,[1] denen wir die genauesten Untersuchungen verdanken, fanden z. B. in 15 Fällen von schwerer Hyperemesis zehnmal eine Erhöhung des „indirekten“ Serumbilirubins auf 1,0 mg%. In einigen Fällen stiegen die Werte bis auf 1,5 mg%; nur in ganz schweren Fällen war auch Bilirubin nachweisbar, das die direkte Reaktion nach v. D. BERGH gab.

In der Beurteilung von Erhöhungen des Rest-N im Serum muß man jetzt vorsichtiger sein, seitdem wir wissen, daß verschiedene Krankheiten, die mit Erbrechen einhergehen, Veränderungen des Blutkochsalzgehaltes zeigen können und indirekt zu einer Erhöhung der Rest-N führen.

Jedenfalls kann es sowohl bei der Hyperemesis wie auch bei der Eklampsie nicht nur zu anatomischen, sondern auch zu funktionellen Leberstörungen kommen; eine wesentliche Bestätigung erfuhr diese Annahme, als man spezifische Leberfunktionsprüfungen sowohl bei normalen Schwangeren als auch bei graviden Frauen mit allgemeinen Beschwerden durchführte.

Abgesehen von gewissen Formen, bei denen die Leberschädigung gleichsam nur eine Nebenrolle spielt, gibt es auch Zustände während der Schwangerschaft, bei denen schwere, mit Ikterus verbundene Lebererkrankungen auftreten; auch hier gibt es graduelle Unterschiede; bei den leichteren Formen sind die betreffenden Frauen zwar ikterisch, haben aber kein schwereres Krankheitsgefühl. Die Gelbsucht kann wochenlang anhalten, es kann manchmal Juckreiz hinzutreten; die Stühle sind nicht acholisch, der Duodenalsaft deutlich gallig gefärbt; die Leber ist palpatorisch deutlich vergrößert, ebenso die Milz; der Serumbilirubingehalt ist erhöht (6—7 mg%). Dieses Bilirubin gibt die direkte Reaktion; die Prüfung der alimentären Galaktosurie oder der Azorubin-S-Ausscheidung läßt deutliche Störungen erkennen; im Harn findet sich kaum Eiweiß, an den Beinen sind kaum Ödeme nachweisbar; die Frauen haben zumeist guten Appetit und fühlen sich, abgesehen von geringen Beschwerden, verhältnismäßig wohl. Meist tritt zur normalen Zeit die Geburt eines ausgetragenen Kindes ein. Der Ikterus geht dann im Wochenbett wieder langsam zurück. Bei der nächsten Schwangerschaft kann es wieder zum Ausbruch einer Gelbsucht kommen. Durch eine energische Zucker- und Insulinbehandlung läßt sich die Gelbsucht schon vor Beendigung der Gravidität zur Ausheilung bringen; es gibt Beobachtungen, wo Frauen bei wiederholter Gravidität jedesmal ikterisch wurden. Auch bei diesen rezidivierenden Formen ist die geringe Störung des Allgemeinbefindens auffällig; immerhin kommen manchmal bei solchen Zuständen Frühgeburten vor; Verschlimmerungen des Zustandes, im Sinne einer akuten Leberatrophie, scheinen bei solchen rezidivierenden Formen kaum vorzukommen.

Die Diagnose des toxischen Schwangerschaftsikterus ist nur dann gestattet, wenn alle anderen Möglichkeiten, die ebenfalls zu Gelbsucht führen können, ausge-

---

[1] EUFINGER u. BADER: Gynäk. **1926**, Nr. 9; Anz. f. Gynäk. **125**, 320 (1925); **127**, 210 (1926).

schlossen werden können, was sicherlich nicht immer leicht ist. RISSMANN[1] und SCHICKELE[2] sind in dieser Beziehung so rigoros, daß sie nur dann von einer idiopathischen Schwangerschaftsgelbsucht sprechen, wenn die Gelbsucht mit der Geburt ihr Ende findet und bei der nächsten Gravidität wieder in Erscheinung tritt.

Neben diesen mehr oder weniger harmlosen Formen von Ikterus während der Gravidität gibt es auch bösartige; der im 2.—3. Monat der Gravidität einsetzende Ikterus macht zunächst noch einen harmlosen Eindruck, doch kommt es allmählich zu einer Verschlechterung, die sich zunächst hauptsächlich in völliger Inappetenz äußert; zwingt man die Patientin, etwas Nahrung aufzunehmen, so werden die Speisen erbrochen; dabei wird der Ikterus immer intensiver; allmählich kommt es auch zu psychischen Störungen (maniakalischen Ausbrüchen, Zuckungen einzelner Muskeln, Bewußtseinstrübungen). Dabei nimmt die Leber, die zunächst druckempfindlich war, langsam an Größe ab; es treten Hautblutungen hinzu; im Harn erscheint Eiweiß und reichlich ikterisch gefärbte Zylinder; meist tritt wenige Tage später der Tod ein. Die Sektion bestätigt die Diagnose akute Leberatrophie. Kurz vor dem Tod wird gewöhnlich der Foetus ausgestoßen. Histologisch zeigen diese Fälle keinerlei Unterschiede gegenüber den anderen Formen von akuter Leberatrophie. Gemeinsam ist der gutartige Beginn der Erkrankung und das bösartige Ende; man mißtraue daher jedem in der Schwangerschaft auftretenden, länger währenden Ikterus, besonders wenn es sich um das erste Auftreten handelt, weil man nie sicher sein kann, ob sich daraus nicht doch eine akute Leberatrophie entwickelt; SEITZ[3] betont die diagnostische Bedeutung des Nachweises von direktem Gallenfarbstoff im Blut; je reichlicher dieser Gallenfarbstoff vorhanden ist, desto eher hat man an die maligne Form zu denken.

Wir kennen noch ein drittes während der Schwangerschaft mit Ikterus einhergehendes Krankheitsbild; die Gelbsucht hält sich dabei in bescheidenen Grenzen, aber ein anderes Symptom tritt sehr in den Vordergrund, das ist ein dumpfer, oft krampfartiger Schmerz im Hypogastrium, der anscheinend nichts mit Cholelithiasis zu tun hat; Zustände solcher Art sind sowohl im Anfangsstadium der Gravidität zu sehen als auch später. Zugleich mit den Schmerzanfällen kommt es zu einer Zunahme der Gelbsucht und einer Vergrößerung der Leber; die subjektiven Beschwerden stehen manchmal so im Vordergrund, daß die Frauen unter der Annahme von Gallensteinen operiert werden; die Operation kann aber ganz normale Verhältnisse zeigen. Nach der Entfernung der Gallenblase können die Schmerzen und die Gelbsucht weiterbestehen. Wird die Schwangerschaft unterbrochen oder gelingt es der Frau, bis zur Entbindung durchzuhalten, so hören die Beschwerden wieder auf, um nicht selten bei der nächsten Schwangerschaft wieder aufzutreten.

Ähnliche Zustände sieht man auch zur Zeit der Menstruation; auch hier scheint eine gewisse Ikterusbereitschaft zu bestehen. Ich habe zwei Fälle solcher Art beobachtet — sie sind sicher sehr selten —, bei denen es sich um einen hämolytischen Ikterus gehandelt hat.

Um das Krankheitsbild der Schwangerschaftsgelbsucht entsprechend würdigen zu können, muß kurz auf den Gesamtzustand der Eklampsie eingegangen werden. Bei der Eklampsie handelt es sich wie bei allen Graviditätsintoxikationen nicht nur um eine Läsion der Leber, sondern um eine Schädigung verschiedener Organe, die vermutlich auf eine Art von Vergiftung zurückzuführen sind; einmal steht mehr die Niere im Vordergrund, ein andermal die Leber; in nicht wenigen Fällen ist

<hr>

[1] RISSMANN: Zbl. Gynäk. **1917**, 979.   [2] SCHICKELE: Zbl. Gynäk. **1912**, 1355.
[3] SEITZ: Biologie und Pathologie des Weibes, Bd. VII/1, S. 844. 1927.

wieder das Gehirn betroffen; kommt es zu den bekannten eklamptischen Krämpfen, dann ist ganz besonders an zerebrale Störungen zu denken. Bei ganz schweren Eklampsien können mehr oder weniger alle Organe betroffen sein, bei milderen Formen wieder nur das eine oder das andere Organ; das verbindende Glied all dieser Läsionen dürfte die Ödembereitschaft sein, wobei sich enge Beziehungen zur serösen Entzündung erkennen lassen. Ähnlich wie es bei bekannten Vergiftungen zu einem Plasmaübertritt in die verschiedensten Parenchymorgane kommt, haben wir es auch in der Gravidität mit gleichen schweren Parenchymerkrankungen gelegentlich zu tun; am häufigsten ist davon die Niere, die Leber und das Gehirn getroffen; wenn es gelegentlich in der Leber auch zu parenchymatösen Blutungen kommt, so darf uns das nicht wundern, denn die Zerreißung der Kapillaren ist nur die Fortsetzung der mit einfachem Plasmaaustritt beginnenden Kapillarschädigung. Daß sich daraus auch bleibende Veränderungen der Organe entwickeln können, ist wohl kaum zu bezweifeln, eine Frage ist nur, welcher ursächliche Zusammenhang zwischen Gravidität und diesen Zuständen besteht. Anscheinend kommt es während der Schwangerschaft zum Übertritt irgendwelcher Gifte in die Zirkulation der Mutter, die dann die verschiedensten Blutkapillaren ähnlich wie bei Infektionen oder Intoxikationen schädigen können. Da seröse Entzündung nach Beseitigung der sie bedingenden Noxe — also der Schwangerschaft — meist ausheilt, erholt sich auch der mütterliche Organismus nach der Geburt; wenn der Plasmaübertritt in bindegewebige Umwandlung ausartet, dann muß es zu bleibenden Veränderungen kommen, die teils zur Cirrhose, teils zur Nephritis in Beziehung stehen; jedenfalls kenne ich Fälle von Cirrhose bei Frauen, die viele Entbindungen verbunden mit eklamptischen Beschwerden überstanden haben.

In Analogie zur Nierenschädigung, die sich während der Gravidität so häufig in Form von Albuminurie äußert, werden wir mit ähnlichen Zuständen auch in der Leber zu rechnen haben; in einem Teil der Fälle macht sich die Graviditätshepatitis durch Ikterus bemerkbar, in der Mehrzahl dürfte aber dieses Symptom ausbleiben; in dem Sinne dürfte es sich auch hier um eine Art von Icterus catarrhalis sine ictero handeln, soweit man diese Bezeichnung überhaupt für gerechtfertigt ansieht.

XVIII. Ikterus nach Blutergüssen.

Bilden sich in unserem Organismus größere Blutextravasate, z. B. in der Haut, so kommt es in der Umgebung des Hämatoms zu einer deutlichen Gelbfärbung; bei ausgedehnten Hämatomen kann es sogar zu einer leicht ikterischen Verfärbung der Haut im Bereiche des ganzen Körpers kommen. Auf der Schnittfläche eines solchen Hämatoms ist an der Grenze zwischen Extravasat und gesundem Gewebe die ikterische Verfärbung besonders gut erkennbar; aus größeren Hämatomen hat man jetzt Bilirubin kristallinisch darstellen können, so daß an der extrahepatalen Bilirubinbildung in solchen Fällen nicht mehr zu zweifeln ist.

Bevor es zu einer Bilirubinämie kommt, scheiden die Betroffenen reichlich Urobilinogen im Harn aus, wobei sich auch ein großer Farbstoffreichtum des Stuhles nachweisen läßt. Ein Teil des erhöhten Stereobilins wird resorbiert, gelangt in die Leber und kann von hier wieder gegen die Gallenwege ausgeschieden werden; ist allerdings die resorbierte Farbstoffmenge sehr groß, dann kann entsprechend der Lehre von FRIEDRICH MÜLLER[1] ein Teil des resorbierten Urobilinogens in die allgemeine Blutbahn gelangen und durch den Harn ausge-

---

[1] FRIED. MÜLLER: Z. klin. Med. **12**, 45 (1887).

schieden werden. Unter diesen Voraussetzungen ist die Urobilinurie ein Symptom der erhöhten Bilirubinausscheidung in den Darm und insofern auch ein Zeichen von vermehrtem Blutzerfall. Man muß die Prämissen einer Urobilinurie verstehen, um sie diagnostisch bei großen Blutergüssen, z. B. in die Bauchhöhle oder in den Pleuraraum, verwerten zu können; dementsprechend ist es durchaus nicht notwendig, daß jeder größere Blutaustritt oder größeres Hämatom zu Ikterus führen muß; sichere Beziehungen zur Größe des Hämatoms bestehen nicht. So ist es eine bekannte Tatsache, daß selbst eine schwere Blutung bei der Extrauteringravidität ohne den geringsten Ikterus einhergehen kann; nur die hochgradige Urobilinurie kann uns vielleicht ein Hinweis sein; dasselbe gilt von Blutergüssen in die Pleurahöhle, die z. B. im Anschluß an einen Lungenschuß entstanden sind.

Eine Erklärung für diesen scheinbaren Widerspruch, daß oft kleinere Hämatome eher zu Ikterus führen als große, läßt sich nur finden, wenn man die Leber als bilirubinausscheidendes Organ berücksichtigt; dies muß besonders bedacht werden, wenn man an die verhältnismäßig großen Bilirubinmengen denkt, die sich gelegentlich in einem solchen Hämatom finden. TROISSIER[1] und BERGH-SNAPPER[2] haben solche Untersuchungen durchgeführt; in einem pleuritischen Bluterguß fanden sich z. B. 100 mg Bilirubin, d. i. eine Bilirubinmenge, die ungefähr doppelt so groß ist als die Farbstoffmenge, die ein normaler Mensch in seiner Gallenblase trägt, und doch blieb ein sichtbarer Ikterus aus.

Da in solchen Fällen die Urobilinausscheidung sehr groß ist, wurde in solchen Hämatomen auch nach Urobilinogen gesucht; in sterilen Blutergüssen fehlt es. Nach einer bakteriellen Infektion läßt sich gelegentlich Urobilinogen im Hämatom nachweisen; anscheinend spielt die Qualität der Infektion eine große Rolle. Jedenfalls ergeben sich auch für diese Form des Ikterus Beziehungen zur Gelbsucht bei Pneumonie und Infektionskrankheiten. Allen gemeinsam ist der erhöhte Blutabbau und die gesteigerte Bilirubinbildung; wenn sich dieselbe nicht immer durch eine Hyperbilirubinämie bemerkbar macht, wohl aber durch einen erhöhten Bilirubinexport durch die Gallenwege und manchmal auch nicht durch Urobilinurie, so liegt das an der Funktionstüchtigkeit der Leber; einer gesunden Leber bereitet es keine Schwierigkeit, im Blute kreisendes Bilirubin rasch abzufangen und es an die Gallenwege abzuführen. Ähnliches gilt vom Urobilinogen, wenn es in großer Menge von der Pfortader in die Leber gelangt; es muß auch hier der gesunden Leber ein leichtes sein, alles Urobilinogen wieder in Bilirubin umzuwandeln und es gegen die Gallenwege zu leiten; wenn daher Urobilinogen dennoch im großen Kreislauf nachweisbar ist und sogar im Harn erscheint, so bedeutet dies eine gewisse Leberschwäche. Selbstverständlich gibt es auch hier Grenzen, die überschritten werden, wenn plötzlich zu viel Urobilinogen der Leber angeboten wird. Unter diesen Voraussetzungen wird es bei größeren Blutergüssen nur dann zu einem Ikterus kommen, wenn die Leber auf Grund einer Schädigung nicht mehr imstande ist, aus dem Blute restlos alles Bilirubin zu schöpfen, das extrahepatisch gebildet wurde; eine praktische Anwendung dieses Prinzips bedeutet die Probe von EILBOTT[3], bei der nach einer intravenösen Bilirubininjektion die Dauer bestimmt wird, wann der injizierte Gallenfarbstoff das Blut verlassen hat.

---

[1] TROISSIER: Thèse de Paris, 1910.
[2] BERGH-SNAPPER: Berl. klin. Wschr. **1915**, Nr. 42.
[3] EILBOTT: Z. klin. Med. **106**, 529 (1927).

XIX. Der Ikterus bei Herzfehlern — das Krankheitsbild der sogenannten Infarktitis.

FRERICHS erwähnt in seiner bekannten Lebermonographie zweierlei Störungen der Blutzirkulation, die zu Ikterus führen können: Stauung im venösen Kapillarsystem und Sinken des Blutdruckes in der Pfortader bzw. Leberarterie. Gegen die letztere Annahme sind Einwände erhoben worden; erfahrungsgemäß kommt es bei Pfortaderkompression nie zu Ikterus, außer wenn anderweitige Komplikationen hinzutreten. Anders verhält es sich bei passiver Stauung in der Leber; da dies am häufigsten bei kardialer Inkompensation zu sehen ist, sprach man von einem Ikterus bei Herzfehlern. Der Ikterus, der dabei zur Beobachtung kommt, ist in den seltensten Fällen sehr intensiv; er findet sich vorwiegend bei Mitralfehlern, viel seltener oder gar nicht bei Insuffizienz des rechten Herzens allein, z. B. bei Emphysem, Kyphoskoliose oder Pulmonalsklerose; Fälle mit positivem Lebervenenpuls, bei denen man die schwerste Blutstauung annehmen müßte, zeigen außerordentlich selten Ikterus. Sehr häufig sieht man einen deutlichen Ikterus bei Herzkranken bei gleichzeitigem Lungeninfarkt; darauf habe ICH[1] zuerst aufmerksam gemacht. Ein Ikterus als Begleiterscheinung eines Lungeninfarktes bei gestauter Lunge ist so charakteristisch, daß man sich auf dieses Symptom eher verlassen kann als auf das hämorrhagische Sputum, das vielfach als wichtigstes Kriterium eines Lungeninfarktes erwähnt wird. Deshalb spreche ich beim Auftreten einer Gelbsucht bei einem Herzfehler jetzt lieber von einer „Infarktitis" als von einem Herzfehlerikterus oder einer zyanotischen Gelbsucht, wie ich es ursprünglich getan habe. Der umgekehrte Schluß, daß jeder Lungeninfarkt — also z. B. bei fehlendem Mitralvitium — mit Ikterus einhergehen muß, erscheint mir nicht gerechtfertigt. Das Charakteristische der „Infarktitis" ist die Kombination von Lungenstauung (z. B. bei Mitralvitien) und Lungeninfarkt. Der Ikterus, der bei Mitralfehlern so häufig zu sehen ist und den ich fast immer auf einen Lungeninfarkt beziehen möchte, ist zunächst ein „hämolytischer" bzw. pleiochromer. Die Stühle sind nie entfärbt, sondern eher farbstoffreicher, ebenso der Duodenalsaft; im Harn findet sich nur wenig Gallenfarbstoff, dagegen reichlich Urobilinogen. Zugunsten eines hämolytischen Ikterus läßt sich noch das reichlich vermehrte indirekte Serumbilirubin anführen; immerhin findet sich auch „direktes" Bilirubin; eine Resistenzverminderung der roten Blutkörperchen gegenüber hypotonischer Kochsalzlösung ist nicht nachweisbar.

Diese Befunde widerlegen alle Vorstellungen einer mechanischen Ikteruserklärung (Druck der erweiterten Blutkapillaren auf die Gallengänge, Kompression des Ductus choledochus durch den gestauten SPIEGELschen Leberlappen usw.). Zum mindesten kann diesen Momenten keine entscheidende Bedeutung beigemessen werden; histologische Untersuchungen der Gallenkapillaren sprechen im selben Sinne. Erweiterungen wie bei rein mechanischer Stauung fehlen, wohl aber kommt es zur Bildung von Gallenkapillarthromben, was gerade für den pleiochromen Ikterus charakteristisch ist. ABRAMOW[2] hat meine Angaben überprüft und sie vollinhaltlich bestätigt.

Die eigentümlichen Lungenbefunde bei Gelbsucht im Gefolge der Pneumonie haben es sehr wahrscheinlich gemacht, daß auch in der Lunge gelegentlich eine Spaltung des Hämoglobins eintritt; dies fordert uns auf, auch den Herzfehlerikterus von diesem Gesichtspunkte aus zu betrachten — um so mehr, als die Erfahrung auf innige Beziehungen zwischen Lungeninfarkt und Gelbsucht hinweist.

---

[1] EPPINGER in KRAUS-BRUGSCH: Handbuch der Pathologie und Therapie, Bd. VI/2, S. 293. 1923.   [2] ABRAMOW: Virchows Arch. **181**, 201 (1905).

Bekanntlich nehmen Wanderzellen und Alveolarepithelien bei chronischen Stauungslungen Hämosiderin auf; diese eisenführenden Zellen werden abgestoßen und erscheinen als Herzfehlerzellen im Sputum. Nimmt dieser Vorgang größere Dimensionen an, so kann es zu einer gleichmäßig braunen Verfärbung der Lunge (rostbraune Flecken) kommen, die allerdings nur am frischen Lungenschnitt nachweisbar ist; das abfließende Blut überdeckt den eigentümlichen braunen Ton. Jedenfalls möchte ich darin auch einen Beweis sehen, daß es in der Lunge zu einem Zerfall des Hämins in Eisen und zu einem braunen Farbstoff kommen kann; selbstverständlich kann sich ein analoger Vorgang auch in einem Lungeninfarkt abspielen, und je größer der Infarkt ist, desto reichlicher bietet sich dazu Gelegenheit. Möglicherweise spielen dabei auch individuelle Faktoren eine Rolle, wenigstens lehrt die Erfahrung, daß nicht jeder Lungeninfarkt zu einer reichlichen Bilirubinbildung führen muß. Ähnliches sehen wir ja auch in der Haut; nicht jede subkutane Blutung reagiert gleich schnell mit einem grünen Fleck, der als Ausdruck einer Gallenfarbstoffimbibition zu deuten ist. Solche Beobachtungen können für die Auffassung des Herzfehlerikterus nicht gleichgültig sein; schon bei der Besprechung des Pneumonieikterus habe ich auf die große Bedeutung der Lunge als hämolytisches Organ hingewiesen. Ich glaube diese Erfahrungen auch auf den Herzfehler- bzw. Infarktikterus übertragen zu können. Jedenfalls sehen wir in der reichlichen Ansammlung von Erythrocyten im Lungenparenchym ein wichtiges Moment, das zur Bildung von Bilirubin führen kann, aber nicht muß. Wenn es somit zu einer Bilirubinerhöhung im Blute kommt, so wird man mit einer gleichzeitigen Schädigung der Leber rechnen müssen, denn wie bereits mehrfach erwähnt, kann eine gesunde Leber enorme Bilirubinmengen verarbeiten, ohne daß es zu Ikterus kommt.

Zugunsten einer solchen Auffassung ließen sich auch histologische Leberveränderungen heranziehen, die gar nicht so selten bei Infarktikterus zur Beobachtung gelangen; neben der Venostase, die nichts Atypisches darstellt, bereitet es keine Schwierigkeiten, auch Nekrosen nachzuweisen (Abb. 71); dadurch schien auch der histologische Beweis für die dualistische Auffassung der Ikterusgenese erbracht: das Primäre ist der erhöhte Blutuntergang und die damit einhergehende gesteigerte Bilirubinbildung; bei intakter Leber braucht dies nicht mit Bilirubinanhäufung im Blute einherzugehen, wohl aber wenn eine Leberschädigung hinzukommt, die uns jetzt auf Grund des histologischen Befundes außerordentlich wahrscheinlich wird. In letzter Zeit haben wir uns auch für diese Leberschädigungen im Zusammenhang mit den Lungeninfarkten interessiert; die Kombination von erhöhter Bilirubinbildung und Leberschädigung ist wahrscheinlich kein Zufallsbefund; um das entsprechend würdigen zu können, muß etwas weiter ausgeholt werden.

Auf Grund unserer Untersuchungen eignet sich zur Erzeugung einer experimentellen serösen Entzündung nicht nur Allylformiat, sondern ganz besonders auch das Pyrrol; reicht man es einem Hund per os, so entwickelt sich je nach der verabreichten Dosis eine mit Ikterus einhergehende hämorrhagische Hepatitis; bei dieser Pyrrolhepatitis ist vor allem das Zentrum betroffen.

Diese Pyrrolvergiftungen haben nicht nur theoretisches Interesse, denn mit dem Vorkommen von Pyrrol haben wir bei den verschiedensten Schädigungen in unserem Organismus zu rechnen und, wie wir glauben, auch bei der Infarktitis.

Pyrrol ist der Hauptbestandteil des Hämins; fault Blut, so wird unter Eisenabspaltung aus dem Hämin Porphyrin; in Lungeninfarkten läßt sich, wie wir glauben, auch Pyrrol selbst nachweisen; teils durch Wasserdampfdestillation, teils durch wiederholte Extraktion mit Äther läßt sich aus den infarzierten Lungen

Pyrrol isolieren; ob es sich dabei nur um einfaches Pyrrol handelt oder um andere substituierte Pyrrole, läßt sich noch nicht präzise behaupten, immerhin bilden sich solche niedrig gebaute Produkte; da sich nicht nur das einfache Pyrrol als giftig erweist, sondern alle Pyrrolabkömmlinge, die sich vom Hämin ableiten (Hämopyrrol, Kryptopyrrol) und solche Substanzen in Infarkten nachweisbar sind, so muß man mit der Möglichkeit rechnen, daß diese zur Resorption gelangten Pyrrolderivate die Leberschädigung bedingen. In dem Sinne wären beide Prämissen für die Entstehung einer Gelbsucht bei einem Lungeninfarkt gegeben:

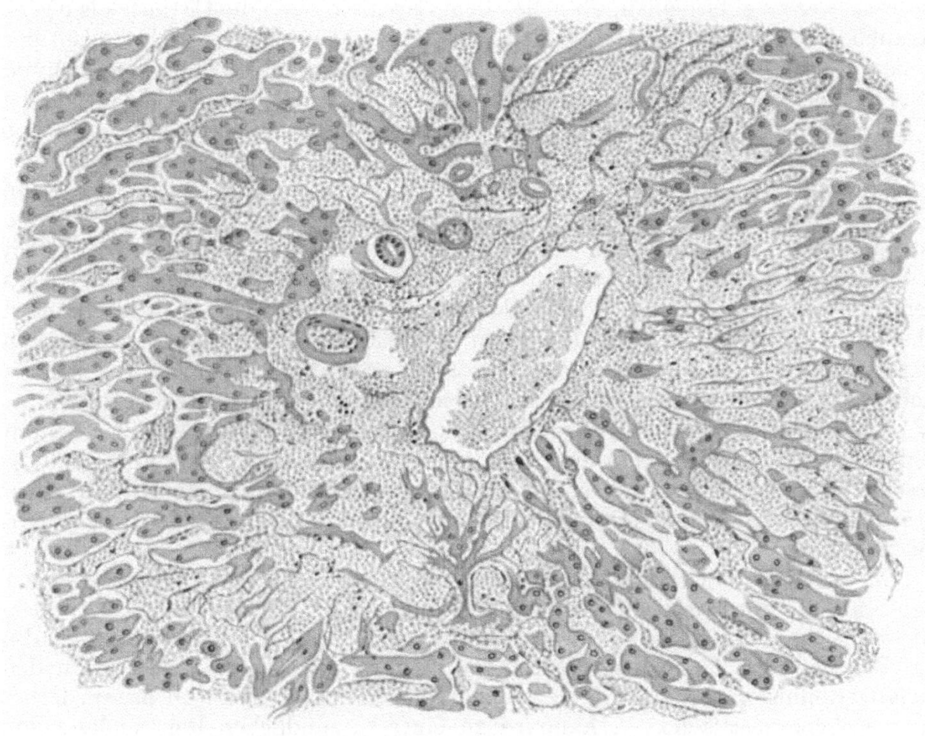

Abb. 71. Zentrale Blutseebildung mit Nekrose bei „Infarktitis".

die erhöhte Bilirubinbildung und die Leberzellschädigung. Die Entstehung des Infarktikterus könnte sich somit folgendermaßen gestalten: Treten Erythrocyten ins Lungenparenchym über, was vor allem beim Infarkt der Fall ist, so kommt es zu einem Zerfall oder wenigstens einer Andauung der roten Blutzellen; dort, wo es innerhalb der Lunge nicht bis zur Bildung von Bilirubin kommt, besorgen den Rest der Erythrocytenzerstörung die KUPFFERschen Sternzellen; jedenfalls wird der Leber reichlich Bilirubin angeboten. Da gleichzeitig im Lungeninfarkt das Hämin noch weiter abgebaut wird, wobei wahrscheinlich unter dem Einfluß von Mikroorganismen Pyrrole entstehen, so kommen auf diese Weise auch Substanzen in Frage, die ihrerseits das Leberparenchym schädigen; der gesunden Leber wäre es bei einem Lungeninfarkt ein leichtes, die großen Mengen an angebotenem Bilirubin zu bewältigen, da es aber gleichzeitig auch zu einer Leberparenchymschädigung kommt, kann das Bilirubin nicht rasch genug aus dem Blutkreislauf verschwinden, was eben den Ikterus bedingt.

XX. Die Lebercirrhose.

A. Historische Entwicklung.

Die Verhärtung der Leber als das Ende einer chronischen Lebererkrankung war den alten Ärzten seit langem bekannt; sie sprachen von einem Hepar durum sub cultro stridens, scirrhus et obstructio hepatis. So haben schon BESAL (1515 bis 1564) und MORGAGNI (1682—1771) Leberschrumpfungen, die sie bei Sektionen gesehen haben, beschrieben. Die Höcker an der Leberoberfläche wurden als Tuberkel bezeichnet; da man damals darunter auch krebsige Höcker verstand, ist es schwer zu entscheiden, ob neben dem Carcinom auch die Cirrhose als eigene Krankheit bekannt war. LAENNEC (1781—1826) hielt die Gewebsknötchen der Lebercirrhose für Neubildungen, welche sich nicht nur im Leberparenchym, sondern auch in anderen Organen entwickeln können. BOULLAUD (1836) sprach sich gegen die Geschwulstnatur aus und bezeichnete als erster die Knötchen als gelbe Granulationen, die aus Drüsensubstanz (Lebergewebe) bestehen.

Zunächst fand die Lebercirrhose nur anatomisches Interesse. Die ersten Versuche, das anatomische Bild mit der Klinik in Einklang zu bringen, rühren von LAENNEC[1] her; von ihm stammt auch die Bezeichnung Cirrhose, womit er die zitronengelbe Farbe ($\varkappa\iota\varrho\varrho\acute{o}\varsigma$ = zitronengelb) als etwas Charakteristisches hervorheben wollte, die den Granulationen so oft eigen ist. Klarere Vorstellungen über das pathologische Geschehen in der cirrhotischen Leber entwickelten CARAWELL[2] und HALLMANN,[3] die sich auch mit dem normalen Aufbau der Leber eingehend beschäftigt hatten. Sie sahen das Wesentliche in einer Wucherung des schon unter normalen Bedingungen gut sichtbaren interlobären Bindegewebes, durch welches die einzelnen Leberacini zusammengepreßt und abgeschnürt werden. Die Folge ist einerseits eine Verkleinerung des Organs nebst Störung ihrer Funktion, vor allem aber eine Erschwerung der Leberdurchblutung.

Es war dann vor allem ROKITANSKY,[4] der den zirrhotischen Prozeß in der Leber als die unmittelbare Folge einer chronischen Entzündung ansah. Überall, wo sich unter physiologischen Bedingungen Bindegewebe findet — also im Bereiche der GLISSONSchen Kapsel, von wo sich Bindegewebsfasern den Gefäßverteilungen entlang bis gegen die Porta hepatis verfolgen lassen, ferner an der Leberoberfläche —, kann es zu einer entzündlichen Reizung kommen, welche von den sonst zarten Bindegewebsfasern mit der Bildung eines derben, zu Schrumpfung neigenden Fasergerüstes beantwortet wird. Durch diesen chronisch-entzündlichen Prozeß wird die eigentliche Drüsensubstanz zu größeren oder kleineren Granulationen zusammengedrängt, wobei Blutgefäße und Gallengänge Schaden erleiden. Durch weiteres Fortschreiten der Schrumpfung treten die Granulationen sowohl an der Oberfläche als auch im Innern des Parenchyms immer mehr hervor; das Volumen der Leber wird beträchtlich vermindert, das Organ blasser, blutarm, ungewöhnlich derb und zäh; der Stamm der Pfortader und ihre Wurzeln werden wegen der gestörten Zirkulation erweitert.

BAMBERGER,[5] der als Kliniker fast gleichzeitig mit FRERICHS[6] zu den Darlegungen ROKITANSKYs Stellung nimmt, glaubt zwei Stadien im Krankheits-

---

[1] LAENNEC: Traité d'auscult., Bd. II, S. 501. 1819.
[2] CARAWELL: Elementary Function, S. 30. London. 1838.
[3] HALLMANN: De cirrhosi hepat. Berlin. 1830.
[4] ROKITANSKY: Pathologische Anatomie, Bd. III, S. 324. 1842.
[5] BAMBERGER: Chylopoetisches System, S. 510. 1864.
[6] FRERICHS: Leberkrankheiten, Bd. II, S. 19. 1861.

verlauf unterscheiden zu müssen. Das erste entspricht der entzündlichen Reizung nnd Bindegewebsneubildung, das zweite der Schrumpfung und narbigen Retraktion des Bindegewebes. Der Schwierigkeit einer solchen scharfen Trennung ist sich BAMBERGER vollkommen bewußt, denn der sagt: „Wenn auch eine scharfe Trennung derselben weder von dem einen noch von dem anderen Standpunkte aus möglich ist, weil nicht selten beide Stadien nebeneinander an verschiedenen Stellen bestehen, so ist das Erscheinen doch ein verschiedenes, je nachdem im ganzen der eine oder der andere Zustand überwiegt." Das erste Stadium kommt in reiner Form nur selten zur anatomischen Untersuchung; immerhin scheint BAMBERGER auf einzelne Fälle hinweisen zu können, die er zunächst klinisch verfolgte und später anatomisch überprüfte. Er beschreibt die Leber des ersten Stadiums als bedeutend vergrößert, mäßig derb und zäh, ihre Ränder stumpfer und massiger als sonst, ihre Farbe gelbbraun oder mit einem leichten Stich ins Fleischfarbene; ihre Oberfläche ist leicht uneben und weist meist größere, inselförmig angeordnete Prominenzen in geringerer Zahl auf. Der Peritonealüberzug ist verdickt, getrübt, aber noch nicht so fest adhärent wie im zweiten Stadium. Auf der Schnittfläche erscheint das Lebergewebe von einem ziemlich dichten, meist reichlich vaskularisierten, graurötlichen Gewebe durchsetzt, das die nur wenig erhabenen, meist größeren Granulationen umfaßt.

Bezüglich des zweiten Stadiums schließt sich BAMBERGER der meisterhaften Beschreibung an, die ROKITANSKY von dem typischen Bild der granulierten Leber entwirft: Die Leber erscheint deutlich kleiner, sie wird unter Zunahme ihres Dickendurchmessers größtenteils aus dem kugeligen oder hemisphärischen rechten Lappen gebildet, indes der linke zu einem kleinen Anhang reduziert ist. Die Ränder sind so hochgradig verjüngt, daß sie einen zellulofibrösen, auf- oder abwärts geklappten Saum darstellen. Äußerlich wird man einer körnigen, warzigen oder drüsigen Oberfläche gewahr, auf welcher die Leberhülle weißlich trübe, sehnig verdickt, geschrumpft und zwischen den Granulationen nach innen gezogen erscheint. Überdies ist die Leberoberfläche häufig mittels neugebildeter Stränge an die Umgebung, besonders an das Zwerchfell, angeheftet. Das Organ ist sehr derb bis zu faserknorpelähnlicher Härte und lederartig zähe. Auf dem Durchschnitt sieht man vereinzelt oder in Gruppen Granulationen und zwischen ihnen eine Menge eines schmutzig weißlichen, sehr dichten und derben bindegewebigen, gefäßarmen Gewebes angehäuft. Während das zwischen den Granulationen befindliche Gewebe im ersten Stadium vorwiegend aus Kernen von rundlichen, geschwänzten und spindelförmigen Zellen besteht, hat es im zweiten Stadium schon alle Charakteristika der Bindegewebsfaser, häufig mit wellenförmigem Verlauf, durch welches die Leberläppchen nicht selten in konzentrische Schichten eingeschlossen und isoliert erscheinen. Ursprünglich nannte man die gelblichen, aus Drüsensubstanz bestehenden Wucherungen Granulationen. Bei genauer histologischer Untersuchung erkannte man zwischen dem derben, aus kollagenen Fibrillen bestehenden Netzwerk auch Kerne sowie Kapillaren, ähnlich einem primitiven Granulationsgewebe, wobei auffallenderweise lympho- und plasmazelluläre Infiltrate überwiegen. Gerade unter dem Eindrucke solcher Veränderungen legte man auf das aggressive Verhalten dieses Granulationsgewebes, welches das normale Lebergewebe zu erdrücken scheint, großes Gewicht. Am längsten trotzen der Umstrickung durch das wuchernde Bindegewebe die zitronengelben, aus Drüsengewebe bestehenden Wucherungen, welche lange Zeit hindurch noch aus halbwegs gesundem Leberparenchym zu bestehen scheinen. Immerhin bleiben die Leberzellen hier nur selten ganz unversehrt, denn sie sind meist auch vergrößert. Ob es sich dabei um eine kompensatorische Hypertrophie handelt oder ob darin schon der Ausdruck des kommenden Unterganges zu erblicken ist, darüber bestehen weitgehende Meinungsverschiedenheiten. Was viele veranlaßt hat, hier schon an eine pathologische Beschaffenheit zu denken, war der nicht selten zu beobachtende Reichtum dieser Zellen an Gallenpigment oder Fett.

Die pathologisch-anatomische Richtung, die gegen das Ende des 19. Jahrhunderts vertreten wurde, war somit bestrebt, in der Lebercirrhose eine toxisch bedingte Erkrankung zu sehen, die auf einer diffus entzündlichen Hyperplasie des interstitiellen normalen Bindegewebes beruht. Das zunächst hyperplastische Bindegewebe erfährt eine allmähliche Umwandlung in Schwielensubstanz, die allmählich das Leberparenchym erdrückt; der Endeffekt ist die atrophische Cirrhose. Der erste Vorgang geht mit einer Lebervergrößerung einher, der zweite führt infolge Schrumpfung zu einer Verkleinerung. Man sprach seither oft von einer atrophischen Lebercirrhose und legte ihr außerdem, da LAENNEC in seiner ersten Beschreibung auf die Verkleinerung der Leber das größte Gewicht legte, das Epitheton „LAENNECsche Cirrhose" bei. Die entsprechende Stelle in der Mitteilung von LAENNEC lautet: „Die Leber war auf ein Drittel ihres Volumens reduziert; ihre Oberfläche war leicht warzig und gerunzelt, von graugelbem Aussehen; der Durchschnitt zeigte eine Menge von runden oder ovalen Körnern, welche hanf- oder hirsekorngroß waren. Zwischen diesen leicht abzugrenzenden Körnern war keine Spur von Lebergewebe mehr vorhanden." (Ausgabe von 1826, Vol. II, Sect. 4, Chap. 1, Observ. XXXV, pag. 196.)

Die primäre Wucherung des Bindegewebes führt nicht nur zu einer Schrumpfung der Leber, sondern kann auch die anderen Erscheinungen bedingen, die im Verlaufe einer Lebercirrhose zu sehen sind. Durch die Beeinträchtigung der Lebervenen kommt es zu einer Drucksteigerung im gesamten Pfortadergebiet (Hypertension portale). Zunächst hilft sich noch der Organismus durch Bildung von Kollateralen, aber allmählich scheinen diese Hilfsmittel zu versagen und es kommt zur allmählichen Entwicklung eines Ascites. Ebenso wie man sich die Entstehung des Ascites ausschließlich mechanisch bedingt vorstellte, bezog man auch den häufig beobachteten Milztumor ausschließlich auf eine Stauung. Gleiches galt von den Magendarmerscheinungen, die sich besonders im Anfangsstadium recht unangenehm bemerkbar machen können; sie wurden ausnahmslos auf Stauung bezogen.

Folgend der morphologischen Betrachtungsweise, war man auch am Krankenbett bestrebt, ein erstes und zweites Stadium der Cirrhose zu unterscheiden, doch mußte man bald einsehen, welch große Schwierigkeiten sich dabei ergaben. Wie selten sieht man im Verhältnis zur Häufigkeit der typischen atrophischen Lebercirrhose Krankheitsbilder, die uns vielleicht an ein erstes Stadium der Lebercirrhose erinnern. Sicherlich existieren glaubwürdige Beobachtungen, die berichten konnten, wie gleichsam Schritt für Schritt die typische Cirrhose entsteht, also eine zunächst vergrößerte Leber allmählich kleiner und härter wurde; aber wie selten kommt so etwas vor! In der großen Mehrzahl der Fälle befinden sich die Kranken, wenn sie ärztliche Hilfe in Anspruch nehmen, bereits im zweiten oder gar dritten Stadium.

Ursprünglich blieb der Name Cirrhose dem von LAENNEC beschriebenen Krankheitsbild vorbehalten, bei welchem eine verkleinerte Leber mit Bindegewebsschrumpfung vorlag. Allmählich lernte man Zustände kennen, die lange Zeit hindurch eine Vergrößerung und Verhärtung der Leber zeigen, die aber — trotz Bindegewebsvermehrung — nicht kleiner wird, sondern groß bleibt. So kam HANOT[1] (1876) dazu, das Krankheitsbild der hypertrophischen Lebercirrhose aufzustellen; in seiner ersten Mitteilung stützte er sich auf vier eigene und

---

[1] HANOT: Sur une forme de cirrhose hypertrophique. Thèse de Paris, 1876.

etwa ein Dutzend fremde Beobachtungen. Neben der Vergrößerung der Leber ist dieses Krankheitsbild vor allem auch durch einen langdauernden, ziemlich stark ausgeprägten Ikterus, ohne Acholie der Stühle, und durch einen beträchtlichen Milztumor charakterisiert. Als Gegensatz zur atrophischen Lebercirrhose betont HANOT für seine Fälle das Fehlen von Ascites. Die Leberoberfläche ist von ihm bei der anatomischen Untersuchung glatt gefunden worden; die Bindegewebswucherung entwickelt sich nicht perilobulär, sondern intraazinös. Das Krankheitsbild der hypertrophischen Lebercirrhose wurde in der Folge von den Klinikern oft beschrieben, aber von den meisten pathologischen Anatomen abgelehnt. Es verbergen sich dahinter, wie wir jetzt sicher wissen, verschiedene Prozesse, die mit Milzvergrößerung und Ikterus einhergehen. Jedenfalls wurden — je nachdem ob dazu Kliniker oder Anatomen Stellung nahmen — voneinander stark abweichende Krankheitsbilder als HANOTsche Cirrhose beschrieben.

Es standen somit zwei Krankheitsbilder einander gegenüber: die atrophische und die hypertrophische Lebercirrhose bzw. die LAENNECsche und die HANOTsche Form. Diese Einteilung, die besonders von klinischer Seite bevorzugt wurde, hatte zur Folge, daß man das sogenannte erste Stadium der atrophischen Lebercirrhose weniger beachtete, weil man nicht wußte, ob eine vergrößerte Leber der hypertrophischen (HANOTschen) Form entspricht oder dem fraglichen ersten Stadium der LAENNECschen Form.

Jedenfalls konnte sich die ältere medizinische Schule nicht von der Vorstellung trennen, daß es sich bei der Cirrhose um einen chronisch-entzündlichen Vorgang handelt, der langsam, aber sicher das Epithelgewebe der Leber zugrunde richtet, wobei man sich für das Schicksal der Leberzellen viel weniger interessierte. Es bedeutete daher einen Fortschritt, als SIEGENBECK VAN HEUKELOM[1] (1896) die LAENNECsche Cirrhose anders definierte; seiner Meinung nach handelt es sich hier nicht nur um eine „sklerogene Schädigung", sondern gleichzeitig auch um eine „fortschreitende Zelldegeneration".

Daß die LAENNECsche Cirrhose — wie SIEGENBECK VAN HEUKELOM ganz richtig sagte — das Resultat zweier Vorgänge darstellt, ist unter dem Eindruck einer mittlerweile in den Vordergrund getretenen neuen Lehre für viele Jahre zurückgedrängt worden. Es waren vor allem die beiden Pathologen ACKERMANN[2] und KRETZ,[3] die in die Cirrhoselehre ein neues Moment hineintrugen: Das Wesen der Lebercirrhose ist weniger durch eine Erkrankung des Bindegewebes bedingt, sie ist vielmehr eine primäre Erkrankung der Leberzellen. Durch irgendeinen Schaden kommt es primär zur Nekrose der Leberzellen, worauf das Bindegewebe gleichsam sekundär reagiert. Die Bindegewebswucherung kann vielleicht sogar als Ausheilungsvorgang angesehen werden, denn sie beseitigt oder verzögert eventuell die nachteiligen Folgen des primären Leberzellunterganges. Unter Bezugnahme auf Befunde bei der Phosphorvergiftung, bei welcher die Erkrankung der Leberzelle als primärer Prozeß und die Veränderung am interstitiellen Gewebe ganz sicher als sekundär anzusehen ist, betrachtet ACKERMANN die Alkoholcirrhose und die Veränderungen nach Phosphorvergiftung mehr oder weniger als wesensgleiche Vorgänge.

Die Frage, wie es nach primärer Leberzelldegeneration zu einer Bindegewebswucherung kommt, ist verschieden beantwortet worden. In welche Verlegenheit man unter dem Eindruck einer solchen einseitigen Betrachtung kommen kann, beweist wohl am besten ein Erklärungsversuch von AUFRECHT.[4] Er sagt: „Ich

---

[1] SIEGENBECK VAN HEUKELOM: Zieglers Beitr. **16**, 341 (1896).

[2] ACKERMANN: Virchows Arch. **115**, 216 (1889).

[3] KRETZ: Verh. dtsch. path. Ges. **1904**, 54.

[4] AUFRECHT: Realenzyklopädie, 3. Aufl., Bd. XIII, S. 346. 1900.

schließe aus diesen Befunden, daß die Verbreiterung des zwischen den Leberacini vorhandenen Gewebes nicht aus einer Bindegewebsneubildung, sondern aus einer Umwandlung der Leberzellen in schmale, kernlose Spindeln hervorgeht, welche zusammen mit den die Blutgefäße und Gallengänge bildenden Gewebsbestandteilen das zwischen den verkleinerten Acini vorhandene Material darstellen." Die Ursache der Leberverkleinerung sah ACKERMANN weniger in einer Schrumpfung, als in einem Zusammensintern infolge Verkleinerung der einzelnen Acini; aus den Resten der dem Untergang geweihten Lobuli bilden sich neue Leberzelläppchen. Untersucht man solche Lobuli in Serienschnitten, so vermißt man meist die Zentralvene; auch zeigt sich in solchen Läppchen keine typische radiäre Anordnung der Trabekel. Die Zahl der Zentralvenen ist beträchtlich vermindert, so daß man den Eindruck gewinnt, daß die im Bindegewebe eingelagerten Parenchyminseln überhaupt nicht mehr als Läppchen anzusprechen seien. Da sich weiter an Injektionspräparaten zeigen ließ, daß sich diese Gebilde von der Arteria hepatica besser darstellen lassen als von der Pfortader, so hat man diesen Gebilden den Namen Pseudolobuli beigelegt. Unter dem Einfluß einer neuen Schädigung können diese Pseudolobuli abermals zerstört werden. Ein solcher Prozeß wiederholt sich nicht nur einmal, sondern vielmals, wodurch in weiterer Folge eine neuerliche Verzerrung dieser Pseudoacini eintritt; es gibt überhaupt keine normalen Lobuli mehr, sondern nur mehr Knoten, welche zwar auch aus Lebergewebe bestehen, aber im Aufbau und der Anordnung vom Normalen wesentlich abweichen. Selbstverständlich erleidet die Leberblutversorgung durch diesen Vorgang schweren Schaden, was am besten daran zu erkennen ist, daß in die Pfortader injizierter Farbstoff — unter Umgehung des eigentlichen Leberparenchyms — seinen Weg unmittelbar in die Lebervenen nimmt. Auch das völlig neugebaute Leberparenchym kann — vielleicht sogar besonders leicht — der Degeneration anheimfallen, wodurch die Leber streckenweise fast parenchymfrei erscheint. Daß hier einmal Leberläppchen waren, ist nur mehr an den verbliebenen Gallengängen zu erkennen, die oft in beträchtlicher Anzahl die Stellen anzeigen, wo einst die Peripherie des Acinus lag.

Gelegentlich sieht man eine Anhäufung von präkapillaren Gallengängen wie bei einem Regenerationsvorgang; es ist noch nicht entschieden, ob diese von Bindegewebe umgebenen Gebilde aus Gallengängen oder aus Leberzellen hervorgehen; wenn allerdings diese Gallengänge sich vom Ductus hepaticus her mit Farbe injizieren lassen, so spricht dies noch nicht unbedingt für eine Herkunft aus Gallengängen.

Die von ACKERMANN geschaffene und dann auch von KRETZ vertretene Lehre von der Entstehung der Lebercirrhose sieht somit das Wesentliche in einer schubweisen Wiederholung von Degeneration und Regeneration des Leberparenchyms, die allmählich zu einer völligen Zerstörung des normalen Läppchenbaues der Leber — zu Umbau — führt; je mehr der Zelluntergang über die Regeneration dominiert, um so mehr verkleinert sich die Leber und gibt solcherart Anlaß zur Entwicklung der typischen atrophischen Lebercirrhose; für das Verhalten des Bindegewebes interessierte man sich fast gar nicht.

Die französischen Pathologen, an ihrer Spitze FIESSINGER,[1] nehmen auch heute noch einen ähnlichen Standpunkt ein, wie seinerzeit ACKERMANN und KRETZ. Den Schwerpunkt verlegen auch sie in die Parenchymveränderungen; diese lösen sekundär die Sklerose aus und beherrschen dadurch den ganzen Prozeß. FIESSINGER konnte experimentell durch verschiedene Intoxikationen zunächst Epithelveränderungen hervorrufen, welchen *sekundär* Bindegewebs-

---

[1] FIESSINGER: Presse méd., 17. 3. 1923; Thèse de Paris. 1908.

wucherung folgt. Vor allem legt FIESSINGER großes Gewicht auf Veränderungen innerhalb der Chondriome der Leberzellen, an welchen die ersten Schäden zu erkennen sind. Vor allem muß ihm entgegengehalten werden, daß die sich daraus entwickelnden Veränderungen nur sehr wenig an eine echte Cirrhose erinnern. Auch die amerikanisch-englische Medizin, allen voran McCALLUM,[1] McINDOE[2] und McNEE,[3] vertritt, ähnlich wie KRETZ und ACKERMANN, die Lehre einer primären Schädigung des Leberparenchyms, sie mißt den Kreislaufverhältnissen nur insofern erhöhte Aufmerksamkeit bei, als sie in ihnen ein wesentliches Moment für die Entstehung des Umbaues sieht. Die Änderung des baulichen Musters stellt das hervorragendste Merkmal der LAENNECschen Cirrhose dar; zum Beweis, wie wichtig für den Ablauf einer Regeneration die normale Zirkulation ist, beruft man sich auf Versuche von MANN.[4] Wenn das portale Blut durch eine ECKsche Fistel in die Vena cava umgeleitet wird, so ist die Regenerationskraft der Leber stark verzögert. Regeneration nach Leberschädigung fällt bei Hunden völlig weg, wenn vorher eine ECKsche Fistel angelegt wurde, während bei normalen Hunden nach gleicher Schädigung vollständige Wiederherstellung möglich ist. In dem behinderten Pfortaderkreislauf sehen sie eine wesentliche Ursache, daß die Regeneration im geschädigten Leberparenchym auf so große Schwierigkeiten stößt.

Stellt man die beiden Lehren über die Entstehung der Lebercirrhosen einander gegenüber — die eine, die das Wesen in einer primären Bindegewebswucherung sieht, und die andere, die wieder die Zelldegeneration in den Vordergrund rückt —, so befriedigen beide nicht vollkommen, und man fragt sich, warum der vor vielen Jahren von SIEGENBECK VAN HEUKELOM angeregte Gedanke, daß es sich bei der Cirrhose um die Resultierende zweier Vorgänge: einer fortschreitenden Degeneration *und* einer sklerogenen Schädigung handle, nicht schon viel früher aufgegriffen wurde. Zuerst war es KAUFMANN (1922), der in seinem bekannten Lehrbuch diesen vermittelnden Standpunkt von SIEGENBECK VAN HEUKELOM einnahm; dies in letzter Zeit besonders betont zu haben, ist ein Verdienst von RÖSSLE.[5]

RÖSSLE hat den Versuch unternommen, durch Gegenüberstellung der Begriffe Hepatitis und Hepatose Krankheitsbilder aufzustellen, die ein Analogon in der Nierenpathologie finden; es war um so verlockender, diesen Gedanken aufzugreifen, als sich die Trennung in Nephritis und Nephrose klinisch und anatomisch bewährt hat. Leider läßt sich eine solche Trennung in der Leber ungleich schwerer durchführen, weil Mesenchym und Epithelien innig miteinander verbunden sind. Immerhin gibt es Zustände, wie z. B. die akute Leberatrophie, bei der die epitheliale Schädigung so sehr im Vordergrunde steht, daß man hier von einer fast reinen Hepatose sprechen könnte.

Als Prototyp einer fast vorwiegend am Mesenchym angreifenden Schädigung — also einer Hepatitis — macht RÖSSLE auf die seröse Entzündung aufmerksam, die zunächst nur anatomisch erfaßt wurde. Unter seröser Entzündung versteht er das entzündliche Ödem der Leber, das man bei mannigfachen Toxikosen als Folge einer schweren Kapillarschädigung findet. Die seröse Entzündung kommt in zwei Formen vor: als septische Leberfleckung oder als diffuse, bleiche und feuchte Leberschwellung. Meist findet sich die mesenchymale Läsion mit einer Leberzellschädigung kombiniert, so daß es auch hier schwer fällt, von einer reinen Hepatitis zu sprechen; Hepatose und Hepatitis finden sich häufig nebeneinander.

---

[1] McCALLUM: Text book, 5. Aufl., S. 310. 1932.
[2] McINDOE: Arch. of Path. 5, 23 (1928).   [3] McNEE: Brit. med. J. 1932, 1111.
[4] MANN: Arch. of Path. 1, 681 (1926).   [5] RÖSSLE: Schweiz. med. Wschr. 1929, 4.

Eine Trennung — soweit sie sich überhaupt durchführen läßt — erscheint RÖSSLE immerhin wünschenswert, weil es ihm unwahrscheinlich dünkt, daß eine Hepatose allein zu einer Cirrhose führt. Damit stellt er sich bewußt in Gegensatz zu ACKERMANN und KRETZ, die immer der Ansicht waren, daß das Wesen einer Cirrhose in einer verminderten Regenerationsfähigkeit des Leberparenchyms zu suchen sei, während es nach RÖSSLE auf die Art der Nekrose ankommt. Ein Epithelverlust (Hepatose) heilt vollkommen aus, wenn die Kapillarwand und der Kreislauf erhalten bleiben; wohl aber kommt es zu einer Narbe, wenn das Mesenchym mit betroffen ist, als Beweis dient ihm die akute Leberatrophie, bei der sich die Leber, wenn Heilung eintritt, fast ohne Bindegewebswucherung erholen kann. Rechnen wir zur akuten Leberatrophie noch die entsprechenden Fälle von Icterus catarrhalis hinzu, die fast immer völlig ausheilen, so ergeben sich noch weitere Beweise, die der Anforderung von RÖSSLE nachkommen. Besteht diese Ansicht von RÖSSLE zurecht — und tatsächlich hat sie große Wahrscheinlichkeit für sich —, dann ist damit der indirekte Beweis erbracht, daß völlige Regeneration geschädigter Leberpartien und dementsprechend Neubildung von Läppchen, ebenso wie die Reparation der Leber durch vikariierende Hypertrophie, ausschließlich von der Unversehrtheit des mesodermalen Apparates abhängt. Umgekehrt müßte dann der Schluß gezogen werden, daß, wenn es zur Ausbildung einer Narbe bzw. einer Cirrhose kommt, die Schädigung nicht nur das Epithel, sondern auch das Mesenchym in Mitleidenschaft gezogen haben muß. Im Anschluß an einen akuten Parenchymschaden wird es demnach nur dann zu einer cirrhotischen Veränderung kommen, wenn sich Hepatose und Hepatitis paaren. Epithelschaden und Mesenchymschaden sind anscheinend die Prämissen einer Cirrhose.

Da somit von einer reinen Hepatose ebensowenig gesprochen werden kann wie von einer reinen Hepatitis — denn Mesenchym und Parenchym lassen sich in der Leber nicht streng voneinander trennen —, so ergibt sich daraus die große Zahl an unterschiedlichen Leberschäden; je nachdem, ob der eine oder der andere Apparat im Sinne einer Hepatitis oder einer Hepatose stärker betroffen ist, entstehen die verschiedenen Formen einer Lebercirrhose.

Während man ursprünglich den Milztumor, der bei Lebercirrhosen so häufig anzutreffen ist, als die Folge einer Stauung ansah, erkannte man später, besonders beeinflußt durch die Untersuchungen von BANTI[1], daß der Milz in der Leberpathologie eine mehr oder weniger aktive Rolle zukommt. Vor allem kann die Milz auf den Bilirubinstoffwechsel entscheidenden Einfluß nehmen. Außerordentlich befruchtend wirkte auch die Aufstellung des Begriffes des sogenannten reticuloendothelialen Systems; ASCHOFF[2] räumte allen Zellen, die Farbstoffe speichern können, eine Sonderstellung ein und sprach sie als funktionelle Einheit an. Diese Zellen befinden sich an den verschiedensten Stellen unseres Körpers, in besonders reichlichem Ausmaß in der Leber und in der Milz. Die KUPFFERschen Sternzellen, die man zunächst nur als „unspezifische" Endothelien der Leberkapillaren ansah, nehmen insofern eine Sonderstellung ein, als auch sie in inniger Beziehung zum Hämoglobinstoffwechsel und damit zur Gallenfarbstoffbildung stehen. Seither nennt ASCHOFF die Leber Doppelorgan, das von den Leberzellen und von den KUPFFER-Zellen gebildet wird. Die Epithelien haben anscheinend mit der Gallenfarbstoffbildung nicht direkt zu tun, damit sind nur die KUPFFERschen Sternzellen beschäftigt. Diese neuen Lehren mußten sich in der Folge auch auf dem Gebiete der Lebercirrhose auswirken, zumal sich Beziehungen zum hämolytischen Ikterus ergaben. Seitdem man weiß, daß nur

---

[1] BANTI: Semaine méd. **33**, 313 (1913).
[2] ASCHOFF: Reticuloendotheliales System. Erg. inn. Med. **26**, 1 (1924).

die wenigsten Ikterusformen, die bei der Cirrhose vorkommen, rein mechanisch
— also durch Kompression der größeren Gallenwege — erklärt werden können,
dagegen so manche Gelbsuchtsform sich durch Splenektomie beseitigen läßt,
muß man der Milz bei Lebercirrhosen erhöhtes Interesse entgegenbringen.
Jedenfalls kann die Mannigfaltigkeit im Symptomenbild der Lebercirrhose
auch von der Tätigkeit der Milz beeinflußt werden. Die Lebercirrhose ist
daher keineswegs eine auf die Leber allein beschränkte Erkrankung, sondern
sie stellt eine Störung vor, an welcher verschiedene, mit dem Pfortadersystem
in Zusammenhang stehende Organe teilhaben — obenan die Milz. Um das
funktionelle Zusammenspiel von Leber und Milz zu betonen, ist der Begriff
der „hepatolienalen Erkrankungen" entstanden, wobei wir[1] durch das Wort
„lienal" zum Ausdruck bringen wollten, daß das ganze Pfortadergebiet ein
großes, biologisch zusammengehöriges System vorstellt, in welchem die Milz
eine sehr wichtige Rolle spielt. RÖSSLE akzeptiert diesen Standpunkt, will aber
in diesem mehr oder weniger als Systemerkrankung aufzufassenden Leiden
namentlich die hepatolienalen Erkrankungen im strengeren Sinne als eine Störung
angesehen wissen, die in letzter Linie auf einer gemeinsamen Entzündung der
verschiedensten Organe beruht.

Schon frühzeitig war man bemüht, auf experimentellem Wege Lebercirrhosen
zu erzeugen. Besonders durch Alkoholvergiftung hoffte man entsprechende
Veränderungen hervorzurufen. Erst in letzter Zeit ist es uns[2] gelungen, durch
Gifte, die auch im biologischen Material vorkommen können, Veränderungen in
der Hundeleber hervorzurufen, die der menschlichen Cirrhose fast völlig gleichen.
Da es sich dabei um Gifte handelt, die im tierischen Körper schwere Veränderungen nach Art einer serösen Entzündung bedingen, so scheint damit der eindeutige Beweis erbracht, daß bei der Entstehung der menschlichen Cirrhose Kapillarläsionen verbunden mit Durchtritt von Plasma in das interstitielle Gewebe, also Störungen nach Art der serösen Entzündung, von entscheidender
Bedeutung sind. Während es früher fast unmöglich war, durch Erzeugung einer
Hepatose eine mit Bindegewebswucherung einhergehende chronische Verkleinerung
der Leber hervorzurufen, läßt sich durch diese primär am Mesenchym angreifenden Kapillarläsionen die Entwicklung einer Lebercirrhose in ihren verschiedenen
Stadien eindeutig verfolgen; jedenfalls haben uns diese experimentellen Studien
in der Beurteilung des Cirrhoseproblems weiter geholfen.

B. Ätiologie.

Im alten englischen Schrifttum findet sich für die Lebercirrhose oft die
Bezeichnung „Gin- or Whisky-drinkers Liver", womit man auch im Namen die
innige Beziehung dieser Krankheit zum Alkoholismus festlegen wollte. An der
Tatsache, daß Menschen, die in ihrem Leben reichlich alkoholische Getränke zu
sich genommen haben, öfter an Lebercirrhose erkranken als Nichttrinker, ist
nicht zu zweifeln; das lehren mehr oder weniger alle Statistiken, die zu diesem
Zwecke angelegt wurden. Im Jahre 1925 ließ ich[3] mein klinisches Cirrhose-
material zusammenstellen; es waren im ganzen 372 Fälle (268 Männer und 104
Frauen). Nennt man jene Menschen Alkoholiker, die gewohnheitsmäßig täglich
mindestens zwei Liter Bier oder $1^1/_2$ Liter Wein trinken, so ergeben sich aus
meiner Statistik folgende Zahlen:

[1] EPPINGER: Hepato-lienale Erkrankungen. Berlin: Julius Springer. 1920.

[2] EPPINGER, KAUNITZ und POPPER: Die seröse Entzündung. Wien: Julius Springer 1935.

[3] EPPINGER: Lebercirrhose. Verh. Ges. Verdgskrkh. **1925**, 251.

Männer		Frauen	
Nie Alkohol getrunken	14%	Nie Alkohol getrunken	58%
Alkoholiker	52%	Alkoholiker	19%
Gelegentlich ein Glas	34%	Gelegentlich ein Glas	23%

Auch auf Grund unserer Statistik bilden Gastwirte, Kellner, Kutscher, Portiere das Hauptkontingent unter den Cirrhosekranken.

Da anderseits manche Personen bis an ihr Lebensende große Alkoholmengen zu sich nehmen, ohne bei der Sektion Veränderungen an der Leber zu zeigen, so wurde versucht, weniger dem Alkohol als den begleitenden Umständen die Schuld zu geben. Die direkte oder indirekte Bedeutung des Alkoholmißbrauches für die Entstehung der Lebercirrhose ergibt sich auch aus gewissen Statistiken; in England starben im Jahre 1914 an Cirrhosis hepatis 4148 Personen und 676 Menschen an den Folgen einer akuten Alkoholvergiftung. Im Jahre 1918, also zu einer Zeit, wo auch in England gespart werden mußte, sank die Zahl der Cirrhosetodesfälle auf 1730 und parallel damit auch die Zahl der Todesfälle an Alkoholvergiftung auf 81. Zu ähnlichen Ergebnissen gelangt man, wenn man die Todesfälle in Amerika vor und während der Prohibition miteinander vergleicht.

Diesen auf den ersten Blick sehr eindrucksvollen Zahlen ist entgegenzuhalten, daß die Cirrhose durchaus nicht die typische und häufigste Leberveränderung der schweren Trinker ist, der schwere Alkoholiker zeigt hauptsächlich nur eine Fettleber. Das ergibt sich besonders aus einer Statistik von FAHR, die seine Erfahrungen an Hafenarbeitern in Hamburg wiedergibt; von 309 chronischen Schnapssäufern litten nur 11 an Lebercirrhose, während 298 eine typische Fettleber zeigten.

Man hat auch die Möglichkeit diskutiert, ob nicht die Kombination von Alkoholmißbrauch und Freßsucht der Cirrhoseentstehung besonders Vorschub leistet. Dem widerspricht die Erfahrung, daß häufiger magere Menschen die Kandidaten einer Cirrhose sind. Auch der Qualität der zugeführten alkoholischen Getränke schenkte man besondere Aufmerksamkeit. Man untersuchte z. B., ob Cirrhosekranke besonders hochprozentige alkoholische Getränke zu sich nahmen oder ob die im Alkohol enthaltenen aromatischen Begleitstoffe und Fuselöle als zirrhosefördernd in Betracht kommen. Eine eindeutige Stellungnahme zu dieser Frage ist bisher nicht möglich gewesen.

Als wichtiges Argument gegen den Alkohol als ursächliches Moment der Lebercirrhose gilt vielfach eine in den Tropen gewonnene Erfahrung. Gewisse Völkerklassen nehmen nie Alkohol zu sich, und trotzdem erkranken sie außerordentlich häufig an Lebercirrhose. Vielleicht sind daher sekundäre Erscheinungen des Alkoholmißbrauches ätiologisch auch von Bedeutung; bei den tropischen Cirrhosen sind sicher chronische Diarrhoen sowie langdauernde Verdauungsstörungen für die Entstehung der Cirrhosen mehr zu berücksichtigen als die immer wieder erwähnte Malaria. Für die Bedeutung von Darmgiften als Entstehungsursache der Lebercirrhose haben sich vor allem französische Kliniker interessiert, z. B. HANOT[1] und BOIX,[2] und dementsprechend den bei Alkoholmißbrauch häufig auftretenden Diarrhoen und den damit einhergehenden Verdauungsstörungen größere Bedeutung als dem Alkoholabusus zugesprochen. Diesen Standpunkt vertraten auch QUINCKE und HOPPE-SEYLER,[3] weshalb sie bei zahlreichen Trinkern, die die Zeichen einer Cirrhose darboten, die Fäulnisvorgänge im Darm durch Bestimmung der Ätherschwefelsäuren im Harn verfolgten. Unter 93 Trinkern zeigte sich bei 48 (51,6) % eine starke Vermehrung, weswegen sie mit einer

---

[1] HANOT: Arch. de Physiol. I, 1 (1887).   [2] BOIX: Arch. gén. 1899, 214.
[3] QUINCKE u. HOPPE-SEYLER: 2. Aufl., S. 449. 1912.

übermäßigen Bildung von aromatischen Fäulnisprodukten rechnen. Derzeit kennen
wir ganz niedrig gebaute aliphatische Substanzen, die — sie finden sich unter
Umständen in krankhaften Körpersäften — toxisch sind und — wenigstens im
Tierversuch — Cirrhosen hervorrufen können. Jedenfalls wird es zweckmäßig
sein, den Darmstörungen sowohl ätiologisch als auch diagnostisch mehr Aufmerksamkeit zu schenken, als es bisher geschehen ist. Viel versprechen wir uns
von der chemischen Erfassung der Darmgifte, da diese Stoffe für viele Erkrankungen sicherlich von großer Wichtigkeit sind. Leider bereitet ihr Nachweis
große methodische Schwierigkeiten.

Möglicherweise sind in diesem Zusammenhang auch alimentäre Gifte zu
berücksichtigen, also Gifte, die wir mit der Nahrung aufnehmen. Von dieser
Vorstellung ausgehend, haben wir uns anläßlich des Icterus catarrhalis eingehend
mit den Nahrungsmittelvergiftungen beschäftigt.

Der Vermutung MALLORYs,[1] der auch das Kupfer, das sich in Speisen und
Getränken findet, als Lebergift ansprach, ist vielfach widersprochen worden.
Durch chronische Darreichung von Kupfersalzen glaubte er, bei Tieren Cirrhose
erzeugen zu können. Nachprüfungen fielen aber negativ aus.

Eine gesonderte Besprechung erfordert die Beziehung der Lebercirrhose zur
Tuberkulose. Während die meisten Pathologen ihre ätiologische Bedeutung ablehnen, behauptet LIEBERMEISTER, daß die Tuberkulose die häufigste Ursache
für chronisch-entzündliche und indurative Prozesse der Leber ist. Auch JAGIĆ[2]
mißt ihr neben dem Alkoholismus eine große Rolle bei. LIEBERMEISTER[3]
begründet seine Ansicht mit folgenden Zahlen: In 75% aller Sektionen, die Tuberkulose darboten, fanden sich in der Leber tuberkulöse Veränderungen, und in
71% andere chronisch-entzündliche Veränderungen. In 52% der Fälle kommen
beide nebeneinander vor. Gegen die Schlüsse, die LIEBERMEISTER aus diesen
Zahlen zog, ist vieles eingewendet worden; vor allem ist nicht bewiesen, daß
die beschuldigten entzündlichen Veränderungen tatsächlich tuberkulöser Natur
waren. Ich kenne Lebercirrhosen, die sekundär tuberkulös infiziert waren.
Der Ascites der Cirrhose ist ein vortrefflicher Nährboden, auf dem Tuberkulose
gedeiht; von hier aus kann auch die Leber betroffen werden. Bei der histologischen Untersuchung solcher mit Miliartuberkeln übersäten Lebern findet sich
meist auch eine hochgradige Verfettung. Ich stehe mit dieser Ansicht nicht
allein; sie ist von JOSSELIN DE JONG anläßlich seines Genfer Referates wörtlich
übernommen worden. Auch RÖSSLE äußert sich in dieser Frage sehr reserviert;
immerhin anerkennt er die Möglichkeit, daß eine Cirrhose auf tuberkulöser
Grundlage entstehen kann; in gleicher Weise äußert sich BERGER. Ein häufiges
Ereignis stellt es aber nicht vor.

Experimentelle Beobachtungen scheinen dann der Grund gewesen zu sein,
daß sich manche Pathologen für einen Zusammenhang zwischen Lebercirrhose
und Tuberkulose interessieren. Wenn man Meerschweinchen mit Tuberkelbazillen infiziert, so kann es zu einer Art von Lebercirrhose kommen. Darauf
machte zuerst STÖRK[4] aufmerksam; GERHARTZ[5] bestätigte dies in einer großen
Versuchsreihe. Besonders eindeutige Ergebnisse erhielt er, als er zu diesen Versuchen abgeschwächte Bazillen verwendete.

Um die Frage zu klären, ob Unterernährung und Alkoholzufuhr auf den Verlauf einer Cirrhose Einfluß nehmen können, hat KLOPFSTOCK[7] entsprechende

[1] MALLORY: J. metabol. Res. 42, 5 (1921).   [2] JAGIĆ: Wien. klin. Wschr. 1906, Nr. 35.
[3] LIEBERMEISTER: Tuberkulose. Berlin. 1920.
[4] STÖRK: Wien. klin. Wschr. 1904, Nr. 34.
[5] GERHARTZ: Z. Tbk. 28, 205 (1917).   [6] BERGER: Z. klin. Med. 129, 637 (1936.)
[7] KLOPFSTOCK: Virchows Arch. 184, 304 (1906).

Versuche angestellt; sie scheinen den klinischen Erfahrungen recht zu geben, die immer schon auf den ungünstigen Verlauf einer Tuberkulose unter dem Einfluß von reichlicher Alkoholzufuhr aufmerksam gemacht haben. Anscheinend findet die Tuberkulose im Organismus einer Alkoholcirrhose einen besonders günstigen Nährboden, aber die Annahme, daß die Tuberkulose allein die Ursache einer Cirrhose sein soll, steht wohl auf sehr schwachen Füßen.

Ähnlich verwickelt gestalten sich die Beziehungen zwischen Lues und Lebercirrhose. Wir sehen natürlich von der groblappigen Narbenleber ab, welche pathologisch-anatomisch nicht als Cirrhose anzusprechen ist, sondern haben nur jene seltenen Cirrhoseformen im Auge, die bei jungen Menschen mit hereditärer Lues zu sehen sind. Da bei solchen Fällen andere greifbare Ursachen als die Lues für die Cirrhoseentstehung zum mindesten nicht nachweisbar sind, so liegt natürlich der Gedanke nahe, die hereditäre Lues für die Entwicklung einer solchen juvenilen Cirrhose verantwortlich zu machen.

In diesem Zusammenhang sind jene Fälle zu erwähnen, bei denen sich im Anschluß an eine antiluetische Salvarsanbehandlung zunächst ein Salvarsanikterus entwickelt, der dann lange Zeit nicht ausheilt und schließlich langsam in ein Krankheitsbild übergeht, bei dem die Leber und die Milz vergrößert und hart erscheinen. Die Sektion solcher mit langjährigem Ikterus einhergehenden Fälle läßt gar nicht so selten das typische Bild einer Lebercirrhose erkennen. Sichere Anhaltspunkte für Lues kann die Sektion nicht erbringen. Auch durch die histologische Untersuchung solcher Lebercirrhosen kann eine Lues nicht festgestellt werden. Immerhin lassen sich experimentelle Befunde erheben, die auf Beziehungen zwischen Lues und Lebercirrhose hinweisen. Infiziert man z. B. Kaninchen mit Spirochaeta pallida, so lassen sich Leberveränderungen erzeugen, die außerordentlich an Lebercirrhose erinnern (GRÄTZ[1]). Die Stellung des Salvarsanikterus zur Lues hepatis wurde an anderer Stelle besprochen, daß sich aber auf dem Boden eines solchen Salvarsanikterus auch eine Cirrhose entwickeln kann, scheint mir ganz sicher. Wem die größere Schuld zu geben ist — der Lues oder dem Salvarsan —, ist schwer generell zu entscheiden. Gegen das Salvarsan als einziges ätiologisches Moment spricht die relative Ungiftigkeit bei nicht an Lues Leidenden, während bei Luetikern das Auftreten eines Ikterus nach Salvarsan bekanntlich sehr oft zu sehen ist. Die französische Schule mißt der Syphilis bei der Entstehung der Lebercirrhose eine entscheidende Rolle bei. Falls tatsächlich die Lues für die Entstehung einer Cirrhose in Betracht kommt, so unterscheidet sich makroskopisch eine solche Cirrhose nicht wesentlich von der gewöhnlichen LAENNECschen Form.

Eine wesentliche Stütze für jene französischen Pathologen, die so häufig von syphilitischer Lebercirrhose sprechen (LETULLE[2] z. B. hält 50% aller Lebercirrhosen dafür), scheint der positive Ausfall der WASSERMANNschen Reaktion bei einem Großteil der Fälle zu sein. Wir haben schon bei anderer Gelegenheit auf die Unverläßlichkeit der WASSERMANNschen Probe für die Beurteilung der Leberlues hingewiesen und wollen dies auch hier wieder unterstreichen. Da aber die hohe Einschätzung der Lues bei der Cirrhoseätiologie zum großen Teil auf den positiven Ausfall der WASSERMANNschen Reaktion zurückgeht, wird sich dieser Standpunkt kaum aufrechterhalten lassen. Immerhin kann man nicht leugnen, daß die Lues in der Leber irgendwelche Veränderungen hinterlassen dürfte; wie wäre es sonst zu verstehen, daß anscheinend harmlose Leberschädigungen beim Luetiker die unangenehmsten Komplikationen nach sich ziehen können, die beim Nichtluetiker ohne Folgen rasch ausheilen. Wohl als bestes

---

[1] GRÄTZ: Virchows Arch. **254**, 384 (1925).   [2] LETULLE: Presse méd. **1918**, 52.

Beispiel ist hier die akute Leberatrophie anzuführen, die bei Luetikern viel häufiger zum Tode führt als bei Nichtluetikern.

Über irgendwelche Beziehungen der Lebercirrhose zur Malaria haben wir auf Grund eigener Erfahrung nur sehr wenig zu sagen. Es waren vor allem französische Ärzte, die sich für einen solchen Zusammenhang einsetzten. Der Begriff „cirrhose paludienne" ist von KELSCH[1] und KIENER eingeführt worden. An der Tatsache, daß unklare Formen von Lebercirrhose in den Tropen und in Gegenden, in denen Malaria tropica vorkommt, gefunden werden, ist nicht zu zweifeln. Ob aber die Malaria direkt für diese Cirrhosen verantwortlich gemacht werden kann, erscheint doch sehr zweifelhaft, denn wir kennen bei der akuten Malaria keine typischen Veränderungen der Leber, die den Ausgangspunkt für einen zirrhotischen Prozeß der Leber bilden könnten. Das histologische Bild der frischen Malarialeber ist hauptsächlich durch die Pigmentablagerung innerhalb der KUPFFERschen Zellen charakterisiert, die eigentlichen Leberzellen zeigen nur leichte Zeichen von Degeneration, keinesfalls aber Zerfallserscheinungen. Je intensiver der Erythrocytenzerfall fortschreitet, um so mehr überwiegen im histologischen Bilde die Zeichen der Anämie und der Ablagerung von zugrunde gegangenen roten Blutzellen; vielleicht werden die Leberzellen — ähnlich wie bei der Hämochromatose — auf diese Weise geschädigt. Erfahrene Pathologen leugnen allerdings diese Möglichkeit, so daß ein unmittelbarer Zusammenhang zwischen Malaria und Cirrhose mir unwahrscheinlich erscheint; nicht vergessen darf man, daß in den Ländern, in denen Malaria endemisch auftritt, noch eine Fülle anderer Schädlichkeiten vorkommt, die als solche schon zu chronischen oder in Schüben verlaufenden Leberveränderungen führen können. Die Unsicherheit auf diesem Gebiete ist auch daran zu erkennen, daß die verschiedensten Krankheitsbilder als „Malariacirrhose" angesprochen werden. Bald handelt es sich, soweit man dem Schrifttum entnehmen kann, um ausgesprochen LAENNECsche, bald mehr um hypertrophische Cirrhosen oder um „hépatite parenchymateuse nodulaire". Jedenfalls herrscht keine einheitliche Meinung über das Vorkommen einer typischen Malariacirrhose.

Wichtig wäre es jedenfalls, die in den Tropen außerordentlich häufig vorkommenden Cirrhosen, die oft schon bei kleinen Kindern zu sehen sind, einer genauen Untersuchung zu unterziehen. Von der Häufigkeit dieser Erkrankung in den Tropen kann man sich eine ungefähre Vorstellung bilden, wenn man von OPPENHEIMER[2] hört, daß er bei 100 Sektionen, die in Shanghai an Chinesen vorgenommen wurden, zwölfmal ausgesprochene Cirrhosen und 21mal interstitielle Hepatitis nachweisen konnte; von den zwölf Cirrhosen waren fünf auf Schistosomiasis zurückzuführen. Über ähnliche Ergebnisse berichten südamerikanische Ärzte aus Venezuela; vom Studium der Cirrhosis parasitaria ist deshalb noch vieles zu erwarten. Von europäischen Forschern hat sich für diese Frage vor allem ASKENAZY[3] interessiert.

Wenn man die akuten Leberveränderungen kennt, die sich auf der Höhe der verschiedenen Infektionskrankheiten mikroskopisch nachweisen lassen (Scharlach, Diphtherie, Fleckfieber, Cholera usw.), so muß man sich eigentlich wundern, daß es im Anschluß an solche Prozesse nicht viel häufiger zur Entstehung einer Cirrhose kommt. Vermutlich führen Fälle mit besonders ausgebildeter Leberschädigung noch während des akuten Infektes zum Tode; sie erleben das Stadium einer Cirrhose nicht mehr, weil die Infektion so schwer war; kommen sie dennoch mit dem Leben davon, so bleiben nur geringe Narben. In ähnlicher Weise äußert sich auch

---

[1] KELSCH: Baillière et fils. Paris. 1879.
[2] OPPENHEIMER: Tung-Chi. med. Mschr. I, H. 2 (1925).
[3] ASKENAZY: Schweiz. med. Wschr. **1929**, 50.

Adelheim[1] (Lettland), der die Bedeutung der bei vielen Infektionskrankheiten nachweisbaren Parenchymnekrosen der Leber für die Cirrhoseentstehung so lange als gering einschätzt, als das Gitterfasergerüst der Leber erhalten bleibt. Es läßt sich nach seinen Untersuchungen leicht erweisen, daß an den nekrotischen Stellen nach Ablauf des akuten Stadiums regenerative Vorgänge einsetzen, die sich innerhalb des normalen Gitterfasergerüstes vollziehen, wodurch die Einheit des Leberläppchens keine Einbuße erleidet. Eine geringe Bindegewebswucherung führt höchstens zu einer umschriebenen Fibrose, aber nie zu einer Cirrhose. Mallory[2] betont ebenfalls, wie wenig eine einfache Leberzellnekrose ohne gleichzeitige Blutkapillarschädigung und ohne Beeinträchtigung des Bindegewebsgerüstes zu bedeuten hat. Nur bei ausgedehnter Läsion des Mesenchyms besteht die Möglichkeit einer Cirrhosebildung. Solche Veränderungen sind aber nach schweren Infekten sehr selten zu sehen. Lebercirrhose nach einer Infektionskrankheit scheint demnach bei Erwachsenen höchstens ausnahmsweise vorzukommen.

Da im Kindesalter oft schwere und lang anhaltende Infekte auftreten, so könnte man an einen Zusammenhang zwischen solchen Prozessen und der juvenilen Cirrhose denken. Das scheint nun tatsächlich aus dem amerikanischen Schrifttum hervorzugehen (Moon,[3] Mallory). Moon fand z. B. bei zwei Kindern (im Alter von 12 und 14 Jahren), die an Cirrhose erkrankt waren, Streptokokken in der Leber und in der Milz. In einem Falle wurde der betreffende Mikroorganismus isoliert, und es gelang damit im Tierexperiment die Leber schwer zu schädigen. Moons Schlußfolgerung lautet: „Chronic infection should be regarded among the important causes of cirrhosis". Eine ähnliche Mitteilung stammt von Mallory; er berichtet über fünf Fälle von kindlicher Cirrhose, bei denen ebenfalls Streptokokken in der Leber gefunden wurden. In der deutschen Literatur liest man darüber wenig, dagegen wird über viele kindliche Cirrhosen berichtet, bei deren Zustandekommen Alkoholmißbrauch angenommen werden muß. In manchen Gegenden ist es z. B. Sitte, kleinen Kindern zur Beruhigung Alkohol auf den Schnuller zu träufeln. Moag[4] konnte schon 1887 unter 39 Fällen von kindlicher Lebercirrhose neun Fälle herausheben, bei denen als ätiologisches Moment zweifellos Alkohol zu berücksichtigen war.

Interessant ist eine Beobachtung, die ich Kollegen Rezek (Wien) verdanke, der bei einer Studienreise durch Indien in Erfahrung brachte, daß es in manchen Gegenden Indiens Sitte ist, große Mengen Pfeffer und scharfen Senf zu genießen; diese Sitte soll besonders von schwangeren Frauen geübt werden. Da in diesen Gewürzen Allylsenföl vorkommt, bestehen weitgehende Beziehungen zu unseren experimentellen Befunden, auf die wir im folgenden Kapitel noch ausführlich zurückkommen werden.

Klinische Erfahrungen machen uns auf Beziehungen zwischen dem Krankheitsbilde des sogenannten Icterus catarrhalis und der Lebercirrhose aufmerksam. Glücklicherweise sind diese zwar nicht häufig, aber wir kennen Erkrankungen, die zunächst von einem einfachen Icterus catarrhalis nicht zu unterscheiden sind, aber ganz allmählich Symptome annehmen, die an eine Lebercirrhose erinnern. Da wir der Überzeugung sind, daß es sich beim sogenannten Icterus catarrhalis um eine milde Form der akuten Leberatrophie handelt, erscheint es geboten, auf die Folgezustände der akuten Leberatrophie einzugehen.

In einem von Marchand[5] beschriebenen Fall, der ein halbes Jahr vor dem Tode eine akute Leberatrophie überstanden hatte, zeigten sich in der Leber

[1] Adelheim, zit. bei Josselin de Jong.
[2] Mallory: Bull. Hopkins Hosp. XXII, 69 (1911).
[3] Moon: Amer. J. med. Sci. 1929, 681.
[4] Moag, zit. bei Rössle, S. 308.　　[5] Marchand: Zieglers Beitr. 17, 203 (1895).

keine gleichmäßigen Regenerationen, sondern es fanden sich linsen- bis erbsengroße, gelbe, hyperplastische in die Lebersubstanz eingesprengte Knoten (großlappige Hyperplasie). Aus anscheinend gesunden Teilen, die der Atrophie nicht verfallen waren, entwickelte sich, aus mehreren Zentren wachsend, hypertrophisches Lebergewebe, das knotige Formen annahm und gelegentlich solche Dimensionen erreichte, daß das verlorengegangene Gewebe dadurch völlig ersetzt wurde. Rings um diese bald größeren, bald kleineren Knoten findet sich Bindegewebe, das manchmal sehr straffe Formen annehmen kann. Derartigen Veränderungen wird aber von vielen Pathologen, z. B. von Josselin de Jong, der Charakter einer echten Lebercirrhose abgesprochen; das Mißliche einer solchen Überlegung ist nur die Schwierigkeit des Beweises, daß es sich tatsächlich um eine akute Leberatrophie gehandelt hatte.

Gelegentlich kann die Verteilung dieser hypertrophischen Knoten eine so gleichmäßige und auch die Bindegewebseinlagerung rings um die Pseudolobuli so dicht sein, daß das dabei resultierende Leberbild außerordentlich an eine Lebercirrhose erinnert. Der Kenner wird aber sofort auf die Unterschiede aufmerksam, denn bei der typischen Marchandschen Knotenleber sind die Knoten weicher und größer. Das Bindegewebe rings um sie hat eher den Charakter von Septen, die mit dem epithelialen Gewebe kaum im innigen Kontakt stehen, was sonst für die Cirrhose als charakteristisch gilt. Die Läppchen lassen zwar die normale Anordnung einzelner Trabekel vermissen, immerhin wird aber das Gewebe von normal aussehenden Blutkapillaren versorgt. Die stark verunstaltenden Veränderungen, die für den Umbau charakteristisch sind und somit nur bei echter Lebercirrhose beobachtet werden, werden hier vermißt. Es sprechen also gewichtige Gründe dafür, die grobknotige Leber Marchands nicht in die Gruppe der diffusen Lebercirrhosen einzureihen. Die grobknotige Leber kann daher nur als der Ausgang eines *einmaligen* Auftretens von akuter oder subakuter Leberatrophie angesehen werden, während es sich bei der Cirrhose um eine Summe zahlreicher, aufeinanderfolgender Schädigungen handelt. Wiederholt sich eine zwar schwächere, aber immerhin ähnliche Schädigung durch längere Zeit hindurch in wechselndem Tempo, werden ferner bereits aufgetretene Knoten neuerdings zerstört und wird dabei das ganze Gefüge der Leber destruiert, wobei die Regeneration mit dem Zerstörungsprozeß nicht immer gleichen Schritt halten muß, dann kann es nicht wundernehmen, daß es bei entsprechender Vermehrung des Bindegewebes und Bildung von Gallengangregenerationen zu ähnlichen Bildern kommen muß, wie bei der Laennecschen Cirrhose.

Einen ganz ähnlichen Standpunkt nimmt auch Bergstrand[1] ein, der im Jahre 1927 in Schweden eine große Zahl von Fällen mit akuter und subakuter Leberatrophie beobachten konnte. Vieles, was er dabei schon als subakute Leberatrophie beschreibt, deckt sich weitgehend damit, was ich noch als „sogenannten" Icterus catarrhalis anspreche. Auch er ist der Ansicht, daß viele Formen von subakuter Leberatrophie „klinisch" in das Krankheitsbild der Lebercirrhose übergehen können. Anatomisch beschreibt er vier Typen, die sich daraus entwickeln können — Hepar lobatum, Laennecsche Cirrhose, eine grobgranulierte und eine feingranulierte Form. Schon viel früher hat Mallory[2] auf das Vorkommen von Cirrhosen im Anschluß an gelbe und rote Leberatrophie verwiesen; das Bindegewebe, das sich dabei entwickelt, ist nur scheinbar gewuchert. Solche Cirrhosen beschreibt er als „cirrhosis of acute origin" oder „toxic cirrhosis after necrosis".

Cirrhoseformen, die sich auf dem Boden einer akuten Leberatrophie bzw.

---

[1] Bergstrand: Leipzig. 1930.　　[2] Mallory: Bull. Hopkins Hosp. **XXII**, 69 (1911).

eines sogenannten Icterus catarrhalis entwickeln, unterscheiden sich deutlich von der gewöhnlichen Cirrhose. Im Gegensatz zur LAENNECschen Form hält hier die Gelbsucht durch viele Jahre an; meist ist die Milz sehr groß.

JOSSELIN DE JONG äußerte sich in ganz ähnlicher Weise auf der Genfer Tagung der pathologisch-geographischen Gesellschaft. Auch er betont das langjährige Bestehen des Ikterus und die Vergrößerung der Milz; er legt jedoch Wert auf die Feststellung, daß die Veränderungen nach akuter Leberatrophie eher einem sekundären Narbenstadium entsprechen, während es sich bei der typischen LAENNECschen Cirrhose um einen *progredienten* Bindegewebsprozeß handelt.

Wenn sich nun tatsächlich das Krankheitsbild der chronischen Lebercirrhose auf dem Boden einer kryptogenetischen Form der akuten Leberatrophie entwickeln kann, dann darf es uns auch nicht wundernehmen, wenn es im Anschluß an verschiedene Vergiftungen, die ebenfalls das Krankheitsbild der akuten Leberatrophie hervorrufen können, auch zur Entwicklung einer Cirrhose kommt. Wir verweisen daher auf Cirrhosen im Anschluß an Phosphor-, Schwämme- oder Chloroformvergiftungen.

Bei der Beurteilung von Leberschädigungen und deren Folgen muß der allgemeine Ernährungszustand des Patienten stets Berücksichtigung finden, zumal als erstes Zeichen einer morphologisch faßbaren Leberschädigung der Glykogenmangel der Leberzelle anzusehen ist. Dies deckt sich auch mit der klinischen Erfahrung; schlecht genährte Menschen, den Gefahren eines gewöhnlichen Icterus catarrhalis ausgesetzt, erweisen sich viel weniger widerstandsfähig als gut genährte; auch ein entsprechender Vitaminmangel wird zu berücksichtigen sein; beide Faktoren dürften in den Nachkriegsjahren eine große Rolle gespielt haben, als man auffallend viele Fälle von akuter Leberatrophie beobachtete. Merkwürdig ist nur die Tatsache, daß ungefähr zur gleichen Zeit auch in Ländern, in denen keine Ernährungsschwierigkeiten bestanden, förmliche Epidemien von akuter Leberatrophie zu sehen waren.

Daß auch andere Ernährungsfaktoren bei der Entwicklung von Leberveränderungen eine Rolle spielen dürften, lehren neue Beobachtungen von BEST.[1] Füttert man Tiere mit Lecithin oder Cholin, so ist die Verfettung der Leber nach Phosphorvergiftung wesentlich herabgesetzt.

Im Abschnitt über die experimentelle Erzeugung von Lebercirrhose wird auf die gleichzeitige Einwirkung verschiedener Noxen hingewiesen werden; auch bei der menschlichen Cirrhose muß darauf geachtet werden. Ein Potator nimmt z. B. im allgemeinen außer Alkohol nur wenig andere Nahrung zu sich, so daß neben der Alkoholschädigung der Leber sicher auch die chronische Unterernährung berücksichtigt werden muß. Nehmen wir noch die Lues hinzu, die bei Alkoholikern auch oft zu berücksichtigen ist, ferner die ebenfalls bei Potatoren auftretenden Dyspepsien und Diarrhoen, so ergibt sich eine Summe von Faktoren, von denen jeder einzelne der Cirrhoseentstehung Vorschub leisten kann.

Es gibt aber auch Fälle von Lebercirrhose, für die keine der eben erwähnten Schädigungen verantwortlich gemacht werden kann. Wir müssen daher auch mit anderen vorläufig noch unbekannten Ursachen rechnen, die zur Cirrhose führen. Manche Pathologen wollen dafür eine bestimmte Konstitution verantwortlich machen, die besonders zu Cirrhose neigt. Für eine solche Ansicht hat sich vor allem CHVOSTEK[1] eingesetzt; er sagt z. B.: Da es feststeht, daß bei Ausbreitung des Alkoholmißbrauches die Lebercirrhose eine relativ seltene Krankheit darstellt, so bleibt nur übrig, den Schluß zu ziehen, daß nicht im Alkohol allein die Ursache der Cirrhose zu suchen sei; es muß vielmehr der erkrankte Mensch ebenfalls eine

---

Rolle spielen. Wenn die Leber bei manchen Potatoren selbst unter den schlechtesten Bedingungen gelegentlich unversehrt bleibt, so muß die Körperverfassung das Maßgebende sein. Chvostek sieht daher in Menschen mit bestimmten degenerativen Stigmen gleichsam Kandidaten für die Cirrhose. Männer mit solchen Stigmen zeigen eine mangelhafte Behaarung des Stammes, der Axilla, des Mons veneris; der Stamm ist oft ganz glatt, die Genitalbehaarung hat oft femininen Charakter. Im Gegensatz dazu sollen solche Männer oft auffallend dichte, tief in die Stirn reichende Kopfhaare haben, dichte Augenbrauen und starke Bartbildung. In anderen Fällen ist nach Chvostek auch die Bartbildung mangelhaft, der Backenbart ist schlecht ausgebildet, der Schnurrbart spärlich, nur mit einzelnen langen Endhaaren versehen oder schütter, aber lange herunterhängend; oft bestehen ausgesprochene Differenzen in der Färbung der Kopf- und Barthaare (Abb. 72).

Ich beschäftige mich ebenfalls seit den Mitteilungen Chvosteks mit dieser Frage. Für Wien mag die Anschauung Chvosteks Geltung haben, da tatsächlich viele Cirrhosekranke eine sehr schlechte Behaarung des Stammes, der Axilla und des Genitales zeigen. Für Freiburg in Br., wo ich durch $4^1/_2$ Jahre tätig war, gilt dies sicher nicht; zahlreiche Männer im südlichen Baden zeigen den degenerativen Habitus im Sinne von Chvostek, ohne zu Cirrhose zu neigen, wie überhaupt dort Cirrhose trotz des großen Weingenusses selten ist.

Für die Bedeutung der Konstitution zur Lebercirrhoseneigung können vielleicht auch bestimmte pathologische Befunde an verschiedenen Blutdrüsen herangezogen werden, auf deren Einfluß für die Körperverfassung immer wieder hingewiesen wird. Goldzieher[1] sah Veränderungen an der Hypophyse und Schilddrüse, Weichselbaum und Kyrle[2] an den Genitaldrüsen. Wenngleich diese Befunde, besonders an den Hoden, natürlich verschieden gedeutet werden können, indem es sich um die Folgen der Alkoholwirkung oder der Cirrhose handeln könnte, so spricht dennoch die Häufigkeit der Befunde bei Cirrhosekranken ohne Alkoholabusus, ihre Seltenheit bei sonstigen Erkrankungen der Leber, gegen die sekundäre Bedeutung dieser Befunde. Chvostek deutet jedenfalls diese Erscheinungen als

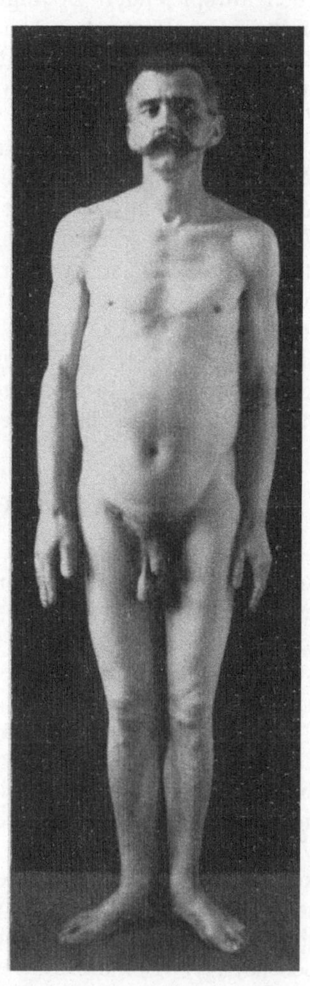

Abb. 72. Chvostekscher Habitus. Mangelhafte Behaarung. Große Distanz: Proc. xyphoides—Nabel. Kurze Distanz: Nabel—Symphyse.

Stigmen abnormer Entwicklungsvorgänge, die eine abnorme Körperanlage bedingen. Allerdings können diese Zeichen auch bei Gesunden angetroffen werden. Ein derartig stigmatisierter Mensch kann übrigens die Neigung zu Bindegewebsproliferation in verschiedenen Organen aufweisen, da nicht nur Alkohol, sondern auch andere Schäden, z. B. Lues, in dieser Art wirken. Die Lebercirrhose ist

---

[1] Goldzieher: Wien. med. Wschr. **1922**, 381.
[2] Weichselbaum u. Kyrle: Sitzgsber. Akad. Wiss. Wien, Math.-naturwiss. Kl. **121**, 51 (1912).

somit im Sinne von CHVOSTEK nicht eine einfache Organerkrankung, bei welcher ein durch das Pfortaderblut zugeführtes Gift die Schädigung der Leber bedingt; sie gehört vielmehr in die Reihe jener Erkrankungen, bei welchen die abnorme Veranlagung des Körpers und seiner Gewebe von so ausschlaggebender Bedeutung ist, daß ihr gegenüber die verschiedenen, beim Auftreten der Erkrankung sonst noch mitspielenden Bedingungen stark in den Hintergrund treten. Die Lebercirrhose ist demnach — so sagt CHVOSTEK — eine ausgesprochen degenerative Erkrankung ganz bestimmter Menschen, bei welchen eine Organschwäche und eine abnorme Neigung zu Bindegewebsbildung die maßgebenden endogenen Faktoren darstellen.

Obzwar in der Gedankenrichtung, die von CHVOSTEK vertreten wird, viel Wahres liegt, muß man sich vergegenwärtigen, daß gerade das konstitutionelle Moment sehr häufig vererbt wird; von einer Häufung der Cirrhose in bestimmten Familien ist aber nichts bekannt. In der alten Literatur finden sich allerdings vereinzelte Beobachtungen von angeblich familiär vorkommenden hypertrophischen Cirrhosen (z. B. HASENCLEVER[1] bei drei Geschwistern), ich hege aber sehr den Verdacht, daß es sich dabei um Fälle von familiärem hämolytischen Ikterus gehandelt hat, nicht aber um hypertrophische Lebercirrhose. Immerhin kennen wir zwei familiär gehäuft auftretende Krankheitsbilder, die mit Leberstörungen einhergehen: die Hämochromatose und die WILSONsche Krankheit.

C. Die experimentelle Pathologie der Lebercirrhose.

Der Schlüssel zum Verständnis der Lebercirrhose muß in den initialen Veränderungen gesucht werden, da sie am ehesten Aussicht bieten, in den Entwicklungsprozeß der Cirrhose Einblick zu gewähren. Bei der Besprechung stützt man sich daher immer auf Fälle, die an einem interkurrenten Leiden zugrunde gingen und die Zeichen einer Leberveränderung boten, von der man annehmen könnte, daß sie sich zu einer Cirrhose entwickelt hätte. Ob diese Fälle später einmal tatsächlich das Vollbild der Leberschrumpfung geboten hätten, muß freilich dahingestellt bleiben. Da dieser Einwand immer in Betracht zu ziehen ist, so können einwandfreie Tierversuche unsere Kenntnisse wesentlich bereichern, weil es dabei möglich ist, gleichsam Schritt für Schritt den ganzen Verlauf einer Lebercirrhose zu verfolgen. Die immerhin berechtigte Einschränkung, daß sich nicht alle am Tier gewonnenen Erfahrungen auf den Menschen übertragen lassen, muß natürlich in Kauf genommen werden. MOON[2] hat sich in letzter Zeit besonders eingehend mit der experimentellen Lebercirrhose beschäftigt. Bei unseren eigenen Versuchen sind wir von Glück begleitet gewesen, denn es war uns möglich, eine Lebercirrhose beim Hund zu erzeugen. Da wir dabei Gelegenheit hatten, den Entwicklungsgang der Lebercirrhose weitgehend klarzustellen, so gebührt diesen Untersuchungen besondere Aufmerksamkeit.

Die Erzeugung von Lebercirrhose bei Tieren ist oft am Kaninchen versucht worden; solche Versuche erfordern äußerste Kritik, denn viele Kaninchen bieten schon spontan die Zeichen einer chronischen Hepatitis. OPHUELS[3] untersuchte z. B. 50 Kaninchen, die aus den verschiedensten Gegenden stammten; er konnte nur bei vier Tieren vollkommen gesunde Lebern feststellen. Als wichtigste Ursache gilt Coccidiosis. Dementsprechend erscheint es zweckmäßig, zu Cirrhoseversuchen

---

[1] HASENCLEVER: Berl. klin. Wschr. 1898, 997.
[2] MOON: Klin. Wschr. 1934, 1521.
[3] OPHUELS: Proc. Soc. exper. Biol. a. Med. 8, 75 (1911).

Kaninchen überhaupt nicht zu verwenden. Die gleiche Meinung vertritt SMETANA.[1] Jedenfalls müssen alle Berichte über die Erzeugung von Cirrhose bei Kaninchen mit Skepsis hingenommen werden.

Die ersten Versuche, im Tierexperiment Lebercirrhose zu erzeugen, standen ganz unter dem Einfluß der primären Nekrosebildung. Man hielt Ausschau nach Giften, die zunächst die Leberzellen schädigen, und verabfolgte diese durch längere Zeit, in der Hoffnung, auf diese Weise schließlich eine Lebercirrhose zu erzeugen. Zuerst versuchte man dies durch Darreichung von kleinen Phosphormengen. WEGENER[2] hatte in seiner Arbeit Abbildungen von Lebern mitgeteilt, die tatsächlich außerordentlich an die LAENNECsche Cirrhose erinnern. Die mikroskopische Untersuchung ergab starke perilobuläre Fibrose. Dem Einwand, daß Kaninchenversuche wenig beweisen, suchte FISCHLER[3] zu begegnen, indem er analoge Versuche bei Hunden anstellte; es kam dabei zu geringen Veränderungen an den Epithelien, aber der Aufbau der einzelnen Läppchen hatte nicht nennenswert Schaden gelitten. Wenn er solche Tiere außerdem mit Alkohol vergiftete, änderte sich nur wenig. MALLORY,[4] der ebenfalls an Kaninchen arbeitete, war von der Beweiskraft seiner Versuche so überzeugt, daß er eine sehr weitgehende Theorie aufstellte. Er meinte, man müsse sogar bei der menschlichen Cirrhose damit rechnen, daß es sich um eine Phosphorvergiftung handeln könnte, die vielleicht darauf zurückzuführen sei, daß Phosphor als Verunreinigung von Eisen- und Zinnbehältern, welche zur Aufbewahrung von alkoholischen Getränken verwendet werden, in Betracht komme. Er hat deshalb den Phosphorgehalt von 25 Proben verschiedenster Getränke untersucht, wobei er allerdings keine positiven Resultate erhielt. In ähnlicher Richtung bewegen sich ältere Vorstellungen, die mit einer Bildung von gelbem Phosphor aus organischen oder anorganischen Phosphorsäurepräparaten rechneten.

Da durch Arsen schwere Leberzellnekrosen ausgelöst werden können, wurde auch mit diesem Mittel versucht, experimentelle Lebercirrhosen zu erzeugen. Diese Beobachtungen haben für die menschliche Pathologie insofern Bedeutung, als Weinbauern, die den sogenannten „Haustrunk" in großer Menge zu sich nehmen, reichlich Gelegenheit haben, sich größere Arsenmengen zuzuführen. FISCHLER hat Hunde mit Arsen und Alkohol chronisch vergiftet und auf diese Weise zirrhoseähnliche Bilder erzeugen können. In den Jahren 1900 und 1901 beobachtete man in Mittelengland außerordentlich viel Arsenvergiftungen; die Fälle mit letalem Ausgang zeigten schwere Leberschädigungen, die gelegentlich zu Cirrhose mit Ascites führten (HAMBURGER[5]); auch die Milz war bei diesen mit Cirrhose einhergehenden Arsenintoxikationen vergrößert. Von mancher Seite wurde sogar behauptet, es käme nach Arsenvergiftung zu einer BANTI-ähnlichen Erkrankung.

Über den Salvarsanikterus wollen wir an anderer Stelle sprechen. Hier soll nur soviel erwähnt worden, daß Salvarsan auch im Tierexperiment Lebernekrosen hervorruft. Eine dem Salvarsan ähnliche Verbindung führt übrigens den Namen Ikterogen, da es bei Mäusen Leberschädigungen mit Ikterus erzeugt (s. S. 490).

Auch im Verlaufe mancher Bleivergiftungen kann es zum Auftreten eines Ikterus kommen. Solche Fälle scheiden im Harn große Urobilinmengen aus, weshalb man an eine spezifische Leberschädigung gedacht hat. Unserer Ansicht nach handelt es sich dabei nicht so sehr um eine Leberläsion, sondern die Urobilinurie

---

[1] SMETANA: Arch. of Path. **15**, 175 (1933).
[2] WEGENER: Virchows Arch. **55**, 11 (1872).
[3] FISCHLER: Arch. klin. Med. **93**, 427 (1908).
[4] MALLORY: Amer. J. Path. **7**, 351 (1933).
[5] HAMBURGER: Bull. Hopkins Hosp. **1900**, 87.

ist als Ausdruck eines erhöhten Blutzerfalles anzusehen, ähnlich wie beim hämolytischen Ikterus. LAVRAND[1] hat bei schweren Bleivergiftungen in der Leber keine Schädigung nachweisen können.

GUY und PURDY[2] injizierten Kaninchen kolloidale Kieselsäure, wobei es zu eigentümlichen Degenerationen und Nekrosen in der Leber und Milz kommt; chronische Vergiftungen mit kleineren Dosen führten zu Cirrhosen. Die Autoren meinten, damit eine spezifische Reizung des Mesenchyms hervorrufen zu können, die zu zirrhotischen Veränderungen führt. Man sprach sogar von einer experimentellen splenomegalen Cirrhose. Da sich kolloidale Kieselsäure in verschiedenen Genußmitteln, z. B. im Bier, findet, glaubten die Forscher, diese experimentell erzeugte Cirrhose zur menschlichen Cirrhose in Beziehung bringen zu können. Da aber kolloidales Silicium nicht per os wirkt, sondern nur wenn es subkutan gegeben wird, so kommt die Kieselsäure für die menschliche Pathologie kaum in Betracht.

FINDLEY[3] behandelte Kaninchen mit Manganchlorid und konnte damit zunächst Lebernekrosen, bei chronischer Verabfolgung auch Cirrhosen hervorrufen. Der Prozeß beginnt an der Peripherie der Läppchen, wo eine Wucherung des Bindegewebes einsetzt, welches sodann gegen das Acinuszentrum vordringt. Viel schwerere Veränderungen lassen sich erzeugen, wenn man außer der Manganvergiftung noch andere Leberschädigungen setzt.

Großes Aufsehen haben die Beobachtungen von MALLORY[4] erregt, der bei mit Kupfersulfat behandelten Tieren Cirrhosen vom Typus der Hämochromatose erzeugte. Die Versuche erheischten deshalb großes Interesse, weil die Hämochromatose ganz besonders in jenen Gegenden häufig beobachtet wird, in denen der „Haustrunk" — der, wie oben erwähnt, reichlich Kupfer enthält — genossen wird, z. B. im südlichen Baden, in Straßburg und in Basel. Leider haben sich diese Versuche nicht bestätigen lassen (POLSON[5]); immerhin hat man seither dem Kupfergehalt der Galle bei den verschiedenen Leberaffektionen größere Aufmerksamkeit zugewendet.

Jedenfalls sind viele anorganische Gifte imstande, Degenerationen und Nekrosen der Leber hervorzurufen, aus denen sich bei längerer Dauer eventuell Veränderungen entwickeln können, die an Lebercirrhose erinnern. Für die menschliche Pathologie haben diese Versuche wenig Bedeutung, da außer den Arsenverbindungen anderen anorganischen Giften kaum eine praktische Bedeutung zugesprochen werden kann. Die Phosphorvergiftung spielt derzeit keine Rolle mehr.

Die Versuche, mit organischen Giften experimentelle Lebercirrhose hervorzurufen, sind sehr zahlreich. Zuerst war es der Alkohol, der in ausgedehnten Versuchen herangezogen wurde; auf die große Zahl dieser Versuche wurde in mehreren zusammenfassenden Referaten verwiesen (KLOPFSTOCK[6], RÖSSLE, FISCHLER). MOON[7] warnt vor dem Referat SALTIKOWS,[8] da es zu subjektiv gehalten sei. Die französische Literatur ist in einem Referat von MARTIN[9] zusammengestellt. Überblickt man das Gesamtergebnis, so scheint es eigentlich ein negatives zu sein. Die experimentellen Befunde bilden keine Stütze für die Annahme, daß dem Alkohol als Ursache der Cirrhose eine größere Rolle zukommt. Die Autoren, die

[1] LAVRAND: La néphrite de saturn, S. 12. 1899.
[2] GUY u. PURDY: Brit. J. exper. Path. 5, 238 (1924).
[3] FINDLEY: Brit. J. exper. Path. 5, 92 (1924).
[4] MALLORY: J. metabol. Rec. 42, 461 (1921).
[5] POLSON: Brit. J. exp. Path. 10, 241 (1929).
[6] KLOPFSTOCK: Virchows Arch. 184, 304 (1906).
[7] MOON: Klin. Wschr. 1934, 1489.
[8] SALTIKOW: Verh. dtsch. path. Ges. 14, 228 (1910).
[9] MARTIN: J. Méd. Lyon 1927, 26. Juli.

durch chronische Alkoholzufuhr doch eine Cirrhose erzeugen konnten, haben ihre Versuche nur an Kaninchen durchgeführt; daß aber gerade Kaninchenversuche mit großer Skepsis aufgenommen werden müssen, ist bereits früher erwähnt worden. Festzustehen scheint nur die Tatsache, daß Alkohol in Verbindung mit anderen Giften deren Wirkung erhöhen kann. Für die sich aus der Praxis ergebende Vermutung, daß Alkoholismus allein zu Cirrhose führt, hat sich somit vorläufig noch kein bindender, experimenteller Beweis erbringen lassen.

Da manche alkoholischen Getränke Amylalkohol enthalten, wurde auch diese Substanz experimentell geprüft. Das Ergebnis war ebenfalls ein mehr oder weniger negatives. Vom Kaliumbisulfat und Kaliumsulfat gilt das gleiche; diese Mittel wurden untersucht, weil sie dem Wein und dem Bier zugesetzt werden.

Wenn auch Chloroform in der modernen Chirurgie kaum mehr Anwendung findet, so soll dennoch auf die Gefährlichkeit von Chloroformnarkosen bei Leberkranken verwiesen werden; jedenfalls erzeugt Chloroform im Tierexperiment Leberschädigungen; ähnliche Veränderungen sieht man in der menschlichen Leber nach Chloroformnarkose. FISCHLER hat durch Kombination von Chloroform und Alkohol besonders schwere Leberschäden erzeugt; Lebernekrosen sind auch nach subkutaner Applikation zu sehen. Die schwersten Veränderungen sind zu beobachten, wenn man Chloroform in die Pfortader injiziert. WHIPPLE und OPIE[1] studierten den Einfluß der Chloroformvergiftung bei verschieden ernährten Tieren. Hunde, die mit Kohlehydraten und Milch gefüttert wurden, zeigten viel geringere Leberschädigungen als jene, die ausschließlich mit Fleisch ernährt wurden.

Ähnlich dem Chloroform verhält sich der Tetrachlorkohlenstoff (MANN[2]). Diese Substanz, an Hunde verfüttert, erzeugt Leberveränderungen, die außerordentlich an Cirrhose erinnern (LAMSON und WING).[3] Gleiche Versuche hat FIESSINGER[4] unternommen. Mäuse, die die Substanz erhielten, wurden ikterisch. Im histologischen Bild fand er zentrale Nekrosen, die nach wenigen Tagen zu Bindegewebswucherungen führten. Gleichzeitig trat Regeneration der Epithelien auf, dabei kann es sogar zu Narbenbildung kommen, ganz ähnlich wie bei der menschlichen Cirrhose, nur mit dem Unterschiede, daß diese Veränderungen in erster Linie im Zentrum des Acinus sich abspielen, während bei der menschlichen Cirrhose vor allem die Peripherie betroffen ist.

Die Zahl der Chemikalien, die außer den angeführten zur Erzeugung von experimentellen Cirrhosen verwendet wurden, ist außerordentlich groß. Obzwar es mit vielen von ihnen zweifellos gelingt, an Cirrhose gemahnende Bilder zu erzeugen, beanspruchen nur die wenigsten dieser Substanzen klinisches Interesse, weil nur einzelne für die menschliche Pathologie in Betracht kommen. Für den Kliniker interessant wären in erster Linie Experimente mit Giften, die zur menschlichen Pathologie irgendwie Bezug haben.

Da viele Leberkrankheiten mit Darmstörungen beginnen, die oft die Folge einer fehlerhaften Ernährung sind, hat man auch auf die den Versuchstieren gereichte Kost geachtet. MANN kam z. B. zu ganz verschiedenen Ergebnissen, je nachdem, ob er diese Tiere mit Fleisch oder Kohlehydraten fütterte. Regenerate entwickelten sich sehr gut bei Kohlehydratkost, viel weniger hingegen bei Fleischdiät. Einen weiteren Einfluß auf die Ausbildung der Regenerate und dadurch auch auf die Entwicklung von Cirrhosen zeigte der Grad der Leberdurchblutung. Während Tiere mit normalem Kreislauf große Leberresektionen gut ertragen, war

[1] WHIPPLE u. OPIE: Bull. Hopkins Hosp. **20**, 278 (1909).
[2] MANN: Arch. of Path. **I**, 618 (1921).
[3] LAMSON u. WING: J. of Pharmacol. **29**, 191 (1926).
[4] FIESSINGER: C. r. Soc. biol. **87**, 19 (1922).

dies bei Tieren mit Eckscher Fistel nicht der Fall. Deshalb gingen auch Hunde mit Eckscher Fistel viel leichter an Tetrachlorkohlenstoffvergiftung zugrunde als normale Tiere. Ein normaler Pfortaderkreislauf kann die Widerstandskraft der Leber gegen toxische Substanzen wesentlich erhöhen; vielleicht hängt damit auch der Grad der Regenerationsfähigkeit zusammen. Möglicherweise ist deshalb eine Leber mit einer latenten Cirrhose, bei der der Blutkreislauf abnorm ist, gegen Schädigungen ganz besonders empfindlich. Ein solches krankes Organ bildet daher auch viel weniger Regenerate als ein gesundes. Für diese Ansicht sprechen auch klinische Erfahrungen; Menschen mit latenter Cirrhose können nur zu leicht durch die kleinste Schädigung, z. B. Diarrhoen, aus ihrem Gleichgewicht gebracht werden.

Als solche sekundäre Schädigungen können vielleicht auch verschiedene Infektionskrankheiten angesehen werden; dementsprechend erzielten viele Autoren, die experimentelle Lebercirrhosen erzeugen wollten, weit bessere Resultate, wenn sie neben einer Vergiftung (z. B. Tetrachlorkohlenstoff) eine sonst harmlose Infektion setzten.

Bemerkenswert erscheinen Beobachtungen von Murayama.[1] Pinselt man bei Kaninchen die Ohren mit Teer, so kann es zu schweren zirrhotischen Veränderungen in der Leber kommen. In kurzdauernden Versuchen kam es zwar nur zu Nekrosen, wurden aber die Versuche auf längere Dauer ausgedehnt, so entwickelten sich Bilder, die außerordentlich an die menschliche Cirrhose erinnern. Auch die Milz wurde groß, und gelegentlich kam es sogar zur Entwicklung eines Ascites.

Wenn man bedenkt, wie leicht sich bei Tieren mit den verschiedensten Mitteln zirrhoseähnliche Veränderungen erzeugen lassen, so muß man sich eigentlich wundern, warum dem Alkohol diese Wirkung fehlt; durch Alkohol läßt sich bloß eine Steigerung von schon bestehenden Veränderungen erzielen, aber allein macht er keine Cirrhose. Vielleicht kann daher der Alkohol bei der menschlichen Cirrhose ebenfalls nur als mitbestimmender Faktor angesehen werden.

Seit den Beobachtungen von Neusser[2] über das Vorkommen von menschlichen Cirrhosen bei Hypoplasien der Genitalien, wurde den Beziehungen zwischen Cirrhosen und den Störungen der Drüsen mit innerer Sekretion größere Aufmerksamkeit gewidmet. Gar nicht selten wird z. B. auf das gleichzeitige Vorkommen von Basedowscher Krankheit und Lebercirrhose hingewiesen. Moon[3] konnte auf einige hierhergehörige statistische Daten aufmerksam machen. In denjenigen Staaten Amerikas, die die meisten Schilddrüsenkrankheiten aufweisen, finden sich auch auffallend viele Cirrhosen registriert. Ähnlich liegen die Verhältnisse in der Schweiz. Das Schilddrüsengift führt zu Glykogenarmut der Leber; darin ist wohl die Ursache zu suchen, warum Basedowkranke gegenüber Leberschädigungen weniger widerstandsfähig sind als Menschen mit glykogenreicher Leber. Seitdem Rössle[4] auf die schwere seröse Hepatitis bei Morbus Basedowii aufmerksam gemacht hat, wird uns vieles verständlicher.

Man war auch bemüht, eine experimentelle Lebercirrhose durch Schädigungen der großen Gallenwege zu erzeugen. Zuerst wollte man dies durch Abbinden des Gallenganges erzielen. Der Anlaß einer solchen Versuchsanordnung war die falsche Vorstellung von der biliären Cirrhose. Der Beginn solcher Cirrhosen geht allerdings mit Ikterus einher, aber die Ursache dieser Gelbsucht ist in den wenigsten Fällen ein mechanischer Gallengangverschluß, sondern eine Hepatitis.

[1] Murayama: Trans. jap. path. Soc. 11, 41 (1921).
[2] Neusser: Kongreßzbl. inn. Med. 1906, 99.
[3] Moon: Klin. Wschr. 1934, 1489; Arch. of Path. 18, 381 (1934).
[4] Rössle: Virchows Arch. 291, 1 (1933).

Wenn man die große Zahl von Versuchen überblickt, die von diesem Gesichtspunkte aus unternommen wurden, so muß das Gesamtergebnis als völlig negativ bezeichnet werden. Das stimmt auch mit unseren klinischen und den am Sektionstisch gewonnenen Erfahrungen überein. Ein noch so lang anhaltender Gallengangverschluß führt — wenigstens auf Grund meiner Erfahrung — niemals zu einer Cirrhose. Bei einem mechanischen Ikterus kommt es nur zu einem Abbröckeln von Leberzellen aus dem Gefüge der Trabekel, wobei sich kleine Nekrosen bilden können, die jedoch immer wieder ausheilen, weil das Mesenchym davon nie betroffen wird; schon deswegen kann es niemals zu einer echten Cirrhose kommen. Findet sich an der einen oder anderen Stelle doch eine geringe Bindegewebsanhäufung, so handelt es sich eventuell um zusammengesintertes Gewebe; Wucherungen des Bindegewebes oder Gallengangregenerationen sind nie zu sehen.

In Ermangelung positiver Befunde hat man versucht, Gallengangunterbindungen mit anderen Schädigungen zu kombinieren. So wurden vor der Unterbindung Säuren oder Bakterien in die Gallengänge gespritzt, um vielleicht auf diese Weise auf dem Wege über eine Cholangitis eine Cirrhose zu erzeugen; meist gehen aber solche Tiere sehr rasch zugrunde.

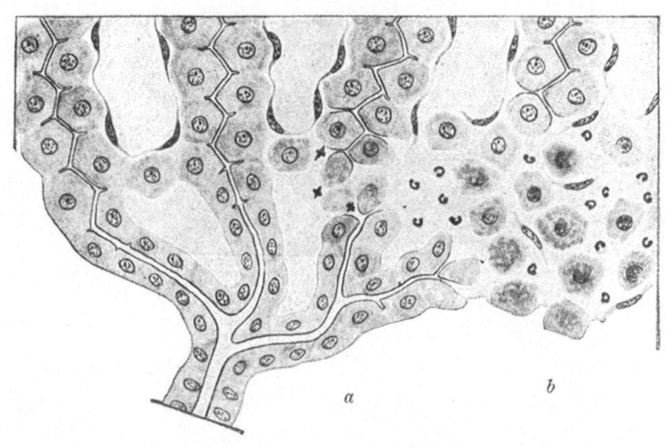

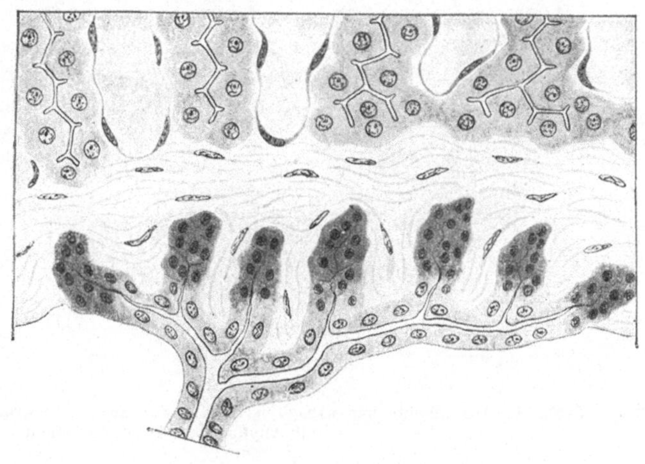

Abb. 73. Schematische Zeichnung des Vorganges *a* der einfachen Degeneration, *b* der Entzündung, *c* des Resorptionsgewebes mit Gallengangswucherungen (nach W. HUECK).

CHEVALIER[1] hat die Frage aufgeworfen, ob die Gegenwart der Milz für die Entstehung einer Cirrhose von Bedeutung ist. Gewisse Beziehungen scheinen tatsächlich zu bestehen; auch RÖSSLE konnte diese Ansicht zum Teil bestätigen; die Milz scheint auf die Entstehung einer Cirrhose einen fördernden Einfluß auszuüben.

Mehr oder weniger alle hier erwähnten Versuche fußen auf der Lehre von ACKERMANN und KRETZ und bemühen sich, primär eine Leberzellnekrose zu schaffen, die dann in weiterer Folge zu einer Bindegewebswucherung führen soll. Für die ursprüngliche Auffassung, die eine aktive Mitbeteiligung oder gar eine

[1] CHEVALIER: Virchows Arch. **217**, 358 (1914).

primäre Beeinflussung des Bindegewebes supponierte, hatte man kein Interesse. Für Versuche, die sich mit der Frage beschäftigten, ob der Cirrhosebildung eine Entzündung zugrunde liegt, interessierte man sich nicht, obwohl RÖSSLE schon vor längerer Zeit darauf hinwies, daß das Wesen der menschlichen Cirrhose nicht so sehr in einer primären Epithelschädigung, sondern in einer Kombination von epithelialer und mesenchymaler Läsion zu suchen ist.

Neue Wege waren vorgezeichnet, als wir im Allylformita und Allylamin Gifte kennenlernten, die primär am Kapillarapparat angreifen und hier Schädi-

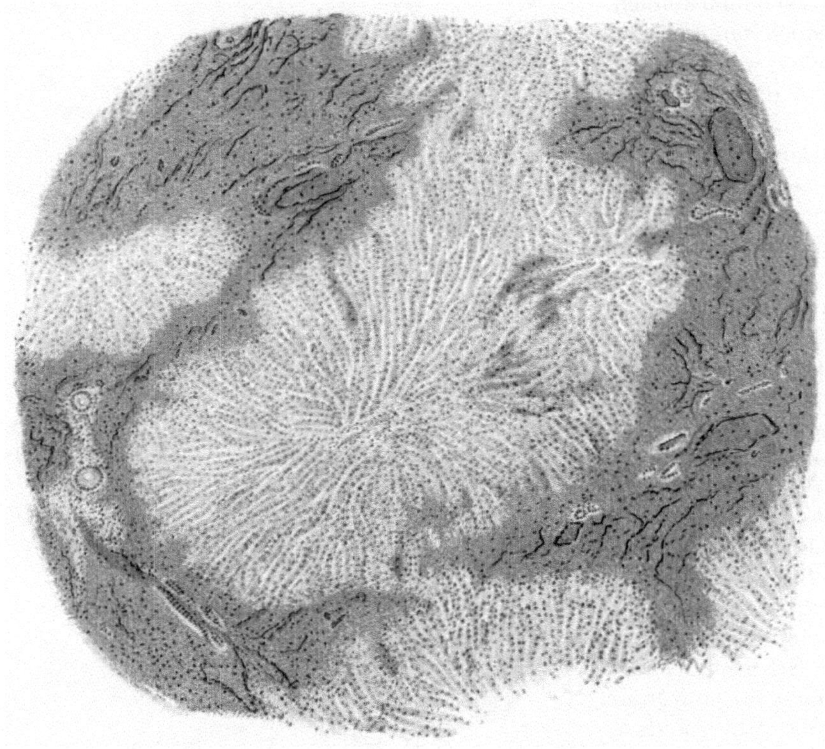

Abb. 74. Ausgedehnte hämorrhagische Destruktion an der Leberläppchenperipherie bei einem mit Allylformiat vergifteten Hund.

gungen bedingen, die zunächst nur mit Plasmaübertritt verbunden sind, im weiteren Verlauf aber Leberveränderungen nach sich ziehen, die mit der menschlichen Cirrhose größte Ähnlichkeit zeigen; sie beanspruchen besonderes Interesse, weil es uns so möglich ist, alle Stadien der Cirrhoseentstehung getrennt zu verfolgen. Da gegen Kaninchenversuche die oben erwähnten Einwände erhoben werden können, haben wir alle Versuche nur an Hunden durchgeführt. Übt man entsprechende Geduld und Vorsicht, so gelingt es bei Hunden fast in 100% der Versuche, eine schwere Leberveränderung hervorzurufen.

Der Entwicklungsgang der experimentellen Lebercirrhose gestaltet sich auf Grund unserer Erfahrungen in folgender Weise: Zuerst kommt es zu einer Erweiterung der DISSEschen Räume, die wohl auf den pathologischen Plasmaübertritt zu beziehen ist; die Kapillarwand braucht zunächst noch nicht verdickt sein; diese Veränderungen setzen erst später ein. Schließlich reißen die Kapillarwandungen ein, so daß jetzt auch Erythrocyten außerhalb der Kapillarwand zu sehen sind; die roten Blutkörperchen treten in unmittelbaren Kontakt mit den Leberzellen.

Gleichzeitig mit diesen Veränderungen wird die Struktur der Leberzellbalken aufgelockert; Leberzellen werden aus ihrem Verbande gerissen und können zerfallen; aus der Kombination von Zerstörung der Kapillarwandungen und Dissoziation der Leberzellen ergibt sich ein Nekrosenherd, so daß jetzt Erythrocyten, Leberzellen und die aus dem Verband der Kapillarwandungen herausgelösten KUPFFERschen Sternzellen bunt nebeneinander liegen; die beigefügte Abbildung, die der eben erschienenen Monographie von HUECK entnommen ist und sich

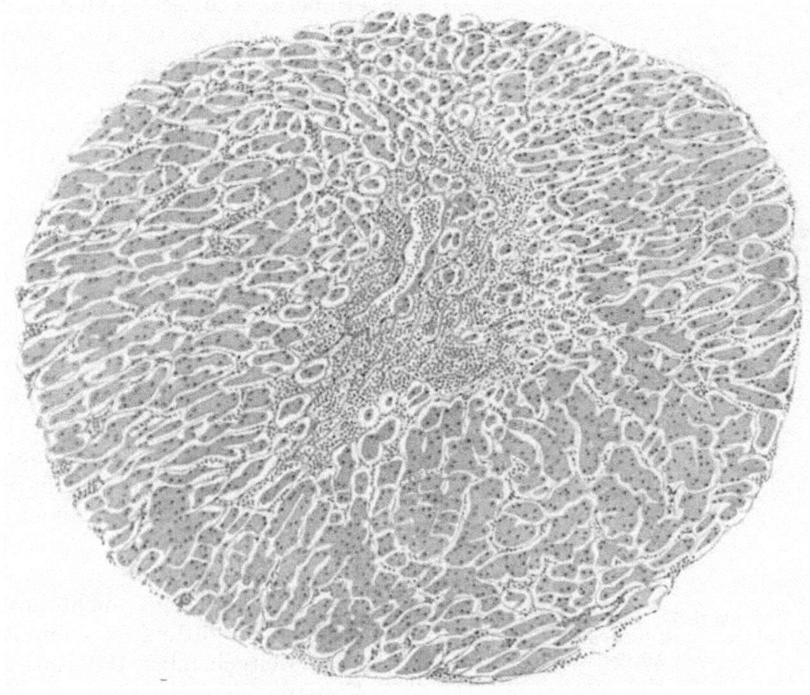

Abb. 75. Zentrale Blutseebildung und Nekrose bei peroraler Pyrrolvergiftung (Hund).

unseren Bildern aus der „serösen Entzündung" völlig anschließt, gibt die Verhältnisse in schematischer Weise wieder.

Diese Nekroseherde liegen bei der Allylvergiftung vorwiegend an der Peripherie des Acinus; bei milderen Schädigungen finden sie sich nur zirkumskript, bei schwerwiegenderen rings um den ganzen Lobulus; zuerst meinten wir, daß es nur nach subkutaner Verabfolgung gelingt, diese Leberschädigungen zu erzeugen, jetzt wissen wir, daß es noch viel besser gelingt, ausgedehnte Nekrosen zu erzeugen, wenn man die Gifte per os oder intraperitoneal verabfolgt. Nehmen die Nekrosen besonders große Dimensionen an, so kann, ausgehend von der Peripherie, der ganze Acinus davon betroffen werden (Abb. 74). Da das histologische Bild weitgehend an das der akuten Leberatrophie erinnert, darf es uns nicht wundernehmen, wenn die Tiere schwer krank werden; nicht wenige Tiere gehen in diesem Stadium unter den Erscheinungen eines eigentümlichen Komas akut zugrunde; dauert der Prozeß etwas länger, so kann es zu Ikterus kommen.

Im Gegensatz zur Allylformiatvergiftung erhält man nach Pyrroldarreichung nur zentrale Nekroseherde; auch hier äußert sich die Giftwirkung gegenüber der Leber stärker, wenn Pyrrol (dasselbe gilt vom Hämopyrrol und Kryptopyrrol, nicht aber von den entsprechenden Karbonsäuren) per os oder intraperitoneal verabfolgt wird (Abb. 75).

Das Krankheitsbild der subakuten Pyrrolintoxikation zeigt eine gewisse Ähnlichkeit mit dem Icterus catarrhalis (Ikterus, manchmal Galaktosurie).

Reicht man aber den Hunden nur kleine, also nicht tödliche Dosen von Allylformiat, dafür öfter in Intervallen von 24—48 Stunden, so bilden sich chronische Leberschädigungen, die schon makroskopisch und ganz besonders auch mikroskopisch außerordentlich an das typische Bild der menschlichen Cirrhose erinnern. Die schwersten Veränderungen sind zu erzielen, wenn man die Gifte paart oder mit Infektionen kombiniert.

Solche chronisch geschädigte Lebern sind hart und zeigen Granulierung an der Leberoberfläche, ganz ähnlich wie bei der Laennecschen Lebercirrhose. Die Leber ist kleiner, derber, scharfrandig, ihre Farbe ist entweder blaßbräunlich oder infolge des bestehenden Ikterus grünlich; unter der verdickten Kapsel sieht man feine Erhabenheiten, zwischen denen eingesunkene rote Partien liegen, die Absumptionen entsprechen; an der Schnittfläche ist die normale Leberstruktur verschwunden, ihre Zeichnung ist recht unregelmäßig (s. Abb. 76).

Setzt man eine nicht unbedingt tödliche Vergiftung, so kommt es zu einer weitgehenden Restitution. Der Vorgang, der sich dabei abspielt, ist

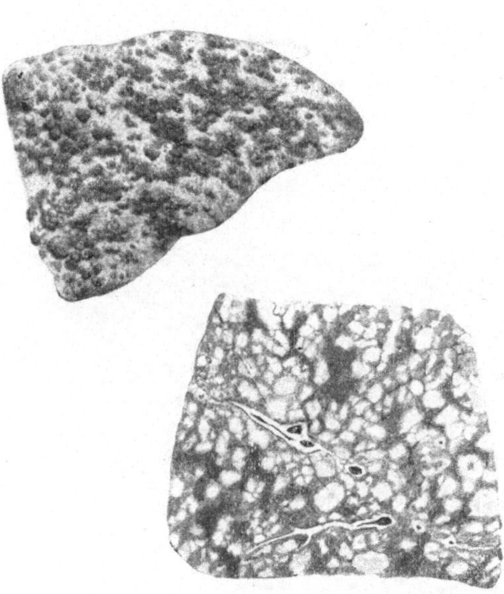

Abb. 76. Makroskopisches Bild der Oberfläche und der Schnittfläche einer zirrhotisch veränderten Hundeleber nach Allylformiat.

in schematischer Weise in der Abb. 77 a—c wiedergegeben. In der Abb. (a) ist zunächst die Ausdehnung der zirkulären Nekrose versinnbildlicht; dort, wo die konzentrischen Linien liegen, war Lebergewebe, das jetzt durch die Nekrose ersetzt ist; die Lage der peripheren Nekrose hat es mit sich gebracht, daß die Kontinuität zwischen Leberparenchym und präkapillaren Gallengängen aufgehört hat; kommt es zu einer Wiederherstellung, dann muß es wieder zwischen Gallenkapillaren und Gallengängen zu einer Vereinigung kommen, weswegen wir im Schema eine Wucherung der Leberzellen und der Gallengänge angedeutet haben (b).

Gelingt es dem Organismus nicht, anStelle der Nekrosen wieder Lebergewebe aufzubauen, und hält die Giftschädigung weiter an, dann kann es zwischen den Erythrocyten, Leberzellen und Kupfferschen Sternzellen, die alle frei im serösen Exsudat liegen und das Wesen der Nekrosen darstellen, zu einer Faserbildung oder Faservermehrung kommen (c). Dieser Prozeß beginnt anscheinend im Bereiche der verbreiterten Disseschen Spalten, also an der Grenze zwischen völliger Zerstörung und eben noch nachweisbaren Trabekeln; sicher sind daran auch die Gitterfasern beteiligt, die schon frühzeitig eine deutliche Vermehrung zeigen.

Daneben sind aber auch Regenerationserscheinungen von Seite der Leberzellen zu erkennen, die sich durch eine reichliche Mitosenbildung, durch die Größe der Leberzellen und schließlich dadurch kundgeben, daß die eigentliche Balkenstruktur mit den Doppelreihen von Leberzellen vielfach fehlt und die Leberzellen in ungeordneten größeren Haufen zu liegen kommen. Auch dieser Vorgang ist von HUECK in sein Schema aufgenommen worden, weswegen wir noch einmal auf die Abb. 73 verweisen.

Die periportalen Felder sind außerdem durch die Wucherung eines hier wesentlich dichter gewebten und VAN GIESONsche Reaktion gebenden Bindegewebes verbreitert, wobei es innerhalb dieser Verbreiterung zu einer recht ausgeprägten Wucherung der Gallengänge gekommen ist; lymphozytäre Infiltrate sind ebenfalls an vielen Stellen anzutreffen. Als Ausdruck eines vorgeschrittenen Stadiums ist es auch anzusehen, wenn in dem neugebildeten Bindegewebe am Rande des ehemaligen perilobulären Zerstörungsherdes kollagene Fasern auftreten. Hand in Hand damit beginnt eine stärkere Wucherung der präkapillaren Gallengänge (s. Abb. 73).

Abb. 77 a—c. Cirrhosebildung nach chronischer Allylformiatvergiftung (Hund) in schematischer Darstellung. a Stadium der peripheren Zerstörung; b Stadium der Regeneration; c Stadium der Fibrillenbildung. G = Gallengang; P. C. = präkapillarer Gallengang; L. Z. B. = Leberzellbalken; F = Fibrillen.

Der Prozeß der „Seenbildung" erfaßt gelegentlich nicht nur das eigentliche Leberparenchym, sondern auch das periportale Bindegewebe; die Blutungen sind leicht erkennbar, aber daneben findet sich auch Ödem, verbunden mit Erweiterung der Lymphgefäße. Blutungen und Ödem können hemmend auf die Zirkulation in den Pfortadergefäßen und Gallengängen Einfluß nehmen. Im Wesen handelt es sich dabei um einen analogen Prozeß wie im Parenchym — also um eine Art seröse Entzündung (s. Abb. 78).

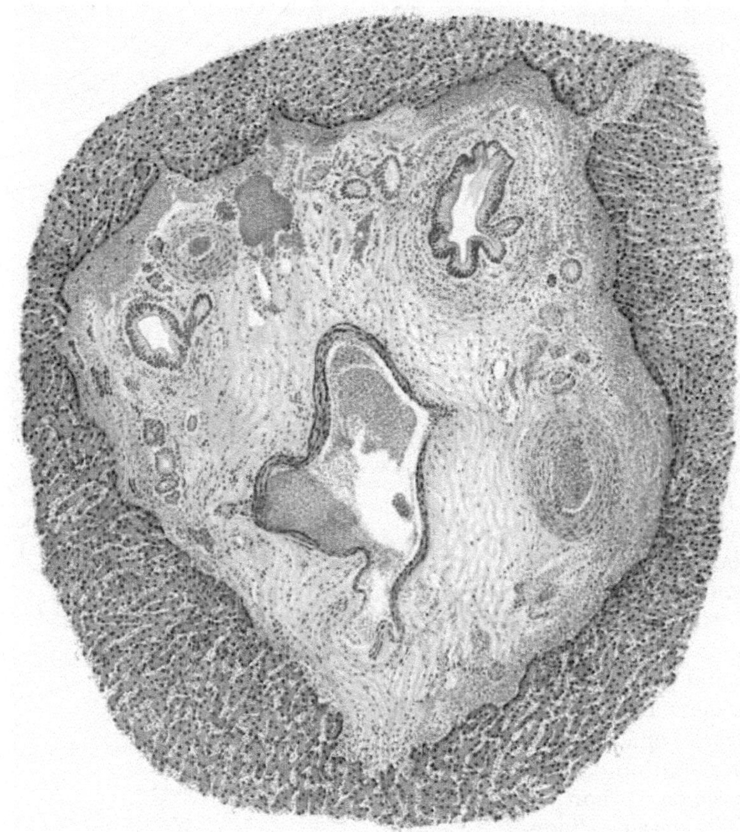

Abb. 78. Blutung und ödematöse Durchtränkung in einem periportalen Feld bei Allylformiatvergiftung des Hundes.

Im ganzen zeigt also das geschilderte Bild die Reaktion bzw. den Ausheilungsvorgang auf einen Leberschaden, der teils im Bereiche der Läppchenperipherie, teils im Acinuszentrum durch die seröse Entzündung gesetzt wurde.

Gelegentlich kommt es aber zu noch viel schwereren Veränderungen; wir sehen dann das Lebergewebe durch breite Bindegewebszüge unterteilt; es kommt zur Bildung von mannigfachen, wie abgeschnürten, eigentümlich geformten Parenchyminseln (Abb. 79); bei genauer histologischer Untersuchung finden sich im Parenchym wiederum Zeichen einer frischen serösen Entzündung mit Dissoziation, daneben, ebenfalls hauptsächlich an der Peripherie des Acinus, wesentlich größere Nekroseherde mit fehlender Struktur und reichlicher Leukocyteneinwanderung. Besonders auffällig ist jedoch die hochgradige Verbreiterung der periportalen Felder, die zwischen die Leberläppchen breite Ausläufer senden und diese auseinanderdrängen; die Fortsätze bestehen aus gewuchertem Bindegewebe, dessen Fasern zum überwiegenden Teil die VAN GIESONsche Reaktion geben. Man sieht ferner außerordentlich zahlreiche gewucherte Gallengänge, die oft als solide Sprossen entwickelt sind, oft aber ein deutliches Lumen zeigen; zwischen ihnen liegen nur spärliche Infiltrate aus lymphoiden und leukozytären Elementen. Durch die beträchtliche Verbreiterung der periportalen Felder und durch den Ausfall von Läppchenparenchym ist es zu einer Verschmälerung der einzelnen Läppchen gekommen; an vielen Stellen sind auch deutliche Abschnürungen erkennbar, und schließlich treten bizarre Bilder in Erscheinung, indem im Schwielengewebe der

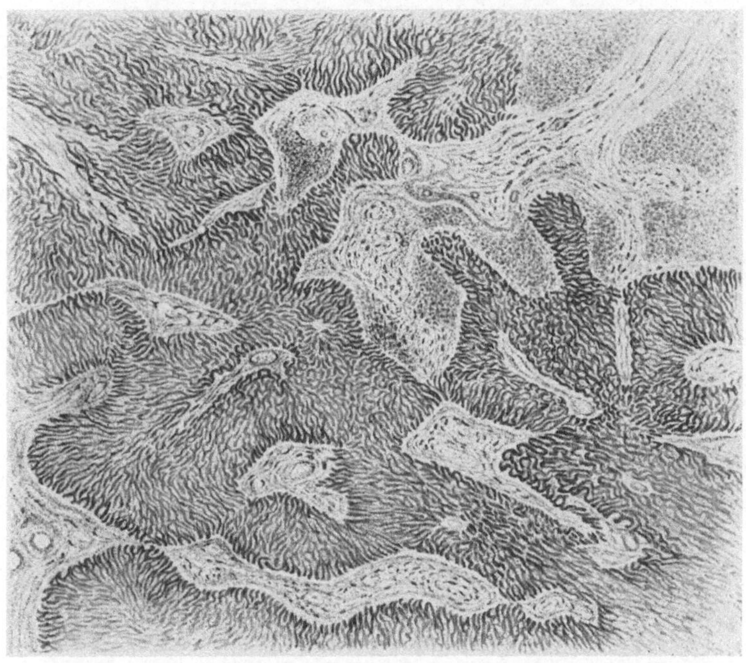

Abb. 79. Übersichtsbild einer Leber mit experimentell erzeugter Cirrhose. (Hund.)

GLISSONschen Kapsel vollkommen abgetrennte Läppchenanteile zu finden sind, die an die Pseudolobuli der menschlichen Pathologie erinnern (Abb. 80). Wenn auch an zahlreichen Stellen deutliche Regenerationsbilder zu sehen sind, ist die ursprüngliche Struktur dennoch verzerrt, allerdings nirgends völlig aufgehoben und die Anordnung um die Äste der Venae hepaticae überall klar ausgeprägt. In Serienschnitten ist der Zusammenhang der abgeschnürten Teile mit den übrigen ursprünglichen Läppchen immer noch zu erkennen. In besonders klarer Weise gibt ein Wachsplattenmodell den Aufbau einer so veränderten Leber wieder; es fehlen aber jene Pseudolobuli, die — wie das Schema von MOON zeigt — aus Regeneraten entstanden sind; sie sind auch nicht aus der Blutzirkulation zwischen Vena portae und Vena hepatica ausgeschaltet (s. Abb. 81).

Bei der Pyrrolvergiftung dagegen und ebenso auch bei der Histaminintoxikation kommt es zunächst zu einer zentral lokalisierten serösen Entzündung, die rasch zu Entepithelisierung vorzugsweise des Läppchenzentrums führt; das Fasergerüst bleibt jedoch intakt, kann aber zu Wucherung und Kapillarfibrose Anlaß geben; es besteht somit auch hier ein deutlicher Gegensatz zur Allyl-

formiatvergiftung, obwohl beide mit seröser Entzündung beginnen und zu einem
der akuten Leberatrophie ähnlichen Bilde führen; der Unterschied ist in der
Intensität der Kapillarläsion begründet. Die Allylformiatschädigung führt zu
Kapillarzerreißungen, die Vergiftung mit Pyrrol schädigt auch das Kapillarsystem, es reißt aber nicht ein, sondern es entstehen nur Wucherungen im Rahmen
der vorhandenen Züge, wodurch das Gerüst dichter erscheint; infolgedessen
kommt es nach Pyrrolschädigung nie zu einer Cirrhose. Der vorgebrachte Gegen-

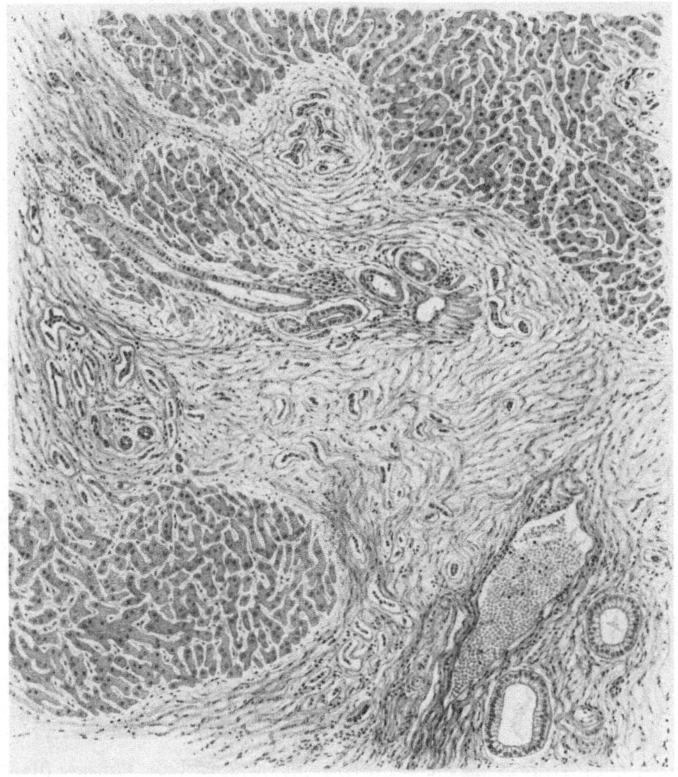

Abb. 80. Durch Allylformiat erzeugte Lebercirrhose (Hund); Wucherung des Bindegewebes und der
präkapillaren Gallengänge. (Stärkere Vergrößerung von Abb. 79.)

satz bestätigt die von POPPER bei der Besprechung der intraperitonealen Allylvergiftung geäußerte Vorstellung, daß in einzelnen Fällen bei der akuten Atrophie
nach Einreißen des Fasersystems eine narbige Ausheilung im Sinne der Cirrhose
erfolgen kann (Allylformiat), während in anderen Fällen die Atrophie das Faser-
system intakt läßt und so vollkommen ausheilen kann. Dieser Gegensatz drückt
sich auch im Verhalten der periportalen Felder aus, die bei der Allylformiatvergiftung neben Verbreiterung durch Faservermehrung eine deutliche Gallengangwucherung erkennen lassen, während dies bei der Pyrrolvergiftung vermißt
wird. Die beim Leberumbau so charakteristischen Wucherungen der präkapillaren
Gallengänge scheinen daher eine typische Erscheinung bei periportaler Seenbildung zu sein, wobei es zu einer Durchtrennung der Verbindung zwischen Gallengängen und Gallenkapillaren kommt; die nunmehr einsetzende Wucherung der
Präkapillaren erinnert etwas an die Verhältnisse beim Amputationsneurom, das

als Reaktion auf die Nervendurchtrennung aufzufassen ist; in den Wucherungen der präkapillaren Gallengänge ist somit ein Heilungsbestreben zu erblicken, um wieder Verbindungen zwischen den Gallenkapillaren und den größeren Gallenwegen herzustellen.

Es erhebt sich nun die Frage, ob die hier angeführten Leberveränderungen bereits so weit gediehen sind, daß man sie in den Formenkreis der Cirrhose einbeziehen kann. Hält man sich an die Definition von RÖSSLE, der das Charakteristikum einer Cirrhose in einem chronischen Entzündungsprozeß sieht, der mit Parenchymverlust und Regenerationsbildung einhergeht, so muß man sagen, daß unsere Bilder diesen Forderungen weitgehend entsprechen; jedenfalls finden wir — worauf RÖSSLE besonders Gewicht legt — im Tierexperiment eine gemeinsame und gleichzeitige Schädigung von Mesenchym und Parenchym. Hält man sich allerdings an die weitergehende Definition von MOON, der für die Cirrhose außerdem noch die Verzerrung des Läppchengefüges im Sinne eines Umbaues fordert, dann hätten wir auf Grund der Leberveränderungen, die wir bis jetzt beschrieben haben, noch kein Recht, von einer typischen Cirrhose zu sprechen.

Als wesentlich ergibt sich aus unseren Experimenten die Tatsache, daß es im Verlaufe einer Allylformiatvergiftung auf dem Umwege über ein Stadium, das außerordentlich an eine akute Leberatrophie erinnert, Veränderungen entstehen

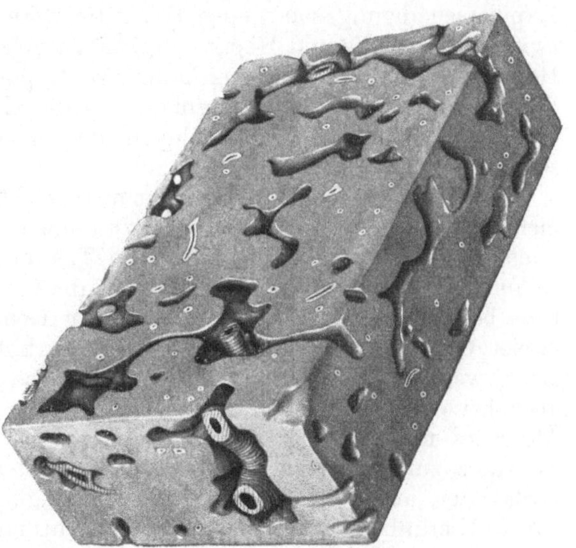

Abb. 81. Wachsplattenkonstruktion einer experimentellen Cirrhose. Das Gewebe modelliert, die periportalen Felder freigelassen, die Äste der Vena portae durch Schraffierung, der Vena hepatica als Lücken markiert.

können, die weitestgehend an Bilder bei der menschlichen Lebercirrhose gemahnen. Eingeleitet wird der Prozeß durch den Übertritt von Plasma in die DISSEschen Räume. Allmählich werden die Kapillargrenzen, die die Biuträume von den Leberzellen trennen, zerstört, wodurch nunmehr auch Erythrocyten in das Interstitium eintreten. Unter dem Druck des ausgetretenen Plasmas werden die Leberzellbalken zerstört, so daß sich große Blutseen, bestehend aus isolierten Leberzellen, KUPFFER-Zellen, Erythrocyten und übergetretenem Plasma, bilden. Es kommt zu bald größeren, bald kleineren Nekrosen; ein Charakteristikum dieser Blutseen ist ihre Lage an der Läppchenperipherie.

Erzeugt man mildere Formen der Allylformiatvergiftung, so kommt es nur zu einer Erweiterung der DISSEschen Räume und gelegentlich zu einem Übertritt von Erythrocyten; die Kapillarwände werden dabei wohl dicker, büßen aber ihre Kontinuität nicht ein. Solche Veränderungen scheinen wieder restlos auszuheilen, selbst wenn es zu einer Dissoziation der Leberzellen gekommen ist. Wenn aber die Kapillarwände aufgelöst werden und ein buntes Gewirr von Leber- und KUPFFER-Zellen neben roten Blutzellen und Plasma entstanden ist, entwickeln sich größere Nekrosen, die vermutlich in weiterer Folge zu Narben werden. Damit findet unseres Erachtens vielleicht auch die Frage ihre Erklärung, warum es im Verhältnis zu dem relativ häufigen histologischen Befund einer serösen Entzündung nur so selten zu einer bleibenden Veränderung nach Art einer Cirrhose kommt. Anscheinend setzt die Bindegewebsreaktion im Sinne einer proliferierenden chronischen Entzündung nur dann ein, wenn bei der akuten Schädigung auch das Mesenchym zerstört wurde. Aus dem übergetretenen Plasma und den in den Blutseen liegenden Zelltrümmern kann sich junges Bindegewebe entwickeln, das allmählich in faseriges übergeht. Unsere Versuche unterstützen die Ansicht Rösslers, der den Leberzellnekrosen die geringere Bedeutung bei der Cirrhosebildung beimißt, dagegen auf Beteiligung des Mesenchyms das Schwergewicht legt. Es sieht auf Grund unserer Untersuchungen fast so aus, als ob es keine primäre Hepatose gäbe, sondern als ob jede Hepatose nur die Folge einer Kapillarschädigung, somit einer Hepatitis, wäre. Es fällt zum mindesten schwer, zwischen Hepatitis und Hepatose scharf zu unterscheiden; es gibt vielleicht eine Hepatitis ohne Hepatose, aber kaum eine Hepatose ohne Hepatitis. Wir müssen daher schon aus dieser Erwägung gegen die Kretz-Ackermannsche Lehre der Cirrhoseentstehung Stellung nehmen, die eigentlich nur die Hepatose berücksichtigt.

Nach unseren Experimenten scheint tatsächlich die Kombination zweier oder mehrerer Gifte (z. B. Allylformiat zusammen mit Bakterien) eine besonders günstige Anordnung zu sein, um im Tierkörper eine Cirrhose zu erzeugen. Nehmen wir außer unseren eigenen noch die Versuche hinzu, über die im Schrifttum berichtet wird, so drängt sich der Gedanke auf, daß die Anwendung zweier Gifte deshalb besonders schwere zirrhotische Veränderungen nach sich zieht, weil das eine Gift zunächst eine seröse Entzündung bewirkt, das zweite aber bei der bestehenden Kapillarschädigung leichter in das Gewebe dringt. Ähnliches mag für die menschliche Pathologie gelten, indem auch hier eine Substanz zunächst eine seröse Entzündung hervorruft, die sodann den Boden vorbereitet, auf welchem eine zweite — möglicherweise Bakterien — sich auswirkt. Hierin liegt vielleicht auch die Bedeutung der alkoholischen Getränke und der in ihnen vorhandenen Gifte für die Pathogenese der Lebercirrhose. In diesem Sinne erscheint ein Zitat von Moon beachtenswert: ,,Infektionen übertreffen alle anderen Agentien in der Erzeugung von chronisch-entzündlichen Prozessen; es hat den Anschein, als ob Infektionen bei der ätiologischen Cirrhoseforschung nicht genügend berücksichtigt worden wären.''

Unter diesem Gesichtspunkte haben wir versucht, den Einfluß des Alkohols auf die Cirrhosenentwicklung zu studieren, haben aber nie Mesenchymveränderungen nachweisen können.

In der Folge werden wir uns noch wiederholt mit der Frage der Verschiedenheit der Symptomatologie der einzelnen Cirrhoseformen beschäftigen. Auf Grund unserer experimentellen Erfahrungen sind wir berechtigt, insofern dazu Stellung zu nehmen, als wir sagen können, daß es zunächst entscheidend ist, an welcher Stelle die seröse Entzündung sich zuerst entwickelt. Im allgemeinen dürfte dann eine besondere Neigung zu Cirrhose bestehen, wenn sich die schwersten Veränderungen vorwiegend an der Peripherie einstellen. Welche Folgen die zentralen Nekrosen haben, darüber sind wir persönlich wenig orientiert. Weiters ist die Reaktion einerseits des Bindegewebes, anderseits die der restierenden Epithelien von Bedeutung; davon hängen letzten Endes die Funktion und das histologische Bild ab. Bei allen Cirrhosen ist somit nicht nur die Regenerationskraft der Leber, sondern vor allem das Ausmaß sowie die Lokalisation der am Epithel und am Mesenchym gesetzten Läsion nebst der Reaktionslage des Organismus zu berücksichtigen.

Schließlich ist zu erwähnen, daß sich im Anschluß an die Allylformiatvergiftung nicht nur schwere Schäden der Leber, sondern auch solche der Milz und des Pankreas nachweisen lassen. Überträgt man diese Ergebnisse auf die menschliche Pathologie, so könnte man daraus folgern, daß die bei der menschlichen Lebercirrhose so häufig beobachtete Milzvergrößerung sich ebenfalls auf dem Boden einer serösen Entzündung entwickelt. Wie das Leberparenchym die durch den Plasmaaustritt ausgelösten Nekrosen mit Bindegewebswucherung beantwortet, so könnte man auf Grund unserer Versuche auch die bei Cirrhose beobachteten Fibroadenien als Folge einer serösen Entzündung der Milz deuten. Jedenfalls darf auch der chronische Milztumor — Ähnliches gilt vom Pankreas — als Ausgang eines chronischen Plasmaübertrittes mit Parenchymzerstörung und nachträglicher Fibroadenie aufgefaßt werden. Durch den Versuch einer einheitlichen Erklärung wird uns das Verständnis der Symptomatologie der Lebercirrhose als polyvalente Erkrankung im chylopoetischen System durch die Analyse unserer experimentellen Cirrhosestudien weitgehend nähergerückt. Wie beim Icterus catarrhalis scheint auch bei den verschiedenen Formen der Cirrhose der pathologische Plasmaübertritt das Wesentliche zu sein.

Diese experimentellen Versuche fordern jedenfalls auf, den Mesenchymstörungen innerhalb der Leber größte Aufmerksamkeit zu schenken; an ihnen sind die Anfangsstadien der kommenden Lebercirrhose am sichersten zu erkennen; da sich dies am besten aus dem Verhalten der Gitterfasern beurteilen läßt, empfehlen wir in zweifelhaften Fällen entsprechende Färbungen (TIBOR-PAP, BIELSCHOVSKY).

D. Pathologische Anatomie.

Die Größe der zirrhotisch veränderten Leber wechselt stark. Ist das Organ klein, dann spricht man gern von einer „atrophischen" Lebercirrhose. So kann mitunter das Lebergewicht bis auf 900 g sinken. Gelegentlich ist die zirrhotische Leber auffallend groß, so daß sie ein Gewicht von 3—4 kg erreicht. Es geht nicht an, auf Grund der Größe allein von einer „hypertrophischen" Leber zu sprechen, da diese Bezeichnung für eine andere Qualität der Leber reserviert ist. Entsprechend der tatsächlichen Verkleinerung sollte man ein noch viel geringeres Gewicht erwarten. Die Ursache dieses Mißverhältnisses — in entsprechender Form gilt dies auch von der großen Leber — liegt in dem hohen spezifischen Gewicht des Lebergewebes bei allen zirrhotischen Prozessen. Die eigentliche Ursache der Vergrößerung ist im Reichtum an Bindegewebe zu suchen. In nicht wenigen Fällen kann auch der Gehalt an Fett dafür verantwortlich gemacht werden. Man darf nicht den hohen Fettgehalt dem Alkoholmißbrauch allein zuschreiben, da fettreiche Lebern sich auch bei manchen Infektionen finden — z. B. Tuberkulose oder Sepsis. Oftmals allerdings ist die Steatose für die Größe der Leber allein verantwortlich zu machen, obzwar sich größere Fettmengen auch in kleineren Lebern nachweisen lassen. Eine große Leber ist auch dann zu sehen, wenn von den Leberzellen aus reichlich Regeneration erfolgt. Halten Bindegewebswucherung und Regeneration gleichen Schritt, so kann dies zu ganz besonders großen Lebern führen. Die Lebergröße stellt somit gewissermaßen eine Gleichung mit mehreren Unbekannten dar, wobei die Regeneration der Leberzellen, die Wucherung des Bindegewebes und die Einlagerung von Fett als die unbekannten Faktoren gelten. Da Regeneration und Bindegewebswucherung bei jüngeren Menschen reichlicher erfolgen, so werden bei den Cirrhosen Jugendlicher vielfach große Lebern gesehen. Große Lebern bei Cirrhosen sind im allgemeinen grobknotig, kleine meistens feiner granuliert.

Der Serosaüberzug der cirrhotischen Leber ist zumeist weißlich und undurchsichtig. Dieses Verhalten ist auf eine chronische Peritonitis zu beziehen, die sich häufig mit Lebercirrhose paart. Selbst wenn es nicht zu Ascites kommt, ist das Peritoneum verdickt und weißlich getrübt. Manchmal kommt es auch zu einer Verwachsung zwischen Leberoberfläche und Umgebung, besonders mit dem Zwerchfell. Ähnliches sehen wir, wenn unabhängig von einer Cirrhose eine Peritonitis an dieser Stelle bestand.

Die Protuberanzen an der Leberoberfläche entsprechen Leberzellwucherungen; sie sind in ein- und derselben Leber nicht immer gleich groß und von gleicher Farbe. Meist sind sie gelblich, oft aber auch tiefgrün verfärbt. Anscheinend bestehen Beziehungen zwischen der Größe der Höcker und der Regenerationskraft; tatsächlich finden sich die gröberen Höcker öfter bei Jugendlichen, doch kann daraus keine Regel abgeleitet werden. Bei Lebern mit besonders großen Höckern muß häufig an Ausheilungsvorgänge nach akuter Leberatrophie gedacht werden.

Die Schnittfläche der Leber zeigt eine gewisse Ähnlichkeit mit der Oberfläche; Farbenunterschiede sind hier ganz besonders deutlich zu erkennen.

Gegen den Begriff der „hypertrophischen“ Lebercirrhose, die eine glatte Leberoberfläche darbieten soll, wird auch von anatomischer Seite Einspruch erhoben. Als Kliniker wird man an dieses Krankheitsbild denken, wenn bei fehlendem Ascites besonders drei Symptome im Vordergrunde stehen: Ikterus, große Leber, große Milz. Bei der Sektion unterscheiden sich diese Fälle hinsichtlich der Oberfläche und der Granulierung der Leber kaum von der gewöhnlichen atrophischen Lebercirrhose. Auch bei der histologischen Untersuchung erkennt man kaum einen Unterschied zwischen einer typischen atrophischen Lebercirrhose und einer solchen, die vom Kliniker als „hypertrophisch“ bezeichnet wird. Wirklich glatte Cirrhosen, wie sie HANOT beschreibt, gehören zu den großen Seltenheiten, so daß sie in der Differentialdiagnose kaum eine Rolle spielen. Jedenfalls geht es nicht an, nach dem makroskopischen Bild allein einen wesentlichen Unterschied zwischen sogenannten hypertrophischen und atrophischen Cirrhosen zu machen. Bei der atrophischen Lebercirrhose kann bald der eine, bald der andere Lappen mehr von der Atrophie betroffen sein; bei manchen atrophischen Cirrhosen ist vom linken Lappen nur mehr ein kleiner Rest vorhanden.

Auch dem Histologen fällt es oft schwer, bei den verschiedenen Lebercirrhosen wesentliche Unterschiede zu erkennen. RÖSSLE, einer der besten Kenner der Cirrhose, äußert sich folgendermaßen: „Weder die Anordnung des Narbengewebes noch die — überdies meist nicht genügend bekannte — primäre Gewebsläsion, noch die Art der Epithelveränderungen, noch der Ikterus, die Hämosiderose, die Verfettung, die Gallengangswucherungen kennzeichnen eindeutig bestimmte Formen; am ehesten eignen sich noch die Intensität der Epithelentartungen und der Ort der Narbenbildung sowie das Maß und die Art des Gewebsumbaues zur Charakterisierung der Form. Man käme damit zur Aufstellung von mehr degenerativen und hyperplastischen, von perilobulären und intralobulären, perizellularen Cirrhosen. Solange wir übrigens nicht mehr über die Natur der periportal lokalisierten Entzündung als alleinige oder begleitende Erscheinung (neben der intralobulären Entzündung) wissen, scheitert jeder Versuch einer vernünftigen Unterscheidung.“

Zunächst bespricht er die Unterscheidung von periportalen, intralobulären und perizellularen Cirrhoseformen. Nach seiner Meinung hat diese Trennung viel Richtiges für sich, aber sie ist nicht durchgreifend. Es ist richtig, daß die Cirrhosen nach Gewebsuntergängen immer mit perilobulären Veränderungen einhergehen, aber reine periportale Cirrhosen gibt es nicht. Mehr oder weniger läßt sich das gleiche auch von den intralobulären Formen sagen; auch sie kommen in reiner Form nicht vor, wohl aber finden sich bei allen Cirrhosen auch intralobuläre Veränderungen.

Die Ursache dafür ist wohl in der Tatsache zu suchen, daß die menschliche Cirrhose nur in der Minderzahl als Gewebsreaktion einer einmaligen Schädigung anzusehen ist; dauernde oder viele Einzelschädigungen stürmen auf das Leberparenchym ein, so daß die Lebercirrhose meist als der Endeffekt einer Summe von Schädigungen anzusehen ist, die bald mehr im Zentrum, bald mehr an der Peripherie oder periportal angegriffen haben.

Bezüglich einer Einteilung der Cirrhosen in solche mit vorwiegend epithelialer und solche mit vorwiegend mesenchymaler Beteiligung, wie ich sie in meinem Referat 1925 vertreten habe, fügt RÖSSLE hinzu: „So möchte ich selbst vorschlagen, zwischen einer vorwiegend epitheliolytisch-nekrobiotischen und einer überwiegend desmolytisch-rein interstitiellen Hepatitis zu unterscheiden, wozu noch die fragliche Form der überwiegend formativen Hepatitis hinzukommen würde." Damit wäre zum Ausdruck gebracht, daß es Cirrhosen gibt, bei denen der Schaden vorwiegend an den Epithelien angreift, im Gegensatz zu jenen, wo vorwiegend das Mesenchym betroffen ist. In dem einen Fall äußert sich dies durch Zerfall und Nekrose der Leberzellen, im anderen durch Zerstörung der Kapillarwand samt Anhangsgebilden (KUPFFER-Zellen, Gitterfasern). Auf diese Art kommt es das eine Mal zu Regeneration, das andere Mal zur Bildung von Fibroblasten bzw. Bindegewebsfasern. Wäre der zirrhotische Prozeß nur eine Reaktion der Leber auf eine einmalige Schädigung, dann würde man viel häufiger sozusagen reine Cirrhosen sehen — gleichsam Schulbeispiele — von bald mehr interlobulären, bald mehr intralobulären oder bald mehr epithelialen, bald mehr mesenchymalen Charakter. Da aber eine einmal geschädigte Leber — wie oben gesagt — immer wieder der Angriffspunkt neuer Schäden sein kann, so stellen die zirrhotischen Lebern bei der Sektion stets die Reaktionsprodukte einer vielfachen, aber nicht immer gleichartigen Zerstörung dar, von denen wir annehmen können, daß sie sich histologisch verschieden manifestieren. So sind nach meiner Meinung nur in den seltensten Fällen einheitliche Bilder zu gewinnen, weil meist verschiedene Faktoren im Spiele sind.

Einteilungen der Cirrhosen sind auch von Klinikern versucht worden; meist hat man sich dabei von den Symptomen und weniger von allgemeinen pathologischen Gesichtspunkten leiten lassen. Deshalb wurde die scharfe Gegenüberstellung — hier LAENNECsche, dort HANOTsche Cirrhose — lange Zeit hervorgehoben. Hält man sich an die typischen Symptome der atrophischen Cirrhose; kleine, harte Leber, fehlender Ikterus, mäßig vergrößerte Milz, Ascites, und auf der anderen Seite an das Syndrom der hypertrophischen Cirrhose; große Leber, Ikterus, große Milz bei fehlendem Ascites, und untersucht man ein größeres Material unter diesen Gesichtspunkten, so lassen sich nur verhältnismäßig wenige Cirrhosen in dieses Schema unterbringen; die Mehrzahl muß daher als Mischform aufgefaßt werden. In der von MIR im Jahre 1925 zusammengestellten Statistik,[1] die sich auf 372 Lebercirrhosen stützt, finden sich 88 typische LAENNECsche Cirrhosen (24%) und nur 20, die auf Grund klinischer Symptome als hypertrophische zu bezeichnen waren (6,4%); fast 70% aller Cirrhosen werden daher durch dieses Einteilungsschema nicht erfaßt. So kommt es auch, daß schon frühzeitig von einer solchen scharfen Unterscheidung Abstand genommen wurde; dementsprechend schlägt auch NAUNYN[2] folgende Einteilung vor: 1. beginnende Cirrhose; 2. gewöhnliche Cirrhose (aszitische Form); 3. biliäre Cirrhose (Cirrhose mit Ikterus); 4. hypersplenische Cirrhose.

Ähnlich ist die Einteilung von SENATOR:[3] 1. portale Granularatrophie, a) mit

---

[1] EPPINGER: Verh. Ges. Verdgskrkh. **1925**, 251.

[2] NAUNYN: Verh. dtsch. path. Ges. **1904**, 59.

[3] SENATOR: Berl. klin. Wschr. **1893**, Nr. 51.

anfänglicher Hypertrophie, b) mit Ikterus; 2. biliäre Cirrhose, a) mit Milztumor, b) ohne Milztumor; 3. echte HANOTsche Krankheit.

RÖSSLE[1] ist sich der Schwierigkeit einer pathogenetischen Einteilung auch völlig bewußt und hält sich an die übliche Einteilung in Ermangelung der Möglichkeit, die Systematik nach ätiologischen oder pathologisch-physiologischen Gesichtspunkten durchzuführen. Er unterscheidet: 1. LAENNECsche Cirrhose = chronisch-interstitielle Hepatitis mit Hepatose; 2. hypertrophische Cirrhose (im üblichen Sinn); 3. vaskulär-mesenchymale Formen (Typus der desmolytischen und hämolytischen Cirrhose); 4. Mischformen und Unterformen der übrigen; 5. biliäre Cirrhose (Typus der chologenen Cirrhose); 6. seltene Formen.

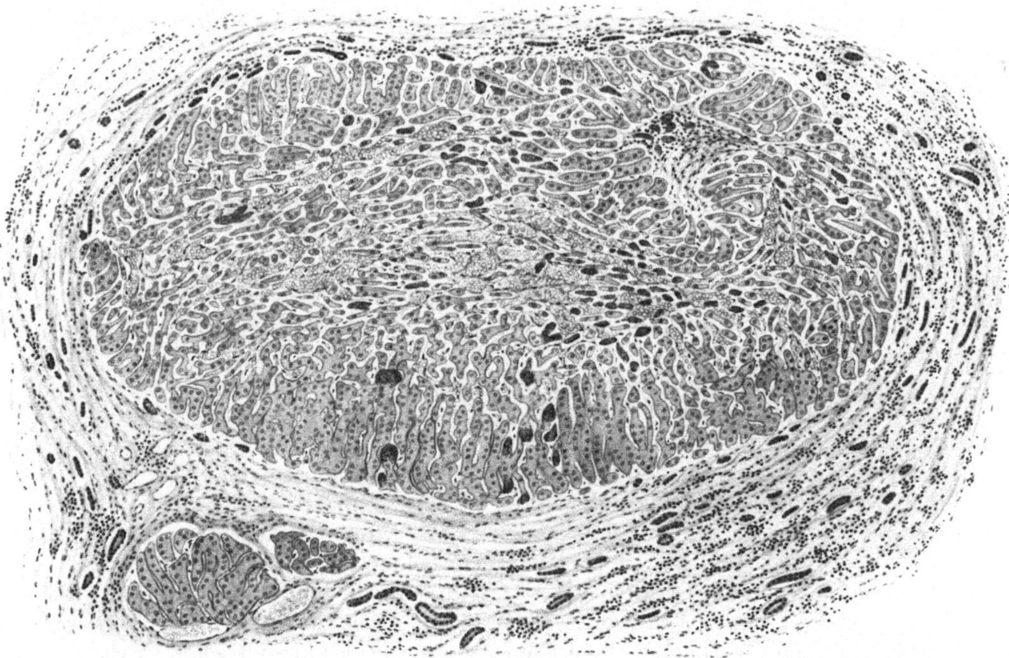

Abb. 82. Kompensierte Lebercirrhose.

Bevor ich meinen Standpunkt in der Cirrhosefrage bespreche, möchte ich zunächst auf ein allgemein-klinisches Moment hinweisen. Wir sehen Cirrhosen, die völlig beschwerdefrei sind und gleichsam als Zufallsbefunde bei der klinischen Untersuchung entdeckt werden; daneben stehen Fälle mit Beschwerden, die alle mehr oder weniger mit der Cirrhose in Zusammenhang stehen, wobei es sich nach unserem Eindruck um ein langsam, aber sicher fortschreitendes Leiden handelt. In Analogie zur Unterscheidung von kompensierten und inkompensierten Herzfehlern möchte ich vom rein klinischen Standpunkte eine ähnliche Einteilung der Cirrhosen empfehlen. Ich spreche daher einerseits von inaktiven, stationären oder kompensierten Cirrhosen und anderseits von aktiven, progressiven oder inkompensierten Cirrhosen. Obwohl ich mir der Schwierigkeit bewußt bin, der eine solche Trennung oft begegnet, halte ich an dieser Einteilung tunlichst fest; sie hat auch in morphologischem Sinne ihre Berechtigung, weil es mitunter vorkommt, daß das Leberparenchym ohne wesentliche Ver-

---

[1] RÖSSLE: Handbuch der pathologischen Anatomie, Bd. V/1, S. 338.

änderungen im Sinne einer serösen Entzündung von einem narbig-fibrösen Bindegewebe umgeben ist; es sind dann weder an den Epithelien noch am Mesenchym Zeichen eines fortschreitenden Prozesses zu erkennen (Abb. 82). Anscheinend normales Leberparenchym grenzt an altes, narbiges, inaktives Bindegewebe (Abb. 83). Im Gegensatz dazu sehen wir Cirrhosen, bei denen neben den Erscheinungen einer serösen Entzündung (also Verbreiterung der DISSEschen Räume, Dissoziation der Leberzellbalken) reichlich junges Bindegewebe teils im Innern, teils an der Peripherie des Acinus zu erkennen ist, daneben stellenweise nekrobiotische und stark verfettete Zellen (Abb. 84). Die stabilen bzw. inaktiven

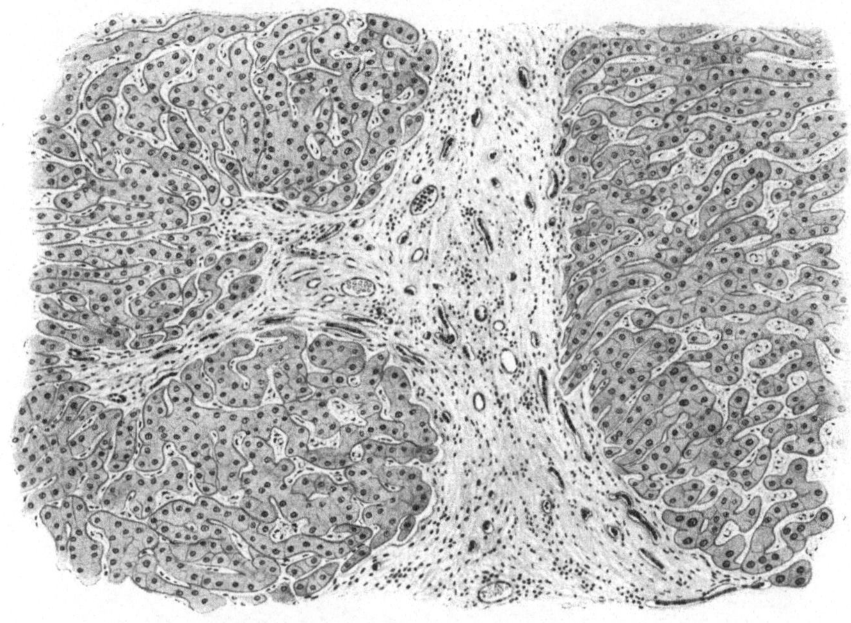

Abb. 83. Randpartie aus einer kompensierten Cirrhose.

Cirrhosen sind in reinsten Formen öfter bei sanitätspolizeilichen Sektionen zu sehen, also bei Menschen, die z. B. an den Folgen eines Unfalles plötzlich verstorben sind.

Kennt man solche histologische Bilder, dann darf es auch nicht wundernehmen, wenn manche Cirrhosen — soweit man als Kliniker nur die Leberverhärtung im Auge hat — keine Funktionsstörungen erkennen lassen; es muß doch eine Belastungsprobe — z. B. mit Galaktose — ein ganz anderes Ergebnis haben, je nachdem ob eine kompensierte oder eine inkompensierte Cirrhose vorliegt.

Im Prinzip möchte ich zwischen zentralen, peripheren, periportalen und diffusen Cirrhosen unterscheiden; unter seltenen Bedingungen läßt sich eine solche Trennung auch tatsächlich durchführen, aber es bereitet meist große Schwierigkeiten, mit einem solchen Maßstab die verschiedenen Cirrhosearten zu messen; durch den Umbau, der allmählich jede Cirrhose erfaßt, gerät die Lagerung der Vena centralis in „Unordnung" und damit wird eine genaue Orientierung unmöglich.

In einer schematischen Abbildung (Abb. 85) haben wir die betreffenden Stellen hervorgehoben, die in Betracht kommen — I. periphere Cirrhose — II. zentrale Cirrhose — III. periportale Cirrhose; wir sind uns der Schwierigkeiten bewußt, die sich einer solchen scharfen Trennung gegenüberstellen, dennoch wäre eine solche Einteilung unter allen Umständen erstrebenswert.

Als Typus IV haben wir in dieses Schema die hypertrophische Lebercirrhose aufgenommen, obwohl wir sie als eigenes Krankheitsbild kaum anerkennen können; wir stellen uns vor, daß es gelegentlich im Anschluß an eine diffuse seröse Entzündung des Leberparenchyms zu einer generalisierten Wucherung des Gitterfasersystems kommen kann; eine solche gesteigerte Gitterfaservermehrung führt eventuell zu einer Art diffuser Fibrose; wir kennen diesen Vorgang als einen

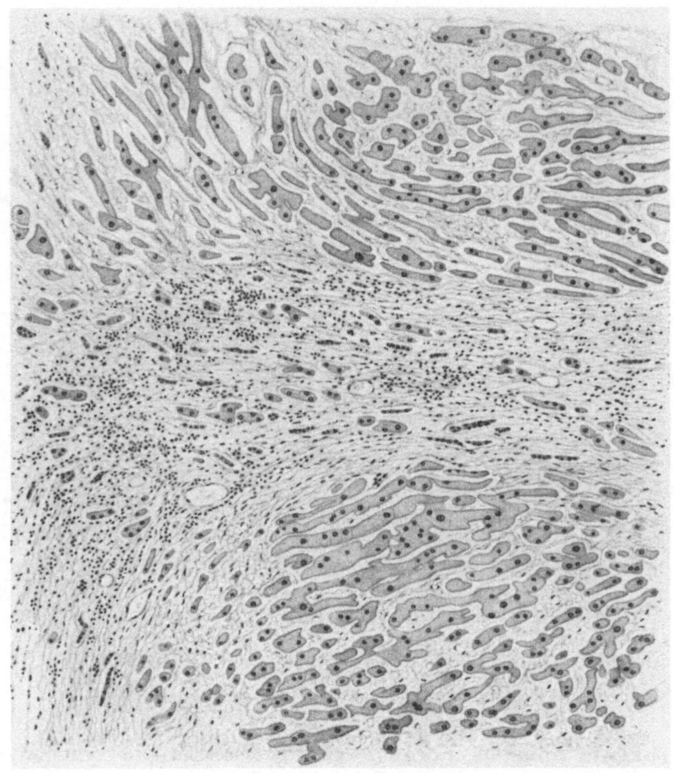

Abb. 84. Dekompensierte Lebercirrhose.

lokalisierten, der nur Teile eines Leberacinus erfaßt, aber einen diffus ausgebreiteten Prozeß dieser Art haben wir nicht gesehen. Kommt es gleichzeitig mit einem solchen diffusen Prozeß zu einer Vergrößerung von Leber und Milz, und zeigen solche Patienten auch einen Ikterus, so könnte sich auf diese Weise tatsächlich ein Zustand entwickeln, wie ihn eine hypertrophische Lebercirrhose darbietet; wie bereits erwähnt, besitzen wir aber keine eigenen Erfahrungen, immerhin wird aber diese Möglichkeit von französischen Klinikern diskutiert.

Sicherlich wäre es logischer, die Cirrhosen ätiologisch zu trennen, aber vorläufig sind wir über die Gifte, die im menschlichen Organismus zu Cirrhosen führen, noch so wenig orientiert, daß wir davon absehen wollen und obiger Einteilung den Vorzug geben.

Die Anfälligkeit einer einmal geschädigten Leber ist sehr groß, zumal ein solcher Prozeß sich gelegentlich durch viele Jahre hindurch schleichend fortentwickeln kann; es darf uns daher nicht wundern, wenn gelegentlich von einer serösen Exsudation auch die größeren Gefäße vor allem die Pfortaderverzweigungen erfaßt werden; ein solcher vaskulärer Prozeß kann sich als unmittelbare Folge einer allgemeinen Parenchymschädigung entwickeln oder mit einer komplizierenden Lues in Zusammenhang stehen. Auf das Verhalten der Gefäße in der zirrhotischen Leber wird von mancher Seite ganz besonders geachtet; je mehr Leberanteile in dieser Richtung untersucht werden, desto häufiger lassen sich solche Veränderungen in den Pfortaderverzweigungen erkennen (CORONINI[1]).

Ähnliches gilt auch von den Gallenwegen; auch sie können sekundär erkranken und dadurch der cirrhotisch veränderten Leber ein charakteristisches Gepräge geben; es erscheint mir aber nicht gerechtfertigt, von Cirrhosen zu sprechen, die ausschließlich auf einer Erkrankung der Gallenwege beruhen. Ansammlung von leukozytären oder lymphatischen Elementen entlang der kleineren Gallenwege beweisen noch keineswegs eine aszendierende Cholangitis, zumal die größeren Gallenwege meist intakt sind; gelegentlich kann sich das seröse Exsudat auch mit zelligen Elementen untermischen. Jedenfalls habe ich bis jetzt keine Cirrhose gesehen, die sich ausschließlich durch eine Cholangitis erklären ließe. Vom rein pathologisch-anatomischen Gesichtspunkte aus lassen sich somit folgende Formen von Lebercirrhose postulieren:

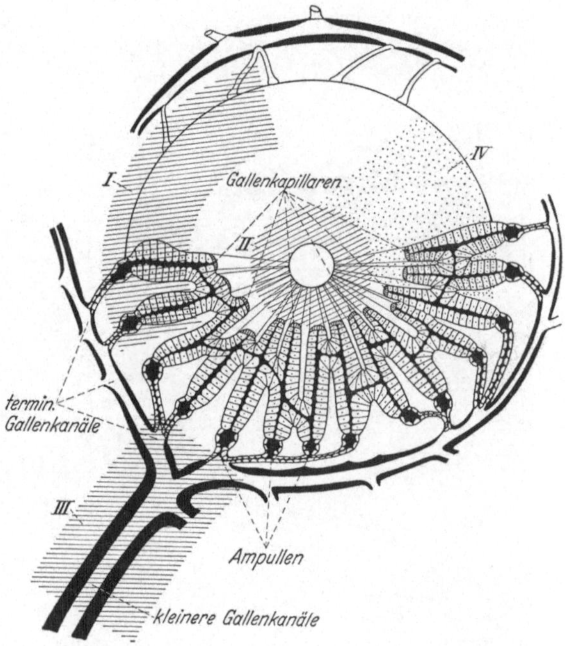

1. *zentrale* (um die Vena centralis gelagerte Bindegewebswucherungen, a) stationäre, b) progressive Form;

2. *periphere* — rings um den Acinus herum gelagerte Bindegewebswucherungen, a) stationäre, b) progressive Form;

Abb. 85. Schematische Darstellung der verschiedenen Cirrhoseformen der Leber.
I Periphere Form; *II* Zentrale Form; *III* Periportale Form; *IV* Diffuse Form. (Hypertrophische Cirrhose.)

3. *periportale* — entlang der Pfortader und der Gallengänge ausgebreitete Bindegewebswucherungen, a) stationäre, b) progressive Form;

4. *diffuse* — vorwiegend von den Gitterfasern ausgehende Formen von Fibrose (?);

5. *vaskuläre* — im Vordergrund steht die Gefäßläsion (Endophlebitis oder Arteriitis), isoliert kaum vorkommend, wohl aber in Kombination mit einer der oben erwähnten Gruppen;

6. *cholangitische* — isoliert ebenfalls kaum vorkommend, sich aber gelegentlich mit der einen oder anderen Form paarend.

Ganz unabhängig von dieser Unterteilung sollte bei jeder Lebercirrhose geprüft werden, ob im Verhältnis zur Parenchymschädigung die Regeneration des

---

[1] CORONINI: Virchows. Arch. **298,** 251 (1936).

Leberepithels normal, gesteigert oder vermindert erscheint. Dieser Umstand kann für die Lebergröße von Bedeutung sein; auch sollte man versuchen, zu unterscheiden, ob die Regeneration mehr von seiten der präkapillaren Gallengänge oder von den verbliebenen Leberzellen ausgeht. Als Anhaltspunkt mag vielleicht die Zahl der sogenannten Gallengangwucherungen dienen; sind sie reichlich vorhanden, so sieht man meist auch Sprossenbildungen im Bereiche der Regenerationen. Die Regenerate stehen anscheinend mit der Arteria hepatica in Kontakt. Kommt es zu atypisch geformten Regenerationen, dann entstehen Bilder, die einem Umbau entsprechen. Anscheinend handelt es sich beim sogenannten Umbau nicht nur um exzessive Wucherungen, sondern auch um atypisch geformte Regenerate, die wahrscheinlich unter Leitung arterieller Kapillaren — richtiger gesagt von Kapillaren, die von Ästen der Arteria hepatica abgehen — sich entwickeln.

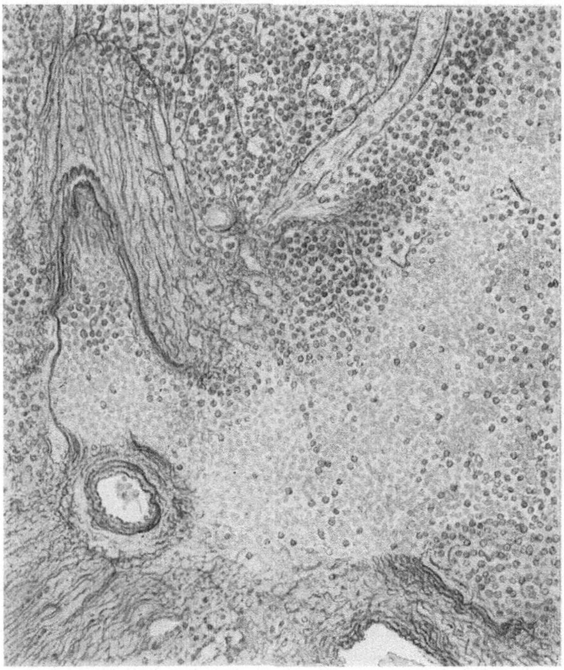

Ein weiteres Unterscheidungsmerkmal der Cirrhosen ist die Stärke der Degeneration. Bei der akuten Leberatrophie handelt es sich um den schwersten Grad von Zelluntergang. Ähnliche Bilder sieht man bei manchen Cirrhosen, so daß man fast den Eindruck gewinnt, es könnte sich hier gelegentlich um eine Kombination handeln. Auch manches klinische Symptom scheint für diese Auffassung zu sprechen. Bei einer latenten inaktiven Cirrhose kann sich nach einer akuten Schädigung eine rasche Verschlimmerung des Krankheitsbildes entwickeln; es kommt zu Gelbsucht, oder ein schon bestehender leichter Ikterus nimmt rasch an Intensität zu, Ascites tritt auf, und unter Verfall der Kräfte und allmählich einsetzender Cholämie kann der Tod eintreten. Die Leber, die hart und groß war, verkleinert sich nur unwesentlich. Die mikroskopische Untersuchung läßt keine typische Leberatrophie erkennen, sondern eine Cirrhose mit reichlichen Nekrosen in den Regeneraten. Würde man nur die Regenerate beachten, müßte man von einer Leberatrophie sprechen; erst die Umgebung dieser Stellen läßt uns die wahre Natur des Krankheitsbildes erkennen — Leberatrophie auf dem Boden einer Cirrhose.

Neben diesen schweren Formen von Leberdegeneration bei Lebercirrhose zeigen sich auch mildere Grade. Da sich solche Zellschädigungen in kurzer Zeit entwickeln können, ist es manchmal schwer zu entscheiden, ob der Zelluntergang während des Lebens eine Rolle gespielt hat, oder ob die Degeneration erst in der Agonie entstanden ist. Jedenfalls erscheint es angebracht, bei der Analyse der einzelnen Formen der Lebercirrhose auch auf dieses Moment zu achten. Wir

Abb. 86. Splenomegale Cirrhose. Periarterielle Blutung in einer fibroadenischen Milz.

möchten daher eine Trennung der Cirrhosen in solche mit ausgesprochener und in solche mit kaum angedeuteter Zelldegeneration empfehlen. Im Rahmen des von uns bereits erwähnten latenten (inaktiven oder stationären) Krankheitsbildes der Lebercirrhose wird man wohl kaum Degenerationen erwarten, wohl aber bei den aktiven (progressiven) Formen.

Zu den wichtigsten Begleiterscheinungen gehört der *Milztumor.* Die meisten Pathologen beurteilen die Milzvergrößerung nicht als Folge einer einfachen Stauung. Die Größe des Milztumors, die bei manchen Cirrhoseformen beträchtlich ist, überschreitet ebenfalls das Maß einer gewöhnlichen Stauungsmilz. Bezüglich der Größe verweise ich auf die Angaben von RÖSSLE: Das normale Milzgewicht schwankt zwischen 100 und 150 g. Unter 92 Fällen von Lebercirrhose fand er 15mal ein Milzgewicht von über 400 g, 14mal ein solches zwischen 300 und 400 g, 39mal schwankte es zwischen 200 und 300 g. RÖSSLE sah also in 72% seiner Fälle eine anatomisch nachweisbare Milzvergrößerung. Die diesbezüglichen Angaben anderer Autoren schwanken zwischen 75—92%; ich selbst sah einen Milztumor in 69% der Fälle, wobei meine Statistik sich auf klinische Beobachtungen stützt. Da in 11% der Fälle die Angabe der Milzgröße in den betreffenden Krankengeschichten fehlt, so dürfte sogar noch eine höhere Zahl anzunehmen

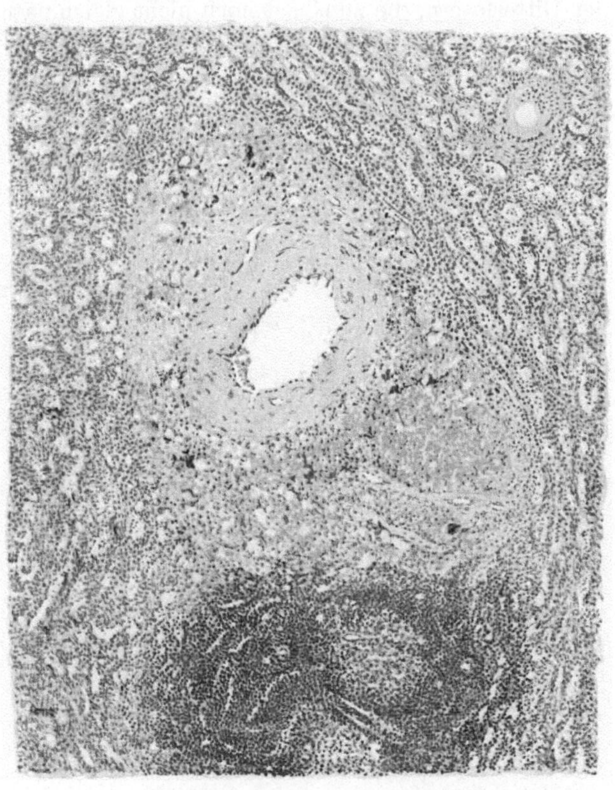

Abb. 87. Fibroadenie der Milz bei splenomegaler Cirrhose — periarterielle Blutung.

sein. LUBARSCH betont für die Cirrhosemilz — im Gegensatz zur gewöhnlichen Stauungsmilz — den Reichtum an Hämosiderin und Lipoiden sowie eine stärkere Vermehrung der elastischen Fasern in Kapsel und Balkenwerk. In den „Hepato-lienalen Erkrankungen" haben wir auf das Vorkommen von perivaskulären Hämorrhagien sowie von Blutungen am Rande der Follikel aufmerksam gemacht (Abb. 86 und 87). Die Hämosiderose, die in der Cirrhosemilz so häufig zu sehen ist, dürfte die Folge solcher Blutaustritte sein; der erhöhte Blutzerfall kommt dafür weniger in Betracht, da bei typischen hämolytischen Zuständen, wie z. B. bei der perniziösen Anämie oder gar beim hämolytischen Ikterus, Hämosiderose in der Milz fast immer fehlt.

Wir bringen diesen Blutungen, die gelegentlich auch im Bereiche der roten Pulpa zu sehen sind, deswegen so große Aufmerksamkeit entgegen, weil wir

in diesen Milzblutungen das Analogon jener „Blutseen" sehen, die uns im Rahmen
der Mesenchymschädigungen der Leber als Vorstadium einer Cirrhose interessiert haben (Abb. 88).

Die sogenannte Fibroadenie, die keineswegs regelmäßig, aber immerhin sehr
häufig in der Cirrhosemilz vorkommt, beruht auf einer Verbreiterung und Verdickung des perivaskulären Gewebes (Abb. 89); von hier dringt die Fibrose gegen
die Pulpa weiter vor, aber die Follikel und auch das Gewebe in der Umgebung der Follikelarterien bleiben gewöhnlich unbeteiligt; in dem Maße, als die
Fibrose fortschreitet, kommt es auch zu einer Hyperplasie und Hypertrophie
der Gitterfasern, die zunächst noch nicht gleichmäßig über das ganze Organ ausgebreitet sind. Allmählich kann die ganze rote Pulpa von einem faserigen Gewebe

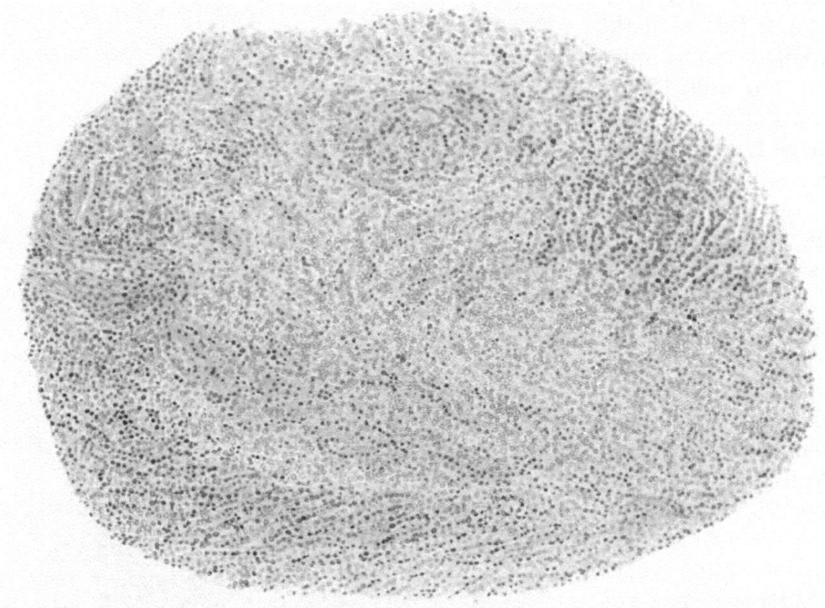

Abb. 88. Akute Leberatrophie. Blutung innerhalb des Milzparenchyms.

durchsetzt sein, wobei es zur Ausbildung eines gleichmäßigen Netzwerkes
kommt. Zahlreiche kleine, rundliche, aber auch verzweigte Hohlräume werden
von einem netzartigen Bindegewebe eingefaßt, das in seiner Gesamtheit vielleicht
ebenso breit erscheint wie die im Querschnitt angetroffenen Hohlräume. Die
Hohlräume werden von ziemlich großen Zellen, vergrößerten Stabzellen, ein-
gesäumt; sie entsprechen den weitverzweigten Sinusräumen. Auf diese Weise
entsteht ein Bild, das dem wenig Erfahrenen zunächst als Drüse imponieren
könnte (Abb. 90). Zwischen der ausgesprochenen Fibroadenie und der normalen
Beschaffenheit der Milz, die gelegentlich auch bei Lebercirrhose zu sehen ist,
gibt es zahlreiche Übergänge. Sehr häufig sind auch Verdickungen der Milzkapsel nachweisbar.

Bezüglich der Häufigkeit der fibroadenischen Milzveränderungen äußert sich
Rössle folgendermaßen: Unter 75 Fällen von Laennecscher Cirrhose fand sich
47mal, also in 62%, eine zum mindesten mikroskopisch wahrnehmbare Bindegewebsvermehrung. Bezüglich der Ätiologie dieser Milzsklerose bzw. Fibroadenie denkt
Rössle ebenso wie ich an Folgezustände nach seröser Entzündung. Wie die Leber-

kapillaren, können auch die Milzkapillaren für Plasmaeiweiß durchgängig werden. Im weiteren Verlaufe kann es auch zu einem Übertritt von roten Blutzellen ins Milzparenchym kommen. Aber damit nähern wir uns bereits physiologischen Zuständen, denn ein gewisser Grad von Erythrocytenübertritt ins Milzparenchym ist ein normaler Vorgang, der mit der Speicherfunktion der Milz zusammenhängt. Immerhin sagt RÖSSLE: „Und so betrachte ich die meisten Sklerosen des gröberen

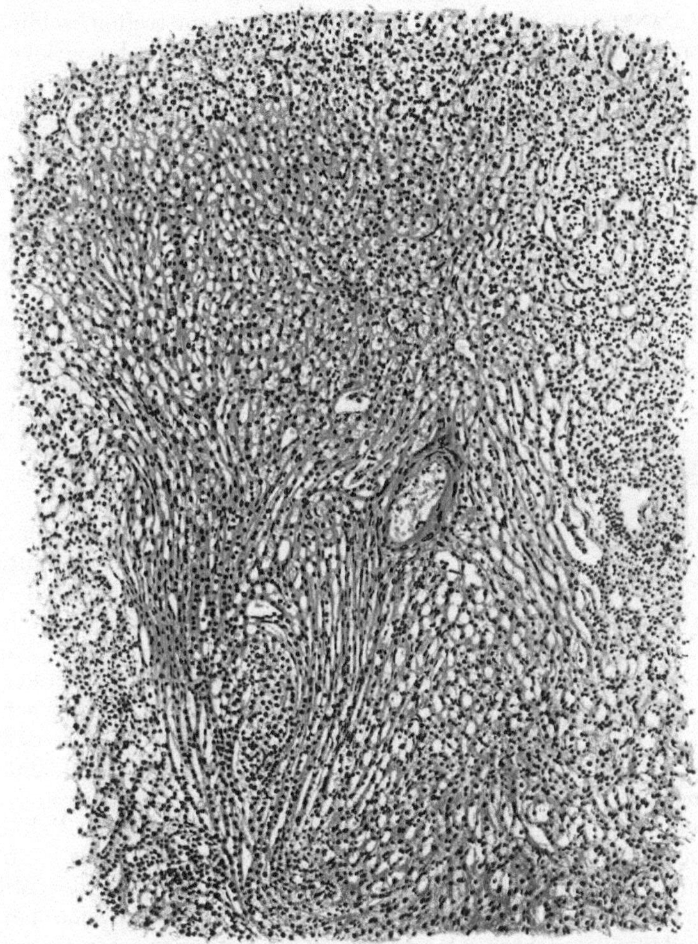

Abb. 89 Fibroadenie der Milz mit Blutseebildung bei splenomegaler Cirrhose.

und feineren Milzgerüstes für die Folgen abnormer Durchlässigkeit der Blutgefäßwandungen und als eine durch (chronisches, periarteriell entstandenes) Ödem bedingte Elephantiasis des Milzgewebes. Von den einfachen, nicht pigmentierten periarteriellen Narben und Adventitiasklerosen der intratrabekulären Arterien bis zu den Fibroadenien um die Seiten- und Endverzweigungen der Milzarterien gibt es alle Übergänge. Der ihnen vorausgegangene Krankheitsprozeß ist ein ganz anderer als die so häufige hyaline und hyalinfettige Arteriosklerose der Milz; er steht entzündlichen Prozessen viel näher, ja in vielen Fällen wird man seine entzündliche Natur kaum leugnen können.‟

Folgt man diesen Vorstellungen, dann ergibt sich eine weitgehende Verwandtschaft zwischen dem charakteristischen Prozeß der Lebercirrhose und der Fibroadenie der Milz. Eine Einteilung der Cirrhosen nach den Sklerosen der Milz ist vorläufig noch verfrüht; zunächst handelt es sich nur darum, die Verwandtschaft dieser beiden Prozesse aufzuzeigen, nicht aber die Unterschiede zu vermerken. Die Unterschiede scheinen im wesentlichen bloß graduelle zu sein. Das Verhältnis der Milz zur Lebercirrhose — sagt Rössle — ist dann so zu verstehen, daß dieselben Gefäßwandgifte, welche die Arterien, die Blutsinus der Milz und bei der Bantischen Krankheit sogar die Milzvenen treffen, schließlich auch die Leberkapillaren schädigen und solcherart in der früher beschriebenen Weise zur Lebercirrhose führen.

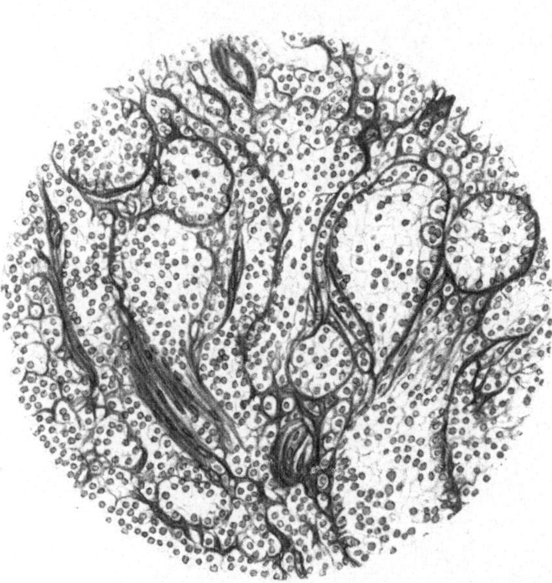

Abb. 90. Fibroadenie der Milz. (Splenomegale Cirrhose.)

In diesem Sinne erscheint es durchaus berechtigt, wenn ich nach wie vor von hepatolienalen Krankheiten spreche. Die gleiche Schädigung trifft Leber und Milz; in beiden Organen — das eine Mal in dem einen, das andere Mal in dem anderen beginnend — kommt es zu primärer Kapillarschädigung. Solange der Plasmaübertritt ohne Zerstörung des Mesenchymes erfolgt, ist eine restlose Wiederherstellung möglich. Kommt es aber neben Plasmaübertritt auch zu Blutaustritten, so bereitet sich in der Leber die Cirrhose und in der Milz die Fibroadenie vor. So einfach dieser Vorgang in der Leber zu verfolgen ist, so schwierig erweist sich dies in der Milz; das einzige, das vielleicht auf einen vorausgegangenen Blutaustritt schließen läßt, ist die Hämosiderose. Nach diesen Vorstellungen wird es uns verständlicher, warum in dem einen Fall die Milz, in dem anderen die Leber mehr in den Vordergrund tritt; jedenfalls kann gelegentlich die Fibrose und die damit einhergehende Vergrößerung der Milz so sehr im Vordergrund stehen, daß wir eher an eine Milz- als an eine hepatolienale Erkrankung denken möchten. Wenn wir daher bei einer operativ gewonnenen großen Milz eine typische Fibroadenie sehen, dann liegt immer der Verdacht nahe, daß es sich um eine „Lebercirrhose" handelt, selbst wenn man bei der makroskopischen Besichtigung der Leber das typische Bild einer Cirrhose noch nicht feststellen kann.

Als Kriterium für die entzündliche Genese des Milztumors bei Cirrhosen sieht Rössle auch die Perisplenitis an. Seiner Ansicht nach handelt es sich nur um ein Übergreifen des im Innern der Milz stattfindenden Prozesses auf die Kapsel. Das seröse Exsudat, das im Parenchym zur Fibroadenie führt, wird auch an der Oberfläche der betroffenen Organe ausgeschwitzt und kann sich hier ebenso organisieren wie z. B. das seröse Exsudat bei einer Pleuritis. Rössle hat eine Perisplenitis sehr häufig bei den verschiedenen Cirrhosen gesehen; unter 100 Fällen 70mal; in 36 Fällen entstand sogar eine Perisplenitis cartilaginea; solche

Verwachsungen können eine Splenektomie gelegentlich höchst schwierig gestalten.

Bei Lebercirrhose kann es auch zu *Pankreasveränderungen* kommen; schon die Ähnlichkeit des histologischen Bildes läßt an Beziehungen zur Cirrhose denken. Bei den schweren Formen erkennt man bereits makroskopisch die Pankreascirrhose. Geringere Grade sind nur mikroskopisch sicherzustellen. Die Meinungen über die Häufigkeit von Pankreassklerosen bei Lebercirrhose sind nicht einheitlich. Ich möchte mich daher bloß auf zwei Statistiken beziehen: MEYENBURG verzeichnet zehn Pankreascirrhosen unter 118 Fällen von LAENNEC-scher Cirrhose; RÖSSLE fand unter 91 mikroskopisch untersuchten Fällen neunmal ausgesprochene Pankreascirrhose und neunmal nur mäßige Bindegewebswucherung. Da wir im Pankreas nach Allylformiatvergiftung ähnliche Veränderungen wie in der Leber bei seröser Entzündung feststellen konnten, möchten wir einen ähnlichen Entstehungsmodus für die Pankreascirrhose annehmen.

Dasselbe Gift, das in Leber und Milz nach schwerer Schädigung zur Entwicklung sklerosierenden Bindegewebes führt, kann gelegentlich auch das Pankreas treffen. Gifte verschiedener Art, die durch die Pfortader eingeschwemmt werden, bewirken einen Plasmaaustritt an verschiedenen Stellen des chylopoetischen Systems; das Individuelle ist nur die Lokalisation und Qualität der Reaktion.

Im Rahmen der hepatolienalen Erkrankungen haben wir auf Beziehungen der Leber und Milz zum *Knochenmark* aufmerksam gemacht; wenn im hepato-lienalen Apparat Hämin in stärkerem Maße zu Gallenfarbstoff umgewandelt wird, muß das Knochenmark für entsprechenden Nachschub an Erythrocyten sorgen. Da bei manchen Cirrhoseformen rote Blutzellen anscheinend in erhöhtem Maße zugrunde gehen, so muß auch hier mit einer erhöhten Knochenmarkstätigkeit gerechnet werden. Tatsächlich ist das Knochenmark bei vielen Cirrhosen rot gefärbt, also hyperplastisch; da bei solchen mit großer Milz einhergehenden Prozessen sehr häufig der Blutumsatz zahlenmäßig erhöht ist, darf uns eine gesteigerte Erythropoese nicht wundernehmen. Auch hier läßt sich einiges aus einer Statistik von RÖSSLE herauslesen; er fand unter 100 sogenannten atrophischen Cirrhosen (mit kleiner Milz) 27mal rote oder graurote Hyperplasie des Knochenmarkes, bei hypertrophischer Cirrhose, also bei Cirrhosen mit großer Milz, dreimal häufiger. Selbstverständlich hat man bei der Entwicklung von rotem Knochenmark mit komplizierenden Faktoren zu rechnen — kann ja der Tod bei einer Cirrhose unter Bedingungen erfolgen, die schon an und für sich das Knochenmark beeinflussen (Varixblutungen!). In dem Sinne wären genauere Untersuchungen des Knochenmarkes bei den verschiedenen Leberkrankheiten wichtig, aber leider liegt die ganze Frage der Knochenmarkstätigkeit, soweit sie sich morphologisch erfassen läßt, noch sehr im Argen.

Da bei der experimentellen serösen Entzündung der Leber sehr häufig ein *Gallenblasenödem* nachzuweisen ist, erscheint es geboten, auch der Gallenblase bei Lebercirrhose erhöhte Aufmerksamkeit zu schenken. Zunächst eine statistische Angabe: RÖSSLE fand in 100 Fällen von Cirrhose zweimal Cholecystitis ohne Steine, 16mal Cholecystitis mit Steinen, siebenmal Steine ohne Wandentzündung und sechsmal Gallengrieß ohne Wandentzündung. Wir haben mehrfach bei Lebercirrhose Veränderungen gesehen, die an ein chronisches Gallenblasenbettödem erinnern. Es scheint daher berechtigt, sich in der Folge dafür zu interessieren, ob nicht so manche „Cholecystitis", die der Prosektor bei der Lebercirrhose findet, auf ein Gallenblasenbettödem zurückzuführen ist. Über die Möglichkeit einer cirrhotischen Gallenwegveränderung äußert sich RÖSSLE sehr skeptisch.

Wenn sich unsere Beobachtungen über das Vorkommen eines chronischen

Gallenblasenödems bei Lebercirrhose häufen sollten, so wäre darin ein weiterer Beweis für den Zusammenhang zwischen seröser Exsudation und Bindegewebsbildung erbracht; das Problem erscheint uns um so wichtiger, als sich Blutaustritte nicht nur im Experiment, sondern gelegentlich auch im menschlichen Gallenblasenbett, z. B. bei Infektionen und Intoxikationen, finden.

Den *Magendarmveränderungen* bei Lebercirrhose kann von pathologisch-anatomischer Seite nur wenig Aufmerksamkeit geschenkt werden; nur wenn man unmittelbar post mortem Formollösung in den Magen eingießt, gewinnt man entsprechende Schleimhautbilder. Immerhin hat BLEICHRÖDER[1] auf zirrhotische Veränderungen des Magendarmkanals aufmerksam gemacht. Uns erscheinen solche Veränderungen sehr wahrscheinlich, da sich im Tierexperiment die seröse Entzündung der Leber oft mit ähnlichen Veränderungen in Magen und Darm paart; eigene Untersuchungen an Leichenmägen stehen uns nicht zur Verfügung.

Bei der histologischen Untersuchung des *Herzens* von Patienten, die an den Folgen einer Lebercirrhose zugrunde gingen, ließen sich merkwürdige Veränderungen nachweisen; fast könnte man von einer Myocarditis serosa chronica sprechen; die Spatien zwischen den einzelnen Muskelfasern sind erweitert, so daß die Blutkapillaren, die selbst verdickt erscheinen, nicht unmittelbar den Muskelfasern anliegen. Das Zwischengewebe ist nicht nur durch seröses Exsudat auseinandergedrängt, sondern auch durch ein Gewebe ersetzt, das als fibrös organisiertes Exsudat anzusprechen ist.

Obwohl die Ascitesfrage in erster Linie ein biologisches Problem darstellt, haben sich die Morphologen auch damit beschäftigt. Über den Zusammenhang zwischen Tuberkulose und Bauchwassersucht haben wir bereits gesprochen, ebenso darüber, daß in einer ganzen Reihe von Fällen echte tuberkulöse Veränderungen nachweisbar sind. An der entzündlichen Genese dieser Art von Wassersucht ist demnach nicht zu zweifeln. Wie steht es aber mit den anderen Formen, bei denen sich keinerlei für Tuberkulose charakteristische Zeichen nachweisen lassen — und das trifft doch bekanntlich für die überwiegende Mehrzahl zu. RÖSSLE schätzt die Zahl der echt tuberkulösen Formen von Bauchwassersucht auf nur 4,5%. Manche Autoren, z. B. KARSNER,[2] schätzen den Prozentsatz viel höher ein — unter 17 LAENNECschen Cirrhosen vier Fälle. RÖSSLE, der das Problem vom rein pathologisch-anatomischen Standpunkte besprochen hat, erwähnt zunächst LETULLE,[3] der die Ansicht vertritt, es liege beim Ascites der Lebercirrhose immer eine subakute seröse Peritonitis vor. RÖSSLE zeigt in seiner zusammenfassenden Darstellung die Abbildung einer chronischen serösen Peritonitis; er beschuldigt bei der Entstehung des Ascites ein entzündliches Moment; direkte Beweise kann er nicht anführen. Die Frage, ob der Ascites ausschließlich auf Stauung zurückzuführen sei, wurde viel erörtert. Sicherlich könnten die zirrhotischen Leberveränderungen den Pfortaderblutstrom hemmen, was der Hypertension portale der Franzosen entspricht. Als Folgen einer Drucksteigerung im Pfortadersystem sind die bekannten Varikositäten und Kollateralbildungen anzusehen; sie können auch entstehen, wenn sich allmählich eine Pfortaderthrombose entwickelt. Die Frage ist nur die, ob die Drucksteigerung im Pfortadergebiet allein imstande ist, einen Ascites auszulösen. Die Ascitesflüssigkeit ist meist wesentlich eiweißreicher als jene Flüssigkeit, die man durch Punktion kardial bedingter Ödeme gewinnt. RÖSSLE hilft sich hier mit der Bemerkung, daß hoher Eiweißgehalt nicht durch Exsudation bedingt sein muß, sondern von einer Eindickung durch Rückresorption herrühren kann. Jedenfalls ergeben sich schwerwiegende

[1] BLEICHRÖDER: Virchows Arch. **177**, 435 (1904).
[2] KARSNER: J. metabol. Res. **28**, 2 (1913).
[3] LETULLE: Presse méd. **52**, 1079 (1928).

Bedenken gegen die rein mechanisch bedingte Erklärung der Bauchwassersucht bei Lebercirrhose. Ich habe dieser Frage ein eigenes Kapitel gewidmet und dort die verschiedenen Möglichkeiten erörtert; ich denke an einen ähnlichen Vorgang, wie er sich in der Leber bei der serösen Entzündung abspielt. Das mechanische Moment ist zwar nicht zu vernachlässigen, doch erscheint mir die Bildung eines Ascites ohne gleichzeitige Kapillarschädigung ebensowenig möglich wie die Entstehung der peripheren Ödeme.

Auch TALMA[1] und KLOPFSTOCK[2] haben eine solche Kombination von Stauung und Entzündung angenommen. Nach KLOPFSTOCK sollen in der kranken Leber Gifte entstehen, die die Peritonealkapillaren schädigen und so den Ascites bedingen. HEILMANN[3] sieht die Wassersucht bei Lebercirrhose als einen rein entzündlich bedingten Flüssigkeitsübertritt an; er weist auf kleinzellige Infiltrate des Mesenteriums hin; auch er sieht im Ascites ein Analogon zu den entzündlichen Vorgängen, die sich bei der Cirrhose teils in der Leber, teils in der Milz abspielen.

Auf Grund meiner Statistik findet sich Ascites in 52% der Fälle von Lebercirrhose. Verschlimmert sich der Allgemeinzustand eines Cirrhosekranken, so kann es, selbst wenn bis dahin kein Ascites vorhanden war, terminal zu einer Flüssigkeitsansammlung im Cavum peritonei kommen. Dieser Umstand erklärt es, daß der Prosektor den Ascites in seiner Statistik viel häufiger verzeichnet (75%).

Gelegentlich findet der pathologische Anatom bei der Sektion einer mit Ascites einhergehenden Lebercirrhose eine *Pfortaderthrombose*. YELD[4] sah sie unter 131 Cirrhosen dreimal. Die Entstehung einer solchen Thrombose dürfte mit Wandveränderungen der Vena portae zusammenhängen. Tatsächlich fand auch SIMMONDS[5] bei Cirrhosen phlebosklerotische Veränderungen in der Pfortader; er führt sie nicht nur auf Stauung zurück, sondern vermutet einen Zusammenhang mit der Leberkrankheit. In manchen Fällen kommt auch Lues in Frage. Auch BANTI[6] hat bei der nach ihm benannten Krankheit eine besondere Sklerose der Milzvene beschrieben.

Wandveränderungen der *Arteria hepatica* werden fast nie beschrieben, ihr Lumen kann jedoch gelegentlich deutlich erweitert sein. Ganz vereinzelt sieht man die Kombination von Cirrhose mit Periarteriitis nodosa (CHIARI[7]). Entsprechend der Hemmung der Pfortaderdurchströmung bei der zirrhotisch veränderten Leber kommt es zur Bildung von Kollateralen. THOMAS[8] hat ein übersichtliches Schema über sämtliche Kollateralen der Vena portae, die möglich sind, aufgestellt; es sei hier wiedergegeben:

1. Verbindungen zwischen Pfortader und oberer Hohlvene.

a) Oberflächliche Bahn: Vena portae—Vena paraumbilicalis—Vena xyphoidea mediana—Vena transversa xyphoidea—Vena mammaria interna—Vena cava superior.

b) Tiefe Bahnen: Vena portae—Vena paraumbilicalis xyphoidea—Vena epigastrica superior profunda links—Vena mammaria interna—Vena cava superior.

---

[1] TALMA: Berl. klin. Wschr. **1898**, 833.
[2] KLOPFSTOCK: Virchows Arch. **187**, 111 (1907).
[3] HEILMANN: Virchows Arch. **256**, 611 (1925).
[4] YELD: St. Barth. Hosp. Rep. **1899**.
[5] SIMMONDS: Virchows Arch. **207**, 360 (1912).
[6] BANTI: Semaine méd. **1894**, 318.
[7] CHIARI: Verh. dtsch. path. Ges. **1898**, 13; Zieglers Beitr. **26**, 430 (1899).
[8] THOMAS: Biologie méd. **I**, H. 2 (1895).

Vena portae—Vena coronaria ventriculi sinistra—Venae oesophageae superiores—Venae intercostales—Vena azygos (bzw. hemiazygos)—Vena cava superior.

Vena portae—Vena coronaria ventriculi sinistra—Venae diaphragmaticae superiores—Venae musculo-phrenicae—Vena mammaria interna—Vena cava superior.

Vena portae — von den Leberlobuli durch die sogenannten Kapselgefäße KÖLLIKERS in die — Venae phrenicae superiores—Venae musculo-phrenicae—Vena mammaria interna—Vena cava superior.

Vena portae—Vena lienalis—Vena azygos—Vena cava superior.

2. Verbindungen zwischen Pfortader und unterer Hohlvene.

a) Oberflächliche Bahnen: Vena portae—Vena paraumbilicalis (bzw. Vena umbilicalis), dann Anastomose durch die „Schaltvenen"—Vena epigastrica inferior tegumentosa—Vena femoralis—Vena iliaca—Vena cava inferior.

b) Tiefe Bahnen: Vena portae—Vena paraumbilicalis—BUROWsche Vene—Vena epigastrica inferior profunda—Vena femoralis—Vena iliaca—Vena cava inferior.

Vena portae—Vena coronaria ventriculi sinistra—Venae phrenicae inferiores—Vena cava inferior.

Vena portae—Vena mesenterica inferior—Vena haemorrhoidalis—Vena pudenda inferior—Vena hypogastrica—Vena cava inferior.

Vena portae—Vena mesenterica superior und inferior:

1. entweder durch kleine Zweige vom Duodenum, Colon descendens, Rectum direkt in die Vena cava, oder
2. durch ein Stämmchen von Colon descendens—Rectum zuerst in Vena renalis sinistra oder Vena aus Plexus spermaticus—Vena cava inferior.

Vena portae — durch die Kapselvene (supralobuläre Pfortaderverzweigung) in die Venae phrenicae inferiores—Vena cava inferior.

Vena portae—Vena mesenterica inferior—Vena haemorrhoidalis superior—Venae vesicales—Vena cava inferior.

Vena portae—Vena lienalis—Venae gastricae breves—Vena phrenica inferior sinistra—Vena cava inferior.

Vena portae—Vena coronaria ventriculi dextra—Venae pyloricae—Vena phrenica inferior—Vena cava inferior.

Das die Kliniker besonders interessierende Caput Medusae beruht auf einer Erweiterung der Verbindungen zwischen Pfortader und Venen der Rumpfwand; als solche kommen die BUROWschen und die SAPPEYschen Venen in Betracht. Die ersteren entsprechen einer besonders erweiterten Vena epigastrica profunda; sie besitzt Verbindungen einerseits zu den kleinen Venen des Ligamentum teres, das die größtenteils obliterierte foetale Nabelvene enthält, und anderseits solche zu den größeren oberflächlichen Venen des Rumpfes. Zur Frage der Venen des Ligamentum teres haben wir uns schon in einem früheren Kapitel geäußert. Das Pfortaderblut, das infolge zirrhotischer Veränderungen der Leber nicht seinen normalen Weg nehmen kann, gelangt zu den epigastrischen Venen und auf diese Weise in das Gebiet der Vena cava inferior, indem es teils die SAPPEYschen, Paraumbilical und BUROWschen Venen, teils den Kanalrest der Nabelvene benutzt. Dementsprechend hat THOMAS noch folgende drei Möglichkeiten für den Abfluß des Pfortaderblutes bei Lebercirrhose in Erwägung gezogen:

1. Pfortader—SAPPEYsche Venen—Paraumbilicalvenen—BUROWsche Vene—Venae epigastricae superior und inferior—Vena mammaria inferior einerseits und Hypogastrica anderseits.

2. Pfortader—Kanalrest der Nabelvene (Baumgarten)—Venen der obliterierten (rekanalikulierten) Nabelvenenstrecke oder Paraumbilicalvenen—Venae epigastricae profundae usw.

3. Pfortader—persistierende Nabelvene (selten!).

Besteht eine sogenannte Pfortaderstauung, so kommen als Kollateralen im Bereiche der vorderen Bauchwand nur die des Oberbauches in Betracht; es entwickeln sich Bilder, auf die wir bereits auf S. 87 hingewiesen haben. Wird aber bei Lebercirrhose teils durch Schrumpfung, teils durch Hochdrängung des Zwerchfells infolge Ascites der oberste Anteil der Vena cava inferior auch in Mitleidenschaft gezogen, so kann neben der Pfortaderstauung auch eine Stauung im Bereiche der Vena cava in-

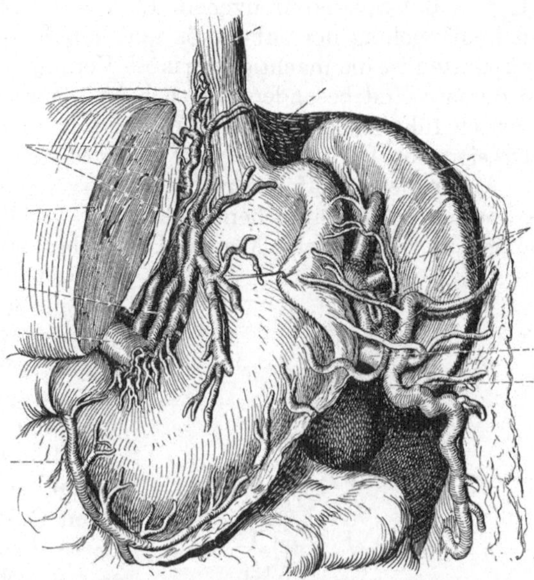

Abb. 91. Injizierte Magen- und Milzvenen bei Lebercirrhose. Außenansicht. Breite Kommunikation zwischen erweiterten Milzvenen und den Retziusschen Venen, die zur Nierenkapsel ziehen.

ferior auftreten. Die Folge davon ist, daß jetzt an der Vorderwand des Rumpfes nicht nur die erweiterten Pfortaderkollateralen zu sehen sind, sondern auch die Zeichen eines behinderten Abflusses der Vena cava inferior. Gilbert und Villaret beschuldigen daher für die Entstehung eines Caput Medusae nicht nur eine Pfortaderstauung, sondern auch eine Stauung der Venacava inferior; als Beweis dient ihnen die Tatsache, daß das Blut in den sichtbaren Hautvenen oft die Tendenz zeigt, vom Unterbauch gegen den Oberbauch zu strömen und daß die Anastomosen zur Vena hypogastrica nach Ablassen des Ascites verschwinden. Das Fehlen von Venenklappen erleichtert die rasche Umstellung der Blutströmung in den Hautvenen. Unter bestimmten Bedingungen kann es auch zu Verbindungen zwischen Pfortader und Nieren- bzw. Nebennierenvenen, und zwar über die Venen des Colons bzw. des Magens kommen; (Abb. 91)

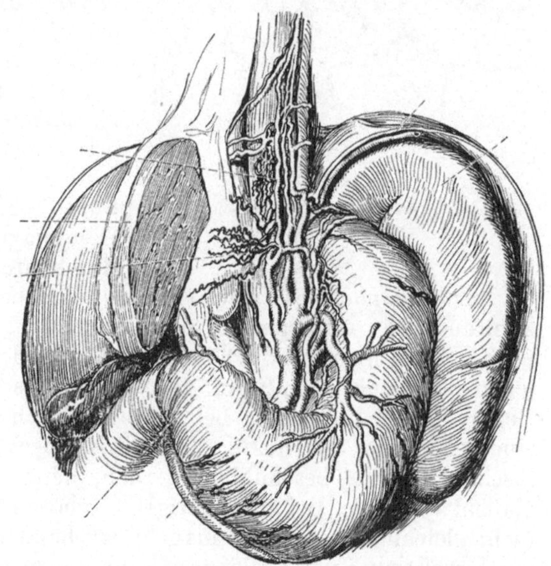

Abb. 92. Injizierte Magen- und Oesophagusvenen bei Lebercirrhose, Außenansicht.

dabei können mächtige Varizen entstehen, die gelegentlich zu tödlichen Blutungen führen. Am häufigsten finden sich Varizen entlang des Oesophagus; sie beruhen auf Erweiterung der normalerweise sehr feinen Anastomosen zwischen

Magen- und Speiseröhrenvenen. Es kommt dabei neben einer Erweiterung auch zu Schlängelung der submukös und subserös gelegenen Venen. An Injektionspräparaten ist die mächtige variköse Veränderung um die Speiseröhre herum und in deren Wand besonders deutlich zu sehen. (Abb. 92 u. 93.) Die extramuralen Varizen führen nie zu Einrissen, dagegen sieht man in der Klinik sehr häufig Arrosion von Varizen unter der Speiseröhrenschleimhaut.

Außer diesen präformierten „Notausgängen" des Pfortaderblutes gibt es auch erworbene. An zahlreichen Stellen entwickeln sich bei Lebercirrhose Verwachsungen zwischen Netz, Magen, Darm (besonders Colon), Leber, Milz und Peritoneum parietale. In allen diesen Verwachsungen entwickeln sich neue Gefäßverbindungen, die sich im weiteren Verlaufe erweitern und ebenfalls zu breiten Kommunikationen zwischen dem System der Pfortader und jenem der Vena cava führen können. Auf diese Weise dem Pfortaderblut künstlich neue Abflußbahnen zu schaffen, liegt der TALMAschen Operation zugrunde.

In diesen erweiterten Kollateralen kann es zu phlebosklerotischen Veränderungen kommen; vielleicht ist dafür der umgekehrte Kreislauf in diesen Gefäßen verantwortlich zu machen, denn während sonst — um nur ein Beispiel zu wählen — der Blutstrom in der Vena lienalis von der Milz gegen die Porta hepatis gerichtet ist, muß er bei ausgedehnter Anastomosenbildung zwischen der Vena lienalis und der Vena coronaria bzw. Vena oesophagea und damit der Vena cava superior umgekehrte Richtung einschlagen. MANDEL und MARCUS[1] haben die innigen Beziehungen zwischen Vena lienalis und Venae oesophageae studiert, um zur Frage Stellung nehmen zu können, ob es nicht zweckmäßig wäre, bei schweren und rezidivierenden Oesophagusblutungen die Splenektomie durchzuführen.

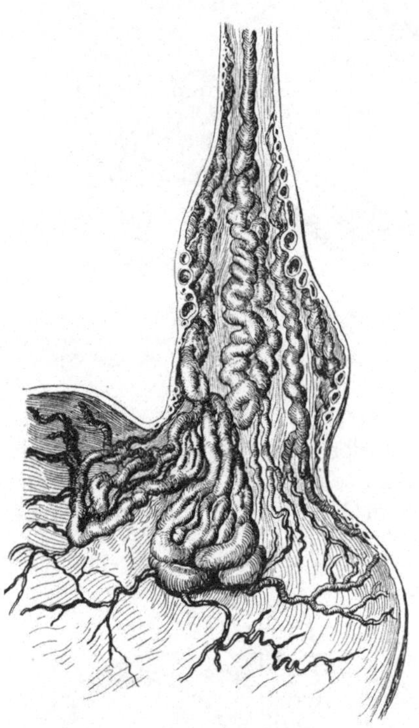

Abb. 93. Injizierte Oesophagusvenen bei Lebercirrhose. Innenansicht.

Zur Frage nach der Ursache der bei manchen Cirrhosen vorkommenden *Gelbsucht* kann auch die pathologische Anatomie Stellung nehmen. In der Klinik sieht man die Gelbsucht häufiger bei Cirrhosen vom Typus der hypertrophischen und seltener bei jenen der atrophischen Form. Bei der HANOTschen Form besteht Ikterus gleich im Beginn der Erkrankung; bei der atrophischen Form erst im Endstadium. Bei einem Teil der Cirrhosen, die mit Gelbsucht einhergehen, kann ein mechanisches Moment beschuldigt werden, denn man findet eine Erweiterung der Gallenkapillaren. Bei grobknotigen Cirrhosen sind die einzelnen Regenerate meist nicht gleichmäßig gefärbt; manche erscheinen stark ikterisch, andere nicht. Da die Erweiterung der Gallenkapillaren hauptsächlich in den gelb verfärbten Regeneraten zu sehen ist, liegt es nahe, hier an lokale Abflußstörungen zu denken. Man gewinnt fast den Eindruck, als ob das Bindegewebe um die Acini bzw. Pseudoacini die Gallengänge erdrücken und solcherart den Gallenabfluß unmöglich mache.

---

[1] MANDEL u. MARCUS: Z. klin. Med. **128**, 504 (1935).

In anderen Fällen mit vorwiegend diffus-grünlichen Verfärbungen der zirrhotischen Leber sieht man die Zeichen der Dissoziation, ähnlich wie beim Icterus catarrhalis, in Form von Destruktion des Leberparenchyms. Es gibt aber auch Fälle, in denen es auch dem Kenner außerordentlich schwer fällt, morphologisch faßbare Ursachen anzugeben. Weder in den größeren noch feineren Gallenwegen läßt sich ein Hindernis nachweisen. Dagegen spricht auch die reichlich dunkle Galle, die sich in den Gallenwegen und im Duodenum findet. Nachdem sich gelegentlich auch Gallenkapillarthromben nachweisen lassen, kann vielleicht mit einem hämolytischen Faktor gerechnet werden, doch gehört dies durchaus nicht zur Regel. Die ganze Frage hat erst durch klinische Untersuchungen eine gewisse Klärung erfahren; darauf kommen wir noch an anderer Stelle zurück.

Fasse ich nun das zusammen, was mir auf Grund meiner persönlichen Erfahrung in pathologisch-anatomischer Beziehung als wesentlich erscheint, so glaube ich folgendes sagen zu können: Bei der Lebercirrhose handelt es sich um die Reaktion der Leber und anderer im Bereiche der Pfortader gelegenen Organe auf eine diffus angreifende Noxe, die anscheinend ihren Weg meist vom Darm her nimmt. Als erste Reaktion ist vermutlich der Übertritt von Plasma in die DISSEschen Räume anzusehen. Bei höheren Graden werden die Kapillarwände zerstört, damit treten die roten Blutzellen ins interstitielle Gewebe über. Das eine Mal spielt sich dies an der Peripherie der Läppchen, das andere Mal im Zentrum des Acinus ab, auch können gelegentlich die periportalen Räume zwischen den einzelnen Läppchen davon betroffen sein. Schließlich werden Leberzellen und KUPFFER-Zellen aus ihrem Gefüge gerissen, und es bilden sich größere oder kleinere „Blutseen", die aus einem Gemenge von Blut- und Gewebszellen bestehen.

Es werden weiters die anliegenden, nicht unmittelbar in die Blutungen aufgegangenen Mesenchympartien zu einem Proliferationsprozeß angeregt; es können junge Bindegewebszellen aufschießen, die allmählich zu faserigem Gewebe werden. Gleichzeitig reagiert auch das Leberepithelgewebe mit Regeneration, die von den Leberzellen selbst oder von den an der Peripherie des Acinus gelegenen präkapillaren Gallengängen ausgehen. Die von den letzteren ausgehenden Regenerate werden vermutlich von der Arteria hepatica versorgt, während die anderen Regenerate nach wie vor mit den Pfortaderästen in innigem Kontakt bleiben. Die Vergrößerung der Leber hängt vom Ausmaß der Bindegewebswucherung und ebenso von der Leberzellregeneration ab. Ich halte es daher nicht für angebracht, zwischen atrophischen und hypertrophischen Cirrhosen zu unterscheiden, da es sich dabei mehr um graduelle als um prinzipielle Unterschiede handelt.

Meist bleibt es nicht bei einer einmaligen Leberschädigung, denn eine einmal geschädigte Leber kann immer wieder von neuen Schüben getroffen werden, wozu sich reichlich Gelegenheit bietet, wenn solche Patienten ihre Lebensweise nicht entsprechend ändern. Das Tierexperiment lehrt, daß die Hundeleber nach chronischer Einwirkung bestimmter Gifte in verhältnismäßig kurzer Zeit zirrhotisch wird. Man darf sich daher vorstellen, daß auch beim Menschen unter dem Einfluß mancher Noxen, die anscheinend immer wieder von der Pfortader eingeschwemmt werden, in kurzer Zeit sich eine Lebercirrhose entwickeln kann. Jedenfalls können die Regenerate immer wieder der Schauplatz von „Blutseen" werden, die nur allzu leicht weitere Bindegewebswucherung auslösen.

Erfolgt ein Stillstand im Zerstörungsprozeß, so kann sich auch ein histologisch nachweisbarer Ruhezustand im wechselseitigem Geschehen zwischen Bindegewebswucherung und Leberzellzerstörung einstellen. Das junge Bindegewebe nimmt allmählichg robfaserigen Charakter an und wird zur Narbe. Die Leber bleibt zwar hart und reichlich von Bindegewebe durchsetzt, aber ein Fortschritt zum Schlechteren ist nicht zu bemerken. Die Leberzellneubildung geht in ruhigen Formen vor sich, so daß das Leberzellgefüge innerhalb der Regenerate weitgehend an das des normalen Gewebes erinnert. Wenn in den Leberzellen und in den KUPFFERschen Sternzellen noch Eisen nachweisbar ist, so handelt es sich dabei vermutlich um die Zeichen ehemaligen Zellzerfalles, keineswegs aber um eine Progression. So erscheint es auch vom pathologisch-anatomischen Standpunkte gerechtfertigt, zwischen inaktiven (kompensierten) und progressiven (inkompensierten) Lebercirrhosen zu unterscheiden, eine Trennung, die von mir immer wieder befürwortet wurde.

Der besprochene Vorgang ist meist nicht auf die Leber allein lokalisiert; er kann in ähnlicher Weise auch in der Milz Platz greifen. Die Analyse des experimentell ausgelösten Plasmaübertrittes in die Milz hat unsere Anschauungen über den Milztumor bei Lebercirrhose weitgehend geläutert. Es kommt auch in der Milz zu einer sogenannten „Seenbildung". Anscheinend haben auch diese mit histologisch sichtbaren Zerstörungen des Milzreticulums einhergehenden Blutaustritte eine anregende Wirkung auf die Bindegewebswucherung.

Ähnliches kann sich — allerdings lange nicht so häufig — auch im Pankreas abspielen. Die Pankreascirrhose im Rahmen einer Lebercirrhose kann uns ein weiterer Hinweis auf den generalisierten zirrhotischen Prozeß sein.

An der ätiologischen Bedeutung der in der Pfortader bestehenden Drucksteigerung für den Ascites ist kaum zu zweifeln, obwohl dieses Moment keineswegs die entscheidende Rolle spielt. Ebenso wie die Unterbindung der Vena cava inferior im Tierexperiment nicht unbedingt zu Ödem führen muß, dürfte eine noch so hochgradige Drucksteigerung im Pfortadergebiet allein kaum einen Ascites auslösen. Nach unserer Ansicht muß gleichzeitig mit der Drucksteigerung auch eine Läsion der Kapillaren vorliegen, die einen Plasmaübertritt ermöglicht. Es scheint uns daher am wahrscheinlichsten, daß dieselbe Schädigung, die in Leber und Milz zu einer Permeabilitätsänderung führt, auch die Kapillaren der Pfortaderverzweigungen in Mitleidenschaft zieht. Der Ascites ist ebenfalls nur ein koordinierter Prozeß der Lebercirrhose wie der Milztumor oder die Pankreascirrhose.

Bei der Lebercirrhose handelt es sich daher nicht um einen auf die Leber allein beschränkten Prozeß, sondern vielmehr um einen Kapillarschaden, der das ganze Pfortadergebiet erfassen kann. Darin liegt auch die Ursache für den Wechsel der anatomischen Organveränderungen. Mitunter kann sogar die Leber selbst den geringsten Schaden erlitten haben. Darnach erscheint es wenig angebracht, einzelne Krankheitsbilder nach den im Vordergrund stehenden Symptomen zu unterscheiden, da im Wesen doch immer derselbe Vorgang vorherrscht.

Da bei einem Cirrhosekranken die Leber außer von der eigentlichen Noxe noch von verschiedenen anderen Schäden — wir denken z. B. an Lues, Cholangitis, Sepsis, Diabetes, endokrine Störungen — getroffen werden kann, deren jeder für sich der Leber seinen Stempel aufzudrücken imstande ist, darf es uns nicht wundernehmen, wenn neben den Erscheinungen einer typischen Cirrhose auch noch Veränderungen an den Gefäßen oder Gallengängen nachweisbar sind. Selbstverständlich muß der Morphologe auf solche Komplikationen bei der reinen Cirrhose Rücksicht nehmen und kann dementsprechend verschiedene Formen aufbauen, aber für uns Kliniker erscheint es wenig angebracht, prinzipielle Trennungen vorzuschlagen, zumal das Wesen der „Lebercirrhose" in erster Linie immer nur eine schwere Kapillarschädigung im Bereiche des ganzen chylopoetischen Systems darstellt.

Obwohl der Standpunkt RÖSSLES über die Pathogenese der Lebercirrhose dem von mir hier vertretenen weitgehend gleicht und insofern nur die *Einheit* der Lebercirrhose anerkennt, hat dieser Autor dennoch eine Unterteilung der Cirrhosen in verschiedene Gruppen vorgenommen. Die Beweggründe, die ihn dazu veranlaßt haben, sollen hier kurz Erwähnung finden. Er anerkennt zunächst

1. Die atrophische Lebercirrhose (Laennecsche Form).

Die Verkleinerung der Leber ist bedingt einerseits durch die Einbuße an Leberparenchym, anderseits durch die schrumpfende Wirkung des an seine Stelle getretenen Narbengewebes. Auf histologische Details legt er für die Diagnose weniger Gewicht als auf die Organgröße, gemessen am Gewicht. Als Normalgewicht nimmt Rössle für den erwachsenen Menschen 1500—1600 g an. Ein weiteres Kriterium der atrophischen Lebercirrhose ist die bucklige oder höckerige Beschaffenheit der Leberoberfläche. Da aber auch bei der sogenannten „hypertrophischen" Cirrhose die Leberoberfläche ein ähnliches Aussehen haben kann, eignet sich dieses Kennzeichen nicht zur Einteilung in eine atrophische und eine hypertrophische Form. Die Ausdehnung und Größe der einzelnen Granula ist sehr schwankend. Davon ausgehend, sprechen manche Pathologen auch von einer „Granularatrophie" der Leber. Auf den Farbenton der Leber hat man früher mehr geachtet; von der zitronengelben Farbe leitet sich der Name Cirrhose her. Die Konsistenz der Leber ist vom Grade und der Reife der Narbenentwicklung abhängig. Schneidet man die Leber mit dem Messer durch, so hört man ein Knirschen; die gleiche Erscheinung wird auch bei der „hypertrophischen" Form beobachtet. Bei der mikroskopischen Betrachtung bieten die Narbenfelder höchst unregelmäßige Bilder; sie liegen teils perilobulär, teils intraazinös. Je länger der Kampf zwischen Leberschädigung und Gewebsreaktion bestand, um so komplizierter ist das endgültige Gefüge. Voraussetzung zirrhotischer Narbenbildung ist Schädigung des Lebergewebes als Ganzes. Auf den Umbau im Sinne von Kretz legt Rössle wenig Wert; er nennt ihn die Folge der Verhinderung örtlicher Regeneration durch Narben und Entzündung, weshalb eine Wiederherstellung des alten Läppchens unmöglich ist. In der atrophischen Leber zeigen sich meist zahlreiche Gallengangwucherungen, sie sind aber keinesfalls charakteristisch; nach meiner Ansicht kommen sie nur bei den peripheren Zerstörungen des Acinus vor; wo sie nachweisbar sind, da muß es sich um eine periphere Cirrhose handeln. Sehr oft tritt Vermehrung der Gitterfasern auf, wobei der Eindruck entsteht, es wäre dies die erste Reaktion der Leber gegenüber einem zirrhosebildenden Gift. An Hand dieser Gitterfaserbilder kann man manchmal an einer zirrhotischen Leber unterscheiden, ob es sich um ältere Leberzellen oder um frische Regenerate handelt, da die Gitterfasern in neugebildeten Regeneraten kaum vermehrt sind. Besonders reich ist die atrophische Lebercirrhose an elastischen Fasern, was nicht leicht zu verstehen ist. Vielleicht treten sie überall dort auf, wo starke Volumschwankungen der Gewebe mit Verschiebungen erfolgen; das wäre in der atrophischen Cirrhose der Fall. Bei der atrophischen Cirrhose finden sich in den Bindegewebsnarben erweiterte Bluträume. Schon Ackermann hat gefunden, daß sich die Bluträume bei der atrophischen Cirrhose mit Injektionsmassen meist viel schlechter füllen lassen als bei der sogenannten hypertrophischen Form; das war für ihn auch der Grund an einen ursächlichen Zusammenhang zwischen Ascitesbildung und atrophischer Cirrhose zu denken. McIndoe[1] hat in dieser Richtung neue Untersuchungen angestellt. Bei der Injektion einer atrophischen Lebercirrhose von der Pfortader aus gelangen 85—100% der injizierten Masse in die Kollateralen, während

---

[1] McIndoe: Arch. of Path. **5**, 1 (1928).

höchstens 15% die Leber passieren. Wird dagegen der Farbstoff in die Arteria hepatica injiziert, so passieren größere Mengen die Leber. Die obenerwähnten großen venösen Räume in den Narben stehen mit der Pfortader anscheinend nicht in Verbindung. Das wenige Blut, das bei der atrophischen Cirrhose in das eigentliche Parenchym kommt, scheint — soweit man dies auf Grund der Injektionspräparate behaupten kann — unter Umgehung der Läppchen unmittelbar in die Lebervenen zu gelangen. Jedenfalls sind die zirkulatorischen Bedingungen in einer atrophischen Leber äußerst ungünstig. Sollte sich nachweisen lassen, daß sich diese zirkulatorischen Veränderungen bei der „hypertrophischen Lebercirrhose" anders gestalten, dann würden sich Anhaltspunkte einer funktionellen Unterteilung der verschiedenen Cirrhosen ergeben.

HOPPE-SEYLER[1] hat sich eingehend mit der chemischen Zusammensetzung der cirrhotischen Leber beschäftigt. Wie zu erwarten war, tritt eine beträchtliche Vermehrung des Bindegewebes auf, die man besonders deutlich bei der Bestimmung des Trockengewichtes erkennt. Die Vermehrung steigt bis auf den doppelten Wert der Norm. Rechnet man noch den entsprechend hohen Blutgehalt ab, so erweist sich der Gehalt an Parenchym bei der atrophischen Lebercirrhose als äußerst gering.

2. Die hypertrophische Lebercirrhose.

Während die Anschauungen der verschiedenen Pathologen über den Begriff der atrophischen Lebercirrhose weitgehend übereinstimmen, sind die Meinungen über die Umgrenzung des Begriffes „hypertrophische Cirrhose" geteilt. Einige anerkennen nur die HANOTsche Form als die typische hypertrophische Cirrhose, andere wollen alle Cirrhosen hier berücksichtigt finden, deren Gewicht über die Norm hinausgeht. So finden sich über die sogenannte HANOTsche Cirrhose die verworrensten Ansichten. Liest man die Originalbeschreibung von HANOT,[2] so fehlt auch hier schon Einheitlichkeit. Wahrscheinlich hat er zwei verschiedene Formen mit dem Namen einer hypertrophischen Cirrhose belegt: die echte biliäre Cirrhose und eine Form, die nicht mit Ikterus einhergeht.

RÖSSLE wünscht — obwohl er sich des einheitlichen Prozesses bei den meisten Cirrhosen bewußt ist — im Rahmen der hypertrophischen Cirrhose eine vierfache Unterteilung: 1. Hypertrophische Cirrhose vom Aussehen der LAENNECschen Cirrhose. 2. Fettcirrhose. 3. Biliäre Cirrhose. 4. Hämato- und angiotoxische Cirrhose. — Ich möchte nur der biliären sowie der hämato- und angiotoxischen Cirrhose eine gewisse Sonderstellung einräumen, so daß ich hier nur diese beiden Formen bespreche.

Durch die Bezeichnung: Hypertrophische Cirrhose vom Aussehen der LAENNECschen Cirrhose ist alles gesagt; sie gleicht der LAENNECschen Form sowohl makro- als mikroskopisch „aufs Haar"; dies gilt besonders von der Granulierung, der Farbe, der Härte und dem Ausmaß des Umbaues. Worin liegt also der Unterschied? RÖSSLE stellt sich vor, daß der zirrhotische Prozeß die Leber in einem bereits hypertrophischen Zustand ergriffen hat, sei es, daß es sich um die großen Lebern schwer arbeitender, reichlich essender und trinkender Personen oder um die Leber eines Diabetikers bzw. um eine Fettleber handelt. Auch er denkt an gewisse Reizstoffe, die vielleicht durch funktionelle Überreizung oder direkt durch einen formativen Reiz zur Hyperplasie von Lebergewebe führen. Damit glaubt er auch zu erklären, warum Leberkrebs bei hypertrophischer Lebercirrhose häufi-

---

[1] HOPPE-SEYLER: Hoppe-Seylers Z. **116,** 67 (1921).
[2] HANOT: Cirrhose hypertrophique avec ictère chronique. Thèse de Paris, 1892.

ger auftritt als bei atrophischer — sicherlich eine sehr beachtenswerte Beobachtung!

Neben dieser Form unterscheidet er noch eine zweite Art, bei welcher noch sehr viel Leberparenchym erhalten ist. Er beruft sich dabei auf chemische Untersuchungen von HOPPE-SEYLER, der eine hypertrophische Lebercirrhose analysierte und dabei weitaus nicht soviel Bindegewebe fand wie bei der atrophischen. Auch bei der mikroskopischen Untersuchung findet sich wenig Bindegewebe. „Der reinste Fall dieser Art hypertrophischer Cirrhose würde sich also damit erklären, daß zu dem Parenchym, das keine oder nur homolog ausgeglichene Gewebsverluste erlitten hat, eine gewisse Masse entzündlich oder sonstwie neugebildeten Bindegewebes hinzugetreten ist.“ Ich habe den Eindruck, daß es sich in diesen Fällen wahrscheinlich um eine biliäre Cirrhose gehandelt hat. Ein solcher Irrtum von seiten eines pathologischen Anatomen erscheint mir um so eher möglich, als m. E. bei der Beurteilung einer biliären Cirrhose nur der klinische Verlauf von entscheidender Bedeutung ist.

Cirrhosen der ersten Art sind nicht selten, besonders wenn der pathologische Anatom als Kriterium nur das Gewicht berücksichtigt. So zählt RÖSSLE alle Cirrhosen zur hypertrophischen Form, bei denen die Leber schwerer als 1500 g ist. In 100 fortlaufend beobachteten Fällen fand er unter 85 genauer charakterisierten Cirrhosen 36 atrophische und 41 hypertrophische, daneben acht biliäre Formen. Das Gewicht der Leber solcher LAENNECscher Cirrhosen hypertrophischer Form kann 2250—3020 g erreichen.

Als Kriterium einer hypertrophischen Cirrhose kann gelegentlich auch eine große Milz herangezogen werden; größere Milztumoren gehören nicht zum typischen Bilde der atrophischen Cirrhose. Während die Milz bei der atrophischen Cirrhose eher an eine Stauungsmilz erinnert, sind bei der hypertrophischen Form die histologischen Veränderungen, vor allem die Fibroadenie, so typisch, daß man tatsächlich verleitet sein könnte, hier an eine Sonderform zu denken. RÖSSLE spricht in diesem Zusammenhang von einer Polycirrhose und sieht in den Veränderungen der Leber und ebenso der Milz nur die Teilerscheinung einer umfassenden Erkrankung. Eventuelle Pankreasveränderungen wären ebenfalls so zu deuten.

Bezüglich der Fettcirrhose kann man folgenden Standpunkt einnehmen: Ebenso wie jede kranke und gesunde Leber unter dem Einfluß gewisser Schäden fettig „degenerieren“ kann, wobei das Organ an Größe und Gewicht zunimmt, kann auch das zirrhotische Organ verfetten; anscheinend neigen zirrhotische Lebern ganz besonders dazu. Diese Lebern sind plump, glatt, hart und im Gegensatz zu fettig infiltrierten, vorher normalen Lebern nicht teigig. Ihre Ränder sind abgerundet, die Farbe die gleiche wie die anderer Fettlebern. Für das Vorliegen einer Cirrhose spricht bei der makroskopischen Untersuchung die meist gleichzeitig vergrößerte Milz. Bei der histologischen Untersuchung, besonders bei Bindegewebsfärbungen, läßt sich die Cirrhose leichter erkennen. Solche Fettcirrhosen finden sich vor allem bei Säufern, und zwar nicht bei jenen, die vor längerer Zeit Alkohol zu sich genommen haben, sondern vor allem bei jenen, die womöglich im Alkoholdelirium gestorben sind. Als weitere disponierende Momente für die Fettcirrhose kommen noch Anämie, Sepsis und vor allem Tuberkulose in Betracht; deswegen sind in Fettlebern gar nicht so selten Miliartuberkeln zu sehen. Im übrigen verweise ich auf das Kapitel Fettleber (s. S. 415).

3. Die biliäre Lebercirrhose.

Der Begriff der biliären Cirrhose ist zu einer Zeit entstanden, als man noch jeden Ikterus durch eine mechanische Behinderung des Gallenabflusses erklären wollte. Fand sich in der Anamnese eines Cirrhotikers die Angabe über einen überstandenen Ikterus, so schloß man daraus, daß die Cirrhose die unmittelbare Folge des Stauungsikterus sein müsse. Angeregt durch diese Vermutung, versuchte man im Tierexperiment durch Abbinden des Ductus choledochus Cirrhosen zu erzeugen. Wie wir in einem früheren Kapitel bereits erwähnt haben, ist dies aber niemals gelungen. Gleiches ergibt sich auch aus der menschlichen Pathologie. Wenn ein mechanisches Hindernis an den abführenden Gallenwegen vorliegt, kann es nach längerer Zeit zu kleinen Nekrosen kommen; niemals kommt es jedoch hiebei zu echten zirrhotischen Veränderungen. Wenn sich daher bei einem mechanischen Gallengangverschluß in der Leber doch zirrhotische Veränderungen nachweisen lassen, so handelt es sich um Komplikationen. Warum sollte gelegentlich ein Mensch, der seit längerer Zeit an einer latenten Cirrhose leidet, nicht auch an einer Cholelithiasis oder an einem Tumor der Papilla Vateri erkranken? Eine Ausnahmestellung nehmen nur die Neugeborenen ein, wenn sie mit einer Atresie der Gallenwege zur Welt kommen und schließlich nach monatelangem Siechtum zugrunde gehen. Hier finden sich tatsächlich, aber auch nur gelegentlich, Veränderungen, die außerordentlich an Cirrhose erinnern. Ein typischer Fall dieser Art ist von SIMMEL[1] veröffentlicht worden. Fälle solcher Art werden von manchen Pathologen als cholostatische Cirrhose bezeichnet, womit zum Ausdruck gebracht werden soll, daß die Ursache dieser „biliären Cirrhosen" ausschließlich eine rein mechanische Gallenstauung ist. Ich persönlich möchte die Existenz einer solchen Cirrhose, soweit es sich um erwachsene Menschen handelt, entschieden in Abrede stellen; ich sehe mich daher nicht veranlaßt, für diese Form einen eigenen Abschnitt zu reservieren.

Während ich einen ursächlichen Zusammenhang zwischen rein mechanischem Ikterus und „biliärer Cirrhose" leugne, halte ich den Übergang eines Icterus catarrhalis in Lebercirrhose für sehr wahrscheinlich. Solche Patienten erkranken zunächst ziemlich akut mit Erbrechen und Durchfall, wozu sich in der Folge Gelbsucht gesellt. Während für gewöhnlich der typische Icterus catarrhalis innerhalb von Wochen restlos ausheilt, gibt es vereinzelte Fälle, bei denen die Gelbsucht nicht weichen will. Allmählich tritt eine auffallende Verhärtung der Milz und der Leber hinzu. Sieht man solche Patienten ein halbes oder ganzes Jahr später wieder, so erinnert das Krankheitsbild in seinen Symptomen durchaus an eine Cirrhose, namentlich wenn man die Härte und den scharfen Rand der Leber sowie den Milztumor und den Ikterus berücksichtigt. Ich hatte Gelegenheit, solche Fälle, die ich von allem Anfang an fortlaufend unter Beobachtung halten konnte, auch anatomisch zu untersuchen und dabei zirrhotische Veränderungen in Leber und Milz feststellen können. Will man solche Fälle als biliäre Cirrhosen bezeichnen, so habe ich dagegen nichts einzuwenden, aber der rein mechanische Ikterus erzeugt im Prinzip keine Cirrhose. Man sollte daher unter dem Begriff einer biliären Cirrhose nur jene Formen zusammenfassen, die mit einem Icterus catarrhalis begonnen haben und allmählich in ein zirrhotisches Krankheitsbild übergehen. Kennt man das Wesen des Icterus catarrhalis, so erscheint es durchaus verständlich, wenn sich auf dem Boden dieser Erkrankung, in der wir eine Hepatitis sehen, gelegentlich eine Cirrhose entwickelt. Fast könnte man die Frage aufwerfen, warum es nach Icterus catarrhalis nicht öfter zu Cirrhose kommt. Von mancher Seite ist auch eine Cholangitis der feinen Gallenwege als Ursache der biliären Cirrhose in Betracht gezogen worden. Da ähnliche Veränderungen auch beim Icterus catarrhalis zu sehen sind, so sprechen sie keineswegs gegen die Genese der biliären Cirrhose aus einem Icterus catarrhalis. Jedenfalls ist in diesen

---

[1] SIMMEL: Zbl. path. Anat. 1922, Nr. 22.

Fällen von einer echten Cholangitis, die wir sonst bei aszendierenden Gallengang-
entzündungen zu sehen gewohnt sind, nicht die Rede. Das histologische Bild
unterscheidet sich kaum von einer gewöhnlichen Cirrhose. Wir sehen Bindegewebswucherungen teils am Rande, teils im Zentrum des Acinus, soweit es
überhaupt noch möglich ist, von einem typischen Läppchen zu sprechen. Man
sieht Bindegewebswucherungen um die größeren Gallengänge, gelegentlich auch
mit Ansammlung von lymphoiden und jungen Bindegewebszellen. Da die Gallenwege zuweilen von Bindegewebe wie eingescheidet erscheinen, ließe sich daraus
eine Erklärung für die Gelbsucht herauslesen. Die Leberzellen selbst können
bald schwer degeneriert, bald vollkommen unversehrt sein. Granula sind zwar
vorhanden, aber lange nicht so regelmäßig und dicht wie bei der atrophischen
Cirrhose. Die Leberoberfläche ist eher glatt, die Farbe auch am Durchschnitt
meist dunkelgrün.

Die Milz ist in solchen Fällen gewöhnlich sehr groß. Das histologische Bild
erinnert außerordentlich an die Fibroadenie, wie sie vor allem von BANTI beschrieben wurde. Ascites fehlt meist, eine besondere Trübung des Peritoneums
ist nicht zu sehen.

In der Gallenblase und in den Gallengängen findet sich meist sehr dunkle
Galle; selbst wenn der Patient unter den Erscheinungen einer Cholämie gestorben ist. Eine besondere Beteiligung des Pankreas habe ich in diesen Fällen nicht
gesehen.

RÖSSLE hat in seiner großen Zusammenstellung auch von einer *cholangitischen*
Cirrhose gesprochen. Die Kriterien, deretwegen er dieser Form eine Sonderstellung einräumt, erscheinen mir nicht beweisend.

4. Die splenomegalen Cirrhosen.

Klinische Beobachtungen und genaue Funktionsprüfungen besonders des
Hämoglobinstoffwechsels haben mich veranlaßt, das Krankheitsbild der splenomegalen Cirrhose aufzustellen. Die mächtige Farbstoffausfuhr durch die Galle
ließ an einen gesteigerten Blutabbau denken; diese Vorstellung wurde durch die
günstige Wirkung der Splenektomie, ganz ähnlich wie beim echten hämolytischen
Ikterus, sehr gefestigt. Da mitunter bei Cirrhose in der Leber selbst kein anatomisches Substrat für den Ikterus nachzuweisen ist, so lag es nahe, an eine
aktive Beteiligung der Milz bei der Entstehung des Ikterus zu denken; da sich
in solchen Fällen Gallenkapillarthromben und eisenführende KUPFFERsche Sternzellen finden, also Veränderungen, die sonst bei Lebercirrhose nicht zu sehen sind,
sondern nur beim echten hämolytischen Ikterus, war es naheliegend, an Kombinationen mit hämolytischem Ikterus zu denken. Die Milz zeigt zwar nicht
alle typischen Veränderungen, die wir beim hämolytischen Ikterus beschrieben
haben, immerhin ist sie blutreich und enthält Eisenpigment, was ebenfalls für
einen erhöhten Blutuntergang spricht. Ebenso kann die starke Rotfärbung des
Knochenmarkes als Symptom einer gesteigerten Erythropoese gedeutet werden.

Auf Grund der Erfolge der Splenektomie, der anatomischen Befunde und der
funktionellen Prüfungen habe ich den Standpunkt vertreten, daß die Milz, die
auch durch ihre Größe das Krankheitsbild charakterisiert, in diesen Fällen mit
der Gelbsucht in innigem Zusammenhang stehen dürfte. Der Ikterus könnte
ein hämolytischer, wahrscheinlich splenogener sein. Damit soll aber nicht
gesagt sein, daß die Gelbsucht bei diesen Formen ausschließlich hämolytisch
ist, zumal ein Gutteil auch auf Destruktion des Leberparenchyms durch zirrhotische Veränderung zu beziehen ist; der Nachweis von direktem Bilirubin und
von Gallensäuren ist wohl der beste Beweis, daß der hämolytische Prozeß nur

als ein Teilfaktor in Frage kommt. Als Maßstab dafür, wieviel von der Gelbsucht auf die Leberschädigung und wieviel auf die Milz zu beziehen ist, kann neben der Bestimmung des direkten und indirekten Bilirubins die Farbstoffausscheidung durch den Stuhl dienen; je weniger Farbstoff im Stuhl, desto geringer die Wahrscheinlichkeit einer hämolytischen Gelbsucht.

Neben diesen Fällen, die als Kombinationsformen von Lebercirrhose mit durch Überfunktion der Milz bedingtem hämolytischem Ikterus anzusehen sind, gibt es noch eine weitere Gruppe von „splenomegaler Cirrhose", bei welcher die Lebersymptome ganz in den Hintergrund treten, während der Milztumor das Krankheitsbild beherrscht. Der Unerfahrene denkt eher an irgendeine isolierte Milzkrankheit als an eine Lebercirrhose. Zu einem deutlichen Ikterus kommt es in diesen Fällen selten, der Patient ist meist nur leicht subikterisch; dementsprechend ist auch der Bilirubingehalt des Serums nur mäßig erhöht. Funktionell ist erhöhter Blutzerfall leicht zu erkennen. Gelegentlich kann die Blutmauserung solche Dimensionen annehmen, daß das Knochenmark nicht mehr imstande ist, dem Hämoglobinabbau die Waage zu halten; schwere Anämie tritt jetzt hinzu, die sogar an perniziöse Anämie erinnern kann. Daß es sich in solchen Fällen aber doch um Cirrhosen handelt, beweist die anatomische Untersuchung sowohl der Leber als auch der Milz. Die Milz bietet das typische Bild der Fibroadenie, wie wir es oben beschrieben haben. In der Leber sind die charakteristischen Veränderungen zu sehen, allerdings lange nicht in dem Ausmaße wie bei atrophischer Cirrhose. Wir sehen also in solchen Fällen „Cirrhosen", die sich weniger in der Leber als vielmehr in der Milz auswirken. Dementsprechend überwiegt auch die Funktionsbeeinträchtigung der Milz, was sich im stärkeren Hervortreten der hämolytischen Komponente äußert.

Aus der Analyse der verschiedenen Lebercirrhosen, besonders der splenomegalen, ergab sich als wesentlich die weitgehende Unabhängigkeit zwischen Leber- und Milzfunktion. Entsprechend den Unterschieden im Symptomenbilde der Cirrhosen mit größerer und kleinerer Milz zeigen sich auch im funktionellen Verhalten Differenzen. Die Milzaffektion kann, muß aber nicht das Symptomenbild der Lebercirrhose beeinflussen. Die Gifte, die die Leber im Sinne einer Cirrhose schädigen, können auch die Milz so beeinflussen, daß ihre Funktion beeinträchtigt wird. Wenn man unseren Anschauungen über die Bedeutung der Milz unter normalen und pathologischen Umständen folgt, so wird man verstehen, daß aus der Kombination einer Leberschädigung und einer Milzerkrankung die verschiedensten klinischen Krankheitsbilder entstehen können.

RÖSSLE akzeptiert unsere Anschauungen und bemüht sich, anatomische Anhaltspunkte für die entsprechenden klinischen Formen zu finden. Zunächst führt er den Begriff „*angiohämatotoxische*" Cirrhose in die Pathologie ein; er versteht darunter Cirrhosen, bei denen das die Cirrhose bedingende Gift am Blutgefäßapparat der Leber angreift, also jene Formen umfaßt, bei denen das Gift hauptsächlich die KUPFFERschen Zellen sowie die Kapillarwandungen und die Gitterfasern schädigt. Durch Desmolyse der Gitterfasern, Dissoziation der Zellverbindungen und Kapillarschädigung ruft es eine seröse Hepatitis hervor, wobei sich der Prozeß diffus über die ganze Leber ausbreiten soll. So glaube ich wenigstens die folgende Definition RÖSSLES zu verstehen: „So muß diese Art der Cirrhose über die Desmolyse der Gitterfasern und die Dissoziation der Zellverbindungen und über die exsudativen und proliferativen Vorgänge an den Kapillaren, von der akuten serösen und hämorrhagischen Hepatitis bis zur produktiven und sklerosierenden Kapillaritis führen. Wegen der nahen Verwandtschaft des Lebermesenchyms zunächst zum Milzmesenchym, ferner zum weiteren Reticulosystem und Endothelsystem wird es in abgestufter Weise, je nach der

Minderung der Spezifität der Gifte, zu gleichzeitigen Erkrankungen der Milz und anderer Organe kommen. Schließlich wird bei der Verwandtschaft von Blutzellen und Blutgefäßwandendothelien noch ein weiterer Kreis von Cirrhoseformen sich ergeben, bei dem hämotoxische Vorgänge mitspielen und infolgedessen gewissermaßen Systemerkrankungen des Blutapparates und des Mesenchyms überhaupt mit Lebercirrhose sich ergeben."

Histologisch leicht erkennbare Charakteristika der Leber und Milz hat auch RÖSSLE bei den splenomegalen Cirrhosen nicht gefunden. Auch er betont die zahlreichen Blutaustritte in der Milz. Dem Einwand, daß es sich vielleicht um während der Operation entstandene Hämatome handle, bin ich mit dem Hinweis auf Eisenablagerungen begegnet; sie werden auch von RÖSSLE hervorgehoben.

Jedenfalls legen wir auf die wechselseitigen Beziehungen zwischen Leber und Milz im Verlaufe der unterschiedlichen Lebercirrhosen großes Gewicht. Die Splenomegalie kann einer Lebercirrhose nicht nur durch die Größe des Organs, sondern auch durch seine funktionelle Alteration ein charakteristisches Gepräge verleihen; am deutlichsten scheint sich dies bei der hypertrophischen Lebercirrhose zu zeigen. Da wir somit in der hypertrophischen Lebercirrhose eine Erkrankung erblicken, die Leber und Milz gleichzeitig befällt und dabei die Milz auch funktionell beeinflußt, so wird es verständlich, warum bei vielen Cirrhosen dieser Art die Milz schon zufolge ihrer Größe manchmal viel stärker im Vordergrund der Erscheinungen steht als bei der atrophischen Lebercirrhose. So ist es auch zu verstehen, wenn RÖSSLE die „Lebercirrhose" bloß als Teilerscheinung einer umfassenden Cirrhoseerkrankung anspricht. In dem Sinne ist auch der Begriff „Polycirrhose" entstanden. Die „Polycirrhose" ist somit ein Krankheitsbild, das mit einer Kapillarschädigung an den verschiedensten Stellen des Pfortadersystems beginnt und dabei den reticuloendothelialen Apparat auch in Mitleidenschaft zieht. Welche Faktoren es bedingen, daß auf die nämliche Noxe einmal mehr dieses, das andermal mehr jenes oder alle dem Pfortadersystem zugehörigen Organe im Sinne einer Cirrhose reagieren, läßt sich derzeit nicht sagen; jedenfalls sind atrophische oder hypertrophische Lebercirrhosen nur einzelne Typen im Rahmen des Gesamtbildes; dasselbe gilt vom sogenannten „BANTISCHEN Symptomenkomplex", der auch nichts anderes darstellt als das Nebeneinandervorkommen von zirrhotischen Veränderungen, die zunächst die Milz erfassen und schließlich auch die Leber zerstören.

Zweifellos gebührt BANTI das große Verdienst, zuerst auf die Frage einer Mitbeteiligung der Milz bei Lebercirrhosen hingewiesen zu haben. Es ist aber der BANTISCHEN Krankheit ähnlich ergangen wie der HANOTSCHEN Cirrhose: Die Diagnose hat sich eingebürgert, aber die wenigsten waren sich über die feineren Erkennungsmerkmale der BANTISCHEN Krankheit völlig im klaren. So wurde allmählich der Morbus Banti ein ziemlich dehnbarer klinischer Begriff. Histologisch ist die Erkrankung charakterisiert durch die im Bereiche der Follikel nachweisbaren Veränderungen. Da wir diese histologischen Veränderungen entscheidend für die Diagnose fanden, kamen wir zu der Erkenntnis, daß der Morbus Banti — hauptsächlich gekennzeichnet durch die von den Follikelarterien ausgehende Fibroadenie — fast lediglich bei Personen beobachtet wird, die in südlichen Gegenden gelebt haben, während in den mitteleuropäischen Landstrichen ein Krankheitsbild, wie es BANTI beschrieb, ganz selten vorkommen dürfte. Jedenfalls glaube ich, daß man mit der Diagnose Morbus Banti sehr vorsichtig sein muß und eher an andere Möglichkeiten denken soll. Die Diagnose Morbus Banti ist letzten Endes eine rein anatomische und sollte daher von klinischer Seite überhaupt vermieden werden.

5. Cholangiolitische Cirrhose.

Diese Bezeichnung stammt von RÖSSLE. Die Krankheit hat ihren Sitz in
den feinsten Ästen der intralobulären, mit Epithel ausgekleideten Gallengängen,
zum Teil noch jenseits derselben in den epithellosen interepithelialen Kanälchen.
Anscheinend gibt es ein Gift, das ähnliche Veränderungen auch im Tierkörper
erzeugt: das Manganchlorid (FINDLEY). Dort, wo sich in der menschlichen
Pathologie ein solcher Zustand findet, ist die Leber groß, grünlich, wenig
granuliert und nur leicht gebuckelt; auch die Milz ist beträchtlich vergrößert;
es bestehen ferner chronischer Ikterus, geringer Ascites und Zeichen von Infantilismus. RÖSSLE glaubt, daß möglicherweise ein Teil der HANOTschen Fälle
hierher gehört. Ich persönlich habe nie einen derartigen Fall gesehen, so daß ich
auf diesen Gegenstand nicht weiter eingehen möchte.

E. Klinik der Lebercirrhose.

1. Allgemeine Symptomatologie.

In nicht wenigen Fällen ergibt sich die Diagnose einer Cirrhose als Zufallsbefund. Bei Menschen, die aus anderen Gründen zum Arzt kommen, findet man
eine Verhärtung der Leber, die sich bei genauerer Analyse als Lebercirrhose
erweist. Irgendwelche subjektive Beschwerden lassen sich anamnestisch nicht
erheben. Ein andermal ist es eine plötzlich auftretende starke Oesophagusblutung, die als erstes Symptom in Erscheinung tritt. Kommt es im Anschluß
daran zum Exitus, so ist man überrascht, eine bereits vorgeschrittene Cirrhose
vor sich zu haben. Oder es konsultieren die Patienten den Arzt wegen allgemeiner Beschwerden, die sich hauptsächlich auf den Gastrointestinaltrakt beziehen (Durchfälle, Inappetenz, Spannungsgefühl im Abdomen, Gelbsucht,
Schmerzen im Abdomen, die sogar kolikartigen Charakter annehmen können).
Nur die wenigsten Patienten kommen aus Angst vor den Folgen des Alkoholmißbrauches zum Arzt. Nicht wenige Fälle werden vom Dermatologen oder
Neurologen an den Internisten gewiesen; einmal ist es der Pruritus, das andere
Mal eine Neuritis, über die geklagt wird. Die klinische Untersuchung läßt
auch hier meist ein bereits vorgeschrittenes Stadium der Lebercirrhose erkennen. Ähnliches läßt sich mehr oder weniger bei allen Cirrhosen feststellen.
Die Patienten kommen bereits mit der vollausgebildeten Cirrhose zum Arzt,
und fast nie mit den Zeichen eines Initialstadiums. Es geht uns Klinikern also
ähnlich wie den Anatomen, indem wir ebenfalls über das Frühstadium der Lebercirrhose fast nichts aussagen können, weil es anscheinend meist symptomlos verläuft. Ob sich diese symptomlose Periode auf Jahre oder nur auf Monate
erstreckt, ist schwer zu sagen, immerhin versucht man, sich in Zusammenhang
mit der Ätiologie darüber ein Bild zu machen. Dort, wo z. B. Alkoholmißbrauch
vorliegt, erkundigt man sich nach Nausea oder nach Vomitus matutinus, da diese
Erscheinungen angeblich Frühsymptome sein sollen. Nur in den wenigsten Fällen
hören wir diese Klage; Erkundigungen beim Hausarzt oder wenn solche Patienten
schon seit Jahren Kurgäste in Karlsbad waren, bei den betreffenden Kurärzten lassen meist völlig im Stich. Über eine hyperämische Leberschwellung im Sinne eines
ersten Stadiums ist fast nichts zu erfahren. Meist hört man nur, daß eine Leberverhärtung mit scharfem Leberrand und der angedeuteten Milzschwellung schon
vor langer Zeit festgestellt werden konnte. In manchen Fällen hört man von
überstandenen schweren Infektionskrankheiten, dann wieder von einem Icterus
catarrhalis, der 20—30 Jahre zurückliegen kann. Während des Krieges hat
so mancher unserer Patienten, der jetzt die typischen Zeichen einer Cirrhose

darbietet, Typhus oder Dysenterie überstanden. Aber alle diese Krankheiten sind „restlos" ausgeheilt, denn nachher waren die Patienten völlig leistungsfähig und klagten nicht über die geringsten Beschwerden. Aus Verlegenheit, was man sonst als Ursache der Cirrhose anführen könnte, wird die Angabe mancher Patienten, sie hätten nur gelegentlich ein oder zwei Gläser Bier getrunken, nicht geglaubt.

Oft liegt der Zeitpunkt, in welchem ein Arzt z. B. anläßlich einer Versicherung eine Verhärtung der Leber oder die Milzvergrößerung festgestellt hatte, lange zurück; die Patienten wissen davon, aber subjektive Beschwerden fehlten vollkommen. Die betreffenden Patienten gehen wunschgemäß Jahr für Jahr nach Karlsbad, was sie nicht selten als eine Art Belästigung empfinden, da sie ja über keinerlei Beschwerden zu klagen haben. Gerade solche Beobachtungen sind es, die uns veranlaßt haben, von kompensierten Cirrhosen zu sprechen. Treten jetzt Beschwerden auf, so besteht oft der Verdacht, daß es zu einem neuen Schub gekommen ist. Dyspepsie, Erbrechen, Durchfälle, hartnäckige Obstipation können die Ursache einer solchen Verschlechterung sein. Sie treten entweder spontan oder nach irgendeinem Schaden auf; als solche Schäden kommen Infektionen, Intoxikationen, alimentäre Vergiftungen, alkoholische Exzesse oder Diätfehler in Frage. Bei Fehlen jeder greifbaren Schädigung gewinnt man manchmal den Eindruck, daß die bewußten Erscheinungen weniger als Ursache als vielmehr als Folge des Leberschadens in Betracht kommen. Die Leber beantwortet solche Schäden oft mit einer Vergrößerung oder Verhärtung, in vorgeschritteneren Fällen auch mit einer Verkleinerung. Kommt es unter solchen Umständen sogar zu einer Vergrößerung des Abdomens infolge Ascites oder zu Gelbsucht, dann sind die sicheren Zeichen eines beginnenden akuten Nachschubes gegeben, wodurch sich gleichsam äußerlich der Übergang aus dem kompensierten in das inkompensierte Stadium feststellen läßt. Der Vergrößerung des Bauches durch Ascites kann ein Stadium vorausgehen, in welchem nur Meteorismus besteht. Kommt es zu einer stürmischen Entwicklung des Ascites, so kann auch eine Pfortaderthrombose in Erwägung gezogen werden. Mit Auftreten des Ascites schwinden rasch die körperlichen Kräfte; die Muskeln magern ab, und bald ist der Patient an das Zimmer bzw. an das Bett gefesselt. Das Hinzutreten von Beinödemen kann die allgemeine Müdigkeit noch steigern. Parallel zur Zunahme des Bauchumfanges und der Beine magern die übrigen Partien des Körpers stark ab; die eingefallenen Wangen, die dünnen Arme und der zum Skelett abgemagerte Thorax können dem Kranken ein ziemlich charakteristisches Aussehen verleihen. Entsprechend der Abmagerung wird die Haut trocken und dünn; sie erinnert gelegentlich an eine sogenannte Vagabundenhaut, zumal sich Kratzeffekte hinzugesellen; es kann zu petechialen Blutungen an der Haut und an den Schleimhäuten kommen. Muß der Ascites infolge allzu großer Beschwerden punktiert werden, so schreitet die Abmagerung gelegentlich noch rascher fort. Allmählich gesellt sich geistiger Verfall mit oder ohne Delirien hinzu; bei Alkoholikern können diese besonders heftig in die Erscheinung treten. Im Anfang empfindet der Patient eine Bauchpunktion noch als Erleichterung; später erholt er sich von einem solchen Eingriff nur mehr mühsam. Nicht wenige Fälle von Lebercirrhose mit Ascites beenden ihr Leben mit einem eigentümlichen, an eine Intoxikation erinnernden komatösen Zustand, der oft als Cholämie bezeichnet wird. Das cholämische Krankheitsbild kann manchmal einige Tage anhalten; eine hinzutretende Blutung oder eine Pneumonie beschleunigen das Ende.

Es muß nicht gerade der Ascites mit all seinen Komplikationen sein, der den Tod herbeiführt; nicht Wenige gehen an den Folgen einer komplizierenden Krankheit zugrunde, die ihrerseits natürlich eine weitere Schädigung der Leber bedingt. Z. B. verstarben laut der Statistik von MOTT und CANDLER[1] unter 167 Cirrhosen, die zur Sektion kamen, 67 an anderweitigen Komplikationen. Als solche kommen hauptsächlich Tuberkulose, Pneumonie und Erysipel in Betracht.

2. Spezielle Symptomatologie.

Um möglichst persönlich zum ganzen Problem Stellung nehmen zu können, habe ich 1926 mein Material, das mir während einer langen klinischen Tätigkeit zur Verfügung stand, statistisch erfaßt. Unter den 372 Fällen befanden sich 265 Männer und 107 Frauen. Die alte Erfahrung, daß die Cirrhose bei Männern öfter zur Beobachtung kommt, findet damit ihre Bestätigung (72% Männer und 28% Frauen). Kein Lebensalter (kindliche Fälle standen uns nur gelegentlich zur Verfügung) bleibt davon verschont. Immerhin haben wir die Lebercirrhosen am häufigsten zwischen dem 40. und 50. Lebenjahr gesehen; die beigefügte Tabelle belehrt uns darüber:

Tabelle 40.

	Alter						
	10—20	20—30	30—40	40—50	50—60	60—70	70—80
	Jahre						
Männer ..	7	11	47	120	96	39	9
Frauen ...	3	6	17	44	35	18	4

Wir bringen seit vielen Jahren dem Krankheitsbild der Lebercirrhose das größte Interesse entgegen, weshalb ich ständig und ziemlich gleichmäßig neue Fälle zu sehen Gelegenheit habe. Nur in den Jahren 1917—1922 haben wir verhältnismäßig wenig Fälle gesehen. Daß in dieser Zeit wiederum der Icterus catarrhalis viel häufiger zur Beobachtung kam, ist bekannt; die beigegebene Tabelle, in welcher ich die in dem Zeitraum 1905 bis 1925 beobachteten Cirrhosen zusammengestellt habe, soll die näheren Details aufzeigen.[2]

Tabelle 41.

	Jahr																				
	1905	1906	1907	1908	1909	1910	1911	1912	1913	1914	1915	1916	1917	1918	1919	1920	1921	1922	1923	1924	1925
Männer	10	17	14	10	14	24	19	24	16	10	15	9	6	6	4	9	7	2	16	17	16
Frauen	3	8	3	3	2	2	5	8	12	6	6	6	4	3	2	7	4	2	6	8	6

Auf die Schwierigkeit, die Cirrhose in ihren Anfangsstadien zu erfassen, haben wir bereits aufmerksam gemacht. Wenn wir die Diagnose Cirrhose stellen, haben wir es meist schon mit dem vollentwickelten Krankheitsbild zu tun: die Leber ist bereits groß und hart, auch die Milz ist vergrößert, der Ikterus angedeutet, der Ascites im Entstehen oder bereits ausgebildet usw. Die Eigentümlichkeiten jedes dieser Symptome sind mannigfaltig und erfordern eine genaue Besprechung.

a) Die Leber.

Bei sehr vielen Cirrhosen ist die Leber vergrößert. Wir sind als Kliniker geneigt, dann von einer Vergrößerung der Leber zu sprechen, wenn dieselbe entweder perkutorisch oder palpatorisch in der Medioclavicularlinie den Rippen-

---

[1] MOTT u. CANDLER: Arch. Neur. Path. Claybury **1907**, 439.
[2] EPPINGER: Verh. Ges. Verdgskrkh. **1925**, 251.

bogen um ein beträchtliches überschreitet. Halten wir uns an dieses Kriterium, so finden wir laut unserer Statistik die Leber in 80% groß und in 20% klein oder zum mindesten nicht vergrößert. Wir haben viele Fälle bis zum Tode genau verfolgt und eine wesentliche Verkleinerung der Leber, auch wenn es zu Cholämie kam, nicht nachweisen können. Um so auffallender muß es erscheinen, wenn wir in den Sektionsprotokollen der 111 obduzierten Fälle nur in 50% eine Vergrößerung beschrieben finden. Dieser Unterschied wäre uns nicht aufgefallen, wenn sich nicht noch eine andere Tatsache gezeigt hätte: In der letzten Zeit haben wir bei sehr vielen Cirrhosen ein Pneumoperitoneum anlegen lassen; es kam nun gar nicht selten vor, daß der Röntgenologe die Leber eher klein, jedenfalls nicht vergrößert fand, wo unserer Meinung nach eine Vergrößerung der Leber bestand. Anscheinend kann die Verhärtung der Leber eine Vergrößerung vortäuschen; ob es nicht infolge der harten Konsistenz auch zu Lageanomalien kommt, muß dahingestellt bleiben. Jedenfalls schmälern diese Angaben die alten Erfahrungen nicht im mindesten, daß es bei manchen Cirrhosen zu einer ganz besonderen Vergrößerung der Leber kommen kann. Wir haben in unserer Statistik auch die Frage aufgeworfen, welche Cirrhosen — nach ätiologischen Gesichtspunkten geordnet — eine auffallend große Leber aufweisen, wobei wir nur die zur Sektion gekommenen Fälle verwertet haben. Die Antwort ergibt sich aus folgender Tabelle:

Tabelle 42.

	Alkohol	Lues	Alkohol und Lues	Infektionskrankheiten	Icterus catarrhalis	Keine Ursachen
Vergrößert	37%	25%	70%	70%	80%	50%
Nicht vergrößert oder klein	63%	75%	30%	30%	20%	50%

Man hat die große Cirrhoseleber auch mit Fettreichtum des Parenchyms in Zusammenhang gebracht. In einem Teil der Fälle mag dies stimmen, doch darf man nicht verallgemeinern. Auch ROLLESTON[1] äußert sich in gleicher Weise. Für die Annahme, daß Biertrinker mit Cirrhose eine größere Leber aufweisen als Schnapstrinker, ergibt die Statistik keine Anhaltspunkte.

Perkutorisch kann der Nachweis einer kleinen Leber bei Cirrhose nur selten geführt werden, weil Ascites, Meteorismus und Fettleibigkeit die Untersuchung außerordentlich erschweren. Man muß daher das Schwergewicht auf die Palpation legen. Tastet man sich langsam mit der palpierenden Hand an den rechten Rippenbogen heran und läßt dabei tief einatmen, so ist es meist nicht schwer, den harten, scharfen, manchmal auch etwas höckerigen Rand der cirrhotischen Leber zu tasten. Besonders charakteristisch erscheint mir das sogenannte „Spielen" mit dem unteren Leberrand, wobei der scharfe Leberrand über den Finger hin- und hergleitet. Solche Palpationsmanöver bewähren sich auch bei der großen Leber und sind gegenüber anderen mit Verhärtung einhergehenden Leberaffektionen diagnostisch oft von Wichtigkeit.

Angeblich soll dem eigentlich cirrhotischen Stadium der Leber eine Periode vorangehen, in der sich die Leber als vergrößert, aber wenig hart erweist; sicherlich haben manche Alkoholiker große Lebern, und auch bei der Sektion finden sich dann ausgedehnte Parenchymveränderungen; in der Mehrzahl sieht man jedoch nur fettige Infiltration, aber sonst nichts, was mit einiger Sicherheit als Frühstadium einer Cirrhose aufgefaßt werden könnte. Ob eine solche fettig „degenerierte" Leber schon als das erste Stadium einer beginnenden Cirrhose hingestellt

---

[1] ROLLESTON: Lancet 1899, 1660.

werden kann, erscheint mir sehr zweifelhaft, zumal solche Patienten, wenn sie
später dem Alkoholmißbrauch entsagen, ihre Lebervergrößerung wieder vollständig verlieren können; da viele Patienten dieser Art auch eine deutliche Fettleibigkeit zeigen, ist es nicht immer leicht, durch die dicken Bauchdecken
hindurch die große Leber zu tasten; auf die Vergrößerung der Dämpfung allein
die Diagnose einer Leberkongestion als erstes Stadium der Cirrhose zu stellen, ist
nicht angängig, da mehr oder weniger alle fettleibigen Personen eine größere
Leber zeigen. Jedenfalls fällt es dem Kliniker, selbst bei genauester Berücksichtigung der begleitenden Umstände, außerordentlich schwer, auf Grund der
Perkussion oder Palpation allein sich für ein primäres kongestives Stadium der
Lebercirhose auszusprechen. Ist allerdings die Leber vergrößert und gleichzeitig
hart, dann handelt es sich — wie ich mich mehrfach bei der Sektion überzeugen
konnte — nicht mehr um ein Frühstadium, sondern um die bereits voll ausgebildete Lebercirrhose, die sich vielleicht bis dahin in einem völlig kompensierten
Zustande befunden hatte. Bei der atrophischen Lebercirrhose — so lauten wenigstens viele Angaben der pathologischen Anatomen — findet sich oft ein auffallend kleiner linker Leberlappen; es ist kaum möglich, dies schon zu Lebzeiten
zu erkennen. Rasch auftretende Größenschwankungen, die wir z. B. beim Icterus catarrhalis zu sehen gewohnt sind, kommen bei Cirrhose selten vor, selbst
wenn schwere degenerative Veränderungen auftreten. Das bindegewebige Gerüst
der Lebercirrhose verleiht dem Organ eine gewisse Stabilität, die allerdings
nicht völlig ausschließt, daß sich die Leber innerhalb von Tagen trotzdem allmählich vergrößert oder verkleinert. Diagnostisch wichtig wäre es, sich einwandfrei über die Qualitätder Leberoberfläche orientieren zu können; leider stößt dies
vielfach auf Schwierigkeiten, da die feinen Granulationen selbst bei sehr dünnen
Bauchdecken nicht zu tasten sind und gröbere uns eher an Metastasen als an
grobe Granulationen denken lassen, wie sie auch bei einer Cirrhose zu sehen
sind. Aber selbst gröbere Granulationen sind nicht immer leicht zu tasten, was
wir vor allem bei der typischen Luesleber unangenehm empfinden. Wenn die
Leber kleiner wird und schrumpft, drängen sich außerdem die Darmschlingen
weiter vor und erschweren auch dadurch die Palpation außerordentlich.

Ein wichtiges Symptom und Unterscheidungsmerkmal der Cirrhoseleber
gegenüber der Stauungsleber ist ihre Unempfindlichkeit gegen Druck. Immerhin gibt es auch bei der Lebercirrhose Schmerzattacken, die wegen ihrer Lokalisation uns weitgehend an die Cholelithiasis erinnern. Finden sich keine
Steine, so spricht man von Pseudogallensteinkoliken. Die Differentialdiagnose
ist mitunter schwierig, besonders wenn gleichzeitig Gelbsucht auftritt oder eine
schon bestehende an Intensität zunimmt; sogar Schüttelfrost mit nachfolgendem
Fieber kann hinzukommen. Die Anfälle können sich manchmal so häufen und
mit so intensiven Schmerzen verbunden sein, daß man die Entfernung der
Gallenblase bzw. der Steine in Erwägung zieht. Zur Illustration des Gesagten sei
hervorgehoben, daß wir bis jetzt sechs Fälle von sogenannter hypertrophischer
Lebercirrhose kennen, die einem solchen Irrtum zum Opfer fielen und operiert
wurden. Öfter sahen wir solche Attacken bei Frauen und meist zur Zeit der
Menstruation. NAUNYN,[1] der darauf zuerst aufmerksam machte, war geneigt, sie
mit einer begleitenden Cholangitis in Zusammenhang zu bringen. Dort, wo wir
Gelegenheit hatten, solche Lebern auch anatomisch zu untersuchen, ergab sich
dafür weder anatomisch noch bakteriologisch ein Anhaltspunkt. Wir sind auf
Grund unserer neueren Erfahrungen geneigt, diese Pseudogallensteinkoliken mit
einem akuten Gallenblasenbettödem in Zusammenhang zu bringen. Analoge

---

[1] NAUNYN: Verh. dtsch. path. Ges. **1904,** 15, 986.

Schmerzen kommen beim Icterus catarrhalis und bei der akuten Leberatrophie vor. Wahrscheinlich handelt es sich bei allen Formen von Pseudogallensteinkoliken um ein solches Ödem. In manchen Fällen von Lebercirrhose findet sich anatomisch tatsächlich entweder ein akutes Ödem oder eine schwielige Verdickung des Gallenblasenbettes, die vielleicht aus einem früheren Ödem hervorgegangen ist. Auch beim hämolytischen Ikterus haben wir auf ähnliche Paroxysmen hingewiesen. Daß bei Cirrhose manchmal auch eine echte, also durch Stein bedingte Kolik vorkommen kann, muß betont werden; eine entsprechende Röntgenuntersuchung kann uns unter Umständen vor Irrtümern bewahren.

Manche Pathologen sehen in der Leberschrumpfung die Folge eines hypertrophischen Anfangsstadiums. Die Leber soll zunächst nur hyperämisch und groß sein; nun wäre es möglich, daß wir das Frühstadium der Cirrhose übersehen. Da ich bei jeder Krankheit dem Verhalten der Leber besondere Aufmerksamkeit schenke, so ist es eigentlich wundersam, daß ich nie einer Lebervergrößerung begegnet bin, bei der in Ermangelung anderer Ursachen auch an ein solches initiales Stadium hätte gedacht werden können. Ich persönlich möchte daher das sogenannte hypertrophische Anfangsstadium der Lebercirrhose als eine große Seltenheit ansehen.

b) Die Milz.

Der Milzvergrößerung als Symptom der Lebercirrhose kommt nicht nur in pathogenetischer, sondern vor allem auch in diagnostischer Beziehung große Bedeutung zu. In den von mir untersuchten Cirrhosen war die Milz in 69% der Fälle vergrößert, und nur in 20% der Krankengeschichten wird betont, daß die Milz nicht vergrößert gewesen wäre; in 11% der Fälle fehlt eine genauere Angabe. Hierzu ist zu bemerken, daß es dem Kliniker, besonders bei großem Abdomen, außerordentlich schwerfällt, ein sicheres Urteil über die Milzbeschaffenheit abzugeben. Ähnlich wie bei der Leber interessierte uns auch bei der Milz die Frage, bei welcher Cirrhoseform die größten Milztumoren vorkommen; an erster Stelle stehen nach meiner Erfahrung jene Cirrhosen, bei denen für das Leberleiden Infektionskrankheiten ursächlich in Betracht kamen, an zweiter Stelle die nach Alkoholmißbrauch, unter Umständen in Kombination mit Lues, an dritter Stelle die nach Icterus catarrhalis aufgetretenen Cirrhosen. Die Häufigkeit des Milztumors im Krankheitsbild der Lebercirrhose ist so groß, daß dies diagnostisch verwertet werden kann. Gleichmäßige Leberverhärtungen ohne Milztumor gehören nicht zum Krankheitsbild der Cirrhose. Die große Milz ist eine häufige Begleiterscheinung der sogenannten hypertrophischen Cirrhose, manchmal findet sich aber der Milztumor als das einzige Symptom einer latenten Cirrhose. Die Milz kann Schwankungen ihrer Größe zeigen. Kommt es zu einer inneren Blutung, was im Rahmen der verschiedenen, mit Pfortaderstauung einhergehenden Milzerkrankungen vorkommt, so kann der Milztumor fast unter der palpierenden Hand kleiner werden, um nach Aufhören der Blutung wieder an Umfang zuzunehmen. Plötzlich einsetzende Schmerzen in der Milzgegend, die gelegentlich mit Fieber verbunden sind, weisen auf Milzinfarkte hin. Im Anschluß daran kann es zu einer Perisplenitis kommen, die sich durch auskultatorisch und palpatorisch feststellbares Reiben zu erkennen gibt. Die Folgen sind Verwachsungen, die oft zu dauernden Schmerzen Anlaß geben. Je größer das Mißverhältnis zwischen wahrer Milzgröße (z. B. durch das Röntgenbild festgestellt) und der Palpabilität ist, um so eher hat man an solche Verwachsungen zu denken. Diese Frage hat nicht nur diagnostisches Interesse, sie ist auch für den Chirurgen wichtig, weil die adhärente Milz sehr schwer zu entfernen ist. In zweifelhaften Fällen soll man eine Füllung des Nierenbeckens durchführen, weil die Differentialdiagnose: Milz oder Niere mitunter selbst dem auf diesem Gebiete Erfahrensten Schwierigkeiten bereiten kann; gerade die mit der Umgebung verwachsenen und daher tiefliegenden Milztumoren sind nicht immer leicht zu erkennen. Im Bereiche eines blutreichen größeren Milztumors sind manchmal Geräusche zu hören, die während der Inspiration an Intensität zunehmen oder überhaupt nur während der Einatmung wahrzunehmen sind. Die typische Auskultationsstelle ist die Axillarlinie. In einem von mir länger beobachteten Fall verschwanden die Geräusche unmittelbar nach einer schweren inneren Blutung und erschienen wieder nach Besserung der Anämie.

c) Ascites.

Bei der Größe und Form der Bauchhöhle ist es zu verstehen, wenn sich selbst beträchtliche Flüssigkeitsmengen insbesondere bei schlaffen, fettarmen Bauchdecken und bei Meteorismus dem unmittelbaren Nachweis entziehen. Zur Feststellung einer durch kleine Ergüsse bedingten Dämpfung muß man den Plessimeterfinger nur leicht auflegen und ganz leise perkutieren, da es sich dabei nur um eine oberflächliche Dämpfung handelt und man ein Mitschwingen größerer Bauchpartien vermeiden muß. Oft wird der Fehler begangen, daß bei Ermittlung eines geringen Ascites der Finger zu stark aufgedrückt wird, wobei die an dieser Stelle zwischen Darm und Bauchwand liegende dünne Flüssigkeitsschicht verdrängt wird. Das Fluktuationsgefühl wird besonders bei schlaffen Bauchdecken, allerdings erst bei Ansammlung größerer Flüssigkeitsmengen deutlich. Gelegentlich lassen sich kleine Ergüsse dadurch nachweisen, daß man den Patienten nach Entleerung der Blase in stehender oder sitzender Stellung untersucht, wobei man eine halbmondförmige, nach oben konkav begrenzte Dämpfung im Bereiche des Unterbauches findet, die im Liegen wieder verschwindet. Auch mittels digitaler Rektaluntersuchung lassen sich bei stehender, leicht vorübergebeugter Stellung des Kranken aus dem Tiefstand des DOUGLASschen Raumes schon geringe Flüssigkeitsansammlungen erkennen. Bei großen Ergüssen sind Irrtümer durch Verwechslung mit großen zystischen Geschwülsten der Ovarien, des Netzes oder des Pankreas möglich, sei es, daß man solche Cysten für einen Erguß hält oder auch, wie es selbst erfahrenen Chirurgen geschehen kann, daß sich bei der Operation der vermeintliche Tumor als Ascites entpuppt. Unter Berücksichtigung der Anamnese ist immer darauf zu achten, ob die Flanken durch den Ascites in Rückenlage ausgeweitet und gedämpft sind; bei nicht zu hochgradigem Ascites nähert sich das Abdomen eher der plattgedrückten Form. Bei Ascites findet sich beim liegenden Patienten im Bereiche des Nabels tympanitischer Schall, der den oben schwimmenden Darmschlingen entspricht; nur wenn die Mesenterien geschrumpft sind (z. B. infolge komplizierender Tuberkulose), lagert sich der tympanitische Schall mehr in der Flankengegend oder in der Nähe der Harnblase. Recht komplizierte Verhältnisse finden sich bei abgesackten Ergüssen.

Die Bauchwassersucht ist eine häufige Begleiterscheinung der Lebercirrhose; sie findet sich in ungefähr 50—60% der Fälle. Dort, wo der Tod die Folge der Leberkrankheit selbst ist, findet sich der Ascites in einem noch höheren Hundertsatz als bei Patienten, die an einer komplizierenden Krankheit zugrunde gehen. In meiner Statistik findet sich Ascites bei Cirrhose mit kleiner Leber 3—4mal häufiger als bei der sogenannten hypertrophischen Form.

Bezüglich der Pathogenese des Ascites bei Lebercirrhose verweise ich auf den allgemeinen Teil (S. 224).

Daß manchmal, besonders wenn der Ascites unter Fieber gleichsam akut einsetzt, eine Peritonealtuberlulose dafür verantwortlich gemacht werden muß, kann als bekannte Tatsache vorausgesetzt werden. Der hohe Eiweißgehalt der Ascitesflüssigkeit lenkt unsere Aufmerksamkeit auf entzündliche Vorgänge. Wenn auch Peritonealtuberkulose bei Lebercirrhose oft zu beobachten ist, wäre es verfehlt, hinter jedem Ascites bei Lebercirrhose eine tuberkulöse Peritonitis zu vermuten. Wie wir in einem eigenen Kapitel ausgeführt haben, vermuten wir im Ascites die Teilerscheinung einer Allgemeinerkrankung, die sich in der Leber als Cirrhose offenbart. Der gleiche entzündliche Prozeß, der in der Leber oder Milz zirrhotische Veränderungen auslöst, dürfte im Peritonealraum zu Ansammlung von seröser Flüssigkeit führen. Die bei jeder Cirrhose sich entwickelnde Pfortaderstauung ist für die Entwicklung des Ascites sicherlich von entscheidender Bedeutung.

Berücksichtigt man das entzündliche Moment bei der Entstehung des Ascites, dann werden uns auch die spontanen Thrombosen im Gebiete der Vena portae verständlich, die zwar nicht häufig, keineswegs aber gar so selten vorkommen. LONGDON BROWN[1] fand sie unter 334 Cirrhosen 10mal, d. i. in 3,3% der Fälle.

Die Ödeme an den Beinen, die bei Ascites so häufig zu sehen sind, lassen sich zum Teil durch Druck der Ascitesflüssigkeit auf die Vena cava inferior erklären, außerdem kann das derbe Lebergewebe die Vena cava inferior während ihres Durchlaufes durch die Leber komprimieren. An diese Möglichkeit wird insbesondere dann zu denken sein, wenn bei Lebercirrhose Ödeme der Beine ohne Ascites zu sehen sind; vielleicht sind auch andere nicht mechanische Momente für die Entstehung solcher Ödeme verantwortlich zu machen, denn unter seltenen Bedingungen kann es bei Lebercirrhose sogar zu hochgradiger, allgemeiner Wassersucht kommen. Solche Patienten bieten das Bild wie bei einer Nephrose, im Harn ist aber kein Eiweiß nachweisbar; sie können unter eigentümlichen komatösen Zuständen zugrunde gehen. Die Sektion läßt außer der Lebercirrhose nichts Greifbares erkennen, was für die Ödembildung verantwortlich gemacht werden könnte. Merkwürdigerweise kann der Ascites fehlen. Die Patienten sind anämisch und zeigen einen außerordentlich geringen Eiweißgehalt im Blute.

Der Ascites entwickelt sich meist ganz allmählich; nach einem mehr oder minder langen meteoristischen Vorstadium setzt langsam, aber kontinuierlich die Bauchwassersucht ein. Manchmal können wir einen Zusammenhang mit bestimmten Gelegenheitsursachen feststellen; diese sind ganz besonders dann zu berücksichtigen, wenn der Ascites unmittelbar nach der als Ursache angesehenen Schädigung auftrat. Am häufigsten tritt rapide Ascitesentwicklung ein, wenn sich zu einer bis dahin kompensierten Cirrhose eine Durchfallkrankheit oder eine mit Erbrechen einhergehende alimentäre Intoxikation hinzugesellt. Die bis dahin ohne Ikterus einhergehende Krankheit verschlimmert sich, indem jetzt die Skleren stärker gelb werden und im Harn die Urobilinogenprobe stark positiv wird. Auch Infektionskrankheiten, wie Typhus, Pneumonie, Erysipel, können die kompensierte Cirrhose in eine dekompensierte überführen und dadurch das Auftreten von Ascites beschleunigen. Operationen, die mit dem Abdomen in keinem direkten Zusammenhang stehen, sind für eine kompensierte Cirrhose ebenfalls nicht gleichgültig. Laparotomien können den Ausbruch eines Ascites öfters so sehr fördern, daß man eine Thrombose der Pfortader in Erwägung zieht. Als weiteres Gelegenheitsmoment gilt eine heftige Blutung. Im Anschluß an eine Oesophagusblutung kann es zur raschen Entwicklung von Ascites kommen. Auch Traumen verschiedenster Art sind hier zu nennen.

Bei der unkomplizierten Cirrhose ist die Ascitesflüssigkeit klar, leicht grünlich-

---

[1] LONGDON BROWN: St. Barth. Hosp. Rep. **37**, 62 (1901).

gelb gefärbt; sie enthält nur wenig Gallenfarbstoff, reagiert schwach alkalisch, das spezifische Gewicht schwankt zwischen 1008 und 1017, der Eiweißgehalt zwischen 1 und 3%. Prüft man die Qualität der Eiweißkörper, so überwiegt der Albumingehalt, der Globulingehalt ist relativ geringer als im Blutplasma, Fibrinogen nur in Spuren vorhanden. Der Eiweißgehalt kann im Laufe der Erkrankung allmählich ansteigen, besonders wenn der Ascites mehrfach punktiert wurde. Jetzt wird die Farbe dunkler und die Flüssigkeit trüber. Beim Stehen entwickeln sich durch den höheren Fibrinogengehalt Gerinnsel. Im Sediment sieht man weiße Blutkörperchen und Endothelien. Eine reichliche Ansammlung von Lymphocyten kommt besonders bei Tuberkulose vor, ist aber auch beim unspezifischen Ascites zu sehen.

Ist die Ascitesflüssigkeit milchig, trübe, so spricht man von einer chylösen bzw. pseudochylösen Flüssigkeit. Wenn die Trübung durch die Anwesenheit von Fett bedingt ist, kann es sich auch um eine Verletzung der Lymphgefäße handeln. Der anatomische Nachweis ist in solchen Fällen nicht leicht zu erbringen; nur wenn es sich wirklich um Fett handelt, hat man das Recht, von chylösem Ascites zu sprechen, während pseudochylöse Flüssigkeit mit der Anwesenheit von Zelldegenerationsprodukten anderer Art im Zusammenhang steht. Beide Flüssigkeitsarten kommen bei der Lebercirrhose nur sehr selten vor; findet sich eine derartige Trübung, so kann ein solcher Befund eher gegen als für die Annahme einer Cirrhose verwertet werden. Dasselbe gilt vom hämorrhagischen Ascites. Dieser ist am ehesten bei einer komplizierenden Tuberkulose oder bei einem auf dem Boden der Cirrhose sich entwickelnden Carcinom, der sogenannten Cirrhosis carcinomatosa, ferner bei Verletzungen gelegentlich einer Punktion zu sehen. Intraperitoneale Varizen, die uns von der Anatomie her bekannt sind, führen fast nie zu einer Hämorrhagie. Bei schwerem Alkoholabusus sieht man nicht nur hämorrhagische Pericarditiden, sondern auch intensivblutige Peritonitiden, über deren eigentliche Ursache man nichts Sicheres aussagen kann. Die Ascitesflüssigkeit erweist sich fast immer steril. Nach Tuberkelbazillen ist eifrig gefahndet worden, ihr Nachweis gelingt aber nur selten.

Der Ascites kann mächtigen Umfang annehmen und so zu einer Atrophie der vorderen Bauchwand führen. Die Bauchwand wird dünn, es kann zu einer starken Vorbuchtung des Nabels und zu Diastasis rectorum kommen. Meist ist die untere Thoraxapertur erweitert und das Zwerchfell stark in die Höhe gedrängt. Die subkutanen Venen, die an und für sich weit sind, werden infolge der intraabdominellen Drucksteigerung noch weiter. Wird der Ascites entleert, so sind die Venen, soweit sie mit der Vena cava inferior in Verbindung stehen, nicht mehr sichtbar, während die unmittelbaren Verbindungen mit der Pfortader nach wie vor gefüllt erscheinen. Entsprechend dem Zwerchfellhochstand kommt es zu einer Verlagerung des Herzens und zu Atelektase der basalen Lungenpartien.

Mit dem Auftreten von Ascites verschlechtert sich die Prognose. Erkrankungen, bei denen man 10—20mal den Ascites punktieren muß, sind diagnostisch nicht immer eindeutig. Ich erinnere mich lebhaft eines berüchtigten Potators, der im Laufe von drei Jahren ungefähr 50mal punktiert werden mußte. Der Fall ist unzählige Male in den Vorlesungen als typische LAENNECsche Form der Lebercirrhose vorgestellt worden, schließlich kam er in völlig betrunkenem Zustand wenige Stunden vor dem Tode an die Klinik. Die Sektion ergab eine völlig gesunde Leber und als Ursache des Ascites eine Tuberculosis peritonei. RANSBOTTON[1] berichtet über 31 Lebercirrhosen, die nach Auftreten des Ascites durchschnittlich nur noch 188 Tage lang lebten, die durchschnittliche Lebens-

---

[1] RANSBOTTON: Med. Chronic Manchester 14, 7 (1906).

dauer nach der ersten Bauchpunktion betrug dann nur mehr 46 Tage. Wenn die Patienten länger leben, so denkt Ransbottom an eine Kombination von Lebercirrhose mit chronischer Peritonitis. Noch ungünstiger gestaltet sich die Prognose, wenn zum Ascites auch Beinödeme hinzukommen.

Eine nicht seltene Erscheinung ist ein mächtiges Scrotalödem, das wir oft erst nach einer Bauchpunktion auftreten gesehen haben. Die nach der Punktion im Peritonealraum sich rasch wieder ansammelnde Flüssigkeit kann sich im Unterhautzellgewebe verbreiten und allmählich auch den Scrotalsack erreichen. Der Unerfahrene, der diese Komplikation nicht kennt, wird unruhig, wenn scheinbar unvermittelt 1—2 Tage nach der Punktion das Genitale hochgradig ödematös wird. Wir haben diese nach Bauchpunktion auftretende Komplikation mehrfach beobachtet.

d) Venektasien.

Venenerweiterungen im Bereiche des Bauches sind eine häufige Begleiterscheinung der Lebercirrhose. Ich sah dieselben in ausgeprägter Form in 22% der Fälle, in 90% derselben bestand gleichzeitig auch Ascites. Von den Fällen, die keinen Ascites, wohl aber hochgradige Venenerweiterungen um den Nabel darboten, gehörte die Hälfte in die Gruppe der sogenannten Baumgartnerschen Krankheit.[1]

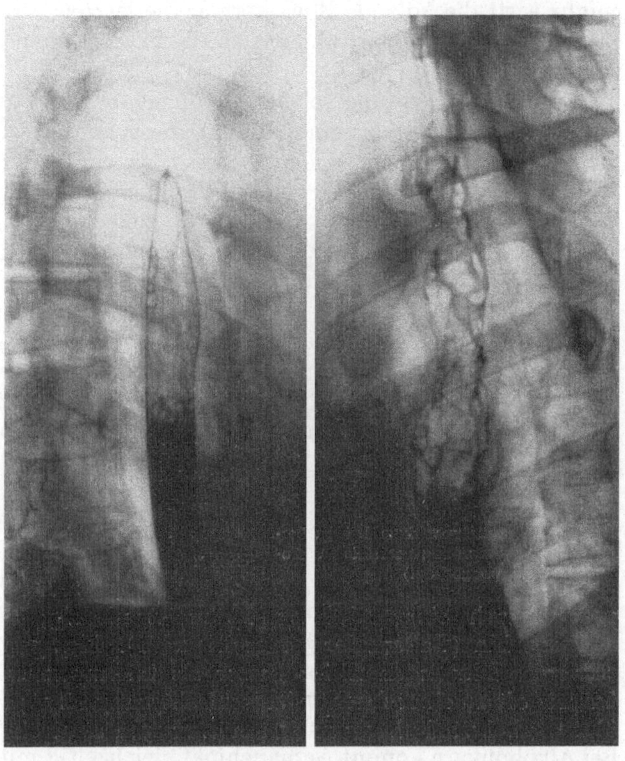

Abb. 94. Röntgenbild eines normalen Oesophagus (a) neben einem Bild der Speiseröhre, die zahlreiche Varizen zeigt (b).

Es handelt sich hier anscheinend um durch die Leber bedingte Stauungszustände, die schon zur Zeit der Geburt bestanden oder kurz nachher eingesetzt haben. Da dieses Krankheitsbild im Rahmen der Pfortadererkrankungen besprochen wird, verweisen wir auf diesen Abschnitt.

Beachtung verdienen die Venektasien im Bereiche des Oesophagus, denn ungefähr 10% aller Fälle von Lebercirrhose sterben an den Folgen einer geplatzten Oesophagusvarix. Der Nachweis der erweiterten Oesophagusvenen ist durch das Röntgenverfahren zu erbringen; da diesem Symptom eine große diagnostische Bedeutung zukommt (Abb. 94), ist in jedem Falle, in welchem auch nur der geringste Verdacht auf Cirrhose besteht, diese Untersuchung vorzunehmen. Geht man sehr vorsichtig zu Werke, so können die Venenerweiterungen auch mittels Oeso-

---

[1] Baumgartner: Arbeiten 1, 1 (1891).

phagoskops direkt dem Auge zugänglich gemacht werden (Abb. 95). Jede Oesophagusblutung bedeutet für den Patienten eine Gefahr, da sie tödlich enden kann.
Zumeist erholt sich der Patient von einer solchen Blutung; er kann sogar eine
zweite oder dritte erleben und dann noch eine Reihe von Jahren leben. Besteht
gleichzeitig auch ein Milztumor, so verkleinert sich die Milz nach erfolgter Blutung innerhalb kurzer Zeit, um in ein bis zwei Wochen wieder ihre ursprüngliche
Größe zu erlangen. Daß die Varizenblutungen keineswegs immer zum Tode führen,
ergibt sich auch daraus, daß wir in der Anamnese gar nicht so selten von
solchen Oesophagusblutungen hören. In einem Falle lag eine solche Blutung acht
Jahre zurück, bevor es zur tödlichen Cholämie kam. Im Momente der Verblutungsgefahr wirft die Milz als Blutreservoir die letzten verfügbaren Blutreserven in die
Zirkulation; dabei kontrahiert sich die Milz, was an den Runzelungen der Oberfläche zu erkennen ist.

Bei der Ausdehnung solcher Oesophagusvarizen ist es verwunderlich, warum
es nicht viel häufiger zu einer Hämatemesis kommt. Über die eigentliche Ursache
der Kollateralbildung sind wir nicht orientiert. Bei älteren Menschen sind
Blutungen öfter zu sehen als bei jungen Menschen, obwohl es auch hier zu ausgedehnten
Varizen kommt. Nach einer größeren Blutung
kommt es meist zu einer sekundären Anämie,
dabei fehlt oft die reaktive Hyperleukocytose,
die Ausschwemmung von Normoblasten und
Thrombocyten. Das Blut, das aus dem Oesophagus in den Magen fließt, wird nur selten
erbrochen, die Hauptmenge geht durch den
Darm ab. Kleinere, nur durch die chemische
Blutuntersuchung nachweisbare Blutungen sind
selten. Bei schweren Blutverlusten kommt es
zum Kollaps. Gelegentlich tritt der Tod noch
vor dem Auftreten von Melaena ein. Die Tem

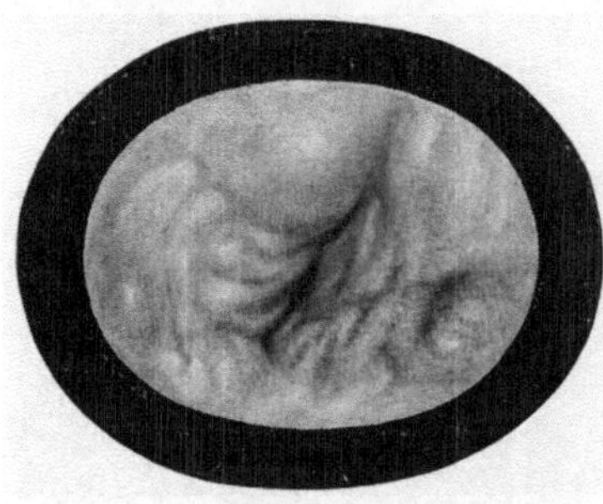

Abb. 95. Oesophagusvarizen bei Lebercirrhose. (Betrachtung mittels Oesophagoskop.)

peratur nach einer Blutung ist meist niedrig; Fieber deutet auf Komplikationen hin (Tuberkulose oder Pleuritis). Kompensierte Cirrhosen überstehen
schwerere Blutungen meist besser als inkompensierte, bei denen die schwere
Anämie oft zu einer raschen Verschlechterung führt; allerdings kann eine schwere
Blutung bei völlig kompensierten Cirrhosen akut eine Inkompensation auslösen.
Bei Alkoholikern kommt es manchmal gleichzeitig mit der Blutung zum Ausbruch
eines Delirium tremens.

Bei tödlichem Ausgang der Hämatemesis ist es manchmal schwer, die Stelle
der Blutung festzustellen; nur am Injektionspräparat kann man sich ein klares Bild
über die Ausdehnung der Varizen und über den Ort der Venenarrosion machen,
der fast immer im Bereiche des unteren Endes des Oesophagus zu suchen ist. In
der Nähe der Arrosion findet sich manchmal eine kleine Nekrose oder Ulceration
der Schleimhaut. Leider verhindert die postmortale Andauung der Schleimhaut
eine genaue Beurteilung.

In seltenen Fällen ist der Sitz einer Varixblutung nicht der Oesophagus,
sondern der Magen, noch seltener der Pharynx.

Starke Hämorrhoiden mit profusen Blutungen, die so oft als Symptom der
Lebercirrhose angeführt werden, haben wir nur selten gesehen; wenn sie vorkamen, bestanden sie schon lange. Eine besondere Anfälligkeit der Cirrhosekranken zu Hämorrhoiden liegt unserer Ansicht nicht vor.

e) Ikterus.

Auf Grund unserer Krankengeschichten findet sich Gelbsucht als Begleitsymptom der Lebercirrhose in ungefähr 50% der Fälle. Von den Gelbsüchtigen waren 43% nur subikterisch, während 57% einen deutlichen oder sogar intensiven Ikterus aufwiesen. Der Ikterus entsteht bei der Cirrhose fast immer allmählich, wechselt oft an Intensität und ist in seiner Stärke weitgehend von Verdauungsbeschwerden abhängig. Gelegentlich können auch andere Erkrankungen, besonders wenn sie mit Fieber einhergehen, die Stärke der Gelbsucht wesentlich beeinflussen. Die Gelbsucht wird nur in den seltensten Fällen (z. B. bei gleichzeitiger Pankreatitis) von einem totalen Gallengangverschluß begleitet. Meist erinnert sie in ihrem Verhalten an einen parenchymatösen Ikterus, seltener an den hämolytischen. Aus der Beschaffenheit des Serumbilirubins kann man weitgehende Schlüsse auf die Art der Gelbsucht ziehen. Meist überwiegt das Bilirubin mit direkter Reaktion, während Bilirubinämie mit ausschließlich indirekter Reaktion und fehlender direkter zu den Seltenheiten gehört. Fast immer ist die Gelbsucht mit Urobilinogenurie bzw. Urobilinurie gepaart. Prüft man in rascher Folge den Bilirubingehalt im Serum, so ergeben sich recht beträchtliche Schwankungen, während die Hautfärbung davon wenig erkennen läßt. Auch in dieser Beziehung ähnelt die Gelbsucht dem Icterus catarrhalis. Ähnliche Schwankungen ergeben sich auch in bezug auf die Gallenfarbstoffausscheidung durch den Harn. Nicht wenige Fälle führen trotz deutlicher Gelbfärbung der Haut im Harn nur Urobilinogen, aber kein Bilirubin. Daß solche Fälle früher zum sogenannten Urobilinikterus gezählt wurden, hat nur mehr historisches Interesse. Bezüglich der Gallensäureausscheidung ergeben sich gleichfalls große Schwankungen. Je länger das Leberleiden anhält, um so geringer können die Gallensäurewerte sein.

Da es nicht undenkbar schien, daß eine pathologische Leber, ähnlich wie eine kranke Niere, auch ein atypisches Sekret liefert, hat man dem Duodenalsaft bei der Cirrhose größtes Interesse geschenkt. In manchen Fällen enthält er tatsächlich geringe Eiweißmengen, doch ist die Albuminocholie ein seltenes Symptom; viel weiter ist man bei der chemischen Analyse nicht gekommen. Auf den Nachweis von Urobilinogen im Duodenalsaft darf man nur wenig geben. Immerhin erfährt man aus der Untersuchung des Duodenalsaftes über die Gelbsucht mehr als aus der Analyse des Stuhles.

Es gibt seltene Formen, vor allem sind es die splenomegalen Cirrhosen, deren Duodenalsaft außerordentlich dunkel ist; dementsprechend ist auch der Farbstoffgehalt des Stuhles hoch. Manchmal handelt es sich um Frühstadien jener Formen, die dann später umgekehrt viel Gallenfarbstoff durch den Harn und wenig durch den Darm entleeren.

Im allgemeinen neigen die sogenannten hypertrophischen Lebercirrhosen häufiger zu Ikterus als die „atrophischen". Immerhin gibt es genug autoptisch sichergestellte Fälle, die trotz kleiner Leber, ja sogar kleiner Milz einen deutlichen Ikterus zeigen, und umgekehrt ist die Zahl jener Beobachtungen nicht gering, bei denen sich trotz großer zirrhotischer Leber und großer Milz keine Andeutung von Gelbsucht findet.

In seltenen Fällen kann bei einer Cirrhose durch Mitbeteiligung des Pankreas eine Behinderung des Gallenabflusses erfolgen. Im Stuhl solcher Fälle fehlen Gallenfarbstoff bzw. dessen Abkömmlinge. Daß diese Stühle reichlich Neutralfett enthalten, ist hiebei nicht verwunderlich.

f) Hämorrhagien.

Im Verlaufe einer Lebercirrhose kann es an den verschiedensten Stellen des Körpers zu einer Blutung kommen, die anscheinend nicht durch Varizen bedingt ist. Meist deuten diese Symptome auf ein nahes Ende hin. Bei einzelnen dieser Fälle ist der Fibrinogengehalt des Blutes oder die Thrombocytenzahl vermindert, doch ist dies durchaus nicht die Regel; man wird auch mit schweren Kapillarschäden rechnen müssen, die wahrscheinlich direkt auf das Leberleiden zu beziehen sind; so kommt es zu Blutungen der Haut und der Schleimhäute. Blutungen in der Mundhöhle sind oft mit die Ursache des bekannten Foetor ex ore, der aber nichts mit dem Foetor hepaticus bei schwerer Leberschädigung zu tun haben muß. Mit solchen Schleimhautblutungen hängen wohl auch Nasenbluten, Blutungen aus dem Genitale und aus den Harnwegen zusammen. Blutungen aus dem Nierenparenchym gehören zu den Seltenheiten. Blutungen aus der Lunge sind häufiger auf komplizierende Tuberkulose zu beziehen, weniger auf Hämorrhagien der Schleimhäute. Kommt es im Verlaufe einer mit Hämorrhagien einhergehenden Cirrhose zu zerebralen Störungen, so kann dafür eine Pachymeningitis haemorrhagica verantwortlich gemacht werden. Auf solche Kapillarschädigungen sind wohl auch die zahlreichen Blutungen zu beziehen, die man bei der Sektion von Lebercirrhosen unter der Serosa der verschiedenen Körperhöhlen findet.

g) Pruritus.

Hautjucken haben wir in ungefähr 18% aller Cirrhosen gefunden. Ursächlich hat man es mit der Gelbsucht in Zusammenhang gebracht, ein Standpunkt, der jedoch nicht verallgemeinert werden darf, denn bei der alkoholischen, vorwiegend atrophischen Lebercirrhose findet sich der Pruritus bei 67% Nichtikterischen und nur bei 33% Subikterischen. Bei luetischen Formen fand ich ihn in 50% bei Ikterischen und in 50% bei Nichtgelbsüchtigen, nach Infektionskrankheiten in 85% bei Ikterischen, in 15% bei Nichtikterischen, nach Icterus catarrhalis in 70% bei Ikterischen, in 30% bei Nichtikterischen, bei Cirrhose unbekannter Ätiologie in 80% bei Ikterischen, in 29% bei Nichtikterischen. Besteht der Pruritus bereits seit längerer Zeit, so kann sich eine Dermatitis als Folge des dauernden Kratzens entwickeln. Mitunter kann Pruritus als Frühsymptom einer Cirrhose auftreten; man beobachtet ihn dann bereits zu einer Zeit, in welcher sonstige Veränderungen der Leber oder der Milz noch nicht zu erkennen sind. Die Differentialdiagnose gegenüber dem Lymphogranulom ist oft nicht leicht.

h) Fieber.

Im Verlaufe einer Lebercirrhose kann es zu Temperatursteigerungen kommen. In unserem großen Material wurde in ungefähr 40% aller Fälle Fieber beobachtet. Selbstverständlich muß man zwischen dem Fieber, das von Komplikationen herrührt, und demjenigen unterscheiden, das anscheinend direkt auf die Cirrhose zu beziehen ist. In 42% aller fiebernden Fälle handelte es sich um Tuberkulose, in 12% bestand ein Zusammenhang mit anderen, zum Teil eitrigen Komplikationen. In 48% der Fälle war außer der Lebercirrhose keine Ursache für das Fieber zu finden. Die Hälfte dieser letzterwähnten Fälle kam zur Sektion, wobei sich auch hier keine greifbare Ursache ermitteln ließ. Manchmal hatte das Fieber intermittierenden Charakter; es bestand durch längere Zeit (5—8 Tage), um dann völlig zu verschwinden. In zwei Fällen, bei welchen wir die Ursache des Fiebers ebenfalls in der Cirrhose vermuteten, ergab die später vorgenommene Sektion eine mit Leber- und Milzschwellung einhergehende Lymphogranulomatose. Die Temperatursteigerungen, die gelegentlich bei Cirrhose zu beobachten sind, können mitunter 40° C erreichen. Schüttelfrost wurde selten beobachtet. In der Anamnese mancher Fälle läßt sich Typhus oder Paratyphus feststellen, doch konnte weder klinisch noch anatomisch oder bakteriologisch ein sicherer Beweis einer Typhusinfektion erbracht werden. Histologisch finden sich in solchen Fällen leukozytäre Infiltrate und junge Bindegewebswucherungen in den interlobulären Räumen. Solche Veränderungen auf eine aszendierende Cholangitis zu beziehen, erscheint uns nicht begründet, da weder die Gallenblase noch die großen Gallenwege infiziert gefunden wurden.

i) Blutdruck.

Dem Verhalten des Blutdruckes bei Lebercirrhose wird verhältnismäßig wenig Beachtung geschenkt. Wir selbst beschäftigen uns seit ungefähr 15 Jahren mit solchen Untersuchungen. Der Blutdruck zeigte sich in der Minderzahl der Fälle normal oder leicht erhöht, während er in 75% der Fälle deutlich herabgesetzt war. Die Venen sind nicht erweitert. Durch die Plethora abdominalis, die eine Begleiterscheinung vieler Lebercirrhosen ist, kommt nur wenig Blut in das Gebiet der Vena cava, weshalb viele Lebercirrhosen auch ein auffallend kleines Herz zeigen. Durch leichten Druck auf das Abdomen ist man imstande, eine Anschwellung der Halsvenen zu erzeugen. Das Verhalten des Blutdruckes kann gelegentlich als Zeichen dafür verwendet werden, ob man es mit einer kompensierten oder inkompensierten Cirrhose zu tun hat. Erholt sich eine inkompensierte Cirrhose, so steigt mit der Kompensation der arterielle Druck, um bei einer eventuellen Verschlechterung abermals abzufallen. Der niedrige Blutdruck ist meist mit einer Zunahme der Pulsfrequenz und mit einer Verminderung der Harnmenge verbunden. Das Elektrokardiogramm kann Zeichen einer Myocardschädigung aufweisen. In nicht wenigen Fällen finden sich bei der Sektion schwielige Veränderungen im Herzmuskel, die wir auf eine seröse Entzündung beziehen möchten.

j) Blutbild.

Wiewohl das Knochenmark bei den meisten Leberkrankheiten in Mitleidenschaft gezogen ist, äußert sich das nur sehr wenig im Blutbild. Wir haben bei allen unseren Cirrhosefällen das Verhalten des weißen und roten Blutbildes verfolgt und kamen zu folgenden Ergebnissen: Werte über 6 Millionen Erythrocyten (Polyglobulie) fanden sich in 6%, normale Erythrocytenwerte in 43% und Anämie in 51% der Fälle. In ungefähr 3,5% der Fälle, die zur Sektion kamen, fanden wir Ausschwemmung junger, unreifer Zellen, Polychromasie, Jollykörperchen und Normoblasten. Eine Ähnlichkeit mit der perniziösen Anämie ist gelegentlich zu beobachten. Die Anämien können schubweise, ähnlich wie Blutkrisen, einsetzen. Dreimal ließ sich durch Splenektomie, viermal durch Leberdarreichung weitgehende Besserung der Anämie erzielen. Bestand Anämie, so waren auch fast immer Ikterus und Milztumor vorhanden. Das Bilirubin im Blute gab bei den anämischen Cirrhosen bei fehlender direkter meist indirekte Reaktion. Die osmotische Resistenz der Erythrocyten war aber nie vermindert, eher erhöht. Nach wiederholten Blutungen kommt es meist zu einer sekundären Anämie, sonst haben die Anämien bei Cirrhosen, abgesehen von der fehlenden Resistenzverminderung, überwiegend hämolytischen Charakter. Bei plötzlich auftretendem Ascites kann es zu einer Vermehrung der roten Blutzellen kommen.

Das weiße Blutbild zeigt bei der kompensierten Cirrhose wenig Charakteristisches; nur wenn eine Komplikation hinzutritt, kann sich dies in einer Änderung der Gesamtzahl und des Verteilungsverhältnisses der weißen Blutkörperchen äußern. Im cholämischen Koma besteht meist Leukocytose. Beim Übergang aus der kompensierten in die inkompensierte Form sehen wir oft Leukopenie, verbunden mit relativer Lymphocytose. Auch die Zahl der mononukleären Zellen kann steigen. Bei schweren Anämien kam es gelegentlich auch zu einer Ausschwemmung von Myelocyten. Anämie und Leukopenie kommen meist nebeneinander vor. Wir sahen diese Kombination in 47% aller Fälle, die eine Leukopenie darboten. Die Blutplättchen können mitunter stark vermindert sein, irgendwelche sichere Beziehungen zur hämorrhagischen Diathese bestehen aber nicht.

k) Koma hepaticum.

In einer Reihe von Fällen entwickelt sich ein eigentümliches Koma (8% aller meiner Fälle), womit gleichzeitig auch der Tragödie letzer Akt beginnt. Zumeist wird das Koma durch eine hämorrhagische Diathese eingeleitet. Weitere Symptome des drohenden Komas sind Verwirrtheit, Foetor ex ore, Bradycardie und Fieber. Die Atmung wird tief, ähnlich wie im Koma diabeticum. Viele derartige Fälle kommen in diesem Zustande wegen Delirien auf eine psychiatrische Station. Schließlich tritt tiefe Bewußtlosigkeit ein, der bald der Tod folgt. Dieser Zustand wird vielfach als Cholämie bezeichnet, womit man lediglich zum Ausdruck bringen will, daß eine Leberkrankheit vorliegt.

Das Koma hepaticum im Verlaufe der Lebercirrhose hat große Ähnlichkeit mit dem Endstadium der akuten Leberatrophie. Es können schwere Störungen der N-Ausscheidung im Harn auftreten. Der Blutspiegel der Aminosäuren, Polypeptide und des Ammoniaks ist viel höher als normal, ebenso kann der Reststickstoff des Blutes hoch sein. Diese Steigerung ist mehr auf eine prozentuelle Erhöhung der Polypeptide und Aminosäuren, weniger des Harnstoffes zurückzuführen. Die Regel ist dies aber nicht, denn wir sahen auch komatöse Zustände im Verlaufe der Cirrhose ohne Veränderungen des Harns oder des Blutes. Während eines solchen Komas ist die Kohlensäurespannung in der Alveolarluft stark herabgesetzt, die Alkalireserve des Blutes vermindert, der Blutzucker gelegentlich niedrig, die Milchsäurewerte des Blutes erhöht. Eine Ausscheidung von Acetonkörpern durch den Harn tritt nicht auf. Manchmal ist die MILLONsche Probe im Harn positiv; der Nachweis von Leucin oder Tyrosin ist schwer zu erbringen. Hat man Gelegenheit, die Leber einer unter dem klinischen Bilde einer Cholämie zugrunde gegangenen Cirrhose anatomisch zu untersuchen, so läßt sich mitunter das fast völlige Fehlen von Leberzellen in einzelnen zirrhotischen Partien nachweisen; meist aber unterscheidet sich das histologische Bild nur wenig von einer nicht im Koma verstorbenen Cirrhose. Da sich durch Traubenzuckerinfusion vorübergehend eine Besserung des komatösen Zustandes erzielen läßt, so dürfte ein Teil der toxischen Erscheinungen jenen entsprechen, die MANN und MAGATH nach totaler Exstirpation der Hundeleber beschrieben haben. Hinter dem Zustande, den wir Kliniker als Koma hepaticum, fälschlich auch als Cholämie bezeichnen, verbirgt sich Verschiedenes, was derzeit der Analyse noch nicht zugänglich ist. Vielleicht spielt bei der Entstehung mancher Formen von Koma hepaticum auch die Niere eine Rolle, indem es dort, wo die Niere geschädigt ist, eher zum Ausbruch der toxischen Erscheinungen kommen dürfte. Ähnliches gilt auch vom Koma bei der akuten Leberatrophie, aber Sicheres läßt sich dafür nicht anführen.

Der Aufregungszustand, der ein Koma hepaticum so häufig einleitet, kann zu Verwechslung mit Delirium tremens der Alkoholiker Anlaß geben, was nicht ausschließt, daß beide Zustände nebeneinander vorkommen. Manchmal beschließen Konvulsionen das Koma. Frühzeitig auftretende Konvulsionen sind gelegentlich auf eine zerebrale oder meningeale Blutung zu beziehen. Die Pachymeningitis haemorrhagica ist öfter zu sehen als eine intrazerebrale Blutung.

l) Hautveränderungen.

Bei chronischem Pruritus kann es zu einer Dermatitis kommen. Die Haut erscheint verdickt und übersät von frischen und alten Kratzeffekten, so daß sie, wie bereits erwähnt, das Aussehen der sogenannten Vagabundenhaut annimmt. Auch xanthomatöse Veränderungen sieht man bei den verschiedenen Formen der Lebercirrhose. Bestimmte Beziehungen der Xanthomatose zur Lebercirrhose lassen sich kaum feststellen, es handelt sich hier wahrscheinlich um zwei voneinander unabhängige Prozesse. Immerhin haben wir bei unseren Cirrhosen in ca. 2% der Fälle Xanthomatose gesehen.

In letzter Zeit verfolgen wir eigentümliche Venenerweiterungen, die sich in Form kleinster sternförmiger Gebilde im Bereiche der Vena cava superior ent-

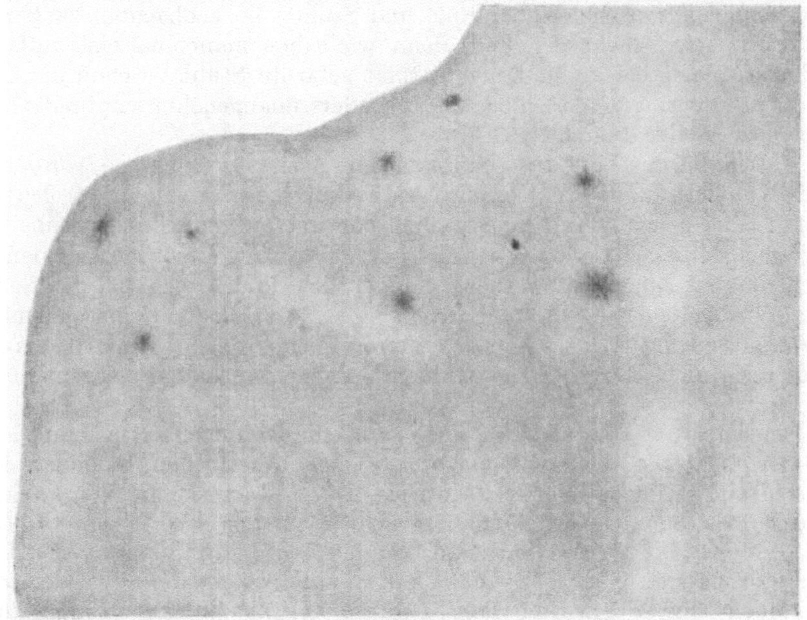

Abb. 96. Zirkumskripte, feinste, spinnwebenartige Venenerweiterungen der Haut bei Lebercirrhose.

wickeln und diagnostisch wichtige Erscheinungen einer Cirrhose sind. Man sieht sie zunächst vereinzelt, später häufen sie sich; sie können manchmal an verschiedenen Stellen — aber immer nur im Bereiche der Vena cava superior — auftreten. Prädilektionsstellen sind die Stirn, der Nacken, Hals, Schulter, vordere Brustwand und Dorsum manum; ein plötzliches Aufschießen in großer Zahl sehen wir gelegentlich als Vorbote beginnender Inkompensation. Ihre Ursache und ihre Rolle sind uns zunächst noch ganz unklar. Wir haben diese Veränderungen außer bei Lebercirrhose bei keiner anderen Leberaffektion beobachtet. Abb. 96 soll diese Gebilde zur Anschauung bringen.

m) Magen-Darm-Erscheinungen.

Die funktionellen Störungen des Magens und des Darmes sind weder so bedeutend noch so konstant, daß sie diagnostisch von Belang wären. Der Appetit ist manchmal bis gegen das Lebensende gar nicht oder nur unbedeutend gestört, dagegen klagen viele Patienten gewöhnlich nach einer reichlichen Mahlzeit oder nach

Genuß nicht bekömmlicher Speisen über ein Spannungsgefühl im Abdomen sowie über Aufblähung und Kurzatmigkeit. Manchmal stehen allerdings die Erscheinungen von seiten des Magens ganz besonders im Vordergrund; man beklagt sich über Übelkeit, Erbrechen, Aufstoßen; der Appetit liegt völlig darnieder. Vielleicht hängen alle diese Störungen eher mit Magen-Darm-Katarrhen zusammen und weniger mit der Cirrhose als solcher, zumal meist Exzesse im Essen und Trinken vorangegangen sind. Möglicherweise sind diese Erscheinungen durch dieselbe Schädlichkeit bedingt wie die Leberkrankheit selbst (Potatoren).

Nicht wenige Kranke leiden an Obstipation, die mit Diarrhoen abwechseln kann. Die harten Exkremente sind entsprechend einer spastischen Obstipation oft mit glasigem Schleim bedeckt. Durchfälle bedingen oft eine Verschlechterung des Allgemeinbefindens, so z. B. kann der Ikterus zunehmen. Die Faeces sind gelegentlich hell, auch dann, wenn kein Ikterus besteht. Ursprünglich glaubte man Beziehungen zwischen Lebergröße und Stuhlfarbe beobachten zu können. Das ist aber sicher nicht der Fall, denn wir sahen manchmal eine auffallend kleine Leber und dabei vollkommen normal gefärbte Stühle. Schon die Obstipation allein führt zu Meteorismus, was besonders unangenehm empfunden wird, wenn bereits Ascites besteht.

Die Durchfälle, die bei Cirrhosekranken mit Ascites vorkommen, wurden von den alten Klinikern (z. B. TIERFELDER) als „hydropische Transsudation" gedeutet. Zugunsten einer solchen Annahme können die wasserdünne Beschaffenheit der schmutzigblaßgelblichen oder fast farblosen Entleerungen sowie das Ödem der Darmschleimhaut angeführt werden. Gelegentlich finden sich bei der Sektion diphtherische Auflagerungen im Bereiche der Rectal- oder Colonschleimhaut. Diese Veränderungen waren schon den älteren Pathologen bekannt, als man das Salyrgan noch nicht kannte. Die Stuhlentleerungen enthalten gelegentlich viel Eiweiß.

Auch eine Störung der äußeren Pankreasfunktion kann gelegentlich im Vordergrund stehen, ja das Krankheitsbild vollkommen beherrschen, besonders wenn man reichlich Fett verabfolgt: Steatorrhoe. Durch Darreichung von Pankreaspräparaten in großen Dosen läßt sich die Steatorrhoe leicht zum Stillstand bringen. Auf Grund unserer Statistik konnten wir bei 3% unserer Fälle eine Pankreasstörung feststellen. Vier Fälle kamen zur Sektion, die außer der Lebercirrhose auch eine Pankreascirrhose zeigten. Relativ selten ist die innere Sekretion des Pankreas betroffen (Glykosurie).

Die Acidität des Magensaftes erwies sich in 46% der Fälle als normal, in 12% bestand Achylie und in je 21% Hyperacidität bzw. Hypacidität. Der so häufig erwähnte Vomitus matutinus zeigte sich anamnestisch in 37% der Fälle. Starke Hämorrhoiden, die vielfach als wichtiges Symptom der Lebercirrhose angeführt werden, sind von uns nur in der Minderzahl der Fälle beobachtet worden. Von einem sicheren Zusammenhang zwischen Pfortaderstauung und Entstehung von Hämorrhoiden konnten wir uns nicht überzeugen; wahrscheinlich sind die Hämorrhoiden eher die Folge der spastischen Obstipation als der Pfortaderstauung; die unrichtige Ernährungsweise trägt viel dazu bei. Die verschiedenen Magen-Darm-Störungen, vor allem die Inappetenz, führen zu einer beträchtlichen Abmagerung, die sich vor allem im Gesicht, an den Armen und Beinen bemerkbar macht; die Bauchdecken zeigen anfangs noch eine dicke Fettschicht, später werden sie ebenfalls dünn und atrophisch.

n) Stoffwechsel.

Die Abmagerung vieler Cirrhosefälle ist in erster Linie auf eine mangelhafte Nahrungsaufnahme zu beziehen; ob außerdem noch die fortschreitende Leber-

veränderung und die hierdurch bedingte Stoffwechselstörung eine ursächliche
Rolle spielen, ist mehrfach diskutiert worden. In einem Teil der Fälle — anscheinend sind es vor allem die splenomegalen Cirrhosen — läßt sich eine
Grundumsatzerhöhung feststellen. Die Eiweißaufnahme ist selten gestört, öfter
die des Fettes; sie ist bei allen Lebererkrankungen, die mit Gelbsucht einhergehen, zu beobachten. Die Kohlehydrataufnahme erfährt keine Änderung, auch
der intermediäre Stoffwechsel ist bei den inaktiven bzw. nicht progredienten
Cirrhosen kaum betroffen; die Harnstoffbildung ist nicht gestört. Der in Form
von Aminosäuren und Polypeptiden im Harn ausgeschiedene Stickstoff ist ebenfalls nur dann verändert, wenn sich das Leberparenchym in einem Stadium starken
Zerfalles befindet, also wenn wir es mit einer inkompensierten Cirrhose zu tun
haben. Das gleiche gilt von der Ammoniakausscheidung. Die großen Meinungsverschiedenheiten, die sich im Schrifttum zeigen, indem die einen von einer ge-
gestörten Stickstoffausscheidung sprechen, während die anderen eine solche leugnen,
möchte ich auf die Verschiedenheit der Cirrhosen beziehen; man hat bis jetzt
viel zu wenig auf eine Trennung in aktive und inaktive Formen geachtet. Die
Größe der Leber oder der Milz ist dabei nicht das Entscheidende, sondern ausschließlich das Verhalten der Leberepithelien; leider ist dies klinisch nicht immer
leicht zu erfassen.

Die Veränderungen des Stoffwechsels können auch mit Störungen der in-
kretorischen Drüsen zusammenhängen. So sah ich an Myxödem erinnernde Ver-
kleinerungen der Schilddrüse; mikroskopisch ist davon wenig zu bemerken.
Über Veränderungen an der Hypophyse ist nichts bekannt. Auf Hypoplasien
des Genitales bei manchen, insbesondere jugendlichen Cirrhosen hat man schon
frühzeitig aufmerksam gemacht; ein frühzeitiges Erlöschen der Potenz ist damit
in Zusammenhang zu bringen. Noch viel markanter äußert sich dies bei Frauen
durch das Aufhören oder Unregelmäßigwerden der Menstruation; in 25% der
weiblichen Cirrhosen ließen sich diese Störungen schon beim Auftreten der ersten
Krankheitserscheinungen nachweisen. Bei Kindern mit Lebercirrhose setzen die
Menses, wenn sie überhaupt erscheinen, sehr spät ein; trotzdem erwies sich die
Konzeptionsfähigkeit als völlig normal. Da solche Störungen bei alkoholischen
Cirrhosen öfter zu sehen sind, ist es nicht immer leicht zu entscheiden, ob die
Drüsen mit innerer Sekretion mehr durch den Alkohol oder durch die Leber-
veränderung geschädigt werden.

Auf den eigentümlichen Habitus, der anscheinend die Entwicklung der Lebercirrhose begünstigt, haben wir bereits an anderer Stelle hingewiesen. In Wien
mag es seine Richtigkeit haben, daß die Cirrhose häufig bei Männern mit mangelnder oder fehlender Stamm-, Axillar- und Extremitätenbehaarung zu sehen ist.
Wie vorsichtig man aber in der Beurteilung des Habitus sein muß, lehrte mich
meine Tätigkeit in Freiburg i. Br., wo, wie bereits erwähnt, der Einheimische oft
einen solchen „CHVOSTEKschen Habitus" aufweist und trotz Alkoholmißbrauch
nur selten an Cirrhose erkrankt; bei unseren Wiener Cirrhosen ist in 25% der
Fälle dieser merkwürdige Behaarungstypus zu beobachten.

o) Harnveränderungen.

Die Harnmenge ist bei inkompensierten Cirrhosen vermindert, während sie
bei den kompensierten Formen diesbezüglich kaum Veränderungen erkennen
läßt. Als Ursache kann eine mangelhafte Wasserresorption aus dem Darm
oder Ascites in Betracht kommen. Manchmal besteht Nykturie. Der Ausfall
des VOLHARDschen Wasserversuches kann an eine Nephritis erinnern; darauf
haben schon GILBERT und VILLARET[1] im Jahre 1906 aufmerksam gemacht; die

---

[1] GILBERT u. VILLARET: Arch. méd. expér. **1906**, Nr. 3.

Franzosen sprechen von einer Opsiurie, d. h. Verspätung der Ausscheidung.
Diese Unregelmäßigkeiten bezog man auf Drucksteigerung im Pfortadergebiet,
die sich via Kollateralen auf die Niere überträgt. Tatsächlich lassen sich bei
manchen Cirrhosen erweiterte Venenkommunikationen zwischen Pfortader und
Nierenparenchym feststellen (RETZIUSscher Venenplexus — portorenale Anastomosen). Eiweiß im Harn findet sich meist nur bei Komplikationen oder im
letzten Stadium der Erkrankung. Der Harn reagiert immer sauer, er ist dunkel
und hat meist ein höheres spezifisches Gewicht. Die Farbe ist auch bei nichtikterischen Patienten bräunlichrot; beim Stehen dunkelt der Harn nach; die
Proben auf Urobilin und Urobilinogen fallen stets stark positiv aus, immerhin
ergeben sich wesentliche Unterschiede je nach der Art der Cirrhose. Unter seltenen Bedingungen kommt es auch zur Ausscheidung von größeren Porphyrin-
mengen. Über Indikanurie wird ebenfalls berichtet, ohne daß eine besondere
Komplikation von seiten des Darmes bestehen muß.

Ist der Patient ikterisch, so kann es zu Bilirubinurie kommen. Das Entscheidende ist der Bilirubingehalt im Serum und nicht die Verfärbung der Haut;
die Haut kann intensiv ikterisch sein und trotzdem müssen die Bilirubinwerte
im Blute nicht wesentlich erhöht sein. Länger anhaltende Bilirubinurie bei gleichzeitiger Urobilin- bzw. Urobilinogenurie ist für die Beurteilung jener Fälle von
Cirrhose von Bedeutung, bei denen man sich über die Art der Gelbsucht nicht
völlig im klaren ist, denn Urobilin und Bilirubin im Harn bei länger bestehendem
Ikterus sind immer Zeichen einer parenchymatösen Gelbsucht.

Was das Verhalten der Gallensäuren bei den Lebercirrhosen anbelangt, ist
es schwer, sich darüber abschließend zu äußern, solange man keine sicheren Methoden zu ihrem Nachweis hat. Die noch am ehesten verwendbaren stalagmome-
trischen Untersuchungen scheinen mitunter anzuzeigen, daß Gallensäuren im
Harn auch ohne Bilirubin auftreten können. Das hat dazu geführt, daß einzelne
Autoren dem Gallensäurenachweis ganz besondere Beachtung schenken.

Bei einer progredienten Cirrhose ist die Harnstoffausscheidung durch den
Harn meist vermindert, während Ammoniak und Harnsäure höhere Werte zeigen.
Die normalen Ammoniakwerte im Harn schwanken zwischen 2—5%, während sie
im Stadium einer fortschreitenden Cirrhose bis auf 20% ansteigen können. Die
Ursache der erhöhten Ammoniakausscheidung ist teils auf die Unfähigkeit der
kranken Leber zu beziehen, Harnstoff zu bilden, teils auf die Gegenwart von
organischen Säuren, die durch Ammoniak neutralisiert werden. Cirrhosen, die
allmählich in Cholämie übergehen, verlieren durch den Harn viel Aminosäuren
und Polypeptide. Schon frühzeitig hat man auf Leucin und Tyrosin geachtet,
deren Nachweis nicht immer leicht ist.

Zwei Eigentümlichkeiten haben wir bei ikterischen Lebercirrhosen gesehen:
das ist die mitunter geringe Gallenfarbstoffausscheidung durch den Harn bei
verhältnismäßig hohem Bilirubingehalt im Blut und weiters das reichliche Vorkommen von Gallenfarbstoffzylindern. Beide Symptome sind öfter beim parenchymatösen als beim mechanischen Ikterus zu sehen. Spontane Glykosurie stellt
eine Seltenheit vor, ihr Vorhandensein läßt an eine Hämochromatose denken.
Hämaturie ist im allgemeinen ein ungünstiges Symptom, denn sie ist als Teilerscheinung einer allgemeinen hämorrhagischen Diathese zu werten.

p) Funktionsprüfungen.

Obzwar die Diagnose typischer Lebercirrhosen auch ohne Zuhilfenahme
von Funktionsprüfungen kaum auf Schwierigkeiten stößt, wäre es sehr
wünschenswert, bei unklaren Fällen zuverlässige Methoden zu besitzen. Die

Galaktoseprobe und auch die Lävuloseprobe ergeben gelegentlich ein positives Resultat; ein negatives Ergebnis dieser beiden Proben spricht aber keineswegs gegen eine Cirrhose, weshalb nur eine positive Probe und diese nur im Rahmen des übrigen Symptomenbildes zu verwerten ist. Auch hier hat man den Eindruck, daß nicht immer entsprechend darauf geachtet wird, ob der vorliegende Fall in die Gruppe der kompensierten oder inkompensierten Cirrhosen gehört. Als wesentlicher diagnostischer Fortschritt muß die Probe von TAKATA-ARA[1] bezeichnet werden; sie ist zwar für eine Leberaffektion nicht unbedingt spezifisch, da sie auch bei manchen anderen Erkrankungen gelegentlich ein positives Ergebnis zeigt, aber bei progredienten Fällen von Lebercirrhose sowie bei schwerer Leberinsuffizienz fällt die Probe fast immer positiv aus, während sie bei leichteren diffusen Parenchymschädigungen der Leber, wie Icterus catarrhalis oder bei beginnender Cirrhose, in der Regel ein negatives Ergebnis zeigt. Ein Fortbestehen der positiven Reaktion deutet immer auf irreparable Prozesse in der Leber hin. Der positive Ausfall der Probe in der Ascitesflüssigkeit kann ebenfalls diagnostisch verwertet werden. Nach der neuen Zusammenstellung von TAKATA fiel die Probe bei einer Gesamtzahl von 284 Fällen von Lebercirrhose nur in 10% negativ, in 90% hingegen positiv aus. Besteht somit eine Leberverhärtung, ein Milztumor, ein Ascites oder ein unklarer Ikterus und fällt die TAKATA-Probe wiederholt positiv aus, so haben wir die Berechtigung, an eine Lebercirrhose zu denken, selbst wenn andere Symptome fehlen. Auch andere, der TAKATA-Probe ähnliche Reaktionen sind empfohlen worden, so z. B. die von WELTMANN[2] oder BAUER;[3] sie besitzen ebenfalls diagnostischen Wert, ohne aber Spezifizität für sich in Anspruch zu nehmen. All diese Proben scheinen zu beweisen — und das hat eine große pathogenetische Bedeutung — daß es bei der Lebercirrhose zur Bildung von atypischen Eiweißkörpern kommt. Neue Versuche von KAUNITZ und FUCHS[4] sprechen auch in diesem Sinne.

Als weiterer diagnostischer Fortschritt ist die sogenannte *Santoninprobe* anzusehen. Sie zeigt bei der Lebercirrhose einen ziemlich charakteristischen Verlauf. Neben der TAKATA-Probe verdient sie in der Diagnostik der Lebercirrhose den Vorzug gegenüber anderen Funktionsprüfungen, womit allerdings nicht gesagt sein soll, daß die anderen Proben zu vernachlässigen sind. Ist z. B. die Galaktoseprobe oder die Phenolphthaleinprobe positiv, so buchen wir dieses Ergebnis zugunsten einer Leberschädigung, auch dann, wenn die anderen Proben ein negatives Resultat ergaben.

q) Hemeralopie.

Besonders bei Lebercirrhosen, die lange Zeit mit Ikterus einhergehen, kann man nicht allzu selten das Auftreten von Nachtblindheit beobachten. Wir trafen z. B. in relativ kurzer Zeit das Symptom bei fünf Fällen in voll ausgebildeter Form. Es handelte sich dabei immer um stark ikterische Cirrhosen, dreimal um Männer, zweimal um Frauen im mittleren Lebensalter. Zur Veranschaulichung sei ein Fall kurz angeführt.

Er betraf eine Frau, welche mit 29 Jahren wegen eines Gallensteinleidens erfolglos operiert worden war. Da nach der Operation der schon vorher vorhandene Ikterus besonders intensiv wurde und sich heftige Fieberattacken einstellten, wurde sie noch zweimal, wieder ohne Erfolg, operiert. Sechs Jahre nach der ersten Operation wies sie eine große, derbe, scharfrandige Leber und einen beträchtlichen Milztumor auf, auch alle übrigen Befunde sprachen für Cirrhose. Es war

[1] TAKATA: Monographie. Osaka. 1935.   [2] WELTMANN: Med. Klin. 1927, Nr. 30.
[3] BAUER: Wien. klin. Wschr. 1932, 1577.
[4] FUCHS, KAUNITZ u. LERCH: Z. klin. Med. 95, 254 (1935).

nun sehr charakteristisch, daß bei der Patientin immer im Stadium der Verschlechterung des Leidens, immer wenn starke Fieberattacken eintraten, völlige Nachtblindheit zu beobachten war; gelang es, die Lebererkrankung günstig zu beeinflussen, so ging das Symptom spontan zurück. Abgesehen davon war es aber möglich, auch wenn sich die Patientin in einem sehr schlechten Zustand befand, die Hemeralopie durch Verabreichung von Vitamin A (als Lebertran oder Vogan) prompt zu beseitigen.

Es kann heute keinem Zweifel unterliegen, daß die Hemeralopie bei Cirrhosen durch Störungen des Vitamin-A-Stoffwechsels bedingt ist. Das Vitamin A wird unter allen Vitaminen im Organismus am stärksten gespeichert,[1] wobei weitaus der größte Teil in der Leber angehäuft wird (MOORE).[2] In der Retina ist der Vitamin-A-Bestand im Vergleich zu den Gesamtreserven des Körpers zwar gering, im Verhältnis zu ihrer Größe ist sie jedoch das Vitamin-A-reichste Organ des Körpers und gegen Vitamin-A-Mangel außerordentlich empfindlich.[3]

Aus Untersuchungen der letzten Jahre, die besonders auf WENDT[4] und auf SCHNEIDER und WIDMANN[5] zurückgehen, ergibt sich, daß bei verschiedenen Arten von Leberschädigung der Vitamin-A-Gehalt des Organs fast völlig schwinden kann. Da man außerdem weiß, daß z. B. bei Keratomalacie die Leber vollständig vitaminfrei wird,[6] wäre es zunächst verlockend, anzunehmen, daß die Hemeralopie der Leberkrankheiten durch die Unfähigkeit der Leber bedingt ist, Vitamin A aufzuspeichern und es an andere Organe abzugeben, z. B. an die gegen Vitamin-A-Mangel so empfindliche Retina.

Die früher erwähnten Untersuchungen von WENDT und von SCHNEIDER und WIDMANN machen aber eine andere Deutung wahrscheinlicher. Diesen Autoren gelang es nämlich nachzuweisen, daß bei Leberschädigung die Fähigkeit der Leber, das Carotin (das Provitamin des Vitamin A) in Vitamin A umzulagern leidet; möglicherweise ist die Leber an Carotinase verarmt und kann den unter normalen Umständen so wichtigen Umwandlungsprozeß in Vitamin A nicht vollziehen. Da bei den mit Hemeralopie einhergehenden Lebererkrankungen die Zufuhr von Carotin gewöhnlich eine ganz normale ist und trotzdem Vitamin-A-Mangel auftritt, scheint uns das Symptom der Nachtblindheit am ehesten durch die Unfähigkeit der Leber Carotin zu verwerten, bedingt zu sein. Dafür spricht auch der Umstand, daß es fast in allen Fällen gelingt, durch Zufuhr von Vitamin A (als Lebertran oder Vogan) die Hemeralopie prompt zu beseitigen. Eine restlose Klärung der Frage ist allerdings erst zu erwarten, bis Untersuchungen darüber vorliegen, ob trotz Zufuhr größerer Carotinmengen die Nachtblindheit bei Fällen bestehen bleibt oder schwindet, bei denen sie durch Vitamin-A-Zufuhr beseitigt werden kann.

r) Komplikationen.

Sehr viele Patienten mit Lebercirrhose gehen an den Folgen einer komplizierenden Lungen- oder Peritonealtuberkulose zugrunde (12—14%); meist werden diese Komplikationen erst durch die Obduktion aufgedeckt. Diagnostisch hat man an sie zu denken, wenn sonst nicht erklärbare Temperatursteigerungen auftreten. Zeigt die Ascitesflüssigkeit ein besonders hohes spezifisches Gewicht und reichlich Lymphocyten, so liegt die Annahme einer Bauchfelltuberkulose nahe. Die Lungentuberkulose äußert sich oft als subakute, miliare, oft grobknotige Form. Die histologische Untersuchung der Leber und Milz läßt mitunter vereinzelte Miliartuberkel erkennen.

[1] ARON: Klin. Wschr. **1925 I**, 480.   [2] MOORE: Biochem. Jb. **25**, 275 (1935).
[3] YUDKIN: Amer. Physiol. **97**, 611 (1931).   [4] WENDT: Klin. Wschr. **1935 I**, 9.
[5] SCHNEIDER u. WIDMANN: Klin. Wschr. **1934 II**, 1497.
[6] GRALKA: Jb. Kinderheilk. **115**, 127 (1927).

Im Verlaufe der Cirrhose mit Ascites kann es zu schwieligen Peritonealverwachsungen kommen, die nicht unbedingt auf Tuberkulose zu beziehen sind; dadurch kann die cirrhotische Leber an das Zwerchfell fixiert werden. Verwachsungen der Leber im Bereiche der vorderen Bauchwand können ebenfalls auf diese Weise entstehen. Wenn diese Verwachsungen sehr gefäßreich sind, so spricht man von einer „auf natürlichem Wege entstandenen Verbindung im Sinne Talmas". Die Schwielen, die bis dicht an die Porta hepatis heranreichen können, begünstigen manchmal die Bildung einer Pfortaderthrombose, die ihrerseits wieder die Stauungserscheinungen steigert. Dabei kann die rasch auftretende rechtsseitige Pleuritis diagnostisch von Bedeutung sein.

Eine Komplikation, welche die Leber selbst betrifft, ist die Fettinfiltration; sie ist oft durch Alkoholmißbrauch, in anderen Fällen wieder durch fieberhafte Infektionen bedingt. Auch die Tuberkulose kann hier ursächlich in Betracht kommen. Dieses Moment ist wichtig, weil Fettinfiltration die Vergrößerung einer selbst cirrhotisch veränderten Leber bedingen kann.

Cirrhosen bei Potatoren können auch Symptome zeigen, die direkt auf die Alkoholintoxikation zu beziehen sind; so sahen wir mehrfach (5%) Delirien vom Typus des Delirium tremens, in 10 Fällen (3%) bestand überdies Polyneuritis alcoholica oder Alkoholamblyopie.

Albuminurie mit gleichzeitiger Nierenschädigung wird öfter beobachtet; hierbei kann es zu besonders deutlicher Vermehrung des Reststickstoffes kommen (urémie hépatique), was aber noch nicht besagt, daß ein hoher Reststickstoffwert bei der Cirrhose nur dann zu finden ist, wenn auch die Niere Schaden gelitten hat.

Relativ selten entwickelt sich auf dem Boden einer Lebercirrhose ein Leberkrebs; man hat mit dieser Möglichkeit zu rechnen, wenn bei sicheren Zeichen eines Leberkrebses gleichzeitig ein Milztumor besteht. Rasch wachsende Tumoren an der sonst harten Leberoberfläche sind bei der gewöhnlichen Lebercirrhose wohl kaum festzustellen.

Diagnostische Schwierigkeiten kann uns eine komplizierende Cholelithiasis bereiten. Jedenfalls ist das Vorkommen von Gallensteinen bei Lebercirrhose nicht so selten. Die Röntgenuntersuchung der Gallenblase kann mitunter die sonst schwierige Situation klären.

Cirrhosekranke neigen zu den verschiedensten Infektionen. Im Anschluß an eine Bauchpunktion kann sich von der Punktionsstelle aus leicht ein Erysipel entwickeln; überhaupt neigt der Cirrhosekranke zu Rotlauf (besonders im Gesicht); die in letzter Zeit empfohlene perorale Prontosiltherapie (3—4 Tabletten täglich) kann hier schlagartig wirken. Leichte Bronchitiden gehen in hartnäckige Pneumonien über, Tonsillitiden zeigen eine schlechte Heilungstendenz. Von hier ausgehend, kann es zu Streptokokkenperitonitiden kommen. Jede Infektion ist schon deshalb eine schwere Gefahr, weil sie das Fortschreiten der Cirrhose beschleunigen und auf diese Weise zum Koma führen kann.

Eine bedeutsame Rolle spielen die Komplikationen von seiten des Kreislaufes. Durch den Alkoholabusus kann die Arteriosklerose begünstigt werden, die auch die Koronargefäße erfassen kann. In diesem Stadium ist es manchmal nicht leicht, zu entscheiden, ob eine vergrößerte Leber als Cirrhose oder als Stauungsleber anzusehen ist. Auch hier bewährt sich zur Diagnosestellung die Beurteilung der Milzgröße.

In meiner Statistik, die 372 Lebercirrhosen umfaßt, befinden sich 135 Fälle, die unter unserer Beobachtung gestorben sind (36%). Davon starben im Koma 16%, an Tuberkulose 10%, an interkurrenten Krankheiten 28%, an Herzkomplikationen 16%, an Verblutung aus Varizen (Oesophagus) 16%, ohne nähere Angabe der Todesursache 14%.

F. Meine Ansicht über das Wesen der Lebercirrhose.

Unter dem Einfluß der verschiedensten Infekte oder Intoxikationen kann es zu einer Kapillarläsion kommen. Gifte oder Toxine — im weitesten Sinne des Wortes — die vom Pfortadergebiet zur Resorption gelangen, aber auch Noxen, die aus dem großen Kreislauf stammen, können dazu führen, daß das Kapillarsystem der Leber undicht wird, Plasmaeiweiß die Blutbahn verläßt und in die interstitiellen Räume übertritt. Solange sich diese Kapillarschädigung nur dahin auswirkt, daß die DissEschen Räume von Plasma erfüllt sind, droht der Leber anscheinend keine besondere Gefahr. Zum Plasmadurchtritt kann aber eine schwerere Schädigung der Leberzellen hinzutreten; wie weit diese von dem Grad des Plasmaaustrittes abhängt oder von der Art des Giftes, läßt sich kaum entscheiden. Durch die Leberzellschädigung wird der Leberzelltrabekel aufgelockert, einzelne Zellen lösen sich aus dem Verband. Dieser Prozeß kann umschrieben sein oder sich diffus über größere Bezirke der Leber ausbreiten. Die einzelnen Leberzellen liegen dann zerstreut zwischen den Blutkapillaren, wodurch ein histologisches Bild entsteht, das weitgehend an den Zustand erinnert, den ich Dissoziation des Leberparenchyms genannt habe. Der höchste Grad einer solchen Parenchymschädigung scheint die akute Leberatrophie zu sein; mildere Grade sind bei vielen Vergiftungen und anderen schweren Erkrankungen nachweisbar. Ähnliches scheint sich auch während eines Icterus catarrhalis abzuspielen. Veränderungen dieser Art können, wenn sie nicht, wie z. B. bei der akuten Leberatrophie, zum Tode führen, wieder abheilen, so daß die Leber nach Beseitigung der ursächlichen Schädigung wieder ein normales Gefüge aufzeigt.

Wenn aber neben der serösen Durchtränkung, also neben der Erweiterung der DissEschen Räume, und neben der Dissoziation der Leberzellen auch die Kapillarwandungen einreißen, ja an manchen Stellen völlig zugrund egehen, so daß breite Kommunikationen zwischen Blutkapillaren und interstitiellen Räumen, förmliche Blutseen, auftreten, in denen die Leberzellen gleichsam frei herumschwimmen, dann stellt sich nach Beseitigung des ursächlichen Schadens keine Restitution ein, sondern es kommt zu Reaktionen des Bindegewebes und in weiterer Folge zur Narbenneubildung. In dieser Hinsicht stimmen wir mit Rössle vollkommen überein.

Veränderungen im Sinne von sogenannten „Seenbildungen", wie wir sie im Tierexperiment durch Allylformiatvergiftung erzeugen konnten, kommen in der menschlichen Pathologie nach den verschiedensten Schäden vor, so daß wir uns in Analogie zum Tierexperiment gut vorstellen können, daß auch im menschlichen Organismus oft die Möglichkeiten zur Narbenbildung gegeben sind. Zerstörungen infolge Plasmaübertrittes und gleichzeitiger Läsion der Kapillarwandungen sehen wir bei den verschiedensten Vergiftungen, bei akuten und chronischen Nahrungsmittelschäden, postoperativ, aber auch bei schweren Infektionen, besonders wenn dabei das Pfortadersystem mitbeteiligt ist. In einem Teil der Fälle kann eine solche Leberschädigung mit Gelbsucht verbunden sein, aber in der Mehrzahl dürfte eine solche Leberläsion unserer klinischen Beobachtung entgehen und unbemerkt sich die Narbenbildung in der Leber vorbereiten. Deshalb ist es auch zu verstehen, warum es so schwierig ist, aus der Anamnese eines Cirrhosekranken zu erfahren, was als eigentliche Ursache der Cirrhose anzusehen ist. Solche „Seen" sind bei der Allylformiatvergiftung vorwiegend in der Peripherie des Acinus lokalisiert; danach wird es auch verständlich, warum bei dieser chronischen Vergiftung die Narbenbildung mehr periportal und weniger im Zentrum des Acinus zu sehen ist, was wieder häufiger bei der Pyrrol- und Histaminvergiftung vorkommt. In der menschlichen Leber können vielleicht ähnliche Stellen in den Acini bevorzugt werden, es fällt uns aber schwer, auf

Grund der Narbenbildungen ein endgültiges Urteil abzugeben. Immerhin dürften periphere Blutseen auch eine Rolle spielen, denn die Bindegewebsbildung ist sehr häufig „periacinös", was natürlich nicht ausschließt, daß davon auch andere Partien betroffen werden. Man darf sich natürlich nicht vorstellen, daß das Narbengewebe der cirrhotischen Leber die Reaktion auf eine einmalige Schädigung darstellt: es ist vielmehr der Effekt einer wiederholten, nie ganz aufhörenden Lebergewebsschädigung.

Die Lebergewebsschädigung, die mit der serösen Füllung der DISSEschen Räume beginnt, welche dann ihrerseits im weiteren Verlaufe zur Dissoziation der Leberzellen führt und ihren Höhepunkt mit der Zerstörung der Kapillarwandungen erreicht, bewirkt nicht nur eine Reaktion des Bindegewebes im Sinne von Wucherung und Fibrillenneubildung, sondern sie bedingt auch einen Reizzustand der Leberzellepithelien, der mit Regeneration, vielleicht auch mit Hyperplasie beantwortet wird. Die sich solcherart entwickelnden Regenerationserscheinungen führen zu den bekannten Regeneraten, die der cirrhotischen Leber das typische Gepräge verleihen. Die Regenerate können von zwei Seiten ihren Ausgang nehmen: entweder von den restierenden Leberzellen oder von den präkapillaren Gallengängen. In dem einen Fall wird das Regenerat vom Pfortaderblut gespeist, in dem anderen erfolgt die Blutversorgung durch die Arteria hepatica. Anscheinend sind die erstgenannten funktionell vollwertiger; denn wenn die Regeneration bei halbwegs normaler Pfortaderblutversorgung vor sich geht, ist den vom Darm kommenden Verdauungsabbauprodukten eher die Möglichkeit geboten, an die Leberzelle heranzutreten und verwertet zu werden als bei Regeneraten, die von der Leberarterie versorgt werden, weil dann kurze Verbindungen zwischen Pfortader und Vena hepatica bestehen. Jedenfalls spielt bei der Entstehung einer Cirrhose die Art und Weise der Leberzellregeneration eine große Rolle.

So wie jedes kranke Organ einen Locus minoris resistentiae darstellt, kann auch eine bereits von einer schweren Schädigung getroffene Leber zum Angriffspunkt auch anderer Läsionen werden, die an den Gefäßen oder Gallenwegen einwirken. Man muß eben bedenken, daß das, was der Anatom schließlich als Lebercirrhose sieht, nicht das Reaktionsprodukt einer einmaligen akuten Krankheit, sondern zahlreicher, langdauernder Schädigungen des Leberparenchyms ist, die bald an dieser, bald an jener Stelle Narben hinterlassen.

Ursächlich kommen dafür die verschiedensten Vergiftungen und schweren Infektionskrankheiten in Betracht; sie alle bedingen eine seröse Entzündung nicht nur der Leber, sondern der verschiedensten Organe. Auch hier muß man zwischen einem bloßen Plasmaaustritt in die interstitiellen Räume und den schweren Kapillarschädigungen unterscheiden; auf diese Weise entstandene Seenbildung gibt es nicht nur in der Leber, sondern auch in der Milz. Auch hier geht die Mesenchymschädigung mit Zerreißung des Reticulums einher, was vermutlich in der weiteren Folge zur Fibroadenie der Milz führt.

Die Krankheitsbilder, die mit den histologischen Zeichen der serösen Entzündung einhergehen, sind selten auf ein Organ beschränkt; sie befallen die verschiedensten Gewebe. Der Prozeß wird, je nachdem, ob er auf das Pfortadergebiet lokalisiert bleibt oder auch den großen Kreislauf betrifft, in dem einen Fall mehr die chylopoetischen Organe, in dem anderen Niere, Herz, Gehirn erfassen. Bei der „Cirrhose" sind vor allem die mit der Pfortader in Verbindung stehenden Gewebe befallen, weshalb die englischen Kliniker mit vollem Recht von einer „portalen Cirrhose" sprechen; auf jeden Fall wird man RÖSSLE beipflichten müssen, wenn er von einer „Polycirrhose" spricht und damit etwas Ähnliches zum Ausdruck bringen will wie ich mit dem Namen „hepatolienale Erkrankungen".

Die Leberveränderungen bedingen eine schwere Störung des Kreislaufes; schon bald kommt es zu einer Blutstase im Pfortadergebiet. Da dem Blut der Weg zum rechten Herzen erschwert ist, sucht es dieses Ziel auf dem Umwege über Kollateralen zu erreichen. Der Zustand der „portalen Hypertension" bessert sich allmählich; die Summe der Querschnitte der Kollateralvenen, die wir bei vielen Cirrhosen sehen, ist sicher nicht geringer als die einer normalen Pfortader. Jedenfalls passen sich die Pfortaderverzweigungen nach und nach der geänderten Situation an. Wenn die bloße Pfortaderstauung die alleinige Ursache einer intraabdominellen Flüssigkeitsansammlung, eines Ascites, wäre, dann müßten wir Bauchwassersucht vor allem schon im Anfangsstadium der Lebercirrhose sehen und nicht erst dann, wenn sich die Kollateralen zu ausgedehnten Venengeflechten entwickelt haben. Daß tatsächlich selbst bei vorgeschrittenen, auch mit Ascites einhergehenden Cirrhosen das Pfortaderblut nur wenig gestaut ist, sieht man an den Kapillaren im Abdomen; die Därme sind fast nie cyanotisch. Die Bauchwassersucht, welche so häufig zur Lebercirrhose hinzutritt, ist meines Erachtens kaum auf die portale Stauung allein zu beziehen, sondern es müssen noch andere Momente die Ascitesentstehung bedingen. Als auslösende Ursache kommt meines Erachtens jede Intoxikation oder Infektion in Frage, die die normale Kapillarfunktion stört. Wie bereits vielfach erwähnt, ist eine der wichtigsten Funktionen der Kapillaren die Verhinderung des Eiweißübertrittes in die Gewebe. Erfolgt eine „Albuminurie ins Gewebe", so ist die Rückresorption der aus den Kapillaren übergetretenen Flüssigkeit behindert und damit der Anfang einer Ödembildung gegeben. Die Ascitesbildung ist somit das Analogon zu jenen Vorgängen in der Leber und Milz, die zu einer serösen Exsudation in die Organe führen. Ob man diesen Vorgang als „Entzündung" bezeichnen will, ist nur eine terminologische Frage; das Wesentliche ist der Plasmaübertritt teils in die Gewebe der Milz und Leber, teils ins Cavum peritonei.

Da von den Serumeiweißkörpern das Albumin viel kleiner und deshalb beweglicher ist als das Globulin, kann es nicht wundernehmen, wenn zuerst in größerer Menge Albumin ins Gewebe übertritt und das Globulin im Serum bleibt. Tatsächlich ist bei vielen Cirrhosen, die mit Ascites einhergehen oder sich im Stadium einer akuten Verschlechterung befinden, der Globulingehalt des Blutes mitunter besonders erhöht, wie umgekehrt die Ascitesflüssigkeit vorwiegend Albumin enthält.

Daß das in die Gewebe übergetretene Plasma sich in Bindegewebe verwandelt, wird nicht nur durch die histologische Beobachtung, sondern auch durch Experimente wahrscheinlich gemacht. Wesentliche Beweise dafür sind durch Rössle und seine Schule erbracht worden. Ob es sich bei der Umwandlung von Eiweiß in Bindegewebe nur um einen physikalisch-chemischen Vorgang handelt oder ob daran auch zellige bzw. fermentative Kräfte beteiligt sind, mag zunächst dahingestellt sein; uns genügt die Tatsache, daß ein solcher Vorgang existiert. An der Bedeutung der schweren Mesenchymschädigung und der damit einhergehenden Kapillarzerstörung als unmittelbarer Ursache der Bindegewebswucherung wollen wir festhalten. Der bloße Übertritt von Plasma in die Disseschen Räume bedingt noch keine Narbenbildung. Wir müssen daher zwischen zwei Gruppen von „Albuminurie ins Gewebe" unterscheiden: die eine mit Gitterfaserzerstörung (Narbenbildung), die andere ohne Kapillarzerreißung; nur die letztere führt zu einer völligen restitutio ad integrum. Als Noxen, die zur Cirrhosebildung führen, kommen daher alle Schädigungen in Betracht, die eine durch seröse Entzündung bedingte Kapillarzerstörung hervorrufen. Hierfür spricht auch die klinische Beobachtung; anscheinend haben wir uns vor jenen Infektionen und Intoxikationen zu fürchten, die mit einer besonderen Kapillarschädigung einhergehen. Klinisch äußert sich dies vor allem durch Neigung zu Hämorrhagien, z. B. im Sinne des RUMPEL-LEEDschen Symptomes, oder durch einen stark positiven Ausfall des LANDISschen Stauungsversuches.

Über die Art der Gifte, die in Betracht kommen, kann noch nichts Positives ausgesagt werden. Immerhin beanspruchen unsere Versuche mit Allylformiat nicht nur theoretisches, sondern auch praktisches Interesse, weil vielleicht die in Indien so häufig beobachtete Lebercirrhose mit dem Mißbrauch verschiedener toxischer Allylverbindungen zusammenhängen könnte. In Indien ißt man große Mengen von Senf und Pfeffer; aber auch bei den verschiedenen Verdauungsstörungen kommt es zur Bildung solcher ungesättigter Körper. Insofern interessieren uns alle Diätfehler; im akuten Stadium bedingen sie Hepatitis mit Gelbsucht, bei chronischer Einwirkung führen sie zu Cirrhosen; selbstverständlich liegt es uns völlig fern, die Bedeutung von Infektionen zu leugnen, aber auch hier vermuten wir, daß Gifte im Spiele sind, die die Kapillaren in ähnlicher Weise schädigen. Ob bei der Entstehung einer Lebercirrhose nur diese Faktoren in Frage kommen, möchten wir offen lassen, jedenfalls muß der serösen Entzündung im Rahmen der Lebercirrhose eine bedeutsame Rolle zugesprochen werden. Wie man sich zum Alkohol stellen soll, ist schwer zu sagen, denn zwei Tatsachen scheinen sich zu widersprechen: im Tierversuch ist es noch nie gelungen, durch Alkoholdarreichung in irgendeiner Form eine experimentelle Lebercirrhose zu erzeugen, und auf der anderen Seite kann man doch nicht an der Tatsache der Häufigkeit des Abusus alcoholi bei Cirrhosepatienten vorübergehen.

Im Cirrhoseproblem muß auch der KUPFFER-Zellapparat berücksichtigt werden. Bei einem Teil der Fälle von splenomegaler Cirrhose besteht anscheinend eine gesteigerte Tätigkeit dieser Zellen. Die erhöhte Hämolyse, die man durch Urobilinbestimmungen im Stuhl bei manchen Formen feststellen kann, läßt an Beziehungen zum hämolytischen Ikterus denken. Wenn wir daher bei manchen Cirrhosen neben einer großen Milz Zeichen einer hämolytischen Gelbsucht, verbunden mit Anämie, nachweisen können, so wird man von einer Splenektomie eine wesentliche Besserung des Krankheitsbildes erwarten können. Da sich nach Splenektomie auch andere Begleiterscheinungen der Cirrhose bessern, wie z. B. die hämorrhagische Diathese, so empfiehlt es sich, bei Cirrhosen, außer dem eigentlichen Leberparenchym auch dem reticuloendothelialen System, vor allem der Milz und dem erythropoetischen Apparate, ein besonderes Augenmerk zuzuwenden.

G. Die verschiedenen Formen der Lebercirrhose.

Von FIESSINGER stammt der Ausspruch: ,,il n'y a qu'une cirrhose". Einen ähnlichen Standpunkt vertrat auch JOSSELIN DE JONG auf der Ersten Tagung der Internationalen Gesellschaft für geographische Pathologie: ,,Es gibt nur eine Cirrhose, aber mit vielen klinischen Besonderheiten bzw. Typen und anatomischen Bildern. Diese hängen ab von dem ätiologischen Moment, von der Wirkung des schädlichen Faktors oder der schädlichen Faktoren (Infektion, Intoxikation), von der Eintrittspforte, der Dauer des Prozesses, vom Alter, Geschlecht, vom Widerstand des befallenen Organismus, von Konstitutions- und Rasseneigenschaften, von Nahrung, Klima und noch von manchen anderen, die unter dem Begriff ,,Einflüsse der Umwelt" zusammengefaßt werden."

Es waren hauptsächlich Kliniker, die bemüht waren, den Formenkreis der Lebercirrhose zu ordnen und Gruppen mit einheitlichen Symptomen als zusammengehörige Krankheitsbilder herauszuheben. Die Einteilung in atrophische und hypertrophische Lebercirrhose ist verhältnismäßig alt und findet sich mehr oder weniger noch immer in den verschiedenen Lehr- und Handbüchern vertreten.

Als Charakteristikum der atrophischen bzw. Laennecschen Lebercirrhose wird folgendes angegeben: Bei Männern, die viel Alkohol zu sich genommen haben, soll es zunächst unter dyspeptischen Erscheinungen zu einer Vergrößerung der Leber kommen. Diesem ersten Stadium folgt ein zweites, in dem die Leber kleiner wird, parallel dazu vergrößert sich die Milz. Im dritten Stadium treten Stauungserscheinungen hinzu, vor allem Ascites; Ikterus spielt jedoch keine besondere Rolle. Der Patient magert stark ab; der Tod erfolgt teils im Anschluß an einen geplatzten Varix (Oesophagus), teils in einem eigentümlichen Koma, bei dem ein schwerer Ikterus durchaus nicht im Vordergrund steht; zumeist sind es Komplikationen, wie Tuberkulose, Pneumonie, Infektion der Punktionsstelle oder Herzinsuffizienz, die das Ende herbeiführen.

Über die Häufigkeit der atrophischen Lebercirrhose läßt sich auf Grund meiner eigenen Erfahrungen folgendes sagen: es liegen von etwa 273 Cirrhosen, die im Laufe von 20 Jahren an der I. medizinischen Klinik in Wien Aufnahme fanden, genaue Krankengeschichten vor. Die Zahl der Fälle, bei denen beim Verlassen der Klinik die Diagnose Laennecsche Lebercirrhose verzeichnet wurde, ist groß. Berücksichtigt man aber nur solche Fälle, die nach dem klinischen Bild den oben beschriebenen Angaben entsprechen, so finden sich nur 89 Fälle, also 24%; bei diesen 89 Fällen liegt in 61% Alkoholmißbrauch vor; in 8% bestand Lues, in weiteren 8% fand sich in der Anamnese ein Icterus catarrhalis, in 6% das Überstehen von schweren Infektionskrankheiten (Typhus, Pneumonie, Erysipel), in 4% findet sich die Angabe von häufigen Geburten, in 10% ist eine mutmaßliche Ätiologie nicht auffindbar. 70% unserer Fälle erwähnen dyspeptische Erscheinungen.

Obwohl von pathologisch-anatomischer Seite schon seit langem berechtigte Einwände gegen die Annahme einer hypertrophischen Cirrhose erhoben wurden, halten noch immer viele Kliniker an diesem dualistischen Standpunkt fest. Das Wesentliche der hypertrophischen Cirrhose sieht man in der großen Leber, dem beträchtlichen Milztumor, dem Fehlen von Ascites und dem jahrelang bestehenden Ikterus. Die Krankheit soll mit Verdauungsbeschwerden und frühzeitig einsetzendem Ikterus beginnen. Alkohol spielt in der Anamnese keine große Rolle.

Bevor ich darauf eingehe, ob wir als Kliniker berechtigt sind, hier von einer eigenen Krankheit zu sprechen, seien eigene statistische Daten angeführt. Unter den 273 Fällen fand sich 42mal die Diagnose hypertrophische Lebercirrhose. Übt man aber auf Grund der Krankengschichten genaue Kritik, so schrumpft die Zahl auf 24, d. s. 6,4% zusammen. Bezüglich der Ätiologie finden sich folgende Angaben: Alkohol 26%, Lues 8%, Alkohol plus Lues 6%, Icterus catarrhalis 26%, Infektionskrankheiten 23%, viele Graviditäten 20%, unbekannte Ursachen 18%. Auch hier wurde, wie bei der atrophischen Cirrhose, sehr häufig über dyspeptische Beschwerden im Beginn der Krankheit geklagt (60%).

Aus der Zusammenfassung beider Statistiken ergibt sich, daß sich von allen Cirrhosen, die wir überblicken konnten, höchstens 30% in den Rahmen der schulmäßigen Einteilung in hypertrophische und atrophische Lebercirrhosen einfügen lassen, während 70% hier keinen Platz finden. Wir bekommen also sogenannte Mischformen viel häufiger zu Gesicht als typische Fälle. Besonders der Anfänger versucht oft ohne genügende Kritik seine eigenen Beobachtungen in das gebräuchliche Schema einzuzwängen.

Am schwersten fällt die Einordnung der Cirrhosen, wenn ein Milztumor das Bild beherrscht und die Leber sich symptomatisch nur wenig bemerkbar macht; erst die Sektion oder die Operation läßt eine kleine, harte, aber typisch cirrhotisch veränderte Leber vielfach nur als Zufallsbefund erkennen.

Auf Grund solcher Erfahrungen habe ich schon 1925 in meinem Cirrhose-

referat auf der Tagung der Gesellschaft für Verdauungs- und Stoffwechselkrankheiten folgendes gesagt: „Man muß sich eben klar sein, daß sich selbst die
einfachsten Krankheiten kaum an bestimmte Gesetze halten und dementsprechend
nicht immer unter denselben Erscheinungen einhergehen. Das Individuum, das
von der betreffenden Krankheit erfaßt wird, nimmt durch seine Konstitution
und Vergangenheit ebenso bestimmenden Einfluß auf das Bild z. B. der Cirrhose,
wie vielleicht die Intensität und Häufung der Noxen. Wenn man also die verschiedenen Mischformen noch zur Einheit, nämlich Lebercirrhose, hinzuzuzählen
geneigt ist, so drängt sich selbstverständlich um so mehr die Frage auf, ob es
dann überhaupt noch einen Sinn hat, von zwei Formen der Lebercirrhose, einer
atrophischen und einer hypertrophischen, zu sprechen, und ob man nicht auch als
Kliniker besser daran täte, wie es von vielen pathologischen Anatomen schon
längst geschieht, von der Cirrhose als pathologischer Einheit zu sprechen, um so
mehr, als sich ätiologisch die beiden Formen nicht wesentlich voneinander unterscheiden." Vergleicht man damit die Schlußsätze, an die sich JOSSELIN DE JONG
kurze Zeit später auf der Genfer Tagung hielt, so ergibt sich eine weitgehende
Analogie unserer Anschauungen.

Ich möchte also eine scharfe Unterscheidung in hypertrophische und atrophische Cirrhosen vermeiden, da sie auch pathologisch-anatomisch keine Einheiten
darstellen; sie entsprechen höchstens klinischen Momentaufnahmen, die bald
in der einen, bald in der anderen Richtung variieren. Ich möchte daher in Übereinstimmung mit JOSSELIN DE JONG folgende Einteilung auch als Kliniker
empfehlen: 1. Cirrhose mit Ikterus; 2. Cirrhose mit Ascites; 3. Cirrhose mit
Ikterus und Ascites; 4. Cirrhose ohne die beiden. Hier ist jeder Fall einzuordnen
und vielleicht noch durch ein Adjektivum näher zu bestimmen (alkoholisch,
hämosiderotisch, atrophisch, hypertrophisch usw.).

Zusammenfassend läßt sich über die biliäre Cirrhose folgendes sagen: Die Klinik
kennt schon lange Cirrhosen, die vom Anfang bis zum Ende mit Ikterus einhergehen. Man hat bereits von einer biliären Cirrhose gesprochen, als man noch
zwischen mechanischem und parenchymatösem Ikterus nicht unterschied, vielmehr bei jedem Ikterus eine mechanische Ursache annahm. Aus dieser Zeit
stammen auch die Experimente von CHARCOT und GOMBAULT, die bei Tieren
durch Unterbindung des Ductus choledochus eine „biliäre" Cirrhose zu erzeugen
versuchten. Da diese Versuche angeblich ein positives Ergebnis zeitigten, glaubte
man auch manche menschliche Cirrhosen auf Störungen des Gallenabflusses
zurückführen zu müssen.

Allmählich gelangte man aber zur Erkenntnis, daß es erstens durch bloßes
Abbinden der Gallenwege nicht gelingt, echte Cirrhosen zu erzeugen und zweitens,
daß der menschliche Ikterus, der das Anfangsstadium einer Cirrhose darstellt,
nicht in die Gruppe des mechanischen, sondern in jene des parenchymatösen
Ikterus gehört. Mit zwei Krankheiten beginnt meistens die „biliäre Cirrhose" —
es ist dies der Icterus catarrhalis und die akute Leberatrophie. Die Verhältnisse
gestalteten sich in der Folge noch komplizierter, als NAUNYN biliäre und hypertrophische Cirrhosen miteinander zu verquicken suchte und auch von manchen
pathologischen Anatomen kein Unterschied zwischen HANOTscher Cirrhose und
hypertrophischer Formen gemacht wurde.

Nach meiner Meinung existiert keine Lebercirrhose, die aus einer rein mechanischen Gallenstauung hervorgegangen ist (RÖSSLE wählt dafür den Namen cholostatische Zirrhose). Ich konnte Fälle von monatelang anhaltendem mechanischen
Ikterus klinisch und anatomisch verfolgen und habe niemals eine derartige biliäre
Cirrhose gesehen. Anders verhält es sich, wenn vielleicht eine Infektion voran-
ging. Wenn ich daher bei einem erwachsenen Menschen anatomisch eine Cirrhose

nachweisen kann, bei der sich auch ein mechanischer Gallengangverschluß (Tumor, Stein) findet, so möchte ich in erster Linie an eine Kombination denken. Ungeachtet dessen soll an dem gleichzeitigen Vorkommen von Cholelithiasis und Cirrhose nicht gezweifelt werden. Vielleicht machen von dieser Regel Neugeborene mit einer angeborenen Atresie der großen Gallenwege eine Ausnahme; doch erscheint es auch hier auffällig, daß, soweit ich die Literatur überblicke, auch bei diesen Fällen von Atresie der Gallenwege, die Cirrhose zu den ganz großen Seltenheiten gehört; für den Erwachsenen jedenfalls möchte ich auf Grund meiner Erfahrung eine blande cholostatisch-biliäre Cirrhose ablehnen.

Man hat auch von cholangitisch-biliären Cirrhosen gesprochen und damit jene Formen gemeint, bei denen es sich um eine Infektion bei mechanischer Gallenstauung handelt. Da aber die chronische Cholangitis, die sich gelegentlich einem mechanischen Ikterus hinzugesellt, nie diffuse, sondern höchstens herdförmige Veränderungen zurückläßt, kommen solche Krankheitsbilder als Ursache einer Cirrhose kaum in Frage.

Bei manchen Cirrhosen finden sich neben diffusen intralobulären Veränderungen auch periportale Läsionen, ja sie stehen gelegentlich so sehr im Vordergrund, daß man tatsächlich an Prozesse denken möchte, die von den Gallenwegen ausgehen. Auch die Anwesenheit von reichlichen Leukocyten mahnt an entzündliche Vorgänge. In derartigen Fällen läßt sich mitunter aus der Galle auch ein Mikrokokkus (Paratyphus, Enterokokkus usw.) züchten. Ob es sich hier um eine zufällige Kombination von Cirrhose mit Cholangitis handelt oder ob es tatsächlich eine von den Gallenwegen ausgehende Cirrhose gibt, möchte ich dahingestellt sein lassen.

Rössle kennt außerdem noch eine cholangiolotische biliäre Lebercirrhose. Die Hauptveränderungen befinden sich im Bereiche der feinsten Äste der intralobulären, epithelausgekleideten Gallengänge. Der Unterschied zwischen cholangitischer und cholangiolotischer Cirrhose liegt in der Beteiligung der großen und mittleren Gallengänge. Wieso es zu dieser Cholangiolitis kommt, darüber spricht sich Rössle nicht weiter aus. Da die Leber eine glatte Oberfläche zeigt und die Milz sehr groß ist, so denkt Rössle an Beziehungen zur Hanotschen Cirrhose.

Im Kapitel Icterus catarrhalis haben wir auf Fälle aufmerksam gemacht, die mit lange anhaltender Acholie einhergehen. Wegen der gleichzeitig vorhandenen Gallenblasenschmerzen wurden solche Fälle in der Annahme, es könnte sich um einen Steinverschluß handeln, operiert. Die histologische Leberuntersuchung zeigt ähnliche Bilder, wie sie Rössle bei der cholangiolotischen biliären Cirrhose beschreibt. Auch Bergstrand erwähnt in seinem Buch ähnliche Fälle, die klinisch das Bild einer akuten oder subakuten Leberatrophie darboten. Ein Übergang solcher Formen in die Cirrhose erscheint mir sehr wahrscheinlich, so daß man auch hier von einer biliären Cirrhose sprechen könnte, allerdings nur in dem Sinne, wie ich die biliäre Cirrhose auffasse. Im wesentlichen handelt es sich bei der biliären Cirrhose um das gleiche Krankheitsgeschehen, wie bei den anderen Cirrhosen; der Unterschied ist nur der, daß bei der gewöhnlichen Cirrhose das initiale Stadium ohne Ikterus einhergeht, während bei der biliären der Leberprozeß sofort mit Gelbsucht, einem bloßen Begleitsymptom so mancher Hepatitis, vergesellschaftet ist. Immerhin ist die biliäre Cirrhose selten.

Eine Sonderstellung nehmen die sogenannten Baumgartenschen Fälle ein. Es handelt sich hier um Cirrhosen mit besonders kräftig im Bereiche der vorderen Bauchwand ausgebildeten Kollateralen. Die ersten Anfänge einer Pfortaderstauung müssen schon in der frühen Jugend bestanden haben, denn es entwickeln sich außerordentlich reichliche Venenneubildungen entlang des Ligamentum teres. Die Venen stammen aus der Bauchhöhle und treten in der Nähe des Nabels an die Oberfläche. Manchmal hört und fühlt man um den Nabel herum ein kontinuierliches Sausen. Da dieser Zustand meist mit beträchtlicher Milzvergrößerung einhergeht, wurde manchmal die Splenektomie in Erwägung gezogen. Gerade deswegen wollen wir diesem Krankheitsbild unsere Aufmerksamkeit zuwenden, denn die Splenektomie erscheint uns hier absolut kontraindiziert. Wenn besonders große Venenerweiterungen im Bereiche der vorderen Bauchwand zu sehen sind, wird wohl die Operation von jedem Chirurgen abgelehnt; es gibt aber Fälle, wo die großen Venen nur in den tieferen Schichten liegen. So haben wir es miterleben müssen, daß bei einer Splenektomie schon bei Durchtrennung der Bauchdecken eine schwere Blutung einsetzte, die nur mühsam gestillt werden konnte. Leider hat sich die dabei entstandene Thrombose bis in die Pfortader fortgesetzt, was zur allgemeinen Infarzierung des Darmes führte. Die großen Hauptvenen stellen in diesen Fällen das hauptsächliche Abflußgebiet des Darmes vor, während die eigentliche Pfortader, fast völlig obliteriert, nur eine Nebenrolle spielt; man darf sich daher nicht wundern, wenn die Ligatur einer solchen „Hautvene" von gefährlichen Folgen begleitet ist. Jedenfalls stellen die BAUMGARTENschen Fälle für den Chirurgen ein noli me tangere vor. Die histologische Untersuchung zeigt einen außerordentlich stark sklerosierenden Prozeß mit geringer Neigung zum Wiederaufflackern, wenn man den venösen Abfluß ungestört läßt. Jüngst sah ich das Krankheitsbild bei einem 70 Jahre alten Mann, der eine doppelseitige Pneumonie hatte. Am vierten Tage der Pneumonie starb er an einem akuten Lungenödem; das Krankheitsbild wird auch im Kapitel, das sich mit den Veränderungen der Pfortader beschäftigt, besprochen.

Bei der sogenannten splenomegalen Cirrhose handelt es sich um ein Krankheitsbild mit folgenden Symptomen: Großer Milztumor, große harte Leber, andauernder Ikterus, Fehlen von Ascites. Die Gelbsucht entspricht klinisch nicht der rein mechanisch bedingten, weil die Stühle nie acholisch, sondern im Gegenteil sehr farbstoffreich sind; dementsprechend zeigt der Duodenalsaft häufig Pleiochromie. Auch die histologische Untersuchung der Leber erinnert an den hämolytischen Ikterus; in den Gallenkapillaren, die erweitert und eingerissen sind, finden sich „Thromben". Die KUPFFERschen Sternzellen enthalten reichlich Eisen. Die Milz ist derb und follikelarm. Histologisch bietet sie das typische Bild einer Fibroadenie, indem die rote Pulpa von einem derbfaserigen Gewebe ersetzt ist, das sich zu einem eigentümlichen Netzwerk aufbaut. Treffend ist sicher die Angabe von BANTI, der den Milzquerschnitt mit dem eines drüsigen Organs vergleicht. Die Endothelzellen, welche die Sinusräume umfassen, nehmen eine Form an, die an Epithelien erinnert. In den Pulpasträngen finden sich teils faserige, oft hyalin aussehende Bindegewebszüge, teils Zellen mit großen Kernen. Ein weiteres Charakteristikum dieser Milzen sind die Blutungen um die Gefäße. Das Eisenpigment, das sich in solchen Blutaustritten findet, spricht gegen den akuten Charakter. Das Knochenmark solcher Fälle weist ganz ähnliche Veränderungen auf wie beim hämolytischen Ikterus. Auch hier kommt es zu Pseudogallensteinkoliken. Mehrfach sahen wir hier beträchtliche Grundumsatzsteigerung, verbunden mit Stickstoffverlusten. Besonders hoch ist die Harnsäureausscheidung.

Die funktionelle Ähnlichkeit mit dem hämolytischen Ikterus hat uns veranlaßt, hier die Milz entfernen zu lassen. Tatsächlich schwinden nach der Splenektomie der Ikterus und der erhöhte Blutzerfall, außerdem nähert sich auch die Steigerung des Grundumsatzes allmählich der Norm. Ein vordem vorhandener Pruritus kann verschwinden, auch die Leber kann kleiner werden.

Nach diesen Erfahrungen muß die Milz in innigster Beziehung zur Gelbsucht stehen. Der Ikterus dürfte ein hämolytischer sein. Damit soll aber nicht gesagt sein, daß die Gelbsucht ausschließlich durch die Milz bedingt sein muß, denn ein

Gutteil der Gelbsucht ist auch auf die Destruktion der Leber zu beziehen. Als Maßstab für die Beteiligung der Leber selbst kann die Farbstoffausscheidung durch die Galle bzw. durch den Stuhl gelten; je niedriger die Werte sind, um so geringer ist der Anteil der Hämolyse und um so größer die Leberparenchymschädigung.

Unsere klinischen Erfahrungen fordern uns auf, in allen Fällen von splenomegaler Cirrhose die Splenektomie in Erwägung zu ziehen, besonders dann, wenn andere therapeutische Versuche versagen. Das Kriterium ist der erhöhte Blutzerfall. Die Operation, die nur von einem besonders erfahrenen Chirurgen durchgeführt werden darf, wird im allgemeinen gut vertragen; bestand vorher eine Neigung zu hämorrhagischer Diathese, so kann dieselbe völlig schwinden.

Im Anschluß an die splenomegale Cirrhose ist der Morbus BANTI zu besprechen.

Im Jahre 1894 beschrieb BANTI ein Krankheitsbild, dem er den nicht präjudizierenden Namen Splenomegalie mit Lebercirrhose gab. Das Leiden kommt vorwiegend bei jugendlichen Personen vor. Beziehungen zur Malaria, Syphilis und anderen Infektionskrankheiten werden geleugnet. Nach den Symptomen läßt sich die Krankheit in drei Stadien teilen; im ersten Stadium (stadio anaemico) steht die Anämie mit niedrigem Färbeindex im Vordergrund; allgemeine Beschwerden führen den Patienten zum Arzt. In diesem Stadium (durchschnittliche Dauer 3—12 Jahre) ist Urobilinogen im Harn nicht vermehrt. Besonders auffällig ist der Milztumor, gelegentlich besteht Fieber. Im zweiten Stadium (stadio intermedio) kommt es zu einer Verringerung der Harnmenge, der Harn wird dunkler, enhält in vermehrter Menge Urobilinogen, ein schmutzigbraunes Kolorit gesellt sich zum anämischen Grundton der Haut; die Leber ist allmählich größer geworden. Es treten Störungen der Magendarmtätigkeit auf. Dieses Stadium dauert nach den Angaben von BANTI 12—18 Monate. Das Charakteristikum des dritten Stadiums (stadio ascitico) ist die Bauchwassersucht bei verkleinerter Leber. Anatomisch bietet sie jetzt das Bild der atrophischen Lebercirrhose. Die Milz ändert sich während der ganzen Krankheitsperiode nur wenig, ebensowenig die Anämie, gelegentlich nimmt sie eher zu. Während der ganzen Krankheit besteht Leukopenie und Lymphocytose.

Der Morbus Banti ist in erster Linie eine anatomische Einheit mit typischem Verhalten der Milz. Schon im ersten Stadium ist sie groß und kann ein Gewicht bis 2 kg erreichen, ihr Gewebe ist zäh, konsistent, im Durchschnitt dunkelrot. Trabekel und Follikel sind stets zu erkennen. Die Follikel können histologisch einen ganz normalen Bau zeigen, aber oft ist schon der Beginn einer Fibroadenie zu erkennen, die im Follikel einsetzt. Mitunter sieht man nur in der Umgebung der Arteria centralis Bindegewebswucherung. Dieses fibröse Band um die Zentralarterie ist nach BANTI das Charakteristikum dieser Erkrankung. Es besteht aus dichtfaserigem, manchmal auch wie hyalin aussehendem Bindegewebe. Allmählich geht dieses derbe Gewebe in die Fibroadenie der roten Pulpa über. Mit dem Fortschreiten der Krankheit werden immer mehr Follikel betroffen. Jedenfalls kann man im Anfangsstadium der Krankheit die fibröse Umwandlung der MALPIGHIschen Follikel fast in allen ihren Abstufungen sehen.

Ein endophlebitischer Prozeß im Bereiche der Vena lienalis führt zu Wandverdickungen, die sich bis in die Vena portae fortsetzen können; die Venae mesentericae bleiben frei. Die Leber zeigt im ersten Stadium nur Vergrößerung, aber keinerlei Zeichen von Cirrhose. Im zweiten Stadium ist anatomisch kaum eine wesentliche Veränderung erfolgt, dagegen steht im dritten Stadium die Lebercirrhose im Vordergrund.

Da BANTI die Ursache des Prozesses in die Milz verlegt, empfahl er die

Splenektomie. Die Resultate schienen BANTI insofern recht zu geben, als sich die Patienten tatsächlich nach der Splenektomie erholen. Anämie und Leberveränderungen bessern sich oder können sogar verschwinden. Je frühzeitiger die Operation vorgenommen wird, um so günstiger ist das Ergebnis.

Im Anschluß an die Mitteilungen BANTIS, in welchen er von „splenomegalia con cirrosi epatica" sprach, folgten zahlreiche Publikationen. So bürgerte sich allmählich die Bezeichnung „Morbus Banti" ein. In der Folge wirkte ein Vortrag von SENATOR sehr verwirrend, der die verschiedensten Leber- und Milzkrankheiten mit dem Morbus Banti verquickte. Ich zitiere hier die Worte von SENATOR: „Ich halte es für wichtig, das BANTISCHE Krankheitsbild in der Weise zu erweitern, da die Fälle sich im übrigen fast gleichen und man sonst dahinkäme, außer der BANTISCHEN Krankheit noch eine Form von Anämie und Splenomegalie aufzustellen, die mit Ascites, aber ohne ausgesprochene Cirrhose verläuft." Noch in einer anderen Richtung hat SENATOR keinen glücklichen Griff getan, indem er Magen- und Darmblutungen zur Symptomatologie des Morbus Banti rechnete; im Gegensatz zu BANTI mißt er der Malaria eine große Bedeutung bei.

Auch von pathologisch-anatomischer Seite geschahen Fehler. CHIARI beschrieb Lebercirrhosen mit Milztumor, die an Lues hereditaria erinnernde Veränderungen darboten, als Morbus Banti; ja er geht so weit, dem ätiologischen Moment diagnostisch entscheidende Bedeutung beizumessen. Morbus Banti ist seiner Meinung nach eine Cirrhosis hepatis auf hereditär-luetischer Grundlage. Einen analogen Standpunkt nimmt auch MARCHAND ein, der dem Morbus Banti jede Sonderstellung abspricht. Waren bereits die Meinungen der Anatomen divergent, so galt dies in noch viel erhöhterem Maße von den Klinikern, die schließlich jeden Fall von größerem Milztumor unklarer Ätiologie als Morbus Banti ansprachen. In diesem Durcheinander ist die Ansicht des führenden Klinikers auf dem Gebiete der Leberkrankheiten, NAUNYN, sehr beachtlich: „Weder nach dem, was ich selbst sah, noch nach meinen Kenntnissen der Literatur kann ich die Lehre von BANTI vertreten. Weil ich aber nicht der Entwicklung entgegentreten möchte, die die Lehre von der sogenannten BANTISCHEN Krankheit zu nehmen scheint, möchte ich diese Fälle von richtiger Cirrhose mit Hypersplenie, für welche ich mir die Deutung BANTIS nicht aneignen kann, „Pseudo-BANTISCHE Cirrhosen" nennen. Und als BANTISCHE Krankheit möchte ich die Fälle von Anaemia splenica mit später hinzutretendem Ascites bezeichnen."

In der Folge wurde die Diagnose Morbus Banti sehr häufig gestellt. Dieser Vorwurf muß sowohl der pathologischen Anatomie als auch der Klinik gemacht werden; der pathologischen Anatomie, weil sie sich viel zu wenig an die histologischen Milzveränderungen hielt, wie sie BANTI beschrieb, und der Klinik, weil sie jedes fragliche, mit Milztumor einhergehende Krankheitsbild als Morbus Banti beschrieb, sobald es sich nur durch Splenektomie bessern ließ. So beschrieb z. B. BAUMGARTEN die Fälle mit den großen Hautvenen bei obliterierter Pfortader zunächst noch als Morbus Banti, oder als besonders krasses Beispiel sei HARING zu erwähnen, der folgenden Fall als Morbus Banti publizierte: Ein junger Bursche erhält einen Tritt in die Bauchgegend; darauf kommt es zu einer schweren Magenblutung, in deren weiterer Folge sich ein Milztumor entwickelt; weil Heilung durch Splenektomie erfolgte, wird die Diagnose Morbus Banti gestellt.

Um mir selbst ein Urteil bilden zu können, ließ ich mir Präparate von BANTI schicken. Tatsächlich handelt es sich hier um eine Fibroadenie, die vom Follikelzentrum ihren Ausgang nimmt. Untersucht man unter diesem Gesichtspunkte sämtliche im Schrifttum als Morbus Banti beschriebenen Fälle — soweit sie mir zugänglich waren —, so kommt man zu dem Ergebnis, daß sie keinesfalls den Forderungen von BANTI entsprechen. Nehme ich noch meine eigenen Fälle hinzu, so ändert sich nichts an dem Gesamtergebnis. Anscheinend kommt daher der Morbus Banti in Österreich und Deutschland nicht vor.

Vieles, was als Morbus Banti beschrieben wurde, entpuppte sich bei genauer histologischer Überprüfung als hämolytischer Ikterus oder als splenomegale Cirrhose.

Obzwar ich somit das Vorkommen eines Morbus Banti in unseren Gegenden auf Grund einer großen Erfahrung leugne, muß ich seine Existenz doch anerkennen. Ein Fall, der aus Albanien stammte, und ein anderer, der mir aus Syrien zugeschickt wurde, boten histologisch das typische Bild eines Morbus Banti. Ich möchte daher behaupten, daß der typische Morbus Banti in Zentraleuropa kaum vorkommt, möglicherweise aber in den südlichen Mittelmeerländern. Als Beweis für die Richtigkeit meiner Annahme möchte ich mich auf das italienische und französische Schrifttum berufen, in dem es seit dem Bekanntwerden des hämolytischen Ikterus ebenfalls sehr ruhig geworden ist.

Wenn ich daher den Begriff des Morbus Banti aus der Nomenklatur der Milztumoren, die wir in Österreich und Deutschland sehen, überhaupt ausmerzen möchte, so geschieht dies hauptsächlich deswegen, weil dieser Name mit einer typischen, allerdings seltenen Krankheit verbunden ist. Damit soll aber das Verdienst von BANTI nicht im mindesten geschmälert werden. Wenn ich für mich das Verdienst in Anspruch nehme, als erster eine hypertrophische bzw. splenomegale Lebercirrhose bewußt der Splenektomie zugeführt zu haben, so gebührt mir diese Priorität nur insoweit, als ich mich beim Studium der Literatur über Morbus Banti davon überzeugen konnte, daß viele Fälle, die man früher unter der Diagnose Morbus Banti mit Erfolg operiert hatte, nichts anderes darstellen als splenomegale Cirrhosen.

Schließlich noch einige Bemerkungen zur Frage der HANOTschen Cirrhose. Zunächst fällt es außerordentlich schwer, eine Definition des Begriffes HANOTsche Cirrhose zu geben. In vielen pathologisch-anatomischen Zusammenstellungen findet sich nur die „große" atrophische Lebercirrhose beschrieben, aber über die HANOTsche Cirrhose ist nichts Sicheres zu lesen. Die Wiener Schule ist geneigt, dann von HANOTscher Cirrhose zu sprechen, wenn die Leber groß ist und eine glatte Oberfläche darbietet. Die Milz ist derb und sehr groß, Ascites fehlt, dagegen besteht jahrelang anhaltender Ikterus. Als charakteristisch gilt das histologische Bild der Leber. Man soll eine diffuse, vor allem auch intralobuläre Bindegewebswucherung finden, die die Trennung in einzelne Acini außerordentlich erschwert. Das gewucherte Bindegewebe soll sich bei der Färbung nach VAN GIESON mit Fuchsin rot färben. Diese Angabe stammt von ROKITANSKY, wurde von PALTAUF und KRETZ übernommen und wird auch derzeit noch in den pathologisch-anatomischen Vorlesungen gelehrt. In der ausführlichen Darstellung von RÖSSLE vermisse ich eine genauere Beschreibung. Wendet man diese Definition auf die verschiedenen Cirrhosen an, so muß ich auf Grund meiner Erfahrung die Existenz einer echten HANOTschen Cirrhose leugnen. Ich habe sie nie gesehen. Dagegen gaben PALTAUF und ebenso KRETZ an, je einmal eine solche gesehen zu haben. Mir ist nur bekannt, daß sich in atrophischen Lebercirrhosen gelegentlich kleinere Bezirke finden, die an die HANOTsche Cirrhose erinnern.

Einen ähnlichen Standpunkt nehmen auch RÖSSLE und JOSSELIN DE JONG ein. Deshalb wird es verständlich, wenn RÖSSLE von der „inhaltslosen Diagnose HANOT" spricht. Da Frankreich das Geburtsland der HANOTschen Cirrhose ist, sollte man glauben, daß dort noch immer versucht wird, diesen Krankheitsbegriff aufrechtzuerhalten. FIESSINGER, OLIVIER und ALBOT kamen nach mehrjähriger Beobachtung von zwei klinisch typischen Fällen zu dem Ergebnis, daß das Syndrom von HANOT als klinische Einheit „indiscutable" sei, „en absence de personalité anatomique de cette cirrhose". Die Leber zeigte in einem Fall nach dem Tode den reinen Typus einer LAENNECschen Cirrhose. JOSSELIN DE JONG sagte auf der Genfer Tagung: „Wenn man in die übrigens seltene Gelegenheit kommt, einen klinischen Fall vom Typus HANOT post mortem zu untersuchen, dann stimmt der Befund nicht oder nur äußerst selten mit der Beschreibung HANOTS überein." Er schließt das betreffende Kapitel mit folgenden Worten: „Wenn ich nicht irre gehe, wird der Begriff HANOT-Cirrhose auch vom histologischen Standpunkt so atrophisch, daß er bald verschwinden wird, und er wird klinisch nur noch honoris causa für HANOT aufrechtzuerhalten sein." Damit ist sicher das Problem der hypertrophischen Lebercirrhose am treffendsten gekennzeichnet.

In der letzten Zeit sind nur mehr wenige Publikationen erschienen, die sich mit der Kasuistik des Morbus Hanot beschäftigen. Seitdem man das Krankheitsbild des hämolytischen Ikterus kennengelernt hat, scheint die HANOTsche Cirrhose fast verschwunden. Wahrscheinlich haben sich die älteren Pathologen irreleiten lassen. Tatsächlich hat der hämolytische Ikterus, bei oberflächlicher Betrachtung (große Leber, große Milz, Ikterus, fehlender Ascites), eine gewisse Ähnlichkeit mit der HANOTschen Cirrhose, aber eine genaue Analyse schließt jeden Zweifel aus.

Ich möchte daher glauben, daß es zweckmäßig ist, folgende Einteilung zu treffen:

1. Cirrhosen mit vorwiegender Beteiligung der Leber:

   a) große Leber { ohne Ikterus / mit parenchymatösem Ikterus;

   b) mittelgroße Leber { ohne Ikterus / mit parenchymatösem Ikterus;

   c) kleine Leber { ohne Ikterus / mit parenchymatösem Ikterus.

2. Cirrhosen mit Beteiligung der Leber und *Milz*:

   a) starke Beteiligung der Leber — geringe Beteiligung der Milz;

   b) starke Beteiligung der Leber + starke Beteiligung der Milz;
      1. mit hämolytischem Ikterus,
      2. ohne hämolytischem Ikterus;

   c) geringe Beteiligung der Leber + starke Beteiligung der Milz:
      1. mit hämolytischem Ikterus,
      2. ohne hämolytischem Ikterus.

3. Cirrhosen mit Beteiligung von Leber, Milz und *Peritoneum* (Ascites).

4. Cirrhosen mit Beteiligung von Leber, Milz, Peritoneum und *Pankreas*.

Die Cirrhose ist die epitheliale und mesenchymale Reaktion der portalen Organe auf eine seröse Entzündung, die zunächst nur mit einem Übertritt von Plasma ins Gewebe beginnt. Eine Cirrhose entsteht nur dann, wenn auch das Mesenchym schwer geschädigt ist (Gitterfasernzerreißung). Jedenfalls wird dadurch die Ausheilung zur Norm verhindert. Meist ist anfänglich nur die Leber betroffen. In seltenen Fällen ist weniger die Leber als die Milz in Mitleidenschaft gezogen. Meist sind mehrere Organe gleichzeitig befallen. Leber, Milz, Peritoneum und Pankreas können ähnliche Veränderungen darbieten. Dies rechtfertigt die Bezeichnung portale Polycirrhose.

Experimentelle Untersuchungen zeigen uns die Möglichkeit, Lebercirrhosen durch Darreichung von Giften auch dann zu erzeugen, wenn man das Gift subkutan, also nicht unmittelbar auf dem Wege der Vena portae verabfolgt. Bei solchen Versuchen kann es zu Gewebsveränderungen im Pfortaderkreislauf *und* im großen Kreislauf kommen. Nach diesen Beobachtungen dürfte sich die vorwiegend „portale Cirrhose" gelegentlich auch mit Schädigungen im Bereiche des großen Kreislaufes paaren können. Auf diese Weise kann man die Anämie bei manchen Cirrhosen deuten, wobei es auch zu einer Schädigung des thrombopoetischen Apparats kommt. Im Schrifttum finden sich auch vereinzelte Angaben über Mitbeteiligung der endokrinen Drüsen, gelegentlich auch des Herzens. Kurz, wir glauben, daß die portale Cirrhose sich manchmal mit Schädigungen anderer Organe vergesellschaftet, die gleichfalls von einer „serösen Entzündung" betroffen wurden. Bleibende Schäden werden auch hier nur dann eintreten, wenn das Mesenchym schweren Schaden gelitten hat. Übersieht man das Cirrhoseproblem von diesem Standpunkt, dann wäre den Hämorrhagien der Haut und der Schleimhäute andere Bedeutung beizumessen als dies bisher geschah. Auch manche Erfahrungen aus der Klinik werden uns dadurch verständlich; bekanntlich flackert eine kompensierte Cirrhose nicht nur im Anschluß an eine vom Darmkanal ausgehende „Intoxikation" auf, sondern auch von außerhalb des Pfortaderkreislaufes gelegenen „Foci".

Eine ätiologische Ordnung der Cirrhosen wurde öfters versucht. Es ist nicht zu bezweifeln, daß Cirrhosen häufiger bei Trinkern vorkommen. Es ist nur fraglich, ob der Alkohol selbst die Cirrhose bedingt oder nur den Boden vorbereitet, auf dem dann „portale" Schäden sich besonders auswirken können. Solange dies nicht entschieden ist, halte ich es nicht für zweckmäßig, aus dem großen Heer von Cirrhosen eine Gruppe als alkoholische herauszuheben. Noch größeren Schwierigkeiten begegnet die Gruppierung nach Schädigungen, wie z. B. Tuberkulose, chronische Diarrhoen, Infektionen. Wesentlich scheint eine langdauernde Einwirkung von Infektionen oder Intoxikationen, wobei vielleicht auf die Kombination mehrerer Faktoren ganz besonders zu achten ist. Die Art der Cirrhoseentwicklung hängt sicher nicht nur von ätiologischen Momenten, sondern auch von der Eintrittspforte, der Dauer des Prozesses, dem Alter, dem Geschlecht und dem Widerstand des betreffenden Individuums, von Konstitution und Rasseneigenschaften, endlich auch von der Nahrung ab. Welchem Faktor die größere Bedeutung beizumessen ist, muß in jedem Einzelfall entschieden werden.

H. Prognose.

Die Prognose der Lebercirrhose hängt zunächst von der Fähigkeit des Organismus ab, die gesetzten Leberschädigungen auszugleichen. Der Leber wohnt eine große Reparationskraft inne, die auch notwendig ist, da fast jede Infektion und Intoxikation zu histologisch und funktionell nachweisbaren Leberveränderungen führt. Das für die Klinik Deprimierende ist die Symptomlosigkeit der akuten Hepatitis; wenn wir dieselbe ebenso leicht fassen könnten wie die akute Nephritis, dann wären wir über die Anfangsstadien der Cirrhosen viel besser orientiert; so aber kümmern wir uns nur um die ikterischen Krankheiten, obwohl man ganz sicher annehmen muß, daß der Ikterus nur ein Symptom der Hepatitis ist, das in den meisten Fällen vorhanden ist, oft aber völlig fehlen kann. Ob diese Störungen eine Cirrhose einleiten, ist oft schwer zu ermessen. Sicher kann die Leber oft selbst schwerste Störungen wieder völlig ausgleichen, so daß selbst eine überstandene Leberatrophie keinen histologisch nachweisbaren Schaden hinterlassen muß. Aber auch wenn es in der Leber oder Milz zu zirrhotischen Veränderungen kommt, bedeutet dies noch keineswegs ein fortschreitendes Siechtum, denn eine solche Narbenbildung kann völlig zum Stillstand kommen, ohne daß sie irgendwelche Funktionsstörung von seiten der Leber oder der Milz zur Folge hat. Ebenso wie große Herzmuskelnarben ohne Störung der Herzkraft vernarben können, müssen Narben, die die Leber makro- und mikroskopisch verunstalten, die Gesamttätigkeit der Leber keineswegs beeinträchtigen. In diesem Sinne scheint es absolut notwendig, die Lebercirrhosen entsprechend dem jeweiligen Zustand klinisch in zwei Gruppen zu teilen: in *kompensierte* und in *inkompensierte* Fälle.

In früherer Zeit beurteilte man die Prognose einer Cirrhose weitgehend nach den Pfortaderkollateralen. Man glaubte, daß nur bei reichlich entwickeltem Kollateralkreislauf der Ascites ausbleibt. Seitdem wir aber wissen, daß die Ascitesbildung durchaus nicht allein von mechanischen Faktoren abhängt, wäre diese Ansicht zu revidieren. Aber auch unabhängig davon, läßt sich ein Parallelismus zwischen Neigung zu Ascites und Entwicklung von Kollateralen nicht feststellen. Wenn man daher in neuester Zeit bei Bauchwassersucht im Gefolge eines Leberleidens einen neuen Kollateralkreislauf entweder durch eine Talmasche Operation oder durch Anlegung einer Eckschen Fistel anzubahnen versucht, so glaube ich nicht an einen Erfolg solcher Eingriffe, weil die Ursache der Ascitesentstehung nicht in der Armut an venösen Kapillaren zu suchen ist, die aus dem Cavum peritonei Flüssigkeit aufnehmen sollen, sondern in dem Übertritt eines eiweißhaltigen Transsudats, das die Rückresorption verhindert. Ob nicht ein mächtiger Kollateralkreislauf für das Allgemeinbefinden eines Cirrhosekranken schädliche Folgen haben kann, wäre gleichfalls noch zu erörtern. Da es Aufgabe der Leber ist, Toxine aus dem Darm festzuhalten und unschädlich zu machen, könnte man annehmen, daß Darmgifte bei einer reichlichen Entwicklung von Kollateralen zwischen Pfortadersystem und Vena cava inferior leichter in die allgemeine Zirkulation gelangen. Unsere Erfahrungen an Tieren mit Eckscher Fistel drängen zu solchen Überlegungen, obwohl diese Fistel bekanntlich oft sehr gut und lange vertragen wird. Warum aber manchmal bei Tieren mit Eckscher Fistel doch plötzlich Vergiftungserscheinungen auftreten, während sie in anderen Fällen völlig ausbleiben, ist noch nicht klargestellt. Jedenfalls halte ich es nicht für zweckmäßig, zur Therapie des Ascites die Bildung neuer Venenkollateralen anzuregen.

Das Wesentliche ist die Funktionstüchtigkeit der Leberzelle in ihrem Zusammenwirken mit den reticuloendothelialen Elementen, den Kupfferschen Sternzellen. Diese Symbiose garantiert die antitoxische Wirkung der Leber bzw. ihre Eigenschaft, Gifte, die im Darm gebildet werden, unwirksam zu machen und sie dadurch der allgemeinen Zirkulation zu entziehen. Da hiezu eine genügende Menge funktionierenden Gewebes notwendig ist, hängt die Prognose einer Lebercirrhose ausschließlich davon ab, ob der Organismus die dauernden Leberschäden paralysieren kann, indem genügend Lebergewebe zwischen dem Narbengewebe übrigbleibt. Histologisch erkennt man dies meist daran, daß vielfach die trabekuläre Struktur zu sehen und die Dissoziation der Leberzellen gering ist. Kommt beim Gegenspiel zwischen Degeneration und Regeneration ein neues schädigendes Agens hinzu, dann besteht die Gefahr, daß das Gleichgewicht zu ungunsten der Regeneration gestört wird. In diesem Sinne müssen wir alle Infekte und neue Schädigungen, die den Organismus treffen, fürchten, denn sie sind meist die Faktoren, die die Kompensation in das Stadium der Inkompensation überführen. Komplizierende Infektionen und Intoxikationen bedeuten solcherart nicht nur eine Gefahr für inkompensierte Cirrhosen, sondern auch für völlig kompensierte Formen, die durch solche Schädigungen schweren Schaden erleiden. Auch hier zeigt sich, ähnlich wie bei den Nephritiden, daß ein einmal geschädigtes Organ ein locus minoris resistentiae darstellt und auf jeden Schaden, gleichgültig welche Stelle er trifft, mit einer neuen Verschlechterung antwortet.

In diesem Sinne ist die Prognose jeder Cirrhose zu stellen. Immerhin glauben wir einzelne Fälle zu kennen, in welchen durch viele Jahre bloß eine Leberverhärtung ohne Zeichen einer schweren Inkompensation vorlag.

Zwei Begleitsymptome können die Prognose einer Lebercirrhose ungünstig beeinflussen: die Oesophagusblutung und der Ascites. Besonders schwere, zu Anämie führende Blutungen können den bis dahin kompensierten Zustand stören. Oft kommt es parallel dazu auch zu einer Zunahme der Gelbsucht. Offenbar läßt sich der Hämoglobinmangel im Pfortaderkreislauf bei der Verlangsamung des Blutstromes, der durch den zirrhotischen Prozeß bedingt ist, schlechter kompensieren als bei unversehrtem Kreislauf. Trotzdem können sich Cirrhotiker auch von mehreren Blutungen erholen. Vielleicht hemmt der Mangel an Eiweiß im Blute, der so häufig nach einer schweren Oesophagusblutung einsetzt, die Rückresorption eines beginnenden Ascites. Jedenfalls befindet sich die Cirrhose auf einer absteigenden Linie in dem Moment, in welchem Ascites hinzukommt.

Die Dauer eines zirrhotischen Leidens vom ersten Beginn bis zum Tode läßt sich schwer abschätzen, weil die meisten Patienten erst zum Arzt kommen, wenn sich bereits entweder Ascites oder Gelbsucht bemerkbar macht. Ebenso ist oft die Oesophagusblutung die erste Erscheinung, die den Patienten auf ein bestehendes Leiden aufmerksam macht. Unsere Experimente sind geeignet, uns über das zeitliche Moment der Entstehung einer Cirrhose aufzuklären. Innerhalb kurzer Zeit (3—6 Wochen) kann es beim Hund zu einer Cirrhose kommen. Wir halten diesen Befund für sehr beachtenswert, weil er sich vielleicht auch auf die menschliche Pathologie übertragen läßt. Wie oft ereignet es sich, daß ein Fall mit fieberhafter Krankheit zur Autopsie kommt, bei welcher der Prosektor zu unserer großen Überraschung eine Cirrhose feststellt, obwohl solche Patienten auch bei längerer Beobachtung keinerlei Erscheinungen boten, die an eine Cirrhose erinnerten. Wenn in solchen Fällen der Prosektor eine vielleicht schon länger bestehende Cirrhose annimmt, zu der sich eine Sepsis hinzugesellt hat, so müssen wir ihn auf unsere Versuche aufmerksam machen. Es braucht durchaus nicht immer Jahre zu dauern, bevor es zu einer zirrhotischen Veränderung der Leber kommt.

Die experimentelle Pathologie bringt des weiteren Hinweise hinsichtlich der Kollateralenbildung im Bereiche der vorderen Bauchhaut. Nimmt man beim Hund eine Totalexstirpation der Leber nach MANN und MAGATH vor, so wird bekanntlich als erster Akt eine ECKsche Fistel angelegt. Einen Monat später erfolgt in einem zweiten Akt die Unterbindung der Vena cava inferior unterhalb der Leber, so daß jetzt das Blut der unteren Extremitäten und der Niere auf dem Wege über Kollateralen den Weg zum Herzen finden muß. Diese Kollateralbildung erfolgt außerordentlich rasch unter Entwicklung mächtiger Venengeflechte; in 3—4 Wochen entwickeln sich im Bereiche der vorderen Bauchhaut bleistiftdicke Venen. Mir erscheint die Kenntnis dieser Tatsache deshalb so wichtig, weil ich in früheren Jahren oft gelehrt habe, daß weite Bauchvenen als Zeichen einer schon längere Zeit — ich dachte an Jahre — bestehenden Pfortaderverengung zu werten wären.

J. Therapie.

Unsere oberste therapeutische Aufgabe wäre es, die Entwicklung einer Cirrhose zu hemmen. Könnte man die Erfahrungen über die Entstehung einer chronischen Nephritis auf die Leber übertragen, was tatsächlich vielfach gestattet ist, so müßte man sagen, daß es gerade die mildesten Formen einer akuten Hepatitis sind, die zu einer chronischen überleiten.

Vertritt man weiters den Standpunkt, daß es sich im ersten Stadium der Lebercirrhose um eine seröse Entzündung handelt, und kennt man die unzähligen

Möglichkeiten der serösen Exsudation, dann wird man, den Nachperioden der verschiedenen Infektionen und Intoxikationen mehr Aufmerksamkeit zuwenden müssen, als es bis jetzt geschehen ist. So wie sich die ersten Stadien der serösen Entzündung der Leber anscheinend ganz heimlich, ohne klinische Symptome, entwickeln können, so braucht sich auch die weitere Entwicklung — also die Faserzerstörung — nicht stürmisch bemerkbar zu machen. Da wir das Einzelindividuum nicht von allen Schädigungen bewahren können, die zu Plasmaübertritt in die Gewebe mit allen ihren Folgen führen, so stehen wir der sich schleichend vorbereitenden Entwicklung der Lebercirrhose eigentlich hilflos gegenüber, zumal uns jedes Kriterium fehlt, ob im Anschluß an eine Intoxikation oder Infektion gleichsam in der Tiefe unseres Organismus eine „Hepatitis" einsetzt. Daraus ergibt sich der große Nachteil der Leber gegenüber der Niere, die sich durch die Albuminurie dem Arzt als krankes und daher behandlungsdürftiges Organ vorstellt, während der erkrankten Leber diese Möglichkeit vielfach fehlt. Zwar ist die Gelbsucht ein, und zwar sehr häufig zu beobachtendes Symptom, das den Arzt auf eine Lebererkrankung aufmerksam macht, aber gerade im Anfangsstadium der Cirrhose fehlt meist dieser Mahnruf der kranken Leber.

Da langdauernde Urobilinurie, verminderte Galaktosetoleranz, unter Umständen Gallensäureausscheidung die einzigen Kriterien eines eventuellen akuten Leberschadens sein können, wird man auf diese Zeichen im Anschluß an Infektionskrankheiten und Intoxikationen besonders zu achten haben.

Es war mir dreimal möglich, die Urobilinurie, die sich im Anschluß an eine alimentäre Intoxikation entwickelte, durch viele Jahre hindurch zu verfolgen; nach 7, bzw. 9 und 11 Jahren ließ sich bei diesen drei Kranken eine deutliche Leberverhärtung erkennen; bei zwei dieser Patienten kam es zu einer Erweiterung der Oesophagusvenen. Einer von ihnen starb und bot bei der Sektion das typische Bild einer atrophischen Cirrhose. Ein deutlicher Ikterus wurde nie beobachtet; nur einer war Potator; der Fall, der ad exitum kam, hatte nie größere Alkoholmengen getrunken.

Fragt man sich, was man in einem solchen Falle prophylaktisch dem Patienten raten soll, so würde ich eine Bevorzugung der Kohlenhydrate in der Nahrung, die arm an Kochsalz und reich an Obst und Gemüse sein muß, empfehlen; sehr zu achten wäre auf Verhütung von Diarrhoen und Obstipation; Vermeidung von Gewürzen und Alkohol ist zu empfehlen. Durchspülungskuren im Sinne einer Karlsbader oder Kissinger Kur, mehrmals im Jahre, erscheinen mir sehr empfehlenswert. Auf die Darreichung frischer Butter und Fette möchte ich ganz besonderes Gewicht legen. Manche Medikamente sind bei Leberschädigung unbedingt zu vermeiden; hier möchte ich ganz besonders auf das Atophan und auf die unterschiedlichen Schlafmittel aufmerksam machen.

Von ähnlichen Gesichtspunkten soll man sich leiten lassen, wenn bereits die ersten Zeichen einer Cirrhose festzustellen sind; anscheinend läßt sich mit solchen Maßnahmen der Übergang aus der kompensierten in die inkompensierte Form noch am ehesten aufhalten. Abmagerungskuren, besonders wenn sie durch Jod unterstützt werden, gefährden eine kompensierte Cirrhose; abgemagerte und nicht allzu gutgenährte Menschen erweisen sich weniger widerstandsfähig.

Als gefährliches Gelegenheitsmoment für die Entstehung der inkompensierten Cirrhose muß der Alkoholmißbrauch angesehen werden. Der Genuß von Kognak, Whisky, Kirsch, Slibowitz schadet lange nicht so sehr, wenn die betreffenden Personen reichlich Nahrung zu sich nehmen, als wenn sie nur trinken und wenig essen. Was den Wein und das Bier betrifft, möchte ich dasselbe sagen: Menschen, die übermäßig viel Bier trinken und daneben nur wenig feste Nahrung zu sich nehmen, sind mehr gefährdet, da auch hier bald Unterernährung hinzutritt.

Anscheinend reagiert eine cirrhotische Leber auf Alkoholintoxikation eher mit Leberverfettung als eine gesunde. Ob die Cirrhose eine Steatose mit einem neuen Schub von Bindegewebswucherung beantwortet, ist nicht sichergestellt.

Das Schädlichste für eine Lebercirrhose sind Durchfallkrankheiten; das äußert sich nicht nur im Ausfall der Funktionsprüfungen, sondern vor allem im Verhalten der Gelbsucht. Eine vorher nur leichte ikterische Verfärbung und ein nur wenig erhöhter Bilirubinspiegel im Blut, können durch einen interkurrenten Darmkatarrh wesentlich verschlechtert werden. Einmal hatte ich Gelegenheit, bei einer Cirrhose, bei der aus anderen Gründen eine Gallenfistel angelegt worden war, die Gallenfarbstoffausscheidung zu verfolgen. Jedesmal, wenn Durchfall einsetzte, wurde die Galle heller und die Gallensäureausscheidung geringer. An demselben Fall konnten wir auch den Einfluß der Obstipation beobachten. Wenn der Kranke 1—2 Tage keinen Stuhl hatte, so nahm auch das Bilirubin und ebenso der Gallensäuregehalt der Galle ab. Nicht nur bei diesem Patienten, sondern auch bei anderen Cirrhosen ließ sich immer wieder der günstige Einfluß einer geregelten Darmtätigkeit auf das Fortschreiten des Leidens feststellen, soweit sich dies klinisch überhaupt beurteilen läßt. Gelbsucht und Urobilinurie werden geringer und auch die Wasserretention bessert sich, desgleichen stoppt die Ascitesentwicklung.

Fieberhafte Erkrankungen, wie Tonsillitis, Grippe, Erysipel, Pneumonie, Typhus und Paratyphus, können eine bis dahin vollkommen inaktive Cirrhose ungünstig beeinflussen. Leber und Milz, die bis dahin kaum zu tasten waren, können rasch an Größe zunehmen, ebenso kann die Gelbsucht an Intensität wachsen. Mit der Ausheilung der fieberhaften Erkrankung kann die Gelbsucht bestehen bleiben, ebenso die Galaktosurie. Haut- und Oesophagusvenenerweiterungen, die bis dahin kaum nachweisbar waren, können jetzt deutlich in Erscheinung treten.

Eine luetische Infektion wirkt sich äußerst ungünstig auf eine bis dahin kompensierte Cirrhose aus. Salvarsan- und Bismogenolkuren führen nur zu häufig zu einer Gelbsucht. Der Ikterus läßt sich schwer beeinflussen und führt nicht selten zu subakuter Leberatrophie oder zu einer ganz wesentlichen Verschlechterung der Cirrhose.

In jüngster Zeit haben wir auch die Gonorrhoe fürchten gelernt. Ob es diese Erkrankung allein ist oder die häufig durchgeführte Vakzinetherapie, die die Leberschädigung auslöst, möchten wir dahingestellt sein lassen. Jedenfalls kann eine komplizierende Gonorrhoe, besonders wenn sie mit Vakzine behandelt wurde, den Verlauf einer Cirrhose ungünstig beeinflussen.

Als praktische Konsequenz ergibt sich daraus die tunlichste Vermeidung von Infekten; die Erkenntnis, daß es dabei zu einer Verschlechterung kommt, muß sich auch pathogenetisch auswirken. Dieselben Faktoren, die einen pathologischen Zustand gefährden, können ihn sicher auch auslösen; anscheinend hat man bis jetzt auf die Bedeutung von Infektionskrankheiten für die Entstehung der Cirrhosen noch wenig geachtet.

Schwer zu beurteilen ist die Bedeutung der Nahrungsmittelvergiftungen, weil es sich hier um vage Begriffe handelt. Immerhin müssen wir an der Tatsache festhalten, daß es schon bald nach Genuß von verdorbenen Speisen (sehr fetten Speisen oder Fleisch, das von notgeschlachteten Tieren stammt) zu allgemein-toxischen Symptomen kommt, die sich in Übelkeit, Erbrechen, Durchfall, Fieber, Schwindelgefühl, kollapsähnlichen Zuständen äußern. Alle derartigen Intoxikationen sind, wie bereits mehrfach hervorgehoben wurde, schon an und für sich geeignet, die Leber gesunder Menschen schwer zu schädigen, wie sehr erst, wenn eine bereits geschädigte Leber vorliegt.

Experimentelle Untersuchungen mit Allylformiat haben das krankhafte Geschehen bei der akuten Leberatrophie und der Lebercirrhose unserem Verständnis wesentlich nähergebracht. Wie von REZEK hervorgehoben wurde, werden in Indien neben großen Mengen von Pfeffer, Senfölpräparate gekaut und geschluckt. Da Senföl ganz ähnliche Veränderungen im Tierkörper hervorruft wie Allylformiat — bekanntlich sind im Senf reichlich Allylverbindungen vorhanden — so ist möglicherweise die in manchen Gegenden von Zentralindien vorkommende Cirrhose auf den Genuß solcher Substanzen zurückzuführen; die von vielen Ärzten geäußerte Meinung über die Schädlichkeit vieler Gewürze, hat daher ganz sicher ihre Berechtigung; Leberkranke sollen daher Pfeffer und Senf tunlichst vermeiden.

Ein ähnliches toxisches Produkt ist Acrolein, das beim Erhitzen von Fett entsteht; die von manchen Köchinnen aufgestellte Behauptung, daß ein einmal bereits erhitztes Fett schädlich ist, ist sicherlich beachtenswert. Die rein klinische Erfahrung besagt uns bisher auf diesem Gebiete mehr als die Pharmakologie. Jedenfalls wird man Leberkranke auf die Gefahr von Nahrungsmittelvergiftungen aufmerksam machen müssen; alle nicht frisch zubereiteten Speisen sollen tunlichst vermieden werden; soweit die Patienten darauf Einfluß nehmen können, sollen sie nur Speisen zu sich nehmen, die mit frischer Butter angerichtet wurden. Die prophylaktische Therapie der Lebercirrhose ist zwar ein wichtiges Kapitel ihrer Therapie, leider sind aber die therapeutischen Möglichkeiten beschränkt, so daß sich die ärztliche Tätigkeit vorwiegend auf die symptomatische Behandlung verlegen muß.

Eine große Rolle spielt die Behandlung des Ascites; es stehen uns drei Möglichkeiten zur Verfügung: 1. die Punktion; 2. die operative Behandlung (TALMA) und 3. die medikamentöse und diätetische Therapie. Die Punktion des Ascites ist dann durchzuführen, wenn alle anderen therapeutischen Maßnahmen versagt haben und der Patient unter der Bauchwassersucht schwer leidet. Entscheidend ist oft das Hinzutreten starker Beinödeme. Meist kommt es innerhalb kurzer Zeit nach der Punktion zu einer neuerlichen Ansammlung von Flüssigkeit im Abdomen. Die Entfernung der Ascitesflüssigkeit bedeutet eine starke Schwächung des Organismus, die teils im Eiweißverlust, teils in der Kreislaufschädigung begründet ist. Kommt es im Anschluß an die Punktion zu einer Infektion, so tritt Verfall der Kräfte noch viel rascher ein.

Bezüglich der Technik halten wir uns an folgende Regeln: Bei dem im Bett liegenden oder auf einem bequemen Sessel sitzenden Patienten wird zunächst die betreffende Hautpartie wie vor einer Laparotomie peinlichst desinfiziert. Als Punktionsstellen kommen entweder die Mitte zwischen Symphyse und Nabel oder das äußere Drittel des Abstandes Nabel—Spina iliaca anterior superior in Betracht. Die Stelle wird mit Jodtinktur markiert; hierauf folgt Lokalanästhesie mit 1% Kokainlösung zunächst nur der Cutis, dann auch der tieferen Schichten. Mit derselben Spritze kann gleichzeitig auch eine Probepunktion durchgeführt werden. Nach der Anästhesie wird die Cutis mit einem Skalpell gespalten (Schnitt von $1^1/_2$—2 cm Länge) und jetzt erst der nicht zu dicke Troikart vorgestoßen. Durch die vorausgegangene Durchtrennung der Haut wird die Punktion viel weniger schmerzhaft empfunden. Die Entleerung des Ascites geschieht sehr langsam, aber tunlichst vollständig, was durch Seitenlagerung und Druck auf das Abdomen in den meisten Fällen erzielt werden kann. Nach der Punktion näht man die Schnittwunde mit Kreuznaht zu, wobei man auch die tieferen Partien mit der Naht fassen soll. Auf diese Weise wird das Nachsickern durch die Wunde fast vollkommen verhütet und damit die Gefahr einer Infektion vermindert. Wird nur die Haut genäht, so kann im Anschluß an die Punktion ein mächtiges

Ödem des Penis und des Scrotum auftreten. Anscheinend sickert die sich rasch nachfüllende Bauchflüssigkeit im Unterhautzellgewebe von der Einstichöffnung aus gegen das Scrotum weiter fort und bedingt solcherart das Ödem. Über die Wunde kommt ein Pflasterverband oder noch besser zuerst ein Tupfer, der mit Mastisol an die Haut fixiert werden muß und darüber ein Pflasterverband. Das Abdomen muß nach der Punktion mit einer breiten Laparotomiebinde verbunden werden, um einerseits die Nachfüllung tunlichst zu hemmen, anderseits den Kreislauf zu bessern.

Da nach der Punktion das Zwerchfell wieder beträchtlich tiefer tritt, fühlt sich der Patient wesentlich erleichtert. Bestanden vorher Beinödeme, so schwellen dieselben in kurzer Zeit ab, wobei allerdings nur eine Verschiebung der Flüssigkeit von den Beinen gegen das Abdomen eintritt.

Akute Komplikationen, wie Blutungen aus einer größeren Vene oder Verletzungen des Darmes, lassen sich bei einiger Vorsicht vermeiden. Schwieriger ist die Verhütung eines Kollapses; am ehesten vermeidet man ihn, wenn man den Ascites langsam abläßt. Muß kurze Zeit nach der ersten Punktion eine zweite vorgenommen werden, so wählt man eine andere Hautstelle, besonders wenn die Umgebung der ersten noch gerötet ist. Schwierigkeiten bereitet manchmal die Punktion bei ödematösen oder dicken Hautdecken, doch kommt dies bei Lebercirrhose verhältnismäßig selten vor. McNEE empfiehlt, nach der Punktion etwas Adrenalin (1 : 1000) in die freie Bauchhöhle zu injizieren; dies soll die Diffusion neuer Ascitesflüssigkeit verhindern. Weiters ist es zweckmäßig, bald nachher ein starkes Purgativum oder Diureticum zu geben, um auch auf diese Weise die Regeneration des Ascites möglichst hinauszuschieben. Leider sind alle diese Maßnahmen nur von vorübergehendem Erfolg begleitet, denn nach kurzer Zeit tritt oft die Notwendigkeit an uns heran, die Punktion zu wiederholen. Von mancher Seite wurde versucht, die Erneuerung des Ascites durch eine Art Dauerdrainage zu verhüten; die Erfolge sind aber nicht ermutigend.

Ich kann mich nicht erinnern, eine „Heilung" der Cirrhose gesehen zu haben, wenn man einmal mit der Bauchpunktion begonnen hat. Die Patienten verfallen und magern rasch ab, was auf das Leiden nur nachteilig wirkt. Die Bauchpunktion ist leider bei der Cirrhosebehandlung ein notwendiges Übel, das sich kaum vermeiden läßt. Meist ist die Lebensdauer eines solchen Patienten nicht mehr lange zu bemessen. Fälle, wo man mehr als 20—30mal punktieren mußte, finden sich meiner Erfahrung nach äußerst selten.

Unter den chirurgischen Maßnahmen zur Beseitigung des Ascites fand die TALMAsche Operation die stärkste Beachtung. TALMA geht von der Vorstellung aus, daß der Ascites bei Lebercirrhose ausschließlich mechanisch erklärt werden muß. In den Kollateralen sieht er Reparationsbestrebungen der Natur. Dieses Bestreben will er unterstützen und auf operativem Wege breite Verbindungen zwischen dem Gebiete der Pfortader und der Vena cava schaffen. Nach Eröffnung des Abdomens und Ablassen des Ascites glaubt TALMA durch Kratzen der Leberoberfläche und des Zwerchfells oder durch Annähen des Netzes bzw. der Milz an das Peritoneum Anastomosen zwischen Pfortader und Vena cava inferior herzustellen. Tatsächlich gelingt dies auch, wie man sich nachträglich leicht überzeugen konnte. Diese Operation ist vielfach modifiziert worden, aber der Grundgedanke blieb der gleiche (ROBERTS, NARATH). Die Urteile über die Erfolge der TALMAschen Operation lauten verschieden. Entscheidend scheint zu sein, in welchem Stadium der Cirrhose die Operation vorgenommen wird. Wenn, wie McNEE empfiehlt, die Operation nur dann ausgeführt werden soll, wenn noch kein vorgeschrittenes Stadium der Cirrhose vorliegt (keine Debilität, keine Abmagerung und kein Ikterus bestehen, dabei Herz und Niere gesund sind), dann wird man sich fragen müssen, ob durch diuretische Maßnahmen nicht derselbe Erfolg erzielt werden könnte. Ich persönlich habe allerdings nur schwere Cirrhosen mit Ascites der TALMAschen Operation zugeführt, doch habe ich nie nennenswerte Erfolge gesehen. Ich sehe daher von der TALMAschen Operation ab, doch muß ich betonen, daß andere über viel bessere Erfolge berichten können. SINCLAIR WHITE sammelte z. B. aus der Literatur 227 Fälle, bei denen sich die TALMAsche Operation folgendermaßen auswirkte: 37% Heilung, 13% gebessert, 33% tot, 27% unverändert. Anläßlich des französischen Chirurgenkongresses im Jahre 1904 wurde eine Statistik angelegt, die folgendes Ergebnis brachte: es wurden 224 Fälle operiert, hievon in 35% vollständige Heilung. An der MAYO-Klinik wurden bis zum Jahre 1925 47 Fälle nach der TALMAschen Methode behandelt; Ergebnis: 7 Todesfälle noch während des Spitalsaufenthaltes, 21 Besserungen, wobei ein Fall noch 4 Jahre und ein anderer 5 Jahre lebten; 19 Fälle blieben ungeheilt.

Einen breiten Raum in der Behandlung des Ascites nimmt die medikamentöse Therapie ein. Die Erfolge bei mäßigem Ascites sind oft gut, bei hochgradigem Ascites hingegen sehr zweifelhaft. Bei hochgradiger Wassersucht lassen sich bessere Erfolge erzielen, wenn man zuerst punktiert und dann eine energische diuretische Behandlung anschließt. Sofern nicht vitale Indikationen zur sofortigen Bauchpunktion drängen, versuche ich immer zuerst eine Strophanthin- oder Digitalisbehandlung (0,25—0,4 mg Strophantin pro die intravenös oder rektal Digalen). Im Anschluß daran gebe ich Salyrgan intravenös oder intraperitoneal (2 ccm), wenn von seiten der Niere keine Kontraindikation besteht. Versagt diese Behandlung, so werden solche Patienten durch 3—4 Tage mit Ammoniumchlorid (täglich 8—10 g) vorbehandelt, worauf neuerdings Salyrgan, eventuell in Kombination mit Decholin (20%) und Dextrose (30%), gegeben wird. Früher hat man große Calomeldosen gegeben. Diese recht wirksame Therapie ist derzeit durch die Salyrganbehandlung überholt, zumal nach Calomel ziemlich häufig Intoxikationserscheinungen vorkamen. Im Salyrgan besitzen wir ein außerordentlich wirksames Mittel; versagt es, so sind meist auch andere Diuretica wirkungslos. Doch wirkt Salyrgan bei Bauchwassersucht, bedingt durch kardiale Affektionen, besser als bei Lebercirrhose. Wesentlich günstigere Resultate sind zu erzielen, wenn gleichzeitig mit Salyrgan eine kochsalzfreie Diät verabfolgt wird. Das Wesentliche sehen wir in der Darreichung von größeren Kaliummengen; vielleicht ist dies mit ein Grund, warum man manchmal auch mit der Darreichung großer Dosen Kaliumacetat recht gute Erfolge erreichen kann. Ähnlich wirkt mitunter Harnstoff, wobei man ebenfalls große Dosen (30—40 g) geben muß. Diuretica aus der Purinreihe werden vielfach angewendet. Dort, wo es sich um geringe Flüssigkeitsansammlungen handelt, vermißt man selten einen Erfolg, bei beträchtlichem Ascites aber sind alle diese Medikamente zumeist erfolglos; eine starke Wirksamkeit besitzen die Quecksilberpräparate, allerdings hat man den Eindruck, daß das ausgeschiedene Wasser mehr aus den übrigen Körperteilen und nur zum geringen Teil aus dem Ascites stammt. In solchen Fällen fühlen sich die Patienten im Anschluß an eine Salyrganinjektion gar nicht wohl und klagen über ziehende Schmerzen in den Beinen; sie bitten, man möge lieber eine Punktion vornehmen als nochmals einen Versuch mit Quecksilber machen.

Die Erfolge mit Abführmitteln sind nicht schlecht, allerdings muß man zu starken Mitteln greifen. Zuerst versuchen wir die salinischen Mittel, vor allem Magnesiumsulfat, später Calomel, das sicher nicht nur den Darm, sondern auch die Nierentätigkeit beeinflußt. Vorsicht ist jedenfalls am Platze, denn es kann gelegentlich dazu kommen, was die Engländer „purged to death" nennen.

Wenn als Folge der Salyrganmedikation eine schwere Colitis auftritt, so kann man manchmal den stärksten Ascites schwinden sehen; allerdings ist der Exitus letalis dann nicht mehr fern. Es wird daher mit der Salyrgan- oder Novuritbehandlung große Vorsicht am Platze sein.

Diätetisch empfiehlt sich eine kochsalzarme Ernährung, außerdem Verminderung der Flüssigkeitszufuhr. Von mancher Seite wird eine Karell-Kur empfohlen (drei bis viermal täglich 200 ccm Milch als einzige Nahrung).

Der Behandlung der Gelbsucht soll eine genaue Analyse des Ikterus vorausgehen. Die Untersuchung mittels der Duodenalsonde gibt hier am raschesten Aufklärung. Dort, wo Gelbsucht besteht und im Blute reichlich indirektes Bilirubin, im Duodenalsaft viel Gallenfarbstoff sich vorfindet, kann die Gelbsucht durch Splenektomie günstig beeinflußt werden. Wenn aber der Duodenalsaft wenig Gallenfarbstoff enthält und das Serum vorwiegend direktes Bilirubin, so hat die Behandlung im Sinne der für den Leberparenchymschaden geltenden Regeln zu erfolgen; hier kann Insulin und reichliche Verabfolgung von Kohlehydraten (am besten in Form von Traubenzucker) sehr viel nützen. Einen günstigen Erfolg sahen wir auch manchmal vom Quecksilber, vor allem vom Salyrgan. Selbstverständlich wird man nicht nur die Gelbsucht zu bessern versuchen, sondern das Gesamtbild, zumal der Ikterus nur ein Symptom des progredienten Leberprozesses ist.

Ein schwieriges Problem stellt die Behandlung des Pruritus dar, der manchmal außerordentlich lästig ist. Unter den vielen Maßnahmen, die ich versucht habe, hat sich mir noch am besten das Calomel bewährt, das man in kleinen Dosen durch längere Zeit geben kann. Ich verordne dreimal täglich 0,03 Calomel an drei aufeinanderfolgenden Tagen. Intoxikationserscheinungen sieht man nach Darreichung so kleiner Dosen nie, wohl aber Besserung des Juckreizes. Die alten Ärzte empfahlen den Eichenrindentee als Badezusatz; eine vorübergehende günstige Wirkung ist oft zu sehen; in letzter Zeit gibt man Bellergal (2—3 Pillen täglich); wir haben mitunter gute Erfolge erzielen können.

Kommt es zu einer Oesophagusblutung, so ist dieselbe Behandlung erforderlich wie bei jeder inneren Blutung: vollkommene Bettruhe, solange Blut im Stuhl zu finden ist. Zunächst bekommt der Patient keine Nahrung, eventuell kann Flüssigkeit als Infusion oder als Tropfklysma zugeführt werden. Ist die Ursache der Blutung nicht einwandfrei sichergestellt, so hat jede Untersuchung, auch die röntgenologische, zunächst zu unterbleiben; eine Bluttransfusion soll nur bei ganz schweren Blutungen vorgenommen werden, da eine gewisse Oligämie ganz zweckdienlich ist; kommt es doch dabei eher zu einer Verstopfung der blutenden Vene. Wiederholt sich die Oesophagusblutung, so haben wir eine Splenektomie in Erwägung zu ziehen. Wenn ein Teil der Blutzufuhr — durch Unterbindung der Arteria lienalis — entfällt, wird — wie man sich leicht vorstellen kann — der Druck im Pfortadersystem absinken, was vielleicht bei Neigung zu Oesophagusblutungen von Nutzen sein kann. Erfahrungen beim sogenannten thrombophlebitischen Milztumor haben uns zu diesem operativen Eingriff angeregt.

Über günstige Erfolge der Splenektomie bei hämorrhagischer Diathese haben vor allem französische Kliniker berichtet. In neuester Zeit haben wir die Wirkung des Vitamin C als Hämostyptikum kennengelernt. Um einen Effekt zu erzielen, ist es notwendig, große Dosen (200—300 mg) zu verabreichen.

XXI. Die Wilsonsche Krankheit. Beziehungen zwischen den Erkrankungen des Gehirns und der Leber.

Bei dem Symptomenkomplex, den Wilson[1] 1912 beschrieben hatte, handelt es sich um eine Doppelerkrankung, und zwar um Erweichungsherde im Putamen bzw. Linsenkern des Gehirns (die Anatomen sprechen von einer progressiven Lentikulardegeneration) und um Lebercirrhose; dazu kommen zwei weitere Merkmale, welche dieser Erkrankung eigen sind: Familiarität und eigenartige Veränderungen an der Hornhaut.

Der erste Fall dieser Art wurde von Westphal[2] 1889 beschrieben; ein ähnliches Krankheitsbild sah dann Struempell[3] 1898, der von einer Pseudosklerose sprach. Auf die Syntropie mit Lebercirrhose machte zuerst Anton[4] (1908) aufmerksam, endlich beschrieb Wilson die hepatolentikuläre Degeneration (1912), wobei er bereits auf drei eigene Fälle verweisen konnte.

Die Erkrankung befällt vorwiegend jugendliche Personen. Unter unbestimmten Symptomen, von denen Magendarmstörungen am häufigsten im Vordergrund stehen, setzen allmählich Zittern, Unbeholfenheit der Bewegungen, Sprach- und Schlingstörungen ein; bald schneller, bald langsamer entwickelt sich dann das typische Krankheitsbild, das charakterisiert ist durch Starre der peripheren und mimischen Muskulatur, Unfähigkeit zu raschen und feineren Bewegungen, Muskelschwäche, allgemeine Abmagerung, psychische Erregbarkeit und Kontrakturen. Die Hypertonie der Muskulatur ist bei vorgeschrittenen Fällen das hervorstechendste Merkmal; schon in der Ruhe fühlen sich die Muskeln hart an, die Rigidität steigert sich, wenn der Patient mit den Extremitäten Bewegungen auszuführen versucht. Die mimische Unbeweglichkeit verleiht dem Gesicht eine eigentümliche maskenartige Starre des Ausdruckes; häufig steht der Mund offen und dauernd rinnt Speichel aus den Mundwinkeln. Jede Bewegung wird von Mitbewegungen begleitet, wodurch es zu höchst eigentümlichen Stellungen kommt. Die Starre der Muskulatur erschwert den Sprech- und Schluckakt, ohne daß die entsprechenden Muskeln gelähmt wären. Die Pyramiden- und sensiblen Bahnen sind vollkommen unversehrt. In der Ruhe besteht ein eigentümlicher Tremor, der sich steigert, sobald der Patient sich anschickt, irgendwelche Bewegung auszuführen. Neben einer starken Reizbarkeit besteht häufig krankhaft gesteigertes Mißtrauen und Demenz; es wurde auch über Anomalien auf dem Gebiete der vegetativen Funktionen berichtet (Erbrechen). Die Reflexe sind meist normal, Zeichen von Pyramidenläsion (Babinski, Oppenheim usw.) fehlen. Die Gehirnnerven sind frei, Nystagmus wurde bisher nicht beobachtet.

Symptome, die auf eine Erkrankung der Leber hinweisen, sind kaum vorhanden, jedenfalls stehen sie nicht im Vordergrund. Die Leber erweist sich bei der Palpation nur selten verändert, was jedoch eine bereits vorhandene anatomische Läsion keineswegs ausschließt. Funktionsprüfungen wurden vielfach angestellt, sie ergaben mitunter eine positive Galaktose- und Lävuloseprobe. Mit modernen Methoden der Leberfunktionsprüfung sind solche Fälle kaum je untersucht worden. Die Milz ist oft vergrößert, histologisch zeigt sie Fibroadenie. Das Vorhandensein eines schmalen braungrünlichen Pigmentringes in der äußeren Randzone der Cornea wurde zunächst als pathognomonisches Zeichen der Pseudosklerose angesehen. Struempell,[5] der anfangs in der Pseudosklerose und der Wilsonschen Krankheit zwei verschiedene Leiden erblickte, hat später diese Ansicht wieder fallen gelassen; 1920 erklärte er, es handelt sich um ein- und die-

[1] Wilson: Brain 34, 420 (1912).   [2] Westphal: Arch. f. Psychiatr. 14, 87 (1889).
[3] Struempell: Z. Nervenheilkde 12, 115 (1898).
[4] Anton, Münch. med. Wschr. 1900, 2369.   [5] Struempell: Neur. Zbl. 1920, 2.

selbe Krankheit. WILSON dürften diese Augenveränderungen, da er sie nicht erwähnt, entgangen sein. Tatsächlich findet sich die FLEISCHERsche Hornhautveränderung bei anatomisch sichergestellten Fällen von Morbus Wilson.

Auf Grund des klinischen Verlaufes kann man von zwei Formen des Morbus Wilson sprechen; die akute Form führt in wenigen Monaten bis zu einem Jahr unter fortschreitender Abmagerung zum Tode. Eine mehr chronische Form zeigt langsame Progredienz der Muskelsteifigkeit und des Tremors; so sind Fälle bekannt, die sieben Jahre gelebt haben. Auch hier kommt es gegen Ende der Krankheit zu einem hochgradigen Verfall der Kräfte, komplizierende Krankheiten beschleunigen meist das Ende.

Eine entscheidende Rolle mißt man dem pathologisch-anatomischen Befund bei. Das Wesentliche sind eigentümliche Veränderungen an den Stammganglien; es kommt zu einer bilateralen, symmetrischen Degeneration des Putamen und in geringerem Grade auch des Globus pallidus. Die Veränderungen sind schon makroskopisch unschwer zu erkennen, bei leichteren Fällen sieht man Entfärbung und Porosität dieses Gebietes, bei vorgeschritteneren deutliche Höhlenbildung. Histologisch findet man im erkrankten Gebiet den von SPIELMEYER[1] so treffend charakterisierten Status spongiosus. Es besteht schwere Degeneration besonders der Markfasern, wenngleich auch an Stellen schwerster Erkrankung einzelne Elemente verhältnismäßig gut erhalten bleiben. Noch auffallender erscheint die relativ große Zahl von Ganglienzellen, die sich im schwammigen Gewebe finden und mehr oder weniger Zeichen hochgradiger Degeneration aufweisen. Die meisten dieser Zellen sind groß und sehen wie geschwollen aus. Statt der Tigroidzeichnung findet man eine Homogenisierung des Plasmas, daneben sieht man andere Zellen mit Zeichen einer mehr chronischen Läsion. Bei frischeren Prozessen findet man Quellung einzelner Axone mit nachfolgendem Zerfall. Parallel mit diesem schweren degenerativen Prozeß am Parenchym geht ein proliferierender am gliösen Apparat vor sich, ohne jedoch mit dem erstgenannten Schritt zu halten; das ist die Ursache, warum es zur Entstehung des spongiösen Zustandes und nicht — wie sonst bei destruktiven Prozessen des Zentralnervensystems — zu Sklerose kommt. Die eigentümliche Reaktion der Gliaproliferation ist auch dadurch charakterisiert, daß es dabei zur Bildung riesiger Gliazellen kommt, deren Leib unregelmäßig, oft sehr schwer abgrenzbar, meist sehr blaß, von wabiger Struktur ist und nicht selten ein grünes Pigment enthält, das nicht eisenhaltig ist. Solche Zellen findet man nicht nur im Putamen, sondern auch in der Nachbarschaft, ja sogar im Kleinhirn. Bei genauer Untersuchung weist nicht nur der Linsenkern, diese eigenartigen Veränderungen auf, sondern man findet sie auch in der Rinde. Das Wesentliche der WILSONschen Erkrankung ist somit ein typischer degenerativer Gehirnprozeß, der seinen Hauptsitz wohl stets im Striatum hat, aber auch die übrigen Gehirnanteile befallen kann; dabei bestehen lediglich quantitative Unterschiede. Warum gerade das Striatum am schwersten befallen ist, ist bislang ungeklärt.

Makroskopisch erweist sich die Leber bei der WILSONschen Krankheit verkleinert, flach höckerig, nicht ikterisch, sondern meist von graubrauner Farbe. Im mikroskopischen Bild fällt die annuläre Form der Bindegewebswucherung auf, wobei nicht einzelne Lobuli, sondern größere, umgebaute Gewebskomplexe umscheidet werden. Histologisch hat man auch hier zwischen „kompensierten" und „inkompensierten" Gewebsveränderungen zu unterscheiden; einmal zeigt die Leber nicht die geringsten Veränderungen, die an eine Dissoziation des Parenchyms erinnern, während das andere Mal Zeichen eines akuten Leber-

---

[1] SPIELMEYER: Z. Neur. **57**, 312 (1920).

schadens nachweisbar sind. Gelegentlich kommt es auch zu Gallengangwucherungen. Solche Veränderungen veranlaßten SCHMINCKE,[1] gegen die Annahme von RUMPEL[1] und MEYER[2] Stellung zu nehmen, die in der WILSONschen Leberveränderung den Ausdruck einer Dysplasie oder Mißbildung erblicken. Auch RÖSSLE steht auf dem Standpunkt, daß die WILSONsche Leber einer typischen Lebercirrhose entspricht, die Verwandtschaft mit der großknotigen Form zeigt und sich im Anschluß an eine akute Leberatrophie entwickeln kann. BARNES und HURST[4] haben bei der WILSONschen Krankheit akute Schübe beobachtet, die sie histologisch im Sinne einer „akuten interstitiellen Hepatitis" auffassen. RÖSSLE denkt nicht wie HALL[5] an eine kongenitale Minderwertigkeit von Hirnstamm und Leber, sondern eher an eine chemische Abwegigkeit des Stoffwechsels, die zum Auftreten von abnormen, für die Leber und das extrapyramidale System giftigen Produkten führt. Irgendeine Form kongenitaler Abnormität ist sicher anzunehmen, da die WILSONsche Krankheit ausgesprochen familiären Charakter zeigt; unter den 12 von WILSON gesammelten Fällen traten acht familiär auf, unter den von HALL gesammelten sieben Fällen sogar sechs.

Die Koinzidenz einer Gehirn- und einer Leberkrankheit ist sehr auffallend. Es ist bereits von WILSON die Vermutung geäußert worden, daß die Gehirnaffektion eine Folge der Lebererkrankung sein müsse; nach ihm wäre das Primat des WILSONschen Symptomenkomplexes in der Leber zu suchen. Natürlich fehlt es nicht an Meinungen, welche die Gehirnerkrankung als das Primäre ansehen. Durch den CLAUDE BERNARDschen Zuckerstich wurde die Aufmerksamkeit auf Beziehungen zwischen Gehirn und Leber gelenkt, und es lag der Gedanke nahe, die Veränderungen der Leber ursächlich mit Gehirnläsionen in Zusammenhang zu bringen. Die nervösen Zentren für die Lebertätigkeit liegen nach L. R. MUELLER und GREVING[6] vermutlich im Tuber cinereum; sichergestellt sind nur ein Zentrum für den Kohlehydratstoffwechsel, ferner Zentren für den Wasser- und Wärmehaushalt sowie für den Eiweißstoffwechsel; da alle diese Funktionen in inniger Beziehung zur Leber stehen, ist eine zentrale Leberstörung nicht unbedingt von der Hand zu weisen.

Zwischen diesen beiden Ansichten kann man auch einen vermittelnden Standpunkt einnehmen; Leber- und Gehirnerkrankung sind vielleicht koordinierte Affektionen, die die gleiche Ursache haben, wobei nur die Frage offen bleibt, ob es sich hier um ein exogenes bzw. endogenes Toxin oder um einen Anlagedefekt handelt, der sich sowohl im Gehirn als in der Leber bemerkbar macht. Seit den Mitteilungen WILSONS sind zahlreiche Arbeiten erschienen, die sich mit dieser Frage beschäftigten, ohne daß es bisher zu einer Klärung gekommen wäre.

Für die Beziehungen zwischen Gehirnveränderung und Leberschädigung hat sich besonders POLLAK[7] interessiert. Er sah bei den verschiedensten Erkrankungen der Leber, die nicht dem WILSONschen Typus entsprechen, also z. B. bei der akuten Leberatrophie, Veränderungen der Neuroglia, die den bei der hepatolentikularen Degeneration vorhandenen durchaus ähneln (ALZHEIMERsche Zellen). Dem sind allerdings klinische Tatsachen entgegenzuhalten; so sehen wir klinisch selbst bei den schwersten und lang anhaltenden Leberkrankheiten fast nie Symptome, die an die WILSONsche Krankheit erinnern, und anderseits

[1] SCHMINCKE: Z. Neur. **56/57**, 352 (1920).
[2] RUMPEL: Z. Nervenheilkde **49**, 54 (1913).
[3] MEYER: Virchows Arch. **201**, 349 (1910).
[4] BARNES u. HURST: Brain **48**, 37 (1925).
[5] HALL: Dégénérescence hépatico-lenticulaire. Paris. 1921.
[6] L. R. MUELLER: Lebensnerven, 2. Bd., S. 272. 1924.
[7] POLLAK: Jb. Psychiatr. **47**, 195 (1935); Arb. neur. Inst. Wien **30**, 148 (1927).

kennen wir bei der WILSONschen Krankheit keine Störungen, die auf ein funktionelles Versagen der Lebertätigkeit zu beziehen wären.

Pathogenetisch möchte ich mich am ehesten der Ansicht von RÖSSLE anschließen, der an Gifte denkt, die Leber und Hirnstamm gleichzeitig geschädigt haben. Wenn man das Problem der serösen Entzündung sowohl vom pathologisch-anatomischen als auch vom experimentellen Standpunkt aus studiert, so stößt man häufig auf gleichzeitige Schädigungen an verschiedenen Stellen. Sowohl Infekte als auch Intoxikationen bedingen schwere Kapillarschäden, die bald mehr die Leber, bald mehr Gehirn, Herz, Niere, Milz, Darm bevorzugen; an allen diesen Stellen kann es zu einer Steigerung der Durchlässigkeit der trennenden Membranen für Eiweiß kommen, die, wenn sie chronisch wird, bleibende Defekte hinterläßt. Vorläufig läßt sich zwar noch wenig Sicheres darüber aussagen, ob die Veränderungen im extrapyramidalen System tatsächlich der Ausdruck einer serösen Entzündung sind, aber manche Anhaltspunkte ergeben sich aus den histologischen Beschreibungen, die bis jetzt über Veränderungen im Gehirn bei der WILSONschen Krankheit vorliegen. Daß das Gehirn, besonders der Hypothalamus, bei Infekten und Intoxikationen manchmal schwer affiziert sein kann, lehrt uns der Rheumatismus infectiosus, der gerade im Kindesalter öfters mit Chorea minor vergesellschaftet ist.

XXII. Krankheitsbilder mit besonderer Beteiligung des hämatopoetischen Apparates.

Die KUPFFERschen Sternzellen haben eine sehr vielseitige Aufgabe; eine ihrer wichtigsten Funktionen ist die Regulierung des Hämoglobinstoffwechsels. Die vom Knochenmark gebildeten Erythrocyten haben eine bestimmte Lebensdauer; ist sie zu Ende, werden die Erythrocyten von den KUPFFERschen Zellen phagozytiert und ihre Bruchstücke in verschiedener Weise verarbeitet. Das Schicksal des Globins kennen wir nicht, der eisenfreie Farbstoffanteil aber wird als Gallenfarbstoff an die Leberzellen weitergegeben und gelangt schließlich durch die Gallenwege in den Darm. Der größte Teil des freiwerdenden Eisens gelangt anscheinend nicht in die Leberzellen, denn die Galle enthält nur einen Bruchteil des bei der Blutmauserung tatsächlich abgebauten Eisens; vielleicht wandert es, in den von ihrer Unterlage losgelösten reticuloendothelialen Zellen fixiert (Histiocyten), zum Knochenmark zurück und wird hier neuerdings zum Aufbau des Hämoglobins verwertet.

Das Lebensalter der einzelnen Erythrocyten läßt sich ungefähr berechnen, wenn man das in der Blutbahn zirkulierende Hämoglobin zu dem durch die Gallenwege ausgeschiedenen Bilirubin in Beziehung bringt. Besteht eine Gallenfistel, so läßt sich diese Größe ganz genau ermitteln. Auf Grund der Urobilinausscheidung ist es auch beim normalen und kranken Menschen möglich, sich ein ungefähres Urteil über die Größe des Blutumsatzes (Blutmauserung) zu bilden. Nun kennen wir Krankheiten, bei denen die Blutmauserung außerordentlich beschleunigt ist und umgekehrt Zustände, bei denen die Lebensdauer der roten Blutzellen verlängert erscheint.

Die Funktion der Leberparenchymzellen steht mit jener der KUPFFERschen Sternzellen in innigem Kontakt; unter pathologischen Verhältnissen kann es zu Störungen dieser Beziehungen kommen.

Die Blutmauserung hängt von verschiedenen Faktoren ab, ein wichtiges Moment dürfte die Qualität der roten Blutzellen selbst sein; insofern ist die Blutmauserung vom Knochenmark abhängig; auch die Funktion der Milz dürfte dabei eine Rolle spielen. Anscheinend kann die Milz unter gewissen Bedingungen die

Blutmauserung außerordentlich beschleunigen; meist geht dies mit einer Vergrößerung der Milz einher, ohne daß jedoch nach dieser Richtung hin eine Gesetzmäßigkeit besteht, da große Milztumoren auch bei sehr trägem Blutabbau zu sehen sind. Ähnlich wie die Milz können auch Hämolymphdrüsen auf die Geschwindigkeit der Blutmauserung Einfluß nehmen, wobei nach den histologischen Untersuchungen ebenfalls reticuloendotheliale Elemente beteiligt sind.

Der Organismus ist bestrebt, die Zusammensetzung des zirkulierenden Blutes unbedingt aufrechtzuerhalten. Anscheinend wird diese Konstanz durch die innige Zusammenarbeit zwischen Knochenmark, Leber, Milz und vielleicht auch Hämolymphdrüsen gewährleistet. Da unter krankhaften Bedingungen die Blutmauserung mit der Bildung von roten Blutzellen nicht immer Schritt hält, so entstehen Veränderungen in der Zusammensetzung des Blutes. Ich habe dem Studium dieser krankhaften Prozesse besondere Aufmerksamkeit geschenkt und hierbei die sogenannten hepatolienalen Krankheiten kennengelernt, wobei uns der Hämoglobinabbau als Maßstab diente. Es gibt nun hepatolienale Erkrankungen, bei denen die Schädigung anscheinend vorwiegend das reticuloendotheliale System getroffen hat, während ein anderes Mal Leber-Milz-Kombinationen zu sehen sind, bei welchen sich das Leberparenchym allein als geschädigt, der reticuloendotheliale Apparat als normal erweist.

Durch die Analyse des Hämoglobinstoffwechsels sind wir auf zwei Zustände aufmerksam gemacht worden: die perniziöse Anämie und die Polycythämie, die zwar meist zu den Blutkrankheiten gezählt werden, hier aber trotzdem Aufnahme finden sollen, da sie einerseits pathogenetisch innige Beziehungen zur Leber haben und anderseits diagnostische Schwierigkeiten bereiten; sie können nämlich mit Symptomen (Ikterus, Leber- bzw. Milzvergrößerung) einhergehen, die sonst vorwiegend den typischen Leberkrankheiten zukommen.

A. Perniziöse Anämie.

Das Studium des Hämoglobinstoffwechsels bei der perniziösen Anämie zeigt weitgehende Analogien zur Blutmauserung beim hämolytischen Ikterus. Bei beiden findet sich ein erhöhter Gehalt an indirektem Bilirubin im Serum, eine außerordentlich stark gefärbte Galle (Duodenalsaft), besonders farbstoffreiche Stühle, reichlich Urobilinogen im Harn. Die eigentümlich strohgelbe Verfärbung der Haut, die der Perniciosa ein typisches Kolorit verleiht, kann sich zu einer deutlich ikterischen Verfärbung der Haut und Skleren steigern. In nicht wenigen Fällen besteht auch ein beträchtlicher Milztumor. Auf Grund aller dieser Symptome habe ich als erster auf den außerordentlich erhöhten Hämoglobinumsatz aufmerksam gemacht[1] und die Ähnlichkeit mit dem hämolytischen Ikterus betont. Tatsächlich fällt es bei der bloßen Betrachtung solcher Fälle oft schwer, zu entscheiden, ob es sich um eine Perniciosa oder einen hämolytischen Ikterus handelt. Eine Entscheidung läßt sich erst durch eine Analyse des Blutbildes, vor allem aber durch die Untersuchung des Magensaftes erzielen, zumal uns manchmal die Familienanamnese in Stich läßt. Auch die verminderte Resistenz der Erythrocyten gegenüber hypotonischen Kochsalzlösungen, im allgemeinen ein charakteristisches Symptom des hämolytischen Ikterus, kann bei diesem fehlen. Die weitgehende Analogie zwischen Anaemia perniciosa und hämolytischem Ikterus war für uns der Anlaß, bei der perniziösen Anämie auch die Splenektomie zu empfehlen. Tatsächlich läßt sich auf diese Weise eine weitgehende Besserung des Zustandes erzielen, zumal sich auch der Hämoglobinstoffwechsel nach der Splenektomie deutlich ändert. Ich gebe hier die entsprechenden Vergleichszahlen:

---

[1] Eppinger: Berl. klin. Wschr. **1913**, 1509, 2409.

Tabelle 43.

	Vor der Splenektomie	4 Wochen	2 Monate	3 Monate	6 Monate	20 Monate
		nach der Operation				
Bilirubin im Serum	1:84 000	1:118 000	1:180 000	1:19 000	1:170 000	1:170 000
Urobilin im Stuhl	0,51 g	0,137	0,384	0,078	0,140	0,032
Urobilin im Harn.............	stark positiv	positiv	negativ	negativ	negativ	negativ
Erythrozytenzahl	1,12 Mill.	1,67 Mill.	2,3 Mill;	3,17 Mill.	3,761 Mill.	3.976 Mill.

In der Folge ist die Splenektomie nicht nur von mir, sondern von zahlreichen anderen Autoren durchgeführt worden. Alle waren sich darüber einig, daß sich gelegentlich die bedrohlichen Erscheinungen der perniziösen Anämie weitgehend bessern lassen. Schon kurze Zeit nach der Operation fühlen sich die Patienten wohler, sie bekommen wieder Appetit, das Schwindelgefühl nimmt ab, das subikterische Kolorit schwindet binnen kürzester Zeit, die vorher bestandene pathologische Urobilinogenurie kehrt zur Norm zurück und auch das Blutbild bessert sich rasch, d. h. die Erythrocytenzahl nimmt zu, ebenso der Hämoglobinwert. Auch das morphologische Blutbild läßt in der Regel nach kurzer Zeit schon eine Besserung erkennen. In fast allen Fällen geht dieser Besserung ein Stadium voraus, in dem Erythroblasten und Erythrocyten mit JOLLY-Körperchen in vermehrter Menge ausgeschwemmt werden. Die Restitution kann manchmal so weit gehen, daß das Blutbild fast zur Norm zurückkehrt. Leider erweist sich der Erfolg bei vielen Fällen nur als vorübergehend. Das Wohlbefinden entspricht bloß einer Remission, eine wirkliche Heilung der Anaemia perniciosa durch Splenektomie ist nie erfolgt.

Die vom Organismus angestrebte Konstanz der Blutzusammensetzung erleidet bei der perniziösen Anämie insofern eine Abweichung, als die Produktion der roten Blutzellen durch das Knochenmark mit der Abbautätigkeit des Leber-Milz-Apparates nicht gleichen Schritt hält. Das Knochenmark kommt der gesteigerten Blutmauserung nicht völlig nach, die Folge davon ist eine Anämie. Da die Zerstörung des Hämoglobins mit der Tätigkeit der KUPFFERschen Sternzellen in Zusammenhang gebracht werden muß, scheint dieser Teil der Leber bei der Perniciosa besonders verändert zu sein. Histologisch zeigen die KUPFFER-Zellen häufig Erythrocytenphagocytose, was aber für die Perniciosa nicht charakteristisch ist, denn Ähnliches ist in allen Fällen zu sehen, in denen rote Blutkörperchen in vermehrter Menge zugrunde gehen. Man hat sich viel mit der Frage beschäftigt, ob die roten Blutzellen an sich schon bei der Perniciosa atypisch sind oder ob die Schuld an der Anämie ausschließlich der Unfähigkeit des Knochenmarkes, eine genügende Zahl roter Blutzellen zu produzieren, zuzuschreiben ist. Zunächst hat man sich für die erste Annahme entschlossen, obwohl direkte Beweise kaum zu erbringen waren. Der Unterschied zwischen perniziöser Anämie und hämolytischem Ikterus spricht jedoch für diese Anschauung. Als Beweis für eine Störung im KUPFFERschen Sternzellenapparat kann auch das Vorkommen von Gelbsucht angeführt werden; wir sind darauf bei der Analyse des hämolytischen Ikterus zu sprechen gekommen. Da die Gallenfarbstoffausscheidung durch die Galle auf keinerlei Schwierigkeiten stößt, ist es schwer einzusehen, warum es überhaupt zu einer Bilirubinanhäufung im Blute kommt. Hier sind wohl Störungen in den Beziehungen zwischen KUPFFERschen Sternzellen und Leberparenchym anzunehmen, da zu Zeiten einer Besserung der Bilirubingehalt im Blute trotz gleich großer Blutzerstörung nicht erhöht ist. Ausschlaggebend für die Stärke der Bilirubinämie ist der Grad der Anämie. RICH hat dies ganz richtig erkannt und eine durch die Anämie bedingte Leberparenchymschädigung dafür verantwortlich gemacht. Unter normalen Bedingungen kann die Leberparenchymzelle die ganze Menge Bilirubin aufnehmen, die ihr von den KUPFFER-Zellen angeboten wird, unter pathologischen Bedingungen aber, z. B. bei Anämie, ist dieser Vorgang gestört, was Bilirubinanhäufung zur Folge hat; insofern ist es berechtigt, bei allen ikterischen Formen der perniziösen Anämie von einer Leberschädigung zu sprechen.

Vielleicht ist auch die Hämosiderose der Perniciosaleber auf ein nicht normales Funktionieren der Beziehungen zwischen KUPFFER-Zellen und Parenchym zurückzuführen. Bekanntlich ist die Hämosiderose der Leber für die Perniciosa charakteristisch, während sie beim hämolytischen Ikterus fehlt, obwohl hier die Blutmauserung beträchtlich stärker ist als bei der perniziösen Anämie. Diesen Unterschied sieht man nicht nur bei der mikro- und makroskopischen Betrachtung, sondern auch bei der chemischen Untersuchung; die Leber bei Anaemia perniciosa enthält viel Eisen, beim hämolytischen Ikterus wenig. Ähnliches zeigt sich auch hinsichtlich der Eisenausscheidung durch die Galle bei den verschiedenen, mit starker Blutmauserung einhergehenden Krankheiten. Im Verhältnis zur Bilirubinmenge scheidet der Perniciosakranke viel mehr Eisen aus als ein Patient mit hämolytischem Ikterus. Sicher kann man somit die Hämosiderose und die vermehrte Eisenausscheidung durch die Galle als Zeichen einer Störung im Wechselspiel zwischen KUPFFER-Zelle und Leberparenchym deuten. Solche Erfahrungen lassen sich vielleicht auch auf kompliziertere Zustände übertragen, z. B. auf die Lebercirrhose, die gar nicht so selten mit Anämie und Hämosiderose einhergeht. Jedenfalls ist die perniziöse Anämie ein Krankheitsbild, bei dem die geregelte Zusammenarbeit zwischen KUPFFER-Zellen, Milzapparat und Knochenmarkstätigkeit Schaden gelitten hat. Besteht Ikterus und Hämosiderose, so funktioniert auch der Leberzellapparat atypisch.

Tabelle 44.

	Gewicht	Gesamteisen-gehalt
	der Leber	
Normal I	1380 g	0,728 g
Normal II	1290 „	0,637 „
Perniciosa I	1470 „	2,37 „
Perniciosa II	1650 „	2,848 „
Perniciosa III	1595 „	2,65 „
Aplastische Anämie	1169 „	1,542 „
Atrophische Lebercirrhose (ohne Ikterus)	1300 „	0,467 „
Hämolytischer Ikterus I	1410 „	0,876 „
„ „ II	1290 „	0,780 „

Einen großen Fortschritt in der Kenntnis dieses Fragekomplexes bedeutet die Entdeckung des Antiperniciosaprinzips durch MINOT und MURPHY[1]. Gibt man Perniciosakranken Leberpräparate, so kann man den perniziösen Charakter der Krankheit beseitigen oder zum mindesten mildern. Zuerst mußte man frische Lebern verfüttern, später lernte man störende Ballaststoffe beseitigen, und jetzt können wir den antianämischen Stoff in konzentrierter Form per os sowohl als auch parenteral verabfolgen. Ursprünglich wurde die wirksame Substanz nur aus der Rinder- und Schweineleber gewonnen, derzeit wissen wir, daß sie sich in allen Lebern findet, nur nicht in der Leber eines Perniciosakranken und ebensowenig in der Leber eines Schweines, dem vorher der Magen entfernt wurde. Von größter

---

[1] MINOT u. MURPHY: J. amer. med. Assoc. 87, 470 (1926).

Tabelle 45.

	Bilirubinmenge mg	Eisenmenge mg	Verhältnis zwischen Fe- und Bilirubin- ausscheidung
Normal	23,5—87,3	2,1—5,9	11—15 : 1
Hämolytischer Ikterus...	103—169	2,2—5,3	19,4—73 : 1
Perniciosa	15,25—51,6	1,43—11,17	4,6—10—9 : 1
Aplastische Anämie	6,2—27,2	3,8—4,8	1,6—5,7 : 1

praktischer Bedeutung war die Entdeckung von SHARP, STURGIS und ISAAC.[1] Das Antiperniciosaprinzip läßt sich auch aus dem Schweinemagen isolieren, während es im Muskel gänzlich vermißt wird. Diese Beobachtung bildete den Anstoß für die Entdeckung von CASTLE[2]: verabreicht man gesunden Menschen ein Fleischgericht, hebert nach zwei Stunden aus und führt dann Perniciosa-patienten diesen Speisebrei zu, so zeigt sich derselbe Heileffekt wie nach Leberdiät. Da die Leberwirkung bei der perniziösen Anämie auf dem Gehalt dieses Organs an Antiperniciosaprinzip beruht, so war der Schluß naheliegend, auch in dem Speisebrei die wirksame Substanz zu suchen. So wie der normale Magen Pepsin oder Labferment bildet, dürfte er auch die Fähigkeit haben (intrinsic factor), aus Fleischeiweiß (extrinsic factor) einen wirksamen Stoff zu bilden, der das Antiperniciosaprinzip darstellt. Diese Fähigkeit scheint der Magen des Perniciosapatienten nicht zu besitzen. Die Achylie selbst ist für das Problem der Pathogenese der Perniciosa kaum von Bedeutung, sie ist nur eine Begleiterscheinung, denn wir kennen Achylien, bei denen sich das CASTLE-Prinzip findet. Der intrinsic factor fehlt sehr häufig bei Achylien, muß aber auch bei normazidem Magensaft nicht unbedingt vorhanden sein. Auf Grund der CASTLE-schen Befunde wurde pulverisierte Magenschleimhaut bei Perniciosakranken mit dem gleichen Erfolg wie Leber verfüttert. Das Abhängigkeitsverhältnis zwischen Magen und Leber trat besonders deutlich in den Versuchen von BENCE[3] hervor. Die Leber von Schweinen, denen der Magen entfernt wurde, büßen allmählich ihren Gehalt an Antiperniciosaprinzip ein, schließlich fehlt es vollkommen. Man kommt somit zu der Anschauung, daß ein Ferment der Magenschleimhaut (CASTLE nennt es das Hämopoietin) aus Muskeleiweiß eine wirksame Substanz (Addisin) bildet, das in der Leber gespeichert wird und von dort je nach Bedarf zum Knochenmark gelangt und hier im Sinne eines Hormons die normale Blut-bildung reguliert. Die perniziöse Anämie ist unter diesem Gesichtspunkte als Mangelkrankheit aufzufassen, da der von der Magenschleimhaut gebildete und von der Leber gespeicherte Antiperniciosastoff fehlt. Jedenfalls ergeben sich aus diesem Befund zwei wichtige Tatsachen, mit denen die Leberpathologie zu rechnen hat: 1. daß innige Beziehungen zwischen der Tätigkeit des Magens und der Leber bestehen und 2. daß die Leber auf die Blutbildung im Knochenmark Einfluß nimmt.

Der Einfluß des in der Leber gespeicherten Antiperniciosastoffes auf die Blut-bildung wurde in verschiedener Weise untersucht; zunächst bei Perniciosa-kranken, dann aber auch beim normalen Menschen. Die erste Wirkung eines Leberextrakts bei perniziöser Anämie ist die Reticulocytenkrise als Zeichen einer verstärkten Knochenmarksfunktion. Da sich bei der Anaemia perniciosa das Knochenmark, wie aus histologischen Untersuchungen hervorgeht, in äußerst leb-hafter Tätigkeit befindet, wovon im peripheren Blut nichts zu bemerken ist,

[1] SHARP, STURGIS u. ISAAC: J. amer. med. Assoc. **93**, 747, 749 (1929).
[2] CASTLE: Amer. J. med. Sci. **178**, 748 (1929).
[3] BENCE: Z. klin. Med. **126**, 127 (1933).

sprachen MORAWITZ und DENECKE[1] von einer Knochenmarksperre. Da bei
Perniciosakranken auf Leberextrakt eine Ausschwemmung von Reticulocyten
eintritt, kann man sich vorstellen, daß die Zufuhr von Leber diese Sperre aufhebt.
Die Reticulocytenkrise setzt meist am 3.—9. Tag ein, erreicht ihr Maximum und
kehrt nach 15—20 Tagen wieder zur Norm zurück. Dieses Verhalten der Reticulocyten ist so charakteristisch, daß es als Test für die klinische Brauchbarkeit eines
wirksamen Leberextrakts verwendet werden kann. Auch beim gesunden Menschen
kann man unter Umständen durch Verabfolgung sehr großer Dosen von Leberextrakt Reticulocytenausschwemmung erzwingen.

Der Einfluß des Leberextrakts auf die Funktion des Knochenmarks läßt sich
an Ausstrichen von Knochenmarkspunktaten studieren. Das Charakteristikum
bei der Perniciosa scheint nach den Untersuchungen von PEABODY[2] eine mangelnde
Differenzierung der reifen Zellen zu sein. (PAPPENHEIM[3] sprach von einem
Stehenbleiben der Erythropoese auf einer indifferenten Entwicklungsstufe.) Gibt
man Leberextrakt, so setzt schlagartig eine lebhafte Differenzierung ein, die
Megaloblasten verschwinden, die normale Erythropoese kann wieder beginnen.
Parallel damit kehrt die Hyperplasie des Knochenmarks zur Norm zurück. Die
Knochenmarkssperre scheint somit eine Folge der Reifestörung der Erythro-
poese zu sein, die durch den Mangel an Perniciosaprinzip entstanden ist.

Wenn sich die Knochenmarkstätigkeit umstellt, kehrt das morphologische
Blutbild zur Norm zurück. Die Makrocytose verschwindet allmählich, der hohe
Färbeindex wird wieder normal und sogar kleiner als 1, die zirkulierende Blutmenge erfährt eine bedeutende Vermehrung, mitunter kann es sogar zu einem
geringen Grad von Erythrocytose, also zur Steigerung der Zahl der roten Blutzellen über die Norm kommen.

Zugleich mit der Normalisierung der Blutbildung verändert sich im gleichen
Sinne auch die Blutmauserung. Das vor allem in der Leber aufgestapelte Eisen
wird wieder für die Hämoglobinsynthese herangezogen; jedenfalls verschwindet
die Hämosiderose aus Leber und Milz. Nach BECKMANN[4] kommt es allmählich
auch zu einem Gleichgewichtszustand im Eisenumsatz, ja sogar zu einer leichten
Retention. Als erstes Zeichen des Rückgangs der Erythrolyse ist die Abnahme
des Serumbilirubingehaltes anzusehen, die sehr früh, meist gleichzeitig mit dem
Beginn der Reticulocytenkrise einsetzt. Ebenso verschwindet verhältnismäßig
bald die gesteigerte Urobilinogenausscheidung im Harn, während sich die Stuhl-
farbstoffausfuhr den geänderten Verhältnissen auffallend langsam anpaßt. Man
gewinnt fast den Eindruck, als wäre das Primäre der Leberextraktwirkung im
gestörten Hämoglobinstoffwechsel bei Anaemia perniciosa die Normalisierung der
Erythropoese. Unter dem Einfluß des Antiperniciosaprinzips werden wieder
biologisch vollwertige Erythrocyten gebildet. Da im gesunden Organismus eine
Konstanz der Blutzusammensetzung besteht, dürften von der Leber hormon-
artige Wirkungen ausgehen, welche die Blutkörperchenbildung und Blutkörperchenmauserung dauernd regulieren.

Nach der Erkenntnis der Bedeutung des Leberextrakts für die Hämatopoese
hat man sich auch mit der Frage beschäftigt, wie die mitunter zweifellos günstige
Wirkung der Splenektomie bei der perniziösen Anämie mit dem Mechanismus des
Antiperniciosaprinzips in Zusammenhang zu bringen sei. Vielleicht tritt nach
der Splenektomie wieder Hämopoietin auf; irgendwelche sichere Beweise liegen
nicht vor, mit Ausnahme einiger Beobachtungen an Perniciosapatienten, denen

[1] MORAWITZ u. DENECKE: Handbuch der inneren Medizin, Bd. IV/1, S. 43. 1926.
[2] PEABODY: Amer. J. Path. 3, 171 (1926).
[3] PAPPENHEIM: KRAUS-BRUGSCH, Bd. VIII, S. 704. 1920.
[4] BECKMANN: Kongreßzbl. inn. Med. 79, 267 (1927).

die Milz vor längerer Zeit entfernt wurde und die auf Leberextrakte ganz besonders günstig reagierten.

In diesem Zusammenhang sei auch auf das Verhalten des Cholesterins bei der perniziösen Anämie verwiesen, das auf der Höhe der Krankheit im Blute deutlich vermindert ist. Gibt man Leber, so verschwindet diese Stoffwechselstörung. Daß nicht sekundär der Erythrocytenanstieg die Erhöhung des Cholesterinspiegels bewirkt, läßt sich an anderen Formen von Hypocholesterinämie zeigen. So fand z. B. SCHALLY[1] auch bei Morbus Basedow nach Leberextrakt eine Zunahme des Cholesterinspiegels. Die Wirksamkeit des Leberextrakts ist noch komplizierter, da er mitunter die umgekehrte Wirkung hervorrufen kann — nämlich Absinken des Cholesterins bei Fällen mit Hypercholesterinämie (z. B. bei der Lipoidnephrose).

Die Leber wäre somit ein lipoidstoffwechselregulierendes Organ, wobei vielleicht ein hormonartiger Stoff im Spiele ist, der bei der fabrikmäßigen Herstellung der Antiperniciosastoffe zufällig mitextrahiert wird.

Man könnte glauben, daß der Antiperniciosastoff außer bei der perniziösen Anämie auch noch bei anderen Zuständen in der Leber fehlt, vor allem könnte bei Leberparenchymkrankheiten die Speicherungsfähigkeit verlorengegangen sein. Bei der Stauungsleber und bei vielen zirrhotischen Prozessen wird die blutbildende Kraft kaum gestört, wohl aber bei akuten Infekten, bei Carcinommetastasen und vor allem bei der akuten Leberatrophie (WHIPPLE und ROBSCHEIT-ROBBINS[2]); damit wird uns vielleicht das Verständnis für manche eigentümliche hyperchrome Anämie nähergerückt, die sich mitunter zu Lebercirrhosen hinzugesellt. Auf ein eigentümliches Krankheitsbild, nämlich die splenomegale Cirrhose mit schwerer hämolytischer Anämie, habe ich als erster[3] hingewiesen. Das Vorhandensein von rotem Knochenmark bei vielen Lebercirrhosen war schon lange bekannt, doch wurde dieser Erscheinung zunächst wenig Aufmerksamkeit geschenkt. Später lernte man die sogenannten splenomegalen Cirrhosen kennen, die sehr häufig mit Ikterus vergesellschaftet sind; sie zeigen gelegentlich große Ähnlichkeit mit dem hämolytischen Ikterus. Solche Fälle scheiden trotz intensiver Gelbsucht nicht nur normal gefärbte, sondern gelegentlich sogar sehr dunkle Galle aus. Das Bilirubin des Serums zeigt indirekte Reaktion. Läßt man in solchen Fällen die Milz exstirpieren, so hebt sich nicht nur das Allgemeinbefinden, sondern auch die Gelbsucht kann restlos verschwinden. Jedenfalls bestehen bei der splenomegalen Cirrhose weitgehende Beziehungen zum hämolytischen Ikterus, was sich sogar mitunter in einer Verminderung der Resistenz der Erythrocyten und einer Erhöhung des Färbeindex äußern kann.

Die Anämie, die in solchen Fällen oft besteht, glaubte ich in gleicher Weise erklären zu können wie diejenige beim hämolytischen Ikterus. Das Krankheitsbild kann dem Unerfahrenen diagnostische Schwierigkeiten bereiten, da einzelne Fälle auch Pseudogallensteinkoliken darbieten. Aus diesem Grunde wurde so mancher Fall in der Annahme, es handle sich um ein Gallensteinleiden, dem Chirurgen überwiesen. In neuerer Zeit haben sich mit der Frage Lebercirrhose und Anämie insbesondere FELLINGER und KLIMA[4] beschäftigt. Im wesentlichen konnten sie meine Befunde bestätigen. Sie berichten über acht Fälle von splenomegaler Cirrhose mit den ausgesprochenen Symptomen einer gesteigerten Hämolyse; ferner konnten sie bei nahezu allen Cirrhosen Zeichen einer gesteigerten Erythrocytenbildung beobachten. Ursprünglich ist dies schon von BLEICHRÖDER[5]

---

[1] SCHALLY: Z. klin. Med. **128, 129**, 376, 81 (1935).
[2] WHIPPLE u. ROBSCHEIT-ROBBINS: J. of exper. Med. **57**, 637, 653 (1933); Amer. J. Physiol. **79**, 267 (1927).   [3] EPPINGER: Hepato-lienale Erkrankungen, S. 459.
[4] FELLINGER u. KLIMA: Z. klin. Med. **126**, 547 (1935).
[5] BLEICHROEDER: Virchows Arch. **177**, 435 (1904).

angenommen worden. Im gleichen Sinne läßt sich auch die Hämosiderose deuten, die bei Lebercirrhosen so häufig zu finden ist. Jedenfalls kann die Anämie bei vielen Cirrhosen, soweit sie nicht infolge von Blutungen (Oesophagusvarizen) sekundär bedingt ist, auf einen erhöhten Blutzerfall bezogen werden.

Bei manchen splenomegalen Lebercirrhosen kann es sogar zum Bilde einer typischen Perniciosa kommen, indem im Blute auch Megalo- und Makrocyten erscheinen. Dementsprechend wird man sich auch vorstellen können, daß die deutliche Anämie, die auch sonst bei der splenomegalen Cirrhose öfter zu sehen ist, zur Anaemia perniciosa in irgendeincr Beziehung steht, zumal in nicht wenigen Fällen auch eine Achylie nachweisbar ist.

Bei der Besprechung der Pathogenese der Lebercirrhose haben wir mit Nachdruck auf die alimentären Intoxikationen verwiesen, von denen wir wissen, daß sie schon im akuten Stadium schwere Veränderungen nicht nur der Leber, sondern des ganzen Magendarmkanals nach sich ziehen. Auch bei unseren Tierexperimenten sahen wir schwere Gastritiden. Man kann sich daher gut vorstellen, daß solche alimentäre Schäden beim Menschen neben der Leberschädigung bleibende Veränderungen der Magenschleimhaut setzen, die vielleicht zu Achylie führen. Jedenfalls scheint es geboten, bei allen Leberkrankheiten vor allem Cirrhosen auf das Vorkommen des CASTLESchen Prinzips zu achten.

Es könnte mit einem solchen möglicherweise akut einsetzenden Mangel an CASTLESchem Prinzip auch die, allerdings selten zu beobachtende, schwere Anämie bei manchen Formen von Icterus catarrhalis zusammenhängen, auf die ich bei Besprechung der hepatolienalen Erkrankungen bereits hingewiesen habe. In neuerer Zeit habe ich solche schwere Anämien bei Patienten gesehen, die bereits deutliche Erscheinungen einer akuten Leberatrophie darboten, wobei es aber durch energische Behandlung gelang, die Kranken zu retten. Bei der Behandlung dieser Fälle hat sich uns nicht nur die übliche Therapie zur Bekämpfung schwerer Leberschäden bewährt, sondern auch die Injektion von Leberextrakten.

Unabhängig von der Anämie, die manche Leberparenchymerkrankungen begleitet, hat man auch zur Behandlung der Leberinsuffizienz Leberextrakte verwendet. Von den französischen Autoren hat sich für diese Therapie ganz besonders VILLARET[1] eingesetzt. Schon vor vielen Jahren haben GILBERT und CARNOT Frischleber zur Behandlung von Leberkrankheiten empfohlen. GILBERT schrieb: „Man darf weder die ganz akuten Leberentartungen noch die alten und zu weit fortgeschrittenen Veränderungen auswählen; die Drüse muß auf den spezifischen Reiz, den der Extrakt darstellt, reagieren können."

Es ist nicht zu bezweifeln, daß es im Anschluß an eine Behandlung mit Leberextrakten gelegentlich zu einer ausgesprochenen Diurese kommt, und zwar schon bald nach Beginn der Therapie, also zu einer Zeit, zu der eine Besserung des Blutbildes noch nicht feststellbar ist Dies gilt nicht nur von ausgesprochenen Leberkrankheiten, sondern von anderen mit Wasserretention und Ödemen einhergehenden Zuständen (z. B. Nephrosen). Da die Leber mit dem Wasserhaushalt in inniger Beziehung steht, wäre tatsächlich mit der Möglichkeit zu rechnen, daß den verschiedenen Leberextrakten auch ein Agens innewohnt, das auf die Diurese Einfluß nimmt, wobei es von der Zubereitung der verschiedenen Extrakte abhängen dürfte, ob sich in ihnen dieses diuretische Prinzip findet. Auch die Magenschleimhautpräparate sollen nach ADLERSBERG[2] den Wasserstoffwechsel regulieren können. Der diuretische Effekt aller dieser Präparate ist aber noch inkonstant und offenbar von verschiedenen, derzeit noch unbekannten Bedingungen ab-

[1] VILLARET: Rev. méd.-chir. Mal. Foie etc. **1933**, Nr. 3.
[2] ADLERSBERG: Arch. f. exper. Path. **142**, 323 (1929).

hängig. Auch im Tierexperiment konnte ein diuretischer Effekt der Leberextrakte nachgewiesen werden (GLAUBACH und MOLITOR[1]).

Die Lebertherapie kann auch auf die extrarenalen chloropriven Azotämien,
die bei Leberschädigungen gelegentlich zu beobachten sind, einen günstigen Einfluß ausüben. In jüngster Zeit haben besonders R. BAUER[2] und HAMMERSCHLAG[3]
darauf hingewiesen. NONNENBRUCH[4] äußert sich noch etwas zurückhaltend.
Sollten die diuresefördernden Wirkungen der verschiedenen Leberextrakte zurecht
bestehen, so dürften sie kaum mit dem Antiperniciosaprinzip selbst etwas zu
tun haben.

Auf den günstigen Einfluß der Lebertherapie bei Hemeralopie hat zuerst
GAENSSLEN[5] aufmerksam gemacht; vielleicht handelt es sich hier um eine
Wirkung des Vitamins A. Da diese Erscheinung gerade bei Leberkrankheiten
zu beobachten ist, verdient auch diese Angabe allgemeines Interesse.

GAENSSLEN hat die Aufmerksamkeit auch auf eine gerinnungsfördernde und
blutstillende Eigenschaft von Leberextrakten (z. B. des Campolon) gelenkt. Auch
das ist bereits 1894 von GILBERT und CARNOT beobachtet worden. In diesem
Zusammenhang muß auch betont werden, daß eines der stärksten gerinnungs-
hemmenden Mittel, das Heparin, ebenfalls aus der Leber gewonnen wird.

Bei der perniziösen Anämie und anderen Anämien ist gelegentlich die Porphyrinbildung vermehrt; die Porphyrinausscheidung kann unter Campolon verschwinden (GAENSSLEN). In ähnliche Richtung weisen Untersuchungen von
DUESBERG[6] bei einem Fall von kongenitaler Porphyrinurie. Bei dieser Gelegenheit sei an eine ältere Untersuchung von PERUTZ[7] erinnert, der beim Zusammen-
bringen von porphyrinhaltigem Harn mit Leberbrei das Porphyrin verschwinden
und dafür Gallenfarbstoff auftreten sah. Auf Grund solcher Beobachtungen hat
GAENSSLEN den Einfluß von Campolon bei verschiedenen Krankheiten, die mit
Porphyrinausscheidung einhergehen, untersucht; es konnten mehr oder weniger
alle diese Zustände durch Leberbehandlung günstig beeinflußt werden. Nach
LICHTMANN[8] läßt sich auch die Kältehämoglobinurie, die ebenfalls mit Porphyrinausscheidung einhergeht, durch Lebertherapie verhindern.

Angeblich haben Leberextrakte auch auf Schäden nach einer antiluetischen
Salvarsanbehandlung günstigen Einfluß. Diese Therapie wurde zuerst von
VILLARET empfohlen. In Deutschland haben SPIETHOFF,[9] MILBRADT[10] u. a. auf
die fast spezifische Wirkung von Hepatrat bei Salvarsanintoxikationen aufmerksam gemacht, indem es bei salvarsanempfindlichen Patienten Intoxikationserscheinungen verhütet. Um sich ein objektives Urteil über den Wert
der Lebertherapie zu bilden, hat man den Einfluß von Campolon auf den
normalen und pathologischen Kohlehydratstoffwechsel studiert. So sahen
GAENSSLEN, EDERLE und KRIECH[11] bei Meerschweinchen nach Campoloninjektion
eine deutliche Vermehrung des Leberglykogens. Eine solche insulinartige Wirkung
haben auch MURPHY[12] und BLOTTNER[13] bei Leberextrakten gesehen. Angeblich

---

[1] GLAUBACH u. MOLITOR: Wien. klin. Wschr. **1929**, 1437.
[2] BAUER: Münch. med. Wschr. **1933**, 2032.
[3] HAMMERSCHLAG: Münch. med. Wschr. **1933**, 2032; Wien. klin. Wschr. **1933**, 1469.
[4] NONNENBRUCH: Münch. med. Wschr. **1936**, 629.
[5] GAENSSLEN: Fortschr. Med. **1933**, Nr. 28.
[6] DUESBERG: Arch. f. exper. Path. **162**, 249 (1931).
[7] PERUTZ: Zit. bei GAENSSLEN.   [8] LICHTMANN: Med. Klin. **1930**, I. 729.
[9] SPIETHOFF: Münch. med. Wschr. **1931**, 1009.
[10] MILBRADT: Arch. f. exper. Path. **160**, 489 (1931).
[11] EDERLE u. KRIECH: Klin. Wschr. **1931**, 25.
[12] MURPHY: Amer. J. med. Sci. **186**, 271 (1933).
[13] BLOTTNER: J. amer. med. Assoc. **24**, 1811 (1930).

hat dieser Extrakt den besonderen Vorzug, bei Diabetikern auch per os zu wirken. Nachprüfungen dieser Angaben haben zu sehr widersprechenden Ergebnissen geführt: bei einem Teil der Fälle zeigte sich eine Blutzuckersenkung, während viele Diabetiker sogar mit einer Verschlechterung ihres Zustandes reagierten. Jedenfalls ist das Prinzip, das den Zuckerstoffwechsel beeinflußt, mit dem Antiperniciosafaktor nicht identisch.

Auf die Besprechung der Differentialdiagnostik der perniziösen Anämie gegenüber anderen Zuständen müssen wir verzichten; überdies haben wir diese Frage zum Teil bei Besprechung des hämolytischen Ikterus berührt.

Klinisches und diagnostisches Interesse beansprucht außerdem das Krankheitsbild der Polycythämie, da es Fälle gibt, die uns symptomatisch außerordentlich an eine typische Leberkrankheit erinnern.

B. Polycythämie.

Das von Vaquez beschriebene Krankheitsbild der Polycythämie rubra ist eine ausgesprochen chronische Affektion, die viele Jahre besteht und am häufigsten im 4.—5. Lebensdezennium zu sehen ist. Familiär scheint die Krankheit nicht vorzukommen. Die Hauptsymptome sind: die eigentümliche, ein wenig an Cyanose erinnernde Verfärbung der Haut (Rubor), der Milztumor, der Blutbefund und gewisse subjektive Beschwerden.

1. Symptomatologie.

a) Der Rubor.

Beim Adspekt fällt sofort die eigentümliche blaurote Verfärbung auf; sie zeigt sich vorwiegend im Gesicht und da wieder am meisten an den Ohren, der Nase und den Wangen. In manchen Fällen tritt die Verfärbung besonders deutlich an den Schleimhäuten auf, die Mund- und Rachenschleimhaut, einschließlich der Zunge, erscheint düster-, purpur- bis kirschrot. Die gleiche Farbe zeigen auch die Konjunktiven, oft treten auch die Gefäße stark vor. Bei Aufregung kann sich die Verfärbung des Gesichtes noch steigern, weniger bei leichten Anstrengungen. An den Schleimhäuten, besonders an den Konjunktiven, treten mitunter kleine Blutaustritte auf. Wenn uns auch manchmal die Diagnose auf Grund des eigentümlichen Aussehens leicht fällt, muß man wissen, daß es Polycythämien mit starker Vermehrung der roten Blutzellen gibt, die äußerlich nicht erkennbar sind, es kommt jedoch auch das Umgekehrte vor. Ein unbedingter Parallelismus zwischen Gesichtsfarbe bzw. Cyanose und Zahl der Erythrocyten besteht nicht.

b) Die Beschaffenheit des Blutes.

Die Ursache der eigentümlichen Hautverfärbung liegt in der Beschaffenheit des Blutes. Das führende Symptom dieser Krankheit ist die Vermehrung der roten Blutzellen und der Blutmenge (Plethora). Als untere Grenze kann die dauernde Erhöhung der Erythrocyten auf 6—6,5 Millionen im Kubikzentimeter angenommen werden, die höchste Zahl, die ich bis jetzt beobachtet habe, betrug 13,6 Millionen. Bei fortlaufender Untersuchung finden sich oft Schwankungen. Unterschiede in der Erythrocytenzahl zwischen der Kopf- und Fingerhaut sollen bei kompensierten Formen fehlen, treten aber bei kardialer Inkompensation auf. Auch die Zählungen im arteriellen und venösen Blute zeigen ziemlich gleiche Resultate (Gaisböck[1]). Entsprechend der Erythrocytenvermehrung ist auch der

---

[1] Gaisböck: Arch. klin. Med. **110**, 413 (1913).

Hämoglobingehalt erhöht; er schwankt zwischen 100 und 150 nach SAHLI. Da die einzelnen roten Blutzellen verhältnismäßig wenig Hämoglobin enthalten, ist der Färbeindex meist niedrig. Im Strichpräparat zeigt sich eine Vermehrung der vitalgranulierten und der kernhaltigen roten Blutkörperchen. Zum typischen Bild der Polycythämie gehört auch eine deutliche Erhöhung der weißen Blutkörperchen, wobei sich die Zahlen meist zwischen 10000—20000 bewegen. Gelegentlich zeigen sich sogar Veränderungen, die an Leukämie erinnern. Man hat diese Veränderungen sehr beachtet, da manche Formen von Polycythämie im weiteren Verlauf der Krankheit in Leukämie übergehen können. Da auch die Thrombocyten häufig vermehrt sind, ergeben sich aus dem Blutbild Anhaltspunkte für eine erhöhte Tätigkeit des Knochenmarks. In dieser Annahme wird man dadurch bestärkt, daß sich bei der Sektion fast immer ein intensiv rotes Knochenmark feststellen läßt.

Die erhöhte Knochenmarkstätigkeit erklärt auch die vermehrte Blutmenge, die fast immer nachweisbar ist. Die erhöhte Viskosität des Blutes ist auf eine Vermehrung der Erythrocyten zu beziehen. Die beschleunigte Gerinnung, die oft zu sehen, ist jedoch davon unabhängig, sie kann sich bei einem Aderlaß recht unangenehm bemerkbar machen; vielleicht hängt damit auch die Neigung zu Thrombophlebitiden zusammen. Die Senkungsgeschwindigkeit der roten Blutzellen ist stark verlangsamt.

c) Der Milztumor.

In vielen Fällen von Polycythämie ist eine deutliche Vergrößerung der Milz nachzuweisen; mitunter kann sie eine beträchtliche Größe erreichen, wie man sie sonst nur bei Leukämie findet. Der Milztumor ist gelegentlich das einzige klinisch erkennbare Symptom, das zu einer genauen Blutuntersuchung drängt. Erst die Feststellung der Polycythämie läßt uns die wahre Ursache des Milztumors erkennen, denn die „gute Gesichtsfarbe" würde kaum an eine Bluterkrankung denken lassen. Der Milztumor kann sich ganz allmählich entwickeln. Bei plötzlich in der Milzgegend auftretenden heftigen Schmerzen handelt es sich meist um einen Infarkt, der mit Perisplenitis einhergeht; gleichzeitig auftretendes Fieber kann uns in dieser Annahme bestärken. Manchmal ist die Ursache einer solchen Schmerzattacke auch ein Hämatom in dieser Gegend (TUERK[1]).

Eine vergrößerte Leber wird nicht regelmäßig bei Polycythämie gefunden. Um die Beziehung der Lebervergrößerung zum Milztumor zu beleuchten, sei folgende Beobachtung erwähnt. Ich behandelte einen Patienten mit typischer VAQUEZscher Krankheit und großem Milztumor. Der Kranke selbst wünschte eine Splenektomie, von der ich ihm abriet; gegen meinen Wunsch wurde die Operation schließlich doch durchgeführt. Unmittelbar nach der Operation trat eine mächtige Vergrößerung der Leber auf, ohne daß Zeichen von Herzschwäche vorhanden gewesen wären. Die Zahl der roten Blutkörperchen, die vor der Operation um 9 Millionen schwankte, stieg in kurzer Zeit auf 11 und 12 Millionen. An Stelle der Milz als Blutdepot schien jetzt — gleichsam vikariierend — die Leber getreten. Seit dieser Beobachtung glaube ich auch gewisse atypische Formen der Polycythämie zu verstehen, bei denen sich eine außerordentlich große, an eine Stauungsleber erinnernde Leber, aber kein Milztumor findet. Jedenfalls mache ich es mir zum Prinzip, in allen Fällen von ungeklärtem Lebertumor auf die Erythrocytenzahl zu achten, um eine Polycythämie nicht zu übersehen. Ich habe zwei Fälle dieser Art autoptisch gesehen; Zeichen von kardialer Stauung fanden sich dabei nicht.

---

[1] TUERK: Wien. klin. Wschr. 1904, 153, 189.

d) Folgen der Plethora.

Patienten mit Polycythämie klagen oft über Kopfschmerzen und Schwindel. Diese Erscheinungen, die meist auf die Plethora zu beziehen sind, bilden oft die Vorboten einer Apoplexie, die die häufigste Todesart dieser Patienten ist. Manchmal kommt es, wahrscheinlich ebenfalls infolge einer Plethora, bzw. vieler kleiner Erweichungen im Gehirn, zu schweren psychischen Störungen; von Schlaflosigkeit und Ohrensausen werden solche Patienten schwer gepeinigt. Starkes Nasenbluten bringt dem Patienten momentane Erleichterung. Oft sieht man Blutungen am Augenhintergrund oder in den Konjunktiven; bei der ophthalmoskopischen Untersuchung erscheinen die Netzhautgefäße prall gefüllt. Hämorrhoidalblutungen kommen vor, starke Blutungen aus den Harnwegen sind merkwürdigerweise nie beschrieben worden, wie auch stärkere Uterusblutungen zur Zeit der Menses kaum beobachtet worden sind.

e) Der hohe Blutdruck und die GAISBÖCKschen Fälle.

Man sollte erwarten, daß teils die Plethora, teils die erhöhte Viskosität eine Steigerung der Herzarbeit bedingt und es auf diese Weise zu einer Hypertrophie des Herzens und vielleicht auch zu Blutdrucksteigerung kommt; das ist aber nur in der Minderzahl der Fall. GAISBÖCK hat nun über Fälle berichtet, bei denen es tatsächlich zu beträchtlicher Blutdrucksteigerung kommt; sie werden seither als besondere Form — Polycythaemia hypertonica (GAISBÖCK) den VAQUEZschen Formen gegenübergestellt. TÜRK lehnt eine prinzipielle Trennung ab, indem er die hypertonischen Formen nur für eine Variante des gewöhnlichen Bildes ansieht. Man hat oft behauptet, das Kriterium der VAQUEZschen Form sei der Milztumor und dasjenige der GAISBÖCKschen Form der hohe Blutdruck bei Fehlen eines Milztumors; daneben gibt es auch Mischformen, also Blutdrucksteigerung und Milztumor.

Die Patienten leiden, mag ihre Polycythämie mit hohem oder normalem Blutdruck einhergehen, fast immer an Herzbeschwerden. Treten kardiale Erscheinungen oder Emphysem der Lungen besonders in den Vordergrund und ist die Polycythämie nicht besonders hochgradig, dann ist es manchmal schwer zu entscheiden, ob es sich um eine symptomatische Erythrocytose bei kardialer Inkompensation oder um eine echte Polycythämie handelt.

f) Harn.

Der Harn zeigt in der Regel normale Verhältnisse; gelegentlich besteht — namentlich bei der GAISBÖCKschen Form — eine geringgradige Albuminurie. Das Urobilinogen im Harn ist vermehrt, Bilirubin habe ich nie nachweisen können.

2. Pathogenese.

Bei der Analyse dieses eigentümlichen Krankheitsbildes habe ich mich für die Frage interessiert, ob die Vermehrung der roten Blutkörperchen im zirkulierenden Blute auf eine vermehrte Bildung oder auf eine verminderte Zerstörung der roten Blutzellen zurückzuführen ist. Wohl kennt man schon seit langem das hyperplastische Knochenmark, ebenso das gelegentliche Vorkommen von kernhaltigen Erythrocyten und Myelocyten; beide Erscheinungen kann man auf eine erhöhte Knochenmarkstätigkeit beziehen, doch beschäftigte man sich wenig oder gar nicht mit dem Blutabbau; entsprechende Methoden haben gefehlt. Zur Stützung der Theorie, daß bei der Polycythämie die Blutzerstörung gehemmt sei, wurden Versuche mit künstlicher Plethora herangezogen. Injiziert man einem Tier Blut,

so verschwindet die hiedurch erzeugte Plethora rasch, und innerhalb kurzer Zeit ist
wieder der Status quo ante erreicht; das Bestreben des normalen Organismus, die
ihm zukommende Blutzusammensetzung aufrechtzuerhalten, siegt. Bei der menschlichen Polycythämie scheint nun dieses Bestreben hinsichtlich der Erythrocyten
eine Störung zu erfahren. Injiziert man einem normalen Tier größere Mengen
von Erythrocyten, so setzt meist eine stärkere Hämolyse ein, die manchmal mit
Gelbsucht einhergeht. Da bei der menschlichen Polycythämie eine Gelbsucht fast
nie zu sehen ist, läßt sich das Fehlen von Ikterus vielleicht für die Annahme verwerten, daß bei solchen Menschen die Fähigkeit verlorengegangen ist, den Überschuß an roten Blutkörperchen abzubauen. Da hauptsächlich die Leber den

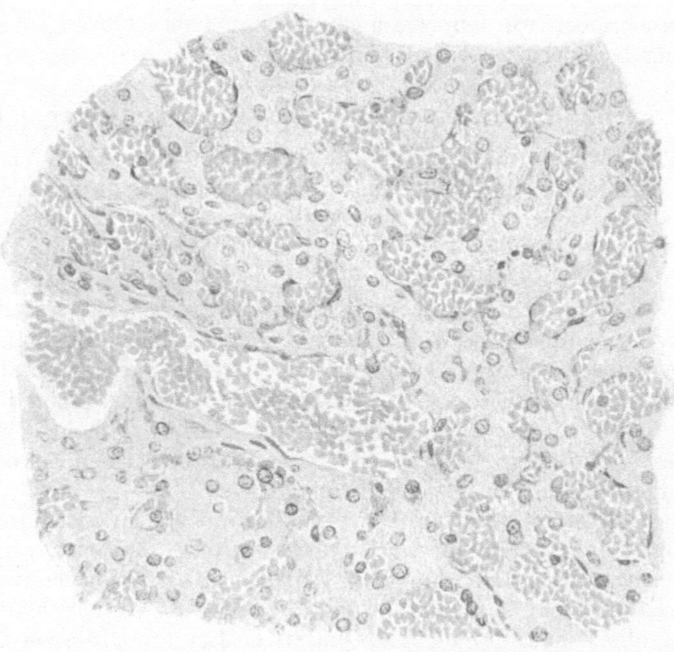

Abb. 97. Leber bei Polycythämie.

Abbau der Erythrocyten besorgt, brachte man die Polycythämie mit einer Leberschädigung in Zusammenhang. Diese Vorstellung schien durch Versuche von
SAXL und HESS[1] gestützt. Die normale Leber zerstört während der Autolyse ihr
eigenes Hämoglobin in wenigen Tagen; vergiftet man aber die entsprechenden
Tiere vorher mit Arsen, Phosphor, Chloroform, Diphtheriegift usw., so geht
diese Fähigkeit der Leber verloren. Ähnlich wie die so vergiftete Leber die Blutzerstörung nicht mehr zu besorgen vermag, soll auch die Leber bei Polycythämie dieser ihrer Aufgabe nicht mehr gerecht werden. In gleicher Weise lassen
sich Erfahrungen der pathologischen Anatomen verwerten, die bei Polycythämie
nie eine ausgesprochene Hämosiderose der Leber beobachtet haben (WESTEN-
HÖFER[2]).

    Eine Erörterung der Frage, ob bei Polycythämie die Ursache in einer
erhöhten Bildung oder in einer verminderten Zerstörung zu suchen sei, wurde
erst spruchreif, seitdem man sich über die Größe der Blutmauserung orientieren

[1] SAXL u. HESS: Biochem. Z. **19**, 274 (1909); Arch. klin. Med· **104**, 1 (1911).
[2] WESTENHÖFER: Dtsch. med. Wschr. **1907**, 1446.

konnte; wohl ist es noch immer schwer, diesbezüglich genaue Zahlen zu erfahren, immerhin erlaubt jedoch die Größe der Urobilinogenausscheidung durch den Stuhl ein ungefähres Urteil. ICH[1] habe bei zahlreichen Formen von Polycythämie entsprechende Urobilinbestimmungen im Stuhl vorgenommen und die Werte im Verhältnis zur großen Hämoglobinmenge, die im Organismus tatsächlich zirkuliert (berechnet aus der Blutmenge und dem absoluten Hämoglobinwert), als verhältnismäßig klein ansprechen müssen; auch auf Grund des histologischen Bildes der Organe, die für den Abbau des Hämoglobins verantwortlich sind, gelangt man zum gleichen Urteil. Man findet eine hochgradige Venostase; aber im Gegensatz zum hämolytischen Ikterus, bei welchem die Milz ebenfalls sehr blutreich ist und die Erythrocyten vorwiegend in der roten Pulpa zu finden sind, zeigen sich bei der Poly-

cythämie die Gefäße und die Sinus mit roten Blutkörperchen strotzend gefüllt, während in der Pulpa, also im eigentlichen Milzparenchym, kaum eine Anreicherung zu finden ist. In Schnitten, die nach der TURNBULL-Blaumethode behandelt wurden, ist kein Hämosiderin nachzuweisen (Abb. 97).

Auch die Leber zeigt das Bild einer hochgradigen Hämostase, wobei weder die Peripherie noch das Zentrum besonders be vorzugt erscheinen. An den Leberzellen ist nichts Atypisches nachzuweisen, dagegen sind die KUPFFERschen Sternzellen spärlich, nicht vergrößert und nicht pigmentführend. Der Unterschied gegenüber dem hämolytischen

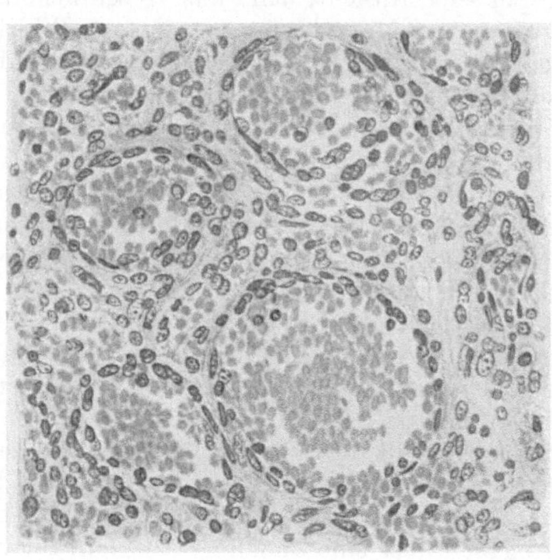

Abb. 98. Milz bei Polycythämie.

Ikterus fällt in den TURNBULL-Präparaten noch mehr auf; es ist nicht die geringste Blaufärbung nachzuweisen (Abb. 98). Im Gegensatz hierzu erscheint das Knochenmark in höchster Tätigkeit. Das histologische Bild und das Studium der Blutmauserung bei der Polycythämie ergeben somit ein eindeutiges Resultat. Der Abbau der roten Blutzellen hält mit der Produktion nicht gleichen Schritt; in dem Mißverhältnis zwischen Produktion und Zerstörung des Hämoglobins sehe ich eine wesentliche Ursache, warum es zu einer übermäßigen Ansammlung von roten Blutzellen in der Blutbahn kommt.

Die Tätigkeit der Milz und Leber auf der einen und jene des Knochenmarks auf der anderen Seite müssen unter normalen Bedingungen in irgendeiner Beziehung stehen, sonst würde dauernd die Gefahr einer Störung vorliegen. HIRSCHFELD[2] hat an irgendwelche Hormone gedacht. Bei der Polycythämie sollen nun jene Substanzen fehlen, welche Neubildung und Verbrauch regeln; es wäre jedoch auch möglich, daß jene Hormone, welche die Neubildung im Knochenmark anregen, im Überschuß vorhanden sind.

Diese Theorie hat greifbare Formen angenommen, seitdem wir das CASTLEsche Prinzip in der Magenschleimhaut kennengelernt haben. Die perniziöse Anämie und der hämolytische Ikterus sind in vieler Beziehung das Gegenteil der Poly-

---

[1] EPPINGER: Hepato-lienale Erkrankungen, S. 494. 1920.
[2] HIRSCHFELD: Verh. Ges. Verdgskrkh. 4, 210 (1912). D. Med. W. 1915, 1099.

cythämie. Da es sich bei der Perniciosa um eine fehlende Produktion des CASTLE-schen Prinzips handelt, so lag es nahe, bei der Polycythämie das Gegenteil anzunehmen; es müßte sich somit bei der Polycythämie um eine vermehrte Absonderung des intrinsic factor durch die Magenschleimhaut handeln. Mit dieser Frage hat sich nun HITZENBERGER[1] beschäftigt. Zunächst fand er bei Fällen mit Hypersekretion des Magensaftes, z. B. bei Ulcus duodeni, häufig eine Erhöhung des Hämoglobingehaltes und der Erythrocytenzahl; er betrachtet diese symptomatische Polycythämie bei Ulcus duodeni als die Folge einer vermehrten Produktion des CASTLE-Prinzips. HITZENBERGER überträgt nun diese Erfahrungen auf die essentielle Polycythämie. Daß in manchen Fällen nicht nur keine erhöhte Magensekretion, sondern sogar Achylie nachweisbar ist, spricht nicht unbedingt gegen seine Ansicht, denn das Wesentliche ist ja nicht die Salzsäureproduktion, sondern die Absonderung von CASTLE-Prinzip, die von der übrigen Magentätigkeit unabhängig sein kann. Als weitgehende Stütze seiner Ansicht sieht er die starke Verminderung der roten Blutzellen, wenn man bei einer Polycythämie mittels Duodenalschlauches stundenlang durch viele Tage hindurch den Magensaft absaugt und so das Wirksamwerden von CASTLE-Prinzip verhindert. Für seine Annahme spricht weiter der Erfolg einer ausgiebigen Magenresektion, die bei einem Fall von Ulcus duodeni, bei welchem auch eine Polycythämie bestand, vorgenommen wurde. Er empfiehlt daher als kausale Behandlung der Polycythämie die Resektion des Magens.

Da das CASTLE-Prinzip aus Fleischeiweiß Substanzen frei macht, die in der Leber gespeichert werden und von hier aus die Knochenmarkstätigkeit steigern, lassen sich zugunsten der HITZENBERGERschen Vorstellung auch Beobachtungen mit Verfütterung von Lebersubstanz beim normalen Menschen heranziehen. Tatsächlich gelingt es teils durch peroral verabfolgte, teils durch subkutan gereichte Leberextrakte, eine Zunahme der Erythrocyten bis zu übernormalen oder gar polycythämischen Werten zu bewirken. Von besonderem Interesse sind auch die Angaben über eine Zunahme der Reticulocyten, sobald man größere Mengen an Leber verabfolgt. Generell ist dieser Befund nicht zu werten, denn manche Autoren erzielten auch negative Resultate. Jedenfalls ergeben sich weitgehende Anhaltspunkte, die für eine gewisse Verwandtschaft zwischen Polycythämie und Anaemia perniciosa sprechen: bei der einen Krankheit besteht eine übergroße, bei der anderen eine zu kleine Produktion an jenem aktiven Stoff, der sich von der Magentätigkeit herleitet und in der Leber gespeichert wird.

Wenn wir uns außerdem für eine verminderte Blutzerstörung bei der Polycythämie ausgesprochen haben, so lassen sich zugunsten einer solchen Anschauung auch gewisse therapeutische Erfolge mit Mitteln heranziehen, die die Blutmauserung erhöhen. Zusammen mit KLOSS[2] habe ich die Darreichung von Phenylhydrazin empfohlen, das die Blutzerstörung erhöht und im Experiment sogar ein an die perniziöse Anämie erinnerndes Krankheitsbild erzeugt. Da es sich bei manchen Formen von Polycythämie vielfach um ein Leiden handelt, das jeder anderen Therapie trotzt, so haben wir uns zur Verabfolgung von Hämolyticis entschlossen. Zunächst haben wir solchen Patienten Toluylendiamin gegeben, sind aber von dieser Medikation abgekommen und haben an seiner Stelle salzsaures Phenylhydrazin verwendet. Zunächst brachte man dieser Therapie eine gewisse Scheu entgegen, zumal es im Tierexperiment gelegentlich zu einer tödlichen Anämie mit Ikterus kommt. Allmählich hat es aber doch in die Therapie

---

[1] HITZENBERGER: Klin. Wschr. **1914**, 1345; Z. klin. Med. **129**, 778 (1936).
[2] EPPINGER u. KLOSS: Ther. Mh. **1918**, Sept. — EPPINGER: Hepato-lienale Erkrankungen, S. 505. 1920.

Eingang gefunden, und in jüngster Zeit ist Phenylhydrazin von FELLINGER[1] ganz besonders empfohlen worden. Man verabreicht es teils per os, teils subkutan; per os gegeben, scheint es wirksamer zu sein. Aus den in der folgenden Tabelle 46 angeführten Fällen läßt sich ein prompter und ausgiebiger Abfall der roten Blutkörperchen feststellen; die einzige Schwierigkeit einer solchen Behandlung ist die richtige Dosierung des Mittels; gibt man zuviel, so tritt Ikterus auf, gibt man zu wenig, bleibt die gewünschte Wirkung aus. Deswegen ist Grundbedingung und Voraussetzung einer solchen Therapie die genaue Kontrolle des Blutes, die womöglich dreimal täglich durchgeführt werden soll. Auf Grund seiner Erfahrungen empfiehlt FELLINGER für Männer pro Tag eine Gesamtdosis von 1,0 g, für Frauen 0,8 g, verteilt auf 4—5 Tagesdosen zu je 0,2 durch 4 Tage an. Tritt, was selten vorkommt, schon in dieser Zeit ein Absinken der roten Blutkörperchen ein, so ist die Behandlung zu unterbrechen. Wenn sich Zeichen einer beginnenden Hämolyse einstellen, darf kein Phenylhydrazin mehr gereicht werden. Gewöhnlich erfolgt der erste Erythrocytenabfall 3—4 Tage nach Einnahme der letzten Dosis, die Wirkung dauert meist 8—10 Tage, doch bestehen große individuelle Unterschiede. Zu Störungen der Leberfunktion kommt es — soweit man sich auf Funktionsprüfungen verlassen kann — nicht.

Tabelle 46.

Fall	Blutbefund vor Behandlung	Phenylhydrazin	Blutbefund nach Behandlung	Anmerkung
50jährige Frau	8 400 000 (140%)	1,6 g	5 400 000 (100%)	In 2 Serien à 0,8 g
67jährige Frau	7 800 000 (120%)	2,0 g	4 700 000 (90%)	In 2 Serien à 1 g
56jähriger Mann	9 100 000 (140%)	2,4 g	4 900 000 (96%)	In 2 Serien à 1,0 g und 1,4 g
47jährige Frau	8 000 000 (130%)	1,6 g	5 200 000 (90%)	In 2 Serien à 0,8 g
24jähriger Mann	8 700 000 (136%)	2,0 g	4 900 000 (94%)	In 2 Serien
49jährige Frau	9 300 000 (150%)	2,5 g	5 000 000 (92%)	In 3 Serien à 0,9 g, 0,8 g und 0,8 g
56jährige Frau	7 600 000 (116%)	1,0 g	5 100 000 (96%)	—
52jähriger Mann	7 800 000 (130%)	1,2 g	5 400 000 (98%)	—

Die Behandlung ist selbstverständlich nur symptomatisch, immerhin bereitet sie dem Patienten eine große Erleichterung. Durch chronisch-intermittierende Behandlung mit kleinen Phenylhydrazindosen kann man erreichen, daß nicht die Zahl der roten Blutkörperchen allein, sondern auch die Plethora abnimmt, die die eigentliche Ursache der meisten subjektiven Beschwerden darstellt.

Wir sehen somit in dem Krankheitsbild der essentiellen Polycythämie eine doppelte Störung. Einerseits befindet sich der erythropoetische Apparat in einem Reizzustand, vermutlich infolge einer erhöhten Produktion von CASTLE-Prinzip, anderseits erfolgt der Blutabbau nicht in dem Verhältnis, wie es der Größe des in den Blutbahnen zirkulierenden Hämoglobins entspricht. Jedenfalls ist die Gallenfarbstoffausscheidung durch die Galle eine geringere. Auch die histologische Untersuchung weist auf Störungen im Wechselverhältnis zwischen erhöhter Knochenmarkstätigkeit und verhältnismäßig trägem Blutabbau hin. Das Knochen-

---

[1] FELLINGER: Med. Klin. **1936**, Nr. 10.

mark befindet sich in lebhafter Tätigkeit, was sowohl makroskopisch als auch mikroskopisch zu erkennen ist. Umgekehrt verhält sich jenes Zellsystem, das für den Abbau des Hämoglobins zu sorgen hat. In der Milz und in der Leber fehlt Hämosiderose und auch sonst finden sich keine Zeichen für eine energische Betätigung der phagocytären Zellen. Wie weit der Abbau des Hämoglobinmoleküls auch mit der Tätigkeit des CASTLEschen Prinzips im Zusammenhang steht, läßt sich derzeit nicht beurteilen.

Für die Leberpathologie erscheint es beachtenswert, daß es auch Kombinationen von Lebercirrhosen und Polycythämie gibt. Die ersten Fälle sind von MOSSE[1] beschrieben worden; ich habe ebenfalls mehrere solche Fälle gesehen. Beim ersten derartigen Fall, den ich zur Sektion brachte, nahm ich eine Concretio cordis an, von der aber bei der Sektion nichts zu finden war; irregeführt haben uns die starke Venenstauung am Halse (Einflußstauung?) und die große Leber. Die Zahl der roten Blutzellen betrug 7,8 Millionen. Hätten wir die große Milz, die sonst bei kardialer Stauung fehlt, richtig eingeschätzt, so wären wir diesem Irrtum nicht verfallen.

Wenn wir somit bei Lebercirrhosen gelegentlich Polycythämien sehen, so darf uns dies nicht zu sehr wundernehmen; an dem Krankheitsbild Cirrhose sind die verschiedensten Organe bald im Sinne einer Steigerung, bald einer Hemmung ihrer Funktion beteiligt; eine Mitbeteiligung des Knochenmarks und in Zusammenhang damit auch des Magens, so weit er für das CASTLEsche Prinzip verantwortlich zu machen ist, erscheint um so wahrscheinlicher, als die Leber durch die KUPFFERschen Sternzellen — also durch das reticuloendotheliale System — mit dem Knochenmark in innigster Fühlung steht; in dem Sinne wird es auch verständlich, daß sich gelegentlich eine Lebercirrhose mit einer perniziösen Anämie paaren kann.

C. Thrombopenie.

Bei der Besprechung des Einflusses des hämatopoetischen Systems auf das Symptomenbild der Lebercirrhose wären auch die Blutungen zu besprechen, die vermutlich auf eine Thrombocytopenie zurückzuführen sind. Ein solches Krankheitsbild habe ich[2] im Rahmen der hepatolienalen Erkrankungen beschrieben. Da die Knochenmarkstätigkeit auf den Verlauf mancher Leberaffektionen bestimmenden Einfluß nehmen kann, so wäre auch die Frage aufzuwerfen, ob nicht auch so manche „cholämische" Blutung auf einer Läsion des thrombopoetischen Apparates beruht. Blutungen, die teils an die FRANKsche Krankheit, teils an die hämorrhagische Diathese erinnern, sind gar nicht so selten gegen das Lebensende einer Lebercirrhose oder der akuten Leberatrophie zu sehen. Auch RÖSSLE[3] hebt besonders hervor, daß der Kreis der hämorrhagischen Diathese bei der Cirrhose bald enger, bald weiter gezogen ist und viele der klinisch zu beobachtenden Blutungen nicht als Folge einer Pfortaderstauung zu deuten sind. An eine Thrombopenie bei manchen Cirrhosen ist auch deshalb zu denken, weil einerseits die Splenektomie bei der FRANKschen Krankheit manchmal lebensrettend wirkt und es anderseits bekannt ist — darauf wird jetzt ganz besonders von französischer Seite Wert gelegt — daß auch die hämorrhagische Diathese bei Cirrhosen durch die Splenektomie gebessert wird. Ich habe unter diesem Gesichtspunkte zahlreiche Cirrhosen verfolgt und in dem großen Material nur zwei Fälle gefunden, bei denen an einen ursächlichen Zusammenhang zwischen

[1] MOSSE: Dtsch. med. Wschr. **1907**, Nr. 32.
[2] EPPINGER: Hepato-lienale Erkrankungen, S. 461. 1920.
[3] ROESSLE: Handbuch der pathologischen Anatomie, Bd. V/1, S. 476. 1930.

Thrombopenie und hämorrhagischer Diathese bei Lebercirrhose gedacht werden konnte. Es handelte sich beide Male um sogenannte hypertrophische Lebercirrhosen, die unter schwerer hämorrhagischer Diathese zugrunde gingen. In beiden Fällen ließen sich im zirkulierenden Blut keine Blutplättchen nachweisen. Die Nachblutungszeit war stark erhöht (1—2 Stunden), das RUMPEL-LEEDÈsche Symptom war bereits zwei Wochen vor dem Exitus deutlich vorhanden. Die Patientin wurde schwer anämisch (die Erythrocytenzahl sank auf 1 Million und darunter, die Gesammtzahl der weißen Blutkörperchen war verringert, die Leukocyten selbst boten aber sonst wenig Charakteristisches). Die Sektion zeigte eine sogenannte hypertrophische Lebercirrhose. Zu einem besonders entwickelten Kollateralkreislauf im Bereiche der vorderen Bauchwand oder im unteren Oesophagusdrittel war es nicht gekommen. Blutungen fanden sich unter dem Epikard und im Mediastinum. Im Magendarmkanal war ohne makroskopisch nachweisbarer Ursache reichlich Blut vorhanden. Die Lebern wogen 2480 bzw. 2890 g, ihre Oberflächen boten das typische Bild einer Cirrhose, wobei der Querschnitt fast an eine atrophische Cirrhose erinnerte. Die Milz war in beiden Fällen sehr groß und hart; histologisch zeigte sie das typische Bild einer Fibroadenie. Das Knochenmark war intensiv rot gefärbt, ein Mangel an Megakaryocyten war nicht nachweisbar, die Milz enthielt reichlich Thrombocyten.

Ob in diesen beiden Fällen der Mangel an Thrombocyten allein für die hämorrhagische Diathese verantwortlich zu machen war oder ob dabei auch „cholämische" Momente (Kapillarschädigung?) ursächlich eine Rolle spielten, läßt sich schwer entscheiden; jedenfalls war die Thrombopenie geeignet, die einmal aufgetretenen Hämorrhagien zu fördern und hierdurch die Anämie zu begünstigen. Da sich in der Milz sehr viele Blutplättchen fanden und auch deren Mutterzellen in reichlicher Menge im Knochenmark vorhanden waren, war hier der Mangel an Thrombocyten weniger auf eine Insuffizienz des Knochenmarks, sondern eher auf einen vermehrten Untergang zu beziehen.

Thrombopenie kann sich im Verlaufe einer Leberkrankheit auch als Folge einer sekundären Knochenmarksschädigung entwickeln, für die ursächlich septische Prozesse oder schwere Varixblutungen in Betracht kommen. Kombinationen mit Agranulocytose sind gelegentlich auch zu sehen, obwohl es häufiger nur zu ausgesprochener Lymphocytose und weniger zu einer höhergradigen Leukopenie kommt. Wahrscheinlich hängen solche Zustände mit einer gewissen Form der Knochenmarksschwäche zusammen. Auch hier können toxische Momente in Betracht kommen; so sah ich einmal eine schwere sekundäre Thrombopenie im Anschluß an eine Salvarsankur, bei einem anderen Fall mußte eine intensive Röntgenbestrahlung der Milz verantwortlich gemacht werden, die man für eine leukämische ansah.

Es geht nicht an, Thrombocytenmangel als einzige Ursache der „cholämischen" Blutung anzusehen. Die Ursachen sind anscheinend sehr vielfältig, deswegen soll aber nicht in Abrede gestellt werden, daß gelegentlich auch ein Thrombocytenmangel die Ausbreitung einer hämorrhagischen Diathese weitgehend fördern kann.

Überblickt man den Inhalt dieses Abschnittes, so ergeben sich auch hier weitreichende Beziehungen zwischen Milz, Knochenmarksfunktion und Lebertätigkeit. Daraus geht neuerdings mit Deutlichkeit hervor, wie wichtig es ist, bei Leberkrankheiten nicht nur die Leber allein, sondern immer auch sämtliche schon physiologischerweise mit ihr in innigem funktionellen Zusammenhang stehenden Organe bzw. Organsysteme ins Auge zu fassen. Kommt es im Verlauf einer Lebercirrhose zu einer Anämie oder, was selten ist, zu einer Polycythämie, so handelt es sich nicht um ein zufälliges Zusammentreffen, sondern um Zustände, die sich aus Beziehungen der Leber zum reticuloendothelialen System ergeben.

XXIII. Die Blastome der Leber.

Die echten Tumoren der Leber sind für den Arzt ein trauriges Kapitel. Gutartige Tumoren sind Raritäten und kommen daher praktisch kaum in Betracht, und die malignen Tumoren sind einer Therapie nicht zugänglich. Man muß sich aber als Internist dennoch gründlich mit der Frage beschäftigen, weil sich mitunter, wenn auch leider selten, hinter einem vermeintlichen Tumor ein Zustand verbergen kann, der keinem Blastom entspricht und dementsprechend günstiger zu beurteilen ist.

A. Die gutartigen Tumoren.

Fibrome, Teratome und *Lipome* werden so gut wie immer erst als Zufallsbefunde bei Sektionen entdeckt. Symptomatisch spielen sie fast keine Rolle; dementsprechend hat es keinen Zweck, ihnen im Rahmen einer klinischen Darstellung einen größeren Platz einzuräumen.

Mehr Beachtung verdienen vielleicht die *Hämangiome* (Cavernome), da sie gelegentlich (z. B. der Fall EISELSBERGS) größere Geschwülste bilden können. Die meisten führen höchstens zu flachen Buckeln, die im Niveau der Leberoberfläche bleiben; sie kommen einzeln oder gehäuft vor. Am Durchschnitt erscheinen sie meist keilförmig, die Basis ist gegen die Oberfläche gerichtet, ähnlich wie bei Infarkten. Zumeist bilden sie nur schwarze Flecken von Stecknadelkopf- bis Nußgröße, die wie Blutungen aussehen. Es ist einer unglücklichen Lage zuzuschreiben, wenn sie einmal zum Hindernis für den Gallenabfluß werden. Die Diagnose kann in vivo nur auf Grund einer Probelaparotomie gestellt werden; eine chirurgische Therapie kommt nur bei größeren Tumoren in Betracht. Vor Probepunktion wird wegen der Blutungsgefahr gewarnt.

Die pathologische Anatomie kennt auch *Lymphangiome*, sie sind ungleich seltener als die Hämangiome.

Auf Grund histologischer Befunde unterscheidet man zwei Formen des *Adenoms*: solche, die von den Leberzellen ausgehen, und solche, die sich von den Gallengangsepithelien ableiten. Die Leberzelladenome können unter seltenen Bedingungen zu großen Tumoren ausarten, zumeist kommen sie aber multipel als hellbräunliche oder grauweiße, mitten im gesunden Leberparenchym liegende, bohnen- bis eigroße Gebilde vor, die ausschließlich pathologisch-anatomisches Interesse erheischen. Sie führen große Zellen, die fetthaltig oder glykogenreich sind und Lipome vortäuschen. Entstehen in einer cirrhotischen Leber multiple kleine Adenome, was verhältnismäßig häufig ist, so ist die Abgrenzung gegenüber den Regeneraten, die bei der Cirrhose so häufig zu sehen sind, nicht leicht. Gleiche Ersatzwucherungen treffen wir auch nach Untergang von Lebergewebe bei ausgeheilter akuter Leberatrophie. Eine eigentümliche, knotige, zumeist diffuse Hyperplasie der Leberzellen charakterisiert die WILSONsche Krankheit.

Mitunter findet man in der Leber kleine oder größere Herde, die bei der histologischen Untersuchung aus zierlichen, verzweigten Schläuchen mit zum Teil hohen Zellen nach Art der Gallengangsepithelien bestehen. Der Morphologe spricht hier von sogenannten *Pseudogallengangsadenomen*; es handelt sich um ganz kleine, aus epithelialen Formationen bestehende Gebilde, die an die Wucherungen der Präkapillaren erinnern, wie sie bei der Lebercirrhose vorkommen. Diese Wucherungen sind in ein dichtes, lymphozytenreiches Bindegewebe eingelagert. Solche geschwulstähnliche Gewebsmißbildungen rechnet man nach dem Vorschlag von E. ALBRECHT[1] zu den Hamartomen. Alle diese adenomatösen Gebilde interessieren uns von dem Gesichtspunkte, ob sie der Ausgang maligner Tumoren

---

[1] ALBRECHT: Verh. dtsch. path. Ges. **7**, 153 (1904); Frankf. Z. Path. **1904**, 221, 347.

sein können; Übergänge von Hyperplasie zum Adenom und vom Adenom zum Carcinom sind bekannt.

Die Gallengangsadenome können gelegentlich zystischen Charakter annehmen. Aus praktischen Gründen erscheint es zweckmäßig, hier auch die *zystische Degeneration* der Leber zu erwähnen, die eine kongenitale Mißbildung darstellt; solche Gebilde können mitunter zu großen Cysten ausarten, die wegen ihrer Größe gelegentlich ein Geburtshindernis bilden können; manchmal durchsetzen sie als multipel auftretende Cysten die ganze Leber und können solcherart zu einer schweren Leberschädigung führen. Die zystische Entartung der Leber vergesellschaftet sich zumeist mit gleichartigen Veränderungen in der Niere; auch andere Organe können in der gleichen Art betroffen sein. Dauernde, schon im Kindesalter bestandene Albuminurie bei beiderseits tastbarer Niere kann uns auf den Gedanken bringen, eine Lebervergrößerung bei gleichzeitiger Cystenniere als Cystenleber zu deuten. Über die Pathogenese dieses eigentümlichen Zustandes gehen die Meinungen auseinander, wahrscheinlich entstehen die Cysten aus aberrierten Gallengängen. Die Cysten können an Größe zunehmen und allmählich das Lebergewebe ersetzen. Bei einigen Fällen ist hereditäres Vorkommen angegeben worden.

Die angeborene Lebercyste kann sich schon bei der Geburt bemerkbar machen; zunächst klein, nimmt sie allmählich an Größe zu und erzeugt jetzt erst Beschwerden; dies ist meist der Grund, warum man sich mehrfach veranlaßt gesehen hat, operativ einzugreifen. Der helle Cysteninhalt dürfte ursprünglich gallig gewesen sein, langsam wird aber der Farbstoff von Lymphgefäßen resorbiert.

Die multiplen Cysten treten symptomatisch viel weniger hervor, deshalb sind sie meist nur ein zufälliger Obduktionsbefund; dort, wo man auf der Leberoberfläche zahlreiche Erhabenheiten fühlt, kann man an dieses Krankheitsbild denken. Eine Kombination mit Ascites kommt vor. Vor der Verwechslung des Zustandes mit einer Lebercirrhose schützt uns der Nachweis einer fehlenden Milzvergrößerung. Gelegentlich können Cysten eine enorme Größe erreichen (5 kg und mehr).

Die Fälle, die ich während des Lebens beobachten konnte, wurden zumeist unter der Diagnose Lebercirrhose geführt. Diagnostisch kommt man nur weiter, wenn gleichzeitig auch Albuminurie, Polyurie und Neigung zu Isosthenurie besteht. Sinkt die Harnmenge ab, so steigt der Reststickstoff an, fällt aber bei Besserung der durch Flüssigkeitszufuhr angeregten Diurese wieder ab. Bei manchen Formen von Cystenniere besteht gleichzeitig auch Hypertension; auch dieses Symptom kann uns in Fällen, die sonst an eine Lebercirrhose erinnern, auf die richtige Fährte leiten, zumal bei Cirrhosen eher niedriger Blutdruck zu beobachten ist.

Die Prognose wird teils von der Lokalisation und Größe der Cyste, teils von der Qualität der gleichzeitig vorhandenen Nierenerkrankung bestimmt. Die Therapie erweist sich im allgemeinen als machtlos; dort, wo eine Nierenbeteiligung vorliegt, ist auf reichliche Flüssigkeitszufuhr zu achten.

B. Die malignen Tumoren.

Lebercarcinom und *Lebersarkom* werden meist getrennt behandelt. Da das klinische Bild eine Unterscheidung kaum gestattet, können sie gemeinsam besprochen werden; schon die Abgrenzung des primären Lebercarcinoms von Lebermetastasen stößt klinisch auf Schwierigkeiten. Im allgemeinen wird man meist nicht fehlgehen, wenn man sich bei großen Lebertumoren eher für einen metastatischen Krebs entscheidet, weil er viel häufiger vorkommt als das primäre

Lebercarcinom. Bei McNee finden sich einige statistische Angaben: in Guys Hospital kamen auf 18500 Sektionen 24 Fälle von primärem Leberkrebs (0,13%), ähnliche Angaben macht auch Herxheimer.[1] In John Hopkins Hospital kamen auf 3700 Sektionen nur drei Fälle (0,028%).

McNee berechnet das Verhältnis zwischen primärem und sekundärem Krebs mit 1 : 20 bzw. 1 : 40. Hansemann[2] sah unter 258 Leberkrebsen nur vier sichere primäre Fälle. Primäre Lebersarkome stellen eine große Rarität dar. Es gibt angeblich primäre Melanosarkome. In den Fällen, in welchen Angaben über den Augenbefund fehlen, ist äußerste Kritik notwendig. Es bewahrheitet sich der alte Satz von Virchow, daß diejenigen Organe, welche besonders oft von sekundären Geschwülsten betroffen werden, selten der Sitz von primären Tumoren sind.

Das primäre Lebercarcinom scheint öfter beim Mann vorzukommen; im Gegensatz dazu das primäre Gallenblasencarcinom häufiger bei der Frau; auch daraus ergibt sich die innige Beziehung des weiblichen Geschlechts zur Cholelithiasis. Das durchschnittliche Alter betrug 47,2 Jahre (42 bei der Frau, 49,3 beim Manne). Als Kuriosität gilt eine Angabe von Hedinger,[3] der bei zwei betagten Schwestern (71 und 77 Jahre) primäre Lebercarcinome fand. Der primäre Leberkrebs ist meist eine Erkrankung des höheren Alters; immerhin findet er sich gelegentlich auch bei Kindern.

Die pathologische Anatomie unterscheidet zwei Formen von primärem Leberkrebs: das *Leberzellcarcinom* und das *Gallengangscarcinom*, die sich allerdings in Untergruppen teilen lassen. Das primäre Leberzellcarcinom bildet entweder einen großen massiven Tumor (Cancer massif) oder es entstehen multiple Knoten (Cancer nodulaire), auch eine Kombination beider kommt vor. Verhältnismäßig selten ist die diffuse krebsige Entartung, wobei es schwierig sein kann, die kleinen Knoten und Knötchen voneinander zu trennen. Die multiple knotige Form kann sich gelegentlich auch in einer cirrhotischen Leber finden; die Cirrhosis carcinomatosa kann auch dem Anatom diagnostische Schwierigkeiten bereiten.

Gallengangscarcinome, die im allgemeinen seltener sind, entstehen gelegentlich in cirrhotischen Lebern. Da das histologische Bild solcher Tumoren uns an Gallengangswucherungen erinnert, die so häufig bei Cirrhose vorkommen, so dürfte die Annahme berechtigt sein, daß die karzinomatöse Wucherung wohl von diesen Stellen ausgeht. Solche Befunde waren der Anlaß, die Lebercirrhose zu den „präkanzerösen Veränderungen" zu zählen. Kaufmann[4] hält dieser Annahme den sehr richtigen Einwand entgegen, daß das primäre Lebercarcinom sehr selten, die Cirrhose hingegen sehr häufig ist.

Der primäre Leberkrebs setzt oft Metastasen; die innige Beziehung solcher Tumoren zu den Blutgefäßen dürfte die Ursache sein. Neben extrahepatalen Metastasen hat man auch Metastasen in der Leber selbst zu berücksichtigen. Unter den Fernmetastasen kommen neben den Lymphdrüsen an der Porta hepatis vor allem Tochtergeschwülste in der Lunge, nächstdem die in den Knochen in Betracht; vereinzelt finden sich auch Metastasen in der Gallenblase und in den Gallenwegen; die primäre Tumormasse und ebenso seine Metastasen enthalten Kupffersche Sternzellen, eventuell auch Gallenkapillaren. Wegelin[5] sieht in der Gallenproduktion einen wichtigen Beweis, daß sich der Tumor von der Leberzelle herleitet; wenn von mancher Seite darin eine Stütze für die Ansicht erblickt wird,

---

[1] Herxheimer: Henke-Lubarsch, Bd. V/1, S. 866. 1930.
[2] Hansemann: Berl. klin. Wschr. 1890, Nr. 16.   [3] Hedinger: Zbl. Path. **26**, 1915, 385.
[4] Kaufmann: Lehrbuch der pathologischen Anatomie, S. 907. 1931.
[5] Wegelin: Virchows Arch. **179**, 95 (1905).

daß die Leberzellen und nicht die KUPFFERschen Sternzellen den Gallenfarbstoff produzieren, so kann dem nur entgegengehalten werden, daß die Metastasen auch KUPFFER-Zellen enthalten. Ich verweise auf eine Abbildung aus dem bekannten Lehrbuch von KAUFMANN, die ein Galle produzierende Leberzellcarcinom darstellt; in der Abbildung ist ausdrücklich auf KUPFFERsche Sternzellen hingewiesen.

Der sekundäre Leberkrebs unterscheidet sich vom primären meist schon durch die Größe der Leber. Wohl findet man auch beim primären Leberkrebs eine große Leber, aber die ganz großen Lebern sind fast immer durch sekundäre Carcinome bedingt. Da Metastasen größere Neigung zu Zerfall zeigen, entwickeln sich an der Oberfläche der Metastasen gern die bekannten nabelartigen Eindellungen. Auch ein größerer Farbunterschied zwischen Tumor und anscheinend gesundem Lebergewebe spricht für die metastatische Natur. Durch Kompression von Gefäßen, die beim primären Krebs ebenfalls seltener zu beobachten ist, sind in der Leber gestaute und blassere Partien nebeneinander zu sehen. Auch sekundäre Tumoren neigen zum Einbruch in die Blutbahn. Das sekundäre Carcinom der Leber entwickelt sich entweder durch direktes Fortwuchern oder auf dem Wege der Lymph- und Blutbahnen. KAUFMANN hat ein großes Material von diesem Gesichtspunkte aus statistisch zusammengestellt. Bei Pankreascarcinom findet man in 50,5% Metastasen in der Leber, bei Gallenblasencarcinom (das kontinuierliche Übergreifen wurde nicht mitgerechnet) in 39,5%, bei Magencarcinom in 33%, bei Darmkrebs in 33%, bei Mammacarcinom in 32%, bei Oesophaguskrebs in 23,5%, bei Schilddrüsentumor in 18%, bei Uteruskrebs in 12%; der Prozentsatz bei sämtlichen Carcinomen (1078 Fälle) betrug 29%. Nicht wenige Leberkrebse (primäre sowohl als sekundäre) setzen oft Metastasen in den Nabel. Die sogenannte „Umbilikation" ist mitunter ein wichtiges Symptom, daß eine große Leber Sitz eines malignen Tumors ist. Auch Sarkome setzen Lebermetastasen; das bekannteste Beispiel ist das Melanosarkom, das von der Choroidea ausgeht; es gibt, wenn auch selten, primäre Melanosarkome der Leber.

C. Klinik.

Das Symptomenbild und der Krankheitsverlauf der verschiedenen malignen Neubildungen der Leber, gleichgültig, ob es sich um einen primären oder sekundären Tumor handelt, hängt vom Ausgangspunkt des Tumors und von seiner Wachstumstendenz ab; deshalb ist das Krankheitsbild in manchen Fällen durch das Vorhandensein bestimmter Erscheinungen (deutlich vorspringende Metastase in der Leber) so prägnant, daß die Diagnose kaum auf Schwierigkeiten stoßen kann. Es gibt aber auch Fälle, in welchen der Leberkrebs nur vermutet werden kann. Dieser Umstand ist ganz besonders dann von Bedeutung, wenn die Frage zu entscheiden ist, ob bei einem sonst operablen Tumor, z. B. Magenkrebs, schon Krebsmetastasen in der Leber vorhanden sind. Daß man gerade auf diesem Gebiete manchmal die größten Überraschungen erlebt, ist leider nur zu sehr bekannt. Jedenfalls kann der sekundäre, aber auch der primäre Leberkrebs, selbst wenn schon große Anteile der Leber von Metastasen erfaßt sind, vollkommen symptomlos verlaufen. Auch die Röntgenuntersuchung bringt meist keine Klarheit. Eine beträchtliche Urobilinurie kann in manchen Fällen der einzige Hinweis sein, während alle übrigen Funktionsprüfungen versagen.

Beim Leberkrebs bestehen meist große Tumoren, die das Lebergefüge stark deformieren; bald ist mehr der linke, bald mehr der rechte Lappen befallen, aber in nicht wenigen Fällen ist eine vergrößerte, gleichmäßig harte Leber das führende Symptom. Ein Lebertumor, der sich später als Lebercarcinom erweist,

kann die längste Zeit unter falscher Diagnose laufen, zumal wenn der Allgemeinzustand noch ein guter ist; allerdings setzt gerade beim Leberkrebs, selbst wenn
die Veränderungen noch gering sind, schon frühzeitig Verfall der Kräfte ein;
man denkt an Stauungsleber, beginnende Cirrhose. Allmählich ändert sich das
Bild, indem Beschwerden unbestimmter Art hinzutreten. Die fortschreitende
Abmagerung, das schlechte Aussehen, vage Schmerzen im Rücken, Neigung zu
Obstipation lassen an ein okkultes Carcinom denken, weshalb der ganze Magendarmkanal genau untersucht wird. Auch diese Untersuchung, ebenso wie jene des
Genitales, der Prostata und der Nieren, ergibt ein negatives Resultat. Meist
ist nur die Blutkörperchensenkungsgeschwindigkeit frühzeitig erhöht; das Blutbild ergibt eine mäßige sekundäre Anämie, Temperatursteigerungen lassen an
Tuberkulose oder Endocarditis denken. Warum der Arzt nicht an Leberkrebs
denkt? — weil der Ikterus fehlt. Vielen Ärzten ist noch immer unbekannt, daß
auch sehr große Metastasen oder ausgebreitete Veränderungen des Leberparenchyms durch primäre Tumoren nie eine Gelbsucht bedingen, es sei denn, daß
der Tumor oder die Metastasen einen großen Lebergang in der Nähe der Porta
hepatis erfassen. Es kann bestenfalls eine leichte Vermehrung des Serumbilirubins im Sinne eines sogenannten latenten Ikterus vorhanden sein, aber ein
deutlich sichtbarer Ikterus gehört nicht zum Bilde des Leberkrebses, sofern er
nicht von der Gallenblase bzw. den Gallenwegen ausgeht oder sich einer Lebercirrhose hinzugesellt.

Im Anfang fehlen alle objektiven Zeichen von seiten der Leber. Allmählich
nimmt sie an Größe zu, und zwar hauptsächlich in der Richtung des geringsten
Widerstandes, also gegen die Bauchhöhle. Der Leberrand wird langsam härter,
überschreitet den Rippenbogen und rückt immer tiefer. Die auffallend derbe
Konsistenz der Leber verdient diagnostische Beachtung, denn es gibt kaum
eine andere Affektion der Leber, bei der sich das Organ so steinhart anfühlt,
wie beim Leberkarzinom. Der Rand des linken Lappens wird unter dem linken
Rippenbogen tastbar und kann so einen Milztumor vortäuschen. Im Gegensatz
zu dieser gleichmäßigen Vergrößerung kann bald mehr der linke, bald der rechte
Lappen beteiligt sein; diagnostisch ist dies gelegentlich an der Leberinzisur in
der Nähe der Gallenblase zu erkennen. Ist besonders der rechte Leberlappen vom
Tumor betroffen, dann rückt die Inzisur gegen die Mittellinie, im umgekehrten
Fall nach außen. Die Leber kann sich auch gegen den Thorax zu vergrößern, indem sich die Lungen-Lebergrenze kranialwärts verschiebt; röntgenologisch ist dies
besonders gut zu erkennen. Die Röntgenuntersuchung auf Metastasen an der
Leberoberfläche ergibt meistens ein negatives Resultat; Schuld daran trägt oft
eine rechtsseitige Pleuritis, die gar nicht so selten in ein Empyem übergeht.

In manchen Fällen ist die Lebervergrößerung ganz exzessiv; das Organ
kann mehrere Kilogramm schwer werden und so fast die ganze Bauchhöhle ausfüllen. Besonders bei jüngeren Patienten findet man ganz große Lebermetastasen.
Manchmal drängt die riesige Leber das Zwerchfell weit kranialwärts, wodurch
die Atmung erschwert wird. Neben den zahlreichen Fällen, in denen sich die
Leber in allen Dimensionen gleichmäßig vergrößert erweist, gibt es auch solche,
in welchen nur ein Lappen vom Tumor erfaßt ist. Das gilt nicht nur vom rechten
und linken Leberlappen, sondern mitunter auch vom Lobus Spiegeli; die Tatsache,
daß große Metastasen im linken Leberlappen hauptsächlich beim Rectumcarcinom
zu sehen sind, war der Anlaß, sich für die Strömungsverhältnisse im Pfortadersystem zu interessieren.

SEREGE[1] hat 1901 die Theorie des Doppelstromes in der Pfortader aufgestellt.

---

[1] SEREGE: C. r. Soc. Biol. Paris (1), 519 (1905).

In Deutschland hat sich vor allem KRETZ[1] damit beschäftigt. Nach der Vorstellung dieser Autoren mischt sich das venöse Blut aus den verschiedenen Körperabschnitten und Organen nicht in den großen Hauptvenenstämmen, ja selbst im Herzen soll das Blut noch „orientiert" sein. Das Verhalten wird mit demjenigen großer Flüsse verglichen, bei welchen man mitunter recht deutlich feststellen kann, wie das schmutzige Wasser eines Nebenflusses vom klaren Wasser des Hauptstromes noch kilometerlang scharf getrennt bleibt. Neben den Strömungsverhältnissen sind selbstverständlich auch andere Faktoren, z. B. Lagerung der Lebergefäße (THOELE),[2] in Betracht zu ziehen; zugunsten der Theorie von SEREGE sprechen neue Beobachtungen von NAEGELI.[3] (Abb. 99.)

Außer der Vergrößerung des Organs oder einzelner Lappen ist das Fühlbarwerden höckeriger oder knolliger Protuberantien, die sich am Rande der Leber, an ihrer Oberfläche oder gar auf der Höhe eines größeren Knotens erheben, ein ominöses Symptom. Die Tumorhöcker zeigen meist eine andere Konsistenz als die Umgebung, was besonders während der Inspiration gut zu fühlen ist. Solche Gebilde drängen sich während der tiefen Einatmung unter dem Rippenbogen der palpierenden Hand entgegen. Täuschungen durch Schnürlappen, Gallenblasenhydrops, luetische Knoten, cirrhotische Regenerate sind möglich; schwierig kann auch die Unterscheidung gegen ein Carcinom des Colons, des Magens oder des Netzes sein. Die gleichzeitig vorgenommene Röntgenuntersuchung bringt oft die Entscheidung. Tu-

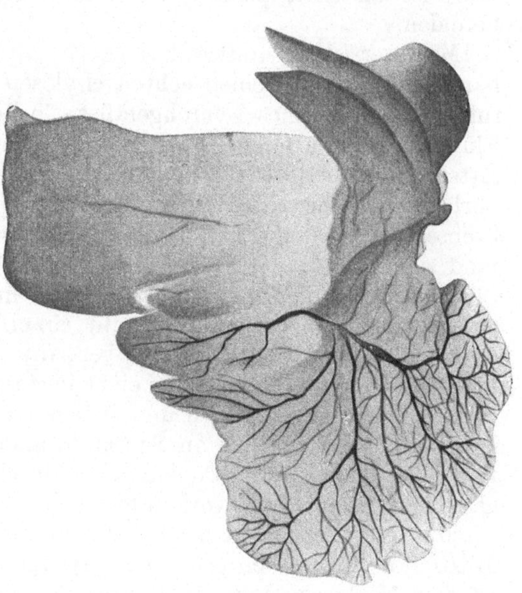

Abb. 99. Jodipinfüllung der Kaninchenleber bei Injektion von der Vena lienalis.

moren, die der Leber angehören, drängen Magen, Duodenum und Colon zur Seite, so daß uns die Durchleuchtung auch in Fällen, in denen der Tumor nicht dem Magendarmkanal angehört, diagnostisch weiterhilft. Im äußersten Falle könnten wir auch das Pneumoperitoneum zu Rate ziehen, das uns die Leberoberfläche am klarsten zeigt. Immerhin gibt es genug Fälle, wo uns auch dieses Verfahren im Stich läßt. Legt man die flache Hand auf die fragliche Stelle, so kann man gelegentlich Reiben fühlen, das sich bei der Auskultation als knarrendes Reibegeräusch bemerkbar macht; es ist oft zweckmäßig, solche Tumoren nicht täglich, sondern etwa einmal wöchentlich zu prüfen; eine rasche Größenzunahme fällt auf diese Weise leichter auf.

Häufige Begleiterscheinungen des Leberkrebses sind Ascites bzw. karzinomatöse Peritonitis. Auf Grund einer Statistik von EGGEL[4] findet sich eine peritoneale Aussaat bei primärem und sekundärem Leberkrebs in 58,7% der Fälle; größere Knoten an der Porta hepatis, die auf die Vena portae drücken, sind eigentlich selten. In nicht wenigen Fällen hängt die Flüssigkeitsansammlung mit der karzinomatösen

[1] KRETZ: Virchows Arch. 220, 179 (1915).
[2] THOELE: Lebergeschwülste. Neue Deutsche Chirurgie, Bd. 7, S. 200. 1913.
[3] NAEGELI: Z. Chir. 222, 92 (1930).   [4] EGGEL: Zieglers Beitr. 30, 506 (1901).

Peritonitis zusammen; der sekundäre Krebs führt häufiger zu karzinomatöser Peritonitis. Die bei der Punktion entleerte Flüssigkeit ist oft hämorrhagisch und zeigt die Charaktere eines Exsudates (spezifisches Gewicht höher als 1015). Bei Melanosarkomen findet sich verhältnismäßig selten Ascites, trotz zahlreicher Metastasen im Cavum peritonei; kommt es doch zu Flüssigkeitsansammlung, so kann die Flüssigkeit durch die Melaninbeimengung dunkel gefärbt sein. Auch pigmentierte Zellen sind gelegentlich im Zentrifugat nachweisbar. Bei Verdacht auf Melanosarkom ist stets auf die THORMAELENsche Reaktion (Blaufärbung des Harns bei Zusatz von Nitroprusidnatrium + Kalilauge und Essigsäure) zu achten; diese Harnprobe oder die Melanogenprobe mit Eisenchlorid bzw. Chromsäure ist nur dann positiv, wenn sich Melanosarkom-Metastasen in der Leber befinden.

Mitunter ist die Ascitesflüssigkeit „chylös", nur in der Minderzahl der Fälle handelt es sich um einen echten chylösen Ascites (also Anwesenheit von Fett) infolge Ruptur eines Lymphgefäßes; in der Mehrzahl liegt nur eine chyliforme Flüssigkeit vor, also eine Flüssigkeit, die ihre Trübung der Anwesenheit von verfetteten und zerstörten Zellen verdankt; oft sind sogar ziemlich viel Leukocyten vorhanden. Über die Häufigkeit von Fieber als Begleiterscheinung des Leberkrebses belehrt uns ebenfalls die Statistik von EGGEL: bei primärem Leberkrebs fand sich in 14% der Fälle Fieber (unter 147 Fällen). RUSSELL[1] erweitert diese Statistik auf alle Formen von Leberkrebs und findet Fieber in 66%. Die Ursachen eines solchen Fiebers sind unbekannt, ein unbedingter Zusammenhang mit Zerfallserscheinungen in den Tumormassen, die so häufig zur Beobachtung kommen, braucht nicht zu bestehen. Bei einer Perforation mit Eiterbildung liegt die Fieberursache klar zutage. Form und Intensität des Fiebers sind sehr verschieden, es kann in manchen Fällen an Sepsis, in anderen wieder an Typhus erinnern. Die Kombination mit echter Cholangitis in durch Tumormassen verschlossenen Gallengängen kann ebenfalls vorkommen.

Milzvergrößerung ist bei Leberkrebs eine große Seltenheit. Da ein deutlicher Milztumor entschieden gegen die gewöhnlichen Formen von Leberkrebs spricht, ist dem Nachweis eines Milztumors diagnostisch besondere Aufmerksamkeit zuzuwenden. Eine seltene Ausnahme bilden der Tumor in einer zirrhotischen Leber, sowie Fälle, in welchen eine Tumormasse auf die Milzvene drückt. Metastasen in der Milz sind überaus selten.

Hautblutungen als Ausdruck einer fortschreitenden Kachexie sind selten; bei gleichzeitigem Ikterus können sie als Zeichen einer „Cholämie" gewertet werden. Solche Erscheinungen sind jedoch viel häufiger bei den Tumoren der extrahepatalen Gallenwege als bei jenen des Leberparenchyms zu beobachten.

Ödeme an den Beinen treten in den letzten Stadien der Carcinomkachexie sehr häufig auf; möglicherweise sind sie bei Leberbeteiligung häufiger zu sehen. Sofern das Leberparenchym weitgehend durch Tumormassen ersetzt ist, könnte man an Ausfallserscheinungen denken; oft ist auch eine Thrombose der Beinvenen dafür verantwortlich zu machen.

Eine Merkwürdigkeit der meisten Lebertumoren ist die Schmerzfreiheit, nur dort, wo es zu einer Perihepatitis gekommen ist, fühlen die Patienten wirkliche Schmerzen. Sonst empfinden sie nur ein Spannungsgefühl, aber schmerzhafte Empfindungen, wie sie bei Lues, Stauungsleber, Cholecystitis vorkommen, fehlen beim Leberkrebs. Sind bei sonst sicherem Leberkrebs doch Schmerzen vorhanden, kann man an eine komplizierende Cholelithiasis denken.

Das primäre Lebercarcinom wurde von französischer Seite als „acute cancer"

---

[1] RUSSELL: Brit. med. J. **1907**, 312.

bezeichnet (RIOUFOL[1]), man will damit die kurze Lebensdauer zum Ausdruck bringen. HALE WHITE[2] hat eine größere Anzahl solcher Fälle verfolgt. Solche Menschen lebten vom Zeitpunkt des Einsetzens der Beschwerden gerechnet nicht länger als vier Monate. Ich persönlich möchte nicht von einem acute cancer sprechen, da es oft lange Zeit dauert, bevor der Tumor in Erscheinung tritt. In jüngster Zeit beobachtete ich einen Patienten, der über ein Jahr lang fieberte; nach sechs Monaten wurde erst der Lebertumor tastbar, der sich dann bei der Sektion als primärer Leberkrebs erwies. Bei maligner Entartung eines Adenoms kann die Lebensdauer noch länger sein (s. RIBADEAU,[3] JOHNSON[4]). Immerhin kann man an der Tatsache festhalten, daß die Lebensdauer eines Patienten, vom Zeitpunkte des Auftretens eines größeren Lebertumors an, speziell bei primärem Leberkrebs, auf wenige Wochen beschränkt ist. Bei sekundärem Leberkrebs hängt die Lebensdauer hauptsächlich von der Beschaffenheit des primären Tumors ab. Die operative Entfernung des primären Tumors hat auf das Wachstum der Metastasen in der Leber keinen wesentlichen Einfluß. Immerhin kennt man einzelne Beobachtungen, wo Patienten mit sicheren Lebermetastasen noch Jahre hindurch gelebt haben (z. B. TAYLOR[5]).

Es ist natürlich wünschenswert, sich darüber ein Urteil zu bilden, ob der Lebertumor einem primären oder sekundären Krebs entspricht; die Entscheidung ist leicht, wenn man im Körper irgendwo ein primäres Carcinom findet. Man wird daher in allen Fällen die Prädilektionsstellen von Carcinomen absuchen; nur selten gelingt es, den primären Herd sicherzustellen. McNEE schätzt die Fälle von sekundärem Leberkrebs, bei welchen der primäre Herd klinisch nicht aufgefunden werden kann, auf 50%. Multiple Erhebungen an der Leberoberfläche sind beim sekundären Carcinom häufiger zu sehen als beim primären. Wenn einmal die Leber in toto vergrößert ist, so wächst das primäre Carcinom im allgemeinen rascher als das sekundäre, ebenso ist die Lebensdauer beim primären Carcinom im allgemeinen kürzer als beim sekundären. Ascites ist beim sekundären Carcinom häufiger zu sehen. Die Kachexie tritt beim primären Carcinom oft relativ spät auf, unmittelbar ante mortem schreitet sie rasch vorwärts. Bei sekundärem Krebs ist der Verfall verhältnismäßig frühzeitig zu erkennen, was vielfach durch den primären Herd bedingt ist. Um sich über die Qualität eines Lebertumors möglichst frühzeitig ein Urteil zu bilden, wurde von JAKOBAEUS[6] die Laparoskopie empfohlen. Ich habe sie verschiedene Male angewendet: sie ist kein besonders schonendes Verfahren und die Möglichkeit genauere Details an der Leberober- bzw. -unterfläche zu erkennen, meist sehr gering. Möglicherweise kommt man auf Grund größerer Erfahrung zu einem besseren Ergebnis; ich persönlich habe aber den Eindruck, daß eine unter Lokalanästhesie durchgeführte Probelaparotomie, die sich mitunter auf einen Schnitt von 5—10 cm beschränken kann, viel besseren Einblick gewährt und auch ungefährlicher ist. Liegt eine Veränderung vor, die sich operabel erweist, kann die Operation unmittelbar angeschlossen werden.

Das Lebercarcinom ahmt so viele Krankheiten nach, daß im Rahmen einer Differentialdiagnose verschiedene Zustände berücksichtigt werden müssen. Verwechslungen mit der Lebercirrhose kommen außerordentlich häufig vor. Bevor nicht der Ascites entfernt ist und Funktionsprüfungen vorgenommen wurden, soll man mit der endgültigen Diagnose vorsichtig sein. Auf die Bedeutung von

---

[1] RIOUFOL: Thèse de Lyon, 1899.
[2] HALE WHITE: Guy's Hosp. Rep. 47, 59 (1890).
[3] RIBADEAU: Bull. Soc. méd. Hôp. Paris 1920, 1101.
[4] JOHNSON: Lancet 1924, 19.   [5] TAYLOR: Clin. J. London 1912, 17.
[6] JAKOBAEUS: Trans. 17. Int. Congr. Med. 1913, 565.

Milztumor und Ikterus haben wir mehrfach hingewiesen. Denselben Schwierigkeiten begegnen wir bei der Beurteilung einer Leberlues, zumal hier die Wassermannreaktion kein zuverlässiges Maß ist; wir sind wiederholt an der Diagnose einer sonst sicheren Leberlues vorbeigegangen, weil die WASSERMANNsche Reaktion ein negatives Resultat ergab. Auf das häufige Vorkommen einer positiven Wassermannreaktion haben vor allem VERDOZZI und URBANI[1] hingewiesen. Die isolierte Amyloidose kommt meines Erachtens in den verschiedenen Lehr- und Handbüchern häufiger vor als in der Praxis; bei meinem großen Lebermaterial habe ich sie nur zweimal gesehen (durch die Sektion bestätigt). Die Kombination anderer Lebererkrankungen mit Amyloidose ist nicht selten; gleichzeitige Albuminurie, Diarrhoen und Ödeme können die Diagnose Amyloidose erhärten, besonders wenn sich daneben das auslösende Moment (Knocheneiterung, Lymphdrüsentuberkulose, Lues, Lymphogranulom) sicherstellen läßt. Die Prüfung mit Kongorot hat uns vielfach geholfen (BENNHOLD).[2] Injiziert man gesunden Menschen 10 ccm einer 1% Kongorotlösung intravenös und nimmt man 40—60 Minuten später eine Blutprobe ab, so bleibt der Kongorotgehalt des Serums beim normalen Menschen die längste Zeit unverändert, während bei Patienten mit Amyloidose das Kongorot sehr rasch aus der Blutbahn verschwindet. Eine Stunde nach der Injektion sind im Blut meist nur mehr geringe Spuren Kongorot vorhanden. Das Amyloid scheint Kongorot besonders leicht an sich zu reißen, was sich auch bei Sektionen nachweisen läßt, wenn man kurze Zeit vor dem Tode noch einmal Kongorot injiziert hatte.

Über die verschiedenen Echinokokkenkrankheiten haben wir in Österreich nur wenig Erfahrungen. Diagnostische Irrtümer auf diesem Gebiete sind leicht möglich. Einmal glaubten wir, wegen einer Eosinophilie von 25% unserer Diagnose sicher zu sein; die Obduktion ergab aber ein sekundäres Lebercarcinom, von einem kaum nachweisbaren Oesophaguscarcinom ausgehend, das auch röntgenologisch nicht zu erfassen war. Ähnliches gilt auch von der alveolaren bzw. multilokularen Echinokokkenkrankheit; bezüglich der Details verweisen wir auf das einschlägige Kapitel.

Die Abgrenzung gegenüber einem Leberabszeß kann insofern Schwierigkeiten bereiten, als auch das Lebercarcinom öfter mit Fieber einhergeht. Schüttelfröste finden sich bei Tumor im allgemeinen seltener, ebenso sehen wir bei Tumoren nur selten so hohe Hyperleukocytose, wie sie im allgemeinen der Leberabszeß aufweist. Eine rechtsseitige eitrige Pleuritis kann sich sowohl beim Abszeß als auch beim Carcinom finden. Entscheidend kann die Anamnese sein, bei der man auf vorausgegangene eitrige Prozesse ganz besonders zu achten hat (Appendicitis). Große Tumoren (mögen sie primär oder sekundär, Carcinome oder Sarkome sein) können zerfallen und Abszesse vortäuschen; auch Mischformen kommen vor. In Gegenden, in denen der Ecchinokokkus öfter zu sehen ist, muß auch an eine vereiterte Cyste gedacht werden. Ein differentialdiagnostisch trauriges Kapitel stellt die Stauungsleber vor; sogenannte Herzspezialisten behandeln oft Lebercarcinome mit Digitalis und wundern sich über den geringen Erfolg, desgleichen werden gar nicht so selten Stauungslebern dem Chirurgen als Gallensteinleiden überwiesen. Als charakteristisch für die Stauungsleber muß der glatte, stumpfe, druckempfindliche Rand angesehen werden. Das Fehlen von Geräuschen über dem Herzen ist noch kein Grund, eine Stauungsleber auszuschließen; die Concretio cordis ist manchmal tatsächlich schwer zu erkennen.

Die Differentialdiagnose zwischen großer Gallenblase und Leberkrebs ist oft schwierig und verantwortungsvoll. Hinter Tumoren in der Gallenblasen-

---

[1] VERDOZZI u. URBANI: Policlinico Roma **XII**, 529 (1915).
[2] BENNHOLD: Arch. klin. Med. **142**, H. 1/2 (1923).

gegend können sich, auch wenn sie ganz dem Massiv der Leber anzugehören scheinen und auch sonst Symptome eines malignen Tumors darbieten, noch immer entzündliche Veränderungen verbergen, die auf chronische Cholecystitiden zurückzuführen sind. Oft läßt man sich dadurch täuschen, daß der Patient betagt ist und die Anamnese keinerlei Anhaltspunkte für einen überstandenen Gallensteinanfall bietet; ist der Patient außerdem ikterisch, so denkt man umso eher an ein Carcinom, und doch kann nur eine Cholelithiasis vorliegen.

Tumoren, die dem rechten Leberlappen anzugehören scheinen, können auch durch eine große Niere vorgetäuscht werden. In zweifelhaften Fällen ist deshalb die Untersuchung der Harnwege angezeigt.

In der Weltliteratur finden sich vereinzelte Fälle beschrieben, bei denen man einen malignen Lebertumor operativ zu entfernen suchte. Meist handelt es sich nur um einen vorübergehenden Erfolg. Bei größeren Tumoren der Bauchhöhle stellt jede Operation eine große Gefahr dar, weil inoperable Tumoren nach der Laparotomie meist sehr rasch zu wachsen beginnen und rasch Metastasen setzen.

XXIV. Die Echinokokkenkrankheit der Leber.

Man unterscheidet beim Menschen zwei Formen des Leberechinokokkus: den Echinococcus cysticus und den Ecchinococcus alveolaris seu multilocularis.

A. Echinococcus cysticus.

In manchen Gegenden ist die Taenia echinococcus ein typischer Schmarotzer des Hundedarmes. Der Hund infiziert sich durch Aufnahme von finnenhaltigem Fleisch des Schlachtviehs, vor allem vom Schaf, Schwein und Rind. In Mecklenburg, das in Deutschland in dieser Hinsicht als das verseuchteste Land gilt, finden sich folgende Ziffern:

Beim Schaf	6,5%	(Deutsches Reich durchschnittlich 1,7%)
„ Rind	3,7%	(„ „ „ 0,9%)
„ Schwein	0,8%	(„ „ „ 1,0%).

Diese Zahlen beziehen sich ausschließlich auf Fleisch, das in den Schlachthöfen beanständet wurde. WALTER FISCHER[1] schätzt die tatsächliche Infektion für Deutschland auf 40% beim Schaf und auf etwa 11% beim Schwein.

Nach Genuß von finnigem Schlachtfleisch entwickelt sich im Magendarmkanal des Hundes der Bandwurm (Taenia ecchinococcus); er ist zirka 5—6 mm lang und besteht aus drei Gliedern. Der Kopf ist am breitesten (0,3 mm), er trägt das Rostellum; es stellt einen Hakenkranz vor, der von vier Saugnäpfen umgeben ist. Im zweiten Glied des Wurmes befinden sich die Geschlechtsorgane, im dritten Glied sind diese bereits atrophiert, dafür befinden sich hier zahlreiche $(27—30\,\mu)$ Eier, die eine radiär gestreifte Schale zeigen. Die befruchteten embryonenhaltigen Eier werden vom Hund mit dem Kot ausgeschieden, gelangen jedoch durch Lecken auch in den Mund des Tieres, von wo sie durch enge Berührung mit dem Menschen bei mangelnder Hygiene in den Magendarmkanal eingeführt werden. Im menschlichen Darm werden die Eihüllen der mit drei Hakenpärchen versehenen Embryonen aufgelöst, worauf die freigewordenen Embryonen durch die Schleimhaut in die Darmvenen eindringen können. Mit dem Pfortaderblut gelangen die einige $20\,\mu$ großen Embryonen in die Leber. Überträgt man Erfahrungen aus dem Tierexperiment auf die menschliche Patho-

---

[1] WALTER FISCHER: Handbuch der pathologischen Anatomie, Bd. V/1, S. 725. 1930.

logie, so sind sie bereits nach 12 Stunden in der Leber nachweisbar. Hier entwickeln sie sich zu Blasen; nach vier Wochen sind diese Blasen erst $1/_2$ mm groß und noch fast solid, nach acht Wochen besteht eine Cyste von 1—3 mm Größe. Nach drei Monaten hat die Cyste einen Durchmesser von 4—5 mm, nach vier Monaten einen solchen von 15—20 mm.

Die Vermehrung im menschlichen Organismus kann auf zweierlei Weise erfolgen: seltener entstehen an der Innenwand der Cysten solide Zapfen, die sich allmählich aushöhlen und Skolices bilden; häufiger kommt es zur Bildung von Tochterblasen, die genau so aussehen wie die Mutterblasen; sie wölben sich gegen das Innere der Mutterblase vor, lösen sich von der Membran ab und schwimmen frei in der Cystenflüssigkeit. Aus den Tochterblasen können in gleicher Weise wieder Enkelblasen entstehen usw. Jedenfalls kann es auf diese Weise zur Bildung zahlreicher Blasen kommen, obwohl sich gelegentlich nur eine einzige große Cyste ausbildet. Wann und warum der Fortpflanzungsmechanismus erlischt, ist schwer zu entscheiden. Als Rest der Kopfanlage findet sich im Cysteninhalt der sogenannte Hydatidensand, ein Gemenge aus Trümmern von abgestoßenen Köpfchen und Haken.

Der eisernen Disziplin der Veterinärmedizin ist es gelungen, die Infektion der Hunde und daher auch des Menschen, beträchtlich herabzusetzen. Derzeit sind die Hunde in Mecklenburg nur mehr zu 4% infiziert. Für Friesland gibt SNAPPER[1] 12% an, für Island KRABBE[2] 28%; ungewöhnlich hoch ist die Zahl in Montpellier (BRUMOT[3]) = 80%.

Beim Menschen beträgt die Häufigkeit der Infektion nach Ausweis der Sektionsstatistik in Rostock für die Jahre 1884—1905: 1,8%, für die Zeitperiode 1906—1922 nur mehr 0,57%. In Freiburg 1889—1899 0,13%, 1906—1922 nur mehr 0,01%. In Rostock rechnete man in den Jahren 1884—1905 einen Patienten auf 1620 Einwohner. Berüchtigt ist die Häufigkeit in Tiflis; in 1,2% aller Operationen handelt es sich um ein Echinokokkusleiden.

Die Liebhaberei mancher Frauen für Hunde bringt es mit sich, daß das weibliche Geschlecht häufiger von der Echinokokkenkrankheit befallen wird als das männliche. Da der Echinokokkus langsam wächst, findet man die Krankheit vorwiegend bei erwachsenen Menschen. Die Leber ist das am häufigsten betroffene Organ, was sich aus der nahen Beziehung zum Darm ergibt. Nach der Statistik von W. FISCHER ist die Leber in 72% der Fälle betroffen, an zweiter Stelle folgt die Lunge.

In der Leber können sich eine oder mehrere Cysten finden, selten kommen jedoch mehr als zwölf vor. Alle Partien der Leber können betroffen sein, meist dringen die Cysten bis an die Leberoberfläche vor. Ihre Größe kann sehr verschieden sein, doch beanspruchen nur die großen Gebilde klinisches Interesse. Cysten mit einem Inhalt bis zu 10 Liter Flüssigkeit sind vielfach beobachtet worden; ist die Leber durch Cysten weitgehend zerstört, so kommt es an anderen Stellen zu einer kompensatorischen Hypertrophie; auf diese Weise kann die Leber eine beträchtliche Größe erreichen und zu Verdrängungserscheinungen führen.

Die Häufung von Echinokokkuscysten kann verschiedene Ursachen haben. Entweder sind von Anfang an mehrere Embryonen in die Leber eingedrungen oder die primäre Blase ist geplatzt und die Tochterblasen sind verstreut worden. Die erkennbaren Erscheinungen hängen von der Lage der Blasen (teils der primären, teils der sekundären) ab. Sitzt eine Blase an der Leberoberfläche, so kann sie platzen und ihren Inhalt in die freie Bauchhöhle entleeren; eine Keim-

---

[1] SNAPPER: Krkh.forschg 2, 87 (1926).   [2] KRABBE: Zit. bei W.FISCHER, S. 725.
[3] BRUMOT: Précis de Parasitol. Paris. 1922.

aussaat ins Bauchfell und ins Netz ist die Folge. Verhältnismäßig oft kommt es
zur Verschleppung in die Gallenwege; von hier aus können sich Tochterzellen
in den Darm entleeren, in den Stuhl gelangen und so die Aufmerksamkeit des
Klinikers erwecken. Oberflächliche Echinokokkusblasen der Leber können allmählich mit dem Zwerchfell verwachsen und gegen die Lunge durchbrechen;
durch Echinokokkusblasen können Gallenwege komprimiert oder verstopft
werden; dasselbe gilt auch von den Lebergefäßen; auf diese Weise kann es
zu Ascites oder Pfortaderthrombosen kommen. Echinokokkusblasen können
auch vereitern. Die eigentliche Ursache dieses sekundären Vorganges ist nicht
immer klar; die Vereiterung ist nicht selten, denn die Statistik spricht gelegentlich
von 30% (MAKKAS[1]). In manchen Fällen erfolgt die Vereiterung nach Typhus oder
Pneumonie. Die Art der in der Echinokokkusblase gefundenen Mikroorganismen
kann uns manchmal verraten, auf welchem Wege die Infektion stattgefunden
hat. Es gibt auch eine Kontaktinfektion, denn in einzelnen Fällen ist in der
Leber nur eine Cyste vereitert, während die anderen frei bleiben.

Vereiterung der Echinokokkenblasen ist oft die Ursache des Todes und
Zerfalls der Parasiten. Erfolgt die Infektion nicht durch einen sehr virulenten
Mikroorganismus, so wird Detritus in der Cyste gebildet. Verkalkung und Verknöcherung können hinzutreten, was praktisch einer völligen Ausheilung gleichkommt. Derartige degenerative Veränderungen an Echinokokkusblasen sind
nicht so selten. Im ersten Stadium findet sich eine Trübung der sonst klaren
Flüssigkeit. Ob eine Mischinfektion beteiligt ist oder nicht, ist nicht immer leicht
zu entscheiden; jedenfalls sieht man in Gegenden, wo der Echinokokkus häufiger
vorkommt, bei Sektionen gar nicht so selten alte Herde, die mit breiigen oder
mörtelartigen Massen erfüllt sind. Reste der Cuticula (parallel gestreifte Membranen) und Häkchen sind das einzige Zeichen des ehemaligen Echinokokkus.
Die Häufigkeit solcher Spontanheilungen wird verschieden angegeben, nach
HOSEMANN[2] kommt sie in 30% der Fälle zustande. Trotz der Neigung mancher
Echinokokkusblasen, spontan zugrunde zu gehen, besitzen viele eine enorme
Vitalität und demensprechend eine sehr große Expansionskraft. Nach zuver-
lässigen Angaben kann eine Echinokokkenkrankheit über 20 Jahre lang bestehen.

Kombinationen von Echinokokkus mit Tumoren kommen vor, ebenso ein
Zusammentreffen von Echinokokkus mit Cholelithiasis.

B. Echinococcus multilocularis seu alveolaris.

Der Echinococcus cysticus bildet Blasen, die die Tendenz zeigen, in ihrem
Innern wieder neue Cysten zu bilden (endogene Blasenbildung). Im Gegensatz
hiezu vollzieht sich das Wachstum beim Echinococcus alveolaris durch exogene
Sprossung, d. h. der Alveolarechinokokkus wächst durch Ausstülpung der
Cuticularwand nach außen; von einer solchen kugeligen Ausstülpung können
wieder sekundäre Ausstülpungen nach verschiedenster Richtung hin erfolgen.
Diese Ausstülpungen liegen oft dicht nebeneinander. Wenn die sie trennenden
Wände zerstört werden, ergibt sich ein eigentümlicher „alveolarer" Bau, von
dem diese Echinokokkusform ihren Namen hat.

Für die Annahme einer besonderen Wachstumform sprechen verschiedene
Gründe, vor allem geographische Momente. Der Echinococcus alveolaris findet
sich in Süddeutschland, Bayern, Schweiz und Tirol; die Franzosen sprechen von
einer „forme bavaro-tyrolienne". Der Echinococcus alveolaris ist in Ländern,
wo der Echinococcus cysticus vorkommt, fast nie gefunden worden. Es besteht

---

¹ MAKKAS: Beitr. klin. Chir. **141**, 645 (1927).
² HOSEMANN: Klin. Wschr. **1927**, Nr. 6; Neue klin. Chir. **40**, 180 (1928).

somit ein gewisser Antagonismus. Über die Häufigkeit in Süddeutschland bis zum Jahre 1928 macht POSSELT[1] folgende Angaben: Von insgesamt 600 Fällen stammten aus Bayern 89, aus der Schweiz 164, aus Württemberg 53, aus Baden 11 und aus Tirol 77. Aus Rostock, also aus Mecklenburg, wo der Echinococcus cysticus so häufig vorkommt, wurde bis dahin nur über einen Fall von Echinococcus alveolaris berichtet. Die Infektion erfolgt anscheinend vorwiegend durch das Rind. Bei Kindern ist der Alveolarechinokokkus bis jetzt nicht beobachtet worden, beim Erwachsenen findet er sich vorwiegend zwischen dem 30.—50. Lebensjahr.

Der makroskopische Befund erinnert zunächst eher an einen Tumor als an einen Parasiten. Dies mag auch der Grund gewesen sein, warum die Echinokokkusnatur verhältnismäßig spät (1856 von VIRCHOW[2]) erkannt wurde. Manche Pathologen sagen, er erinnert an Aktinomykose oder an den Gallertkrebs. Blasen, dicht aneinandergedrängt, zwängen sich, traubenartig verzweigt, in das Lebergewebe, wobei sie Falten und Knäuel von Chitinmembranen bilden. Die Ausbreitung erfolgt teils auf dem Wege der Blutgefäße, teils auf jenem der Lymphbahnen. Auch die Gallengänge können davon befallen werden. Das Zwischengewebe zwischen den Blasen atrophiert, wobei sich fibröse und schwielige Gebilde entwickeln. Daneben können sich Hohlräume bilden, die von einer gallertartigen Masse erfüllt sind. Eine richtige Kapsel, die das gesunde von dem veränderten Gewebe trennt, gibt es nicht. In den Zwischenräumen findet sich manchmal ein eigentümliches Pigment, das zum Gallenfarbstoff und zum Hämatoidin Beziehungen hat. Je größer die Veränderung im ganzen, desto eher besteht Neigung zu den oberwähnten Höhlenbildungen; die Kavität ist fast nie glatt, da Gewebsfetzen in das Lumen ragen.

Auch der Echinococcus alveolaris zeigt Neigung, in die größeren Gefäße einzubrechen und sekundäre Ansiedlungen in benachbarten Organen zu bedingen. Ein Durchbruch erfolgt selten. Erhebliche kompensatorische Hypertrophie des nicht betroffenen Lebergewebes ist oft zu sehen; dementsprechend entwickeln sich mächtige Lebervergrößerungen; durch Kompression der Gallengänge kann es zu Ikterus kommen.

C. Das klinische Bild.

Die Symptomatologie des Echinokokkus ist vom jeweiligen Entwicklungsstadium und von der Lage der zystischen Veränderungen abhängig. Handelt es sich um kleine Cysten, die mitten im Leberparenchym liegen, so sind irgendwelche klinische Erscheinungen nicht zu erwarten. So erklärt es sich auch, warum Cysten bis zu Faustgröße völlig symptomlos verlaufen können. Auch wenn die Cyste noch größer wird, macht sie die längste Zeit keine Beschwerden, höchstens erscheint das Abdomen etwas aufgetrieben; immerhin können Schmerzen auftreten. In einer Statistik (103 Fälle) wurden in 60% der Fälle ausstrahlende Schmerzen in die rechte Schulter erwähnt (MACLAURIN,[3] FAIRLEY[4]). Bei Vereiterung der Cyste tritt häufig Schmerzempfindlichkeit auf; möglicherweise ist diese auf eine Perihepatitis zurückzuführen; auch Schmerzen vom Charakter der Cholelithiasis können auftreten, meist wenn größere Gallengänge von einer Cyste erfaßt werden. Verdrängungserscheinungen von Seiten des Magens und des Herzens werden selten empfunden, eine hinzutretende Pleuritis löst Kurzatmigkeit aus.

---

[1] POSSELT: Echinokokkenkrankheit. Neue Dtsch. Chir. **1928**.
[2] VIRCHOW: Verh. dtsch. phys.-med. Ges. Würzburg **VI**, 84 (1856).
[3] MACLAURIN: Austral. med. Gaz. **28**, 295 (1909).
[4] FAIRLEY: Med. J. Austral. **1924**, 177.

Die objektiven Symptome sind manchmal recht auffallend, wenn es sich um eine größere Vorwölbung im Epigastrium handelt. Stärkere Venenerweiterungen sind nur bei Kompression der Pfortader zu sehen. Die Leber ist groß, ihre Form abhängig von der Lage und Größe der Cysten. Bei der Röntgenuntersuchung kann der obere Leberkontur höckerig erscheinen. Bei ganz großen Tumoren fällt eine Entscheidung oft schwer, wo der primäre Herd sitzt; der Tumor kann von der Niere, dem Pankreas, der Gallenblase oder dem Netz ausgehen.

Bei der typischen Echinokokkuscyste fühlt sich die Leberoberfläche prall elastisch an und bietet nicht die derbe Resistenz eines Tumors. Man fühlt allerdings nur sehr selten Fluktuation. Das sogenannte Hydatidenschwirren, das als charakteristisches Symptom der Echinokokkuscyste beschrieben wird, wird in der Weise nachgewiesen, daß zwei oder drei Finger der linken Hand dem Tumor aufgelegt werden, während auf den einen der Finger, am besten mit einem Perkussionshammer, kurze Schläge ausgeübt werden. Fühlt man in den aufgelegten Fingern das kurze, schwirrende Anschlagen einer Flüssigkeitswelle, so kann dies als Zeichen für die Anwesenheit einer Echinokokkencyste verwertet werden. Unbedingt beweisend ist es nicht, da auch andere Cysten dieses Symptom geben; mitunter können wir sogar ein sogenanntes „Hydatidenschwirren" über einem gewöhnlichen Ascites nachweisen.

Die Cystenflüssigkeit fällt meist schon durch ihr wasserklares Aussehen auf, nur manchmal ist sie etwas gallig gefärbt. Das spezifische Gewicht schwankt zwischen 1009—1015. An Salzen enthält sie vor allem Kochsalz (etwa 0,75%), ferner findet man Inosit, Bernsteinsäure, gelegentlich auch Leucin, Tyrosin und Cholesterin; Eiweiß ist nur in geringen Mengen vorhanden; nur bei entzündeten Cysten kommt es zu einem Übertritt von Eiweiß und Traubenzucker. Toxine lassen sich nicht nachweisen.

Das Röntgenverfahren gibt nur in seltenen Fällen klare Auskunft; trotzdem verabsäume man nie eine Durchleuchtung der Lungen, weil eventuell verschleppte Cysten ein außerordentlich charakteristisches Bild geben; finden sich solche vor, so ist der fragliche Lebertumor wohl ziemlich sicher als Echinokokkus anzusprechen. Eine verkalkte Echinokokkenschale läßt sich unter günstigen Bedingungen auf der Röntgenplatte festhalten. Das beiliegende Bild zeigt oberhalb der gefüllten Gallenblase einen kreisrunden Schatten; bei der Operation ließ sich an dieser Stelle aus der Leber eine Cyste herausschälen (vgl. Abb. 100).

Bei Druck einer Cyste auf die Gallenwege kann es zu Gelbsucht kommen; im allgemeinen führen kleine Cysten, die in einen Gallengang eingebrochen sind, eher zu Ikterus als große. QUENU[1] sah unter 502 Fällen von Leberechinokokkus in 8,7% Ikterus.

In vielen Fällen von Leberechinokokkus kommt es, wie bei vielen parasitären Krankheiten, zu Eosinophilie. Findet sich bei einer Lebererkrankung eine ausgesprochene Vermehrung der eosinophilen Zellen (z. B. mehr als 10—20%), so muß an eine Echinokokkenkrankheit gedacht werden. Es gibt allerdings genügend Fälle von Echinokokkenkrankheit mit ganz normalen Werten; mitunter sind jedoch ganz besonders hohe Werte gefunden worden (50—60%), die jedoch gelegentlich auch Carcinome aufweisen können. Vereiterung hat keinen Einfluß auf die Eosinophilie. Der Urin ist normal, sofern nicht Komplikationen vorhanden sind; bei Vereiterung soll man nach Albumosen fahnden.

Über die Berechtigung einer Probepunktion besteht derzeit keine Meinungsverschiedenheit; sie ist gefährlich und soll vermieden werden. Wird eine Cyste angestochen, so kann sie platzen, wodurch die Möglichkeit einer Verallgemeinerung

---

[1] QUENU: Rev. de Chir. Paris **1910,** 945.

des Leidens gegeben ist. Man soll daher in fraglichen Fällen lieber zur Probe-laparatomie raten. In nicht wenigen Fällen, wo unglückseligerweise doch eine Punktion einer Echinokokkencyste vorgenommen wurde, hat sich im Anschluß daran ein akutes Krankheitsbild entwickelt, das als anaphylaktischer Schock

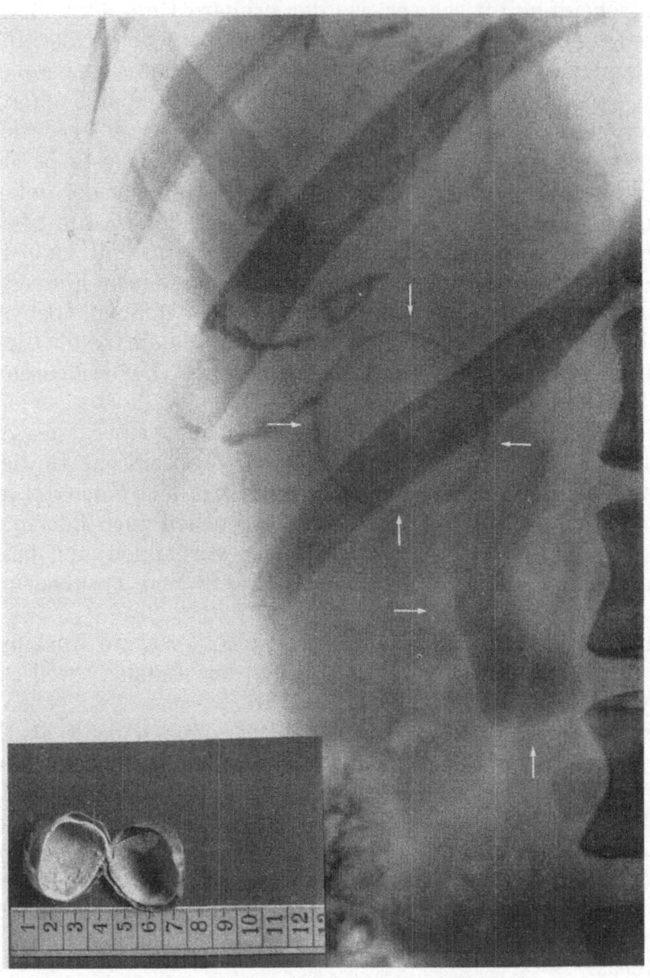

Abb 100. Röntgenbild einer Echinokokkusblase, die in der Nähe der Gallenblase gelegen ist. Unten die exstirpierte Echinokokkusblase.

zu deuten war. Die mildeste Form einer solchen Reaktion kann eine allgemeine Urticaria sein; hohes Fieber, verbunden mit Kollaps, ist dabei oft beobachtet worden; charakteristisch sind aber alle diese Erscheinungen nicht.

Ausgehend von diesen Beobachtungen, hat man sich schon frühzeitig für eine Serumdiagnostik interessiert. FLEIG-LISBONNE[1] geben folgende Reaktion an: Man versetzt zwölf Tropfen von Patientenserum mit 2 ccm Hydatidenflüssigkeit, die man aus dem Schlachthaus erhält. Entsteht innerhalb 6—10 Stunden eine

---

[1] FLEIG-LISBONNE: C. r. Soc. Biol. Paris **62**, 1198 (1907).

Präzipitatbildung, so spricht dies für eine Echinokokkenkrankheit. Diese Probe hat sich als wenig brauchbar erwiesen.

Die klinisch bisher verläßlichste Probe zum Nachweis des Echinokokkus ist die WEINBERG[1]-GHEDINIsche[2] Reaktion. Statt der Präzipitatbildung ist die Komplementbindung eingeführt worden, die, wie die WASSERMANNsche Reaktion, darauf beruht, daß in einem hämolytischen System das Komplement (0,1 ccm Meerschweinchenserum) durch ein Gemenge von Hydatidenblaseninhalt und Patientenserum so abgelenkt wird, daß die Hämolyse ausbleibt. Der negative Ausfall der Probe schließt eine Echinokokkenkrankheit nicht aus, der positive gilt diagnostisch als sehr wertvoll. Öfter wird auf Beziehungen zwischen Eosinophilie und Echinokokkenkomplementbindung hingewiesen; vielleicht werden beide durch antigenartige Stoffe in der Echinokokkenblase ausgelöst.

Viel geübt wird die BOTTERIsche Probe: Injiziert man einem Kranken mit Echinokokken 0,1—0,3 ccm einer mit Chloroform abgetöteten Cystenflüssigkeit sub- oder intrakutan, so soll in 90% der Fälle innerhalb von 3—12 Stunden an der Injektionsstelle eine starke Rötung und Schwellung auftreten. Diese Probe soll noch 20 Jahre nach der Exstirpation einer Echinokokkencyste positiv bleiben.

Der Verlauf der Echinokokkenkrankheit ist, soweit nicht das seltene Ereignis der spontanen Nekrose eintritt oder eine Operation Hilfe bringt, kein günstiger, denn allmählich setzt Kachexie ein. Zwei Ereignisse können die Krankheit günstig oder auch ungünstig beeinflussen: die Vereiterung und die Perforation. Sobald ein Echinokokkuspatient zu fiebern beginnt, ist immer an eine sekundäre Vereiterung zu denken; die Beschwerden nehmen akut an Heftigkeit zu, Hyperleukocytose tritt auf, die Leber wird größer und druckempfindlicher, kurz: es entsteht das Bild des Leberabszesses. Die Perforation setzt meist mit kolikartigen Schmerzen ein, mitunter aber auch unter dem Bild eines akuten Kollapses. Erfolgt die Perforation in die Gallengänge, so tritt rasch Ikterus auf. Einer Perforation gegen die Lunge geht häufig eine Pleuritis voraus. Im Anschluß an die Perforation kann es aber auch zu einer Ausheilung kommen, anderseits kann natürlich die Perforation auch zu einer rapiden Verschlechterung führen, wenn z. B. ein Pleuraempyem oder eine Pericarditis purulenta entsteht.

Die klinische Symptomatologie des Echinococcus alveolaris ist höchst unklar. Die meisten Fälle, die sich nachträglich bei der Operation oder Obduktion als alveolärer Echinokokkus der Leber entpuppten, wurden vorher unter der Annahme eines Lebertumors geführt. Im Vordergrund stehen derbe, höckerige Tumoren im Bereiche des rechten Leberlappens, die langsam entstehen und sich im Verlaufe von Jahren nur langsam ändern. Alles spricht anscheinend für einen malignen Tumor, bloß der langsame Verlauf mahnt zu diagnostischer Vorsicht. Erst allmählich gesellt sich Kachexie hinzu. Im Gegensatz zum Echinococcus unilocularis finden sich hier öfter Gelbsucht und Milztumor, auch hier kommt Eosinophilie vor; die verschiedenen Serumreaktionen geben zumeist ein positives Resultat. Über Funktionsstörungen des Leberparenchyms ist nichts bekannt.

Differentialdiagnostisch muß neben dem Tumor auch an Lues hepatis gedacht werden, weiters an eine knotige Hyperplasie bei chronischer Leberatrophie. Eine Lebercirrhose läßt sich durch Funktionsprüfungen und durch den Nachweis von Oesophagusvarizen leicht abtrennen. Schwieriger ist manchmal die Unterscheidung gegenüber dem Lymphogranulom, das neben Leber- und Milzverhärtung oft von Eosinophilie begleitet ist. Selten haben wir es mit einer kon-

---

[1] WEINBERG: Ann. Inst. Pasteur **1909**, 472.   [2] GHEDINI: Gazz. Osp. **1907**, 407.

genitalen Cystenleber zu tun, die in mancher Beziehung an den Echinococcus alveolaris erinnern kann. In Wien haben wir nur selten bei der Differentialdiagnose mit dem Echinokokkus der Leber zu rechnen, weil hier das Krankheitsbild selten zu sehen ist. Auch dem Prosektor bietet sich in Wien nur ab und zu Gelegenheit, eine Echinokokkenblase nachzuweisen; selbst verkalkte und zu mörtelähnlicher Substanz verwandelte verödete Echinokokkenblasen sind hier im Seziersaal eine Rarität.

In therapeutischer Hinsicht ist eine Heilung nur von der Operation zu erwarten. Gelingt es, die Cyste ohne Eröffnung operativ aus der Leber auszuschälen und besteht keine multiple Aussaat, so ist die Prognose quoad vitam und Rezidiv außerordentlich günstig. Beim Echinococcus alveolaris müßten ganze Leberlappen entfernt werden, wobei naturgemäß die Blutungsgefahr groß ist. Bei der Ausschälung der Cysten ist größte Vorsicht am Platze, weil beim Einreißen des Echinokokkussackes einerseits ein anaphylaktischer Schock, anderseits die Aussaat der Skolices droht. Zur Therapie der vereiterten Echinokokkusblase verweisen wir auf die Behandlung des Leberabszesses.

XXV. Der Leberabszeß.

Leberabszesse entstehen entweder primär, indem von außen durch ein Trauma Mikroorganismen in das Leberparenchym eindringen, oder viel häufiger sekundär im Anschluß an andere Erkrankungen.

Die primären Leberabszesse haben vorwiegend chirurgisches Interesse; nur wenn zwischen dem Trauma und der klinischen Manifestation eines Leberabszesses lange Zeit verstrichen ist, kommen wir in die Lage, uns mit dieser Abszeßform beschäftigen zu müssen. So kann z. B. ein Projektil im Leberparenchym steckengeblieben sein und erst nach Jahren zur Abszeßbildung führen. Die Einschußöffnung braucht nicht einmal in der Nähe des Abszesses gelegen zu sein. Auch können Hämatome, die nach einem Trauma intrahepatal entstanden sind, sekundär infiziert werden und so einen Leberabszeß bedingen. Ebenfalls um eine Art von primärem Leberabszeß handelt es sich, wenn der Arzt durch ein Pleuraempyem die gesunde Leber punktiert und sie auf diese Weise infiziert.

Bei den sekundären Leberabszessen erfolgt die Eiterung durch Übertragung von Mikroorganismen auf dem Blut- bzw. Lymphwege, also nach Art von Metastasen; eine Mittelstellung zwischen primären und sekundären Formen nehmen jene Abszesse ein, die durch Übergreifen von Geschwürsbildungen angrenzender Organe, der Gallenblase und der Gallenwege, auf das Leberparenchym entstehen. Soweit es sich nicht um den tropischen Leberabszeß handelt, stellen diese Formen die häufigste Gruppe vor, denn hier handelt es sich in erster Linie um die von der entzündeten Gallenblase bzw. den vereiterten Gallenwegen ausgehenden Leberabszesse.

Die enge topographische Beziehung der Gallenblase zum Leberparenchym bringt es mit sich und macht es verständlich, daß entzündliche Vorgänge innerhalb der Gallenblase die Leber in Mitleidenschaft ziehen können; jede Entzündung der Gallenblase erfaßt zunächst die Schleimhaut; diese kann nekrotisch werden und zugrunde gehen. Schließlich ist es nur mehr die Serosa, die allseits die Gallenblase umfaßt und sie von der Leber trennt; besonders die LUSCHKAschen Gänge, welche tiefe Ausstülpungen der Schleimhaut darstellen, sind es, in denen sich in der Tiefe Keime ansiedeln können und so die Infektion des Leberparenchyms vorbereiten; meist verhindert Schwartenbildung ein Übergreifen der Eiterung auf das Leberparenchym, aber unter Umständen bricht die Eiterung der Gallenblase doch durch und führt so zum Leberabszeß; von hier aus kommt es zu einer Infektion der Gallenwege und leider sehr häufig auch der Pfortaderverzweigungen. Steine, bröcklige Galle und Eiter befinden sich in einer gemeinsamen Höhle, die oft nur aus zunderartig aufgelockertem Gewebe besteht und ihren Inhalt in die Blutgefäße der Leber ergießen kann. Die Folge sind Thrombosen und Verschleppung von Keimen in die allgemeine Zirkulation, somit das Bild der Sepsis. Auch auf dem Wege über eine aszendierende Cholangitis kann es von der Gallenblase aus zur Bildung eines Leberabszesses kommen. Bricht ein Gallenstein in den Ductus choledochus durch und erfolgt durch Steckenbleiben des Steines an der Papilla Vateri Gallenstauung, so kann der Eiter, der bis dahin nur in der Gallenblase war, in den Ductus choledochus und in weiterer Folge auch in die Ducti hepatici gelangen; wegen des Hindernisses an der Papilla kann der Eiter nicht abfließen, es kommt daher zu einer aszendierenden Infektion der feineren Gallengänge, die eventuell auf die Umgebung übergreift und so das Parenchym infiziert. Eine gleichzeitig bestehende Phlebitis bzw. Thrombophlebitis bedingt Nekrose des Lebergewebes, die wieder den besten Boden für einen eitrigen Zerfall abgeben kann. Die Leberabszesse, die durch direkte Perforation der Gallenblase entstehen, liegen meist in der Nähe der Gallenblase, die durch eine Cholangitis entstandenen multiplen Abszesse sind über die ganze Leber verstreut.

Auch Geschwüre oder Carcinome des Magens können mit der Leber verwachsen, in sie eindringen und so zu Leberabszessen Anlaß geben.

Pathogene Krankheitserreger können teils auf dem Wege über die Blutbahn (Pfortader, Arteria hepatica), teils durch die Lymphgefäße Leberabszesse bedingen.

Besteht eine ulzeröse Endocarditis, so kann es in den verschiedensten Organen zu metastatischen Abszessen kommen; auf dem Wege über die Arteria hepatica können auch in der Leber kleinste Abszesse entstehen; multiple mykotische Erweichungen sind nur selten der Anlaß zu einem größeren Abszeß, da der Patient früher stirbt. Laut einer Statistik von BÄRENSPRUNG[1] sehen wir bei Septico-Pyämie in 15% der Fälle Leberabszesse. Der Hauptweg, auf dem pathogene Keime in die Leber gelangen, ist die Pfortader; sie kann Mikroorganismen aus dem Magendarmkanal oder aus Entzündungsherden im Wurzelbereich der Pfortader der Leber zuführen und sie auf diese Weise infizieren. Mikroorganismen allein sind wohl seltener die Ursache von Abszessen, meist sind es mykotisch infizierte Thrombenmassen oder geschwürige Prozesse des Darmes, die auf die Mesenterialgefäße übergreifen. Dementsprechend bilden die Appendicitis bzw. Perityphlitis und die vereiterte Gallenblase die häufigste Ursache der Leberabszesse (appendicular liver-Dieulafois); von der Sonderstellung des tropischen Abszesses sehen wir zunächst ab. Den gleichen Weg können auch Magencarcinome und Magengeschwüre nehmen. Nicht jeder Leberabszeß, der sich im Anschluß daran entwickelt hat, muß auf direktem Wege entstanden sein; dasselbe gilt auch von Tumoren bzw. Ulzerationen im Bereiche des Dickdarmes oder des Rectums. Entwickelt sich bei einem Neugeborenen ein Leberabszeß, so ist dieser meist auf eine Nabelschnureiterung zurückzuführen.

Die pathologischen Anatomen besprechen auch Leberabszesse, die retrograd über die Vena hepatica entstehen; wenn zu einer schweren pyämischen Infektion Herzschwäche tritt, dann soll die kardiale Stauung einer solchen Infektion Vorschub leisten (THIERFELDER[2]).

Über die Häufigkeit der einzelnen Ursachen nichttropischer Abszesse geben

---

[1] BÄRENSPRUNG: Arch. klin. Chir. **18**, 557 (1875).
[2] THIERFELDER: Ziemssens Handbuch, Bd. VIII/1, S. 78. 1880.

uns mehrere Statistiken Auskunft: BÄRENSPRUNG fand bei 7326 Sektionen 188 Fälle von Leberabszeß (0,25%); davon waren zurückzuführen auf:

Gallengangsulzeration .... 11 Fälle
Ulzeration im Pfortadergebiet .... 18 „
    davon 8 Coecum und Appendix,
        5 Magenkrebs,
        1 Pankreaskrebs,
        3 Uterus,
        1 Rectumcarcinom.
Lungenbrand und Lungenabszeß .... 4 „
Traumatische (chirurgische) Ursachen .... 55 „

KOBLER[1] (Wiener path.-anat. Institut) findet unter 17204 Sektionen 79mal Leberabszesse, also in 0,46% der Fälle. Davon waren bedingt durch:

Verlegung der Gallenwege .... 31 Fälle
    davon 23 Gallensteine,
        7 Gallenwegskrebs,
        1 Spulwurm.
Infektion von der Pfortader aus .... 19 „
    davon 6 weibliches Genitale,
        6 Dysenterie,
        3 Typhus,
        3 Pylephlebitis bei Appendix,
        1 Pankreasentzündung,
        1 vereiterter Hämorrhoidknoten.
Allgemeine Pyämie .... 13 „

Derselbe Autor untersuchte auch das Material in Sarajevo und fand unter 1307 Sektionen zehn Leberabszesse, also bei 0,76%.

Dysenterie .... 8 Fälle
Gallenwegserkrankungen............................ 2 „

Jedenfalls geht aus diesen zwei Statistiken hervor, wie verschieden die Verhältnisse in den einzelnen Ländern liegen.

Eine Sonderstellung nimmt der sogenannte *tropische Leberabszeß* ein, der meist im Gefolge einer Dysenterie entsteht; die größten Leberabszesse, die wir kennen, kommen in den Tropen vor und sind auf eine Infektion mit Entamoeba histolytica zurückzuführen; in Mitteleuropa kommen sie nur selten zur Beobachtung; nur in den Hafenstädten hat man Gelegenheit, sie öfter zu sehen. Die Amöben, die zunächst im Darmkanal nekrotischen Gewebszerfall bedingen, gelangen in die Pfortader und von hier in das Leberparenchym; es kommt zu Gewebsnekrose bzw. Zerfall und in weiterer Folge zu Höhlenbildung. Am Rande der Zerfallshöhle lagert sich Fibrin ab; der Zerfallsprozeß schreitet immer weiter fort und bildet ein größeres Cavum, welches neben Detritus eitrige Flüssigkeit enthält. In der Wand eines solchen Abszesses finden sich Amöben; die Entstehung dieser Abszesse hat vor allem ROGERS[2] studiert; er schied bereits die Leberabszesse bei der Amöbenruhr, die meist nur einen großen Sack bilden, von den Abszessen der bazillären Ruhr, die viel seltener sind, aber meist in Form mehrerer kleinerer Herde in Erscheinung treten. Charakteristisch ist beim Amöbenabszeß das Fehlen von polynukleären Leukocyten, dagegen findet man verfettete Leberzellen neben Hämatoidin- und Cholesterinkristallen. Anscheinend enthalten die Amöben eine lytische Substanz, die das Lebergewebe zum Zerfall bringt; solche Höhlen können mit Streptokokken oder Staphylokokken sekundär infiziert werden und gleichen dann einem wirklichen Abszeß mit zahlreichen polynukleären neutrophilen Leukocyten. Je frühzeitiger ein sogenannter tropischer Abszeß zur

---

[1] KOBLER: Virchows Arch. **163**, 134 (1901).
[2] ROGERS: Brit. med. J. **1902**, 844.

Sektion kommt, desto mehr tritt die Höhlenbildung in den Hintergrund. Man sieht nur Nekrose. In diesem ersten Stadium des Leberabszesses ist das Gewebe rot und zunderartig; wenn der Abszeß, ebenfalls durch Mischinfektion, größere Dimensionen annimmt, kann sich die Wand der Höhle verdicken und knorpelartige Konsistenz annehmen; das benachbarte Lebergewebe wird zusammengedrückt, was an den Gefäßen, Gallengängen, ja selbst an den Leberzellen deutlich zu erkennen ist. Der Inhalt eines solchen Hohlraumes kann eingedickt werden und schließlich eine trockene, körnige Masse bilden; unter Schrumpfung und Narbenbildung kann es zu einer Art Ausheilung kommen. Ähnliches ist auch zu sehen, wenn der Abszeß operativ entleert wurde oder von selbst nach außen durchbrach. Amöbiasis der Leber sieht man überall dort, wo Amöbenruhr vorkommt; daher gibt es nicht nur eine tropische Form, sondern auch endemische Amöbenabszesse; immerhin sind letztere selten.

Die Häufigkeit der Amöbiasis wird verschieden angegeben. Früher war in manchen Ländern, z. B. in Indien, der Leberabszeß, hervorgerufen durch Dysenterieamöben, gar nicht so selten, da die Amöbenruhr überhaupt häufig beobachtet wurde. Alte Angaben, z. B. von ANNSESNEY,[1] berichten von Leberkomplikationen in 50% der Fälle von Amöbendysenterie; KARTULIS[2] für Ägypten (1913) 58%! JUSTI[3] berechnet die Häufigkeit von Leberkomplikationen auf 20%. Unter 208 endemischen Fällen in Frankreich trat diese Komplikation nur sechsmal auf (3%). Vielfach handelt es sich um leichtere Formen, weil sie rechtzeitig einer zweckdienlichen Therapie zugeführt wurden. In heißen Gebieten erkranken die Europäer im Vergleich zu den Einheimischen viel häufiger an tropischem Leberabszeß; nach GAIDE[4] zehnmal so häufig. Als Ursache hat man oft den Alkohol beschuldigt, ob mit Recht oder Unrecht ist schwer zu entscheiden. Jedenfalls scheint Alkoholmißbrauch die Widerstandskraft der Europäer in den Tropen stark herabzusetzen. Vielleicht ist darauf auch die Tatsache zurückzuführen, warum Männer an tropischen Abszessen häufiger erkranken als Frauen. Das zahlenmäßige Erkrankungsverhältnis zwischen den beiden Geschlechtern schwankt zwischen 1:6 bis 1:24 (MÜHLENS[5]). Am häufigsten ist das Alter zwischen 20 und 40 Jahren betroffen. Kinder erkranken verhältnismäßig selten.

Zuerst wird von Amöbiasis der Darm befallen, sekundär die Leber. Klinisch ist dieses Abhängigkeitsverhältnis nicht immer leicht zu verfolgen, weil die Darminfektion nur selten schwere Erscheinungen mit sich bringt. Die Erkrankung der Leber kann sich schon verhältnismäßig bald nach Einsetzen der ersten Darmerscheinungen hinzugesellen; frühestens nach 5—8 Tagen, in der Regel erst nach Wochen und Monaten; präzise Angaben sind nicht leicht zu machen, weil die ersten Erscheinungen des tropischen Leberabszesses gering sind.

Am häufigsten ist der rechte Leberlappen betroffen, der linke, nach W. FISCHER,[6] nur in 10% der Fälle. Die rückwärtigen Partien der Leber sind häufiger der Sitz der Erkrankung als die vorderen Anteile. Kommt es zum Abszeß, so handelt es sich meistens um einen „solitären" (40—50%). Mehr als vier Abszesse stellen eine Seltenheit vor. Bei längerer Dauer kann es zur Einschmelzung großer Leberanteile kommen. LUDLOW[7] berechnete die durchschnittliche Eitermenge, die sich bei 100 Operationen gewinnen ließ, auf 1 Liter. Bei JUSTI findet sich ein Fall zitiert, wo die Leber 10 kg wog und die Abszeß-

[1] ANNSESNEY: Zit. bei JUSTI.
[2] KARTULIS: Handbuch der pathologischen Mikroorganismen, Bd. VII. 1913.
[3] JUSTI: Handbuch der Tropen-Krankheiten, Bd. IV. 1926.
[4] GAIDE: Zit. bei W.FISCHER, S. 689.
[5] MÜHLENS: Krankheiten der warmen Länder. Leipzig. 1925.
[6] W.FISCHER: Handbuch der Pathologie, Bd. V/1, S. 687. 1930.
[7] LUDLOW: Surg. etc. **36**, 706 (1923).

höhle 7 Liter Eiter enthielt. Abszesse können bis an die Leberoberfläche heranreichen, was im weiteren Verlaufe zu Perihepatitis und Verwachsungen der Leber mit dem Zwerchfell führt. Nicht selten kommt es auch zu Pleuritis; auf diesem Wege kann es auch zum Durchbruch des Abszesses in die Bronchien und so zur Entleerung des Eiters nach außen kommen. Arrosion von größeren Gefäßen mit tödlichem Ausgang ist dabei beobachtet worden; ein Durchbruch gegen den Bronchialbaum führt manchmal zu Spontanheilung.

Ich habe wenig persönliche Erfahrungen über das klinische Bild des tropischen Abszesses, weswegen ich mich auf die ausgezeichnete Beschreibung eines so erfahrenen Beobachters wie A. Müller[1] beziehen muß. Der Kranke kommt im allgemeinen zu Fuß in die Sprechstunde, klagt über allgemeines Krankheitsgefühl, ist appetitlos, schlapp; leichte Benommenheit des Kopfes, Druck auf den Magen, gelegentlich Fieber, Gewichtsverlust, Stiche in der Lebergegend und rechtsseitige, bisweilen heftige Schulterschmerzen sind die hervorstechendsten Erscheinungen. Fast stets fällt eine eigentümliche, schmutzigolivengraue Farbe der Haut auf („Leberfarbe"), ferner leichter Ikterus und feuchte, stark belegte Zunge. Die untere Brustapertur ist weit, der Kranke steht nach rechts gebeugt; er kann auch nicht rechts liegen; er muß beim Stehen und Gehen die Lebergegend stützen („unter den Arm nehmen"). Häufig kreuzen 2—3 stärkere Venen die unteren Rippen der rechten Seite. Die Leberdämpfung erstreckt sich von der fünften Rippe bis zur Nabelhöhe, der rechte Leberlappen kann bis zur linken Mamillarlinie hinüberreichen. In vorgeschrittenen Fällen ist die Haut im Bereiche des Abszesses geschwollen, teigig ödematös, Fluktuation ist bisweilen nachweisbar. Die Bauchmuskeln sind rechts gespannt, die Milz nicht immer geschwollen, es besteht ein kurzer „Leberhusten", tiefes Einatmen ist nicht möglich, das Gähnen macht Beschwerden. Der Harn enthält reichlich Urobilin, ein Befund, der nach Angabe mehrerer Autoren entscheidend für die Diagnose Leberabszeß ist. Die Blutuntersuchung ergibt nur mäßige Vermehrung der weißen Blutkörperchen (10000—12000, manchmal auch weniger), Verminderung der Erythrocyten und des Hämoglobingehaltes (bis zu 20%). Die Temperatur ist durchaus schwankend, meist liegt sie zwischen 37—38,5° C; höheres Fieber wird von Frösteln begleitet; fieberfreier Verlauf kommt auch vor. Zur Sicherung der Diagnose erfolgt die Probepunktion in Narkose, zunächst im 7., 8. oder 9. Intercostalraum, zwischen vorderer und hinterer Axillarlinie. Fällt diese negativ aus, wird dort punktiert, wo· der Kranke über den größten Schmerz klagt. Man punktiere lieber zu oft als zu wenig. Findet man nichts, so erlebt man zum höchsten Erstaunen bisweilen nach den Punktionen Fieberabfall — der Kranke ist geheilt.

Selbst wenn es sich um einen großen Leberabszeß handelt, führt die Punktion nicht immer rasch zu einem Erfolg, denn die Höhle liegt meist dorsal, der Wirbelsäule nahe. Man muß daher lange Injektionsnadeln verwenden. Stößt man auf Eiter, so enthält die Flüssigkeit viel Detritusmassen und Fett; Amöben sind selten zu finden. Ist die abpunktierte Flüssigkeit nur blutig-serös, so handelt es sich um verflüssigte Massen; auch dabei findet man nur selten Amöben, denn dieselben finden sich vorwiegend nur in den Randpartien einer solchen Höhle. Bakterien sind in der Regel nicht vorhanden, sofern nicht eine Mischinfektion vorlag (z. B. durch Bacterium coli). Äußerst selten kommt es zu einer Beteiligung der Gallenblase.

Mischinfektionen eines Amöbenabszesses führen zu septischen Zuständen, in deren Verlauf es an den verschiedendsten Stellen wieder zu Abszessen kommen

---

1 A. Müller: Arch. Schiffs- u. Tropenhyg. 1913, 9 u. 10.

kann. Septische Diarrhoen gesellen sich zu den Darmstörungen, die von der Amöbiasis herrühren, und beschleunigen den Eintritt des Todes.

Unbehandelte Fälle von tropischem Leberabszeß können rupturieren. Große Erfahrungen auf diesem Gebiete hatten nur die alten Ärzte, als es noch keine Emetinbehandlung gab. So berichtet z. B. Cyr[1] (1887) über 563 tropische Leberabszesse, von denen nur 15% operiert wurden, während 28,6% durch Ruptur nach außen zur Ausheilung gelangten; mehr als die Hälfte der Rupturen erfolgte durch das Zwerchfell in die Lunge bzw. Pleura. Lange Zeit zuvor klagen die Patienten über Schmerzen beim Atmen. Die eigentliche Perforationsstelle gegen den Bronchialbaum ist meist nicht groß. Sobald die Eiterentleerung erfolgt, schließt sich die Fistel, was vielfach einer Heilung gleichkommt. Selten kommt es zu einer Amöbeninfektion der Lunge mit vorübergehender Abszeßbildung. Der Durchbruch von großen Eitermassen in den Bronchialbaum stellt ein sehr eindruckvolles Ereignis vor, innerhalb kurzer Zeit werden große Eitermengen teils ausgehustet, teils erbrochen. Meist enthält die Eitermasse auch Blut, das von der Arrosion bald kleinerer, bald größerer Lungengefäße herrührt.

Die Prognose der Perforationen in den Bronchialbaum ist verschieden. Eine wesentliche Rolle spielt der allgemeine Zustand des Patienten. Ungünstig gestaltet sich die Prognose, wenn der Leberabszeß in die Peritonealhöhle durchbricht; dies ist meist mit schwerem Kollaps verbunden. Das auslösende Moment ist oft ein Trauma, Heben von Lasten oder eine Anstrengung; innerhalb kurzer Zeit kann der Tod eintreten. Kommt es zu einer lokalisierten Peritonitis, so ist die Prognose von begleitenden Umständen abhängig. Eine Perforation des Abszesses in den Darmkanal, die sich entweder durch Erbrechen eitriger Massen oder Durchfällen kundgibt, ist eventuell lebensrettend. Nach außen erfolgt die Perforation selten.

Hat der Prozeß allgemein septischen Charakter angenommen, so kommen Komplikationen verschiedenster Art in Betracht. Relativ oft wird über metastatische Hirnabszesse berichtet; auch sie können Amöben enthalten; öfter sah man Pfortaderthrombose. Bei langer Dauer kann es zu Amyloidose kommen. Postoperative Leberfisteln sezernieren oft lange Zeit Galle.

Diagnostische Schwierigkeiten bereiten die Anfangsstadien; die verschiedensten Tropenkrankheiten beginnen mit Fieber und Lebervergrößerung. Die „akute Hepatitis“ ist in den Tropen viel häufiger als in unseren Gegenden zu sehen. Der Nachweis einer fluktuierenden Schwellung oder eines Ödems der Bauchwand klärt den Zustand. Schwieriger ist die Diagnose, wenn sich ein Leberabszeß einige Jahre später, nachdem der Patient die Tropen bereits verlassen hat, entwickelt. Die tropischen Ärzte führen die Probepunktion nicht mit der Spritze, sondern mit dem Troikart aus, denn der Inhalt eines Amöbenabszesses ist dickflüssig. Insofern stellt die Punktion einen nicht ganz gleichgültigen Eingriff vor, zumal er auch mit schweren Blutungen einhergehen kann. Besonders gefährlich können sich solche Punktionen gestalten, wenn es sich nur um eine Kongestion der Leber und nicht um einen Abszeß handelt. Die Probepunktion soll daher erst unmittelbar vor der definitiven Operation erfolgen.

Differentialdiagnostisch kommen die vereiterte Echinokokkuscyste, der subphrenische Abszeß, die akute Pylephlebitis bei multiplen Leberabszessen, die Pankreascyste, der Leberkrebs und die akute Pankreatitis in Frage; damit sind nur einzelne Zustände berührt, die mit Vergrößerung bzw. Vorwölbung in der Lebergegend einhergehen. Da ich nur ganz wenige Fälle von tropischem Leberabszeß gesehen habe, mir also größere Erfahrung auf diesem Gebiete fehlt,

---

[1] Cyr: Traité pratique de maladie de foie. 1887.

so will ich auf diese Frage nicht weiter eingehen. Auch Mischinfektionen der Amöbenruhr mit anderen Bakterienarten, z. B. Typhus, Paratyphus, Malaria, Kala-Azar, kommen vor.

Eine spezifische Serum- oder Vakzinetherapie der Amöbenruhr gibt es nicht; wohl aber besitzen wir seit den Feststellungen von ROGERS im Emetin fast ein Spezificum gegen die Amöben. ROGERS[1] gab Emetin ursprünglich intravenös; wegen der dabei auftretenden unangenehmen Nebenwirkungen, vor allem wegen des Erbrechens, wird es jetzt vorwiegend subkutan verabreicht. Die Dosis beträgt 0,1 g pro die, bei kleineren Dosen können sogenannte emetinfeste Amöben gezüchtet werden; man soll daher nie unter die Dosis 0,04 g gehen. Die Firma Merck bringt Ampullen mit 0,025—0,1 g Emetin in den Handel. In England gibt man 0,06 g Emetin durch zwölf Tage hindurch, dann folgt eine Pause von 8—14 Tagen und hierauf läßt man noch eine oder zwei Emetinkuren in der Dauer von je zwölf Tagen folgen; Kinder unter einem Jahr erhalten 0,005 g, im Alter von 1—2 Jahren zweimal 0,01 g. Neuerdings versucht man verbesserte Präparate des Emetins einzuführen; das beste ist das Emetin-Wismutbijodid (DU MEZ); es wird in keratinisierten Pillen zu 0,06 g 2—3mal täglich gegeben. DALE empfiehlt drei Pillen in den Abendstunden (um 8 Uhr, 9 Uhr und 10 Uhr) zu nehmen.

Toxische Erscheinungen nach Emetingebrauch sind: Muskelschwäche, Schluck- und Sprachstörungen, Herabsetzung der Sehnenreflexe, schwache Herzaktion, Diarrhoen; treten solche Vergiftungserscheinungen auf, so muß das Mittel sofort ausgesetzt werden. Die Behandlung des tropischen Leberabszesses verläuft auf Grund der Erfahrungen der Tropenärzte ungefähr folgendermaßen: Sobald Amoebiasis festgestellt ist, beginnt man mit einer energischen Emetinbehandlung; meist gelingt es so, Leberkomplikationen zu vermeiden. Kommt es doch zu einem Abszeß, so ist dieser zu punktieren und weiter Emetin zu geben. Beachtlich ist eine Statistik von ROGERS: in den Jahren 1888—1906 kamen 2661 Leberabszesse zur Operation; die Mortalität betrug 56,8%! Seit der Einführung der Emetinbehandlung ist der Leberabszeß seltener geworden und die Mortalität von 111 an Leberabszeß operierten und gleichzeitig mit Emetin behandelten Fällen auf 14,4% gesunken. ROGERS empfiehlt Emetininjektion in den eröffneten Leberabszeß; in neuerer Zeit gibt man neben Emetin auch Salvarsan oder Yatren. Zur Zeit, wo es zu einem Leberabszeß kommt, ist die Darmamöbiasis meist noch nicht abgeheilt; man muß daher neben dem Abszeß auch den Darm behandeln.

Der *Leberabszeß bei Appendicitis* beansprucht eine gesonderte Besprechung. Eingehend hat sich mit dieser Frage PETREN[1] beschäftigt; er berichtet über 220 Fälle; zur Zeit, als man auf die Frühoperation der Appendicitis noch keinen großen Wert legte, bildete der Leberabszeß eine relativ häufige Komplikation der Blinddarmerkrankung; 2% aller Appendixkranken gingen an den Folgen eines Leberabszesses zugrunde! Derzeit ist es sicher viel besser geworden, immerhin kennt man den Leberabszeß noch immer als Komplikation (vgl. UNGER[2]); etwa 5% aller letal verlaufenden und fast stets zu spät operierten Appendicitisfälle weisen einen Leberabszeß auf. Nach dem Material von PETREN sind davon besonders Kranke betroffen, die zum ersten Male von der Appendicitis befallen wurden.

Es hängt anscheinend von der Virulenz des Krankheitserregers ab, wie rasch sich eine Leberkomplikation entwickeln kann. Gefürchtet ist vor allem die

---

[1] La disenteria amibienne. Nouveau Traité de Medic., Bd. III. Paris. 1921.
[2] PETREN: Beitr. klin. Chir. 2, 94 (1924).
[3] UNGER: In KRAUS-BRUGSCH: Handbuch der Pathologie, Bd. VI/2, S. 366. 1923.

akute Appendicitis, die sofort mit Schüttelfrösten einsetzt; bei der Operation solcher Fälle finden sich meist bereits Thromben in den Venen des Mesenteriolums; die Ausbreitung der Infektion erfolgt meist auf dem Venenwege. Der rechte Leberlappen wird besonders bevorzugt; die Leber nimmt rasch an Größe zu, ohne daß sich zunächst irgendwelche lokale Veränderungen nachweisen lassen; meist finden sich viele kleine Abszesse neben einem zentralen größeren. Der Leberabszeß bei Appendicitis entwickelt sich meist während der 1.—3. Woche im Anschluß an einen akuten Anfall, wenn nicht operiert wurde, gelegentlich auch dann, wenn die Appendix entfernt wurde; eine Drainage ist kein sicherer Schutz. Bei fieberhaften Fällen ist es oft außerordentlich schwer, zu entscheiden, ob es sich noch um lokale Veränderungen handelt oder ob nicht doch schon eine Thrombophlebitis mit beginnender Lebereiterung vorliegt. Gelegentlich deuten Schüttelfröste, hohes Fieber, Schmerzen im Epigastrium, Druckempfindlichkeit der Lebergegend auf die eingetretene Leberkomplikation; ein ziemlich sicheres Zeichen ist der Erguß im rechten Pleuraraum (Wetterwinkel der Leber). Die Differenzierung zwischen Leberabszeß und subphrenischer Eiterung ist oft sehr schwierig; das Allgemeinbefinden verschlechtert sich und immer deutlicher nimmt das Krankheitsbild septische Züge an. Bei rapidem Verlauf kann der Prozeß in wenigen Wochen unter dem Bild der schweren Sepsis zum Tode führen; die Diagnose eines Leberabszesses ist dann nur vermutungsweise zu stellen.

Leberabszesse sind auch im Verlauf der verschiedensten Infektionskrankheiten zur Beobachtung gekommen; hier sei vor allem der *Typhus* erwähnt. Derzeit scheint in unseren Gegenden der Typhus mildere Formen anzunehmen, besonders wenn wir uns der schweren Typhen erinnern, wie wir sie während des Krieges sahen: Fälle mit tagelang anhaltender Bewußtlosigkeit, mit Delirien, Decubitus, Phlebitiden, die dann unter den Erscheinungen einer schweren Intoxikation zugrunde gingen und bei der Sektion eine Lebereiterung boten, kommen in unseren Gegenden kaum mehr vor. Jedenfalls kann es von typhösen Darmgeschwüren zunächst zu einer Thrombophlebitis der Pfortader und von hier aus zu Leberabszessen kommen; an solche Komplikationen muß man im Verlauf eines Typhus denken, wenn das Fieber nicht weichen will, Schüttelfröste oder Kollapse hinzutreten und sich das klinische Bild symptomatisch der Sepsis nähert. Bei Typhus abdominalis finden sich Typhusbazillen außerordentlich häufig in den Gallenwegen, doch kommt es auffallenderweise nur außerordentlich selten zu einer Cholangitis oder gar zu einem Leberabszeß. MELCHIOR beschrieb seltene Formen von Leberabszessen, die sich im Anschluß an milde, sogar ambulatorische Formen von Typhus entwickelten, jedenfalls kam es zu den Erscheinungen eines Leberabszesses ohne Vorboten, die an Typhus erinnerten. Auch Bazillen der Paratyphusgruppe sind in Leberabszessen gefunden worden; öfter sah man Leberabszesse nach Osteomyelitis.

Die klinischen Symptome eines Leberabszesses sind ungemein wechselnd. Manchmal sind die Erscheinungen so eindeutig, daß an der Diagnose kein Zweifel sein kann, während in anderen Fällen die Symptome so wenig charakteristisch sind, daß erst die Sektion den Prozeß aufdeckt. Vielfach ist die Schwere des Krankheitsbildes mit Schuld, warum gewisse Symptome sich subjektiv kaum bemerkbar machen; diagnostisch kann man von der Tatsache ausgehen, daß manche Krankheiten ganz besonders zu Leberabszeß neigen. Hier ist vor allem die Appendicitis zu erwähnen, besonders wenn das Fieber länger anhält und der operative Verlauf ein komplizierter war. Nächstdem kommt die Cholelithiasis mit all ihren Komplikationen in Frage; alle sonstigen Erkrankungen spielen in unseren Gegenden, wenn man von der Dysenterie absieht, eine viel geringere Rolle.

Patienten mit Leberabszessen bieten im allgemeinen ein schweres septisches Krankheitsbild; der Appetit liegt völlig darnieder: sie magern ab, wie Carcinomkranke. Gelegentlich wird über einen Schmerz in der Lebergegend geklagt, der in die rechte Schulter ausstrahlt; je näher der Abszeß der Leberoberfläche liegt, desto mehr tritt der Schmerz in den Vordergrund; Fieber und Frösteln werden wohl nie völlig vermißt, gelegentlich kommt es zu septischen Temperaturschwankungen. Ausgesprochener Ikterus ist nur bei einer Beteiligung der Gallenwege vorhanden. Bei länger währendem Leberabszeß besteht fast immer eine teigige ödematöse Durchtränkung der seitlichen Bauchhaut. Die rechte Brustseite bleibt bei der Atmung zurück, bei vorgeschrittenen Fällen erscheint die rechte Thoraxapertur sogar ausgeweitet; die Leber selbst ist fast immer vergrößert. Perkutorisch kann eine Pleuritis, die gar nicht so selten als Komplikation hinzutritt, uns irreführen. Die Gallenblasengegend ist meist druckempfindlich, die Bauchmuskeln hierselbst deutlich gespannt; selten hört man an der Grenze zwischen Leber und Lunge Reiben; oft sieht man daselbst leichte Venenerweiterungen. Das Röntgenbild kann uns die Hochdrängung des Zwerchfells zeigen und ebenso die Verlagerung der Därme und des Magens nach links. Das Herz ist oft nach links verschoben. Im Harn finden sich fast immer Eiweiß und Urobilin. Das Blutbild bietet bei chronischen Fällen die Zeichen einer deutlichen sekundären Anämie, daneben hochgradige Hyperleukocytose. Nimmt das Harneiweiß beträchtlich zu, so kann man bei länger währenden Fällen an Amyloidose denken. Die Probepunktion tiefliegender Abszesse stößt auf Schwierigkeiten; besteht gleichzeitig eine Pleuritis, so erhält man bei der Punktion zunächst eine seröse, nicht eitrige Flüssigkeit. Die seröse Pleuritis ist nur eine Begleiterscheinung des Leberabszesses, der in der Tiefe liegt. Eine Probepunktion soll, wie bereits erwähnt, tunlichst unmittelbar vor der Operation vorgenommen werden, denn sie ist nicht ungefährlich (Blutung, Verschleppung der Infektion). Dementsprechend sind die Ansichten über das Risiko der Leberpunktion geteilt; manche halten die Probepunktion sogar für einen Kunstfehler.

Soweit es sich nicht um einen tropischen Leberabszeß handelt, dauert es oft lange Zeit, bevor ein Leberabszeß richtig erkannt wird. Es sind vor allem drei Symptome, auf die besonders zu achten ist: Schüttelfröste, Druckempfindlichkeit der großen Leber und rasch fortschreitende Kachexie. Als Internist soll man vor allem daran denken, wenn eine Gallenblasen- bzw. Gallengangerkrankung oder eine Appendicitis vorausgegangen ist. Kommen Patienten aus den Tropen oder aus Gegenden, die mit Dysenterie verseucht sind, so hat man bei sogenannten großen Lebern einen Leberabszeß um so eher in Erwägung zu ziehen. Die Ansicht, daß der tropische Leberabszeß unbedingt mit hohem septischen Fieber einhergehen muß, ist sicher nicht richtig; so mancher Patient wandert die längste Zeit als inoperables Lebercarcinom von einem Arzt zum anderen, bis endlich eine Perforation oder die Sektion den Zustand klarlegt.

Es empfiehlt sich stets, die WASSERMANNsche Probe anzustellen, weil es auch zerfallende große Lebergummen gibt, die einen Leberabszeß vortäuschen können. Bei Verdacht auf Carcinom ist stets der primäre Tumor zu suchen, denn die ganz großen Leberkrebse sind selten primäre Lebercarcinome. Mit dem Vorhandensein eines vereiterten Leberechinokokkus haben wir in Zentraleuropa, z. B. in Wien, selten zu rechnen. Im übrigen verweise ich auf das entsprechende Kapitel.

Ist die Diagnose eines Leberabszesses sichergestellt, so kommt als Therapie nur die Operation in Frage. Leider enden viele Fälle unglücklich, weil der Leberabszeß vielfach nur die Teilerscheinung einer allgemeinen Sepsis ist, immerhin leistet auch hier die Chirurgie Großes. Soweit uns als Internisten darüber ein Urteil zusteht, gestaltet sich selbst das rein Technische einer solchen Operation nicht immer sehr einfach; so kann ich mich erinnern, wie ein führender Chirurg über eine halbe Stunde nach Eröffnung des Abdomens an den verschiedensten Stellen vergeblich punktierte und nicht imstande war, den Abszeß, der am anderen Tag vom Prosektor sichergestellt wurde, zu finden. Jedenfalls ist die Operation eines Leberabszesses ein schwieriger Eingriff. Günstig verlaufende Fälle werden im Schrifttum häufiger angeführt als operative Mißerfolge, die leider die große Mehrheit darstellen. Über die Therapie des tropischen Leberabszesses habe ich bereits gesprochen.

XXVI. Die Porphyrinurie als Symptom und Krankheit.

Bei vielen Leberkrankheiten, vor allem bei Cirrhosen, ist der Porphyringehalt im Harn vermehrt; obzwar es sich um einen Farbstoff handelt, der wegen seiner engen Beziehung zum Blutabbau großes Interesse verdient, liegen nur spärliche klinische Untersuchungen über die Bedeutung der Porphyrinurie bei Leberkrankheiten vor; der Nachweis und die quantitative Bestimmung ist mit Schwierigkeiten verbunden; wir selbst bedienen uns folgenden Verfahrens, wobei wir uns an die Vorschriften von HANS FISCHER und FIKENTSCHER[1] halten:

Technik: Der Harn des Patienten wird in dunklen Gefäßen aufgefangen und möglichst bald verarbeitet; etwa ein Zehntel der Tagesmenge (bei vermehrtem Gehalt entsprechend weniger) wird mit 10% Eisessig versetzt, dann mit Äther 2—3mal ausgeschüttelt; die vereinigten Ätherextrakte mit Wasser säurefrei gewaschen, darauf mit je 2 ccm 5% Salzsäure 5mal extrahiert, porphyrinreicher Harn öfter; die letzte Salzsäureportion darf im ultravioletten Licht keine Rotfluoreszenz zeigen. Aus der Salzsäure werden durch Erwärmen in einem Wasserbad von 60—70⁰, die letzten Ätherspuren vertrieben, die Salzsäure darauf auf ein bestimmtes Volumen (10 bis 20 ccm) aufgefüllt.

Die quantitative Bestimmung wird durch die Eigenschaft des Farbstoffes ermöglicht, im ultravioletten Licht schon in geringsten Mengen Rotfluoreszenz zu geben Nach FIKENTSCHER eignet sich dazu das Stufenphotometer (Zeiß), das zu diesem Zweck eigens adaptiert sein muß; eine Hanauer Analysenquarzlampe dient als Lichtquelle; als Vergleichslösung verwendet man eine Koproporphyrinlösung von bekanntem Gehalt (100—200 γ %); obzwar gegen diese Methode gewisse Einwände erhoben wurden, eignet sie sich für den klinischen Gebrauch noch am besten; es gelingt jedenfalls, die Differenzen, auf die es ankommt, zu erfassen; die Grenze der Nachweisbarkeit liegt nach unseren Erfahrungen — normale Harnmengen vorausgesetzt — etwa bei 10 γ % in der Tagesmenge.

Die eben geschilderte Methode erfaßt nur das ausgeschiedene Koproporphyrin; daneben enthält der normale Harn auch Spuren von Uroporphyrin; selbst wenn es unter pathologischen Bedingungen beträchtlich vermehrt ist, so spielt es mengenmäßig gegenüber dem Koproporphyrin nur eine untergeordnete Rolle.

A. Porphyrinurie als Symptom.

Während unter normalen Umständen das Hämoglobin fast zur Gänze in Bilirubin übergeführt wird, das nach FISCHERS Nomenklatur einem aufgeklappten „Hämin III" entspricht, und nur Spuren von Porphyrin ausgeschieden werden, sind die unter pathologischen Bedingungen ausgeschiedenen Mengen mitunter sehr hoch; es ist noch nicht sichergestellt, ob die Porphyrinbildung über einen unter normalen Umständen nicht beschrittenen Seitenweg erfolgt (nach DUESBERG[2] z. B. über das Hämatin) oder, ob es sich um ein Stehenbleiben des Blutabbaues auf einer Vorstufe des Bilirubins handelt; schließlich ist noch zu berücksichtigen,

---

[1] FIKENTSCHER: Klin. Wschr. 1934 II, 2021.
[2] DUESBERG: Arch. exper. Path. **174**, 305 (1935).

daß das Porphyrin auch im Darm entstehen kann, wo das Hämoglobin der Nahrung in einen solchen Farbstoff umgewandelt wird.

Wir selbst haben der Porphyrinausscheidung bei Leberkranken in der letzten Zeit erhöhte Beachtung geschenkt; die damit in Zusammenhang stehenden Untersuchungen sind zwar noch nicht abgeschlossen, immerhin stützen sich die kurz zu besprechenden Beobachtungen auf ein recht beträchtliches Material. Wir konnten vor allem die Feststellung machen, daß die Porphyrinausscheidung bei Leberkranken nach Zufuhr von Hämoglobin in den allermeisten Fällen recht beträchtlich ansteigt; der Vorgang dürfte in der Weise zustande kommen, daß das im Darm gebildete Porphyrin, das durch die normale Leber zurückgehalten wird, die kranke Leber passiert und so dem Porphyrin die Möglichkeit gegeben ist, in den großen Kreislauf überzutreten, von wo es durch die Niere zur Ausscheidung gelangt. Es handelt sich somit um einen ganz ähnlichen Vorgang wie bei der Urobilinurie; vielleicht ist daher die Porphyrinurie nach oraler Hämoglobindarreichung bei Leberkranken ein gutes Maß für die Schwere der Leberschädigung; weitere Untersuchungen an einem noch viel größeren Material sollen diese Annahme stützen.

Da die Porphyrinurie bei Leberkranken auch bei hämoglobinfreier Kost auftritt, wird man wohl mit zwei Formen der Porphyrinurie zu rechnen haben; eine, bei der das im Darm entstehende Porphyrin — ähnlich wie das Urobilinogen — von der Leber nicht zurückgehalten wird; die zweite Form könnte in der oben bereits angedeuteten Weise entweder durch eine Fehlbildung beim Blutabbau oder durch ein atypisches Stehenbleiben des Hämoglobinabbaues zustande kommen. In dem Sinne wäre die Porphyrinurie nur ein Symptom, das die verschiedensten Ursachen haben kann; als solche Ursachen kämen in Betracht: vermehrte Bildung von Porphyrin im Darm, vermehrte Resorption aus dem Darm, Unfähigkeit der Leber, das aus dem Darm stammende Porphyrin zurückzuhalten, vermehrte Porphyrinbildung in der Leber selbst.

B. Porphyrinurie als Krankheit.

Abgesehen von der bei typischen Leberkrankheiten auftretenden vermehrten Porphyrinausscheidung gibt es eine weitere Form der Porphyrinurie, die pathogenetisch andere Ursachen hat; während es sich nämlich bei den oben erwähnten Umständen um ein Porphyrin handelt, das vom normalen Hämin abstammt, handelt es sich bei der sogenannten idiopathischen Porphyrinurie um ein Porphyrin, welches als eisenfreies Abbauprodukt des „Hämin I" (nach FISCHERS Nomenklatur) anzusehen ist.

Bei dieser Erkrankung kann es zu den verschiedensten Allgemeinsymptomen kommen; so beschreibt man als abdominelle Porphyrinurie einen Zustand, der mit schwersten Darmspasmen, Erbrechen, Stuhlverhaltung vergesellschaftet ist; die Ähnlichkeit mit der Peritonitis hat schon oft zu Verwechslungen Anlaß gegeben.

Bei der kutanen Form tritt Blasenbildung an belichteten Stellen vor allem im Gesicht und an den Händen auf; das Krankheitsbild entspricht weitgehend der Hydroaestivalis; die dabei entstehenden Geschwüre haben eine sehr schlechte Heilungstendenz, es kann zur Bildung von tiefen Wunden und in der Folge zu Verstümmelungen im Gesicht und an den Händen kommen; die braune Pigmentierung, die dabei die Haut verunstaltet, ist durch Uroporphyrin bedingt.

Schließlich wurde auch eine nervöse Form mit polyneuritischen Erscheinungen beschrieben. Bei diesen drei Formen handelt es sich meist um einen kongenitalen Zustand; es liegt nahe, dabei auch einen Leberschaden anzunehmen; dies ist auch der Grund, warum ich die Porphyrinurie im Rahmen dieses Buches zur Sprache bringe; als Hauptstütze für diese Annahme gilt eine Beobachtung von Günther,[1] der Porphyrin mit Leberbrei versetzte und es nach geraumer Zeit nicht mehr nachweisen konnte; vielleicht besitzt die Leber solcher Kranker nicht mehr die Eigenschaft, das Porphyrin vom Typus I zu zerstören.

Anderweitige Beweise für eine solche Annahme fehlen; außer parenchymatöser Degeneration hat man pathologisch-anatomisch in der Leber keinen pathologischen Befund erhoben. In letzter Zeit hat man bei Fällen von kongenitaler idiopathischer Porphyrinurie Leberfunktionsprüfungen vorgenommen; man fand gelegentlich einen pathologischen Ausfall der Galaktoseprobe, daneben wurde aber auch über Fälle berichtet, die dieses Symptom nicht darboten.

Höchst auffallend ist bei der kongenitalen Porphyrinurie die Ausscheidung eines atypischen Porphyrins (Porphyrin I); zunächst lag es nahe zu untersuchen, ob dieses pathologische Porphyrin nicht einem pathologischen Hämoglobin I entspricht; ein solches konnte in dem berühmten Fall „Petry" (Fischer,[2] Borst und Königsdorfer[3]) nicht nachgewiesen werden; darnach wird wohl am ehesten bei diesen Fällen von idiopathischer Porphyrinurie ein Stehenbleiben des intermediären Porphyrinstoffwechsels auf einer ontogenetisch zurückliegenden (embryonalen) Entwicklungsstufe anzunehmen sein.

Da das Wesentliche bei den verschiedenen Formen von Porphyrinurie nicht die Menge des ausgeschiedenen Farbstoffes, sondern seine Qualität ist — ob es dem Hämin III oder Hämin I entspricht, bzw. ob es sich um Kopro- oder Uroporphyrin handelt —, sind solche Untersuchungen außerordentlich mühevoll (im übrigen verweise ich auf die physiologische Einleitung S. 23).

XXVII. Die Krankheiten der Gallenwege.

A. Anatomische Einleitung.

Eine eingehende anatomische Beschreibung des Gallengangsystems, die vor allem das Interesse der Klinik berücksichtigt, stammt von Berg.[4] Aschoff, dem wir viele Kenntnisse auf diesem Gebiete verdanken, ließ durch Lütkens[5] die Erfahrungen der letzten Jahre in einer Monographie zusammenfassen. Seinem Buche entstammt das Schema der Abb. 101. Der Ductus hepaticus findet seine Fortsetzung im Ductus choledochus, der diesen Namen nach der Einmündungsstelle des Ductus cysticus führt. Ein Drittel liegt frei oberhalb des Duodenums; zwei Drittel liegen hinter dem Duodenum; der Ductus choledochus ist normalerweise 9 cm lang. Von großer Wichtigkeit sind die innigen Beziehungen zum Pankreas. In fast 90% der Fälle muß sich der Ductus choledochus, bevor er ins Duodenum mündet, seinen Weg durch das Pankreas bahnen (Kehr[6]). Erkrankt dieser Teil des Pankreas oder schwillt er ödematös an, so wird der Ductus choledochus zusammengedrückt und der Abfluß der Galle gestört.

Die Beteiligung des Pankreas bei Gallenwegerkrankungen wird auch durch die Beziehungen des Ductus choledochus zum Ductus pancreaticus verständlich; der duodenale Anteil des Ductus choledochus verläuft schräg durch die Muskulatur und Schleimhaut des Darmes. Eine kleine Erhebung der Schleimhaut, die Papilla

---

[1] Günther: Erg. Path. XX/1, 609 (1922); Arch. Klin. Med. 134, 257 (1920).
[2] Fischer: Verh. Ges. inn. Med. 44, 1 (1933).
[3] Borst u. Königsdorfer: Leipzig: Hirzel. 1929.
[4] Berg: Nord. med. Arch., Part. 1, 1917.
[5] Lütkens: Extrahepatische Gallenwege. Leipzig. 1926.
[6] Kehr: In Kraus-Brugsch: Handbuch der Pathologie, Bd. VI/2, S. 1. 1923.

Vateri, bezeichnet die Einmündungsstelle im Darmlumen. Unmittelbar vor der
Einmündung in die Papilla zeigt der Ductus choledochus eine geringe Erweiterung, das Diverticulum Vateri. Diese anatomische Lage bringt es mit sich, daß
das Lumen des Gallenganges in seinem Endteil eine physiologische Enge aufweist.
Manche im Gallengang liegenden Konkremente können deshalb durch Massage
leicht hin und her bewegt werden, aber an der engen Einmündungsstelle des
Ganges ins Duodenum bleiben sie liegen. Ductus choledochus und pancreaticus
münden häufig gemeinsam. Was wir in dieser Beziehung zum Verständnis
mancher krankhafter Vorgänge wissen müssen, ergibt sich aus der Abb. 102.

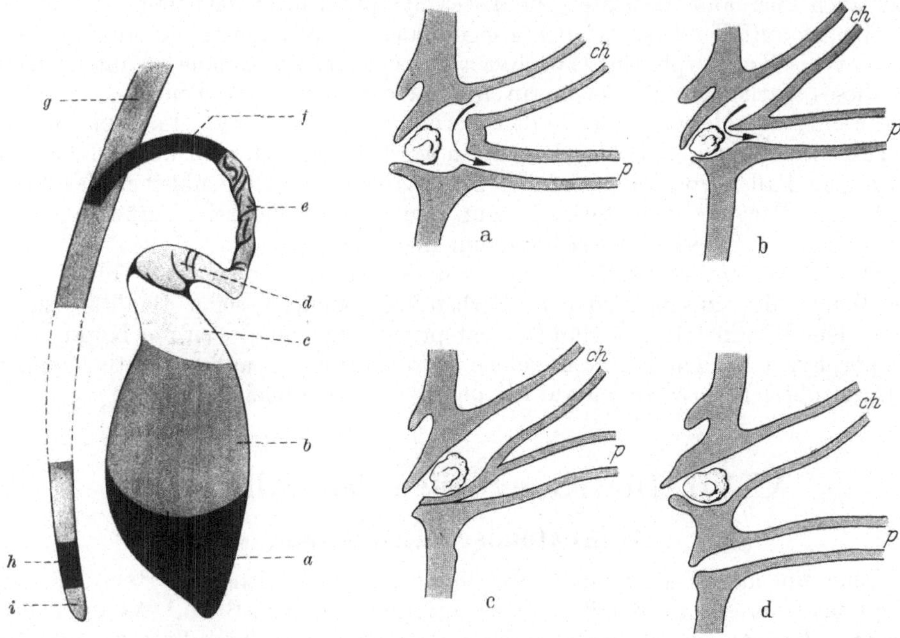

Abb. 101. Schema der extrahepatischen Gallenwege.
a Fundus, *b* Corpus, *c* Infundibulum,
d Collum, *e* proximaler Cysticus,
f distaler Cysticus, *g* Hedaticus, *h* Antrum, *i* Sphincter Oddi.

Abb. 102. Variationsmöglichkeiten der Einmündung des Ductus
choledochus (*ch*) und pancreaticus (*p*).

Bei *a* ist ein Gallenstein so weit in das Diverticulum Vateri vorgerückt, daß die nachfließende
Galle in der Richtung des Pfeiles leicht in 'den
Ductus pancreaticus eindringen kann; auch bei *b*, wo eine segelförmige Scheide-
wand die beiden Gänge trennt, ist ein Übertritt nicht ausgeschlossen. Anders
liegen die Verhältnisse bei *c*; hier wird zwar der Ductus pancreaticus durch den
im Choledochus liegenden Stein komprimiert, aber ein Eindringen von Galle
findet ebensowenig statt wie bei *d*, wo die beiden Gänge getrennt ins Duodenum
münden. RUGE[1] sah in 43 Fällen, bei denen er diese Variationen untersuchte,
das Verhalten *a*, *b*, *c* 36mal; 32mal ergaben sich Anhaltspunkte einer Pankreatitis.

Die Gallenblase stellt ein „Anhängsel" der Gallenwege vor. Zu dem Ausdruck
„Anhängsel" wird man verleitet, da viele Tiere überhaupt keine Gallenblase besitzen und auch viele Menschen ohne Gallenblase völlig beschwerdefrei leben
können; viele Pathologen vergleichen daher die Gallenblase mit dem Wurm-

---

[1] RUGE: Arch. klin. Chir. 87, 87 (1908).

fortsatz. Die Frage von der Entwicklungsgeschichte der Gallenblase ist noch nicht restlos geklärt. Die alte Theorie von REX,[1] daß die Gallenblase als modifizierter Gallengang anzusprechen sei, scheint noch immer zu Recht zu bestehen. Sieht man in der Gallenblase ein Eindickungssystem für die Galle, dann stellen der Ductus hepaticus und choledochus das Leitungssystem vor und der Ductus cysticus, nebst einem Teil der Gallenblase, sind nur Verbindungsröhren.

Die eigentliche Gallenblase, die eine birnförmige Gestalt besitzt, kann sich stark kontrahieren und wieder erweitern; sie zerfällt in drei Teile: in den in der Nähe des vorderen unteren Leberrandes gelegenen Fundus, in den Korpusanteil und in das Infundibulum; von diesem gelangt man in das Collum. Bei der Kontraktion legt sich die Gallenblasenschleimhaut in Falten; die hohen Längsfalten sind durch zahlreiche, meist etwas niedrigere Quer- und Schrägfalten miteinander verbunden, wodurch ein eigentümliches, aus zahlreichen Grübchen bestehendes Schleimhautrelief entsteht. Im histologischen Schnitt erscheinen die Querschnitte dieser Falten als Zotten; in Wirklichkeit sind sie es aber nicht, weswegen es auch nicht gerechtfertigt erscheint, die tiefen Einsenkungen zwischen den „Zotten" als Krypten anzusprechen. Entsprechend dem jeweiligen Kontraktionszustand der Gallenblase schwanken die Dicke der Gallenblasenwand sowie die Entfernung und Höhe der einzelnen „Zotten" und „Krypten".

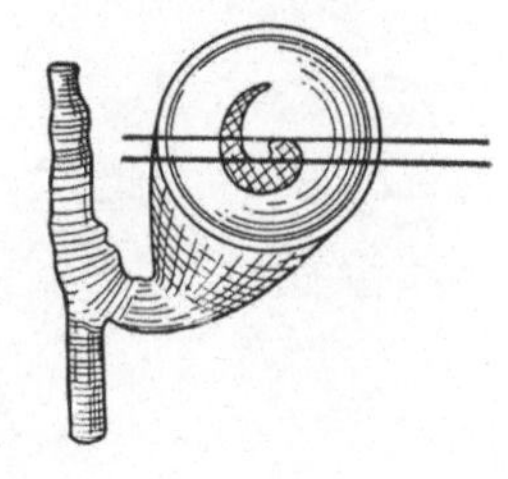

Am Querschnitt der Gallenblase kann man mehrere Schichten unterscheiden: das Epithel, die subepitheliale Schicht, die Fibromuscularis, die Subserosa und schließlich die Serosa. Nur die subepitheliale Schicht und das Epithel beteiligen sich an der Faltenbildung. Die Muscularis der Gallenblase ist viel dünner als die des Darmes. Die einzelnen Muskelbündel bilden Geflechte, die durch elastische Fasern verstärkt sind.

Im Bereiche des Halses der Gallenblase bestehen etwas höhere Falten der Schleimhaut, die allmählich in die HEISTERschen Falten des Ductus cysticus übergehen. Das Collum beginnt mit der ersten HEISTERschen Falte. Diese Falten werden je nach ihrer Anzahl „Initialfalten", erste, zweite usw. „Intermediärfalte" und „Terminalfalte" benannt, wobei die

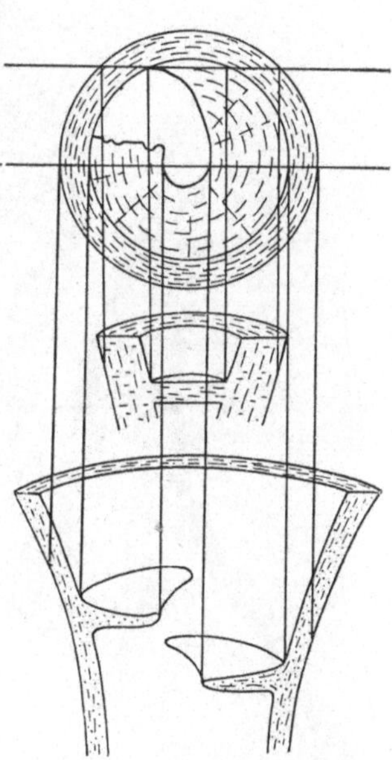

Abb. 103. Ductus cysticus des Menschen mit HEISTERscher Klappe.

Zählung immer von der Gallenblase zum Cysticus erfolgt. Durch die Untersuchungen LÜTKENS sind wir über die morphologischen Eigentümlichkeiten dieser Abschnitte näher informiert. Die Gesamtanlage der HEISTERschen Falten entspricht einer Art Spirale, die innerhalb des Ductus cysticus Ventile bildet. Eine gute schematische Darstellung der Verhältnisse hat HENDRICKSON[2] gegeben (Abb. 103).

Das einschichtige Epithel der Gallenblase besteht zum Teil aus Becherzellen. Ihre Sekretpfröpfe stehen mit dem protoplasmatischen Inhalt der Zellen in Verbindung und färben sich mit Mucicarmin schwach rötlich. Das Epithel stößt sich bereits wenige Stunden nach dem Tode ab; deswegen fällt es schwer, ge-

[1] REX: Morph. Jb. **40**, 60 (1888).
[2] HENDRICKSON: Bull. Hopkins Hosp. **9**, 221 (1898).

eignetes normales Material für die Untersuchung der menschlichen Gallenblase
zu gewinnen. An lebenswarm gewonnenem Material lassen sich gelegentlich in
den Epithelien Pigmentkörner und Fetttröpfchen nachweisen; an der intravitalen Natur dieser Gebilde ist nicht zu zweifeln. Die Pigmentkörner dürften
Gallenfarbstoff entsprechen, die Fettröpfchen erscheinen unter dem Mikroskop
doppelbrechend. Wahrscheinlich handelt es sich hier um die Resorption von
Cholesterin bzw. Cholesterinestern oder Gallen-
farbstoff. Diese Befunde interessieren uns deswegen, weil bekanntlich NAUNYN[1] in seinen
Arbeiten über die Klinik der Gallensteinkrankheit die Behauptung aufgestellt hat, daß das
Cholesterin, welches die Gallensteine aufbaut,
aus den Epithelien der Gallenblase stammt,
ja sogar von denselben sezerniert wird. Jedenfalls besitzt die Schleimhaut der Gallenblase
alle Merkmale eines resorbierenden Epithels,
während die Schleimhaut des Hepaticus und
Choledochus die eines sezernierenden Epithels
erkennen läßt; auch dadurch drückt sich das
gegensätzliche funktionelle Verhalten von
Gallenblase und Ductus hepaticus-choledochus
aus; während die eigentliche Gallenblasenschleimhaut aus dichtgelagerten „Zotten“,
also einem resorbierenden Epithel besteht,
stoßen wir in der Schleimhaut des Ductus
choledochus und hepaticus auf akzessorische
Drüsen, also auf ein sezernierendes Epithel.
Der Schleim, als Bestandteil der Galle, dürfte
von den Gallengangsepithelien herrühren.

Eine Sonderstellung nehmen die LUSCHKA-
Gänge ein; sie stellen epithelbekleidete,
spaltförmige Einsenkungen der Schleimhaut
dar, welche in die Muskulatur der Gallenblase
hineinreichen und den Gefäßbindegewebs-
spalten folgend, bis zur Tunica subserosa gelangen. Im Gegensatz zu den Schleimdrüsen
sind sie auch im Fundus zu finden. Diese
LUSCHKAschen Gänge spielen sowohl bei nicht-
entzündlichen wie bei entzündlichen Gallensteinleiden eine große Rolle; bei jenen
dehnen sie sich aus und vertiefen sich, bei
entzündlichen halten sie in ihren Ausbuch-

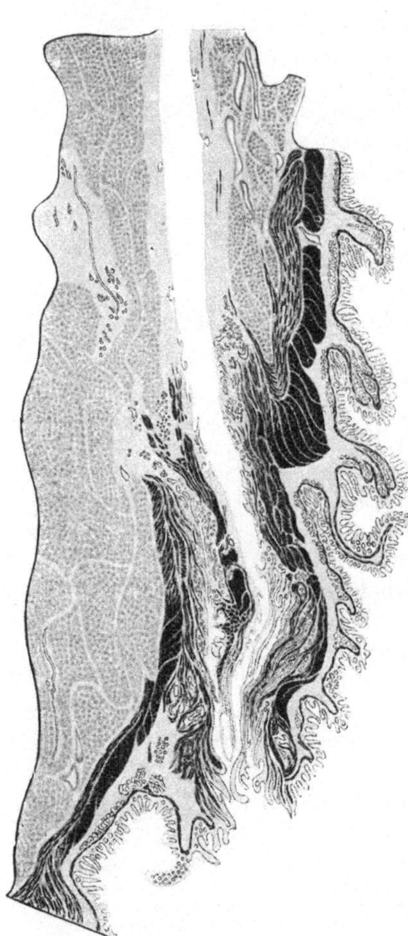

Abb. 104. Schnitt durch die Papille (starke
Lupenvergrößerung). Schwarz ist die Muskulatur.

tungen Bakterien und Steintrümmer zurück. Eine völlige Ausheilung eines
Steinleidens ist erst möglich, wenn die Gallenblase entfernt wird. Nach JURISON[2]
und HALPERT[3] kennt man auch aberrierende Gallengänge in der Gallenblasenwand. Nach JURISCH handelt es sich hier um die eigentlichen LUSCHKAschen
Gänge. Es sind ovale Röhrchen (0,3 mm), die vorwiegend in der der Leber zu-
gewandten Gallenblasenwand zu finden sind; sie sind ebenso gebaut wie die
intrahepatischen Gallengänge; vielleicht stehen sie mit kleinen Inseln von Lebergewebe in Zusammenhang. Sie besitzen praktisches Interesse; werden sie bei

[1] NAUNYN: Cholelithiasis. 1899.   [2] JURISON: Anat. H. **39**, 395 (1909).
[3] HALPERT: Bull. Hopkins Hosp. **41**, 77 (1927).

der Cholecystektomie verletzt, so kommt es zu einer 1—2 Tage lang anhaltenden
Gallensekretion in die Operationswunde. Die Verteilung der Muskulatur der
Gallenblase ist eine ziemlich gleichmäßige; sie bildet eine zusammenhängende,
oft in mehreren Lagen longitudinal und schräg verlaufende Muskelschicht, die
im Halsanteil der Gallenblase allmählich in mehr zirkulär angeordnete Muskelbündel übergeht. Die relative Armut der Gallenblase an muskulären Elementen
wird besonders von jenen Pathologen hervorgehoben, die der Gallenblase keine
kontrahierende Funktion zuschreiben; im Gegensatz dazu sind die abführenden
Gallenwege besonders reichlich mit muskulären Elementen versorgt. Besonders
an zwei Stellen sind sie außerordentlich dicht gelagert, im Halsanteil der Gallenblase und an der Einmündungsstelle des Ductus choledochus ins Duodenum;
man kann hier von förmlichen Sphinkteren sprechen. Der distale Ductus cysticus,

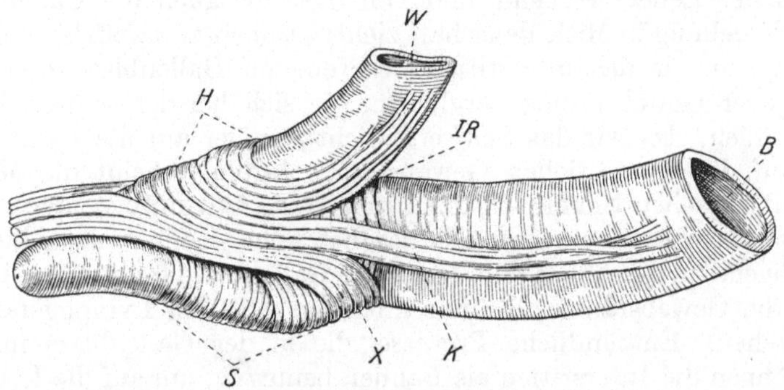

Abb. 105. Mazerierter Duodenalteil des menschlichen Gallenganges. Das Duodenalgewebe ist entfernt worden.
5fache Vergrößerung. *B* Ductus choledochus: *W* Ductus Wirsungianus: *K* Fasern, die aus dem Ductus choledochus kommen und um den Ductus Wirsungianus herumlaufen (zirkuläre Fasern *H*), um sich mit Fasern, die
von der entgegengesetzten Seite kommen, zu vereinigen. *S* Zirkuläre Fasern des Ductus choledochus.
IR Unabhängiger Muskelring, der den Ductus choledochus umgibt, zwischen ihm und Ductus Wirsungianus.
X Jene Fasern des Sphinkters, die, seitlich ausstrahlend, in den Dünndarm verlaufen. (Nach HENDRICKSON.)

der Ductus hepaticus und Ductus choledochus besitzen so gut wie gar keine Muskelelemente, hingegen reichlich elastische Fasern und nervöse Elemente (Ganglien
und Nervenfasern).

Der am duodenalen Ende des Ductus choledochus gelegene Schließmuskel
wird als ODDIscher[1] Sphinkter bezeichnet. Wie aus der beiliegenden Zeichnung
hervorgeht, die der Arbeit von NUBOER[2] entnommen ist, steht der ODDIsche
Sphinkter sowohl mit den oberflächlichen als auch mit den tieferen Muskelzügen
der Duodenalwand in Fühlung (Abb. 104 u. 105). Die Verbindungen zur Schleimhaut
sind kräftiger angelegt als die zur eigentlichen Muscularis. Wegen diesem eigentümlichen Verhalten hat sich NUBOER folgende Theorie über die Bedeutung des sogenannten „Sphinkter" gebildet: der ODDIsche Muskel soll weniger die Funktion
eines Sphinkters besitzen, sondern vielmehr wegen der longitudinalen Faser-
anlage als Ejakulationsmechanismus wirken. Die Entleerung der Galle soll durch
rhythmische Kontraktionen erfolgen, wodurch die im Choledochus aufgestapelte
Galle in kleinen Portionen ausgepreßt wird.

Die Blutversorgung der Gallenblase erfolgt durch die Arteria cystica. Ihr
Verlauf zur Gallenblase ist gewunden, und man muß sich fragen, warum dieses
kleine Gefäß bei cholecystischen Prozessen nicht öfter Schaden leidet; daneben
gibt es kurze Gefäßverbindungen zwischen Leber und Gallenblase. Die Vena
cystica ergießt sich in die Vena portae.

---

[1] ODDI: Arch. ital. de biol. **8**, 317 (1887).
[2] NUBOER: Frankf. Z. Path. **41**, 198, 454 (1931).

Die Gallenblasenwand ist reich an Lymphgefäßen. Man unterscheidet ein oberflächliches und ein tiefer gelegenes Geflecht. Außerdem soll das lockere subseröse Gewebe breite Lymphspalten aufweisen, die vermutlich mit dem eigentlichen Lymphgefäßsystem nichts zu tun haben; es handelt sich um interstitielle Gewebsräume. Im chirurgischen Schrifttum finden sich zahlreiche Angaben, die sich mit innigen Beziehungen zwischen dem Lymphgefäßsystem der Leber, der Gallenblase und des Pankreas beschäftigen. Durch diese Kommunikationen können entzündliche Prozesse, vor allem der Gallenblase, leicht auf das Parenchym der Leber und des Pankreas übergreifen (SAPPEY,[1] SUDLER[2]); in neuerer Zeit sind diese Angaben von WINKENWERDER[3] überprüft worden. WIR[4] haben uns für diese Frage bei unseren Studien über die seröse Entzündung der Leber interessiert. An einem Übergreifen des serösen Exsudats, das zuerst in den Interstitien der Leber erscheint und von hier aus auch die Gallenblasenwand bzw. ihre Umgebung in Mitleidenschaft zieht, ist nicht zu zweifeln. Bei dieser Gelegenheit haben wir das interstitielle Gewebe im Gallenblasenbett mit einem Steigrohr jener Gewebsräume verglichen, die sich bei der serösen Entzündung der Leber füllen. Da wir das Schwergewicht weniger auf die Lymphräume als vielmehr auf die interstitiellen Gewebsräume legten, scheint die Meinungsverschiedenheit zwischen SAPPEY-SUDLER und WINKENWERDER aufgeklärt zu sein. Durch Injektionsversuche lassen sich nämlich keine Kommunikationen zwischen den Lymphgefäßen der Leber und denen der Gallenblase feststellen. Das Wesentliche sind die Gewebsräume, die nur mittelbar mit den Lymphgefäßen in Verbindung stehen. Entzündliche Prozesse, die in der Gallenblase ihren Anfang nehmen, können die Interstitien als Bahnen benutzen, um auf die Leber oder das Pankreas überzugreifen. In der Nervenversorgung der Gallenwege teilen sich der Nervus vagus und der Nervus sympathicus. Einige dem Nervus phrenicus entstammende Fasern versorgen die Aufhängebänder der Leber. Da der Nervus phrenicus dem IV. Zervikalsegment entstammt, ist es verständlich, warum bei Gallenkoliken die Schmerzen bisweilen in die rechte Schulter ausstrahlen.

LÜTKENS hat auch den bindegewebigen Aufhängeapparat der Gallenblase studiert. Die Art der bindegewebigen Fixierung ist sicherlich für die Formbildung sowie für den Entleerungsmechanismus der Gallenblase von Bedeutung. Jedenfalls zeigen sich hier große individuelle Verschiedenheiten (Abb. 106). Auch das Lebensalter dürfte dabei eine Rolle spielen; so ist beim Säugling die Gallenblase stets länger als der Ductus hepaticus-choledochus, beim Erwachsenen sind diese Verhältnisse gerade umgekehrt; die elastische Spannung der Gallenblasenwand nimmt mit zunehmendem Alter ab, was zu einer Dehnung der unteren Teile der Gallenblase führt. Die bei Erwachsenen meist birnförmige Gallenblase soll der Ausdruck einer solchen normalen Altersektasie sein. Auch der bindegewebige Aufhängeapparat nimmt an diesen Altersveränderungen teil. So sieht man Gallenblasen mit extrem straffer Fixierung und solche von gegenteiligem Typus (Pendelgallenblase). LÜTKENS unterscheidet einen bindegewebigstarren und einen bindegwebigschwachen oder ptotischen Typus; sie beide können mitunter den Entleerungsmechanismus der Gallenblase ungünstig beeinflussen.

B. Physiologische Einleitung.

An verschiedenen Stellen findet sich unser gegenwärtiges Wissen über die Gallenblasenfunktion zusammengefaßt. Alle diese Referate bringen zahlreiche Theorien, aber ein abgerundetes Urteil läßt sich vorläufig noch nicht geben.

[1] SAPPEY: Lymphotique. Paris. 1885.   [2] SUDLER: Bull. Hopkins Hosp. **12**, 126 (1901).
[3] WINKENWERDER: Bull. Hopkins Hosp. **41**, 226 (1927).
[4] EPPINGER, KAUNITZ u. POPPER: Die seröse Entzündung. Wien: J. Springer. 1935.

Die Galle wird von der Leber wahrscheinlich kontinuierlich gebildet, der Austreibungsmechanismus, der von den äußeren Gallenwegen besorgt wird, vollzieht sich nur in bestimmten Augenblicken. Dementsprechend hat man bei der Gallenausscheidung zwei Momente zu unterscheiden: die Bildung der Galle und ihre Abgabe. Darauf hat vor allem BRUGSCH[1] aufmerksam gemacht und zwei neue Namen eingeführt; unter *Cholerese* versteht er in Analogie zur Nierendiurese die Gallenbildung in der Leber, während er als Cholokinese oder Cholagogie die Austreibung der in den Gallenwegen aufgestapelten Galle bezeichnet.

Die Leber sezerniert wahrscheinlich dauernd Galle. Sichere Beziehungen zwischen Körpergewicht und Gallenmenge lassen sich nicht feststellen, anscheinend bestehen hier individuelle Verschiedenheiten. Während der Nahrungsaufnahme steigt die Gallenmenge, im Hunger nimmt sie ab. Die geringsten Gallenmengen fin-

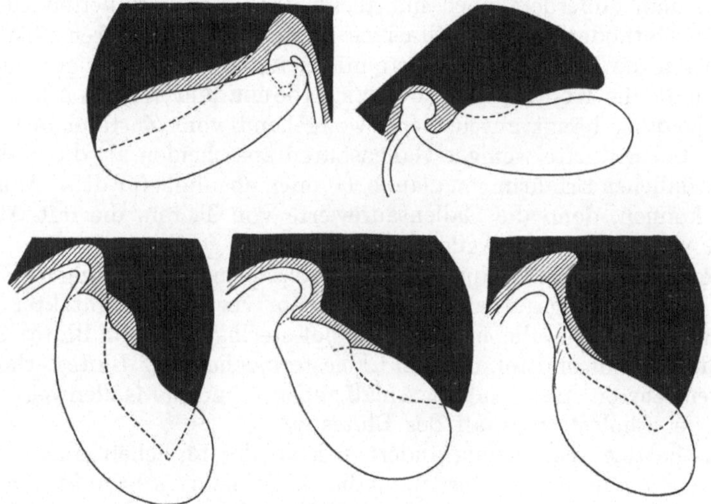

Abb. 106. Verschiedene Gallenblasentypen. (Nach BERG.)

det man während der Hungerperiode. Anscheinend regt die Galle selbst, wenn sie in den Darm gelangt, die Gallensekretion wieder an. Diesen Umstand dürfen wir nicht aus dem Auge verlieren, wenn wir an Gallenfisteltieren Versuche unternehmen; einwandfrei wären nur dann die Ergebnisse, wenn uns irgendeine Versuchsanordnung zur Verfügung stünde, die abgesonderte Gallenmenge zu messen und gleichzeitig die Galle wieder an den Darm abzugeben. Der Wert quantitativer Bestimmungen an menschlichen Gallenfisteln erscheint daher mehr als fraglich; außerdem stehen uns Gallenfisteln nur von pathologischen Fällen zur Verfügung.

Man hat sich im Tierversuch zunächst nur für die Gallenmenge interessiert. Den größten fördernden Einfluß übt die Nahrung aus; am stärksten wirkt Fleisch, dann Fett und erst an dritter Stelle kommen die Kohlehydrate. Der Einfluß eines Nahrungsmittels ist nicht sofort zu bemerken, sondern erst 3—4 Stunden nach der Zufuhr. Angaben über Einflüsse der Tageszeit auf die Gallenabsonderung, ebenso über solche der Außentemperatur liegen zwar vor, sie lauten aber nicht einheitlich. Nach Darreichung von Säure oder Pepton läßt sich nur eine geringe Steigerung der Gallensekretion feststellen; nach Wasserzufuhr, ebenso nach Zufuhr von Kochsalz, Natriumbikarbonat, Glyzerin kommt es zu keiner Ver-

---

[1] BRUGSCH: Klin. Wschr. **1923**, 1538.

mehrung. Den stärksten Einfluß auf die Gallensekretion übt die Galle selbst aus bzw. die gallensauren Salze. Vielleicht hängt die normale Gallensekretion mit einem enterohepatischen Gallenkreislauf zusammen. Die in den Darm abgeflossene Galle wird wieder resorbiert und regt so die Absonderung der neu gebildeten Galle an.

Ein enterohepatischer Kreislauf wurde zunächst nur für die Gallensäuren angenommen. Wahrscheinlich gilt Ähnliches auch für das Bilirubin; verabreicht man Bilirubin, so kommt es in den ersten Stunden zu keiner Erhöhung der Gallenmenge (WHIPPLE und HOOPER[1]). Dehnt man aber die Versuche auf viele Stunden aus, dann ist doch eine Steigerung zu erkennen (BROWN, McMASTER und ROUS[2]).

Über die Beeinflussung der einzelnen Gallenbestandteile durch Nahrungsmittel ist noch wenig bekannt; besonders interessiert man sich für die Frage, was die Ausscheidung der Gallensäuren und des Cholesterins begünstigt. Bei den Gallensäuren hat man außerdem noch mit technischen Schwierigkeiten zu kämpfen; zuverlässige Methoden zur quantitativen Bestimmung existieren nicht. Als gesichert gilt nur die Tatsache, daß Tiere mit ECKscher Fistel weniger Gallensäuren ausscheiden als die Kontrolltiere (FOSTER, HOOPER und WHIPPLE[3]). Die Gallensäureausscheidung hängt anscheinend weitgehend vom Zustand der Leber ab; die kranke Leber dürfte weniger Gallensäuren ausscheiden als die gesunde. Auf Grund persönlicher Erfahrungen glaube ich mich ebenfalls für diese Annahme einsetzen zu können, denn die Gallensäurewerte von Tieren, die mit Allylformiat geschädigt wurden, sind bisweilen außerordentlich gering.

Sichere Angaben über die quantitative Cholesterinausscheidung im Zusammenhang mit der Nahrungsaufnahme liegen kaum vor; da bei intakter Leber der Cholesteringehalt der Galle meist dem Cholesteringehalt des Blutes entspricht, dürften alle Nahrungsmittel, die den Cholesteringehalt des Blutes erhöhen, auch zu einer vermehrten Ausscheidung Anlaß geben. Sind die Gallenwege gedrosselt, so nimmt der Cholesteringehalt des Blutes zu.

Bei gleichartiger Ernährung ändert sich an der täglichen Ausscheidung der Gallenfarbstoffe nur wenig, selbst wenn die Gallenmenge schwankt. Die geringste Gallenfarbstoffausscheidung findet sich bei Eiweißkost, die höchste nach Zuckerzufuhr. Ähnliches sieht man auch nach intravenöser Dextrosezufuhr (ROUS, BROWN und MASTER[4]). Unterschiede sind allerdings nur unmittelbar nach der Nahrungszufuhr zu sehen, während die gesamte Tagesmenge davon kaum betroffen wird.

Vielleicht hängt auch die Gallensekretion vom Sekretin des Dünndarms ab. Versuche auf diesem Gebiet stammen von BAYLISS und STARLING.[5] Die geringe Steigerung der Gallensekretion nach Salzsäure kommt vielleicht auf dem Wege einer vermehrten Sekretinbildung zustande. Im Tierversuch hat man auch die nervöse Beeinflussung der Gallensekretion studiert. Wesentliche Erkenntnisse hat man dabei nicht gewonnen. Wahrscheinlich sind die geringen Ausschläge eher auf eine verstärkte Gallenblasenkontraktion zu beziehen als auf eine vermehrte Gallenproduktion.

Durch die Tätigkeit der äußeren Gallenwege kann die Gallenausscheidung (Cholekinese oder Cholagogie) ebenfalls beeinflußt werden. Bevor wir das besprechen, muß zunächst der Mechanismus der Gallenblasenfüllung bzw. Entleerung klargestellt werden. Der Ausdruck „Entleerungsmechanismus der Gallen-

---

[1] WHIPPLE u. HOOPER: J. of biol. Chem. **38**, 379 (1919).
[2] BROWN, McMASTER u. ROUS: J. of exper. Med. **38**, 367 (1919).
[3] FOSTER, HOOPER u. WHIPPLE: J. of biol. Chem. **38**, 393 (1919).
[4] ROUS, BROWN u. MASTER: J. of exper. Med. **37**, 421 (1923).
[5] BAYLISS u. STARLING: J. of Physiol. **28**, 325 (1902).

blase" ist allerdings nicht ganz zutreffend, denn die Gallenblase entleert sich eigentlich nie vollständig.

Wenn der von der Leber sezernierten Galle an der Eintrittsstelle in den Darm ein Hindernis entgegengestellt wird, dann wird zunächst die Gallenblase gefüllt; die HEISTERschen Falten im Ductus cysticus können leicht überwunden werden. Als eigentliches Hindernis, das zur Gallenblasenfüllung Anlaß gibt, kommt die Kontraktion des Sphincter Oddi in Betracht. Der Kontraktionszustand hält eine bestimmte Zeit an, dann lockert sich wieder der Abschluß und jetzt kann sich Galle ins Duodenum ergießen. Die Füllung der Gallenblase geht daher ungefähr folgendermaßen vor sich: Die von der Leber produzierte Galle gelangt in den Ductus choledochus; ist der ODDISCHE Sphinkter geöffnet, so kann die Lebergalle direkt in den Darm gelangen; ist aber der Sphinkter geschlossen, so steigt der Druck im Ductus choledochus an, und zwar bis sich die Gallenblase füllen kann. Wird experimentell der Ductus choledochus durchschnitten, so gelangt jetzt keine Galle mehr in die Gallenblase; exstirpiert man aber die Gallenblase, so schließt sich der ODDISCHE Muskel noch immer vorübergehend und bedingt eine Erweiterung der Gallenwege — jedenfalls entwickelt sich keine „Gallenblaseninkontinenz". Wir müssen daher mit einer passiven Füllung der Gallenblase rechnen, wobei als treibender Faktor nur die Drucksteigerung im Ductus choledochus in Frage kommt, die wieder die Folge einer passageren Schließung des ODDISCHEN Sphinkters ist; hier muß ein Automatismus bestehen, der vorübergehend Öffnung und Schließung des Sphincter Oddi anregt.

Tabelle 47.

Bestandteil	Lebergalle	Blasengalle	Konzentrations-faktor
Wasser	971,40	834,70	—
Feste Stoffe	28,62	165,80	5,80
Muzin und Farbstoff	4,88	43,14	8,85
Gallensaure Alkalien	12,19	92,10	7,50
Cholesterin	1,24	9,28	7,50
Lecithin, Fett	1,00	6,02	6,00
Fettsäuren aus Seifen	1,20	10,87	9,00
Lösliche Salze	7,36	2,95	2,50
Unlösliche Salze	0,32	2,29	7,00

Die Galle, welche in die Gallenblase gelangt ist, wird hier eingedickt; so kann durch Resorption von Wasser und löslichen Salzen, wie ROUS und MASTER[1] gezeigt haben, eine Konzentration der Galle bis auf das Zehnfache stattfinden. In der obigen, dem Lehrbuch der physiologischen Chemie von HAMMARSTEN (1922, S. 349) entnommenen Aufstellung sind die Konzentrationsverhältnisse in der Leber- und Blasengalle gegenübergestellt. Die Schleimhaut der Gallenblase muß daher die Fähigkeit besitzen, Wasser und anorganische Salze aus der Galle zu resorbieren. Soweit histologische Untersuchungen der Gallenblasenschleimhaut darüber Auskunft geben können, kann die Gallenblasenschleimhaut auch geringe Cholesterinmengen resorbieren. An der resorptiven Funktion der Gallenblase ist somit nicht zu zweifeln, die Frage ist nur, ob sich diese Fähigkeit, z. B. bei der Entzündung, außer auf Wasser und Salze auch auf die übrigen Gallenbestandteile erstreckt. Am weitesten in dieser Richtung ging SWEET[2]; nach ihm soll Galle, die sich bereits in der Gallenblase befindet, überhaupt nicht mehr durch den Ductus cysticus entleert, sondern alles durch die Gallenblasen-

---

[1] ROUS u. MASTER: J. of exper. Med. **34**, 47 (1926).
[2] SWEET: Amer. Surg. et intern. Chir. **90**, 939 (1929).

schleimhaut resorbiert werden. Von Klinikern hat sich für diese Vorstellung ganz besonders BLOND[1] interessiert. Was ihn veranlaßt hat, sich für diese Hypothese einzusetzen, war die für ihn schwierige Vorstellung, daß der Ductus cysticus zugleich Zuleitungs- und Ableitungsrohr der Gallenblase sein sollte — „einen Gang, in der ein Flüssigkeitsstrom schon physiologischerweise nach beiden Richtungen fließen soll, kennen wir nicht". Um die Theorie von SWEET zu stützen, hat BLOND verschiedene Versuche unternommen. Er injizierte Jodnatrium, Ferrocyannatrium, Alkaloide und Farbstoffe in die Gallenblase und konnte dann alle diese Substanzen in der Vena cystica nachweisen. Über die Resorption von Bilirubin liegen keine positiven Beobachtungen vor, aber die klinischen Erfahrungen mit der weißen Galle bei Verschluß des Ductus cysticus beweisen eine solche Möglichkeit. Auch die Untersuchungen von ROSENTHAL und LICHT[2] machen eine Resorption von Gallensäuren außerordentlich wahrscheinlich. Diese soll in einer entzündeten Gallenblase in stärkerem Maße erfolgen als in einer normalen; die Entzündung wurde durch Injektion von Terpentin hervorgerufen. Durch diese Beobachtungen ist jedenfalls bewiesen, daß sowohl die gesunde, noch mehr aber die kranke Gallenblase einzelne Bestandteile der Galle aufsaugen kann.

Die Gallenblase führt spontane Bewegungen aus. Auch die dem Körper entnommene Gallenblase zeigt noch Kontraktionen (1—4 in der Minute). Durch Erhöhung des Druckes in der Gallenblase, ebenso nach Durchschneidung der Nervi splanchnici kommt es zu einer Steigerung der Bewegungsvorgänge. Gehemmt werden die Bewegungen in der Narkose sowie nach Manipulationen am Duodenum; während der Verdauung nehmen die rhythmischen Bewegungen an Intensität zu (OKATA[3]); zum Teil sind die Bewegungen vom Druck in der Gallenblase abhängig; steigt er über 300 mm Wasser, so hören die Bewegungen auf. Danach kann man der Gallenblase die Fähigkeit zuschreiben, sich zu kontrahieren und auf ihren Inhalt einen bestimmten Druck auszuüben. Um sich über die Details des Gallenblasen-Entleerungsmechanismus zu orientieren, versuchte man, isolierte Nervenbündel zu reizen. Schon BAINBRIDGE und DALE[4] sahen nach Reizung des Vagus eine geringe Kontraktion der Gallenblase, während Reizung des Sympathicus eine Erschlaffung nach sich zieht. Das Studium der gegenseitigen Beziehungen zwischen Gallenblase und Sphincter Oddi ist äußerst schwierig zu beurteilen. Am besten sind wir durch Untersuchungen von ROST[5] und WESTPHAL[6] unterrichtet. Wahrscheinlich werden Kontraktionen der Gallenblase mit einer Erschlaffung des Sphincter Oddi beantwortet. Über die nervösen Wege dieses Reflexes wissen wir aber fast noch gar nichts. Möglicherweise ist dafür ein Ganglienzellenplexus im Bereiche des Ductus cysticus verantwortlich zu machen. Noch komplizierter liegen die Verhältnisse bei der Gallenentleerung auf alimentäre Reize; Eiweiß und Fettzufuhr sind Stimulantien; darauf beruht auch das von STEPP in die Diagnostik eingeführte Pepton, das zu Gallenblasenkontraktionen führt. Auch eine humorale Beeinflussung ist sichergestellt. KALK und SCHÖNDUBE[7] haben zuerst den Einfluß des Hypophysins auf die Peristaltik der Gallenwege gezeigt; nach einer Hemmungsphase setzt eine zweite Phase mit Steigerung von Tonus und Peristaltik ein. Atropin kann die Hypophysinwirkung hemmen, Pilocarpin sie steigern. In der Gravidität setzt die Gallenblasenkon-

<hr>

[1] BLOND: Arch. klin. Chir. **170**, 597 (1932).
[2] ROSENTHAL u. LICHT: Klin. Wschr. **1928**, 1952.
[3] OKATA: J. of Physiol. **50**, 42 (1915/16).
[4] BAINBRIDGE u. DALE: J. of Physiol. **33**, 138 (1905).
[5] ROST: Grenzgeb. Med. u. Chir. **26**, 710 (1913).
[6] WESTPHAL: Klin. Wschr. **1924**, 25; **1927**, 2417.
[7] KALK u. SCHÖNDUBE: Klin. Wschr. **1924**, 2151.

traktion nach Hypophysin früher ein und ist stärker. Ob das Hypophysin unmittelbar auf die Muskeln wirkt oder über die Nerven, ist noch nicht klargestellt. Adrenalin bedingt Erschlaffung der Gallenblase; Pilocarpin hat den gegenteiligen Effekt. Kleine Atropindosen hemmen die Gallenblasenbewegungen, mittlere steigern sie, während die Zufuhr großer Dosen sofort mit Hemmung beantwortet wird. Sehr eindrucksvoll läßt sich der Einfluß der verschiedenen Pharmaka röntgenologisch verfolgen, wenn man die Gallenblase mit Jodipin füllt. BOYDEN[1] sah nach intravenöser Darreichung von Adrenalin ein deutliches Ausstoßen von Jodipin. Danach besäße der Sympathicus nicht nur hemmende, sondern auch fördernde Fasern. Sichere Angaben über die Wirkung spezifischer, aus der Gallenblasenwand gewonnener Hormone liegen nicht vor. Auch durch psychische Reize läßt sich der Gallenblasenmechanismus beeinflussen (HEYER). Daß der ODDISCHE Muskelapparat bei der Entleerung der Gallenblase eine wichtige Rolle spielt, ist bereits oben gezeigt worden; auch unter Zuhilfenahme des Röntgenverfahrens ist dieser Mechanismus studiert worden. Am distalen Ende des Ductus choledochus wird eine Kanüle eingebunden, die einerseits mit einem Manometer, anderseits mit einem Niveaugefäß verbunden wird; hinter dem Röntgenschirm läßt sich leicht beobachten, welcher Druck angewendet werden muß, damit Flüssigkeit im Duodenum erscheint. Die Werte, die man unter normalen Verhältnissen gewinnt, schwanken innerhalb großer Grenzen. ODDI fand z. B., daß erst bei einem sehr hohen Druck (675 mm Wasserdruck) der Sphinkter sich öffne, während z. B. MANN,[2] schon bei viel geringeren Werten eine Öffnung des Sphinkters beobachten konnte. Sicherlich sind dabei Nebenfaktoren, wie z. B. die Art und Intensität der Narkose, nicht entsprechend gewürdigt worden. Erst allmählich lernte man auch den Einfluß des Duodenalinhaltes kennen. So erhält man z. B. ganz andere Werte, wenn der Versuch auf der Höhe der Verdauung oder im Hunger durchgeführt wird. Änderungen sind auch zu beobachten, wenn man vorher die Gallenblase entfernt. Merkwürdigerweise ist beim Hund der Tonus des ODDISCHEN Muskels größer, wenn die Gallenblase intakt ist, und geringer, wenn sie vorher entfernt wurde. In jüngster Zeit ist dieser Mechanismus auch am Menschen studiert worden. Führt man bei einem Menschen, dessen Ductus choledochus operativ eröffnet wurde, eine Glaskanüle ein, die mit einem Behälter und einem Manometer verbunden ist, so läßt sich röntgenologisch leicht verfolgen, welcher Druck im Ductus choledochus erzeugt werden muß, um das Lipiodol in das Duodenum zu treiben. Nach BUTSCH und GOWAN[3] erhöht das Morphium den Sphinktertonus beträchtlich, während merkwürdigerweise Amylnitrit ihn zu lösen vermag. Anscheinend ist das Wesentliche beim Entleerungsmechanismus weder der ODDISCHE Sphinkter noch die Gallenblase allein, sondern das Zusammenspiel dieser beiden Faktoren. Über die wechselseitigen innervatorischen Beziehungen der einzelnen Abschnitte haben uns vor allem die experimentellen Untersuchungen von WESTPHAL[4] unterrichtet. Die Portio duodenalis oder das Antrum des ODDISCHEN Muskelsystems zeigt eine entgegengesetzte nervöse Beeinflussung wie der eigentliche ODDISCHE Sphinkter; während dieser durch den Sympathicus erregt und durch den Vagus gelähmt wird, zeigt die Antrummuskulatur nach Vagusreizung Kontraktion, nach Sympathicusreizung Erschlaffung. Leichte Vagusreizung ruft nach WESTPHAL Gallenblasenkontraktion, Erweiterung des oberen und mittleren Teiles des Ductus choledochus hervor, sowie Erweiterung und deutliche Peristaltik im Gesamtgebiete

[1] BOYDEN: Anat. Rec. **33**, 201 (1926).
[2] MANN: J. Labor. a. chir. Med. **5**, 107 (1919).
[3] BUTSCH u. GOWAN: Proc. of Mayo Klinik.
[4] WESTPHAL: Z. klin. Med. **96**, 22 (1922).

des Sphincter Oddi. Starker Vagusreiz bedingt allgemeine Steigerung der Muskel-
aktion der Gallenblase und Druckerhöhung, außerdem Tonussteigerung im Ver-
bindungs- und Leitungssystem. Allmählich zeigt sich Erweiterung des mittleren
und oberen Anteiles des Ductus choledochus und der Gallenblase durch die Abflußhemmung infolge der Dauerkontraktion an der Mündung. Sympathicusreizung dagegen bedingt Tonusherabsetzung und Bewegungshemmung der gesamten Gallenwege und Abflußhemmung infolge Schließung des eigentlichen
Sphinkters. Eine Hyperfunktion der Muskulatur gerade im Antrumteil des
Sphinkters, die zu einer tonischen Kontraktion führt, kann so zu einer Stauung
besonders in der Gallenblase führen (hypertonische Gallenblase). Eine Hypo-
funktion der Muskulatur, entsprechend einer Sympathicusreizung oder Vagus-
lähmung (Atropin), bedingt (vielleicht infolge Tonus- und Peristaltiklähmung) bei
Sphinkterenschluß ebenfalls eine Gallenstauung (hypotonische oder atonische
Stauungsgallenblase).

Eine wesentliche Klärung des gesamten Bewegungsmechanismus der extrahepatischen Gallenwege wurde angebahnt, als man die Wirkung des Magnesium-
sulfats kennenlernte. Bringt man Magnesiumsulfat ins Duodenum, so tritt Erschlaffung des Oddischen Muskels und gleichzeitig damit auch Drucksenkung im
Ductus choledochus ein. Ganz ähnlich ist die Wirkung einer 5%igen Pepton-
lösung. Nach Darreichung von 0,4% Salzsäure kommt es zuerst zu einer Kontraktion, der eine starke Erschlaffung folgt; umgekehrt wirkt wieder 0,4%
Natronlauge. Der Oddische Muskel ist auch vom Magen her zu beeinflussen. So
ruft z. B. Ausdehnung des Magens heftige Spasmen hervor; ebenso bestehen Beziehungen zur Azidität. Nach Cole[1] erhöht Magenspülung mit Kochsalzlösung
den Druck im Ductus choledochus. Jedenfalls sind verschiedene Faktoren, die
primär vom Magen ausgehen, imstande, den Oddischen Muskel und dadurch
wieder den Druck im Ductus choledochus zu beeinflussen.

Eine wesentliche Bestätigung der im Experiment angeschnittenen Probleme
konnte Lyon[2] durch seine Beobachtungen beim Menschen erbringen. Der aus
der Einhornschen Sonde klar abfließende Duodenalsaft wird nach Darreichung
von Magnesiumsulfat ziemlich plötzlich dunkel. Die vorher fließende helle Galle
wird als A-Galle bezeichnet, die nach Magnesiumsulfat ausgeschiedene dunklere
Portion nennt man B-Galle. Klingt diese Dunkelfärbung wieder ab, so nennt
man diese dritte Fraktion C-Galle.

Meltzer[3] bezeichnet diesen sich nach Magnesiumsulfat abspielenden Vorgang
als das Ergebnis einer komplizierten Reflexwirkung, die er im Sinne einer entgegengesetzten Innervation deuten wollte — während das Magnesiumsulfat den Oddischen Sphinkter erschlaffen läßt, bringt es die Gallenblase zur Kontraktion.
Die Folge davon ist die Entleerung der Galle aus der Gallenblase. Aus dem Vergleich zwischen A-Galle und B-Galle gewinnt man eine ungefähre Vorstellung von
der Eindickungsfunktion der Gallenblase. Analoge Wirkungen kann man auch
durch Natriumsulfat, Pepton, Gallensäuren, Fett oder Hypophysin erzielen.

Nach den experimentellen Beobachtungen über die Wirkung des Magnesium-
sulfats auf den Oddischen Sphinkter könnte man glauben, daß sich gegen die
Annahme von Lyon und Meltzer kein Gegenargument vorbringen ließe, dennoch
scheinen einige Tatsachen gegen diese Schlußfolgerungen zu sprechen. Zunächst
wurde bekannt, daß sich durch Magnesiumsulfat beim Menschen auch dann eine
B-Galle hervorrufen läßt, wenn vorher die Gallenblase durch Exstirpation entfernt wurde. Wohl das schwerwiegendste Gegenargument ist eine Beobachtung

---

[1] Cole: Amer. J. Physiol. **72**, 39 (1925).
[2] Lyon: J. amer. med. Assoc. **72**, 980 (1919).
[3] Meltzer: J. amer. med. Assoc. **153**, 469 (1917).

von LINTZ,[1] der bei einer Patientin durch Darreichung von Magnesiumsulfat ebenfalls alle drei Arten von Galle mittels Duodenalschlauch herausbefördern konnte, obwohl es sich um eine völlige Aplasie der Gallenblase handelte. Ähnliches ließ sich auch beim Menschen mit einer Ductus-choledochus-Fistel feststellen (z. B. von WALZEL und WELTMANN[2]). Dementsprechend war so mancher geneigt, für die Änderungen des Duodenalsaftes weniger die Gallenblase als vielmehr die Leberzellen verantwortlich zu machen. So äußert sich z. B. BLOND[3] in folgender Weise: „Die qualitative Änderung der Gallenzusammensetzung (A-, B- und C-Galle) ist eine Funktion der Leberzelle, und die Gallenblase scheint dabei nur insofern eine Rolle zu spielen, als bei rascher Rückresorption auch Bausteine der stärker konzentrierten B-Galle auf dem Umwege über die Pfortader aus dem Speicher herausgezogen werden."

Im Streite der Meinungen kam man um einen Schritt weiter, als man im Tetrajodphenolphthalein eine Substanz kennenlernte, die es gestattete, auch beim Menschen diese Frage in Angriff zu nehmen. GRAHAM[4] fand in diesem Körper eine Substanz, die einerseits zu 96% durch die Galle ausgeschieden wird und sich anderseits ausgezeichnet zur röntgenologischen Darstellung der Gallenwege eignet; leicht ist dabei zu beobachten, daß die mit Jod gefüllte Gallenblase unter dem Einfluß von Fleischkost oder nach Zufuhr von einem Gemisch aus Eigelb und Rahm allmählich kleiner wird; wird an Hand der Duodenalsonde beobachtet, wie gleichzeitig mit der Verkleinerung des Gallenblasenschattens die Galle dünkler wird, dann muß wohl die sogenannte B-Galle aus der Gallenblase stammen. Auch in anderer Hinsicht ergibt sich zwischen B-Galle und Gallenblasen-schatten ein Parallelismus. Dort, wo der Reflex auf Eigelb ausbleibt, verkleinert sich auch die Gallenblase nicht oder das Kontrastmittel gelangt überhaupt nicht in die Gallenblase. Solche Beobachtungen waren auch der Anlaß, warum man mit der Existenz eines Sphinkters am Übergang der Gallenblase zum Ductus cysticus rechnete (BOYDEN).[5]

Die Verkleinerung des Gallenblasenschattens führt man auf eine Kontraktion der Gallenblasenmuskulatur zurück; Hypophysin soll die Nervenendigungen dieser Muskelelemente ganz besonders erregen. SCHÖNDUBE,[6] der als erster die Füllung des Ductus cysticus und choledochus mit jodhaltiger Flüssigkeit nach der Verkleinerung der Gallenblase durch Hypophysin beobachtete, konnte sogar Einziehungen nach Art peristaltischer Bewegungen am Gallenblasenhals sehen. Ähnliche Veränderungen lassen sich auch an der Gallenblase selbst beobachten; durch gezielte Röntgenaufnahmen kann man sich von solchen Bewegungsvor-gängen besonders gut überzeugen. Über peristaltische Bewegungen an der Gallen-blase wird von chirurgischer Seite fast nichts berichtet; anscheinend ist die Nar-kose dafür verantwortlich zu machen; nur MOSER[7] berichtet über eine plötzliche, kräftige, ruckartige Kontraktion an einer steingefüllten Blase, als er eine Opera-tion in Lumbalanästhesie durchführte; in gleichem Sinne ist eine Beobachtung von HIGGINS und MANN[8] zu verwerten, die während der Narkose nicht imstande waren, mittels Magnesiumsulfat den LYON-MELTZERschen Reflex auszulösen. Einen anderen Standpunkt in bezug auf die Gallenblasenbewegungen nimmt GRAHAM[9] ein; seiner Meinung nach handelt es sich dabei nicht um aktive,

---

[1] LINTZ: Amer. J. med. Sci. **173**, 682 (1927).
[2] WALZEL u. WELTMANN: Grenzgeb. Chir. u. Med. **37**, 437 (1924).
[3] BLOND: Arch. klin. Chir. **170**, 597 (1932).
[4] GRAHAM: Anat. Rec. **30**, 335 (1925).
[5] BOYDEN: J. amer. med. Assoc. **I**, 953 (1925).
[6] SCHÖNDUBE: Klin. Wschr. **1925**, 640.   [7] MOSER: Dtsch. med. Wschr. **1928,** 744.
[8] HIGGINS u. MANN: Amer. J. Physiol. **73**, 329 (1926).
[9] GRAHAM: Anat. Rec. **30**, 335 (1925).

sondern eher um passive Vorgänge. Die bekanntermaßen spärlichen Muskelbündel der Gallenblase dienen seiner Ansicht nach vorzugsweise zur Aufrechterhaltung des Tonus und insofern zur Vorbeugung einer Überdehnung.
Als Beweis dafür, daß aktive Muskeltätigkeit zur Entleerung der Gallenblase nicht
notwendig ist, führt GRAHAM folgenden Versuch an: Ersetzt man die Gallenblase
im Tierversuch durch einen kleinen Gummiballon und verfolgt jetzt die Füllung
und Entleerung, so zeigt sich trotzdem eine allmähliche Verkleinerung des Ballons.
Die Gallenblasenentleerung kann durch Druck auf die Gallenblasengegend oder
durch kräftige Zwerchfellbewegungen unterstützt werden. Tiefe Atembewegungen
befördern jedenfalls die Entleerung der Gallenblase (HAMRICK[1]).

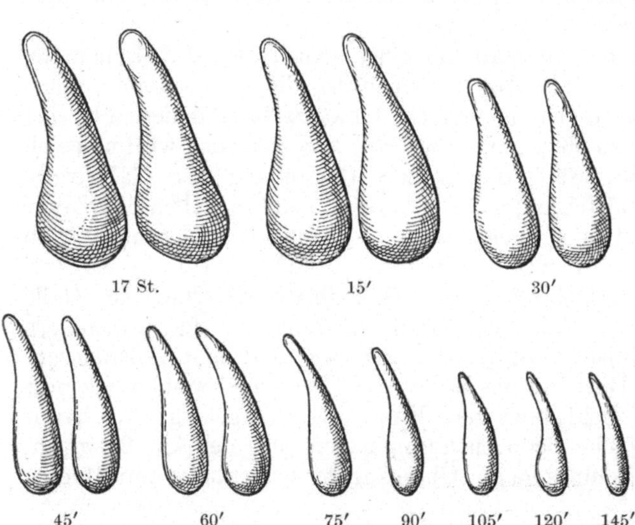

Abb. 107. Gallenblasenschatten. Annähernd halbe natürliche Größe.
17 Stunden nach der Aufnahme der Jodinsalze enthielt die Gallenblase 1,68 Kubikzoll Galle; 15 Minuten nach der Mahlzeit aus Eigelb
und Rahm 1,4 Kubikzoll; 30 Minuten 0,63 Kubikzoll; 45 Minuten
0,41 Kubikzoll; 60 Minuten 0,35 Kubikzoll; 75 Minuten 0,25 Kubik-
zoll; 90 Minuten 0,16 Kubikzoll; 105 Minuten 0,17 Kubikzoll; 120 Minuten 0,11 Kubikzoll; 135 Minuten 0,7 Kubikzoll. Am Ende der ganzen
Periode (2 Stunden 25 Minuten) hatte die Gallenblase 93 °/₀ ihres
Inhaltes entleert. (Nach BOYDEN.)

Betrachtet man die Abb. 107, die einer Arbeit von BOYDEN entstammt, so sieht man, wie sich die mit Kontrastfarbstoff gefüllte Gallenblase ganz allmählich verkleinert; der Vorgang dauert gelegentlich bis zu zwei Stunden. Parallel mit der Verkleinerung wird der Schatten der Gallenblase dichter; solche Beobachtungen waren der Anlaß, daß Anhänger der Lehre, die in der Gallenblase ein Konzentrationsorgan sieht, in der Verdunklung des Gallenblasenschattens einen neuen Beweis ihrer Ansicht erblicken; dort, wo die Verdunklung der Gallenblase ausbleibt, spricht FRIEDRICH[2] von einer „konzentrationsschwachen Gallenblase"; es soll sich um eine funktionelle Störung handeln; kommen solche
Fälle zur Operation, so findet sich in der Blase nicht die normale dunkle Galle,
sondern eine auffallend helle; in solchen Fällen muß trotz normalem Gallen-
blasenreflex die B-Galle nicht dunkler erscheinen.

Der Mechanismus der Gallensekretion im Zusammenhang mit der Gallen-
blasentätigkeit wäre somit folgender: Die von der Leber gelieferte Galle gelangt
zunächst in den Ductus choledochus; da der ODDISCHE Sphinkter geschlossen ist,
gelangt ein Teil der Galle durch den Ductus cysticus in die Gallenblase, die sich
allmählich füllt; wird z. B. unter dem Einfluß von Nahrung der ODDISCHE Muskel
geöffnet, so kann jetzt ein Teil der in der Gallenblase aufgestapelten und hier
eingedickten Galle wieder in den Ductus choledochus und von hier ins Duodenum
gelangen; die stärksten Reize, die diesen Mechanismus auslösen, sind außer der
gewöhnlichen Nahrung Hypophysin, Magnesiumsulfat und Eigelb in Rahm; die
Gallenblasenentleerung wird noch vom Tonus der Darmmuskulatur, der

[1] HAMRICK: Amer. J. med. Sci. 174, 168 (1927).
[2] FRIEDRICH: Münch. med. Wschr. 1926, 2107.

Elastizität der Gallenblasenwand und vielleicht dem intraabdominellen Druck, der synchron mit der Atemtätigkeit zunimmt, unterstützt. Die Tätigkeit der Gallenblase ist somit nicht ein einfacher Vorgang, sondern setzt sich aus mehreren Teilfunktionen zusammen; in gleichem Sinne spricht sich auch MANN[1] aus.

Der Gallenblase wird auch eine Fernwirkung zugeschrieben; zuerst ist diese Frage von HOHLWEG[2] angeregt worden. Fälle von operativ sichergestellter Cholelithiasis, die vor der Operation eine Verminderung der Salzsäureausscheidung, ja gelegentlich sogar völlige Achylie zeigten, können nach gelungener Gallenblasenentfernung wieder normazid werden. Obwohl dieser Befund klinischerseits vielfach bestätigt wurde, ist ihm ROST[3] doch entgegengetreten, nur weil er im Tierexperiment die Änderung der Azidität nicht nachweisen konnte. ROST sieht daher in den Beobachtungen von HOHLWEG, deren Richtigkeit er selbstverständlich anerkennt, kein Argument für die Existenz einer unmittelbaren Fernwirkung. Die mutmaßliche Ursache der Umstimmung der Magensekretion ist vielmehr in einer Läsion der großen nervösen Zellanhäufungen in der Nachbarschaft der großen Gallengänge zu suchen; auch dies zeigt wieder, wie kompliziert sich der Reflexmechanismus der extrahepatischen Gallenwege gestaltet; er ist anscheinend von mehreren, in koordinierter Weise ineinandergreifenden Vorgängen abhängig, die zum Teil funktionell weitgehend selbständigen Charakter besitzen und sicher unter der Kontrolle vegetativer Zentren stehen.

C. Das Gallensteinleiden.

1. Historische Entwicklung.

Die moderne Lehre von der Gallensteinkrankheit fußt vor allem auf dem Studium folgender Forscher: MECKEL VON HEMSBACH (1856), NAUNYN (1892), ASCHOFF (1909), LICHTWITZ (1914) und WESTPHAL (1922); während man sich ursprünglich mit dem Begriff einer „Diathese" zufrieden gab und ihr die Schuld an der Entwicklung von Gallensteinen zuschob, betonte zuerst MECKEL VON HEMSBACH[4] den rein örtlichen Charakter der Cholelithiasis; zwei Faktoren müssen bei der Gallensteinbildung nach diesem Autor ganz besonders berücksichtigt werden; ein abnormer Schleim, der von der kranken Gallenblase gebildet wird, und weiters „eine für die Ablagerung geeignete Gallenflüssigkeit als Mutterlauge für die Sedimente". Der zweite Faktor erscheint ihm nicht so wichtig wie der abnorme Schleim, der durch einen katarrhalischen Zustand der Gallenwege, im besonderen der Gallenblase zustande kommen soll; wie es zu dieser Gallenveränderung kommt, darüber stellt MECKEL VON HEMSBACH in seinem Buch „Die Mikrogeologie" folgende Hypothese auf. Das primäre Übel ist ein vom Leberparenchym oder aszendierend vom Duodenum ausgehender Katarrh der Gallengänge, der zunächst symptomlos verläuft und nur in schweren Fällen zu Ikterus führt; greift aber der Katarrh auf den Ductus cysticus und die Gallenblase über, so kann es infolge der schon physiologisch engen Passage im Ductus cysticus zu einer Stauung in der ebenfalls katarrhalisch veränderten Gallenblase kommen; hier können sich aus der Verbindung von Schleim und Salzen der gestauten Galle Gallenkugeln bilden, die das Kerngerüst aller Gallensteine darstellen; durch neue Schübe von Katarrhen findet dann dauernd neuer Niederschlag von Kalk, Pigment und Cholesterin statt, und zwar schichtweise entsprechend dem periodischen Charakter des Katarrhs.

---

[1] MANN: Physiologic. Rev. **IV**, 251 (1924).
[2] HOHLWEG: Arch. klin. Med. **108**, 255 (1912).
[3] ROST: Grenzgeb. Chir. u. inn. Med. **26**, 710 (1913).
[4] MECKEL VON HEMSBACH: Microgeologie. 1856.

NAUNYN[1] ist bereits von der bakteriologischen Ära beeinflußt; im übrigen lehnt er sich noch sehr an die Lehre von MECKEL VON HEMSBACH an; alles, was den Gallenfluß stört oder verzögert, kann zur Entstehung von Gallensteinen beitragen; dementsprechend muß prophylaktisch bei der Kleidung auf alles geachtet werden, was die Bildung einer Schnürfurche fördern könnte; wahrscheinlich kann auch die Schwangerschaft, die Enteroptose, die Wanderniere die Stauung in der Gallenblase steigern. Durch all diese Faktoren wird entweder der Ductus cysticus oder die Gallenblase selbst gezerrt; unabhängig davon kann es bei älteren Menschen auch zu einer Atonie der Blasenmuskulatur kommen, was ebenfalls eine Gallenstauung zur Folge haben kann; jedenfalls sieht man daraus, welch großes Gewicht auch NAUNYN der Gallenstauung beimißt; dementsprechend sagt er in seinem Buche: „Die Gallenstauung ist das einzige sichergestellte Moment, das stets bei der Entstehung von Gallensteinen berücksichtigt werden muß."

Stauung allein führt nie zu Cholelithiasis, es muß noch etwas hinzukommen, und das ist nach der Meinung von NAUNYN eine Infektion der Gallenblase, die besser Fuß fassen kann, wenn in der Gallenblase bereits eine Stauung besteht; ganz besonders häufig spielen dabei Infektionen mit Bacterium coli eine Rolle; die Kombination von Infektion und Gallenstauung soll nach der Meinung von NAUNYN das Ausschlaggebende sein. Der Unterschied zwischen MECKEL VON HEMSBACH und NAUNYN ist anscheinend nur ein gradueller, indem NAUNYN von einer Cholecystitis spricht, während MECKEL nur den Katarrh kennt. Neu ist die Meinung von NAUNYN, wenn er sagt: Die entzündlich veränderte Gallenblase reagiert mit einer Absonderung von Cholesterin und Kalk; nachdem sich in der normalen Galle kein Cholesterin findet, so stellen die Cholesteringallensteine gleichsam das Produkt einer kranken Gallenblase vor; dasselbe gilt vom Kalk, der sich mit dem normalen Bilirubin der Galle mengt, jetzt ausfällt und sich mit Häufchen von Blasenepithelien mischt, die infolge der Cholecystitis abgestoßen wurden; jetzt können sich an diese zunächst nur erdigen Gebilde andere Substanzen, vor allem Cholesterin, anlagern, wodurch sie härter und größer werden; schon bald erkannte man die Schwächen dieser Lehre: Gallensteine finden sich bei vielen Menschen, die niemals die Symptome einer Gallenblasenentzündung darboten, und umgekehrt konnte man auf Menschen hinweisen, die eine schwere Cholecystitis überstanden hatten und doch keine besondere Neigung zur Gallensteinbildung zeigten. Immerhin haben die Anschauungen von NAUNYN bis auf den „cholesterinbildenden Katarrh" der Gallenblase noch heute Geltung; gewisse Einschränkungen sind allerdings unbedingt notwendig geworden.

Der Verschiedenheit der Form und Zusammensetzung der Gallensteine hat man schon frühzeitig Aufmerksamkeit geschenkt. ASCHOFF[2] versuchte hier eine pathogenetische Trennung durchzuführen; er kam auf Grund seiner Studien schließlich zu folgender Einteilung: Es gibt reine Cholesterinsteine, meistens sind es Solitärsteine, sie besitzen fast keinen Eiweißkern; ferner unterscheidet er Cholesterinpigment — Kalksteine mit dichtem Eiweißgerüst und schließlich erdige Pigmentsteine, die im wesentlichen aus Bilirubinkalk und wenig Cholesterin bestehen; die letzteren finden sich merkwürdigerweise seltener in der Gallenblase, hingegen relativ häufig in den großen Gallenwegen; neben diesen drei Arten gibt es Kombinationen — die sogenannten sekundären Kombinationssteine.

In den reinen Cholesterinsteinen sieht ASCHOFF nicht das Produkt eines infektiösen Prozesses, sondern einer Störung im Cholesterinstoffwechsel, die zu einem übermäßigen Reichtum der Galle an Cholesterin führt. Die dabei bestehende Hypercholesterinämie soll auf einem erhöhten Zell- oder Fettzerfall beruhen

---

[1] NAUNYN: Cholelithiasis. Leipzig. 1892.
[2] ASCHOFF: Cholelithiasis. Jena. 1909.

(z. B. bei Fettsucht, Diabetes, Anämien). Auch in der Gravidität kann es nach Aschoff zu einer Störung im Colesterinstoffwechsel kommen, weil einerseits Cholesterin zum Aufbau des Foetus gebraucht wird und anderseits die Mutter durch die Milch große Cholesterinmengen verliert (die Frauenmilch enthält z. B. 360—500 mg% Cholesterin, das Colostrum noch mehr). Es würde sich in dem Falle des Cholesterinsolitärsteines um eine metabolische Steinentstehung handeln. Die Cholesterinpigmentkalksteine sind nach Aschoff auf eine Entzündung der Gallenblase zurückzuführen, wodurch sich Aschoff also Naunyn bzw. Meckel von Hemsbach ganz anschließt; er unterscheidet noch zwei Untergruppen: die gewöhnlich in größerer Zahl vorhandenen facettierten Cholesterinpigmentkalksteine und die entweder einzeln oder in geringer Zahl auftretenden walzenförmigen Cholesterinpigmentkalksteine; das Zentrum dieser Steine besteht aus Pigmentkalk, die Peripherie aus Cholesterin; sie besitzen ein Eiweißgerüst im Gegensatz zu den reinen Cholesterinsteinen. Aschoff glaubt aus der Struktur jedes Gallensteines dessen Genese ablesen zu können; dies gilt besonders von den sogenannten erdigen Pigmentsteinen, die er ausschließlich auf Gallenstauung bezieht; auch sie können zum Kombinationsstein werden, besonders wenn sie aus der Gallenblase in die großen Gallenwege gelangen. Man könnte somit drei Gruppen von Gallensteinen unterscheiden, solche, die durch Stoffwechselstörungen (Cholesterinsteine), solche, die durch entzündliche Vorgänge in der Gallenblase (Cholesterin-Pigment-Kalk-Steine), und solche, die durch Gallenstauung (erdige Pigmentkalksteine) zustande kommen. Je nachdem ob in einer Gallenblase neben dem Stauungsmoment mehr das metabolische oder das entzündliche im Vordergrund steht, ist bald der Kalk, bald das Cholesterin für die Entwicklung des Gallensteines von Bedeutung.

Lichtwitz[1] vertritt wie Naunyn die Ansicht von der einheitlichen Genese aller Gallensteine. Alle Gallensteine sind teils auf entzündliche Vorgänge, teils auf Stauung zu beziehen; neu ist seine physikalisch-chemische Einstellung. Er sagt: „Die Galle ist ein kompliziertes System von wasserunlöslichen Stoffen, die teils selbst kolloidal verteilt sind, teils durch andere Kolloide in Lösung gehalten werden; dieses System ist von größter Stabilität; alles, was die Stabilität vermindert oder vernichtet, führt zu Niederschlägen; diese Niederschläge können, in dem sie zu Steinkernen werden, den grundlegenden Akt der Steinbildung darstellen; Eiweißanreicherung, Bakterien, abgeschilferte Epithelien, Schwermetalle (z. B. Kupfer oder Eisen) können daher zur Steinbildung führen, denn sie alle können die Stabilität weitgehend stören; auch die Zusammensetzung der Galle, insbesondere ihr Gehalt an verschiedenen Gallensäuren, die die Löslichkeit des Cholesterins zum größten Teil bedingen, können für die Bildung der Gallensteine in Frage kommen. Solche Überlegungen waren der Grund, warum sich Lichtwitz beim Studium der verschiedenen Gallensteine ganz besonders für das Eiweißgerüst im Zentrum der Gallensteine interessierte. Im Gegensatz zu Aschoff und in Übereinstimmung mit Naunyn nimmt er für jeden Gallenstein ein solches Zentrum an, das teils aus Eiweiß, teils aus Zelltrümmern besteht; in ganz seltenen Fällen kann das Zentrum auch von einem Fremdkörper gebildet sein; als erstes Reaktionsprodukt zwischen Eiweiß und Galle, die die kolloide Stabilität verloren hat, bilden sich kleine schwarzbraune Partikelchen; sie enthalten neben Eiweiß hauptsächlich Bilirubinkalk; Cholesterin lagert sich erst später an; wahrscheinlich stellen diese Partikelchen den Kern von Gallensteinen vor. Die Möglichkeiten zu einer solchen Ausflockung in der Gallenblase sind sehr vielfältig, entzündliche Vorgänge mit Absonderung von Eiweiß spielen eine überragende

---

[1] Lichtwitz: Handbuch der normalen und pathologischen Physiologie, Bd. IV, S. 591. 1929.

Rolle; da schwere entzündliche Prozesse seltener zu Cholelithiasis führen als leichtere, glaubte NAUNYN, eine mildere Form eines „entzündlichen" Prozesses für die Genese der Gallensteine annehmen zu müssen; diesen Prozeß, der schwer zu erkennen ist, nennt NAUNYN „Cholangie"; er sagt darüber: „Die lithogene Cholangie braucht sich nicht zur richtigen (entzündlichen) Cholangitis auszugestalten, wenn das auch oft geschieht; sie kann heilen, ohne oder mit Bildung von Steinen und auch bei Gegenwart von solchen, so daß dann — außer diesen — keinerlei pathologische Veränderungen in den Gallenwegen mehr auffindbar zu sein brauchen, insbesondere keine Veränderungen entzündlicher Art, aber auch keine Infektionsträger. Fehlen von histologischen Zeichen einer entzündlichen Cholangitis und ebenso ein normales Aussehen der Galle, schließt keineswegs eine vorausgegangene infektiöse Cholangie aus."

LICHTWITZ beschäftigt sich auch mit der von allen Pathologen in Erwägung gezogenen Gallenstauung; da Frauen so häufig von Cholelithiasis befallen werden, so beschuldigte man früher vielfach das stark schnürende Korsett, das von außen die Passage in den Gallenwegen stören soll; heutzutage ist das Korsett fast ganz aus der Mode gekommen, trotzdem ist die Häufigkeit der Gallensteine gleich geblieben, ja vielleicht sogar angestiegen. Dementsprechend deutet LICHTWITZ den Begriff der Gallenstauung anders; eine Restgalle kann nicht entstehen, wenn die Blase verschlossen ist und dementsprechend keine Flüssigkeitsbewegung erfolgt, sondern nur dann, wenn die Gallenblase sich unter gewissen Bedingungen nicht vollständig entleeren kann. Die Annahme einer Restgalle setzt das Vorkommen eines toten Raumes in der Gallenblase voraus, der nicht anatomisch, sondern funktionell begründet ist; vielleicht begünstigt die aufrechte Körperhaltung die Entstehung einer Restgalle im tiefsten Teil der Gallenblase.

Mit dem Problem der Restgalle hat sich in der Folge besonders WESTPHAL[1] beschäftigt; es gibt Krankheitsbilder, mit kolikartigen Schmerzanfällen in der Gallenblasengegend, in der gleichen Stärke wie bei der typischen Cholelithiasis, bei denen aber die chirurgische Untersuchung keinen Stein erkennen läßt; die herausgenommene Gallenblase zeigt histologisch nur Hypertrophie der Muskelbündel; in seltenen Fällen besteht auch eine extrem ausgedehnte Gallenblase, die aber keine Hypertrophie der Muskelbündel erkennen läßt; als Ursache dieser Veränderungen kommen teils anatomisch, teils funktionell bedingte Abknickungen der Gallenblase in Betracht. Ähnlich bedingte Hindernisse im Ductus cysticus können auch die Grundlage für die Entwicklung einer Stauungsgallenblase werden, die wieder eine Voraussetzung für die Entstehung der Gallensteine ist.

Die Möglichkeiten, die zu einem bald stärkeren, bald geringeren Hindernis im Ductus cysticus führen, sind außerordentlich groß, denn die Strömungsbedingungen in der Gallenblase und den Gallenwegen sind schon normalerweise durch ihren Aufbau und ihre topographische Lage nicht günstig, eine ganz geringe Veränderung kann genügen, um eine Stauungsgallenblase auszulösen.

In letzter Zeit haben WIR[2] die seröse Entzündung kennengelernt. Die Kapillaren können an den verschiedensten Stellen undicht werden, was zu einem Plasmaübertritt ins Gewebe führt; sowohl in der Klinik als auch im Experiment läßt sich dies feststellen; dies führt nicht nur zu einem toxischen Ödem des Leberparenchyms, sondern auch zu einer exsudativen Durchtränkung der intra- und extrahepatalen Gallenwege. Der stärkste Grad dieser Form der serösen Entzündung ist das Gallenblasenödem, eine häufige Begleiterscheinung vieler Infekte und Intoxikationen. Der Anatom kennt es, während die Kliniker bis

<hr>

[1] WESTPHAL: Z. klin. Med. **96**, 22 (1922); **115**, 1 (1931).
[2] EPPINGER, KAUNITZ u. POPPER: Die seröse Entzündung. Wien. 1935.

jetzt viel zu wenig darauf geachtet haben. Nicht selten kann seröse Exsudation in die Parenchymorgane zum Ausgangspunkt teils ausgedehnter, teils zirkumskripter bindegewebiger Narbenzüge werden; dementsprechend können wir uns gut vorstellen, daß auch die seröse Entzündung der Gallenblase — so das Gallenblasenödem, als Begleiterscheinung vieler Infektionen und Intoxikationen — zur Entwicklung eines Narbenzuges im Ductus cysticus und insofern zu einer Stauungsgallenblase Anlaß geben kann; vielleicht spielt bei dem klinisch bekannten Krankheitsbild der Dyskinese, die ihrerseits wieder die Stauungsgallenblase begünstigt, die seröse Entzündung rings um die extra- und intrahepatalen Gallenwege mit eine Rolle.

Die seröse Entzündung beansprucht bei der Analyse der Gallenwegserkrankungen noch ein weiteres Interesse; wie bereits erwähnt, rechnet NAUNYN mit dem Vorkommen einer Cholangie; er versteht darunter einen entzündlichen Vorgang in der Leber und entlang der Gallenwege, der sich nicht unbedingt histologisch z. B. durch die Anwesenheit von Leukocyten bemerkbar machen muß; wahrscheinlich hätte NAUNYN diesen einigermaßen unklaren Begriff nicht verteidigt, wenn er über das Wesen der serösen Entzündung orientiert gewesen wäre. Jedenfalls ist uns in dem häufigen Vorkommnis des Gallenblasenödems auch ein Hinweis gegeben, wieso es zu einer Änderung der kolloiden Zusammensetzung der Galle kommen kann, ohne daß histologisch in der Gallenblasenschleimhaut eine deutliche leukocytäre Entzündung bestehen muß.

Auf die Bedeutung der serösen Entzündung für die verschiedenen Parenchymerkrankungen der Leber ist weitgehend eingegangen worden. Aber auch bei der Analyse der extrahepatalen Gallenwegsstörungen müssen wir mit ihr rechnen, denn auch in den Ductus cysticus und in die Gallenblase kann es zu Plasmaaustritt kommen; zuerst kommt es nur zur Plasmaexsudation, aber später kann es auch zu Narbenbildung kommen. So sehen wir bei den verschiedensten Leberaffektionen, z. B. bei den Cirrhosen, eine chronische Pericholecystitis, die sich nicht nur auf die Gallenblase beschränken muß, sondern auch die extra- und intrahepatalen Gallenwege in Mitleidenschaft ziehen kann. Im Experiment ist es leicht zu verfolgen, wie die seröse Entzündung auf dem Umwege des Parenchyms die Gallenwege, vor allem die Gallenblasenwand erfaßt; es ist nicht einzusehen, warum nicht ähnliche Ereignisse auch in der Klinik eine Rolle spielen sollen, zumal sich eine seröse Entzündung des Parenchyms und ebenso ein Ödem der Gallenwege häufig bei den Sektionen feststellen läßt.

Einen Wendepunkt auf dem Gebiete der Gallensteinforschung scheint die überraschende, aber bereits mehrfach bestätigte Mitteilung von FUJIMAKI[1] zu bedeuten, der bei Ratten durch Vitamin-A-freie Nahrung Nierenbeckensteine, Blasensteine und Gallengangsteine (Ratten haben bekanntlich keine Gallenblase) erzeugen konnte.

2. Pathogenese der Gallensteinbildung.

Will man sich über die Entstehung der Gallensteine eine konkrete Vorstellung bilden, so muß man von der Galle selbst ausgehen, da sie doch das Milieu ist, in dem die Steinbildung erfolgt. Die Galle ist ein sehr kompliziertes System, in dem durch die Salze der Gallensäuren Cholesterin und Gallenfarbstoffe in Lösung gehalten werden; außerdem befinden sich in der Galle noch Lipoide, Phosphatide, besonders Lecithin und in geringen Mengen Neutralfett, Seifen, Harnsäure, Harnstoff und Ätherschwefelsäuren; an Mineralbestandteilen lassen sich Chloride,

---

[1] FUJIMAKI: In Progress of the science of Nutrition in Japan, herausgegeben vom Völkerbund. 1928.

Ca-Mg- und Eisenphosphate sowie Spuren von Kupfer nachweisen; schon die Lebergalle ist eine dickflüssige, klebrige, alkalisch reagierende (p$_H$ 7,8) Flüssigkeit mit einem spezifischen Gewicht zwischen 1010 und 1040. Die Angaben über die tägliche Ausscheidung schwanken zwischen 500 und 1100 ccm; in der Gallenblase erfährt die Lebergalle eine starke Eindickung; obzwar die Konzentration hier auf das Zehn- und Mehrfache steigt und dementsprechend z. B. das Cholesterin von 20—70 mg% auf 900 mg% sich erhöht, fällt das schwerlösliche Cholesterin nicht aus, denn die Gallensäuren und Nucleoproteiden (Mucinen) stellen Substanzen vor, die trotz Konzentration die Stabilität der Lösung gewährleisten; die Gallensäuren der menschlichen Galle sind die Glykochol- und die Taurocholsäure. Nach den Untersuchungen von WIELAND[1] findet sich in der menschlichen Galle auch Desoxycholsäure; sie kann ein Drittel und noch mehr der ausgeschiedenen Gallensäuren ausmachen. Nachdem bei der Bildung der Gallensteine das Cholesterin eine große Rolle spielt, muß zunächst einiges aus der Physiologie dieser Substanz vorausgeschickt werden.

Das Cholesterin kann sowohl aus der Nahrung stammen als auch im Organismus selbst aus anderen Bausteinen gebildet werden; die Vorbedingung für die Resorption durch den Darm ist das Vorhandensein von Fett. Auch jetzt noch gilt der alte Satz von HOPPE-SEYLER:[2] Die Fette bahnen dem Cholesterin den Weg zur Resorption, wie dies durch THANNHAUSER[3] wieder betont wurde. Die gleiche Rolle wie das Fett spielt auch die Galle, die ebenfalls die Resorption günstiger zu gestalten hat; ob es dabei zur Bildung von Komplexverbindungen zwischen Cholesterin und Gallensäuren kommt, steht noch zur Diskussion. WIELAND[4] rechnet mit dieser Möglichkeit. Mit der Nahrung wird nicht nur tierisches Cholesterin aufgenommen, sondern auch Phytosterin, das im pflanzlichen Gewebe vorkommt; auf Grund der Untersuchungen von SCHÖNHEIMER[5] wird Phytosterin überhaupt nicht resorbiert; wird es dennoch aufgenommen, so müßte es im Darm zuerst eine Umlagerung erfahren. Das Cholesterin erfährt durch die Darmbakterien eine Umwandlung in Koprosterin. Ob es als solches auch resorbiert werden kann, ist noch nicht entschieden; eine Trennung des Cholesterins vom Koprosterin stößt auf Schwierigkeiten, da beide Substanzen sich in ihrem Verhalten gegen Digitonin nicht unterscheiden und auch die gleichen Farbenreaktionen geben.

Nach der Resorption gelangt das Cholesterin zunächst in die Chylusgefäße und dann durch den Ductus thoracicus ins Blut. Da in den Säften 2—3 mal mehr Cholesterinester vorhanden sind als freies Cholesterin, so muß das genossene Cholesterin irgendwo eine Veresterung erfahren.

Da während der Gravidität einerseits Cholesterinämie besteht und es anderseits bekannt ist, daß Frauen, die geboren haben, besonders zu Gallensteinen neigen, hat man sich die Frage vorgelegt, ob die endokrinen Drüsen den Cholesteringehalt des Blutes beeinflussen; da die Nebenniere und das Ovar Cholesterin speichern können, so sieht CHAUFFARD[6] in diesen beiden Organen Regulationsorgane des Cholesterinstoffwechsels. Die Nebenniere soll sogar das Cholesterin bilden können; eine Entscheidung, ob hormonale Organe wirklich auf den Cholesterinstoffwechsel Einfluß nehmen, ist noch nicht gefallen.

Daß der Organismus Cholesterin auch unabhängig von der Nahrung bilden

---

[1] WIELAND: Hoppe-Seylers Z. **97**, 1 (1916).
[2] HOPPE-SEYLER: Cit. bei HUECK, Verh. d. path. Ges. **1925**, 27.
[3] THANNHAUSER: Arch. klin. Med. **141**, 290 (1923).
[4] WIELAND: Hoppe-Seylers Z. **97**, 1 (1916).
[5] SCHÖNHEIMER: Hoppe-Seylers Z. **180**, 1 (1929).
[6] CHAUFFARD: Presse méd. **1922**, 30.

kann, ist das Ergebnis neuerer Untersuchungen. Hier sind vor allem die Versuche von BÄUMER,[1] THANNHAUSER[2] und SCHÖNHEIMER zu erwähnen; neu ist die Erkenntnis, daß das Cholesterin auf Grund von Bilanzversuchen auch wieder verschwinden kann. Als Ausscheidungsort des Cholesterins kommt nicht nur die Galle in Betracht, sondern auch der Darm; wenn es daher in unserem Organismus zu einer Anreicherung von Cholesterin (Hypercholesterinämie) kommt, so kommen hierfür folgende Möglichkeiten in Betracht: 1. Störung der Ausscheidung, 2. intermediäre Mehrbildung, 3. verminderte Umwandlung des im Blute kreisenden Cholesterins in Cholesterinester (mit dieser Möglichkeit wird hauptsächlich bei Leberparenchymerkrankungen gerechnet), 4. vermehrte Resorption bei zu großem Angebot.

Da den Gallensäuren für die Stabilität der Galle eine große Bedeutung zukommt, hat CHAUFFARD[3] zusammen mit LAROCHE und GRIGAUT die Gallensteinbildung mit einer verminderten Bildung der Gallensäuren in Einklang bringen wollen; das Wesentliche sahen sie in einer Schädigung der Leber, die nicht mehr imstande ist, das Cholesterin in Gallensäuren umzuwandeln. Die Beantwortung der Frage, ob diese Hypothese ihre Berechtigung hat, stößt deswegen auf außerordentliche Schwierigkeiten, weil uns vorläufig eine exakte Methode zur quantitativen Gallensäurebestimmung noch nicht zur Verfügung steht; alles, was man auf diesem Gebiete annimmt, stützt sich auf indirekte Methoden (Tropfenzahl usw.). Eine gewisse Stütze der Hypothese CHAUFFARDs ist in der nahen chemischen Verwandtschaft von Cholesterin und Gallensäuren zu erblicken; was man zunächst nur vermutet hatte, ist jetzt durch die Untersuchungen von WINDAUS und WIELAND sichergestellt, aber Stoffwechselversuche an Gallenfisteltieren konnten keine Anhaltspunkte für die Richtigkeit der Ansicht CHAUFFARDs erbringen. THANNHAUSER und JENKE fütterten Tiere durch Monate mit einer cholesterinfreien Diät; bringt man die Cholesterineinfuhr und die Körperbestände in ein Verhältnis zur Gallensäureausfuhr durch die Galle, so ergeben sich während einer Periode von 59 Tagen folgende Werte: Cholesterinbestand 7,67 g + Cholesterinzufuhr 33,22 g = 40,89 g Gesamtzufuhr; dem steht die Ausfuhr von 71,97 g Gallensäuren durch die Galle gegenüber. Die zugeführten Cholesterinmengen können daher kaum für die Gallensäurebildung verantwortlich gemacht werden; diese Beobachtungen schließen natürlich nicht die Möglichkeit aus, daß doch ein Teil des Cholesterins sich in Gallensäuren verwandelt. Ein viel wichtigeres Argument gegen die Lehre von CHAUFFARD ist die Angabe von CHABROL,[4] der im Duodenalsaft weder bei Gallensteinkrankheit noch in der Schwangerschaft oder beim Diabetes verminderte Gallensäuremengen sah. Immerhin sahen die maßgebenden Autoren in den Gallensäuren spezifische Produkte einer gesunden Leber. Wir können uns dieser Vorstellung anschließen, denn wir haben bei Hunden, die durch Allylformiatvergiftung eine schwere Leberschädigung akquiriert hatten, stets eine deutliche Gallensäureverminderung in der Fistelgalle gefunden; im selben Sinne lassen sich die niederen Gallensäurewerte bei ECKscher Fistel deuten. Klinische Erfahrungen, die zugunsten eines Zusammenhanges zwischen Leberkrankheiten und Gallensteinbildung sprechen, liegen leider nicht vor. Die Theorie von CHAUFFARD hat große Wahrscheinlichkeit für sich, aber sichere Beweise liegen bis jetzt nicht vor.

Für das Verständnis der Beziehungen zwischen Cholesterin und Gallensäuren und insofern auch für das Verständnis der Cholelithiasis sind die Untersuchungen

[1] BÄUMER: Z. exper. Med. **37**, 274 (1923).
[2] THANNHAUSER: Hoppe-Seylers Z. **127**, 278 (1923).
[3] CHAUFFARD: C. r. Soc. Biol. Paris **74**, 1005 (1913).
[4] CHABROL: Bull. Soc. méd. Hôp. Paris **40**, 1145 (1924).

von NEUBAUER,[1] ADLER[2] und LICHTWITZ von Bedeutung. Die Gallensäuren zählen zu den stark oberflächenaktiven Körpern. Sie besitzen in hohem Maße die Fähigkeit, sich an Grenzflächen anzureichern. Der Zusatz von Cholesterin zu einer Lösung von Alkalicholat hemmt den Einfluß, den die Gallensäuren auf die Oberflächenspannung der Lösung ausüben. ADLER sieht in diesem Antagonismus einen Regulationsmechanismus der Oberflächenspannung. Die Komponenten dieses Systems üben daher infolge ihrer peptisierenden und hydratisierenden Fähigkeiten ausschlaggebenden Einfluß auf die Stabilität der Gallenflüssigkeit. Die Beständigkeit der Galle, die ein eigenartiges Mehrkörpersystem vorstellt (molekulare disperse Elektrolyte, lyophile Kolloide in molekular-disperser [Proteine] und emulsoider Verteilung [Cholesterin], lyophobe Kolloide [Lecithin, Fette], hydrotrope Stoffe [Gallensäuren und ihre Salze], hochmolekulare Farbstoffe [Bilirubin, Biliverdin, Urobilinogen]), ist wohl darauf zurückzuführen, daß die vorhandenen Kolloide eine gleichsinnige Ladung tragen. Fällungen können hier, abgesehen von Niederschlagbildungen durch Schwermetalle (z. B. durch Aluminium und Kieselsäure), vor allem durch entgegengesetzt geladene Kolloide eintreten. In diesem Sinne deutet LICHTWITZ, dem wir in der Darstellung weitgehend folgen, die von NAUNYN beschriebene Fällung des Gallenfarbstoffes durch Proteine als eine die Dispersität der Schutzkolloide vermindernde Reaktion des positiv geladenen Albumins mit den negativ geladenen Kolloiden der Galle. Entsprechende Versuche stützten seine Ansicht, denn setzt man Ovalbuminlösungen zu Cholesterin, das sich in wäßrig-methylalkoholischer Suspension oder in Seifenlösungen bzw. Lecithinaufquellungen befindet, so fällt es ebenso aus wie in Seife gelöstes Bilirubin. Sicher liegen die Verhältnisse in Wirklichkeit noch viel komplizierter, aber immerhin erhalten wir so eine Vorstellung über die Geschehnisse in der Gallenblase, wenn die Stabilität der Gallenflüssigkeit im Sinne einer Konkrementbildung gestört wird.

Überträgt man diese zunächst nur in vitro erhobenen Befunde auf die menschliche Pathologie und fragt sich, ob uns auf diese Weise Wege zur Gallensteinbildung gezeigt werden, so wird man zunächst auf die entzündete Gallenblasenschleimhaut verwiesen. Bei jedem entzündlichen Vorgang ist reichlich Gelegenheit zur Abgabe von Kolloiden gegeben, und geschieht dies in der Gallenblase, so muß die Stabilität der Gallenflüssigkeit gestört werden. Der entzündliche Faktor bei der Entstehung der Gallensteine ist ganz besonders von NAUNYN hervorgehoben worden. Daß sich dabei aber mitunter Schwierigkeiten ergeben, weil Cholelithiasis auch in einer mehr oder weniger unversehrten Blase auftreten kann und umgekehrt schwer entzündete Gallenblasen wieder gar keine Gallensteine beherbergen, war NAUNYN[3] bald klar, und so entstand die Lehre von der sogenannten „lithogenen Cholangie", die er hauptsächlich dort anwendet, wo sich in den Gallenwegen keine handgreiflichen Veränderungen im Sinne einer früheren Entzündung nachweisen lassen. Eine eingehende Beschreibung der Cholangie bringt UMBER.[4] An sich harmlose, keine Krankheitssymptome verursachende Bakterien in der Galle (in der überwiegenden Zahl Bacterium coli) führen zu einer lokalen oder allgemeinen Erkrankung. Die Bacteriocholie wird zum Infekt, wenn aus irgendeinem Grunde eine Störung der Gallenströmung auftritt. Der cholangitische Infekt kann sich zur gefährlichen, sogar tödlichen Krankheit entwickeln, ohne zu Eiterung oder zu makroskopisch erkennbarer Wanderkrankung zu führen. Das hat NAUNYN im Tierversuch durch WEINTRAUD nachweisen lassen;

[1] NEUBAUER: Biochem. Z. **109**, 32 (1920); **130**, 556 (1922).
[2] ADLER: Z. exper. Med. **46**, 376 (1925).
[3] NAUNYN: Dtsch. med. Wschr. **1911**, 2017.
[4] UMBER: Handbuch der inneren Medizin, Bd. III/2, 139 (1926).

er ging dabei in folgender Weise vor: Einem Hund injizierte er in den freigelegten Gallengang eine drei Tage alte Kultur von Bacterium coli, das aus einem Gallenblasenempyem gezüchtet wurde, und unterband dann den Gallengang. Einem zweiten Tier injizierte er die gleichen Bazillen, unterband aber den Gallengang nicht. Das erste Tier starb innerhalb 30 Stunden an Sepsis, das andere blieb aber am Leben. Die histologische Untersuchung der Leber des akut verstorbenen Tieres ergab keine Anhaltspunkte für eine „Cholangitis"; deswegen schlug NAUNYN einen neuen Namen vor und sprach von Cholangie. Unter Cholangie versteht daher die NAUNYNsche Schule eine Erkrankung des Gallenwegsystems, das an der Papille beginnt, bis zu den Gallenkapillaren reicht und auch die Gallenblase mit einbezieht. Die Erkrankung ist zu unterscheiden von der Cholangitis im engeren Sinne, bei der schon eine makroskopisch nachweisbare Wanderkrankung oder gar eine Eiterung der Gallenwege besteht. Besonders charakteristisch ist folgender Satz aus der Zusammenstellung von UMBER: „Die Diagnose der infektiösen Cholangie wird immer in erster Linie von der klinischen Beobachtung auszugehen haben. Abwesenheit von histologischen Zeichen einer entzündlichen Cholangitis und ebenso ein normales Aussehen der Galle schließen keineswegs eine vorausgegangene infektiöse Cholangie aus und diese darf darum noch nicht vom pathologischen Anatomen abgelehnt werden."

Da die Cholangie somit durch nichts charakterisiert erscheint, so fällt es nicht schwer, dieses Moment überall dort heranzuziehen, wo man es brauchen kann. Aber ganz abgesehen davon, liegen so viele Beobachtungen vor, bei denen sich greifbare Beziehungen zwischen einer Gallenblasenentzündung und der Gallensteinbildung ergeben, daß das Entstehen von Gallensteinen auf entzündlicher Grundlage als absolut sicher angenommen werden kann. Das verbindende Glied zur Gallensteinbildung dürfte das entzündliche Exsudat sein. Es kommen dafür in Betracht entweder Serumeiweiß, Leukocyten, abgestoßene Epithelien oder Bakterienleiber; sie alle, und zwar jedes für sich, können die Gallenstabilität stören. Außerdem treten aus der entzündeten Gallenblasenschleimhaut auch Kalk und Natriumsalze in die Galle über. Jedenfalls bietet sich bei jeder Form einer Gallenwegentzündung reichlich Gelegenheit, den idealen kolloiden Stabilitätszustand der Galle so zu verändern, daß Bilirubinkalk und Cholesterin ausfallen.

Auch durch die Bakterien kann das Ausfallen der Farbstoffe oder des Cholesterins bedingt werden; darauf haben die Untersuchungen von CRAMER[1] Bezug. Er erhielt beim Wachstum von Coli- und Typhusbazillen in klarer (mit alkalischer Peptonbouillon vermischter) menschlicher Galle nach einigen Tagen einen wolkigen Niederschlag, aus dem sich allmählich eine Art weicher, amorphes Calciumphosphat, Calciumcarbonat, Magnesiumphosphat, Gallenfarbstoff und einige Cholesterinkristalle enthaltender „Gallenstein" bildet. Als Ursache dafür kann die Zerstörung der Gallensäuren angenommen werden. Dies ist durch die Untersuchungen von EXNER und HEYROWSKI[2] wahrscheinlich gemacht worden. Wird eine Gallenlösung mit Bacterium coli beimpft, so kann innerhalb fünf Tagen der Gallensäuregehalt um $22,5\%$ und nach 15 Tagen sogar um 58% absinken. Eine mykotische Entzündung der Gallenblase ist daher in doppelter Weise imstande, einer Steinbildung Vorschub zu leisten: durch Störung des kolloiden Systems und durch Zerstörung der Gallensäuren.

Gegen die Annahme der entzündlichen Gallensteingenese haben BOYSEN[3] und ROVSING[4] Stellung genommen, denn der Inhalt der von ihnen bei der Operation

[1] CRAMER: J. of exper. Med. **9**, 11 (1907).
[2] EXNER u. HEYROWSKI: Wien. klin. Wschr. **1900**, Nr. 7.
[3] BOYSEN: Berlin. 1909.   [4] ROVSING: Acta chir. scand. (Stockh.) **55**, 4 (1923).

gewonnenen Gallenblase enthielt nur in der Minderzahl der Fälle Bakterien; meist war die Galle steril. Ihrer Ansicht nach kommt es in den intrahepatalen Gallengängen primär zur Bildung kleinster Pigmentkonglomerate, die in die Gallenblase hineingespült werden und sich hier zu Gallensteinen umformen. Sicherlich kann eine solche Möglichkeit mitunter auch in Frage kommen, zumal uns aus der Histologie der ikterischen Leber das Vorkommen der sogenannten Gallenthromben bekannt ist. Diese Gallenfarbstoff-Eiweißgerinnsel entstehen in den Gallenkapillaren und sind gelegentlich auch im Duodenalsaft zu sehen. Ob sich auf dem Boden solcher Gallenkapillarthromben auch Mikrolithen bilden können, wollen wir dahingestellt sein lassen. Von dem Vorkommen solcher mikroskopisch nachweisbaren Konglomerate, die aus Gallenpigment, Eiweiß und gelegentlich auch aus etwas Cholesterin bestehen, kann man sich nur zu häufig überzeugen. Am meisten haben sich damit BÜTTNER und LEMMEL[1] beschäftigt. Sie fanden unter 800 Sektionen 75mal diese Konglomerate, also in 9,4%. Man findet die Gebilde bei Leberparenchymerkrankungen, häufiger allerdings bei septischen Zuständen. Die beiden Autoren sind nicht geneigt, die Mikrolithen als junge Gallensteine anzusehen, da sie vorwiegend bei Prozessen vorkommen, die mit einem rapiden und massiven Untergang von Leberparenchym einhergehen. Uns interessieren diese Gebilde hauptsächlich deswegen, weil sich hier Beziehungen zur serösen Entzündung ergeben. Obwohl wir in dieser Richtung keine konkreten Untersuchungen angestellt haben, können wir uns doch vorstellen, daß überall dort, wo es sich um die Bildung von Mikrolithen handelt, auch eine seröse Entzündung im Spiele sein muß. Jedenfalls können viele Vergiftungen und Infektionen das Kapillarsystem des Leberparenchyms und der Gallenwege so schädigen, daß es zu einem Übertritt von Blutplasma in die Galle kommt, wodurch die beschriebenen Gebilde entstehen könnten. Die histologischen Veränderungen, die die seröse Entzündung in der Leber und den Gallenwegen setzt, sind nicht leicht als „entzündliche" zu erkennen, denn sie gehen fast immer ohne Leukocytenansammlung einher. Auch die übrigen Veränderungen sind erst dann wahrnehmbar, wenn man sich zur histologischen Untersuchung geeigneter Fixationsmethoden bedient. Diesem Umstand ist es auch zuzuschreiben, warum die seröse Entzündung selbst dem Fachmann so lange entgangen ist. Jedenfalls glaube ich, daß wir in der serösen Exsudation den Ersatz für den von NAUNYN angenommenen, aber niemals richtig definierten Zustand der lithogenen Cholangie erblicken können.

Die Bildung solcher Bilirubinkalk-Eiweiß-Konglomerate in der Gallenblase oder in den Gallenwegen führt nicht unbedingt zur Entstehung von Gallensteinen, da der größte Teil der Gebilde per vias naturales ins Duodenum gelangt. Bei sorgfältiger Prüfung des Duodenalsaftes, besonders wenn man ihn unmittelbar nach der Ausheberung untersucht oder sofort fixiert (als Fixationsflüssigkeit empfehlen REHFUSS und NELSON[2] 10%ige Formollösung oder eine Formol-Pikrinsäure-Mischung), bereitet es meist keine Schwierigkeiten, solche Gebilde bei den verschiedenen Intoxikationen und Infektionen zu sehen. Anders steht es, wenn solche „Steinkerne" die Gallenblase nicht in entsprechender Weise verlassen können, kurz wenn Stauung in der Gallenblase besteht. Für die Bedeutung der Stauung bei der Entstehung der Gallensteine hat sich vor allem NAUNYN eingesetzt; bekannt ist sein Ausspruch: „Ohne Gallenstauung keine Gallensteine!" Die Bedingungen, unter denen der Abfluß der Galle aus der Blase verhindert werden kann, sind sehr vielfältige, bei einem kompletten Verschluß des Ductus cysticus scheint interessanterweise keine Steinbildung aufzutreten, wesentlich dürfte also in erster Linie die Behinderung des Abflusses sein, dabei

---

[1] BÜTTNER u. LEMMEL: Anz. klin. Med. **174**, 206 (1932); Vinz. Anz. **288**, 682 (1933).
[2] REHFUSS u. NELSON: Gallblader duases 1935.

spielen sicherlich die von BERG,[1] SCHMIEDEN und ROHDE[2] studierten abnormen Funktionstypen (Dysfunktionen) des Gallenwegsystems und abnorme topographische Verhältnisse, die ihrerseits wieder zu funktioneller Stauung führen können, eine große Rolle. Möglicherweise kann auch eine abnorme Lagerung der Gallenblase, wie bei Enteroptose, als Ausdrucksform einer konstitutionellen Asthenie von Bedeutung sein. Auch äußere Faktoren, wie Schnürung durch das Korsett, Taillenbänder, Rockbänder usw., können bei der Gallenflußbehinderung unterstützend mitwirken. Daß das Schnüren des Leibes gelegentlich für die Leberform von Bedeutung sein kann, lehrt der RIEDELsche Leberlappen, hinter welchem die Gallenblase liegt; er ist jetzt seltener zu sehen als vor etwa 30 Jahren. Durch diese Deformation wird die Gallenblase hinter dem zungenförmigen Schnürlappen nach abwärts verlagert, wodurch die zur Entleerung der Galle nötige Hubhöhe beträchtlich vergrößert wird. Die von WESTPHAL studierten Innervationsverhältnisse der Gallenwegmotilität sind auch geeignet, das Verständnis für eventuelle Stauungen in der Gallenblase zu erleichtern. Die Verhältnisse sind zuerst im Tierexperiment studiert worden, und es geht aus solchen Versuchen hervor, daß durch Vagusreizung Spasmen entstehen können, die der Entleerung der Gallenblase Schwierigkeiten bereiten. Auch beim Menschen kann man sich durch Röntgenuntersuchungen und gleichzeitige Magnesiumsulfatspülung leicht davon überzeugen, daß die Gallenblasenentleerung gelegentlich unvollständig ist, was als Ausdruck einer Stauung angesehen werden kann. Vielleicht können auch psychische Erregungen, wie Schreck usw., besonders bei vagotonisch veranlagten Menschen, zu spastischen Zuständen in den Gallenwegen führen. Selbstverständlich sind anatomisch bedingte Veränderungen besonders geeignet, eine Stauungsgallenblase hervorzurufen. Kleine Narbenzüge, die sich vielleicht auf dem Boden eines serösen Gallenblasenödems entwickelt haben, sind sicherlich besonders geeignet, die ohnehin schon schlechte Passage der Galle durch den Ductus cysticus zu stören. In seinem Abschnitt über die Orthologie und Pathologie der extrahepatischen Gallenwege bildet ASCHOFF[3] mehrfach solche Knickungen ab, die zu einer Stauungsgallenblase geführt haben. Der enge Bau des Ductus cysticus kann schon unter physiologischen Bedingungen ein Hindernis abgeben. Deswegen sah auch BERG in den Drüsen, die sich sowohl im Ductus cysticus als auch am Hals der Gallenblase befinden, Regulationsvorkehrungen für die Gallenpassage. Ob in den Gallenwegen eine, vielleicht nur funktionell bedingte, Gallenstauung bestand, läßt sich postmortal gelegentlich daran beurteilen, daß die Wände des Gallenwegsystems gallig imbibiert sind. Auch angeborene Anomalien können die Gallenpassage erschweren; diese sind gekennzeichnet entweder durch stärkere Hervortreibung des Trichters in den Leberhiluswinkel bei gleichzeitiger Verschiebung und Abknickung des Halses oder durch stärkere Abschnürung des Halses vom Trichter ohne seitliche Verschiebung. BERG hat eine ganze Reihe von solchen Typen beschrieben. Seinen Anschauungen schließen sich SCHMIEDEN und ASCHOFF an. Aus dem Mißverhältnis zwischen zu enger Passage durch den Ductus cysticus und der sich kontrahierenden Gallenblase ergeben sich verschiedene Möglichkeiten; bei plötzlichen Verschlüssen können sogar schmerzhafte Attacken auftreten. Man hätte also zwischen dem Bild der chronischen und der akuten Stauung zu unterscheiden. Das Material, auf das sich die verschiedenen Autoren stützen, ist im Seziersaal gewonnen; aus diesem Grunde ist bei der Beurteilung solcher „Stenosen" äußerste Vorsicht am Platze, weil die tote Gallenblase keinen Tonus besitzt, wodurch so manches Hindernis vor-

---

[1] BERG: Nord. med. Ark. (schwed.) **50**, Afd. I, H. 3, Nr. 9; H. 5, Nr. 20.

[2] SCHMIEDEN u. ROHDE: Arch. klin. Chir. **118**, 14 (1921).

[3] ASCHOFF: Vorträge über Pathologie **1925**, 185, 193.

getäuscht werden kann. Wie schwer oft die Beobachtungen an Leichenblasen mit den Veränderungen zu Lebzeiten in Einklang zu bringen sind, geht aus Beobachtungen von BERG hervor, der bei mäßigem Druck auf die Gallenblase niemals eine Füllung des Collum sah. Die HEISTERsche Klappe soll diese Füllung verhindern; wird aber durch Emporklappen die Leber in senkrechte Stellung gebracht, so ist die sofortige Füllung des Collum möglich. Das Hindernis liegt immer an der Abbiegungsstelle des Cysticus. Aus diesen Beobachtungen gewinnt man den Eindruck, wie ungünstig eigentlich von Natur aus die Verbindung zwischen der Gallenblase und den ableitenden Gallenwegen vom Gesichtspunkte der Gallensteinbildung angelegt ist; die geringste Lageänderung kann bereits zur Gallenstauung in der Blase Anlaß geben.

BERG sieht das Primäre solcher Hindernisse in einer Dysfunktion der Gallenblase und des Ductus cysticus, also in etwas Funktionellem. Die Mehrzahl der Pathologen hingegen erblickt in den Verwachsungen das Ursprüngliche; allerdings besteht immer die Möglichkeit, daß es in der Gegend der Gallenblase und des Ductus cysticus zu Verwachsungen kommt, ohne wesentliche Störung des Gallenabflusses; zum mindesten muß es weder zu Gallensteinbildung noch zu irgendwelchen Beschwerden kommen. Gerade diese Befunde waren für BERG der Grund, mechanische Hindernisse nicht allzu hoch einzuschätzen und die Dysfunktion des Systems ganz besonders in den Vordergrund zu rücken.

BERG glaubt noch ein anderes Moment berücksichtigen zu müssen, damit Gallensteinbildung auftritt; er führt die Begriffe „Mucostase" und „Cholestase" ein. An eine entzündliche Genese der Gallensteine, die neben der Stauung auch berücksichtigt werden muß, will er nicht glauben; die Mucostase soll durch eine abnorme Schleimbildung in der Gallenblase gekennzeichnet sein; bei der Cholestase handelt es sich angeblich neben einem besonders schwachen Sphinkter auch um ein in seinen Wandungen nachgiebiges Gallenwegsystem — Atonie. Der gewöhnliche Druck im Gallensystem soll schon genügen, um eine Erweiterung der Gallenblase zu bedingen, die ihrerseits wieder die Gallensteinbildung unterstützen soll. Würde die Argumentation von BERG zu Recht bestehen, der sowohl in der Mucostase als auch in der Cholastase Folgen einer funktionellen Beeinträchtigung sieht, so müßte bei der Steinbildung das Funktionelle die größere Rolle spielen als die anatomisch faßbare Schädigung.

Die Schlußfolgerungen BERGs werden von ASCHOFF einer eingehenden Kritik unterzogen, wozu er sich um so eher berechtigt sieht, als er Gelegenheit hatte, die anatomischen Befunde von BERG zu überprüfen; er würdigt die Verdienste, die sich BERG und später dann auch WESTPHAL um die Aufklärung der Stauungsgallenblase erworben haben, leugnet aber entschieden den dyskinetischen Faktor für die Gallensteinbildung und betont neuerdings die Bedeutung einer Entzündung. Nichtsdestoweniger gibt er die Möglichkeit zu, daß Schmerzattacken — ähnlich dem typischen Cholelithiasisanfall — nicht unbedingt auf einen Stein bezogen werden müssen, „der alte Streit, ob der Symptomenkomplex des sogenannten Gallensteinanfalles immer nur durch Steine oder auch allein durch Infektion der Gallenblase hervorgerufen werden kann, erfährt jetzt insofern noch eine weitere Komplikation, als die gleichen Symptome des schmerzerregenden Krampfes ohne beides, d. h. rein nervös-reflektorisch, ausgelöst werden können".

Obwohl sich ASCHOFF außerordentlich für die Bedeutung des entzündlichen Faktors bei der Entstehung des Gallensteines ausspricht, glaubt er außerdem noch einen metabolischen Faktor berücksichtigen zu müssen, zumal er genetisch zwei prinzipiell verschiedene Steinarten unterscheidet: solche auf entzündlicher und solche auf nichtentzündlicher Basis. Als Repräsentanten eines auf nichtentzündlicher Basis entstandenen Konkrementes sieht er den reinen oder radiär gebauten Cholesterinstein an. Diese Steine bestehen fast nur aus Cholesterin, Kalk und Eiweiß enthalten sie nur in Spuren; sie haben nicht die für die Mehrheit der Gallensteine charakteristische Schichtung, sie kommen meist nur in der Einzahl (Cholesterinsolitärstein) vor; die Gallenblasen, in denen sie vorkommen, zeigen keinerlei entzündliche Erscheinungen. Das Ursächliche dabei sieht Aschoff in einer Stoffwechselstörung, er denkt hiebei besonders an die Hypercholesterinämie während der Gravidität, zumal es post partum zu einer besonders starken Cholesterinausscheidung durch die Galle kommen soll. Die Anreicherung der Galle mit Cholesterin erleichtert die Ausfällung, zum mindesten ist eine derartige Galle bezüglich des Cholesterinlösungszustandes als außerordentlich labil zu betrachten. Jedenfalls dürfte für eine derartige Galle eine geringfügigere Störung ihres kolloidalen Gleichgewichtes genügen, um die „Entmischung" herbeizuführen.

An der Bedeutung des Cholesterins bei der Gallensteinbildung zweifelt niemand unter den maßgebenden Pathologen, die Frage ist nur, ob — wie Aschoff meint — der hohe Cholesteringehalt bereits genügt, um in einer Stauungsgallenblase eine Gallensteinbildung auszulösen oder ob nicht doch noch — das ist vor allem die Meinung von Naunyn und Lichtwitz — eine Entzündung hinzukommen muß. Anscheinend sind bei der Entstehung von Gallensteinen Infektion und Stoffwechselstörung — vor allem Cholesterinanreicherung der Galle — so innig miteinander verknüpft, daß es kaum möglich ist, beide Faktoren prinzipiell voneinander zu trennen. Auch zur Erklärung der reinen Pigmentkalksteine möchte Aschoff eine Stoffwechselstörung heranziehen; diese Steine finden sich ebenfalls vorwiegend in der Gallenblase und immer in der Mehrzahl. Auch sie zeigen, wie die reinen Cholesterinsteine keine Schichtbildung; eine Unterscheidung zwischen Kern und Rinde ist nicht möglich; sie sind meist maulbeerenförmig gebaut, äußerst hart und spröde und bestehen fast nur aus Bilirubinkalk und geringen Spuren von Cholesterin und Eiweiß.

Überblickt man das Wesentliche des bis jetzt Vorgebrachten, so sieht man, daß die alte Lehre von Naunyn noch immer mehr oder weniger zu Recht besteht. Zwei Dinge scheinen das Wesentliche bei der Steinbildung zu sein — die Stauung und der Infekt; die Stauung ist der erste Schritt zur Konkrementbildung, sie bereitet den Boden für den Infekt vor; der Infekt führt zur Störung des kolloiden Gleichgewichtszustandes, wenn Eiweiß, Bakterien, Toxine, abgestoßene Epithelien oder Leukocyten die Stabilität der Gallenflüssigkeit beeinflussen. Besteht keine Stauung in den Gallenwegen, besonders keine Stase in der Gallenblase, dann können die kleinen Gerinnsel, die sich z. B. in der Gallenblase gebildet haben, in das Duodenum abfließen, besteht aber Stauung, dann können die sogenannten Steinkerne das Zentrum eines wirklichen Steines werden. In einer Galle, die reich an Cholesterin ist, tritt eher Steinbildung ein, aber die bloße Eindickung der Galle bedingt noch keine Ausfällung; die einzige Möglichkeit für eine Steinbildung auf nicht entzündlichem Wege ist eine Störung in der Bildung der Gallensäuren, die bekanntlich die Stabilität der Galle garantieren. Ob allerdings dieser Weg ohne entzündliche Zerstörung der Gallensäuren praktisch eine Rolle spielt, soll dahingestellt bleiben; möglicherweise kommt dieser Faktor bei Leberparenchymerkrankungen in Betracht.

Bevor wir auf die Frage eingehen, wie sich auf dem Boden eines sogenannten Steinkernes ein fertiger Gallenstein entwickelt, soll einiges über die Gallensteine, wie sie uns der Anatom oder der Chirurg zeigt, gesagt werden. Die Hauptbestandteile der Gallensteine sind Cholesterin, Bilirubin und Kalk; im Trockenrückstand von Gallensteinen kann der Cholesteringehalt zwischen 57—99% schwanken. Obwohl die normale Galle nur freies Cholesterin enthält, finden sich

in den Gallensteinen gelegentlich auch Cholesterinester. An zweiter Stelle kommt
der Kalk, der in manchen Steinen bis zu 20% des Trockenrückstandes ausmachen
kann; außerdem gibt es auch fast reine Kalksteine. Der mittlere Bilirubinkalk-
gehalt beträgt etwa 3,5%; in geringen Mengen finden sich noch Choleinsäure und
freie Fettsäuren, jedoch kein Neutralfett.

Soweit es sich nicht um sogenannte reine Cholesterin- oder reine Pigmentsteine handelt, ist im Zentrum jedes ausgebildeten Steines wesentlich mehr
Kalk und Bilirubin zu finden als in der Peripherie; das läßt sich besonders gut
an Steinschliffen beweisen. Durchschnitte von Gallensteinen lassen auch eine
konzentrische Lagerung der Gallenfarbstoffe erkennen; sie erinnern an die LIESE-
GANGschen Ringe, die wir von der Kolloidchemie her kennen.

Jeder Gallenstein enthält in gleicher Weise wie jeder Harnstein ein Eiweißgerüst, manchmal ist dieses Gerüst kleiner, manchmal größer. Quantitativ findet
sich in den radiären Cholesterinsteinen das kleinste Eiweißgerüst, in den konzentrisch geschichteten das größte.

Manche Gallensteine enthalten im Zentrum auch Schwermetalle, z. B. Kupfer,
Quecksilber oder Eisen. Zunächst hat man diesen Befunden wenig Aufmerksamkeit geschenkt; wenn man allerdings bedenkt, daß es bei der Konkrementbildung an fremden Oberflächen vor allem auf die Aktivität dieser Oberfläche
ankommt, so kann man eine solche Wirksamkeit auch den Schwermetallen
zusprechen, die die Stabilität der Galle in gleicher Weise stören wie das Ovalbumin.
Nicht zuletzt kommen auch Fremdkörper in Frage. Besonders in der Tiermedizin
hat man darauf Rücksicht zu nehmen; so sollen z. B. in der Rindergallenblase
Leberegel zur Ablagerung einer dicken, harten Schicht von kristallinischem
Kalk Anlaß geben, die manchmal solche Dimensionen annehmen kann, daß es
sogar zu einer Kompression der Pfortader kommt. In Japan scheinen auch beim
Menschen Eingeweidewürmer die Ursache von Steinen zu bilden. So fand z. B.
MIYAKE unter 56 operierten Fällen in 18% Darmparasiten oder deren Eier im
Zentrum der Gallensteine. Wenn nicht alle Fremdkörper dazu imstande sind —
bekanntlich gelingt es im Tierexperiment nicht, durch Einnähen von irgendwelchen
Fremdkörpern in die Gallenblase künstlich Steine zu erzeugen —, so liegt
dies offenbar an der Aktivität ihrer Oberflächen und an ihrem Verhältnis zur
Stabilität. Als Fremdkörper in der Galle, die einen Reiz zur weiteren Ablagerung
bilden, kommen auch bereits ausgebildete Steine in Betracht; anderseits ist
es bekannt, daß Gallensteine durch Jahre hindurch nicht wachsen und auch
zur Bildung neuer Konkremente keinen Anlaß geben; dies hängt vorwiegend
von der Aktivität der Oberfläche ab. Wird aber ein Gallenstein, der schon länger
in der Blase lag, aus irgendeiner Ursache zersprengt, so können die Bruchstücke,
die dann mit einer frischen Bruchfläche die Galle berühren, Anlaß zur neuen
Steinbildung sein.

So leicht es anscheinend ist, sich die Entstehung des primitivsten Gallenkonkrementes aus einem Gerinnsel aus Bilirubinkalk und Eiweiß vorzustellen,
so schwierig ist die Beantwortung der Frage, wie aus einem sogenannten „Stein-
kern" — NAUNYN spricht auch von einer „Bilirubinkalk-Eiweißflocke" — sich
allmählich ein wirklicher Gallenstein entwickelt. Damit hängt auch die weitere
Frage zusammen, ob die Gallensteine, die sich manchmal zu Dutzenden in der
Blase finden, alle zu gleicher Zeit gebildet werden oder ob es sich um mehrere
Generationen handelt. Die sogenannten Steinkerne bestehen aus einer großen
Zahl kleiner schwarzbrauner Partikel, die, wie bereits erwähnt, aus Eiweiß und
Bilirubinkalk aufgebaut sind; Cholesterin findet sich auch darunter, bildet aber
nicht den Hauptbestandteil. Erst allmählich lagert sich an die Oberfläche einer
solchen Flocke Cholesterin an. Dadurch werden die Konkremente härter; der

weitere Aufbau hängt nun einerseits von der Aktivität der Oberfläche der Flocke und anderseits von der Ladung der einzelnen Medien ab, die sich gerade in der Galle befinden. Durch Anlagerung der verschiedenen Substanzen kommt es zur Bildung jener konzentrischen Schichten, die am Durchschnitt das Charakteristikum der meisten Gallensteine darstellen. Der primäre Gallenstein ist somit ein kugeliger Gelstein, der aus einem weichen Kern besteht, um den sich dann die aus mehreren Lagen bestehende Rinde schichtet; wie lange Zeit die endgültige Bildung eines Gallensteines dauert, ist schwer zu beurteilen, wahrscheinlich erfolgt dieser Vorgang viel schneller als wir ahnen, was zum Teil auch daraus hervorgeht, daß wir junge Gallensteine nur außerordentlich selten sehen. Steine mit Bilirubinkalk im Zentrum, um die sich sekundär verschiedene Schichten lagern, nennt man Kombinationsgallensteine; es handelt sich fast immer um Cholesterin-Pigment-Kalksteine. Sie kommen in der Gallenblase in jeder Zahl, Größe und Gestalt vor; ihre Oberfläche ist bald dunkel, bald heller und zeigt die verschiedensten Farbentöne: braun, grünlich, schwarz, grau, weiß. Die Farbe hängt von der Substanz ab, die die letzte Schicht bildet; der Grad der Härte eines solchen Steines wird aber durch die ihn bildende Hauptsubstanz erzeugt. Aus dem großen Formenkreis der Kombinationssteine lassen sich zwei Klassen herausheben; die großen runden, meist walzenförmigen Steine, die meist allein in der Gallenblase liegen und die multiplen, facettierten, maulbeerförmigen Gallensteine. Obzwar die Form der Steine der zweiten Gruppe sehr wechseln kann, läßt sich immer wieder die Regel bestätigen, daß die Steine einer Gallenblase fast die gleiche Gestalt haben; sie sind bald mehr pyramidenförmig, bald mehr rund oder maulbeerartig. Auch in der Farbe unterscheiden sich die Steine einer Gallenblase kaum; eben wegen der Gleichartigkeit der Form und Farbe und vielfach auch der Größe meint man, daß alle gleichzeitig und unter denselben Bedingungen entstanden sind und spricht deshalb auch von Steinen einer Generation. Doch kann es in einer bereits steingefüllten Blase auch noch zu einer zweiten oder dritten Generation kommen; die neugebildeten Steine haben dann eine andere Form des Querschnittes und der Oberfläche. KLEINSCHMIED[1] hat unter diesem Gesichtspunkt sein Operationsmaterial untersucht und fand in 20% der Fälle zwei und nur in 3% drei Generationen. Durchschneidet man einen Cholesterin-Pigment-Kalkstein oder legt man Querschliffe an, so zeigt sich eine mehr oder weniger deutliche Schichtung der Rinde. Bei den walzenförmigen Steinen ist die Schichtenbildung vorwiegend an den Polen zu erkennen, während an den Flächen, die der Schleimhaut zugekehrt sind, das Cholesterin sich in unregelmäßigen fächerförmigen Zonen anordnet.

Bei den facettierten Steinen kann man von einer bestimmten Größe an einen Kern und eine Rinde unterscheiden; sehr oft fehlt der Kern, an seiner Stelle findet sich ein spaltförmiger Hohlraum, der von Flüssigkeit erfüllt ist. Die Flüssigkeit ist von gelblicher Farbe, enthält kaum Eiweiß und nur Spuren von Cholesterin. Die Risse durchziehen nicht nur den Kern, sondern können manchmal bis an die Rinde reichen: teils durch Entquellung, teils durch Reiben der Steine können diese entlang der eben erwähnten Risse wieder in Brüche gehen, wobei jedes Bruchstück neuerdings zum Zentrum einer neuen Generation werden kann. So sind jene Gallensteine zu erklären, in deren Mitte sich ein Splitter befindet; es kann auch entlang solcher Risse neues Cholesterin intramural abgelagert werden, was zur Bildung der mannigfachsten Formen Anlaß gibt.

Die Rinde der facettierten Steine besteht zumeist aus konzentrisch gelagerten

---

[1] KLEINSCHMIED: Zieglers Beitr. **72**, 128 (1924).

Schichten von Cholesterinkristallen, die durch ebenfalls konzentrisch angeordnete Adsorptionsschichten von Bilirubinkalk unterbrochen sind. Für die Entstehung dieser eigenartigen Schichten von Lamellen sind folgende vier Möglichkeiten in Betracht gezogen worden (TORINOUMI[1]): 1. Die Schichtenbildung erfolgt durch periodisch-rhythmische Niederschläge von Bilirubinkalk und Cholesterin auf den Steinkern (Appositionstheorie). 2. Die Schichten sind als solche nicht aus verschiedenem Material aufgebaut. Die Grundmasse bildet immer Cholesterin, es wechselt nur der Pigmentgehalt des Cholesterins; außerdem wechselt die Dichte des Eiweißes. Dementsprechend ist das Gefüge des Cholesterins bald lockerer, bald fester. Der verschiedene Farbton der Schichten hängt vermutlich von der verschieden starken Farbstoffadsorption an das Eiweißgerüst in den einzelnen Schichten ab (Adsorptionstheorie). 3. Die Schichtenbildung ist der Ausdruck der sogenannten LIESEGANGschen Gänge; zunächst handelt es sich nur um eine Vermutung, zumal uns solche Bildungen von physikalischchemischen Vorgängen her bekannt sind. Wie es dazu kommt, ist bis heute noch nicht einheitlich beantwortet worden; vermutlich kommen hier von innen nach außen gerichtete Diffusionsströme in Frage. 4. Endlich können auch die Steine während ihrer Bildung von außen her mit gelösten, färbenden Stoffen durchtränkt werden, welche sich beim Eindringen in die Steinmassen an bestimmten Dichtungslinien des wechselnd stark auskristallisierten Cholesterins stauen und zur Ausfällung gelangen (Diffusionstheorie).

Wenn wir uns bei der Frage nach der Entstehung der Steine vorwiegend nur auf Hypothesen stützen können, so ist dies in der Tatsache begründet, daß man in der Regel nur den vollausgebildeten Stein untersuchen kann, während das Stadium der Entwicklung kaum zu sehen ist. Daß tatsächlich mehr oder weniger jedem Gallenstein ein Eiweißgerüst zugrunde liegt, ist leicht zu beweisen, wenn man einen Gallenstein in ein Chloroform-Äther-Gemisch legt. Das Cholesterin geht in Lösung und übrig bleibt ein Eiweißgerüst, das die gleiche radiäre und konzentrische Schicht zeigt wie der unversehrte Stein. Die Verschiedenheit der Kristallform dürfte darnach hauptsächlich von der Beschaffenheit des kolloidalen Kernes abhängig sein, um den die Auskristallisierung des Cholesterins erfolgt. Ein Cholesterinkalkstein ist somit als ein Produkt von Kristallisations-, Agglutinations- und Appositionsvorgängen innerhalb eines kolloidalen Milieus anzusehen, dessen Zusammensetzung von verschiedenen entzündlichen Vorgängen abhängt.

Über die Entstehung der reinen Pigmentsteine, die neben viel Kalk fast gar kein Cholesterin enthalten, läßt sich wenig Sicheres sagen. Zunächst meinte man sie als Produkte der Gallengänge ansprechen zu müssen; neue Untersuchungen von TORINOUMI haben aber diese Ansicht nicht bestätigen können; man findet sie auch in der Gallenblase. Die erdigen Pigmentsteine finden sich häufig als Begleiterscheinung einer bereits bestehenden andersartigen Gallensteinkrankheit; sie stellen ein untergeordnetes Gemisch von Bilirubinkalkniederschlägen und Cholesterinkristallen vor und sind in gestauten Gallenmassen hauptsächlich bei Infektionen zu finden. Cholesterinsteine, Cholesterin-Pigmentkalk- und Pigmentsteine können sich kombinieren; die Entstehung ist so zu deuten, daß eine Steinart von einer anderen schalenartig umschlossen wird, wodurch sich zwei Typen in einem Stein vereinen.

Wir haben somit im wesentlichen vier Steinarten bzw. — von seltenen Ausnahmen abgesehen — drei Gruppen zu unterscheiden: den reinen Cholesterinstein und den reinen Pigmentkalkstein als erste Gruppe, den geschichteten

---

[1] TORINOUMI: Zieglers Beitr. **72**, 456 (1924); Grenzgeb. Chir. u. Med. **37**, 385 (1924).

Cholesterin-Pigment-Kalkstein als zweite Gruppe und schließlich den erdigen Pigmentstein als dritte Gruppe. Diesen drei Gruppen entspricht ätiologisch die Stoffwechselstörung, die Infektion und die Stase. Aus der Kombination der einzelnen Gruppen ergeben sich die verschiedensten Modifikationen. Das folgende Schema bringt dies in kurzer Übersicht:

A. Einheitssteine.

Stoffwechselstörung		Infektion	Stase
a) Radiärer Cholesterinstein, entsteht in der Gallenblase, immer solitär, homogen gebaut	b) Reiner Pigmentstein, entsteht in der Gallenblase in Mehrzahl, homogen gebaut	Geschichteter Cholesterin-Pigment-Kalkstein, facettiert oder walzenförmig, entsteht in der Gallenblase meist in der Mehrzahl	Erdiger Pigmentkalkstein, entsteht nur in den Gallenwegen

B. Kombinationssteine.

Die Vorgänge, die zum typischen Aufbau der Gallensteine führen, sind in ihren einzelnen Phasen schwer zu erkennen; vielleicht wären wir weitergekommen, wenn wir „echte Gallensteine" im Tierexperiment erzeugen könnten; man erreicht höchstens die Bildung erdiger Massen, wenn man die Gallenblase durch Quetschen oder Verbrennen stark verletzt, aber Gebilde, die in ihrer Struktur den Gallensteinen des Menschen gleichen, wurden bis jetzt experimentell noch nicht erzeugt. Die von Rous[1] und seinen Mitarbeitern beschriebenen künstlich dargestellten Niederschlagsbildungen innerhalb einer Gallenwegsdauerkanüle lassen sich mit den beim Menschen vorkommenden Gallensteinen nicht vergleichen; daher sind auch die theoretischen Überlegungen dieser Autoren über die Bedeutung der Wasserstoffionenverschiebung auf die menschliche Pathologie nicht zu übertragen. Wenn eine solche Wasserstoffionenverschiebung ohne sonstige Veränderung der Galle genügte, dann dürfte sich nur eine Art von Gallensteinen beim Menschen finden. Trotz allen Theorien muß unsere Anschauung von der Gallensteinbildung noch immer als sehr primitiv angesehen werden; wäre die Entstehung der Gallensteine nur von Eiweißabsonderung, Eindickung, Cholesterin- bzw. Pigment- und Kalkanreicherung, Stase in den Gallenwegen und bakterieller Zersetzung bestimmter Gallenbestandteile abhängig, so müßte es ohne große Schwierigkeiten gelingen, experimentell Steine zu erzeugen. Da dies aber bis jetzt nicht gelungen ist, so müssen anscheinend an der Entstehung der Gallensteine noch andere Faktoren beteiligt sein, die uns noch nicht klar sind. In dem Sinne wollen wir das Kapitel Pathogenese der Gallensteinbildung mit einem Ausspruch abschließen, den Aschoff an die Spitze seiner bekannten Veröffentlichung über die Gallensteine gesetzt hat: „daß wir über die letzten Ursachen der Gallensteinbildung noch immer so gut wie nichts wissen."

3. Vorkommen.

Gallensteine finden sich beim Menschen verhältnismäßig häufig; auf Grund statistischer Untersuchungen ist man zu erschreckenden Ergebnissen gekommen. So schätzte z. B. Riedel[2] (1901) die Zahl der in Deutschland lebenden Gallensteinträger auf etwa 2 Millionen. Da die Anwesenheit von Gallensteinen in der Gallenblase noch keineswegs das Bestehen von Gallensteinkrankheit bedeutet,

---

[1] Rous: Amer. J. med. Sci. **170**, 625 (1925). [2] Riedel: Berlin. 1892.

ist die Häufigkeit von Cholelithiasis nur aus dem Beobachtungsmaterial des Prosektors zu schließen. NAUNYN z. B. stützt sich auf folgende Tabelle:

Tabelle 48.

Lebensalter	Zahl der Sektionen	Darunter Fälle mit Cholelithiasis	Gallensteine in Prozenten der Sektionsfälle
0—20	82	2	2,4
21—30	188	6	3,2
31—40	209	24	11,5
41—50	252	28	11,1
51—60	161	16	9,9
61 und mehr	258	65	25,2
	1150	141	12,3

Nach der Statistik von COURVOISIER[1], die sich auf 16025 Sektionen stützt, findet man bei jedem zwölften erwachsenen Manne und bei jeder vierten erwachsenen Frau Gallensteine. In manchen Ländern dürfte Cholelithiasis seltener vorkommen, in anderen wieder häufiger. Sehr häufig sieht man die Gallensteinkrankheit in Amerika; so fand z. B. CRUMP[2] in 32,5% der Autopsien Gallensteine; bei 24% von diesen befanden sich Gallensteine auch im Ductus choledochus. Verhältnismäßig selten findet sich die Gallensteinkrankheit in Japan, 3,05% (MIYAKE[3]), in Rußland, 2,17% (HESSE[4]), in England, 7,4% (BROCKBANK[5]).

Wichtiger sind die klinischen Beobachtungen über Gallensteinkrankheit. In welchem Alter machen sich die ersten Erscheinungen der Cholelithiasis bemerkbar? GRUBE und GRAFF[6] berichten über 940 Fälle, dabei zeigt sich:

Im 2.—5. Dezennium ist ein starkes Anschwellen zu beobachten. Frauen leiden in einem höheren Prozentsatz an der Gallensteinkrankheit als Männer; nach der oben zitierten Statistik von NAUNYN fanden sich Gallensteine bei Männern in 4,4%, bei Frauen in 20,6%. Frauen, die bereits geboren hatten, zeigten das Leiden zehnmal häufiger als kinderlose; einen ähnlichen Prozentsatz mit 176 Männern gegenüber 764 Frauen, also ein Verhältnis von 1:4,6, geben GRUBE und GRAFF an; diese und ähnliche Statistiken offenbaren die große Bedeutung von Schwangerschaft und Geburt für die Entstehung des Gallensteinleidens; besonders deutlich geht dies aus der detaillierten Statistik von GRUBE und GRAFF hervor:

Tabelle 49.

Lebensalter, Jahre	Gallensteine, in Prozenten der Fälle
0—20	1
21—30	12,7
31—40	27,3
41—50	28,7
51—60	19,7
61—70	8,2
71—80	2,0

Tabelle 50.

	Alter							
	11—20	21—30	31—40	41—50	51—60	61—70	71—80	Summe
Unverheiratete	6	24	27	27	19	2	2	107 ⎱
Verheiratet und Kinder ..	1	82	177	176	124	44	9	613 ⎰ 657
Verheiratet 0 Kinder	1	8	9	12	6	6	3	44

[1] COURVOISIER: Leipzig. 1890.   [2] CRUMP: Gynéc. et Obstétr. **53**, 447 (1931).
[3] MIYAKE: Arch. klin. Chir. **101**, 54 (1913).
[4] HESSE: Beitr. klin. Chir. **89**, 611 (1914).
[5] BROCKBANK: Edinburgh med. J. **III**, 51 (1898).
[6] GRUBE u. GRAFF: Gallensteinkrankheit. Jena. 1912.

Aus dieser Zusammenstellung ist auch die Bedeutung des Alters für den Beginn des Gallensteinleidens herauszulesen; es setzt in dem Alter ein, in dem die Frau die Ehe eingeht und die lebhafteste Geschlechtstätigkeit entfaltet, während zwischen dem fünften und sechsten Dezennium eine Abnahme festzustellen ist. Aus der KEHRschen Klinik berichtete NEULING,[1] daß von 170 Frauen, die wegen Gallensteinen operiert wurden, 52 ihre Beschwerden seit Beginn der Schwangerschaft hatten. Gegen diese Argumentation nimmt LICHTWITZ Stellung, der Stoffwechselstörungen als Ursache des Gallensteinleidens nicht so sehr in den Vordergrund rückt; er meint: „Wenn NAUNYN sagt, daß unter 115 mit Gallensteinen behafteten Leichen von geschlechtsreifen Weibern nur 10% keine Schwangerschaft durchgemacht haben, so kann daraus kein Schluß auf die Schwangerschaft als Bedingung der Gallensteinbildung gezogen werden, wenn man nicht das Verhältnis der Frauen mit Geburten zu Frauen ohne Geburten überhaupt kennt, das von der Zahl 9 : 1 vielleicht nicht sehr abweichend sein dürfte." Trotz diesen Überlegungen muß man meiner Meinung nach auch an der Tatsache festhalten, daß die Schwangerschaft die Entstehung der Gallensteinkrankheit fördert, was auch wieder aus einer der letzten Statistiken eindeutig hervorgeht, die aus der MAYO-Klinik[2] stammt: Unter 3075 Frauen, die wegen Cholelithiasis operiert wurden, hatten 90% geboren; dänische Statistiken‘ auf die sich ROVSING[3] stützt, zeigen nur ein geringes Überwiegen der Frauen, die geboren haben.

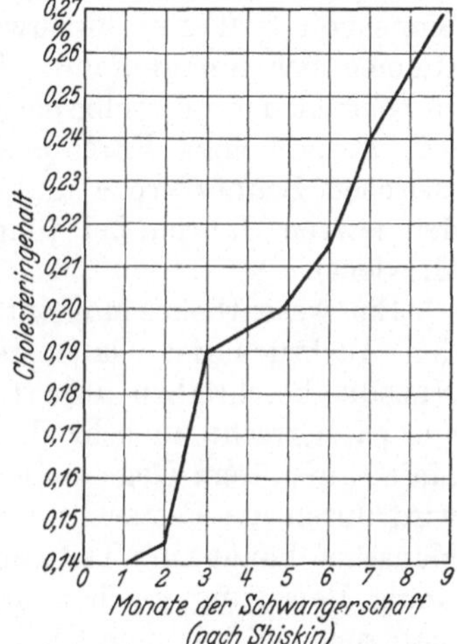

Abb. 108. Einfluß der Schwangerschaft auf den Cholesteringehalt im Blute.

Im Zusammenhang mit der Frage, ob die Schwangerschaft auf das Gallensteinleiden Einfluß nehmen kann, hat man den Blut-Cholesterin-Gehalt während der Schwangerschaft studiert; die beiliegende Kurve entstammt dem Buche von REHFUSS-NELSON[4] (Abb. 108). Über den Cholesteringehalt der Galle während der Schwangerschaft finden sich nur vereinzelte Angaben. Bestimmungen im Duodenalsaft beweisen nicht viel, und es ist daher von großem Interesse, daß MILTON G. POTTER[5] in 390 Fällen von Kaiserschnitt die Gelegenheit benützte, um die Galle auf ihren Cholesteringehalt zu prüfen; in 20 Fällen ließ er auch den Gehalt an Gallensäuren bestimmen. Die Gallenblase zeigte sich in 75% der Fälle erweitert, so daß man an eine Stauung denken konnte; nur in wenigen Fällen ließen sich Mikroorganismen (Staphylococcus albus) bakteriologisch nachweisen; eine Infektion der Gallenwege während der Gravidität kommt daher nur in den wenigsten Fällen in Betracht. Eine besonders starke Anreicherung an Cholesterin oder eine deutliche Verminderung der Gallensäuren ließ sich nur in der Minderzahl feststellen; auch aus dem gegenseitigen Verhältnis zwischen Blut- zu Galle-Cholesterin ließ sich nichts Eindeutiges ableiten: Im Vordergrund stand nur die ziemlich starke Eindickung der Galle und die gleichzeitige Erweiterung der Gallenblase. Auch MILTON G. POTTER klagt über die Unzuverlässigkeit der Gallensäurenbestimmung.

Daß die Schwangerschaft auch unabhängig vom Cholesteringehalt die Vor-

---

[1] NEULING-KEHR: Gallenchirurgie. 1908. [2] MAYO: Ann. Chir. 81, 955 (1925).
[3] ROVSING: Paris: Masson. 1925.
[4] REHFUSS-NELSON: Gallbladder deseases, S. 317. 1935.
[5] MILTON G. POTTER: J. amer. med. Assoc. 1936, 1070.

gänge in den Gallenwegen beeinflussen kann, wird vielfach angenommen; der wachsende Uterus kann eine Stauung der Gallenblase bedingen. Die wunde Innenfläche des puerperalen Uterus kann zur Resorption von Toxinen Anlaß geben. Vagotonische Motilitätsneurosen der Gallenwege, die in der Schwangerschaft besonders oft zu sehen sind, können nach WESTPHAL ebenfalls den Gallenfluß erschweren; dasselbe gilt von der mangelhaften Zwerchfellatmung, z. B. durch Zwechfellhochstand.

Das konstitutionelle Moment muß bei der Entstehung der Cholelithiasis ebenfalls berücksichtigt werden; jeder von uns kennt sogenannte Gallensteinfamilien. Dieses Moment kann sogar diagnostisch verwertet werden; statistische Beweise für eine solche Annahme liegen nicht vor. Im Rahmen der Konstitutionslehre ist auch auf die Beziehung zur Enteroptose (Asthenie im Sinne von STILLER) hinzuweisen, besonders wenn Schnürung durch Korsett, Riemen usw. hinzukommt. Die Rolle der sogenannten Schnürfurchen ist schwer zu beurteilen; ist dieselbe nachweisbar, so spricht das zugunsten einer Cholelithiasis, was aber meines Erachtens noch kein Beweis ist, daß ein Zusammenhang zwischen Schnürfurche und Gallensteinbildung bestehen muß. Übrigens ist in den letzten Jahren bei jüngeren Frauen die Schnürfurche seltener geworden (Mieder?).

Ein wesentliches Moment bei der Gallensteinbildung oder, besser gesagt, für den Ausbruch des Gallensteinleidens, dürfte die Fettsucht bilden. REHFUSS-NELSON beschreiben ihre Gallensteinträger: „fair, fat and forty"; in Mitteleuropa herrscht zu sehr die dunkle Haarfarbe vor, als daß die Bezeichnung „fair" auf unsere Gegend Geltung haben könnte; manche Gallenblasenoperation wird durch die Fettsucht wesentlich erschwert. Das häufige Befallensein fetter Menschen hängt zum Teil auch damit zusammen, daß solche Patienten viel essen, wenig Bewegung machen und an Obstipation leiden. In Amerika beschäftigt man sich viel mit dem Cholesteringehalt der Nahrung als ursächliches Moment; an einem Einfluß cholesterinreicher Kost auf die Gallenausscheidung, besonders bei reichlicher Zufuhr ven Neutralfett, ist nicht zu zweifeln. Von anderer Seite wurde wieder auf den ungünstigen Einfluß einer kohlehydratreichen Diät aufmerksam gemacht; bei Fettmangel entstehen weniger Gallensäuren, wodurch die Lösung des Cholesterins Schaden leidet (s. ROLLESTON und McNEE[1]). Die relative Seltenheit der Gallensteinkrankheit bei Japanern, die viel Kohlehydrate zu sich nehmen, spricht gegen diese Anschauung. „Das beste Cholagogum ist eine reichliche Mahlzeit"; dieser Ausspruch von NAUNYN sollte bei der Frage der Gallensteinbildung vielleicht mehr berücksichtigt werden, als es tatsächlich geschieht, zumal schon FRERICHS[2] darauf aufmerksam machte, daß seltene Mahlzeiten und damit einhergehende zu seltene Entleerung der Gallenwege als prädisponierendes Moment für die Gallensteinbildung angenommen werden kann.

Alle erfahrenen Ärzte betonen die Häufigkeit des gleichzeitigen Vorkommens von Obstipation und Cholelithiasis. Ob hartnäckige Obstipation allein schon die Bildung von Gallensteinen veranlaßt, ist schwer zu entscheiden, auf jeden Fall nimmt die Zahl der Anfälle ab, wenn man die Patienten von ihrer Obstipation befreit. Vielleicht führt die Resorption von Darmgiften, die bei der Obstipation sicher eine Rolle spielt, zu Störungen der normalen Gallenproduktion; die bei spastischer Obstipation eingeleitete Schrotkost bedingt oft eine Senkung der Magenazidität, warum sollte in gleicher Weise nicht auch die Gallenabsonderung eine Änderung erfahren? Nicht zuletzt muß

---

[1] ROLLESTON u. McNEE: Diseases of the Liver, S. 765. 1929.
[2] FRERICHS: Leberkrankheiten, Bd. II. S. 490. 1861.

man auch den Einfluß der Obstipation auf das Leberparenchym berücksichtigen; die nahen Beziehungen von seröser Entzündung der Leber bzw. Ödem der Gallenblase zu Darmintoxikationen könnten bei der Obstipation auch in Betracht kommen. Für ein Abhängigkeitsverhältnis zwischen Obstipation und seröser Entzündung spricht auch der gelegentlich zu beobachtende Plasmaaustritt an anderen Stellen, z. B. an der Haut (Urticaria). Als eine wichtige Ursache der Gallenwegerkrankungen kommen erfahrungsgemäß verschiedene Affektionen des Magendarmkanals in Frage; das gleichzeitige Vorkommen von Appendicitis und Cholelithiasis, das von den Chirurgen oft beobachtet wird, ist sicher kein Zufall. Neben chronischen Obstipationen kommen auch länger anhaltende Diarrhoen als auslösende Faktoren in Betracht, gleiches gilt vermutlich von den Digestionsstörungen nach alimentären Intoxikationen.

Bei Kreislaufkranken findet man ebenfalls öfter Gallensteine, wobei vielleicht auch die sitzende Lebensweise zu berücksichtigen ist. BROCKBANK fand bei 504 Sektionen mit Herzfehlern (besonders Mitralvitien) 55mal Gallensteine (10,9%); auch hier überwiegen die Frauen. Im Gegensatz dazu ließen sich unter 72 Fällen von Aortenaneurysma nicht ein einziges Mal Gallensteine nachweisen.

Obwohl oft von gleichzeitigem Vorkommen von Cholelithiasis und Diabetes gesprochen wird, widersprechen einzelne Statistiken dieser Angabe. WINDLE[1] z. B. sah unter 230 Fällen von Diabetes nur einen Fall von Cholelithiasis (0,45%), während WHITE[2] unter 121 Fällen 11mal Gallensteine fand; NOORDEN,[3] der auf diesem Gebiete ganz besondere Erfahrungen gesammelt hat, sagt: „Die Gallenbereitung leidet im Diabetes und durch Diabetes, soviel wir nachweisen können, nicht. Dagegen treffen wir bei Diabetes häufig Gallensteine vor allem bei fettreichen Patienten.“

Bemerkenswert erscheint in diesem Zusammenhang die Häufigkeit, mit der man im Erbgang von Diabetikern Cholelithiasis findet.

In älteren Statistiken, die sich mit dem Vorkommen von Gallensteinen bei Nierenkrankheiten beschäftigen, ist eine Trennung zwischen Nephrosklerosen und Nephritiden noch nicht durchgeführt. Da es bekanntlich bei vielen Nierenkrankheiten auch zu einer Cholesterinämie kommt, wäre es wünschenswert, wenn genauere Untersuchungen vorgenommen würden, ob bei Nierenkranken mit hohen Cholesterinwerten Cholelithiasis öfter vorkommt.

Bei Lebercirrhose sieht man gar nicht so selten Cholelithiasis; RÖSSLE[4] fand unter 100 Fällen von Lebercirrhose 2mal Cholecystitis ohne Steine, 16mal Cholecystitis mit Stein, 7mal Steine ohne Wandentzündung, 6mal Gallengrieß ohne Wandbeteiligung. Ähnlich lauten die Angaben von ASKANAZY,[5] der in 29% der Lebercirrhosen Gallenblasenveränderungen sah. Nachdem die Lebercirrhose ätiologisch mit der serösen Exsudation in Zusammenhang steht, so erscheint mir damit auch ein wichtiger Hinweis gegeben, unter einem ähnlichen Gesichtspunkt auch die Cholelithiasis zu betrachten.

4. Geographische Verteilung.

Gallensteine sind selten in warmen und tropischen Gegenden, dagegen häufiger im nördlichen Klima. Es ist oft die Frage aufgetaucht, ob die Gallensteinbildung mit einer aszendierenden Cholangitis in Zusammenhang steht. Da Gallenweginfektionen in den tropischen Gegenden verhältnismäßig häufiger sind als in den gemäßigten Zonen, so ließe sich die Seltenheit der Cholelithiasis in den Tropen

[1] WINDLE: Dublin J. med. **76**, 112 (1883).   [2] WHITE: Lancet **1914**, 368.
[3] NOORDEN: Zuckerkrankheit, 8. Aufl., S. 288. 1927.
[4] RÖSSLE: Handbuch der pathologischen Anatomie, Bd. V/1, S. 368. 1930.
[5] ASKANAZY: Verh. dtsch. path. Ges. **1929**.

gegen die Annahme anführen, daß die lithogene Gallenblasenentzündung auf einer aszendierenden Infektion beruht. Anscheinend kommt Cholelithiasis in Amerika sehr häufig vor; Rogers[1] fand in Indien unter 4544 Sektionen (darunter 93% Eingeborene und 7% Europäer) 233mal Cholelithiasis, das ist in 5,4%. Nach einer Angabe von Day[2] sollén bei eingeborenen Ägyptern Gallensteine überhaupt nicht vorkommen; in Japan rechnet man mit 4%; sehr niedrige Zahlen werden, wie ebenfalls bereits erwähnt, aus Rußland berichtet (Hesse[3]), 2,2%. Verhältnismäßig häufig findet sich Cholelithiasis in Deutschland, Österreich, Schweden, Ungarn; Holland, Italien und Finnland treten einigermaßen zurück. Aus Baltimore berichtet Bloch[4] über 1088 Sektionen von Negern, bei denen 24mal Gallensteine gefunden wurden (2,2%). Anscheinend spielt bei der Entstehung der Gallensteine auch die Nahrungszufuhr eine größere Rolle.

5. Klinik der Cholelithiasis.

Die Gallensteinkrankheit ist keine primäre, sondern eine sekundäre Erkrankung; das Primäre ist, von der noch strittigen Gallensteindiathese bzw. der Stoffwechselstörung abgesehen, Stauung und Infektion des Gallenwegsystems; der Stein ist erst die Folge dieser beiden Zustände; in dem Sinne ist der Gallenstein nur ein Symptom und damit weder das Krankheitsbild erschöpft noch das allgemeine Wesen der Krankheit getroffen. Da Gallensteine sehr häufig sind und Beschwerden selbst dann fehlen können, wenn die Steine bereits eine gewisse Größe erreicht haben, drängt sich mehr und mehr der Verdacht auf, daß die Prozesse, die zur Bildung eines oder mehrerer Gallensteine führen, weder mit subjektiven noch objektiven Symptomen einhergehen; bestärkt werden wir in dieser Annahme durch die Tatsache, daß wir bei vielen Menschen mit dem Röntgenverfahren zufällig Gallensteine finden, ohne daß der betreffende Patient über irgendwelche Beschwerden klagt, noch jemals zu klagen hatte. Danach wären im Krankheitsbild zwei große Abschnitte zu unterscheiden. Der erste Abschnitt ist beschwerdefrei, er spielt sich gleichsam hinter den Kulissen ab; der zweite beginnt in dem Moment, in dem der Patient die ersten Zeichen seines Leidens verspürt; nicht selten bleibt es beim ersten Abschnitt, d. h. bis ans Lebensende fehlen jegliche Beschwerden; der Prozentsatz solcher Fälle ist nicht gering. Bei anderen allerdings setzt schon frühzeitig Unbehagen ein, das sich in der Folge außerordentlich steigern kann und den Patienten nicht nur schwer krank macht, sondern ihn manchmal auch ernst gefährdet; will man diese beiden Abschnitte des Gallensteinleidens kurz bezeichnen, so könnte man von einem „Stadium der schlafenden" und einem Stadium der „wachenden Gallensteine" sprechen.

a) Stadium der „schlafenden" Gallensteine.

Die Cholelithiasis zeigt in dieser Beziehung gemeinsame Züge mit der Lebercirrhose — es fehlt das klinische Bild, das uns an einen in Gang befindlichen Krankheitsprozeß denken ließe; zwar gibt es von dieser Regel Ausnahmen, aber meist wird uns dieses Stadium erst offenbar, wenn wir zufällig anläßlich einer Röntgenuntersuchung einen oder mehrere Steine in der Gallenblase finden; fahnden wir dann nach vorangegangenen Beschwerden, die man im weitesten Sinne mit einem Gallensteinanfall in Zusammenhang bringen könnte, so ergibt sich häufig ein völlig negatives Ergebnis. Deshalb dürfte

[1] Rogers: Ind. med. Gaz. **43**, 408 (1908).   [2] Day: Lancet **1909**, 258.
[3] Hesse: Beitr. klin. Chir. **89**, 611 (1914).   [4] Bloch: Surg. etc. **43**, 465 (1926).

der lithogene Prozeß, der für die Bildung der Gallensteine verantwortlich gemacht werden muß, meist symptomlos verlaufen; wohl erfahren wir, daß solche Patienten mehrmals geboren, unter Obstipation zu leiden, diese oder jene Infektionskrankheiten durchgemacht, mitunter an Halsentzündungen gelitten und gar nicht so selten über dyspeptische Erscheinungen zu klagen hatten, aber Angaben, daß es zu unangenehmen Sensationen oder gar zu Schmerzen in der Gallenblasengegend kam, die in die rechte Schulter ausstrahlten, oder Symptome vorausgegangen wären, die teils an Appendicitis, teils bei Frauen an Adnexitis erinnert hätten, werden nicht gemacht; kurz, wenn ein Patient den ersten Gallensteinanfall durchmacht, leidet er bereits schon an einer chronischen Erkrankung, bei der es jetzt aus irgendwelchen uns unbekannten Gründen zu einer akuten Verschlimmerung gekommen ist. Über ganz ähnliche Verhältnisse bei der Lebercirrhose haben wir in einem vorangehenden Kapitel gesprochen.

Wegen der Symptomlosigkeit in der Entstehungszeit vieler Gallensteine hat sich Aschoff für die sterile Genese des Cholesterinsteines eingesetzt; infolge gewisser Stoffwechselvorgänge soll in der Gallenblase allmählich Cholesterin zu einem Stein konglomerieren und so zum „harmlosen Fremdkörper" werden, der keine klinischen Erscheinungen nach sich ziehen muß. Gleiches ist uns auch vom Nieren- bzw. Harnblasenstein bekannt, der manchmal ohne die geringsten Symptome eine beträchtliche Größe annehmen kann; Träger von Gallensteinen haben daher oft von ihrem Leiden keine Ahnung: diese Tatsache dokumentiert sich auch darin, daß wir Gallensteine nicht selten ganz zufällig als Nebenbefund bei der Sektion entdecken.

Wir haben mit einem symptomlosen ersten Stadium nicht nur beim solitären Cholesterinstein zu rechnen; auch die sogenannten entzündlichen Gallensteine, also multiple Steine, können gelegentlich Zufallsbefunde darstellen und müssen in ihrem Entwicklungsstadium nicht die geringsten Erscheinungen bedingen. Daher findet sich in der Gallenblase mancher Patienten, die zum ersten Male an einer Gallensteinkolik erkranken, ohne vorher über irgendwelche Schmerzen in der Gallenblasengegend geklagt zu haben, mitunter eine große Zahl von Steinen. Da als Ursache dieser Steine teils Stoffwechselvorgänge und Stauung der Gallenblase, teils entzündliche Vorgänge angenommen werden, so kann anscheinend sowohl ein entzündlicher Prozeß als auch Stauung der Gallenblase vorliegen, ohne daß diese Zustände sich für den Träger irgendwie bemerkbar machen; es handelt sich anscheinend um chronisch verlaufende milde Vorgänge, die sich symptomlos abspielen. Uns persönlich interessiert vor allem die seröse Entzündung, in der wir einen für die Entwicklung der Cholelithiasis wichtigen Faktor erblicken. Da diese Zustände ganz heimlich verlaufen und sich im Anschluß an Intoxikationen ganz allgemeiner Art, ohne Erscheinungen einer wirklichen akuten Entzündung entwickeln können, so wäre die schleichende schmerzfreie Entwicklung verständlich. Vielleicht kann uns eine fortlaufende Untersuchung des Duodenalsaftes einmal mehr sagen; auf das Vorkommen von sogenannten Mikrolithen wird man zu achten haben, obwohl sie noch lange nicht die Bildung von Gallensteinen beweisen; vermutlich stellen sie nur das Reaktionsprodukt des in die Gallenblase bzw. Gallenwege eingedrungenen Eiweißes vor; aus ihnen kann ein Stein entstehen, wenn noch die Stauung in der Gallenblase hinzukommt. Wenn uns der Duodenalsaft ebenso leicht zur Verfügung stünde wie der Harn, der uns bei Gegenwart von Eiweiß einen sicheren Hinweis für eine Nierenschädigung bietet, würden wir wahrscheinlich das erste Stadium, also das Stadium der Gallensteinentwicklung, besser beurteilen können.

b) Stadium der „wachenden" Gallensteine.

Die geläufigste Manifestation dieses Stadiums ist die *Gallensteinkolik*; das Schulbeispiel bietet ein ziemlich typisches Bild; aus voller Gesundheit oft bei Tag, öfter bei Nacht setzt ein heftiger Schmerz von kolikartigem Charakter in der Gallenblasengegend, also unter dem rechten Rippenbogen, ein, der teils in die Schulter, teils in den Rücken, seltener auch nach links ausstrahlt. Vielfach erfolgt der Anfall im Anschluß an eine kräftige, besonders fettreiche Mahlzeit. Tritt der Anfall in der Nacht auf, so weckt er den Patienten aus dem Schlaf, kommt er bei Tag, so wird der Patient blaß, unter Zähneklappern setzt bald heftiger Schüttelfrost ein, Schmerz und Kältegefühl zwingen ihn, sich zu Bett zu legen, wo er wegen der Schmerzen mit krummem Rücken und angezogenen Beinen auf der Seite liegt, zugedeckt mit vielen Kissen und Decken. Trotz des gleichbleibenden Schmerzes legt sich der Schüttelfrost bald und statt dessen tritt jetzt Fieber von 38—39⁰ C hinzu; jetzt stößt er alle Decken von sich, da ihn starkes Hitzegefühl quält. Die Palpation der Gallenblasengegend ist zu diesem Zeitpunkt außerordentlich erschwert, da die Muskulatur darüber bretthart gespannt ist; bei schlaffen und dünnen Bauchdecken fühlt man unter Umständen eine derbere Resistenz, die die Form einer bald größeren, bald kleineren Gallenblase erkennen läßt; oft ist aber nur ein etwas härterer Leberrand zu tasten; Zeichen von Peritonitis fehlen; der Puls ist voll und gut gespannt, manchmal im Verhältnis zur Temperatur verlangsamt, die Zunge feucht, meist belegt. Die unveränderten Schmerzen, die auch von Erbrechen, Würgen und Aufstoßen begleitet sein können, hören zumeist erst auf, bis Morphium verabreicht wird. Der herbeigerufene Arzt ist sich bald über den Zustand im klaren und gibt eine größere Dosis Alkaloid; schon nach kurzer Zeit verringern sich die Schmerzen, der Patient wird schläfrig und fällt bald in tiefen Schlaf. Nach 10—12 Stunden erwacht er ohne Schmerzen, er fühlt sich wieder gesund, steht auf und geht wieder seiner gewohnten Beschäftigung nach; Fieber besteht nicht mehr; der Harn erscheint meistens etwas dunkler und enthält reichlich Urobilinogen, aber nur selten Spuren von Bilirubin; der Stuhl ist meist als Folge der Morphiumwirkung angehalten; er kann eine hellere Farbe darbieten, die Skleren zeigen manchmal am Tag nach dem Anfall eine leicht subikterische Farbe; das Serum ist etwas dunkler; der Bilirubingehalt des Serums ist meist leicht erhöht, eine Vermehrung der Leukocyten fehlt.

Von diesem Schulbeispiel einer Gallensteinkolik gibt es zahlreiche Abweichungen; jedes besprochene Symptom kann stärker oder weniger ausgeprägt sein; so empfinden manche Patienten nur minimale Schmerzen für wenige Minuten, dabei keinerlei Hitze oder Kälte, bei anderen wieder beherrscht die Temperatursteigerung, verbunden mit Schüttelfrost, das Krankheitsbild; wir müssen schließlich auch mit Gallensteinanfällen rechnen, die vollkommen symptomlos verlaufen; das beweisen uns die mitunter beschwerdelos auftretenden Gallengangverschlüsse durch einen Stein, der anscheinend durch einen vollkommen schmerzlosen Kolikanfall in den Ductus choledochus getrieben wurde. Tritt bei so einer Gelegenheit infolge Steckenbleibens eines Gallenkonkrementes ein mechanischer Ikterus auf, so kann uns dies große diagnostische Schwierigkeiten bereiten, besonders bei älteren Personen, bei denen man gerade bei schmerzfreier Entwicklung einer Gelbsucht auch an einen malignen Gallengangverschluß zu denken hat; die Operation klärt den Fall und zeigt den eingeklemmten Gallenstein, der ohne die geringsten subjektiven Beschwerden in den Ductus choledochus übergetreten ist.

Sind die Erscheinungen der Gallensteinkolik, wie Schmerzen, Fieber, Gallenblasenschwellung, abgeklungen, so kann auch der palpatorische Befund wieder vollkommen normal werden; die im Anfall vergrößerte und schmerzhafte Gallenblase ist nicht mehr zu fühlen; öfter tastet man aber noch immer eine bald größere, bald kleinere Resistenz, die auf Druck doch eine leichte Schmerzhaftigkeit zeigt; rückt die Leber bei tiefer Inspiration nach abwärts, so kann man auf der Höhe der Einatmung manchmal nur einen harten Rand tasten; in dem Moment, in dem der Rand über unsere Fingerspitzen gleitet, zuckt der Patient zusammen und sagt: „Das ist die Stelle, die mich immer wieder schmerzt".

Als Ursache einer Gallensteinkolik kommt Bewegung der Steine in Betracht; die Lagerung der Steine kann, wie Röntgenaufnahmen zeigen, nach einem Anfall verändert sein; das auslösende Moment der Gallensteinbewegung ist nicht völlig klar; erfahrungsgemäß wird dafür oft ein Diätfehler, z. B. Genuß einer fetten Speise, einer Crème usw. verantwortlich gemacht; Obstipation oder Durchfall kommt gleichfalls als Ursache in Betracht. Früher hat man manchmal stärkeren Bewegungen, forciertem Überstrecken, Laufen, Tanzen, Springen, Fahren auf holprigen Wegen für die Entstehung einer Kolik eine bedeutsame Rolle zuweisen wollen; vor Einsetzen der Menstruation ist die Frau besonders anfällig, das eigentlich auslösende Moment kann vielleicht auch ein Muskelkrampf des Ductus cysticus bzw. choledochus sein. Weiters dachte man an entzündliche Prozesse in der Gallenblasenschleimhaut; da die Gallenblase selbst nur sehr wenig Muskelfasern führt (ASCHOFF), kommt ein Krampf von hier aus weniger in Betracht; immerhin kann das in der Gallenblase sich sammelnde Exsudat genügen, um die Muskulatur zu reizen und so zum Krampf zu führen; schwierig wird uns gelegentlich die Vorstellung, daß es in einer Gallenblase, die bereits völlig in derbes Gewebe umgewandelt ist und keine Muskelfasern mehr besitzt, noch immer zu Krämpfen kommen soll. Deshalb dachte man auch an eine Reizung sensibler Nerven; andere führten den Kolikanfall auf Zerrung des Mesenteriums zurück, ähnlich wie bei einer Darmkolik; zugunsten einer solchen Annahme könnte die Tatsache angeführt werden, daß es bei Ausbildung von Adhäsionen häufig zu einer Milderung der Schmerzen kommt. Nach den Beobachtungen von BUTSCH und McGOWAN wäre auch an einen Zusammenhang zwischen Krampf des ODDISCHEN Muskels und Schmerzanfall zu denken; auffallend ist jedenfalls die Beobachtung, daß sich röntgenologisch eine weitgehende Abhängigkeit zwischen Schmerz und Krampf an der Papille erkennen läßt; was vielleicht dagegen spricht, ist wieder das gallige Erbrechen, das häufig auf der Höhe des Anfalles hinzutritt und damit eigentlich den Krampf im Bereiche des ODDISCHEN Muskels ausschließt. Jedenfalls kennen wir die Vorgänge während einer Gallensteinkolik nicht genau.

Oft bleibt es bei einem einzigen Anfall; leider ist das die Seltenheit, meist ist der erste Anfall der Beginn eines chronischen Leidens. Nach Abklingen der typischen Gallensteinkolik kommt es nicht zu einer völligen Wiederherstellung; drückende Schmerzen, die bohrend gegen den Rücken — in der Richtung des BOASSCHEN Druckpunktes — ausstrahlen, erinnern den Patienten dauernd an sein Leiden; sie sind für gewöhnlich nie besonders stark, aber lästig und beeinträchtigen oft durch viele Stunden ja Tage das Wohlbefinden. Da sie manchmal gegen die Magengrube ausstrahlen und sogar täglich auftreten können, kann die differentialdiagnostische Entscheidung gegenüber einem Magengeschwür oft schwierig sein. Wenn ein typischer Anfall von Gelbsucht begleitet war, werden wir weniger im Zweifel sein, aber so manche Cholelithiasis fängt nicht mit einer typischen Kolik an, sondern bleibt von allem Anfang an „chronisch". Leichtes Druckgefühl und nicht sehr intensive Magenkrämpfe beherrschen dann das Bild durch lange Zeit. Meist verbirgt sich hinter solchen Beschwerden ein entzündlicher

Vorgang an der Gallenblase oder in den Gallenwegen; hier an ein Wandern des Steines zu denken, scheint nicht angebracht. In nicht wenigen Fällen liegt solchen „chronischen" Zuständen ein Empyem der Gallenblase zugrunde, das durchaus nicht unbedingt mit Fieber einhergehen muß; ja es gibt sogar Empyeme der Gallenblase, die keinerlei Schmerzen verursachen. Der Schmerz ist also ein wichtiges, aber keineswegs konstantes Symptom der Cholelithiasis.

Patienten mit Zeichen einer chronischen Cholelithiasis können immer wieder von akuten Anfällen befallen werden, die sich in rascher Aufeinanderfolge einstellen, um dann wieder Monate hindurch dem Patienten Ruhe zu gönnen; alle Gelegenheitsmomente, die akute Anfälle auslösen können, wirken sich auch bei den chronischen Formen aus; vorerst spielen hier der sogenannte Diätfehler, die Obstipation und der Durchfall eine große Rolle; die wirkliche Ursache ist nicht klar. Fraglich ist noch immer, ob die Entzündung, die so häufig in den schmerzhaften Gallenblasen nachweisbar, die Ursache ist oder ob noch andere Faktoren für die wiederholten Gallensteinanfälle verantwortlich zu machen sind. Man folgt hier am besten ASCHOFF, der sich darüber folgendermaßen äußert: Man wollte bisher den Steinen einen Einfluß auf die Geschwürbildung der Gallenblase zuschreiben und die schweren Veränderungen bei chronischer Cholecystitis auf die Konkremente zurückführen; sicherlich mit gleichem Unrecht wie beim Kotstein, dem man immer eine usurierende Wirkung auf die gesunde Schleimhaut des Wurmfortsatzes zugeschrieben hat. Die Gallensteine an sich rufen keine Entzündung hervor, jedoch sind sie — wenigstens in der Mehrzahl — die Folgen einer Entzündung; sie sind aber ebenso wie die Kotsteine dadurch gefährliche Bewohner der Gallenblase, daß sie nicht nur ein Haften neuer Infektionen begünstigen, sondern auch den Verlauf der Entzündung besonders ungünstig gestalten. Es nimmt daher der Gallenstein eine sehr merkwürdige Stellung ein; er ist in den meisten Fällen selbst die Folge der Infektion und kann sie später außerordentlich verschlimmern; so wird der Stein wieder die Ursache für das Fortbestehen der Infektion. Gallensteine als solche — d. h. als Fremdkörper — machen in der Regel überhaupt keine Symptome, nur in Verbindung mit bakteriellen Infektionen rufen sie Beschwerden hervor. Die Beziehungen zwischen entzündlichen Veränderungen der Gallenblase und den Erscheinungen einer Gallensteinkolik sind sehr innige; vielleicht kommt eine Cholecystitis auch für den ersten Gallensteinanfall ursächlich in Betracht. Auch hier könnte man an eine seröse, also nicht bakterielle Entzündung denken, zumal schwerere akut entzündliche Cholecystitiden nur selten zur Steinbildung Anlaß geben. Von wesentlicher Bedeutung für das weitere Schicksal eines Patienten nach dem ersten Gallensteinkolikanfall ist die Virulenz der in der Gallenblase vorkommenden Bakterien. Bezeichnend ist hier die Äußerung eines so bedeutenden Chirurgen wie KEHR:[1] „Nicht rein mechanische, sondern mechanisch-entzündliche, oft rein entzündliche Vorgänge bedingen das Wesen der Cholelithiasis. Der sterile Stein, der reine Fremdkörper, ist ein harmloses Gebilde, das wir nicht zu fürchten brauchen. Nur in Verbindung mit der Infektion wird der Stein zur Gefahr. Mit Bakterien beladen, kann er im engen Cysticus und Choledochus die Wegsamkeit stören und auf diese Weise das Erlöschen der Infektion verhindern, sie sogar steigern." Aus diesen Überlegungen wurde KEHR zum begeisterten Anhänger der ASCHOFFschen Lehre, die eine metabolische, also zunächst bakterienfreie Gallensteinbildung annimmt. Wenn sich in der Folge die meisten Pathologen dagegen ausgesprochen haben, so möchte ich derselben Meinung sein, aber gleichzeitig insofern eine Trennung vorschlagen, als ich zwar für die Bildung der Gallen-

---

[1] KEHR: Gallenchirurgie. München. 1908.

steine eine nicht bakterielle Entzündung annehme, aber bei der akuten Gallensteinkolik eine bakterielle Infektion für sehr wahrscheinlich halte.

Eine Infektion mit einem weniger virulenten Mikroorganismus kann wieder
abflauen, so daß es — soweit nicht eine neue Infektion hinzutritt — bei diesem
ersten und vielleicht einzigen Anfall bleibt. Meist häufen sich aber die Anfälle,
und es entwickelt sich damit die rezidivierende Cholecystitis: Anfälle kehren in
kürzeren oder längeren Intervallen immer wieder, wobei sie manchmal gar nicht
mit besonderen Schmerzen einhergehen müssen; in den Zwischenzeiten können
sich die Kranken relativ wohl fühlen. Anatomisch bietet die Gallenblase je nach
der Schwere der Infektion das Bild einer serös-eitrigen oder ulzerösen, ja sogar
gangräneszierenden Entzündung; davon hängt es ab, ob es in der Gallenblasenwand nur zu exsudativen oder auch zu phlegmonösen Prozessen mit Abszeßbildung kommt. Bei der phlegmonösen Form ist der Ductus cysticus gewöhnlich
durch einen Stein verschlossen; die Bedeutung des Steines selbst für das Auftreten der Entzündung und die Geschwürsbildung der Gallenblase liegt nicht
nur in den rein mechanisch bedingten Drucknekrosen, sondern vor allem in der
Virulenz der Bakterien, die sich in der Schleimhaut festgesetzt haben. Zwar
können auch schwere Veränderungen sich wieder bessern, aber es genügen jetzt
kleine Zwischenfälle, um ein Aufflackern der Entzündung bei nächster Gelegenheit wieder auszulösen. Liegen die Gallensteine, besonders wenn sie sich in der
Mehrzahl befinden, der Gallenblasenwand eng an, können sie auch einen vorübergehenden Schutz für die Schleimhaut darstellen, der aber nicht lange
anhält, da von den Rändern des Steines her sich die entzündliche Einschmelzung
unter die berührende Fläche fortsetzt.

Nächst dem Schmerz, der das häufigste Zeichen der Gallensteinkolik darstellt,
ist ein wichtiges Symptom der *Ikterus*; zum mindesten wird uns die Diagnose
Cholelithiasis wesentlich erleichtert, wenn Gelbsucht besteht. Früher konnte
man sich das Gallensteinleiden ohne Ikterus überhaupt nicht vorstellen; aber
es gibt sicherlich nicht wenige Gallensteinkoliken, die ohne die geringste Steigerung des Blutbilirubinspiegels einhergehen; immerhin ist das die Seltenheit, so
daß es sich in zweifelhaften Fällen stets empfiehlt, auf den Bilirubingehalt im
Blute zu achten. Bei einer akuten oder rezidivierenden Cholecystitis kommt es
zu Drucksteigerung in der Gallenblase, die sich dadurch ausdehnt; dies ist erkennbar an der Zunahme der Gallenblasengröße. Der Tumor ist druckschmerzhaft und kann — wie wir noch später sehen werden — sogar zu entzündlichen
Veränderungen der Umgebung führen. Zunächst versucht die Gallenblase ihren
entzündlichen Inhalt per vias naturales auszustoßen. Leichte Passagehindernisse,
die mit die Ursache für die Steinbildung waren, können vielleicht noch unter
dem erhöhten Druck der entzündlich veränderten Gallenblase überwunden
werden; dadurch besteht die Möglichkeit, daß der Inhalt der Gallenblase einschließlich der Konkremente in den Ductus cysticus abgedrängt wird. Es
ist dies auch möglich, wenn die Gallenblase mangels eigener Muskulatur nur
mehr eine passive Rolle spielt. Es dürfte von der Größe und Form des Konkrementes abhängen, ob der Stein im Hals der Gallenblase steckenbleibt, in den
Cysticus eindringt oder sogar in den Ductus choledochus gelangt; auf jeden Fall
kommt es, wenn der Stein den Abfluß ins Duodenum verhindert, zu einer Erweiterung der Gallenblase. Wird der Stein nur in den Gallenblasenhals ab-
gedrückt oder bleibt er im Cysticus stecken oder hält er sich nur vorübergehend
im Ductus choledochus auf, um bald im Duodenum zu landen, so kommt es zu
keiner Gelbsucht. Selbstverständlich wird auch der Ikterus ausbleiben, wenn der
Stein in der Gallenblase verankert ist, was gerade bei chronischen Cholecystitiden
so häufig zu sehen ist. Eine chronische Entzündung wandelt allmählich die Gallen-

blasenwand in derbes Narbengewebe um; die so gebildete harte, feste Schrumpfblase hält ein oder mehrere Steine fest und verhindert fast vollständig eine
Änderung der Gallensteinlage. Immerhin können in der Tiefe der Gallenblasenwand schlummernde entzündliche und infektiöse Herde immer wieder Anlaß
zu neuen Schüben sein. Wenn Gallensteinkoliken gehäuft, ohne Gelbsucht auftreten, muß an eine feste Inkarzeration des Steines in der Gallenblase selbst
oder im Ductus cysticus gedacht werden. Wenn im Anschluß an einen Kolikanfall der Stein im Ductus choledochus liegenbleibt, so ist eine Andeutung von
Ikterus bereits am Tag nach dem Anfall zu bemerken; obwohl sich der Patient
von der Attacke rasch erholt hat und er Tags darauf keinerlei Schmerzen empfindet, wird der Harn dunkler und leichte Gelbsucht ist bereits an den Skleren
zu erkennen. Das Serumbilirubin kann bereits nach 24 Stunden auf das Doppelte
emporgeschnellt sein. Im Harn findet sich zunächst nur Urobilinogen, aber schon
am folgenden Tag Bilirubin; jetzt nimmt die Stärke der Gelbsucht rasch zu, und
innerhalb weniger Tage ist schon ein hoher Grad von Ikterus erreicht. Die Ursache der Gelbsucht ist ein völliger Verschluß des Ductus choledochus, denn der
Duodenalsaft ist bilirubinfrei und die Stühle sind acholisch; meist handelt es
sich in solchen Fällen um einen Gallenstein, der während des Anfalles entweder
die Gallenblase oder den Ductus cysticus verlassen hat und jetzt an der Mündung des Ductus choledochus — hier ist eine physiologische Enge — steckengeblieben ist. Subjektive Beschwerden können gänzlich fehlen; aber in nicht
wenigen Fällen setzt starker Juckreiz ein; warum der Pruritus manchmal auftritt, in analogen Fällen aber ganz ausbleibt, ist ein noch völlig ungelöstes Problem.

Der geschilderte Zustand kann lange anhalten, ohne sich zu ändern. In
manchen Fällen drängt ein neuerlicher Anfall den Stein ins Duodenum und damit verschwindet der Ikterus; leider erweist sich der Anfall oft als wirkungslos und die Gelbsucht hält weiter an. Manchmal löst sich der Stein ohne
Beschwerden, d. h. der Ikterus nimmt allmählich an Stärke ab und verschwindet restlos innerhalb von 1—2 Wochen. Die ersten Zeichen des erfolgten
Durchtrittes ins Duodenum sind Verschwinden des Pruritus, Hellerwerden
des Harns und Färbung der Stühle. Die Beurteilung des Ikterus auf Grund der
Verfärbung der Haut ist trügerisch; ein wirklich verläßliches Maß ist, außer dem
Duodenalsaft, ausschließlich der Bilirubingehalt im Serum, den man in solchen
Fällen dauernd bestimmen soll.

Wenn der Übeltäter ein mittelgroßer runder Stein ist, dann ist der völlige,
lang anhaltende Gallengangverschluß mechanisch leicht verständlich; ist aber der
im Ductus choledochus sitzende Stein tetraederförmig, dann ist der Gallengangverschluß nicht vollständig und Galle sickert ins Duodenum, soweit nicht eine
entzündliche Schwellung der Schleimhaut oder ein Krampf des ODDIschen
Sphinkters dies verhindert. Fortlaufende Untersuchungen des Duodenalsaftes
können uns darüber orientieren. Will es der Zufall, daß wir während einer
solchen Periode etwas Bilirubin im Duodenalsaft finden, so kann uns das große
diagnostische Schwierigkeiten bereiten; nur eine wiederholte Prüfung des Duodenalsaftes kann uns vor Irrtümern bewahren. Jedenfalls führt die Inkarzeration
eines tetraederförmigen Gallensteines nur selten zu einem völligen und dauernden
Verschluß. Die eben geschilderten Verhältnisse leiten über zu dem diagnostisch
schwer zu fassenden inkompletten Gallengangverschluß.

Anfangs haben wir es auch hier mit einer Gallensteinattacke zu tun. Es entwickelt sich gleichfalls eine Gelbsucht, die aber selten höhere Grade annimmt; bald
ist der Ikterus stärker, bald scheint er wieder abzublassen. Mit dem Verlauf des
dabei vorkommenden Fiebers wollen wir uns noch später beschäftigen. Was diese
Fälle ganz besonders auszeichnet, ist die Neigung zu rasch aufeinanderfolgenden

Rezidiven von bald leichteren, bald schwereren Koliken. Dieser Zustand mit wechselnder, nie besonders starker Gelbsucht kann sich durch viele Wochen hinziehen. Da der Stein nicht in das Duodenum übertritt und dauernde Stauung bedingt, kommt es zu einer Erweiterung des Gallenganges und zu einer Verdickung der Wand des Ductus choledochus. Dieser Prozeß kann zur Bildung eines starren Rohres führen. Begreiflicherweise muß bei solchen anatomischen Veränderungen der Stein nicht an der Papille festsitzen, er kann bei den verschiedensten Gelegenheiten seine Lage wechseln, ohne aber — vielleicht wegen seiner Größe — durch die Papille durchzutreten. Wie mittels eines Ventils werden die Gallenwege nur vorübergehend verschlossen. Vorübergehend kann die Gallenpassage wieder ganz oder teilweise frei sein. Die Dauer und Art des Verschlusses hängt von der Größe und Zahl der Steine im Ductus choledochus einerseits und von der Beschaffenheit der Mündungsstelle im Bereiche der Papilla Vateri anderseits ab; damit ändert sich die Qualität der Gelbsucht. Manche derartige Fälle haben nur ein leicht subikterisches Kolorit, während andere dauernd deutlich ikterisch sind. Entscheidend für die Diagnosestellung ist die wechselnde Färbung des Duodenalsaftes, der stets Leukocyten enthält. Nach Darreichung von Magnesiumsulfat oder Pituitrin fließt etwas dunklere Galle ab, die reichlich Leukocyten und Detritusmassen enthält, aber häufig auch Cholesterin- und Pigmentkalkkristalle führt; meist fehlt aber die Reaktion auf Magnesiumsulfat. Der Harn solcher Patienten enthält Bilirubin neben reichlich Urobilin und Urobilinogen. Im Duodenalsaft findet sich gelegentlich Urobilinogen neben Gallenfarbstoff. Wenn keine starken Schmerzen vorliegen, besteht um so größerer Zweifel, ob es sich tatsächlich um einen inkompletten Gallengangverschluß handelt. Gegen einen parenchymatösen Ikterus sprechen das Fehlen der pathologisch gesteigerten alimentären Galaktosurie sowie der Ausfall anderer Funktionsprüfungen. Die rasche Erythrocytensenkungsgeschwindigkeit kann ebenso wie die Leukocytose diagnostisch in Betracht gezogen werden.

Eine häufige und nicht völlig geklärte Begleiterscheinung des akuten Gallensteinanfalles ist eine vorübergehende leichte Gelbsucht, die vielleicht nur 1 bis 2 Tage anhält und dann wieder völlig verschwindet. Beim nächsten Anfall macht sich dieselbe Erscheinung wieder bemerkbar. Parallel dazu setzten Erhöhung des Blutbilirubins und vorübergehende Bilirubinurie ein. Die Urobilinogenprobe im Harn ist stets positiv. Anfangs erwartet man das Eintreten eines totalen Gallengangverschlusses, aber da die Gelbsucht nicht zunimmt, ja sogar verschwindet, müssen wir hier andere Momente in Erwägung ziehen. Nichts liegt näher, als an ein vorübergehendes Passagehindernis zu denken, das durch einen auf Wanderung befindlichen Gallenstein hervorgerufen wird. Sobald sich der Stein im Duodenum befindet, hört die Gallenstauung auf. Dies kann aber nicht generell Gültigkeit haben, da sich in den Stühlen der nächsten Tage nur vereinzelt ein Konkrement nachweisen läßt. Auch die Röntgenuntersuchung spricht gegen ein Wandern des Steines, da der Stein zwar seinen Platz in der Gallenblase ändern kann, die Gallenblase aber nicht verläßt. Möglicherweise ist dieser Zustand auf Spasmen, besonders im Bereiche des Oddischen Sphinkters zurückzuführen, zumal ich mehrmals folgende Beobachtung machen konnte. Während einer Duodenalsondierung kann es zu einer Kolik kommen; im Anschluß daran stoppt meist plötzlich der Gallenfluß. Ist man gezwungen, wegen der heftigen Schmerzen Morphium zu geben, so hält die Gallenstauung weitere Stunden an. Es ist unwahrscheinlich, daß der Stein gleich im Beginn einer Kolik schon an der Papille sitzt. Morphium, das bekanntlich einen Krampf der Sphinkteren auslöst, kann als solches den Gallenfluß plötzlich stoppen. Da gleichzeitig auch der Bilirubingehalt im Blute etwas ansteigt, so kann man einen spastischen Verschluß an der Einmündungsstelle des Ductus choledochus in Betracht ziehen. KEHR denkt in solchen Fällen auch an eine Mitbeteiligung des Pankreas. Der entzündliche Prozeß in der Gallenblase kann zu einer Anschwellung des Pankreaskopfes führen; ebenso können die entzündlichen Veränderungen von der Gallenblase auch auf die äußeren und inneren Gallenwege übergreifen. Seitdem wir bei unseren Studien über die seröse Entzündung auf das periportale Ödem und auf die nahen Beziehungen der Lymphbahnen zwischen Leber, Gallenblase und Pankreas aufmerksam wurden, erscheinen uns solche Vorstellungen nicht unwahrscheinlich. Schließlich ist auch an eine Parenchymschädigung der Leberzellen selbst zu denken.

Bei den nahen topographischen Beziehungen der Mündung des Ductus choledochus und des Ductus Wirsungianus ist es nicht verwunderlich, wenn es im Anschluß an eine Steininkarzeration an der Papilla Vateri auch zu einer Stauung im Pankreas kommt; bei jedem länger währenden Ikterus muß man deshalb auf das Vorkommen von Neutralfett im Stuhl achten. Belastet man den Patienten mit einer fettreichen Nahrung, so kommt es zu den bekannten Fettstühlen. Diese Fälle sind ernster zu beurteilen und erheischen rasches therapeutisches Handeln.

Nebst dem Schmerz und der Gelbsucht kommt als weiteres wichtiges Zeichen des Gallensteinkolikanfalles die *Leberschwellung* in Betracht. Leider ist es nicht immer leicht, sich ein genaues Bild von der Größe der Leber zu machen, denn Bauchdeckenspannung erschwert zumeist eine sichere Orientierung. Unter günstigen Bedingungen kann man sich aber davon überzeugen, daß die Leber während des Anfalles größer wird; das ist vor allem dann der Fall, wenn der Anfall länger währt und bald nach dem ersten Anfall ein zweiter und dritter folgt. Manche Chirurgen, die Gelegenheit hatten, die Leber bald nach dem Anfall zu sehen, betonen ausdrücklich die Leberschwellung. Es erscheint von Interesse, wie KEHR darüber urteilt: „Wenn viele Autoren gerade im Beginn der Cholelithiasis die Leberschwellung als ein wichtiges Symptom der Cholelithiasis anführen, so muß ich dem widersprechen, denn in diesen Fällen ist die Leberschwellung gar keine Folge des Gallensteinleidens, sondern ist nebenhergehend wie die Cholelithiasis selbst auf dieselbe Ursache zu beziehen: nämlich Stauung im Pfortadersystem und Obstipation; eine Lebervergrößerung infolge der Cholelithiasis ist fast immer entzündlicher Natur und hat dieselbe Ursache wie der Ikterus. Wie dieser auch bei vielen und großen Steinen im Ductus choledochus wechseln und fehlen kann, so ist auch der Umfang und die Konsistenz der Leber großen Schwankungen unterworfen; sie schwillt an, wenn der entzündliche Prozeß im Ansteigen begriffen ist, und schwillt ab, wenn er abklingt." Die deutliche Leberschwellung im Anschluß an eine akute Gallensteinkolik betrachte ich eher als Zeichen einer schweren Intoxikation und weniger als das einer Gallenstauung; anscheinend handelt es sich um seröse Hepatitiden; sie entsprechen den sogenannten Schwellungskrisen, die von HENSCHEN beschrieben wurden. Bei den nahen Beziehungen der Lymphwege von Gallenblase und Leber kann uns das kaum wundern. Die große Leber im Gallensteinanfall ist zu berücksichtigen, denn eine im akuten Stadium vorgenommene Operation kann zu unangenehmen Komplikationen führen. Weiters ist eine kardial bedingte Stauungsleber als Komplikation des Gallensteinkolikanfalles immer in Erwägung zu ziehen.

Viel wichtiger als die Leberschwellung ist das vierte Symptom des akuten Gallensteinanfalles die *Schwellung der Gallenblase*. Vergrößerung der Gallenblase ist eine Begleiterscheinung verschiedener Prozesse; die Stauung der Gallenblase besteht bereits im Entwicklungsstadium der Cholelithiasis, sie macht sich aber nicht bemerkbar, denn selbst eine recht große, sonst aber wenig veränderte

Gallenblase entzieht sich, auch bei dünnen Bauchdecken, fast vollständig der Palpation. Deutliche Fühlbarkeit ohne Schmerzen kann immer als Zeichen einer Wandveränderung der Gallenblase gelten. Ob es sich bereits um einen Tumor oder noch um eine entzündliche Veränderung handelt, ist oft sehr schwer zu entscheiden. Während eines Kolikanfalles wird die Gallenblase meistens größer, schmerzhaft und härter; doch ist dies in der Praxis nicht leicht zu verfolgen, weil im Anfall meist eine starke Bauchmuskelspannung hinzutritt, die uns die Palpation außerordentlich erschwert. Sind die Schmerzen sehr groß, so fehlt auch das sonst so charakteristische Zeichen, die respiratorische Verschieblichkeit der Schmerzempfindung. Die Erklärung dafür ist in der geringen Tätigkeit des rechten Zwerchfelles während eines Anfalles zu suchen; dies läßt sich auch röntgenologisch verfolgen. Manchmal hört man über der entzündeten Gallenblase ein leichtes Reiben (Pericholecystitis).

Schwellung der Gallenblase findet sich meist nur bei den ersten Anfällen, treten sie häufiger auf, so kommt es eher zu einer Schrumpfung; die Schrumpfgallenblase ist nicht tastbar, man findet nur einen Druckpunkt an umschriebener Stelle. Bei starker Druckempfindlichkeit der Gallenblase und gleichzeitigem Ikterus sitzt der Stein meist an der Papille; ein druckempfindlicher Gallenblasentumor bei fehlendem Ikterus ist ziemlich charakteristisch für das Gallenblasenempyem. Der eitrige Prozeß innerhalb der Gallenblase kann auf die Umgebung übergreifen; es ist dazu nicht immer eine Perforation notwendig; tritt diese Erscheinung während einer neuen Attacke auf, so ändert sich meist der Charakter des Schmerzes; an Stelle der Kolik tritt der Wundschmerz; unter ungünstigen Bedingungen kann es zu einer breiten Perforation der eitrig veränderten Gallenblase kommen, der bald die Erscheinungen einer Perforationsperitonitis folgen. Netz und Därme verhindern oft die allgemeine Infektion, können aber die lokale Peritonitis nicht verhindern; erfolgt dieser Vorgang weniger stürmisch, so ergibt sich aus den Verwachsungen und chronisch entzündlichen Prozessen eine große Resistenz, die einen mächtigen Gallenblasentumor vortäuschen kann; nimmt der Verlauf einen schleichenden Charakter an, so kann dieser Tumor, besonders wenn es sich um ältere Personen handelt, den Gedanken an ein Gallenblasencarcinom nahelegen. Besteht gleichzeitig Gelbsucht, so verzichtet man manchmal zu Unrecht auf die Operation, weil man der Diagnose eines Tumor malignus sicher zu sein glaubt.

Die Diagnose Cholelithiasis erscheint wesentlich gestützt, wenn sich *Gallensteine im Stuhl* nachweisen lassen. GOLDAMMER[1] macht dazu folgende Bemerkung: „Der Wert des Nachweises von Steinen in den Fäzes steht in keinem Verhältnis zu der Mühe des zeitraubenden und unappetitlichen Geschäftes des wochenlangen Stuhlsiebens, weil das ausgeschiedene Konkrement nur sagen kann, daß wirklich ein Steinleiden vorliegt, uns aber nicht den geringsten Aufschluß darüber gibt, ob und wieviel andere noch vorhanden sind." Ebenso erscheint eine andere Bemerkung, die man PEL[2] zuschreibt, hier am Platze: „das Positive beweise viel oder alles, das Negative wenig oder nichts". Ist der Stein abgegangen, so können die Beschwerden verschwinden, doch gilt dies durchaus nicht als Regel. Wesentlich ist, ob das Exsudat in den Gallenwegen durch den Abgang des Steines nunmehr freien Ablauf findet, oder ob noch andere Hindernisse bestehen, die die Eiterentleerung erschweren. Finden sich im Stuhl nur kleine Gallensteine, so sind sie meist durch die Papilla Vateri ins Duodenum gelangt, bei großen Steinen (Haselnuß- bis Walnußgröße) muß man immer an einen atypischen Übertritt in den Darm denken, z. B. Durchbruch der Gallenblase gegen das Colon. Über

---

[1] GOLDAMMER: Zit. n. KEHR: Pathologie und Therapie, Bd. VI/2, S. 42.
[2] PEL: Krankheiten der Leber. 1909.

die Häufigkeit des Steinabganges werden wir durch einige Statistiken belehrt: GOLDAMMER 5,2%, FINK[1] 11%, KEHR[2] (Neuling) 9,3%. Das Suchen der Gallensteine im Stuhl wird in letzter Zeit auf den Kliniken etwas vernachlässigt; zum Teil ist daran die Röntgendiagnostik schuld, die diese Untersuchungsmethode stark in den Hintergrund gedrängt hat.

Am häufigsten läßt sich ein Gallenstein im Anschluß an eine Kolik im Stuhl nachweisen; doch tritt in nicht wenigen Fällen ein Stein auch ohne Schmerzen in das Duodenum über. Dies gilt ganz besonders von den großen Steinen, die sich einen atypischen Weg gebahnt haben. Meistens findet sich ein Stein, wenn acholische Stühle scheinbar unvermittelt wieder normale Farbe annehmen.

Es werden manchmal Gebilde im Stuhl als Gallensteine angesehen, die sich bei genauer Untersuchung als Kerne, verhärtete Kotballen usw. entpuppen; hier sei besonders an die sogenannten „Pseudogallensteine" erinnert, die bei Ölkuren nach Zufuhr großer Ölmengen im Stuhl zu finden sind; es handelt sich dabei um Fettsäurekristalle, die sich mit Magnesia oder Kalk zu glänzenden Gebilden umgeformt haben und häufig dem unkundigen Patienten als „Gallensteine" gezeigt werden.

Menschen, die die Erscheinungen des „nicht schlafenden Gallensteines" darbieten, haben noch über andere Beschwerden zu klagen, die zwar mit dem Grundleiden in Zusammenhang stehen, aber nicht als unmittelbare Folgen der kranken Gallenblase anzusehen sind. Vor allem ist es die Obstipation, die sich in verschiedener Form unangenehm bemerkbar macht; da solche Menschen manchmal auch an „Krämpfen" in der Magengegend leiden, nehmen sie eine sogenannte „Diät", die im wesentlichen Milch und Tee, Weißbrot, Cakes, Püreesuppen, gehacktes Fleisch, Spinat, Kartoffelpüree, Kompott umfaßt, wobei alle sogenannten „blähenden" Speisen ängstlich vermieden werden; daneben haben diese Patienten unter Flatulenz, saurem Aufstoßen, Sodbrennen, Meteorismus zu leiden. Bei der vorwiegend sitzenden Lebensweise, die ihnen zur Gewohnheit wurde, entwickelt sich allmählich ein beträchlicher Fettansatz, besonders im Bereiche der Bauchdecken; Meteorismus und Korpulenz rufen bei Menschen um das 50. Lebensjahr manchmal kardiale Beschwerden hervor, die an eine beginnende Angina pectoris denken lassen (RÖHMHELDscher Gastrokardialer Symptomenkomplex); ängstliche Vermeidung jeglicher Bewegung steigert wieder die Obstipation, so daß sich ein Circulus vitiosus entwickelt. Bei anderen derartigen Personen treten die Magenbeschwerden besonders hervor und nicht wenige stehen als Ulcus duodeni oder Ulcus ventriculi in spezialärztlicher Behandlung, besonders dann, wenn sich die Beschwerden unmittelbar nach der Nahrungsaufnahme steigern; bei anderen werden die Schmerzen in die Appendixgegend lokalisiert; eine Operation zwecks Heilung der Beschwerden erweist sich wirkungslos; Behandlungen nach verschiedenen Methoden führen ebenfalls zu keinem Ziel. Die Diagnose Cholelithiasis stößt bei vielen Ärzten deswegen auf Widerstand, weil die Schmerzen vielfach kolikartigen Charakter vermissen lassen.

Eine weitgehende diagnostische Klärung kann erreicht werden, wenn man die Gallensteine röntgenologisch nachweisen kann. Die Röntgendiagnostik der Gallenblasenerkrankungen stützt sich auf den direkten Steinnachweis durch die direkte Photographie, ferner auf indirekte Zeichen und auf das Ergebnis der Cholezystographie. Bis zur Einführung der Cholezystographie war man fast ausschließlich auf den unmittelbaren Nachweis der Gallensteine bei der Aufnahme angewiesen; dieser ist nur dann möglich, wenn die Konkremente durch ihren Kalkgehalt spezifisch schwerer oder als Cholesterinsteine spezifisch leichter als ihre Umgebung

---

[1] FINK: Prag. med. Wschr. **1906**, Nr. 32.
[2] KEHR: 3 Jahre Gallenchirurgie. München. 1908.

sind; außerdem müssen sie eine gewisse Größe haben. Sogenannter „Gallengrieß“ ist nur dann nachweisbar, wenn er zu größeren Massen verklumpt ist. Meist erscheinen die Konkremente als Ringschatten, seltener als solide Gebilde, manchmal auch als konzentrisch geschichtete und strahlig strukturierte Bildungen; die kleinsten eben noch nachweisbaren Steine haben die Größe einer kleinen Erbse, die größten die eines Hühnereis (Solitärsteine). Letztere können einer Kalkinkrustation der Gallenblasenwand oder einer Echinokokkenblase außerordentlich ähnlich sein.

Die Steinschatten sind entsprechend der Form der Konkremente rundlich, höckrig, oval, polygonal oder facettiert; oft erkennt man an der ovalen oder birnförmigen Anordnung der Konkrementschatten die pralle Füllung der Gallenblase durch Steine; manchmal sieht man nach Lagewechsel Umschichtungen der Konkrementschatten, was für die freie Beweglichkeit der Steine in der Gallenblase spricht. Mitunter liegen die Konkremente weit voneinander entfernt, wenn ein Teil der Steine im Gallenblasenfundus, ein anderer Teil im Hals oder in den abführenden Gallenwegen liegt. Durch Kontrastfüllung des Magens und Duodenums lassen sich die Konkremente oft mit Sicherheit lokalisieren.

Cholesterinsteine können eine Marmorierung oder wabenartige Struktur der Gallenblasengegend bewirken, da sie infolge ihres geringen spezifischen Gewichtes in der eingedickten Blasengalle als Aufhellungen erscheinen; Voraussetzung ist, daß die Gallenblase nicht von der Leber überlagert ist.

Wichtig ist die Differentialdiagnose gegenüber anderen Schatten im Bereich der rechten Oberbauchseite; in Betracht kommen Steine im rechten Nierenbecken oder im proximalen Ureterdrittel, dann verkalkte retroperitoneale und mesenteriale Lymphdrüsen, Kalkeinlagerungen in der Leber (Echinokokken), Verkalkungen der rechten Nebenniere, Konkremente im Pankreas, Verkalkungen der Rippenknorpel, Papillome der Bauchhaut. Schon die Ringform spricht mit großer Wahrscheinlichkeit für ein Gallenkonkrement; wichtig ist auch die genaue Lokalisation durch Aufnahme bei sagittalem und frontalem Strahlengang; bei diesem projizieren sich die Gallenkonkremente vor den Wirbelsäulenschatten, während Nierenkonkremente und Verkalkungen retroperitonealer Drüsen in den Schatten der Wirbelsäule zu liegen kommen. Auch die räumliche Anordnung der Schatten zueinander und ihre feinere Struktur muß zur Differentialdiagnose herangezogen werden. Als indirekte Zeichen für das Bestehen einer Gallenblasenerkrankung sind anzusehen: Deformierung, insbesondere Ausziehung und Eindellung des Bulbus duodeni und der Großkurvaturseite der Pars pylorica ventriculi, manchmal Stenosierung in der Gegend des Bulbusgipfels, winkelige Abknickungen der Pars descendens duodeni, ein partieller Gastrospasmus oder spastischer Sanduhrmagen, eine flüchtige Bulbusfüllung, das gehäufte Ablaufen von retrogradem Transport im Duodenum, perikolitische Adhäsionen oder Lymphstauung im Bereiche des benachbarten Colon transversum.

Alle diese Zeichen sind aber vieldeutig und nur im Zusammenhang mit dem klinischen Befund, dem Nachweis der Gallenkonkremente oder dem Ausfall der Cholezystographie verwertbar.

Es ist heute wohl allgemein anerkannt, daß die Cholezystographie einen mächtigen Aufschwung der Gallenblasendiagnostik zur Folge gehabt hat. Das Tetrajodphenolphthaleinnatrium hat sich als verhältnismäßig ungiftige Substanz erwiesen, die vorwiegend durch die Leber mit der Galle ausgeschieden wird und so in die Gallenwege gelangt. Durch ihr hohes Molekulargewicht gibt sie im Röntgenbild einen genügend dichten Schatten, vorausgesetzt, daß die Galle in die Gallenblase gelangen kann und durch die Resorptionsfähigkeit der Gallenblase hinreichend konzentriert wird; als Kontraindikation gegen die Füllung mit dieser

Substanz kommen lediglich schwere Parenchymschäden der Leber, kardiale Dekompensation und unter Umständen höhere Grade von Hochdruck in Betracht; wir benutzen vorwiegend die perorale Methode mit Oraltetragnost oder Cholumbral; die intravenöse Injektion wird nur vorgenommen, wenn der Patient erbricht oder der klinische Befund für das Fehlen der Kontrastfüllung der Gallenblase keinen hinreichenden Anhaltspunkt bietet oder schließlich dann, wenn man sich einer Schnellmethode bedienen will.

Die Darreichung des Kontrastmittels hat sich sehr vereinfacht; alle die umständlichen Vorbereitungen, auf die man früher Wert gelegt hatte, fallen bei den jetzt verwendeten Präparaten weg; am besten nimmt der Patient zwei Stunden nach einem leichten Abendessen das in einem Viertelliter lauwarmen Wassers gelöste Präparat in kleinen Schlucken zu sich und wird nach etwa 14 Stunden am nächsten Morgen nüchtern untersucht.

Während die Darreichung des Mittels einfacher geworden ist, sind die Anforderungen an die Untersuchungstechnik und die Erfahrung des Untersuchenden gestiegen. In keinem Fall soll die Funktionsprüfung der Gallenblase mittels der BOYDENschen Eidotterprobe unterlassen werden; oft erweist sich auch eine Kombination mit einer Kontrastfüllung von Magen und Duodenum als nützlich und notwendig.

Die BOYDENsche Eidottermahlzeit besteht aus drei Eidottern in einem Glas Milch, dem etwas Zucker beigemischt werden kann; sie stellt ein wirksames Cholagogum dar und bringt die Gallenblase in 30—60 Minuten zur Kontraktion und Entleerung. Wenn man gleichzeitig den Magen und das Duodenum zur Darstellung bringen will, kann man die Eidottermahlzeit mit Barium mischen. Bleibt 20—30 Minuten nach der Eidotterzufuhr die Verkleinerung des Gallenblasenschattens aus, gibt man noch eine zweite Portion; wenn auch jetzt keine Verkleinerung eintritt, kann man annehmen, daß sich die Gallenblase nicht entleeren kann. Auch eine unveränderte Gallenblase entleert sich nach Eidotter mit sehr verschiedener Schnelligkeit; bei asthenischen und vagotonischen Menschen mit ptotischer Gallenblase ist die Entleerung oft beschleunigt, so daß man nach 15—20 Minuten keinen Gallenblasenschatten mehr findet, während bei kräftigen Personen die Entleerungszeit oft beträchtlich verlängert ist.

Bei der Beurteilung des Cholezystogramms ist zunächst die Schattendichte zu beachten, obwohl ihr nicht die große Bedeutung zukommt, die man ihr ursprünglich beimessen wollte. Eine intensive Kontrastfüllung schließt eine Steinblase nicht aus, macht sie aber unwahrscheinlich; manchmal sieht man in solchen Fällen erst nach der Eidotterprobe Steine, die nach der Entfernung des Mantels aus kontrasthaltiger Galle sichtbar werden können.

Ein zarter Kontrastschatten ist sehr vieldeutig und kann nur im Zusammenhang mit dem Ausfall der Eidotterprobe diagnostisch verwertet werden; zunächst ist nicht jeder zarte Kontrastschatten, den man auf Aufnahmen in Horizontallage findet, auf eine mangelhafte Füllung der Gallenblase zurückzuführen; man kann sich davon überzeugen, wenn man eine Aufnahme im Stehen macht, man sieht dann gelegentlich den Fundus der Gallenblase intensiv kontrastgefüllt, weil sich in dieser Stellung die schwere kontrastmittelhaltige Galle im Fundus absetzt. Doch ist eine flaue Füllung verdächtig und kann — falls eine Parenchymschädigung der Leber auszuschließen ist — durch Cholecystitis, Gallenblasensteine und inkompletten Cysticusverschluß erzeugt werden; im Falle eines Choledochusverschlusses bleibt die Entleerung nach Eidotter aus, bei Cholecystitis und bei Steinblase hingegen kann sie mehr oder weniger stark vorhanden sein. Das gänzliche Ausbleiben der Kontrastfüllung kann durch Fehlen der Konzentrationsfähigkeit der Gallenblase infolge Cholecystitis mit oder ohne

Stein oder durch Behinderung des Gallenzuflusses bei Steinverschluß, bei Tumoren der Gallenblase oder der großen Gallenwege, bei narbigen Prozessen oder durch Druck von außen bedingt sein. Welche dieser Ursachen vorliegt, läßt sich auf Grund des Röntgenbildes nicht erkennen; nur wenn Konkrementschatten in der Gallenblasengegend oder im Bereich des Ductus cysticus oder hepaticus zu sehen sind, wird man Steine als Ursache der fehlenden Kontrastfüllung annehmen dürfen. Jedoch ist zu bedenken, daß Gallenkonkremente bei Tumoren der Gallenblase oder des Ductus choledochus häufig vorkommen; im übrigen wird man aber oft aus der Lokalisation der Steinschatten auf einen Verschluß des Ductus cysticus oder choledochus schließen können. Im übrigen ist zu bemerken, daß bei Gallenblasenkonkrementen die Kontrastfüllung völlig ausbleiben kann, selbst wenn kein Verschluß und keine cholezystitischen Veränderungen vorliegen; vielleicht spielt dabei eine vorzeitige Entleerung der Gallenblase eine Rolle. Ähnliches scheint auch für das Ulcus duodeni zu gelten, bei dem ebenfalls die Kontrastfüllung der Gallenblase fehlen kann. Aufnahmen, die in einem kürzeren Intervall nach dem Einnehmen des Kontrastmittels gemacht wurden, ergeben jetzt befriedigende Füllungen. Daß bei dekompensierten Magenausgangstenosen bei oraler Darreichung des Mittels keine Kontrastfüllung zustande kommt, ist selbstverständlich; hier muß man sich der intravenösen Applikation des Kontrastmittels bedienen; auch bei kachektischen Kranken, bei Diabetes und Basedow bleibt manchmal die Füllung aus. Zunächst muß man eine Parenchymschädigung der Leber ausschließen, bevor man die fehlende Kontrastfüllung auf eine Gallenblasen- oder Gallenwegerkrankung zurückführt; es muß allerdings erwähnt werden, daß z. B. unter Umständen auch beim Icterus catarrhalis die Füllung der Gallenblase möglich ist. Mitunter weist eine Deformation des Gallenblasenschattens auf eine pericholezystitische Adhäsion hin; solche halbmond- oder hantelförmige Deformationen sind aber nur dann als Folge cholezystitischer und pericholezystitischer Narbenbildungen zu betrachten, wenn sie auch nach der Kontraktion der Gallenblase bestehen bleiben, sonst sind sie meist nur durch den Druck eines anliegenden Darmteiles, der vergrößerten Leber oder eines Tumors, zu erklären.

Auch kongenitale Abweichungen von der normalen Birn- oder Eiform werden vereinzelt beobachtet, verhältnismäßig häufig ist eine medialwärts gerichtete Abknickung des Fundus durch Sporenbildung, von der allerdings manche Autoren meinen, daß sie eine Erschwerung der Gallenblasenentleerung zur Folge haben kann.

Eine Vergrößerung des Gallenblasenschattens ist nur dann pathognomonisch zu werten, wenn die Verkleinerung nach Eidotter ausbleibt — man kann dann ein Passagehindernis (Stauungsgallenblase) annehmen.

Besondere Bedeutung hat die Cholezystographie für den Nachweis strahlendurchlässiger bzw. wenig schattengebender Konkremente erlangt; diese können als entsprechend große und geformte Schattenaussparungen im Gallenblasenschatten erscheinen. Manchmal kommen die Aussparungen erst nach der durch Eidotter hervorgerufenen Verkleinerung der Gallenblase zum Vorschein, wenn die Steine so klein waren, daß sie bei prall gefüllter Blase von der kontrasthaltigen Galle vollständig eingehüllt waren.

Zum Nachweis kleiner strahlendurchlässiger Steine eignet sich nach AKERLUND besonders die Aufnahme im Stehen. Man kann dann die kleinen Schattenaussparungen entweder zu einem Häufchen im Fundus zusammengesintert sehen, oder man findet sie in einer waagrechten, ein- oder mehrfachen Schicht schwimmend. Dies kommt daher, daß die Galle nicht völlig homogen ist, sondern sich in einzelnen Lagen entsprechend der Konzentration übereinanderschichtet; die Steine schwimmen dann in einer ihrem spezifischen Gewicht entsprechenden Schicht.

Es ist außerordentlich schwer, sich über die eigentliche Ursache einer Gallensteinkolik eine klare Vorstellung zu bilden; alle Umstände, die die „Ruhe" der Gallenwege stören können, werden dafür verantwortlich gemacht, obenan alles, was stärkere Gallenblasenkontraktionen veranlaßt. Da alimentäre Schäden, wenigstens in den Anamnesen, oft erwähnt werden, so denkt man an reflektorische Gallenblasenkontraktionen, z. B. durch Eierspeisen, Mayonnaisen, fetthaltige Speisen, die vielleicht über das vegetative Nervensystem zu Störungen im Gallenwegsystem führen; ähnlich wie die Obstipation die Magenfunktion bald mehr im Sinne einer Aziditätssteigerung, bald mehr nach Art einer Dyskinese verändert, so muß Ähnliches auch von den Bewegungsvorgängen der Gallenblase angenommen werden; wie weit Erschütterungen des Körpers, Bauchpresse, Menstruation oder Geburten Lageveränderungen der Gallensteine nach sich ziehen, ist eine noch völlig offene Frage. Eine große Rolle für die Entstehung des ersten Kolikanfalles ist der Infektion der Gallenblase zuzuschreiben. Ich bin zwar der Ansicht, daß für die Entstehung der Gallensteine selbst die sterile Entzündung, z. B. nach Art der serösen Entzündung, die Hauptrolle spielt, daß aber für den Ausbruch der ersten Gallensteinkolik die bakterielle Infektion von entscheidender Bedeutung ist; sie kann von verschiedenen Stellen ausgehen, teils absteigend, teils aufsteigend die Gallenwege infizieren; absteigend, wenn es sich um eine allgemeine Infektion handelt, bei der Mikroorganismen in die Blutbahn gelangen, schließlich auch die Leber passieren und von hier in die Gallenwege ausgeschieden werden; das bekannteste Beispiel dieser Art dürfte die Typhusinfektion der Gallenblase sein. Für eine aufsteigende Infektion ergeben sich in der Praxis wenig Anhaltspunkte; man hat diese immer bei der Anlegung von Choledocho-Duodenostomien gefürchtet, aber die Erfahrung belehrt uns dabei eines anderen; gibt man solchen Patienten dünne Bariumsulfatsuspensionen, so füllt sich die Fistel bis weit hinauf in die Gallenwege. Speisebrei kann somit in die Gallenwege eindringen. Daß die Anwesenheit von Mikroorganismen in der intakten Gallenblase noch lange keine Entzündung bedeutet, weiß man ebenfalls, zumal gleiches auch von den Harnwegen bekannt ist. Wie oft finden wir in den Harn- oder Gallenwegen Typhus- oder Kolibazillen, ohne daß sich dies als Pyelitis oder als Cholangitis manifestiert. Anders liegen vielleicht die Verhältnisse, wenn die Gallenblase bereits Steine enthält oder es ihr Schwierigkeit bereitet, den Inhalt zu entleeren. Sichere Beweise einer solchen Infektion im Zusammenhang mit einem Gallensteinanfall lassen sich nur gelegentlich erbringen. Wahrscheinlich kommt es auf das Zusammenspiel verschiedener Ursachen an. Dazu gehören Dyskinese, Erschütterung, Infektion. Besteht aber eine Infektion der Gallenblase und ergeben sich Schwierigkeiten bei der Gallenentleerung, dann werden wohl schon unbedeutende Ursachen genügen, um die Entzündung der Gallenwege wieder zum Aufflackern zu bringen, besonders dann, wenn unter dem Druck eines Gallensteines ungünstige Ernährungsbedingungen der Schleimhaut geschaffen sind.

f) Klinik der Dyskinesen.

Es gibt Zustände, die mit Schmerzanfällen, Fieber, Schüttelfrost und Druckempfindlichkeit der Gallenblasengegend einhergehen, sich somit von einer typischen Gallensteinkolik nicht unterscheiden, ohne daß man bei der Operation Konkremente in der Gallenblase oder in den größeren Gallenwegen nachweisen kann. Früher hat man diese Zustände „Pseudogallensteinkoliken" genannt, jetzt bürgert sich dafür der Name Dyskinese der Gallenwege ein; die Zustände sind nicht allzu selten. Das Interesse für diese Frage gibt sich schon dadurch kund, daß sie einmal das Thema einer gemeinsamen Tagung von Internisten und Chirurgen in Wiesbaden war. Klare klinische Befunde, die das Bestehen eines solchen Zustandes sicherten, wurden zum ersten Male im Jahre 1921 von SCHMIEDEN und ROHDE[1] erbracht. Die Beschwerden, die solche Patienten peinigen, sind gelegentlich so beträchtlich, daß man zur Operation schreitet. Die bei der Operation gewonnenen Gallenblasen zeigen aber weder Konkremente noch das mikroskopische Bild einer Entzündung. Manchmal bestand eine deutliche Hypertrophie der Muskelbündel, in seltenen Fällen eine hochgradig ausgedehnte Gallenblase mit außerordentlich dünner Muskellage. Für die Entstehung dieser Betriebsstörungen nahmen die Autoren Abknickungen im oberen Bereich des Ductus cysticus an, die besonders durch einen schwanenhalsartigen Verlauf dieses Ganges bedingt seien. Man denkt nicht an ein organisches Hindernis, sondern nur an ein funktionelles, das an der Einmündungsstelle des Ductus cysticus in die Gallenblase liegen soll und den Schmerzanfall durch Dehnung der Gallenblase auslöst. Fälle dieser Art können ausheilen, wenn man die Gallenblase entfernt. Das beschriebene Krankheitsbild wurde nach Entstehung und Erscheinung mit der Hydronephrose verglichen und als eine differentialdiagnostisch interessante Beobachtung betrachtet, die als „Pseudocholelithiasis" manchen negativen Befund erklärt. Gegen eine rein mechanische Deutung des eigentümlichen Krankheitsbildes wurden Einwände erhoben. ZANDER fand, daß unter sämtlichen Gallenblasenoperationen diejenigen Personen, bei denen nur „Verwachsungen" oder eine „Stauungsgallenblase" vorgefunden wurde, am schwersten unter den postoperativen Nachbeschwerden litten. Nur 42% der Fälle blieben nach der Gallenblasenentfernung beschwerdefrei, während der Rest trotz beseitigter Gallenblase unter „Gallensteinkoliken" ebenso zu leiden hatte wie vorher.

Unter dem Einflusse von WESTPHAL, KALK und SCHÖNDUBE rückte man allmählich von der rein mechanischen Deutung der Störung des Gallenflusses ab und versuchte dynamische Kräfte in den Vordergrund zu rücken; sie sollen nicht nur am Ductus cysticus angreifen, sondern gelegentlich den ganzen Gallenwegapparat betreffen. Verwachsungen im Sinne von SCHMIEDEN und ROHDE kann man nur eine unterstützende Bedeutung zumessen, das Wesentliche sind dysfunktionelle Zustände, die die Gallenentleerung entweder verzögern oder sogar verhindern; der Endeffekt ist der falsche Steinanfall. Noch weiter geht WESTPHAL, indem er als eigentlich Schuldtragenden den Sphincter Oddi anspricht. WESTPHAL nennt das Krankheitsbild *Dyskinesie.* Zum Schmerzanfall führen nicht mechanische Vorgänge an der Gallenblase oder im Ductus cysticus, sondern Spasmen. SCHMIEDEN schließt sich später der Anschauung von WESTPHAL an; er sagt z. B.: „es darf heute als sicher gelten, daß Fehlfunktionen an dieser wichtigen Stelle ohne anatomische Veränderung (Innervationsstörungen) das ganze Krankheitsbild erzeugen können", oder an einer anderen Stelle: „es ist völlig überzeugend, daß im Vergleich mit der Wichtigkeit der funktionellen (dyskinetischen) Störungen WESTPHALs meine ursprüngliche grob mechanische Erklärung eines Ventilverschlusses zurückzutreten hat".

Die WESTPHALschen Arbeiten haben eine breite Erörterung über die normale und pathologische Innervation des Gallengangsystems hervorgerufen; bei schwacher Vagusreizung kommt es zu einer Steigerung des Bewegungsvorganges:

---

[1] SCHMIEDEN u. ROHDE: Arch. klin. Chir. **118**, 14 (1921).

Die Gallenblase kontrahiert sich, am Ductus cysticus sieht man Einziehungen, der Ductus choledochus wird durch stärkere Füllung von der Gallenblase her gedehnt, und in das Mündungsgebiet des Choledochus tritt durch melkartige Bewegungen Galle ein. Bei stärkerer Vagusreizung hört diese Expulsionsarbeit völlig auf; das ganze Sphinktergebiet wandelt sich zu einem starren, kontrahierten, nur 2 mm breiten, tiefblassen Gebilde um, während der Choledochus selbst prall gefüllt erscheint; die Gallenblase macht frustrane Kontraktionen. Sympathicusreizung oder Adrenalininjektion erweitert das Lumen im Mündungsgebiet und senkt gleichzeitig den Druck in der Gallenblase. Starke Vagusreizung bewirkt somit eine hypertonische Sympathicusreizung, hypotonische Gallenstauung.

Auf Grund dieser experimentellen Versuchsergebnisse bemüht sich WESTPHAL, in der Klinik Krankheitsbilder zu umschreiben, die den Zustand einer Cholelithiasis vortäuschen können; bei der *hypertonischen Stauungsgallenblase* zeigt sich bei der Prüfung mit WITTE-Pepton oder nach Pilocarpininjektion ein 3—10 Minuten lang anhaltender Krampf des Sphincter Oddi; im Pituitrinversuch kommt es normalerweise zuerst zu einer 15—20 Minuten lang anhaltenden Hemmung, der dann eine Entleerung folgt. Bei der hypertonischen Stauungsgallenblase erfolgt eine besonders lange Verzögerung der Entleerung, und erst nach zirka 40 Minuten setzt eine auffallend starke und schußweise Ausstoßung sehr dunkler Galle ein. Röntgenologisch findet sich nach drei Eidottern eine besonders starke Stauung der Galle bis in den Ductus hepaticus hinauf; dies kann gelegentlich spontan, also ohne Entleerungsreiz, vielleicht als Ausdruck einer besonderen Kontraktionsbereitschaft der Gallenblase und des ODDIschen Muskels auftreten. Die Entleerung kann dabei durch viele Stunden hindurch sistieren; bei leichteren Formen ist die Dauer der Füllung entsprechend verkürzt.

Im Gegensatz dazu spricht die *hypotonische Stauungsgallenblase* auf Pituitrin schlecht an, und selbst Öl bewirkt keine oder nur eine sehr abgeschwächte und verzögerte Entleerung einer meist nicht sehr dunklen Galle; bei der Röntgenuntersuchung findet sich eine Motilitätshemmung bei einer meist gut gefüllten, oft etwas weiten und schlaffen Gallenblase; die Entleerungszeit auf drei Eidotter ist häufig sehr verzögert.

Zugleich mit diesen motorischen Störungen finden sich in der Gallenblase auch Änderungen der Resorption; die hypertonische Gallenblase zeigt bei der Entleerung immer eine sehr dunkle Galle. Bei der hypotonischen Gallenblase ist die Resorption normal.

Im Symptomenbild der hypertonischen Gallenblase im Sinne von WESTPHAL stehen schwere Schmerzanfälle im Vordergrund. Patienten hingegen, die die Träger einer hypotonischen Stauungsgallenblase sind, haben meist in der Anamnese nur vage Beschwerden, typische Anfälle von besonderer Heftigkeit kommen dabei nicht vor.

Dyskinesen der Gallenwege kommen häufiger bei Frauen als bei Männern vor; sogenannt vegetativ-stigmatisierte Personen neigen ganz besonders dazu; der Zustand erinnert bald an ein Ulcus, bald an eine Appendicitis oder eine Genitalaffektion.

Auch während der Menstruation oder in der Gravidität besteht eine besondere Anfälligkeit zu solchen Dyskinesen; unter 18 graviden Frauen zeigten nur sechs eine normale Gallenblasenentleerung. Die verzögerte Gallenblasenentleerung während der Gravidität ist nach WESTPHAL ein wichtiges auslösendes Moment dafür, daß gravide Frauen häufig an Cholelithiasis erkranken. Als Prophylaxe gegen die Steinbildung in den Gallenwegen glaubt daher WESTPHAL der frühzeitigen Behandlung der Dyskinesie große Bedeutung beimessen zu müssen.

Da Westphal das Wesentliche einer Gallensteinkolik in dem Krampf des Oddischen Spinkters sieht, bereitet es ihm auch wenig Schwierigkeiten, eine Erklärung für Rezidivbeschwerden zu geben; auch wenn die Gallenblase operativ entfernt ist, kann der weite Ductus choledochus mit dem hypertrophischen Sphinkter ebenso eine Stauung bedingen wie vor der Operation; die Beschwerden können daher dieselben bleiben, ja es kann mitunter zum Ikterus kommen. Leider gibt es genug Fälle, die sich wegen Gallensteinkoliken operieren lassen und nachträglich die gleichen Beschwerden haben wie vor der Operation. Gelegentlich lassen sich Zeichen einer hypertonischen Choledochusstauung nachweisen. Als bestes Mittel zur Behandlung der hypertonischen Stauungsgallenblase sowie der hyperkinetischen Dyskinesie nennt Westphal das Atropin, das er auch als Prophylaktikum gegen die Steinbildung in der Schwangerschaft empfiehlt.

Die Diagnose einer reinen Innervationsstörung an den Gallenwegen ist nicht leicht, dagegen scheint die Kombination von Dyskinesen mit organischen Erkrankungen teils der Gallenwege, teils anderer Abdominalorgane häufiger vorzukommen. Westphal schätzt die Häufigkeit der reinen Dyskinesen unter allen Gallenwegerkrankungen auf zirka 5—10%; auf jeden Fall stellen sich einer scharfen Trennung der Dyskinesen gegenüber den entzündlichen Affektionen und den Steinerkrankungen in der Praxis große Schwierigkeiten entgegen. Man soll es sich daher unbedingt zur Regel machen, erst dann eine Dyskinese anzunehmen, wenn unter Zuhilfenahme aller diagnostischen Hilfsmittel keine Steinkrankheit oder Neubildung gefunden wurde. Die Diagnose einer Dyskinese erscheint erst dann gesichert, wenn auch der Chirurg keinen pathologischen Befund erheben kann. Ich habe keinen Grund, das Krankheitsbild der Dyskinese der Gallenwege zu leugnen, immerhin zeigten mir die beiden folgenden Fälle, wie zurückhaltend man mit dieser Diagnose sein soll. Fall 1: Es handelte sich um eine junge Frau, die seit vielen Jahren an Schmerzen in der Gallenblasengegend litt; gelegentlich kam es zu typischen Anfällen, Ikterus bestand nie. Die Röntgenuntersuchung ließ keine Gallensteine erkennen, wohl aber das Bild einer hypertonischen Dyskinese; Atropin wirkte manchmal ausgezeichnet; da sich in rascher Folge schwere Anfälle wiederholen, wird die Operation durchgeführt; es finden sich zwei Gallenblasen, von denen die eine — die sich bei der Füllung als normal erwies — tatsächlich unverändert war, während die andere das typische Bild einer Schrumpfblase darbot, in der sich ein kleiner Gallenstein befand; nach Entfernung der Schrumpfblase verschwanden alle Beschwerden. Fall 2: Wegen des völlig negativen Röntgenbefundes (Fehlen von Steinen auch nach der Füllung mit Tetragnost) und der positiven Zeichen einer hypertonischen Gallenblase wurde bei einem 40 Jahre alten Mann, der unter „Gallensteinkoliken" stark zu leiden hatte, die Operation vorgenommen; es zeigte sich in der Nähe der Papilla Vateri eine kirschengroße Choledochuscyste; nach ihrer Entfernung schwanden alle Beschwerden. Das Wesentliche der Untersuchungen von Westphal scheint mir weniger die Umschreibung des Krankheitsbildes — Dyskinese, als vielmehr die Betonung des Krampfes am Sphincter Oddi zu sein; immerhin stellen Gallenblase und Gallenwege gemeinsam mit dem Oddischen Muskelapparat ein zusammengehöriges Ganzes dar, das sich in einen spastischen Erregungszustand versetzen läßt, der weitgehend vom vegetativen Nervensystem, vor allem vom Vagus abhängt. Diese Krämpfe werden zumeist von anatomischen Veränderungen — vor allem von entzündlichen Gallenblasenaffektionen — ausgelöst; sie können aber auch reflektorisch von Nachbarorganen verursacht sein. Diesem Umstande ist es wohl zuzuschreiben, warum Beschwerden, die sonst nur der Cholelithiasis zugesprochen werden, auch bei einem Ulcus duodeni oder ventriculi oder bei einer spastischen Obstipation auftreten. Bei manchen Menschen sprechen die Nervengeflechte der Gallenwege anscheinend leichter an als bei anderen; die Kenntnis der Vagotonie macht uns diese Zustände verständlicher. Wenn auch solche Patienten jetzt unter einem neuen Namen — vegetativ stigmatisierte — beschrieben werden, so sind es doch immer wieder Menschen, die einen besonders erregbaren Vagus besitzen und deshalb nach wie vor viel besser durch die Bezeichnung Vagotoniker charakterisiert erscheinen.

g) Die Gallenblaseninfektion.

Auch Infektionen der Gallenblase können die längste Zeit ohne besondere Beschwerden ertragen werden; die Infektion der Gallenblase überträgt sich allmählich auf die Gallenblasenwand. Die Schleimhaut bildet netzartige Leisten, die gegen das Lumen vorspringen; es kommt zu Unterminierungen, kleinen Wandabszessen, die ihrerseits eine Perforation vorbereiten. Bevor es dazu kommt, lagern sich benachbarte Organe an; sie verhindern zwar die Gefahr einer freien Perforation, können aber selbst zum Sitz einer Entzündung werden. Merkwürdigerweise können auch diese Vorgänge mehr oder weniger schmerzlos verlaufen. Solche Empyeme der Gallenblase sind meist mit Cholelithiasis vergesellschaftet; wahrscheinlich ist die Cholelithiasis das primäre und die Infektion das sekundäre Leiden. Der infektiöse Prozeß kann manchmal mehr schleichend sein; möglicherweise ist dazu nicht einmal unbedingt infektiöses Material notwendig, obwohl sich die Wand der Gallenblase allmählich in ein derbes, schrumpfendes Narbengewebe verwandelt. Sowohl bei länger anhaltenden entzündlichen Prozessen der Gallenblase als auch bei Infektion jüngeren Datums kann es zu einem typischen Gallensteinanfall kommen. Menschen, die bis dahin niemals über irgendwelche Beschwerden zu klagen hatten oder gelegentlich in der Gallenblasengegend höchstens leichtes Druckgefühl empfanden, erkranken z. B. im Anschluß an eine reichliche Mahlzeit, Aufregung, Erkältung usw. plötzlich unter den bekannten Erscheinungen einer typischen Kolik; auch hier fängt der Anfall mit Schüttelfrost und Fieber an, die Schmerzen zwingen den Arzt, Morphium zu verabreichen, der Patient verfällt in Schlaf, und man hofft, daß ähnlich wie bei anderen Kolikanfällen der Kranke am anderen Morgen schmerzfrei aus dem Morphiumschlaf erwacht, um seiner gewohnten Arbeit wieder nachgehen zu können. Das Fortbestehen des Fiebers und der Schmerzen zeigt aber bald an, daß eine Komplikation vorliegen müsse.

Bei fast allen Gallensteinkoliken kommt es zu Schüttelfrost und Fieber in der Anfangsperiode des Anfalles; die Ursache hat man sich verschieden erklärt; man hat z. B. mit der Möglichkeit gerechnet, daß es sich hier um ähnliche Vorgänge handeln könnte, wie man sie öfters nach Katheterismus sieht. Charakteristisch für das Fieber der „blanden Gallensteinkolik" ist die nur kurze Dauer; wenn der Patient unter der Morphiumwirkung einschläft, sinkt die Temperatur ab und kehrt allmählich wieder zur Norm zurück. Am nächsten Tag sind das Fieber ebenso wie der Schmerz wieder völlig geschwunden. Wenn daher der Patient nach der Morphiumnarkose noch immer Schmerzen empfindet und die Temperatursteigerung weiter fortbesteht, so muß etwas Neues hinzugetreten sein, zumal, wenn sich im Anschluß an einen solchen Anfall jetzt ein schweres Krankheitsbild entwickelt. Hat man viele Fälle solcherart gesehen, so glaubt man, gewisse Typen immer wieder zu erkennen.

Von verhältnismäßig *leichtem Typus einer akuten Cholecystitis* möchte ich unter folgenden Voraussetzungen sprechen: im Anfall wirkt Morphium nicht so schmerzlindernd wie sonst; trotz Verdoppelung der Morphindosis findet der

Patient wegen heftiger Schmerzen keinen Schlaf; es wiederholt sich das Kältegefühl, und am nächsten Tag besteht noch immer Fieber, das um 38^0 schwankt. Die Gallenblasengegend ist druckempfindlich, man tastet gelegentlich einen Tumor, der sich allerdings wegen der starken Muskelspannung oft der sicheren Palpation entzieht. In nicht wenigen Fällen kann sich innerhalb der nächsten 24 Stunden der Anfall wiederholen; es kommt neuerdings zu Schüttelfrost und hohem Fieber; die Zahl der Leukocyten steigt, auch die Blutsenkungsgeschwindigkeit kann schon jetzt beschleunigt sein; die Schmerzen halten dauernd an, können aber unter der Applikation von Wärme (Heizkissen oder Wärmeflasche) gelindert werden; die Schmerzen strahlen besonders gegen den Rücken aus, gelegentlich auch nach links; allmählich klingt das Fieber ab und damit auch die Empfindlichkeit der Gallenblasengegend; die Muskelspannung tritt zurück und die noch immer druckempfindliche Gallenblase ist jetzt besser zu tasten; während der ganzen Zeit kann Ikterus fehlen; die Urobilinurie besteht fort, wenn auch in geringerem Grade; gelingt es, die unter der Morphiumwirkung aufgetretene oder verstärkte Obstipation wieder zu beheben, so kommt es zu einem rascheren Rückgang der Beschwerden. Außer Wärme bewähren sich Atropin und Decholin, gelegentlich auch Pyramidon oder Salicylsäure. Als Residuum des überstandenen, äußerst schmerzhaften Anfalls bleibt in der Gallenblasengegend oft ein durch die Wärmeapplikation entstandenes Hitzeerythem zurück, das sich allmählich zu fleckförmigen Pigmentationen umwandelt; solche Pigmentationen halten wochenlang an; sie sind gelegentlich ein gutes diagnostisches Zeichen einer überstandenen Gallensteinkolik; die Schmerzen während eines solchen Anfalles sind so heftig, daß der Patient die Hautverbrennung kaum empfindet und sich auf diese Weise das Hitzeerythem zuzieht.

Als eine schwerere Form bezeichne ich die *akute Cholecystitis mit Ikterus*; das Vorspiel ist das gleiche wie beim vorangehenden Typus; auch hier schließt unmittelbar an den Anfall ein schweres Krankheitsbild an; die Gallenblasengegend ist außerordentlich schmerzhaft, die Blase selbst nur als dumpfe Resistenz zu tasten, da die Muskelpartien darüber äußerst gespannt sind; die Temperatur schwankt zwischen $38-39^0$; gelegentlich besteht Kältegefühl; im Vordergrund steht die Gelbsucht, die allmählich an Stärke zunimmt; die Prüfung des Duodenalsaftes ergibt völliges Fehlen von Bilirubin, so daß ein Gallenwegverschluß angenommen werden muß; gleichzeitig nimmt die Schmerzhaftigkeit der Gallenblase etwas ab, die lokalen Symptome scheinen mehr in den Hintergrund zu treten; gelingt es durch irgendeine Maßnahme den Steinverschluß an der Papille zu lockern oder gar zu beseitigen, so bessert sich das sonst schwere Krankheitsbild; hält aber die Gelbsucht unvermindert an, so entwickelt sich ein septischer Zustand mit starken Fieberschwankungen und Schüttelfrösten; schon nach wenigen Tagen läßt sich röntgenologisch im rechten Phrenico-Costalwinkel (wir sprechen vom „Wetterwinkel der Leber") Exsudat nachweisen.

Bei der Sektion dieser Fälle zeigt sich im Gallenwegsystem eitriges Exsudat; als Ursache der Gelbsucht kommt ein Konkrement in Frage, das in der Gegend der Papilla Vateri steckengeblieben ist; nur selten handelt es sich um einen Solitärstein; meist finden sich reichlich Gallensteine in der Blase, daneben auch Konkremente in den Gallenwegen. Die Gallenblase selbst zeigt das typische Bild einer Cholecystitis, ihr Inhalt ist eitrig; bakteriologisch finden sich Bacterium coli oder Streptokokken. Der Ductus cysticus ist meist erweitert, außerdem besteht eine freie Kommunikation zwischen Gallenblase und Gallenwegen. Diesem Umstande ist es auch zuzuschreiben, daß es zu einer Infektion der großen Gallenwege kam. Die Leber zeigt neben Gallenstauung kleine Abszesse; nicht selten sieht man, besonders, wenn das Krankheitsbild länger gedauert hatte, auch Thrombenmassen in den intrahepatalen Pfortaderverzweigungen; von hier kann es zu einer Thrombose im Hauptstamm der Pfortader kommen. Der pathogenetische Vorgang scheint somit folgender zu sein: primär kommt es zu einer eitrigen Cholecystitis in einer Steinblase; während eines Gallensteinanfalles treten ein oder mehrere Gallensteine in den Ductus choledochus über, der eitrige Gallenblaseninhalt gelangt ebenfalls in den Ductus choledochus; da aber der Stein an der Papille auf Widerstand stößt und nicht in das Duodenum gelangen kann, folgt eine aszendierende Infektion der großen Gallenwege — Cholangitis; histologische Veränderungen im Sinne einer eitrigen Entzündung finden sich weniger im Bereiche der großen Gallenwege als im Leberparenchym.

Das Krankheitsbild der *akuten Cholecystitis mit inkomplettem* Gallengangverschluß entwickelt sich ebenfalls im Anschluß an eine besonders schwere Gallensteinkolik. Wieder kommt es zu Gelbsucht und Fiebersteigerungen unmittelbar nach dem Anfall, wobei die lokalen Veränderungen nicht unbedingt im Vordergrund stehen müssen; immerhin häufen sich die Attacken, ohne aber besonders hohe Grade zu zeigen. Nach einer Periode mit ziemlich hohem Fieber und Ikterus, klingt das Fieber etwas ab, ebenso wird die Gelbsucht geringer, und man hofft auf eine baldige Besserung. Scheinbar unvermittelt geht das Fieber wieder in die Höhe und gleichzeitig damit wird auch die Gelbsucht stärker. Die Schwankungen der Gelbsucht lassen sich besonders deutlich erkennen, wenn man fortlaufend den Stuhl und den Bilirubingehalt im Serum untersucht. Dieser Zustand kann durch viele Wochen mehr oder weniger unverändert anhalten. Es wechseln Zeiten der Besserung mit solchen der Verschlechterung; völlig fieberfrei sind solche Patienten selten; allmählich tritt das Fieber samt den septischen Erscheinungen mehr in den Hintergrund, dagegen kann der Ikterus, wenn auch nicht sehr hochgradig, weiter fortbestehen. Unter dem Einfluß der chronischen Infektion entwickelt sich langsam ein nicht sehr großer Milztumor; gelegentliche Anfälle führen meist wieder zu einer Verstärkung der Gelbsucht, doch nimmt diese selten höhere Grade an. Im Harn findet sich reichlich Urobilinogen, Bilirubin dagegen meist nur zur Zeit einer Verschlimmerung. Kommen solche Fälle zur Obduktion, dann handelt es sich meist ebenfalls um eine Cholecystitis, aber mit anscheinend weniger virulenten Keimen; die Wand der Gallenblase ist allenthalben verdickt; an manchen Stellen finden sich Ulcera, die die Schleimhaut zerstört haben und die Tendenz zeigen, in die Tiefe zu dringen. An der Verdickung der Wand beteiligen sich auch die extra- und intrahepatischen Gallenwege, gleichzeitig sind diese stark erweitert. Das Lumen des Ductus choledochus kann über fingerdick sein; durch die Wandverdickung klafft der Gallengang; in der Nähe der Papille liegen meist mehrere, ziemlich große Konkremente; der Durchtritt in das Duodenum erscheint um so mehr erschwert, als die Papillengegend ganz besonders stark verändert ist. Da das Ostium des Ductus choledochus hochgradig verengt ist, drängt sich leicht die Frage auf, ob diese Verengerung nicht durch einen Tumor bedingt ist, was gelegentlich auch tatsächlich vorzukommen pflegt. Ein Übergreifen des entzündlichen Prozesses auf die Venen kommt vor, doch sieht man diese Komplikation vorwiegend bei den mehr akuten Formen. Die Betrachtung der äußeren Gallenwege läßt die Erwägung aufkommen, ob es sich hier tatsächlich um eine Art Ventilverschluß handelt; manchmal kann die Galle in das Duodenum abfließen, zu anderen Zeiten stoppt die Passage; das Krankheitsbild wird uns verständlich, da die Galle Mikroorganismen enthält — meist Bacterium coli. Das infektiöse Material aus der Gallenblase drängt bei völligem Verschluß in die Gallenwege und führt so zur aszendierenden Cholangitis; wenn allerdings das septische Material wieder in das Duodenum abfließen kann, treten die stürmischen Symptome mehr in den Hintergrund. Selbstverständlich kann jede frische Infektion oder Komplikation den Zustand von heute auf morgen wieder völlig verändern.

Die Entwicklung des Krankheitsbildes des inkompletten septischen Gallengangverschlusses ist verschieden; manchmal stehen die septischen Symptome besonders im Vordergrund, in anderen Fällen hat die Krankheit einen mehr schleichenden Charakter; die Temperaturen brauchen kaum 38⁰ zu erreichen. Wegen der langen Dauer solcher Zustände kommt es fast immer zu beträchtlichen Milztumoren; solche Fälle können diagnostische Schwierigkeiten bereiten, weil sie nicht immer leicht von Lebercirrhosen, Lymphogranulom oder Tumor abzutrennen sind; die wiederholte Prüfung des Duodenalsaftes sowie die genaue Aufnahme der Anamnese mit Berücksichtigung von Koliken, vor allem aber der röntgenologische Nachweis von Gallenkonkrementen, ermöglichen die richtige Diagnose; werden solche Fälle operiert, so kann es zu einer restlosen Ausheilung kommen.

Die akute Cholecystitis mit Pericholecystitis ohne Ikterus ist dadurch charakterisiert, daß die großen Gallengänge zunächst unbeteiligt sind, denn der infektiöse Inhalt der Gallenblase kann entweder wegen eines im Ductus cysticus gelegenen Steines oder wegen Schrumpfung dieser Gegend nicht in den Ductus choledochus abfließen; wie bei einem Abszeß hängt es von der Virulenz der Keime in der Gallenblase ab, wie sich das weitere Krankheitsbild gestaltet; klinisch steht die außerordentliche Druckempfindlichkeit und Schwellung der Gallenblasengegend im Vordergrund; die Haut darüber kann unabhängig von Wärmeapplikationen gerötet und leicht ödematös erscheinen; bei der Palpation fühlt sich die ganze Gegend heiß an, die Gallenblase selbst ist nicht zu fühlen, sondern nur eine dumpfe Resistenz, die sich schwer umgrenzen läßt; die Resistenz erstreckt sich auch gegen die Nierengegend, so daß es manchmal Schwierigkeiten bereiten kann, zu entscheiden, ob nicht die Niere mitbeteiligt ist. Die intensive Dämpfung in der Gallenblasengegend bewahrt uns vor Irrtümern; manchmal hört man leichte Reibegeräusche. Oft treten Erscheinungen auf, die an Peritonitis erinnern; die Zunge kann trocken sein, der Puls klein; es besteht Neigung zu Erbrechen. Sind Gallensteinkoliken vorangegangen, dann fällt die Differentialdiagnose weniger schwer, immerhin muß man auch an eine Appendicitis denken. Das hohe septische Fieber kann als Kriterium der Malignität dieses Prozesses angesehen werden; sinken die Temperaturen allmählich und klingen Schwellung und Schmerzhaftigkeit ab, so sind dies Zeichen, daß sich der entzündliche Prozeß zurückbildet oder daß die eitrige Galle abgeflossen ist. Die Pericholecystitis ist meist die Folge einer Perforation der Gallenblase in die Umgebung; auch vom Ductus cysticus aus kann der Durchbruch erfolgen; plötzlich auftretende Besserung bei einem solchen Krankheitsbild ist sehr oft auf den Durchbruch des Abszesses ins Colon oder in eine andere benachbarte Darmschlinge zu beziehen; oft gelangen auf diese Weise auch mehrere Gallensteine in den Darm, die sich dann im Stuhl nachweisen lassen; das Fehlen einer Gelbsucht beweist unter Umständen, daß der Stein nicht durch den Ductus choledochus in den Darm gelangt ist, sondern auf dem Wege über eine neuentstandene Fistel; jedenfalls spielt im Verlaufe dieser Form der Ikterus eine untergeordnete Rolle; kommt es trotzdem bei sichergestelltem Verschluß des Ductus cysticus zu Gelbsucht, so ist diese meist auf eine durch den septischen Zustand bedingte Parenchymschädigung der Leber zu beziehen.

Fistelbildungen von der Gallenblase aus, Perforationen von größeren und kleineren Gallensteinen, Entwicklung einer Pericholecystitis, die einen großen Tumor vortäuschen kann, ja sogar mächtige Empyeme der Gallenblase können sich gelegentlich auch ohne septischen Zustand entwickeln; selbst die subjektiven

Beschwerden müssen sich nicht immer so in den Vordergrund drängen, daß der Patient das Bett aufsucht; kurz, man wird oft wegen der geringen Allgemeinerscheinungen bei einem großen Tumor vor die Frage gestellt, ob sich hinter dem Prozeß nicht eher ein Neoplasma als eine Entzündung versteckt.

Das Krankheitsbild der akuten Cholecystitis mit Pericholecystitis ohne Ikterus kann auch von Abszessen in der unmittelbaren Nachbarschaft der Gallenblase vorgetäuscht werden. Aus einer zunächst schleichenden Cholecystitis, die vielleicht sogar zu einem Empyem der Gallenblase geführt hat, entwickelt sich eine Perforation z. B. in das Leberparenchym. Den Beginn kann eine Eiteransammlung in den LUSCHKAschen Gängen bilden, von hier erfolgt die Infektion der Nachbarschaft, die mitunter zu einem Abszeß führt. Selbstverständlich ist das Primäre dieses Abszesses die eitrige Cholecystitis, aber symptomatisch ist für die Erscheinungen des entzündlichen „Gallenblasentumors", der Pericholecystitis, der lokalen Hautschwellung und der Schmerzen der Abszeß verantwortlich zu machen. Kommt es dabei zu einem Ikterus, so ist durch die cholecystitische Entzündung entweder der Ductus choledochus in Mitleidenschaft gezogen oder die Gelbsucht ist auf eine parenchymatöse Leberschädigung zu beziehen. Eine Trennung dieser beiden Arten von Ikterus ist nicht immer leicht.

Die akute Cholecystitis bei steinfreier Gallenblase ist sicher eine Seltenheit. Ich habe mehrfach solche Fälle im Anschluß an eine akute Nahrungsmittelvergiftung gesehen. Innerhalb kürzester Zeit entwickelt sich ein entzündlicher Tumor der Gallenblase, der rasch an Größe zunimmt. Zunächst bestehen noch die Erscheinungen der Nahrungsmittelvergiftung weiter fort, also Erbrechen, Durchfall, Ohnmachtsbereitschaft, Schweißausbruch usw. Die Differentialdiagnose gegenüber der akuten Appendicitis ist außerordentlich schwierig, zumal sich im Anschluß an eine Nahrungsmittelintoxikation auch eine Blinddarmreizung entwickeln kann. Meist drängt der herbeigerufene Chirurg zur Operation, die dann die Diagnose klärt. Die Gallenblase erscheint düster rot, prall gespannt, die Serosa leicht getrübt, manchmal mit Fibrinflocken belegt. Wegen der dünnen Wand kann es leicht zu einer Zerreißung kommen. Als Inhalt einer solchen entzündeten Gallenblase wird trübe Galle angetroffen, die entweder steril ist oder Colibakterien enthält. Nach Entfernung der Gallenblase schwinden das Fieber und die peritonealen Reizerscheinungen. Steine fehlen auch im Ductus cysticus. Warum der entzündliche Prozeß ausschließlich auf die Gallenblase beschränkt bleibt, ist schwer zu entscheiden, jedenfalls muß es sich hier um einen Verschluß des Ductus cysticus handeln (Stauungsgallenblase?).

Eine wesentliche Klärung aller akut-entzündlichen Veränderungen an den Gallenwegen kann durch die Röntgenuntersuchung erfolgen. Es kommt nicht nur auf den Nachweis des Steines allein an, sondern vor allem auch auf die Lagerung der Därme. Wesentliche Dienste leistet uns die Untersuchung des Duodenalsaftes, obwohl diese bei schwerkranken Patienten nicht immer leicht durchführbar ist.

h) Komplikationen der Gallenblaseninfektion.

Auf die Bildung von Abszessen in der Umgebung der entzündeten Gallenblase haben wir bereits verwiesen. Sie sind als verhältnismäßig harmlose Komplikation zu werten, solange sie nicht durch sekundäre Perforation zum Ausgangspunkt einer diffusen Peritonitis oder subphrenischen Eiterung werden. Auch die aszendierende Cholangitis haben wir bereits erwähnt. Bei beiden Prozessen kommt es frühzeitig zur Ansammlung von Exsudat im „Wetterwinkel der Leber". Im Exsudat finden sich nur selten Mikroorganismen; zumeist ist es rein serös, eiweißreich. Daß durch solche Cholangitiden kleine Leberabszesse entstehen und auf die Pfortadervenen übergreifen können, ist ebenfalls bereits erwähnt worden.

Eine der gefährlichsten Komplikationen der akuten infektiösen Cholecystitis ist die *akute Pankreatitis*. Wir sehen sie sowohl bei Mitbeteiligung des Ductus choledochus als auch bei Freibleiben des großen Gallenganges, wenn der Stein an der Papilla Vateri sitzt und infizierte Galle in den Ductus Wirsungianus eindringt. Mündet der Pankreasgang verhältnismäßig hoch oben in den Ductus choledochus, so darf man sich nicht wundern, daß es zu einer Pankreatitis kommt. Es existieren zahlreiche Experimente, die uns die Wirkung von infizierter Galle, injiziert in den Ductus Wirsungianus, klar vor Augen führen. Das Pankreasferment wird aktiviert und so die Entstehung einer Pankreasnekrose vorbereitet. Immerhin scheint diese Entstehung einer Pankreasnekrose nicht die Regel zu sein, denn eine Pankreasnekrose kann sich auch hinzugesellen, wenn der primäre Prozeß ausschließlich auf die Gallenblase lokalisiert war. Hier denkt man in erster Linie an eine Infektion des Pankreasgewebes auf dem Lymphwege; deshalb sprechen manche Chirurgen bereits von einem ersten Stadium der akuten Pankreatitis, wenn es im Anschluß an eine akute Cholecystitis zu einem Ödem der Pankreasoberfläche kommt (WALZEL[1]). Das ganze Gewebe ist gelegentlich rings um eine akute Cholecystitis entzündlich-ödematös verändert. Von manchen Chirurgen wird dieses Verhalten mit einem durch Novocain infiltrierten Gewebe verglichen. Auf eine solche ödematöse Durchtränkung ist es wohl zurückzuführen, wenn es im Anschluß an solche Gallenblasenempyeme auch zu einer Verdickung des Pankreas kommt. Solange es sich nur um ödematöse Durchtränkungen des Pankreas handelt, besteht keine Gefahr. Ganz anders ist aber die Prognose, wenn es auch zu einer Infektion des Pankreasgewebes selbst kommt, also wenn außer der Verdickung des ganzen Organs sich auch das bekannte hämorrhagische Exsudat in der freien Bauchhöhle findet und überall im Fettgewebe der Umgebung (Netz, Ligamentum gastrocolicum) die typische Andauung zu sehen ist. Pankreassaft, auch wenn er aktiviert wurde, scheint ebensowenig das Gewebe anzugreifen wie Trypsin oder Pepsin. Hat aber das Gewebe Schaden gelitten und ist vor allem die Ernährung der Zellen gefährdet, z. B. durch Einlagerung von serösem Exsudat zwischen Gewebe und Blutkapillaren, dann finden die aktivierten Fermente reichlich Gelegenheit, ihre Wirksamkeit zu entfalten. Als Folge einer Lipasetätigkeit sind die bekannten Fettnekrosen zu deuten, als Folge der Trypsinwirkung die Nekrose des Pankreas. Der nekrotische Prozeß kann auch auf die Blutgefäße übergreifen, was zu ausgedehnten Blutungen führt. Man wird an eine komplizierende Pankreasbeteiligung hauptsächlich dann zu denken haben, wenn neben den typischen Beschwerden einer Cholelithiasis die Schmerzen besonders nach links ausstrahlen. Der Schmerz zieht von der Mittellinie entlang des linken Rippenbogens gegen die Milz und von hier mitunter durch Vermittlung des Phrenicus in die linke Schulter. Im Bereiche dieses mitunter gürtelförmigen Schmerzes ist die Haut hyperästhetisch. Selbstverständlich bedeutet der sogenannte Pankreasschmerz noch keine Pankreasentzündung, aber jedenfalls wird man bei Anwesenheit solcher Schmerzen auf andere Symptome zu achten haben, die ebenfalls bei Pankreasaffektionen vorzukommen pflegen.

Die Schmerzen bei der typischen Pankreasfettgewebsnekrose sind nicht kolikartig, sondern dauernd, daneben besteht Vernichtungsgefühl und Todesangst. Der Patient verfällt rasch, gleichzeitig damit treten die subjektiven Beschwerden mehr in den Hintergrund. Verwechslungen mit einer Darmperforation oder einer

---

[1] WALZEL-SCHUMACHER: Die Technik der Eingriffe am Gallensystem. Wien: Julius Springer. 1928.

Coronarthrombose sind möglich. Man hat an eine peritoneale Mitbeteiligung besonders dann zu denken, wenn jetzt Zeichen eines Ileus hinzutreten. Das Abdomen ist aufgetrieben und diffus schmerzhaft. Da fette Personen dazu besonders neigen, kann dies diagnostisch berücksichtigt werden. Beim Erbrechen, das zunächst nur wäßrige Flüssigkeit zutage befördert, kann es sogar zu Hämatemesis kommen. Charakteristisch ist manchmal — trotz allgemeiner Erscheinung einer Peritonitis — das Fehlen einer Darmlähmung. Das Abdomen ist nicht so hart, Blähungen gehen ab, gelegentlich auch Stuhl. Der Puls verschlechtert sich zusehends, er wird klein, fadenförmig, außerordentlich frequent. Die oberflächlichen Hautvenen erscheinen wie bei allen schockartigen Zuständen leer. Bestand entsprechend der akuten Cholecystitis hohes Fieber, so kann es jetzt zu Abfall der Temperatur, selbst unter die Norm, kommen. Im Harn vermissen wir oft trotz peritonealer Erscheinungen Indican. Auf das Vorkommen einer beträchtlichen Hyperleukocytose haben wir immer geachtet. Eine Bestätigung dieser Beobachtungen sehen wir in den Mitteilungen von ROSENO und DREYFUSS,[1] die gelegentlich ein Ansteigen der Leukocyten bis auf 50000 mit maximaler Linksverschiebung sahen. Die Größe der Nekrose und die Schwere des allgemeinen Bildes entscheiden über das Schicksal des Patienten.

Seitdem man im linksseitigen Schmerz ein Kriterium einer Pankreasläsion kennengelernt hat, wird sogenannten leichten Pankreasschäden als Komplikation der verschiedenen Leber- bzw. Gallenwegerkrankungen erhöhte Aufmerksamkeit geschenkt. Steigern sich die Schmerzen, wenn man ins Duodenum 2 ccm Äther spritzt, so kann das diagnostisch verwertet werden; besonderes Gewicht wird darauf von KATSCH[2] und BERGER[3] gelegt. Daß es bei den verschiedensten Erkrankungen zu anatomischen Veränderungen im Pankreasparenchym kommen kann, ist nicht zu bezweifeln, die Frage ist nur, ob es möglich ist, diese vielfach nur geringen Schäden auch klinisch zu fassen; Fettstühle kommen selten vor, selbst wenn die Untersuchung bei reichlicher Fettbelastung erfolgt. Auch auf die Anwesenheit von Neutralfett und Muskelfasern im Stuhl wird man sich nicht unbedingt verlassen können. Viel verspricht man sich von der Fermentbestimmung im Duodenalsaft, die in letzter Zeit hauptsächlich von BERGER und HARTMANN[4] durchgeführt wird. Ein wichtiges Beweismittel ist die sogenannte Fermententgleisung. Man versteht darunter die Erhöhung des physiologischen Diastasespiegels bzw. das Neuauftreten von Pankreaslipase in Harn und Blut. Dies kann eintreten, wenn sich Pankreassaft staut, oder wenn es zu einem Parenchymschaden im Pankreas kommt, oder schließlich, wenn eine Selbstverdauung stattfindet, die ja das Wesen einer Pankreasfettgewebsnekrose bildet; pathologische Resultate, die man so erhält, beweisen, soweit sie nicht exzessive Grade annehmen, weniger als negative, immerhin muß man aber wissen, daß selbst Stauungen im Pankreasausführungsgange nicht unbedingt zu einer Diastasevermehrung im Blut oder im Harn führen müssen. Jedenfalls besitzen wir in dieser Methode ein sicheres Maß, das uns über die Ausdehnung des Krankheitsprozesses orientiert. SCHMIEDEN und SEBENIG[5] sahen in den letzten Jahren eine Zunahme der akuten Pankreasnekrose; Ähnliches ergibt sich auch aus dem Material des Wiener Pathologisch-Anatomischen Institutes. In den Jahren 1900 bis 1907 entfallen auf 14815 Leichenöffnungen 15 Fälle (davon neun Frauen und sechs Männer), das sind 0,1%, während in den Jahren 1925—1932 bei der Durcharbeitung von 22577 Fällen sich 67mal Pankreasnekrose zeigte (42 Frauen

---

[1] ROSENO u. DREYFUSS: Arch. klin. Chir. **150**, 64 (1928).
[2] KATSCH: Klin. Wschr. **1925**, 7.   [3] BERGER: Alpenländ. Tagung **1933**, 17.
[4] BERGER u. HARTMANN: Wien. Arch. inn. Med. 28, 211 (1936).
[5] SCHMIEDEN u. SEBENIG: Arch. klin. Chir. **148**, 319 (1927).

und 25 Männer), das sind 0,3%; dieser Hundertsatz stimmt gut mit den Angaben von CHIARI[1] und GRUBER[2] überein. Freilich finden die beiden genannten Autoren zum Unterschied von den Angaben des Wiener Pathologisch-Anatomischen Institutes und allen klinischen Angaben ein Überwiegen des männlichen Geschlechtes (13 : 12 und 37 : 21). In allen Statistiken über Pankreasnekrose wird einstimmig die Häufigkeit eines gleichzeitig bestehenden Gallensteinleidens hervorgehoben; auch in den Fällen des Wiener Pathologisch-Anatomischen Institutes war 45mal ein positiver Befund an den Gallenwegen zu erheben (42mal Steine in der Gallenblase bzw. Gallenwegen, dreimal Narben), in acht Fällen wurde über den Zustand der Gallenwege nichts berichtet und nur in 14 Fällen das Freisein der Gallenwege betont. Jedenfalls erkennt man aus diesen Zahlen, wie häufig Pankreasnekrose bei Gallensteinleiden zu beobachten ist; dasselbe ergibt sich auch aus der Statistik von SCHMIEDEN und SEBENIG, wo sich in 69,8% der Fälle von Pankreasnekrose Gallensteine nachweisen ließen. WALZEL[3] hat seine chirurgischen Erfahrungen zusammengestellt und kommt dabei zu den in den Tabellen 51 u. 52 ersichtlichen Ergebnissen. Ich teile sie mit, weil ich einen Teil

Tabelle 51. Art der Pankreaserkrankung.

Pankreasödem mit Fettnekrosen	8	36 leichtere Fälle,
Disseminierte Herde im Pankreas	28	davon 7 gestorben
Hämorrhagische Pankreasnekrose	28	36 schwere Fälle,
Zerfallsherde im Pankreas	8	davon 31 gestorben

Tabelle 52. Veränderungen an den Gallenwegen.

Gallenblasensteine	35mal	davon
Gallenblasenstein und Choledochusstein	16mal	51 Frauen
„ „ Papillenstein	6mal = 86%	und
Cholecystitis	5	21 Männer
Keine Steine	10	

der Fälle miterlebt habe. Bei der Durchmusterung eines größeren Krankenmaterials hat man auch bestimmte, für die Krankheit anscheinend disponierende Momente herausfinden können; die meisten Kranken waren fettleibig, viele unter ihnen waren gute Esser und in nicht wenigen Fällen setzte die akute Pankreasnekrose unmittelbar an eine sehr üppige Mahlzeit ein. Ähnliches gilt von dem Ausbruch der Gallensteinkolik; mit dem Einfluß großer Mahlzeiten auf das Entstehen der Pankreasnekrose ist vielleicht auch die Erfahrung in Einklang zu bringen, daß sich experimentell eine Pankreasnekrose dann am besten erzeugen läßt, wenn man dazu Tiere verwendet, die sich auf der Höhe der Verdauung befinden. Vielleicht hängt damit auch das erhebliche Zurückgehen der Pankreasnekrose bei der unterernährten Bevölkerung der Kriegszeit zusammen.

Eine weitere ernste Komplikation stellt die *Gangrän der Gallenblasenwand* dar, die entweder umschrieben oder sogar diffus sein kann; es kennt sie hauptsächlich der Chirurg (SCHNITZLER[4], FINSTERER[5]). Starke Überdehnung der Gallenblase infolge Stauung und Infektion bedingt eine schlechte Blutversorgung des ganzen Organes; handelt es sich außerdem noch um ältere Personen, bei denen die Blutversorgung bereits mangelhaft ist, so kann die Zirkulationsstörung nur zu leicht zu Gangrän führen. Ist davon die Kuppe der Gallenblase betroffen, so führt die Perforation rasch zu einer allgemeinen Peritonitis. Die

---

[1] CHIARI: cf. GRUBER.
[2] GRUBER: Henke-Lubarsch' Handbuch, Bd. V/2, S. 211. 1929.
[3] WALZEL: Alpenländ. Tagung **1913**, 11.
[4] SCHNITZLER: Mitt. Ges. phys. Med. Wien **1912**, Nr. 2.
[5] FINSTERER: Beitr. ärztl. Fortbldg **IX**, 1 (1932).

Gangrän ist besonders oft bei alten Menschen zu sehen; mit diesem Ereignis muß bei der Indikationsstellung zur Therapie eines akuten Gallensteinanfalles gerechnet werden. FINSTERER sah Gallenblasengangrän 32mal, darunter waren zwölf Fälle über 60 Jahre und sechs über 70 Jahre alt.

In Ausnahmefällen kann es auch ohne Stauung in der Gallenblase und ohne Gallenstein zu Gangrän kommen; FINSTERER sah dies zweimal. Wenn es dabei nicht zu schützenden Verwachsungen kommt, so erfolgt unausbleiblich die Perforation in die freie Bauchhöhle; bei bestehenden Adhäsionen bildet sich ein Abszeß an Stelle der zugrunde gegangenen Gallenblase. Dieser kann gelegentlich durch Durchbruch des Eiters in den Darm zur Ausheilung gelangen; wird ein solcher Fall später aus irgendeinem Grunde operiert, so findet man an Stelle der Gallenblase einen kleinen Narbenknopf, der dem Ductus-cysticus-Stumpf aufsitzt. Die Diagnostik der Gangrän der Gallenblase, auch manchmal die der Perforation der Gallenblase in die freie Bauchhöhle ist mit Schwierigkeiten verbunden, zumal unmittelbar nach der Perforation der Schmerz nachläßt; gelegentlich kann dieses Ereignis unmittelbar während einer Kolik erfolgen; relativ spät treten die Zeichen einer Peritonitis hinzu. Die Pulsfrequenz kann trotz diffuser Peritonitis verhältnismäßig lange normal bleiben, was wohl auf die Resorption von Galle zurückzuführen ist; beide Symptome — Aufhören des Schmerzes und Bradycardie — sind manchmal die Ursache, daß die Gangrän der Gallenblase zu spät erkannt wird.

Eine seltene Komplikation stellt der *Gallensteinileus* dar. Eine Erklärung fällt nicht immer leicht, besonders wenn der Stein, der die Ileuserscheinungen bedingt, gar nicht groß ist. Man hat deswegen teils an Spasmen des Darmes, teils bei größeren Steinen an Abknickungen des durch das Gewicht des Gallensteines heruntergezogenen Darmes gedacht; SCHNITZLER glaubt einen Wechsel zwischen gesteigerter Tätigkeit und Erschöpfung des Darmes dafür verantwortlich machen zu müssen; immerhin ist gelegentlich der Stein bis über hühnereigroß. Gebilde von dieser Größe können nur durch eine abnorme Verbindung zwischen der Gallenblase und dem Duodenum oder einer Jejunumschlinge in den Darm gelangen; Voraussetzung ist ein Dekubitalgeschwür der Gallenblasenschleimhaut, das zu einer Pericholecystitis und Verklebung mit der Nachbarschaft führt; eine Perforation in die freie Bauchhöhle kommt kaum vor, soweit nicht eine akute Gallenblasengangrän in Frage kommt. Der eigentliche Durchtritt des Steines ins Duodenum vollzieht sich fast vollkommen symptomenlos; erst wenn der Stein in das Lumen des Duodenums gelangt ist, kann es zu den schweren Erscheinungen einer hohen Darmstenose kommen. Das Erbrochene enthält anfangs fast nur Mageninhalt; beim Vorrücken bleibt der Stein sehr häufig an der Plica duodeno-jejunalis liegen, was zu Erscheinungen führt, die dem arteriomesenterialen Duodenalverschluß sehr ähneln: Enorme Auftreibung der Oberbauchgegend bei eingesunkenem Unterbauch, unstillbares, galliges Erbrechen, das sogar einen fäkulenten Charakter annehmen kann. Gelingt es dem Stein, die Plica duodeno-jejunalis zu überwinden, so hören meist die schweren Erscheinungen (vor allem das Erbrechen) auf und Stuhl und Blähungen können wieder abgehen; nach 2—3 Tagen kann es neuerdings zum Krankheitsbild eines Darmverschlusses kommen, das dann so intensiv wird, daß jetzt zur Operation geschritten werden muß. Damit beginnt das eigentliche Symptomenbild des typischen Gallensteinileus; es fehlt die allgemeine Auftreibung des Bauches, hingegen besteht eine lokale Auftreibung meist der linken Bauchseite um den Nabel; an dieser Stelle sind jetzt hochtympanitisch klingende, stark plätschernde Darmschlingen nachweisbar. Während anfangs noch Stuhl und Winde abgehen, was vielleicht auf die zeitweise Behebung des Darmverschlusses durch Wanderung

des Steines zu beziehen ist, halten jetzt Singultus und Erbrechen fast ununter-
brochen an, dabei wird das Erbrechen rasch fäkulent. Der Gallensteinileus zeigt
gemeinsame Symptome mit dem Strangulationsileus durch Volvulus oder Ein-
klemmung in eine Lücke des Mesenteriums; während aber beim Volvulus und
bei der Strangulation infolge Ernährungsstörungen in der Darmwand durch
Abschnüren des Mesenteriums der Puls rasch ansteigt und die Patienten schon
am zweiten Tag verfallen aussehen, findet sich beim Gallensteinileus als reinem
Obturationsverschluß auch am dritten und vierten Tag der Puls noch annähernd
normal, ebenso ist das Aussehen des Patienten relativ gut; auf dieses Mißverhältnis zwischen verhältnismäßig gutem Aussehen und gutem Puls einerseits
und dem rasch auftretenden fäkulenten Erbrechen anderseits legt FINSTERER
besonderes Gewicht. Die Diagnose Gallensteinileus kann bei mageren Personen,
zumeist handelt es sich um Frauen, dadurch erleichtert werden, daß man den
harten Gallenstein eventuell durch die dünnen Bauchdecken palpieren kann;
bei der vaginalen Untersuchung ist der Gallenstein gelegentlich neben dem Uterus
als hartes Gebilde zu tasten. So einfach die Diagnose des Gallensteinileus auf
Grund des Vorgebrachten zu sein scheint, so kompliziert sind die Verhältnisse
am Krankenbett, weil es sich oft um sehr fettleibige Personen handelt. Im
Schrifttum finden sich zahlreiche Berichte über Fehldiagnosen. Der Gallenstein,
der zum Ileus geführt hat, muß nicht besonders groß sein; diesem Umstande
ist es auch zuzuschreiben, daß gar nicht so selten das Krankheitsbild ausschließlich unter interner Therapie oder auch ohne jede Behandlung ausheilt.
Oft sind allerdings die Erscheinungen so stürmisch, daß zur Operation geraten
werden muß. Ist man seiner Diagnose sicher, so soll man große Atropindosen
anwenden, zumal gar nicht so selten Gallensteinileus eine Begleiterscheinung
einer spastischen Obstipation ist; mit der internen Behandlung soll man aber
keine kostbare Zeit verlieren, besonders dann, wenn der Zustand bereits 1—2 Tage
lang dauert.

Ist die Perforation eines großen Gallensteines in das Duodenum erfolgt,
so bleibt eine breite Fistel zwischen Gallenblase und Duodenum zurück; bei
geeigneter Röntgenuntersuchung läßt sich dies nachweisen. Entlang einer solchen
Fistel kann es zu einer Infektion kommen. Ob es berechtigt ist, hier an eine
aufsteigende Infektion zu denken, erscheint mir sehr fraglich, denn nach operativer Entfernung der Gallenblase und Fistelbildung zwischen Ductus choledochus
und Duodenum kommt es fast nie zu Cholangitis. Meines Erachtens handelt
es sich in solchen Fällen um eine neuerliche Aktivierung des in der Gallenblase
schlummernden infektiösen Prozesses; jedenfalls geht es nicht an, solche Beobachtungen als Einwand gegen die Vornahme der Duodeno-Choledochostomie
anzuführen, die, wie wir noch später sehen werden, zu den besten Maßnahmen
gehört, um den Patienten vor Rezidivbeschwerden nach einer Gallenblasenoperation zu schützen.

Auch unabhängig vom Gallensteinileus kann es bei Gallensteinleiden zu
einem *Darmverschluß* kommen, der mutmaßlich mit dem Grundleiden in Zusammenhang steht; so kann die cholecystisch veränderte Gallenblase das Colon
in Mitleidenschaft ziehen und auf diese Weise zu einem Darmverschluß führen.
Bei schweren Formen von akuter Cholecystitis kommt es nicht selten auch zu
einer lokalen Peritonitis, die ihrerseits wieder zu paralytischem Ileus führt; in
solchen Fällen ist es oft schwer zu entscheiden, ob das mechanische oder das
paralytische Moment mehr im Vordergrund steht. Eine besondere Form des
Ileus entsteht durch Stieltorsion der Gallenblase; man findet neben den Erscheinungen der Darmsteifung und des Darmverschlusses unter der Leber einen
schmerzhaften Tumor, welcher der um 360 Grad gedrehten Gallenblase entspricht.

Treten die lokalen Veränderungen bei einer akuten Cholecystitis in den Hintergrund, während die allgemeinen Erscheinungen, wie Fieber, Schüttelfröste, Verfall der Kräfte, nach wie vor auf ein schweres Leiden hinweisen, so ist auch mit einem *subphrenischen Abszeß* zu rechnen. Die Infektion des subphrenischen Raumes kann, soweit Gallenwegerkrankungen in Betracht kommen, entweder durch eine Cholangitis (kleiner Leberabszeß an der Leberoberfläche) erfolgen oder die pericholecystische Eiterung schreitet entlang der Leberoberfläche weiter. Da die von den Gallenwegen ausgehenden subphrenischen Eiterungen selten gashaltig sind, bleibt der Abszeß lange Zeit verborgen. Am ehesten wird man dann an eine subphrenische Eiterung denken, wenn es zu Zwerchfellhochstand kommt und gleichzeitig die Leber die Tendenz zeigt, nach abwärts zu rücken; lokale Hautödeme oder Rötungen der Haut sind wenig verwertbar, weil es sich meist um bettlägerige und schwer bewegliche Patienten handelt. Ein geringer Erguß oberhalb der Leber, speziell im phrenico-costalen Raum, ist bei sehr vielen entzündlichen Leberaffektionen zu sehen und kann daher auch als Vorbote einer subphrenischen Eiterung in Betracht kommen. Bei deutlich nachweisbarer Pleuritis ist Zwerchfellhochstand schwer zu erkennen; hier entscheidet vor allem die Probepunktion; man soll sich nicht mit einer Punktion begnügen, sondern an den verschiedensten Stellen untersuchen. Die Punktion soll mit angezogenem Spritzenstempel vorgenommen werden, um auch flache Eiteransammlungen zu finden und nicht die richtige Tiefe zu verfehlen. Findet man in verdächtigen Fällen einen Erguß, dessen scheinbar gutartiger Charakter im Mißverhältnis zum schweren allgemeinen Krankheitsbild steht, so ist immer die Möglichkeit ins Auge zu fassen, daß der eigentliche Hauptherd der Entzündung tiefer liegt und durch die Punktion noch nicht erreicht wurde. Ist es gelungen, an irgendeiner Stelle Eiter nachzuweisen, dann empfiehlt es sich manchmal, die Nadel stecken zu lassen und sofort die Operation anzuschließen. Ich habe es mehrfach miterlebt, daß hervorragende Chirurgen erst nach langem Suchen den Abszeß gefunden haben, den der Internist durch die Probepunktion sichergestellt hatte.

Von einer pericholecystischen oder auch cholecystitischen Eiterung können die verschiedensten Komplikationen ausgehen, selbstverständlich auch *allgemeine Sepsis*; tritt die primäre Erkrankung der Gallenblase (z. B. ein Empyem) nicht sehr in den Vordergrund, so kann ein solcher Prozeß zum „Focus" der verschiedensten Erkrankungen werden (akute Nephritis, chronischer Gelenksrheumatismus).

i) Die Ursachen der akuten Cholecystitis.

Wenn es in unserem Körper zu einer lokalen Infektion kommt, so kann sich dies in fernliegenden Organen in zweifacher Weise bemerkbar machen: entweder gelangen die Mikroorganismen, die die lokale Infektion hervorgerufen haben, metastatisch an andere Stellen und setzen so neue Infektionen oder es kommt zur Resorption von Giften, die weitabliegende Gewebe toxisch schädigen können. Als eine solche toxische Störung muß die Durchlässigkeit der Kapillaren angesehen werden, die sich in den verschiedensten Organen bemerkbar machen kann. Die geschädigte Blutkapillarfunktion äußert sich durch Übertritt von Plasmaeiweißkörper in die Gewebsräume der verschiedensten Organe; so kann auch Plasmaeiweiß in das Lumen der Gallenblase gelangen und hier die Stabilität der Galle stören. In dem Sinne erscheint die Entstehung von Gallensteinen nicht unbedingt an eine bakterielle Entzündung gebunden. Eine solche seröse Entzündung der Gallenblase kann auch durch niedrig gebaute Gifte bedingt sein, die im Darmkanal entstehen und von hier aus zur Aufnahme gelangen;

welch schwere Schädigungen dabei der Leber und den Gallenwegen erwachsen können, das lehrt uns die Intoxikation mit Histamin oder Allylformiat. Auch die Gewebsschädigung bei Verbrennung ist hier zu erwähnen; schließlich kann es auch bei hormonalen Schädigungen zu einer pathologischen Durchlässigkeit der Kapillaren kommen (Thyroxinvergiftung, vielleicht auch während der Gravidität); kurz, die Möglichkeiten zu einer serösen Entzündung der Gallenblase sind vielfältig, damit aber auch die Anlässe zur Gallensteinentstehung, denn wenn Eiweiß in die Galle eindringt, so kommt es zu einer Änderung der Stabilität der Gallenflüssigkeit und damit zur Steinbildung.

In der Gallenblase, in der es zur Bildung von kleinsten Konkrementen kommt, finden sich die besten Vorbedingungen zu einer Vergrößerung derselben, wenn gleichzeitig Stauung besteht. Alle Räume, in denen es aus pathologischen Gründen zu einer Stase gekommen ist, stellen einen Locus minoris resistentiae für die Ansammlung von Mikroorganismen vor; so wie es im gestauten und mit Steinen gefüllten Nierenbecken leicht zu einer Mischinfektion kommt, darf Ähnliches auch von der gestauten und mit Konkrementen angefüllten Gallenblase angenommen werden. Die Erfahrung lehrt nun, daß es tatsächlich im Anschluß an Infekte, wie z. B. Pneumonie, Erysipel, schwerer Tonsillitis häufig zum Auftreten eines akuten Cholecystitisanfalles kommt. Patienten, die bis dahin nicht die geringste Ahnung hatten, daß sie Gallensteine haben, werden sich plötzlich dieser unangenehmen Tatsache bewußt; die Röntgenuntersuchung, die bald nach dem Anfall vorgenommen wird, läßt eine ganze Menge von Konkrementen in der Gallenblase erkennen. Es liegt daher die Annahme nahe, daß die bis dahin „schlafenden Gallensteine" durch eine Mischinfektion aus dem Schlaf gerüttelt wurden; wird bald nachher eine Operation vorgenommen, so kann man in der Gallenblase die verschiedensten Mikroorganismen finden. Immerhin ist dies nicht das gewöhnliche Ereignis, sondern oft entwickeln sich Gallensteinkoliken mehr oder weniger unabhängig von irgendeiner greifbaren Infektion; häufig ist das auslösende Moment einer Kolik eine üppige Mahlzeit, Erregung, harnäckige Obstipation oder Durchfall, sie führen meist zur ersten Attacke. Kommen solche Fälle im akuten Stadium zur Operation, so zeigt sich die Gallenblase infiziert; dabei gewinnt man die Überzeugung, daß die „üppige Mahlzeit" vielfach nur das die Kolik auslösende Moment ist, während die Infektion dem Anfall bereits vorausgegangen war. Die Frage ist nun, was war der eigentliche Anlaß der Infektion und warum hat diese sich nicht schon früher bemerkbar gemacht? Wenn man die Bedeutung eines sogenannten Focus für die Entstehung anderer Krankheiten, z. B. des Rheumatismus oder der Nephritis, kennt, dann wird man sich auch dafür interessieren müssen, ob nicht auch eine chronische Tonsillitis, ein Zahngranulom, Eiterungen der Nasennebenhöhlen, Adnexaffektionen, Samenblaseninfektionen die Gallenblaseninfektion ausgelöst haben. Man wird zu einer solchen Vorstellung um so mehr gedrängt, als (siehe die Zusammenstellung von POSSELT[1]) bei neueren bakteriologischen Untersuchungen von Gallenblasen nicht mehr so häufig Bacterium coli als eher die verschiedenen Kokken gefunden wurden; dieser Standpunkt wird jetzt auch vom amerikanischen Schrifttum betont, was sich auch darin äußert, daß man versucht, durch Vakzinetherapie und Injektion von Filtraten aus Staphylokokken- und Streptokokkenkulturen die Gallenblaseninfektion abzuschwächen (REHFUSS-NELSON). Selbstverständlich darf die Kokkeninfektion nicht überwertet werden, da sich in zahlreichen infizierten Gallenblasen das Bacterium coli oder die verschiedenen Mikroorganismen der Paratyphusgruppe nachweisen lassen. Der Paratyphus-

---

[1] POSSELT: Ergebnisse der Pathologie, Bd. XXII/1, S. 590. 1928.

infektion möchten wir besondere Aufmerksamkeit schenken, weil diese häufig bei den verschiedenen Fleisch- und Wurstvergiftungen in Betracht kommt; verhältnismäßig selten läßt sich eine Cholecystitis auf eine Typhusinfektion zurückführen, was um so erstaunlicher ist, als Typhusbazillen in der Galle von Typhuskranken häufig vorkommen. Vielleicht können Typhusbazillen nur dann in der Gallenblase haften bleiben und dadurch eine Cholecystitis auslösen, wenn eine Stauung oder eine Dyskinese der Gallenblase vorliegt (STROEBE[1]). Ähnliches gilt von der Dysenterie und der Cholera, die ebenfalls nur äußerst selten eine Gallenblaseneiterung bedingen.

Für das Verständnis der Bakteriocholie, die ein relativ häufiges Vorkommnis darstellt und ganz sicher als der erste Schritt für eine nachfolgende Cholecystitis in Betracht kommt, sind Versuche von POPPER, KUNZ und GERZNER[2][3] von

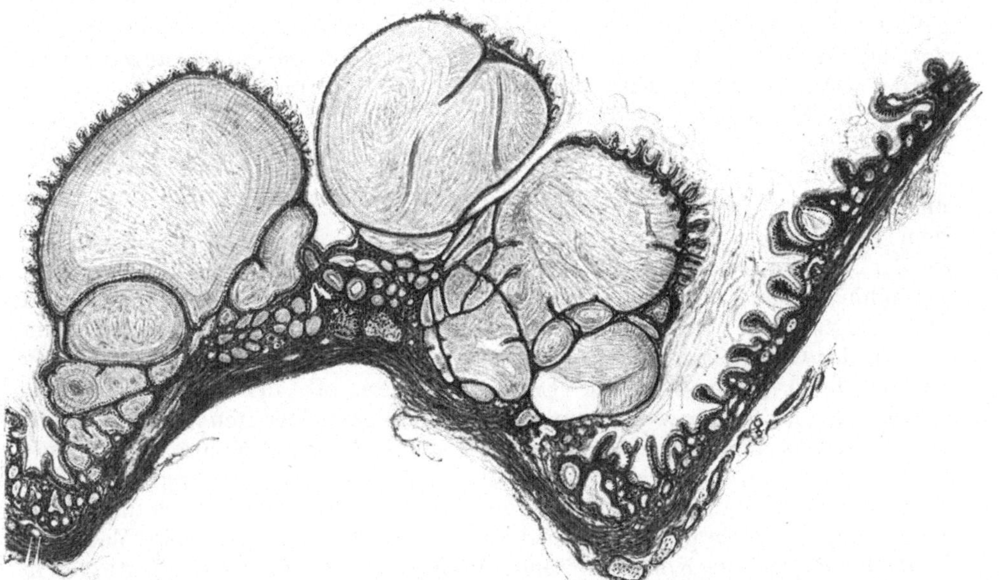

Abb. 109. Einlagerung von serösem Exsudat in die Wandung der Gallenblasenschleimhaut.

einigem Interesse. Injiziert man gesunden Tieren intravenös pathogene Keime, so lassen sich dieselben in der nachfolgenden Zeit weder in der Lymphe noch in der Galle nachweisen. Ruft man aber bei solchen Tieren eine seröse Entzündung hervor, so kommt es dabei zu einer Schrankenstörung zwischen Blut und Gewebe, denn nunmehr sind Bakterien in der Lymphe und im Gallensystem nachweisbar; dazu bedarf es gar nicht besonders schwerer Gifte (Histamin, Allylformiat), selbst die Narkose genügt, um die Kapillarwandungen für Mikroorganismen permeabel zu machen. Vielleicht sind solche Versuche auch geeignet, zu zeigen, warum Bakterien, die sich in der Galle befinden, einmal in das Gewebe der Gallenblasenschleimhaut eintreten, während es ein andermal nur bei der Bakteriocholie bleibt. Jedenfalls erscheint es mir wichtig, im Rahmen der Gallensteinpathologie eine Trennung der Entzündungsvorgänge vorzunehmen, und zwar in solche, die nur mit Schädigung der Kapillaren einhergehen (seröse

---

[1] STROEBE: Z. klin. Med. **110**, 687 (1929).
[2] POPPER und KUNZ: Z. klin. Med. **128**, 568 (1935).
[3] POPPER und GERZNER: Z. klin. Med. **128**, 547 (1935).

Entzündung), und in solche, wo daneben auch ein Mikroorganismus eine Rolle spielt (Infektion). Infektion braucht nicht unbedingt eine Gewebsstörung auszulösen; die seröse Entzündung aber bereitet anscheinend das Gewebe so vor, daß jetzt Bakterien im Gewebe Fuß fassen können. Umgekehrt stellt die seröse Entzündung der Gallenblase nicht die unbedingte Voraussetzung für eine Cholecystitis dar, denn auch dieser Schaden kann wieder restlos ausheilen. Immerhin kann der mit der serösen Entzündung der Gallenblase einhergehende Plasmaübertritt genügen, um einerseits eine Gallenblasenstauung zu bedingen und anderseits durch den Übertritt von Eiweiß in die Gallenflüssigkeit die Stabilität der Galle zu stören. Die Abb. 109 entspricht einem Schnitt durch die Gallenblasenwand, die eine starke seröse Durchtränkung der Schleimhaut zeigt; solche Veränderungen finden sich bei den verschiedenen Formen von experimenteller seröser Entzündung — ganz besonders häufig nach Histaminvergiftung; immerhin demonstriert dieser Schnitt den histologisch nachweisbaren Übertritt von Plasma in das Gallenblasenlumen; denn diese blasigen Gebilde können platzen und so ihren Inhalt in die Galle entleeren. Die seröse Entzündung stellt nach meiner Ansicht eine der wichtigsten Prämissen zur Gallensteinbildung vor, während die Infektion das Krankheitsbild im Sinne einer Cholecystitis vervollständigt. Es ergibt sich aus dieser dualistischen Auffassung, daß nicht bei jeder Gallensteinentstehung unbedingt eine Infektion beteiligt ist.

k) Differentialdiagnose.

Rechtsseitige Oberbauchbeschwerden sind die Begleiterscheinungen vieler pathologischer Zustände; in diesem Sinne ist die Diagnose Cholelithiasis nicht leicht. PEL nennt die Gallensteinkrankheit mit all ihren atypischen Formen den „wahren Prüfstein klinischer Diagnostik und eine Quelle grober Irrtümer".

Die Cholelithiasis kann sich gelegentlich nur durch sogenannte „Magenkrämpfe" bemerkbar machen; ähnlich wie beim Ulcus können die Beschwerden immer zu einer bestimmten Zeit bald nach der Mahlzeit einsetzen. Weder die funktionelle Diagnostik noch die Röntgenuntersuchung ergibt Anhaltspunkte für ein Magenleiden oder eine Affektion des Zwölffingerdarmes; allerdings kann auch der Gallenstein an sich schon zu Sekretionsstörungen des Magens führen. Sehr häufig ist die Cholelithiasis mit Achylie kombiniert. Zuerst hat darauf HOHLWEG[1] aufmerksam gemacht; spätere Statistiken (z. B. RYDGAARD[2]) haben das immer wieder bestätigt — unter ca. 630 Fällen in 50%. ROHDE[3] hat die Magenazidität in ihrer Abhängigkeit von der Gallenblasenexstirpation verfolgt; vor der Operation waren 72,09% subazid, besonders bei Cysticusverschluß; die gleichen Verhältnisse fand er bei 89,61% der Kranken wieder, welche jahrelang nach der Operation untersucht wurden. Es scheint somit die Subazidität tatsächlich eine Ausfallserscheinung der Gallenblase zu sein, was diagnostisch von Wert ist; in allen Fällen von unklaren „Magenkrämpfen", besonders wenn sie mit Hypazidität oder gar Achylie einhergehen, soll man eine Röntgenaufnahme der Gallenblase vornehmen; die Röntgenuntersuchung läßt gelegentlich auch am Duodenum Veränderungen erkennen, die Anhaltspunkte für die Annahme einer Cholelithiasis bieten.

Schmerzen in der Magengegend sind häufig auch bei Patienten mit spastischer Obstipation zu sehen; gelingt es, die Obstipation zu beseitigen, so können die Beschwerden völlig verschwinden; trotzdem handelt es sich um ein Gallenstein-

[1] HOHLWEG: Arch. klin. Med. **108**, 52 (1912).
[2] RYDGAARD: Hosp.tid. (dän.) **63**, 1 (1920).
[3] ROHDE: Münch. med. Wschr. **1920**, Nr. 6.

leiden. Anscheinend kann der vom Colon ausgehende Reflex eine Hyperkinese der Gallenblase auslösen und so zu Krämpfen Anlaß geben. Die Beseitigung der spastischen Obstipation beruhigt auch Beschwerden, die bei sicher vorhandener Cholelithiasis zur Beobachtung kommen, was von großer therapeutischer Wichtigkeit ist. Würde man diesem Momente mehr Aufmerksamkeit schenken, so wäre es nicht notwendig, so seltene Zustände wie z. B. Abknickungen im Duodenum, Gastroptose, Coecum mobile, Verwachsungen usw. für manche Schmerzphänomene in der Gallenblasengegend verantwortlich zu machen. Bei mageren Menschen haben wir auch an eine Wanderniere zu denken. Bei erheblichen Verwachsungen zwischen Duodenum und Gallenblase läßt sich selbst bei der Operation nicht sicherstellen, ob der Hungerschmerz und die Linderung nach Nahrungsaufnahme auf die Gallenblasenaffektion oder auf das verwachsene Duodenum zu beziehen sind. Am verläßlichsten ist es, differentialdiagnostisch auf das Verhalten der Magenazidität zu achten: bei Ulcus duodeni besteht fast immer Hyperazidität, bei Gallenblasenaffektionen eher Hypazidität oder gar Achylie. Eine Intercostalneuralgie, wie z. B. bei deformierender Arthrose oder Karies der Wirbelsäule, kann ebenfalls Gallenblasenbeschwerden vortäuschen; nicht selten geben Gallensteinkranke als einzige Beschwerde dauernde Schmerzen im Kreuz an, die nach keiner Richtung hin ausstrahlen; die Kenntnis dieser Tatsache ist wichtig, da solche Kranke oft jahrelang unter der Diagnose Lumbago laufen, während sich in Wirklichkeit ein Gallensteinleiden dahinter verbirgt; schwierig gestaltet sich gelegentlich die Entscheidung, ob sich nicht hinter den Schmerzen in der Gallenblasengegend eine chronische Appendicitis verbirgt. Der Praktiker legt bei der Beurteilung eines unklaren Schmerzpunktes in der Gallenblasengegend großes Gewicht auf das Bestehen einer Gelbsucht. Obzwar diesem Symptom große Wichtigkeit zukommt, muß doch daran erinnert werden, daß Gallenblasenbeschwerden mit leichter Gelbsucht auch beim Ulcus duodeni zu sehen sind; bei Blut im Stuhl soll man diese Möglichkeit nicht außer acht lassen. Klarheit ist meist zu erreichen, wenn man die unterschiedlichen Untersuchungsmethoden zu Rate zieht.

Merkwürdigerweise gehen Gallenblasentumoren oder Tumoren der Gallenwege mit verhältnismäßig geringen oder gar keinen Beschwerden einher; vor allem macht sich die große und mächtig erweiterte Gallenblase als COURVOISIERsches Symptom fast nie durch Schmerz bemerkbar. Selbst bei Druck äußert der Patient kaum irgendeine unangenehme Empfindung. Kennt man diese Erscheinung, dann darf man sich auch über das Fehlen von Schmerzen bei der Stauungsgallenblase nicht wundern, der man bei der Entstehung der Cholelithiasis eine so große Bedeutung beimißt. Schmerzen in der Gallenblasengegend sehen wir auch bei Personen, die reichlich Nikotin zu sich nehmen; vielleicht handelt es sich auch hier um Dyskinesen im Sinne von WESTPHAL. Es gibt sonst noch genug Fälle mit sogenannten „Gallenblasenschmerzen", die auch dem erfahrenen Arzt große differentialdiagnostische Schwierigkeiten bereiten; schließlich kommen solche Patienten zur Operation, bei der auch der Chirurg nichts findet. Die Gallenblase wird mitunter auf gut Glück entfernt, die Beschwerden bestehen jedoch weiter fort; Dehnung der Einmündungsstelle des Ductus choledochus in das Duodenum kann manchmal nützen. Schmerzen in der Gallenblasengegend können noch durch zwei Krankheitsbilder bedingt werden, das ist die Lues hepatis und die Stauungsleber. Man muß sich wundern, wie häufig einerseits die Stauungsleber von sogenannten Spezialisten mißdeutet und anderseits eine Stauungsleber angenommen wird, obzwar eine Cholelithiasis oder ein Lebertumor vorhanden ist.

Schmerzen vom Charakter der „typischen Gallensteinkolik" müssen nicht immer mit einem Gallensteinleiden in Zusammenhang stehen; zu ähnlichen Koliken kann es auch bei Pankreassteinen kommen. Da diese sogar mit leichtem Ikterus einhergehen können, ist die Differentialdiagnose gelegentlich außerordentlich schwierig; einer plötzlich auftretenden, wenn auch nur angedeuteten Glykosurie kommt keine entscheidende Bedeutung zu, da sie auch bei Cholelithiasis vorkommt. Der erste Anfall bei einer Pankreassteinkolik wird wohl nie richtig erkannt; nur wenn wir bei gehäuften Attacken jedesmal Ausstrahlen der Schmerzen nach links, im Stuhl nach Beendigung eines solchen Anfalles reichlich Neutralfett und außerdem noch kleinste, sehr harte, fast nur aus Kalk bestehende Konkremente, meist von ganz atypischer Form, nachweisen können, wird man an Pankreasstein denken müssen. Bestimmung der Diastase in Blut und Harn oder der Lipase soll nicht unterlassen werden; jedenfalls handelt es sich hier um ein äußerst seltenes Leiden.

Nephrolithiasis ist meist durch die Lokalisation des Schmerzes sowie durch den Harnbefund so wohl charakterisiert, daß Irrtümer in dieser Richtung zu den Seltenheiten gehören; immerhin kann es auch bei typischer Gallensteinkolik zu einer geringen Hämaturie kommen. Kombinationen von Cholelithiasis und Nephrolithiasis sind, wenn auch nicht häufig, so dennoch zu sehen. Als Pseudogallensteinkoliken bezeichne ich Schmerzattacken bei hämolytischem Ikterus oder Cirrhosis hepatis, die symptomatisch die größte Ähnlichkeit mit denen bei der echten Cholelithiasis haben. Bei beiden Formen sehen wir Schmerzen, Temperatursteigerungen und Ikterus; nicht wenige Fälle dieser Art sind das Opfer einer Gallenblasenoperation geworden, die natürlich auf die Schmerzattacken nicht den geringsten Einfluß nimmt. Irrtümer sind in dieser Richtung zu vermeiden, wenn man bei allen Leberaffektionen auch die Milz untersucht. Wenn ein Patient einen typischen „Gallensteinanfall‟ hat, dabei aber einen ausgesprochenen Milztumor zeigt, dann handelt es sich fast nie um eine Cholelithiasis.

Schwierigkeiten kann uns die Diagnostik bereiten, wenn es sich um den ersten Gallensteinanfall handelt. Man kann sich manchen Irrtum ersparen, wenn man prinzipiell vor der Morphiuminjektion die Reaktion der Pupillen und die Patellarreflexe prüft; eine gastrische Krise kann manche Symptome darbieten, die an eine Gallensteinkolik erinnern. Bei älteren Menschen muß man differentialdiagnostisch auch die Coronarthrombose in Erwägung ziehen, bei der der Schmerz weniger in den linken Arm ausstrahlt, sondern sich in den Oberbauch projiziert. Auch Pneumonien im rechten Unterlappen können zu Verwechslung Anlaß geben, besonders wenn die Pleura diaphragmatica miterkrankt. Die Druckempfindlichkeit des Nervus phrenicus im Bereiche des Musculus sternocleidomastoideus (MUSSETscher Druckpunkt) kann uns auf die richtige Fährte leiten. Bei der Bleikolik empfindet der Patient die Schmerzen selten nur an einer Stelle, das eingezogene Abdomen bietet gute Palpationsbedingungen der Gallenblasengegend, wodurch Irrtümer vermieden werden. Auch bei der akuten Wurst- und Nahrungsmittelvergiftung kann es gelegentlich zu starken Schmerzen in der Gallenblasengegend kommen; ebenso kommt es bei der akuten Leberatrophie zu Schmerzattacken im Bereiche der Gallenblase. Als seltene Krankheit sei auch das Duodenaldivertikel erwähnt, das einmal als zufälliger Nebenbefund zu sehen ist, während es bei anderer Gelegenheit infolge entzündlicher Erscheinungen im Bereiche des Divertikels ein schweres, an akute Cholecystitis erinnerndes Symptomenbild erzeugen kann.

In den diagnostischen Lehr- und Handbüchern finden sich bei der Besprechung der Differentialdiagnose des Schmerzes im rechten Oberbauch die verschiedensten Raritäten erwähnt. Hier erscheint es vielleicht angebracht, ein klassisches Wort von BERGMANN zu zitieren: „Wer es sich zehnmal überlegt, bis er sich auf diese

Diagnosen festlegt, wird zehnmal öfter die richtige Diagnose einer häufigen Krankheit des rechten Oberbauches stellen, auch wenn die häufigen Krankheiten einmal atypisch verlaufen; jedenfalls ist die Atypie dieser Vulgärerkrankungen sehr viel häufiger als der Typus von Raritäten."

l) Therapie der Cholelithiasis.

Wir sind in der Erkenntnis der Entstehungsbedingungen der Cholelithiasis durch die Arbeiten von NAUNYN, ASCHOFF, WESTPHAL, LICHTWITZ und vieler anderer wesentlich weiter gekommen, aber in der Therapie hat sich dies noch wenig ausgewirkt; bei der Gallensteinbehandlung führt noch immer die Erfahrung das entscheidende Wort, so daß es schwer fällt, eine logische Therapie der Cholelithiasis aufzubauen. Wir folgen daher dem alten Einteilungsprinzip und werden zunächst die *Therapie im akuten Anfall*, dann *die Behandlung des chronischen Leidens* bzw. die Leitung des Kranken in seiner Lebensweise zur Verhütung von Anfällen und deren Komplikationen und schließlich die *prophylaktische Therapie* zur Sprache bringen.

α) **Therapie im akuten Anfall.** Hier handelt es sich in erster Linie um die Beseitigung des Schmerzes; von seiner Intensität hängt es ab, ob die bloße Applikation von Wärme und Ruhe genügt oder ob man von Narcoticis Gebrauch machen muß; bei heftigen Attacken muß man zu Morphium greifen, das am besten subkutan verabfolgt wird, und zwar immer in Kombination mit Atropin (z. B. 0,01 Morphium + 0,001 Atropin sulf.); gelegentlich kann man mit Atropin allein sein Auskommen finden, das man manchmal auch intravenös (0,001) verabfolgen kann. Als Suppositorium empfiehlt es sich, eine Kombination von Morphium und Extr. belladonae (z. B. Extr. belladonae 0,02 + Morph. mur. 0,01 zu verabreichen. Dem Morphium schreibt man nämlich eine tonuserhöhende Wirkung auf den ODDIschen Muskel zu, die durch Atropin behoben werden soll. Bei Kranken, welche häufig von Anfällen gequält werden, kann man versuchen, den nahenden Anfall mit milderen Mitteln zu bekämpfen, schon deswegen, weil so mancher Patient der Gefahr ausgesetzt ist, dem Morphinismus zu verfallen; in solchen Fällen kann man es mit Baldrian, Pfefferminz oder Kamillentee versuchen. Die ätherischen Öle, als deren Hauptvertreter sich das Pfefferminzöl in die Therapie der Gallenblasenerkrankungen eingebürgert hat, wirkt nach den Angaben von NEUBAUER[1] und ADLER[2] auf die glatte Muskulatur der Gallenwege spasmolytisch; im Tierversuch hat sich dies allerdings nicht bestätigen lassen. SCHREIBER und HERRMANN[3] rühmen die ausgezeichnete Wirkung einer 50%igen Kampferlösung in ätherischen Ölen, wodurch eine langdauernde Lähmung der Gallenwege herbeigeführt werden soll.

Von mancher Seite wird zur Kupierung von Gallenschmerzen auch das Chloral empfohlen (0,5—2,0 g).

Neben der medikamentösen Therapie kommen warme Umschläge in jeder Form in Betracht; sehr bewährt hat sich die Applikation von Leinsamenkataplasmen in die Lebergegend. Diese Form der Wärmewirkung wird von vielen Patienten angenehmer empfunden als die trockene Hitze des Thermophors; um eine längerdauernde Wärmewirkung eines Leinsamenkataplasmas zu erzielen, kann man darüber den Thermophor legen. Berühmt sind die heißen Moorumschläge, die man in Karlsbad anwendet, wobei von manchen erfahrenen Ärzten auf die Schwere eines solchen Umschlages besonderer Wert gelegt wird. Ich kenne auch den Ratschlag

---

[1] NEUBAUER: Klin. Wschr. **1924**, Nr. 20; **1925**, 926.
[2] ADLER: Ther. Gegenw. **1926**, H. 4, 5, 6.
[3] SCHREIBER u. HERRMANN: Z. klin. Med. **101**, 9 (1925).

vieler Karlsbader Ärzte, die Beine während des Moorumschlages hoch zu lagern; anscheinend ist dann die Zwerchfellmassage der Leber eine intensivere.

Schmerzberuhigend wirkt gelegentlich auch ein heißes Bad (28—30⁰ R) und das Trinken von heißer Flüssigkeit (Tee, heißer Karlsbader Mühlbrunn). Manche Ärzte empfehlen heiße Eingießungen in den Darm (2—3 Liter), sie wirken nicht nur spasmolytisch, sondern auch darmreinigend; andere per os verabfolgte Abführmittel sind nicht geeignet, den Gallenblasenkrampf zu lindern.

Gegen besonders intensive Gallensteinkoliken hat LAEWEN[1] die paravertebrale Injektion von 2% Novokain-Suprarenin-Lösung empfohlen; man appliziert sie rechts in der Höhe des neunten und zehnten Brustwirbeldornfortsatzes.

Ein Nachteil der Morphiuminjektionen für den Cholelithiasispatienten ist die häufig danach einsetzende Obstipation; durch gleichzeitige Darreichung von Atropin läßt sich diese unerwünschte Nebenwirkung etwas beeinflussen; man hat darauf besonders zu achten, weil gar nicht so selten gerade die Obstipation wieder neue Gallensteinkoliken auslöst. Von diesem Gesichtspunkte aus empfiehlt es sich, abgesehen vom Atropin auch irgendein Gallensäurepräparat zu geben, zumal Morphium den ODDISCHEN Muskel eher verschließt und Natrium glycocholicum oder Natrium dehydrocholicum die Darmperistaltik ausgezeichnet anregen; sonst empfiehlt es sich, Rizinus zu geben, nicht Bitterwasser, das gar nicht so selten einen neuen Anfall auslöst. Hat man auf diese Weise eine Stuhlentleerung herbeigeführt, so kehrt meist der während der Kolik völlig fehlende Appetit zurück und innerhalb kurzer Zeit kann der Patient seinen Berufspflichten wieder nachkommen.

Vor eine schwere Entscheidung wird man gestellt, wenn am Tage nach dem Anfall der Patient nicht schmerzfrei aus dem Morphiumschlaf erwacht, sondern Schmerzen, Erbrechen und Fieber andauern oder gar Zeichen peritonealer Reizung hinzutreten. Man hat jetzt mit zwei Möglichkeiten zu rechnen: entweder der Zustand beruhigt sich und der Patient ist innerhalb kurzer Zeit wieder außer Gefahr oder es steht eine gedeckte oder freie Perforation der Gallenblase unmittelbar bevor. Eine Entscheidung ist oft schwer zu treffen, ob man sofort operieren soll oder noch zuwarten kann. Wenn man die Pulsqualität, die Temperatur, die Leukocytenzahl, das Aussehen der Zunge, peritoneale Reizerscheinungen und das Allgemeinbefinden beachtet, wird der Erfahrene leicht das Richtige treffen; jedenfalls soll man in all diesen Fällen den Chirurgen zu Rate ziehen; im allgemeinen läßt der Chirurg lieber die ersten stürmischen Erscheinungen abklingen, um im Intervall und nicht auf der Höhe des entzündlichen Prozesses zu operieren. In diesem Stadium muß man mit der Morphiumdarreichung sehr vorsichtig sein, da sie das Krankheitbild verschleiert; eine stattgefundene Perforation ist schwerer zu erkennen. Gerne gebe ich in solchen Fällen Pyramidon oder Salizylsäurepräparate; ich kenne die Zweifel erfahrener Chirurgen, die davor dringend abraten, aber ich habe öfters so staunenswerte Erfolge gesehen, daß man die einmalige Gabe einer größeren Dosis sicher verantworten kann; das bedeutet selbstverständlich keine Abkehr von der chirurgischen Behandlung, für die ich mich sehr einsetze; vermeiden möchte ich die Operation, wenn man durch sie die beginnende Absackung stört und dadurch unter Umständen die Entstehung der allgemeinen Peritonitis fördert; gelingt es bei einem mit peritonealen Erscheinungen einhergehenden Gallensteinanfall im Laufe von mehreren Tagen das Fieber zum Schwinden zu bringen, soll man unbedingt zur Operation raten; nach Tunlichkeit soll man einige Zeit (3—4 Wochen) verstreichen lassen; je länger man zuwartet, desto leichter fällt

---

[1] LAEWEN: Münch. med. Wschr. **1920**, 1423.

dem Chirurgen die Arbeit. Die Operation ist indiziert, wenn der Gallensteinanfall mit mehrtägigem hohen Fieber und schweren peritonealen Reizerscheinungen einhergeht; der Umstand, daß es der erste Anfall war, soll kein Gegenargument bilden.

Im Anschluß an eine Gallensteinkolik, gleichgültig, ob es sich dabei um einen sogenannten „blanden" oder „entzündlichen" Anfall gehandelt hat, kann Gelbsucht auftreten; meist kommt es zu einem kompletten Gallengangverschluß, seltener zu einem inkompletten; bevor man sich zu dieser oder jener therapeutischen Maßnahme entschließt, muß zunächst festgestellt werden, welcher Art (ob komplett oder inkomplett) der Gallengangverschluß ist.

Besteht im Anschluß an eine blande Gallensteinkolik ein totaler Gallengangverschluß, so sind teils die Ursache des Ikterus, teils die Beschwerden, die mit der Gelbsucht einhergehen, zu behandeln; als eigentliche Ursache ist der Stein anzusehen, der in der Nähe der Papille steckengeblieben ist und nicht in das Duodenum vorrücken kann. Dem Internisten stehen keine sicheren therapeutischen Maßnahmen zur Verfügung, um den inkarzerierten Stein in den Darm weiterzudrängen, doch gelingt es manchmal, den Stein doch ins Rollen zu bringen, so daß die Gelbsucht schwindet und der Patient als „geheilt" von dem Gallensteinanfall angesehen werden kann. Bevor wir mit diesen therapeutischen Versuchen beginnen, müssen wir uns allerdings darüber im klaren sein, daß wir, soweit sich in der Zwischenzeit nicht eine Veränderung eingestellt hat, höchstens 4—5 Wochen der internen Therapie widmen dürfen; ist es in dieser Zeit nicht gelungen, den Gallengangverschluß zu beseitigen, so muß man unbedingt auf die Operation dringen. Manche Chirurgen machen uns Internisten hin und wieder den Vorwurf, daß wir zu lange warten, denn ihrer Ansicht nach sollte man den Patienten sofort dem Chirurgen überweisen, wenn die Diagnose Gallengangverschluß feststeht. Ich möchte einen vermittelnden Standpunkt vertreten und glaube 4—5 Wochen, gerechnet vom Beginn der Gelbsucht, warten zu können, bevor man endgültig auf die interne Therapie verzichtet. Da die Hautfarbe zur Beurteilung eines Gallengangverschlusses nicht verläßlich ist, lasse ich noch am letzten Tag, bevor man den Patienten dem Chirurgen übergibt, den Duodenalsaft prüfen, ob der Stein nicht doch mittlerweile durchgetreten ist. Wir legen auf diese Untersuchung deswegen großen Wert, weil gar nicht so selten der Chirurg bei der Operation zwar Steine in der Gallenblase und einen erweiterten Gallengang, die Papille aber für die Sonde durchgängig findet; vielleicht ist der Stein während der Operation oder schon in der Narkose von der Papille abgerückt, möglicherweise aber auch schon früher. Wertvolle Dienste leistet uns auch die Bilirubinbestimmung im Blut, womit man ebenfalls entscheiden kann, ob der Ikterus im Zu- oder Abnehmen begriffen ist; die Harnfarbe und ebenso die Beschaffenheit der Stühle sind trügerisch.

Eine ausgezeichnete Methode, um einen Stein zu lockern, ist die Duodenalspülung mit Magnesiumsulfat. Die Einführung des Duodenalschlauches stößt bei schwerkranken Personen manchmal auf Schwierigkeiten. Besonders bei Patienten mit totalem Gallengangverschluß ist es oft schwer zu entscheiden, ob sich die Sonde bereits im Duodenum befindet. Man wird daher unter dem Röntgenschirm zunächst die Lage des Schlauchendes beobachten, bevor man mit der Magnesiumspülung beginnt. Man instilliert ein- bis zweimal 20—40 ccm einer 30%igen Magnesiumsulfatlösung — gelegentlich auch mehr — durch die Sonde in das Duodenum. Da Magnesiumsulfat einerseits eine Kontraktion der Gallenblase bedingt und anderseits die Gallensekretion anregt, so kann es vielleicht auf diese Weise zu einer Öffnung bzw. Erweiterung des Oddischen Sphinkters kommen, so daß jetzt der eingeklemmte Stein ins Duodenum fällt. Es ist zweckmäßig, vor der Magnesiumsulfatabgabe etwas Atropin (am besten 0,001 subkutan) zu geben. Irgendwelche unangenehme Nebenwirkungen, wie z. B. hartnäckige Durchfälle, haben wir nur selten gesehen. Manchmal kann man noch während der Sondierung das Abfließen von Galle beobachten, meist aber bemerkt man erst nach 24—48 Stunden ein Nachlassen der Gelbsucht und damit die Beseitigung des Hindernisses. Manchmal öffnen sich die Gallenwege ohne irgendwelche Beschwerden, mitunter kommt es aber zur Provokation eines neuen Anfalles. Ob sich bei diesem Anfall die Lagerung des Steines ändert, ist von Zufälligkeiten abhängig, die wir nicht beeinflussen können. Das geschilderte Verfahren kann im allgemeinen nur dann zum Ziele führen, wenn das Röntgenbild einen nicht allzu großen Stein zeigt. Einen ähnlichen Versuch kann man mit Pituitrin machen, das ebenfalls eine Kontraktion der Gallenblase auslöst; man gibt 5—10 VOEGTLIN-Einheiten intramuskulär und eine Viertelstunde später 200—300 ccm Bitterwasser. Auch dieses Verfahren kann mehrmals wiederholt werden. Auch das Pituitrin löst manchmal eine Gallensteinkolik aus; gelegentlich wird der Stein ins Duodenum geschoben; auch hier soll man vorher Atropin geben.

Schließlich kann man auch eine Ölkur versuchen. Olivenöl läßt man entweder trinken oder reicht es mit der Duodenalsonde. Man läßt den Patienten nüchtern zuerst den Mund mit einer Lösung von Pfefferminzöl in Wasser spülen, dann trinkt er 50—100 ccm Olivenöl, welchem etwas Zitronensaft zugesetzt ist. Etwas später wird gewöhnlich noch etwas Bitterwasser gereicht. Dieselbe Ölmenge kann in den Duodenalschlauch gespritzt werden. Auch hier empfiehlt es sich, vorher Atropin zu geben. Die im Stuhl abgehenden Ölseifen, die eigentümlich glitzern, dürfen nicht mit Konkrementen verwechselt werden. Leider wird noch immer von manchen „Öldoktoren" zum Öl absichtlich irgendein Kalkpräparat zugesetzt, worauf es zur Abscheidung von besonders schön kristallisierenden Kalkseifen kommt.

Eine Unterstützung erfahren diese drei Verfahren, wenn man auf die Gallenblasengegend einen heißen Leinsamenpolster lagert.

Man kann durch eines dieser Verfahren auch einen neuen Anfall auslösen. Insofern bergen diese Methoden gewisse Gefahren in sich; sie sollen nur dann in Anwendung gezogen werden, wenn die vorangehenden Gallensteinattacken niemals mit schweren Temperatursteigerungen einhergingen. Fieber im Beginn des Anfalles stellt keine Kontraindikation vor. Prinzipiell wäre somit zu sagen, daß bei allen Formen von Gallengangverschluß, bei denen wir mit der Anwesenheit einer Eiteransammlung in den Gallenwegen rechnen, diese therapeutischen Versuche kontraindiziert sind. Bei geschwächten Personen sollen diese Eingriffe nicht zu rasch aufeinanderfolgen. In der Zwischenzeit kann man es mit milderen Methoden versuchen, z. B. mit der Darreichung von Eigelb, Gallensäuren, Trinken von Karlsbader Wasser; aber oberster Leitsatz bleibt, daß man nach längstens 4—5 Wochen auf die Operation dringen muß, wenn mittlerweile die Gallenpassage nicht wieder frei wurde.

Kommt es zu einem Gallengangverschluß und entwickelt sich gleichzeitig auch ein mehr oder weniger schwerer fieberhafter Zustand bei ausgesprochen entzündlicher Reizung der Gallenblasengegend, dann erscheint es ratsam, von allen internen Maßnahmen abzusehen, die eventuell den Gallenstein in Bewegung setzen könnten, dagegen um so mehr auf die Operation zu dringen. Man kann, soweit nicht eine dringende Indikation zur sofortigen Operation vorliegt, Salizylsäure, Pyramidon, Urotropin usw. geben und auch von Leinsamenkataplasmen Gebrauch machen, aber länger als acht Tage darf man die Operation nicht hinausschieben, weil man viel zu sehr mit der drohenden Gefahr einer aszendierenden Cholangitis rechnen muß, zu der sich leicht kleine Leberabszesse hinzugesellen können. Schüttelfröste, Hyperleukocytose, starke Linksverschiebung, Inappetenz, Trockenheit der Zunge lassen an drohende Sepsis denken. Bessert sich durch Abgang des Steines das Allgemeinbefinden, so ist zwar für den gegenwärtigen Zeitpunkt die Operation nicht unbedingt indiziert, doch weiß man nie, ob nicht das nächste Rezidiv noch gefährlichere Formen annehmen wird. Dementsprechend ist es immer ratsam, bei Patienten, die einmal schon eine schwere, an Sepsis erinnernde Cholecystitis und Cholangitis durchgemacht haben, die Gallenblase operativ zu entfernen.

Zwischen den beiden Extremen: kompletter Verschlußikterus im Anschluß an einen Gallensteinanfall ohne geringste Temperatursteigerung, mit relativem Wohlbefinden und Arbeitskraft einerseits und unmittelbar an die Gallensteinkolik einsetzende Sepsis mit totalem Gallengangverschluß anderseits, gibt es alle Übergänge. Kaum ein Fall gleicht vollständig dem anderen. Es hängt daher zum Teil von der Erfahrung und auch vom Mut des einzelnen Arztes ab, ob er im Einzelfall sofort zur Operation rät oder ob er es noch mit internen Maßnahmen versuchen will, die den Stein ins Rollen bringen sollen.

Patienten mit totalem Gallengangverschluß, bedingt durch Stein, können oft viele Monate einen Ikterus zeigen, bevor sie sich zu einer Operation entschließen. Meist handelt es sich dabei um ältere Personen, von denen man annimmt, daß es sich vielleicht um einen Tumor handelt, weswegen ärztlicherseits nicht allzu sehr zur Operation gedrängt wird. Wird schließlich doch operiert, so kann es wieder zur vollständigen Heilung kommen, obwohl der Ikterus 6—8 Monate lang gedauert hatte. Solche Ausnahmsfälle dürfen nicht der Anlaß sein, die Operation allzu lange hinauszuschieben; ja es gibt gelegentlich Anzeichen, die uns auffordern, noch vor Ablauf von 4—5 Wochen zur Operation zu raten. Es ist dies vor allem die hämorrhagische Diathese (Zahnfleischblutungen, Nasenbluten, hämorrhagische Höfe um Injektionsstellen, Hautblutungen, Blutunterlaufungen am Ort kleiner Verletzungen). Verminderung der Blutkörperchensenkungsgeschwindigkeit kann schon als drohendes Zeichen einer Leberschädigung gedeutet werden und uns veranlassen, schon früher zur Operation zu raten.

Ein Symptom, das viele Patienten bewegt, selbst zur Operation zu drängen, ist der Pruritus. Obzwar es gewiß wünschenswert wäre, ein verläßliches Heilmittel dagegen zu besitzen, kommt er uns manchmal insofern zustatten, als er die Bereitwilligkeit zur Operation, auf die wir drängen müssen, gelegentlich erleichtert.

Bei allen Fällen von lithogenem Choledochusverschluß im Anschluß an einen blanden Kolikanfall muß geprüft werden, ob nicht auch das Pankreas betroffen ist. Findet sich im Stuhl reichlich Neutralfett, dessen Menge bei alimentärer Belastung mit Butter noch zunimmt, so muß mit dieser Möglichkeit gerechnet werden. Läßt sich dieser Befund immer wieder erheben, so ist eine möglichst frühzeitige Operation ebenfalls ratsam. Schädigungen im Sinne einer akuten Pankreasnekrose kommen immer in Betracht; gilt dies schon vom blanden Gallengangverschluß, so ist noch mehr Vorsicht am Platze, wenn gleichzeitig hohes Fieber besteht.

β) **Therapie der chronischen Cholelithiasis.** Wir trennen die Gallensteinkrankheit in zwei große Gruppen. In die eine Gruppe gehören die „schlafenden" Gallensteine und in die andere die „wachenden". Aufgabe des Internisten ist es, den Zustand so zu behandeln, daß die „wachenden" wieder „schlafende" Gallensteine werden, denn dann stellen die Gallensteine mehr oder weniger harmlose Fremdkörper vor, die nur geringer ärztlicher Fürsorge bedürfen, zumal sie keine

Beschwerden verursachen. Die schlafenden Gallensteine „wachen auf", wenn sie durch einen entzündlichen Prozeß gestört werden. Der Internist verfügt über verschiedene Maßnahmen, um die Entzündungsbereitschaft einzuschränken. Gelingt ihm dies nicht, dann gehört der Fall eigentlich schon in die Hand des Chirurgen, denn eine radikale Beseitigung einer Entzündung kann nur durch die Entfernung der Gallenblase gelingen. Immerhin stehen dem Internisten Möglichkeiten zur Verfügung, so daß der Patient nicht sofort der Operation zugeführt werden muß; teils unter dem Einfluß einer geeigneten Therapie, teils ohne eine solche treten die akuten Erscheinungen weitgehend zurück und der Patient bleibt durch lange Zeit beschwerdefrei. Auch anatomisch kann sich die Entzündung beruhigen, es kommt dann zum Hydrops sterilis der Gallenblase oder die Steine im Ductus choledochus lassen ungehindert die jetzt steril gewordene Galle vorbeifließen; selbst das Empyem der Gallenblase kann durch Absterben der Bakterien in ein latentes Stadium übergehen; die Latenz kann einer dauernden Heilung gleichkommen, wenn auch der Prozeß jederzeit wieder durch eine neue Infektion aufgerüttelt werden kann. Jedenfalls sollen sich alle unsere Maßnahmen weniger gegen die Steine, als gegen den Infekt, vor allem gegen die Möglichkeit eines neu hinzukommenden, richten.

Eine schwere Belastung des Gallensteinträgers ist die häufige Wiederholung von blanden Anfällen. Kaum hat er sich von einer Kolik erholt, die ihn zumindest für einige Tage seiner normalen Beschäftigung entzieht, setzt wieder eine neue Attacke ein. Morphium bringt zwar immer wieder Erleichterung, doch besteht dauernd die Gefahr eines neuen Anfalles. Es müssen auch nicht immer schwere Attacken einsetzen, leise Mahnungen oder kurzdauernde Krämpfe können genügen, um die berufliche Tätigkeit des Patienten weitgehend einzuschränken. Was kann in solchen Fällen der Internist leisten? Für solche Fälle kommt zunächst eine Behandlung der begleitenden Magen- und Darmstörungen durch entsprechende diätetische Maßnahmen mit Unterstützung gewisser Medikamente in Betracht. Zwei Störungen sind in erster Linie zu behandeln: Obstipation und Durchfall. Oft zeigt sich eine Kombination dieser beiden Zustände, indem die Obstipation das Primäre und die Diarrhoe das Sekundäre ist. Am leichtesten gelingt es, die dauernde Anfallsbereitschaft zu beseitigen, wenn es sich um eine spastische Obstipation handelt, die häufig die Cholelithiasis begleitet. Anamnese und Röntgenbefund sowie Art und Form der Stuhlentleerungen sichern die Diagnose. Solche Personen haben nur alle 2—3 Tage Stuhlentleerungen. Es ergibt sich dabei ein starkes Mißverhältnis zwischen Nahrungsmenge und Stuhlquantität, die entleert wird. Es werden harte, oft wie Schafkot aussehende, ganz geringe Massen entleert, wobei nur unter großen Anstrengungen das eine oder andere nußförmige Skybalon abgeht. Gelegentlich ist der Stuhl mit Schleim vermengt. Bei der Röntgenuntersuchung zeigt sich starke Haustrierung und die Bariummahlzeit braucht oft 3—4 Tage, bevor sie das Colon verläßt; selbst nach 5—6 Tagen finden sich in den Haustren des Colons noch Bariumschatten. Meist wird von diesen Patienten der Stuhlverstopfung wenig Aufmerksamkeit geschenkt, weil es sich um einen seit vielen Jahren bestehenden Zustand handelt. Treten irgendwelche gastrische Beschwerden auf, die sehr häufig mit Hyperazidität einhergehen, so vermutet man ein Ulcus ventriculi oder duodeni, worauf vom Arzt eine sehr milde Diät angeraten wird. Die Obstipation kann daraufhin noch höhere Grade erreichen, was wieder umgekehrt zur Steigerung der Magenbeschwerden und der Koliken führt. Unter Zuhilfenahme von Klysmen oder starken Abführmitteln — solche Patienten müssen dauernd ihre Purgativa wechseln, weil sich die Wirkung der einzelnen Abführmittel rasch abstumpft — kann es zu Reizzuständen im Rectum und in der Sigmaschlinge kommen. Aus dieser Kombination von Sigmoiditis und spastischer Obstipation kann sich ein eigentümlicher Zustand entwickeln, der von manchen Ärzten als Durchfallkrankheit angesehen wird, während es sich in Wirklichkeit doch nur um eine spastische Obstipation handelt. Die Entleerungen von Schleim und Eiter täuschen Diarrhoen vor, in denen sich harte Knoten finden, die das Wesen dieses Zustandes am leichtesten erkennen lassen.

Gelingt es, diesen Dauerzustand zu bessern oder gar zur Ausheilung zu bringen, so nimmt erfahrungsgemäß die Häufigkeit der Gallensteinkoliken außerordentlich ab. Patienten, die vorher alle Monate mindestens einen Anfall hatten, sind jetzt jahrelang, ja manchmal sogar dauernd davon befreit. Für eine neuerliche Attacke ist dann meist irgendein Diätfehler verantwortlich zu machen, der wieder Obstipation oder Durchfall zur Folge hatte.

Diese Form der Obstipation ist am besten durch eine Schrotkost und gleichzeitige Darreichung von etwas Atropin in Form von Extractum Belladonae innerhalb kurzer Zeit zu beseitigen. Schwierigkeiten bereitet öfters die Abscheu solcher Patienten vor der „groben Kost". Es erscheint zweckmäßig, solche Diätänderungen nicht von heute auf morgen durchzuführen, sondern allmählich, besonders unter gleichzeitiger Darreichung von Extractum Belladonae, dazu überzugehen. Der Stuhlgang läßt sich oft rasch regeln und damit schwinden auch die Magenbeschwerden, wie Druckgefühl nach dem Essen, Aufstoßen, Sodbrennen. Erfahrungsgemäß kommt man am raschesten zu einem Erfolg, wenn man solche Patienten unter dauernder Kontrolle behält, also sie entweder auf die Klinik oder in ein Sanatorium aufnimmt. Belladonna bzw. Atropin verschreibe ich in folgender Form:

Rp. Pulv. rad. Rhei	oder Rp. Extr. Rhei
Pulv. liq. comp. ...... aa 15,0	Extr. Aloes .... aa 10,0
Extr. Bellad. 0,5	Atropin. sulf. 0,05

M. d. s. Täglich früh eine Messer-
     spitze.
	M. pil. q. s. u. f. pil. Nr. C.
	     S. 1—2 Pillen täglich.

Die hier beschriebene Behandlungsmethode richtet sich in erster Linie gegen die mehr oder weniger schmerzhaften Gallensteinattacken, die ohne Fieber bei Bestehen einer spastischen Obstipation auftreten, Wohl gibt es auch hier immer wieder Versager; trotzdem soll man bei jedem derartigen Fall dieses Verfahren versuchen. Gelingt es, durch diese Diät wohl die Obstipation, nicht aber die Bereitschaft zu Gallensteinkoliken zu beseitigen, so rate ich zur baldigen Operation.

Therapeutische Schwierigkeiten bereitet gelegentlich die Kombination von Achylie und Cholelithiasis, besonders wenn Diarrhoen hinzutreten. Auch hier wird man versuchen, die Diarrhoen durch entsprechende Diät und Salzsäurebehandlung sowie durch Dermatol, Opium usw. zu beherrschen.

Erkrankt ein Patient, der zu Cholelithiasisanfällen neigt, an einer alimentären Intoxikation, so wird man möglichst rasch die mutmaßlichen Gifte aus dem Körper zu entfernen versuchen, zumal sich hinter solchen Nahrungsmittelintoxikationen sehr häufig Paratyphusinfektionen verstecken. Als geeignetes Mittel empfehle ich in solchen Fällen ausgiebige Gaben von Calomel oder Ricinusöl, zumal eine zögernde Therapie nur zu häufig die Cholelithiasis wieder aufrüttelt. Liegen Anhaltspunkte für einen entzündlichen Prozeß in den Gallenwegen vor, kommt es also im Anschluß an einen Gallensteinkolikanfall zu länger anhaltendem Fieber und besteht dauernd Druckempfindlichkeit der Gallenblasengegend, so wird man bei einer spastischen Obstipation durch diätetische Maßnahmen ebenfalls den Gesamtzustand zu bessern trachten, zumal man den Eindruck gewinnt, daß die entzündlichen Zustände auch vom Darm aus beeinflußt werden; außerdem wird man in irgendeiner Weise die Entzündung und die

Bacteriocholie bekämpfen. Welche Maßnahmen stehen uns hier zur Verfügung? An Medikamenten wird seit alter Zeit Salicylsäure empfohlen; wir haben davon und auch von den anderen Antipyreticis, wie Pyramidon, Melubrin, Novalgin, ausgiebig Gebrauch gemacht und uns oft von ihrer ausgezeichneten Wirkung überzeugt. Es handelt sich dabei sicher nicht nur um eine Bekämpfung des Fiebers allein, sondern auch um eine solche des entzündlichen Prozesses. Wir geben 2—5 g Natrium salicylicum oder 1,5 g Pyramidon per Tag. Melubrin (1—2 g) oder Novalgin (1—3 ccm der 50%igen Lösung) kann man auch intravenös geben. Eine sehr günstige Wirkung bei der Bekämpfung einer Gallenweginfektion schreibt man auch dem Urotropin in Form von intravenösen Cylotropininjektionen (5—10 ccm) zu. SINGER[1] empfiehlt Urotropin in Form von Tropfklysmen (4—6 g in 1000 ccm physiologischer Kochsalzlösung). SPECHT[2] hat den Einfluß des Urotropins auch auf die Gallensekretion beim Menschen geprüft und bei Gallenfisteln nur Spuren von Urotropin in der Galle finden können. Kulturell ließ sich keine nennenswerte Bakterienverminderung im Vergleiche zu nicht vorbehandelten Patienten nachweisen. Auch ADLER[3] hält die Urotropinwirkung für recht zweifelhaft, da es in der Galle als solches und nicht wie im Harn als Formaldehyd zur Ausscheidung gelangt. Da die meisten intravenös verabfolgten „Urotropin“-Präparate, z. B. Cylotropin, Saliformin, auch Salicylsäure enthalten, wird wohl die günstige Wirkung der Salicylsäure zuzuschreiben sein. Kritik an der Salicylsäure als Desinfizienz scheint insofern angebracht, als diese, selbst nach Verabfolgung großer Dosen, nicht in der Galle erscheint.

Bei der Behandlung von Gallenwegerkrankungen mißt man den verschiedenen Gallensäurepräparaten eine wichtige Rolle bei. Zur Indikationsstellung dieser Mittel erscheint zunächst eine prinzipielle Feststellung wichtig: BRUGSCH,[4] ADLERSBERG,[5] ADLER[6] und NEUBAUER[7] unterscheiden drei Gruppen von Arzneistoffen: 1. Choleretica oder Cholekinetica, Mittel, die weniger die Gallenwege als vielmehr die Leber selbst beeinflussen und die Gallensekretion steigern; 2. Cholagoga, Mittel, die auf die Motilität der Gallenwege bzw. Entleerung der Galle wirken; 3. Desinficientia, die auf die Bakterien in der Galle wirken. Zahlreiche Substanzen, denen man früher eine gallensekretionssteigernde Wirkung zugeschrieben hatte, kommt diese Eigenschaft nicht zu, wie z. B. dem Olivenöl, das nur ein Cholekineticum ist.

Choleretica. Die Galle sowie die Gallensäuren und ihre Salze sind wohl am längsten als Choleretica bzw. Cholesecretorica bekannt. Daß die Wirkung nicht auf dem Nervenweg zustande kommt, zeigen Versuche an vagotomierten und atropinisierten Tieren. Der Angriffspunkt ist die Leberzelle selbst. Am stärksten wirksam ist die Desoxycholsäure, die aber wegen ihrer Giftigkeit (Herzwirkung, Hämolyse) für die Klinik nicht in Betracht kommt. Therapeutisch eignet sich die Dehydrocholsäure, die die Gallenmenge (nach ADLER um 80—100%) vermehrt. Es handelt sich dabei nicht um eine Verwässerung der Galle, denn gleichzeitig mit der Menge steigen auch der Trockenrückstand, das spezifische Gewicht und der Farbstoff- bzw. Salzgehalt der Galle an. Die Dehydrocholsäure erhöht auch die Suspensionsstabilität der Galle und ist dadurch in der Lage, die Ausfällung von kleinsten Konkrementen zu verhindern. In vitro löst sie kleinste Konkremente, im Organismus selbst vermutlich nicht. KAUFTHEIL

[1] SINGER: Gallensteinkrankheit. 1923.
[2] SPECHT: Bruns' Beitr. **129**, 3 (1925); **133**, 213 (1926).
[3] ADLER: Ther. Gegenw. **1926**, H. 4, 5, 6.
[4] BRUGSCH-HORSTERS: Klin. Wschr. **1923**, 1538; Med. Klin. **1926**, 1174.
[5] ADLERSBERG: Gallensekretion und Entleerung. 1929.
[6] ADLER: Mitt. Grenzgeb. Med. u. Chir. **40**, 196 (1927).
[7] NEUBAUER: Klin. Wschr. **1923**, 1965; **1925**, 926.

und NEUBAUER untersuchten den Einfluß von Dehydrocholsäure auf Bakterienkulturen; eine Hemmung des Staphylo- und Pneumokokkenwachstums ist möglich, nicht aber eine solche von Coli- und Typhusbazillen.

Dehydrocholsäure kommt in Form von *Decholin* in den Handel (als Tabletten à 0,45 g oder als 5—20%ige Lösung). Nach NEUBAUER werden Dosen von 2 g des Natriumsalzes, bis zu dreimal täglich intravenös verabfolgt, beschwerdelos vertragen. Meist begnügt man sich mit der Verabfolgung von 4—6 Tabletten oder 2,5 g intravenös pro Tag. Nach BRUGSCH und HORSTERS entfaltet eine ähnliche Wirkung auch das Atophan. Nach ihren Feststellungen kommt es zu einer starken Vermehrung der Gallenmenge, des Trockenrückstandes und auch des Farbstoffes. Angaben über eine günstige Wirkung blieben aber nicht unwidersprochen; manche sahen beim Menschen sogar gefährliche Komplikationen, wie akute Leberatrophie. Im Tierexperiment, z. B. beim Hund, erzeugt Atophan eine schwere fettige Degeneration der Leber. Die Industrie bringt eine 10%ige Atophannatriumlösung, die noch 0,16% Eucain enthält, als Icterosan in den Handel; wir möchten von der Verwendung abraten. Eine sekretionshemmende Wirkung dürfte das Pituitrin besitzen. Da ihm eine ausgesprochene Gefäß- bzw. Kapillarwirkung zukommt, so ist der hemmende Einfluß vielleicht auf Störungen der Leberdurchblutung zurückzuführen. Therapeutisch würde sich daraus ergeben, daß es unlogisch erscheint, Gallensäuren mit Pituitrin zu kombinieren, wenn man eine choleretische Wirkung erzielen will. Damit ist natürlich nichts gegen den Einfluß des Pituitrins auf die Motorik der extrahepatischen Gallenwege gesagt.

Auch den ätherischen Ölen kommt nach ADLER eine deutliche gallensekretionsfördernde Wirkung zu (Oleum menthae, Cineol, Kampfer). Das gleiche gilt vom Podophyllin. Anscheinend besitzt auch das Tetrachlorphenolphthalein, das ursprünglich nur zu diagnostischen Zwecken verwendet wurde, eine choleretische Wirkung. Eine Kombination mit Gallensäurepräparaten findet sich im Decholin.

Da manche Gallenwegerkrankungen mit einer Verminderung und qualitativen Änderung der Gallenproduktion einhergehen, erscheint es zweckmäßig, bei entzündlichen Veränderungen der Gallenwege Choleretica zu geben, denn ein erhöhter Gallenfluß entlastet einerseits die Leberzelle, wodurch eine Retention von atypischen Produkten im Organismus vermieden wird, anderseits schwemmt die reichliche Absonderung einer an Gallensäure reichen Galle Ablagerungen in den extrahepatischen Gängen leichter aus und verhindert so die Neubildung von Konkrementen. Zu therapeutischen Zwecken dieser Art bediene man sich in erster Linie des Decholins. Die Industrie hat verschiedene Choleretica in den Handel gebracht; im Prinzip handelt es sich immer um Gallensäurepräparate mit verschiedenen Beigaben, z. B. Felamin (Taurocholsäure + Urotropin), Degalol (Dioxycholansäure + Pfefferminzöl); Choleval (kolloidales Silber und gallensaures Natrium), Bilival (Lecithin + Cholsäure), Ovogal (eine Gallensäure Eiweiß-Verbindung); weiters wären zu erwähnen Agobilin, Eubilein, Camphochol usw.

Cholagoga bzw. *Cholemotorica.* Bei der Entstehung der Cholelithiasis und ihrer verschiedenen Komplikationen spielen Störungen in der Gallenwegmechanik eine hervorragende Rolle. Zunächst können es funktionelle Momente sein, später auch anatomisch bedingte, die den normalen, höchst komplizierten Austreibungsmechanismus der Galle stören. Die entzündlichen Veränderungen der extrahepatalen Gallenwege können schließlich so schwer sein, daß von einer funktionellen Betätigung überhaupt keine Rede mehr sein kann, denn an Stelle eines von Nerven und vielleicht auch von Hormonen gesteuerten empfindlichen Apparats ist ein starres, vielfach zu enges Röhrensystem getreten, das mit einem Drainrohr zu vergleichen ist, nur mit dem Unterschied, daß dieses Drainrohr an verschiedenen Stellen undicht geworden ist und außerdem Eiter absondert. Ein so schwer geschädigtes System kann kaum von Pharmacis beeinflußt werden. Das einzige Gebilde in diesem Apparat, das vielleicht noch normal reagiert, ist der ODDISCHE Muskel. Der ganze Reflexapparat steht, solange er noch funktionstüchtig ist, unter der Kontrolle des Vagus. Zu starke Reizung bedingt Spasmus des ODDISCHEN Muskels. *Atropin* löst den Krampf prompt, ebenso *Scopolamin* und *Papaverin*. Als Spasmolytikum hat sich auch das in letzter Zeit vielfach empfohlene *Octinum* bewährt, welches in Form von Tropfen oder Tabletten (3mal 20 gtt. oder 3mal 1 Tablette täglich), ferner als subcutane oder intravenöse Injektion verabreicht wird. Da Morphium den Krampf steigert, ist es therapeutisch nur in Kombination mit Atropin oder Papaverin zu geben. In den Fällen, die eine Anregung der Motorik erheischen, müßte man zu einem vagusreizenden Mittel greifen (Physostigmin oder Pilocarpin). Im gleichen Sinne wirkt, seit den bekannten Untersuchungen von SCHÖNDUBE *Pituitrin*, welches genau so wie das *Hypophysin* eine rasche Entleerung der Gallenblase bedingt. Bezüglich des stark wirksamen Hypophysins mahnt ADLER zur Vorsicht, da es nicht nur zu Schmerzen Anlaß gibt, sondern gelegentlich den Zustand sogar verschlechtert. Perforationen der Gallenblase können nach Pituitrin auftreten; auch sonst kann Pituitrin unangenehm wirken; wir sehen Übelkeiten, Stuhldrang. Auch der Blutdruck kann steigen.

Die normale Pituitrinwirkung kann man nur an Menschen studieren, denn Tiere reagieren darauf anders; wahrscheinlich versagt der Pituitrinreflex während der Narkose. Das ergibt sich aus den Untersuchungen von ADLERSBERG. Morphium hebt die Pituitrinwirkung auf, Chloreton, Paraldehyd und Luminal nicht. In Analogie zu den PICKSCHEN Anschauungen über die Beziehungen zwischen Hirnstamm und Diurese glaubt ADLERSBERG, daß auch der Pituitrinreflex im Hirnstamm eine wichtige Schaltstation besitzt.

Stärker als Pituitrin wirkt *Öl*, wenn man es mit dem Duodenalschlauch verabfolgt; am schwächsten Magnesiumsulfat. Da Chloreton, Paraldehyd und Luminal den Magnesiumreflex unbeeinflußt lassen, wirken Magnesium und Öl vielleicht auf einem kurzen Reflex, der direkt vom Duodenum auf die Gallenblase Einfluß nimmt.

Immerhin muß man dem Pituitrin und den *Magnesiumsulfatspülungen* eine wichtige Rolle in der Beeinflussung der Gallenwegmotorik zuschreiben. Durch Kontraktion der Gallenblase und Öffnung des ODDISCHEN Sphinkters läßt sich, soweit dieser Reflex nicht in pathologischer Weise gestört ist, eingedickte Galle in das Duodenum abdrängen, wodurch eine Retention entzündlicher Produkte vermieden wird. Kleine Konkremente, die sich vielleicht im erweiterten Ductus choledochus befinden, werden herausgespült und die Passage wieder freigemacht. Der Wunsch mancher Ärzte, auf diese Weise „schlafende" Steine aus der Gallenblase herauszutreiben, erscheint nicht logisch, denn wie leicht kann bei solchen Maßnahmen ein größerer Stein in den Ductus choledochus gelangen und schweren Ikterus hervorrufen. Für den Laien mag der Abgang eines Steines eine erfreuliche Erscheinung sein, für den richtig denkenden Arzt ist Steinabgang zwar ein Zeichen für die Sicherstellung seiner Diagnose, aber für die Heilung des Gallensteinleidens oder für das Sistieren von Anfällen bedeutungslos. Die Hauptdomäne für die intraduodenalen Magnesiumsulfatspülungen sind die chronische Cholecystitis und der inkomplette Gallengangverschluß.

Es unterliegt keinem Zweifel, daß atonische Zustände der Gallenwege durch energisch wirkende Abführmittel gebessert werden können (Melkwirkung an der Papille). Wahrscheinlich wirken eine Menge von Medikamenten ganz ähnlich nur durch ihre laxierende Wirkung, obwohl ihnen eine spezifische gallentreibende Tätigkeit zugeschrieben wird, dies gilt z. B. vom Podophyllin und vom Calomel, die zusammen das wirksame Prinzip des Chologens darstellen.

Sicher üben gewisse Laxantia einen günstigen Einfluß auf die Tätigkeit der Gallenwege aus, aber gelegentlich schießt die Wirkung über das Ziel und so kann es zu neuen Koliken kommen, die man vermieden wissen will. In dieser Hinsicht sei zur Verhütung der Obstipation besonders auf den günstigen Einfluß der Schrottkost zusammen mit Atropin verwiesen, die meines Erachtens in der Behandlung der Cholelithiasis eine viel größere Rolle spielen sollte als die Anwendung der verschiedenen Abführmittel, um so mehr, als sie von den Patienten so häufig wahllos genommen werden.

Unter den *Gallendesinficientia* spielt die Salicylsäure — und Ähnliches gilt vom Urotropin — eine große Rolle. Tatsächlich gelingt es damit, so manchen mit Fieber einhergehenden Prozeß zur Ausheilung zu bringen. Merkwürdigerweise kommen aber weder Salicylsäure noch Urotropin durch die Gallenwege zur Ausscheidung; die Wirkung, speziell der Salicylsäure, muß daher doch eine andere sein als eine bloß lokale.

Medikamente, die in der Galle erscheinen und sie desinfizieren, gibt es anscheinend nicht. Den besten Beweis liefert uns die schwierige Behandlung der mit Typhusbazillen infizierten Gallenblase. Obwohl es sich hier nur um die Anwesenheit von Bakterien handelt und die Gallenwege nicht im mindesten geschädigt sein müssen, besitzen wir kein Mittel, das die Bacteriocholie beseitigt. Zur Behandlung von entzündlichen Vorgängen in den Gallenwegen eignet sich noch am besten die Drainage. Bekannt ist ein Ausspruch von NAUNYN: „Was die Stauung beseitigt und die Gallensekretion am mächtigsten anregt, schwemmt am wirksamsten die Infektionskeime aus den Gallenwegen aus und trägt so am schnellsten zur Gesundung bei.“

In der letzten Zeit kommen Curcumapräparate in Mode. In Ostasien gilt die Droge als ein Spezifikum gegen Gelbsucht. Die Wirkstoffe der Curcumadroge finden sich im Temoebilin, das in Form von Tabletten im Handel ist. Man behauptet, daß es choleretisch und cholekinetisch, vielleicht auch antibakteriell wirken soll. Experimentell ist es nicht überprüft. Ich habe es oft angewendet und kann nichts Ungünstiges berichten; es soll durch längere Zeit verabfolgt werden (Wochen bis Monate).

Wenn man somit das Wichtigste über die medikamentöse Behandlung der chronischen Cholelithiasis zusammenfaßt, so läßt sich die Unmenge der „Gallenmittel“ auf einige wenige einfache Körper reduzieren, deren Wirkung experimentell und klinisch anerkannt ist.

Der *Ernährungstherapie* kommt bei der Behandlung der chronischen Cholelithiasis eine wichtige Bedeutung zu. Von drei Gesichtspunkten soll man sich dabei leiten lassen: 1. Behandlung der spastischen Obstipation, 2. Restriktion des Cholesterins und 3. antiphlogistische Maßnahmen.

Über die Behandlung der spastischen Obstipation haben wir bereits gesprochen. Was das Cholesterin betrifft, das bei der Vergrößerung der Gallensteine eine Rolle spielen könnte, so soll man alle cholesterinreichen Nahrungsmittel tunlichst restringieren. Nach CHAUFFARD und GRIGAUT kommen folgende Nahrungsmittel in Betracht:

Tabelle 53. Cholesteringehalt der Nahrungsmittel.

Kalbfleisch	0,60 g	auf 1000 g frischer Substanz berechnet	Kalbslungen	4,5 g	auf 1000 g frischer Substanz berechnet
Hammelfleisch	0,80 „		Kalbshirn	20,0 „	
Kalbsherz	1,50 „		Kuhmilch	0,20 „	
Kalbsleber	2,5 „		Butter	4,0 „	
Kalbsthymus	2,8 „		Eigelb	20,0 „	
Kalbsnieren	3,5 „		1 Eigelb	0,25 „	

Man wähle außerdem eine fettarme Kost, weil Fett die Resorption des Cholesterins erhöht. Gegen mageres Fleisch und gegen Fische ist nichts einzuwenden. Fettansatz durch übermäßige Kohlehydratzufuhr ist jedoch zu vermeiden. Eine völlig cholesterinfreie Nahrung gibt es kaum. Übrigens wird Cholesterin in unserem Körper auch synthetisiert. Auf eine solche, vielleicht gesteigerte Cholesterinsynthese therapeutisch einzuwirken, besteht wegen völliger Unkenntnis dieses schwierigen Problems vorerst keine Möglichkeit. Jedenfalls lehrt die Erfahrung, daß an Fett und Cholesterin reiche Nahrungsmittel leicht Gallensteinkoliken auslösen.

Wir messen der sogenannten Rohkost in der Behandlung der chronisch entzündlichen Gallenwegerkrankungen eine große Rolle zu. Diese Behandlungsmethode ist theoretisch begründet und auch die Erfahrung zeigt, daß wir uns hier auf dem richtigen Weg befinden. Nicht nur bei der serösen Entzündung, sondern bei allen entzündlichen Vorgängen wandert mit dem Plasma, das in die Gewebe eindringt, auch Natrium, wahrscheinlich in Form von Kochsalz ein und verdrängt Kalium aus den Geweben; mit dem Natrium zusammen wandert der Kalk: dementsprechend sind alle entzündlichen Gewebe reich an Natrium und Calcium. Da wir durch eine Nahrung, die arm an Natrium und reich an Kalium ist, Natrium aus den Geweben ausschwemmen können, besitzen wir in einer Nahrung, die fast ausschließlich aus Vegetabilien besteht, ein sehr wirksames Mittel, um die entzündeten Gewebe zu beeinflussen. Dieser günstige Einfluß wirkt sich an den verschiedensten Stellen unseres Organismus aus; anscheinend auch bei der Erkrankung der Gallenblase. Wir legen dabei auf die Rohkost, d. h. auf die Zufuhr von rohen Nahrungsmitteln, nicht unbedingt Wert, sondern sehen den Zweck zum Teil erreicht, wenn wir neben Obst, Gemüsen, Früchten, aus Mehl zubereitete Nahrungsmittel reichen. Wesentlich ist, daß sie nicht mit Kochsalz zubereitet werden und daß sie beim Kochprozeß nicht das Kalium verlieren. Inwieweit es berechtigt ist, dem von manchen Autoren überaus stark betonten Vitamingehalt jener Kostform ausschlaggebende Tragweite als Antiphlogisticum beizumessen, steht noch dahin.

Eine vegetabilienreiche Kost wirkt somit auf eine chronische Cholelithiasis in zweifacher Weise: sie bekämpft die spastische Obstipation und sie wirkt durch ihren Kaliumreichtum und durch ihre Natriumarmut antiphlogistisch. Unbestritten sind auch die Erfolge einer *Karlsbader Trinkkur*, die oft für lange Zeit dem Gallensteinträger Ruhe verschafft; der Patient dringt selbst darauf, und wenn es ihm seine Mittel erlauben, sucht er alljährlich Karlsbad zur Kur auf. Sichere Beweise für eine erhöhte Gallenabsonderung der Leber durch Karlsbader Wasser liegen nicht vor. Die Hauptwirkung des heißen Karlsbader Sprudels ist anscheinend in der Beruhigung des gestörten Reflexmechanismus im Bereiche des Sphincter Oddi und der extrahepatalen Gallenwege gelegen, die zu seiner leicht abführenden Wirkung hinzukommt. Der erfahrene Karlsbader Arzt versteht es, durch Zufuhr bald kalter Quellen, die abführend wirken, bald des heißen Sprudels, der eher stopft, die Darmtätigkeit so zu regeln, daß der Patient weder unter Durchfall noch unter Obstipation leidet. Dies im Verein mit lokalen Moorumschlägen und einer längeren Liegekur hat auf entzündete Gallenwege einen ausgezeichnet beruhigenden Einfluß. Eine Karlsbader Kur, die zu Hause durchgeführt wird, hat selten einen so durchschlagenden Erfolg, weil sich der betreffende Patient weniger Schonung auferlegt als zur Zeit einer Kur, wo er seinen Beruf unterbricht. Von Bedeutung ist auch die große Erfahrung vieler Karlsbader Ärzte auf dem Gebiete des Gallensteinleidens.

Das Wesentliche einer Karlsbader Trinkkur, die auch zu Hause durchgeführt werden kann, besteht darin, daß wir nüchtern in viertelstündigen Intervallen dreimal 200 ccm Mühlbrunn von 38⁰ R in kleinen Schlucken trinken lassen und dem ersten Becher eventuell 5 g Karlsbader Salz zusetzen. In der zweiten Woche gibt man auch nachmittags einen Becher, von der dritten Woche ab soll das Wasser noch höher temperiert sein, bis 55⁰ R. Oft bleibt der Erfolg einer zu Hause durchgeführten Kur aus, weil es der Patient verabsäumt, nachmittags drei Stunden zu liegen und sich gleichzeitig heiße Breiumschläge zu machen.

Schwere Formen von eitriger Cholecystitis mit Pericholecystitis sind nicht nach Karlsbad zu schicken, ebensowenig solche mit Adhäsionen und großen Gallenblasentumoren, die zumeist auf schwielige Pericholecystitis zu beziehen sind. Recht günstige Erfolge sind manchmal auch durch *Diathermie* zu erzielen. Die in der Tiefe erzeugte Erwärmung beruhigt den Schmerz und hemmt die Neigung der extrahepatalen Gallenwege zu Spasmen. Bei akut entzündlichen Prozessen kann *Kurzwellentherapie* versucht werden.

Bei allen länger währenden entzündlichen Gallenwegerkrankungen haben wir mit der Gefahr einer Leberparenchymschädigung zu rechnen, worauf uns eventuell die Galaktoseprobe frühzeitig aufmerksam macht. Diese ist zwar kein unbedingtes Kriterium einer beginnenden Leberinsuffizienz, aber bei fortlaufender Prüfung mahnt ein positiver Ausfall zu Vorsicht. *Die Leberschutztherapie* ist dieselbe wie in schweren Fällen von Icterus catarrhalis, man verabfolgt große Kohlehydratmengen, am besten in Form von intravenösen Traubenzuckerinjektionen (Osmon z. B. ist eine sterile, in Phiolen erhältliche 33—50% Traubenzuckerlösung, von der man täglich 20—50 ccm intravenös verabfolgen kann). Gleichzeitig damit kann man Insulin geben, besonders in Fällen mit cholangitischen Erscheinungen. Seit den Untersuchungen von BEST, der bei Tieren durch Verfütterung von Cholin oder Lecithin die fettige Degeneration nach Phosphorvergiftung vermeiden konnte, wird man sich in der Zukunft auch für diese Therapie beim Menschen interessieren müssen; über erste Beobachtungen berichtet MORAWITZ; in mehreren Fällen drohender Leberatrophie bei sogenanntem Icterus catarrhalis, in denen weder durch Traubenzucker noch durch Insulin eine Besserung erzielt werden konnte, war das Fortschreiten der Leberzerstörung durch eine längere Zeit durchgeführte Lecithinbehandlung aufzuhalten; er gibt von folgender Emulsion dreimal täglich einen Eßlöffel: Rp. Lecithin (WITTE) 20,0, Vitellum ovi unius I, Aqu. destill. ad 100,0, Sacch., alb. 15,0, Benzaldehyd gtt I. Auch an die von ADLER empfohlene Milchsäuretherapie, die sich bisweilen außerordentlich bewährt, sei erinnert. (10 ccm einer 5% Lösung.) Bei der Behandlung der chronischen Cholelithiasis wird häufig in der Richtung gesündigt, daß man den Patienten zu früh aufstehen läßt; solange noch irgendwelche Reizerscheinungen vorliegen, ist unbedingt *Bettruhe* beizubehalten; manche Ärzte, die ihre Kranken früh aufstehen lassen, berufen sich auf den Brauch in Karlsbad, wo man die Kranken oft trotz entzündeter Gallenblase herumgehen läßt; gerade auf ausgiebige Körperbewegung während der Karlsbader Kur wurde früher größtes Gewicht gelegt. Die erfahrenen Karlsbader Ärzte haben längst diese Anschauung verlassen. Allmählich ist die Überzeugung durchgedrungen, daß das Karlsbader Wasser ein geeignetes Mittel ist, das Gallensystem ruhigzustellen; jetzt werden die Patienten während der Karlsbader Kur vielfach angehalten, möglichst körperliche Ruhe zu pflegen; schwere Gallensteinkoliken als Folge einer Karlsbader Kur sind jetzt Seltenheiten geworden.

In diesem Zusammenhang ist auch die Frage zu erörtern, ob man Patienten, die Gallensteinkoliken überstanden haben und sich derzeit vollkommen wohl befinden, größere körperliche Anstrengungen zumuten darf; vielfach sind hier soziale Gesichtspunkte maßgebend; denn wenn bei einem Patienten mit Cholelithiasis der Erwerb mit körperlichen Anstrengungen verbunden ist, ist zu dieser

Frage ganz anders Stellung zu nehmen, als wenn es sich um jemand handelt, der sich Ruhe gönnen kann. Auf alle Fälle wird man bei älteren Personen vor schwererem Sport, wie Reiten, Turnen, eher warnen; dagegen ist eine leichtere körperliche Anstrengung erwünscht, um auf diese Weise die Darmtätigkeit besser anzuregen und auch die Adipositas hintanzuhalten. Jedenfalls muß man sich stets vor Augen halten, daß die moderne innere Therapie der Cholelithiasis sich tunlichst darauf beschränkt, ein möglichst langes Latenzstadium der Krankheit zu erreichen und zu erhalten; Wunderkuren gibt es auch heute kaum; die interne Behandlung erfordert Zeit und Geduld von seiten des Arztes und des Patienten; eine wirkliche Heilung der Cholelithiasis erreichen wir nicht, sondern nur jenen Zustand, den ich den „Schlaf der Gallensteine" nenne; die Steine bleiben dabei als harmlose Fremdkörper in der Gallenblase zurück, doch können sie leicht wieder aus dem Schlaf geweckt werden; daß das nicht geschehe, ist unsere therapeutische Hauptaufgabe.

Die Gallensteinkrankheit hat eine gewisse Ähnlichkeit mit dem Magen-, bzw. Zwölffingerdarmgeschwür, weil sich in beiden Fällen eine verhältnismäßig harmlose Krankheit plötzlich zum Schlimmen wenden und umgekehrt nach jahrzehntelangen Beschwerden wieder eine Periode völligen Wohlbefindens einsetzen kann; dieser Vergleich soll auch zum Ausdruck bringen, daß sich im Einzelfalle der weitere Verlauf des Leidens kaum voraussagen läßt; sicher sind die Komplikationen im Verlaufe einer Cholelithiasis vielfältiger als die des Ulcus; wenn Komplikationen beim Ulcus auftauchen, treten sie akut auf und sind in einem großen Teil der Fälle durch dringliche Operationen zu beheben; dasselbe gilt für die Gallenblasenerkrankungen nur in beschränktem Ausmaß.

Solche Überlegungen hat man bei der Operationsfrage der chronischen Cholelithiasis zu berücksichtigen; unbestritten gilt als Indikation zur Operation der klinisch nachweisbare Hydrops, das Empyem, die gangränöse oder phlegmonöse Cholecystitis und ebenso der schwere Ikterus, bedingt durch chronischen Choledochusverschluß, schließlich die drohende Perforation oder der Ileus. Wie man sich zur chronischen Cholelithiasis stellen soll, die gelegentlich durch viele Monate, selbst durch Jahre Beschwerden macht, ist unklar. Man hat sich als Internist schon deshalb mit der Operationsfrage bei der chronischen Gallensteinkrankheit zu beschäftigen, da uns die Statistik z. B. von Hotz[1] lehrt, daß die Mortalität der Operation im Intervall nur halb so groß ist wie im Anfall ($6,8\%$ gegenüber $13,1\%$). Die Chirurgen verlangen daher die Frühoperation und außerdem ziehen sie das jugendliche Alter der Zeit nach dem 40. Lebensjahr vor, da die Mortalität nach dem 40. Lebensjahr stark ansteigt (vorher 4%, zwischen dem 40. und 45. Lebensjahr 7%, dann 16%). Diese Zahlen erfordern sehr große Beachtung, da erwiesenermaßen die Erkrankung in ca. 40% der Fälle schon vor dem 40. Lebensjahr einsetzt; Kuttner[2] findet einen noch höheren Prozentsatz, indem nach seiner Statistik die Erkrankung unter 208 Fällen in 42% erst nach dem 40. Lebensjahr begann. Die Statistik fällt noch günstiger aus, wenn man den Begriff des Intervalls noch weiter ausdehnt und die Mortalität, wie dies Anschütz[3] tut, ausschließlich für Fälle berechnet, die in einer fast völlig beschwerdefreien Periode operiert wurden; hier fand er nur $1—2\%$ Sterblichkeit, und dieses günstige Ergebnis läßt sich sogar noch bei Menschen feststellen, die im 60. Lebensjahr operiert wurden; diesen Zahlen gebührt besondere Beachtung, da derselbe Autor für die „Anfallsoperation" im 30.—60. Lebensjahr mit einer Mortalität von 18% und nach dem 60. Lebensjahr sogar mit 33% rechnet. Dies

---

[1] Hotz: Dtsch. chir. Kongreß 1928, f. Chir. 126.
[2] Kuttner: Med. Klin. 1924, Nr. 48—52.
[3] Anschütz: Z. klin. Chir. **200**, 284 (1927).

läßt den Schluß zu, daß man auch Menschen bis zum 60. Lebensjahr im Intervallstadium mehr oder weniger ungefährdet operieren kann.

Unter dem Eindruck solcher Statistiken, denen sich noch weitere anreihen ließen, muß man sich als Arzt in jedem Fall von Cholelithiasis die Frage vorlegen, ob eine Operation indiziert sei; allgemeine Regeln lassen sich schwer aufstellen, zumal jeder Fall für sich beurteilt werden muß, wobei nicht nur die Schwere der Krankheit, sondern auch die soziale Lage, die Körperbeschaffenheit, die Anamnese usw. berücksichtigt werden müssen; nicht zuletzt ist auch die Leistungsfähigkeit des Chirurgen selbst in Betracht zu ziehen, der uns zur Verfügung steht. Auch hier gilt der alte Satz: „Man geht zum Schmied und nicht zum Schmiedel". Bei älteren Personen dürften bessere Erfolge zu erzielen sein, wenn die Operation in Lokalanästhesie vorgenommen wird. Mein persönlicher Standpunkt in der Indikationsstellung zur Operation bei einer Cholelithiasis ist ungefähr folgender:

1. Handelt es sich um einen jüngeren Menschen — also unter 30 Jahre — der an Sport und körperliche Anstrengungen gewohnt ist und der von mehr als zwei Anfällen im Jahr gequält wird, die ihn in seiner Leistungsfähigkeit wesentlich beeinträchtigen, so rate ich unbedingt zur Operation, selbst bei blanden Gallensteinkoliken, sobald die Diagnose Cholelithiasis sichergestellt ist.

2. Ich trete auch für die Operation ein, wenn — was derzeit eine große Rolle spielt — ein jüngerer Mensch wegen seines häufigen Krankenlagers Gefahr läuft, seine Stellung zu verlieren; das gilt sowohl von der Häufung blander Gallensteinkoliken sowie von Attacken, nach denen längere Fieberperioden auftreten und bei denen es meist erst durch längere Liegekuren gelingt, den Zustand völlig zur Ruhe zu bringen.

3. Liegt eine chronische Cholelithiasis vor, die mit Fieberschüben, leichtem Ikterus und starker Schmerzhaftigkeit der Gallenblasengegend auch außerhalb des Anfalles einhergeht, und gelingt es trotz sachgemäßer Behandlung, auch durch Zwischenschaltung einer längeren Karlsbader Kur nicht, eine restlose Besserung zu erzielen, so rate ich bei Patienten bis zum 45. Lebensjahr dringend zur Operation; nach dem 50. Lebensjahr bin ich zurückhaltend.

4. Absolut indiziert ist die Operation bei der akuten, unter dem Bilde einer Sepsis auftretenden Cholecystitis, hinter der sich meist ein Empyem oder eine gangränöse Cholecystitis verbirgt; bei Zeichen von nach links ausstrahlendem Schmerz ist bei korpulenten Personen wegen der Gefahr einer Pankreatitis sofort der Chirurg zuzuziehen.

5. Erholt sich der Patient von einer akuten, mit septischen Erscheinungen einhergehenden Cholecystitis nur langsam, wobei die Schmerzhaftigkeit der Gallenblasengegend nur allmählich abklingt, dabei Temperatursteigerungen immer wieder in Erscheinung treten, dann erscheint ein solcher Fall, im Stadium eines Intervalls ebenfalls operationsreif; meist lassen schwere Rezidiven nicht lange auf sich warten; ob das betreffende Individuum 50 oder 60 Jahre alt ist, spielt bei der Beurteilung eine geringere Rolle als das Allgemeinbefinden; hohe Blutkörperchensenkungsgeschwindigkeit und Hyperleukocytose im Intervall können uns als Hinweise für noch immer akut entzündliche Vorgänge gelten.

6. Erholt sich der Patient von einer Cholelithiasis, gleichgültig, ob es ein sogenannter blander oder infektiöser Anfall war, und zeigt sich dann in der Rekonvaleszenz ein harter, mäßig schmerzhafter Gallenblasentumor, der bei der Röntgenuntersuchung nur ein oder zwei Steine enthält, so ist es wegen des Verdachtes eines Empyems ratsam, die Gallenblase zu entfernen. Ist die Gallenblase erfüllt von Steinen, dann scheint mir die Gefahr geringer zu sein, und man kann zuwarten; auch hier wird man bei Patienten unter 50 Jahren aktiver vorgehen als bei älteren.

7. Besteht ein totaler Gallengangverschluß, der sich im Anschluß an einen Gallensteinanfall entwickelt hat, dann soll man nach längstens 4—5 Wochen unbedingt auf die Operation drängen.

8. Ein weiteres Indikationsgebiet stellt der sogenannte inkomplette Gallengangverschluß vor, der sich häufig nach akuten Attacken von Cholecystitis entwickelt.

Man würde als Internist viel häufiger Gallensteinleidende dem Chirurgen zuweisen, wenn man voraussehen könnte, ob die Operation ein leichter Eingriff ist; leider ist in nicht wenigen Fällen die Gallenblase geschrumpft oder mit der Umgebung stark verwachsen. Man kann daher schwer voraussagen, ob der operative Eingriff eine Viertelstunde oder länger als eine Stunde dauern wird; je öfter sich ein Anfall wiederholt und je schwerer die infektiösen Anfälle sind, desto mehr bietet sich zu Verwachsungen Gelegenheit und auch zur Entwicklung von Pericholecystitiden und kleinen Abszeßbildungen; das hat man bei der Indikationsstellung für ältere Personen immer in Erwägung zu ziehen.

Gegen den Rat zur Gallenblasenentfernung wird vielfach von den Patienten eingewendet, daß Rezidive des Leidens trotz Gallenblasenentfernung auftreten; wenn der Patient sich zur Operation entschließt, so erwartet er von ihr eine sofortige und völlige Beseitigung seiner Beschwerden; dazu kommt, daß die Operation gewöhnlich ein ultimum refugium darstellt; ein bekannter Gallensteinchirurg (PRIBRAM) macht in diesem Zusammenhang folgende Bemerkung: „Wenn sonach die absolute Dauerheilung stets das Hauptziel des chirurgischen Operationsplanes bleibt, so wissen wir leider genau, daß dieses Ziel nur in einem wechselnden Prozentsatz tatsächlich erreicht wird." Nach seiner Statistik hat er mit 20% von Rezidivbeschwerden zu rechnen; von fünf Fällen, die zur Operation kommen, werden vier absolut beschwerdefrei und geheilt, einer wird auch nach der Operation über ähnliche Beschwerden zu klagen haben wie vor dem Eingriff. Als Rezidivbeschwerden werden angegeben: Druckschmerz im Epigastrium, der in den Rücken und in die rechte Schulter ausstrahlt, ja es können sogar wieder echte Koliken in einem sehr geringen Prozentsatz, kompliziert durch Ikterus und Temperatursteigerung, auftreten.

Es gibt Patienten, die schon einige Wochen nach der Operation über lästiges Druckgefühl im Epigastrium klagen, und wieder andere, die erst nach mehrjähriger völlig beschwerdefreier Periode neuerdings unter Gallensteinkoliken leiden, die sich immer wieder einstellen; ja es kann gelegentlich wieder zu einem dauernden Ikterus kommen.

Als Ursache solcher Beschwerden können in Frage kommen: Neubildung von Steinen, unter Umständen trotz der Operation in den Gallenwegen verbliebene Steine, Verwachsungen, Cholangitiden, spastische Dyskinesen im Sinne von WESTPHAL, Stenosen der Gallenwege. Manchmal kommt auch eine falsche Indikationsstellung vor der seinerzeitigen Gallenblasenexstirpation in Frage; es bestand gar keine Gallenwegerkrankung, und es war eine steinfreie Blase entfernt worden; die Ursache der Gelbsucht war eine Parenchymerkrankung.

Zur Vermeidung mancher dieser Komplikationen hat die Chirurgie verschiedene Änderungen der Technik vorgeschlagen; um kleineren Konkrementen, die in den Gallenwegen verbleiben oder erst entstehen sollten, einen freien Abgang in das Duodenum zu schaffen, wurde die Choledocho-Duodenostomie vorgeschlagen, d. i. die Herstellung einer breiten Fistel zwischen erweitertem Gallengang und Duodenum. Sie wird von manchen Chirurgen außerordentlich gelobt; jedenfalls ist die Angst, daß es entlang einer solchen breiten Kommunikation zu einer vom Darm aufsteigenden Infektion der Gallenwege kommt, nicht berechtigt.

Während man früher in allen Fällen, bei denen sich in der Gallenblasengegend Schmerzen vom Typus einer Kolik zeigten, wahllos die Gallenblase entfernte, auch wenn sie steinfrei war, wird man jetzt vorsichtiger; zur Heilung der Stauungsgallenblase, gleichgültig, ob sie auf mechanische Störungen oder auf spastische Zustände zurückzuführen ist, wendet man entweder die Verbindung der Gallenblase mit dem Magen oder dem Duodenum an (Cholecysto-Duodenostomie) oder stellt zwischen Gallenblasenhals und Ductus choledochus eine breite Fistel her (Cholecysto-Choledochostomie).

Der Gedanke, von dem man sich bei der letzterwähnten Operation leiten läßt, ist die Erhaltung der Gallenblase bei Verhütung jeglicher Stauung.

γ) **Prophylaktischte Therapie.** Bei manchen Familien besteht eine besondere Neigung zur Gallensteinbildung; hier erscheint es vielleicht zweckmäßig, besonders bei Frauen zur Zeit der Gravidität, des Klimakteriums und ganz besonders bei akuten Krankheiten gewisse diätetische Maßnahmen zu treffen, die die Gallensteinbildung vielleicht verhindern könnten. Eine Diät, welche der Gallensteinbildung mit Sicherheit vorbeugt, kennen wir nicht; außerdem wäre es schwierig, sie lebenslänglich durchzuführen; da zu Cholelithiasis dickleibige Menschen und auch solche, die wenig Bewegung machen, ganz besonders neigen, so wird man in solchen Familien einerseits auf entsprechende Bewegung und anderseits auf eine nicht allzu große Nahrungszufuhr achten. Desgleichen wäre eine Obstipation zu vermeiden; jedenfalls spielt eine geregelte Darmtätigkeit eine sehr wichtige Rolle bei der Entstehung und auch bei der Infektionsgefahr der Gallenwege; da bei Gallensteinkranken sehr häufig auch Cholesterinämie besteht, so wird man zu gewissen Zeiten, wie gerade während der Gravidität und im Beginn des Klimakteriums, auf eine cholesterinarme Diät bedacht sein müssen. Ist man besonders vorsichtig, so gibt man in solchen Familien, speziell während der Gravidität, Gallensäurepräparate, am besten in Form des Decholins; da sich im Tierexperiment bei Vitamin-A-armer Kost in den Gallen- und Nierenwegen Konkremente nach Art der Nieren- und Gallensteine bilden können, so wird man auch in der Zukunft darauf achten. Schließlich erscheint es zweckmäßig, bei solchen Gallensteinkandidaten das Einnehmen häufiger und kleiner Mahlzeiten zu empfehlen, weil sich dann die normale Gallenblase öfter entleert und dadurch eine physiologische Gallenstauung in der Blase leichter vermieden wird.

Solche Ratschläge sollten nicht nur Mitglieder aus Familien beherzigen, bei denen sich Cholelithiasis häuft, sondern mehr oder weniger alle Personen, die auf ihre Gesundheit Wert legen.

XXVIII. Die Blastome der Gallenblase und der extrahepatalen Gallenwege.

Wenn es auch praktisch oft schwierig ist, die Tumoren des Leberparenchyms von den Tumoren der Gallenblase bzw. äußeren Gallenwege abzugrenzen, so erscheint dies aus therapeutischen Gründen dennoch wünschenswert, denn die Tumoren des Leberparenchyms sind inoperabel, während bei Tumoren an den äußeren Gallenwegen zumindest palliativ Hilfe möglich ist.

A. Blastome der Gallenblase.

Die pathologische Anatomie kennt auch gutartige Gallenblasentumoren; da sie auch für den Anatomen Raritäten darstellen, kommen sie klinisch kaum in Betracht. Viel häufiger und ungleich wichtiger ist der Gallenblasenkrebs, er findet sich in durchschnittlich 5—6% aller zur Sektion kommenden Carcinome. LUBARSCH[1] stellte eine Statistik aus dem Material der pathologischen Institute Deutschlands in den Jahren 1920—1921 zusammen; unter 9829 Krebsfällen fand sich 580mal Krebs der Gallenblase und Gallenwege, d. s. 5,9%. Das befallene Alter liegt, wie es scheint, etwas niedriger als bei der sonstigen Carcinomentwicklung, d. i. zwischen dem vierten und sechsten Lebensjahrzehnt. Hervorzuheben ist die starke Bevorzugung des weiblichen Geschlechtes. COURVOISIER[2] sah den Gallenblasenkrebs fünfmal häufiger bei Frauen als bei Männern, neuere Statistiken geben niedrigere Werte. HABERFELDT[3] fand z. B. unter 164 Fällen 27% Männer und 73% Frauen (1 : 3,7). In der großen Statistik von LUBARSCH entfielen von den Krebsen des männlichen Geschlechtes 3%, von denen des weiblichen Geschlechtes 9,2% auf die Gallenwege. Leider sind in diesen Statistiken Gallenblase und Gallenwege nicht getrennt. Eine Statistik aus dem ASCHOFF-schen Institut (LOTZIN[4]) nimmt auf Details Rücksicht; unter 2943 Sektionen fanden sich 27 Fälle von Carcinom der Gallenwege, davon saßen 18 Carcinome in der Gallenblase (66%), je zwei im Ductus cysticus und im linken Ductus hepaticus, schließlich je ein Carcinom an der Mündungsstelle des Ductus cysticus, an der Papilla Vateri, im Ductus hepaticus communis und im rechten Ductus hepaticus.

Das Carcinom der Gallenblase bevorzugt drei Stellen: Den Fundus, den Blasenhals und die hintere Blasenwand. Das Funduscarcinom, das nach ASCHOFF[5] etwas häufiger vorkommt, bleibt längere Zeit hier lokalisiert und ist insofern prognostisch etwas günstiger zu beurteilen. Das Blasenhalscarcinom und das der hinteren Wand brechen sehr bald in das Leberparenchym ein. Der Tumor wächst dann entweder diffus infiltrierend oder als Knoten weiter. Gegen die Höhle der Gallenblase ist der Tumor meist exulzeriert. Der diffus infiltrierende Krebs führt, makroskopisch betrachtet, zu einer mehr oder weniger gleichmäßigen Verdickung der Gallenblasenwand und ist manchmal von einer gutartigen narbigen Veränderung, wie sie der Endeffekt einer chronischen Cholecystitis darstellt, schwer zu unterscheiden. In zweifelhaften Fällen entscheidet erst die mikroskopische Untersuchung. Sitzt der Krebs am Gallenblasenhals, dann ist die Gallenblase sehr häufig erweitert und enthält entweder Galle, seröse Flüssigkeit oder Eiter und Jauche. Da selten die ganze Wand vom Tumor erfaßt wird, kann die mit Eiter gefüllte, mitunter faustgroße Geschwulst ein Empyem der Gallenblase vortäuschen; von hier aus kann der eigentliche Tumor verjauchen und in die Leber perforieren. Großes Interesse erheischt die Frage, ob irgendwelche Beziehungen zwischen Gallensteinen und der Krebsentwicklung bestehen; am besten wird dieses Problem an Hand der Statistik von LUELSDORF[6] beleuchtet, die sich auf Hamburger Material stützt. In zehn Jahren kamen 56 Carcinome der Gallenblase und 25 Carcinome der Gallengänge unter 11396 Sektionen zur Beobachtung. Bei den 56 Gallenblasencarcinomen fand sich 41mal Cholelithiasis und bei den 25 Gallenwegcarcinomen nur achtmal Steinbildung. Die Tatsache, daß der Gallenblasenkrebs in 73% mit Gallensteinen vergesellschaftet ist, beleuchtet sehr die innige Abhängigkeit des Gallenblasenkrebses von der Cholelithiasis. Auch der nicht ganz so seltene Sitz eines Carcinoms in der Nähe von Narben oder Schrumpfungen, die auf einen Gallenstein zu beziehen sind, kann in gleichem Sinne gedeutet werden; auch die Häufung des Gallenblasen-

[1] LUBARSCH: Erg. Path. 7, 884 (1902).
[2] COURVOISIER: Chirurgie der Gallenwege. Leipzig. 1890.
[3] HABERFELDT: Z. Krebsforschg 7, 196 (1908).
[4] LOTZIN: Arch. klin. Chir. 139, 525 (1926).
[5] ASCHOFF: Cholelithiasis. 1909.   [6] LUELSDORF: Z. Krebsforschg 24, 395 (1927).

krebses (viermal so häufig) bei der Frau kann so erklärt werden. Manchmal entwickelt sich ein Gallenblasencarcinom wenige Monate nach einer Gallensteinoperation; auch das läßt sich in gleicher Weise verwerten. Man hat sich auch für die Frage interessiert, wie oft sich in einer Steinblase Carcinome entwickeln. RIEDEL[1] schätzt dieses Vorkommnis auf 7—8%. Auf Grund einer Statistik aus dem St. Guy-Hospital wird ein Verhältnis von 4,3% berechnet. Wenn man alle Gallensteine, die sich in der Gallenblase finden, im Sinne des Verhältnisses von 4 bzw. 7% für das Gallenblasencarcinom verantwortlich machen wollte, dann müßte man zu einer erschreckenden Zunahme des Gallenblasencarcinoms kommen; vielleicht kommen Gallensteine als Ursache für ein Carcinom hauptsächlich dann in Frage, wenn es sich um schwer entzündliche Veränderungen der Gallenwege handelt. Dieser Standpunkt erscheint mir um so berechtigter, als in entzündlichen Gallenblasenwandungen gar nicht so selten Bilder zu sehen sind, die weitgehend an ein Carcinom erinnern. Vielleicht spielen auch hereditäre Momente insofern eine Rolle, als bei einem Karcinombelasteten Individuum das Steinleiden eher zu einer malignen Entartung führen könnte. Einwandfreie Statistiken in dieser Richtung wären schon wegen der operativen Indikation sehr wünschenswert.

B. Blastome der äußeren Gallenwege.

Auch an den äußeren Gallenwegen kommen benigne Tumoren vor. Diese Gebilde erheischen um so größere Aufmerksamkeit, als bei der Enge der topographischen Verhältnisse in den Gallenwegen schon kleine Gebilde einen schweren Ikterus veranlassen können. Leider kommt auch hier das Carcinom viel häufiger vor. Alle Anteile der Gallenwege können zum Ausgangspunkt eines Tumors werden. DONATI[2] sammelte z. B. 117 Fälle, bei denen sich der Krebs 48mal im Bereiche des Ductus choledochus fand, 37mal an der Einmündungsstelle des Ductus cysticus in den Hauptstamm des Gallenganges und 32 mal im Bereiche des Ductus hepaticus. McNEE[3] bringt eine noch viel detailliertere Statistik; unter 92 Fällen, die er zusammenstellen konnte, waren

<pre>
der gemeinsame Gallengang im unteren Anteil.................... 23mal
  „   „   „   „ mittleren Anteil 11mal
die Einmündungsstelle des Ductus cysticus 28mal
der gemeinsame Ductus hepaticus........................... 19mal
rechter oder linker Ductus hepaticus....................... 4mal
Ductus cysticus 6mal
Cysticus und unteres Ende des Ductus choledochus........... 1mal
</pre>

betroffen. Vielleicht entwickelt sich so manches Carcinom der Gallenwege oder der Gallenblase auf der Basis eines Adenoms.

Der Ductus choledochus verbindet sich, bevor er ins Duodenum mündet, mit dem Ductus Wirsungianus; diese gemeinsame Partie bildet eine Ampulle oder das Diverticulum Vateri. Normalerweise enthält die Schleimhaut der Ampulle Drüsen und bildet Falten; sie erscheint dadurch nicht so glatt, wie die Schleimhaut des eigentlichen Ductus choledochus. In diesem verhältnismäßig engen Bereich kommen Carcinome gar nicht so selten vor. Die Stellen, von denen der Primärtumor seinen Ausgang nimmt, sind mitunter nicht leicht zu erkennen; das beigefügte Schema zeigt die verschiedenen Lokalisationsmöglichkeiten. (Abb. 110.) Die Franzosen sprechen von einem Cancer du pylore pancréaticobiliaire. Schließlich kommt noch das Pankreaskopfcarcinom hinzu. Alle diese Stellen liegen schon physiologisch so nahe beieinander, daß es schwierig sein

---

[1] RIEDEL: Mitt. Grenzgeb. Med. u. Chir. **20**, 195 (1909).
[2] DONATI: Rev. de Chir. **1924**, 316.
[3] McNEE: Diseases of the Liver, S. 742. 1929.

kann, sie voneinander zu trennen; werden die Tumoren größer, so wird eine Unterscheidung fast zur Unmöglichkeit. Dasselbe gilt auch von der Trennung des Carcinoms des Gallenblasenhalses und des Ductus cysticus. Verhältnismäßig am leichtesten ist das Pankreaskopfcarcinom abzugrenzen, denn es entwickelt sich aus der Masse des Pankreas heraus; auch der histologische Aufbau ist anders. Im Gegensatz zu den primären Gallenblasencarcinomen findet sich bei den primären Gallenwegkrebsen eine besondere Bevorzugung des männlichen Geschlechtes.

Daß als eigentliche Ursache des Tumors auch ein Gallenstein in Frage kommt, ist natürlich nicht auszuschließen; Gallensteine, die besonders im Verlauf eines inkompletten Steinverschlusses vorübergehend länger im Ductus choledochus sich aufgehalten haben, können hier Ulcera und im weiteren Verlauf Narben setzen, auf deren Boden sich schließlich ein Tumor bildet. In nicht wenigen Fällen entscheidet erst die mikroskopische Untersuchung, ob die Verengerung durch eine Narbe oder einen Tumor bedingt ist.

Selbstverständlich haben wir auch mit sekundären Carcinomen zu rechnen. Magen- und Darmcarcinome setzen Metastasen an der Porta hepatis, welche die Pfortader oder äußere Ausführungsgänge der Leber erfassen können. Finden sich im Bereiche der äußeren Gallenwege kleinste Tumoren, die allerdings die gleichen Folgen haben können wie größere Blastome, so kann es sich auch um Carcinoide handeln. OBERNDORFER[1] konnte solche Gebilde beschreiben und glaubt, nicht alle die Gallenwege stenosierenden Geschwülste unbedingt als Carcinome ansprechen zu müssen. Solche Erfahrungen sind für den Chirurgen ein Ansporn, ein sogenanntes „Papillencarcinom" zu resezieren.

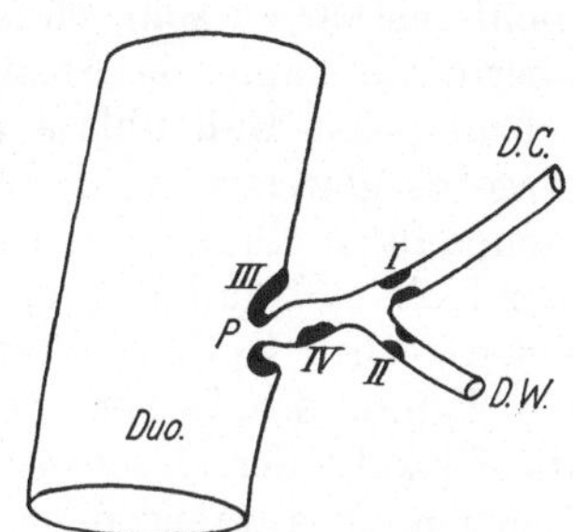

Abb. 110. Ausgangspunkt primärer Blastome im Bereiche der Papilla Vateri.
P = Papille; *Duo.* = Duodenum; *D. C.* = Ductus choledochus; *D. W.* = Ductus pankreaticus. I. Tumor des Ductus choledochus. II. Tumor des Ductus pankreaticus. III. Papillentumor. IV. Tumor des gemeinsamen Ductus choledochus und pankreaticus.

Sarkome der Gallenblase und der extrahepatischen Gallenwege kommen vor, sie beanspruchen aber ausschließlich anatomisches Interesse.

C. Klinik des Gallenblasenkrebses.

Die klinischen Erscheinungen lassen sich nach drei Gesichtspunkten ordnen: 1. Symptome, die noch mit der Cholelithiasis zusammenhängen; 2. Symptome, die auf die durch den Tumor bedingten lokalen Veränderungen zu beziehen sind, und 3. Symptome, die durch den Tumor bedingte Komplikationen darstellen.

Ad 1. Ein nicht ganz seltenes Krankheitsbild ist folgendes: Patienten — meist sind es Frauen zwischen dem 50. und 60. Lebensjahr — werden seit langer Zeit von Gallensteinkoliken geplagt. Die Anfälle treten allmählich in den Hintergrund, deswegen denkt man fast an eine Heilung; plötzlich entwickelt sich eine Gelbsucht, die die Charakteristika eines totalen Gallengangverschlusses bietet. Lokal zeigt die klinische Untersuchung nichts Neues. Der weitere Verlauf des Leidens oder die Operation zur Beseitigung des Ikterus führt aber zur Diagnose eines Gallenblasencarcinoms.

Oder eine Patientin hatte vor vielen Jahren einen Gallensteinanfall, seither hat sie eine tastbare, aber kaum schmerzhafte Gallenblase. Nachdem sie sich schon längere Zeit schwach fühlte und an Appetitlosigkeit litt, entwickelte sich allmählich ein leichter Ikterus, der rasch an Intensität zunahm. Dem Ausbruch

---

[1] OBERNDORFER: Verh. dtsch. path. Ges. **1908**, 113.

der Gelbsucht sind keine Schmerzen vorausgegangen. Der lokale Befund hat sich insofern geändert, als jetzt in der Nachbarschaft des schon vorher tastbaren Gallenblasentumors auch einige harte Stellen zu fühlen sind.

Oder eine Patientin, die nie über Gallensteinkoliken zu klagen hatte, wird müde, matt, magert ab und wird kachektisch, es kommt auch zu Temperatursteigerungen. Lokal findet sich eine harte, aber nicht schmerzhafte Gallenblase, die an der typischen Stelle als eigroßes Gebilde palpabel ist; sonst sind in der Umgebung keine Tumormassen zu fühlen; ein Gallenblasentumor braucht gar nicht tastbar zu sein, eine Verhärtung des Leberrandes bei sonst glatter Leberoberfläche kann als Ausdruck einer von einem Gallenblasenkrebs in der geschrumpften Gallenblase ausgehenden karzinomatösen Infiltration des Lebergewebes gewertet werden. Daß das Gallenblasencarcinom immer ohne Gallensteinkoliken einhergeht, ist durchaus nicht die Regel. Werden ältere Menschen von Koliken befallen, über die sie früher nie zu klagen hatten, so kann sich hinter einer solchen Kolik — besonders wenn es nur bei einem einzigen Anfall bleibt — ein Tumor des Gallenblasenhalses verbergen; die Sekretstauung war vielleicht die Ursache der Beschwerden. In seltenen Fällen ist eine Perforation das erste Zeichen eines wachsenden Gallenblasentumors.

Mitunter empfinden die Patienten einen dumpfen Druck unter dem rechten Rippenbogen, der auch nach rückwärts in die Höhe des rechten 11. Segmentes projiziert wird. Die Röntgenuntersuchung läßt oft einen Stein erkennen; eine Füllung der Gallenblase mit Tetrajodphenolphthalein gelingt aber nicht.

Wenn das von der Gallenblase ausgehende Carcinom auf die Nachbarschaft übergreift, so kann es zu Erscheinungen wie bei Leberkrebs kommen. Die Leber wird groß, ihre Oberfläche höckerig und ihre Konsistenz vermehrt. In manchen Fällen greift der Tumor auf die Gallengänge, vor allem auf den Ductus choledochus über, womit es zur Ausbildung eines schweren Ikterus kommt. Die Stühle werden rasch acholisch, im Harn findet sich reichlich Bilirubin, die Hautverfärbung wird immer dunkler, bis schließlich der sogenannte Melasikterus entsteht; dabei magern die Patienten zusehends ab und gehen in völlig kachektischem Zustand unter den Erscheinungen einer Cholämie zugrunde. Je länger die Gelbsucht anhält, um so mehr nähert sich das Kolorit der Haut jenem Farbton, den BRUGSCH[1] Biliverdinikterus genannt hat.

Zeigt die Gelbsucht Schwankungen, so kann sich dahinter selbst bei einem betagteren Menschen gelegentlich ein Icterus catarrhalis verbergen; es muß nicht jede Gelbsucht, die sich bei einem z. B. 70 Jahre alten Menschen entwickelt, unbedingt mit einem Tumor zusammenhängen. Selbstverständlich müssen der palpatorische Befund (Anwesenheit eines geringen Milztumors) und auch die Funktionsprüfungen entsprechend sein. Jedenfalls stellt die schwere Gelbsucht eine außerordentlich häufige Begleiterscheinung des Gallenblasenkrebses dar. McNEE sah ihn unter 30 Fällen 26mal (86%); ähnlich hohe Werte finden sich auch in anderen Statistiken; meine Statistik ergibt 78%.

Die Nähe der großen Gallenwege zur Pfortader macht ein Übergreifen des Tumors auch auf die Pfortader verständlich; die Folge ist meist Ascites oder Pfortaderthrombose. Auf Grund von Statistiken ist das Vorkommen von Bauchwassersucht als Komplikation bei Gallenblasenkrebs auf 25% zu schätzen. Meine Erhebungen geben 20%. Die Flüssigkeitsansammlung im Peritoneum muß nicht unbedingt durch Pfortaderkompression bedingt sein, manchmal handelt es sich auch um eine karzinomatöse Peritonitis. Ödeme der Beine sind oft der Ausdruck der Kachexie; die Ödembereitschaft kann auch mit einer ver-

---

[1] BRUGSCH: Med. Klin. 1932, Nr. 14; Arch. klin. Chir. 173, 649 (1932).

siegenden Lebertätigkeit in Zusammenhang gebracht werden, die teils durch Zerstörung des Leberparenchyms durch Tumormassen, teils durch chronischen Ikterus bedingt ist. An einen Defekt der Leberfunktion ist insbesondere dann zu denken, wenn die Gelbsucht trotz totalem Gallengangverschluß an Intensität abnimmt; dies ist weniger aus der Hautbeschaffenheit als vielmehr aus den Serumbilirubinwerten zu beurteilen. Viele Patienten mit totalem Gallengangverschluß sind obstipiert. Ist auch der Ductus Wirsungianus in Mitleidenschaft gezogen, so setzen Diarrhoen mit den charakteristischen Fettstühlen ein. Übergreifen des Tumors auf den Darm oder gar das Duodenum bedingt schwere Stenoseerscheinungen. Die Temperatur bei chronischem Ikterus ist meist unternormal; kommt es zu Fieberanstieg, so ist dies meist als Folge einer Komplikation anzusehen (Infektion der Gallenblase bzw. der Gallenwege, z. B. durch karzinomatöse Fistelbildungen gegen das Colon). Eine Infektion der Nachbarschaft — subphrenischer Abszeß — kann auch von der karzinomatösen Gallenblase selbst ausgehen, in der sich auch Eiter befindet.

D. Klinik der extrahepatalen Gallenwegtumoren.

Das führende Symptom bei Tumoren der extrahepatalen Gallenwege ist der Ikterus, bedingt durch totalen Gallengangverschluß. Bei älteren Menschen, die schon seit längerer Zeit über Müdigkeit geklagt haben, kommt es allmählich ohne besonderes Vorspiel zu einer schweren Gelbsucht. Manche Patienten klagen über ein dumpfes Druckgefühl in der Gallenblasengegend, doch ist dies sicher nicht die Regel; am ehesten ist an ein Carcinom im Bereich der äußeren Gallenwege zu denken, wenn außer dem totalen Gallengangverschluß nichts anderes nachweisbar ist. Bei Tumoren des Ductus choledochus, im besondern im Bereiche der Papilla Vateri, kommt es fast stets zu einer mächtigen Erweiterung der Gallenblase; eine solche Erweiterung — die das Wesen des COURVOISIERschen Symptomes darstellt — setzt die Unversehrtheit der Gallenblase voraus. Wenn eine Cholelithiasis besteht, kommt es trotz Verschlusses des Ductus choledochus nie zu einer Erweiterung der Gallenblase. Beim Papillencarcinom aber, das häufig ohne Erkrankung der Gallenblase auftritt, ist die mächtig erweiterte Gallenblase fast ein Charakteristikum. Die Papillencarcinome zeigen im allgemeinen ein sehr langsamen Wachstum; okkulte Blutung im Stuhl wird im Gegensatz zu primären Hepaticuscarcinomen, namentlich im vorgeschrittenen Stadium, nur selten vermißt. Kommt ein solcher Fall zur Operation, so zeigt sich gleich nach Eröffnung des Peritoneums die mächtig erweiterte, gurkenförmige, dünnwandige Gallenblase, die den Leberrand oft um mehr als Handbreite überschreitet. Bei Patienten mit abgemagerten, schlaffen Bauchdecken läßt sich mitunter die Gallenblase vor der Operation palpieren, ja nicht selten zeichnet sie sich bei forcierter Inspiration als kaudalwärts wandernder Tumor an den Bauchdecken sichtbar ab. In der Regel übersieht man sie jedoch, was zu entschuldigen ist, weil diese dünnwandigen, bei Druck von der Vorderfläche her leicht ausweichenden Tumoren außerordentlich schwer palpabel sind. Am ehesten drängt sich bei oberflächlicher Perkussion noch der Verdacht auf, daß eine solche große Gallenblase in Frage kommt. So wichtig das COURVOISIERsche Symptom bei der Beurteilung eines Carcinoms der äußeren Gallenwege ist, so schwierig ist der Nachweis. Manchmal läßt sich die erweiterte Gallenblase mit Tetrajodphenolphthalein füllen und röntgenologisch ein abnorm langes Bestehenbleiben des Gallenblasenschattens nachweisen. Das COURVOISIERsche Symptom findet sich nicht nur beim Papillencarcinom, sondern auch beim Pankreaskopfkrebs und beim Carcinom des Ductus choledochus, wenn er den Ductus cysticus unbeteiligt läßt.

Da das COURVOISIERsche Symptom ein Zeichen des Carcinoms der extrahepatalen Gallenwege ist, so schließt jeder härtere, infiltrierte Gallenblasentumor bei totalem Gallengangverschluß einen primären Tumor an der Papille, dem Pankreaskopf oder dem Ductus choledochus aus.

Entsprechend der Gallenstauung wird die Leber zunächst größer und härter, um allmählich an Konsistenz und Größe wieder abzunehmen. Bleibt die Konsistenz unverändert, so ist eher mit Metastasen im Leberparenchym zu rechnen. Beim Papillencarcinom, **dem** Carcinom des Pankreaskopfes und des Ductus choledochus sind Komplikationen selten; der Patient geht, wenn chirurgische Hilfe den Ikterus nicht beseitigt, an den Folgen der Gelbsucht zugrunde. Kommt es in ultimis zu Ascites oder Ödemen an den Beinen, so ist dafür kaum eine Verengerung der Pfortader verantwortlich zu machen, denn die Papillencarcinome und auch die Carcinome des Pankreaskopfes setzen selten Metastasen. Milzvergrößerungen gehören nicht zum typischen Bild. Der Harn enthält reichlich Bilirubin und kein Urobilin. Zunächst ergeben alle Funktionsprüfungen eine normale Lebertätigkeit, nur wenn die Gelbsucht sehr lange anhält, kann alimentäre Galaktosurie in Erscheinung treten.

Die chronische Gelbsucht kann monatelang mehr oder weniger unverändert bestehen bleiben; Fälle, bei denen die Gelbsucht 5—6 Monate dauert, sind nicht selten. In den letzten Wochen kommt es oft zu hämorrhagischer Diathese, die sich an der Haut und an den Schleimhäuten bemerkbar macht. Infolge des äußerst lästigen Pruritus entstehen schwere Dermatitiden. Rupturen der Gallenblase kommen vor, wobei manchmal dafür eine Blutung in das Lumen der Gallenblase verantwortlich zu machen ist.

Bei der Differentialdiagnose müssen alle Zustände in Betracht gezogen werden, die mit einem sogenannten schmerzfreien Ikterus bei totalem Gallengangverschluß einhergehen. In der Regel verbirgt sich hinter diesem Zustand ein Tumor, aber man darf daran ebensowenig unbedingt festhalten wie an der anderen Hauptregel, daß ein Steinverschluß im Beginn stets mit Schmerzen einhergeht. Man wird andere Symptome, wie Beschaffenheit der Gallenblase, Qualität der Leberoberfläche, Funktionsprüfungen, Milztumor, Beschaffenheit der Stühle, Urobilinurie usw. zu Rate ziehen.

Besteht ein schwerer, durch totalen Gallengangverschluß bedingter Ikterus, so soll man sich nicht allzu lange mit diagnostischen und therapeutischen Versuchen aufhalten, sondern tunlichst rasch zur Probelaparatomie schreiten. Zeigt sich bei der Operation das ominöse COURVOISIERsche Symptom, dann ist die Diagnose tiefsitzender Tumor als ziemlich sicher anzunehmen. Das zweckdienlichste Verfahren ist die Anastomosenbildung zwischen Gallenblase bzw. Ductus choledochus und Duodenum oder Magen. Besteht ein Gallenblasentumor, so ist bei der Operation zu entscheiden, ob es sich um ein echtes Blastom handelt oder ob nicht doch ein Stein in einer chronisch-entzündlichen Gallenblase als Ursache der Gelbsucht anzusehen ist. Daß uns die Größe eines klinisch tastbaren Gallenblasentumors nicht irreführen darf, ist bereits betont worden; jedenfalls stehe ich auf dem Standpunkt, daß man bei allen länger als 3—4 Wochen anhaltenden totalen Gallengangverschlüssen zur Operation raten soll, soweit nicht Metastasen absolut sichergestellt sind oder die Funktionsprüfungen auf einen schweren Parenchymschaden mit totalem Verschluß hinweisen. Ich kenne kein deprimierenderes Gefühl, als einen Menschen an einer Gelbsucht sterben zu sehen, bei dem die Sektion einen Steinverschluß aufdeckt.

Der Internist soll sich bei seinem therapeutischen Handeln stets von der Hoffnung leiten lassen, daß die mutmaßliche Diagnose — Tumor der Gallenwege — falsch ist; in der Annahme, es könnte sich vielleicht doch um einen schmerzfreien Gallensteinverschluß handeln, kann man verschiedene Maßnahmen versuchen, die eventuell einen Gallenstein lockern. Man wird Magnesiumspülungen vornehmen, Pituitrin geben, Ölkuren versuchen. Gelingt es innerhalb 3—4 Wochen nicht durch interne Maßnahmen den Gallengangverschluß aufzuheben, so muß man den Chirurgen rufen.

Die Fälle, bei welchen durch die Operation ein Carcinom der Papilla Vateri entfernt werden konnte, sind sehr selten; immerhin wurden mehrere Fälle beschrieben, die die Operation um mehr als zwei Jahre überlebten.

XXIX. Parasitäre Erkrankungen der äußeren Gallenwege.

In den älteren Lehr- und Handbüchern der Leberkrankheiten finden sich große Abschnitte, die sich mit den Parasiten in den äußeren Gallenwegen beschäftigen. Hoppe-Seyler[1] widmet in seinem 1912 erschienenen Buche sechs Seiten dem Vorkommen von Ascariden im Ductus choledochus, was um so mehr auffällt, als die Lebercirrhose nur 60 Seiten umfaßt. Ich hatte bei dem großen Lebermaterial, das mir im Laufe von 30 Jahren zur Verfügung stand, nur zweimal Gelegenheit, mich mit diesem Krankheitsbild zu beschäftigen; jedenfalls stellt die Ascarideninfektion der äußeren Gallenwege eine große Seltenheit dar.

Mehr Interesse beansprucht die Frage der Lambliasis. An dem Vorkommen von Lamblien in der Gallenblase und im Ductus choledochus ist nicht zu zweifeln; offen bleibt allerdings die Frage, ob diesen Parasiten jene große Bedeutung zukommt, die ihnen von mancher Seite beigemessen wird.

Eigene Erfahrung über das Vorkommen von Distomen in den äußeren Gallenwegen fehlen mir; ich kann daher hier nur referierend berichten.

a) *Spulwürmer* (Ascaris lumbricoides). Spulwürmer können vom Duodenum aus durch die Papille in den Ductus choledochus, seltener in den Ductus hepaticus und in die kleinen Gallengänge gelangen. Noris[2] teilt einen operativ geheilten Fall mit, bei dem ein Spulwurm durch die Papilla in den Ductus pankreaticus eindrang und zu einer schweren Pankreatitis führte. Gelegentlich findet der Anatom mehrere Spulwürmer im Gallengang, die dann einen meist inkompletten, selten kompletten Verschluß des Ductus choledochus zur Folge haben. Mit der Möglichkeit, daß es sich hierbei um einen postmortalen Vorgang handelt, muß man rechnen; immerhin können die Würmer auch intra vitam in die Gallenwege gelangen und hiedurch ein zumeist schweres Krankheitsbild bedingen. So konnte Reich[3] operativ 46 Spulwürmer aus den Gallenwegen entfernen; nach dem Tode fanden sich bei diesem Falle noch 10 Spulwürmer in den kleineren Gallenwegen. Da Ascariden häufiger bei Kindern vorkommen, so darf es uns nicht wundern, daß die Ascaridiasis der Gallenwege namentlich bei Kindern zur Beobachtung kommt.

Die Erkrankung setzt mit hohem Fieber, Gelbsucht und Schmerzen in der Gallenblasengegend ein; als unmittelbare Ursache des septischen Krankheitsbildes ist wohl eine Mischinfektion, meist mit Bacterium Coli, anzusehen; der Wurm, der in die Gallenwege hineinschlüpft, nimmt Mikroorganismen mit, die zu Cholangitis und multiplen Leberabszessen führen. Die Abb. 111 rührt von einem solchen Falle her; in den Gallenwegen fand sich Eiter, der reichlich Streptokokken und Coli enthielt. Häufig findet man die Ascaridiasis der Gallenwege

---

[1] Hoppe-Seyler: Krankheiten der Leber. Wien. 1912.
[2] Noris: Zbl. Chir. **1924,** 407.
[3] Reich: Sitzgsber. med.-naturwiss. Ver. Tübingen n. 18. VII. 1921; Beitr. z. Chir. Bd. 126.

mit Gallensteinen vergesellschaftet. BRANDER[1] berichtet über 73 operierte Fälle, unter denen 55 gleichzeitig Gallensteine aufwiesen; vielleicht begünstigt die durch die Gallensteine bedingte Gallenwegerweiterung das Eindringen des Wurmes.

Kommt es bei einem Kinde — scheinbar unvermittelt — zu rasch einsetzender Gelbsucht mit hohem Fieber und Erscheinungen, die an Cholelithiasis gemahnen, so soll man an dieses seltene Krankheitsbild der Gallenwegascaridiasis denken. Man wird in solchen Fällen den Stuhl auf Wurmeier prüfen und nach einer Eosinophilie fahnden; gelegentlich kann auch der röntgenologische Nachweis der Spulwürmer im Darm nach Füllung mit Barium gelingen (BERGER,[2] REITER,[3] FREUND,[4] SCHINZ[5]). In meinem Falle, von dem die oben erwähnte Abbildung

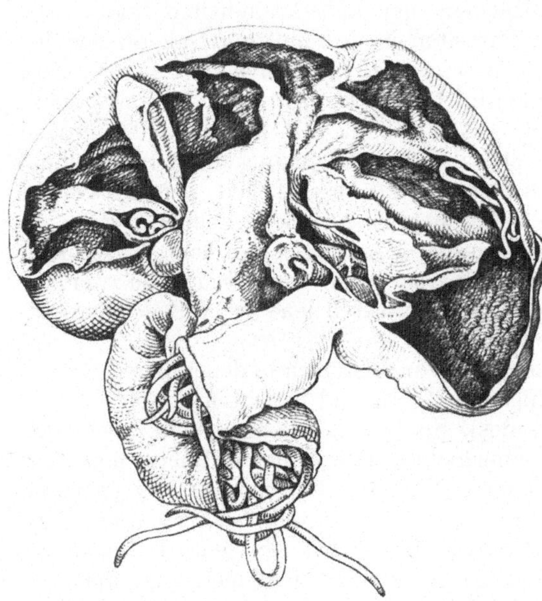

Abb. 111. Askariden im Ductus choledochus.

stammt, ergab die Füllung der Gallenblase mit Tetragnost ein negatives Resultat; die Duodenalsondierung stieß auf Widerstand seitens des Kindes. Das Kind erkrankte unter septischem Fieber, das bis zum Tode anhielt; die Leukocyten stiegen auf 30 000; die Eosinophilie betrug 12%. Die Operation wurde abgelehnt; bei der Obduktion fanden sich 17 mittelgroße Ascariden, die weit ins Leberparenchym vorgedrungen waren.

Ich sah noch einen zweiten Fall, der allerdings erst bei der Sektion als Zufallsbefund aufgedeckt wurde; das Kind kam hochfiebernd an die Klinik. Es fand sich eine Pneumonie, mit der man das Fieber und den leichten Ikterus in Einklang brachte; besonders ausgesprochene Schmerzen in der Gallenblasengegend fehlten. Bei der Obduktion zeigten sich neben der Lungenentzündung Spulwürmer in den Gallenwegen.

Therapeutisch wird Santonin empfohlen; die Operation kann lebensrettend wirken; in diesem Zusammenhang erscheint eine Mitteilung von HERTOLOMEI (Lyon. chir. 1923, XX, S. 681) von Interesse, der 61 Fälle sammelte, bei denen Spulwürmer operativ aus den Gallenwegen herausgezogen wurden! ERB[6] öffnete einen Leberabszeß, der neben Eiter auch einen Ascaris enthielt.

b) *Lamblia intestinalis.* Wir kennen Darmstörungen mit akuten und chronischen Diarrhoen, bei denen sich in den Stuhlentleerungen Lamblien finden; neuerdings nimmt man an, daß dieser Parasit auch imstande sein soll, Störungen des Gallengangsystems zu verursachen; die Lamblia hat ihren Sitz hauptsächlich im Duodenum und kann von hier in die Gallenwege gelangen; ja man behauptet

---

[1] BRANDER: Zit. bei G. HOSEMANN im Handbuch „Die Chirurgie" von KIRSCHNER und NORDMANN, S. 322.   [2] BERG: Dtsch. med. Wschr. 1927 II, 2189.
[3] REITER: Wien. Klin. Wschr. 1923, 225.
[4] FREUND: Diagnost. Fortschr. a. d. Geb. der Röntgenstrahlen. 1924. 30.
[5] SCHINZ: Dtsch. Z. Chir. 184. 1924.   [6] ERB: Z. Chir. 190, 316 (1925).

sogar, daß gelegentlich auch das Parenchym infiziert werden kann und es auf
diese Weise zu einer Cirrhose kommt; manche Autoren gehen noch weiter und
verlegen den Hauptsitz der Lamblien in die Gallenblase; von hier aus soll der
Darm dauernd infiziert werden, so daß die Infektion des Darmes erst aufhört,
bis die Gallenblase entfernt ist.

WESTPHAL und GEORGI[1] haben 45 Patienten mit Cholecystitis daraufhin
untersucht und siebenmal Lamblien im Duodenalsaft gefunden; aus neuerer Zeit
stammt eine Mitteilung von GOIA und SPARCHEZ,[2] die sogar in 40% ihrer Fälle
Lambliasis nachweisen konnten; besonders reichlich fanden FELSENREICH und
SATKE[3] Lamblien in der B-Galle, die sie nach Darreichung von Magnesiumsulfat
erhalten hatten; auch frisch exstirpierte, entzündlich veränderte Gallenblasen
wurden daraufhin untersucht, wobei sich ebenfalls Lamblien nachweisen ließen.

Diese Befunde sind nicht unwidersprochen geblieben; man meinte, daß das
Vorkommen der Lamblia in der Galle B auch so erklärt werden könne, daß nach
der Reizwirkung des Magnesiumsulfates der Parasit von der Schleimhaut sich
loslöst und nun in die Gallenwege gelangt. Weiters verfügt man über Beobachtungen, wo zwar anläßlich einer Operation Lamblien in der Gallenblase gefunden
wurden, die Gallenblase selbst jedoch völlig gesund war. Schließlich kennt man
Fälle, bei denen sich vor der Operation Lamblien im Duodenalsaft fanden, die
exstirpierte Gallenblase aber frei von Parasiten war; ich habe zweimal Gelegenheit
gehabt, Lambliasis vor der Operation festzustellen, die sich jedoch nach der
Entfernung der Gallenblase nicht änderte; die entfernte Gallenblase enthielt
Lamblien bei sonst intakter Schleimhaut. Ähnlich lauten die Beobachtungen
von GOIA und SPARCHEZ; vor der Operation fanden sie in der Galle B Lamblien;
bei der Operation fanden sich Gallensteine, aber keine Parasiten. Derzeit vertritt
man den Standpunkt, daß Lamblien in die Gallenwege eindringen können, aber
dies kommt doch anscheinend relativ selten vor; gelangen diese Parasiten in die
Gallenwege, so scheinen sie keine ernsten Schädigungen zur Folge zu haben; es
ist demnach nicht gerechtfertigt, hier von einer Cholecystitis lambliatica zu
sprechen, sondern eher von einem Zufallsbefund.

Das relativ häufige Vorkommen von Lambiasis bei Gallenwegerkrankungen,
speziell bei Cholecystitis, fordert dazu auf, zu dem Problem in dem Sinne Stellung
zu nehmen, ob hier nicht doch ein ursächlicher Zusammenhang vorliege; was die
Frage anbelangt, auf welche Weise die Lamblien indirekt Störungen in den Gallenwegen hervorrufen könnten, so wurden diesbezüglich mehrere Theorien aufgestellt;
vielleicht nehmen die Lamblien Mikroorganismen auf ihrem Wege in die Gallenblase mit und bedingen so eine Infektion derselben; oder sie reizen den Sphinkter
Oddi und lösen so einen Spasmus aus, wodurch eine Infektion der Gallenwege
begünstigt wird. Auf diese Weise wollten einige Autoren die zirrhotischen Veränderungen erklären, die öfter in Kombination mit Lambliasis beobachtet wurden;
so sahen z. B. LABBE[4] in 50% seiner Fälle von Lebercirrhose Lamblien, GOIA
und SPARCHEZ in 35%; es ist kaum wahrscheinlich, daß bei der Entwicklung
der Cirrhosen die Lamblien als solche mitwirken; möglicherweise scheiden sie
toxische Substanzen aus, durch die das Leberparenchym geschädigt wird; damit
wäre vielleicht auch eine Erklärung der Anämie gefunden, die sich häufig bei
Patienten findet, die in ihrem Darm Lamblien beherbergen.

In zweifelhaften Fällen kann man sich des Magnesiumsulfates bedienen, um
die Lamblien aus der Duodenalschleimhaut herauszulocken; dementsprechend

[1] WESTPHAL u. GEORGI: Münch. med. Wschr. **1923.** 1080.
[2] GOIA u. SPARCHEZ: Arch. Verdkrkh. **54, 237** (1933).
[3] FELSENREICH u. SATKE: VIRCHOWS Arch. **245,** 364 (1923).
[4] LABBE: Ref. amer. Assoc. **86.** 380 (1927).

ist das Erscheinen der Parasiten in der B-Galle nur der reizenden Wirkung des Magnesiumsulfates zuzuschreiben.

Therapeutische Versuche zur völligen Beseitigung der Lamblien gestalten sich wenig aussichtsvoll; in vitro tötet eine Trypaflavinlösung (1 : 10000) Lamblien sehr rasch; es wurden daher Spülungen des Duodenums mit Trypaflavin vorgenommen; zu dauernden Heilungen kam es nicht, selbst wenn man dieses Verfahren lange Zeit hindurch fortsetzt. Gleiche Mißerfolge ergaben sich nach Darreichung von Methylenblau; es wurden von einer 0,3% Lösung zweimal täglich je dreimal in Abständen von je einer Stunde 200 ccm ins Duodenum injiziert. Es kommt danach zu einer starken Verminderung der Flagellaten im Stuhl, aber schon nach kurzer Zeit sind Lamblien wiederum reichlich nachweisbar.

In jüngster Zeit empfiehlt man Neosalvarsan (LAUDA);[1] mittels Duodenalschlauch verabreicht man eine Lösung von 0,3 g Neosalvarsan in 200 ccm Wasser mit nachfolgender Spirocidbehandlung; dieses Verfahren kann, wenn sich neuerdings Lamblien zeigen, mehrmals wiederholt werden. LAUDA spricht sogar von Dauerheilung. Auch die intravenöse Verabreichung von Salvarsan wurde empfohlen. Diätfehler, die zu Diarrhoen Anlaß geben, führen sehr häufig zu Nachschüben. Zusammenfassend läßt sich somit sagen, daß Lamblien für die Gallenwege wahrscheinlich harmlose Saprophyten darstellen; hingegen werden durch diese Mikroorganismen Darmerkrankungen hervorgerufen, die zu Diarrhoen Anlaß geben. Wie jede Darmerkrankung auf die Leber und die Gallenwege ungünstigen Einfluß nehmen kann, so dürfte dies auch von der Lamblienenteritis gelten; in dem Sinne muß man sich bemühen, diesen Zustand teils „spezifisch" — soweit dies überhaupt möglich ist — teils diätetisch-medikamentös zu behandeln.

Finden sich Lamblien im Stuhl bei sonst geregelter Darmtätigkeit, so erscheint eine spezifische Therapie wenig angebracht, besonders wenn es sich um nervöse Menschen handelt, die diesen Zustand gerne zum Anlaß nehmen, um geringe Beschwerden zu überwerten.

c) *Bilharziosis.* Seit uralter Zeit kennt man in Ägypten eine parasitäre Erkrankung, von der Menschen und Haustiere befallen werden; BILHARZ[2] hat 1851 den Erreger gleichsam wiederentdeckt und ihn als Distomum haematobium beschrieben; dieser Parasit gehört dem Genus Schistosomum an; in Erinnerung an die Verdienste, die sich BILHARZ um die Klärung dieser Erkrankung erworben hatte, spricht man auch von einer Bilharziosis.

Man kennt bis jetzt drei Schistosomumarten, die für den Menschen pathogen sind (Hämatobium, Mansoni und Japonicum); außerdem noch fünf andere Arten, die aber nur bei Haustieren Krankheiten erzeugen.

Für das Auftreten und Fortbestehen dieser Erkrankung sind drei Bedingungen notwendig; die erste ist die Einführung der Parasiten in den betreffenden Organismus (Tier oder Mensch); die zweite die Existenz und Häufigkeit von Süßwassermollusken, die als Zwischenwirte dienen, und drittens eine geeignete Wassertemperatur, wie sie in tropischen und subtropischen Ländern gefunden wird.

Schistosomum haematobium wurde zuerst in Ägypten und in Südafrika beobachtet; sie kommt auch sonst noch in Afrika vor (Sudan, Tunis); außerdem in Zypern. Als Wirt kommt eine Süßwasserschnecke in Betracht.

Schistosomum-mansoni-Infektionen kommen vor allem auf den Antillen (Martinique, Porto-Rico), dann in Venezuela, Brasilien und Guayana vor; auch hier spielt eine Süßwasserschnecke die Rolle des Zwischenwirtes.

Schistosomum japonicum findet sich nicht nur beim Menschen, sondern auch

---

[1] LAUDA: Wien. Klin. Wschr. **1934,** 1132.   [2] BILHARZ: Z. wiss. Zool. **1853,** 454.

beim Tier; die Krankheit herrscht vor allem in Japan, Formosa, China und auf den Philippinen; sie wurde nur ausnahmsweise bei Weißen beobachtet.

In den Süßwasserschnecken entwickeln sich die sogenannten Cercarien, welche sich im Wasser aufhalten, von wo sie in den Magen und Darm, teils der Haustiere, teils der Menschen gelangen können; sie dringen von hier in die Gallengänge, seltener in die Pfortadergefäße.

Nach einer einmaligen intensiven Infektion scheint die erste Zeit reaktionslos zu verlaufen; nach ca. vier Wochen treten Erscheinungen auf, die an Serumkrankheit erinnern; es entwickeln sich Urticaria, Schwellung innerer Organe, verbunden mit Fieber und Eosinophilie; da das Fieber oft wochenlang anhält, wird man bei unklaren Temperatursteigerungen an eine Schistosomuminfektion zu denken haben.

Nach einer geschlechtlichen Kopulation der Cercarien kommt es zur Entwicklung von Würmern; die erwachsenen Parasiten verursachen keine deutlichen Läsionen; alle Symptome beginnen erst zur Zeit der Eiablage, die hauptsächlich in der Leber und im Darm stattfindet; die zahlreichen Eier finden sich nie in den Gallenwegen oder den Gefäßen, sondern im interlobulären Bindegewebe; dort wirken sie als Entzündungserreger und geben Anlaß zur Bildung von Fremdkörpertuberkeln, ohne Neigung zu Abszedierung; dieser Prozeß bedingt in der weiteren Folge Leberschwellung, die von Milztumor begleitet ist; tritt auch Ascites hinzu, so kann der Fall als Cirrhose angesprochen werden; Ikterus sieht man nur selten. Ähnliche Prozesse können sich auch im Darm und in der Harnblase abspielen. Therapeutisch kommt vor allem das Emetin und der Tartarus stibiatus in Frage. Zur intravenösen Behandlung mit Brechweinstein eignet sich eine 1% Lösung von Tartarus stibiatus in destilliertem Wasser. Man beginnt mit 0,05 g; als Totaldosis empfiehlt man 0,95 —1,00 g. Bei der Emetinbehandlung kann es zu unangenehmen Nebenerscheinungen kommen (Sinken des Blutdruckes, Tachykardie, Singultus, Erbrechen, Albuminurie, Muskelschmerzen, Paresen); die Dosen, die zur Anwendung kommen, sind ziemlich groß; am besten werden allmählich steigende Dosen von 0,04—0,05 injiziert; für die ganze Behandlung wird man gewöhnlich kaum mit weniger als mit 0,85—1,0 g als Gesamtdosis auskommen. Als gebrauchsfertiges Präparat ist das Fuadin „Bayer" (Neo-Antimosan) im Handel, von dem bei Erwachsenen am ersten Tag 3,5 ccm und weiterhin in zweitägigen Intervallen je 5 ccm intramuskulär injiziert werden. Kinder erhalten auf 10 kg Körpergewicht 1 ccm und als Gesamtdosis soviel Kubikzentimeter, als das Kind Kilogramm wiegt. Es gibt anscheinend eine Immunität, wobei man beobachten kann, daß bei Personen, die in der Kindheit Bilharziosis überstanden haben, im späteren Alter sich seltener ernsthafte Krankheitssymptome zeigen.

Pathologische Anatomie und Histologie der Verdauungsdrüsen.
(„Handbuch der speziellen pathologischen Anatomie und Histologie", Band V.)

Erster Teil: **Leber.** Mit 374 zum großen Teil farbigen Abbildungen. VIII, 1086 Seiten. 1930.   RM 210.60; gebunden RM 214.20

1. Mißbildungen der Leber. Von **R. Hanser**-Ludwigshafen a. Rh. — 2. Die Kreislaufstörungen der Leber. Von **W. Gerlach**-Halle a. S. — 3. Atrophie, Nekrose, Ablagerungen und Speicherungen (sog. Degenerationen). Von **R. Hanser**-Ludwigshafen a. Rh. — 4. Entzündungen der Leber. Von **R. Rössle**-Berlin. — 5. Spezielle Infektionsfolgen der Leber. — 6. Die Leber bei Erkrankungen des blut- und lymphbildenden Gewebs-Apparates. Von **G. B. Gruber**-Göttingen. — 7. Die tropischen Infektionen der Leber. — 8. Tierische Parasiten der Leber und Gallenblase. Von **W. Fischer**-Rostock. — 9. Die Zusammenhangstrennungen der Leber. Von **E. Roesner**-Breslau. — 10. Lebergewächse. Von **G. Herxheimer**-Wiesbaden. — 11. Regeneration und Hypertrophie (Hyperplasie) der Leber. Von **G. Herxheimer**-Wiesbaden und **M. Thölldte**-Wiesbaden.

Zweiter Teil: **Kopfspeicheldrüsen. Bauchspeicheldrüse. Gallenblase und Gallenwege.** Mit 416 zum großen Teil farbigen Abbildungen. X, 950 Seiten. 1929.
RM 175.50; gebunden RM 178.92

1. Pathologische Anatomie der großen Kopfspeicheldrüsen. Von **F. J. Lang**-Innsbruck. — 2. Pathologie der Bauchspeicheldrüse. (Mit Ausnahme der Langerhansschen Inseln und der Diabetesfrage.) Von **G. B. Gruber**-Göttingen. — 3. Die pathologisch-anatomischen Veränderungen des Pankreas beim Diabetes mellitus. Von **E. J. Kraus**-Prag. Mit Benützung eines Manuskriptes aus dem Jahre 1914 von A. Weichselbaum †-Wien. — 4. Gallenblase und Gallenwege. Von **R. Hanser**-Ludwigshafen a. Rh.

Der Band ist nur vollständig käuflich.

Die äußere Sekretion der Verdauungsdrüsen. Von **B. P. Babkin,** Dr. med.,
D. sc., Professor der Physiologie an der Dalhousie Universität Halifax N. S. (Canada). Z w e i t e, vollständig neubearbeitete und vermehrte Auflage. („Monographien aus dem Gesamtgebiet der Physiologie der Pflanzen und der Tiere", Band XV.) Mit 145 Abbildungen. XIII, 886 Seiten. 1928.   RM 61.20; gebunden 62.82

Krankheiten der Leber und der Gallenwege. Eine Darstellung für die
Praxis. Von Professor Dr. **F. Rosenthal,** Hamburg. („Fachbücher für Ärzte", Band XVI.) Mit 6 Abbildungen. XI, 216 Seiten. 1934.   Gebunden RM 18.80

Aufbau und Funktion der extrahepatischen Gallenwege. Mit beson-
derer Bezugnahme auf die primären Gallenwegstauungen und die Gallensteinkrankheiten. Von **Ulrich Lütkens,** früherem Hilfsassistenten am Pathologischen Institut der Universität zu Freiburg i. Br., jetzigem Assistenten an der Berliner Chirurgischen Universitäts-Klinik. Mit einem Vorwort von L. A s c h o f f. Mit 29 Abbildungen und 5 farbigen Tafeln. VIII, 205 Seiten. 1926.
RM 27.—; gebunden RM 29.70

Gallenwegsfunktion und Gallensteinleiden. Klinische, experimentelle und
pathologisch-anatomische Untersuchungen. Von **K. Westphal, F. Gleichmann** und **W. Mann.** (Aus der Inneren Abteilung des Stadtkrankenhauses I zu Hannover, Leiter: Professor K a r l W e s t p h a l.) (Sonderdruck aus „Zeitschrift für klinische Medizin", 115. Band, 1./2. und 3./4. Heft.) Mit 64 Textabbildungen und 6 Skizzen. II, 229 Seiten. 1931.   RM 16.20

Die Erkrankungen des Pankreas. Von Dr. **O. Gross,** a. o. Professor an der
Universität Greifswald und Chefarzt der Medizinischen Abteilung des Bürger-Hospitals in Saarbrücken, und Dr. **N. Guleke,** o. ö. Professor und Direktor der Chirurgischen Universitätsklinik in Jena. (Aus: „Enzyklopädie der klinischen Medizin", Spezieller Teil: Die Erkrankungen der Milz, der Leber, der Gallenwege und des Pankreas). Mit 66 zum großen Teil farbigen Textabbildungen. VIII, 383 Seiten. 1924.   RM 24.30